CB030172

Farmacologia Aplicada

6ª edição

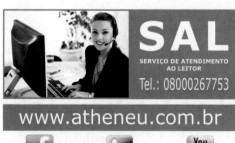

Farmacologia Aplicada
6ª edição

Editores

Antonio Carlos Zanini
Professor-associado de Clínica Médica da Faculdade de Medicina da Universidade de São Paulo, Consultor da Organização Mundial da Saúde.

Seizi Oga
Professor Titular de Toxicologia do Departamento de Análises Clínicas e Toxicológicas da Faculdade de Ciências Farmacêuticas da Universidade de São Paulo.

José Antonio de Oliveira Batistuzzo
Farmacêutico-Bioquímico pela Faculdade de Ciências Farmacêuticas da Universidade de São Paulo, Membro Titular da Academia Nacional de Farmácia.

90 anos 1928•2018 Atheneu #orgulhodefazer90anos
Atheneu Editora São Paulo

EDITORA ATHENEU

São Paulo	*Rua Jesuíno Pascoal, 30* *Tel.: (11) 2858-8750* *Fax: (11) 2858-8766* *E-mail: atheneu@atheneu.com.br*
Rio de Janeiro	*Rua Bambina, 74* *Tel.: (21)3094-1295* *Fax: (21)3094-1284* *E-mail: atheneu@atheneu.com.br*
Belo Horizonte	*Rua Domingos Vieira, 319 — conj. 1.104*

CAPA: Equipe Atheneu
PRODUÇÃO EDITORIAL: Sandra Regina Santana
REVISORES:
Ortografia e gramática: Glair Picolo Coimbra
Linguagem e compreensão: Debora Spina
Ordem e conteúdo: Maria Fernanda Carvalho

CIP-BRASIL. CATALOGAÇÃO NA PUBLICAÇÃO
SINDICATO NACIONAL DOS EDITORES DE LIVROS, RJ

Zf
Zanini, Antonio Carlos, 1938-
Farmacologia aplicada / editores Antonio Carlos Zanini, Seizi Oga, José Antonio de Oliveira Batistuzzo ; colaboradores Alexandre Barbosa Câmara de Souza ... [et. al.] - 6. ed. - Rio de Janeiro: Atheneu, 2018.
: il.

ISBN 978-85-388-0795-7

1. Farmacologia. I. Oga, Seizi, 1937-. II. Batistuzzo, José Antonio de Oliveira. III. Título.

CDD: 615.1
18-47474 CDU: 615.03

ZANINI, A. C.; OGA, S.; BATISTUZZO, J. A. O.
Farmacologia Aplicada - 6ª edição

Sobre os Editores

Antonio Carlos Zanini é graduado em Medicina, e Seizi Oga, em Farmácia e Bioquímica, ambos pela Universidade de São Paulo (USP).

Zanini e Oga trabalham juntos desde a década de 1960, quando se iniciou o ensino da Farmacologia na Faculdade de Farmácia e Bioquímica da USP, unidos pela vontade de ensinar e pela complementação de seus conhecimentos. Ambos obtiveram os títulos de Doutor e de Livre-Docência na USP e buscaram pós-graduação no exterior. Zanini foi aos Estados Unidos, no *Albert Einstein College of Medicine, Department of Pharmacology*, tendo como orientador Alfred Gilman. Oga foi ao Japão, no Departamento de Farmacologia Bioquímica da *Chiba University*, tendo como orientador Haruo Kitagawa.

Em 1970, a USP criou o Instituto de Ciências Biomédicas, para onde foram transferidas todas as disciplinas básicas, inclusive a Farmacologia. Nesse Instituto, Zanini planejou, coordenou e implantou o Curso de Pós-Graduação em Farmacologia.

Oga, no novo Instituto, continuou suas pesquisas e foi um dos primeiros a desenvolver estudo de farmacocinética no Brasil, especializado em biotransformação de fármacos pelo Citocromo P-450 dos microssomas hepáticos. Isso o levou de volta à Faculdade de Ciências Farmacêuticas da USP, onde foi professor titular de toxicologia, chefe do Departamento de Análises Clínicas e Toxicológicas e diretor da Faculdade. Fundou a FIPFARMA – Fundação Instituto de Pesquisas Farmacêuticas. Oga orientou e formou sete mestres e onze doutores. É autor e coeditor de várias obras didáticas, entre elas o livro intitulado *Fundamentos de Toxicologia*, com o qual obteve o Prêmio Jabuti – 1997, outorgado pela Câmara Brasileira do Livro. Foi eleito patrono por duas vezes e, por quatro vezes, paraninfo dos farmacêuticos.

Zanini teve formação em Farmacologia Clínica, com o título de especialista em Neurologia pela Academia Brasileira de Neurologia e Associação Médica Brasileira, exercendo clínica e iniciando estudos sociais sobre risco/benefício/custo de medicamentos; tornou-se pioneiro, no Brasil, em farmacoeconomia. Isso o conduziu a cargos de direção e consultoria em empresas e no governo, no Brasil e no exterior. Foi diretor de Pesquisas Clínicas da Pfizer Química Ltda., diretor do Laboratório Central do Hospital das Clínicas, secretário nacional de vigilância sanitária (atual Anvisa). Iniciou o Programa de Medicamentos Essenciais no Brasil (como presidente do Conselho Consultivo da CEME – Central de Medicamentos, INPS, governo brasileiro) e em nível internacional (como consultor da Organização Mundial da Saúde). Foi professor-associado de Terapêutica Clínica da Faculdade de Medicina da USP e implantou a disciplina de Farmacoeconomia na Pós-Graduação da Faculdade de Ciências Farmacêuticas da USP. Zanini orientou e formou onze mestres e dez doutores. Foi membro do *Drug Utilization Review Committee, The United States Pharmacopeial Convention.*

Oga e Zanini tiveram participação decisiva na implantação e formalização do uso de nomes genéricos para medicamentos, por intermédio de seus livros e, depois, coordenando a primeira legislação nacional sobre o assunto (DCB – Denominação Comum Brasileira).

José Antonio de Oliveira Batistuzzo, graduado em Farmácia e Bioquímica pela Faculdade de Ciências Farmacêuticas da USP, tornou-se conhecido no Brasil pela sua atuação em farmácia magistral, com consultorias e como autor de livros. É membro titular da Academia Nacional de Farmácia e coordenador e professor do curso de Especialização em Farmácia Magistral da Faculdade de Farmácia Oswaldo Cruz.

Batistuzzo foi convidado a juntar-se a Zanini e Oga, com a função de ser o principal editor do grupo. Zanini, Oga e Batistuzzo, escritores em ciência médica, publicaram diversos livros e desenvolveram aplicativos para educação em mídia eletrônica, sempre subordinados ao objetivo e à filosofia de facilitar e otimizar o ensino de farmacologia e toxicologia aos estudantes, assim como oferecer subsídios aos profissionais da área de saúde.

Colaboradores

Alexandre Barbosa Câmara de Souza

Graduado em Medicina pela Universidade Federal do Rio Grande de Norte (UFRN), especialista em Clínica Médica e Endocrinologia pelo Hospital das Clínicas da Faculdade de Medicina da Universidade de São Paulo (HCFMUSP), doutorando em Endocrinologia pela USP.

Alexandre Franco Amaral

Graduado em Medicina pela Faculdade de Medicina da Universidade de São Paulo (FMUSP), residência em Clínica Médica e Pneumologia no Hospital das Clínicas (HC) da FMUSP, especialista em Pneumologia pela Sociedade Brasileira de Pneumologia e Tisiologia (SBPT) e Associação Médica Brasileira (AMB), médico assistente da Divisão de Pneumologia do Instituto do Coração (InCor) do HCFMUSP.

Alexandre Pinto de Azevedo

Graduado em Medicina pela Faculdade de Medicina da Universidade Federal de Pernambuco (UFPE), mestre pelo Departamento de Psiquiatria da Faculdade de Medicina da Universidade de São Paulo (FMUSP), médico psiquiatra assistente do Programa de Transtornos Alimentares e do Programa de Transtornos de Sono do Instituto de Psiquiatria do Hospital das Clínicas (HC) da FMUSP, supervisor do Programa de Residência Médica em Medicina do Sono do HCFMUSP.

Ana Carolina Rossaneis

Biomédica pela Universidade Estadual Paulista Júlio de Mesquita Filho (Unesp), doutora em Farmacologia pela Faculdade de Medicina de Ribeirão Preto da Universidade de São Paulo (FMRP-USP), pós-doutoranda em Ciências da Saúde na área de Farmacologia da Dor e Inflamação na Universidade Estadual de Londrina (UEL).

Ana Maria Sampaio Assreuy

Graduada em Ciências Biológicas, mestre e doutora em Farmacologia pela Universidade Federal do Ceará (UFC), pós-doutorado em Biologia Molecular pela Universidade da Virgínia (EUA), professora-associada da Universidade Estadual do Ceará (UECE) e orientadora em Programas de Pós-Graduação da UFC e da UECE.

André Malbergier

Graduado em Medicina pela Faculdade de Medicina da Universidade de São Paulo (FMUSP), mestre em Saúde Pública pela *University of Illinois at Chicago*, doutor em Psiquiatria pela FMUSP, professor colaborador médico do Departamento de Psiquiatria da FMUSP, coordenador executivo do Grupo Interdisciplinar de Estudos de Álcool e Drogas (GREA) do Instituto de Psiquiatria do Hospital das Clínicas da FMUSP.

Antonio Carlos Oliveira

Graduado em Medicina pela Universidade Estadual Paulista Júlio de Mesquita Filho (Unesp), doutor em Ciências pela Unesp, pós-doutorado nos Estados Unidos (Baltimore) e na Alemanha (Heidelberg, Jena e Hannover), livre-docente em Farmacologia pela Universidade de São Paulo (USP), professor-associado do Departamento de Farmacologia do Instituto de Ciências Biomédicas da USP.

Augusto Santomauro

Graduado em Medicina pela Faculdade de Medicina do ABC (FMABC), residência em Clínica Médica e em Endocrinologia e Metabologia do Hospital das Clínicas da Faculdade de Medicina da Universidade de São Paulo (HCFMUSP), médico assistente e preceptor do Ambulatório de Especialidades e professor afiliado da disciplina de Endocrinologia e Metabologia da FMABC, especialista em Endocrinologia pela Sociedade Brasileira de Endocrinologia e Metabologia (SBEM).

Beatriz de Abreu Fiuza Gomes

Graduada em Medicina pela Universidade Federal do Rio de Janeiro (UFRJ), residência em Oftalmologia, mestre e doutora pela UFRJ, chefe do Serviço de Oftalmologia do Hospital Federal de Bonsucesso, professora adjunta do Departamento de Otorrino-Oftalmologia da Faculdade de Medicina da UFRJ.

Bruno Ambrósio da Rocha

Graduado em Farmácia pelas Faculdades Adamantinenses Integradas (FAI), especialista em Farmacologia, mestre e doutor em Ciências Farmacêuticas pela Universidade Estadual de Maringá (UEM); atua na área de Biotecnologia e Sistemas de Liberação de Fármacos, Produtos Naturais e Farmacologia da Resposta Inflamatória.

Bruno Andrade Cardi

Graduado em Ciências Biológicas pela Universidade Federal de Juiz de Fora (UFJF), mestre em Radiobiologia, doutor em Ciências no Instituto de Pesquisas Energéticas e Nucleares da Universidade de São Paulo (USP), professor adjunto do curso de Medicina da Universidade Estadual do Ceará (UECE) – *campus* Itaperi, professor em cursos de pós-graduação nas áreas de Toxinologia e Fisiologia da UECE.

Bruno Guedes Baldi

Graduado em Medicina pela Universidade Federal de Juiz de Fora (UFJF), doutor em Pneumologia pela Faculdade de Medicina da Universidade de São Paulo (FMUSP), médico pneumologista da Divisão de Pneumologia do Instituto do Coração (InCor) do Hospital das Clínicas da FMUSP.

Carlos Alberto Tagliati

Graduado em Farmácia e Bioquímica pela Universidade Federal de Juiz de Fora (UFJF), mestre em Análises Toxicológicas e doutor em Fármacos e Medicamentos pela Faculdade de Ciências Farmacêuticas da Universidade de São Paulo (FCF-USP), pós-doutorado em Toxicologia *In Vitro* pela Universidade de Murcia (Espanha), pós-doutorado na Universidade de Harvard (EUA), professor de Toxicologia da Faculdade de Farmácia da Universidade Federal de Minas Gerais (UFMG).

Carlos Roberto Ribeiro Carvalho

Graduado em Medicina pela Faculdade de Medicina da Universidade de São Paulo (FMUSP), doutor pela FMUSP, professor-associado livre-docente da FMUSP, professor titular da disciplina de Pneumologia do Hospital das Clínicas (HC) da FMUSP, consultor de Desenvolvimento de Equipamento da Timpel S/A, médico supervisor e chefe da Unidade de Terapia Intensiva (UTI) do HCFMUSP.

Caroline Marcantonio Ferreira

Bacharel em Fisioterapia, especialista em Função Pulmonar no Hospital das Clínicas da Faculdade de Medicina de Ribeirão Preto da Universidade de São Paulo (FMRP-USP), mestre em Fisiologia pela USP, doutora pela Universidade Federal de Minas Gerais (UFMG) com período na *Northwestern University*, pós-doutorado em Imunologia e Fisiologia na *University of Chicago*, professora adjunta da Universidade Federal de São Paulo (Unifesp).

Chung Man Chin

Graduada em Farmácia-Bioquímica pela Faculdade de Ciências Farmacêuticas da Universidade Estadual de São Paulo (Unesp) – *campus* Araraquara, mestre em Farmacologia pela Faculdade de Medicina de Ribeirão Preto da Universidade de São Paulo (FMRP-USP), doutora em Fármacos e Medicamentos pela Faculdade de Ciências Farmacêuticas da USP (FCF-USP), professora livre-docente da Faculdade de Ciências Farmacêuticas da Unesp – *campus* Araraquara.

Cintia Cercato

Graduada em Medicina pela Universidade Federal da Bahia (UFBA), residência em Clínica Médica e em Endocrinologia e Metabologia pela Faculdade de Medicina da Universidade de São Paulo (FMUSP), doutora em Endocrinologia pela FMUSP, especialista em Endocrinologia (Obesidade, Síndrome Metabólica e Diabetes), médica do Hospital das Clínicas da FMUSP.

Ciomar Aparecida Bersani-Amado

Graduada em Biomedicina, mestre e doutora em Farmacologia pela Faculdade de Medicina de Ribeirão Preto da Universidade de São Paulo (FMRP-USP) e pelo Instituto de Ciências Biomédicas da USP (São Paulo), professora-associada no Departamento de Farmacologia e Terapêutica da Universidade Estadual de Maringá (UEM), professora da pós-graduação em Ciências Farmacêuticas e Ciências Biológicas na área de Farmacologia da Inflamação.

Cristiane Lima Roa

Graduada em Medicina pela Universidade de Taubaté (Unitau), ginecologista do Atendimento Médico ao Servidor (AMS) do Hospital das Clínicas da Faculdade de Medicina da Universidade de São Paulo (HCFMUSP), especialista em Sexualidade Humana pelo Instituto Brasileiro Interdisciplinar de Sexologia e Medicina Psicossomática da Faculdade de Medicina do ABC, médica assistente do setor de Ginecologia do HCFMUSP.

Cristiane S. R. Fonteles

Graduada em Odontologia pela Universidade Federal do Ceará (UFC), residência em Clínica Odontológica pelo *Eastman Dental Center* (EUA), residência em Odontologia Pediátrica pela *University of Rochester* (EUA), mestre e doutora em Farmacologia pela UFC, pós-doutorado em Genética Médica e Defeitos Congênitos pela *University of Texas at Austin*, professora-associada da UFC.

Daniel Guilherme Suzuki Borges

Graduado em Medicina pela Faculdade de Medicina de Ribeirão Preto da Universidade de São Paulo (FMRP-USP), residência médica em Psiquiatria pelo Hospital das Clínicas da FMRP-USP, residência médica em Medicina do Sono pelo Hospital das Clínicas da Faculdade de Medicina da USP (HCFMUSP), médico colaborador do Programa de Transtornos do Sono do Instituto de Psiquiatria da FMUSP.

Darciléa Alves do Amaral

Graduada em Medicina pela Faculdade de Medicina da Universidade de São Paulo (FMUSP) e especialista em Pediatria pela Sociedade de Pediatria de São Paulo. Foi médica-chefe e coordenadora do Centro de Controle de Intoxicações de São Paulo, pesquisadora em Toxicologia (Conselho Nacional de Desenvolvimento Científico e Tecnológico/Programa de Apoio ao Desenvolvimento Científico e Tecnológico – CNPq/PADCT), diretora científica da Associação Brasileira de Centros de Informação e Assistência Toxicológica (Abracit), médica corresponsável pela implementação do Programa de Controle de Intoxicações do Centro de Controle de Doenças da Coordenação de Vigilância em Saúde do município de São Paulo (CCD/Covisa).

Debora Spina

Graduada em Farmácia pela Universidade Paulista (Unip), Jundiaí, SP; Prêmio Paulo Minami do Conselho Regional de Farmácia do Estado de São Paulo (CRF-SP) como melhor aluna da turma; pós-graduação em Farmacologia Clínica nas Faculdades Oswaldo Cruz; responsável pelo Setor de Monografias da Ambiente Medicamento, Grupo Zanini-Oga.

Edson Santos Ferreira Filho

Graduado em Medicina pela Universidade Federal do Piauí (UFPI), residência médica em Obstetrícia e Ginecologia pela Universidade de São Paulo (USP), médico preceptor da disciplina de Ginecologia do Hospital das Clínicas da Faculdade de Medicina da USP.

Eduardo Arrais Rocha

Graduado em Medicina pela Universidade Federal do Ceará (UFC), especialista em Cardiologia pela Sociedade Brasileira de Cardiologia (SBC) e em Arritmias e Marca-passo pela Sociedade Brasileira de Cirurgia Cardiovascular, doutor em Cardiologia pela Universidade de São Paulo (USP) no Instituto do Coração (InCor), parceria com a UFC e Universidade Estadual do Ceará (UECE).

Eduardo Bernardo Chaves Neto

Acadêmico do Curso de Medicina da Universidade Federal do Tocantins (UFT), bolsista do Conselho Nacional de Desenvolvimento Científico e Tecnológico (CNPq) pelo Programa Institucional de Bolsas de Iniciação Científica (Pibic).

Eduardo Teixeira Martins de Oliveira

Graduado em Medicina pela Faculdade de Medicina de Catanduva, residência em Psiquiatria pelo Instituto de Assistência Médica ao Servidor Público Estadual (Iamspe) – Hospital do Servidor Público Estadual de São Paulo, médico psiquiatra colaborador do Programa de Transtornos Alimentares (Ambulim) do Instituto de Psiquiatria do Hospital das Clínicas da Faculdade de Medicina da Universidade de São Paulo (HCFMUSP).

Elizabeth Igne Ferreira

Graduada em Farmácia e Bioquímica pela Universidade de São Paulo (USP), mestre em Tecnologia Bioquímico-Farmacêutica e doutora em Ciências na área de Química Orgânica pela USP, pós-doutorado curto no *College of Pharmacy – University of Illinois at Chicago*, professora titular do Departamento de Farmácia da Faculdade de Ciências Farmacêuticas da USP, membro do *Expert Committee of Nomenclature and Labeling da United States Pharmacopeia*. Em 2012, recebeu o prêmio de Pesquisador Sênior em Química Medicinal durante o *6th Brazilian Symposium on Medicinal Chemistry*, em Canela, RS.

Fabiano Pinheiro da Silva

Graduado em Medicina pela Faculdade de Ciências Médicas da Santa Casa de São Paulo (FCMSCSP), doutor em Imunologia pela *Université Paris VI*, pós-doutorado em Imunologia e Microbiologia pela Universidade de San Diego (Califórnia), professor livre-docente da Faculdade de Medicina da Universidade de São Paulo (FMUSP), pesquisador do Laboratório de Investigações Médicas (LIM-51) da FMUSP, médico intensivista do Hospital das Clínicas da FMUSP, *research fellow* da Universidade da Califórnia (San Diego, USA).

Fábio Fernandes Morato Castro

Graduado em Medicina pela Faculdade de Medicina da Fundação Universitária do ABC, mestre em Alergia e Imunopatologia pela Faculdade de Medicina da Universidade de São Paulo (FMUSP), doutor em Imunologia pela *Universitat Heidelberg* (Ruprecht-Karls), livre-docente pela FMUSP, supervisor do Serviço de Imunologia Clínica e Alergia do Hospital das Clínicas da FMUSP.

Fernando Augusto de Oliveira

Graduado em Fisioterapia pela Universidade Católica Dom Bosco, mestre e doutor em Fisiologia e Farmacologia pela Universidade Federal de Minas Gerais (UFMG), pós-doutorado no Departamento de *Neurobiology and Physiology* e *Feinberg School of Medicine* (EUA), professor na Universidade Federal do ABC (UFABC) no Centro de Matemática, Computação e Cognição.

Fernando Bueno Pereira Leitão

Graduado em Medicina pela Faculdade de Medicina da Universidade de São Paulo (FMUSP), doutor em Anestesiologia, livre-docente em Anestesiologia pelo Departamento de Farmacologia da FMUSP, professor da disciplina de Anestesiologia do Departamento de Cirurgia da FMUSP, aprovado em concurso para professor titular da disciplina de Anestesiologia do Departamento de Cirurgia da FMUSP.

Fernando S. Carneiro

Graduado em Farmácia pela Universidade Federal de Mato Grosso (UFMT), mestre e doutor em Farmacologia pela Universidade de São Paulo (USP), estágio na *Augusta University* (GA, EUA), pós-doutorado no Departamento de Farmacologia da Faculdade de Medicina de Ribeirão Preto (FMRP) da USP, professor doutor do Departamento de Farmacologia da FMRP-USP.

Granville Garcia de Oliveira

Graduado em Medicina pela Universidade Federal do Rio de Janeiro (UFRJ), especialista em Cardiologia, Pneumologia e Terapia Intensiva, doutor em Farmacologia pela Faculdade de Medicina de Ribeirão Preto da Universidade de São Paulo (FMRP-USP), pós-doutorado em Farmacologia Clínica na Universidade de Harvard, Universidade de Rochester, *Food and Drug Administration* (FDA) e *National Institutes of Health* (NIH), livre-docente em Clínica Médica da Universidade Estadual de São Paulo (Unesp), professor doutor de Clínica Médica da Universidade Católica de Brasília, membro titular da Academia Nacional de Farmácia.

Greyce Lousana

Graduada em Biologia e Medicina Veterinária, mestre em Neurociências pela Universidade Federal de São Paulo (Unifesp), coordenadora do Fórum Permanente dos Comitês de Ética e Profissionais em Pesquisa, presidente executiva da Sociedade Brasileira de Profissionais em Pesquisa Clínica (SBPPC), diretora executiva da Invitare Pesquisa Clínica.

Hermano Augusto Lobo

Graduado em Medicina pela Faculdade Medicina de Sorocaba da Pontifícia Universidade Católica (PUCSP), especialista em Anestesiologia pela Sociedade Brasileira de Anestesiologia (SBA) – Associação Médica Brasileira (AMB), certificado de atuação na área de Dor pela SBA-AMB, médico assistente da Equipe de Controle de Dor da Disciplina de Anestesiologia da Faculdade de Medicina da Universidade de São Paulo (FMUSP).

Ieda Maria Magalhães Laurindo

Graduada em Medicina pela Faculdade de Medicina da Universidade de São Paulo (FMUSP), mestre e doutora em Reumatologia pela FMUSP, professora da Faculdade de Medicina da Universidade Nove de Julho (Uninove), coordenadora do Registro Brasileiro de Medicamentos Biológicos da Sociedade Brasileira de Reumatologia, ex-médica assistente do Hospital das Clínicas da FMUSP.

Jayme Diament

Graduado pela Faculdade de Medicina da Universidade de São Paulo (FMUSP); prêmios Rockfeller, La Royale, Clínica Médica e melhor aluno da turma; doutor e livre-docente de Clínica Médica pela FMUSP, cardiologista pela Sociedade Brasileira de Cardiologia (SBC); atuou como médico do Hospital das Clínicas da FMUSP; foi diretor da Propedêutica II e presidente do Departamento de Aterosclerose da SBC; professor de pós-graduação em Cardiologia do Instituto do Coração (InCor) do Hospital das Clínicas da FMUSP.

Jean Leandro dos Santos

Graduado em Farmácia e Bioquímica pela Faculdade de Ciências Farmacêuticas da Universidade Estadual de São Paulo (Unesp) – *campus* Araraquara, mestre e doutor em Ciências Farmacêuticas pela Unesp – *campus* Araraquara, professor de pós-graduação em Ciências Farmacêuticas e do Programa de Pós-Graduação em Química da Unesp – *campus* Araraquara, área de Inovação Tecnológica de Fármacos, docente da Faculdade de Ciências Farmacêuticas da Unesp – *campus* Araraquara.

Jeanine Giarolla Vargas

Graduada em Ciências Farmacêuticas pela Pontifícia Universidade Católica de Campinas, mestre e doutora em Fármaco e Medicamentos pela Universidade de São Paulo (USP) e *University of Central Lancashire* (Inglaterra), pós-doutorado em Fármaco e Medicamentos pela Universidade de São Paulo, docente da Faculdade de Ciências Farmacêuticas da USP.

Joel Tedesco

Graduado em Medicina pela Faculdade de Medicina da Universidade de São Paulo (FMUSP), mestre em Doenças Infecciosas pela Clínica de Doenças Infecciosas e Parasitárias da FMUSP, doutor em Medicina Geral pela Clínica Médica da FMUSP, médico do Hospital das Clínicas da FMUSP, preceptor de Clínica Médica.

Juliana Florenzano

Graduada em Farmácia Bioquímica e Industrial pela Universidade São Judas Tadeu (USJT), especialização em Farmacologia Clínica pela Faculdade Oswaldo Cruz, mestre e doutora em Farmacologia pelo Instituto de Ciências Biomédicas da Universidade de São Paulo (ICB-USP).

Júlio Croce (*in memoriam*)

Graduado em Medicina pela Faculdade de Medicina da Universidade de São Paulo (FMUSP), professor-associado da Clínica Médica da FMUSP, professor titular da Cadeira de Patologia Clínica de Doenças Imunológicas da Faculdade de Ciências Médicas de Santos.

Lara Porto

Graduada em Medicina pela Universidade Federal de Campina Grande (UFCG), especialista em Endocrinologia e Metabologia pela Sociedade Brasileira de Endocrinologia e Metabologia (SBEM), mestre em Ciências da Saúde pela Universidade de Brasília (UnB), doutoranda em Ciências da Saúde pela UnB, supervisora de Residência Médica em Endocrinologia e Metabologia do Hospital Regional de Taguatinga – Secretaria de Estado de Saúde do Distrito Federal.

Larissa Pereira Marcon

Graduada em Medicina pela Faculdade de Medicina da Universidade de Brasília (UnB), residência em Clínica Médica pelo Hospital Universitário de Brasília (HUB), residência em Endocrinologia e Metabologia pelo Hospital de Base do Distrito Federal (HBDF), especialista em Endocrinologia e Metabologia pela Sociedade Brasileira de Endocrinologia e Metabologia (SBEM).

Leila Leiko Hashimoto

Graduada em Nutrição pela Faculdade de Saúde Pública da Universidade de São Paulo (USP), doutoranda em Ciência dos Alimentos na Faculdade de Ciências Farmacêuticas da USP.

Leonardo F. Caixeta

Graduado em Medicina pela Universidade Federal de Goiás (UFG), mestre e doutor em Neurologia pela Faculdade de Medicina da Universidade de São Paulo (FMUSP), especialista em Psiquiatria pela USP, vencedor do Prêmio Jabuti em 2015, professor-associado de Neuropsiquiatria da UFG.

Leonardo Resstel B. Moraes

Graduado em Fisioterapia pela Universidade Católica Dom Bosco (UCDB), mestre e doutor em Farmacologia pela Faculdade de Medicina de Ribeirão Preto da Universidade de São Paulo (FMRP-USP), professor-associado do Departamento de Farmacologia da FMRP-USP.

Lia Siguemi Sudo

Graduada em Ciências Biológicas pelo Instituto de Biociências da Universidade de São Paulo (USP), Modalidade Médica, mestre e doutora em Farmacologia pelo Instituto de Ciências Biomédicas da USP, professora de Farmacologia do Instituto de Ciências Biomédicas da USP.

Luciane Luca de Alencar

Graduada em Nutrição pelas Faculdades Integradas Torricelli, mestre em Ciência dos Alimentos pela Faculdade de Ciências Farmacêuticas da Universidade de São Paulo (FCF-USP), doutoranda em Ciência dos Alimentos pela FCF-USP.

Ludmila Lima Silveira

Graduada em Ciências Biológicas pela Universidade Federal de Goiás (UFG), doutoranda em Fisiologia no Laboratório de Controle Autonômico e Respiratório da Faculdade de Medicina de Ribeirão Preto da Universidade de São Paulo (FMRP-USP).

Luis Augusto Morais de Vasconcellos

Graduado em Farmácia e Bioquímica pela Universidade Paulista (Unip), especialização em Assuntos Regulatórios nas Faculdades Oswaldo Cruz, prática profissional em Farmácia Comunitária, responsável pelo Setor de Informação sobre Registro e Comércio de Medicamentos da empresa Ambiente Medicamento – Grupo Zanini-Oga.

Manassés Claudino Fonteles

Graduado em Medicina pela Universidade Federal do Ceará (UFC), doutor em Farmacologia pelo *Medical College of Georgia*, pós-doutorado na *University of Rochester* (Nova York), professor titular e emérito da Universidade Estadual do Ceará (UECE), professor titular e emérito da UFC, *clinical professor* da *University of Virginia*; foi reitor da Universidade Presbiteriana Mackenzie; é membro titular da Academia Nacional de Medicina.

Marcel Cerqueira César Machado

Graduado em Medicina pela Faculdade de Medicina da Universidade de São Paulo (FMUSP), pesquisador do Laboratório de Investigação Médica (LIM-51) da FMUSP, *research fellow* da Universidade do Colorado (USA), professor titular da FMUSP e professor titular de Cirurgia da Faculdade de Medicina da Universidade Estadual de Campinas (Unicamp), professor emérito da FMUSP.

Marcelo Nicolas Muscará

Bacharel em Ciências Químicas pela *Facultad de Ciencias Exactas y Naturales* da Universidade de Buenos Aires, mestre em Farmacologia pela Universidade Estadual de Campinas (Unicamp), doutor em Farmacologia pela Universidade de São Paulo (USP), pós-doutorado e professor adjunto no *Department of Pharmacology & Therapeutics – University of Calgary*, membro titular do *Inflammation Research Network – University of Calgary*, professor-associado do Departamento de Farmacologia do Instituto de Ciências Biomédicas da USP.

Marcia Gallacci

Graduada em Farmácia e Bioquímica pela Faculdade de Ciências Farmacêuticas da Universidade de São Paulo (FCF-USP), mestre e doutora em Farmacologia pela USP, livre-docente em Farmacologia pela Universidade Estadual Paulista Júlio de Mesquita Filho (Unesp), professora adjunta do Departamento de Farmacologia do Instituto de Biociências da Unesp – *campus* Botucatu.

Marcio Hiroshi Miname

Graduado em Medicina pela Faculdade de Medicina da Universidade de São Paulo (FMUSP), residência de Clínica Médica no Hospital das Clínicas (HC) da FMUSP, residência de Cardiologia no Instituto do Coração (InCor) do HCFMUSP, doutor em Cardiologia pela FMUSP, médico assistente da Unidade Clínica de Lípides do InCor-HCFMUSP.

Marco Antônio Nadal

Graduado em Medicina pela Faculdade de Medicina de Ribeirão Preto da Universidade de São Paulo (FMRP-USP), mestre em Obstetrícia e Ginecologia pela Faculdade de Medicina da USP (FMUSP), médico colaborador do Setor de Obstetrícia da FMUSP, especialista em Ginecologia e Obstetrícia pela Federação Brasileira das Associações de Ginecologia e Obstetrícia (Febrasgo), médico assistente do Ambulatório de Gestação de Alto Risco (Barueri, SP).

Marcony Rodrigues Santhiago

Graduado em Medicina pela Faculdade de Medicina da Universidade de São Paulo (FMUSP), doutor em Oftalmologia pela FMUSP, pós-doutorado em Ciências Visuais pela *Cleveland Clinic Foundation*, professor de pós-graduação da FMUSP, professor adjunto do Departamento de Otorrino-Oftalmologia da Faculdade de Medicina da Universidade Federal do Rio de Janeiro (UFRJ).

Maria Cecília Nieves Maiorano de Nucci

Graduada em Medicina pela Faculdade de Medicina de Marília (Famema), residência em Clínica Médica pela Universidade Federal de São Paulo (Unifesp) e em Pneumologia pela Universidade de São Paulo (USP), pós-graduanda da disciplina de Pneumologia da Faculdade de Medicina da USP, médica da Unidade de Terapia Intensiva do Hospital Nove de Julho, pneumologista e tisiologista do Instituto Clemente Ferreira.

Maria da Conceição Portugal Santana

Graduada em Farmácia com especialização em Farmacologia pela Universidade Federal do Rio de Janeiro (UFRJ), mestre em Farmacologia pela Universidade Federal de Minas Gerais (UFMG), ex-professora do Departamento de Farmacologia da UFMG.

Maria Fernanda Carvalho

Graduada em Farmácia e Bioquímica pela Faculdade de Ciências Farmacêuticas da Universidade de São Paulo (FCF-USP), doutora em Fármaco e Medicamentos pela FCF-USP, pós-doutorado na Faculdade de Medicina da Universidade de São Paulo (FMUSP) (bolsista do Conselho Nacional de Desenvolvimento Científico e Tecnológico – CNPq), conselheira do Conselho Regional de Farmácia do Estado de São Paulo, responsável pelos Setores de Interações Medicamentosas e de Alimentos Funcionais da empresa Ambiente Medicamento – Grupo Zanini-Oga.

Maria Valéria Robles Velasco

Graduada em Farmácia e Bioquímica pela Faculdade de Ciências Farmacêuticas da Universidade de São Paulo (FCF-USP), mestre e doutora em Fármaco e Medicamentos pela FCF-USP, professora-associada da FCF-USP, professora no Programa de Pós-graduação da FCF-USP na área de Cosmetologia, membro da Câmera Técnica de Cosméticos da Agência Nacional de Vigilância (Anvisa).

Mariani Batista

Graduada em Medicina pela Universidade Federal de Mato Grosso (UFMT), residência em Clínica Médica e em Endocrinologia e Metabologia na UFMT, mestre em Ciências da Saúde pela Universidade de Brasília (UnB), membro titular da Sociedade Brasileira de Endocrinologia e Metabologia (SBEM), coordenadora científica da Sociedade Brasileira de Diabetes – Regional do Distrito Federal, preceptora do Programa de Residência em Clínica Médica do Hospital Regional de Taguatinga, DF.

Mario Hiroyuki Hirata

Graduado em Farmácia e Bioquímica pela Universidade Federal de Alfenas (Unifal), mestre e doutor pela Faculdade de Ciências Farmacêuticas da Universidade de São Paulo (FCF-USP), pós-doutorado em Biologia Molecular no *Center for Drug Evaluation and Research* (CDER), *Food and Drug Administration* (FDA), professor titular do Departamento de Análises Clínicas e Toxicológicas na FCF-USP.

Mauricio Diament

Graduado em Medicina pela Faculdade de Ciências Médicas da Santa Casa de São Paulo (FCMSCSP), psiquiatra pelo Instituto de Psiquiatria do Hospital das Clínicas da Faculdade de Medicina da Universidade de São Paulo (IPq-HCFMUSP), membro do *International Cooperation for Ayahuasca Research and Outreach* (ICARO), grupo ligado à Faculdade de Ciências Médicas da Universidade Estadual de Campinas (FCM-Unicamp), onde participa de pesquisas sobre os potenciais terapêuticos da ayahuasca.

Moysés de Paula Rodrigues Chaves

Graduado em Medicina pela Universidade Federal de Goiás (UFG), residência médica em Psiquiatria pelo Hospital das Clínicas da Faculdade de Medicina de Ribeirão Preto da Universidade de São Paulo (FMRP-USP), mestre em Ciências da Saúde pela UFG, professor-assistente do curso de Medicina do Centro Universitário UnirG (Gurupi, TO).

Newton Kara José Jr.

Graduado em Medicina pela Universidade Estadual Paulista Júlio de Mesquita Filho (Unesp), residência médica em Oftalmologia pela Universidade Estadual de Campinas (Unicamp), doutor pela Faculdade de Medicina da Universidade de São Paulo (FMUSP), livre-docente pela FMUSP, professor colaborador da disciplina de Oftalmologia da FMUSP, professor de pós-graduação da FMUSP.

Nilberto Robson Falcão do Nascimento

Graduado em Medicina Veterinária pela Universidade Estadual do Ceará (UECE), mestre e doutor em Farmacologia na Universidade Federal do Ceará (UFC), pós-doutorado em Farmacologia Cardiorrenal na *University of Virginia* (EUA), coordenador do Laboratório de Fisiofarmacologia Cardiovascular, professor de Farmacologia e diretor do Instituto de Ciências Biomédicas da UECE.

Patrícia Portugal Santana Sofal

Graduada em Medicina Veterinária e mestre em Farmacologia pela Universidade Federal de Minas Gerais (UFMG), professora do Departamento de Ciências Biológicas da Pontifícia Universidade Católica de Minas Gerais (PUCMG).

Patrícia Sales

Graduada em Medicina pela Faculdade de Medicina da Universidade de Brasília (UnB), residente em Clínica Médica e em Endocrinologia e Metabologia pelo Hospital das Clínicas da Faculdade de Medicina da Universidade de São Paulo (HCFMUSP), especialista em Endocrinologia pela Sociedade Brasileira de Endocrinologia e Metabologia (SBEM), especialista em Clínica Médica pela Sociedade Brasileira de Clínica Médica (SBCM), membro da SBEM e da Associação Brasileira para o Estudo da Obesidade e Síndrome Metabólica (Abeso).

Paula Midori Castelo

Graduada em Odontologia pela Universidade Estadual de Campinas (Unicamp), mestre e doutora em Fisiologia Oral pela Unicamp, professora de pós-graduação em Odontologia na Faculdade de Odontologia de Piracicaba (Unicamp) e pós-graduação em Patologia na Universidade Federal de São Paulo (Unifesp), membro da Câmara Técnica do Conselho de Odontologia do Estado de São Paulo, professora adjunta IV da Unifesp – *campus* Diadema.

Paulo Henrique Nascimento Harada

Graduado em Medicina pela Faculdade de Medicina da Universidade de São Paulo (FMUSP), mestre em Saúde Pública na Escola de Saúde Pública de Harvard TH Chan, doutor em Cardiologia no Instituto do Coração (InCor) do Hospital das Clínicas (HC) da FMUSP, pós-doutorado no Hospital Universitário da FMUSP, pesquisador colaborador da *Division of Preventive Medicine, Brigham and Women's Hospital, Harvard University*, médico da Unidade Clínica de Lípides do InCor-HCFMUSP.

Priscila Longhin Bosquesi

Graduada em Farmácia e Bioquímica pelo Centro Universitário de Votuporanga, mestre e doutora em Ciências Farmacêuticas pela Faculdade de Ciências Farmacêuticas da Universidade Estadual de São Paulo (FCF-Unesp) – *campus* Araraquara, pós-doutorado em Ciências Farmacêuticas na Unesp.

Priscilla Rios Cordeiro Macedo

Graduada em Medicina pela Universidade Federal da Bahia (UFBA), residência médica em Pediatria pelo Hospital das Clínicas da Faculdade de Medicina de Ribeirão Preto da Universidade de São Paulo (FMRP-USP), especialista em Alergia e Imunologia Clínica pela Associação Brasileira de Alergia e Imunologia (Asbai), especialização em Alergia e Imunologia Pediátrica pelo Instituto da Criança de São Paulo, especialista em Pediatria pela Sociedade Brasileira de Pediatria (SBP).

Raquel Chueiri de Souza

Graduada em Farmácia e Bioquímica pela Faculdade de Ciências Farmacêuticas da Universidade de São Paulo (FCF-USP), presidente da Captativa Consultoria e Recursos Humanos Eireli, empresa de consultoria de Recursos Humanos em Pesquisa Clínica para as indústrias farmacêuticas.

Regina Scivoletto

Graduada em Medicina pela Faculdade de Medicina da Universidade de São Paulo (FMUSP), doutora em Medicina (Ciências Médicas) pela FMUSP, livre-docência pela FMUSP, professora titular de Farmacologia do Instituto de Ciências Biomédicas da USP, aposentada, consultora científica para Desenvolvimento de Novos Medicamentos na Cristália Indústria Química e Farmacêutica.

Rita C. Tostes

Graduada em Farmácia pela Faculdade de Ciências Farmacêuticas da Universidade de São Paulo (FCF-USP), mestre e doutor em Ciências Biológicas pelo Departamento de Farmacologia da Faculdade de Medicina de Ribeirão Preto (FMRP-USP), estágios no *Albert Einstein College of Medicine* (NY), *University of Montreal – Clinical Research Institute of Montreal and Georgia Regents University* (Geórgia), professora titular do Departamento de Farmacologia da FMRP-USP.

Rogério Souza

Graduado em Medicina pela Faculdade de Medicina da Universidade de São Paulo (FMUSP), doutor e livre-docente em Pneumologia pela FMUSP, pós-doutorado pela Universidade de Paris, professor da FMUSP, editor-chefe do *Jornal Brasileiro de Pneumologia* e editor associado do *European Respiratory Journal*, responsável pelo Grupo de Circulação Pulmonar do Instituto do Coração (InCor) do Hospital das Clínicas da FMUSP.

Rosario Dominguez Crespo Hirata

Graduada em Farmácia e Bioquímica, mestre e doutora pela Faculdade de Ciências Farmacêuticas da Universidade de São Paulo (FCF-USP), pós-doutorado em Biologia Molecular no *Center for Drug Evaluation and Research* (CDER), *Food and Drug Administration* (FDA), professora titular da FCF-USP.

Samer Ali Husseini de Oliveira

Graduado em Medicina pela Universidade Gama Filho (UGF), especialista em Cardiologia pela Sociedade Brasileira de Cardiologia (SBC), *fellowship* em Eletrofisiologia Cardíaca Avançada pela *Case Western Reserve University* (Cleveland, EUA) e pela Universidade de Barcelona (Espanha), diretor da Divisão de Eletrofisiologia Cardíaca – *Mohawk Valley Cardiology* (NY, EUA).

Sandra Helena P. Farsky

Graduada em Farmácia pela Faculdade de Ciências Farmacêuticas da Universidade de São Paulo (FCF-USP) – *campus* Ribeirão Preto, doutora em Ciências (Farmacologia) pelo Instituto de Ciências Biomédicas da USP, professora livre-docente em Toxicologia e professora titular do Departamento de Análises Clínicas e Toxicológicas da FCF-USP.

Sergio Seibel

Graduado em Medicina pela Universidade Federal Fluminense (UFF), internato no *Rambam University Hospital – Aba Khoushy School of Medicine* (Israel), residência no *Collège de Médecine des Hôpitaux* (Paris), assistente estrangeiro da *Faculté de Médecine – Université de Paris René Descartes Paris V*, especialista em Psiquiatria pela Associação Brasileira de Psiquiatria, doutor em Saúde Mental pela Universidade Estadual de Campinas (Unicamp), pós-doutorado no Laboratório de Investigações Médicas (LIM-01) da Faculdade de Medicina da Universidade de São Paulo (FMUSP).

Silvia M. Franciscato Cozzolino

Graduada em Nutrição pela Universidade de São Paulo (USP), mestre e doutora pela Faculdade de Ciências Farmacêuticas da USP (FCF-USP), professora titular da FCF-USP, Laboratório de Nutrição e Minerais do Departamento de Alimentos e Nutrição Experimental.

Sílvia Regina Cavani Santos

Graduada em Farmácia e Bioquímica pela Faculdade de Ciências Farmacêuticas da Universidade de São Paulo (FCF-USP), mestre e doutora em Toxicologia pela FCF-USP, pós-doutorado na *Christian-Albrechts-Universität Zu Kiel (CAU)* (Alemanha), livre-docente e professora titular de Farmácia na FCF-USP, líder do Grupo de Pesquisa do Conselho Nacional de Desenvolvimento Científico e Tecnológico (CNPq) em Farmacocinética Clínica com foco na modelagem Farmacocinética-Farmacodinâmica.

Soraia K. P. Costa

Graduada em Ciências Farmacêuticas pela Universidade Metodista de Piracicaba (Unimep), especialização em Farmácia Clínica, mestre em Farmacologia pela Faculdade de Ciências Médicas da Universidade Estadual de Campinas (FCM-Unicamp), doutora em Farmacologia pelo Instituto de Ciências Biomédicas da Universidade de São Paulo (ICB-USP), pós-doutorado no Centro de Neurociência do *King's College* (Londres) e pesquisadora associada no Centro de Medicina Cardiovascular do *King's College* (Londres), professora-associada do Departamento de Farmacologia do ICB-USP.

Tania Marcourakis

Graduada em Farmácia e Bioquímica pela Faculdade de Ciências Farmacêuticas da Universidade de São Paulo (FCF-USP), mestre e doutora em Farmacologia pelo Instituto de Ciências Biomédicas da USP, pós-doutorado na *Mayo Clinic Foundation* (EUA), professora livre-docente em Toxicologia e professora-associada do Departamento de Análises Clínicas e Toxicológicas da FCF-USP.

Tassiane Alvarenga

Graduada em Medicina pela Universidade Federal de Uberlândia (UFU), residente em Clínica Médica e em Endocrinologia e Metabologia pelo Hospital das Clínicas da Faculdade de Medicina da Universidade de São Paulo (HCFMUSP), especialista em Endocrinologia pela Sociedade Brasileira de Endocrinologia e Metabologia (SBEM), membro da SBEM e da Associação Brasileira para o Estudo da Obesidade e Síndrome Metabólica (Abeso).

Teng Chei Tung

Graduado em Medicina pela Faculdade de Medicina da Universidade de São Paulo (FMUSP), doutor em Psiquiatria pela FMUSP, professor colaborador da FMUSP, coordenador do Pronto-Socorro e Interconsultas do Instituto de Psiquiatria do Hospital das Clínicas da FMUSP.

Therezinha Verrastro de Almeida

Graduada pela Faculdade de Medicina da Universidade de São Paulo (FMUSP), ex-professora da disciplina de Hematologia e Hemoterapia da FMUSP.

Thiago Dominguez Crespo Hirata

Graduado em Farmácia e Bioquímica pela Faculdade de Ciências Farmacêuticas da Universidade de São Paulo (FCF-USP), doutorando do Programa de Pós-Graduação em Farmácia (Fisiopatologia e Toxicologia) da FCF-USP.

Valentim Gentil Filho

Graduado em Medicina pela Faculdade de Medicina da Universidade de São Paulo (FMUSP), doutor e *visiting professor* no *Institute of Psychiatry* da Universidade de Londres, livre-docente em Psiquiatria, professor titular de Psiquiatria da FMUSP. Foi docente do Departamento de Farmacologia do Instituto de Ciências Biomédicas da USP. Presidiu o Conselho Diretor do Instituto de Psiquiatria do Hospital das Clínicas da FMUSP, do qual é membro permanente.

Waldiceu Aparecido Verri Junior

Graduado em Farmácia e Bioquímica pela Universidade Estadual de Londrina (UEL), mestrado, doutorado e pós-doutorado em Farmacologia pela Faculdade de Medicina de Ribeirão Preto da Universidade de São Paulo (FMRP-USP), professor-associado no Departamento de Ciências Patológicas da UEL, orientador permanente da pós-graduação em Ciências da Saúde, Patologia Experimental e em Ciências Farmacêuticas, na área de Farmacologia da Dor e Inflamação.

Waldir Rocha de Azevedo Neto

Graduando do Curso de Medicina do Centro Universitário UnirG (Interno), com iniciação científica nessa mesma Faculdade. Foi presidente da Liga Acadêmica de Medicina Intensiva e coordenador de Políticas em Saúde do Centro Acadêmico de Medicina UnirG, e presidente do Primeiro Congresso de Medicina do Tocantins.

Prefácio à Sexta Edição

A Farmacologia é uma ciência apaixonante, pois tem como objetivo estudar medicamentos que possam melhorar a saúde e a felicidade, mediante alívio da dor e do sofrimento, da cura de doenças, do manuseio de emoções e do prolongamento da vida. Não sabemos exatamente quando, mas o seu estudo deve ter sido iniciado por volta de 20 mil anos a.C., com a descoberta da figura do feiticeiro desenhada nas Cavernas de Cro-Magnon, na França. No início, cada tribo tinha suas poções; seu simples preparo, feito por uma pessoa, evoluiu para centenas de laboratórios de pesquisas e de indústrias. As tribos evoluíram para nações. Surgiu o comércio e a Farmacologia foi invadida pela economia.

Apesar de toda essa evolução, os mistérios da Farmacologia e da sociedade persistem até hoje em que a ciência é mesclada com a persistência de hábitos e remédios populares. A homeopatia, ainda inexplicável, persiste ao lado de medicamentos cujo mecanismo de ação sobre o organismo é amplamente conhecido.

O futuro, ao lado de soluções, vai trazer novos problemas. A ciência vai nos trazer medicamentos com ação sobre todos nós, aumentando a imunidade, interferindo com a velhice e muito mais. Também vai trazer medicamentos específicos para cada doença e para cada genoma, mas, sendo úteis para poucas pessoas, vão ter custo altíssimo e certamente sua logística de produção e distribuição vai limitar seu acesso aos doentes.

Nós, editores, mergulhamos nessa ciência desde o tempo de estudante, tendo como principal objetivo resumir e simplificar o estado da arte da Farmacologia, levando o conhecimento aos estudantes e profissionais da saúde. Nosso livro, *Farmacologia Aplicada*, manteve-se vivo mesmo após a interrupção de sua edição, em 1994, fato constatado pela frequente procura de exemplares antigos pelos leitores. Isso nos inspirou a lançar esta 6ª edição atualizada, com as mesmas características e a mesma forma das edições anteriores que, enquanto disponíveis, prestaram grande contribuição ao ensino da Farmacologia no Brasil.

São Paulo, janeiro de 2018.

Zanini, Oga, Batistuzzo

Prefácio à Primeira Edição

A Farmacologia constitui hoje disciplina básica e obrigatória nos currículos de todas as escolas das áreas da saúde. Embora a matéria seja fundamentalmente a mesma, as diferenças quanto à orientação e ao enfoque dados aos assuntos, conforme o objetivo de cada curso, e a extensão do programa a ser cumprido tornam o ensino da Farmacologia uma tarefa árdua.

O presente livro, intitulado *Farmacologia Aplicada*, foi elaborado no intuito de concretizar uma obra essencialmente didática, objetiva e de fácil acesso a todos. Assim, o texto foi restrito aos conceitos e teorias de maior importância e, sobretudo, ao estudo das drogas ditas básicas ou essenciais. A redação e a esquematização foram feitas sob criterioso planejamento, a fim de dar uniformidade aos capítulos na seqüência e no modo de apresentação; dispensaram-se propositadamente as minuciosas citações bibliográficas e os detalhes de posologia, indicando-se, porém, ao final dos capítulos, as principais Especialidades Farmacêuticas disponíveis no Brasil. Para uso diário do especialista, o livro permite o rápido entendimento e o domínio da matéria, pressupondo a seguir o uso conjunto de outro texto mais extenso.

Não tivemos, portanto, a pretensão de criar uma obra completa de Farmacologia, mas sim, face ao progressivo aumento de novos fármacos e à introdução de novos conhecimentos de Farmacodinâmica, a intenção de oferecer um livro fácil, conciso e moderno, que contribua para o ensino da Disciplina.

São Paulo, maio de 1979.

Antonio Carlos Zanini
Seizi Oga

Sumário

PARTE 5 – Dor e Inflamação

PARTE 6 – Sistema Nervoso Central

PARTE 7 – Quimioterápicos e Biofármacos

Parte 1

Bases da Farmacologia

1.1.

Introdução à Farmacologia

Antonio Carlos Zanini
Seizi Oga
Maria Fernanda Carvalho
José Antonio de Oliveira Batistuzzo

Sumário

1. CONCEITOS E OBJETIVOS DA FARMACOLOGIA

A Farmacologia, no sentido amplo, é a ciência que estuda os fármacos e os medicamentos sob todos os aspectos, isto é, a fonte, a absorção, o destino, o mecanismo de ação e os efeitos sobre o organismo.

Fármaco é toda substância de estrutura química definida utilizada para modificar ou explorar o sistema fisiológico ou alterar os estados patológicos, para o benefício do organismo que recebe essa substância.

Medicamento, segundo a Organização Mundial da Saúde, é toda substância, ou associação de substâncias, utilizada para modificar ou explorar sistemas fisiológicos ou alterar os estados patológicos, para o benefício do organismo que a recebe.

Portanto, a Farmacologia tem seu campo de pesquisa e estudo limitado por dois fatores básicos:

1. O conceito imediatista do uso de substâncias em medicina.
2. A limitação do universo de substâncias estudadas, restrito apenas às que são usadas como medicamentos ou aquelas que auxiliam o estudo de medicamentos.

Livros de Farmacologia têm por objetivo transmitir aos estudantes e profissionais conhecimentos atuais sobre os fármacos obtidos por meio de pesquisas científicas.

Com o progresso da ciência no século XX, muitas especialidades se desenvolveram e se tornaram independentes, como, por exemplo, a Farmacognosia e a Farmacotécnica. Outras, como a Biologia Molecular, iniciaram-se fora da Farmacologia, mas foram sendo agregadas, na medida em que seus conhecimentos contribuíam para o progresso de pesquisa farmacológica. No século XXI novos avanços, como o estudo dos anticorpos monoclonais, aumentaram ainda mais a interdependência da Farmacologia com outras especialidades. Obviamente, deve-se ter sempre em mente que a principal característica da Farmacologia é seu objetivo de reunir conhecimentos globais da ciência sobre substâncias para sua aplicação imediata e direta no tratamento de doenças.

Conhecimentos de Psicologia também interferem de modo marcante com a Farmacologia, pois alterações do organismo e resposta de pacientes a tratamentos sofrem grande influência de fatores psicológicos, e não apenas pela ação do fármaco no organismo. Qualquer alteração observada no paciente (boa ou má) decorrente apenas de fatores psicológicos é conhecida como efeito placebo.

É importante conhecer alguns termos habitualmente utilizados em Farmacologia. Remédio é um termo de conceito bem amplo, impreciso, incluindo substâncias, plantas, produtos, procedimentos, recursos e, enfim, tudo que é aplicado com a intenção de combater a dor ou a doença. Tratamentos dietéticos, cirúrgicos, psicológicos, alterações de hábitos, higiene, exercícios e crenças religiosas podem ser consideradas como "remédios". O conceito de remédio exclui a necessidade de comprovação científica de sua eficiência e segurança.

Para uma substância ser reconhecida como "medicamento", é necessária a comprovação científica de eficácia e segurança no tratamento de doenças de homens ou animais.

Droga é toda substância capaz de modificar sistemas fisiológicos ou estados patológicos, utilizada com ou sem intenção de benefício do receptor, ou como instrumento auxiliar em investigação científica. A "droga" interfere nas funções orgânicas do paciente: pode ser inócua, pode melhorar ou piorar o estado do paciente.

Portanto, o conceito de "droga" é bem amplo: além de todos os fármacos, inclui também numerosas outras substâncias, como os tóxicos. Por exemplo, os alucinógenos são drogas, mas não são fármacos nem medicamentos. O termo "droga" é muito utilizado em português, principalmente em textos de pesquisa básica, mas deve-se evitar seu uso como sinônimo de medicamento ou de fármaco.

Na língua inglesa, o equivalente a "fármaco" é "*pharmaceutical substance*", mas muitos autores americanos preferem "*drug*" por ser mais simples. Em alguns países, como na Inglaterra, há certa rejeição do termo "*drug*" como sinônimo de medicamento, sendo reservado a princípios ativos potencialmente danosos como, por exemplo, a heroína ou a cocaína. Muitos autores preferem o termo "*medicines*", para medicamentos, por ser mais restrito e objetivo do que "*drug*".

Em numerosas publicações da Organização Mundial da Saúde, em inglês e espanhol, ainda é frequente encontrar-se "*drug*" como sinônimo de "medicamento".

Na composição de medicamentos – ou remédios – os componentes ativos são designados fármacos.

A utilização dos termos *fármaco* e *medicamento* implica a intenção e expectativa de obter o benefício para o organismo receptor. Todavia, esse benefício nem sempre acontece, pois o medicamento, além de não atingir o efeito esperado, pode provocar efeitos colaterais (ou reações adversas) graves. Compete à Farmacologia compilar e obter informações científicas necessárias à avaliação dos benefícios e riscos inerentes ao uso de medicamentos.

Desde a antiguidade, muitos medicamentos eficazes, derivados de plantas ou animais, foram utilizados, muitas vezes, sem conhecer exatamente sua constituição. Com isso, ocorria frequentemente variação das propriedades do "remédio" (embora com mesmo nome) e variação dos efeitos decorrentes de seu uso.

É indispensável o conhecimento das características e propriedades de substâncias, plantas, produtos biológicos e seus derivados para que possam ser empregados com segurança em terapêutica. Para criar condições que permitam obter produtos idênticos, preparados em tempo e locais diversos, começaram a surgir, principalmente a partir do início do século XVIII, textos e tratados com descrições de suas características, propriedades e métodos de identificação.

Farmacopeia é o livro que reúne as descrições técnicas de fármacos e medicamentos. Muitos países, ou conjunto de países, editam seus próprios livros que servem como normas legais para testes de análise como, por exemplo, *The United States Pharmacopeia*, *The British Pharmacopoeia*, a Farmacopeia Internacional (editada pela Organização Mundial da Saúde) e a Farmacopeia Brasileira.

Para caracterizar as indicações, posologia, efeitos colaterais e outros dados de cada produto, são adotadas monografias que podem ou não ser consideradas como parte da

Farmacopeia. Muitos autores acreditam, em verdade, que a definição completa de um medicamento inclui, além de suas propriedades físico-químicas, o conhecimento científico e a informação sobre seu uso.

Forma Farmacêutica é o produto que contém um ou mais fármacos e outras substâncias (excipientes) preparado com as técnicas apropriadas para facilitar a administração e obter o efeito terapêutico desejado.

2. EFEITO PLACEBO

As drogas, seus mistérios e rituais despontaram sempre como sendo de singular importância para o homem, a tal ponto que William Osler (1849-1919) chegou a dizer que "o que diferencia o homem dos animais é o desejo dos primeiros de serem medicados".

Por meio de figuras desenhadas nas Cavernas de Cro-Magnons há milênios de anos a.C., na França, já era conhecida a existência de feiticeiros. Ao final da década de 1950, os cientistas começaram a suspeitar da interferência de fatores psicológicos na eficácia dos medicamentos empregados por feiticeiros, sacerdotes e curandeiros. Foram suspeitos, também, os trabalhos científicos que implicavam sucessivos lançamentos de medicamentos "melhores que os anteriores" sem que os resultados correspondessem a tão propalado avanço da medicina. Comprovou-se, então, que grande parte do êxito de feiticeiros e de médicos era devida a fatores psicológicos que influenciavam a ação dos medicamentos. A esse conjunto de fatores foi dado o nome de efeito placebo, definido como o *"efeito psicológico, psicofisiológico ou fisiológico de qualquer medicamento e que não é devido à sua atividade farmacológica"*.

Verificou-se também que outros fatores inespecíficos como, por exemplo, a remissão espontânea de doenças, ou o entusiasmo do pesquisador, podem causar desvio da correta análise e interpretação dos resultados, dando origem a publicações enganosas.

Apesar de avanços da ciência, quando um medicamento é prescrito ou administrado a um paciente, além dos efeitos diretamente dependentes do medicamento, podem surgir numerosos efeitos que não estão vinculados à farmacologia do medicamento e que se manifestam também quando se administram produtos inativos.

Pode-se admitir que, até o princípio do século XX, a maioria dos benefícios auferidos pelo uso de remédios era decorrente do efeito placebo e da incorreta interpretação dos resultados observados.

Placebo é palavra derivada do latim, do verbo *"placere"*, que significa *"agradar"*. Segundo definição antiga, retirada do "Hooper's Medical Dictionary", de 1811, *"placebo é um qualificativo dado a toda medicação prescrita mais para agradar ao paciente do que para lhe ser útil"*. Com o desenvolvimento da medicina, o termo foi ganhando maior abrangência, distanciando-se da sua origem literal.

Segundo Shapiro, *"placebo é qualquer tratamento (ou qualquer estágio do tratamento) que não tem ação específica nos sintomas ou doenças do paciente, mas que, de qualquer forma, pode causar um efeito no paciente"*.

Para facilitar o entendimento do que é placebo, pode-se dar ênfase ao "aspecto" do que vai ser administrado ao paciente: *"placebo é um produto feito com a intenção de parecer medicamento, com o objetivo de induzir o paciente a acreditar no seu efeito, mas sem atividade farmacológica vinculada a sintomas objetos do tratamento"*.

Atualmente é aceito que o placebo possa ser *inerte*, quando não tem nenhuma atividade farmacológica ou *ativo*, quando tem alguma ação. Por exemplo, para avaliar efeito de um novo medicamento, pode-se utilizar a comparação com um placebo que apenas provoque efeitos colaterais semelhante aos esperados com o produto em pesquisa.

O "efeito placebo" é consequência do uso do "placebo" e pode se manifestar objetiva ou subjetivamente. Pode-se dizer que depende da *"crença"* do paciente na eficácia do medicamento. Contudo, pode-se imaginar que toda medicação administrada, além de seu real efeito farmacológico, tem também um efeito placebo.

O conhecimento do placebo ampliou-se muito com a necessidade de ensaios clínicos controlados, em que se administra o placebo num grupo controle de pacientes e o medicamento ao outro grupo. Por exemplo, nos tratamentos iniciais de pacientes com hipertensão, os protocolos de pesquisa começam pela administração a todos os pacientes, durante pelo menos duas semanas, de produtos inativos ou apenas com atividades sedativa ou hipnótica. Mais da metade dos pacientes melhora com o produto inativo e cerca da metade dos pacientes tratados com sedativo ou hipnótico é excluída por remissão do quadro.

Do ponto de vista farmacológico, os placebos podem ser inertes ou ativos. Placebos inertes são aqueles realmente desprovidos de ação farmacológica. Placebos ativos são os que têm ação própria, embora não específica na doença para a qual estão sendo administrados.

Diz-se que os placebos têm efeito positivo, quando os pacientes relatam alguma melhora, e efeito negativo, quando relatam que o "medicamento" provocou piora ou surgimento de algum efeito colateral desagradável (neste caso, pode-se utilizar o termo nocebo).

É importante ainda realçar a questão da existência ou não de placebos reatores. Diversos autores têm estudado o assunto, tanto no que se refere aos pacientes que respondem positivamente ao placebo, quanto negativamente, com reações secundárias. Na prática, o efeito placebo depende de uma série de circunstâncias e da somação e interação de variáveis. Depende, especialmente, do conjunto de influências e força de indução que cercam a prescrição e a recomendação de uso do medicamento, incluindo-se nisso não somente a atitude do médico mas também bulas, relatos de amigos etc.

Outro fator a considerar é que um medicamento efetivo, administrado repetidamente durante algum tempo, condiciona uma resposta reflexa que pode ocorrer mesmo quando é substituído por um produto semelhante, inativo. Na interpretação da resposta, com base na reflexologia pavloviana, compreende-se o funcionamento do sistema nervoso, órgão regulador de todas as funções vitais, como dependente de reflexos, ou seja, dependente do condicionamento de respostas a estímulos provenientes do meio externo ou do interno.

A experiência clássica de Pavlov é aquela do cão, a campainha e a salivação à vista de um pedaço de carne. Sempre que se apresenta ao cão um pedaço de carne, a visão da carne e seu olfato provocam salivação no animal. Se for tocada uma campainha, a princípio ele simplesmente olha, vira a cabeça para ver de onde vem aquele estímulo sonoro. Se após o toque da campainha seguir-se a apresentação da carne, e esse procedimento for repetido um certo número de vezes, o cão acaba sendo condicionado e finalmente o simples tocar da campainha provocará a salivação no animal, mesmo sem a apresentação da carne. A campainha torna-se um sinal da carne que virá. Todo o organismo do animal reage como se a carne já estivesse presente e ele começa a produzir saliva, secreção digestiva, motricidade digestiva etc. Um estímulo que nada tem a ver com a alimentação, meramente sonoro, passa a ser capaz de provocar modificações digestivas.

O placebo pode provocar fenômeno semelhante, por exemplo, como o habitualmente descrito em hospitais de pacientes crônicos, a administração de hipnóticos à noite. Para pacientes que recebem o medicamento à noite e em seguida dormem, cria-se um reflexo condicionado. Na ausência da medicação hipnótica, é frequente obter-se a mesma indução do sono com uma simples administração de placebo, sem ação hipnótica.

Na prática médica, procura-se dar ao paciente a substância ativa, com real valor terapêutico. A resposta do paciente poderá ser ampliada por um efeito placebo positivo ou anulada por um efeito placebo negativo, dependendo das expectativas.

Em terapêutica pode, e convém, ser utilizado o efeito placebo positivo, além daqueles efeitos realmente farmacológicos do medicamento. Uma vez diagnosticada a doença do paciente e estando o médico seguro do mais adequado medicamento, pode-se investir em ganhar sua confiança no tratamento e talvez potencializar o efeito deste.

Se a relação médico/paciente não for boa, pode ocorrer o efeito placebo negativo, prejudicando a obediência ou adesão ("*compliance*") ao tratamento. O paciente poderá ignorar a receita ou tomar os medicamentos de maneira diferente da que lhe foi prescrita. Em livros de Farmacologia, a descrição tem que ser direta e objetiva, baseada apenas em dados cientificamente comprovados. Mas em terapêutica medicamentosa, quando um medicamento é prescrito, deve sempre considerar a ocorrência de efeitos psicológicos, psicofisiológicos ou fisiológicos que não são devidos diretamente à atividade farmacológica do medicamento.

3. CAMPOS DA FARMACOLOGIA E RELAÇÃO COM OUTRAS CIÊNCIAS

A Farmacologia clássica começou com grandes vultos da Medicina como Buchheim, Magendie, Bernard e Meyer, entre outros, que utilizaram os métodos e os conhecimentos da fisiologia com a finalidade de estudar os efeitos dos fármacos. Posteriormente, criaram-se subdivisões e o estudo farmacológico de cada grupo de medicamentos passou a representar uma especialidade, por exemplo, neurofarmacologia, autacoides, sistema nervoso autônomo etc.

Sendo a Farmacologia uma ciência vasta e complexa, costuma-se definir diversos campos da sua atuação, criando-se subdivisões distintas.

A Farmacologia Bioquímica é o campo da Farmacologia que investiga todos os aspectos bioquímicos da absorção, distribuição e eliminação dos medicamentos, em doses terapêuticas e tóxicas.

A Farmacocinética é uma área da Farmacologia que estuda o destino do fármaco no organismo. Usando modelos e cálculos matemáticos, pode-se quantificar a absorção, a distribuição e a eliminação de fármacos, dados que permitem estimar, com boa precisão, a quantidade do fármaco no local onde ele deve atuar nos diferentes momentos após a sua administração.

A Farmacodinâmica estuda a ação dos fármacos, assim como os efeitos objetivos e subjetivos que eles provocam no organismo, sadio ou doentes, de modo a obter elementos que orientem o seu uso. O estudo do mecanismo de ação de fármacos representa um de seus aspectos fundamentais. A Farmacodinâmica reúne os aspectos científicos que servem de base à Farmacoterapia.

A Toxicologia está intimamente ligada à Farmacologia, pois todo estudo sobre cada medicamento inclui o estudo de doses progressivamente maiores, até que sejam determinadas as doses consideradas tóxicas.

A caracterização das respostas individuais de cada espécie animal diante das diferentes substâncias permitiu desenvolver uma nova modalidade de investigação dentro do campo de Farmacologia, a Farmacologia Comparada. Baseia-se na pesquisa em animais, ou em órgãos isolados de animais, que permitem predizer, com relativa precisão, qual a ação farmacológica que uma substância exercerá quando aplicada no homem.

Um dos principais ramos da Farmacologia, que reune diversas áreas dessa ciência, é a metodologia de Seleção de Drogas Novas ("*Drug Screening*"); todavia é tão complexa e inclui tanta variedade de técnicas e de animais que só é realizada em grandes organizações industriais, geralmente ligadas à iniciativa empresarial.

A Farmacognosia estuda as matérias-primas naturais, animais ou vegetais, quanto às estruturas macroscópica e microscópica e às substâncias ativas nelas contidas. Essas matérias-primas são comumente denominadas "drogas", pois nem sempre são conhecidas as estruturas químicas de seus princípios ativos. Na fitoterapia, têm largo uso os extratos brutos, após constatação de sua eficácia pela realização de testes de segurança em ensaios biológicos.

A Farmacotécnica trata da preparação dos medicamentos, ou seja, da transformação das drogas ou dos fármacos em medicamentos. Essa transformação se faz mediante operações farmacêuticas levando à forma farmacêutica.

A Farmacologia Molecular é o ramo da Farmacologia que estuda as atividades farmacológicas ao nível molecular, baseando-se nas interações entre as moléculas dos fármacos e as do sistema biológico. A elucidação das ações primárias de alguns tipos de fármacos ao nível molecular, por sua vez, propiciou o aparecimento de outro ramo da Farmacologia que é a Farmacologia Quântica, cujo objetivo é estudar as propriedades dos elétrons de valência das moléculas envolvidas na interação tridimensional do fármaco com seu receptor celular.

A Biologia Molecular é bem mais ampla que a Farmacologia Molecular, pois, além da bioquímica entre fármacos e seus receptores, estuda outros fenômenos biológicos e físico-químicos, incluindo, por exemplo, a síntese de substâncias e os aspectos do ecossistema.

No desenvolvimento de novos fármacos, é indispensável, após os ensaios efetuados em animais de laboratórios, a realização de testes clínicos, em diversas fases, utilizando indivíduos voluntários normais e pacientes. A Farmacologia Humana estuda principalmente a farmacocinética do medicamento no homem. A Farmacologia Clínica, que se segue, estuda, no ser humano, os fármacos já estudados nos animais com relação a farmacodinâmica, farmacocinética, toxicidade e os mecanismos de ação.

A par dos conhecimentos de anatomia, histologia, fisiologia, patologia, química e bioquímica, os de outras disciplinas representam importantes subsídios para o bom desempenho de pesquisas farmacológicas. Assim, métodos puramente físicos são usados na determinação e avaliação de efeitos de fármacos nas diversas estruturas biológicas, tais como segmentos de intestino, útero, estômago e coração. A Farmacologia faz uso de matemática e estatística para expressar seus princípios em termos quantitativos e apreciar a significância de seus dados. Apóia-se em ciências comportamentais, como a psicologia, para interpretar as ações de drogas que afetam o psiquismo.

A propósito, o recíproco também é verdadeiro, isto é, os pesquisadores de outras áreas tais como os bioquímicos, os histologistas e os fisiologistas utilizam fármacos como instrumento de investigação científica. Contudo, estudos em que os fármacos são usados como simples instrumentos auxiliares de pesquisa não pertencem ao campo de Farmacologia. O objetivo principal da Farmacologia é o de aprimorar a utilização de fármacos e medicamentos em animais e no homem.

A Farmacoterapia estuda a aplicação de medicamentos em organismos doentes ou em organismos sadios. Na farmacoterapia, integram-se os conhecimentos da patologia, da farmacodinâmica e da toxicologia.

Todas as especialidades acima referidas são incluídas como sendo do campo da Alopatia (*allos* = outro; *pathos* = doença), em que doses utilizadas de fármacos são mensuráveis e identificáveis.

Embora a afirmação pareça ser óbvia, no campo dos remédios surgiu há séculos um ramo da medicina no qual os fármacos são diluídos sucessivamente, até um ponto em que a ciência moderna não consegue identificar sua presença: é a Homeopatia (*homeo* = semelhante; *pathos* = doença). Os medicamentos homeopáticos são preparados empregando-se técnicas especiais de diluições sucessivas, intercaladas com agitações vigorosas ou "dinamizações". Utilizam-se doses infinitamente menores do que as usadas em terapia com medicamentos, a tal ponto que é praticamente impossível dosar os princípios ativos presentes.

A homeopatia surgiu da teoria criada por Samuel Hahnemann de que o "semelhante combate o semelhante", isto é, procura curar o doente administrando-lhe um agente que pode causar o mesmo sintoma de sua moléstia.

Até o final do século XX, não existia nenhum trabalho comprovando a eficácia dos remédios homeopáticos. Todavia, existem alguns fatos que contribuem para manter a prática da homeopatia:

a. A medicina homeopática enfatiza o enfoque ao paciente e nas condições gerais de tratamento do paciente; outros fatores do cuidado médico, que não apenas o remédio homeopático, aumentam a probabilidade de resultados positivos.
b. A concentração do princípio ativo é extremamente pequena e, portanto, praticamente não existem efeitos colaterais ou tóxicos.
c. Médicos homeopatas acreditam na eficácia desses remédios como tal, pelo menos, seu tratamento é reforçado positivamente pelo efeito placebo.
d. Em medicina, as afirmações de "*nunca*" ou "*sempre*" são perigosas e devem ser evitadas. Não é de todo impossível vir a ser provado, em futuro remoto, a identificação de alguma propriedade do medicamento homeopático e explicação de seu modo de ação.

Há que salientar, finalmente, a progressiva contribuição da Imunologia, que, por meio do conhecimento e desenvolvimento dos anticorpos monoclonais, fizeram surgir numerosos medicamentos com ação específica em determinadas doenças.

O crescente interesse na monitoração do uso de medicamentos fez com que progredissem também os estudos de controle de qualidade da prescrição e administração dos fármacos. Isso resultou na formação de novas áreas dentro da Farmacologia: a Farmacologia Clínica, que é o estudo *in anima nobile* para comprovar a eficácia e os riscos de qualquer medicamento, e estudos retrospectivos incluídos como Avaliação do Uso de Medicamentos, termo derivado do inglês "*Drug Utilization Review*" (DUR).

Estudos epidemiológicos em grandes massas populacionais, caracterizando Farmacoepidemiologia, avaliam com grande previsão o benefício/risco/custo de medicamentos. Ela é de grande interesse social, pois não se restringe aos aspectos biológicos, mas abrange também aspectos econômicos e gerenciais.

4. EVOLUÇÃO DA FARMACOLOGIA: CIÊNCIA E FATORES SOCIOCULTURAIS

A Farmacologia evolui com o progresso da ciência, mas fatores socioculturais influenciam a descoberta e, principalmente, o acesso dos pacientes aos novos medicamentos.

Foi apenas na primeira metade do século XX, talvez mesmo até meados de 1960, que se observou a fase áurea da evolução da Farmacologia, com descoberta de numerosos fármacos, que modificaram a Medicina.

Todavia, nas décadas seguintes, ocorreu alguma redução das descobertas de grande impacto científico, ao mesmo tempo que a indústria farmacêutica, pressionada por governos, foi obrigada a inovar processos de comercialização.

Paradoxalmente, ficou evidente a correlação das vendas obtidas com estratégias de promoção e venda.

No século XXI, todavia, a evolução técnico-científica permitiu novo impacto na sociedade, com medicamentos de grande especificidade de ação, marcados principalmente pelos anticorpos monoclonais.

A história da Farmacologia marca diferentes etapas, conforme resumido a seguir:

a. Desde vinte séculos a.C. até o final do século XIX d.C., eram conhecidos poucos medicamentos de real valor terapêutico. Eram comuns práticas místicas ou religiosas que intensificavam a influência psicológica do terapeuta e os resultados eram devidos principalmente ao efeito placebo e outras formas de sugestão.

b. O aumento da disponibilidade de medicamentos eficazes somente começou a ocorrer na primeira metade do século XX graças principalmente à iniciativa privada, com radical transformação, para melhor, da terapia medicamentosa.

c. Na década de 1960, ocorre a inundação do mercado com novos medicamentos e a maturação da farmacologia clínica e da vigilância farmacológica, com grande desenvolvimento e a implantação de agências governamentais de controle dos medicamentos (agências reguladoras). Não havia ainda restrição à disponibilidade e ao acesso aos medicamentos.

d. Na década de 1970, inicia-se a influência socioeconômica nas "decisões técnicas da saúde pública" na área de medicamentos, observando-se: (i) os países em desenvolvimento iniciaram programas sociais restringindo o acesso a tratamentos mais caros, iniciando-se os "programas de medicamentos essenciais".

e. Nas décadas de 1970 e 1980, a influência positiva dos países produtores de fármacos e gastos de países importadores: (i) provocaram barreiras alfandegárias, por exemplo com introdução da "cláusula de necessidade" nos países escandinavos; (ii) começou-se a observar elencos diferentes de medicamentos entre países desenvolvidos, em geral ligados aos interesses do país de proteção de seus fabricantes e (iii) foi aumentando a preocupação com o controle governamental de benefício/risco e custo com o uso de medicamentos.

f. Na década de 1990, aumenta a distância entre os países desenvolvidos e os em desenvolvimento em assistência farmacêutica. Enquanto os países desenvolvidos aprimoraram a defesa da saúde do consumidor, os países em desenvolvimento continuaram com atuação ineficiente e falha de seus governos na inspeção dos produtos e nos programas de assistência farmacêutica.

g. O século XXI foi novamente marcado por surgimento de novos medicamentos de grande potência e de ação específica, por impacto das descobertas de medicamentos biológicos, como os anticorpos monoclonais. Apesar de serem medicamentos de elevado custo, são importantes e contribuem para o início da nova era da Farmacologia.

Sob o ponto de vista de segurança dos medicamentos, desde a ocorrência de malformações congênitas causadas pela talidomida, no início da década de 1960, instaurou-se um estudo mais rigoroso da toxicidade dos medicamentos. Por outro lado, políticos de todas as civilizações descobriram, nos remédios, importante instrumento de comoção do público e repercussão favorável de prestígio e votos. Dessa influência política surgiram leis de vigilância sanitária, com importante avanço da Farmacologia na pesquisa de inocuidade (*safety*) dos medicamentos, tais como aprimoramento dos processos de pesquisa laboratorial de eficácia e toxicidade e aprimoramento dos ensaios clínicos comparativos entre medicamentos ou entre medicamentos e placebo.

As exigências da vigilância sanitária, por meio das agências reguladoras de medicamentos, trouxeram grande demora na aprovação de um novo fármaco, estimada em cinco a oito anos, com probabilidade de sucesso de uma em cada 5 mil substâncias propostas.

Por outro lado, a baixa probabilidade de êxito leva os governos a fazerem pouco investimento, na tentativa de descobrir novos medicamentos. Nos países inovadores, o lucro industrial com novos medicamentos reflete na balança comercial do país.

Dentro do sistema de investimento e lucro, vale a pena destacar alguns pontos do problema da patente e características especiais do mercado de produtos farmacêuticos.

A patente é considerada como a proteção dos direitos comerciais sobre um novo fármaco sintetizado e representa a mais segura fonte de lucro criada para proteção da investigação científica. Todavia, existem meios para contornar essa proteção:

a. Os novos fármacos são desenvolvidos por fabricantes concorrentes, com substâncias de estrutura química e ação terapêutica semelhante, mas ainda sem patente (direitos requeridos pela indústria).

b. Alguns governos ainda não respeitam o acordo de patentes.

c. As patentes possuem prazo limitado de validade (ao redor de 17 anos); gerou-se, assim, nas indústrias, o interesse de substituir o produto ao expirar esse período da patente.

É prática frequente trocar um medicamento antigo, sem patente ou com preço baixo, por outro com ação semelhante, com preço atualizado ("*trade up*"). Como consequência, observou-se, a par de notáveis descobertas, uma proliferação imensurável de medicamentos de ação semelhante. Os antigos, de grande valor terapêutico e baixo custo, são criticados, às vezes pelo próprio produtor, com a finalidade de concentrar esforços nos produtos defendidos por patente em vigor.

Observa-se, finalmente, algumas peculiaridades do mercado de produtos farmacêuticos com características especiais, pois o comprador não é o consumidor para fins comerciais.

O produto é propagado ao médico (que age como *consumidor*) que o receita ao paciente (comprador) e este o aceita praticamente sem restrição. Embora as características do produto sejam importantes para venda, os dados globais indicam que, respeitados certos limites de indicação, as vendas são diretamente proporcionais ao esforço e à qualidade da propaganda.

Os esforços desenvolvidos pela indústria farmacêutica para obter mercado habitual, onde o comprador é o próprio consumidor, levaram ao desenvolvimento de produtos populares e outros, para os quais a aquisição é livre de prescrição médica.

A comercialização de plantas ou extratos de plantas por indústrias farmacêuticas tornou-se geralmente desvantajosa para a indústria farmacêutica por falta de proteção de patente, principalmente pela impossibilidade de justificar preços altos, com margem de lucro aceitável. No Brasil, observa-se a venda desse tipo de medicamentos por parte de pequenas indústrias, geralmente antigas, e por farmácias de manipulação.

Outro fator curioso é a mudança de posicionamento técnico de governos em função de interesses comerciais. Na década de 1970, por exemplo, os escandinavos, que têm seu suprimento de medicamentos dependente da importação, incluíram o custo dos medicamentos como uma das condições de permissão de uso no país. O medicamento, além de eficaz e seguro, deveria ter comprovado vantagem terapêutica sobre outros de indicação semelhante e seu custo deveria ser compensador. A esse conjunto de exigências de benefício, risco e custo denominaram de "*cláusula de necessidade*". Quando surgiu o Mercado Comum Europeu, essa exigência foi abandonada e esquecida.

Dentre os exportadores, passou-se a observar progressivamente maior facilidade de licenciamento no país que detivesse a patente do fármaco. Por exemplo, o rimonabanto (inibidor de apetite) foi licenciado na Europa, mas posteriormente recusado nos Estados Unidos, pelo seus efeitos colaterais, sendo então descontinuado na Europa.

O Programa de Medicamentos Essenciais, que implica uma espécie de "cláusula de necessidade" de países de baixo poder econômico, foi proposto em 1977 pela Organização Mundial da Saúde (OMS) e persiste, como programa governamental, até hoje em vários países, entre os quais o Brasil.

A falsificação de medicamentos tem sido sempre um grande problema para a saúde. Assim como cresceu e melhorou a indústria farmacêutica, também cresceu e se aprimorou o crime nesse setor. As indústrias clandestinas e as imitações fraudadas dos principais produtos prejudicam, além do irreparável dano à saúde, as empresas regularmente estabelecidas. Parte do dinheiro obtido ilegalmente, a exemplo do que ocorre com o narcotráfico, é amparada por políticos cuja função é impedir o estabelecimento de ação fiscalizadora efetiva. Ademais, especialmente em países em desenvolvimento, existe a conivência e participação até mesmo de fiscais do governo na pressão de venda de produtos irregulares (Zanini, in Silverman *et al.*, 1992).

Atualmente, a humanidade vive momento de grandes expectativas de novos medicamentos, pela eficiência e especificidade de ação. Por exemplo, a liberação do princípio ativo, por meio de pró-drogas ou de sistemas especiais de dispensação ou síntese, tende a ser específica para o órgão ou tecido-alvo.

A ciência vem trazendo grande evolução na identificação e diagnóstico de doenças, bem como descobrindo medicamentos com ação mais específica e mais eficaz. A maior necessidade de conhecimento médico em diversas áreas e diversidade do modo de ação dos novos fármacos tornou o ensino da Farmacologia mais difícil. Por isso, a proposta deste livro é limitar sua extensão aos conhecimentos básicos da farmacologia aplicada ao tratamento de doenças.

5. BIBLIOGRAFIA

BEZOLD, C.; HALPERIN, J.A.; ENG, L.J. *2020 visions: health care information standards and technologies*. The United States Pharmacopeial Convention, 1993. p. 225.

BRUNTON, L. *As Bases Farmacológicas da Terapêutica de Goodman e Gilman*. McGraw Hill, 12 ed., 2112 páginas, 2012.

HOLMSTEDT, B.; LILJESTRAND, G. *Readings in pharmacology*. London: Pergamon, 1963. p. 395.

HOUAISS, A.; VILLAR, M.S.; FRANCO, F.M.M. *Dicionário da Língua Portuguesa*. Rio de Janeiro: Editora Objetiva, 4 ed. 955 páginas, 2012.

KATZUNG, B.G.; MASTERS, S.B.; TREVOR, A.J. *Farmacologia básica e clínica*. McGraw Hill, 12 ed., 1227 páginas, 2014.

OGA, S; BASILE, A.C.; CARVALHO, M.F. *Guia Zanini-Oga de interações medicamentosas*. São Paulo: Atheneu, 390 páginas, 2002.

PAULO, L.G.; ZANINI, A.C. *Compliance – sobre o encontro paciente-médico*. São Roque: IPEX Editora, 196 páginas, 1997.

SILVERMAN, M.; LYDECKER, M.; LEE, P.R. Bad Medicine. The prescription drug industry in the Third World. Stanford Univ Press, 1992. p. 155-8.

WORLD HEALTH ORGANIZATION. *The selection of essential drugs*. WHO Technical Report Series, 615. Genebra, 1977. p. 35.

WORLD HEALTH ORGANIZATION. *Counterfeit drugs*. Report of a joing WHO/IFPMA Workshop. Genebra, 1992. p. 24.

ZANINI, A.C.; SERTIÉ, J.A.; GENTIL F.V. Influência médica na ação de drogas: efeito placebo. *Rev. Assoc. Bras.* v. 22, p. 35-6, 1976.

ZANINI, A.C.; BASILE, A; FOLLADOR, W.; OGA, S. *Guia Zanini-Oga de Medicamentos*, São Roque: IPEX Editora, SP, 2. Ed. 1180 páginas, 1997.

1.2.

Absorção, Vias de Administração e Formas Farmacêuticas

Seizi Oga
Maria Fernanda Carvalho
Antonio Carlos Zanini

Sumário

Colaboradores em edições anteriores: Astréa M. Giesbrecht, Szulim Ber Zyngier, Teodoro Uberreich, Maria Inês Martin e Jayme A. A. Sertié.

1. INTRODUÇÃO

A ação farmacológica de um medicamento só ocorre quando o princípio ativo (fármaco) atinge, em concentrações adequadas, o órgão-alvo. Para que isso aconteça, ocorrem numerosas etapas e fenômenos físico-químicos e orgânicos, que se iniciam com a administração do medicamento, seguida da liberação do princípio ativo e seu transporte até o local de ação.

A aplicação local, quando possível, tende a ser o procedimento mais seguro no uso de um medicamento, por exemplo, um anestésico local. Em geral, o fármaco fica restrito ao local onde foi aplicado, e a quantidade absorvida e que se distribui pelo organismo é pouco relevante.

Para a maioria dos medicamentos, todavia, pretende-se uma distribuição geral, sistêmica do fármaco, até ele que atinja o local de ação. Por exemplo, um anestésico geral, administrado por inalação ou por via intravenosa, distribui-se por todo o organismo, embora o local de ação seja o sistema nervoso. Geralmente, apenas pequena porção do princípio ativo administrado vai realmente ter atividade farmacológica, pois o fármaco precisa atravessar membranas biológicas e grande parte dele se distribui em áreas e órgãos onde ou ele não age ou provoca efeitos sem utilidade terapêutica.

Na busca de melhores resultados, há séculos tem sido feito estudo sobre as formas e o modo de preparo de medicamentos. Os documentos históricos sobre o preparo e a administração de medicamentos surgiram no final do terceiro milênio a.C., com as tabuletas médicas de origem sumério-assírio-babilônicas e os papiros médicos egípcios, dos quais o mais famoso é o "papiro de Ebers", datado de 1700 a.C. Na época, havia a crença de que as doenças eram provocadas por espíritos malignos, os quais poderiam ser afugentados por encantamentos, músicas e perfumes aplicados nos aposentos do enfermo. Esses documentos antigos contêm não somente métodos de preparação de medicamentos, como também meios de invocar forças e divindades capazes de promover a cura de doenças. Sob esse ponto de vista, os perfumes podem ser considerados as primeiras formas farmacêuticas.

A arte de misturar componentes de origem vegetal em única formulação é tão antiga quanto o preparo de medicamentos. Os princípios ativos, após mistura e trituração de materiais brutos, eram extraídos inicialmente em água e a seguir em vinho. A evolução desses processos de extração deu origem aos xaropes e elixires.

Na Grécia antiga, Hipócrates, considerado o pai da medicina racional, faz relato, em seus manuscritos, sobre formas e operações farmacêuticas. No Império Romano, Galeno escreve vários livros sobre a arte da preparação de medicamentos.

O preparo de medicamentos confundiu-se, durante muito tempo, com a de beberagens mágicas. O nome grego "*Pharmakon*" designava tanto beberagem como magia e "*Pharmakeia*" era a ciência dos feiticeiros.

No século XIV, Paracelsus, que renegou Galeno, difunde o uso de medicamentos de origem química, abrindo, assim, caminho à pesquisa dos princípios ativos. Em consequência, foram descobertos numerosos fármacos que exigiram novos tipos de formulações farmacêuticas mais adequadas a seu uso clínico. No fim do século XVIII, a "revolução química" de Lavoisier enriqueceu o arsenal terapêutico com novos medicamentos na forma de iodetos, hipocloritos e outros.

O aparecimento do espírito racional e da noção de casualidade no mundo natural foi mais lento no terreno médico-farmacêutico do que em outros setores do pensamento, não tão impregnados de emotividade como a defesa da saúde e da vida.

No limiar do século XIX e no começo do século XX, com o início da era industrial e a multiplicação do surgimento de princípios ativos, torna-se necessária a criação de indústrias específicas para os medicamentos. Nasce, assim, a indústria farmacêutica, e com ela a produção de medicamentos em escala industrial, bem como a diversificação de formas de apresentação de uma mesma substância. Assim, intensificaram-se os estudos de formas farmacêuticas, em área denominada farmacotécnica, intimamente ligada à via de administração e à conveniência da absorção, com o objetivo de proporcionar o máximo de efeito útil com o mínimo ou ausência de efeitos inúteis ou nocivos.

2. ABSORÇÃO

Absorção é a passagem de uma substância do local em que foi depositada até a corrente sanguínea ou linfática. Consiste na passagem da substância através de membranas biológicas e de seu transporte pelo sangue.

A absorção nem sempre é desejada. É muito frequente o uso de medicamentos para pele ou mucosas com aplicação externa ou por injeção, por exemplo, quando se pretende atingir feixes nervosos, visando a uma ação local.

Quando se pretende ação mais rápida, pode-se introduzir diretamente o fármaco na circulação vascular; nesse caso, não se pode falar propriamente em absorção.

A absorção de substância não é vinculada ao local onde ela é administrada, dependendo de suas propriedades físico-químicas e do medicamento que a contém.

A absorção faz-se sempre através de membranas biológicas, que são estruturas laminares de 60 a 100Å de espessura e consistem principalmente de lipídios e proteínas. Os lipídios formam camadas bimoleculares que são impermeáveis à maioria das moléculas polares e íons, mas são permeáveis a substâncias lipossolúveis. Essas bicamadas lipídicas apresentam-se muito fluidas, sendo intercaladas por moléculas de proteínas que fazem parte integrante da membrana; algumas dessas moléculas proteicas atravessam a membrana (Figura 1.2.1).

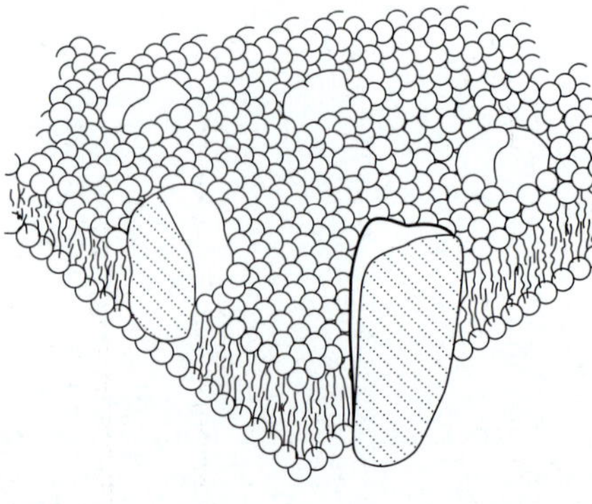

Figura 1.2.1. Membrana lipoproteica, de acordo com o modelo de mosaico de Singer e Nicolson.

Conforme sua natureza, as proteínas integrantes das membranas executam diversas funções. Podem funcionar como enzimas, carregadores, transdutores de energia, receptores e, por mudança de sua conformação, formar "poros", ou seja, canais aquosos através da membrana.

Essas membranas biológicas são importantes também no estudo da distribuição de fármacos, pois podem permitir, dificultar ou mesmo impedir a passagem deles.

3. TRANSPORTE DE SUBSTÂNCIAS ATRAVÉS DE MEMBRANAS BIOLÓGICAS

A passagem de substâncias através de membranas biológicas pode ocorrer por difusão passiva, transporte ativo, difusão facilitada ou pinocitose. Qualquer que seja o tipo de transporte, é condição necessária que a substância esteja dissolvida no meio em contato com a membrana.

3.1. Transporte ativo

No transporte ativo, para atravessar a membrana, a substância precisa ligar-se a uma proteína carregadora, formando-se com ela um complexo. Esse complexo difunde-se livremente para o outro lado da membrana, onde a substância se desliga e o carregador volta ao ponto de partida para reiniciar o processo.

Esse transporte caracteriza-se essencialmente por transportar substâncias contra um gradiente de concentração, o que exige um gasto de energia celular, sendo bloqueado por inibidores metabólicos que interferem na produção de energia. Esse processo mostra alto grau de seletividade entre fármaco e carregador, isto é, o fármaco deve ter estrutura química adequada para ser transportada. Ademais, as moléculas de estrutura química semelhante competem pelo carregador, limitando, assim, a velocidade de transporte.

O transporte ativo é importante para fármacos cuja estrutura química é semelhante à de substratos naturais; ocorre nos processos de absorção intestinal, remoção de substâncias do sistema nervoso central (SNC), excreção biliar, secreção renal de íons orgânicos e recaptação neuronal ou extraneuronal.

3.2. Difusão facilitada

A difusão facilitada distingue-se do processo anterior por se dar a favor do gradiente de concentração sem dispêndio de energia. As demais características são semelhantes às do transporte ativo.

3.3. Pinocitose

A pinocitose é um fenômeno celular semelhante ao da fagocitose. Macromoléculas em solução podem induzir uma invaginação da membrana celular no ponto onde se ajusta a macromolécula, que acaba sendo inteiramente envolvida pela membrana. Forma-se, assim, uma vesícula pinocitótica, enquanto a membrana celular se recompõe (Figura 1.2.2).

A pinocitose pode explicar, talvez, a passagem pela mucosa gastrintestinal de alérgenos, toxinas, anticorpos e outras proteínas. As células intestinais de mamíferos recém-nascidos possuem a capacidade de absorver proteínas solúveis por pinocitose, mas pouco se sabe sobre os mecanismos dessa absorção em animais adultos.

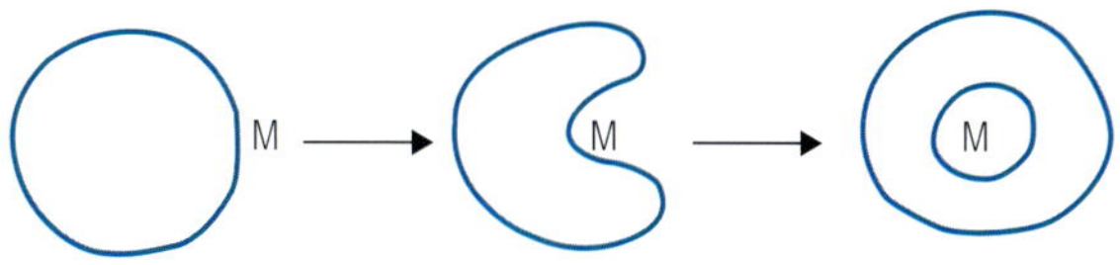

Figura 1.2.2. Pinocitose.

3.4. Difusão passiva

Neste mecanismo, a passagem do fármaco pela membrana depende principalmente do gradiente de concentração entre os dois meios separados pela membrana biológica. As moléculas dissolvem-se na membrana e, a seguir, difundem-se para o meio onde sua concentração é menor. O movimento cessa quando a concentração da substância se torna igual nos dois lados da membrana. Por ser necessária a prévia dissolução da substância na membrana, pode-se subdividir esse transporte em dois tipos: (a) difusão através da fase aquosa e (b) difusão através da fase lipídica.

3.4.1. Difusão através da fase aquosa

Uma substância hidrossolúvel, na forma de moléculas ou íons, pode ser transportada passivamente pelos poros da membrana. Evidentemente, além da hidrossolubilidade, é necessário que as moléculas ou íons da substância sejam menores que os poros.

A solubilidade em água e o diâmetro menor que o dos poros são condições necessárias, porém não são suficientes. A carga elétrica dos poros, gerada por íons da vizinhança, e o equilíbrio elétrico da membrana (equilíbrio de Donnan) também podem facilitar ou dificultar a passagem de íons por esse processo.

Embora se empregue, de maneira geral, o termo "íons", deve-se notar que um íon em solução aquosa se encontra sempre na forma hidratada. Nesse caso, o seu tamanho corresponde ao tamanho da parte da molécula em forma ionizada acrescida de algumas moléculas do solvente, isto é, do íon hidratado.

3.4.2. Difusão através da fase lipídica da membrana

Considerando-se uma membrana lipídica separando meios I e II (Figura 1.2.3), a substância lipossolúvel colocada no meio I dissolve-se na fase lipídica da membrana e se difunde ao meio II. A velocidade e a extensão do transporte dependem da diferença de concentração entre os dois lados da membrana e da lipossolubilidade da substância.

Quanto maior for a lipossolubilidade de um fármaco, mais facilmente ele se dissolverá nas membranas e se difundirá para o lado adjacente. Ressalte-se, contudo, que apenas as moléculas eletricamente neutras são lipossolúveis e podem atravessar a fase lipídica.

A lipossolubilidade pode ser medida pelo coeficiente de partição óleo/água. Esse coeficiente é estabelecido pela distribuição de certa quantidade da substância entre volumes iguais de um solvente orgânico não miscível com água (representando óleo) e de água:

$$\text{Coeficiente de partição óleo/água} = \frac{\text{quantidade dissolvida em óleo}}{\text{quantidade dissolvida em água}}$$

Os fármacos, na sua maioria, são ácidos fracos ou bases fracas e, assim, ionizam-se quando dissolvidos em um meio aquoso. O grau de ionização de uma substância depende de seu pKa e do pH do meio. Em dois meios com pH diferentes e separados por uma membrana lipídica, a mesma substância apresenta diferente grau de ionização e, consequentemente, diferentes concentrações de íons. Como apenas moléculas neutras podem atravessar a barreira lipídica, quanto maior for a concentração de moléculas, mais rápido será o transporte.

A equação de Henderson-Hasselbach estabelece, para uma determinada substância, a proporção dela que fica sob a forma iônica de acordo com o pH.

Pela equação de Henderson-Hasselbach, tem-se que:

$$\log \frac{\text{(base)}}{\text{(ácido conjugado)}} = \text{pH-pKa}$$

Na difusão passiva lipídica de um fármaco, não interessa se ele é um ácido ou uma base, mas se está na forma iônica ou molecular.

No caso de um ácido fraco que se ioniza conforme a equação:

$$\underset{\text{(ácido)}}{\text{HA}} \longleftarrow\!\!\!\!\longrightarrow \underset{\text{(base conjugada)}}{H^+ + A^-}$$

a forma molecular é constituída pelo próprio ácido, HA, e a forma iônica é a base conjugada A^-. A equação torna-se:

$$\log \frac{\text{(íons)}}{\text{(moléculas)}} = \text{pH-pKa}$$

Um exemplo pode melhorar a compreensão do assunto. Uma membrana biológica separa os meios I e II de pH 1,4 e 7,4, respectivamente (Figura 1.2.3). No meio I coloca-se uma substância lipossolúvel de caráter ácido e de pKa = 3,4. Essa substância, quando dissolvida, ficará em parte na forma molecular e em parte na forma iônica, em proporção que depende do pH do meio.

MEIO I pH = 1,4	MEIO II pH = 7,4
$\text{LOG} \frac{[\text{ÍONS}]}{[\text{MOLÉCULAS}]} = \text{pH} - \text{pKa} = 1{,}4 - 3{,}4 = -2$	$\text{LOG} \frac{[\text{ÍONS}]}{[\text{MOLÉCULAS}]} = \text{pH} - \text{pKa} = 7{,}4 - 3{,}4 = 4$
$\frac{[\text{ÍONS}]}{[\text{MOLÉCULAS}]} = 10^{-2} = \frac{1}{100} = \frac{10^4}{10^6}$	$\frac{[\text{ÍONS}]}{[\text{MOLÉCULAS}]} = 10^4 = \frac{10.000}{1} = \frac{10^{10}}{10^6}$

Figura 1.2.3. Influência do pH na dissociação de ácido fraco de pKa = 3,4.

Supondo-se que os íons que se formam são muito grandes para atravessar os poros da membrana e que não haja qualquer outro tipo de transporte através desta, somente as moléculas irão atravessar a fase lipídica da membrana. À medida que as moléculas chegam ao meio II, permanecerão em forma molecular ou se ionizarão, em proporção que depende do pH desse novo meio. A passagem somente cessará quando o número de moléculas por unidade de volume for igual em ambos os lados da membrana. Portanto, além das moléculas de cada lado da membrana, há 10^4 íons no meio I, enquanto no meio II o número de íons é de 10^{10}. Nota-se que maior quantidade da substância passou para o meio mais básico, onde se acumulou sob a forma de íons.

Aplicando-se o mesmo raciocínio para substâncias básicas, pode-se concluir que elas atravessam a membrana lipídica de maneira a se concentrar em meio mais ácido sob a forma de íons.

Sendo o pH dos líquidos do organismo passível de controle, dentro de certos limites, torna-se evidente a possibilidade de influenciar a absorção, a distribuição e a eliminação de fármacos por ajustes apropriados do pH dos líquidos internos.

3.5. Efluxo

A glicoproteína-P (P-gp) tem como função transportar fármacos e outros xenobióticos para fora das células do trato gastrintestinal, fígado, rins e cérebro, da barreira hematotecidual e das células tumorais, envolvendo-se em diferentes etapas farmacocinéticas. Por essa razão, a P-gp, quando inibida ou induzida, pode alterar a absorção, a distribuição, a biotransformação e a excreção de diversos fármacos em cujo transporte está envolvida.

A P-gp age protegendo o organismo contra substâncias estranhas e é considerada como um produto do gene de multirresistência aos fármacos (MDR1). Foi descoberta na década de 1970 devido ao mecanismo de resistência aos medicamentos anticancerígenos, como o metotrexato e a daunomicina. Foi denominada glicoproteína-*P* devido à sua propriedade de modular a "*P*"ermeabilidade da membrana celular a variadas classes de medicamentos.

Substâncias que não são substratos da P-gp difundem-se passivamente através da barreira hematoliquórica, tais como os anti-H1 de primeira geração, e não são retiradas do SNC, chegando aos receptores do cérebro e exercendo ação farmacodinâmica, por exemplo, determinando efeitos adversos.

4. FORMAS FARMACÊUTICAS

Forma farmacêutica é a denominação utilizada para descrever o conjunto das principais características físicas e químicas do medicamento, relacionadas com a sua aparência e outros aspectos ligados à liberação do princípio ativo.

Via de administração é o caminho pelo qual um medicamento é levado ao organismo para exercer o seu efeito.

Um princípio ativo no seu estado natural, por exemplo, pó ou cristais, pode ser considerado como o exemplo mais simples de forma farmacêutica. Por outro lado, os microgránulos de liberação programada contidos em cápsulas são um exemplo de forma farmacêutica complexa.

Considere-se, porém, que existem princípios ativos que, por suas propriedades físico-químicas, não são passíveis de serem colocados em determinadas formas, bem como outros que, apesar de poderem ser produzidos em várias formas farmacêuticas, não são viáveis de serem administrados por todas as vias.

O efeito terapêutico e a incidência de efeitos colaterais de medicações de uso oral sofrem variações em função da forma farmacêutica. Por exemplo:

- O ácido acetilsalicílico provoca irritação gástrica e, às vezes, até mesmo sangramentos, distúrbios que são sensivelmente atenuados pela mudança de formulação;
- Formulações líquidas de cloreto de potássio possuem sabor desagradável e geralmente provocam desconforto epigástrico, enquanto comprimidos revestidos raramente provocam tal efeito.

Há grande variedade de formas farmacêuticas. Um fármaco pode apresentar diferentes formas e cada vez mais os estudos aprimoram as técnicas de preparação de produtos que melhor se adaptem aos efeitos esperados. Dentre os fatores próprios da formulação, tecnicamente previsíveis, denominados fatores biofarmacêuticos, se incluem:

a. Forma e estado físico do princípio ativo;
b. Quantidade e tipo dos excipientes utilizados;
c. Processos empregados em sua fabricação.

5. VIAS DE ADMINISTRAÇÃO

5.1. Administração pelo aparelho digestivo

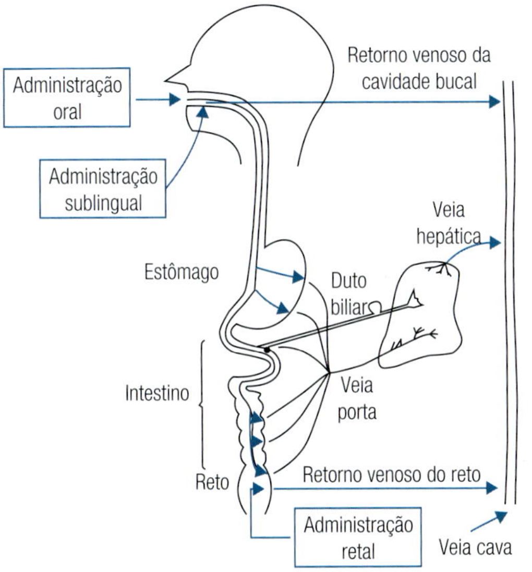

Figura 1.2.4. Administração de fármacos por via oral, sublingual e retal.

5.1.1. Administração sublingual

Comprimidos facilmente desintegráveis e formulações líquidas, contidas ou não em cápsulas ou pérolas gelatinosas, podem ser utilizados para administração, por via sublingual, de fármacos tais como vasodilatadores coronarianos, certos hormônios e outros.

A absorção de fármacos pela mucosa oral é bastante rápida; o princípio ativo atinge rapidamente a circulação venosa, chegando ao coração e a outros órgãos em altas concentrações. Além disso, o fármaco não sofre a ação do suco gástrico e não se complexa com os componentes alimentares.

Utiliza-se essa via também para medicamentos antianginosos, como a isossorbida, que provoca vasodilatação geral com início de ação imediato após sua administração.

5.1.2. Administração pela via oral

A maioria dos medicamentos é administrada por via oral, em forma sólida ou líquida. Os produtos sob a forma líquida geralmente já apresentam o fármaco dissolvido, o que representa uma etapa a menos no processo de absorção. Já os produtos sólidos, como comprimidos, cápsulas, comprimidos revestidos, drágeas, entre outros, apresentam características diferentes, pois precisam ser "destruídos" em sua forma para que possam liberar o fármaco para absorção.

Quando se administra um fármaco por via oral, sua absorção pelo tubo gastrintestinal e, consequentemente, sua concentração sanguínea dependem de um grande número de fatores, dos quais se destacam: (a) fatores biofarmacêuticos; (b) condições fisiológicas, tais como taxa de esvaziamento gástrico, pH gastrintestinal e concentração enzimática; (c) local e processos envolvidos nas fases de biotransformação e excreção.

Para um mesmo fármaco, existe uma sequência decrescente da velocidade com a qual é liberado pelas formas farmacêuticas de uso oral: soluções, pós, cápsulas, comprimidos, drágeas.

Apesar da forma farmacêutica em solução liberar com maior velocidade o princípio ativo, outros fatores devem ser levados em consideração quando se formula um medicamento: (a) estabilidade, incluindo suscetibilidade a reações de hidrólise, oxidação e redução; (b) comodidade de administração; (c) solubilidade; (d) sabor; (e) regime posológico; (f) outros fatores próprios do medicamento ou mesmo mercadológicos, por exemplo, a sua aparência. Para a maioria dos casos, as formas sólidas como cápsulas e comprimidos são as mais utilizadas, por preencherem melhor tais requisitos.

A via oral é importante para administrar fármacos não absorvíveis como, por exemplo, a neomicina e a nistatina. Nesses casos, a ação é local, na mucosa, ou sobre bactérias ou fungos, na luz intestinal. É muito comum também o uso do carvão ativado, que pode adsorver toxinas, impedindo sua absorção.

Propriedades físico-químicas do fármaco e absorção

Embora o conteúdo intestinal possa ter um pH variável entre 5 e 8 (média de 6,6), a distribuição de substâncias entre o interior do intestino e o plasma se processa como se o pH efetivo da mucosa fosse 5,4.

Tendo-se em vista o conceito de absorção, pode-se entender por que uma substância administrada por via oral é geralmente absorvida de forma mais lenta do que quando administrada por vias muscular ou subcutânea: nesses casos, a substância terá que atravessar apenas o endotélio da parede capilar para atingir a corrente circulatória, ao passo que por via oral ela terá que atravessar primeiro a mucosa gastrintestinal.

Substâncias lipossolúveis que se comportam como ácidos fracos ou bases fracas têm sua absorção regulada em parte pelo seu grau de ionização, o qual depende do pH do meio. Substâncias ácidas, como os barbitúricos, serão bem absorvidas no meio ácido do estômago, onde estão menos ionizados.

Considere-se, ainda, que, antes de atingir o local de ação, existe um complexo caminho a percorrer, às vezes com diversas barreiras orgânicas e distribuição a outros locais onde o fármaco não é ativo. A absorção não é instantânea, mas, tão logo a substância entra no organismo, já se inicia o processo de eliminação. O conjunto desses processos físico-químicos, que ocorrem de modo simultâneo, é denominado estudo farmacocinético da substância.

Por exemplo, o efeito máximo de um digitálico talvez fosse obtido na sua administração intracardíaca, porém seria tão invasivo o procedimento de administração e são tão satisfatórios os resultados pela administração oral ou venosa que ele não é utilizado por aquela via.

5.1.3. Formas sólidas orais

As etapas envolvidas no processo de absorção de princípios ativos presentes em cápsulas, comprimidos e drágeas estão representadas no esquema abaixo (Figura 1.2.5).

Comprimido é um aglomerado de pó, obtido por compressão. Quando revestido por simples película tem-se o comprimido *film coating*.

Drágea é um comprimido revestido por camada colorida, de sabor agradável, formando um revestimento polido de boa aparência e que se emprega com o objetivo de alterar o processo de dissolução ou de mascarar propriedades desagradáveis.

O comprimido revestido difere da drágea porque a camada externa é fina e não polida.

Na cápsula, o pó não passa pelo processo de compressão e é apenas colocado num envoltório gelatinoso composto de duas metades. Existem técnicas especiais que permitem a fabricação de cápsulas gelatinosas moles contendo o princípio ativo veiculado em meio geralmente oleoso.

As cápsulas gelatinosas permitem rápida dissolução em meio ácido resultando em absorção mais rápida, quando comparada a comprimidos e drágeas.

É importante diferenciar a desintegração da dissolução:

- Desintegração é simplesmente a fragmentação do comprimido, drágea ou conteúdo da cápsula em partículas menores. Pela inclusão de certos agentes na formulação, consegue-se acelerar a desintegração; pode-se produzir um comprimido que se fragmenta totalmente com volumes diminutos de água. Embora a desintegração seja um pré-requisito para a absorção, essa por si só não garante a absorção do princípio ativo;
- Dissolução é a divisão das partículas em outras menores e que, para a maioria dos fármacos, ocorre em meio aquoso ou, em certos casos como o das vitaminas lipossolúveis, em meio lipídico. A absorção só se realiza após a dissolução das partículas do fármaco.

Certos princípios ativos de caráter básico não devem sofrer ação ácida dos líquidos gástricos, devendo, portanto, ser liberados e absorvidos no intestino. Os comprimidos e drágeas que veiculam tais princípios ativos devem receber um tratamento especial para evitar a ação do suco gástrico sobre tais princípios. Esse tratamento especial é indicado com o acréscimo da frase "revestimento entérico" ao nome da forma farmacêutica.

A absorção de um princípio ativo presente em formulações de uso oral pode ser retardada, mediante a incorporação de certos agentes ou sendo submetidos a processamentos que reduzam o grau de desintegração e dissolução daquele princípio ativo no fluido gastrintestinal. São as formulações de liberação lenta ou *retard*.

As formulações de liberação lenta tornam a absorção gradual e aumentam a permanência da droga no organismo. A principal característica desse tipo de formulação é que os níveis sanguíneos terapêuticos são mantidos por longo tempo, diferentemente das formulações tradicionais, que acarretam picos e vales das concentrações plasmáticas, entre os intervalos posológicos. Observe-se, contudo, que *retard* não significa redução de seu tempo de trânsito no intestino.

De acordo com certos autores, as formulações de liberação lenta são mais apropriadas para aqueles princípios de meia-vida curta (inferior a 6 horas) e cujos níveis terapêuticos mínimos eficazes sejam bem conhecidos.

Suas principais vantagens são níveis sanguíneos contínuos, com redução de efeitos colaterais e maior comodidade ao paciente.

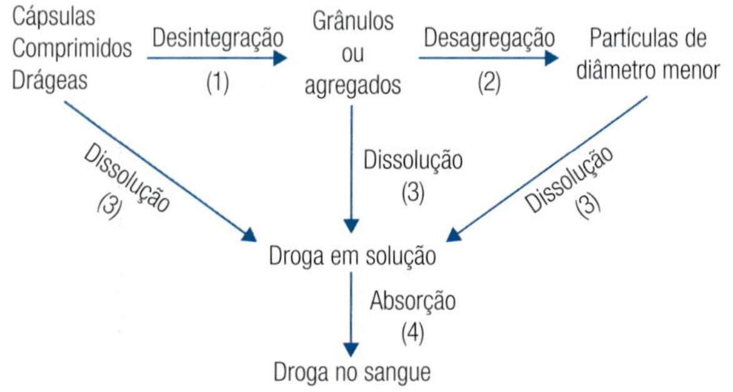

Figura 1.2.5. Etapas envolvidas no processo de absorção de princípios ativos.

5.1.4. Formas líquidas orais

As formas líquidas orais têm vantagem em relação às sólidas, porque, estando em solução, permitem absorção mais rápida, não sendo necessária a desintegração ou dissolução, como acontece com a forma sólida. Muitos pacientes, especialmente crianças, têm dificuldade em deglutir comprimidos ou cápsulas, tomando mais fácil a medicação líquida.

Os fármacos podem ser apresentados em suspensão ou solução, ou em um frasco contendo o princípio ativo em forma sólida (geralmente pó) para preparo da solução, a qual pode ser completada com água ou com o líquido próprio para dissolução.

Conforme a concentração, a dose administrada pode ser calculada por medida exata (dosador), medida aproximada (por exemplo, colher de chá) ou em gotas. Deve-se lembrar de que o tamanho da gota depende do diâmetro do conta-gotas.

Os xaropes caracterizam-se por seu gosto doce, sendo frequente o uso de mel ou outro espessante.

Formas líquidas orais são frequentemente apresentadas em flaconetes, pequenas embalagens de vidro ou outro material contendo uma quantidade exata do medicamento a ser administrado.

Há certos casos, como em contrastes radiológicos com sulfato de bário, em que não ocorre absorção e a substância é farmacologicamente inerte. Se fosse absorvida, poderia provocar graves arritmias cardíacas.

5.1.5. Administração pela via retal

As formas farmacêuticas mais comuns para essa via são os enemas ou clisteres (forma líquida) e os supositórios (forma sólida, semissólida, ou moldada), os quais podem possuir ação local ou sistêmica.

A absorção por via retal frequentemente é irregular e incompleta.

As principais vantagens da administração de medicamentos por essa via ocorrem no caso de afecções que produzem náuseas e vômitos ou quando se necessita da administração mesmo sem a cooperação do paciente, como ocorre com crianças.

5.2. Inalação

A administração por inalação é muito utilizada, por via oral ou, mais raramente, nasal, quando se pretende atingir o pulmão sem que ocorra absorção relevante do fármaco. É muito comum para medicamentos antiasmáticos.

A anestesia geral por inalação de gases ou líquidos voláteis, como o ciclopropano, é o principal exemplo desse modo de administração.

5.3. Injetáveis

Formas farmacêuticas injetáveis são aquelas em que os medicamentos são administrados ao organismo através da pele ou mucosas, com o auxílio de agulhas. Podem também ser utilizadas pistolas de pressão, por exemplo, em aplicação de vacinas, em que o medicamento, por pressão, consegue atravessar a epiderme.

Em geral, como o medicamento não passa pelo tubo gastrintestinal, utiliza-se a denominação de via parenteral sempre que se utiliza a forma injetável.

As formas farmacêuticas utilizadas por via parenteral podem ser soluções, suspensões aquosas e oleosas, e emulsões de óleo em água. As preparações utilizadas por essa via devem ser estéreis e apirogênicas.

As formas farmacêuticas de uso parenteral representam grande avanço no desenvolvimento de formulações, já que poupam grande número de fases do processo de absorção das drogas. Dentre as principais vantagens dessa via, destacam-se:

a. Permite a administração de medicamentos que poderiam ser degradados ao longo do trato gastrintestinal pelo suco gástrico, suco entérico ou enzimas presentes nesse meio;
b. Favorece a administração de medicamentos que não são absorvidos pelo trato gastrintestinal;
c. Possibilita a administração de medicamentos mesmo sem a cooperação do paciente;
d. Proporciona maiores níveis sanguíneos em tempo menor;
e. Permite reposição rápida de líquidos, eletrólitos e outros elementos perdidos pelo paciente em caso de acidentes ou certas moléstias que se caracterizam por elevada perda de líquidos.

As principais subdivisões da via parenteral são: via intramuscular, intravenosa, subcutânea ou hipodérmica, intradérmica, transdérmica, intra-arterial, intracardíaca, intraperitoneal e intratecal.

Via intramuscular

Quando um medicamento é administrado por via intramuscular, dois fatos podem ocorrer. Se a droga permanecer em solução no local da injeção, ocorrerá rápida elevação de sua concentração sanguínea, sendo o pico máximo alcançado poucos instantes após sua introdução no organismo. Por outro lado, se a droga se precipitar no local da aplicação, devido principalmente à diferença de pH entre a solução injetável e os fluidos orgânicos locais, ou mesmo se for muito pouco solúvel, formar-se-á um depósito cristalino no local. Dessa forma, a curva de concentração resultante no compartimento intravascular, assim como a duração do efeito farmacológico, dependerá do seu coeficiente de dissolução no local de aplicação. Como exemplo de fármacos que se precipitam no local de aplicação pela ação do pH, pode-se citar a fenilbutazona, cuja concentração sanguínea é mais prontamente alcançada quando administrada por via oral do que por via intramuscular.

Os fármacos injetados no músculo ou no espaço subcutâneo são absorvidos rapidamente; os lipossolúveis passando através das membranas celulares e os hidrossolúveis passando pelos espaços entre as células endoteliais.

Os fatores limitantes da absorção por essas vias são a irrigação sanguínea do local e a facilidade de atingir os capilares por difusão entre as células do tecido. Pode-se, assim, aumentar a absorção de um fármaco por essas vias por meio de massagens ou de aplicações quentes, que promovem hipertermia superficial, ou diminuí-la pelo uso conjunto de um vasoconstritor. A velocidade de absorção depende também do solvente usado. Uma substância em solução oleosa é absorvida mais lentamente do que em solução aquosa. A solução oleosa difunde-se pouco nos espaços entre as células, ficando localizada na pequena área do tecido em que foi depositada; dessa forma, entra em contato com poucos vasos e a superfície para sua absorção é pequena. A solução aquosa, ao contrário, difunde-se pelo tecido, pondo a substância em contato com maior número de vasos, o que aumenta a superfície para sua absorção.

Via intravenosa

A via intravenosa presta-se principalmente à obtenção de concentrações sanguíneas elevadas e efeitos imediatos. É também a via de escolha para soluções irritantes e hipertônicas e para certos casos em que a dose é condicionada à resposta do paciente, por exemplo, em anestesia cirúrgica por tiobarbitúricos. Essa via possibilita também a administração de grandes volumes de solução, como soro fisiológico ou glicosado.

Exige-se, contudo, muita precaução, porquanto os efeitos adversos são mais perigosos por essa via. Ela não deve ser empregada para drogas em veículo oleoso ou que precipitem elementos figurados do sangue ou provoquem hemólise dos eritrócitos.

Se a injeção for rápida, valem para os vasos sanguíneos os mesmos princípios do oleoduto ou qualquer transmissão de líquido em tubos: a mistura entre eles é mínima e o líquido injetado não se dilui no sangue. Com isso, atinge altas concentrações nos órgãos mais irrigados, especialmente o coração.

É frequente o relato de parada cardíaca com o uso de injeções venosas feitas rapidamente com agentes considerados inofensivos. A administração intravenosa deve ser feita sempre de modo lento e fracionado.

Outro risco da via intravenosa é a saída da agulha de dentro da veia quando se utilizam soluções irritantes. Pode haver grave necrose do tecido vizinho ao local da injeção, especialmente quando se administra grande quantidade de líquido.

A infusão intravenosa constante tem por finalidade manter níveis terapêuticos constantes em pacientes hospitalizados. Esse tipo de administração é mais comumente empregado para agentes antimicrobianos, assim como para heparina, lidocaína, pentobarbital, nutrientes, eletrólitos, esteroides e antineoplásicos.

Pode-se também utilizar bombas de infusão que permitem grande rigor no controle de volume de líquido e dose de medicamentos administrados.

Via subcutânea

Graças ao seu elevado grau de distensibilidade, o espaço celular subcutâneo permite a injeção de grandes volumes de soluções. Todavia, como é mínima a circulação no tecido subcutâneo, a absorção por essa via é menor que na aplicação por via intramuscular.

As soluções a serem injetadas por via subcutânea não devem ser irritantes dos tecidos e o valor do pH deve ser próximo ao do local de aplicação, para evitar as alterações que possam levar à necrose.

A absorção de substâncias por via subcutânea é intensa e constante, sendo as soluções aquosas as formas farmacêuticas mais recomendáveis.

Certas modificações na formulação podem alterar a taxa de absorção, prolongando, dessa forma, o efeito do fármaco; cita-se como exemplo a injeção subcutânea de suspensão insolúvel de protamina-insulina, cuja absorção é lenta em comparação com a da insulina hidrossolúvel. A incorporação de agentes vasoconstritores, por exemplo, a adrenalina, em solução de anestésico local prolonga consideravelmente o efeito desse último.

No caso de aplicação de vacinas com pistolas de pressão, é também utilizado o termo "via hipodérmica".

Via intradérmica

O medicamento é aplicado entre a derme e a epiderme, com agulha pequena e de ponta bem fina. É utilizada para pequenos volumes e processos que envolvem reações imunológicas, por exemplo, testes de sensibilidade e aplicação de vacinas.

Infiltrações

A infiltração é uma técnica utilizada para injetar anestésicos locais diretamente em torno de um nervo profundo. Pode também ser utilizada para outros medicamentos ou agentes diagnósticos, embora isso seja mais raro.

Intra-arterial

É ocasionalmente utilizada quando se deseja atingir determinado tecido ou órgão.

Podem ser administrados por essa via agentes antineoplásicos para o tratamento de tumores localizados, fármacos vasodilatadores em determinadas moléstias vasculares periféricas e, principalmente, contrastes radiológicos. Por exemplo, a aplicação de enzimas por cateter diretamente em obstruções coronarianas já marca o princípio dessa orientação farmacêutica.

Via intracardíaca

Sua indicação também é extremamente rara, justificando-se somente em certos casos como, por exemplo, a reanimação.

Via intraperitoneal

A cavidade peritoneal apresenta rica vascularização, permitindo a absorção rápida de fármacos. Seu uso em clínica é extremamente raro, como para a vacinação antirrábica. Em pesquisas laboratoriais em animais, a via intraperitoneal é utilizada como rotina, em substituição à via intravenosa.

Via intratecal

Normalmente, a penetração de substâncias no SNC é lenta, devido principalmente à existência da barreira hematoencefálica. No entanto, quando é desejável ação local e rápida de fármacos no SNC, como é o caso, por exemplo, de anestesia espinal ou infecção aguda, geralmente se costuma injetá-los no espaço subaracnóideo espinal.

O espaço peridural, utilizado em anestesia, limita a difusão do líquido injetado na altura de L2-L3 ou L3-L4 apenas à porção espinal, diminuindo, assim, o risco de penetração do anestésico no encéfalo e permitindo que o líquido banhe as raízes nervosas. Em certas condições, pode-se também manter um tubo de polietileno nesse espaço, o que permite analgesia continuada do paciente.

Via intravítrea

É utilizada em certas doenças oculares; o medicamento é injetado com o auxílio de uma agulha muito fina. É o caso, por exemplo, do ranibizumabe no tratamento da degeneração macular.

Via intra-articular

Essa via é usada para depositar fármacos diretamente na cavidade articular com o objetivo de aliviar a dor, prevenir contraturas, preservar a função e retardar a atrofia muscular. Dentre as substâncias que podem ser administradas por essa via, encontram-se corticoides, anestésicos e lubrificantes como o ácido hialurônico.

5.4. Administração em pele e mucosas

5.4.1. Ação tópica

Quando os medicamentos agem localmente na região em que foram aplicados, eles denominam-se medicamentos tópicos ou locais. A ação local pode ser obtida com produtos injetáveis, por exemplo, os anestésicos locais, contudo a maioria dos produtos com ação tópica é aplicada na superfície da pele e mucosas.

As principais formas farmacêuticas destinadas ao uso tópico na pele e anexos são as soluções, loções, emulsões, pomadas, cremes, emulsões, géis e pós.

Soluções são misturas homogêneas de solventes líquidos que dissolvem os princípios ativos.

Loções são soluções de fármacos em água, álcool etílico ou outro líquido para aplicação em área restrita.

Pomadas são misturas de substâncias graxas e untuosas. Quando contêm resinas, constituem os unguentos, que são empregados para possibilitar a máxima ação terapêutica do fármaco incorporado.

Cremes são constituídos por duas fases – aquosa e oleosa – contendo o fármaco dissolvido ou suspenso em uma delas. A maioria dos cremes é uma emulsão de óleo em água (o/a) e apresenta alto poder de penetração na pele.

Emulsões são misturas estáveis de substâncias graxas ou oleosas com água ou outros líquidos. São usadas como agentes umectantes e emolientes. Há dois tipos fundamentais de emulsão: óleo em água (o/a) ou água em óleo (a/o), que são os cremes.

Géis são preparações constituídas de fase sólida (polímero) em fase líquida que fornecem viscosidade a essa forma farmacêutica, sendo usados como lubrificantes, em medicamentos oftalmológicos, e em bases dermatológicas.

É também muito comum a utilização de pós com finalidade descongestionante, calmante ou antipruriginosa.

Via nasal

As formas farmacêuticas mais utilizadas por essa via são as soluções contendo fármacos antissépticos, vasoconstritores e anestésicos locais, na forma líquida, para administração em gotas ou como *spray*, para vaporização do líquido em gotículas.

A via nasal pode ser utilizada em certos casos em que se deseja ação sistêmica do medicamento, por exemplo, a ocitocina (estimulante uterino), que, administrada por via nasal, é estimulante da lactação.

Via conjuntival

Os colírios, em forma líquida ou de pomada e de creme, constituem as formulações mais utilizadas por via conjuntival. Graças à facilidade de sua absorção, as substâncias ali depositadas atuam no local de aplicação, assim como penetram no interior do globo ocular.

As soluções para uso oftálmico devem ter especial cuidado de preparação, pois não podem ser irritantes, devem ser muito estáveis, não apenas quanto aos componentes da formulação, mas especialmente em relação ao pH e, além de serem rigorosamente estéreis, devem vir em frascos cujo uso permita alta proteção do conteúdo quanto à conservação da esterilidade. Frascos abertos há muito tempo devem ser desprezados.

Via vaginal

A aplicação de medicamentos diretamente na cavidade vaginal destina-se exclusivamente à obtenção de efeitos locais. Entretanto, graças ao revestimento mucoso da vagina, sempre ocorre alguma absorção, que se torna maior na vigência de processos inflamatórios. As formas farmacêuticas mais comuns são os cremes e óvulos.

5.4.2. Ação sistêmica

Alguns medicamentos aplicados topicamente em mucosas ou implantados sob a pele são absorvidos lenta e regularmente, alcançando a circulação sistêmica e promovendo efeitos farmacológicos.

Ação sistêmica por vias mucosas

As mucosas apresentam elevada taxa de absorção de substâncias lipossolúveis. Afora a mucosa do trato intestinal, que tem especial função de absorção, a principal via mucosa para administração tópica de medicamentos dos quais se deseja ação sistêmica é a via pulmonar.

A via pulmonar é comumente empregada para inalação de substâncias voláteis, como gases (oxigênio e anestésicos gerais) e aerossóis, para o tratamento de alergias pulmonares ou como fluidificantes da secreção brônquica.

Um efeito não desejável, mas que pode ocorrer, é a absorção de medicamentos de uso tópico, aplicados sobre a mucosa nasal, conjuntival ou vaginal, que podem, eventualmente, alcançar a circulação sistêmica e produzir efeitos farmacológicos.

Sistemas transdérmicos

Algumas substâncias podem ser absorvidas através da pele intacta, como já se sabe há muito tempo. Todavia, é relativamente recente o desenvolvimento de formulações farmacêuticas que, aplicadas sobre a pele, permitem uma absorção regular, atingindo níveis terapêuticos eficazes.

A principal aplicação da via transdérmica é para administração de produtos de uso crônico e para os quais o organismo necessita de doses regulares e contínuas, por exemplo, de hormônios. Um dos campos de maior investimento em pesquisa para esse tipo de aplicação são os hormônios anticoncepcionais.

Em alguns casos específicos, a aplicação transdérmica visa obter alta concentração do medicamento no órgão-alvo.

5.5. Implantes

Os mais comuns são os implantes subcutâneos, utilizando-se os *pellets* ou sistemas transdérmicos, que são pequenos comprimidos implantados no tecido subcutâneo, onde o medicamento é lentamente liberado.

Já foram utilizados, também, *pellets* contendo antibióticos, colocados no osso, para liberação lenta do medicamento, em casos de osteomielite crônica.

Tabela 1.2.1. Características das principais vias de administração de medicamentos

Via	Membrana de Absorção	Vantagem	Desvantagem
Oral	Mucosa do trato gastrintestinal	• Maior segurança, comodidade e economia • Estabelecimento de esquemas terapêuticos fáceis de serem cumpridos pelo paciente • Absorção intestinal favorecida pela grande superfície de vilosidades intestinais	• Aparecimento de efeitos adversos (náuseas, vômitos e diarreia) pela irritação da mucosa • Variação do grau de absorção, conforme: a) plenitude ou não gástrica; b) ação de enzimas digestivas; c) tipo de formulações farmacêuticas; d) pH • Necessidade de cooperação do paciente
Sublingual	Mucosa oral	• Absorção rápida de substâncias lipossolúveis • Redução de biotransformação do princípio ativo pelo fígado, por atingir diretamente a circulação sistêmica	• Imprópria para substâncias irritantes ou de sabores desagradáveis
Retal	Mucosa retal	• Administração de medicamentos a pacientes inconscientes ou com náuseas e vômitos, particularmente em lactentes • Redução de biotransformação do princípio ativo pelo fígado, por atingir diretamente a circulação sistêmica	• Absorção irregular e incompleta • Irritação da mucosa retal
Intramuscular	Endotélio dos capilares vasculares e linfáticos	• Absorção rápida • Administração em pacientes mesmo inconscientes • Adequada para volumes moderados, veículos aquosos, não aquosos e suspensões	• Dor • Aparecimento de lesões musculares pela aplicação de substâncias irritantes ou com pH distante da neutralidade • Aparecimento de processos inflamatórios pela injeção de substâncias irritantes ou mal absorvidas
Intravenosa	(Pula a etapa da absorção)	• Obtenção rápida de efeitos • Administração de grandes volumes em infusão lenta • Aplicação de substâncias irritantes, diluídas • Possibilidade de controle de doses, para prevenção de efeitos tóxicos	• Superdose relativa em injeções rápidas • Riscos de embolia, irritação do endotélio vascular, ação do pirogênio, infecções por contaminantes bacterianos ou viróticos e reações anafiláticas
Subcutânea	Endotélio dos capilares vasculares e linfáticos	• Absorção boa e constante para soluções • Absorção lenta para suspensões e *pellets*	• Facilidade de sensibilização do paciente • Dor e necrose por substâncias irritantes

Tabela 1.2.2. Vias especiais de administração de medicamentos

Via	Utilidade
Intradérmica	Testes alérgicos e diagnósticos Aplicação de vacinas
Pulmonar	Administração de substâncias voláteis e gasosas em forma de aerossol
Intraperitoneal	Administração de fármacos, principalmente em animais de laboratório
Intra-arterial	Tratamento localizado de um tecido ou órgão, com agentes antineoplásicos; aplicação de agentes diagnósticos
Intratecal	Obtenção de efeitos locais no SNC
Epidural	Obtenção de efeitos locais no SNC
Aplicação tópica (conjuntiva, nasofaringe, orofaringe, uretra, vagina, pele)	Obtenção de efeitos terapêuticos locais

6. BIBLIOGRAFIA

BEZOLD, C.; HALPERIN, J.A.; ENG, L.J. 2020 visions: health care information standards and technologies. The United States Pharmacopeial Convention, 1993. 225p.

DRESSMAN, J.B.; LENNERNAS, H. *Oral drug absorption: prediction and assessment*. London: Taylor & Francis, 2000. 352p.

FARMACOPEIA BRASILEIRA. 5ª ed. Brasília: Editora Anvisa, 2010.

HEDAYA, M.A. *Basic Pharmacokinetics*. 2ª ed. Boca Raton, FL: CRC Press, 2012. 595p.

LUELLMANN, H.; MOHR, K.; HEIN, L. *Atlas of Pharmacology*. 4ª ed. New York: Thieme, 2010. 408p.

PRISTA, L.N.; ALVES, C.A.; MORGADO, R.M.R. *Técnica Farmacêutica e Farmácia Galênica*. 3ª ed. Lisboa: Fundação Calouste Gulbenkian, 1981. 1.321p.

RIVIERE, J.E.; MONTEIRO-RIVIERE, N.A. *Dermal absorption models in toxicology and pharmacology*. Boca Raton, FL: CRC Press, 2005. 392p.

ROSENBAUM, S.E. *Basic Pharmacokinetics and Pharmacodynamics: an integrated textbook and computer simulations*. New Jersey: John Wiley & Sons, 2012. 448p.

TOZER, T.N.; ROWLAND, M. *Introduction to Pharmacokinetics and Pharmacodynamics: the quantitative basis of drug therapy*. Philadelphia: Lippincott Williams & Wilkins, 2006. 326p.

1.3.

Distribuição, Biotransformação e Excreção de Fármacos

Seizi Oga
Antonio Carlos Zanini
Sandra Helena P. Farsky
Tania Marcourakis

Sumário

Colaboradores nas edições anteriores: Seizi Oga, Astréa M. Giesbrecht, Szulim Ber Zyngier e Wilson Junitiro Yasaka.

1. DISTRIBUIÇÃO

1.1. Conceito e importância

A eficácia dos medicamentos depende da quantidade do fármaco que atinge o local de ação desejado, portanto depende da dose administrada e do teor de absorção, exceto quando a via utilizada é a intravascular.

Doses subterapêuticas ocorrem quando a quantidade do medicamento administrado ao paciente é insuficiente para que o fármaco atinja a concentração mínima necessária no sítio de ação para produzir o seu efeito. Por exemplo, não se consegue tratar uma infecção quando o antibiótico não atinge pelo menos a concentração inibitória mínima que impeça o desenvolvimento microbiano.

Doses tóxicas são doses demasiadamente altas, superiores à necessidade terapêutica, e que aumentam o risco de reações adversas ou tóxicas.

No organismo, cada medicamento se distribui conforme suas propriedades, e não conforme a sua atividade. Como a maioria dos fármacos é solúvel em água, sua distribuição se dá principalmente na água do líquido intravascular e extravascular, já as substâncias lipossolúveis, como os anestésicos gerais, depositam-se preferencialmente em gorduras, sendo o sistema nervoso central (SNC) seu alvo de ação terapêutica.

A distribuição sofre também influência da *circulação sanguínea* e de *barreiras orgânicas*.

No organismo, são diversos os "compartimentos" onde são distribuídos os fármacos. Por exemplo, a gordura do tecido adiposo subcutâneo distribui-se por todo o corpo, mas comporta-se praticamente como se fosse um compartimento. A partir desse conceito relativamente simplista, são desenvolvidos vários cálculos teóricos e criados parâmetros numéricos que indicam como as substâncias se distribuem no organismo.

O conceito de "distribuição" não se aplica aos medicamentos que, quando aplicados sobre a pele e mucosas ou por injeção e inalação, fiquem depositados no local de aplicação, o que depende de características físico-químicas específicas. A absorção é indesejada nesses casos, mas pode ocorrer em níveis significativos em situações excepcionais como na aplicação de medicamentos sobre a pele ulcerada.

1.2. Compartimentos

Da suposição teórica de que cada tipo de tecido possa ser separado por suas propriedades, surgiu o conceito de compartimento, um conceito relativamente arbitrário e definido pelos cientistas, no qual se baseia o estudo da distribuição de medicamentos.

Pode-se definir o compartimento como um conjunto de meios ou de estruturas orgânicas semelhantes onde se distribuem os fármacos.

As principais propriedades físico-químicas de uma substância que interferem com a sua distribuição no organismo são:

a. Coeficiente de partição óleo/água;
b. Características moleculares que determinam os mecanismos de permeação das membranas orgânicas.

Com base nesse conceito, pode-se subdividir o organismo em apenas dois compartimentos – um de gordura e outro de água – e estudar quanto de um fármaco está presente em cada um desses compartimentos.

A distribuição percentual do fármaco pode ser determinada pela lipossolubilidade e pela massa de cada um desses compartimentos, pelo coeficiente de partição óleo/água.

O coeficiente de partição óleo/água tem grande valor no estudo da farmacodinâmica de medicamentos, principalmente devido à importância na difusão através da fase lipídica de membranas. Ocorre, porém, que esses compartimentos sofrem grande influência de fatores como:

a. *Circulação sanguínea* – orgãos com melhor irrigação recebem prioritariamente o fármaco;
b. *Barreiras orgânicas* – o fármaco circulante atravessa membranas biológicas para alcançar os tecidos e, dependendo da sua constituição e complexidade, constituem verdadeiras barreiras.

Na prática, para tornar viável o estudo matemático da distribuição de fármacos no organismo, a solução adotada foi agrupar as estruturas com propriedades semelhantes, de modo a reduzir o número de variáveis.

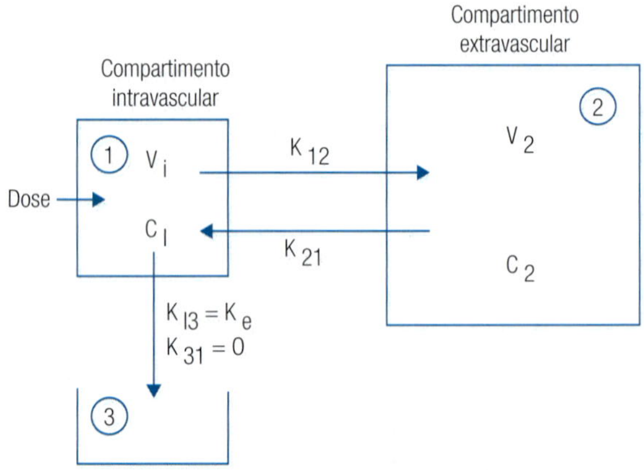

Figura 1.3.1. Esquema do modelo de dois compartimentos abertos. O compartimento 3 é representado apenas para recolher a droga eliminada do compartimento 1 ("espaço receptor").

1.2.1. Volume de distribuição

Os órgãos que constituem o corpo humano apresentam como principal elemento comum a água (de 50% a 60%); em segundo lugar, estão as gorduras. Esses componentes – água e gorduras – estão contidos em diversos órgãos e tecidos que possuem estruturas e funções próprias.

O indicador de distribuição de fármacos de maior importância é o volume de distribuição, que indica o volume teórico dos compartimentos onde o fármaco estaria uniformemente distribuído. Fármacos com grande volume de distribuição se distribuem por todo o organismo e os de baixo volume se concentram no sangue. Nesse caso, considera-se o organismo como tendo apenas esses dois compartimentos (água intra e extracelular). A passagem dos fármacos da circulação sanguínea para os tecidos extravasculares depende da difusão da fase lipídica das membranas, portanto a lipossolubilidade do fármaco torna-se um fator determinante do processo, ou de transportes ativos ou de carreadores de difusão passiva presentes especificamente em cada membrana.

Tabela 1.3.1. Volume aparente de distribuição de alguns medicamentos

Fármaco	Vd
Ampicilina	0,28
Cimetidina	1,0
Digitoxina	0,54
Doxorrubicina	52
Flurazepam	22
Indometacina	0,26

Ao modelo de dois compartimentos pode-se adicionar mais um compartimento, por exemplo, o tecido gorduroso, passando-se a ter um "modelo de três compartimentos".

Estudos mais detalhados podem ser feitos aumentando, progressivamente, o número de variáveis, por exemplo, separando diversos tecidos, por exemplo, tecido nervoso do tecido adiposo, os conteúdos intravasculares dos extravasculares.

1.3. Barreiras orgânicas

Membranas biológicas formam barreiras orgânicas que modificam a passagem de fármacos de um compartimento para outro, como do sangue para os tecidos. Embora existam numerosas barreiras, podem ser citadas como as mais importantes em farmacologia: a barreira hematoencefálica, a hematoliquórica, a hematoplacentária e a hematotesticular.

1.3.1. Barreiras hematoencefálica e hematoliquórica

O encéfalo representa cerca de 2% do peso corpóreo e recebe aproximadamente 16% de débito cardíaco. Os fármacos deveriam passar rapidamente do sangue para o espaço extracelular encefálico. De fato, substâncias lipossolúveis passam facilmente da corrente circulatória para o SNC, mas outras substâncias mais polares não atravessam ou o fazem lentamente, dependentes de carreadores ou de transportadores ativos.

A barreira hematoencefálica é composta de células endoteliais, que, ao contrário do que acontece nos demais capilares, estão completamente justapostas (*tight junctions*), não havendo espaços entre elas; por pericitos, com localização adjacente aos capilares; e por processos astrogliais, que revestem em torno de 95% da superfície externa dos microvasos. Essa composição explica a dificuldade na passagem de íons e moléculas não lipossolúveis da corrente sanguínea para o tecido nervoso, sendo esses dependentes de transporte ativo.

Para que uma substância ganhe acesso ao fluido cerebroespinhal, ela deve atravessar as células epiteliais do plexo coroide, que constitui a base anatômica da chamada barreira hematoliquórica.

1.3.2. Barreira hematoplacentária

A placenta também é uma estrutura complexa, formada pelos trofoblastos que contêm os vasos sanguíneos fetais, o mesênquima e o endotélio que reveste os vasos. Portanto, para um fármaco passar da circulação materna ao feto, ele deve atravessar a membrana trofoblástica, o mesênquima e o endotélio dos capilares fetais.

Nesse caso também não há dificuldade da passagem de substâncias lipossolúveis do sangue materno para o feto através da placenta. Isso explica o cuidado que se deve ter ao administrar anestésicos gerais ou hipnoanalgésicos durante o trabalho de parto, pois essas substâncias agirão também no feto, que, ao nascer, poderá estar ainda com o seu centro respiratório deprimido, dificultando o início da respiração pulmonar.

A "barreira" para as substâncias não lipossolúveis consiste principalmente em poros de diâmetro muito pequeno nos trofoblastos e vasos fetais e na existência, na placenta, de enzimas, como monoaminoxidases, colinesterases, entre outras que poderão biotransformar certas substâncias antes que atinjam a circulação fetal. Essa biotransformação poderá inativar os efeitos deletérios dessas substâncias ou, ao contrário, torná-las mais prejudiciais ao feto.

1.3.3. Barreira hematotesticular

As evidências da barreira hematotesticular (BHT) datam do início do século passado, quando se observou que a injeção de corantes aplicada em animais de experimentação por via intravenosa não corava os testículos. A BHT consiste em uma barreira entre o sangue e as células de Sertoli dos túbulos seminíferos, isolando as células germinativas do sangue. A BTH separa o compartimento abluminal, onde se localizam os espermatócitos e os espermátides; os espermatozoides se localizam no compartimento basal, em contato com os vasos da corrente sanguínea e linfáticos. As junções entre as células de Sertoli são bastante complexas, mais que as das demais barreiras de mamíferos, e possuem sistema de transportes ativos de influxo e efluxo nas células de Sertoli. Esses, em conjunto, fazem a permeação seletiva de substâncias nutricionais e vitais para a produção de espermatozoides. Os hormônios e os eletrólitos impedem a entrada de agentes tóxicos como metais para as células germinativas e evitam o contato de células imunes do sangue com os espermatozoides. O contato de células imunes com frações antigênicas dos espermatozoides gera reação autoimune, afetando a motilidade e a capacidade de fertilização dos espermatozoides.

1.4. Redistribuição

A irrigação sanguínea varia entre os diversos tecidos. Os órgãos nobres como o sistema nervoso e o coração recebem maior fluxo de sangue, sendo o tecido adiposo mais pobre em vascularização. Dessa forma, quando se administra intravenosamente uma substância, se não houver uma barreira específica, ela será levada inicialmente em maior quantidade aos tecidos mais irrigados, onde sua concentração tecidual se equilibra rapidamente com a concentração do plasma. Com o tempo, todavia, a concentração nos tecidos pouco irrigados começa a crescer à custa da retirada do fármaco da circulação sanguínea. Simultaneamente, inicia-se uma queda da concentração nos tecidos mais nobres, que cedem a substância ao sangue, estabelecendo-se, assim, uma redistribuição do fármaco até que seja atingido o equilíbrio em todos os tecidos.

Esse fenômeno é especialmente importante quando se administram intravenosamente substâncias de grande lipossolubilidade e que são distribuídas aos tecidos por difusão passiva lipídica.

Por exemplo, o tiobarbitúrico, substância altamente lipossolúvel, administrado intravenosamente, acumula-se rapidamente no SNC, onde existe rica vascularização, provocando no paciente depressão e anestesia. À medida que o sangue circula por tecidos menos vascularizados, como músculos e tecido gorduroso, o fármaco passa do plasma para esses tecidos, diminuindo, assim, sua concentração plasmática. Para manter o equilíbrio, ocorre transferência do tiobarbitúrico do SNC para a corrente sanguínea, diminuindo sua concentração encefálica, o que leva ao fim do estado de anestesia em poucos minutos.

Portanto, o tiobarbitúrico tem rápido início de efeito anestésico, que cessa também rapidamente devido à sua redistribuição, com aumento de sua concentração no tecido adiposo. Isso ocorre antes que a biotransformação e a eliminação do fármaco tenham desempenhado papel importante na supressão do efeito anestésico. O estado de torpor, entretanto, pode prevalecer por horas, em especial em pacientes obesos, pois durante o processo de eliminação do fármaco ocorre o fenômeno inverso, isto é, o tecido adiposo passa a devolver a substância lentamente à circulação, mantendo-se, assim, uma baixa concentração sanguínea.

1.5. Ligação a tecidos

Algumas substâncias ligam-se aos componentes específicos de tecidos, podendo haver uma deposição seletiva. Por exemplo, o arsênio deposita-se em células queratinosas (como unhas e cabelos) e a tetraciclina, nos ossos. Se o tecido não é o alvo da terapia, pode ocorrer efeito tóxico.

Compostos organoclorados, por exemplo, inseticidas oriundos de fontes agrícolas e industriais, apresentam alta resistência à degradação química e biológica e alta lipossolubilidade. Essas características levam ao acúmulo desses compostos ao longo da cadeia alimentar, especialmente nos tecidos ricos em gorduras dos organismos vivos. Essa persistência nos tecidos, aliada aos efeitos tóxicos e cancerígenos, levou à proibição de seu uso em agricultura.

1.6. Fatores que influenciam a distribuição de fármacos

Diversos fatores influenciam a distribuição de fármacos no organismo, considerando principalmente duas etapas: (i) a saída das moléculas de fármacos do plasma para os espaços extracelulares e (ii) a passagem das moléculas de fármacos do fluido intestinal para o fluido intracelular.

Substâncias que passam através do endotélio capilar, mas não conseguem penetrar nas membranas celulares, ficam confinadas ao fluido extracelular, ao passo que aquelas que conseguem penetrar nas células distribuem-se pela água total do organismo.

A saída de substâncias dos capilares é facilitada pela presença de poros relativamente grandes entre as células do endotélio capilar, o que permite a distribuição de moléculas e íons grandes, através desses poros, para os espaços intersticiais. Só não passam substâncias de peso molecular acima de 60.000 ou que estejam ligadas às proteínas plasmáticas.

A grande maioria das substâncias possui afinidade por sítios específicos de proteínas plasmáticas, como albumina e glicoproteínas, às quais se ligam de maneira reversível, durante a distribuição. Uma parte circula presa às proteínas do plasma, enquanto outra circula em sua forma livre. Esse fato é importante, pois somente a fração não ligada é distribuída para os tecidos e é farmacologicamente ativa, bem como é filtrada nos glomérulos renais. A fração do fármaco ligada às proteínas pode funcionar como um depósito, de onde mais substância é liberada à medida que ela vai sendo biotransformada ou excretada. Substâncias com grande afinidade às proteínas plasmáticas possuem baixo volume de distribuição, e o inverso também é verdadeiro.

A ligação às proteínas plasmáticas é um fator importante a ser considerado em casos de interações medicamentosas. Exemplificando, o anticoagulante varfarina tem altíssima ligação proteica (da ordem de 98%); se administrado com alguns analgésicos, como o ácido acetilsalicílico, que competem pelo mesmo sítio de ligação da varfarina, isso poderá causar a liberação da varfarina da proteína plasmática e maior fração livre desse medicamento estará disponível para atravessar as membranas e atuar no sítio ativo, levando a risco de hemorragias.

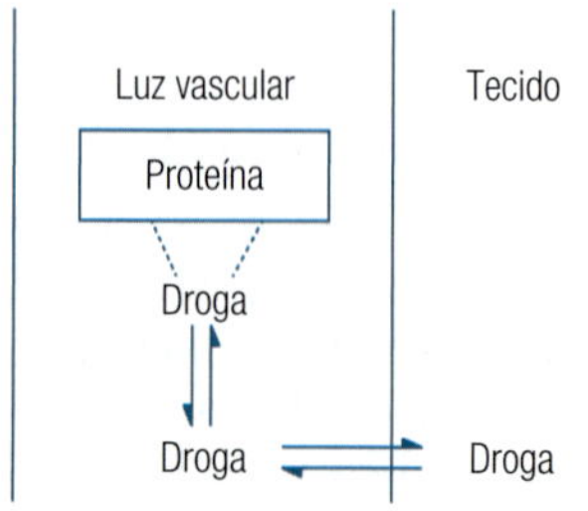

Figura 1.3.2. Distribuição de fármacos.

Alguns fármacos podem competir com substâncias endógenas por ligação às proteínas plasmáticas. Na icterícia do recém-nascido, em que há aumento das concentrações circulantes de bilirrubina, a administração de sulfas pode levar à síndrome conhecida como *kernicterus*. Neste caso, as sulfas competem pela ligação da bilirrubina à proteína plasmática, aumentando a bilirrubina livre, com maior chance de se acumular no SNC, causando encefalopatia.

Na passagem de fármacos do fluido intersticial para os espaços intracelulares, a barreira é representada pelas membranas das células que constituem os tecidos. Sua distribuição obedece inteiramente aos princípios estudados nos parágrafos sobre transporte através de membranas. Substâncias altamente lipossolúveis, como os anestésicos gerais, atravessam facilmente os endotélios capilares, passando a todos os tecidos; no entanto, íons ou substâncias muito polares não conseguem atravessar por difusão lipídica.

Moléculas ionizadas são mais hidrossolúveis e, portanto, possuem menor capacidade de atravessar membranas. Assim, a correlação entre o pH do meio e o pKa do fármaco deve ser considerada. Pode-se, então, prever que substâncias de caráter ácido, como os barbitúricos, concentram-se mais no compartimento extracelular (pH = 7,4) do que no intracelular (pH = 7,0). Diferentemente, substâncias básicas, como a morfina, concentram-se no meio intracelular. Como consequência, a variação do pH determina a variação da concentração em ambas as fases. Com base nesse conceito, os efeitos dos barbitúricos no SNC serão acentuados em presença de uma acidose e atenuados por alcalinização do plasma.

2. BIOTRANSFORMAÇÃO

2.1. Conceito e importância

A biotransformação de fármacos é a alteração química que os fármacos sofrem no organismo, geralmente sob ação enzimática.

A biotransformação, juntamente com os fenômenos de absorção, distribuição e excreção, participa do importante mecanismo regulador da concentração plasmática de fármacos. A aceleração da biotransformação de um fármaco reduz sua concentração no sangue, diminuindo consequentemente sua ação farmacológica. A inibição da biotransformação, ao contrário, prolonga o tempo de permanência dessa substância no organismo, conferindo-lhe maior tempo de ação. No entanto, no caso de pró-fármacos, que necessitam de biotransformação para sua ação, terão o efeito farmacológico somente após esse processo.

As enzimas, nas suas funções catalíticas, exigem a presença de cofatores e frequentemente pequenos íons, como o magnésio. Muitas substâncias combinam-se com as enzimas, da mesma forma que com os receptores farmacológicos. A interação se faz mediante atração eletrostática, ponte de hidrogênio e força de van der Waals. O complexo enzima-fármaco libera, em seguida, o produto da reação, chamado produto de biotransformação, e na maioria das vezes a enzima é recuperada.

Os produtos de biotransformação ou metabólitos formados possuem propriedades diferentes dos fármacos originais e, como regra, a atividade farmacológica e a potência tóxica são alteradas. Esse ato, aliás, fez com que a biotransformação fosse chamada de desintoxicação, na suposição de que o organismo utilizasse esse processo para inativar os agentes tóxicos. Contudo, o termo não se aplica mais, visto que nem sempre os fármacos ou drogas são inativados. Às vezes, durante a biotransformação, eles são ativados, como já salientado no caso de pró-fármacos e de diversos outros fármacos, como a codeína, a metadona e a fenazona, que liberam metabólitos ativos no organismo.

Durante a biotransformação, as moléculas pouco polares se convertem em moléculas mais polares, tornando-se mais solúveis em água e, consequentemente, mais fáceis de serem excretadas pelos rins. O aumento da polaridade torna as moléculas mais reativas, o que propicia também a conjugação com outras moléculas.

Ademais, no organismo, um fármaco pode ser biotransformado por diferentes vias de biotransformação, conforme as enzimas presentes nos tecidos. Portanto, a quantidade e o tipo de metabólitos formados variam sensivelmente entre espécies animais.

A velocidade de biotransformação de fármacos em geral é sensivelmente alterada por diversos fatores, entre os quais os próprios fármacos, que podem acarretar uma série de implicações clínicas nos pacientes que recebem concomitantemente vários princípios ativos. Tais implicações são conhecidas como interações medicamentosas, tema de grande importância na terapêutica em que se associam diversos medicamentosas.

2.2. Sistemas enzimáticos

Após sua absorção, os fármacos podem sofrer biotransformação já no sangue, sob a ação de esterases. Numerosos ésteres de origem endógena, como a acetilcolina, e exógena, como a procaína, são hidrolisados prontamente por esterases.

A biotransformação ocorre principalmente em órgãos como fígado, rins, pulmões e tecido nervoso. O fígado, em particular, tem grande importância pela elevada concentração e diversidade de enzimas presentes.

Testes bioquímicos efetuados com as diversas frações do tecido hepático, obtidas mediante centrifugações sucessivas, permitem constatar a presença de enzimas, predominantemente nos microssomas, mitocôndrias e fração solúvel.

2.2.1. Fração mitocôndrica

Essa fração é obtida após centrifugação do homogeneizado do tecido hepático, durante 20 minutos a cerca de 9.000 x g. Destaca-se, nessa fração, a monoaminoxidase (MAO), responsável pela degradação oxidativa de aminas, como dopamina, norepinefrina, serotonina e tiramina.

2.2.2. Fração microssômica

Essa fração corresponde aos fragmentos dos retículos endoplasmáticos e é obtida por centrifugação a cerca de 105.000 x g, durante 60 minutos. As enzimas se localizam predominantemente na superfície do retículo endoplasmático liso. Os compostos metabolizados pelo sistema enzimático dos microssomos são invariavelmente lipossolúveis, incluindo-se aqui a maioria das substâncias que atuam no SNC.

As moléculas das enzimas que constituem o sistema enzimático microssômico possuem núcleo pirrólico, com o átomo de ferro à semelhança de hemoglobina. Esse sistema enzimático foi denominado, inicialmente, citocromo P-450, porque o complexo formado com o monóxido de carbono apresentava um pico de absorção espectrofotométrica no comprimento de onda 450 nm. Nas reações oxidativas, o citocromo P-450, juntamente com outras enzimas, como NADPH-citocromo c (P-450) redutase, NADH-citocromo b5 redutase e citocromo b5, requer oxigênio molecular, além de NADPH (nicotinamida-adenina dinucleotídeo). A NADPH-citocromo c (P-450) redutase e a NADH-citocromo b5 redutase têm a função de transportar elétrons provenientes de NADPH e NADH, respectivamente, para o citocromo P-450. O elétron proveniente de NADPH é levado ao citocromo P-450 pelo NADPH-citocromo c (P-450) redutase, e este é usado para reduzir o complexo citocromo-substrato, enquanto o procedente de NADH é transportado, via NADH-citocromo b5 redutase e citocromo b5, e introduzido no citocromo ferroso, de forma oxigenada. O primeiro elétron, proveniente de NADPH, pode ainda chegar ao citocromo P-450 via NADPH, citocromo c (P-450) redutase e citocromo b5.

Em resumo, o NADPH e o NADH atuam como doadores de elétrons para reduzir o citocromo P-450, que, por sua vez, ativa o oxigênio molecular. O oxigênio, assim ativado, é o responsável pela oxidação do substrato.

O citocromo P-450, atualmente conhecido com a sigla CYP, possui centenas de isoenzimas, agrupadas em famílias e subfamílias, com atividades semelhantes. Por exemplo, CYP3A2 significa a isoenzima 2 da família 3 e subfamília A. São reconhecidas, mediante estudos moleculares, 267 famílias de CYP, codificadas por mais de 5.000 genes.

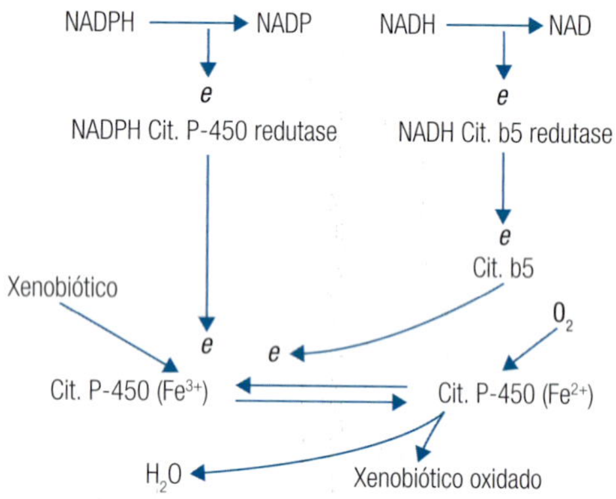

Figura 1.3.3. Oxidação de substâncias catalisada pelo citocromo P-450.

2.2.3. Fração solúvel

A fração solúvel corresponde ao sobrenadante da centrifugação a 105.000 × g. Ela contém numerosas enzimas biotransformadoras de fármacos, como: as esterases, que degradam os ésteres (procaína, acetilcolina etc.); as amidases, que hidrolisam a procainamida; as desidrogenases, que atuam na oxidação de álcoois e aldeídos; e as transferases (glutationa-transferase, UDP-glicose desidrogenase); que catalisam a transferência de grupos de um doador a um aceptor nas reações conjugativas.

2.3. Principais vias de biotransformação

Os fármacos são convertidos em produtos de biotransformação ativos ou inativos sob a ação de enzimas diferentes. As diversas reações químicas que os fármacos sofrem no organismo podem ser agrupadas em quatro tipos principais: oxidação, redução, hidrólise e conjugação. Na maioria dos casos, as três primeiras reações representam a fase 1 de processo, precedendo as reações de conjugação, que constituem a fase 2.

2.3.1. Oxidação

A oxidação é uma das reações bioquímicas mais frequentes. Dentre as enzimas catalisadoras dessas reações, merece destaque especial o sistema enzimático dos microssomas, sistema esse que é responsável pela degradação da maioria dos fármacos lipossolúveis, além de substâncias naturais, tais como hormônios esteroides e bilirrubina.

As transformações oxidativas catalisadas pelas enzimas microssômicas incluem: (a) hidroxilação na cadeia alifática ou no núcleo aromático; (b) remoção dos grupos metil e etil dos átomos de oxigênio, nitrogênio ou enxofre; (c) desaminação ou troca de um grupo amina (-NH2) por oxigênio; (d) adição de oxigênio e enxofre ou nitrogênio, além de outros processos.

Há também oxidações catalisadas por enzimas não microssômicas. São exemplos a oxidação de aminas (epinefrina, tiramina, histamina), a transformação de álcoois em aldeídos e de aldeídos em ácidos.

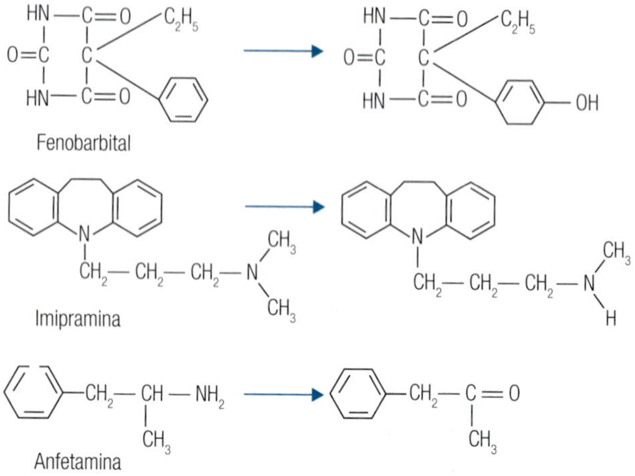

Figura 1.3.4. Reações oxidativas catalisadas pelo citocromo P-450.

2.3.2. Redução

Sofrem reações de redução, por exemplo, o hidrato de cloral, o cloranfenicol e a sulfamidocrisoidina (Prontosil®). O hidrato de cloral é convertido a tricloroetanol sob ação de desidrogenase. O cloranfenicol e a sulfamidocrisoidina sofrem uma nitrorredução e uma azo-redução, respectivamente, pelo sistema enzimático dos microssomas.

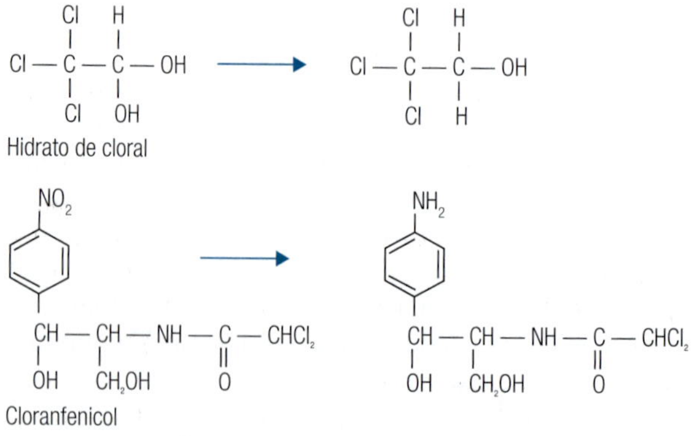

Figura 1.3.5. Reações de redução.

2.3.3. Hidrólise

A reação de hidrólise é responsável pela degradação de numerosos fármacos que possuem ligação éster ou amida na sua estrutura. Degradam-se pela hidrólise substâncias como procaína, acetilcolina e ácido acetilsalicílico. É interessante observar que nem todos os ésteres são hidrolisados no organismo. A atropina, por exemplo, embora seja hidrolisada rapidamente nos coelhos, é pouco hidrolisada no homem e em ratos.

As enzimas responsáveis pela hidrólise de ésteres e amida são encontradas no plasma e na fração solúvel de tecidos e, principalmente, no fígado.

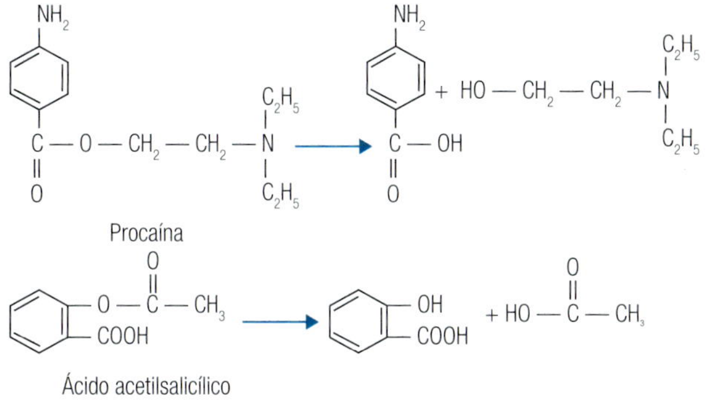

Figura 1.3.6. Reações de hidrólise.

2.3.4. Conjugação

As reações de conjugação consistem na combinação de moléculas pequenas, normalmente existentes no organismo, com os fármacos e seus produtos de biotransformação. Esse processo geralmente compreende duas fases: a primeira, de síntese do doador de radical e, a segunda de transferência desse radical, do doador para o aceptor, no caso fármaco ou produto de biotransformação. Portanto, dois tipos de enzimas atuam no processo, as sintetases e as transferases, respectivamente, na primeira e na segunda etapa das reações de conjugação.

Conjugação com o ácido glicurônico

A conjugação glicurônica é a reação mais importante da fase 2 em vertebrados, tendo-se em vista a variedade de tecidos que a realizam e a quantidade de produtos de biotransformação que se formam. O doador do ácido glicurônico é o ácido uridino-difosfato glicurônico (UDPGA), que é sintetizado no fígado sob a ação de enzimas da fração solúvel, a UDP-glicose desidrogenase a partir da UDP-glicose. A síntese de UDP-glicose, por sua vez, requer fonte de carboidrato e ATP. A transferência do ácido glicurônico para o fármaco é mediada pela UDP-glicuroniltransferase, principalmente do fígado.

Compostos heterocíclicos, aromático ou alifático, que possuem grupos hidroxila, carboxila, amino, imino e sulfidrila, são facilmente conjugados com o ácido glicurônico.

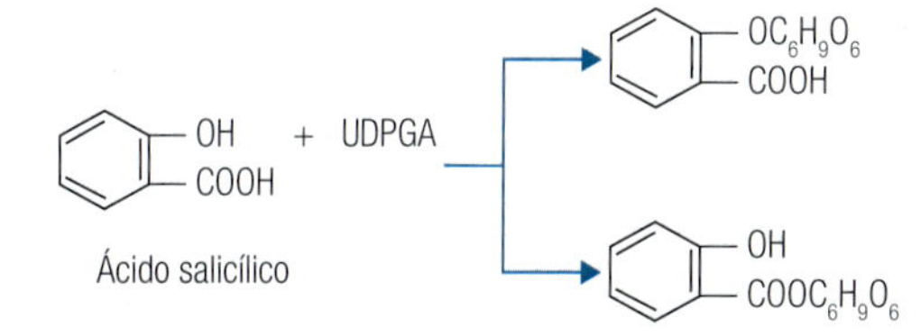

Figura 1.3.7. Reação de conjugação com o ácido glicurônico.

Acetilação

Certas substâncias, como as aminas aromáticas, são acetiladas no organismo pelas enzimas situadas na fração solúvel do fígado. O doador do grupo acetil é a acetilcoenzima A, descoberta durante as investigações sobre a acetilação da sulfanilamida.

Conjugação com o ácido sulfúrico

Inicialmente, ocorre o fenômeno conhecido como ativação do sulfato, que consiste na formação do doador do sulfato, o 3-fosfoadenosina-5-fosfossulfato, mediante a combinação do radical sulfato com as moléculas de adenosina-5-trifosfato (ATP). O grupo sulfato é transferido, na presença da transferase sulfoquinase, para os compostos aromáticos ou alifáticos que apresentam grupo hidroxílico ou amínico. As enzimas catalisadoras dessas reações são encontradas na fração solúvel do fígado.

Entre outros, sofrem sulfatação o cloranfenicol, aminas aromáticas, fenóis e esteroides fenólico ou alcoólico.

N, O e S-metilação

O doador do grupo metil, na reação de metilação, é a S-adenosilmetionina, que é sintetizada na presença de enzimas presentes na fração solúvel do fígado. As enzimas que catalisam a transferência do grupo metil são chamadas N-metiltransferases, O-metiltransferases ou S-metiltransferases, conforme a transferência se faz, respectivamente, para o nitrogênio, oxigênio ou enxofre da molécula do composto metabolizado. Essas transferases são encontradas predominantemente nas preparações da fração solúvel do fígado e da medula adrenal.

As catecolaminas, como a norepinefrina, a dopamina e a epinefrina, além de outras aminas, como a serotonina e o ácido-5-hidroxi-indolacético, são inativadas pela reação de metilação.

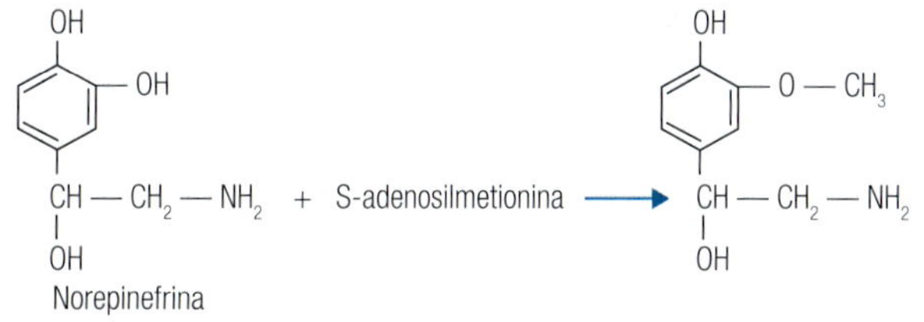

Figura 1.3.8. Reação de metilação.

Conjugação com glicina

A conjugação de fármaco com a molécula de glicina se faz sob a ação de coenzima A e glicina N-acilase. Sofrem esse tipo de conjugação certos ácidos aromáticos, tais como ácido benzoico, ácido salicílico e ácido isonicotínico, entre outros.

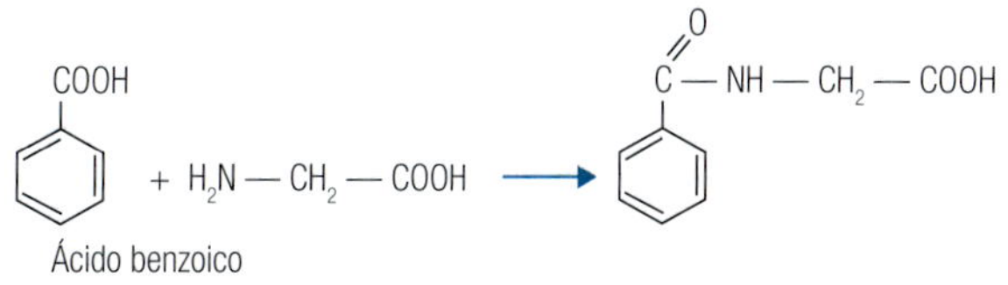

Figura 1.3.9. Reação de conjugação com glicina.

Conjugação com glutationa

Substâncias do tipo hidrocarbonetos aromáticos, haletos orgânicos, fenóis, ésteres e cloretos podem ser conjugadas no fígado com o tripeptídeo glutationa. Os conjugados são excretados pela bile, ou biotransformados em ácido mercaptúrico e excretados pela urina e bile. A transformação dos conjugados com glutationa a ácido mercaptúrico se faz em três etapas principais: (a) conjugação do composto com a glutationa, espontaneamente ou pelas glutationa-s-transferases citoplasmáticas; (b) remoção de glutamina pela γ-glutamiltransferase; (c) acetilação da cisteína remanescente pela N-acetiltransferase. Por meio dessa via, a glutamina desempenha função protetora relevante do organismo contra efeitos tóxicos de xenobióticos e metabólitos eletrofílicos provenientes de agentes medicamentosos.

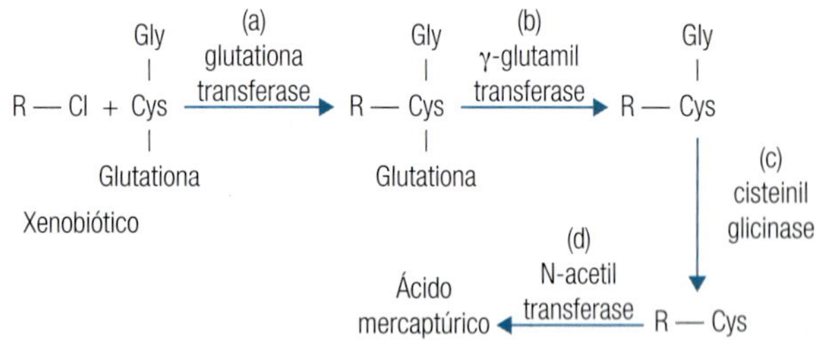

Figura 1.3.10. Reação de conjugação com glutationa e seu metabolismo.

2.4. Fatores que alteram a biotransformação

Numerosos fatores relacionados ao próprio organismo que recebe o fármaco ou dependentes de fatores externos modificam as condições fisiológicas normais e interferem com a biotransformação, aumentando ou diminuindo sua intensidade. Serão vistos, neste capítulo, alguns desses fatores de maior importância.

2.4.1. Espécie animal

Variabilidade acentuada de biotransformação é observada entre as diferentes espécies animais, tanto em quantidade quanto no tipo de enzimas atuantes. Alguns exemplos são importantes para ilustrar essas diferenças:

- A anfetamina pode sofrer dois tipos de degradação: a hidroxilação aromática e subsequente conjugação ou a desaminação da cadeia alifática, seguida pela oxidação. A hidroxilação é a principal via de biotransformação em ratos, mas secundária para outras espécies, enquanto a desaminação é a principal reação observada em cobaias, macacos, cães e homens; cerca de um terço de anfetamina é excretado sem alteração e outro terço desaminado e oxidado a ácido benzoico;
- A conjugação glicurônica, uma das reações mais frequentes, ocorre em peixes, répteis e anfíbios, mas não em insetos. Entre os mamíferos, o gato apresenta deficiência do mecanismo de glicuronilação. O metabolismo de fenilbutazona igualmente apresenta grande variação conforme as espécies;
- A meia-vida biológica de fenilbutazona no homem é de 72 horas, enquanto no coelho é de 3 horas apenas.

2.4.2. Idade

A atividade enzimática está quase ausente nos recém-nascidos. O desenvolvimento de atividade enzimática se faz após o nascimento, com a velocidade variável conforme as espécies animais. Essa é a causa principal da hiperbilirrubinemia em recém-nascidos, os quais carecem de glicuroniltransferase e, portanto, são incapazes ainda de metabolizar bilirrubina por conjugação glicurônica.

Experiências feitas em ratos mostram que animais idosos apresentam atividade enzimática reduzida. Tal fato, aliado à redução da capacidade excretora dos rins, pode provocar intoxicação pelo acúmulo de fármacos no organismo em animais senis.

2.4.3. Fatores genéticos

Pesquisas feitas em seres humanos mostram que existe uma variação relativamente grande da capacidade de biotransformar fármacos de indivíduo para indivíduo. Às vezes, essas variações são devidas aos próprios fatores ambientais, porém outras vezes são decorrentes de fatores genéticos. O estudo dos fatores genéticos que alteram a biotransformação e o efeito de fármacos é denominado farmacogenética.

As enzimas de biotransformação são passíveis de alterações nas suas expressões gênicas, resultando em alterações qualitativas e quantitativas. Os pacientes afetados por essas alterações respondem anormalmente às ações de fármacos, sendo quase impossível prever o efeito farmacológico, a não ser por controle de suas concentrações séricas.

As características individuais de biotransformação de fármacos, contudo, na maioria dos casos, são consequências da herança genética. Por exemplo, medindo-se as concentrações plasmáticas da isoniazida em vários indivíduos, após administração de uma mesma dose, e representadas como histograma de frequência de distribuição, obtém-se uma curva descontínua ou bimodal.

As experiências clínicas mostram que a isoniazida, no homem, sofre conjugação com acetilcoenzima A para formar acetilisoniazida. A velocidade dessa acetilação é variável conforme os pacientes; alguns conseguem biotransformá-la rapidamente e outros muito lentamente, formando-se, assim, numa população, duas subpopulações diferentes, que representam dois distintos fenótipos, os acetiladores rápidos e lentos.

A hidrólise de atropina em coelhos constitui outro exemplo da variação do tipo descontínuo. Alguns coelhos são desprovidos dessa enzima. A "atropinesterase", que é produzida por um gene ou par de genes, está ausente na maioria das espécies mamíferas, incluindo o homem. Evidentemente, os coelhos portadores dessa enzima são altamente resistentes às ações da atropina. A administração de doses crescentes de atropina em coelhos e o registro da respectiva frequência de morte permitem evidenciar uma distribuição tipicamente bimodal (Figura 1.3.11.).

Um exemplo bastante interessante é a diferença existente entre os ocidentais e orientais na biotransformação do etanol. O etanol é inicialmente biotransformado pela álcool desidrogenase em acetaldeído, e este sofre a ação da aldeído desidrogenase 2 em ácido acético. Há, entre os orientais, indivíduos que possuem deficiência na expressão de aldeído desidrogenase 2 e, assim, acumula-se o acetaldeído no organismo. O acetaldeído causa alguns efeitos, entre os quais a vermelhidão da embriaguez e o mal-estar da ressaca.

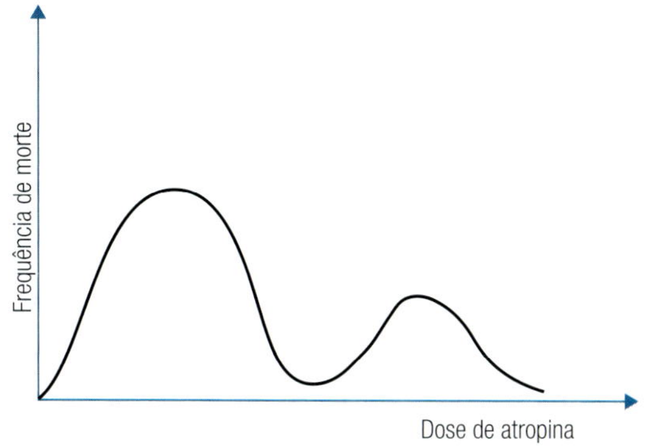

Figura 1.3.11. Influência de fatores genéticos no efeito de atropina em coelhos.

2.4.4. Indutores enzimáticos

Certas substâncias como fenobarbital, inseticidas clorados e hidrocarbonetos policíclicos carcinogênicos são capazes de promover estimulação da atividade enzimática, aumentando o número de moléculas de enzimas específicas.

A estimulação da atividade, particularmente do sistema enzimático do retículo endoplasmático do fígado, permite aceleração da biotransformação de muitas substâncias, alterando, consequentemente, a duração e a intensidade de suas ações.

Um dos primeiros relatos sobre o fenômeno de indução enzimática foi de Richardson *et al.*, em 1952; segundo esses autores, o potente agente carcinogênico 3,4-dimetilaminoazobenzeno não produz hepatomas quando é administrado a ratos concomitantemente com o 3-metilcolantreno. A interação desses dois agentes foi interpretada como sendo devida à ação estimulante do 3-metilcolantreno sobre as enzimas dos microssomas hepáticos que metabolizam o 3,4-dimetilaminoazobenzeno. De fato, o 3-metilcolantreno constitui um dos indutores mais potentes.

Em animais previamente tratados com indutores como fenobarbital, fenilbutazona e aminopirina, os efeitos farmacológicos de zoxazolamina e hexobarbital são significantemente reduzidos, ao mesmo tempo em que sua biotransformação é aumentada. A atividade analgésica da associação de propoxifeno, acetaminofeno e hidroxizina *in vivo* é igualmente diminuída quando administrada juntamente com o fenobarbital.

Numerosas experiências feitas no homem demonstram a ocorrência de fenômenos semelhantes, por exemplo, a diminuição da concentração plasmática de aminopirina, em pacientes tratados com fenilbutazona, e o aumento da excreção de produtos de biotransformação desmetilados de dipirona em pacientes intoxicados com o fenobarbital.

Os indutores enzimáticos aumentam também o metabolismo de hormônios esteroides e outros constituintes normais do organismo. Tal fato sugeriu o uso de indutores em diversas eventualidades: tratamento da síndrome de Cushing, prevenção de icterícia em recém-nascidos e correção de deficiência enzimática hereditária.

Os indutores podem ser úteis ainda no tratamento de intoxicação por inseticidas halogenados, na prevenção de câncer por agentes poluentes do meio ambiente e na regeneração hepática. A intensificação da síntese proteica propicia a regeneração do tecido hepático.

Entretanto, o uso inadequado ou desprevenido desses indutores pode acarretar graves complicações. O tratamento de pacientes com griseofulvina, um antifúngico, e varfarina diminui o efeito anticoagulante da varfarina. Entretanto, após a suspensão de griseofulvina, o efeito de varfarina é restaurado, podendo, em doses elevadas, causar até hemorragia fatal.

A administração repetida de certas substâncias, frequentemente, aumenta a atividade enzimática, estimulando a sua própria biotransformação. Entre os compostos que se comportam dessa maneira, têm-se: fenilbutazona, barbitúricos e tranquilizantes. Aliás, esse mecanismo explica, pelo menos parcialmente, o fenômeno de tolerância ocasionado pelo uso continuado desses medicamentos. Esse fenômeno é conhecido como tolerância cinética.

2.4.5. Inibidores enzimáticos

Diversas substâncias exercem ação inibidora de enzimas, alterando o efeito farmacológico de outros fármacos ou, conforme a intensidade e o local de ação, alterando a função normal do organismo. São exemplos importantes os inibidores da MAO (monoaminoxidase), os inibidores de enzimas do retículo endoplasmático e os inibidores da aldeído desidrogenase.

Entre os inibidores da MAO, têm-se as hidrazidas (iproniazida), as aminas (anfetamina, pargilina e tranilcipromina) e os agentes simpatomiméticos (efedrina). A inibição da MAO, que metaboliza aminas endógenas, acarreta acúmulo de seus substratos naturais, entre os quais a dopamina, a norepinefrina e a serotonina, nos seus sítios de ação.

Efeitos inibitórios semelhantes aos que ocorrem com a MAO são observados também com a acetilcolina em ácido acético e colina, sob a ação de agentes denominados anticolinesterásicos.

Dentre os inibidores de enzimas do retículo endoplasmático, o mais potente é o éster dietilaminoetanol do ácido difenilpropilacético (SKF 525-A), que atua sobre as enzimas inibindo-as por mecanismo não competitivo, mas que por si só não produz efeitos farmacológicos de grande importância. O hexobarbital, na vigência da ação de SKF 525-A, induz sono pelo menos três vezes mais duradouro. O metabolismo *in vitro* de substâncias como succinato, fumarato e malato é inibido também na presença desse inibidor. A hidrólise de procaína *in vitro* é retardada pelo SKF 525-A, por mecanismo competitivo. Embora em menor grau, a etionina, a puromicina, a dactinomicina, o cloranfenicol e a tetraciclina inibem o sistema enzimático do retículo endoplasmático, interferindo na síntese proteica.

A aldeído desidrogenase é inibida pelo dissulfeto de tetraetiltiuram (dissulfiram), que também inibe a dopamina beta-hidroxilase, envolvida na síntese de catecolaminas. Sendo a aldeído desidrogenase a principal via de degradação do etanol no organismo, sua inibição resulta no acúmulo do acetaldeído, desenvolvendo hipotensão acompanhada de síndrome extremamente desagradável. O dissulfiram foi utilizado para combater o alcoolismo crônico, porém graves consequências observadas em indivíduos tratados fizeram com que fosse limitado seu uso para esse fim.

2.5. Biotransformação e aspecto toxicológico

A possibilidade de certos agentes terapêuticos, quimicamente inertes, produzirem lesões teciduais, pela ação de seus produtos de biotransformação intermediários altamente reativos, foi proposta por Brodie, em 1967. Lesões seriam causadas em consequência da ligação covalente desses produtos às macromoléculas teciduais. A propósito, um mecanismo semelhante havia sido atribuído por Miller e Miller, em 1966, para carcinogenicidade de várias substâncias.

Assim, embora a biotransformação seja um dos importantes processos de eliminação de substâncias farmacologicamente ativas no organismo, às vezes esse fenômeno contribui para exacerbar efeitos adversos de diversos medicamentos. Alguns fármacos, como codeína, clorpropamida e rifampicina, transformam-se em compostos terapeuticamente ativos, outros, como paracetamol, fenilbutazona, cloranfenicol e furosemida, convertem-se em derivados tóxicos. Essas conversões se fazem sob a ação de enzimas microssômicas, e os produtos de biotransformação resultantes são altamente eletrofílicos, com grande poder de fixação às macromoléculas teciduais.

O paracetamol é tido, entre os analgésicos, como um dos mais seguros, em sua aplicação terapêutica normal. Entretanto, em doses elevadas, o fármaco pode produzir necroses hepática e renal fatais. O limiar de sua toxicidade é dependente de diversos fatores, entre os quais: (a) depleção de cossubstrato endógeno, o 3-fosfatodenosina-5-fosfossulfato, porquanto a conjugação sulfítica, a par de glicurônica, constitui uma das importantes vias de biotransformação do paracetamol; (b) depleção da glutationa, que reage covalentemente com o produto de biotransformação reativo do paracetamol. A conjugação de glutationa com o produto de biotransformação tóxico do paracetamol é muito mais intensa em animais do que no homem. Tratamento prévio de ratos com fenobarbital, que acelera a diminuição de paracetamol do plasma e tecidos, potencia marcadamente as necroses hepáticas, assim como as combinações covalentes do fármaco com macromoléculas. Inversamente, o tratamento de animais com butóxido de piperonila, inibidor do citocromo P-450, reduz o grau de fixação proteica e previne a incidência de necrose. Em experiências laboratoriais, a falta de correlação entre a concentração tecidual do paracetamol e a hepatotoxicidade leva realmente a acreditar que o produto de biotransformação tóxico seja o responsável pela lesão hepática. O paracetamol, em doses até 300 mg/kg em camundongos, produz pequeno grau de fixação proteica e nenhuma evidência de necrose. Ademais, a ligação covalente e a necrose hepática são evidentes somente em doses de paracetamol que depletam a glutationa hepática acima de 85%.

Fenilbutazona, cloranfenicol e furosemida provocam efeitos tóxicos por mecanismos semelhantes aos acima descritos. Os radicais livres resultantes de sua biotransformação reagem covalentemente com macromoléculas teciduais de diversos órgãos. A anemia aplástica consequente ao uso prolongado de cloranfenicol, certamente, está relacionada à atuação do produto de biotransformação ativo do fármaco sobre a medula óssea.

A glutationa é depletada no fígado de animais tratados com fenilbutazona e cloranfenicol, mostrando seu importante papel na inativação de produtos de biotransformação. Diferentemente, a furosemida não depleta, de modo significativo, a glutationa hepática. Lesões hepáticas por bromobenzeno e tetracloreto de carbono ocorrem, igualmente, mediante ligação covalente de radicais liberados após biotransformação dos compostos pelo citocromo P-450. Cerca de 70% do epóxido formado, em ratos tratados com doses não tóxicas de bromobenzeno, são conjugados com a glutationa, por atuação da glutationa-transferase. O conjugado é hidrolisado, para formar em seguida um derivado cisteínico, que, por sua vez, é acetilado para ácido mercaptúrico.

3. EXCREÇÃO

Os fármacos inalterados ou seus produtos de biotransformação são excretados por diferentes vias, conforme suas propriedades físico-químicas.

As substâncias gasosas como os anestésicos gerais e, em menor ou maior grau, as voláteis como o álcool são excretadas por via pulmonar, enquanto os compostos suficientemente polares ou hidrossolúveis são excretados predominantemente pelos rins.

São encontradas nas fezes as substâncias administradas por via oral e não absorvidas pelo trato gastrintestinal ou aquelas absorvidas e eliminadas juntamente com a bile.

Os fármacos podem ser excretados também juntamente com as secreções externas, tais como salivar, lacrimal, nasal e sudorípara ou pelo leite. A quantidade eliminada com o leite, em particular, embora represente apenas uma pequena parcela do total excretado, pode eventualmente afetar a criança alimentada ao peito.

3.1. Excreção renal

A excreção de fármacos com a urina é resultante de três processos renais: filtração glomerular, secreção tubular e reabsorção tubular.

Na filtração glomerular, somente os fármacos combinados com as proteínas ou fármacos de moléculas grandes são retidos no compartimento sanguíneo. As substâncias altamente lipossolúveis, após sofrerem filtração glomerular, são reabsorvidas por difusão passiva nos túbulos renais. Pelos rins, portanto, são eliminadas substâncias polares e suficientemente hidrossolúveis.

Tratando-se de substâncias de caráter ácido ou básico, o pH do meio intratubular passa a exercer influência no grau de ionização de eletrólitos, determinando sua maior ou menor reabsorção. O aumento do pH intratubular reduz a reabsorção de ácidos e aumenta a de bases; o inverso é verdadeiro para a redução do pH intratubular. Um exemplo seria o emprego do bicarbonato de sódio no tratamento complementar da intoxicação por fenobarbital. O bicarbonato de sódio teria a função de alcalinizar o fluido intratubular para elevar o grau de ionização do barbitúrico, que é um eletrólito fraco de caráter ácido, e consequentemente acelerar a sua excreção.

A secreção tubular contribui igualmente para a eliminação de fármacos do organismo. Assim, são excretados as penicilinas, a fenilbutazona, o ácido salicílico, a quinina, sulfas e compostos de amônio quaternário que competem entre si, no nível tubular, por um mesmo carregador do lúmen para o compartimento intratubular.

Os fármacos que são facilmente excretados por filtração glomerular e secreção tubular apresentam meia-vida biológica curta. No entanto, algumas substâncias podem ser reabsorvidas no túbulo proximal e na alça de Henle, aumentando sua meia-vida plasmática. Estas devem estar na forma molecular, mais lipossolúvel, ou são substratos que sofrem transportes ativos.

A determinação da velocidade de excreção de certos fármacos pelos rins serve como valioso subsídio no diagnóstico da função renal. Dados quantitativos da função renal podem ser obtidos pelo método de depuração ou *clearance*, que consiste em medir a quantidade absoluta de uma substância excretada pelos rins em 1 minuto, relacionando-a com sua concentração plasmática. Para tal, utiliza-se a substância do tipo inulina, que é excretada exclusivamente por filtração glomerular, sem sofrer reabsorção nem secreção tubular.

$$\text{Depuração (ml/min)} = \frac{U \times V}{P}$$

Onde:
U = concentração da substância-teste por mililitro de urina.
V = volume da urina excretada por minuto.
P = concentração da substância-teste por mililitro de plasma.

Em indivíduo adulto normal do sexo masculino, a depuração de inulina é igual à quantidade filtrada pelo glomérulo e é de aproximadamente 130 ml/minuto, indicando que 130 ml do plasma são filtrados pelo glomérulo por minuto.

Calculando-se a depuração de um dado fármaco, pode-se determinar parcialmente o mecanismo envolvido na sua excreção renal. Uma depuração maior do que a da inulina indica que o fármaco sofre secreção tubular, além da filtração glomerular, ao passo que uma depuração menor que a da inulina significa que o fármaco X, após ser filtrado, é reabsorvido parcialmente.

Deve-se ter sempre presente a possibilidade de o fármaco ser também secretado pelos túbulos renais. Certos ácidos orgânicos, como o ácido *p*-amino-hipúrico, são rapidamente secretados e quase inteiramente removidos do plasma numa simples passagem pelos rins, desde que a sua concentração plasmática não ultrapasse a capacidade transportadora do carregador. Nessas condições, sua depuração representa a quantidade do fluxo plasmático através dos rins.

Os fármacos que são secretados pelos túbulos renais em forma ativa, por exemplo, as penicilinas, podem ter sua meia-vida prolongada pelo uso de substâncias que inibem o transporte ativo pelos túbulos renais, como a probenecida. Após a administração de probenecida por via oral, a excreção urinária de penicilina restringe-se à fração filtrada pelo glomérulo, permitindo uma redução de até quatro vezes a dose habitualmente administrada.

A probenecida, ainda, inibe a reabsorção tubular de ácido úrico; assim, em doses adequadas, aumenta a excreção do ácido, o que torna válido seu emprego no tratamento da gota.

3.2. Excreção biliar

Fármacos e seus produtos de biotransformação são frequentemente encontrados nas fezes, após sua excreção por via biliar.

A passagem de substâncias do sangue para a bile é influenciada por diversos fatores. A maioria das substâncias aniônicas excretadas na bile possui peso molecular elevado. Somente as de peso molecular superior a 300, em ratos, e 500, no homem, são excretadas em quantidade significativa. Em ratos, substâncias de peso molecular inferior a 300 excretam-se em menos de 5% da dose administrada. Entretanto, substâncias catiônicas, mesmo de peso molecular da ordem de 200, são encontradas na bile, sem grandes variações entre as espécies animais.

A polaridade da molécula é outro fator determinante da excreção biliar de fármacos. Na passagem de moléculas para a bile, parece ser importante não só a presença de grupos polares, mas também o equilíbrio de suas propriedades hidrofílica e lipofílica.

A biotransformação de fármacos igualmente favorece a excreção biliar, pois aumenta a polaridade das moléculas, além de aumentar o seu peso molecular. O 3,4-benzopireno, por exemplo, tem peso molecular igual a 252 e é uma substância não polar. É prontamente excretado após sofrer hidroxilação e conjugação glicurônica.

Interessante é que a passagem de fármacos do sangue para a bile se faz por mecanismo de transporte ativo e, em regra, contra elevado gradiente de concentração. A presença de tal mecanismo é comprovada, diante das evidências de que: (1) muitas substâncias competem entre si na secreção biliar; (2) o processo é saturado por excesso de substâncias; (3) a secreção de algumas substâncias é reduzida ou abolida, por inibidores metabólicos. Admite-se que pelo menos três sistemas de carregadores estão envolvidos no processo, sendo cada sistema responsável pelo transporte de um grupo de compostos. Assim, ácidos orgânicos como bromossulfaleína, penicilina, clorotiazida e probenecida, que competem entre si, seriam transportados por um sistema. Esses íons não interferem na passagem de substâncias não iônicas do tipo ouabaína e outros glicosídeos cardíacos que seriam transportados por outro sistema. O terceiro grupo é o de bases, entre as quais se citam como exemplos o oxifenônio, a benzometamina, a N-metilnicotinamida e a d-tubocurarina.

A excreção biliar é particularmente importante para os compostos que sofrem ionização no pH do intestino e, portanto, não são reabsorvidos.

Clinicamente, a secreção biliar de bromossulfaleína é usada em prova de função hepática. Em indivíduos normais, a maior parte do corante administrado intravenosamente é excretada, no duodeno, no intervalo médio de 30 minutos.

O aumento desse tempo pode ser o indício da depressão da função hepática.

Substâncias excretadas pela bile podem ser reabsorvidas, no intestino, quando suas moléculas apresentam coeficiente de partição óleo/água elevado. A parte absorvida retornará ao fígado, onde poderá novamente passar para a bile e alcançar o duodeno: é o ciclo êntero-hepático que retém por mais tempo as substâncias no organismo.

O ciclo êntero-hepático é descrito para diversos compostos, entre eles os hormônios estrogênicos e progestagênicos, digitoxina, trinitrato de pentaeritritol, morfina, indometacina e diazepam. Muitas vezes, *o fármaco* sofre conjugação glicurônica, no fígado, previamente à sua excreção biliar. Embora esse conjugado seja mais polar e difícil de ser absorvido pela mucosa intestinal, a glicuronidase da flora bacteriana pode hidrolisá-lo e liberar o fármaco, permitindo, dessa forma, a sua reabsorção.

5. BIBLIOGRAFIA

BATCHELOR, H.K.; MARRIOTT, J.F. Paediatric pharmacokinetics: key considerations. *Br. J. Clin. Pharmacol.*, v. 79, n. 3, p. 395-404, 2015.

BHOWMIK, A.; KHAN, R.; GHOSH, M.K. Blood brain barrier: a challenge for effectual therapy of brain tumors. *Biomed. Res. Int.*, v. 2015, p. 320941, 2015.

CONNEY, A.H. Pharmacological implications of microssomal enzyme inductions. *Pharmacol. Rev.*, v. 19, p. 317-66, 1967.

CONNEY, A.H.; BURNS, J.J. Factors influencing drug metabolism. *Adv. Pharmacol.*, v. 1, p. 31-58, 1962.

COOPER, J.R. Inibitory effects of beta-dietyl aminoethyl-diphenylpropylacetate on a variety of drug metabolic pathway in vitro. *J. Pharmacol. Exp. Ther.*, v. 112, p. 55-63, 1954.

FOUTS, J.R.; HART, L.C. Hepatic drug metabolism during the perinatal; period. *Ann. N. Y. Acad. Sci.*, v. 123, p. 245-51, 1965.

IMAI, Y. The roles of cytochrome b5 in reconstituted monooxygenase systems containing various forms of hepatic microssomal citochrome P-450. *J. Biochem.*, v. 89, p. 351-62, 1981.

JOYCE, H. *et al.* Influence of multidrug resistance and drug transport proteins on chemotherapy drug metabolism. *Expert. Opin. Drug. Metab. Toxicol.*, v. 11, n. 5, p. 795-809, 2015.

KAPPAS, A.; ALVARES, A.P. How the liver metabolizes foreign substances. *Sci. Am.*, v. 232, p. 22-31, 1975.

KOEPSELL, H. Role of organic cation transporters in drug-drug interaction. *Expert. Opin. Drug, Metab. Toxicol.*, v. 11, n. 10, p. 1619-33, 2015.

LADU, B.N.; MANDEL, H.C.; WAY, E.L. *Fundamentals of drug metabolism and drug disposition*. Baltimore: Williams & Wilkins, 1971.

LI, N.; TANG, E.I.; CHENG, C.Y. Regulation of blood-testis barrier by actin binding proteins. *Reproduction*, v. 151, n. 3, p. R29-41, 2016.

MAEDA, K. Organic anion transporting polypeptide (OATP)1B1 and OATP1B3 as important regulators of the pharmacokinetics of substrate drugs. *Biol. Pharm. Bull.*, v. 38, n. 2, p. 155-68, 2015.

MELLET, L.B. Comparative drug metabolism. *Prog. Drug. Res.*, v. 13, p. 138-69, 1969.

NIBERT, D.W.; NEGISHI, M. Multiple forms of cytochrome P-450 and the importance of molecular biology and evolution. *Biochem. Pharmac.*, v. 31, n. 14, p. 2311-7, 1982.

OGA, S. *et al.* Interferência do fenobarbital no efeito analgésico de propoxifeno, hidroxizina e acetaminofeno. *Rev. Bras. Clin. Ter.*, v. 2, p. 209-12, 1973.

OGA, S.; CAMARGO, M.M.A.; BATISTUZZO, J.A.O. *Fundamentos de toxicologia*. São Paulo: Atheneu, 2014. 685p.

OLDENDORF, W.H. Blood-brain barrier permeability to drugs. *Ann. Rev. Pharmacol.*, v. 14, p. 239-48, 1974.

OMURA, T.; SATO, R. The carbon monoxide-bonding pigment of liver microssomes. 1. Evidence for is hemoprotein nature. *J. Biol. Chem.*, v. 239, p. 2370-8, 1969.

PANDEY, P.K.; SHARMA, A.K.; GUPTA, U. Blood brain barrier: an overview on strategies in drug delivery, realistic in vitro modeling and in vivo live tracking. *Tissue Barriers*, v. 4, n. 1, p. e1129476, 2015.

RICHARDSON H.L.; STIER A.R.; BORSONS-NACHTNEBEL, E. Liver tumor inhibition and adrenal histologic responses in rats to which 3'metthyl-4=dimethylamino-azobenzene and 20-methylcholantherence were simultaneously administered. *Cancer Res.*, v. 12, p. 256-6, 1952.

ROBINSON, D.; WILLIAMS, R.T. Do cats form glucuronides. *Biochem. J.*, v. 68, p. 23P-4P, 1958.

RYAN, D.E. *et al.* Separation and characterization of highly purified forms of liver microsomal cytochrome P-450 from rats treated with polychlorinated biphenyls, phenobarbital, and 3-metihylcholanthere. *J. Biol. Chem.*, v. 254, p. 1365-74, 1979.

SCHANKER, L.S. Passage of drug across boy membranes. *Pharmacol. Rev.*, v. 14, p. 501-30, 1962.

SINGER, S.J.; NICOLSON, G.L. The fluid mosaic model of the structure of cell membranes. *Science*, v. 175, n. 4023, p. 720-31, 1972.

STAUD, F.; CECKOVA, M. Regulation of drug transporter expression and function in the placenta. *Expert. Opin. Drug. Metab. Toxicol.*, v. 11, n. 4, p. 533-55, 2015.

TERADA, T.; HIRA, D. Intestinal and hepatic drug transporters: pharmacokinetic, pathophysiological, and pharmacogenetic roles. *J. Gastroenterol.*, v. 50, n. 5, p. 508-19, 2015.

VAN ROSSUM, J.M. *Kinetics of drug action*. Berlin: Springer-Verlag, 1977.

1.4.

Farmacocinética Clínica

Sílvia Regina Cavani Santos
Seizi Oga

Sumário

Colaboradores nas edições anteriores: Jayme A. A. Sertié, Pedro Fernandes Lara e João Hamilton Romaldini.

1. INTRODUÇÃO À FARMACOCINÉTICA CLÍNICA

Após a Segunda Guerra Mundial, e a partir da Revolução Industrial, que ocorreu na Europa e nos Estados Unidos da América do Norte, consolidou-se a indústria farmacêutica multinacional, com o desenvolvimento de novas moléculas e geração de grande número de medicamentos de diversas classes farmacológicas.

Na farmacoterapia, é importante o conhecimento do mecanismo de transferência do fármaco, isto é, os caminhos percorridos por suas moléculas desde o local de administração até a eliminação do organismo.

A farmacocinética é o estudo quantitativo do conjunto de processos que compreende desde a liberação do fármaco contido no medicamento, até sua absorção, distribuição, biotransformação e excreção (LADME).

A farmacocinética clínica oferece, mediante cálculos matemáticos, dados que possibilitam o ajuste da dose de medicamentos para a otimização da farmacoterapia, ou em situações em que aparecem eventos adversos consequentes à ação tóxica dos fármacos. Os pacientes em tratamento de doenças crônicas de alta incidência e prevalência na vida moderna, como hipertensão, diabetes tipo 2, dislipidemias, entre outras, em geral, recebem medicamentos diariamente, por período prolongado.

A estreita correlação existente entre as concentrações de fármacos circulantes nas matrizes biológicas de acesso disponível (sangue total, soro ou plasma) e as respostas farmacológicas permite ao clínico aplicar princípios farmacocinéticos para maximizar a efetividade terapêutica e minimizar os eventos adversos. O modelo de abordagem farmacocinética-farmacodinâmica mais simples é ilustrado utilizando fármacos agonistas de efeito reversível (Figura 1.4.1).

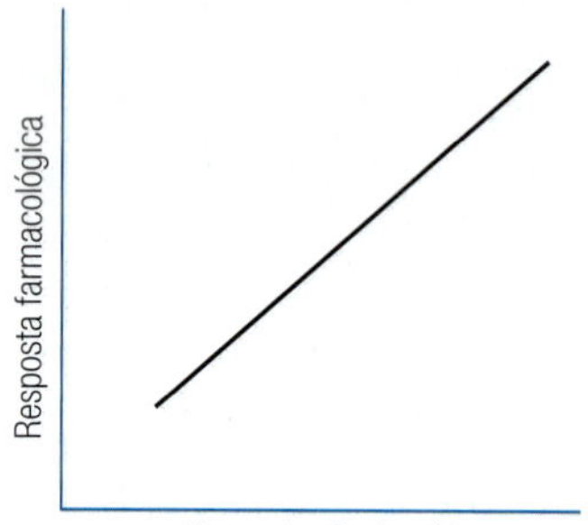

Figura 1.4.1. Correlação entre a resposta do fármaco de efeito reversível e a concentração plasmática.

2. PRINCÍPIO DA HOMOGENEIDADE CINÉTICA

A farmacodinâmica avalia ações e efeitos causados por um fármaco no decurso do tempo após administração de uma dose (D), enquanto a farmacocinética mede a concentração do fármaco na corrente circulatória em função do tempo após a sua administração. O efeito farmacológico está relacionado à concentração do fármaco no sítio de ação; uma vez que os receptores farmacológicos geralmente são inacessíveis a nossa observação, o termo "homogeneidade cinética" foi introduzido para descrever a relação previsível da concentração do fármaco no plasma, nos tecidos e no sítio receptor. Se as concentrações do fármaco no plasma aumentam, as concentrações desse fármaco nos tecidos também aumentam proporcionalmente.

Portanto, o monitoramento das concentrações do fármaco circulante, no decurso do tempo, é de grande valia para o acompanhamento da evolução clínica do paciente (Figuras 1.4.2 e 1.4.3).

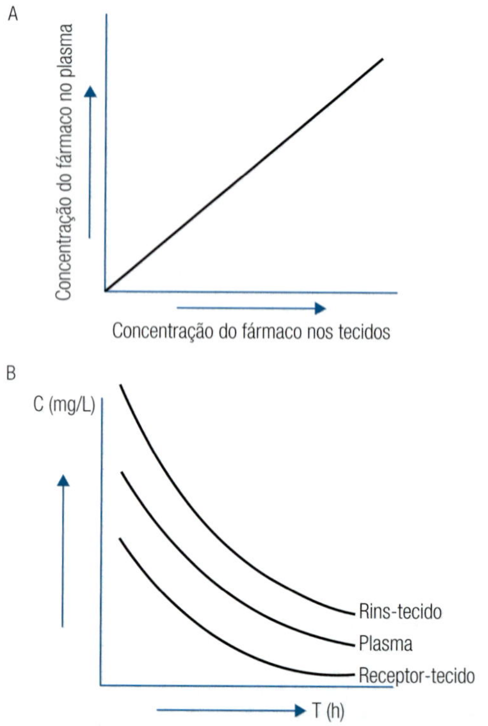

Figura 1.4.2. (A) Princípio da homogeneidade cinética que correlaciona concentração do fármaco no plasma e nos tecidos. (B) Decaimento exponencial da concentração do fármaco no plasma e nos tecidos em função do tempo após administração de uma dose do fármaco.

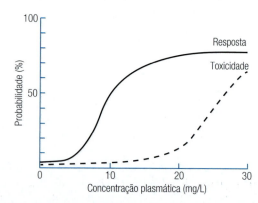

Figura 1.4.3. Efeito farmacológico dose-dependente *versus* concentração plasmática da teofilina. Janela terapêutica para o fármaco (10 a 20 mg/L).

Quando se investiga a curva de concentração plasmática do fármaco em função do tempo, assume-se que suas moléculas estejam atingindo os órgãos-alvo e promovendo efeito terapêutico.

O sangue é, sem dúvida, pela facilidade de coleta, o material mais utilizado para a determinação quantitativa de fármacos. Entretanto, os fármacos podem ser dosados também em outros fluidos biológicos de fácil acesso como a urina, para estudos de excreção, ou ainda a saliva e o leite, em estudos de partição plasma/saliva e partição plasma/leite. Eventualmente, pode-se ainda coletar fluidos de difícil acesso como a bile, o líquido cefalorraquidiano, ou de determinado tecido obtido mediante biopsia para quantificação do fármaco.

Após administração intravascular (IV – *bolus*) ou peroral de fármaco com absorção prevista no trato gastrintestinal, a sua transferência pode ser monitorada por meio de curvas da concentração do analito e/ou de seu produto principal de biotransformação com atividade farmacológica (Figura 1.4.4).

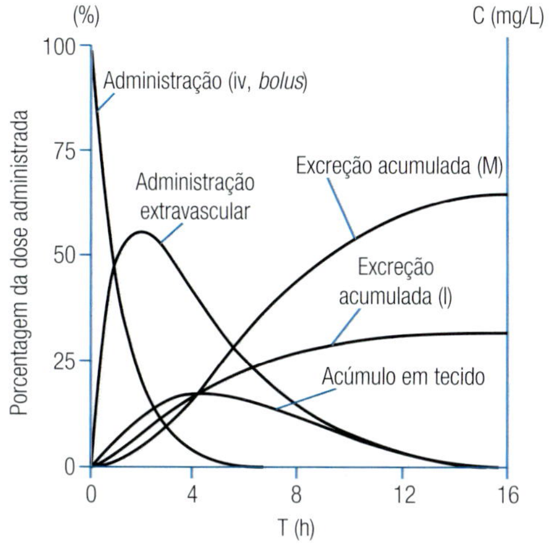

Figura 1.4.4. Representação gráfica no monitoramento da dose administrada em função do tempo. Curvas de concentração do fármaco inalterado (I), ou de seus metabólitos (M) em fluidos biológicos e tecido no decurso do tempo. Abreviaturas: C: concentração; T: tempo após administração da dose.

Em face da diversidade de formulações farmacêuticas disponíveis, diferentes vias de administração são utilizadas, tais como a transdérmica, nasal, peroral, sublingual, intravenosa, intramuscular, intratecal, subaracnóidea e peridural. Entretanto, no estudo farmacocinético, a diferenciação entre elas perde seu significado específico. Assim, para o estudo farmacocinético, consideram-se apenas duas vias de administração: a intravascular e a extravascular. Utiliza-se a via intravascular para fármacos em solução verdadeira, introduzindo-os diretamente na corrente circulatória.

Os fármacos administrados por via extravascular devem, inicialmente, ser absorvidos e alcançar a corrente sanguínea, que os levará até o órgão-alvo.

O decaimento das concentrações do fármaco nas matrizes biológicas (sangue plasma, soro e urina, entre outras) é representado pela curva que obedece à função exponencial para cada processo isolado a ser mensurado – $\mathbf{Y = Y_0 . e^{-k.X}}$, onde:

X: tempo após a administração da dose D

Y: concentração no instante T

Y_0: intercepto da concentração no instante zero (T_0)

k: constante de velocidade relacionada ao processo que está sendo mensurado

Portanto, conforme o processo que se deseja investigar, tem-se a exponencial relacionada à absorção, à distribuição e à eliminação. Adicionalmente, pode-se ainda obter uma curva que obedece a uma função assintótica, como aquela obtida no estudo de excreção acumulada do fármaco e/ou do metabólito em fluidos de eliminação como a urina e a bile. Assim sendo, é importante sempre investigar a transferência do fármaco no organismo acompanhando o perfil de desaparecimento da dose administrada, por meio da medida de concentração plasmática em função do tempo.

Por outro lado, na administração do fármaco por via oral, quando a velocidade de absorção excede a velocidade de eliminação, a concentração dele no sangue aumenta em função do tempo até atingir o valor de concentração máxima C_{MAX}, sendo T_{MAX} o tempo requerido para atingir C_{MAX}. Finalizada a absorção, registra-se o decaimento da concentração plasmática em função do tempo devido à taxa de eliminação, representada pela perda ou retirada irreversível do fármaco do organismo (Figura 1.4.5). Concomitantemente, registra-se a redução do efeito instalado em decorrência da eliminação do fármaco.

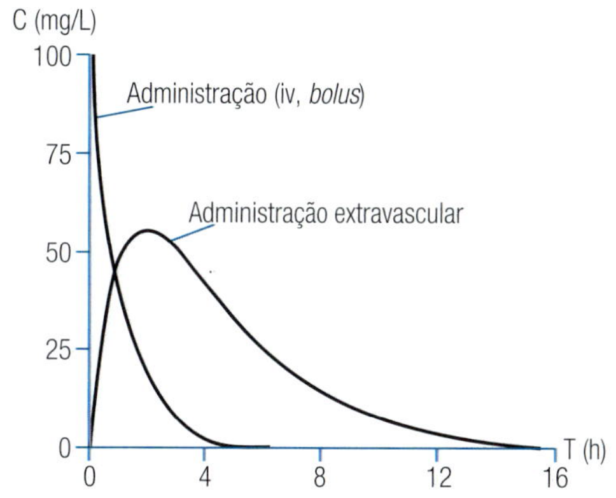

Figura 1.4.5. Representação gráfica em eixos cartesianos da concentração de fármaco no decurso do tempo após administração intravascular (IV, *bolus*), ou extravascular (p.ex., peroral).

3. ESTUDO FARMACOCINÉTICO

No estudo farmacocinético, a análise das curvas de concentrações plasmáticas do fármaco em função do tempo permite calcular dois parâmetros importantes que caracterizam a transferência do fármaco num determinado processo, tais como a meia-vida ($t_{(1/2)}$) e a respectiva constante de velocidade (k) ou taxa de transferência. Essas constantes estão relacionadas aos processos de absorção (k_{ab}, $t_{(1/2)ab}$), de distribuição (alfa, $t_{(1/2)\,\alpha}$) e de eliminação (k_{el}, $t_{(1/2)\,\beta}$). Essas constantes farmacocinéticas (k, $t_{(1/2)}$) são denominadas de parâmetros dependentes do modelo, pois estão estreitamente relacionadas entre si.

Outras constantes farmacocinéticas importantes são a depuração plasmática (CL_T) e o volume aparente de distribuição (Vd), relacionados à eliminação do fármaco. Como ambos (CL_T e Vd) dependem da variável "área sob a curva" (ASC) relacionada à dose, esses dois parâmetros independem da inclinação da reta terminal da concentração no decurso do tempo. A variável ASC está relacionada à integração da curva de concentração do fármaco no decurso do tempo, após a administração de uma dose (D).

A escolha do modelo farmacocinético depende da finalidade do protocolo de estudo; assim, a farmacocinética disponibiliza três modelos compartimentais abertos.

3.1. Modelos compartimentais

O modelo mais simples para a realização de um estudo farmacocinético é o modelo aberto de um compartimento após administração intravenosa, no qual se estuda a perda da dose administrada, sendo representada em diagrama por um bloco único. Nesse modelo, mede-se fundamentalmente a perda da dose administrada, representada pelo decaimento exponencial da concentração do fármaco no decurso do tempo. Admite-se que a distribuição seja "instantânea", uma vez que a taxa de transferência (k) e a respectiva meia-vida de distribuição associadas ao processo reversível de distribuição não podem ser mensuradas. Tal fato se deve simplesmente às coletas de sangue previstas no delineamento do protocolo de estudo com vistas ao estudo farmacocinético apenas para medida do processo de eliminação. Nessas condições, ao se plotar em eixos cartesianos YX, onde Y representa o eixo das concentrações e X representa o tempo, obtém-se o decaimento exponencial da concentração no decurso do tempo (Figura 1.4.6).

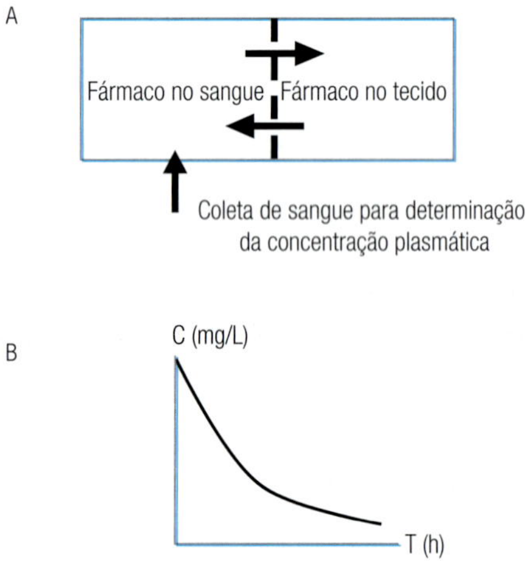

Figura 1.4.6. (A) Modelo aberto de um compartimento. (B) Curva de decaimento exponencial da concentração plasmática do fármaco no decurso do tempo, após administração IV.

A curva de decaimento exponencial (C x T) resulta numa regressão linear negativa que representa a reta de eliminação e permitirá a estimativa dos parâmetros taxa de eliminação e meia-vida biológica (Figura 1.4.7, Equação 1).

Equação 1:

$$C_{(t)} = C_0 . e^{-kel.t}$$

$C_{(t)}$: concentração no instante t
C_0: intercepto de concentração no instante zero (T_0)
k_{el}: taxa de eliminação (h^{-1})

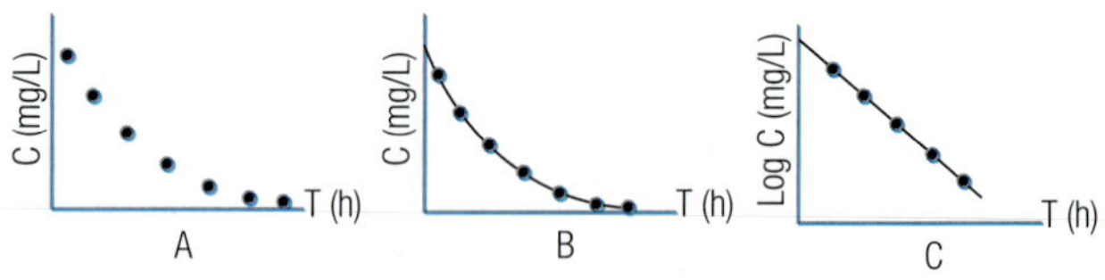

Figura 1.4.7. Representação gráfica do decaimento das concentrações plasmáticas em função do tempo, após dose IV em *bolus*, pela coleta seriada de amostras sanguíneas: (A) pares de dados obtidos (CxT) plotados, (B) traçado da curva de decaimento exponencial, (C) transformação logarítmica da concentração no decurso do tempo para obtenção da taxa de eliminação e da respectiva meia-vida biológica.

A partir da definição do valor numérico de k_{el}, é possível prever, a qualquer instante, a concentração do fármaco circulante dependente do processo de eliminação (Equação 1). Dessa forma, torna-se possível estimar os parâmetros da eliminação, isto é, a meia-vida biológica ($t_{(1/2)\beta}$), definida como o tempo requerido para a concentração plasmática reduzir-se em 50%, e a taxa de transferência, definida como a constante de velocidade de eliminação (k_{el}); os dois parâmetros estão associados ao processo de perda da dose administrada. Partindo-se do princípio de que a partir de dois pares de dados (C:T), por meio da transformação logarítmica da concentração *versus* tempo, [Ln(C_1):T_1] e [Ln(C_2):T_2] é possível estimar o parâmetro k_{el}, que é a taxa de eliminação representada pela inclinação da reta de eliminação (Equação 2), conforme ilustrado na Figura 1.4.8.

Equação 2:

$$k_{el} = (\ln C_1 - \ln C_2)/(T_1 - T_2) \quad \text{(unidade: hora}^{-1}\text{)}$$

Uma vez estimada a taxa de eliminação (k_{el}), é possível determinar a meia-vida biológica pela Equação 3, que relaciona os dois parâmetros:

Equação 3:

$$t_{(1/2)\beta} = \text{Ln } 2/k_{el} \quad \text{(unidade: hora)}$$

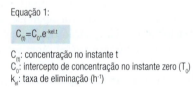

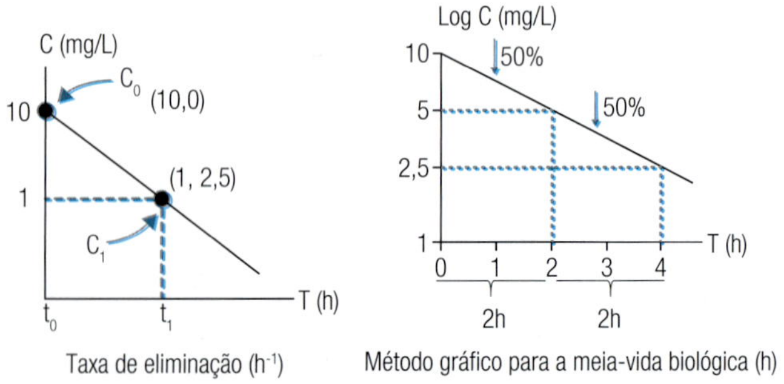

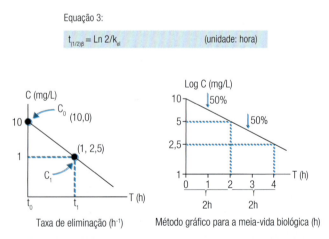

Figura 1.4.8. Estimativa da taxa de eliminação e da respectiva meia-vida associada ao processo por meio de pares de dados concentração e tempo (log C:T).

O cálculo das demais constantes farmacocinéticas, como a depuração plasmática e o volume aparente, dependerá da variável "área sob a curva total" (ASC_T), resultante da integração das concentrações do fármaco circulante no decurso do tempo; esse parâmetro é uma variável que depende da dose administrada (Figura 1.4.9).

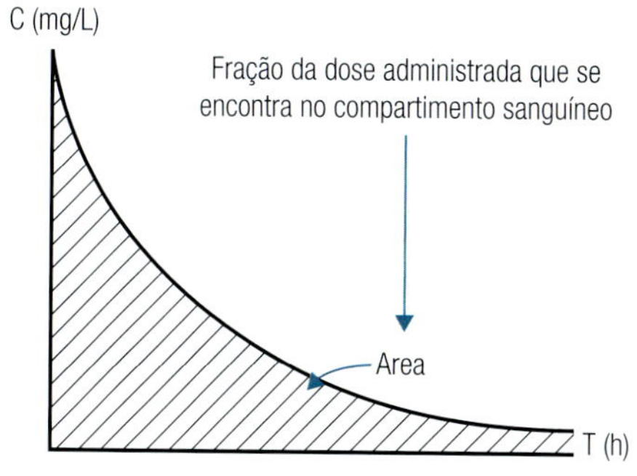

Figura 1.4.9. Área sob a curva de concentração no decurso do tempo no intervalo 0-infinito.

A área sob a curva total ($ASC_{0\text{-infinito}}$) integrada no intervalo de tempo será estimada em duas etapas. Na primeira etapa, será estimada a ASC pela integração ponto a ponto, a partir dos pares de dados tempo e concentração, obtidos no período de coleta compreendido entre zero até o tempo da última coleta de sangue ($ASC_{0\text{-t}}$). Nessa integração ponto a ponto, utiliza-se o método dos trapezoides (Tabela 1.4.1, Figura 1.4.10).

Tabela 1.4.1. Integração ponto a ponto da área – método dos trapezoides

T (h)	C (mg/L)	$C_{médio}$ (mg/L)	ΔT (h)	$ASC_{intervalo}$ (mg/L*h)
T_0	C_0			
T_1	C_1	$(C_0+C_1)/2$	T_0-T_1	$C_{1médio}*\Delta T_1$
T_2	C_2	$(C_1+C_2)/2$	T_0-T_1	$C_{2médio}*\Delta T_2$
T_3	C_3	$(C_2+C_3)/2$	T_0-T_1	$C_{3médio}*\Delta T_3$
T_4	C_4	$(C_3+C_4)/2$	T_0-T_1	$C_{4médio}*\Delta T_4$
T_5	C_5	$(C_4+C_5)/2$	T_0-T_1	$C_{5médio}*\Delta T_5$
T_6	C_6	$(C_5+C_6)/2$	T_0-T_1	$C_{6médio}*\Delta T_6$
				$ASC_{0\text{-t}} = \Sigma\, ASC_{intervalo}$

T: tempo de realização das coletas seriadas de sangue: T1, T2, T3...
C: concentração plasmática obtida (fármaco) em cada coleta: C1, C2, C3...
$C_{médio}$: média aritmética das concentrações obtidas em cada intervalo de tempo.
DT: intervalo de tempo entre duas coletas consecutivas.
$ASC_{intervalo}$: integração ponto a ponto entre duas coletas consecutivas.
$ASC_{0\text{-t}}$: somatório de $ASC_{intervalo}$ no período de coleta realizada.

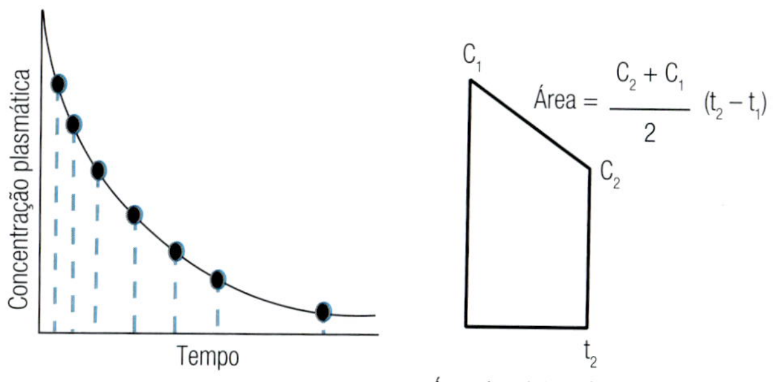

Método dos trapezoides – intervalo 0-t — Área do minitrapézio – intervalo t_1-t_2

Figura 1.4.10. Curva de decaimento obtida no intervalo de coleta de amostras sanguíneas. Área sob a curva da concentração integrada no decurso do tempo (intervalo 0-t).

Numa segunda etapa, deve-se estimar a área sob a curva remanescente no intervalo t-infinito ($ASC_{t\text{-infinito}}$); para tanto, considera-se o último par de dados (T_n;C_n), isto é, a concentração (C_n) obtida no tempo de realização da última coleta de amostra sanguínea (T_n) pelo método de extrapolação (Equação 4, Figura 1.4.11).

Equação 4:

$$ASC_{t\text{-infinito}} = C_n/kel$$

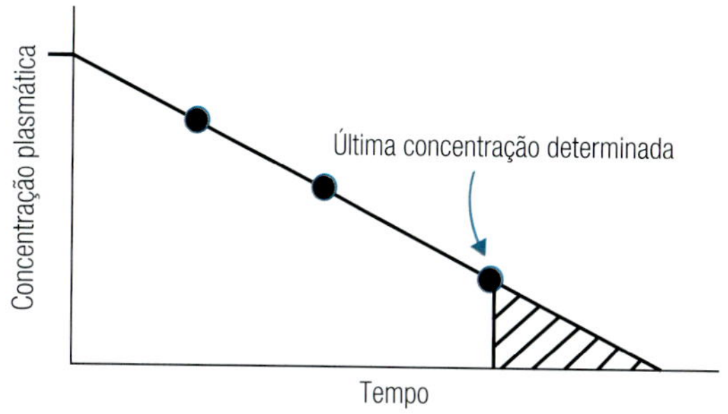

Figura 1.4.11. Integração da área sob a curva da concentração no decurso do tempo (integração t-infinito) a partir da última coleta.

A ASC_T ou $ASC_{0\text{-infinito}}$ é obtida pela soma das áreas estimadas pelo método dos trapezoides e pelo método da extrapolação.

Equação 5:

$$ASC_T = ASC_{0\text{-t}} + ASC_{t\text{-infinito}} \quad \text{(unidade: mg/L x h)}$$

A depuração plasmática ou *clearance* total (CL_T) do fármaco é estimada a partir da razão entre a dose administrada IV, em *bolus*, e a respectiva ASC_T. Conceitualmente, a depuração plasmática é o volume hipotético de plasma depurado ou clarificado do fármaco na unidade de tempo, e seu cálculo é representado na Equação 6:

Equação 6:

$$CL_T = Dose/ASC_T \quad \text{(unidade: litros/hora)}$$

O volume aparente de distribuição é o parâmetro que mede a extensão da distribuição, sendo estimado a partir da razão entre a depuração plasmática e a taxa de eliminação. Conceitualmente, o volume aparente de distribuição é o volume hipotético de fluido intersticial, intracelular e extracelular, capaz de dissolver o fármaco transferido da corrente circulatória para os tecidos, de forma a igualar a concentração do fármaco no plasma e tecidos; o cálculo desse parâmetro é representado na Equação 7.

Equação 7:

$$Vd = CL_T/k_{el} \quad \text{(unidade: litro)}$$

Os parâmetros farmacocinéticos são descritos nas Tabelas 1.4.2 e 1.4.3, e na Figura 1.4.12.

Tabela 1.4.2. Constantes farmacocinéticas

Dose única IV (*bolus*) no modelo aberto de 1 compartimento			
Administração	**Símbolo**	**Unidade**	**Equações**
Constante de eliminação	k_{el}	h^{-1}	$k_{el} = (lnC_1 - lnC_2)/ (T_2 - T_1)$
Meia-vida biológica	$t_{(1/2)\beta}$	h	$t_{(1/2)\beta} = 0{,}693/k_{el}$
Depuração plasmática (*Clearance* total)	CL_T	L/h	$CL_T = Dose/ASC_T$
Volume aparente de distribuição	$Vd_{área}$	L	$Vd = CL_T/k_{el}$

Tabela 1.4.3. Equação das exponenciais para os modelos compartimentais

Modelo cinético	Intercepto	Constante	Equação
1 compartimento	Administração intravascular (fase de eliminação)		
	B	k_{el}	$C = B.e^{-kel.t}$
	Administração extravascular (fases de eliminação e de absorção)		
	C_0	k_{ab}	$C = B.e^{-kel.t} - C_0.e^{-kab.t}$
2 compartimentos	Administração intravascular (fases de distribuição e eliminação)		
	A, B	α, β	$C = A.e^{-\alpha.t} + B.e^{-\beta.t}$
	Administração extravascular (fases de absorção, distribuição e eliminação)		
	C_0	k_{ab}	$C = A.e^{-\alpha.t} + B.e^{-\beta.t} - C_0.e^{-kab.t}$
3 compartimentos	Administração intravascular (fases de distribuição e eliminação bifásica)		
	A, B, Z	α, β, γ	$C = A.e^{-\alpha.t} + B.e^{-\beta.t} + Z.e^{-\gamma.t}$
	Administração extravascular (fases de absorção, distribuição e eliminação bifásica)		
	C_0	k_{ab}	$C = A.e^{-\alpha.t} + B.e^{-\beta.t} + Z.e^{-\gamma.t} - C_0.e^{-kab.t}$

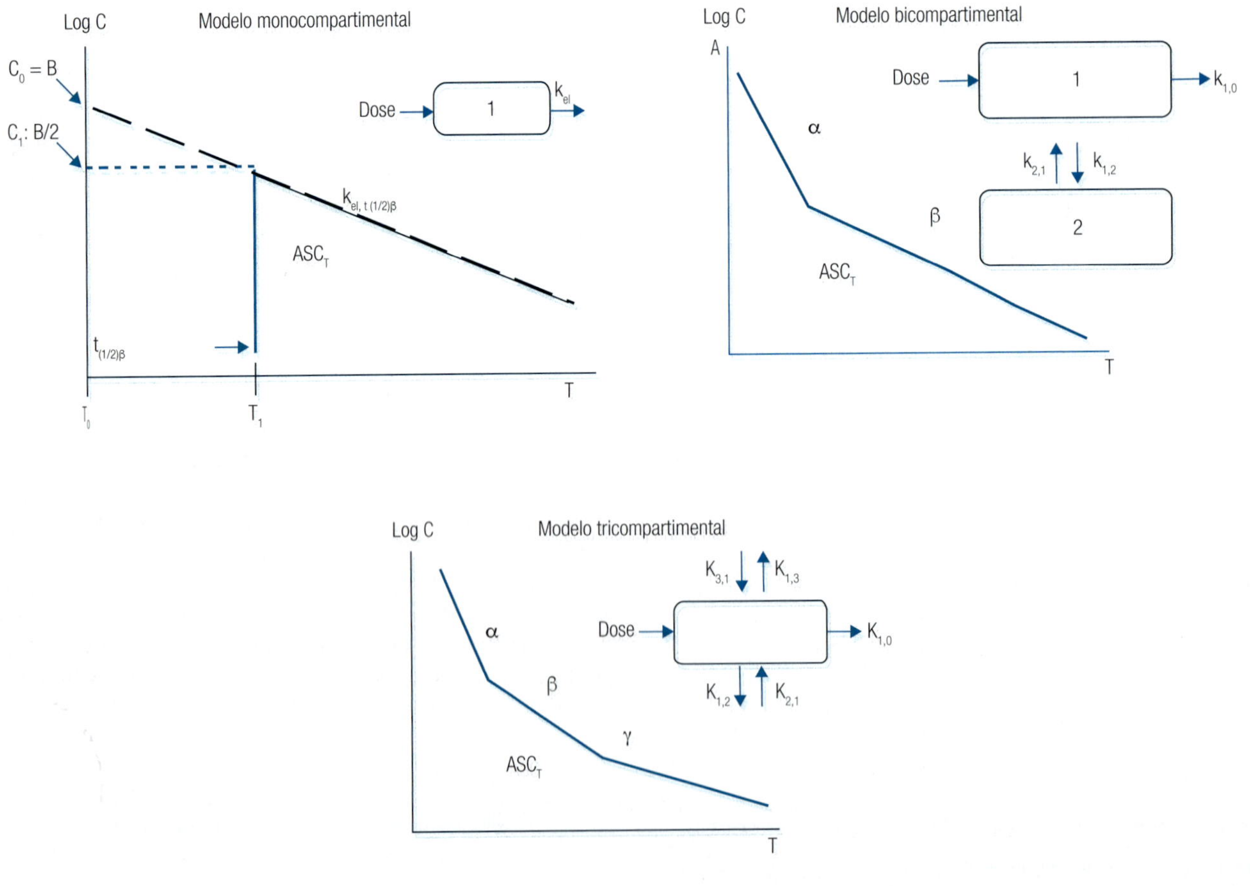

Figura 1.4.12. Modelos compartimentais.

3.2. Farmacocinética de doses múltiplas

O modelo aberto de um compartimento é, de forma geral, o mais utilizado na prática clínica para o estudo farmacocinético de doses múltiplas, seja após a administração intravenosa (*bolus*), por infusão intermitente ou infusão rápida. A aplicação desse modelo permite estimar a taxa de eliminação (k_{el}) e o volume aparente de distribuição (Vd); o intervalo de tempo entre doses consecutivas (tau: τ) é estimado a partir da taxa de eliminação (k_{el}).

Na maioria das situações clínicas, a efetividade do agente terapêutico é exigida por um período de tempo estendido e não se obtém pela administração de uma única dose do fármaco. Nessa situação, a dose múltipla é necessária para a garantia de farmacoterapia efetiva no paciente.

O alvo terapêutico será atingido se doses idênticas são administradas em intervalos regulares, de forma a manter concentração efetiva do fármaco no sistema circulatório, isto é, dentro da janela terapêutica no intervalo (τ) entre doses consecutivas.

3.2.1. Modelo de dose intravenosa (*bolus*)

A escolha do modelo de doses múltiplas por infusão intravenosa (*bolus*), a partir do modelo aberto de um compartimento com eliminação de primeira ordem, deve-se ao fato de ser mais simples e pela possibilidade de se efetuarem coletas reduzidas de amostras sanguíneas.

3.2.2. Regime posológico

A maneira como se administra um fármaco, sob a forma de medicamento, é denominada regime de dose ou regime posológico. A prescrição do regime de dose e a duração do tratamento vão depender da resposta farmacológica obtida com doses empíricas.

A farmacoterapia inicial ou empírica para um paciente pode ser considerada de pequena complexidade se envolver um ou no máximo dois fármacos, por exemplo, a hidroclorotiazida e a losartana no manejo terapêutico da hipertensão arterial sistêmica num paciente em acompanhamento ambulatorial. Entretanto, devem se considerar os fatores relacionados à administração do fármaco, à aderência do paciente ao regime posológico prescrito, à transferência do fármaco por processos de absorção, distribuição e eliminação, e obviamente relativos ao efeito farmacológico que se deseja alcançar pelo tratamento com essa associação de fármacos. Apesar da baixa complexidade do tratamento no paciente ambulatorial, é importante considerar a necessidade de um balanço desses fatores para que a eficácia terapêutica por dose múltipla seja mantida.

Se a dose empírica recomendada de um fármaco não responder satisfatoriamente, torna-se necessário alterar a prescrição médica, mediante titulação da dose fracionada e aumento da dose diária, para se obter melhor eficácia terapêutica. Por outro lado, se o paciente apresentar sinais e sintomas que caracterizam a ocorrência de reações adversas na dose empírica recomendada, será necessária a titulação da dose fracionada do regime para redução da dose diária. Em ambos os casos, a conduta médica será a alteração do regime de dose.

O intervalo entre duas doses consecutivas é representado por τ, que é um parâmetro fundamental na caracterização do acúmulo resultante da sobreposição de doses durante a impregnação. Esse conceito é aplicado na diferenciação entre a farmacoterapia de doses múltiplas e a de doses únicas. Isso significa que, se doses idênticas (D) forem administradas ao paciente em intervalos de tempo regulares (τ, intervalo de dose), dois eventos podem ocorrer. Se com a administração de várias doses, não se registrar resíduo da primeira (D_1) sobre a segunda (D_2), e desta sobre a terceira (D_3), e assim sucessivamente, pode-se considerar que nesse regime posológico não ocorreu acúmulo do fármaco no paciente pela administração consecutiva de inúmeras doses. Portanto, nesse caso, deve-se considerar que se trata de farmacoterapia de dose única, uma vez que as concentrações máximas (picos) e mínimas (vales) apresentam o mesmo valor numérico, desde a primeira até a última dose administrada ao paciente (Figura 1.4.13).

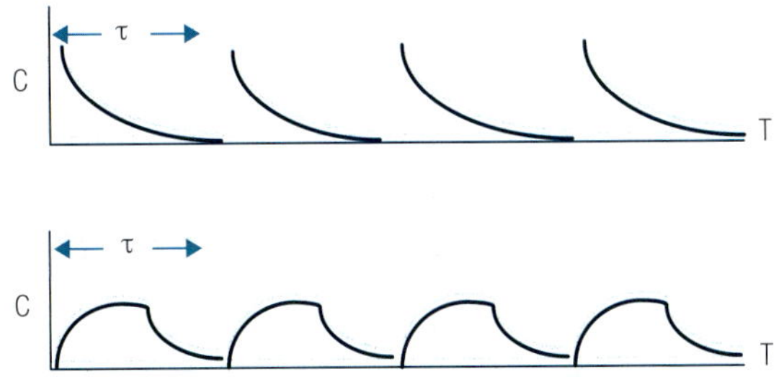

Figura 1.4.13. Administração de várias doses únicas após administração IV, em *bolus* e infusão intermitente ou administração peroral.

O acúmulo do fármaco no organismo dependerá da sua meia-vida biológica. Então, se a meia-vida biológica ($t_{(1/2)\beta}$) de um fármaco é de 4 horas, o período de tempo requerido para eliminação total da dose administrada será de 40 horas, portanto equivalendo a 10 vezes a meia-vida biológica ($10 \times t_{(1/2)\beta}$). Esse período de tempo requerido para a eliminação total do fármaco é denominado de tempo de *washout*.

Por outro lado, espera-se que, em decorrência da administração de dose múltipla, ocorra o acúmulo de dose sobre dose pela administração da primeira dose ou dose de ataque (D_1), seguida da dose de manutenção a partir da segunda dose (D_2). Então, ao se administrar a D_2, haverá resíduo da dose anterior D_1, e assim por diante, prevendo-se acúmulo do fármaco pela administração de doses idênticas consecutivas no intervalo de dose (t). A essa situação de acúmulo pela sobreposição de doses denomina-se impregnação do fármaco gerada na farmacoterapia de doses múltiplas. É o caso, por exemplo, de um paciente que recebe doses intravenosas (*bolus*) ou infusão intermitente.

Durante a impregnação do fármaco, evidencia-se o aparecimento da curva de concentração crescente no decurso do tempo de tratamento; essa curva das concentrações médias obedece a uma função assintótica. Assim, pela impregnação se obtém a curva de acúmulo com platô. O platô é caracterizado por uma situação de equilíbrio dinâmico de transferência do fármaco dissolvido no sangue para os tecidos, numa troca reversível sangue-tecido-sangue. Nessa situação, cada dose administrada estará repondo apenas a fração da dose anterior perdida, consequente ao processo de eliminação. Ocorrerá aumento das concentrações mínimas e máximas até chegar ao platô, como ilustrado na Figura 1.4.14, onde Y é a concentração do fármaco na circulação sistêmica (C) e X é o tempo (T) após administração da dose D.

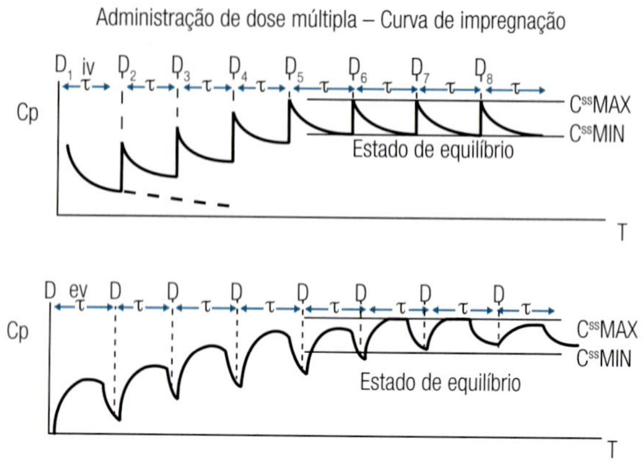

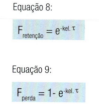

Figura 1.4.14. Curva de impregnação após doses múltiplas por administração IV em *bolus* ou por infusão intermitente.

Na dose única ocorre ausência de acúmulo e na dose múltipla ocorre acúmulo; então, a presença ou ausência de acúmulo dependerá do tempo de eliminação da dose total do fármaco administrado a esse paciente. A duração do tratamento está baseada no valor da meia-vida biológica do fármaco e dependerá do regime de dose.

Tabela 1.4.4. Duração do tratamento para atingir o platô

Duração do tempo de administração (número de meia-vida)	Concentração atingida em relação ao platô (%)
1	50
2	75
3	87,50
4	93,75
5	96,88
6	98,47
7	99,25

Portanto, como regra geral, o tempo requerido (T^{ss}) para atingir o platô (C^{ss}) é da ordem de três a quatro vezes a meia-vida biológica, uma vez que as concentrações plasmáticas atingidas se aproximam a cerca de 90% (C^{ss}) daquelas previstas no platô.

O acúmulo do fármaco ocorre pela administração de doses consecutivas no intervalo de tempo τ e envolve conceitos adicionais. Destaca-se que a retenção da dose administrada ou, ainda, a perda da dose administrada varia em função dos parâmetros t e da taxa de eliminação (k_{el}). Sendo assim, a retenção da dose administrada ao paciente, expressa por meio do fator de retenção ($F_{retenção}$), dependerá do k_{el} e do τ (Equação 8); enquanto a perda da dose administrada será obtida pela diferença entre o valor absoluto da dose administrada e a dose retida no organismo após sua administração, denominada fator de perda (F_{perda}) – Equação 9.

Equação 8:

$$F_{retenção} = e^{-kel.\tau}$$

Equação 9:

$$F_{perda} = 1 - e^{-kel.\tau}$$

O acúmulo do fármaco após a administração de doses múltiplas está relacionado a esses dois parâmetros, sendo o fator de acúmulo estimado mediante o inverso do fator de perda (Equação 10).

Equação 10:

$$F_{acúmulo} = 1 / (1 - e^{-kel.\tau})$$

Na farmacoterapia de doses múltiplas, ocorre sempre um acúmulo de dose sobre dose, sempre que o τ for inferior ao tempo de *washout* ($\tau < 10\ t_{(½)\beta}$), e esse acúmulo poderá ser maior ou menor em função do valor numérico desse parâmetro (τ). Portanto, a frequência de administração e o tamanho da dose fracionada promoverão acúmulo maior ou menor do fármaco na farmacoterapia de doses múltiplas.

Um conceito adicional importante na dose múltipla é o entendimento do significado do parâmetro "flutuação". Após administração de doses múltiplas de um fármaco, o acúmulo de dose sobre dose ocorrerá até atingir o equilíbrio ou estado de impregnação. No estado de equilíbrio, a flutuação será estimada pela diferença entre a concentração máxima (pico obtido após a dose) e a concentração mínima (vale anterior). Então, a flutuação pode ser definida pela diferença entre o pico e o vale, com base nas concentrações máxima e mínima atingidas no intervalo de dose (τ). A flutuação no platô é um parâmetro que mede a variação da concentração ($C^{ss}_{max} - C^{ss}_{min}$), que está relacionada ao tamanho da dose e à frequência da administração.

3.3. Fatores fisiopatológicos relacionados à infusão intermitente

A impregnação do fármaco administrado em doses múltiplas por infusão intermitente a paciente com função renal normal (A) e pacientes com insuficiência renal progressiva (B) é ilustrada na Figura 1.4.15; a impregnação no paciente com insuficiência renal apresenta platô superior àquele obtido com o paciente com função renal preservada. Diante desse fato, deve-se fazer alteração na prescrição médica, com base na redução do k_{el} registrada (B).

A Figura 1.4.16 mostra o acúmulo do fármaco com a redução do intervalo entre doses (A), ou com a duplicação da dose fracionada (B).

O aumento do acúmulo após doses múltiplas está representado também na Figura 1.4.17, em decorrência da alteração no volume aparente de distribuição (A) e na depuração plasmática (B).

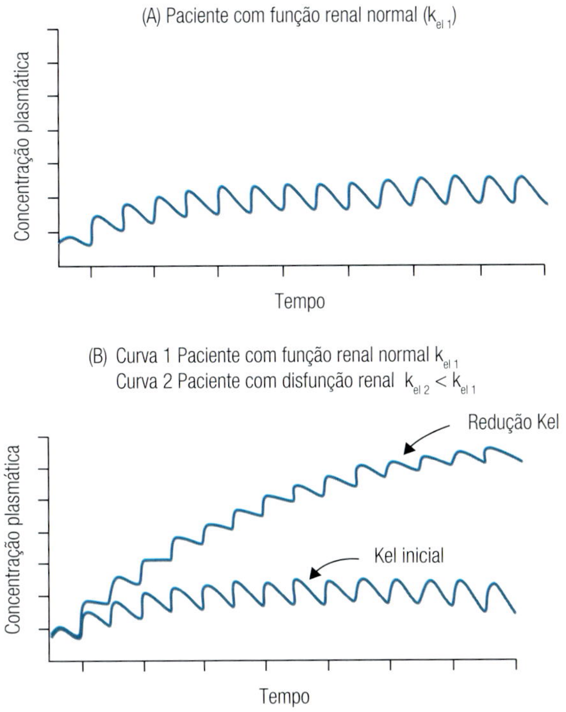

Figura 1.4.15. Alteração da eliminação do fármaco num paciente como consequência do acúmulo obtido pela infusão intermitente.

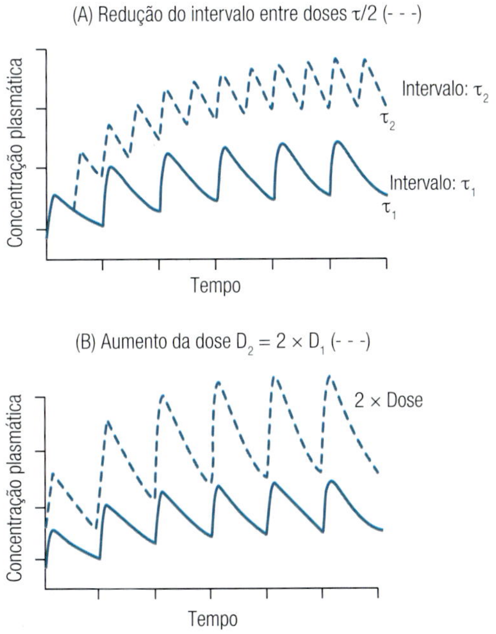

Figura 1.4.16. Aumento do acúmulo do fármaco no paciente pela alteração do regime de dose.

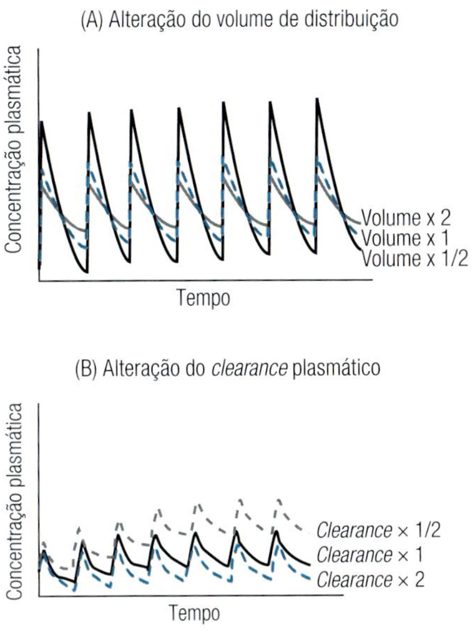

Figura 1.4.17. Aumento do acúmulo do fármaco no paciente em função de alteração na farmacocinética.

4. BIBLIOGRAFIA

BIRKETT, D.J. *Pharmacokinetics made easy*. Sidney: McGraw Hill, 2009.

CHATU, S.; MILSON, A.; TOFIELD, C. *Hands-on Guide to Clinical Pharmacology*. 1st ed. London: Blackwell Science, 2000.

DIPIRO, J.T. *et al.* Concepts in Clinical Pharmacology. 6th ed. Bethesda: American Society of Health-System Pharmacists, Inc., 2014.

DIPIRO, J.T. *et al. Pharmacotherapy: a pathophysiologic approach*. 5th ed. New York: McGraw-Hill, Medical Publishing Division, 2002.

GIBALDI, M. *Drug therapy 2000: a critical review of therapeutics*. 1st ed. New York: McGraw-Hill, 2000.

LAURENCE, D.R.; BENNETT, P.N.; BROWN, M.J. *Clinical Pharmacology*. 8th ed. New York: Churchill Livingstone, 1998.

PAW, H.G.W.; PARK, G.R. *Handbook of drugs in intensive care – An A-Z Guide*. 2nd ed. London: Greenwich Medical Media Ltd, 2000.

ROWLAND, M.; TOZER, T.N. *Clinical pharmacokinetics – concepts and applications*. 3rd ed. Philadelphia: Lea and Febiger, 1995.

SHARGEL, L.; YU, A.B.C. *Applied biopharmaceutics & pharmacokinetics*. 7th ed. Stamford, Connecticut: Appleton & Lange, 2014.

WINTER, M.E. *Basic clinical pharmacokinetics*. 5th ed. Philadelphia: Lippincott Williams & Wilkins, 2009.

1.5.

Fatores que Alteram os Efeitos dos Medicamentos

Maria Fernanda Carvalho
Seizi Oga

Sumário

Colaboradores nas edições anteriores: Astréa M. Giesbrecht e Seizi Oga.

1. INTRODUÇÃO

São muitos os fatores que podem alterar os efeitos dos fármacos no organismo vivo. Essa alteração pode ser quantitativa, se apenas a intensidade do efeito farmacológico é aumentada ou diminuída, ou qualitativa, quando é modificada a natureza da resposta.

A variação quantitativa depende da quantidade do fármaco ativo que está presente no seu sítio de ação ou na biofase. Qualquer fator que interfira com o acesso do fármaco a esse sítio vai certamente alterar a intensidade do efeito. A resposta observada dependerá das propriedades inerentes ao fármaco, da dose administrada, da velocidade com que a substância é absorvida, distribuída e excretada, de sua capacidade de ligação a proteínas do plasma ou a componentes não específicos de tecidos, da velocidade de biotransformação e também da eficiência dos mecanismos normais compensatórios e adaptativos do organismo.

A variação qualitativa pode decorrer de fatores que modificam os efeitos dos fármacos, tais como fatores intrínsecos (que dependem do sistema biológico), ou fatores extrínsecos, que dependem do fármaco, das condições de administração ou da interação medicamentosa (devido à presença de outros fármacos).

2. FATORES INTRÍNSECOS

2.1. Fatores intrínsecos constitucionais

2.1.1. Variabilidade individual

Quando se administra a mesma dose de um fármaco (mesma quantidade por quilograma de peso) a diversos indivíduos de uma população homogênea, pertencentes a mesma espécie animal, observam-se efeitos da mais variada intensidade. Isso indica que existe uma variabilidade nas respostas a fármacos entre indivíduos de uma mesma espécie.

Tomando-se uma amostra adequada de indivíduos e classificando-os de acordo com a intensidade de resposta para uma mesma dose, verifica-se que a maioria responde com valores próximos ao do efeito médio e que a frequência das respostas que se distanciam dessa média será cada vez menor à medida que essa distância aumenta. A representação gráfica, quando se coloca em ordenadas a frequência relativa e em abcissas a intensidade do efeito, será uma curva de distribuição normal, denominada curva de Gauss (Figura 1.5.1).

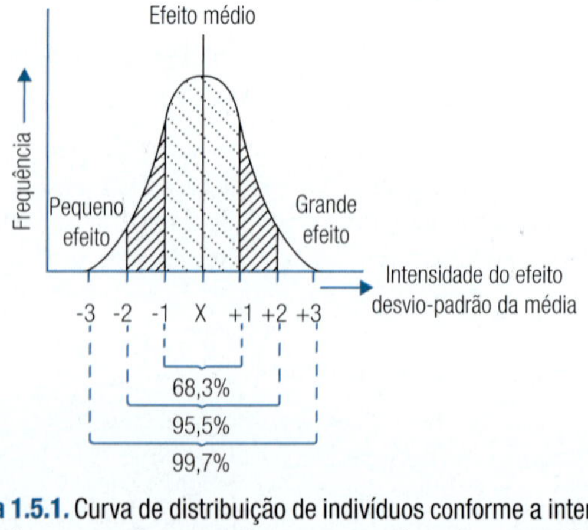

Figura 1.5.1. Curva de distribuição de indivíduos conforme a intensidade dos efeitos provocados em cada um por uma dose do mesmo fármaco.

Um exemplo poderia ser a duração do sono de diversos indivíduos, após administração de uma dose hipnótica de um benzodiazepínico. Na extrema esquerda da curva ficam os que permanecem acordados e na direita os que dormem mais tempo do que a média.

2.1.2. Fatores genéticos e idiossincrasia

Os fatores genéticos são os principais determinantes da variabilidade normal dos efeitos de fármacos. Existem variações genéticas que podem aumentar ou diminuir a quantidade de enzimas de biotransformação, fazendo alguns indivíduos mostrarem grande sensibilidade e outros relativa insensibilidade aos fármacos. Dentro de uma população homogênea, espera-se uma variação contínua de respostas.

Em alguns casos, entretanto, pode aparecer uma resposta inesperada, anômala, "anormal". Quando sua origem é devida à alteração genética, o fenômeno é chamado de idiossincrasia. A causa pode ser ausência ou alteração de enzima, ou deficiência de um mecanismo bioquímico, determinadas pela supressão ou imperfeição dos genes correspondentes. Nesses casos, a frequência da resposta está sempre bimodalmente distribuída em relação à dose, isto é, a curva de distribuição é descontínua.

São muitos os exemplos de respostas anormais aos fármacos que são determinadas hereditariamente e esse estudo faz parte de um ramo da farmacologia que é a farmacogenética. Um dos exemplos é o episódio hemolítico que se segue à administração da primaquina (medicamento antimalárico) a certos indivíduos. Normalmente a primaquina não produz esses efeitos, mas constatou-se que nesses indivíduos, prevalentemente do sexo masculino, há uma deficiência hereditária da enzima glicose-6-fosfatodesidrogenase; essa enzima é pré-requisito para a redução da glutationa oxidada, sendo a forma reduzida necessária para a integridade do eritrócito.

Outro exemplo é a apneia prolongada em alguns pacientes após a administração de doses habituais de suxametônio, fármaco que provoca normalmente bloqueio muscular de curta duração por ser rapidamente metabolizado pela colinesterase plasmática. A investigação revelou que esses pacientes idiossincráticos possuem colinesterases atípicas.

2.1.3. Espécie animal

Há grande variabilidade na resposta a um fármaco quando a comparação é feita entre animais de diferentes espécies, podendo aparecer variações não só quantitativas como também qualitativas. Em muitos casos, sabe-se que essa diferença, ao menos parcialmente, é devida a variações na capacidade de biotransformação. Pode haver diferenças na velocidade de degradação, o que acarreta variações na intensidade do efeito; ou pode ocorrer alteração dos caminhos metabólicos, levando a uma resposta qualitativamente diferente.

Os exemplos de variabilidade com a espécie animal são inúmeros, podendo ser citados alguns: o malation (composto organofosforado, inibidor de colinesterases) é menos tóxico aos mamíferos e aos pássaros do que aos insetos, porque nos animais superiores a sua biotransformação em produtos inativos é muito rápida; isso permite seu uso como inseticida. Coelhos, ao contrário de outros mamíferos, podem comer impunemente folhas de beladona (planta tóxica que contém atropina) porque possuem uma esterase que inativa rapidamente o alcaloide. Existem outros exemplos de variações qualitativas dos efeitos de fármacos, entre espécies, cujos mecanismos ainda não foram esclarecidos. Assim, no gato e no cavalo, a morfina produz estimulação do sistema nervoso central (sendo usada para "*doping*" em cavalos), ao passo que na maioria das outras espécies, inclusive o homem, produz depressão.

Essas diferenças entre espécies são de grande importância quando se trata de extrapolar para o homem os dados farmacológicos obtidos em experimentos com animais de laboratórios.

2.1.4. Idade

Nos recém-nascidos e nos idosos, a capacidade de excreção renal e biotransformação hepática de fármacos é menor. Nesses grupos, a capacidade funcional de alguns órgãos e os mecanismos homeostáticos podem ser diferentes. Isso contribui para haver maior suscetibilidade aos medicamentos.

Por exemplo, a toxicidade do cloranfenicol e dos hipnoanalgésicos é maior em recém-nascidos do que em adultos, face à lenta inativação desses fármacos por conjugação glicurônica.

No caso dos recém-nascidos, a barreira hematocerebral também está pouco desenvolvida e a ligação de fármacos às proteínas do plasma é relativamente menor.

Portanto, tanto no grupo pediátrico como no grupo geriátrico, a terapia baseada em dados farmacocinéticos obtidos em adultos jovens pode incorrer em toxicidade inesperada.

2.1.5. Peso e composição corpóreos

Os fármacos são geralmente administrados calculando-se a dose por quilograma de peso. Entretanto, a dose de um medicamento deve ser reajustada para indivíduos obesos ou muito magros, pois nesses casos a proporção entre água e gordura do organismo é diferente. Se a substância se depositar de preferência no tecido adiposo, o indivíduo obeso necessita de quantidade maior de droga do que o magro; o contrário se verifica quando o fármaco se distribui preferencialmente no compartimento extracelular, pois no indivíduo obeso o volume de água é relativamente menor.

A mesma consideração vale para condições patológicas nas quais o conteúdo de água está muito diminuído (casos de desidratação) ou muito aumentado (casos de edema).

2.1.6. Sexo

No homem e na maioria das espécies animais estudadas não se comprovam diferenças importantes entre os sexos, quanto à resposta aos fármacos, excetuando-se naturalmente aquelas associadas a gravidez, lactação e complexo hormonal diferente.

Sabe-se, entretanto, que as ratas são mais sensíveis do que os ratos a inúmeras drogas. Por exemplo, o tempo de sono induzido pelo pentobarbital nas fêmeas é maior do que nos machos. Essa diferença se deve a uma variação na velocidade de biotransformação hepática dos fármacos e que pode ser invertida pela administração de hormônios masculinos às fêmeas e hormônios femininos aos machos.

2.2. Fatores intrínsecos condicionais

Além dos fatores anteriormente citados, e que são constitucionais, existem outros que dependem de condições especiais do organismo, dos quais serão citados alguns exemplos.

2.2.1. Estados patológicos ou fisiológicos especiais

Na insuficiência hepática ou renal, casos de doenças que afetam os órgãos de biotransformação e excreção, pode haver uma suscetibilidade anormal para os medicamentos, pela falta de sua eliminação, ocorrendo toxicidade com doses habituais.

Por outro lado, em casos de diarreia, pode haver perda total do medicamento, que não será absorvido por causa de seu rápido trânsito pelo intestino.

Variações no pH de fluidos fisiológicos, como na acidose ou na alcalose, podem alterar a distribuição ou excreção de algumas drogas porque o transporte através de membranas poderá estar alterado. Organismos em subnutrição são também mais suscetíveis à ação de drogas.

2.2.2. Estado psicológico

O estado psicológico do paciente pode ser determinante para o curso de sua moléstia. Frequentemente, torna-se difícil distinguir entre os sintomas orgânicos da moléstia e a sintomatologia, igualmente real, mas de origem psicológica. Da mesma forma, é difícil separar os efeitos farmacológicos das drogas daqueles que provêm de fatores emocionais. Esses fatores, especialmente ansiedade e medo, estão associados com efeitos (mediados por hormônios ou nervos autonômicos) que são produzidos nos órgãos-alvo das moléstias psicossomáticas.

Os efeitos decorrentes de fatores emocionais podem modificar ou mesmo inverter os efeitos de fármacos potentes. Assim, a simples administração de um fármaco pode levar a efeitos variados que são totalmente dissociados da ação farmacológica característica do fármaco (efeitos placebo).

3. FATORES EXTRÍNSECOS

3.1. Fatores extrínsecos dependentes do fármaco

3.1.1. Propriedades inerentes ao fármaco

A atividade farmacológica de uma substância depende, além da sua estrutura química, de suas características físico-químicas, tais como tamanho da molécula, forma cristalina, solubilidade, coeficiente de partição óleo/água e grau de ionização, que afetam a passagem através de membranas biológicas, e distribuição nos compartimentos orgânicos, disso dependendo o seu acesso ao sítio de ação.

3.1.2. Formulações farmacêuticas

A forma com que se administra um medicamento tem grande influência sobre sua absorção e, consequentemente, sobre a resposta terapêutica. Soluções são absorvidas rapidamente, enquanto cápsulas, comprimidos e drágeas são mais lentamente, sendo essa a ordem decrescente de velocidade de absorção.

O fator mais importante, nesse caso, é a velocidade de dissolução da forma sólida. Mesmo entre formas farmacêuticas idênticas e quimicamente equivalentes, mas fabricadas por laboratórios diferentes, ou lotes diversos de um mesmo fabricante podem diferir na sua biodisponibilidade.

3.2. Condições de administração

3.2.1. Via de administração

A velocidade de absorção de um fármaco depende também da via pela qual foi administrado, podendo, assim, haver variação na intensidade das respostas aos fármacos conforme a via de administração utilizada. Além disso, quando há grandes diferenças na velocidade de absorção, o mesmo fármaco pode ser biotransformado por caminhos diferentes, podendo aparecer respostas qualitativamente diversas.

3.2.2. Dose

Relação quantitativa

Há uma relação quantitativa entre dose-efeito quando o sistema que responde é capaz de aumentar gradativamente a resposta com doses crescentes, isto é, quanto maior a dose, maior o efeito.

Quando o fármaco está em concentrações muito baixas, haverá um intervalo em que o sistema biológico não responde; maiores doses causarão resposta de intensidade crescente e, finalmente, obtém-se uma resposta máxima que não pode ser superada por mais que se aumente a dose. Quando se usam os logaritmos das doses, obtém-se uma curva em S cuja parte central pode ser considerada uma reta. As respostas quantitativas obedecem a uma lei empírica chamada lei logarítmica: efeito = K log dose.

Exemplos de relações quantitativas são o aumento gradativo das contrações produzidas por doses crescentes de histamina no íleo isolado de cobaia ou da queda na pressão arterial do gato.

Relação quantal

Há vários efeitos farmacológicos que não podem ser medidos em uma escala contínua, pois são do tipo "tudo ou nada", "ocorrem ou não ocorrem", como, por exemplo, morte, sono, convulsão etc. Tais respostas são conhecidas como quantais. A relação quantal entre dose e efeito é estabelecida pela frequência com que o efeito ocorre, isto é, quanto maior a dose, maior o número de sujeitos que respondem.

Estudos experimentais em animais demonstram que a dose mínima efetiva que evoca uma resposta tipo quantal (a morte do animal, por exemplo) varia consideravelmente com os indivíduos.

3.2.3. Condições de uso

O uso continuado de uma droga ou a frequência com que se administram doses múltiplas podem fazer com que apareçam respostas modificadas.

Efeitos cumulativos

Quando se administra um medicamento em intervalos tais que a velocidade de administração excede a velocidade de eliminação, há acúmulo do fármaco nos tecidos, podendo, assim, alcançar níveis tóxicos. Isso acontece geralmente com fármacos que são lentamente eliminados, sendo dessa forma chamados de cumulativos.

Tolerância

É um fenômeno que se desenvolve pelo uso continuado do fármaco, sendo caracterizado pela necessidade de doses cada vez maiores para obtenção do mesmo efeito terapêutico. Exemplos de drogas que podem provocar tolerância são a morfina e seus congêneres, anfetamina e álcool etílico. A tolerância é reversível e, deixando-se de administrar a droga por algum tempo, o indivíduo volta a responder normalmente com as doses iniciais.

Entre certas drogas pode haver o que se chama de tolerância cruzada, quer dizer, com o uso continuado de uma droga, o indivíduo torna-se tolerante a outras drogas de atividade farmacológica semelhante.

Há dois mecanismos pelos quais se pode estabelecer a tolerância: (1) diminuição da concentração efetiva do fármaco no seu sítio de ação, como no caso de fármacos que aumentam a sua própria biotransformação por indução enzimática, como, por exemplo, o fenobarbital; (2) diminuição da reatividade normal dos sistemas afetados, que sofrem gradualmente alterações adaptativas, de modo que a resposta diminui na presença da mesma concentração do fármaco, como, por exemplo, com a efedrina.

Taquifilaxia

É a tolerância que se desenvolve rapidamente. Assim, no decorrer de uma experiência de laboratório, injeções intravenosas repetidas da mesma dose de certas drogas (como, por exemplo, efedrina ou tiramina) levam a respostas cada vez menores: a primeira injeção produz um aumento de pressão arterial muito maior do que as injeções subsequentes. Nesse caso, a taquifilaxia se deve ao fato de essas aminas aumentarem a pressão porque liberam noradrenalina das terminações nervosas. À medida que as reservas do mediador vão sendo esgotadas, as respostas diminuem.

Dependência

A dependência a um fármaco pode ser de caráter físico ou psíquico, e ambos podem ou não coexistir. Muitas drogas que induzem à tolerância também induzem à dependência, embora os dois fenômenos não estejam necessariamente relacionados.

A dependência física é uma condição caracterizada por alterações orgânicas funcionais que ocorrem quando, após o uso continuado de um fármaco, a sua administração é abruptamente interrompida, ou quando se administra um antagonista. A esse conjunto de sinais e sintomas de natureza física, aos quais podem ou não se somar alterações de ordem psicológica, denomina-se síndrome de abstinência. Embora ocorram variações individuais, os sinais e sintomas de síndromes de abstinência são, em geral, característicos para cada grupo de drogas; e são sempre aliviados pela readministração da mesma droga ou por outra de ação semelhante.

A dependência psíquica é uma condição em que o indivíduo tem desejo de continuar a tomar uma droga cujos efeitos ele sente serem necessários para manter sensação de bem-estar ou para impedir a sintomatologia desagradável de desconforto físico. A dependência psíquica varia com a droga e com o indivíduo, indo desde o simples desejo de tomar uma xícara de café ou o desejo mais forte de fumar um cigarro até uma compulsão intensa, como no caso de alcoólatras e dependentes de morfina. Costuma-se denominar de vício os casos em que a dependência psíquica é tal que o indivíduo altera seus valores sociais de conduta, permanecendo o objetivo de obter a droga, por exemplo, roubando, entregando-se à prostituição ou tornando-se violento.

A dependência física não está necessariamente correlacionada com a dependência psíquica. Por exemplo, a maioria dos doentes com epilepsia que necessitam do fenobarbital tem dependência física ao barbitúrico, mas têm raiva do produto. São frequentemente descritos casos de mal epiléptico por interrupção voluntária abrupta do fenobarbital, numa tentativa que o paciente faz de viver livre da medicação. Existe também a dependência psíquica sem dependência física, portanto sem síndrome de abstinência pela interrupção da droga, como é descrita para os alucinógenos e maconha.

Os casos mais graves, porém, são aqueles em que os dois tipos de dependência ocorrem simultaneamente, como ocorre com o álcool e derivados do ópio. A heroína, por exemplo, causa sintomas agradáveis pela sua administração, mas causa sintomatologia extremamente desagradável na sua abstinência. Com isso, o indivíduo é motivado a atos de transgressão social violenta, perdendo inclusive o senso crítico de suas ações.

Alergia

A alergia é causada por reações antígeno-anticorpo, sendo os sinais e sintomas geralmente independentes do tipo de droga administrada e dependentes do tipo de reação orgânica. Por isso, a alergia não é estudada como um campo da farmacologia e sim como especialidade médica. Alguns grupos químicos e algumas drogas possuem características alergizantes especiais, como, por exemplo, a síndrome de Stevens-Johnson provocada pelas sulfas.

4. INTERAÇÕES MEDICAMENTOSAS

Os efeitos de um medicamento podem ser modificados pela administração anterior ou concomitante de outro, o que recebe o nome de interação medicamentosa. Essas modificações, tanto por aumento ou por diminuição da atividade, são muito importantes em terapêutica, pois podem otimizar o tratamento ou modificar o efeito desejado do medicamento e aumentar a incidência de efeitos adversos.

A partir do conhecimento de como interagem as substâncias pode-se usar a interação a favor do paciente, como no caso em que bloqueadores específicos são utilizados para antagonizar os efeitos tóxicos devido à superdosagem de medicamentos ou intoxicação acidental. É o caso, por exemplo, da administração de naloxona na intoxicação por opioides.

As interações medicamentosas podem ser físico-químicas, farmacocinéticas ou farmacodinâmicas.

4.1. Interações físico-químicas

A administração simultânea de dois ou mais fármacos pode ocasionar formação de derivados não absorvíveis pelo trato digestivo e prejuízo da terapêutica, por exemplo:

- o carvão que adsorve outras substâncias: embora prejudique a absorção de outros medicamentos, essa propriedade pode ser útil, por exemplo, no tratamento de intoxicações por salicilatos, paracetamol, antidepressivos e alcaloides;
- a colestiramina, resina de troca iônica, usada para fixar sal biliar no intestino, combina-se também com os anticoagulantes, reduzindo seu nível plasmático;
- sais de cálcio, magnésio, alumínio, ferro e outros metais, administrados simultaneamente ou no intervalo de 30 a 60 minutos, quelam com as tetraciclinas e prejudicam sua absorção;
- a anfotericina B precipita quando misturada à solução fisiológica.

4.2. Interações farmacocinéticas

São interações que alteram a concentração do fármaco em seu local de ação. Podem ocorrer por alterações nas etapas de absorção, distribuição, biotransformação ou metabolização, e eliminação ou excreção.

4.2.1. Alteração da absorção

Um fármaco pode alterar a absorção de outro por diversas maneiras como, por exemplo, alteração do pH gástrico, diminuindo ou aumentando a absorção deste de acordo com sua característica própria. Fármacos de caráter ácido são mais bem absorvidos em ambiente ácido, assim como fármacos alcalinos têm melhor absorção em ambiente com pH básico. A cimetidina, por exemplo, aumenta o pH gastrintestinal, o que diminui a absorção de fármacos que precisam de um meio ácido para sua absorção como o cetoconazol, e pode aumentar a absorção de fármacos que sejam mais bem absorvidos em pH alcalino, como é o caso da teofilina.

A alteração da motilidade intestinal também interfere com a absorção; no caso dos laxantes a concentração máxima atingida será diminuída. Em outros casos, pode-se acelerar ou retardar o início da absorção, embora não afete a extensão total desta. A metoclopramida acelera o esvaziamento gástrico, o que pode levar a absorção mais rápida de fármacos absorvidos no intestino; anticolinérgicos como a escopolamina diminuem a motilidade gastrintestinal, podendo retardar a absorção de outras substâncias.

Estudos têm sido feitos procurando uma forma de alterar a absorção devido a um mecanismo de transporte; trata-se de proteínas e enzimas presentes nos enterócitos, sendo a mais conhecida a glicoproteína P (PGP). Essa proteína funciona como "bomba de efluxo" da membrana plasmática e é responsável pelo transporte de substâncias estranhas para fora da célula; essa função protetora também afasta medicamentos que são substrato da glicoproteína P, diminuindo ou impedindo sua absorção. Essa defesa pode prejudicar alguns tratamentos e sua inibição, em muitos casos, é conveniente. Alguns exemplos de inibidores da glicoproteína P são: eritromicina, amiodarona e propranolol.

4.2.2. Alteração da distribuição

Os fármacos, após atingirem a circulação geral, são distribuídos para os órgãos e tecidos. A extensão da distribuição depende do fluxo sanguíneo regional e da facilidade com que estes se difundem através de membranas, que se comportam como barreiras orgânicas.

Muitas substâncias são transportadas pelo sangue combinadas a macromoléculas proteicas; enquanto estiverem combinadas, são inativas biologicamente e estão em equilíbrio com a forma livre. Somente a parte livre está disponível para distribuição aos tecidos, assim como está pronta para eliminação através de biotransformação ou excreção na forma inalterada.

Quando um fármaco de alta fixação proteica é administrado concomitantemente a outros medicamentos, eles competem pelas proteínas e mesmo uma pequena interferência na ligação gera maior quantidade de moléculas livres no sangue. Isso acarretará maior efeito, podendo ser a causa do aparecimento de efeitos adversos mais acentuados.

Alguns exemplos de fármacos com alta ligação proteica são: varfarina, digitoxina, sertralina, acetilcisteína, ambroxol.

4.2.3. Alteração da biotransformação

A biotransformação ou metabolização é o processo pelo qual o organismo prepara o fármaco para ser eliminado, sendo as enzimas metabolizadoras as responsáveis por essa atividade. A inibição dessas enzimas metabólicas pode gerar aumento nas concentrações sanguíneas de fármacos que são biotransformados por essas, assim como a indução pode gerar diminuição nos níveis de fármacos no organismo devido à aceleração no processo da sua eliminação.

Aproximadamente 70% dos medicamentos são metabolizados por enzimas do citocromo P-450 (CYP), sendo sua subfamília CYP3A4 a responsável pela maior parte dessas. Existem medicamentos com a capacidade de inibir ou induzir essas enzimas levando respectivamente ao aumento ou à diminuição dos níveis plasmáticos e, consequentemente, ao efeito dos medicamentos substratos dessas enzimas.

- Fármacos substratos do CYP3A4: alprazolam, diltiazem, atorvastatina, progesterona.
- Fármacos inibidores do CYP3A4: cetoconazol, diclofenaco, nefazodona, claritromicina.
- Fármacos indutores do CYP3A4: carbamazepina, fenobarbital, rifampicina, *Hypericum perforatum*.

4.2.4. Alteração da eliminação

As substâncias são excretadas pelas vias renal ou biliar, na sua forma inalterada ou após a biotransformação. Portanto, qualquer substância que altere a intensidade de biotransformação ou de excreção de um fármaco tende a modificar a sua meia-vida biológica, alterando também o efeito farmacológico.

Há substâncias que interferem na excreção renal de outras substâncias por mecanismo competitivo, na secreção tubular. É o caso da competição entre probenecida e penicilina, interação com interesse terapêutico, pois a probenecida diminui a excreção da penicilina, aumentando o tempo de ação desta no organismo.

Na reabsorção tubular, os eletrólitos fracos sofrem influência de substâncias que alteram o pH do fluido intratubular. Quanto maior é a ionização das moléculas, menor será a sua reabsorção, por se tornarem mais hidrossolúveis. Nesse cenário, se o pH urinário for ácido, fármacos de caráter ácido serão reabsorvidos diminuindo sua excreção e fármacos de caráter básico serão excretados; se o pH urinário for básico, substâncias ácidas serão excretadas e substâncias alcalinas serão reabsorvidas, tendo menor excreção. Esse conhecimento é útil em casos de intoxicação em que se deseja acelerar a eliminação de uma substância.

4.3. Interações farmacodinâmicas

São interações em que um fármaco altera a eficiência de outro fármaco em interagir com seu sítio de ação. Essas alterações podem ser devidas a efeitos semelhantes, efeitos opostos ou mesmo devidas à modificação do meio em que o fármaco exerce seu efeito.

4.3.1. Fármacos de efeitos semelhantes – Sinergismo

Trata-se de sinergismo quando a ação de dois fármacos se processa no mesmo sentido.

Quando o efeito combinado das duas substâncias é igual à soma dos efeitos isolados de cada uma, o processo chama-se efeito aditivo ou adição. Trata-se do uso concomitante de dois fármacos com mesmo efeito e mecanismo de ação semelhante.

No sinergismo propriamente dito ou sinergismo por potenciação, o efeito combinado das substâncias é maior do que a soma dos efeitos isolados; geralmente as duas substâncias não agem pelo mesmo mecanismo e o fármaco potenciado aumenta o efeito do segundo fármaco.

4.3.2. Fármacos de efeitos opostos – Antagonismo

As interações entre fármacos que levam a uma diminuição dos seus efeitos são chamadas de antagonismo. Antagonista é a substância que diminui ou anula a ação de outra.

Antagonismo farmacológico é aquele que ocorre nos mesmos receptores, isto é, o antagonista dificulta a formação do complexo agonista receptor, o que pode acontecer de várias formas como as citadas a seguir.

Antagonismo competitivo

O antagonista compete com o agonista pelos mesmos sítios do receptor formando um complexo inativo. Esse tipo de antagonismo é caracterizado pelo fato de obedecer à lei da ação das massas, isto é, aumentando-se a quantidade de agonista consegue-se desfazer o bloqueio; é muito comum em farmacologia, podendo ser citado como exemplo o antagonismo que a atropina exerce em relação à acetilcolina nos músculos lisos.

Antagonismo parcial

Pode acontecer de duas substâncias serem agonistas, mas possuírem atividades intrínsecas diferentes e a substância de menor atividade formar um complexo menos eficaz com o receptor, podendo assim atuar como antagonista parcial da outra substância. O melhor exemplo desse tipo de interação é um grupo de opioides conhecidos como agonista/antagonista que inclui fármacos que, em certas condições, se comportam como agonistas (ativando o receptor) e, em outras condições, comportam-se como antagonista (bloqueia a atividade de outros agonistas). São exemplos desses fármacos a buprenorfina, a pentazocina e a nalbufina.

Antagonismo irreversível ou não competitivo

Este antagonismo é caracterizado pelo fato de que não é possível desfazer o bloqueio quando se aumenta a concentração do agonista. O grau do bloqueio só depende da dose do antagonista. Antagonistas não competitivos geralmente se ligam a sítios diferentes do receptor e essa ligação altera o receptor, interferindo assim com a capacidade do agonista de se ligar, ou fazendo o complexo agonista-receptor não ser ativado.

Os antagonistas que formam ligações covalentes com os receptores possuem as mesmas características dos antagonistas não competitivos (isto é, não obedecem à lei da ação das massas); a ligação é forte o bastante para não se abalar com o aumento da concentração do agonista.

Antagonismo fisiológico ou funcional

Ocorre quando dois agonistas têm ações específicas no organismo e interagem com sistemas de receptores independentes, produzindo efeitos opostos que se contrabalançam. Assim, a acetilcolina causa contração do músculo circular da íris, fazendo o diâmetro da pupila diminuir; a noradrenalina contrai o músculo radial da íris, fazendo o diâmetro da pupila aumentar. Essas substâncias são agonistas para cada um dos seus próprios receptores, mas são antagonistas entre si.

4.3.3. Variação de níveis eletrolíticos

Essa interação ocorre quando um fármaco altera o ambiente em que outro fármaco atua. Por exemplo, diuréticos como a furosemida são espoliadores de potássio causando uma diminuição desse elemento no organismo. Essa alteração torna o miocárdio mais sensível aos efeitos dos digitálicos, como a digoxina, o que pode resultar em arritmias.

4.3.4. Modificação da flora gastrintestinal

A flora gastrintestinal é importante não apenas na absorção de medicamentos, mas também como produtora de vitaminas, como a vitamina K. Alguns fármacos como os antibióticos podem alterar a flora gastrintestinal e, assim, diminuir a absorção de outras substâncias como hormônios estrogênios.

A redução na produção de vitamina K causada por alteração na flora gastrintestinal pode aumentar o efeito da varfarina, anticoagulante antivitamina K.

5. BIBLIOGRAFIA

ARIËNS, E.J. Reduction of drug action by drug combination. *Prog. Drug Res.*, v. 14, p. 11, 1970.

ARIËNS, E.J. Drug Design. New York: Academic Press, 1971, v. 1.

BACHMANN, K.A. *et al. Interações Medicamentosas – O Novo Padrão de Interações Medicamentosas e Fitoterápicas*. 2 ed. Barueri: Manole, 2006.

CONNEY, A.H. Pharmacological implications of micosomal enzyme induction. *Pharmacol. Rev.*, v. 19, p. 317-366, 1967.

Drug Evolution Annual 1991. American Medical Association (AMA).

FURCHGOTT, R.G. Receptor mechanisms. *Ann. Rev. Pharmacol.* v. 4, p. 21-50, 1964.

GIESBRECHT, A.M.; OGA, S. Fatores modificadores dos efeitos das drogas. In: CORBETT, C.E. *Farmacodinâmica*. 6 ed. Rio de Janeiro: Guanabara, 1982.

GOLDSTEIN, A.; ARONOW, L.; KALMAN, S.M. *Principles of drug action: the basis of pharmacology*. 2 ed. New York: Wiley, 1974.

GOURLEY, D.R. Biological responses to drugs. In: BURGER, A. *Medicinal Chemistry*. 3 ed. v. 1. New York: Willey-Interscience, 1970.

LEVINE, R.R. *Pharmacology: drug actions and reactions*. Boston: Little Brown, 1973.

MELMON, K.L.; MORELLI, H.F. *Clinical pharmacology: basic principles in therapeutics*. New York: MacMillan, 1972.

OGA, S.; BASILE, A.C.; CARVALHO, M.F. *Guia Zanini-Oga de Interações Medicamentosas*. São Paulo: Atheneu, 2002.

O'REILLY, R.A. *et al.* Hereditary transmition of exceptional resistance to coumarin anticoagulant drug: The first report kidred. *New Engl. J. Med.*, v. 271, p. 809-13, 1964.

PANG, K.S.; XU, X.; ST-PIERRE, M.V. Determinants of metabolite dispositions. *Ann. Pharmacol. Toxicol.*, v. 32, p. 623-69, 1992.

QUINN, G.P.; AXELROD, J.; BRODIE, B.B. Species strain and sex differences in metabolism of hexobarbitone, amidopyrine and aniline. *Biochem. Pharmacol.*, v. l, p. 152-9, 1958.

TATRO, D.S. *Drug Interaction Facts*. Missouri: Wolters Kluwer Health, 2008.

VALLE, L.B.S.; OLIVEIRA-FILHO, R.M.; DE-LUCIA, R; OGA, S. *Farmacologia Integrada*, l. ed., Rio de Janeiro: Atheneu, 1987.

Parte 2

Neurotransmissão e Mediação Química

2.1.

Mediadores e Receptores

Debora Spina
Seizi Oga
Antonio Carlos Zanini

Sumário

Colaboradores em edições anteriores: Ana Maria de Fátima Duarte, Andrejus Korolkovas.

1. INTRODUÇÃO

O desenvolvimento do uso racional dos medicamentos se deve, principalmente, ao grande trabalho dos farmacologistas, orientado no sentido de entender melhor os mecanismos de ação das drogas.

Quando for possível elucidar adequadamente todos os princípios de ação de fármacos, teremos atingido o controle da farmacologia humana, o domínio das doenças, o êxito na síntese de novos fármacos específicos para o tratamento das diversas afecções e a previsão dos efeitos desses novos fármacos. Pode-se dizer que este é o capítulo fundamental da farmacologia.

A maior compreensão desses mecanismos em nível bioquímico e molecular é fruto da evolução e integração da farmacologia com outras áreas da ciência como a eletrofisiologia, a genética, a bioquímica molecular, a imunologia etc. Contribui também para isso o desenvolvimento de técnicas mais sensíveis e sofisticadas de detecção, de caracterização, de mapeamento e de dosagens de substâncias endógenas, assim como a localização e a determinação de seus respectivos receptores.

Esses estudos tornaram-se particularmente importantes ao se perceber que as drogas, medicamentos e tóxicos não criam uma nova função no organismo. Elas podem intensificar, diminuir ou mesmo abolir funções já existentes, as quais, em muitos casos, estão exacerbadas ou diminuídas por processos patológicos já instalados.

Inicialmente, na prescrição e na administração de um medicamento, devem ser aplicados os princípios gerais que regem a dinâmica da droga no organismo, isto é, a Farmacocinética. A seguir, com os conhecimentos de Farmacodinâmica, deve-se buscar a correlação da ação mais provável do fármaco diante das suas possíveis interações com as substâncias endógenas presentes em cada processo fisiopatológico particular.

O objetivo deste capítulo é contribuir para o desenvolvimento do raciocínio farmacológico do leitor, por meio do conhecimento de fenômenos comuns à mediação do impulso nervoso, aos receptores e às substâncias endógenas. Esse tipo de raciocínio, útil sempre que se prescreve ou se analisa o uso de medicamentos, visa integrar os dados de anamnese, exame físico e diagnóstico do paciente com os conhecimentos modernos do campo da Farmacologia.

Para isso, neste primeiro momento, procurar-se-á desenvolver esquemas gerais sobre a ação dos mediadores químicos, valendo-se de conceitos claros e simplificando, propositalmente, a linguagem e o conteúdo do texto.

2. NOÇÕES BÁSICAS: MEDIAÇÃO QUÍMICA DO IMPULSO NERVOSO

Foi em 1921 que Otto Loewi publicou seu artigo demonstrando, pela primeira vez, a transmissão química do impulso nervoso. Usando um coração isolado de rã, por meio de uma aparelhagem simples, ele demonstrou, após estimular o nervo vago, que uma substância havia sido liberada para dentro da cavidade do ventrículo, ficando retida no meio fluido. Esse líquido, em contato com um segundo coração de rã, foi capaz de produzir o mesmo efeito do estímulo vagal, isto é, a diminuição na frequência dos batimentos cardíacos. Ele denominou essa substância (responsável pela bradicardia) de "*vagusstoff*", mais tarde identificada como a acetilcolina. Estudos posteriores, de Dale e Gaddum, em sinapses colinérgicas e adrenérgicas, ajudaram na elucidação das etapas da neurotransmissão.

O neurônio é a célula capaz de receber, transmitir, transformar e integrar o impulso nervoso que é, na verdade, uma mensagem codificada. Como as outras células do organismo, o neurônio tem uma separação de carga elétrica através de sua membrana externa, responsável pelo chamado potencial de repouso da membrana, que é em torno de -60mV. Esse valor foi determinado considerando-se que a membrana apresenta-se negativamente carregada no seu interior e definindo-se, arbitrariamente, o lado externo como zero.

Como a membrana é polarizada, os mediadores químicos e outras substâncias, alterando o fluxo de íons, podem promover alterações funcionais dessa membrana, gerando aumento ou diminuição dessa diferença de potencial; quando a alteração é mais intensa, ocorre um potencial de ação que se propaga, que é o potencial de ação do nervo, por exemplo, pelo axônio. Ocorrendo o fenômeno simultaneamente em muitas fibras do nervo, gera-se o impulso nervoso, que é facilmente registrado.

Um aumento no potencial de repouso da membrana, por exemplo, de -60 mV para -65 mV, é chamado de hiperpolarização, e está associado a uma inibição, já que diminui a capacidade da membrana de gerar um potencial de ação. Ao contrário, a diminuição no potencial de repouso, por exemplo, de -60 mV para -40 mV, é chamada de despolarização, que está associada a uma excitação, já que aumenta a capacidade da célula de gerar um potencial de ação. Na despolarização, há abertura dos canais iônicos ao influxo de íons positivos, como o Na^+; na hiperpolarização, ocorre maior influxo de cargas negativas (Cl^-) ou efluxo de cargas positivas (K^+).

Esses conceitos básicos, embora extremamente simples e de fácil entendimento, somente surgiram com as experiências de Loewi. Posteriormente, a evolução dos conhecimentos continuou sendo muito lenta e difícil, pois os fenômenos se passam em nível microscópico, as experiências são em nível celular e muitas substâncias interagem concomitantemente.

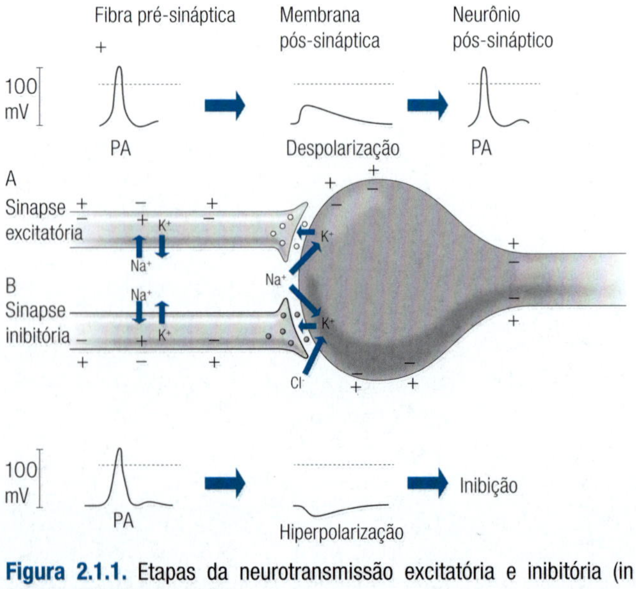

Figura 2.1.1. Etapas da neurotransmissão excitatória e inibitória (in Goodman & Gilman, 1990).

3. CONCEITOS

3.1. Substâncias endógenas

Qualquer substância que é secretada, produzida e liberada no organismo é uma substância endógena. Nesse conceito são englobados os autacoides como a bradicinina, a histamina e as prostaglandinas, os hormônios (liberados por glândulas), os neuromoduladores e os neurotransmissores (liberados por neurônios), sendo todos considerados mediadores de processos fisiológicos.

Os autacoides diferem dos hormônios porque exercem suas ações no mesmo local onde são liberados. Diferem dos neuromoduladores e neurotransmissores porque não são armazenados nas terminações nervosas e sua liberação ocorre por vários estímulos.

É preciso assinalar que algumas substâncias endógenas podem ser conceituadas de maneiras diferentes dependendo da estrutura onde se encontram. Dentre outras, pode-se citar a serotonina, que é considerada um autacoide quando presente nas células cromafins, e que é um neurotransmissor quando presente no sistema nervoso central.

Neste capítulo são desenvolvidos apenas os aspectos gerais da neurotransmissão. Os autacoides são desenvolvidos no Capítulo 2.5 e os hormônios no Capítulo 8.5.

3.2. Neurotransmissores (mediadores químicos)

Nas terminações nervosas, tem sido possível identificar diversas substâncias, com estrutura relativamente simples, com a capacidade de alterar a polarização da membrana, transmitindo mensagens, e que por isso receberam o nome de neurotransmissores ou mediadores químicos ou, mais simplesmente, mediadores (neste capítulo, utiliza-se a abreviação "NT" para designar os neurotransmissores).

Um dado importante a considerar é que nos invertebrados foram demonstradas sinapses do tipo elétrica ou mistas. Nos vertebrados, a transmissão do impulso é quase sempre química.

Apesar da dificuldade em se estabelecer os mecanismos pelos quais o potencial de ação determina nas sinapses a liberação dos mediadores químicos da transmissão nervosa, existem vários dados biofísicos de grande interesse na compreensão do fenômeno e que tornam possíveis certas generalidades:

- todas as terminações sinápticas de um determinado neurônio contêm os mesmos mediadores;
- dois neurônios próximos podem liberar mediadores químicos diferentes;
- o mediador liberado é rapidamente inativado através de enzimas específicas;
- a sinapse representa o local neuronal mais suscetível à ação de diversos agentes farmacológicos ou tóxicos, que geralmente desempenham nas sinapses uma ação específica.

Os neurotransmissores podem ser enquadrados em duas categorias principais:

- neurotransmissores excitatórios: são capazes de causar despolarização;
- neurotransmissores inibitórios: causam hiperpolarização.

Convém assinalar que um mesmo NT pode agir como inibitório em um determinado local e causar estimulação em outro. Por exemplo, a acetilcolina estimula o músculo liso intestinal e causa inibição no músculo cardíaco.

Assim, pode-se definir neurotransmissor, num primeiro momento, como uma substância que é liberada na sinapse por um neurônio e que altera a função de outra célula (outro neurônio ou um órgão efetor) de uma maneira específica.

Devido a problemas conceituais, alguns critérios foram estabelecidos para se considerar uma determinada substância como neurotransmissor. Existem várias substâncias que são consideradas potencialmente neurotransmissores, mas poucas são aceitas como tal. Para isso, a substância deve se enquadrar nos seguintes critérios:

- ser sintetizada no neurônio;
- estar presente no terminal pré-sináptico e ser liberada em quantidade suficiente para exercer sua ação no neurônio pós-sináptico ou no órgão efetor;
- quando aplicada exogenamente (como uma droga) em concentração razoável, mimetizar exatamente a ação do NT liberado endogenamente (por exemplo, ativar o mesmo canal iônico na célula pós-sináptica);
- existir um mecanismo específico para removê-la da fenda sináptica.

É preciso dizer que, frequentemente, é impossível demonstrar todas essas características em uma mesma sinapse; por isso usa-se com cuidado o termo neurotransmissor.

No sistema nervoso central, acredita-se que podem existir neurotransmissores que funcionam de modo diferente, isto é, por mecanismo não clássico. As encefalinas, por exemplo, parecem produzir inibição não por hiperpolarização, mas por redução da condutância aos íons sódio, como ocorre também com a glicina nos motoneurônios. Nestes casos, a substância endógena liberada tem uma função de regulação denominada moduladora; o modulador interfere com a atividade neuronal de forma diferente do neurotransmissor.

4. EVOLUÇÃO DOS CONHECIMENTOS DA NEUROTRANSMISSÃO

4.1. Neurotransmissores clássicos

Para vários autores, apenas oito substâncias de baixo peso molecular satisfazem plenamente os critérios anteriormente estabelecidos para um neurotransmissor (Tabela 2.1.1). Por serem de isolamento e identificação relativamente mais simples, foram os primeiros a ser descobertos e, para eles, já se conseguiu plena caracterização como NT. Em função desses componentes, histórico e científico, são habitualmente denominados neurotransmissores clássicos (NT clássicos).

De acordo com a lei de Dale, famoso farmacologista inglês, um neurônio plenamente desenvolvido faz uso de uma mesma substância transmissora em todas as suas sinapses (especificidade neuronal).

Contudo, sabe-se que vários tipos de neurônios sintetizam e liberam mais de uma substância em uma sinapse. Eles utilizam um dos oito neurotransmissores clássicos e um peptídeo neuroativo que é formado por pequenas cadeias de aminoácidos (Tabela 2.1.1). Apesar desses neurônios não obedecerem totalmente à lei de Dale, conservam de certa maneira a especificidade neuronal, já que um mesmo neurônio libera em todas as suas sinapses as mesmas substâncias mediadoras.

A introdução de métodos histoquímicos mais sensíveis permitiu localizar e mesmo mapear os sistemas neuronais com seus mediadores químicos específicos:

- estes mediadores podem transmitir diferentes mensagens de modos semelhantes, ou transmitir a mesma mensagem de diferentes modos;
- os mediadores podem ser substâncias com estrutura relativamente simples, ou de natureza polipeptídica.
- a comunicação nervosa pode ser modificada pela liberação de mais de um tipo de mediador, em uma mesma sinapse.

Tabela 2.1.1. Neurotransmissores e exemplos de neuropeptídeos

Neurotransmissores clássicos (baixo peso molecular)	Neuropeptídeos (pequenas cadeias de aminoácidos)
Acetilcolina	Metionina, encefalina
Ácido gama-aminobutírico (gaba)	Neurotensina
Dopamina	Neuropeptídeo Y
Glicina	Polipeptídeo intestinal vasoativo
Glutamato	Somatostatina
Histamina (em invertebrados)	Substância P
Noradrenalina	
Serotonina	

4.2. Peptídeos neuroativos ou neuropeptídeos

Foi constatada a presença de um grande número de peptídeos no sistema nervoso central (SNC) e estes se encontram amplamente distribuídos no cérebro e na medula espinhal. Existem áreas que são especialmente ricas em peptídeos como, por exemplo, o corno dorsal da medula, o complexo dorsovagal e vários núcleos hipotalâmicos. Outras, como o tálamo e o cerebelo, possuem baixos níveis dessas substâncias.

Do ponto de vista de origem celular e química, os neuropeptídeos constituem um grupo de localização ampla e multifuncional. Eles podem ser coneurotransmissores, autacoides e neuro-hormônios (Tabela 2.1.2). Neste capítulo, serão abordados os neuropeptídeos que têm o papel de modular a neurotransmissão, isto é, eles podem intensificar, atenuar ou prolongar a ação de um NT clássico. Estão presentes nas mesmas terminações nervosas que esses e provavelmente são liberados conjuntamente.

A frequência de liberação do coneurotransmissor pode não ser a mesma do NT clássico. Por exemplo, em algumas terminações nervosas gabaérgicas (onde o GABA é o NT), a liberação adequada do coneurotransmissor só acontece quando a frequência de ativação neuronal excede um valor limite.

Os peptídeos, na sua função de modulador da neurotransmissão, podem então reforçar a transmissão ou podem atuar na prevenção de um excesso de liberação do neurotransmissor clássico. Além disso, os peptídeos aparentemente não estão envolvidos no mecanismo de transmissão rápida do impulso nervoso e sim envolvidos na regulação de eventos que se processam mais lentamente, como as funções tróficas.

Além dessa diferença funcional, os neuromediadores ou coneurotransmissores diferem dos NT clássicos quanto à biossíntese, que nestes é catalisada por enzimas citoplasmáticas específicas e esse processo ocorre geralmente nas terminações nervosas. Já os neuropeptídeos são sintetizados via RNA-mensageiro e por mecanismo de síntese de proteínas ligado diretamente aos ribossomos no corpo celular. Eles deixam o aparelho de Golgi dentro de grânulos secretores e se deslocam até as terminações por um rápido transporte axonal.

É importante observar que o termo "neuromodulador", utilizado por alguns autores, parece não ser o mais adequado para se referir a um coneurotransmissor. Apesar de este ter a função de modular a resposta do NT clássico, substâncias como CO_2 e amônia, originárias de neurônios ativos ou da glia, também podem influenciar a atividade neuronal, ou seja, podem ser classificadas como neuromoduladores.

Assim, para fins didáticos, o termo coneurotransmissor define melhor um peptídeo neuroativo que coexiste com o NT na terminação nervosa e tem sua liberação dependente do impulso nervoso.

Tabela 2.1.2. Famílias de peptídeos neuroativos

Família	Peptídeos
Gastrina	Gastrina, colecistoquinina
Insulina	Insulina, relaxina
Neuro-hipofisária	Vasopressina, ocitocina
Opioide	Encefalina, dinorfina
Secretina	Secretina, peptídeo vasoativo intestinal (VIP), glucagon
Somatostatina	Somatostatina, polipeptídeo pancreático
Taquicinina	Substância P

4.3. Coexistência de neurotransmissor clássico-neuropeptídeo

A primeira evidência de que peptídeos podem ser coarmazenados com um NT clássico veio da descoberta da somatostatina em uma população de neurônios simpáticos periféricos, sugerindo sua coexistência com a noradrenalina. A partir daí, muitos outros dados vieram confirmar esse fato e parece que a coexistência do neurotransmissor clássico com o peptídeo é mais regra que exceção (Tabela 2.1.3).

É preciso assinalar, entretanto, que situações de coexistência nem sempre são regra para uma mesma população de neurônios. Por exemplo, os neurônios serotoninérgicos da medula adrenal contêm substância P, enquanto esta inexiste nos neurônios serotoninérgicos dos núcleos da rafe.

O significado funcional dessas ocorrências nem sempre é entendido. A interação entre essas duas substâncias pode ocorrer de diversas maneiras e levar a efeitos diferentes. Por exemplo, o peptídeo vasoativo intestinal (VIP), quando presente em alguns neurônios colinérgicos, induz à vasodilatação e aumenta os efeitos secretórios da acetilcolina. De modo contrário, em canal deferente de rato, esse neuropeptídeo, presente em neurônios adrenérgicos, parece inibir a liberação da norepinefrina, por via pré-sináptica.

Tabela 2.1.3. Coexistência de neurotransmissores e peptídeos e sua localização no rato

Neurotransmissor	Neuropeptídeo	Localização
Adrenalina	Neurotensina	Bulbo
Dopamina	Colecistoquinina	Mesencéfalo
Dopamina	Neurotensina	Mesencéfalo
Noradrenalina	Encefalina	Bulbo e *locus coeruleus*
Acetilcolina	VIP	Córtex
Serotonina	Encefalina	Bulbo e ponte
Serotonina	Substância P	Bulbo

Assim, as descobertas da coexistência de NT clássicos e peptídeos permitiram reformular o conceito de neurotransmissão simples em que a chegada de um impulso nervoso leva a liberação de apenas uma substância. A Figura 2.1.2 apresenta, de forma esquemática, a evolução desse conceito.

Esse esquema tem como principal mérito a tentativa de explicar a presença de várias substâncias nas sinapses, onde a neuromediação, a coneurotransmissão ou a neuromodulação tornam-se um fato. Entretanto, é preciso assinalar que as diversas sinapses do sistema nervoso central e periférico não possuem necessariamente mais de um neurotransmissor. Assim, podem coexistir as sinapses tipo A, B, C e D, tanto no sistema nervoso central quanto periférico.

Outro fato que esse modelo pode vir a explicar é a complexidade dos resultados obtidos quando se quer determinar substâncias agonistas e antagonistas de um neurotransmissor em diversos tecidos e órgãos. Às vezes, um antagonista utilizado para bloquear a ação do NT consegue anular sua resposta em um local e apenas bloqueá-la parcialmente em outro. Pode ocorrer também a liberação de co-NT específico em somente um desses locais, contribuindo para obtenção dos diferentes efeitos.

As substâncias endógenas não existem por acaso no organismo. Elas têm uma função definida apesar de, em vários casos, esta não ser ainda bem conhecida. Elas podem estar envolvidas apenas em processos fisiológicos, ou em determinados processos patológicos, ou em ambas as situações.

5. IMPORTÂNCIA FARMACOLÓGICA DAS SINAPSES

A sinapse constitui o local neuronal mais suscetível à ação de medicamentos ou demais drogas, podendo atuar em uma das várias etapas do ciclo de um neurotransmissor. No esquema a seguir podem ser identificadas as diversas etapas da neurotransmissão (Figura 2.1.3):

1. biossíntese;
2. armazenamento;
3. liberação;
4. interação com o receptor pós-sináptico;
5. degradação enzimática;
6. recaptação neuronal;
7. difusão para a circulação geral e tecidos extraneuronais;
8. interação com autorreceptor pré-sináptico;
9. interação com heterorreceptor pós-sináptico.

A biossíntese de um neurotransmissor se faz a partir da captação neuronal dos precursores circulantes que são geralmente substâncias oriundas dos alimentos ou produzidas pelo próprio organismo. Para isso, devem estar presentes no neurônio enzimas específicas, que catalisam as reações próprias da síntese de cada neurotransmissor. Essas reações geralmente se passam no citoplasma e, em alguns casos, a última etapa da síntese pode ocorrer no interior das vesículas.

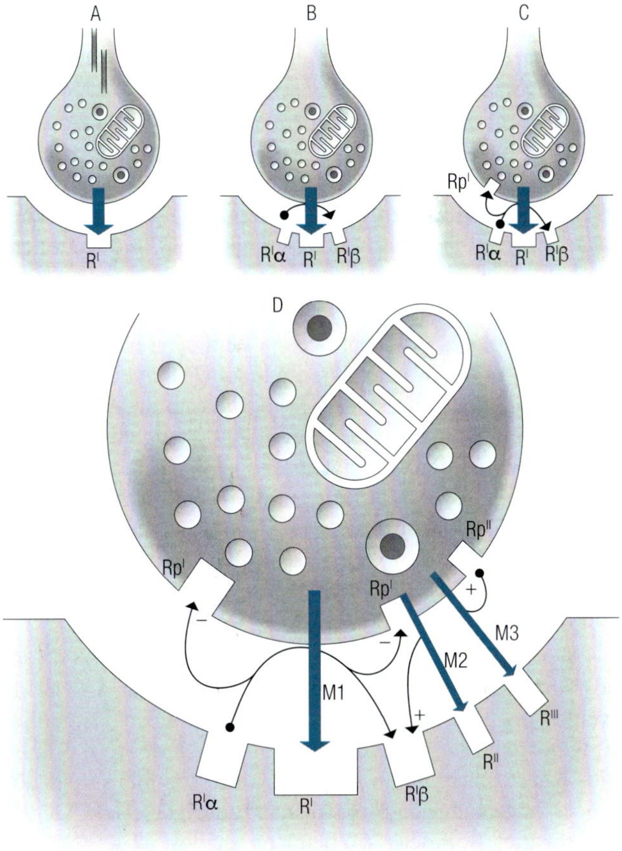

Figura 2.1.2. Evolução do conceito de neurotransmissão.

A: um neurotransmissor atua em um tipo de receptor pós-sináptico; B: um neurotransmissor atua em múltiplos tipos de receptores pós-sinápticos; C: um neurotransmissor atua também em receptor pré-sináptico; D: múltiplos compostos possíveis podem ser armazenados em pequenas vesículas ou coarmazenados em vesículas maiores, sendo liberados por uma mesma terminação nervosa.
As principais interações são: 1 – Inibição da liberação de um segundo mensageiro (peptídeo M2) pela via pré-sináptica (RP1) do neurotransmissor clássico (M2); 2 – Interação no receptor pós-sináptico (R β) entre M1 e M2; 3 – Facilitação ou inibição da liberação do neurotransmissor clássico pelo peptídeo (M3) via ação em receptor pré-sináptico (RP).

Essas vesículas sinápticas, formadas no corpo celular do neurônio, são transportadas ao longo do axônio até os terminais sinápticos onde permanecem, tendo a função de estocar os neurotransmissores e protegê-los da inativação enzimática. A concentração intravesicular é mais alta que a citoplasmática e é mantida por um processo de captação ativa com gasto de energia fornecida pelo ATP.

A liberação do neurotransmissor pelo impulso nervoso é feita principalmente pelo processo de exocitose. A chegada do impulso nervoso promove o aumento do influxo do íon Ca^{++} para o interior do neurônio. Este, por sua vez, possibilita a mobilização das vesículas aproximando-as da membrana pré-sináptica. Várias vesículas se fundem com a membrana liberando seu conteúdo no espaço extracelular denominado fenda sináptica. A fenda sináptica é o espaço existente entre a membrana pré-sináptica e a pós-sináptica. Nestas duas membranas encontram-se os receptores que são os locais onde as moléculas do neurotransmissor podem se ligar e interagir, provocando estímulo que se traduz por efeito biológico observável.

A ligação do neurotransmissor com um receptor pré-sináptico pode levar a diminuição da sua própria liberação. Dessa maneira, um neurotransmissor controla sua liberação por um processo de retroalimentação negativa ou *feedback* negativo. Ocorre também o processo de retroalimentação positiva, isto é, o NT, quando em baixas concentrações, ativa outro receptor também pré-sináptico aumentando sua liberação. Entretanto, esse mecanismo não é tão frequente nem tão bem conhecido quanto o mecanismo de retroalimentação negativa.

Os receptores pré-sinápticos podem ser sensíveis a outros neurotransmissores diferentes daquele que está sendo liberado pelo neurônio, ou seja, a modulação da liberação de um neurotransmissor pode se dar devido à ligação de outro neurotransmissor ao receptor pré-sináptico, sendo denominado de heterorreceptor. Porém, os receptores pré-sinápticos podem responder apenas à ligação do neurotransmissor que o próprio neurônio libera, sendo assim conhecido como autorreceptor, pois sua ligação pode diminuir sua própria liberação.

A combinação do neurotransmissor com os receptores pós-sinápticos é fundamental para desencadear a série de eventos que leva a produção do efeito biológico. Os conhecimentos sobre receptores sugerem uma série de mecanismos para explicar como são transmitidas as mensagens aos processos celulares que controlam a função da célula. Desses mecanismos, dois deles são bem conhecidos:

a. Pode provocar alterações na polaridade elétrica da membrana pela abertura de canais iônicos levando a uma resposta rápida;

b. Pode promover ativação de enzimas levando à formação de mensageiros químicos (segundo mensageiro) que vão provocar alterações mais lentas e persistentes na excitabilidade da membrana neuronal ou ainda provocar alterações nas estruturas citoplasmáticas ou nucleares do neurônio.

A recaptação neuronal se processa por transporte ativo e contribui para o término da atividade do mediador. Ao mesmo tempo, é um mecanismo econômico do organismo para manter os estoques do neurotransmissor na quantidade adequada e necessária para suprir os eventos fisiológicos. Após sua recaptação pela membrana neuronal pré-sináptica, o NT pode voltar a ser armazenado em vesículas e ser novamente utilizado.

A metabolização e a inativação do neurotransmissor ocorrem pela ação de enzimas localizadas principalmente no citoplasma ou nas mitocôndrias. Os metabólitos inativos são eliminados. Entretanto, em certos casos, alguns dos produtos da degradação enzimática podem ser reutilizados na síntese do neurotransmissor.

Parte do neurotransmissor liberado na fenda sináptica sofre difusão para a circulação sanguínea; pode, então, ser captado por tecidos extraneuronais. Nestes locais, podem ou não produzir efeitos. Após sua degradação ou inativação por enzimas, são eliminados do organismo.

As drogas podem atuar em qualquer uma das etapas citadas e produzir seus efeitos devido, muitas vezes, à perturbação do processo de neurotransmissão instalado no organismo em questão.

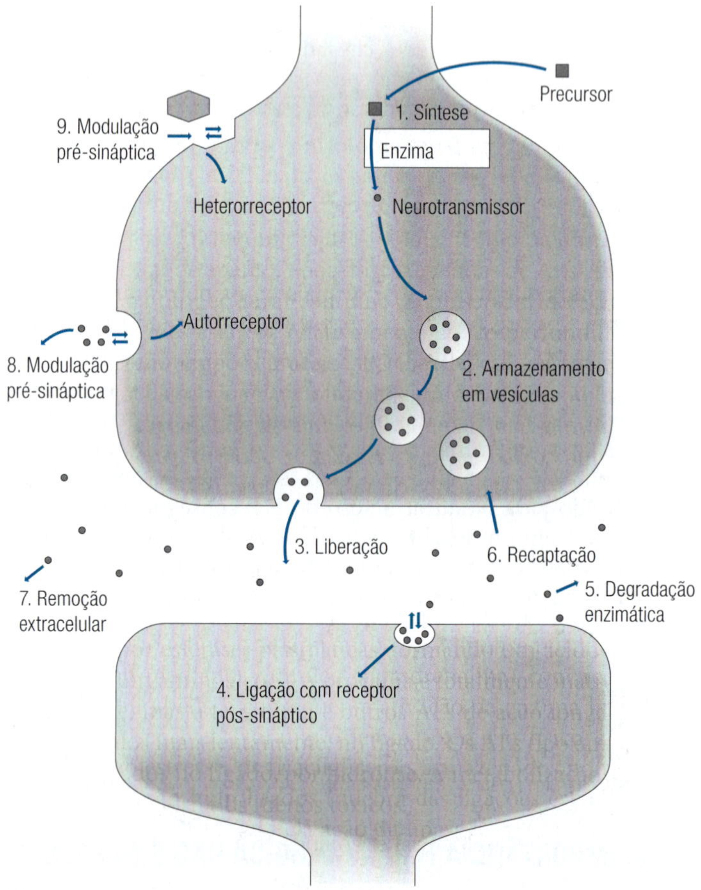

Figura 2.1.3. Etapas da neurotransmissão. 1: síntese; 2: armazenamento; 3: liberação; 4: combinação com receptores pós-sinápticos; 5: degradação enzimática; 6: recaptação; 7: remoção extracelular; 8: combinação com autorreceptores pré-sinápticos (modulação pelo NT liberado pelo próprio neurônio); 9: combinação de outro NT com heterorreceptores pré-sinápticos (modulação pelo NT liberado de um neurônio adjacente).

Quando uma droga atua nas fases iniciais de síntese e liberação do NT, geralmente ocorre a diminuição ou mesmo o bloqueio das funções mediadas por ele. Assim, na biossíntese (etapa 1), uma substância pode impedir a captação do precursor ou inibir algumas das enzimas envolvidas na sua síntese. O que ocorre, em ambos os casos, é uma diminuição de síntese e, consequentemente, menor quantidade de neurotransmissor disponível para ser liberado. Diversos fármacos podem atuar impedindo a liberação do NT (etapas 3 e 8), por exemplo, inibidores de Ca^{++} ou agonistas dos receptores pré-sinápticos. Antagonistas desses mesmos receptores pré-sinápticos inibitórios podem acarretar um aumento, às vezes transitório, das funções do neurotransmissor, por aumentar sua quantidade na fenda sináptica.

Quando uma droga impede a recaptação do neurotransmissor liberado (etapa 6), os efeitos diferem com o decorrer do tempo: num primeiro momento, ocorre um aumento de estímulos devido ao acúmulo de NT na fenda sináptica. Entretanto, como a recaptação neuronal e a vesicular são processos fundamentais para manter níveis adequados de neurotransmissor na terminação nervosa, o impedimento prolongado de um deles, ou de ambos, vai ter como resultado final a depleção dos estoques (etapa 2) e, portanto, menor quantidade de neurotransmissor disponível para ser liberado.

A inibição da degradação enzimática do neurotransmissor (etapa 5) resulta em acúmulo deste, o que geralmente causa exacerbação de efeitos. Por outro lado, o acúmulo do NT pode inibir sua própria síntese como ocorre na sinapse adrenérgica periférica.

Muitos fármacos, usados rotineiramente em terapêutica, atuam nos receptores pós-sinápticos (etapa 4) mimetizando as ações do neurotransmissor ou agem como antagonistas, tendo como consequência o bloqueio dessas mesmas ações.

6. NEUROTRANSMISSORES CENTRAIS

6.1. Localização

Do ponto de vista anatomofisiológico, o sistema nervoso pode ser dividido em somático (voluntário ou cerebroespinal) e autônomo (involuntário ou visceral). Sabemos, entretanto, que são constituídos de mesma unidade básica – os neurônios. Esses dois sistemas mantêm uma estreita relação através de múltiplas interconexões. Eles são, na verdade, integrados e interdependentes.

A complexidade do estudo da neurotransmissão central se deve a vários fatores: (i) a presença de um enorme número de neurônios que, em geral, se acham interconectados em múltiplos e complexos sistemas, e apenas raríssimas vezes se apresentam em interconexões simples; (ii) o SNC é muito heterogêneo do ponto de vista neuroquímico, sendo que zonas próximas podem apresentar diferenças profundas; (iii) os fármacos podem apresentar multiplicidade dos mecanismos de ação; (iv) a barreira hematoencefálica, embora pouco significativa no hipotálamo e área postrema, dificulta o acesso das drogas ao tecido nervoso. Todos esses fatores contribuem para dificultar um maior entendimento das funções centrais e do papel específico de cada neurotransmissor.

Entretanto, os estudos farmacológicos têm contribuído para evidenciar o papel dessas substâncias nos processos fisiológicos e nas doenças mentais, ao mesmo tempo que demonstram a existência de interdependência entre elas. Isso pode ser demonstrado por meio de um exemplo clássico: ao se tratar um esquizofrênico com uma substância antipsicótica, o haloperidol, por exemplo, podem ocorrer certos distúrbios que são os sinais extrapiramidais ou síndrome parkinsonoide (caracterizada principalmente por espasticidade ou rigidez generalizada da musculatura estriada). Sabe-se que o neuroléptico (antipsicótico), ao diminuir o nível de dopamina na zona nigroestriatal, provoca uma exacerbação dos efeitos centrais da acetilcolina. A introdução de um anticolinérgico de ação central, na terapêutica da esquizofrenia, pode abolir os sintomas extrapiramidais.

Essa interdependência dos neurotransmissores pode ser, em parte, explicada pela proximidade da localização cerebral. Observam-se, na Figura 2.1.4, diversas vias monoaminérgicas no cérebro de rato, com trajetos paralelos (por exemplo, da noradrenalina e serotonina), assim como a presença de vários neurotransmissores em uma mesma estrutura (hipotálamo, septo).

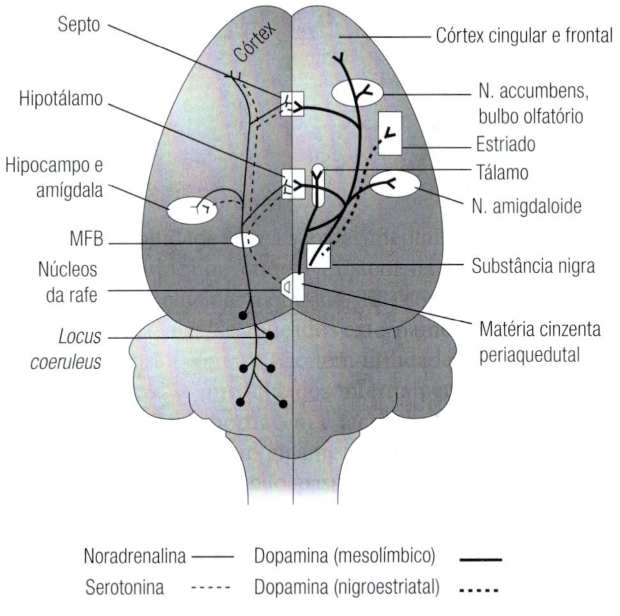

Figura 2.1.4. Esquema de vias monoaminérgicas no cérebro do rato. Os neurônios noradrenérgicos originam-se no *locus coeruleus* e em outros núcleos do tronco cerebral, projetando-se no hipotálamo, em estruturas límbicas telencefálicas e no neocórtex. A projeção dos neurônios serotonérgicos dos núcleos da rafe de mesencéfalo é semelhante. Já os neurônios dopaminérgicos partem do mesencéfalo e projetam-se sobre o estriado (via nigroestriatal) ou sobre estruturas límbicas rostrais (via mesolímbica) e neocorticais (via mesocortical). As vias monoaminérgicas, inclusive as dopaminérgicas, passam pelo feixe prosencefálico medial ou MFB.

6.2. Principais neurotransmissores centrais

6.2.1. Acetilcolina

A acetilcolina é o mediador químico dos gânglios autonômicos do sistema nervoso parassimpático e do somático.

Encontra-se ampla e abundantemente distribuída no SNC, predominando no córtex e em gânglios basais e presente também na célula de Renshaw, hipocampo, núcleo médio septal, sistema reticular ativador ascendente, vias visuais e auditivas, núcleo caudado, tálamo etc.

A acetilcolina participa de vários processos fisiológicos e mentais como sono, motricidade, aprendizagem e memória. Em algumas doenças degenerativas neurológicas como a disautonomia familiar (síndrome de Riley-Day), doença de Huntington, Alzheimer e síndrome de Parkinson existem alterações da função colinérgica.

A partir da colina circulante, obtém-se a síntese da acetilcolina. O grupo acetil é cedido pela acetilcoenzima A, mediante reação catalisada pela acetiltransferase (ou colina acetilase). Seu armazenamento ocorre em vesículas presentes na terminação nervosa e sua liberação é, principalmente, por exocitose, que é um processo Ca^{++} dependente.

Após liberada, exerce seus efeitos em receptores colinérgicos pós-sinápticos e é hidrolisada rapidamente pela acetilcolinesterase.

Receptores colinérgicos que se combinam com a acetilcolina para a produção de efeitos específicos podem apresentar reação específica a determinados fármacos, sendo, por isso, classificados em dois tipos principais: do tipo muscarínico (resposta excitatória à muscarina) ou do tipo nicotínico (resposta à nicotina).

A neurotransmissão colinérgica sofre interferência de diversas drogas que atuam em diferentes locais como pode ser visto na Figura 2.1.5.

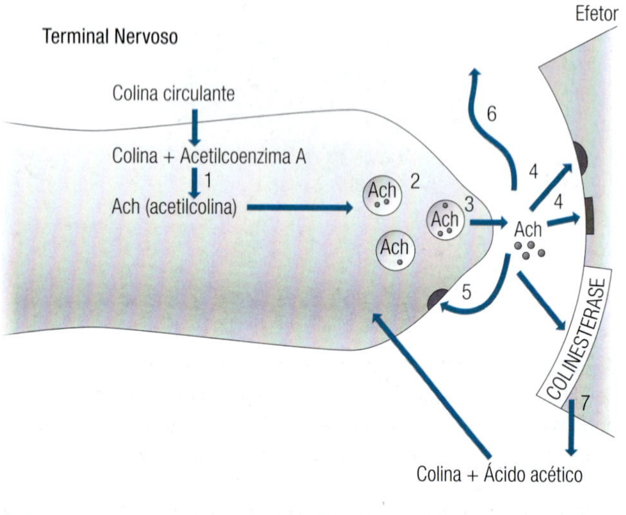

Figura 2.1.5. Neurotransmissão colinérgica. 1 – Biossíntese (o hemicolínio impede a captação da colina); 2 – Armazenamento; 3 – Liberação (diminuída pelo déficit de cálcio, excesso de magnésio, antibióticos aminoglicosídeos e toxina botulínica; aumentado pelo veneno da viúva negra); 4 – Combinação com receptores pós-sinápticos (ativados por agonistas colinérgicos muscarínicos como a pilocarpina e nicotínicos como a nicotina, bloqueados por atropina (muscarínico) e curare (nicotínico) e pelo triexifenidil no SNC); 5 – Combinação com receptores pré-sinápticos; 6 – Difusão; 7 – Metabolização pela acetilcolinesterase: bloqueada pela neostigmina e inseticidas organofosforados.

6.2.2. Noradrenalina

A noradrenalina ou norepinefrina é um neurotransmissor do sistema nervoso autônomo simpático e do sistema nervoso central. No SNC, encontra-se no hipotálamo, no córtex e na formação reticular. São descritas duas vias noradrenérgicas que se originam na região da protuberância e bulbo: a via noradrenérgica ventral com projeções ascendentes para o hipotálamo, corpos mamilares, sistema límbico e cerebelo e uma porção descendente curta bulboespinal; a via noradrenérgica dorsal apresenta ramificações descendentes aos gânglios basais e cerebelo e uma ascendente que se dirige ao córtex. Grande parte dos corpos celulares dos neurônios noradrenérgicos dorsais se localiza no *locus coeruleus*.

Os neurônios noradrenérgicos cerebrais interferem no ritmo sono/vigília, emoção, aprendizagem, funções neuroendócrinas, regulação da temperatura etc. As alterações dos níveis de noradrenalina central levam a diversos distúrbios, entre eles a depressão endógena cujo tratamento básico se faz com as substâncias antidepressivas tricíclicas ou inibidores da monoaminoxidase.

A biossíntese de noradrenalina se faz a partir do aminoácido circulante tirosina que é captado pelo terminal nervoso. As diversas etapas de síntese ocorrem no citoplasma, sendo a última intravesicular. O armazenamento ocorre em três reservatórios: citoplasmático, intravesicular lábil e intravesicular estável (moléculas de noradrenalina associadas a ATP e cromagranina) que se encontram em equilíbrio dinâmico.

O processo de liberação é, principalmente, por exocitose e a metabolização pode ser feita pela monoaminoxidase (MAO) citoplasmática e pela catecol-o-metiltransferase (COMT), na fenda sináptica ou extraneuronalmente.

Após a liberação, a noradrenalina combina-se com os receptores pré- e pós-sinápticos, determinando efeitos específicos, e parte dela sofre recaptação. Diversos fármacos podem interferir na sinapse noradrenérgica (Figura 2.1.6).

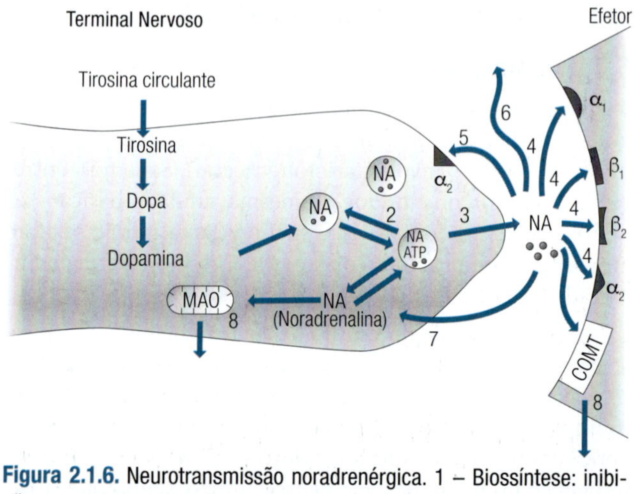

Figura 2.1.6. Neurotransmissão noradrenérgica. 1 – Biossíntese: inibição pela alfa-metiltirosina e ativação pela levodopa. 2 – Liberação: aumentada pela anfetamina e tiramina. 3 – Armazenamento: inibido pela reserpina. 4 – Interação com receptores pós-sinápticos: alfa-fenilefrina ativa e prazosina bloqueia. 5 – Interação com receptores pré-sinápticos alfa 2: clonidina ativa e ioimbina bloqueia. 6 – Difusão. 7 – Recaptação: inibida pela cocaína e antidepressivos tricíclicos (desipramina). 8 – Metabolização pela enzima catecol-O-metiltransferase (COMT): inativada pelos inibidores da monoamina oxidase (IMAO).

6.2.3. Dopamina

A dopamina encontra-se no corpo estriado, sistema límbico, hipotálamo etc. São bem definidos pelo menos três sistemas dopaminérgicos:

- O sistema nigroestriatal, que apresenta um importante papel na regulação do reflexo postural e dos movimentos motores (involuntários). Os neurônios dopaminérgicos, localizados na substância negra, apresentam projeções aos núcleos caudado e putâmen que se prolongam até o córtex motor. As anormalidades motoras da doença de Parkinson (especialmente as acinesias) são atribuídas à deficiência da transmissão dopaminérgica nesta região;
- O sistema mesolímbico inerva estruturas límbicas como o núcleo *acumbens*, tubérculo olfatório, a amígdala e o septo, e contribui para a regulação do comportamento emocional e da função cognitiva. Esse sistema está envolvido na fisiopatologia da esquizofrenia e parece ser o local ideal para as ações terapêuticas de drogas antipsicóticas;
- O sistema túbero-infundibular tem sua origem no núcleo hipotalâmico e envia projeções até a eminência média. Tem um importante papel na inibição da liberação da prolactina e do hormônio do crescimento, via hipófise anterior, e parece interferir com a liberação do hormônio antidiurético na hipófise posterior.

A sinapse dopaminérgica é muito semelhante à noradrenérgica quanto aos processos de síntese, liberação e inativação. Existem dois tipos de receptores dopaminérgicos, D1 e D2, onde a dopamina se liga para exercer os seus efeitos. A Figura 2.1.7 apresenta exemplos de drogas que interferem nas várias etapas da transmissão dopaminérgica.

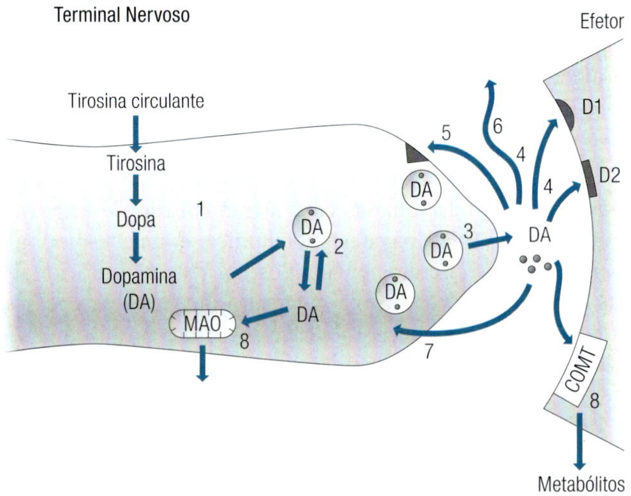

Figura 2.1.7. Neurotransmissão dopaminérgica. 1 – Biossíntese: inibida pela alfa-metiltirosina e ativada pela levodopa. 2 – Armazenamento: inibição pela reserpina. 3 – Liberação: aumentada pela anfetamina. 4 – Interação com receptores pós-sinápticos: bloqueio pelos neurolépticos butirofenônicos e fenotiazínicos. 5 – Interação com receptores pré-sinápticos. 6 – Difusão. 7 – Recaptação: bloqueio pela amitriptilina. 8 – Metabolização pela enzima catecol-o-metiltransferase (COMT): inativada pelo pirogalol e pelos inibidores da monoamina oxidase (IMAO).

6.2.4. Serotonina (5-hidroxitriptamina)

A serotonina (5-HT), no SNC, encontra-se principalmente no hipotálamo, gânglios basais, mesencéfalo, hipocampo, núcleos da rafe e área septal. Fora do SNC, existe em grande quantidade nas plaquetas e células cromafins.

A serotonina, no SNC, está envolvida com a regulação da temperatura corporal, percepção sensorial, sono, controle neuroendócrino e atividade extrapiramidal. Interfere na fisiopatologia de desordens afetivas, nos estados hiperagressivos e na depressão grave, nos quais a inibição de sua recaptação pelos agentes inibidores da recaptação de serotonina (IRS ou ISRS) causa sensível melhora.

A biossíntese da 5-HT se faz a partir do triptofano (aminoácido encontrado nos alimentos) que é captado ativamente para dentro do citoplasma onde ocorrem as etapas finais da síntese. O transporte ativo do triptofano pode ser diminuído por outros aminoácidos como a fenilalanina, tirosina etc.

De modo semelhante à noradrenalina e à dopamina, a serotonina é armazenada em vesículas, liberada por exocitose e inativada pela MAO. Ela pode sofrer um processo de N-acetilação seguido de O-metilação, transformando-se em melatonina, substância que existe em abundância na glândula pineal e que está envolvida com a reprodução.

A Figura 2.1.8 apresenta um resumo da transmissão serotoninérgica e dos locais de ação de algumas drogas.

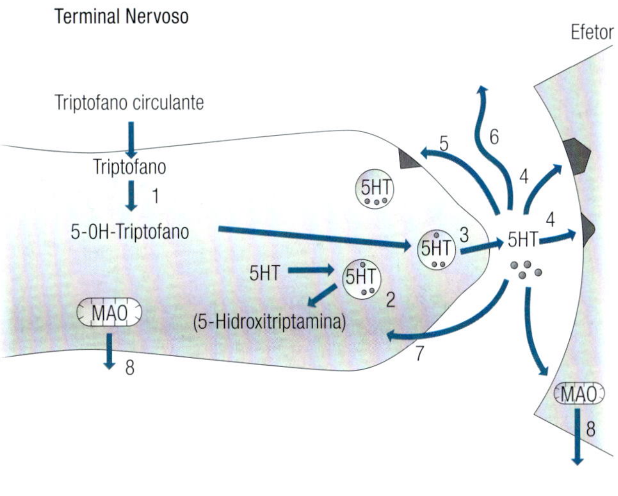

Figura 2.1.8. Neurotransmissão serotoninérgica. 1 – Biossíntese: inibida pela p-clorofenilalanina. 2 – Armazenamento: inibido pela reserpina. 3 – Liberação. 4 – Interação com receptores pós-sinápticos: ativada pelo LSD e bloqueada pelo espiroperidol e pela mianserina. 5 – Interação com receptores pré-sinápticos. 6 – Difusão. 7 – Recaptação: inibida pelos antidepressivos tricíclicos (clomipramina). 8 – Metabolização: inibida pelos IMAO (tranilcipromina).

6.2.5. GABA - Ácido gama-aminobutírico

O GABA se distribui amplamente por todo o SNC, sendo considerado o neurotransmissor inibitório da maior parte dos interneurônios cerebrais. Mesmo assim, é preciso assinalar sua importância em determinadas estruturas como os gânglios basais, substância negra, globo pálido e córtex.

A função do GABA é essencialmente de inibição. Por exemplo, as células de Purkinje exercem sua ação inibitória liberando GABA. Uma maior concentração intracerebral desse neurotransmissor acarreta um aumento no limiar de convulsões. Participa também da regulação de vários processos dos centros hipotalâmicos e do tronco cerebral envolvidos na reatividade emocional, funções respiratórias, cardíacas, pressão arterial etc. O GABA interfere na fisiologia da ansiedade, e os benzodiazepínicos exercem seu efeito ansiolítico facilitando sua ação nos receptores gabaérgicos.

A biossíntese do GABA se faz a partir do ácido glutâmico que se descarboxila por ação da enzima glutamato descarboxilase (GAD). É importante lembrar que a vitamina B6 participa da síntese do ácido glutâmico (a deficiência de vitamina B6 interfere com as funções do GABA no organismo).

Da mesma maneira que os outros neurotransmissores, o GABA é armazenado em vesículas nas terminações nervosas e liberado por exocitose. A recaptação neuronal e a metabolização são os processos que contribuem para o término do efeito desse neurotransmissor. A enzima GABA-transaminase (GABA-T), presente nos neurônios pós-sinápticos, é responsável pela inativação do GABA. Este se combina com dois tipos de receptores gabaérgicos, GABA-A e GABA-B, para produzir seus efeitos inibitórios.

A Figura 2.1.9 mostra algumas substâncias que interferem na sinapse gabaérgica.

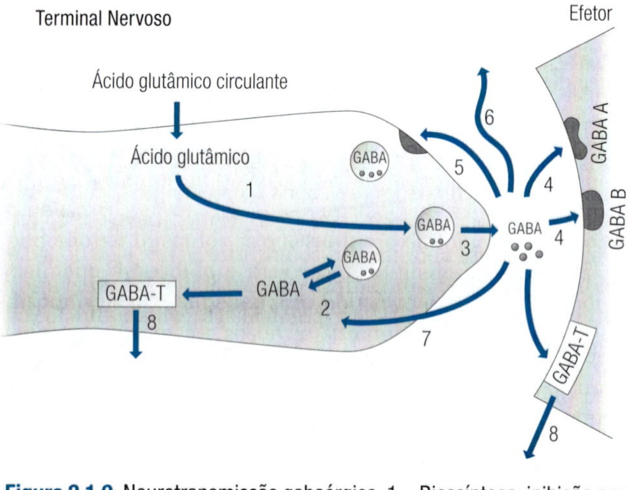

Figura 2.1.9. Neurotransmissão gabaérgica. 1 – Biossíntese: inibição por antagonistas da vitamina B6 e por avitaminose B6. 2 – Armazenamento. 3 – Liberação. 4 – Interação com receptores pós-sinápticos: GABA-A são ativados pelo muscimol e bloqueados pela picrotoxina e bicuculina; os benzodiazepínicos (ansiolíticos) facilitam a ligação do GABA com seus receptores. Receptores GABA-B são ativados pelo baclofeno. 5 – Interação com receptores pré-sinápticos. 6 – Difusão. 7 – Recaptação: inibida pelo ácido nipecótico e 2-4-diamino butirato. 8 – Metabolização pela GABA--transferase: inibida pelo ácido aminoxiacético.

6.3. Outros neurotransmissores

6.3.1. Aminoácidos

O ácido glutâmico está presente no cerebelo e na medula espinal e ainda no hipocampo, córtex cerebral, septo lateral e em vários núcleos hipotalâmicos. É sintetizado muito facilmente no cérebro a partir da glicose e é capaz de produzir respostas excitatórias, assim como o ácido aspártico.

A glicina é o neurotransmissor inibitório da medula espinhal, sintetizado provavelmente a partir da serina. Encontra-se principalmente nas células de Renshaw, nos motoneurônios. Tem sua ação bloqueada pela estricnina.

6.3.2. Opioides endógenos

Opioides endógenos são peptídeos assim denominados devido à sua relação com o ópio e congêneres, fármacos hipnoanalgésicos muito potentes e eficazes no alívio da dor (Capítulo 5.3.).

É preciso assinalar que, para alguns autores, essas substâncias não são neurotransmissores porque não obedecem a todos os critérios preestabelecidos. As encefalinas e as dinorfinas podem ser consideradas moduladores da neurotransmissão e, em alguns casos, coneurotransmissores.

Em geral, os opioides endógenos têm sido classificados em três famílias: endorfinas, encefalinas e dinorfinas. São peptídeos com estruturas proteicas bem definidas e apresentam como precursores, respectivamente, a pró-encefalina, a pró-endorfina-dinorfina e a pró-opiomelanocortina. Esta última foi inicialmente identificada na hipófise anterior e é também a substância precursora do hormônio adrenocorticotrófico (ACTH) e do hormônio estimulante da formação de melanina (MSH).

As endorfinas, encefalinas e dinorfinas estão amplamente distribuídas no SNC, onde se encontram em áreas associadas a dopamina, serotonina, noradrenalina e substância P.

Existem vários tipos de receptores opiáceos que se localizam no corno posterior da medula espinhal, substância gelatinosa de Roland, tegumento mesencefálico, substância cinzenta periaquedutal e periventricular, núcleo subtrigeminal, núcleos do vago, área postrema, núcleo amigdalino do córtex límbico, corpo estriado, tálamo e hipotálamo. Perifericamente estão presentes no intestino, canal deferente etc.

As zonas centrais ricas em receptores opiáceos se sobrepõem às vias relacionadas com a transmissão de impulsos nociceptivos (vias paleoespinotalâmica e paleoespinobulbar) e com os circuitos envolvidos em reações emocionais. As encefalinas e endorfinas reagem com esses receptores, interferindo com diversos mecanismos da neurotransmissão. Assim, inibem a liberação da noradrenalina, dopamina, acetilcolina e outras substâncias no SNC. Por exemplo, o 5-hidroxitriptofano, precursor de serotonina, potencializa o efeito analgésico dos opioides que é antagonizado pela naloxona e outros antagonistas narcóticos. No rato, foi observado que os opiáceos produzem rigidez e catalepsia e aumentam o "*turnover*" da dopamina no corpo estriado.

Em estudos que relacionam peptídeos opioides com doenças mentais, foi observado aumento dos níveis de encefalinas em pacientes esquizofrênicos. Também foram pesquisados peptídeos opiáceos visando identificar novas funções fisiológicas e sua possível participação em processos patológicos.

6.3.3. Canabinoides endógenos

A descoberta dos receptores canabinoides (CB1 e CB2) entre os anos 1988 e 1993 iniciou uma intensa busca por seus ligantes endógenos. Os principais canabinoides endógenos ou endocanabinoides identificados são aracdoniletanolamida (AEA), também conhecida como anandamida, e o 2-aracdonil-glicerol (2-AG), mas existem também a virodamina, a N-araquidonildopamina e o 2-araquidonilgliceril éter.

Admite-se que o aumento do cálcio intracelular ativa a síntese dos canabinoides endógenos a partir de fosfolipídios de membrana.

No receptor CB1, os canabinoides produzem efeitos centrais como analgesia, hipotermia e hiperfagia. Já o receptor CB2 medeia os efeitos periféricos, o que pode ser vantajoso, uma vez que neste receptor o canabinoide causa analgesia com menores efeitos colaterais que no CB1, não causa alteração de memória ou desordens motoras. Ainda pode ser citada a mediação de efeito orexígeno, antiepiléptico e antiemético quando se trata do receptor CB1.

Como exemplo de medicamento que envolva receptores canabinoides, tem-se o rimonabanto, medicamento lançado na Europa (2006) como anorexígeno e posteriormente retirado do mercado devido o risco de suicídio e desordens psiquiátricas. O rimonabanto tem ação antagonista dos receptores CB1.

Os efeitos neuropsiquiátricos dos canabinoides naturais como a *Cannabis sativa* podem ser explicados com base nas interações destes com os outros neurotransmissores e neuromoduladores como serotonina, dopamina, GABA e glutamato. Os agonistas CB1 apresentaram efeitos ansiolíticos em determinados estudos, porém também foram relatados efeitos ansiogênicos, demonstrando controvérsias na modulação da ansiedade por esses receptores. Existe a suposição de que os canabinoides endógenos sejam importantes mediadores da extinção de memórias condicionadas a eventos aversivos, podendo os seus agonistas ter uso no tratamento de depressão e transtorno de estresse pós-traumático.

Em estudos pré-clínicos para novos fármacos, há promissora estratégia sendo explorada no que diz respeito à interferência com os processos de inativação, por exemplo, inibidores das enzimas de degradação, que aumentam os níveis dos canabinoides endógenos, potencializando, assim, seus efeitos.

7. RECEPTORES

O ser humano está sempre buscando explicação aparentemente lógica para os fenômenos que observa e não é diferente quando se trata do mecanismo de ação dos fármacos. Da existência comprovada de mediadores químicos e ação de fármacos de estrutura semelhante aos mediadores consolidou-se o conceito de receptor, introduzido por Langley, em 1878, e mais tarde desenvolvido por Ehrlich, que criou o termo toxofórico (transportador de substâncias tóxicas) e emitiu a célebre frase: "*Corpora non agunt nisi fixata*" (os fármacos não atuam a menos que se fixem). Receptor, segundo Ariens, é o local de interação do fármaco com determinadas moléculas do sistema biológico, tais como enzimas, proteínas e DNA, por exemplo. Em outras palavras, receptor seria um componente celular cuja interação com o fármaco provoca estímulo que se traduz por efeito biológico observável.

Achados científicos relativos à descrição de funções da membrana celular, síntese proteica, bomba sódio-potássio, fenômenos imunológicos, cadeias de reações intracelulares sucessivas no desencadeamento de um efeito, ações múltiplas de um mesmo etc. contribuíram para aprimorar a noção de receptor. O estudo sistemático de fármacos e seus mecanismos de ação tem permitido chegar a explicações satisfatórias e animadoras.

8. MODO DE AÇÃO DOS FÁRMACOS

Dependendo do seu modo de ação, os fármacos podem ser estruturalmente inespecíficos ou estruturalmente específicos.

Fármacos estruturalmente inespecíficos são aqueles em que a ação biológica depende primordialmente das propriedades físico-químicas e não diretamente da sua estrutura química. Tais propriedades são, entre outras, a solubilidade, o pKa, o poder oxi-redutor e a adsorção. Exemplos de tais fármacos são os anestésicos gerais, certos hipnóticos, a maioria dos antissépticos, alguns antifúngicos tópicos e os inseticidas voláteis.

Fármacos estruturalmente específicos são aqueles cuja ação biológica resulta diretamente de sua estrutura química, pois se presume que sua ação primária se deve à interação com sítios de ligação como receptores farmacológicos específicos ou aceptores desses fármacos. Consequentemente, os fatores importantes são a forma, o tamanho, a distribuição dos grupos funcionais, a estereoquímica e a distribuição eletrônica, além de outros.

Fármacos dessa classe, pertencentes a determinado grupo farmacológico, que atuam pelo mesmo mecanismo molecular, apresentam certas características estruturais em comum e que são responsáveis diretas por sua atividade; essas características recebem o nome de grupo farmacofórico. Além disso, os grupos funcionais encontram-se orientados numa direção espacial semelhante; igualmente, pequenas variações na sua estrutura química podem resultar em alterações profundas na atividade farmacológica, dando origem a compostos com ação análoga, com ação antagônica ou inativos. Os fármacos usados em terapêutica são, em sua maioria, estruturalmente específicos. Exemplos: colinérgicos, adrenérgicos, sulfas, penicilinas.

A ação dos fármacos resulta de suas propriedades físico-químicas (como sucede nos fármacos estruturalmente inespecíficos) ou diretamente de sua estrutura química (conforme ocorre nos fármacos estruturalmente específicos). Os primeiros, exemplificados pelos anestésicos gerais e certos hipnóticos (como os álcoois alifáticos), atuam em doses relativamente altas, o que faz supor que formem uma camada monomolecular sobre toda a área de algumas células do organismo. Os últimos, entretanto, agem em doses baixíssimas e disso se deduz que devem a sua atividade à complexação com sítios específicos localizados em determinadas macromoléculas do organismo, denominados receptores ou aceptores.

9. LATÊNCIA E DURAÇÃO DA AÇÃO DE UM FÁRMACO

Para que se inicie ação de qualquer fármaco é necessário que ele atinja o local de ação responsável pelo efeito desejado. Assim, decorre sempre certo tempo de latência entre sua administração e o início da atividade, tempo este que varia conforme o tipo de uso (via de administração) ou experimento. Entretanto, mesmo após iniciada a ação do fármaco, ocorre novo tempo de latência até que se observem os efeitos.

Os fenômenos de latência e de duração da atividade de qualquer fármaco também sofrem variações individuais de acordo com a curva de Gauss. Alguns fármacos causam efeito imediato, simultâneo com o início de sua atividade farmacológica, enquanto outros demonstram uma defasagem (que pode ser de alguns minutos a até algumas semanas, conforme o fármaco) entre ação e efeito máximo. Da mesma forma, o término da ação farmacológica pode coincidir ou com o término do efeito farmacológico ou antecedê-lo.

No caso da fenilefrina, por exemplo, a administração intravenosa acarretará aumento da pressão arterial quase imediato por ação direta sobre as artérias. No caso da tiramina, a ação é indireta, agindo sobre o nervo e fazendo com que este libere a norepinefrina, que irá provocar o aumento da pressão arterial; também no caso o efeito é quase imediato à administração do fármaco. Outros fármacos têm latência de vários dias até que se manifestem seus efeitos. A guanetidina, por exemplo, impede a recaptura de norepinefrina pelas extremidades nervosas, provocando nos primeiros dias aumento da pressão arterial; segue-se diminuição do estoque da norepinefrina, até que se inicie correspondente baixa da pressão arterial. Os efeitos da fenilefrina e tiramina duram alguns minutos, ao passo que os efeitos da guanetidina duram vários dias após a suspensão da medicação.

10. ESTUDOS DOS RECEPTORES

10.1. Conceito

O efeito produzido por fármacos estruturalmente específicos é atribuído à interação com uma substância receptora específica, conhecida como receptor ou alvo farmacológico, que serve como molécula de reconhecimento. Em resultado dessa interação, o fármaco forma um complexo com o componente celular, que aqui damos o nome genérico de receptor. O químico refere-se ao receptor em termos de componentes estruturais químicos, ao passo que o biólogo prefere tratá-lo em termos microanatômicos.

A hipótese da existência de receptores foi aventada em decorrência de três características notáveis da ação dos fármacos:

a. alta potência – conhecem-se fármacos que atuam em concentrações tão baixas como 10^{-9} M a 10^{-11} M;
b. especificidade química – prova desta são as diferenças de efeito produzido por isômeros ópticos;
c. especificidade biológica – exemplificada pela epinefrina, que exerce efeito acentuado sobre o músculo cardíaco, mas tem ação muito fraca sobre o músculo estriado.

Supõe-se que os fármacos estruturalmente específicos apresentam alto grau de complementariedade para com o local em que atuam. A interação de um fármaco desse tipo com o seu receptor assemelha-se, portanto, à interação de um substrato com o centro ativo ou centro alostérico de uma enzima, ou de um hapteno com um anticorpo.

Há autores que restringem o uso do termo receptor àquelas entidades que interagem com substâncias endógenas, como acetilcolina, epinefrina, norepinefrina, histamina, serotonina e dopamina, bem como com antagonistas dessas mesmas substâncias. Às macromoléculas que interagem com substâncias exógenas, como certos fármacos e venenos, e que não reagem com os receptores farmacológicos, dão o nome de aceptores. Segundo esses autores, o aceptor difere do receptor em termos de especificidade, isto é, o aceptor geralmente apresenta menor seletividade de ligação e não foi planejado geneticamente para interagir com as substâncias de origem endógena, anteriormente descritas. Segundo esse conceito, para os anestésicos locais haveria aceptores e não receptores (Figura 2.1.10).

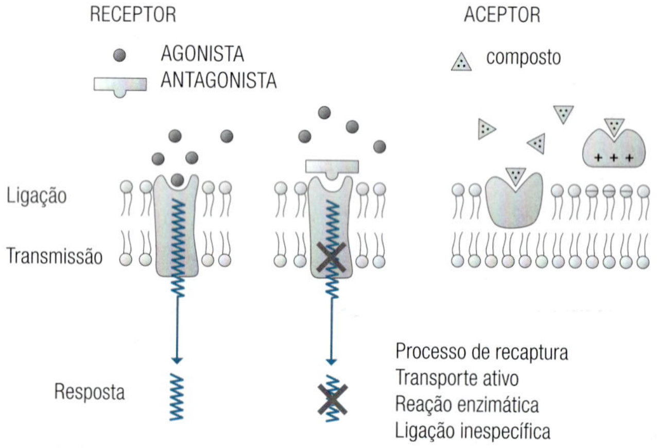

Figura 2.1.10. Representação esquemática de receptor e aceptor mostrando as diferenças entre ambos, segundo Laduson.

Aceita-se geralmente que o receptor consiste em uma entidade elástica, constituída, na maioria dos casos, de aminoácidos integrantes de proteínas (em geral de natureza enzimática) ou de ácidos nucleicos. O receptor apresenta estrutura estereoquímica não raro complementar à do fármaco e, às vezes, após sofrer alteração conformacional, é capaz de com ele interagir, via de regra, em sua conformação preferida, para formar complexo unido pelas diversas forças de ligação.

Em resultado dessa complexação fármaco-receptor gera-se um estímulo ou uma cadeia de estímulos que, por sua vez, causa uma ação ou efeito biológico. Tendo em vista que alguns fármacos, tão ativos como os seus protótipos, apresentam configuração diferente e até, em certos casos, inversa à daqueles, os farmacologistas admitem a existência de isorreceptores, à semelhança das isoenzimas dos bioquímicos e dos isoanticorpos dos imunólogos.

O número de receptores por célula do tecido receptor tem sido objeto de interesse por parte dos farmacologistas. Com base em dados experimentais, diversos autores determinaram esse número, tendo encontrado valores da ordem de 10^6

a 10^7 receptores por célula de vários tecidos. Miledi & Potter calcularam que, numa fibra muscular de rã, há cerca de 10^9 receptores da acetilcolina. Usando a alfa-bungarotoxina marcada, Fambrough & Hartzell verificam que o número de receptores por placa motora no diafragma do rato adulto é $(4 \pm 0{,}2) \times 10^7$, estando quase todos esses receptores localizados na placa terminal.

A complexação do fármaco com grupos químicos especiais do receptor resulta em sequência de alterações químicas ou conformacionais que causam ou inibem reações biológicas. Admite-se que tais alterações em biopolímeros realmente ocorrem, por ação de moléculas pequenas. A capacidade do fármaco em adaptar-se ao receptor depende das características estruturais, configuracionais e conformacionais de ambos, fármaco e receptor. Miledi & Potter calcularam que, entre o fármaco e o receptor, ocorrem $3{,}3 \times 10^{14}$ colisões por segundo, mas só 3×10^7 dessas são eficazes.

10.2. Natureza

O receptor é uma entidade conceptual de que os farmacologistas se valem como recurso pedagógico para explicar a natureza da interação dos fármacos com os organismos vivos para produzir um determinado efeito biológico.

Entretanto, à medida que o conhecimento evolui, em casos específicos esse termo não tem mais razão de ser utilizado. Assim, por exemplo, já se conhece o receptor ou local de ação de vários fármacos (Tabela 2.1.4). Nesses casos, e em muitos outros em que se sabe qual é o mecanismo de ação molecular de fármacos, a expressão receptor pode e deve ser substituída pelo nome da macromolécula que interage com determinados tipos de fármacos. Portanto, em vez de dizer que os agentes anticolinesterásicos interagem com o receptor, deve-se afirmar que eles interagem com a acetilcolinesterase. Semelhantemente dir-se-á que os antimaláricos quinolínicos interagem com o DNA; os salicilatos, com a prostaglandina sintase; os adrenomiméticos, com a adenilatociclase; os diuréticos sulfamídicos, com a carbonatodesidratase; as tetraciclinas, com os ácidos nucleicos; os antifólicos, com a di-hidrofolato redutase; os esquistossomicidas antimoniais, com a fosfofrutoquinase; e as sulfas e as sulfonas, com a di-hidropteroatosintase.

Isso significa que, conforme indicam as provas experimentais, os receptores *lato sensu* estão situados em macromoléculas, tais como enzimas e ácidos nucleicos. No primeiro caso, podem ser o centro ativo ou o centro alostérico, tendo aproximadamente o tamanho da molécula do fármaco que é capaz de formar um complexo com eles. No segundo caso, podem ser as fendas maior e menor do arcabouço dos ácidos nucleicos, os espaços entre pares de bases dos mesmos ácidos ou certos grupos funcionais situados na sua periferia.

A forma como o fármaco e o receptor interagem a fim de transmitir uma mensagem ou provocar um efeito pode ser explicada por meio de quatro tipos básicos de receptores conforme a natureza deste e o vínculo com o fármaco (Tabela 2.1.5):

- Receptores ionotrópicos ou canais iônicos controlados por ligantes possuem um sítio de ligação incorporado ao receptor, em geral na porção extracelular. Os neurotransmissores agem por esses receptores.

Tabela 2.1.4. Receptores farmacológicos e locais de ação dos fármacos.

Fármacos	Receptores ou locais de ação
Ácido nalidíxico	DNA topoisomerase (ATP-hidrolisante)
Acridinas	DNA
Adrenomiméticos	Adenilato ciclase
Agentes alquilantes	DNA
Agentes anticolinesterásicos	Acetilcolinesterase
Agentes antifólicos	Diidrofolato redutase
Alopurinol	Xantino oxidase
Aminopterina	Diidrofolato redutase
Anestésicos locais	Membrana celular
Anfotericina B	Membrana celular
Antimaláricos quinolínicos	DNA
Cefalosporinas	Transpeptidase
Diuréticos sulfamídicos	Carbonato desidratase
Eritromicina	Ribossomos
Esquistossomicidas antimoniais	6-Fosfofrutoquinase
Estreptomicina	Ribossomos
Fluoruracil	Timidilato sintase
Idoxuridina	DNA
Inibidores de MAO	Amino oxidase
Inseticidas organofosforados	Acetilcolinesterase
Lincomicina	Ribossomos
Metotrexato	Diidrofolato redutase
Nitrofurantoína	Nitrato redutase
Penicilinas	Transpeptidase
Salicilatos	Prostaglandina sintase
Sulfas	Di-hidropteroato sintase
Sulfonas	Di-hidropteroato sintase
Teofilina	Fosfodiesterase
Tetraciclinas	Ácidos nucleicos

- Receptores metabotrópicos são também conhecidos como receptores acoplados à proteína G ou segundo mensageiro. São acoplados a sistemas efetores intracelulares pela proteína G, servindo para transmissões apenas mais lentas que a dos receptores ionotrópicos, pois necessitam que a proteína G passe o sinal adiante a um segundo mensageiro.
- Receptores ligados a quinases possuem porção ligante extracelular conectada a uma porção intracelular, que na maioria dos casos é uma enzima com atividade quinase. Nesses receptores a resposta pode levar horas; é o caso da insulina e de citocinas.
- Receptores nucleares regulam a transcrição de genes, como, por exemplo, os receptores para estrógenos e para o hormônio da tireoide.

10.3. Forma ativa e refratária

Katz & Teshleff propuseram que os receptores podem estar quer na forma ativa quer na forma refratária. Rang & Ritter

Tabela 2.1.5. Tipos de receptores

Tipo de Receptor	Esquema	Início do efeito	Exemplos
1 – Canais iônicos controlados por ligantes (receptores ionotrópicos)	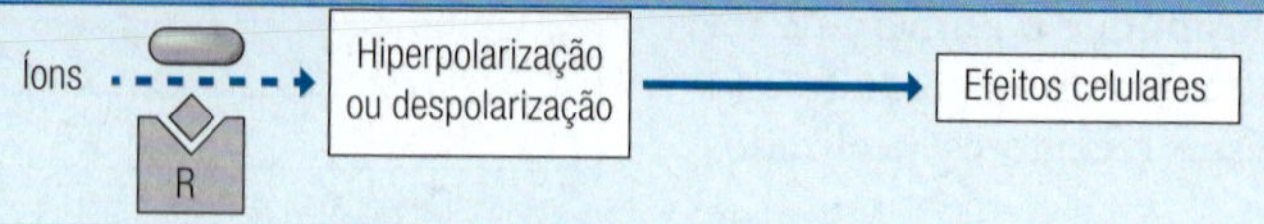	Milissegundos	Receptor nicotínico da Ach
2 – Receptores acoplados à proteína G (metabotrópicos)	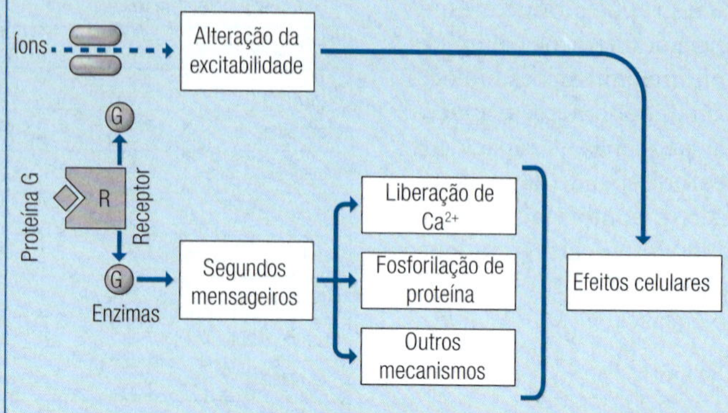	Segundos	Receptor muscarínico da Ach, receptores de dopamina, receptores 5-HT, β-adrenérgicos
3 – Receptores ligados a quinases	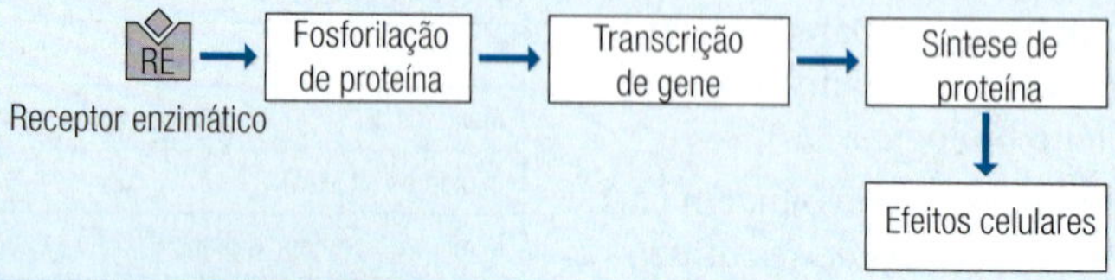	Horas	Receptor de citocinas
4 – Receptores nucleares	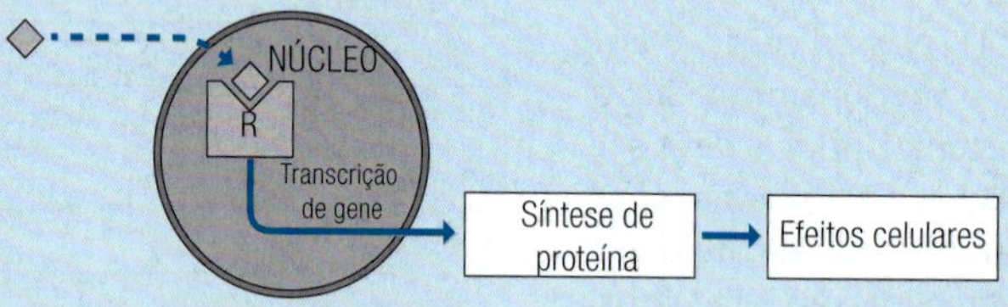	Horas	Receptor de estrógenos

observam que certos compostos bis-quaternários têm preferência por receptores dessensibilizados. Daí alguns autores afirmarem, conforme lembra Rang, que: (a) o receptor existe em dois estados conformacionais – ativo (A) e inativo (I) – independentemente de o fármaco estar ligado a ele; (b) os fármacos atuam ou como agonistas ou como antagonistas, de acordo com sua afinidade relativa por uma ou outra conformação.

Segundo sua maior afinidade por esses dois estados conformacionais do receptor, os fármacos serão ou agonistas ou antagonistas: os agonistas apresentam maior afinidade pela conformação A; os antagonistas, pela conformação I. Um fármaco será, portanto, antagonista de outro se tiver maior afinidade por I do que por A. A atividade antagonista poderá ser de dois tipos: (a) competitiva, se o fármaco ligar-se ao mesmo centro que o agonista; (b) alostérica, se combinar-se com outro centro.

10.4. Interação fármaco-receptor

Os fármacos ligam-se aos receptores através das mesmas forças que operam nas interações de moléculas simples. Essas forças são, pois, na sua maioria, idênticas àquelas que estabilizam a estrutura da proteína.

No caso de as interações entre fármaco e receptor serem fracas, estas são geralmente possíveis apenas quando as superfícies moleculares apresentam estruturas complementares efetivas ou latentes, de sorte que a um grupo saliente (ou carga positiva) numa superfície corresponda uma cavidade (ou carga negativa) na outra. Em outras palavras, entre as moléculas que interagem deve existir, em muitos casos, relação análoga àquela que há entre chave e fechadura, embora o fenômeno seja muito mais complexo (Figura 2.1.11).

Literalmente, a substância endógena é a chave para a fechadura com encaixe perfeito, o agonista sintético é a imitação precisa para simular a chave e encaixar na fechadura promovendo o mesmo efeito e o antagonista tem a estrutura mínima para entrar na fechadura, mas não encaixa, então não abre a porta, apenas bloqueia a "fechadura" (sítio de ligação do receptor).

Em geral, as ligações que se estabelecem entre fármaco e receptor são relativamente fracas: iônicas, polares, ligações de hidrogênio, transferência de carga, hidrofóbicas e van der Waals. Em consequência, os efeitos produzidos são reversíveis, isto é, rompem-se as ligações fármaco-receptor e o fármaco deixa de agir assim que diminui a sua concentração nos fluidos extra-

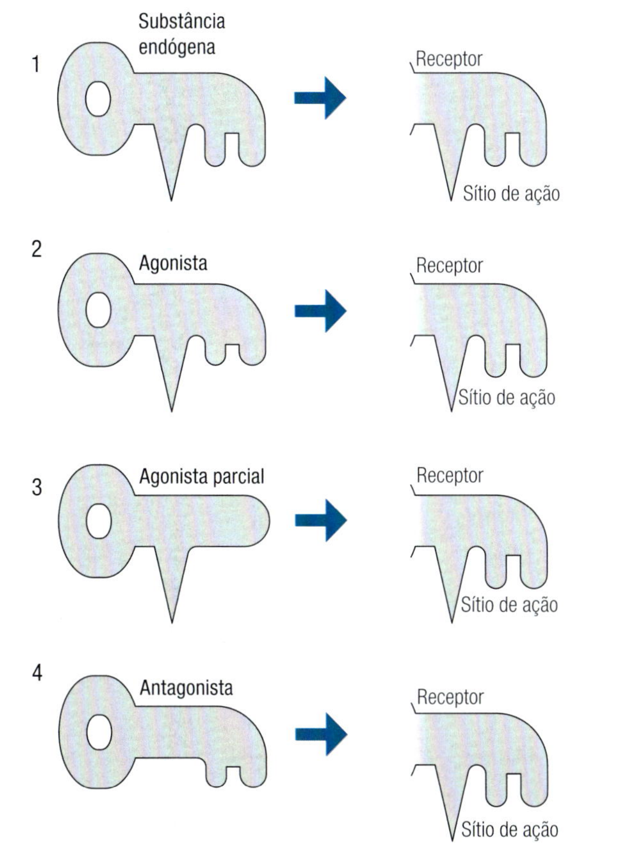

Figura 2.1.11. 1 – Substância endógena: o encaixe no receptor é perfeito, promovendo ação específica. 2 – Agonista: é o mais parecido possível com a substância endógena, encaixa-se e promove o mesmo efeito desta. 3 – Agonista parcial: tem encaixe suficiente no sítio de ação, ativa o receptor, porém com menor potência. 4 – Antagonista: encaixa no receptor, porém não ativa o sítio de ação, permanece bloqueando o receptor para ação da substância endógena ou do agonista.

celulares. Na maioria dos casos, especialmente em se tratando de agentes farmacodinâmicos, deseja-se isso mesmo, vale dizer, que a ação produzida pelo fármaco dure um tempo limitado.

Há ocasiões, porém, em que se almeja que os efeitos produzidos pelos fármacos sejam prolongados e até irreversíveis. Por exemplo, é de todo conveniente que os quimioterápicos formem, com os locais aceptores ou receptores nos parasitos, complexos irreversíveis, para que exerçam sua ação tóxica por tempo prolongado. Então, tenta-se fazer com que a união entre o fármaco e o receptor se estabeleça por meio de ligação covalente, que é a mais forte.

A Tabela 2.1.6 apresenta uma relação das forças responsáveis pela interação fármaco-receptor, bem como exemplos típicos de seus efeitos.

Quando o fármaco interage com o receptor ou alvo de ação, ele promove seu efeito, podendo ser este uma ativação ou inibição enzimática, um antagonismo metabólico, a modificação da permeabilidade das membranas biológicas, a supressão da função gênica, quelação ou uma ação inespecífica.

10.5. Teorias da ação de fármacos

Para explicar a ação dos fármacos várias teorias foram propostas. As principais são as de ocupação, afinidade e atividade intrínseca, charneira, perturbação macromolecular e ativação-ocupação de modelo "dois estados".

Tabela 2.1.6. Tipos de interação fármaco-receptor.

Tipo de ligação	Energia da interação (KJ/mol)	Exemplo
Ligação covalente	– (170 – 460)	RO – COR'
Ligação iônica reforçada	- (40)	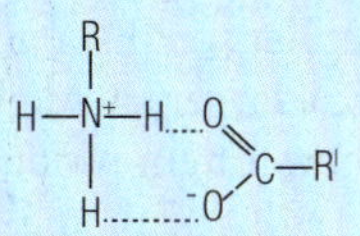
Ligação iônica	– 20	$R_4 – N^- ......^-I$
Ligação ion-dipolo	– (4– 30)	$R_4 – N^- ......^-NR_3$
Ligação dipolo-dipolo	– (4– 30)	$O{=}C.....NR_3$
Ponte de hidrogênio	– (4– 30)	– OH ......O =
Transferência de carga	– (4– 30)	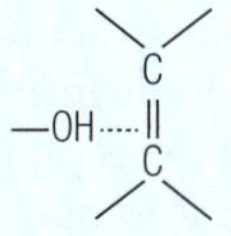
Interação hidrofóbica	– 4	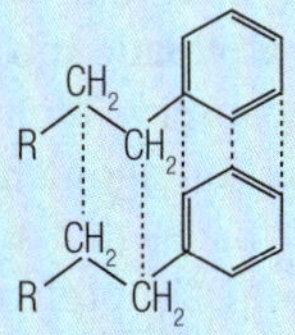
Interação de Van der Waals	– (2– 4)	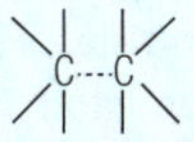

10.5.1. Teoria da ocupação

Formulada por Clark e Gaddum, a teoria da ocupação afirma, em essência, que a intensidade do efeito farmacológico é diretamente proporcional ao número de receptores ocupados pelo fármaco. Este número, por sua vez, depende da concentração do fármaco no compartimento do receptor e do número total de receptores por unidade de área ou de volume. O efeito do fármaco será tanto mais intenso quanto maior for o número de receptores ocupados; em consequência, a ação máxima corresponde à ocupação de todos os receptores.

A teoria da ocupação apresenta várias incongruências, entre as quais as seguintes: (a) ao contrário do que a teoria propõe, certos agonistas de uma dada classe - alguns congêneres da acetilcolina, por exemplo - jamais produzem resposta máxima, por mais que se aumente a dose; (b) não consegue explicar satisfatoriamente porque os antagonistas não causam os mesmos estímulos que os agonistas.

10.5.2. Teoria da afinidade e atividade intrínseca

Com o objetivo de oferecer uma explicação para essas e outras incongruências, Ariëns e Stephenson propuseram modificações à teoria da ocupação. Segundo esses autores, a interação fármaco-receptor compreende duas fases: (a) com-

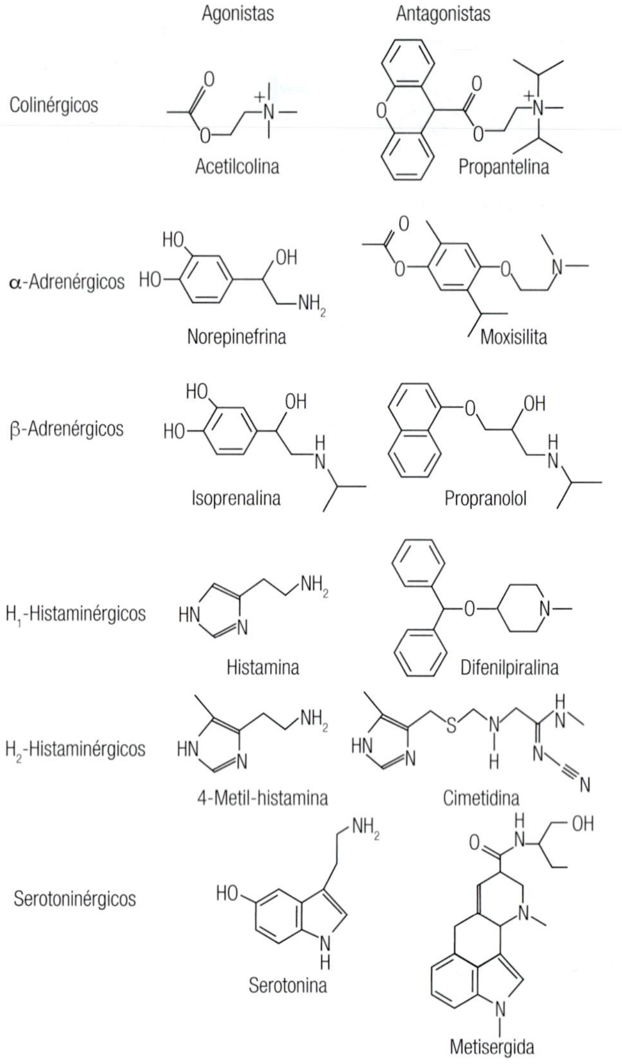

Figura 2.1.12. Semelhanças e diferenças entre agonistas e antagonistas.

plexação do fármaco com o receptor; (b) produção de efeito. Para que um fármaco cause estímulo é preciso não só que tenha afinidade pelo receptor, em razões de características estruturais complementares, mas também outra propriedade, denominada atividade intrínseca, por Ariëns e eficácia, por Stephenson. Esta última propriedade, atividade intrínseca ou eficácia, seria a medida da capacidade do complexo fármaco-receptor em produzir o estímulo.

De acordo com a teoria de Ariëns-Stephenson, tanto os agonistas quanto os antagonistas apresentam forte afinidade pelo receptor, o que lhes possibilita formar o complexo fármaco-receptor. Contudo, só os agonistas têm a capacidade de dar origem ao estímulo e, vale dizer, possuem atividade intrínseca ou eficácia.

Assim, projetando-se em gráfico a intensidade do efeito biológico em função da concentração dos fármacos, consideram-se como tendo atividade intrínseca igual aqueles cujas curvas são de formatos semelhantes; por outro lado, sua afinidade pelo receptor será tanto maior quanto menor for a concentração que produz efeitos análogos. Se, ao contrário, as curvas forem de formatos diferentes, isso significará que a sua atividade intrínseca é diferente, mesmo que a afinidade se conserve idêntica; tais fármacos são dualistas (segundo Ariëns) ou agonistas parciais (de acordo com Stephenson). Os fármacos de baixa atividade intrínseca são considerados antagonistas, podendo ser aproveitados para antagonizar fármacos de atividade intrínseca maior.

Antagonistas são os fármacos que se ligam firmemente ao receptor, isto é, têm alta afinidade por ele, mas são destituídos de atividade intrínseca. Consegue-se transformar um agonista em antagonista mediante modificações estruturais adequadas, tais como acréscimo ou retirada de certos grupos químicos. Os antagonistas geralmente têm, a mais do que os agonistas, grupos volumosos apolares que ajudam a estabelecer ligação mais firme com os receptores (Figura 2.1.12).

Os agonistas são constituídos de moléculas pequenas contendo grupos polares. Na epinefrina, por exemplo, tais grupos polares são o amino, a hidroxila em posição beta e as hidroxilas do núcleo catecólico. Pode-se transformar um agonista em antagonista pela incorporação progressiva de grupos apolares, principalmente anéis aromáticos; esses grupos, destituídos de especificidade, ligam-se a áreas acessórias do receptor e assim bloqueiam a ação dos agonistas.

Apesar de atraente, a teoria da ocupação, mesmo com as modificações nela introduzidas por Ariëns e Stephenson, não consegue explicar satisfatoriamente porque os fármacos variam em seu tipo de ação, isto é, porque um atua como agonista e outro como antagonista, embora ambos ocupem o mesmo receptor, conforme a teoria admite. A impossibilidade de elucidar o mecanismo de ação molecular dos fármacos, em termos de estrutura química, constitui a principal deficiência da teoria da ocupação. Ademais, a análise matemática mostrou que a ação dos fármacos não pode ser explicada por modelos simples de ocupação de receptor.

10.5.3. Teoria da charneira

A fim de explicar por que o agonista, embora não seja capaz de retirar o antagonista do centro receptor, pode competir com ele segundo a lei da ação das massas, paradoxo que permaneceu sem solução durante vinte anos, Rocha e Silva, fundamentado em dados termodinâmicos, propôs a "teoria da charneira". Baseia-se na hipótese aventada por Ariëns e Simonis de que existem dois centros no receptor farmacológico: (a) específico ou crítico, que interage com os grupos farmacofóricos (transportador do efeito farmacológico) do agonista, e (b) inespecífico, ou não crítico, que se complexa principalmente com os grupos apolares do antagonista.

Segundo a teoria da charneira, tanto o agonista quanto o antagonista se fixam ao centro específico por ligações reversíveis fracas, mas o antagonista se liga também, e firmemente, por interações hidrofóbicas e forças de van der Waals ao centro inespecífico. A competição entre agonista e antagonista se dá no centro específico do receptor. Como o antagonista está complexado firmemente com o centro inespecífico do receptor, mesmo um excesso de agonista é incapaz de desalojá-lo dali. Após a retirada do excesso do agonista, o bloqueio causado pelo antagonista volta ao nível anterior ao da adição do agonista. Esse fenômeno é geral. Ocorre, por exemplo, na competição, entre difenidramina e histamina, atropina e acetilcolina, tubocurarina e neostigmina, e metantelina e acetilcolina (Figura 2.1.13).

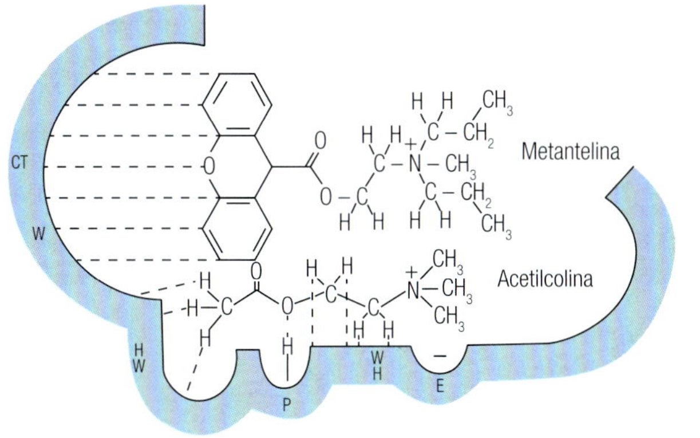

Figura 2.1.13. Competição entre metantelina e acetilcolina pelo centro específico do receptor muscarínico.

10.5.4. Teoria da perturbação macromolecular

Proposta por Belleau em 1964, a teoria da perturbação macromolecular consiste na aplicação da teoria do encaixe induzido, de Koshland, a algumas classes de fármacos.

Segundo Koshland, o centro ativo de uma enzima cristalina isolada não precisa ter necessariamente topografia complementar à do substrato, sendo como que uma espécie de negativo deste, mas adquire essa topografia somente após interagir com o substrato, que lhe induz tal alteração conformacional. O centro ativo da enzima é, pois, flexível, ou melhor, plástico ou elástico – e não rígido. Alterações conformacionais podem ocorrer, ainda de acordo com Koshland, não somente na enzima, mas também no substrato, de sorte a obter mais facilmente o ajustamento adequado dos grupos catalíticos, ainda que isso acarrete tensão no substrato. A hipótese de Belleau foi amplamente comprovada por experiências posteriores.

Levando em consideração a adaptabilidade conformacional de enzimas (e muitos receptores são efetivamente segmentos de enzimas, possivelmente centros ativos ou centros alostéricos), Belleau arrazoou que, na interação do fármaco com componente proteico, dois tipos gerais de perturbação podem suceder no complexo:

1. Perturbação conformacional específica, ou ordenamento específico; este é o caso do agonista;
2. Perturbação conformacional inespecífica, ou desordenamento inespecífico, que pode servir para acomodar outras classes de moléculas estranhas; trata-se, então, de antagonistas.

Se o fármaco apresentar ambas as características, isto é, contribuir tanto à perturbação macromolecular específica quanto à inespecífica, resultará na mistura dos dois complexos. Isso explica a ação estimulante parcial do fármaco, ou o caso do agonista ou antagonista parciais.

A hipótese de Belleau dispensa admissão de afinidade e atividade intrínseca.

10.5.5. Teoria da ativação-ocupação do modelo de "dois estados"

Proposta por Ariëns e Rodrigues de Miranda em 1979, esta teoria presume que o receptor não ocupado existe em dois estados: não ativado (R) e ativado (R*), e que essas duas formas se encontram em equilíbrio ($R \rightleftarrows R^*$). Um agonista manifesta alta afinidade pela forma ativada e efetivamente desloca o equilíbrio para a forma R*; um antagonista exibe alta afinidade pelo estado não ativado e faz o equilíbrio deslocar-se para a forma R. Em outras palavras, em contraste com a concepção clássica em que o agonista deve ativar o receptor, na teoria da ativação-ocupação, a fim de tornar ativo, ele tem de deslocar o equilíbrio para a forma R*.

agonista
$R \rightleftarrows R^*$
antagonista

Receptores de muitas substâncias bioativas endógenas – tais como acetilcolina, histamina, hormônios peptídicos, norepinefrina e serotonina – estão ligados a membranas e aqueles de natureza proteica apresentam caráter anfifílico. Os agonistas são, em geral, fortemente polares; por isso, podem estabilizar uma conformação relativamente polar do receptor e deslocar o equilíbrio para um estado ativado mais hidrofílico. Os antagonistas, por sua vez, possuem grupamentos hidrofóbicos e podem estabilizar a forma inativada, hidrofóbica, o receptor em seu estado de repouso.

De acordo com Cuatrecasas, em consequência da alteração conformacional causada por um agonista, a forma ativada do receptor pode propagar-se independentemente no plano da membrana e associar-se reversivelmente com efetores – uma enzima – a fim de regular sua atividade. Um exemplo seria a norepinefrina, migrando até atingir a adenilatociclase e causar a ativação dessa enzima.

Se o receptor for ocupado por um antagonista, um betabloqueador, por exemplo, a ocupação da adenilatociclase pela norepinefrina não ocorrerá e não se realizará a ativação da enzima e a reação ATP →cAMP.

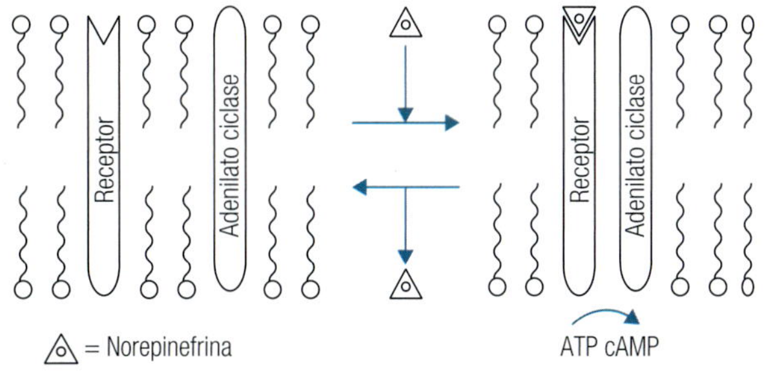

Figura 2.1.14. Representação da teoria de ativação-ocupação de modelo de "dois estados".

11. BIBLIOGRAFIA

BARREIRO, E.J.; FRAGA, C.A. *Química Medicinal – As bases moleculares da ação dos fármacos*. Porto Alegre: Artmed Editora, 2001. Cap. 1, p. 15-29.

THOMAS, G. *Química Medicinal: uma introdução*. Rio de Janeiro: Guanabara Koogan, 2003. cap. 2, p. 23-8, cap. 8, p. 249-52.

TAKAHASHI, M. *et al.* Vasoactive Intestinal Polypeptide presynaptically enhances the synaptic transmission in cultures sympathetic neurons. *Brain Research*, v. 579, p. 204-10, 1992.

ARIËNS E.J. *et al. Stereochemistry and biological activity of drugs*. Oxford: Blackwell, 1982.

KOROLKOVAS, A. *Essentials of medicinal chemistry*. 2ª ed. New York: Wiley-Interscience, 1988.

KOROLKOVAS, A.; BURCKHALTER, J.H. *Química Farmacêutica*. Rio de Janeiro: Guanabara Koogan, 2008.

ROBSON, P.J. Therapeutic potential of cannabinoid medicines. *Drug Testing and Analysis*, v. 6, n. 1-2. p. 24-30, 2014.

KANDEL, E.R. *et al.* Princípios de Neurociências, 5ª ed. McGrawHill Education, Artmed. 2014, p. 1544.

PERTWEE, R.G. Targeting the endocannabinoid system with cannabinoid receptor agonists: pharmacological strategies and therapeutic possibilities. *Philos Trans. R. Soc. Lond. B. Biol. Sci.*, v. 367, n. 1607, p. 3353-63, 2012.

FONSECA, B.M. *et al.* O Sistema Endocanabinoide - Uma perspectiva terapêutica. *Acta Farmacêutica Portuguesa*, v. 2, n. 2, p. 97-104, 2013.

BRUNTON, L. As Bases Farmacológicas da Terapêutica de Goodman e Gilman. McGraw Hill, 12ª ed., p. 2112, 2012.

HALL, J.E. *Guyton & Hall - Fundamentos de Fisiologia*. 12ª ed. Elsevier, p. 752, 2011.

RANG, H.P.; DALE. *Rang & Dale - Farmacologia*. 7ª ed. Elsevier, p. 808, 2012.

KATZUNG, B.G.; MASTERS, S.B.; TREVOR, A.J. *Farmacologia Básica e Clínica*. 12ª ed. McGraw Hill Education, Artmed, p. 1242, 2013.

ALEXANDER, S.P.; MATHIE, A.; PETERS, J.A. Guide to Receptors and Channels. 2ª ed. *Br J Pharmacol*, 2006.

PRATT, W.B.; TAYLOR, P. *Principles of Drug Action: The Basis of Pharmacology*. 3ª ed., New York: Churchill Livingstone, 1990.

2.2.

Anestésicos Locais

Antonio Carlos Oliveira

Sumário

Colaboradores nas edições anteriores: Antonio Carlos Oliveira, Bento Gonçalves e Maria P. B. Simonetti.

1. INTRODUÇÃO

A cocaína, alcaloide obtido das folhas da coca (*Erythroxylum coca*), foi isolada por Niemann em 1860. Köller, em 1884, instilou uma solução de cocaína no aparelho ocular e constatou a produção de anestesia que permitia a manipulação cirúrgica indolor. Esta observação é considerada o marco inicial da era da anestesia local como até hoje praticada.

Conhecida a observação de Köller, logo a anestesia local pela cocaína difundiu-se mundialmente, tendo recebido contribuição para seu desenvolvimento de diversos pioneiros. Assim, Schleich desenvolveu as técnicas de anestesia infiltrativa, a partir de 1892. Braun, em 1902, sugeriu a associação de adrenalina ao anestésico local para, por meio do efeito vasoconstritor da adrenalina, diminuir a absorção e prolongar o tempo de ação do anestésico local, funcionando a adrenalina como um "torniquete farmacológico". Bier, em 1898, realizou as primeiras raquianestesias com cocaína e, em 1908, introduz a anestesia venosa regional das extremidades.

Devido à alta toxicidade da cocaína, principalmente porque se usavam soluções muito concentradas e pelo possível aparecimento de dependência à droga, foram desenvolvidos produtos sintéticos substitutivos, entre os quais a procaína, a qual foi introduzida em 1904 por Einhorn e durante muito tempo foi considerada como o anestésico local padrão.

Em 1943, Löfgren abre um novo horizonte para os anestésicos locais ao sintetizar a lidocaína, que a partir da década de 1950 substituiu a procaína como anestésico local padrão.

O avanço no campo se deu com a obtenção de produtos estruturalmente semelhantes à procaína e à lidocaína, cujos exemplos principais são ilustrados na Figura 2.2.1 e hoje fazem parte do arsenal de anestésicos locais disponíveis para uso clínico.

2. NOÇÕES BÁSICAS: OS NERVOS PERIFÉRICOS

As fibras nervosas são prolongamentos axônicos de neurônios cujo corpo celular se situa nos gânglios da raiz dorsal (nervos sensitivos, aferentes) ou no corno anterior da medula (nervos motores, eferentes). Todas as fibras nervosas estão envoltas por células de Schwann, e em muitas delas, durante seu desenvolvimento, essas células se desenvolvem progressivamente, de forma circular, envolvendo a fibra e depositando um envoltório, que pode ter várias lâminas, a membrana de mielina, de composição lipoproteica semelhante ao axolema. Desse modo, de maneira simplista, as fibras nervosas podem ser divididas em mielinizadas e não mielinizadas. Nas fibras mielinizadas, observam-se estreitamentos conhecidos como nódulos de Ranvier, que correspondem à região onde uma célula de Schwann se limita com outra, sem cobertura de lâminas de mielina. O espaçamento entre nódulos de Ranvier é tão maior quanto maior for o diâmetro da fibra nervosa.

A fibra nervosa, fundamentalmente, apresenta duas propriedades: excitabilidade e condução. A condução do impulso nervoso é um fenômeno exclusivamente dependente da membrana nervosa, ocorrendo em sua passagem modificações elétricas e químicas.

Nas fibras não mielinizadas a onda de despolarização percorre toda a extensão da membrana numa progressão contínua, mas nas fibras mielinizadas a corrente de ação é saltatória, pulando de um nódulo de Ranvier para outro, visto que as lâminas de mielina funcionam como um isolante.

As fibras nervosas se classificam, conforme sua espessura, envoltórios e velocidade de condução de impulso, em três grupos – A, B e C:

- Fibras A: 6 a 22μ de diâmetro, mielinizadas, com velocidade de condução entre 5 e 85 m/seg, subdivididas em quatro subgrupos (α, β, γ, δ) conforme o diâmetro. Correspondem principalmente às fibras somáticas (Aα) e condutoras de estímulos dolorosos (Aδ);
- Fibras B: com menos de 3μ de diâmetro, mielinizadas, conduzem os impulsos com velocidade entre 3 e 15 m/seg. São as fibras neurovegetativas pré-ganglionares;
- Fibras C: com 0,4 a 1,3μ de diâmetro, não mielinizadas, conduzem os impulsos com velocidade entre 0,1 e 2 m/seg. São fibras neurovegetativas pós-ganglionares e as que conduzem estímulos dolorosos e térmicos.

Cada nervo periférico é composto de centenas ou milhares de fibras nervosas, cada uma envolvida por uma membrana fina (endoneuro). Essas fibras são organizadas em fascículos pelo perineuro, sendo o conjunto dos fascículos englobado por um envoltório comum, o epineuro.

Assim sendo, os anestésicos locais (AL), até atingirem as fibras nervosas, precisam atravessar todas essas barreiras. Logo, as fibras situadas na porção periférica de um nervo são atingidas mais rapidamente do que as situadas em sua parte central.

3. CONCEITO E CLASSIFICAÇÃO

A anestesia local, também conhecida como anestesia regional ou bloqueio de condução, é a perda de sensibilidade, local ou de um território do organismo, obtida pela aplicação de uma substância capaz de bloquear localmente a condução dos influxos nervosos provenientes de uma determinada área corporal. Os ALs são compostos químicos que produzem anestesia local sem lesar os tecidos de maneira permanente; essa alteração funcional deve ser reversível e controlável.

Embora exista grande variedade de ALs, todos eles apresentam certas semelhanças em sua estrutura química. É possível encontrar uma estrutura fundamental comum composta de: (a) uma parte lipofílica, que consiste numa porção aromática; (b) uma cadeia intermediária alquílica, geralmente com dois átomos de carbono; (c) uma parte hidrofílica, representada por uma amina secundária ou terciária. A única exceção importante é o *p*-aminobenzoato de etila (benzocaína), que não tem, em sua molécula, o grupamento amina.

A junção entre o grupamento intermediário e o anel aromático geralmente se faz por ligação éster (procaína, tetracaína, cocaína, benzocaína) ou amida (lidocaína, prilocaína, mepivacaína, bupivacaína, etidocaína).

Portanto, com base nessas características da cadeia intermediária, os ALs podem ser classificados em: ésteres, amidas e outros (Figura 2.2.1).

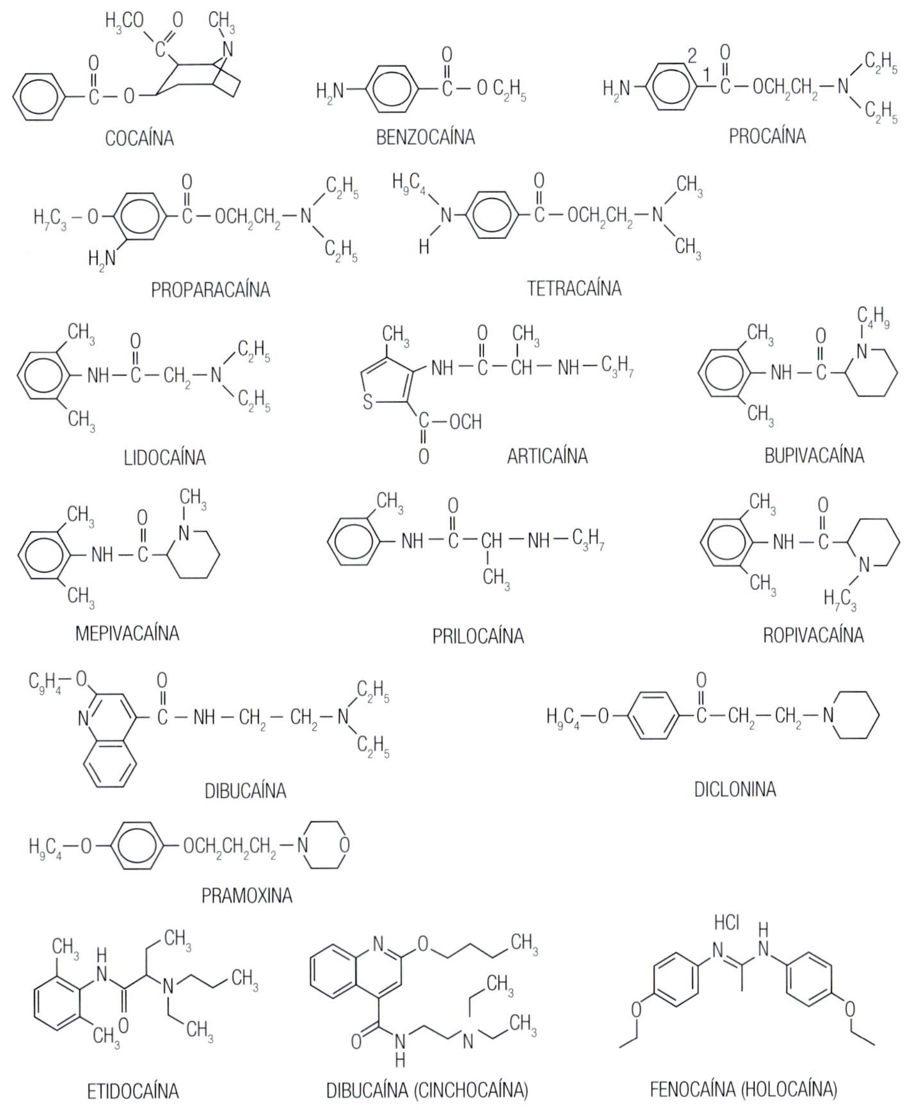

Figura 2.2.1. Estruturas químicas de anestésicos locais.

Ésteres: benzocaína, cocaína, procaína, proparacaína, tetracaína.
Amidas: articaína, bupivacaína, dibucaína (cinchocaína), etidocaína, lidocaína, mepivacaína, prilocaína, ropivacaína.
Outros: diclonina, fenocaína (holocaína), pramoxina (pramocaína).

4. RELAÇÃO ESTRUTURA-ATIVIDADE

O grupamento amínico confere aos ALs um caráter básico. Com seus valores de pKa situados, geralmente, entre 8 e 9, eles são bases fracas. O grupamento aromático é hidrofóbico (ou lipofílico), enquanto o amínico é hidrofílico. A potência de um AL depende, entre outras variáveis, do chamado balanço hidrofílico-lipofílico decorrente daqueles grupamentos.

A introdução de substituintes no anel aromático interfere na hidrofobicidade. No caso desta aumentar, eleva-se a potência anestésica. Isso é exemplificado de modo interessante pela comparação entre a procaína e a tetracaína. A última é de aproximadamente 15 vezes mais potente do que a primeira. Isso se deve principalmente à introdução, na molécula da tetracaína, de um grupamento butila no anel aromático. A introdução de grupo(s) metila na posição orto do anel aromático, como observado na lidocaína, prilocaína e bupivacaína, também aumenta a hidrofobicidade do grupo aromático.

Quanto à presença de ligação tipo éster ou amida, quando se comparam compostos de semelhante hidrofobicidade, os derivados ésteres são, em geral, mais potentes que os seus correspondentes derivados amida. Isso talvez se deva ao fato de a ligação amida ser mais volumosa que a ligação éster, produzindo algum tipo de impedimento espacial que prejudicaria a interação do anestésico local com seus sítios de ação. As ligações do tipo éster ou amida se conectam ao nitrogênio terciário amínico da extremidade da molécula do anestésico local por meio da cadeia alquílica curta, que geralmente contém um ou dois átomos de carbono.

Em princípio, o aumento dessa cadeia alquílica deveria aumentar a hidrofobicidade. Entretanto, nem sempre isso é observado, visto que essa cadeia separa dois grupos polares (ou hidrofílicos). O aumento do número de carbonos entre esses dois grupos pode levar ao aumento da expressão do caráter polar desses grupos, diminuindo a hidrofobicidade efetiva da molécula. O comprimento da cadeia alquílica também exerce influência na capacidade do grupamento amino terminal em aceitar um próton, ou seja, influencia no pKa daquele grupo. Assim, o aumento dessa cadeia propicia maiores valores de pKa.

O grupamento amino terminal da molécula do anestésico, com sua capacidade de aceitar um próton, confere aos anestésicos locais um caráter básico. Os grupamentos amínicos apresentam, tipicamente, valores de pKa por volta de 9,0. Esse valor, porém, pode ser substancialmente modificado pela presença de grupos doadores ou aceptores de elétrons nas proximidades do grupo amínico. A ligação do tipo amida presente na lidocaína ilustra bem esse ponto, visto que sua capacidade aceptora de elétrons torna o nitrogênio terminal relativamente mais positivo. Com isso, se torna mais difícil a sua protonação, o que leva a lidocaína e outros ALs com ligação do tipo amida a apresentarem valores de pKa mais baixos que os com ligação do tipo éster.

O pKa do AL exerce grande influência na distribuição desse composto através de barreiras de membranas, porque, juntamente com o pH do meio, ele determina a proporção entre formas neutras e catiônicas dos ALs, fator implicado no mecanismo de ação desses compostos.

5. FARMACOCINÉTICA

5.1. Absorção e distribuição

Embora não seja desejável, em face de sua finalidade clínica, os ALs, em menor ou maior grau, são absorvidos. A velocidade dessa absorção depende principalmente da vascularização da região. A mucosa traqueal, por exemplo, apresenta absorção muito rápida, enquanto o espaço subaracnóideo, pouco perfundido, absorve muito lentamente. O uso de vasoconstritores como a adrenalina diminui a absorção da droga, retendo-a mais tempo no local de aplicação.

A absorção de um AL sofre ainda influência de outros fatores tais como dose, concentração, local de administração e estado físico do paciente. Uma vez absorvidos, os ALs são distribuídos para os diversos órgãos e tecidos.

Os ALs atravessam facilmente as barreiras hematocerebral e placentária. Em geral, é aceito que os ALs atravessem a barreira placentária por difusão simples, mas a intensidade dessa difusão varia entre os diversos agentes. Parece que o grau de conjugação de um AL com as proteínas tem relação inversa com sua capacidade de atravessar a barreira placentária. A mepivacaína, com alta conjugação proteica, é a que menos se difunde pela placenta, e a prilocaína, que tem pouca afinidade com as proteínas, é a que mais se difunde.

A atividade anestésica local se dá quando existe uma concentração anestésica mínima capaz de evitar o aparecimento de um potencial de ação num axônio. Num nervo misto, essa concentração mínima é bem menor para as fibras finas do que para as fibras grossas. É possível obter um bloqueio diferencial variando a concentração anestésica mínima por bloqueio só das fibras neurovegetativas, ou destas e das sensitivas, sem alterar a condução das fibras motoras. O tempo de latência, a intensidade e a duração de ação são dependentes das características bioquímicas dos ALs, mas são influenciadas por outros fatores, que modificam a concentração anestésica mínima no sítio de ação.

5.1.1. Difusão através de barreiras

A facilidade de difusão pelas barreiras que envolvem um nervo misto depende da distância que o anestésico tem a percorrer e da disposição mais periférica ou mais central de determinadas fibras no tronco nervoso.

5.1.2. pH da solução anestésica e dos tecidos

A elevação do pH da solução do anestésico pode potenciar a atividade, especialmente no caso em que o fármaco é aplicado a troncos nervosos isolados ou à córnea, onde a capacidade de tampão dos fluidos dos tecidos é muito pequena. Como os ALs, em sua forma básica, normalmente são pouco hidrossolúveis, além de serem instáveis em solução, os produtos comerciais estão sob a forma de sais, em geral cloridratos, que são solúveis e estáveis. O pH das soluções é, portanto, baixo. Entretanto, nas condições clínicas, geralmente o pH da solução injetada é rapidamente ajustado para próximo do pH fisiológico. Deve-se também observar que em áreas inflamadas onde o pH é mais baixo, a fração não ionizada do AL é pequena, isto é, a maior parte está sob a forma de cátion. Nessas condições, o anestésico pode ser ineficaz, pois suas formas catiônicas não conseguem penetrar na fibra nervosa.

Igualmente, o fenômeno de taquifilaxia, rápida diminuição do efeito que aparece após doses repetidas de ALs em raquianestesia ou peridural contínua, pode ser devido ao fato de essas regiões estarem relativamente pouco perfundidas e não conterem tampões proteicos. O bicarbonato passa muito lentamente do sangue para o líquido cefalorraquidiano, limitando sua capacidade de agir como tampão. Desse modo, a solução anestésica pode-se manter com pH baixo com predominância da forma catiônica pouco difusível.

5.2. Biotransformação e excreção

A via metabólica dos ALs varia conforme sua estrutura química. Os ALs tipo éster são inativados por hidrólise enzimática por esterases plasmáticas, formando um ácido aromático e um aminoálcool. A procaína é totalmente inativada no sangue, mas a tetracaína e outros ALs de ação longa são hidrolisados mais lentamente, no fígado. Os ALs tipo amidas são inativados no fígado, por hidrólise. A metabolização inativa os ALs e torna-os menos tóxicos.

A eliminação dos metabólitos se faz quase toda pelos rins. Pequena proporção de metabólitos (prilocaína e mepivacaína) pode ser eliminada como CO_2, pelos pulmões. Também pequenas quantidades de procaína, lidocaína e mepivacaína podem ser identificadas na bile, mas nas fezes a quantidade é insignificante. A excreção biliar da tetracaína é um pouco maior.

O nível plasmático dos ALs é dependente do seu grau de absorção, redistribuição, metabolização, excreção e combinação com as proteínas.

6. EFEITOS FARMACOLÓGICOS

Os ALs impedem a geração e a condução do impulso nervoso. Eles modificam mecanismos implicados na produção do potencial de ação na membrana, com alteração dos canais de sódio dependentes de voltagem.

Assim, além de atuarem especificamente nos locais onde exercem sua ação farmacológica principal, isto é, nos nervos, são capazes de atuar sobre todas as membranas excitáveis, produzindo diversos efeitos, especialmente no sistema cardiovascular e no sistema nervoso central (SNC).

6.1. Anestesia local

Os ALs, impedindo a propagação do impulso doloroso, quando injetados próximos de nervos, troncos nervosos ou plexos, provocam anestesia da região correspondente, sendo esse seu principal uso clínico.

Nas chamadas células excitáveis, a energia potencial para a condução do impulso nervoso está estocada na forma de desequilíbrios iônicos transmembrânicos. Nas células nervosas, tais desequilíbrios são criados e mantidos por um processo ativo de troca iônica, com saída de sódio e entrada de potássio, que é executado pela enzima de membrana sódio-potássio-ATPase. Com isso, a concentração do sódio é maior no extra que no intracelular, o contrário ocorrendo com a concentração de potássio.

O potencial de membrana da célula em repouso se situa próximo do potencial de equilíbrio para o potássio (-75 mV, em média, com o interior celular negativo em relação ao exterior). Uma ativação de canais sensíveis à voltagem pode alterar esse estado de repouso da membrana celular. É o que ocorre quando da geração do potencial de ação. Nessa eventualidade, abrem-se os canais de sódio dependentes de voltagem (processo de ativação da corrente de sódio), permitindo que certa quantidade desse íon penetre na célula e despolarize a membrana celular. Passado algum tempo, esses canais de sódio se fecham (processo de inativação da corrente de sódio), mesmo que o estímulo que os fez abrir continue atuante. Assim, a inativação limita a duração da despolarização induzida inicialmente pelo sódio.

Numa fase subsequente, abrem-se os canais de potássio, dependentes de voltagem, o que gera corrente e leva à repolarização da membrana celular. Uma corrente iônica local, fluindo através do citoplasma, permite a propagação, sem decremento, do potencial de ação ao longo da membrana excitável.

O canal de sódio dependente de voltagem é o sítio fundamental de ação dos ALs.

Por isso, aspectos da biologia desse canal constituem subsídio fundamental para o entendimento da ação molecular desse grupo de compostos. Esses canais são macromoléculas proteicas que se inserem na membrana celular e apresentam três subunidades (alfa, beta 1 e beta 2). A subunidade alfa contém quatro domínios homólogos (domínios I, II, III e IV) que trespassam a membrana e delimitam o canal. Cada um desses domínios contém seis segmentos (S1 a S6), entre os quais se encontram elementos que funcionam como comportas do canal e que são sensíveis à voltagem. Esses elementos conferem ao canal de sódio a sua característica de dependência à voltagem.

Uma vertente importante no estudo do mecanismo celular e molecular dos ALs corresponde a técnicas de eletrofisiologia. Historicamente, a primeira dessas técnicas que se tornou disponível foi a do registro do potencial de ação e, com esta, se demonstrou que os ALs reduzem a amplitude e a velocidade de condução do potencial de ação, de maneira reversível e dependente de concentração.

Um avanço subsequente no campo eletrofisiológico foi a introdução da técnica de fixação de voltagem da membrana celular, que permite registrar, diretamente, as correntes iônicas subjacentes ao potencial de ação. Utilizando essa técnica, constatou-se que a corrente de sódio transmembrânica é a primariamente afetada pelos ALs, com o bloqueio dela induzindo a anestesia.

Vários importantes aspectos do mecanismo de ação dos ALs foram esclarecidos. O primeiro deles diz respeito à forma ativa do AL, ou seja, aquela forma que bloqueia o canal de sódio. Isso porque a grande maioria dos ALs apresenta um radical amínico que pode ser protonado. Com isso, esses anestésicos se apresentam, em solução, em duas diferentes formas: protonada (ou catiônica) e neutra. Para cada composto, a proporção entre essas duas formas depende do pH do meio e do pKa do AL. Como o efeito anestésico é dependente do pH do meio e torna-se mais intenso em meio alcalino, acreditou-se, inicialmente, que a forma neutra, que predomina nessas circunstâncias, fosse a forma ativa do anestésico local. A coexistência das duas formas, porém, não permitia conclusão mais definitiva.

A disponibilidade de ALs experimentais, derivados quaternários da lidocaína que só existem na forma catiônica, contribuiu para elucidar a questão. Tais compostos são praticamente ineficientes, se aplicados externamente à membrana da fibra nervosa (por isso não têm utilidade clínica), porém são muito ativos se introduzidos internamente àquela membrana. Esse tipo de abordagem é factível em algumas preparações, como a do axônio gigante de lula. Sabendo-se que os derivados quaternários não passam através da membrana, esses achados demonstraram que o sítio de ação específica dos ALs no canal de sódio é atingido a partir do interior celular. Assim, o conceito firmado é de que os ALs convencionais atravessam a membrana axonal na forma neutra e, uma vez ionizados no meio intracelular, interagem com o canal de sódio na forma catiônica, atuando na porção intracelular desse canal.

Outro fator que exerce influência na potência dos ALs é a frequência de estimulação do nervo em estudo: o bloqueio se torna mais intenso com o aumento daquela frequência. Às vezes se refere a esse fenômeno como bloqueio dependente de uso. Tais achados são explicados levando-se em conta a abertura e o fechamento do canal de sódio mediante mecanismos de comporta. Assim, Hodgkin e Huxley propuseram a existência de comportas de ativação e de inativação do canal de sódio. Em repouso, as comportas de ativação estão fechadas e as de inativação, abertas. Na vigência da despolarização, a comporta de ativação se abre, permitindo o fluxo iônico, ou, em outras palavras, ativando o canal. Com certo retardo em relação à abertura da comporta de ativação, a comporta de inativação se fecha, bloqueando o canal. Os ALs têm afinidade especial pela conformação inativa do canal, em menor grau pela conformação ativa e ainda em menor grau pela conformação em repouso. Portanto, o aumento da frequência de estimulação leva à intensificação do bloqueio produzido pelos ALs, porque propicia uma produção mais frequente das conformações ativa e inativa do canal de sódio, cuja maior afinidade pelos ALs aumenta as chances de bloqueio daquele canal, em comparação com os canais de sódio na conformação em repouso.

O acesso do AL ao seu sítio de ação intracelular pode ser feito por duas diferentes vias: uma a partir do interior celular e através do orifício interno do canal (via hidrofílica, utilizada pela forma catiônica do AL) e outra via por fase lipídica da membrana (via hidrofóbica, utilizada pela forma neutra do AL).

Avanços subsequentes no conhecimento do mecanismo bloqueador do canal de sódio pelos ALs vieram do acoplamento de técnicas de biologia molecular às de eletrofisiologia. Tal abordagem propiciou: clonar canais de sódio em preparações adequadas para tal (oócito de rã, por exemplo); induzir modificações na estrutura proteica primária do canal, pela troca de aminoácidos; e estudar a farmacologia desses canais clonados, utilizando eletrofisiologia. Isso permitiu localizar, na estrutura molecular do canal de sódio, de maneira muito específica, que aminoácidos presentes nos segmentos de número 6 (S6) dos domínios I, III e IV do canal de sódio constituem os sítios de ligação dos ALs no canal de sódio.

Os ALs exercem seus efeitos bloqueadores de maneira diferenciada, no tempo, na dependência do tipo de fibra nervosa. Em geral, fibras menores entram em bloqueio mais precocemente que as maiores, e as desmielinizadas antes das mielinizadas. Entretanto, as fibras delta, as menores dentre as mielinizadas, são as que primeiro entram em bloqueio, seguindo-se das fibras C, desmielinizadas. Com isso, a sensibilidade dolorosa, que trafega justamente por essas fibras, é a primeira das modalidades sensoriais a ser bloqueada. Já as fibras motoras se acham no outro extremo do espectro de sensibilidade ao bloqueio pelos anestésicos locais.

6.2. Efeitos cardiovasculares

Os ALs, administrados por via venosa em doses adequadas, são potentes antiarrítmicos, em virtude do bloqueio dos canais de sódio que eles provocam.

Na prática, a lidocaína foi o AL mais utilizado com essa indicação; todavia, com o advento de novos antiarrítmicos, como a amiodarona, seu uso vem sendo abandonado. A lidocaína reduz o automatismo, a excitabilidade e a condutibilidade das células cardíacas, especialmente as fibras de Purkinje, sendo, por isso, o antiarrítmico de escolha nas extrassístoles e taquicardias ventriculares, como as produzidas pelo aumento da excitabilidade do miocárdio no infarto agudo do miocárdio. É também indicada nas arritmias oriundas da intoxicação digitálica e naquelas que surgem durante cirurgias cardíacas. Pode também ser usada por via intramuscular em emergência (por exemplo: pacientes com infarto agudo do miocárdio, em transporte para o hospital).

A procaína possui propriedades eletrofisiológicas semelhantes, tendo ainda capacidade de aumentar a duração do potencial de ação e do período refratário efetivo nas fibras de Purkinje.

Os ALs podem provocar hipotensão por bloqueio do simpático, fenômeno bem evidente quando se bloqueiam as raízes dos troncos nervosos, na altura da medula, como ocorre na anestesia intrarraquídea e na peridural.

Agindo sobre o miocárdio, ocorrem diversas alterações cardíacas que dependem do nível plasmático do AL. Em quantidade baixa, há um pequeno aumento de condução, mas não há diminuição na contratilidade miocárdica, e o débito cardíaco é bem mantido. Com o aumento progressivo da quantidade total de ALs, há ação inotrópica negativa direta sobre o miocárdio e diminuição progressiva do débito cardíaco. Em doses tóxicas, a depressão da condução miocárdica pode levar à dissociação atrioventricular e, finalmente, à parada cardíaca. Existe uma correlação entre essa ação e a potência do AL.

Deve-se diferenciar as alterações cardiovasculares relacionadas com níveis tóxicos de AL das que são secundárias aos diversos métodos de anestesia regional, como a hipotensão arterial por bloqueio simpático que se observa na raquianestesia.

A maioria dos ALs provoca efeito relaxante direto sobre os músculos lisos dos vasos sanguíneos, que pode resultar em vasodilatação, que é variável com diferentes ALs (menos com mepivacaína e bupivacaína). A cocaína, ao contrário dos outros ALs, provoca vasoconstrição, por inibir a recaptura de noradrenalina.

6.3. Efeitos no sistema nervoso central

Pequenas doses de AL atuam no SNC como anticonvulsivante, apesar de que em doses maiores uma das manifestações de toxicidade seja a ação convulsivante.

Em pequenas doses, produzem também efeito sedativo e analgésico por ação central. Essa analgesia não é muito intensa, mas pode ser comparada à dos analgésicos antitérmicos.

Devido ao efeito depressor do SNC, os ALs encontram ainda outras aplicações, por exemplo, como inibidores do reflexo da tosse, por depressão do seu centro específico. A lidocaína é usada com esse intuito antes e depois da intubação traqueal, especialmente em cirurgia oftálmica, em que a tosse aumenta intensamente a pressão intraocular.

A ação dos ALs sobre o SNC é sempre depressora, observando-se, todavia, em doses altas, estado de excitação e até mesmo convulsões devidos à ação bloqueadora seletiva das sinapses corticais inibitórias; essa inibição permite que os neurônios facilitadores funcionem sem oposição. À medida que aumenta o nível sanguíneo do AL, em doses tóxicas, tornam-se mais evidentes os efeitos excitatórios, que se manifestam por tremores, contraturas musculares e convulsões. Doses mais elevadas causam depressão generalizada, levando até a parada respiratória.

6.4. Outros efeitos

Vários outros efeitos farmacológicos podem ser atribuídos aos ALs, tais como: bloqueio ganglionar e neuromuscular, atividade anticolinérgica e anti-histamínica e ação antibacteriana. Nenhuma destas ações específicas é clinicamente relevante a não ser quando em presença de outros agentes farmacológicos, pela possibilidade de interação de drogas.

7. TIPOS DE ANESTESIA LOCAL

Há vários métodos de obtenção de anestesia local, variando a técnica de administração dos ALs conforme a região do corpo a ser anestesiada.

O termo "anestesia local", para designar todo procedimento visando à perda da sensibilidade circunscrita do corpo, vem sendo substituído por "anestesia regional". A anestesia regional, quanto à técnica e ao local de aplicação dos anestésicos locais, pode ser:

a. Tópica ou de embebição;
b. Infiltrativa: extravascular, intravascular (anestesia regional intravenosa);
c. Bloqueio de nervos: bloqueio periférico (nervo único, troncos, plexos), bloqueio central (intrarraquídeo - subaracnóideo), extrarraquídeo - peridural ou epidural).

7.1. Anestesia tópica

A anestesia tópica ou de embebição, como o próprio nome define, consiste na aplicação do anestésico diretamente na pele ou mucosas. O AL, sendo absorvido, impede a transmissão do impulso nervoso nas terminações, provocando a perda de sensibilidade.

Em mucosas e regiões da pele com ulcerações, existe maior absorção do fármaco e o efeito, consequentemente, se torna mais intenso.

Para anestesia tópica, existem várias formulações farmacêuticas: creme, pomada, aerossol, gel, soluções aquosas e unguento. Podem ser utilizadas, por exemplo, a lidocaína (2% a 10%) ou a benzocaína (1% a 20%), dependendo da formulação. Observe-se que as concentrações utilizadas são relativamente altas, disso advindo o risco de reações sistêmicas.

Todas as mucosas podem ser anestesiadas (nariz e boca, árvore traqueobrônquica, esôfago ou trato geniturinário), e a partir da árvore traqueobrônquica a absorção é extremamente rápida. O tempo de ação é geralmente curto (15 minutos com a lidocaína e 30 minutos com a tetracaína) e não há vantagem na adição de vasoconstritores (adrenalina), a não ser no sentido de retrair a mucosa e reduzir o sangramento no campo operatório.

Há contínuo esforço na obtenção de preparados ou métodos de administração que permitam anestesia tópica mais intensa e mais duradoura. Por exemplo, pode ser aplicada uma mistura de lidocaína e prilocaína, nas formas básicas, facilitando a anestesia tópica, pela absorção dos ALs através da pele íntegra. A aplicação de uma bandagem oclusiva por 1 hora permite a duração da anestesia em pelo menos 1 hora após a retirada da bandagem. Com isso, torna-se mais fácil a introdução de cateteres intravenosos, retirada de amostra de sangue e procedimentos cirúrgicos superficiais, bem como anestesia tópica da mucosa genital, para cirurgias superficiais ou, principalmente, para diminuir a dor da própria anestesia infiltrativa.

Podem ocorrer reações locais como palidez transitória ou eritema (vermelhidão). Edema e sensação inicial de queimação foram relatados, ocasionalmente. Como ocorre maior absorção, aumentam também as reações adversas causadas pelos maiores níveis sistêmicos do AL.

7.2. Anestesia infiltrativa

A anestesia infiltrativa extravascular é a injeção do AL diretamente no tecido a ser manipulado, buscando-se atingir as ramificações nervosas e terminações nervosas sensoriais. Em geral, contorna-se a área a ser anestesiada com injeções ao seu redor e com a administração de pequenas doses, sucessivamente, a cada penetração ou modificação da posição da agulha. Como o uso desse procedimento visa frequentemente delimitar um campo cirúrgico, a técnica é também conhecida como bloqueio de campo.

A administração do AL pode ser superficial, por administração intradérmica ou subcutânea, ou pode ser feita em estruturas profundas e viscerais. Os anestésicos mais comumente usados são a lidocaína, a prilocaína e a bupivacaína.

A duração da anestesia dependerá da perfusão do tecido em questão e do tipo de anestésico empregado, além da presença ou não de vasoconstritor (por exemplo: adrenalina ou felipressina) em solução. O vasoconstritor prolonga intensamente a duração da anestesia por infiltração.

A dose do AL para uma adequada anestesia de infiltração depende da extensão da área e do tempo previsível do procedimento cirúrgico, permitindo-se o uso de grandes volumes da solução diluída do AL.

A anestesia infiltrativa em odontologia se faz pelo bloqueio de um determinado nervo ou pelo bloqueio do tronco nervoso, sendo esta última técnica (anestesia troncular) de interesse quando existem processos inflamatórios localizados na região a ser anestesiada.

Convém sempre tomar cuidados na administração do AL: (i) injeções intraneurais devem ser evitadas, pelo perigo de neurite ou dano irreversível do tecido nervoso; (ii) o AL nunca deve ser injetado sem aspiração prévia na seringa, pelo risco de injeção intravascular inadvertida; (iii) nas regiões com circulação capilar, como dedos e pênis, não se deve usar vasoconstritor, pelo perigo de causar lesão tecidual isquêmica.

A anestesia regional intravenosa (técnica de Bier) consiste na exsanguinação do membro com faixas compressoras, seguida de colocação de manguito inflável, distalmente, com pressão acima da pressão arterial. O AL é injetado na veia em volume suficiente para preencher o sistema vascular e prover anestesia em todos os tecidos. O AL difunde do leito vascular periférico para o tecido não vascular, tais como axônios e terminações nervosas.

Essa técnica é difícil, pois sua segurança e eficácia dependem da interrupção do fluxo sanguíneo, o que se consegue pela colocação de um manguito inflável na porção proximal do membro em questão. O início da anestesia é rápido (2 minutos) e o efeito perdura até que a circulação seja restabelecida com a desinsuflação gradual do manguito. Este nunca deve ser desinsuflado antes de 15 minutos após a injeção, pelo risco de obtenção de níveis circulantes de AL perigosamente elevados. Após 30 minutos da injeção, observa-se que mais de 50% do AL está fixado nos tecidos do membro. Nessas circunstâncias, a concentração plasmática obtida após a desinsuflação do manguito é inferior às concentrações que se obtêm, por exemplo, com a anestesia do plexo braquial ou peridural, por exemplo. Nos membros inferiores, a anestesia intravenosa regional não é muito efetiva, em parte devido à circulação interóssea, que não permite uma perfeita exsanguinação.

7.3. Bloqueio de nervos

Pode-se bloquear um nervo individualmente, em praticamente qualquer parte do corpo e a qualquer nível do nervo; pode-se bloquear um tronco nervoso, ou um plexo. Em qualquer caso, o princípio farmacológico é sempre o mesmo, e a anestesia é obtida quando existe AL suficiente para bloquear o impulso nervoso. Varia apenas o local da administração e a quantidade injetada, o que é decidido conforme o tipo de procedimento cirúrgico a ser realizado.

Os bloqueios de nervo podem ser classificados em bloqueios de nervos menores e bloqueios de nervos maiores, se o procedimento abrange um único nervo, ou dois ou mais nervos ou o plexo nervoso, respectivamente.

Nos procedimentos de bloqueio de troncos nervosos e de plexos, como o plexo braquial, o AL é injetado próximo aos nervos apropriados, visando à perda da sensibilidade periférica. Com isso, a quantidade de anestésico é reduzida.

Os ALs devem ser injetados, sempre que possível, em compartimentos aponeuróticos ou ligamentos nos quais repousa o nervo. Nessas circunstâncias, maiores volumes poderão ser injetados, já que a difusão da solução estará parcialmente impedida e maiores quantidades do AL estarão disponíveis para a penetração no nervo ou plexo. Por outro lado, evita-se maior absorção sistêmica e em contrapartida permite-se maior tempo de ação dos ALs. Isso explica em parte por que o bloqueio do plexo braquial envolvido pela aponeurose dos músculos escalenos é o que apresenta maior duração, seguido dos bloqueios peridurais (igualmente um compartimento parcialmente fechado).

Um bom indicador na abordagem do nervo é a presença de parestesia, obtida com a penetração da agulha, apesar de ser preferível evitar esse procedimento, pela sensação desagradável que causa ao paciente. Todavia, com esse artifício, a chance de sucesso do bloqueio é aumentada e o volume do AL, diminuído. Deve-se apontar a disponibilidade de equipamentos eletrônicos (estimuladores de nervo), cuja finalidade é a de localizar o trajeto do nervo.

A administração contínua do AL com cateter, quando possível, permite manter a anestesia por longo tempo. Por exemplo, na anestesia regional intrapleural, o AL é administrado dentro do espaço pleural, com um cateter colocado no espaço pleural entre o 4º e 9º espaços intercostais, bloqueando múltiplos nervos intercostais. Essa técnica é indicada para analgesia pós-operatória (colecistectomia, mastectomia, nefrectomia). Por meio de cateter, é possível injetar doses fracionadas de AL, obtendo-se uma anestesia prolongada, sem que haja necessidade de submeter o paciente a repetidos bloqueios intercostais.

7.4. Raquianestesia

Na técnica intrarraquídea (raquianestesia, anestesia raquidiana, bloqueio subaracnóideo, anestesia intratecal ou anestesia espinhal), o anestésico é injetado diretamente no espaço subaracnóideo que envolve a medula. O espaço que contém o líquido cefalorraquidiano, protegido por resistente folheto dural, é alcançado por agulha de fino calibre. A abordagem é feita no interespaço entre as vértebras, de preferência as lombares, entre L3-L4. Nessa posição, evita-se o risco de lesão medular, pois o cone medular termina na altura da primeira vértebra lombar.

Quando atingido o espaço subaracnóideo, há um refluxo de líquido cefalorraquidiano através da agulha, indicativo da penetração no espaço subaracnóideo. O AL é então injetado e se dilui no líquido cefalorraquidiano.

Na raquianestesia utiliza-se sempre uma solução hiperbárica em relação ao líquido cefalorraquidiano, ou o anestésico em concentrações maiores que as habituais para a anestesia infiltrativa ou utilizando-se o artifício de adicionar glicose. Com o paciente deitado, controlando-se a inclinação de seu corpo e fazendo-se testes de sensibilidade, pode-se controlar o número de segmentos bloqueados e, portanto, o nível de anestesia.

O AL exerce seu efeito pelo contato com as raízes nervosas, quando emergem da medula, atingindo indistintamente fibras simpáticas pré-ganglionares, tanto no sentido caudal como no rostral, disso resultando, além do bloqueio sensorial, vasodilatação, bradicardia e redução da pressão arterial.

A raquianestesia é indicada na cirurgia de abdômen, pelve e membros inferiores, e em obstetrícia. Os ALs utilizados são tetracaína, lidocaína e bupivacaína; se adrenalina for adicionada à solução (1:200.000), o tempo de duração da anestesia pode ser prolongado em 50%. Na anestesia raquidiana, são utilizadas doses relativamente pequenas, por isso o perigo do risco de toxicidade sistêmica pelo AL é reduzido.

A raquianestesia pode apresentar efeitos adversos, como o aumento da motilidade intestinal, pelo bloqueio da inervação simpática do intestino, e retenção urinária, pelo bloqueio dos impulsos parassimpáticos caudais. No pós-operatório, o paciente precisa permanecer deitado, em repouso por pelo menos 24 horas, para cicatrização do orifício na dura-máter feito pela agulha; se persistir vazamento de líquido cefalorraquidiano, pode ocorrer cefaleia de longa duração. Deve-se também ter cuidado para evitar que a solução do AL se disperse no sentido rostral, pois pode haver comprometimento dos nervos intercostais e frênicos, com o grave risco de parada respiratória.

7.5. Anestesia peridural

Nessa técnica, o AL é injetado no espaço peridural, dentro do canal vertebral. É indistintamente designada de anestesia peridural (ao redor da dura-máter) ou anestesia epidural (sobre a dura-máter).

O espaço peridural se situa entre a dura-máter e o canal vertebral ósseo. É um espaço virtual que vai do forâmen occipital até a membrana sacrococcígea. O espaço peridural é preenchido por tecido adiposo e conjuntivo, além de raízes nervosas que se dirigem para o espaço paravertebral, via buracos de conjugação. No espaço peridural, encontram-se ainda um plexo venoso e vasos linfáticos. O AL, quando injetado nesse espaço, bloqueia as raízes nervosas que emergem da medula. Embora as fibras simpáticas pré-ganglionares sejam atingidas pelo AL, a vasodilatação promove menor hipotensão do que a que ocorre na raquianestesia. Igualmente, por ser o espaço limitado, a dispersão caudal do AL é também limitada, de modo a não ocorrer bloqueio parassimpático caudal e, por conseguinte, retenção urinária.

Como o espaço peridural é limitado, há fatores determinantes para a altura da anestesia, em termos de segmentos bloqueados: a dispersão do anestésico pelos buracos de conjugação, que está prejudicado no paciente idoso (favorece um nível mais alto da anestesia), o volume, a concentração da solução de AL e a altura da punção.

A anestesia peridural está indicada nas cirurgias de abdômen, pelve e membros inferiores. Na analgesia obstétrica (analgotocia), por ocorrer mínimo bloqueio motor, praticamente não resulta em prejuízo para a dinâmica do trabalho de parto.

A anestesia peridural contínua pela utilização de cateter permite anestesia de longa duração, diminuindo o risco de grande volume do AL ser injetado na circulação. É especialmente útil quando se deseja alívio da dor intensa e continuada, por exemplo, em fraturas de vértebra.

A anestesia peridural ou epidural requer doses relativamente elevadas, e a existência do plexo venoso no espaço peridural aumenta o risco de maior absorção sistêmica com níveis plasmáticos elevados. Por outro lado, deve-se levar em consideração a possibilidade de injeção intravascular inadvertida do AL, principalmente no estado gravídico, com consequências graves.

O maior risco, por imperícia na punção, decorre da administração intrarraquídea do AL; pelo grande volume utilizado, ocorre rápida difusão do AL aos níveis cerebrais superiores, com convulsões e morte do paciente.

7.6. Testes diagnósticos

No planejamento de neurotomias, pode-se utilizar os ALs. O uso em testes diagnósticos tem a finalidade de avaliar a resposta individual antes que o procedimento cirúrgico se realize. Assim, antes de cortar o nervo ou tronco simpático, é recomendado que se execute um bloqueio para, com isso, saber se o resultado será o esperado. Os bloqueios neurais são úteis também no diagnóstico diferencial de dores crônicas.

8. TOXICIDADE

Os efeitos colaterais indesejáveis dos AL, quando sua dose útil for ultrapassada além da margem de segurança, constituem manifestação tóxica. A toxicidade pode ser local ou sistêmica.

8.1. Toxicidade local

A isquemia por vasoconstrição intensa de solução muito concentrada de adrenalina associada ao AL pode levar à anoxia do tecido, com consequente edema ou necrose.

Os ALs sob a forma básica insolúvel, principalmente os de tipo éster, quando usados na pele como antipruriginosos, muitas vezes são responsáveis por dermatite de contato e eczema alérgico.

8.2. Toxicidade sistêmica

A quase totalidade das reações tóxicas dos ALs é devida à sobredose, que pode levar a um nível sanguíneo elevado do fármaco. Essa sobredose pode ser absoluta ou verdadeira, quando a quantidade total do fármaco é maior do que habitualmente tolerada, ou pode ser relativa, quando há absorção maciça em determinado momento, ou em certos pacientes suscetíveis.

Frequentemente as reações tóxicas são denominadas de "alergia", hipersensibilidade ou idiossincrasia, mas reações desse tipo são raras e se caracterizam por edema angioneurótico, coceiras, asma ou choque anafilático, aparecendo após o uso de doses mínimas.

Também a reação por absorção de vasoconstritor pode ser confundida com a reação do AL, mas suas manifestações são de taquicardia e sudorese intensa com hipertensão arterial, cefaleia e tremores, como uma crise adrenérgica.

Diversos fatores influenciam a sobredose:

a. Escolha do fármaco – para cada tipo de anestesia, deve ser selecionado o anestésico adequado na menor concentração e volume a ser usado;
b. Técnica – cuidado com as áreas muito vascularizadas como a região cervical, evitando injeção intravascular, inadvertida e feita com velocidade. O uso de vasoconstritor associado ao AL deve ser recomendado para todos os bloqueios anestésicos à exceção de região onde há circulação terminal, pois diminui bastante a absorção no local e torna menor o nível sanguíneo atingido pelo AL. Contudo, se a injeção foi feita por engano numa veia, a toxicidade fica muito aumentada com esta associação;
c. O estado geral do paciente influi na absorção, metabolização e eliminação dos ALs; o peso corporal é muito importante para a escolha da dose máxima recomendada. Os pacientes debilitados, ou em choque, ou com doenças hepáticas ou em extremos de idade, devem receber doses menores que as recomendadas. Os pacientes com tirotoxicose e metabolismo elevado podem ter eliminação mais rápida, assim como os arterioscleróticos podem ter retardo na absorção de soluções injetadas.

8.3. Tipos de reação

As reações tóxicas aos ALs podem ser classificadas, de acordo com a sintomatologia clínica, em sintomas neurológicos ou circulatórios.

Os sintomas neurológicos, devidos à toxicidade sobre o SNC, vão desde sedação e sonolência até excitação cortical progressiva, chegando a convulsões e depressão bulbar (depressão respiratória e apneia). Embora as convulsões capturem a atenção por ser um sinal clínico de grande exuberância, a modificação de maior gravidade é a depressão dos centros bulbares, que muitas vezes recebem atenção menor.

Os sintomas cardiovasculares aparecem como resultado de depressão progressiva do miocárdio até chegar à fibrilação ventricular ou assistolia. O tônus vasomotor em geral diminui, com hipotensão arterial progressiva. Porém, conforme o tipo de fármaco, pode haver vasoconstrição periférica ou predominar a depressão central.

As reações psicogênicas aparecem por ansiedade, medo ou reflexo à dor e se caracterizam por alterações vasomotoras, palidez e náuseas, sudorese fria e hipotensão arterial, chegando até o desmaio ou síncope neurogênica. Não devem ser confundidas com reações tóxicas e em geral são mais comuns em pessoas que estão na posição sentada e em atendimento ambulatorial; ocorrem principalmente na odontologia e otorrinolaringologia. A hipóxia pode ser intensa, ao ponto de perda de consciência. Nesses casos deve-se colocar o paciente em decúbito dorsal e administrar oxigênio, se necessário.

8.4. Prevenção e tratamento

Do conhecimento de causa decorrem as medidas a serem tomadas quando se usam os ALs. As doses recomendadas dos diversos agentes para cada tipo de bloqueio devem ser rigorosamente observadas.

O diazepam, por via venosa, é capaz de elevar o limiar das reações excitatórias, sendo recomendável seu uso ante o bloqueio que exija quantidades maiores de AL.

Fundamental é lembrar que os ALs só devem ser utilizados em ambientes onde há recursos para realizar tratamento imediato e eficaz em casos de reação tóxica, cujo tratamento visa obter boa oxigenação tecidual e evitar anoxia. Quando ocorrem convulsões, estas devem ser modificadas ou interrompidas, A depressão dos centros bulbares será combatida com oxigênio e, se necessário, infusão de líquidos e vasopressores.

Em caso de manifestação tóxica, a medida principal é assegurar ao paciente boa permeabilidade de vias aéreas, inalação de oxigênio puro e, se necessário, respiração assistida ou controlada.

As convulsões podem ser combatidas pelo diazepam, que, além de diminuir a excitabilidade do SNC, produz certo grau de relaxamento muscular.

Com essas medidas, em geral executadas a tempo de evitar hipóxia cerebral, a reação tóxica cessa em poucos minutos. Os casos de depressão prolongada estão na dependência dos fatores depressivos pela hipóxia cerebral resultante e da eventual depressão cardiovascular. Nessas condições, o tratamento visa evitar ou corrigir o edema cerebral e a depressão circulatória.

Nos casos raros de reações alérgicas (menos de 1%), o tratamento se faz para regredir a coceira e o edema angioneurótico, com anti-histamínicos ou adrenalina subcutânea. No broncoespasmo, a aminofilina ou os corticoides podem ser úteis.

9. BIBLIOGRAFIA

BERDE, C.B.; STRICHARTZ, G.R. Local anesthetics. In: *Miller's Anesthesia*. 7th ed. Philadelphia: Churchill-Livingstone, 2010.

CATTERALL, W.A.; MACKIE, K. Local anesthetics. In: *Goodman & Gilman's - The pharmacological basis of therapeutics*. 12th ed. New York: McGraw Hill, 2011.

LIN, Y.; LIU, S.S. Local anesthetics. In: *Clinical Anesthesia*. 7th ed. Philadelphia: Lippincott, 2013.

RAGSDALE, D.R. *et al.* Molecular determinants of state-dependent block of Na^+ channels by local anesthetics. *Science*, v. 265, p. 1724-8, 1994.

RANG, H.P. *et al.* Anestésicos locais e outros fármacos que afetam os canais de sódio. In: *Farmacologia*. 8ª ed. Rio de Janeiro: Elsevier, 2016.

YAROV-YAROVOY, V. *et al.* Role of aminoacid residues in transmembrane segments IS6 and IIS6 of the sodium channel α subunit in voltage-dependent gating and drug block. *J. Biol. Chem.*, v. 277, p. 35393-401, 2002.

2.3.

Junção Neuromuscular

Antonio Carlos Oliveira
Márcia Gallacci

Sumário

Colaborador nas edições anteriores: Luiz Fernando de Oliveira.

1. INTRODUÇÃO

Os bloqueadores neuromusculares de utilização clínica atual em anestesiologia tem rica e longa história, da qual apenas os pontos principais serão aqui abordados.

A história dos bloqueadores neuromusculares se inicia com o chamado curare, veneno utilizado na caça e guerra pelos índios da região amazônica. O curare é preparado a partir de plantas selvagens e, aplicado às pontas das flechas, produz morte da caça por induzir paralisia muscular.

Desde a descoberta da América, quando os primeiros relatos acerca do curare começaram a chegar à Europa, ele despertou a curiosidade do mundo científico. Contudo, foi somente em 1851 que o cientista francês Claude Bernard descreveu o mecanismo de ação do curare, mostrando pela primeira vez que essa substância não alterava a consciência, levando à morte por paralisia respiratória em plena lucidez, e que isso ocorria pela interrupção da transmissão da mensagem neural para o músculo. Bernard demonstrou que: (a) a ação do curare era periférica e independente do sistema nervoso central; b) o curare não interferia na condução do impulso nervoso; (c) o curare não interferia diretamente com a propriedade contrátil do músculo; (d) o curare, na realidade, evitava que o impulso nervoso ativasse o músculo.

Um avanço subsequente na elucidação do mecanismo de ação do curare ocorreu após o isolamento e a identificação química do princípio ativo do curare, por King, em 1935. O princípio ativo descoberto foi o alcaloide denominado d-tubocurarina, que foi obtido de uma amostra de curare de tubo preparado com *Chondrodendron tomentosum*. Em 1936, Dale e colaboradores demonstraram que a d-tubocurarina bloqueava a ação da acetilcolina na membrana muscular, o que indicou que o relaxamento muscular induzido pelo curare era devido a uma ação antagônica à da acetilcolina, conceito plenamente vigente até o momento.

Em 1942, Griffith e Johnson introduziram a d-tubocurarina na anestesiologia clínica, utilizando pela primeira vez esse fármaco para produção de relaxamento muscular durante a anestesia. A d-tubocurarina mostrou-se extremamente valiosa para a produção de relaxamento muscular durante a anestesia geral. Assim, o uso clínico da d-tubocurarina estabeleceu-se rapidamente.

Entretanto, sendo a d-tubocurarina um produto natural de obtenção relativamente difícil, esforços foram realizados no sentido de obter bloqueadores neuromusculares sintéticos, dos quais a galamina e o suxametônio (também conhecido como succinilcolina) são exemplos de sucesso inicial nesse sentido, tendo ambos sido obtidos por volta da década de 1950.

Na atualidade, a maioria dos bloqueadores neuromusculares sintéticos em uso pertence basicamente a duas famílias, quanto à estrutura química: a) compostos de estrutura aminoesteroide, como o pancurônio, o vecurônio e o rocurônio; b) compostos de estrutura benzilisoquinolínica (que é a estrutura da d-tubocurarina), como o atracúrio, o cisatracúrio e o mivacúrio.

2. NOÇÕES BÁSICAS DE FISIOLOGIA DA JUNÇÃO NEUROMUSCULAR

A junção neuromuscular é a região de encontro entre uma terminação nervosa motora e a membrana da fibra muscular esquelética.

O axônio motor mielinizado deixa a medula espinal em direção ao músculo esquelético. Nas proximidades do músculo, o axônio se ramifica em fibras que perdem a bainha de mielina e fazem sinapses com as fibras musculares. Cada terminação, que mede cerca de 10μ de diâmetro e 100μ de comprimento, repousa sobre uma depressão na superfície da membrana da fibra muscular (Figura 2.3.1), denominada placa motora.

Os elementos principais que compõem a junção neuromuscular são: (a) uma membrana pré-sináptica; (b) uma fenda (espaço extracelular); (c) uma membrana pós-sináptica (placa motora).

2.1. Terminação nervosa pré-sináptica

Na extremidade da fibra nervosa, encontram-se as vesículas onde está armazenado o neurotransmissor: a acetilcolina. Esta é sintetizada, no citoplasma, pela colinoacetilase, a partir de acetilcoenzima A e colina, esta transportada ativamente do meio extracelular. A quantidade de acetilcolina dentro de cada vesícula é quase constante e corresponde ao que se denomina um *quantum* de acetilcolina. Aparentemente existem dois depósitos vesiculares: (i) um representado pelas vesículas situadas próximas à membrana sináptica, nas chamadas zonas ativas da terminação nervosa, que corresponde ao depósito imediatamente liberável; e (ii) o outro depósito representado pelas vesículas mais profundamente situadas na terminação, depósito de reserva, mobilizáveis para a vizinhança da membrana quando a terminação é ativada intensamente.

2.2. Placa motora

A placa motora é formada pela invaginação da membrana muscular onde repousa a terminação nervosa e apresenta aspecto filiforme ou de botoeira. No seu interior, a microscopia eletrônica revela invaginações, ou dobras da membrana. Enquanto a membrana muscular extrajuncional é eletricamente excitável (capaz de gerar potenciais de ação), a placa motora é quimioexcitável, não apresentando o fenômeno regenerativo do potencial de ação, propagando com decremento.

2.3. Transmissão neuromuscular

O processo de transmissão da informação do nervo para a fibra muscular é mediado quimicamente pela acetilcolina. Esse processo de transmissão é evidentemente frágil do ponto de vista farmacológico por vários motivos. Em primeiro lugar, porque envolve várias etapas, cada uma delas suscetível de ser bloqueada, e, em segundo lugar, porque sendo a sinapse menos provida de envoltórios de proteção, como a bainha de mielina, está naturalmente mais exposta à ação de drogas.

O processo de transmissão neuromuscular pode ser resumido nas seguintes etapas:

a. A onda de despolarização invade a terminação pré-sináptica;
b. Aumenta a condutância ao cálcio na terminação, pela abertura de canais de cálcio voltagem-dependentes, ocorrendo influxo de cálcio;
c. O aumento do cálcio intracelular dispara o processo de liberação de acetilcolina por facilitar o processo de exocitose vesicular;

d. A fusão de membranas subjacente à exocitose se dá pela interação, modulada pelo cálcio, de proteínas presentes na membrana das vesículas e na membrana axonal (proteínas de exocitose);

e. A acetilcolina liberada difunde-se na fenda e combina-se com receptores nicotínicos na placa motora;

f. Os receptores nicotínicos, que são canais de membrana, se abrem, o que resulta em aumento da permeabilidade da placa motora ao sódio e ao potássio, com predomínio para o primeiro;

g. A entrada de sódio na fibra muscular acarreta despolarização da placa motora, dando origem ao que se denomina de potencial de placa motora (PPM);

h. Esse potencial propaga-se pela placa em direção à membrana vizinha eletroexcitável;

i. Ao atingir a membrana muscular eletroexcitável, o PPM (desde que suficientemente grande para levar o potencial da membrana a seu valor limiar de excitabilidade) determina aumento brusco da permeabilidade ao sódio, pela abertura de canais de sódio voltagem-dependentes, acarretando entrada rápida de sódio, reduzindo rapidamente o potencial da membrana até tornar positiva a face interna da membrana, no que se denomina de potencial de ação.

j. Esse potencial de ação é autopropagável, regenerativo, e invade toda a membrana muscular, ativando o processo contrátil.

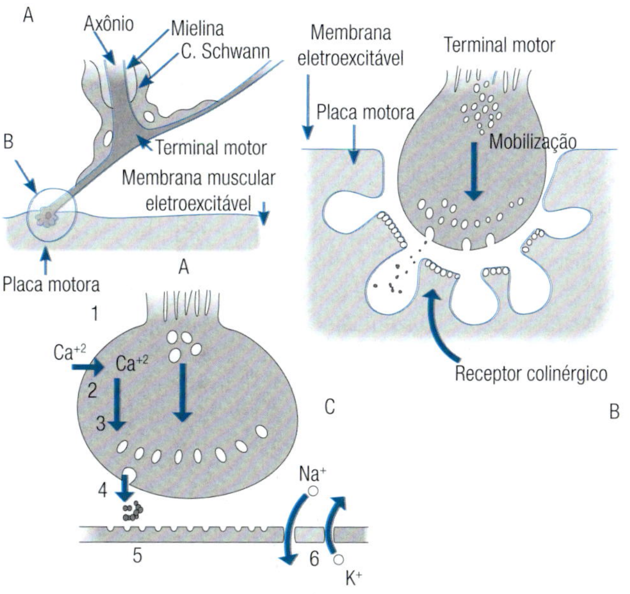

Figura 2.3.1. A) Disposição anatômica da junção neuromuscular. B) Representação esquemática da junção neuromuscular. C) Etapas envolvidas no processo de ativação da placa motora pela terminação motora: 1) a terminação é invadida pelo potencial de ação; 2) corrente de cálcio para o intracelular; 3) ativação do mecanismo de liberação por exocitose; 4) a acetilcolina é liberada na fenda sináptica; 5) a acetilcolina liga-se ao receptor colinérgico; 6) ativação do receptor nicotínico resulta em aumento da condutância ao sódio e potássio.

2.4. Receptores nicotínicos musculares

O receptor nicotínico muscular é um típico canal de membrana ativado por ligante, sendo a acetilcolina o ligante natural, fisiológico.

Esse receptor é um pentâmero, as cinco subunidades se organizando de forma a circunscrever um canal iônico. As subunidades constituintes do receptor são de quatro tipos distintos: α, β, ε e δ (em músculos adultos) ou α, β, γ e δ (em músculos embrionários), sempre na relação estequiométrica respectiva de 2:1:1:1 subunidades (Figura 2.3.2). As subunidades têm massa molecular entre 40 e 60 kDa e cerca de 40% de homologia em suas sequências de aminoácidos. No complexo receptor, as duas subunidades α carregam os sítios de reconhecimento da acetilcolina, sendo necessário que cada um desses sítios seja ocupado por uma molécula de acetilcolina para que o receptor seja ativado, ou seja, adquira uma conformação que permita o fluxo iônico através do canal. O predomínio de aminoácidos aniônicos na estrutura do canal torna-o seletivo para cátions.

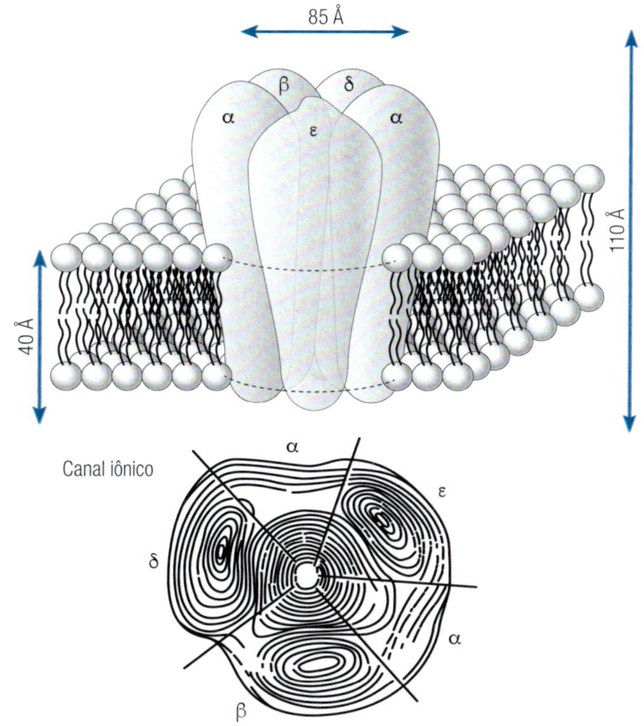

Figura 2.3.2. Estrutura molecular do receptor nicotínico muscular.

3. CONCEITO E CLASSIFICAÇÃO DOS BLOQUEADORES NEUROMUSCULARES

Denomina-se bloqueador neuromuscular a substância capaz de interromper a transmissão entre a terminação nervosa motora e a fibra muscular esquelética, induzindo, em consequência, o relaxamento da musculatura esquelética, que pode chegar à paralisia.

O mecanismo de bloqueio da transmissão neuromuscular pode ter lugar na própria terminação nervosa (pré-sináptico) ou na placa motora (pós-sináptico). Cada um desses tipos de bloqueio pode acontecer de várias formas:

A. Bloqueio pré-sináptico
   a. Bloqueio da síntese de acetilcolina (hemicolínio);
   b. Bloqueio da estocagem de acetilcolina pela vesícula sináptica (vesamicol);
   c. Interferência com a liberação do transmissor (toxina botulínica, Ca^{++}, Mg^{++}, estreptomicina).

B. Bloqueio pós-sináptico
   a. Bloqueio dos receptores colinérgicos da placa motora por competição com a acetilcolina: d-tubocurarina, galamina, pancurônio, vecurônio, rocurônio, atracúrio, cisatracúrio, mivacúrio;
   b. Bloqueio por mimetização do transmissor, com despolarização prolongada da placa motora: suxametônio (ou succinilcolina), decametônio.

Os bloqueadores neuromusculares de uso clínico, todavia, pertencem apenas a dois grupos (a e b do bloqueio pós-sináptico) respectivamente denominados: (I) bloqueadores que atuam por competição ou não despolarizantes (Figura 2.3.3) e (II) bloqueadores que atuam por despolarização prolongada da placa motora ou despolarizantes (Figura 2.3.4).

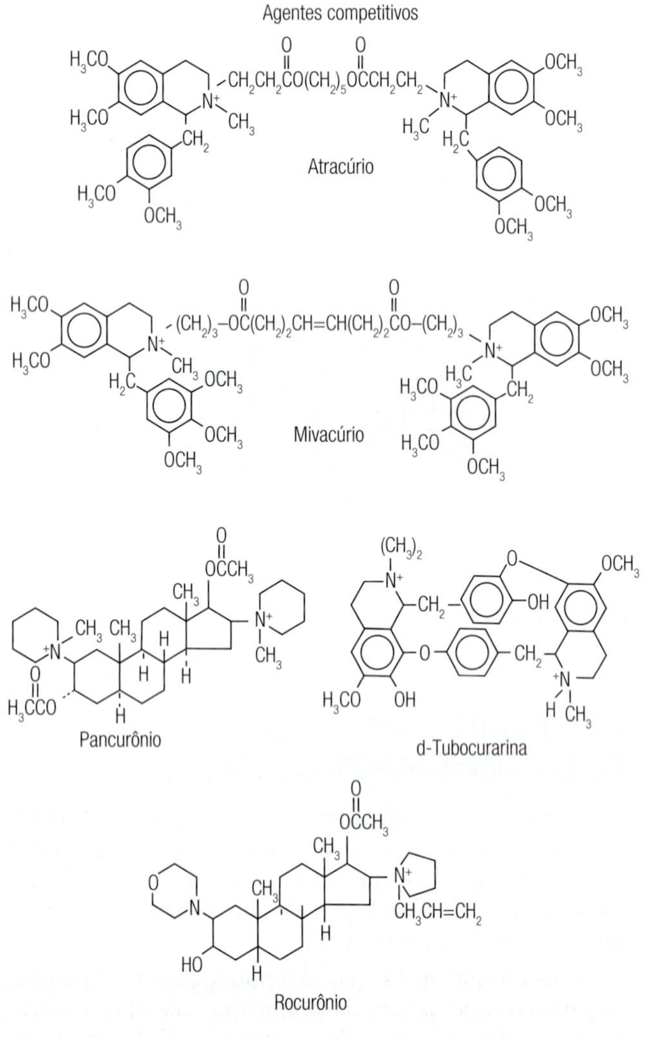

Figura 2.3.3. Exemplos de bloqueadores neuromusculares competitivos.

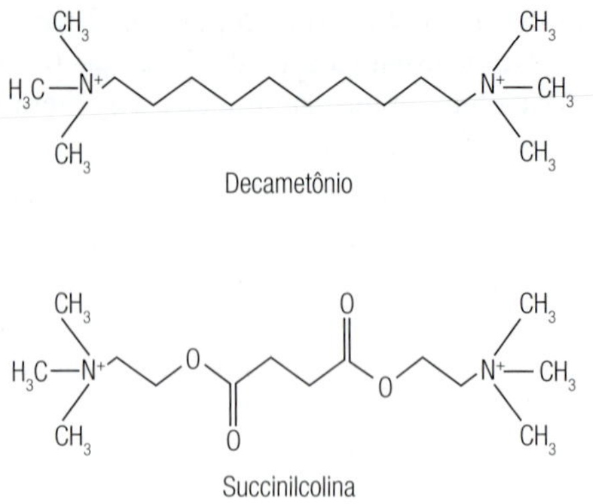

Figura 2.3.4. Bloqueadores neuromusculares despolarizantes.

3.1. Características químicas

Do ponto de vista estrutural, os bloqueadores competitivos constituem moléculas complexas, volumosas e parcialmente rígidas (como a d-tubocurarina, o vecurônio e o atracúrio), enquanto os despolarizantes (como o suxametônio e o decametônio) têm estrutura linear mais simples, de baixo peso molecular, sendo moléculas mais flexíveis, assemelhando-se à acetilcolina.

Nos bloqueadores despolarizantes, de moléculas mais flexíveis, a distância entre grupamentos quaternários varia até um limite de 1,45 nm, enquanto nos bloqueadores competitivos, de moléculas mais rígidas, essa distância é menos variável, ficando, na maioria das vezes, entre 1,0 ± 0,1 nm.

Devido aos grupamentos catiônicos, todos os compostos estão completamente ionizados no pH fisiológico, apresentando consequentemente elevada solubilidade em água e muito baixa lipossolubilidade, o que dificulta a sua difusão através das membranas celulares e a passagem pela barreira hematoencefálica.

4. EFEITOS FARMACOLÓGICOS

A característica fundamental dos bloqueadores neuromusculares é a elevada especificidade pelo receptor colinérgico nicotínico da placa motora. Essa especificidade, entretanto, não é absoluta, variando de droga para droga. Alguns dos bloqueadores apresentam também afinidade variável pelo receptor colinérgico muscarínico ou nicotínico ganglionar. Em consequência disso, podem produzir efeitos sistêmicos, em sua maioria discretos.

4.1. Junção neuromuscular

O principal efeito dos bloqueadores neuromusculares é o relaxamento da musculatura esquelética por ação periférica na junção neuromuscular.

4.1.1. Bloqueadores por competição (não despolarizantes)

Os bloqueadores por competição produzem paralisia flácida da musculatura. A latência do bloqueio varia de 1 a 6 minutos e sua duração, de 5 a 80 minutos, dependendo do fármaco (Tabela 2.3.1). Devido à menor redistribuição e fixação às proteínas plasmáticas, as doses subsequentes produzem efeitos mais pronunciados, por isso devem ser reduzidas.

Como o próprio nome já diz, os bloqueadores competitivos são substâncias que têm elevada afinidade pelo receptor colinérgico nicotínico da placa motora e, portanto, concorrem com a acetilcolina por esses receptores. Como o receptor colinérgico tem afinidade tanto pela acetilcolina como pelos bloqueadores, maior número de receptores tenderá sempre a se associar mais com aquela molécula cuja concentração seja maior na fenda sináptica.

A concentração dos bloqueadores por competição na fenda sináptica depende de sua concentração plasmática, que, por seu turno, depende da velocidade de distribuição, da metabolização hepática e da excreção renal e hepática.

Em consequência dessas características, a potência de cada bloqueador dependerá essencialmente de sua afinidade pelo receptor colinérgico. A duração dos efeitos, por outro lado, dependerá da velocidade com que é retirado da placa motora, ou seja, da maneira como é mais ou menos rapidamente eliminado pelo organismo.

Além disso, é fácil de compreender, também, que se pode reverter o bloqueio da transmissão neuromuscular produzido pelos bloqueadores competitivos aumentando-se a concentração do agonista (acetilcolina) na fenda sináptica. Esse aumento da concentração da acetilcolina na fenda pode ser obtido bloqueando-se a biotransformação da acetilcolina pela acetilcolinesterase, com o uso de um anticolinesterásico como, por exemplo, a neostigmina. Além da reversibilidade pelos anticolinesterásicos, o bloqueio competitivo apresenta ainda como características básicas adicionais: (i) tétano não sustentado e (ii) potenciação pós-tetânica.

Potenciação pós-tetânica

Cessado o tétano, observa-se tendência à reversão do bloqueio ao se iniciar novamente a estimulação em frequência baixa do nervo. A ativação da terminação com estimulação em frequência alta, embora leve rapidamente à redução nas quantidades de acetilcolina liberadas (o que parece ser acelerado pelos bloqueadores competitivos), acarreta acúmulo intracelular de Ca^{++}. Cessado o tétano e recomeçada a estimulação em frequência baixa, a terminação, por meio do processo de mobilização, restabelece a quantidade normal de acetilcolina facilmente liberável, junto à membrana. Devido ao aumento da concentração intracelular de Ca^{++}, as condições de liberação se tornam mais favoráveis e uma quantidade supranormal de acetilcolina é liberada em cada estimulação durante certo tempo, aumentando a oferta na fenda sináptica. Se o bloqueio nesse momento não for total, esse aumento da acetilcolina liberada pode restabelecer parcialmente a transmissão, acelerando a recuperação (Figura 2.3.5).

Demonstrou-se que, para o início do estabelecimento do bloqueio na transmissão neuromuscular, há necessidade de que uma fração substancial dos receptores colinérgicos (75%) seja bloqueada. Isso se deve à margem de segurança da transmissão neuromuscular, garantida por um número excessivo de receptores e pela liberação de uma quantidade de mediador muito maior que a necessária. Normalmente, não mais que 25% do total de receptores disponíveis bastam ser ativados para que seja produzido um potencial de placa suficientemente grande para excitar a membrana muscular. Comparou-se esse fenômeno a um *iceberg*, em que, examinando-se apenas a fração que aflora na água (no caso a intensidade da paralisia), só podemos ver em torno de 25% do fenômeno. A grande importância clínica dessa observação reside no fato de que, quando um paciente, recuperando-se de um bloqueio neuromuscular, retorna à contração normal, até 75% dos receptores colinérgicos podem ainda estar bloqueados (Figura 2.3.6).

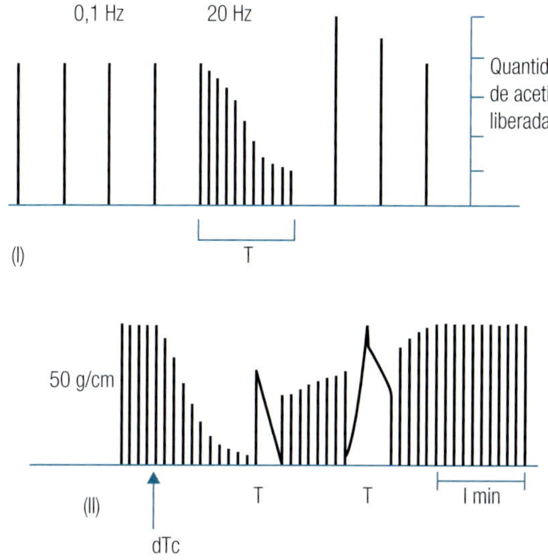

Figura 2.3.5. Efeito do tétano na liberação de acetilcolina e na resposta mecânica do músculo parcialmente bloqueado pela d-tubocurarina (dTc). I – Ao aumentar a frequência, observa-se redução na liberação de acetilcolina. II – Após bloqueio pela dTc, observa-se redução na amplitude das contrações. Ao se aplicar o tétano (T), há contração não sustentada seguida de reversão parcial do bloqueio (potenciação pós-tetânica).

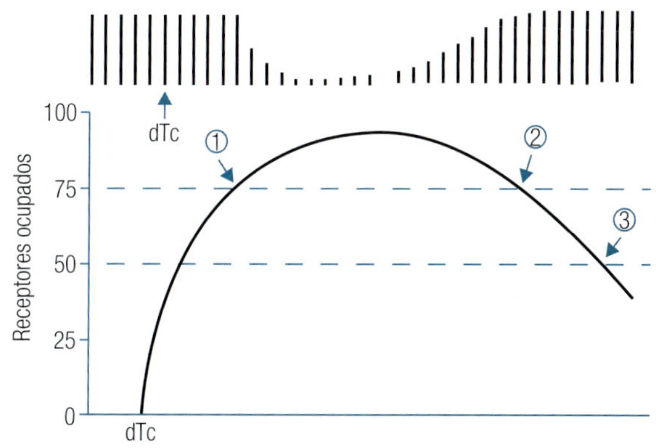

Figura 2.3.6. Fenômeno do "*iceberg*". 1 – Início do bloqueio motor; nesse momento 75% dos receptores já se encontram ocupados pelo bloqueador. 2 – Recuperação completa da contração; nesse momento, apenas em torno de 25% dos receptores estão livres do bloqueador. 3 – Recuperação completada há algum tempo; ainda há grande porcentagem de receptores ocupados pela dTc.

Uma maneira de ver essa ocupação residual dos receptores é observar a resposta ao tétano. Durante o tétano há redução na liberação da acetilcolina, tanto mais intensa quanto maior for a frequência do tétano. Normalmente, na ausência de bloqueador, como há excesso de receptores, a grande quantidade de mediador liberada mantém o tétano. Em presença de uma placa motora parcialmente bloqueada, entretanto, rapidamente se estabelece falha no tétano e ele não se sustenta. Quanto maior o bloqueio, menor a frequência e a duração do tétano necessário para revelá-lo. Essa peculiaridade tem grande importância clínica, pois um paciente, supostamente recuperado do bloqueio, porque sua contração muscular voltou ao normal, se exposto a situações que possam reduzir a liberação da acetilcolina, por exemplo, aos antibióticos como a canamicina, neomicina e gentamicina, ou à hipóxia, pode recurarizar, uma vez que grande número de receptores pode ainda estar ocupado pelo bloqueador. Esse fato pode ocorrer mesmo em pacientes que tenham recebido um anticolinesterásico.

4.1.2. Bloqueadores por despolarização

Os bloqueadores por despolarização induzem, no homem, paralisia flácida (em aves produzem paralisia espástica). Essa paralisia é, no entanto, precedida por miofasciculação generalizada e pequenos abalos musculares localizados. Dos bloqueadores por despolarização, apenas o suxametônio tem emprego clínico na atualidade. O bloqueio por essa droga se estabelece rapidamente, em 60 a 90 segundos, durando de 30 segundos a 5 minutos.-

Durante o bloqueio da transmissão produzido pelo suxametônio, observam-se duas fases, distintas pelas alterações no potencial da placa motora e por suas características funcionais. A primeira fase do bloqueio, ou fase I, caracteriza-se por despolarização sustentada da placa motora. A segunda fase, ou fase II, caracteriza-se por dessensibilização da placa motora à acetilcolina.

Para que o mecanismo de ação dos bloqueadores por despolarização seja entendido, é importante lembrar algumas propriedades da transmissão neuromuscular. Uma dessas propriedades, típica das membranas eletroexcitáveis (membrana muscular extrajuncional), denomina-se acomodação. Quando se excita eletricamente a membrana com uma corrente contínua, a membrana sofre brusco aumento da condutância ao sódio e dispara um potencial de ação. A seguir, embora o estímulo persista e a corrente continue a fluir através da membrana, esta se acomoda, isto é, torna-se inexcitável (a condutância ao sódio volta a zero). Isso acontece em virtude de os canais de sódio passarem da conformação ativa para a conformação inativa, esta última não permitindo fluxo iônico. A velocidade da acomodação varia com o tipo de fibra, mas as fibras motoras se acomodam rápido. Na fibra muscular apenas a membrana extrajuncional apresenta acomodação.

A membrana sináptica quimioexcitável (placa motora) não se acomoda e o potencial da placa motora persiste (isto é, a condutância ao sódio permanece elevada, na placa motora) enquanto o receptor se mantém ativado. Na placa motora, embora não exista acomodação, pode-se observar um fenômeno denominado dessensibilização, isto é, redução da resposta à acetilcolina, quando os receptores permanecem ativados por tempo longo, aparentemente devido à modificação da afinidade dos receptores colinérgicos pela acetilcolina em consequência de alteração estrutural.

Bloqueio fase I

O bloqueador despolarizante, ao combinar-se com o receptor colinérgico nicotínico, ativa esse receptor, o que leva à despolarização da placa motora, de maneira semelhante à que a acetilcolina faz. Tomando-se como exemplo o suxametônio, como sua metabolização não é tão rápida como a da acetilcolina, esse bloqueador permanece atuando na placa motora por um tempo longo, mantendo a placa motora despolarizada, isto é, mantendo a condutância ao sódio elevada, de maneira persistente. Essa despolarização persistente da placa motora induz correntes locais na vizinhança da membrana eletroexcitável, despolarizando-a de forma prolongada, acarretando acomodação dessa membrana. Precedente à acomodação, entretanto, a despolarização da membrana celular extrajuncional acarreta o aparecimento de potencial de ação na membrana eletroexcitável, o que provoca a contração da fibra muscular (miofasciculação).

O bloqueio fase I (despolarização) caracteriza-se por: (i) despolarização (25 a 40 mV) sustentada da placa; (ii) área de inexcitabilidade (acomodação) na membrana muscular justa-sináptica; (iii) tétano sustentado; (iv) ausência de potenciação pós-tetânica. Além disso, os anticolinesterásicos aumentam a intensidade do bloqueio, pois contribuem para aumentar a despolarização da placa motora.

Não ocorre potenciação pós-tetânica, pois o excesso de acetilcolina liberado tende a aumentar a despolarização da placa, aumentando a acomodação.

O bloqueio fase I é de curta duração, variando de espécie a espécie e, dentro da mesma espécie, de músculo para músculo. O homem é muito sensível a essa forma de bloqueio, que pode durar de 3 a 5 minutos, após a administração única de suxametônio, ou até 25 a 30 minutos, quando se faz administração contínua venosa.

O uso de (a) administrações repetidas, (b) doses elevadas ou (c) infusões prolongadas acarreta progressivamente mudança nas características do bloqueio. A placa motora vai se repolarizando gradativamente, sem que, entretanto, se torne excitável. A velocidade com que essa segunda fase se instala acelera-se com a exposição repetida ou prolongada da placa ao bloqueador.

Bloqueio fase II

No homem, o bloqueio fase II após o uso de suxametônio parece ser evento raro, embora haja referência a desenvolvimento rápido desse bloqueio, por alguns autores.

Durante essa fase, a intensidade da despolarização necessária à produção de bloqueio vai se reduzindo gradativamente, até que o bloqueio persista mesmo na ausência de qualquer despolarização. Durante essa fase a placa motora perde a capacidade de sustentar a despolarização, bem como se torna refratária à acetilcolina. As manifestações clínicas, nesta fase do bloqueio, assemelham-se bastante ao bloqueio competitivo, pois o tétano não é sustentado, ocorre potenciação pós-tetânica e os anticolinesterásicos aceleram sua reversão. Os mecanismos subjacentes ao bloqueio fase II não estão ainda completamente elucidados.

Inibição da fasciculação inicial da fase I

As fasciculações que ocorrem no início da ação dos bloqueadores por despolarização podem ser reduzidas pela administração lenta e diluída do suxametônio ou pela administração prévia de uma dose pequena (1/4 a 1/5 de dose bloqueadora) de bloqueador competitivo. Isso, à primeira vista, não parece racional, pois os bloqueadores competitivos sabidamente impedem a ação do suxametônio, obrigando ao uso de doses maiores para se obter o mesmo grau de bloqueio, o que levaria novamente à fasciculação. Entretanto, esse antagonismo só é percebido se houver tempo suficiente para se estabelecer equilíbrio entre o bloqueador competitivo, o suxametônio e o receptor.

Quando o suxametônio é injetado por via venosa, sua concentração no meio extracelular sobe rapidamente, compete com o bloqueador competitivo pelos receptores e os desloca. O efeito do suxametônio assim vai: (i) estabelecer-se gradativamente, provocando despolarização mais lenta da placa; (ii) à medida que o suxametônio desloca o bloqueador competitivo, este vai se acumulando na sinapse até que sua concentração atinja valor capaz de competir com o suxametônio e impedir a progressão de seu efeito na placa. Esse efeito acarreta: (a) um teto para despolarização da placa motora; (b) acomodação mais rápida da membrana eletroexcitável, porque a despolarização foi mais lenta. Como resultado, diminui o número de fibras onde a despolarização da placa motora acarretará a ativação do processo contrátil, com consequente bloqueio dos abalos e fasciculações.

4.2. Efeitos sistêmicos

4.2.1. Aparelho cardiovascular

Pressão arterial

Dentre os bloqueadores neuromusculares, a d-tubocurarina é a que, com maior frequência, produz hipotensão. Essa hipotensão pode assumir características mais graves quando esse bloqueador é administrado em sequência à indução anestésica com anestésico halogenado cardiodepressor, como o halotano, em pacientes hipovolêmicos ou em pacientes em tratamento com drogas anti-hipertensivas que prejudicam os reflexos de adaptação cardiovascular. Dois mecanismos parecem estar envolvidos na hipotensão induzida pela d-tubocurarina.

1. Liberação de histamina

É classicamente descrito que a d-tubocurarina pode causar liberação de histamina pelos mastócitos, o que pode acarretar hipotensão arterial, eritema, prurido cutâneo e broncoconstrição. Comparando com outros bloqueadores neuromusculares, o atracúrio e o mivacúrio também podem liberar histamina, como a d-tubocurarina, de maneira dependente de dose. Isso não ocorre com o cisatracúrio, o mais potente dos isômeros constituintes do atracúrio, porque, sendo mais potente que a mistura de isômeros, a dose bloqueadora neuromuscular é bem menor que a dose liberadora de histamina. Assim, pode-se considerar, na prática, o cisatracúrio como um bloqueador que não libera histamina. O suxametônio pode liberar histamina, porém ele é muito menos potente que a d-tubocurarina nesse aspecto. O pancurônio, o vecurônio e o rocurônio são isentos de atividade liberadora de histamina.

2. Bloqueio ganglionar autonômico.

A d-tubocurarina produz bloqueio ganglionar de magnitude significativa e geralmente produz hipotensão durante o período de bloqueio neuromuscular. O pancurônio tem atividade bloqueadora ganglionar bem menos intensa que a d-tubocurarina, enquanto o vecurônio, o rocurônio, o atracúrio e o mivacúrio não induzem bloqueio ganglionar significativo.

Frequência cardíaca

A galamina produz taquicardia por bloqueio vagal (efeito atropínico) e por aumentar a liberação de norepinefrina no coração. O pancurônio também produz taquicardia por efeito atropínico, embora mais discreta que a induzida pela galamina.

A d-tubocurarina, devido à menor afinidade pelo receptor muscarínico, não altera significativamente a frequência cardíaca.

O suxametônio produz bradicardia sinusal e hipotensão, que aumenta com a administração repetida. A bradicardia produzida pelo suxametônio mais provavelmente se deve ao seu efeito muscarínico. Entretanto, quando esse fármaco é infundido, uma elevação tardia da pressão arterial costuma aparecer, provavelmente por ativação ganglionar simpática.

4.2.2. Calemia

Devido à despolarização muscular maciça da musculatura esquelética e consequente aumento da condutância ao potássio, a succinilcolina acarreta desvio de grandes quantidades do K^+ intracelular para o espaço extracelular, com consequente aumento da calemia. Em circunstâncias normais, esse desvio do K^+ intracelular não acarreta alterações fisiológicas significativas. Em pacientes renais crônicos e grandes queimados politraumatizados, nos quais se observa grande elevação do potássio sérico, o suxametônio pode acarretar elevações bruscas de calemia a níveis perigosos, com consequente produção de graves distúrbios do ritmo cardíaco, como arritmias ventriculares e parada cardíaca. Esse risco é maior no paciente em hipóxia.

4.2.3. Sistema nervoso central

Nas doses usualmente utilizadas, os bloqueadores neuromusculares, devido à sua intensa ionização (pela presença de amônio quaternário), não atravessam a barreira hematoencefálica, não produzindo, portanto, nenhum efeito prático no sistema nervoso central, isto é, não interferem na consciência, não produzem analgesia e nem interferem na memória.

4.3. Efeitos pré-sinápticos dos bloqueadores neuromusculares

Evidências recentes mostram que, além de seus efeitos pós-sinápticos, os bloqueadores neuromusculares também produzem alterações pré-sinápticas que cooperam para o efeito bloqueador da transmissão neuromuscular. Foi demonstrado que a d-tubocurarina e o suxametônio, em baixas concentrações, produzem sensíveis alterações na liberação e mobilização da acetilcolina, bem como reduzem o conteúdo quântico (vesicular) do potencial de placa terminal. O suxametônio acarreta falha na liberação do neurotransmissor, provavelmente por despolarização da terminação nervosa motora, bloqueando a liberação da acetilcolina e suprimindo os potenciais da placa motora, seguida, mais tarde, de defeito na mobilização do neurotransmissor.

5. FARMACOCINÉTICA

Bloqueadores neuromusculares são moléculas polares, por isso não são absorvidos pelo trato digestivo após ingestão oral. Quando aplicados por via subcutânea ou intramuscular, mostram-se de duas a cinco vezes menos potentes que por injeção intravenosa. Eles não penetram a barreira hematoencefálica, de modo que não exercem ações centrais. Também não ultrapassam a barreira placentária. Em virtude da polaridade, os bloqueadores neuromusculares distribuem-se exclusivamente pelo espaço extracelular após administração sistêmica. Pela mesma razão, esses fármacos não são reabsorvidos ao longo do néfron, sendo, portanto, excretados por completo.

A galamina é excretada praticamente inalterada por via renal. A d-tubocurarina sofre considerável ligação às proteínas plasmáticas (cerca de 40% a 45% de sua concentração plasmática total). Apenas uma pequena proporção da droga é metabolizada, sofrendo excreção renal *in natura*. A d-tubocurarina também pode ser excretada, em menor proporção, pela bile. O pancurônio é parcialmente hidroxilado no fígado; tanto o pancurônio quanto a d-tubocurarina sofrem processo de redistribuição, podendo apresentar efeitos acumulativos com a administração de doses sucessivas. O vecurônio e o rocurônio são hidrolisados no fígado com mais rapidez que o pancurônio. O vecurônio não produz efeitos acumulativos quando injetado em doses sucessivas, porém pode ter sua ação prolongada em indivíduos com doença hepática severa. O atracúrio sofre rearranjo espontâneo não enzimático (degradação de Hoffmann), que destrói sua estrutura biquaternária, essencial para a atividade bloqueadora neuromuscular. Além disso, sofre ação de esterases plasmáticas e sua velocidade de degradação varia com o pH e a temperatura. Assim, essa velocidade é diminuída por hipotermia ou acidose e, com o aumento da temperatura ou alcalose, é observado o efeito contrário. O mivacúrio e o suxametônio são intensamente hidrolisados pela colinesterase plasmática, embora não sofram a ação da acetilcolinesterase. O suxametônio, inicialmente, dá origem à succinilmonocolina e, em seguida, ao ácido succínico e à colina. Essa segunda etapa se faz de maneira seis a sete vezes mais lenta do que a primeira. A succinilmonocolina, o primeiro produto de degradação, também tem a atividade bloqueadora neuromuscular. A Tabela 2.3.1 apresenta o tempo de latência e a duração de ação dos principais bloqueadores neuromusculares.

6. FARMACOLOGIA CLÍNICA

6.1. Uso clínico

Os bloqueadores neuromusculares são indicados para produção de relaxamento muscular durante anestesia geral ou, ocasionalmente, em estados graves tais como reação

Tabela 2.3.1. Tempo de latência e duração de ação dos principais bloqueadores neuromusculares

Fármaco	Tempo de latência (min)	Duração de ação (min)
Suxametônio	1 a 1,5	5 a 8
Rocurônio	1 a 2	30 a 60
Mivacúrio	2 a 4	12 a 18
Atracúrio	2 a 4	30 a 60
Cisatracúrio	2 a 4	30 a 60
Vecurônio	2 a 4	60 a 90
d-Tubocurarina	4 a 6	80 a 120
Pancurônio	4 a 6	120 a 180

tóxica a anestésicos locais e inseticidas organofosforados, estado de mal epiléptico, casos graves de tétano e eletroconvulsoterapia. É evidente que, devido à paralisia respiratória produzida por essas drogas, a assistência ventilatória é sempre obrigatória.

6.2. Reversão da paralisia

A reversão do bloqueio neuromuscular produzido pelos bloqueadores competitivos pode ser obtida com anticolinesterásicos. A droga mais usada é a neostigmina, precedida de doses adequadas de atropina a fim de prevenir os efeitos muscarínicos da neostigmina. Embora o bloqueio possa já ter clinicamente desaparecido, até 75% dos receptores colinérgicos podem ainda estar ocupados pelo curare, com a possibilidade de uma recurarização pós-operatória. Devido a esse fenômeno, é recomendável o uso sistemático de anticolinesterásico para a descurarização.

Uma alternativa ao uso da neostigmina como reversora da paralisia muscular induzida pelos bloqueadores neuromusculares é o sugamadex.

Esse fármaco, quimicamente uma ciclodextrina, é uma molécula complexa cuja estrutura espacial apresenta uma concavidade na qual os bloqueadores neuromusculares de estrutura aminoesteroide podem se alojar, o que os torna inativos, farmacologicamente. A afinidade do sugamadex pelos bloqueadores aminoesteroides é variável, sendo maior para o rocurônio do que para o vecurônio. Bloqueadores neuromusculares que não têm estrutura química aminoesteroide não são afetados pelo sugamadex.

Uma aparente vantagem do sugamadex em relação à neostigmina é que ele pode ser utilizado na reversão de bloqueios neuromusculares de qualquer intensidade, desde bloqueios profundos até superficiais, enquanto a neostigmina é indicada como reversora de bloqueios de média a pequena intensidade, mas é contraindicada na reversão de bloqueios profundos. Outra vantagem do sugamadex é que, na vigência do seu uso, não é necessário evitar efeitos muscarínicos, utilizando atropina, por exemplo, como acontece no caso da neostigmina.

O bloqueio por despolarização (fase I) não é passível de reversão medicamentosa. O uso de estimulação de nervo periférico, que permite a aplicação de choques em frequência baixa ou tetanizante (0,1 ou 100 Hz), é muito útil, pois permite diagnosticar a presença de paralisia residual, além de ajudar a identificar se um bloqueio por despolarização se encontra em fase I ou II.

6.3. Complicações

Desde que assegurada a assistência respiratória, os bloqueadores neuromusculares são drogas praticamente atóxicas. Em consequência de defeito genético, entretanto, o suxametônio pode gerar casos de paralisia extremamente prolongada.

6.3.1. Hipersensibilidade ao suxametônio

Normalmente, devido à rápida metabolização do suxametônio pela pseudocolinesterase plasmática, essa droga apresenta meia-vida curta, ao redor de 2 minutos. Em certos pacientes, entretanto, portadores de defeito genético autossômico, a metabolização processa-se de forma muito lenta. Nesses pacientes há produção de uma pseudocolinesterase atípica, com baixa afinidade pelos ésteres da colina. A meia-vida do suxametônio pode prolongar-se até 5 horas, sendo maior nos indivíduos portadores de defeito homozigoto. Essa afinidade reduzida pelo suxametônio pode ser medida e aferida indiretamente pelo teste do número da dibucaína. A dibucaína é um anestésico local capaz de inibir a atividade da pseudocolinesterase normal. Ao percentual de inibição da enzima, denomina-se número da dibucaína, o qual normalmente se encontra entre 70 e 80. A pseudocolinesterase anormal tem menor afinidade pela dibucaína, o que consequentemente produz números de dibucaína mais baixos. Números entre 20 e 30 indicam afinidade muito reduzida pelo suxametônio, com consequente acúmulo da droga e paralisia muito prolongada. Aparentemente, há mais de um tipo de gene anormal caracterizando diferentes relações entre o número de dibucaína e a resposta do suxametônio. A alteração mais comum é a produzida por gene autossômico, que apresenta característica codominante. Pacientes homozigotos têm números de dibucaína entre 20 e 30. Pacientes heterozigotos apresentam números de dibucaína entre 50 e 60. A incidência dessas alterações é de 1/480 para os padrões heterozigotos e de 1/3.200 para os homozigotos.

6.3.2. Hipertermia maligna

A síndrome é usualmente desencadeada pela utilização de um bloqueador neuromuscular despolarizante, como o suxametônio, na presença de um anestésico geral halogenado, como o halotano ou o isoflurano. Nessas situações, alguns pacientes desenvolvem quadro de hipertermia explosiva, associada a grande contratura muscular, que evolui rapidamente e com elevada frequência para a morte (mortalidade em torno de 65%).

A hipertermia maligna é uma reação idiossincrásica. O evento inicial é a liberação descontrolada de Ca^{++} pelo retículo sarcoplasmático. Essa alteração está relacionada a raro defeito genético no retículo sarcoplasmático, de caráter autossômico dominante. A base genética consiste em mutações no gene que codifica o receptor de rianodina RYR-1, que controla a liberação de cálcio do retículo sarcoplasmático. Esses pacientes apresentam defeito no mecanismo de concentração de cálcio pelo retículo, levando à liberação maciça de cálcio no sarcoplasma, o que ativa a contração e o metabolismo muscular, provocando a contratura e o aumento na produção de calor, que supera a capacidade orgânica de eliminação, acarretando rápida subida da temperatura. Em alguns indivíduos pode surgir uma forma de hipertermia sem contração muscular. Todos esses pacientes apresentam titulação elevada da creatinofosfoquinase sérica. O tratamento se faz com dantroleno, um fármaco relaxante muscular que bloqueia o receptor de rianodina RYR-1.

6.3.3. Associação com antibióticos

Alguns antibióticos aminoglicosídeos, como a estreptomicina, a canamicina e a gentamicina, potencializam o efeito dos bloqueadores competitivos. Esses antibióticos interferem no mecanismo de liberação da acetilcolina, podendo ocorrer no paciente a recurarização da placa motora por desvio do equilíbrio droga-receptor em favor do bloqueador. O conhecimento dessa propriedade é muito importante, porque a administração pré ou pós-operatória desses antibióticos pode prolongar ou restabelecer a paralisia muscular produzida por um bloqueador neuromuscular.

6.3.4. Variações dos efeitos com idade e temperatura

De maneira geral, a criança é mais resistente ao suxametônio e mais sensível aos bloqueadores competitivos. Quando exposta ao suxametônio, a criança tende a desenvolver bloqueio fase II mais rapidamente, embora exigindo doses relativamente maiores que as necessárias no adulto.

A hipotermia antagoniza o efeito dos relaxantes competitivos, mas potencializa os que atuam por despolarização. O mecanismo desses efeitos é especulativo. Aparentemente a queda da temperatura interfere na cinética da interação droga-receptor. Por outro lado, como a redução da temperatura prolonga a repolarização da membrana, prolonga também a duração da fase de despolarização produzida pelo suxametônio, acentuando a acomodação da membrana eletroexcitável.

6.3.5. *Miastenia gravis*

A *miastenia gravis* é uma afecção neuromuscular na qual ocorrem fraqueza e fadiga da musculatura esquelética, que podem evoluir para paresia gradativa ou mesmo paralisia muscular. A doença é causada por uma reação autoimune voltada para o receptor nicotínico localizado na placa motora. Com isso, ocorre redução do número de receptores disponíveis para o processo de transmissão neuromuscular. Dependendo da magnitude dessa redução, a transmissão neuromuscular pode se tornar inviável. Os pacientes miastênicos são mais sensíveis aos bloqueadores neuromusculares competitivos e mais resistentes aos que atuam por despolarização.

6.3.6. Acidose

Tanto a acidose respiratória quanto a metabólica potencializam a ação farmacológica dos bloqueadores competitivos, por levar à redução de liberação de acetilcolina.

7. BIBLIOGRAFIA

DONATI, F. Neuromuscular blocking agents In: *Clinical anesthesia.* 7th ed. Philadelphia: Lippincott, 2013.

GALLACCI, M.; OLIVEIRA, A.C. Bloqueadores neuromusculares. In: *Farmacologia Veterinária.* Barueri: Manole, 2012.

GALLACCI, M.; OLIVEIRA, A.C. Farmacologia da junção neuromuscular. In: *Farmacologia Integrada.* Rio de Janeiro: Revinter, 2007.

HIBBS, R.E., ZAMBON, A.C. Agents acting at the neuromuscular junction and autonomic ganglia. In: *Goodman & Gilman's -The pharmacological basis of therapeutics.* 12th ed. New York: McGraw Hill, 2011.

MEISTELMAN, C.; DONATI, F. Do we really need sugammadex as an antagonist of muscle relaxants in anesthesia? *Curr. Opin. Anesthesiol.,* v. 29, n. 4, p. 462-7, 2016.

NAGUIB, M.; LIEN, C.A. Pharmacology of muscle relaxants and their antagonists. In: *Miller's Anesthesia.* 7th ed. Philadelphia: Churchill-Livingstone, 2013.

2.4.

Sistema Nervoso Autônomo

Fernando S. Carneiro
Leonardo Resstel B. Moraes
Ludmila Lima Silveira
Regina Scivoletto
Rita C. Tostes

Sumário

Colaboradora nas edições anteriores: Regina Scivoletto.

1. INTRODUÇÃO

O sistema nervoso autônomo (SNA) é constituído de fibras nervosas que formam plexos periféricos inervando todas as glândulas e músculos do organismo.

O termo autônomo foi sugerido pela primeira vez, por John Newport Langley (1852-1925), em 1918, em substituição ao termo "vegetativo". Segundo Langley, "vegetativo" permite ao sistema uma independência que não é real. De fato, embora o SNA seja o responsável pelas funções vegetativas, ele também propicia modificações viscerais em resposta a diversos estímulos, sejam estes somáticos ou psíquicos. Assim, com o exercício físico, por exemplo, modificam-se a respiração, o ritmo cardíaco, o tônus vascular nos diversos territórios, a secreção sudorípara etc. Da mesma forma, o medo ou a alegria são seguidos de alterações viscerais correspondentes, sempre com a finalidade da manutenção da homeostase orgânica.

No decorrer do estudo anatomofisiológico do SNA surgiram outras denominações, todas elas procurando figurar o que realmente ocorria no organismo, isto é, a relação harmoniosa entre os diversos órgãos. Em 1801, Marie François Xavier Bichat (1771-1802) utilizou o termo "vegetativo", considerando que o SNA controlava a nutrição enquanto o sistema "nervoso" era responsável pela vida animal. Surgiram ainda outras terminologias, tais como visceral, para contrastar com somático, involuntário e interoceptivo. Atualmente o termo "autônomo" é o mais aceito.

No início do século XX, Thomas Renton Elliott (1877-1961), quando ainda era estudante, observou que os efeitos da administração de adrenalina eram muito semelhantes aos obtidos pela estimulação nervosa simpática e que esses efeitos não dependiam da integridade nervosa. A partir desses dados, Elliot aventou a hipótese de que o estímulo nervoso agia liberando, na terminação nervosa junto ao efetor, uma substância química, a qual, atuando no órgão efetor, induzia um efeito. A adrenalina, segundo ele, seria a substância liberada pelo sistema nervoso simpático, um dos componentes do SNA. Adrenalina e epinefrina são sinônimos; trata-se da mesma substância. Adrenalina deriva do latim *ad renalis*, que está sobre os rins, designando o hormônio produzido por glândulas ali localizadas. Epinefrina deriva do Grego *epi* = em cima, sobre + *nephros*, rim.

Apenas em 1921 surgiram evidências mais concretas que permitiram comprovar aquela hipótese. Otto Loewi (1873-1961), por meio de uma tecnologia simples, porém engenhosa, demonstrou que, ao estimular o nervo vago do coração de rã perfundido e derivando o líquido de saída deste para um segundo coração, este último apresentava alterações semelhantes ao primeiro. Tendo em vista que a única conexão existente entre esses dois órgãos era feita através do líquido perfusor, Loewi interpretou seus resultados admitindo que havia liberação de uma substância para o líquido nutriente quando se estimulava o nervo vago. Essa substância, atingindo o segundo coração, reproduzia os efeitos obtidos no primeiro órgão e foi denominada "*vagusstoff*" isto é, "substância vagal".

Pouco tempo depois, essa substância foi identificada como sendo a acetilcolina. De modo análogo, foi constatada aceleração do segundo coração quando se estimulava o nervo simpático do primeiro e a substância liberada foi denominada "*aceleranstoff*", isto é, "substância aceleradora". A adrenalina reproduzia esses efeitos. Essas experiências de Loewi se tornaram clássicas, uma vez que foram conclusivas para a demonstração de que uma substância química é a responsável pela conexão entre impulso nervoso e órgão efetor.

Paralelamente a esses trabalhos, John Newport Langley (1852-1925) estudou detalhadamente as funções e os efeitos do SNA nos diversos órgãos, assim como os fenômenos de sensibilização dos órgãos efetores após desnervação deles e, ainda, o bloqueio de seus efeitos por meio do uso de determinadas substâncias. Surgiu, assim, o primeiro conceito de receptores. Concomitantemente à sugestão da existência de pelo menos duas substâncias químicas diferentes, com funções de mediar o impulso nervoso e a resposta do órgão efetor, Walter Bradford Cannon (1871-1945) descreveu como síndrome "temor-pânico-fuga ou luta" a reação consequente à estimulação simpática global; a estimulação do parassimpático seria a responsável pelas atividades sedentárias como digestão, sono etc. Dessa forma, John Newport Langley (1852-1925) estabeleceu definitivamente que o SNA é constituído de duas grandes divisões: simpático ou toracolombar e parassimpático ou craniossacral. Essas duas divisões teriam como função mais generalizada a de se oporem por meio de suas ações, uma vez que, na maioria dos órgãos, os efeitos da ativação do simpático e do parassimpático são antagônicos. Existem estruturas, porém, que são inervadas por somente um dos componentes do SNA, tal como ocorre com os vasos sanguíneos e o baço. Em outras estruturas, como glândulas salivares, os efeitos do simpático e parassimpático não são opostos e sim similares.

As terminologias toracolombar e craniossacral devem-se ao fato de, no sistema nervoso simpático, os neurônios pré-ganglionares estarem localizados nos segmentos torácicos e lombares altos da medula espinhal (da 1ª vértebra torácica à 3ª vértebra lombar) e, no sistema nervoso parassimpático, os neurônios pré-ganglionares emergirem da porção cranial ou troncoencefálica e da parte sacral da coluna vertebral (Figura 2.4.1).

As atividades do SNA são coordenadas e integradas, em vários níveis, pelo SNC. Embora não exista um centro ou núcleo específico para exercer essa função, o hipotálamo é a principal estrutura integradora do SNA. As porções posterior e lateral do hipotálamo possuem conexões fundamentalmente pertencentes ao simpático, incluindo a porção medular da glândula suprarrenal; as porções medial e anterior integram principalmente o parassimpático. Integração em outros níveis também é observada, incluindo o córtex, onde se realizam conexões entre atividades somática e vegetativa.

Perifericamente, os neurônios pré-ganglionares fazem sinapse com neurônios pós-ganglionares em gânglios localizados próximos à coluna vertebral – coluna de gânglios paravertebrais – no caso do sistema nervoso simpático; ou gânglios localizados próximos ao órgão efetor, no caso do sistema nervoso parassimpático (Figura 2.4.1). As fibras nervosas eferentes dos neurônios pré-ganglionares são mielinizadas em sua maioria, enquanto as fibras dos neurônios pós-ganglionares são principalmente amielinizadas.

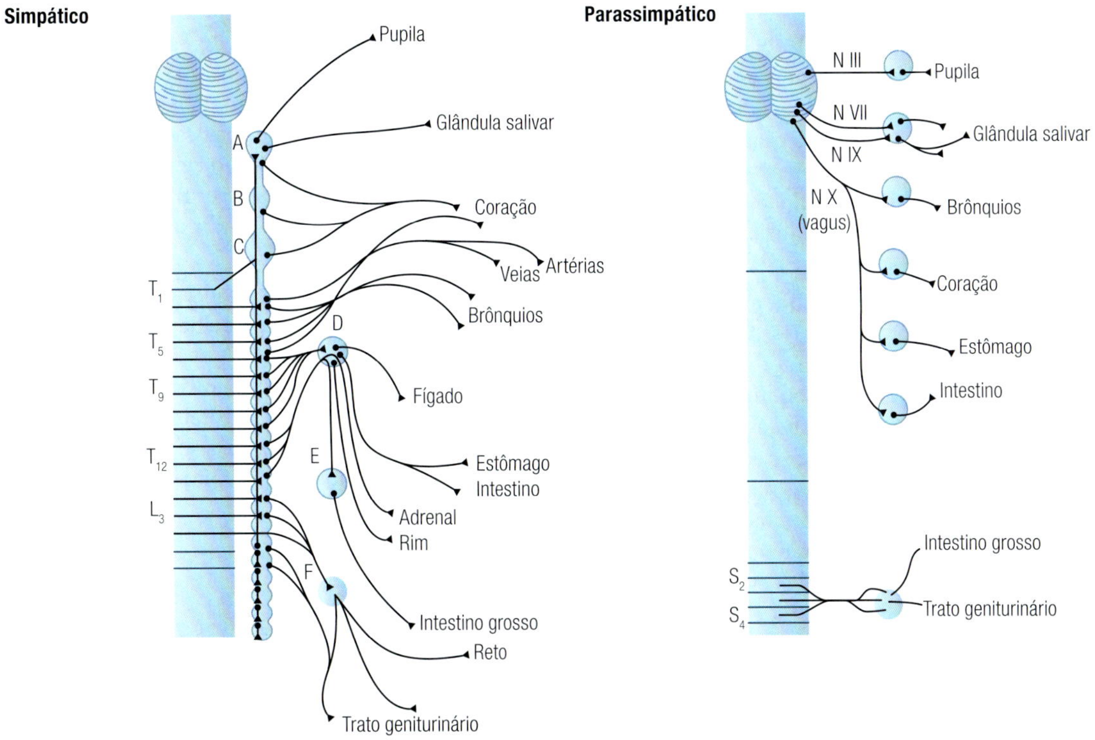

Figura 2.4.1. Organização estrutural do sistema nervoso simpático e do sistema nervoso parassimpático. T: torácico; L: lombar; S: sacral. III, VII, IX e X referem-se aos nervos cranianos oculomotor (III), facial (VII), glossofaríngeo (IX) e vago (X). A, B e C referem-se aos gânglios cervicais superior (A), médio (B) e inferior (C). D, E e F, aos gânglios celíaco (D), mesentérico superior (E) e mesentérico inferior (F).

Tendo em vista a distribuição ampla e difusa do SNA e sua relação com o equilíbrio homeostático do organismo mediante funções motora, metabólica e secretora de órgãos e sistemas, são várias as doenças que envolvem alterações do SNA.

Os fármacos que atuam à semelhança desses dois sistemas assumem papel fundamental na terapêutica atual e são denominados drogas "adrenérgicas" ou "simpatomiméticas" e "colinérgicas" ou "parassimpatomiméticas", conforme seu mecanismo de ação. Por outro lado, fármacos que bloqueiam os referidos sistemas são chamados drogas "antiadrenérgicas" ou "simpatolíticas" e "anticolinérgicas" ou "parassimpatolíticas".

Quadro 2.4.1. Anatomia e Fisiologia do SNA (Resumo)

- O SNA produz alterações viscerais e glandulares para manter a homeostasia.
- O impulso nervoso libera neurotransmissores químicos pelas terminações nervosas do SNA.
- O SNA é dividido em simpático e parassimpático.
- Neurônios pré-ganglionares do simpático emergem da porção toracolombar da coluna vertebral (T1-L3).
- Neurônios pré-ganglionares do parassimpático emergem da porção craniossacral da coluna vertebral.
- A Ach é o principal neurotransmissor do parassimpático e a NE, o principal neurotransmissor do simpático.

2. NOÇÕES BÁSICAS

Os nervos autonômicos, diferentemente dos nervos somáticos que se dirigem diretamente para a musculatura esquelética (órgão efetor), fazem uma sinapse fora do sistema nervoso central, em estruturas denominadas gânglios autonômicos.

2.1. Sistema autônomo simpático

2.1.1. Organização geral

Os corpos celulares dos neurônios pré-ganglionares do sistema nervoso simpático situam-se na coluna lateral da medula espinhal, na região entre a 1ª vértebra torácica até a 3ª vértebra lombar. Os axônios dos neurônios pré-ganglionares emergem da medula espinhal pelas raízes ventrais conjuntamente com os nervos motores. Após um pequeno trajeto, abandonam esse tronco nervoso e, através dos ramos comunicantes brancos, dirigem-se às cadeias simpáticas ganglionares laterais situadas uma de cada lado da coluna vertebral. A maioria das fibras pré-ganglionares realiza suas sinapses nesses gânglios, que podem ocorrer também três a quatro segmentos acima ou abaixo do ponto de saída da medula. Por esse motivo, essa cadeia ganglionar estende-se desde os níveis cervicais até os níveis sacrais. Outras fibras dirigem-se a gânglios contralaterais para realizar suas sinapses. Algumas fibras pré-ganglionares realizam suas sinapses em gânglios pré-vertebrais abdominais, como os gânglios celíaco, mesentérico superior e mesentérico inferior. Finalmente, existem ainda algumas fibras que não se dirigem a estruturas ganglionares convencionais. Essas fibras emergem da coluna torácica, incorporam-se ao nervo esplâncnico maior e atingem células da medula da suprarrenal que, embriologicamente, têm a mesma origem das células ganglionares.

Algumas fibras pós-ganglionares se reincorporam aos nervos espinhais através dos ramos comunicantes cinzentos, enquanto outras se dirigem diretamente aos órgãos efetores. Cada fibra pré-ganglionar faz sinapse com várias células pós-ganglionares, permitindo assim uma distribuição difusa do simpático. As fibras pré-ganglionares são mielinizadas e as pós-ganglionares são destituídas da bainha de mielina.

Por meio da estimulação de fibras nervosas somáticas sensoriais e registros intra- e extracelulares dos neurônios simpáticos, detectou-se que são poucas as células do simpático que respondem àquele estímulo, o que sugere que apenas alguns neurônios simpáticos participam dos reflexos espinhais, cujo controle principal está localizado em centros superiores.

Raymond Perry Ahlquist (1914-1983), em 1948, tendo observado efeitos estimulantes e depressores decorrentes da ação da adrenalina, admitiu a hipótese de que havia dois tipos de receptores adrenérgicos, denominados alfa – responsável pelos efeitos excitatórios – e beta – responsável pelos efeitos inibitórios. Posteriormente, os receptores beta-adrenérgicos foram subdivididos em $beta_1$ (coração, células justaglomerulares renais), $beta_2$ (músculo ciliar, artérias coronárias, músculo liso das vias aéreas e trato gastrintestinal) e $beta_3$ (adipócitos) em consequência da existência de grupos de drogas que estimulam ou bloqueiam, especificamente, receptores beta de determinados tecidos (Tabela 2.4.1). À semelhança desses, e seguindo o mesmo critério de especificidade de ação de drogas, os receptores alfa-adrenérgicos também foram inicialmente subdivididos em $alfa_1$ e $alfa_2$. Por meio do uso de técnicas de biologia molecular, foram clonados 6 genes distintos que expressam subtipos de adrenoceptores alfa já mapeados nos tecidos. São eles: $alfa_{1A}$ (coração, fígado, pulmão, cerebelo), $alfa_{1B}$ (rim, aorta, córtex cerebral), $alfa_{1D}$ (próstata, aorta, córtex cerebral), $alfa_{2A}$ (fibras nervosas pré-juncionais, plaquetas, medula espinhal), $alfa_{2B}$ (rim, fígado) e $alfa_{2C}$ (córtex cerebral) (Tabela 2.4.1).

Os primeiros receptores do tipo $alfa_2$ descritos foram os de localização pré-sináptica. Posteriormente, a existência de receptores $alfa_2$ em tecidos pós-sinápticos foi demonstrada. Tanto receptores $alfa_2$ e $beta_2$ pós-sinápticos são extrajuncionais, ou seja, estão localizados distantes da terminação nervosa. Isso sugere que eles são estimulados por catecolaminas circulantes em vez das liberadas pelos neurônios.

As funções dos subtipos de alfa- e beta-adrenoceptores vêm sendo estudadas e, certamente, trarão subsídios para o desenvolvimento de novos agentes que, por sua vez, aprimorarão a terapêutica medicamentosa. O arsenal terapêutico atual dispõe, por exemplo, de agentes agonistas e antagonistas de receptores $alfa_1$ e $alfa_2$ com seletividade para os respectivos subtipos. Entre os receptores beta, dispomos de agonistas e antagonistas para os subtipos $beta_1$, $beta_2$ e $beta_3$.

A ativação de adrenoceptores desencadeia tanto efeitos excitatórios quanto inibitórios na dependência do subtipo de receptor e do órgão/tecido efetor. O efeito excitatório decorre da despolarização da membrana resultante de alterações da permeabilidade dela a íons como sódio (Na^+) e cálcio (Ca^{2+}). A atividade inibitória decorre da alteração seletiva da permeabilidade da membrana a íons como potássio (K^+) e cloro (Cl^-), ou uma maior ligação de íons Ca^{2+} à membrana, estabilizando-a.

Os receptores adrenérgicos são receptores que pertencem à família de receptores acoplados a proteínas G (proteínas que se ligam a nucleotídeos de guanina). As proteínas G são formadas por 3 subunidades: alfa (α), beta (β) e gama (γ). A subunidade α possui um sítio de ligação para trifosfato de guanosina (GTP) ou difosfato de guanosina (GDP) e, via de regra, é responsável por ativar enzimas das vias de sinalização intracelulares. No estado basal, as proteínas G estão ligadas ao GDP e, após interação do agonista com o receptor, o GDP se desliga da proteína G, permitindo ligação de GTP à subunidade α da proteína G (Gα) que, por sua vez, irá ativar uma enzima efetora.

No caso de receptores beta-adrenérgicos, a ativação destes promove estimulação de proteínas G excitatórias (Gs) que ativam a enzima adenililciclase, levando à transformação de ATP em 3',5'-monofosfato cíclico de adenosina (AMPc). O AMPc, por sua vez, estimula proteínas cinases dependentes de AMPc (PKA) que catalisam a fosforilação de várias enzimas e cujo efeito final vai depender do tecido em questão (Figura 2.4.2).

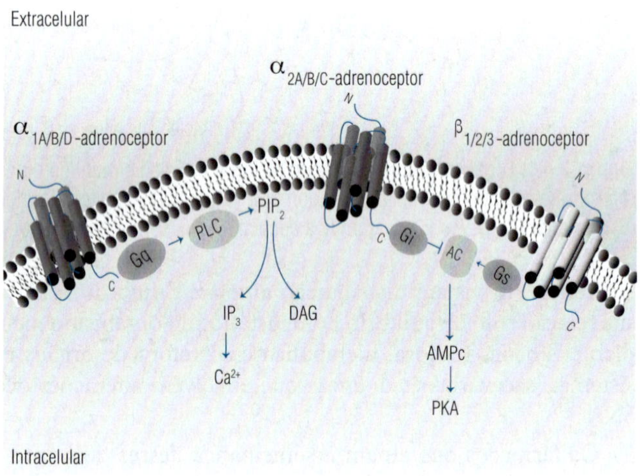

Figura 2.4.2. Vias de sinalização intracelular ativadas por alfa- e beta-adrenoceptores. AC: adenililciclase; Ca^{2+}: cálcio; DAG: diacilglicerol; Gq, Gi e Gs: proteínas G; IP_3: trisfosfato de inositol; PIP_2: bifosfato de fosfatidilinositol; PKA: proteína cinase dependente de AMPc; PLC: fosfolipase C.

Receptores do subtipo $alfa_1$, quando estimulados, promovem aumento de Ca^{2+} intracelular por mecanismos dependentes de fosfatidilinositol. Esse mecanismo envolve a participação de uma proteína G de membrana do tipo Gq. A interação do agonista ao receptor estimula a proteína Gq que, por sua vez, ativa uma fosfolipase específica de fosfoinositídeos denominada fosfolipase C (PLC). A PLC hidrolisa o bifosfato de fosfatidilinositol (PIP_2) originando dois produtos: trisfosfato de inositol (IP_3) e diacilglicerol (DAG). O IP_3 se liga a receptores para IP_3 no retículo endoplasmático, promovendo liberação de Ca^{2+} para o citosol. O Ca^{2+} liberado do retículo endoplasmático promove liberação adicional de Ca^{2+}, ligando-se a receptores do tipo rianodina. O aumento de Ca^{2+} no citosol leva à ativação de proteínas cálcio-dependentes e, consequentemente, a alterações da função celular. Parte do IP_3 poderá ser fosforilado produzindo tetrafosfato de inositol (IP_4). O IP_4 acarreta abertura dos canais de Ca^{2+} na membrana plasmática e entrada deste íon para o meio intracelular.

Este último mecanismo, mais lento e mais duradouro, é responsável pelas respostas mais prolongadas e pelo repreenchimento dos estoques de Ca^{2+}. O DAG ativa a fosfocinase C (PKC), que, por sua vez, está envolvida em diversas reações intracelulares, resultando em ativação de outras vias de sinalização, tais como a do ácido araquidônico (Figura 2.4.2).

A ativação de receptores alfa$_2$, contrariamente ao que ocorre com a ativação de receptores beta, promove diminuição de AMPc por ativar proteínas G que inibem a adenililciclase – proteínas G inibitórias (Gi) (Figura 2.4.2).

Algumas das fibras simpáticas que inervam os vasos dos músculos esqueléticos têm, como mediador químico, a acetilcolina, sendo denominadas simpáticas colinérgicas e se constituem em exceção dentro do quadro anteriormente descrito.

Quadro 2.4.2. Sistema Nervoso Simpático (Resumo)

- As fibras pré-ganglionares emergem na coluna lateral da medula espinhal e fazem sinapse nas cadeias simpáticas ganglionares laterais.
- O simpático possui dois tipos de receptores: alfa- e beta-adrenérgicos. Estes pertencem à família de receptores acoplados à proteínas G.
- Os receptores adrenérgicos se subdividem em alfa$_{1A}$, alfa$_{1B}$, alfa$_{1D}$, alfa$_{2A}$, alfa$_{2B}$, alfa$_{2C}$, beta$_1$, beta$_2$ e beta$_3$.
- Os receptores alfa$_1$ acoplam-se à proteína Gq e estimulam a PLC (fosfolipase C), o que aumenta Ca^{2+} intracelular.
- Os receptores alfa$_2$ acoplam-se à proteína Gi e inibem a adenililciclase, diminuindo AMPc intracelular.
- Os receptores beta acoplam-se à proteína Gs e estimulam a adenililciclase, aumentando AMPc intracelular.
- A maioria das fibras pós-ganglionares do simpático é adrenérgica. Existem exceções em que essas fibras liberam Ach (vasos do músculo esquelético, membrana nictante, baço e útero).

2.1.2. Síntese e mecanismos de controle do neurotransmissor

Na terminação do axônio pós-ganglionar simpático, há várias dilatações com projeções do citoplasma acompanhadas pela membrana celular. Esses terminais nervosos caracterizam-se por conter granulações osmiofílicas, isto é, coram-se na presença do tetróxido de ósmio. Esses grânulos variam em seu tamanho desde 300 Å até 1.500 Å e costumam apresentar um halo transparente entre a granulação e sua membrana. São formados no corpo celular e migram para a terminação nervosa através de microtúbulos. Sua função é armazenar o neurotransmissor e mantê-lo disponível para ser liberado após o impulso nervoso. A síntese do mediador químico do sistema nervoso simpático, noradrenalina, se dá ao longo de todo axônio, porém, mais intensamente na terminação nervosa.

A síntese de noradrenalina se faz a partir do aminoácido essencial fenilalanina, e, por ação de uma hidroxilase (fenilalanina hidroxilase) é convertida em tirosina. Esta última penetra no interior do neurônio simpático através de um mecanismo de captação ativa e, no seu citoplasma, transforma-se em diidroxifenilalanina (DOPA) por ação de outra hidroxilase, a tirosina hidroxilase (Figura 2.4.3). Essa etapa da síntese é limitante na formação do mediador químico, pois sua velocidade é a menor nessa cadeia de reações. A tirosina hidroxilase é inibida por metiltirosina, assim como pela própria noradrenalina, processo conhecido como retroalimentação negativa. Por outro lado, o aumento do AMPc intraneuronal ativa a tirosina hidroxilase. Esse é o mecanismo pelo qual ocorre um incremento imediato na síntese de noradrenalina durante o impulso nervoso ou por ação da adrenalina circulante atuando em receptores pré-sinápticos beta$_2$.

A seguir, a DOPA, por ação de uma descarboxilase de aminoácidos aromáticos, a DOPA descarboxilase, origina a dopamina. A velocidade de reação nessa etapa é extremamente rápida. A descarboxilase não é específica para essa reação. Outros aminoácidos aromáticos sofrem ação dela, originando outros neurotransmissores e aminas biogênicas, tais como a serotonina, a tiramina e a histamina. A DOPA descarboxilase é inibida pela carbidopa, usada no tratamento da síndrome de Parkinson para aliviar muitos dos sintomas do parkinsonismo, particularmente a rigidez e a bradicinesia.

Uma vez formada, a dopamina penetra no interior das vesículas, onde sofre oxidação no carbono beta sob ação da dopamina-beta-hidroxilase, originando a noradrenalina. O teor de dopamina-beta-hidroxilase aumenta com a idade. Crianças com menos de 1 ano de idade apresentam atividade muito baixa dessa enzima. Em alguns neuroblastomas, a atividade da dopamina-beta-hidroxilase pode alcançar níveis extremamente altos, enquanto na disautonomia familiar são baixos. A dopamina-beta-hidroxilase e a tirosina hidroxilase são marcadores/enzimas usadas na caracterização de neurônios simpáticos.

Na medula da suprarrenal, a noradrenalina formada volta ao citoplasma onde, por ação da enzima feniletanolamina-N-metiltransferase, transforma-se em adrenalina, a qual é armazenada no interior de outras vesículas. Esta última enzima não existe na terminação nervosa periférica e, portanto, a adrenalina não é formada neste local. Eventuais detecções de adrenalina nessas terminações são decorrentes do fenômeno de captação/recaptação. No sistema nervoso central (bulbo olfatório e tubérculo olfatório), entretanto, existem neurônios cujo mediador químico é a adrenalina, encontrando-se nessas regiões a enzima feniletanolamina-N-metiltransferase. As enzimas envolvidas nessa cadeia biossintética são geralmente específicas para os substratos mencionados (Figura 2.4.3). Contudo, há vias alternativas para a formação de outras aminas que poderão agir, em determinadas circunstâncias, como falsos transmissores.

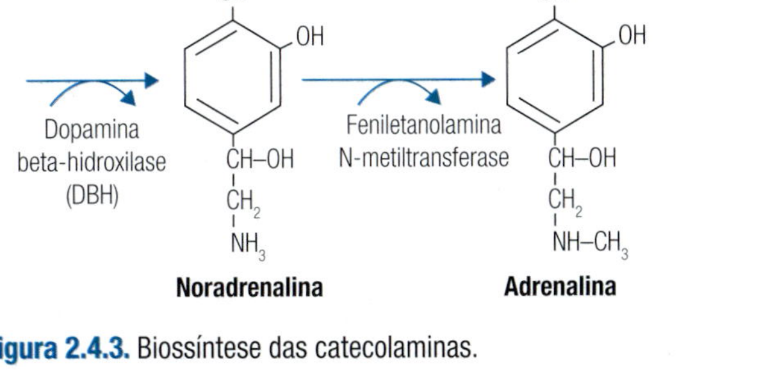

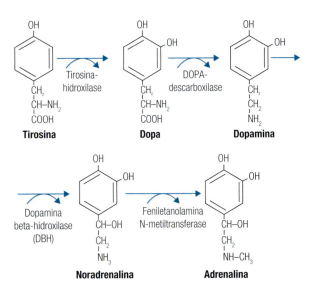

Figura 2.4.3. Biossíntese das catecolaminas.

No neurônio simpático, a noradrenalina é encontrada no citoplasma e no interior das vesículas. A noradrenalina citoplasmática corresponde a uma pequena parcela que pode simplesmente estar dissolvida ou compartimentalizada, provavelmente por ligações em determinados sítios. Nesse mesmo reservatório também se encontram a dopamina e a enzima monoaminoxidase (MAO). Constituem substrato para a MAO as aminas biogênicas – catecolaminas e indolalquilaminas – e aminas primárias e secundárias que não ocorrem naturalmente no organismo. As enzimas MAO são encontradas na membrana externa das mitocôndrias, sendo caracterizadas dois tipos, MAO-A e MAO-B, que apresentam diferentes localizações e afinidade pelos substratos. A MAO-B é a mais ativa sobre as feniletilaminas e metaboliza (desamina) preferencialmente a noradrenalina recém-sintetizada em relação à noradrenalina já existente ou recaptada, o que reforça a teoria de compartimentalização citoplasmática da noradrenalina. A noradrenalina intravesicular, que corresponde à maior reserva, encontra-se armazenada em grânulos cromafins juntamente com ácido ascórbico, ATP, proteínas como a cromogranina e dopamina-beta-hidroxilase e, ainda, peptídeos como encefalinas e neuropeptídeo Y (NPY) que podem atuar como cotransmissores (Figura 2.4.4).

A chegada do impulso nervoso na extremidade do axônio simpático libera principalmente a noradrenalina intravesicular. Esse processo de liberação – do tipo exocitose – envolve a participação de íons Ca^{2+}, de microtúbulos e de microfilamentos sugerindo o envolvimento de processo contrátil nessa liberação. A membrana da vesícula funde-se com a membrana do axônio resultando na abertura de um poro suficientemente grande para a eliminação não só do mediador químico, mas também do ATP, da dopamina-beta-hidroxilase e da cromogranina. A dopamina beta-hidroxilase liberada não é captada nem metabolizada, servindo, portanto, como indicador de exocitose.

Os níveis de noradrenalina não são mantidos exclusivamente pelo mecanismo de biossíntese. A maior parte das catecolaminas liberadas, ou exógenas, sofre processo de captação pela membrana da terminação nervosa, mediante mecanismo de transporte ativo contra um gradiente de concentração de 40 vezes e que depende de Na^+ e ATP. Esse mecanismo de transporte não é estéreo específico, mas há certa seletividade para determinadas moléculas. A dopamina e a adrenalina também são captadas, embora em quantidades menores. Algumas substâncias ligam-se a esse mecanismo de recaptação, bloqueando-o, como ocorre com a cocaína, a guanetidina e antidepressivos tricíclicos. Com o bloqueio da recaptação, a noradrenalina liberada permanece na fenda sináptica por mais tempo, havendo, portanto, potenciação de seus efeitos. Esse mecanismo de recaptação, inexistente na suprarrenal, é denominado de recaptação neuronal ou recaptação 1. Uma vez recaptada pelo neurônio, a noradrenalina é metabolizada pela MAO ou é ativamente transportada para o interior das vesículas. O transporte para a vesícula é realizado contra um gradiente de concentração de 200 vezes. A presença de ATP e magnésio (Mg^{2+}) é importante nesse processo, havendo, nesta fase, estéreo-especificidade para o isômero levógiro, com recaptação de outras moléculas também, o que permite o mapeamento de tumores de células cromafins (Figura 2.4.4).

Em situações fisiológicas, pequena quantidade de noradrenalina é liberada continuamente na circulação e pelas terminações nervosas, o que permite manter a atividade tônica simpática em vários órgãos. Os níveis teciduais dessa amina são mantidos pelos dois mecanismos anteriormente citados, isto é, biossíntese e captação. O processo de captação é importante na manutenção dos níveis teciduais de noradrenalina em condições de estresse ou quando a liberação do neurotransmissor é contínua. Se a captação for bloqueada (o que produz aumento do neurotransmissor na fenda sináptica) por cocaína, por exemplo, os níveis de noradrenalina no interior da terminação nervosa se mantêm inalterados, pois a biossíntese, por si só, é suficiente para mantê-los. Porém, se houver atividade simpática aumentada, ambos os mecanismos são imprescindíveis para a manutenção do teor tecidual de noradrenalina e, consequentemente, da atividade nervosa simpática. Nessas condições, tanto a biossíntese quanto a captação estão aumentadas, a fim de manter o tecido nervoso em condições de enfrentar essa hiperatividade.

A liberação de noradrenalina é regulada pela própria amina atuando em receptores $alfa_2$-adrenérgicos presentes na membrana da terminação nervosa simpática. A ativação de receptores $alfa_2$ pré-sinápticos diminui os níveis de AMPc e, consequentemente, a liberação da noradrenalina pelo estímulo nervoso ou por agentes despolarizantes como o íon K^+. Sempre que houver grandes teores de amina na fenda, haverá diminuição de sua liberação. A diminuição do AMPc também acarreta diminuição na síntese da noradrenalina por inibição da tirosina hidroxilase, na etapa de conversão de tirosina para DOPA. Por outro lado, há também a presença de receptores $beta_2$-adrenérgicos na membrana pré-sináptica que, uma vez estimulados, aumentam a liberação do mediador resultante do impulso nervoso. Esses receptores seriam acionados, fisiologicamente, pela adrenalina circulante. Dessa forma, em uma situação de estresse, adrenalina modularia a inibição normalmente exercida pela noradrenalina. Por outro lado, o AMPc formado, em consequência da estimulação de receptores $beta_2$-adrenérgicos pré-sinápticos, é o estímulo imediato para o aumento da síntese da noradrenalina por ativação da tirosina-hidroxilase. Não existe na medula da suprarrenal essa modulação na liberação do mediador (Figura 2.4.4).

A noradrenalina, uma vez liberada na fenda sináptica (espaço entre a terminação nervosa e o efetor), tem quatro destinos:

a. Parte é captada pela terminação nervosa. A quantidade captada é inversamente proporcional ao tamanho da fenda entre as duas estruturas. Quanto menor for essa distância, maior será a captação neuronal. Como já referido, a medula da suprarrenal difere do neurônio simpático por não possuir esse processo de captação;

b. Parte é captada por estruturas extraneuronais como músculo liso, músculo cardíaco, matriz extracelular. Esse processo é denominado de captação extraneuronal ou captação 2. Esses dois processos de captação são os principais mecanismos de cessação de efeitos da noradrenalina, sendo que o extraneuronal tem importância maior nas estruturas pouco inervadas;

c. Parte é metabolizada pela catecol-O-metiltransferase (COMT), que, embora também exista no interior do neurônio, é a enzima responsável pela metabolização extraneuronal das catecolaminas. Sua localização é sempre intracelular. A normetanefrina é o metabólito resultante dessa reação. Para a adrenalina, o metabólito é a metanefrina;

d. Parte vai agir sobre receptores pré-juncionais do tipo alfa$_2$ e pós-juncionais do tipo alfa$_1$, alfa$_2$, e beta$_1$, beta$_2$, beta$_3$ para, a seguir, ser metabolizada ou, ainda, uma quantidade diminuta eliminada "*in natura*" pela urina (Figura 2.4.4). A noradrenalina exógena interage, em primeira instância, com os receptores extrajuncionais do tipo alfa$_2$ para depois ter acesso, maior ou menor conforme o tecido, aos receptores juncionais (alfa$_1$ e beta$_1$), pois os receptores pós-sinápticos alfa$_2$ e beta$_2$ são de localização extrajuncional.

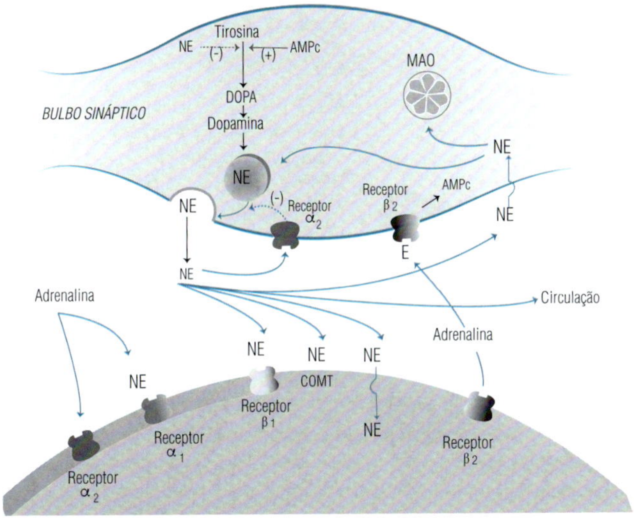

Figura 2.4.4. Liberação e destino da noradrenalina. Após ser sintetizada [tirosina, dopa, dopamina, noradrenalina (NE)], a NE é liberada, com a chegada do impulso nervoso, para a fenda sináptica, de onde pode: – ser captada pela terminação nervosa (captação 1) e, em seguida, metabolizada pela monoaminoxidase (MAO) ou recaptada pelas vesículas; – ser captada por estruturas extraneuronais (captação 2) e metabolizada pela catecol-O-metiltransferase (COMT); – agir sobre receptores pré-juncionais do tipo alfa$_2$ e beta$_2$, os quais modulam negativa e positivamente, respectivamente, a liberação do neurotransmissor; e – agir em receptores pós-juncionais do tipo alfa e beta para desencadear seus efeitos nos órgãos efetores.

Quadro 2.4.3. Biossíntese das Catecolaminas (Resumo)

- A síntese da NE se inicia com a conversão da tirosina em DOPA pela enzima tirosina hidroxilase (passo limitante da biossíntese).
- DOPA é convertida em dopamina pela enzima DOPA descarboxilase.
- A dopamina é convertida em NE pela enzima dopamina-beta-hidroxilase ao adentrar as vesículas sinápticas.
- A medula da suprarrenal expressa a enzima feniletanolamina-N-metil-transferase, responsável por converter a NE em adrenalina.
- O término das ações das catecolaminas deve-se a sua captação pelas terminações nervosas e, em menor extensão, por sua metabolização pelas enzimas MAO e COMT.

2.2. Sistema autônomo parassimpático

2.2.1. Organização geral

O sistema parassimpático emerge do sistema nervoso central em dois níveis, cranial e sacral. Não há conexão direta entre essas duas porções. As fibras pré-ganglionares parassimpáticas de origem cranial estão contidas nos nervos cranianos oculomotor (III), facial (VII), glossofaríngeo (IX) e vago (X), sendo que o maior contingente dessas fibras está contido no nervo vago. O nervo vago contém fibras pré-ganglionares que inervam o coração, brônquios, pulmões, esôfago, estômago, intestino delgado, parte inicial do cólon, fígado e pâncreas. As fibras de origem sacral possuem seus corpos celulares na coluna lateral da medula e emergem dela constituindo os nervos pélvicos. Diferentemente do que ocorre com o simpático, as fibras pré-ganglionares parassimpáticas fazem sinapse em estruturas ganglionares situadas muito próximas do órgão que vão inervar. No coração, por exemplo, as células ganglionares estão próximas aos nódulos sinoatrial e atrioventricular. As fibras pré-ganglionares são longas enquanto as pós-ganglionares são curtas. A relação de número entre fibras pré-ganglionares e pós-ganglionares é de 1:1, com exceção das fibras que inervam a parede intestinal. Nesse sistema, admite-se que a relação é próxima de 1:8.000 e as fibras pós-ganglionares formam um plexo nervoso, o plexo de Auerbach ou plexo mioentérico (Figura 2.4.1).

2.2.2. Síntese e mecanismos de controle do neurotransmissor

Contrariamente ao que ocorre com o simpático, a estimulação de fibras nervosas somáticas aferentes produz, frequentemente, despolarização ou hiperpolarização, ou até mesmo uma mistura desses fenômenos nas células pré-ganglionares parassimpáticas localizadas na coluna lateral da medula. Assim sendo, a participação do parassimpático nos reflexos espinhais parece significativa. O sistema parassimpático também recebe informações de centros superiores, os quais modulam, consequentemente, suas atividades periféricas.

Semelhantemente ao que ocorre no simpático, na sua porção terminal, o neurônio perde o revestimento constituído pelas células de Schwann e dilata-se, apresentando aspecto varicoso. No interior das varicosidades encontram-se pequenas vesículas agranulares (300 a 500 Å) que contêm o mediador químico do sistema parassimpático, a acetilcolina. Cada vesícula pode conter de 1.000 a 5.000 moléculas de acetilcolina, que é biossintetizada por meio de uma série de reações enzimáticas conhecidas como "reação de ativação do acetato".

No citoplasma do neurônio, por meio da enzima colina-acetiltransferase, o radical acetil – proveniente da acetilcoenzima A (Ac-CoA) – é transferido para a colina, originando a acetilcolina (Ach). A colina, uma amina natural encontrada nos lipídios presentes na membrana celular e em alimentos como ovo, fígado de galinha, e cereais integrais, é captada ativamente do espaço extracelular e essa etapa é limitante no processo de síntese do mediador. A acetilcolina formada é armazenada no interior das vesículas e é liberada espontaneamente ou em decorrência da chegada de um impulso nervoso (Figura 2.4.5). A cada impulso pode ser liberado o conteúdo de 100 ou mais vesículas. Nesse processo de liberação é fundamental a presença de Ca^{2+} extracelular, que adentra o neurônio via canais de Ca^{2+} dependentes de voltagem. Admite-se que o Ca^{2+} se liga a proteínas chamadas sinaptotagminas que funcionam como sensores de Ca^{2+} e auxiliam na ancoragem e fusão das vesículas à membrana plasmática e, consequentemente, no processo de exocitose. Após esse fenômeno, a vesícula não se recupera, sendo necessária, portanto, a formação de nova vesícula para a manutenção dos estoques do mediador químico. A toxina botulínica bloqueia intensamente esse processo de exocitose, enquanto o veneno da aranha "viúva negra" acarreta liberação maciça desse neuromediador (Figura 2.4.5). Adrenoceptores alfa$_2$ também se localizam na membrana pré-sináptica dos terminais nervosos parassimpáticos inibindo a liberação da acetilcolina. Esse fenômeno é particularmente importante na inibição da motilidade gastrintestinal.

Uma vez na fenda neuroefetora, a acetilcolina irá atuar em receptores acoplados a proteínas G, os receptores muscarínicos. Até o momento, foram caracterizados cinco tipos de receptores muscarínicos: M_1 a M_5. Os receptores M_1 são excitatórios e encontram-se nos gânglios autonômicos, células parietais gástricas e no sistema nervoso central; os receptores M_2 são predominantes no coração, mas também foram identificados em alguns músculos lisos e em localização pré-sináptica periférica e central inibindo a liberação do neuromediador; os M_3 são encontrados em músculos lisos, glândulas secretoras e endotélio vascular. A ativação dos receptores M_1, M_3 e M_5 resulta na ativação da enzima fosfolipase C com consequente hidrólise de fosfatidilinositol na membrana. Essa alteração acarreta na liberação de Ca^{2+} do retículo endoplasmático e ativação da proteína cinase C, resultando em contração do músculo liso não vascular, secreção ou relaxamento do músculo liso vascular (Figura 2.4.5).

Na vasculatura, o receptor muscarínico está localizado na membrana das células endoteliais. O aumento do Ca^{2+} intracelular na célula endotelial promove ativação da enzima óxido nítrico sintetase (NOS), resultando na síntese e na liberação de óxido nítrico (NO), que, por sua vez, irá estimular a enzima guanilato ciclase (GC) do músculo liso vascular, relaxando-o. Portanto, a vasodilatação acarretada pela acetilcolina e outros agonistas do grupo é dependente da presença de endotélio íntegro, conforme descrito por Robert Francis Furchgott (1916-2009).

Os receptores M_2 e M_4 também são receptores acoplados a proteínas G, mais especificamente as proteínas G_i e G_0, resultando, de sua estimulação, inibição da adenililciclase e diminuição de AMPc e abertura de canais de K^+, respectivamente. No coração, essas alterações resultam em efeitos negativos sobre o inotropismo e cronotropismo, respectivamente (Figura 2.4.5).

Diferentemente ao que ocorre com a noradrenalina, o término dos efeitos decorrentes da ação da acetilcolina decorre, fundamentalmente, da hidrólise desta pelo grupo de enzimas colinesterases. Dentro desse grupo, há duas enzimas: (a) a colinesterase "verdadeira" ou "específica", também denominada acetilcolinesterase, (b) a colinesterase "não específica", também chamada "pseudocolinesterase" ou butirilcolinesterase. Com estruturas moleculares parecidas, diferem quanto à sua distribuição e quanto ao substrato para a hidrólise.

A colinesterase verdadeira é encontrada no tecido nervoso, nos eritrócitos, no veneno de certas serpentes e em tecidos de enguia, e está localizada na parte externa da membrana basal, em situação preferencialmente pré-juncional com a função primordial de hidrolisar a acetilcolina liberada pelo impulso nervoso. A hidrólise da acetilcolina forma ácido acético e regenera a molécula de colina (Figura 2.4.5). Cada molécula da enzima dispõe de atividade para hidrolisar 2,1 x 10^7 moléculas de acetilcolina por minuto. Tal enzima, contudo, é inibida quando em presença de excesso de substrato.

A colinesterase não específica, ou pseudocolinesterase, ocorre no plasma, pâncreas, fígado, músculo liso intestinal, pele e outros tecidos, e hidrolisa preferencialmente a acetilcolina de origem não neuronal, como ocorre no átrio e intestino delgado. No entanto, é importante na hidrólise de outros ésteres como a benzoilcolina, procaína, succinilcolina e a butirilcolina. Contrariamente ao que ocorre com a acetilcolinesterase, a velocidade de hidrólise se eleva com o aumento da concentração do substrato, até certo limite, e depois se mantém.

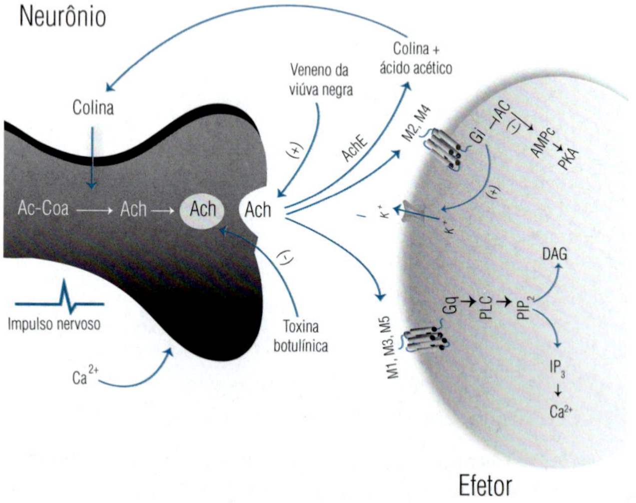

Figura 2.4.5. Representação esquemática de uma sinapse colinérgica e vias de sinalização intracelular dos receptores muscarínicos. AC: adenililciclase; Ac-CoA: acetil-coenzimaA; Ach: acetilcolina; AchE: acetilcolinesterase; Ca^{2+}: cálcio; DAG: diacilglicerol; Gq, Gi e Gs: proteínas G; IP_3: trisfosfato de inositol; K^+: potássio; PIP_2: bifosfato de fosfatidilinositol; PKA: proteína cinase dependente de AMPc; PLC: fosfolipase C.

Quadro 2.4.4. Sistema Nervoso Parassimpático (Resumo)

- As fibras pré-ganglionares do parassimpático emergem do sistema nervoso central nos nervos cranianos oculomotor (III), facial (VII), glossofaríngeo (IX), vago (X) e da porção sacral da medula espinhal.
- As fibras pré-ganglionares do parassimpático são longas, ao passo que as pós-ganglionares são curtas, pois a sinapse ocorre muito próximo ao órgão efetor.
- Ach é sintetizada pela adição de um grupamento acetil, doado pela molécula de Ac-CoA, na molécula de colina. Essa reação é catalisada pela enzima colina-acetiltransferase.
- A Ach liberada pelo parassimpático atua em receptores muscarínicos acoplados a proteínas G. Existem cinco tipos de receptores muscarínicos, M_1 a M_5.
- Os receptores M_1, M_3 e M_5 acoplam-se à proteína Gq, ativam a PLC e promovem aumento dos níveis de Ca^{2+} intracelular.
- Os receptores M_2 e M_4 acoplam-se à proteína G_i ou G_0, inibem a adenililciclase e promovem queda dos níveis de AMPc intracelular.
- O término das ações da Ach ocorre pela hidrólise de sua molécula em colina e acetato, realizada pelas enzimas AchE e butirilcolinesterase.

2.3. Fibras não adrenérgicas e não colinérgicas

A existência de fibras autonômicas diferentes das classicamente descritas como simpáticas e parassimpáticas, denominadas não adrenérgicas e não colinérgicas, foi descrita pelo grupo de Geoffrey Burnstock na década de 1970. Elas foram denominadas de purinérgicas por agirem através da liberação de substâncias supostamente admitidas como sendo nucleotídeos purínicos (ATP, ADP, AMP, adenosina etc.).

No intestino, o corpo celular do nervo purinérgico localiza-se provavelmente no plexo de Auerbach. No estômago, esses neurônios estão sob controle de fibras pré-ganglionares vagais; no cólon, suas conexões são intramurais e não sofrem controle parassimpático ou simpático. Em outras estruturas, esses nervos podem apresentar conexões com o simpático ou o parassimpático, variando de estrutura para estrutura e também com a escala animal. Esse tipo de fibra é mais abundante nos vertebrados inferiores.

A terminação nervosa purinérgica distingue-se das anteriores – terminações nervosas adrenérgicas e colinérgicas – por possuir no seu interior vesículas maiores (800 a 2.000 Å) e ausência do halo claro entre a granulação e a membrana da vesícula. No seu interior estão armazenados os nucleotídeos ATP e ADP, considerados os principais neurotransmissores. A biossíntese do ATP ocorre largamente nos diversos tecidos. Porém, nessas terminações sua biossíntese ocorre em intensidade seis vezes maior e este é armazenado especificamente no interior das vesículas. O conteúdo dessas vesículas é eliminado espontaneamente ou após o estímulo dessas fibras.

Da liberação dessas substâncias surgem efeitos, inibitórios na maioria das vezes, devido ao aumento da condutância ao íon K^+ na membrana do efetor. Esses efeitos decorrem da interação desses mediadores ou moduladores com receptores purinérgicos, P_1 e P_2, pertencentes à família de receptores acoplados a proteínas G. Os receptores P_1 são mais sensíveis à ação da adenosina e já foram caracterizados três subtipos: A_1, A_2 e A_3. As metilxantinas são antagonistas desses receptores. Sua ativação resulta em diminuição do AMPc (A_1 e A_3) e aumento do AMPc (A_2) intracelular. Os receptores P_2, mais sensíveis à ação do ATP, são passíveis de bloqueio pela quinidina, porém esse bloqueio não é específico.

O término dos efeitos decorre principalmente da rápida metabolização que consiste em desfosforilação por ATPase, desaminação pela adenosina-desaminase e 5'-nucleotidase. Como metabólitos resultam AMP, adenosina e inosina. A adenosina é recaptada (semelhantemente ao que ocorre com a colina) e reentra no processo de biossíntese. A ATPase existe tanto no interior do neurônio quanto no interior das vesículas micropinocitóticas localizadas na membrana do músculo liso intestinal.

Mais recentemente, tem sido demonstrada a existência de neurônios nitrérgicos que liberam NO como neuromediador. Essa pequena e instável molécula é sintetizada a partir da L-arginina sob a ação do óxido nítrico sintetase (NOS) (Capítulo 2.6). A presença de NOS já foi detectada no sistema nervoso central e periférico. No sistema nervoso central, o NO está envolvido na neuromodulação da transmissão gabaérgica nos receptores NMDA. A produção excessiva de NO nesta transmissão parece ser um dos importantes componentes da neurodegeneração.

Perifericamente, encontram-se neurônios nitrérgicos no sistema digestivo e nervos pélvicos. No sistema digestivo, o NO está envolvido no esvaziamento gástrico, e a produção inadequada, ou ausência, desses neurônios parece estar envolvida na estenose hipertrófica pilórica. O NO tem papel protetor na mucosa gástrica, sendo liberado, nessa circunstância, pela microcirculação. Esse dado tem estimulado a indústria farmacêutica a desenhar novas moléculas anti-inflamatórias que, em sendo irritantes gástricos, seriam complexadas com o NO. Essas moléculas, uma vez ingeridas, liberariam NO no estômago protegendo sua mucosa contra a ação lesiva do anti-inflamatório. Na pélvis, a transmissão nitrérgica está envolvida na ereção peniana. Existem dados que sugerem que a deficiência da produção de NO, como, por exemplo, no *diabetes mellitus*, leva à disfunção erétil (Figura 24.6).

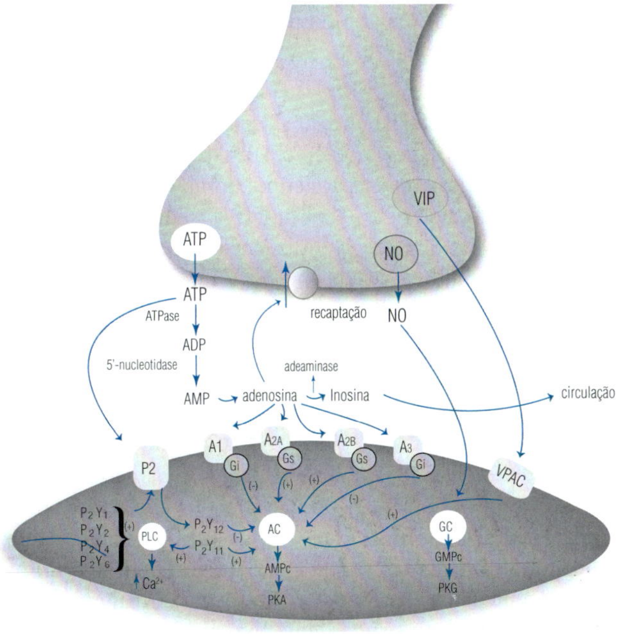

Figura 2.4.6. Neurotransmissão não adrenérgica não colinérgica. AC: adenililciclase; Ca^{2+}: cálcio; GC: guanililciclase; NO: óxido nítrico, PKA: proteína cinase dependente de AMPc; PKG: proteína cinase dependente de GMPc; PLC: fosfolipase C; VIP: peptídeo intestinal vasoativo; VPAC: receptor para VIP.

Quadro 2.4.5. Transmissão não adrenérgica e não colinérgica (NANC) (Resumo)

- Algumas fibras autonômicas não liberam Ach ou NE como mediador. Esses mediadores, denominados mediadores não adrenérgicos e não colinérgicos (NANC), incluem o ATP, adenosina, VIP, NO e NPY.
- O ATP liga-se a receptores purinérgicos do tipo P_2, enquanto os receptores P_1 são mais sensíveis à ação da adenosina.
- Há dois tipos de receptores P_2: P_2X e P_2Y. Os receptores P_2X são canais iônicos, enquanto os receptores P_2Y são acoplados à proteína G.
- Os receptores P_2Y_1, P_2Y_2, P_2Y_4 e P_2Y_6 acoplam-se à proteína Gq e ativam a PLC, levando ao aumento de Ca^{2+} intracelular. O receptor P_2Y_{11} ativa a via da PLC e da adenililciclase. O receptor P2Y12 inibe a adenililciclase e diminui AMPc intracelular.
- Os receptores da adenosina se subdividem em A_1, A_2A, A_2B e A_3. A_1 e A_3 são acoplados a proteína G_i e inibem a adenililciclase. O receptor A_2 acopla-se a proteína Gs e exerce efeito oposto sobre a adenililciclase e os níveis de AMPc intracelular.
- O NO é um mediador NANC liberado por terminações nervosas do SNA e ativa a guanililciclase aumentando GMPc intracelular.
- Devido a diversidade de mediadores NANC e de receptores, os quais acoplam-se a vias de sinalização intracelular diferentes, os efeitos variam de acordo com o órgão efetor estimulado, o tipo de mediador NANC liberado e a população de receptores que são expressos no efetor.

2.4. Gânglios autonômicos

2.4.1. Estrutura e localização

A grande cadeia ganglionar situada lateralmente à coluna vertebral é de origem simpática. Em situação pré-vertebral existem os gânglios celíaco e mesentéricos superior e inferior. O gânglio celíaco é formado pela união das fibras pré-ganglionares simpáticas que formam os nervos esplâncnicos maior, menor e inferior. Do gânglio, emergem fibras pós-ganglionares que se dirigem ao estômago, fígado, baço e epíplon. Do tronco do nervo esplâncnico maior (formado de fibras pré-ganglionares), sai um contingente de fibras que não realizam sinapse no gânglio celíaco; essas fibras vão diretamente à camada medular da suprarrenal. Dos gânglios mesentéricos superior e inferior, que recebem fibras pré-ganglionares de T_2 a L_3, saem fibras pós-ganglionares que se dirigem ao intestino delgado e início do cólon, parte final do cólon, reto, rim, ureter, bexiga, uretra e órgãos genitais, respectivamente (Figura 2.4.1).

O ápice da cadeia ganglionar simpática lateral é constituído pelos gânglios superior, médio e inferior e gânglio estrelado. O gânglio cervical superior emite fibras pós-ganglionares que vão inervar a pálpebra superior, o músculo radial da íris, a membrana nictitante, a glândula lacrimal e as glândulas salivares; dos gânglios cervicais médio e inferior emergem fibras que vão à tiroide; do gânglio estrelado saem fibras que, juntamente com as fibras provenientes de T_2, T_3 e T_4, vão inervar o coração e o sistema respiratório.

Os gânglios parassimpáticos estão, na sua maioria, localizados na intimidade dos tecidos e não constituem estruturas isoladas definidas. Apenas alguns gânglios parassimpáticos são individualizados, tais como o gânglio ciliar, que emite fibras para o músculo ciliar e constritor da íris; o gânglio óptico, que emite fibras para a glândula parótida; e gânglios pélvicos, que estão disseminados na pélvis e emitem fibras para a parte final do sistema digestivo e sistema urogenital. Todos esses gânglios estão localizados bem próximos às estruturas por eles inervadas.

2.4.2. Fisiologia, histologia e bioquímica

Nos gânglios autonômicos, a principal forma da sinapse é do tipo axodendrítica. No sistema parassimpático, as estruturas sinápticas ganglionares não são anatomicamente bem definidas. Portanto, os conhecimentos sobre transmissão autonômica ganglionar e modulação farmacológica desta foram, quase na sua totalidade, gerados a partir de registros em gânglios simpáticos.

A bainha de mielina interrompe-se na extremidade do axônio pré-ganglionar. Nesta há uma dilatação do neurônio e protuberância deste. No seu interior são encontradas vesículas que, à semelhança do neurônio parassimpático, contêm acetilcolina, que é o mediador químico dessa transmissão. Acredita-se que a biossíntese e o armazenamento da acetilcolina na fibra pré-ganglionar sejam semelhantes aos da fibra pós-ganglionar parassimpática. A par dessa estrutura encontram-se também células cromafins, contendo noradrenalina ou dopamina em suas vesículas. Essas estruturas são mais abundantes no gânglio simpático.

Cada fibra pré-ganglionar faz sinapse com várias células pós-ganglionares, embora a relação permaneça de 1:1 no gânglio parassimpático. Faz exceção a sinapse ganglionar da parede intestinal (plexo de Auerbach) onde a relação é de 1:8.000 e a fibra pós-ganglionar é parassimpática. Na fibra pré-ganglionar não há liberação espontânea, em quantidades significantes, de acetilcolina.

Admite-se que a transmissão ganglionar autonômica não ocorra da forma simples como ocorre entre o axônio terminal/terminação nervosa do neurônio pós-ganglionar e o efetor. Com a chegada do impulso nervoso, há liberação de acetilcolina que, por sua vez, irá interagir:

a. com receptores nicotínicos, assim denominados porque são estimulados pelo alcaloide natural nicotina, localizados no neurônio pós-ganglionar. Os receptores colinérgicos nicotínicos, que pertencem à família de receptores ligados a canais iônicos, possuem características diferentes dos receptores colinérgicos muscarínicos presentes nos órgãos efetores inervados pelo sistema parassimpático. Dessa interação resulta aumento da permeabilidade da membrana ao Na^+, com consequente despolarização do neurônio pós-ganglionar. A despolarização, atingindo um limiar crítico, desencadeia um potencial de ação pós-sináptico, excitatório, com latência de 1 milissegundo e duração de 10 a 20 milissegundos (Figura 2.4.7);
b. com um receptor do tipo muscarínico (M_2), localizado em um interneurônio. Dessa interação resulta liberação de dopamina ou noradrenalina, a qual, por sua vez, interage com outro receptor, localizado na célula pós-ganglionar. Esse receptor é do tipo alfa-adrenérgico. Segundo Kosterlitz *et al.* (1968), ocorre aumento da condutância ao K^+, enquanto Weight e Padjen (1973) observaram diminuição da condutância ao Na^+. Como consequência, ocorre hiperpolarização da membrana que induz um potencial inibitório, com latência de 30 a 40 milissegundos. Nessa etapa do fenômeno possivelmente há envolvimento do AMPc. É oportuno salientar que esse tipo de transmissão é possível de ser antagonizada em dois níveis, quais sejam, no receptor muscarínico e no receptor alfa-adrenérgico (Figura 2.4.7);
c. com um receptor do tipo muscarínico, do subtipo M_1, localizado na membrana da célula pós-ganglionar. Dessa interação resulta um potencial excitatório tardio consequente à menor condutância ao íon K^+. Esse potencial excitatório tardio tem uma latência da ordem de centenas de milissegundos (Figura 2.4.7).

A acetilcolina liberada pelo neurônio pré-ganglionar é metabolizada rapidamente pela acetilcolinesterase existente na fenda sináptica.

Ao proceder-se um registro eletrofisiológico do neurônio pós-ganglionar durante uma transmissão normal, detecta-se, inicialmente, um potencial excitatório, seguido de um inibitório para, novamente, aparecer outro potencial excitatório. Ainda não se conhece o significado do segundo e terceiro potenciais, mas admite-se que o segundo tenha uma função moduladora e o terceiro possivelmente a de reforçar a transmissão principal, isto é, via receptor nicotínico (Figura 2.4.7).

A participação de outras substâncias com funções ainda não definidas na transmissão ganglionar tem sido descrita. Essas substâncias incluem peptídeos, 5-hidroxitriptamina e GABA.

Cada potencial excitatório corresponde à liberação do mediador químico na terminação do axônio pós-ganglionar, isto é, liberação de acetilcolina na terminação parassimpática e noradrenalina na terminação nervosa simpática.

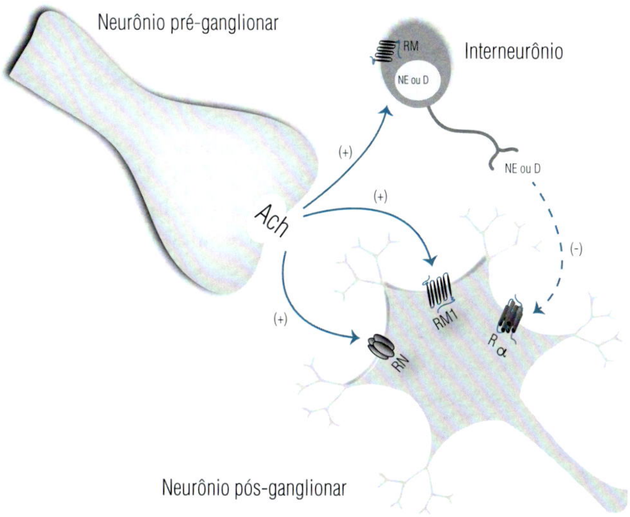

Figura 2.4.7. Representação esquemática da transmissão ganglionar. Ach: acetilcolina; RN: receptor nicotínico; RM: receptor muscarínico; NE: noradrenalina; D: dopamina; R_α: receptor alfa-adrenérgico.

Quadro 2.4.6. Gânglios autonômicos (Resumo)

- Os gânglios do simpático são representados pela cadeia ganglionar lateral à coluna vertebral, os gânglios celíaco, mesentéricos superior e inferior. O ápice da cadeia ganglionar simpática lateral é constituído pelos gânglios superior, médio, inferior e estrelado.
- Os gânglios parassimpáticos estão localizados na intimidade dos tecidos e não constituem estruturas isoladas definidas. Alguns gânglios parassimpáticos são individualizados, como o gânglio ciliar, o gânglio óptico e os gânglios pélvicos.
- A principal forma da sinapse é do tipo axodendrítica. Há uma dilatação e protuberância na extremidade do axônio pré-ganglionar onde a bainha de mielina interrompe-se. São encontradas vesículas que contêm Ach, o mediador dessa transmissão.
- Há liberação de Ach com a chegada do impulso nervoso na transmissão ganglionar autonômica que, por sua vez, irá interagir com:
  1. receptores nicotínicos que aumentam a permeabilidade da membrana ao Na^+ e desencadeiam potencial de ação pós-sináptico excitatório;
  2. receptores muscarínicos M_2, localizados em interneurônios. Dessa interação resulta liberação de dopamina ou NE, as quais induzem hiperpolarização da membrana e potencial inibitório na fibra pós-ganglionar;
  3. com receptores muscarínicos M_1, localizados na membrana da célula pós-ganglionar. Dessa interação resulta potencial excitatório tardio consequente à menor condutância ao íon K^+.

2.5. Ações desencadeadas pela ativação do SNA

Na sua quase totalidade, os órgãos e sistemas recebem inervação tanto simpática como parassimpática. No entanto, em geral, numa determinada estrutura há maior inervação por um ou outro sistema. Consequentemente, a estimulação global do SNA resulta, em determinado órgão, em efeitos correspondentes àqueles do sistema predominante.

2.5.1. Sistema cardiovascular

Vasos sanguíneos

A resistência vascular periférica é determinada pela viscosidade sanguínea e, principalmente, pelo calibre/diâmetro das artérias terminais e arteríolas. As arteríolas com diâmetro entre 100 e 200 µm são as estruturas que mais oferecem resistência à circulação sanguínea. Como a resistência depende da 4ª potência do raio do vaso sanguíneo, pequenas alterações do calibre vascular acarretam grandes modificações na resistência vascular periférica. Artérias terminais e arteríolas possuem uma camada de músculo liso bem desenvolvida, além de uma rica rede de filamentos nervosos simpáticos, o que permite de maneira relativamente fácil ao sistema nervoso simpático alterar o calibre dessas artérias e, consequentemente, modular o fluxo sanguíneo em vários territórios e, também, a resistência periférica vascular. A ativação do sistema simpático também promove venoconstrição, importante mecanismo de controle do retorno venoso e, consequentemente, do débito cardíaco. A contração venosa nunca atinge a magnitude da constrição arterial, em função da fina camada muscular existente nas paredes das veias.

Enquanto os vasos sanguíneos recebem farta inervação simpática, a inervação parassimpática é praticamente ausente. A distribuição de fibras parassimpáticas vasculares é restrita a poucas áreas. Todavia, existem variações dependentes do tipo de fibra simpática (noradrenérgica ou colinérgica) para os vários territórios.

É necessário lembrar que os vasos sanguíneos estão normalmente semicontraídos em consequência da atividade basal do sistema simpático. A ausência do tônus basal simpático acarreta em vasodilatação e, portanto, redução da resistência periférica, com redução da pressão arterial diastólica. Além da modulação pelo simpático, o tônus vascular é regulado, momento a momento, por fatores liberados pelo endotélio (Capítulos 2.5 e 2.6), por hormônios circulantes e por substâncias liberadas pelas células sanguíneas/do sistema imunológico.

Para entender os efeitos do sistema nervoso autonômico sobre a vasculatura, deve-se, antes, conhecer a distribuição dos receptores autonômicos (Tabela 2.4.1).

De maneira genérica, os vasos da pele, mucosas e do mesentério possuem quase somente receptores alfa-adrenérgicos. Esses receptores, quando estimulados, acarretam em vasoconstrição. Um aumento da atividade global autonômica acarretará vasoconstrição desses territórios. Para exemplificar, uma pessoa com medo ou raiva, entre outras reações, apresenta palidez intensa.

Os vasos renais e hepáticos possuem receptores alfa- e $beta_2$-adrenérgicos. Os receptores $beta_2$-adrenérgicos, quando estimulados, induzem vasodilatação. Sob ação do simpático apresentam tão somente vasoconstrição, uma vez que a noradrenalina não tem atividade intrínseca em receptores $beta_2$-adrenérgicos localizados nos vasos. Outrossim, a circulação renal se autorregula, compensando plenamente essa vasoconstrição, dentro de certos limites pressóricos. Na vigência de intensa atividade da suprarrenal, ocasião em que há liberação maciça de adrenalina na circulação, poderá ocorrer vasodilatação renal e hepática por ação da adrenalina em receptores $beta_2$-adrenérgicos.

Vasos que irrigam a musculatura esquelética possuem receptores alfa- e $beta_2$-adrenérgicos e, ainda, colinérgicos muscarínicos. Nesse território há predomínio de receptores $beta_2$-adrenérgicos e muscarínicos. Em condições basais, o tônus vascular é mantido pelas fibras simpáticas que liberam noradrenalina. Os mecanismos simpáticos vasodilatadores não são ativos em condições de repouso. Durante exercício físico, onde há necessidade de aumento de fluxo sanguíneo, a adrenalina liberada pela suprarrenal, atuando em receptores $beta_2$-adrenérgicos, além da atividade simpática colinérgica e, principalmente, metabólitos teciduais garantem a vasodilatação nesses tecidos. Em estresse intenso, o componente da suprarrenal (liberação de adrenalina e ativação de receptores $beta_2$-adrenérgicos) passa a desempenhar função mais intensa. Assim, um atleta já cansado é capaz de aumentar seu desempenho sob estímulo da torcida, em condições de maior liberação de adrenalina pela suprarrenal. A atividade colinérgica nos vasos dos músculos esqueléticos é de origem simpática e constitui exceção dentro do sistema simpático.

Os vasos de glândulas salivares possuem receptores alfa-adrenérgicos – vasoconstritores e colinérgicos muscarínicos – vasodilatadores. Os vasos da pele localizada na face e no pescoço (região de rubor) são sensíveis à ação vasodilatadora da acetilcolina, mas o valor fisiológico do parassimpático como vasodilatador nessas regiões ainda é obscuro. No entanto, nos genitais, tanto o parassimpático quanto o simpático participam do fenômeno da ereção peniana. A inibição simpática acarreta vasodilatação propiciando aumento de fluxo sanguíneo para os corpos cavernosos; a dilatação também é viabilizada pela ativação de inervação nitrérgica e liberação de NO. A ativação do sistema parassimpático com liberação de acetilcolina também contribui para vasodilatação via liberação de NO pelas células endoteliais. O parassimpático diminui ainda a atividade simpática, provavelmente por atuação da acetilcolina em receptores M_2 pré-sinápticos nas terminações simpáticas. O enchimento dos corpos cavernosos, consequente ao aumento de fluxo sanguíneo, comprime o sistema venoso, dificultando o seu próprio esvaziamento. Nessas condições, o sangue mantido no interior dos corpos cavernosos garante a ereção. Contrariamente, o estímulo simpático impede o enchimento dos corpos cavernosos pela vasoconstrição que acarreta. Medicamentos usados na disfunção erétil atuam inibindo o simpático (antagonistas de receptores alfa-adrenérgicos) ou facilitando a dilatação dos corpos cavernosos (inibidores de fosfodiesterases impedem a inativação do GMPc, mensageiro secundário responsável pelo relaxamento da musculatura lisa induzido por NO). Por outro lado, o sistema simpático está envolvido na ejaculação.

O SNA não tem participação intensa nos mecanismos de autorregulação que predominam no controle da circulação pulmonar.

Os vasos coronarianos também recebem inervação autonômica. A infusão de acetilcolina leva a aumento de fluxo sanguíneo, em presença de endotélio íntegro, sendo mais intenso na região subendocárdica do que na epicárdica. Quando o endotélio está em disfunção como, por exemplo, na aterosclerose, a acetilcolina desencadeia vasoconstrição. Isso ocorre porque a vasodilatação induzida pela acetilcolina é dependente da liberação de fatores relaxantes derivados do endotélio (Capítulos 2.5 e 2.6). Quando o endotélio está em disfunção, a liberação de fatores relaxantes é comprometida e receptores muscarínicos localizados na musculatura vascular acarretam vasoconstrição. Os adrenoceptores alfa presentes na musculatura lisa vascular causam vasoconstrição quando estimulados e os adrenoceptores $beta_2$, vasodilatação. Encontram-se também na musculatura lisa vascular receptores dopaminérgicos que, quando estimulados, acarretam vasodilatação. Entretanto, a dilatação coronariana evocada pela ação de metabólitos cardíacos nos vasos intramurais (intramiocárdicos) é preponderante.

Os vasos cerebrais contraem-se discretamente sob ação do sistema simpático via adrenoceptores alfa, mas a autorregulação também prepondera em relação à regulação pelo SNA.

A vasoconstrição é mediada por adrenoceptores $alfa_1$ e $alfa_2$ pós-juncionais. Os receptores $alfa_1$ estão localizados na fenda sináptica e são estimulados pela noradrenalina liberada pelo impulso nervoso. Os receptores $alfa_2$ pós-juncionais são extrajuncionais e são estimulados, preferencialmente, pela adrenalina ou noradrenalina circulantes, quer de origem exógena ou endógena. Isso permite entender vários fenômenos de interesse prático:

a. A resistência vascular periférica (que afeta diretamente a pressão diastólica) é altamente dependente da atividade simpática. Portanto, modificações na resistência vascular periférica podem ocorrer em função de interferências no sistema simpático ou, então, diretamente na musculatura lisa vascular. Interferências no sistema parassimpático são praticamente ineficientes para modificar a resistência vascular periférica. Condições patológicas diretamente ligadas à modulação do sistema simpático na resistência vascular periférica incluem hipertensão arterial, hipotensão e choque. Alterações de fluxo sanguíneo no músculo esquelético podem ser obtidas com drogas colinérgicas, pois há um contingente simpático-colinérgico neste tecido.
b. Alterações na circulação coronariana ou cerebral, tal como ocorre na angina ou acidente vascular cerebral, pouco ou nada se beneficiam com as medidas usuais que visam modificar a atividade dos sistemas simpático ou parassimpático. No tratamento da angina – doença decorrente do desequilíbrio existente entre a necessidade de oxigênio, por parte do miocárdio, e a oferta de sangue ao coração – são usados antagonistas de adrenoceptores beta, que diminuem o trabalho cardíaco e, consequentemente, a demanda por oxigênio, bem como nitrovasodilatadores ou doadores de NO, que, por promoverem dilatação coronariana, melhoram a perfusão cardíaca.
c. A perda do tônus dos vasos das mucosas, tal como na mucosa nasal, resulta em vasodilatação, o que torna a referida mucosa intumescida, dando a sensação de obstrução nasal. Se, aliado a esse fato, ocorrer extravasamento de líquido da luz vascular para o interstício, ter-se-á coriza. Agonistas de $alfa_1$-adrenoceptores, que promovem vasoconstrição, são utilizados nesses casos (ex: nafazolina, oximetazolina).

d. Alteração de postura, exercício físico e períodos pós-refeições solicitam do organismo uma readaptação circulatória para garantir o fluxo sanguíneo cerebral, muscular e para o trato gastrintestinal, respectivamente. Essa readaptação consiste na vasoconstrição de alguns territórios não solicitados por aquelas circunstâncias e vasodilatação nos territórios onde é necessário aumentar o fluxo sanguíneo. A vasoconstrição é garantida pela liberação de noradrenalina das fibras simpáticas e interação desta com os receptores alfa-adrenérgicos. Qualquer interferência nessa sequência fisiológica, isto é, na liberação de noradrenalina ou na ativação de receptores alfa-adrenérgicos, durante alterações posturais ou exercício físico, interrompe essa readaptação circulatória e, consequentemente, causa diminuição na pressão arterial (hipotensão postural, hipotensão durante exercício) e diminuição do fluxo sanguíneo cerebral (tontura).

e. A pressão sanguínea cerebral é equilibrada pela pressão liquórica e vice-versa. Alterações de qualquer desses parâmetros darão como sintoma a cefaleia. Cefaleia é sintoma frequente, mas não constante, presente nas modificações agudas da pressão arterial, as quais podem ser decorrentes de hiperativação simpática.

Como nos vasos há predomínio do simpático, qualquer alteração na função dos gânglios autonômicos resultará efeito semelhante ao observado se a alteração fosse realizada somente no simpático. Assim, se houver estímulo ganglionar, ocorrerá liberação de acetilcolina (pelas fibras parassimpáticas) e noradrenalina (fibras simpáticas). Como a distribuição do parassimpático nos vasos é reduzida e como a noradrenalina é vasoconstritora, ocorrerá vasoconstrição e, consequentemente, aumento da pressão arterial. Raciocínio semelhante pode ser feito diante de inibição ganglionar, que resulta em vasodilatação e queda da pressão arterial.

Quadro 2.4.7. Ações do SNA no Sistema Vascular (Resumo)

- A estimulação global do SNA resulta em efeitos correspondentes àqueles do sistema predominante.
- Vasos sanguíneos recebem farta inervação simpática enquanto a inervação parassimpática é praticamente ausente.
- O sistema nervoso simpático altera o calibre de artérias terminais e arteríolas e a resistência vascular periférica.
- Os vasos da pele, mucosas e do mesentério possuem receptores alfa-adrenérgicos, os quais induzem vasoconstrição (ex: palidez durante medo ou raiva).
- Os vasos renais e hepáticos possuem receptores alfa- e beta$_2$-adrenérgicos. Sob ação do simpático apresentam vasoconstrição, uma vez que a NE não tem atividade intrínseca em receptores beta$_2$-adrenérgicos localizados nos vasos.
- Os vasos da musculatura esquelética possuem predomínio de receptores beta$_2$-adrenérgicos e muscarínicos. Basalmente, o tônus é mantido pelas fibras simpáticas que liberam NE. Os mecanismos simpáticos vasodilatadores não são ativos em condições de repouso, mas sim durante exercício ou estresse.
- Os vasos de glândulas salivares possuem receptores alfa-adrenérgicos – vasoconstritores e colinérgicos muscarínicos – vasodilatadores.
- Embora haja modulação pelo simpático (contração ou dilatação), a dilatação coronariana evocada pela ação de metabólitos cardíacos nos vasos intramurais (intramiocárdicos) é preponderante.

Coração

O coração recebe inervação dos sistemas simpático e parassimpático. Embora o coração tenha automatismo e seja capaz de gerar seu próprio ritmo de trabalho, o SNA é muito importante para modular sua atividade, assim como adaptá-lo às modificações circunstanciais.

As fibras simpáticas são difusamente distribuídas pelo miocárdio e liberam noradrenalina. Os receptores adrenérgicos existentes no miocárdio são, predominantemente, do tipo beta$_1$. Estes, quando estimulados, acarretam aumento da frequência cardíaca e da força de contração do miocárdio. O mecanismo pelo qual o sistema simpático interfere nas propriedades cardíacas se deve basicamente ao fluxo de dois íons: Ca^{2+} e K^+. Há aumento na entrada de Ca^{2+} tanto na fase 4 (despolarização diastólica lenta) com aumento de automatismo, quanto na fase 2 (*plateau*) com aumento de inotropismo. Ainda na fase 4, há entrada ativa de K^+ a par de uma menor saída do íon. A fonte de energia para a entrada ativa de K^+ provém da glicogenólise e produção de ATP. A glicogenólise é consequente à ativação da adenililciclase (via receptor beta) com elevação do AMPc. Acredita-se que o AMPc é também mediador da entrada de Ca^{2+} na fase 2. Portanto, o aumento da contratilidade independe da glicogenólise, embora esse fenômeno ocorra em paralelo. O estímulo simpático ainda aumenta a velocidade de condução do impulso e diminui o período refratário efetivo.

As fibras parassimpáticas estão distribuídas nos nódulos sinoatrial e atrioventricular e em todo o átrio, e são reduzidas nas fibras de His e Purkinje. A liberação de acetilcolina e a ativação de receptores colinérgicos do tipo muscarínico (M_2) promovem diminuição da frequência cardíaca, com aumento do período diastólico. A ativação de receptores M_2 diminui a velocidade de fluxo dos íons Ca^{2+}, responsáveis pela despolarização espontânea das células marcapasso que, então, demoram mais a atingir o limiar, havendo intervalo maior entre os batimentos do coração. A diminuição da frequência cardíaca pela acetilcolina também ocorre por aumento da duração do potencial de ação, decorrente do aumento da permeabilidade ao K^+.

Quanto à contração, o efeito da estimulação vagal varia com o método de estudo, isto é, se *in vivo* ou *in vitro*. No coração *in vivo*, a estimulação parassimpática causa aumento da amplitude de contração. Esse aumento deve-se, notadamente, ao maior enchimento das câmaras cardíacas (lei de Frank-Starling, que se refere à capacidade do coração em se adaptar a variações do volume sanguíneo modificando sua contratilidade), consequente ao aumento do tempo de diástole. No entanto, no coração *in vitro*, a estimulação vagal produz usualmente um efeito inotrópico negativo nos átrios e pouco altera a força de contração dos ventrículos. O inotropismo negativo é consequência da diminuição do AMPc que interfere no transporte e sítios de ligação do Ca^{2+}, diminuindo sua disponibilidade. No nódulo atrioventricular, a estimulação vagal atua inibindo a transmissão do potencial de ação, podendo até mesmo levar ao bloqueio cardíaco, o que constitui um dos riscos das manobras vagais (pressão no seio carotídeo, compressão do globo ocular). O período refratário atrial pode diminuir, possibilitando aumento da velocidade de condução neste músculo. Tendo-se em mente que o débito cardíaco é o produto da frequência cardíaca e do volume sistólico e que este último depende do enchimento cardíaco e da contração do miocárdio, pode-se facilmente prever qual a alteração do débito cardíaco na vigência de um estímulo vagal (parassimpático) ou simpático.

Dentro de certos limites da frequência cardíaca, o estímulo simpático conduz a um aumento de débito cardíaco. Assim, durante o estímulo simpático haverá aumento da frequência sem prejudicar o enchimento. Consequentemente, o débito cardíaco aumenta. Se a frequência ultrapassar determinados limites, que para o homem está ao redor de 150 batimentos por minuto, o tempo de enchimento se reduzirá, havendo, portanto, menor volume sanguíneo nas câmaras, com consequente redução do débito cardíaco. O estímulo simpático diminui a eficiência cardíaca, ou seja, o consumo de oxigênio será maior do que o necessário para a realização do aumento do trabalho cardíaco. Esse conceito é particularmente importante na angina, pois essa alteração cardíaca decorre de um desequilíbrio entre a demanda de oxigênio pelo miocárdio e a oferta de oxigênio pelo sangue.

Na vigência de tônus vagal discretamente aumentado, haverá diminuição da frequência cardíaca, porém maior enchimento das câmaras, mantendo-se, assim, o débito cardíaco. Caso a atividade vagal seja mais intensa, a frequência cardíaca se reduzirá a ponto de diminuir o débito cardíaco. Nesta fase, ocorrerá diminuição da pressão arterial. Portanto, em estímulo vagal de pequena intensidade, pode-se obter bradicardia sem alteração da pressão arterial. Em estímulos mais intensos, pode ocorrer hipotensão.

Pelo exposto, pode-se deduzir que nas síndromes em que ocorre bloqueio de condução deve-se interferir no sistema simpático, que promove aumento da velocidade de condução nos feixes especializados. Na vigência de arritmias oriundas de bradicardia intensa, deve-se estimular o sistema simpático ou então diminuir o tônus vagal. Por outro lado, nas taquicardias deve-se atuar no sentido de aumentar o tônus vagal ou diminuir os efeitos do sistema simpático.

Quadro 2.4.8. Ações do SNA no Coração (Resumo)

- Embora o coração seja capaz de gerar seu próprio ritmo, os sistemas simpático e parassimpático modulam sua atividade.
- As fibras simpáticas são difusas pelo miocárdio e liberam NE. Os receptores adrenérgicos beta$_1$ predominam no miocárdio. Quando estimulados acarretam aumento da frequência cardíaca e da força de contração.
- As fibras parassimpáticas estão distribuídas nos nódulos sinoatrial e atrioventricular. A liberação de Ach e a ativação de receptores muscarínicos M_2 diminuem a frequência cardíaca e aumentam o período diastólico.
- Dentro de certos limites, o estímulo simpático aumenta o débito cardíaco. Durante o estímulo simpático haverá aumento da frequência cardíaca sem prejudicar o enchimento ventricular.
- Na vigência de tônus vagal discretamente aumentado, haverá diminuição da frequência cardíaca, porém maior enchimento das câmaras, mantendo-se, assim, o débito cardíaco. Caso a atividade vagal seja mais intensa, a frequência cardíaca se reduzirá a ponto de diminuir o débito cardíaco.

2.5.2. Sistema respiratório

A ativação do sistema nervoso simpático promove dilatação dos brônquios e bronquíolos pela ativação de adrenoceptores tipo beta$_2$, enquanto a ativação do parassimpático e receptores muscarínicos do subtipo M_2/M_3 promove contração dessas estruturas e aumenta a secreção da mucosa brônquica.

Portanto, na motricidade do músculo liso dos brônquios há antagonismo entre os dois sistemas, sem haver predomínio de um deles. Contudo, não há inervação simpática na árvore brônquica. Os efeitos simpáticos decorrem da ação da adrenalina circulante. Em doenças em que ocorre constrição bronquiolar (asma), deve-se evitar o aumento do tônus parassimpático, mas é de fundamental importância a elevação da atividade simpática, o que se obtém por meio do uso de drogas que mimetizam a ativação do sistema simpático, drogas adrenérgicas. Na clínica, é muito difícil ocorrer um quadro de broncoconstrição por aumento da atividade parassimpática. A broncoconstrição, quando ocorre, em geral resulta de efeito colateral de drogas colinérgicas, e assim mesmo esse efeito aparece nos indivíduos suscetíveis. Da mesma forma, o uso de drogas que bloqueiam o receptor beta-adrenérgico envolvido na broncodilatação (beta$_2$) poderá induzir broncoconstrição em pacientes suscetíveis. A broncoconstrição está mais ligada à ativação do sistema imunológico e, portanto, à liberação de substâncias bronquíolo-constritoras por células do sistema imune (mastócitos, por exemplo).

O sistema parassimpático participa intensamente dos fenômenos secretórios da mucosa brônquica. O bloqueio da atividade parassimpática leva à diminuição de secreções. Essa é a base do uso de drogas que bloqueiam os receptores parassimpáticos na medicação pré-anestésica. Na bronquite asmática, o uso desse tipo de agente não é recomendável, pois as secreções já existentes, muitas vezes de origem infecciosa, poderão secar-se, prejudicando sua eliminação por estreitamento dos brônquios, intensificando o quadro obstrutivo. Nessa eventualidade, deve-se preferir o uso de fluidificantes, para facilitar a expectoração. Convém lembrar que o nervo vago possui fibras aferentes pulmonares muito importantes para a fisiologia respiratória.

2.5.3. Globo ocular

O globo ocular recebe inervação simpática e parassimpática, com efeitos antagônicos. No esfíncter da íris o parassimpático acarreta constrição da musculatura circular e, portanto, miose. No músculo ciliar a estimulação parassimpática desencadeia contração, acomodando o cristalino para a visão próxima. A abolição do tônus parassimpático acarreta midríase e dificuldade de visão para objetos próximos. O receptor envolvido é do tipo muscarínico, provavelmente M_3.

A atividade simpática acarreta efeitos inversos, isto é, midríase. A ativação de receptores alfa$_1$ no músculo radial da íris promove midríase, e o relaxamento do músculo ciliar, via receptores beta$_2$, promove acomodação do cristalino para a visão a distância. O bloqueio do sistema simpático induz o aparecimento de miose e dificuldade para visão a distância. Embora seus efeitos sejam antagônicos, admite-se que os músculos lisos envolvidos não sejam os mesmos, isto é, alguns recebem inervação parassimpática e outros, inervação simpática. Há predomínio do parassimpático e, portanto, na vigência de bloqueio ganglionar, ocorrerão midríase e dificuldade de acomodação para a visão próxima.

Quando necessária a dilatação pupilar (por exemplo, exame de fundo de olho, exame de refração), é possível atuar tanto bloqueando o parassimpático quanto estimulando o simpático. Por outro lado, quando for necessário aumentar o escoamento do humor aquoso (glaucoma de ângulo fechado), deve-se manter a pupila contraída para que a luz do canal de Schlemm aumente, o que facilita a drenagem do humor aquoso. O bloqueio do simpático não costuma produzir miose de intensidade e duração satisfatórias, devendo-se, portanto, incrementar a atividade parassimpática.

As glândulas lacrimais possuem inervação parassimpática e o estímulo parassimpático aumenta a secreção lacrimal.

2.5.4. Glândulas sudoríparas

As glândulas sudoríparas, com exceção das de localização palmar e plantar, recebem inervação simpática do tipo colinérgica, isto é, o mediador químico das fibras simpáticas pós-ganglionares é a acetilcolina e o receptor, do tipo muscarínico. Assim sendo, em casos de hiperatividade simpática (por exemplo, emoções) ocorrerá aumento de sudorese, que poderá ser antagonizada apenas por drogas que bloqueiam receptores do tipo colinérgico muscarínico. As glândulas de localização palmar e plantar recebem fibras adrenérgicas e o receptor envolvido é do subtipo alfa$_1$. As lesões de fibras simpáticas estão associadas a quadro de anidrose.

Quadro 2.4.9. Ações do SNA nos Pulmões, Globo Ocular e Glândulas Sudoríparas (Resumo)

- A ativação do sistema nervoso simpático promove dilatação dos brônquios e bronquíolos pela ativação de adrenoceptores beta$_2$, enquanto a ativação do parassimpático e receptores muscarínicos M$_2$/M$_3$ promove contração dessas estruturas e aumenta a secreção da mucosa brônquica.
- O globo ocular recebe inervação simpática e parassimpática, com efeitos antagônicos. No esfíncter da íris o parassimpático contrai a musculatura circular, o que resulta em miose. A atividade simpática e a ativação de receptores alfa$_1$ no músculo radial da íris produzem midríase.
- As glândulas sudoríparas, exceto as palmares e plantares, recebem inervação simpática do tipo colinérgica, isto é, o mediador químico das fibras simpáticas pós-ganglionares é a Ach e o receptor, do tipo muscarínico.

2.5.5. Sistema digestivo

Secreções

A secreção salivar é predominantemente estimulada pela atividade parassimpática. O aumento da secreção salivar é facilitado pela vasodilatação nas glândulas, decorrente de ativação da inervação colinérgica.

O simpático, por sua vez, acarreta vasoconstrição em glândulas, o que contribui para diminuição em sua secreção. No entanto, em algumas glândulas (por exemplo, submaxilar) o simpático ativa a secreção, que se diferencia da obtida pela estimulação parassimpática. Neste último caso, trata-se de secreção fluida, enquanto no primeiro a saliva é mais espessa (viscosa) e mais rica em eletrólitos e amilase.

Na hiperatividade parassimpática, por exemplo, com náuseas e vômitos, há concomitante sialorreia. Agentes que interferem no sistema colinérgico alteram a secreção salivar, tornando-a mais espessa, enquanto agentes que interferem com o sistema simpático pouco alteram a secreção salivar.

O parassimpático atua no sentido de incrementar as outras secreções do sistema digestivo, algumas de forma intensa e outras de forma mais discreta. O simpático praticamente é desprovido de ação sobre elas.

Com base no conhecimento da existência de subtipos de receptores muscarínicos, é possível inibir-se a secreção gástrica por meio do bloqueio parassimpático, sem interferir na motilidade gástrica ou outras atividades parassimpáticas, reduzindo em muito os efeitos colaterais. Isso é obtido com o uso de pirenzepina, um antagonista de receptores M$_1$, no tratamento da gastrite. Contrariamente, antagonistas não seletivos, como a atropina, só acarretam redução na secreção gástrica com doses muito altas, as quais bloqueiam outros efeitos parassimpáticos produzindo efeitos colaterais intensos.

Motilidade

A motilidade do sistema é de grande complexidade, com intermitência, não simultânea e sim sequencial, entre contração e relaxamento, originando ondas contráteis. Esses fenômenos são regulados por reflexos nervosos, hormônios e atividade nervosa intrínseca.

De maneira simplificada e com foco no SNA, pode-se afirmar que o sistema parassimpático aumenta a motilidade do sistema digestivo e relaxa os esfíncteres. Incluem-se aqui a vesícula biliar e o esfíncter de Oddi, embora nesta estrutura a interferência hormonal seja a mais importante. O sistema simpático diminui a motilidade do sistema digestivo pela interação de seu mediador químico, a noradrenalina, com receptores alfa$_2$ e beta$_1$. No estômago são descritos, ainda, receptores beta$_2$, cuja estimulação acarreta diminuição na motilidade. Existem evidências de que os receptores alfa$_2$ estejam localizados em gânglios parassimpáticos do plexo de Auerbach, onde inibem a transmissão colinérgica.

Desses sistemas, o parassimpático é predominante. Na ausência deste, obtém-se paralisação da motilidade intestinal, enquanto na estimulação simpática consegue-se apenas diminuição dessa motilidade. Inversamente, no aumento da atividade parassimpática, obtém-se aceleração do trânsito intestinal mais intenso do que a obtida através do bloqueio do simpático.

Havendo predomínio do parassimpático, alterações na transmissão ganglionar equivalerão, em seus efeitos, a alterações obtidas apenas com o parassimpático. Assim, inibição na transmissão ganglionar equivale a menor liberação de acetilcolina e noradrenalina. A acetilcolina garante a motilidade intestinal e, na ausência desta, a motilidade estará diminuída ou mesmo abolida. O inverso ocorre na estimulação ganglionar.

O sistema digestivo também tem sua atividade modulada negativamente por fibras NANC. Essas fibras (conduzidas pelo vago) se estendem desde o esôfago e estômago, intestino delgado e grosso (sem conexão extrínseca) à parte distal do reto (contidas no parassimpático sacral). Da atividade dessas fibras resulta uma resposta inibitória, de curta duração, interrompida após 20 a 30 segundos por uma contração rebote (*rebound excitation*). Existem evidências de que essas fibras são purinérgicas. Sua função seria a de modular a motilidade do sistema digestivo, possivelmente sendo um dos responsáveis pela regulação do movimento peristáltico. Há, ainda, o envolvimento de outros transmissores como neuropeptídeos, NO e serotonina. Alguns neurônios são sensíveis a estímulos mecânicos ou químicos, desencadeando reflexos locais. Esse conjunto de fibras extrínsecas e intrínsecas forma um complexo nervoso capaz de manter a atividade entérica sem a necessidade de estímulos externos.

Quadro 2.4.10. Ações do SNA no Sistema Digestivo (Resumo)

- A secreção salivar é predominantemente estimulada pela atividade parassimpática. O simpático acarreta vasoconstrição em glândulas, o que contribui para diminuição em sua secreção. No entanto, em algumas glândulas (por exemplo, submaxilar) o simpático ativa a secreção.
- O parassimpático aumenta as outras secreções do sistema digestivo, algumas de forma intensa e outras de forma mais discreta. O simpático praticamente é desprovido de ação sobre elas.
- O parassimpático aumenta a motilidade do sistema digestivo e relaxa os esfíncteres. Por outro lado, o simpático diminui a motilidade do sistema digestivo pela interação de seu mediador químico, a NE, com receptores $alfa_2$ e $beta_1$.

2.5.6. Sistema geniturinário

O sistema urinário é modulado pelos sistemas simpático-parassimpático de modo semelhante ao sistema digestivo. Dessa forma, o simpático exerce efeito inibitório sobre o sistema urinário, relaxando o músculo detrusor da parede vesical, via ativação de receptores $beta_2$ e $beta_3$, e contraindo o esfíncter interno vesical e aumentando a motilidade do ureter, via receptores $alfa_1$. Os dois primeiros efeitos são importantes na fase de enchimento vesical. O sistema parassimpático estimula a contração da parede vesical, via receptores M_2/M_3, e o relaxamento do esfíncter interno. Esses efeitos são desencadeados pela distensão das paredes da bexiga e acarretam em micção. Também de modo similar ao sistema digestivo, na vigência de bloqueio ganglionar haverá dificuldade na eliminação da urina.

A acetilcolina, o mediador parassimpático, reproduz os efeitos obtidos pela estimulação do nervo pélvico. Os efeitos decorrentes da administração da acetilcolina são antagonizados por drogas que bloqueiam os receptores muscarínicos, como a atropina. Esses mesmos bloqueadores, contudo, não antagonizam os efeitos obtidos pela estimulação do nervo pélvico. Classicamente, explica-se esse fato admitindo-se que, nesta junção neuroefetora, o mediador é liberado na intimidade do tecido, de tal forma que é difícil o acesso do antagonista muscarínico. Alguns pesquisadores verificaram que substâncias que bloqueiam os receptores purinérgicos bloqueiam, também, os efeitos da estimulação do nervo pélvico. Ademais, durante essa estimulação, os metabólitos das purinas estão aumentados no efluente. Admitem esses autores que o nervo pélvico, de origem parassimpática, tem como mediadores químicos os nucleotídeos purínicos.

O útero possui motilidade própria e independente do SNA. No entanto, esse sistema pode modular ou alterar a motilidade uterina espontânea. O efeito produzido pelo SNA simpático é variável com a espécie animal e, na mesma espécie, modifica-se com os níveis hormonais. De importância prática na terapêutica, registra-se a existência de receptores adrenérgicos do tipo $beta_2$ envolvendo, sempre, efeitos inibitórios e receptores $alfa_1$ envolvendo contração do útero grávido.

2.5.7. Hormônios

Tanto o simpático quanto o parassimpático estão sob a influência de diversos hormônios. Essa influência pode ocorrer na liberação ou na síntese dos neurotransmissores. O primeiro caso pode ser exemplificado citando a angiotensina II, principal componente do sistema renina-angiotensina-aldosterona, que aumenta a liberação da noradrenalina e acetilcolina nas suas respectivas terminações nervosas. A síntese da noradrenalina é influenciada por inúmeros fatores, entre os quais os glicocorticoides e o hormônio adrenocorticotrófico (ACTH), que aumentam a síntese desse neurotransmissor.

Poucos são os hormônios cuja liberação sofre controle direto do SNA. O SNA é o responsável pela readaptação orgânica imediata às várias alterações ocorridas nele. O sistema endócrino é o responsável pela readaptação tardia para a manutenção de homeostase. Portanto, indiretamente, o SNA pode ter uma ação mais generalizada sobre o sistema endócrino.

Da estimulação simpática decorre inibição da liberação de insulina e glucagon pelo pâncreas. O receptor adrenérgico ligado à inibição da liberação de insulina e glucagon é do tipo $alfa_2$. No entanto, se bloquear esse receptor ou estimular especificamente o receptor $beta_2$-adrenérgico, haverá aumento na liberação desses hormônios. O parassimpático não participa dos mecanismos de liberação de insulina.

Nos rins, mais especificamente nas células justaglomerulares renais, existem receptores $beta_1$-adrenérgicos que, quando estimulados, promovem liberação de renina. Logo, a estimulação das fibras simpáticas, assim como a descarga da medula da suprarrenal (aumento da adrenalina circulante), promove aumento da liberação de renina. Existem dados experimentais sugerindo que há receptores $alfa_2$ nos rins, cuja estimulação levaria à diminuição da liberação de renina. O parassimpático não participa nesses mecanismos.

Na glândula pineal, o simpático aumenta a síntese de melatonina via receptores beta. Novamente, a síntese de melatonina não sofre modulação do sistema parassimpático.

Na hipófise posterior, o simpático está envolvido na secreção do hormônio antidiurético através de receptores $beta_1$.

2.5.8. Efeitos metabólicos

O estímulo do sistema simpático acarreta hiperglicemia pelos seguintes mecanismos:

a. Promove glicogenólise e gliconeogênese por sua ação no fígado. Há muita variação entre as espécies animais quanto ao receptor envolvido, porém suas características são mais próximas dos receptores $beta_2$ e $alfa_1$;
b. Pela diminuição da secreção de insulina pelo pâncreas, com menor aproveitamento tecidual de glicose.

O parassimpático, atuando no fígado, acarreta pequeno aumento na síntese de glicogênio.

No tecido adiposo, o simpático causa lipólise por interação de seu mediador químico (noradrenalina) com receptores do tipo $beta_3$ e consequente ativação da enzima lipase hormônio-sensível. Durante o jejum, exercício físico e em resposta ao estresse, os triacilgliceróis armazenados no tecido adiposo são hidrolisados (quebra das ligações éster) em ácidos graxos e glicerol pela ação da lipase hormônio-sensível. O parassimpático não interfere no tecido adiposo.

2.5.9. Estados de tensão emocional

Classicamente, relacionam-se reações emocionais com a maciça descarga simpatoadrenal desencadeada pelo hipotálamo. Consequentemente, os efeitos esperados são os decorrentes da hiperatividade simpática, tais como taquicardia, sudorese, hipertensão, tremores etc.

Situações de tensões prolongadas, porém, tendem a produzir úlceras gástricas. Possivelmente esse estímulo é consequente ao controle hipotalâmico do trato digestivo. Experimentalmente, estímulos da porção anterior do hipotálamo levam ao aumento de secreção e motilidade gástrica e intestinal, as quais são moduladas pelo sistema parassimpático. Por outro lado, quadros ligados a estados emotivos obrigam a pensar em hiperatividade parassimpática. Assim ocorre com a asma de origem psicossomática, com a poliúria do estudante às vésperas de provas etc. Dessa forma, admite-se que, em estados de tensão emocional, ocorre distúrbio hipotalâmico, responsável pela maior ou menor descarga de um ou outro sistema, descarga essa variável com o estímulo e com o indivíduo.

2.5.10. Sistema muscular esquelético

O conceito de que o SNA inerva todos os músculos do organismo, com exceção do músculo esquelético, muito embora este possa sofrer influência das substâncias químicas liberadas pelo SNA, foi recentemente alterado. Experimentos com camundongos demonstraram que a inervação simpática está presente e é funcionalmente ativa na placa motora. A noradrenalina liberada pelos nervos simpáticos ativa receptores beta$_2$-adrenérgicos na placa motora, levando à formação do mensageiro secundário AMPc.

A remoção cirúrgica ou química da inervação simpática no tecido muscular interfere no metabolismo do tecido, induzindo intensa degradação de proteínas e, consequentemente, atrofia muscular, indicando papel anabólico da inervação autonômica simpática sobre o metabolismo de proteínas nos músculos. Adicionalmente, os nervos simpáticos são importantes para manutenção da estrutura da placa motora e para controle das contrações. A remoção da inervação simpática do tecido muscular, ou desnervação, obtida pelo tratamento de camundongos com a neurotoxina 6-hidroxi-dopamina, que destrói os neurônios simpáticos de forma seletiva, compromete a atividade contrátil e promove alterações no tamanho e formato da placa motora, bem como redução do número de receptores colinérgicos nicotínicos.

O tratamento de animais com agonista beta$_2$-adrenérgico melhora a estrutura da placa motora de animais submetidos à desnervação ou que apresentam síndrome miastênica – condição onde se observa redução do tamanho da placa motora, menor número de receptores nicotínicos e comprometimento da atividade locomotora. Do ponto de vista terapêutico, essas novas informações abrem perspectivas para o uso de agonistas beta$_2$-adrenérgicos no tratamento de doenças da musculatura esquelética.

A ativação do simpático também causa desarmonia entre músculos esqueléticos flexores e extensores (tremor do "estresse") via ativação de receptores beta$_2$.

2.5.11. Outros efeitos

O simpático acarreta contração da cápsula esplênica, aumento da inativação das cininas plasmáticas e piloereção via receptores alfa$_1$-adrenérgicos.

A Tabela 2.4.1 resume os efeitos da estimulação simpática e parassimpática.

Tabela 2.4.1. Efeitos da estimulação do sistema nervoso autônomo e receptores envolvidos

Estrutura	Simpático	Parassimpático
Globo ocular		
Músculo radial da íris	Contração (midríase) – α	
Músculo circular da íris	–	Contração (miose) – M_3
Músculo ciliar	Relaxamento (acomodação para visão a distância) – β_2	Contração (acomodação para a visão mais próxima) – M_2, M_3
Coração		
Cronotropismo	Taquicardia – β_1	Bradicardia – $M_2 > M_3$
Inotropismo		
Inotropismo átrios	Aumenta – β_1	Diminui – $M_2 > M_3$
Inotropismo ventrículos	Aumenta – β_1	–
Velocidade de condução atrial	Aumenta – β_1	Diminui – $M_2 > M_3$
Velocidade de condução em tecido especializado	Aumenta – β_1	–
Automatismo	Aumenta – β_1	Diminui – $M_2 > M_3$
Período refratário	Diminui – β_1	Diminui nos átrios, aumenta em tecido de condução
Vasos sanguíneos		
Pele e mucosas	Contração – α	Face, pescoço, parte sup. do tronco, vasodilatação de importância questionável
Vísceras	Contração – predomínio de α	–
Músculo esquelético e hepático	Dilatação – predomínio de $\beta 2$	–
Veias	Contração – α_1 e α_2, dilatação – β_2	–
Músculo bronquial	Relaxamento – β_2	Constrição – $M_2 = M_3$
Tubo gastrintestinal		
Motilidade e tônus	Relaxamento – α_2, β_2 ($\alpha 2$ – mecanismo pré-sináptico em neurônios colinérgicos)	Aumento – $M_2 = M_3$
Esfíncter	Contração – α	Relaxamento – M_2, M_3
Secreções	Discreta inibição (por vasoconstrição?)	Aumento – M_2, M_3
Bexiga		
Musculatura vesical	Relaxamento – β (contração na vigência de betabloqueador)	Contração – $M_3 > M_2$
Esfíncter	contração – α	Relaxamento – $M_3 > M_2$

Continua

Estrutura	Simpático	Parassimpático
Pele Músculo eretor dos pelos Glândulas sudoríparas	 Contração – α Sudorese (simpático colinérgico)	 – –
Cápsula esplênica	Contração – α	–
Glândulas salivares	Secreção espessa – α e β	Secreção fluida e vasodilatação
Fígado	Glicogenólise e gliconeogênese – β_2 (?)	Síntese de glicogênio
Tecido adiposo	Diminui liberação de ácidos graxos (efeito de pequena intensidade) – α_2, aumento da liberação de ácidos graxos (efeito intenso) – β_3	–
Pâncreas	Liberação de insulina – β_2, inibição da liberação de insulina (efeito predominante) – α_2	–
Vesícula biliar	Relaxamento – β_2	Contração
Músculo esquelético	Prolongamento da contração rápida e encurtamento da contração lenta (tremor) – β_2	–
Útero	Variável com a espécie e regime hormonal	Variável
Terminal simpático (liberação de noradrenalina)	Diminuição na liberação – α_2 Aumento da liberação – β_2	Diminuição da liberação (muscarínico) – M_2, M_4, aumento da liberação (nicotínico)

Quadro 2.4.11. Ações do SNA nos Sistemas Geniturinário, Endócrino e Metabólico (Resumo)

- O simpático, durante a fase de enchimento vesical, relaxa o músculo detrusor via ativação de receptores $beta_2$ e $beta_3$, e contrai o esfíncter interno vesical via receptores $alfa_1$.
- Envolvido na micção, o parassimpático contrai a parede vesical, via receptores M_2/M_3, e relaxa o esfíncter interno.
- A estimulação de receptores adrenérgicos $alfa_2$ inibe a liberação de insulina e glucagon pelo pâncreas. No entanto, o estímulo específico do receptor $beta_2$-adrenérgico aumenta a liberação desses hormônios. O parassimpático não participa dos mecanismos de liberação de insulina.
- O estímulo simpático de receptores $beta_1$-adrenérgicos em células justaglomerulares renais promove a liberação de renina. O parassimpático não participa desse mecanismo.
- Nas glândulas pineal e hipófise posterior, o simpático, via receptores beta, aumenta a síntese de melatonina e hormônio antidiurético, respectivamente.
- O simpático promove glicogenólise e gliconeogênese por sua ação no fígado em receptores $beta_2$ e $alfa_1$. O parassimpático acarreta pequeno aumento na síntese de glicogênio.
- O simpático causa lipólise por meio de receptores $beta_3$ e consequente ativação da enzima lipase hormônio-sensível. O parassimpático não interfere no tecido adiposo.

3. CLASSIFICAÇÃO GERAL DOS FÁRMACOS QUE ATUAM NO SISTEMA NERVOSO AUTÔNOMO

3.1. Compostos que alteram a atividade simpática

Adrenérgicos

Fármacos que atuam como agonistas em alfa- e beta-adrenoceptores ou que estimulam a neurotransmissão adrenérgica.

a. Predominantemente alfa-estimulantes: levarterenol, noradrenalina.
   1) Agonistas seletivos de receptores $alfa_1$: fenilefrina, metaraminol, metoxamina.
   2) Agonistas seletivos de receptores $alfa_2$: clonidina, metildopa.

b. Predominantemente betaestimulantes:
   1) Agonistas de receptores $beta_1$ e $beta_2$ (não seletivos): isoprenalina (isoproterenol), isoxsuprina, butilsimpatol.
   2) Agonistas seletivos de receptores $beta_1$: dobutamina ($beta_2$ em doses altas), prenalterol.
   3) Agonistas seletivos de receptores $beta_2$: fenoterol, salbutamol (albuterol), terbutalina, metaproterenol, salmeterol.

c. Agonistas de alfa- e beta-adrenoceptores: adrenalina, dopamina.

Antiadrenérgicos

Fármacos que atuam como antagonistas em alfa- e beta-adrenoceptores ou que bloqueiam a neurotransmissão adrenérgica.

a. Bloqueadores de neurônios adrenérgicos: reserpina, guanetidina, metildopa.

b. Antagonistas de receptores adrenérgicos:
   1) Antagonistas de receptores $alfa_1$ e $alfa_2$: alcaloides – derivados hidrogenados do esporão do centeio; sintéticos – haloalquilaminas (dibenamina e dibenzilina), derivados do imidazol (fentolamina), derivados da dioxana (piperoxano), derivados da dibenzazepina (azapetina), neurolépticos (clorpromazina, haloperidol).
   2) Antagonistas de receptores $alfa_1$: prazosina, indoramina, terazosina, doxazosina, trimazosina, urapidil, alfuzosina.
   3) Antagonistas de receptores $alfa_2$: ioimbina.
   4) Antagonistas de receptores $beta_1$ e $beta_2$ (não seletivos): propranolol, alprenolol, nadolol, pindolol, timolol.
   5) Antagonistas seletivos de receptores $beta_1$: metoprolol, atenolol, esmolol, acebutolol.
   6) Antagonistas seletivos de receptores $beta_2$: butoxamina.

c. Antagonistas de receptores alfa e beta: labetalol.

3.2. Compostos que alteram a atividade parassimpática

Colinérgicos

Fármacos que atuam como agonistas em receptores muscarínicos ou que estimulam a neurotransmissão colinérgica:

a. De ação direta – agonistas de receptores muscarínicos.
   1) Naturais: muscarina, pilocarpina, arecolina.
   2) Derivados da colina: acetilcolina, carbacol, betanecol, metacolina.
   3) Aceclidina, metoclopramida.

b. De ação indireta – aumentam a neurotransmissão colinérgica.
   1) Derivados do ácido carbâmico: neostigmina, fisostigmina, piridostigmina, demecário.
   2) Derivados organofosforados: ecotiofato, paration, malation, diisopropilfluorofosfato, fention, dimpilato.

Anticolinérgicos

Fármacos que atuam como antagonistas em receptores muscarínicos ou que bloqueiam a neurotransmissão colinérgica:

a. Compostos aminoterciários: atropina, escopolamina, ciclopentolato, homatropina, tropicamida, benzotropina, triexifenidil.

b. Compostos quaternários: metantelina, propantelina, difemanil, parapenzolato, anisotropina, clidínio, isopropamida, ipratrópio, oxitrópio, tiotrópio, metoscopolamina.

3.3. Compostos que alteram a atividade ganglionar

Estimulantes ganglionares

a. Agonistas de receptores nicotínicos: nicotina, lobelina, tetrametilamônio.

b. Agonistas de receptores muscarínicos: McN-A-343, anticolinesterásicos, muscarina, metacolina.

Bloqueadores ganglionares

a. Inibição pré-sináptica da liberação do mediador químico: anestésicos locais, triperidol, toxina botulínica.

b. Despolarização prolongada das células ganglionares: nicotina em altas doses.

c. Antagonistas do receptor nicotínico ganglionar.
   1) Antagonista do receptor nicotínico: hexametônio.
   2) Antagonista do receptor muscarínico: atropina, pirenzepina.

4. DROGAS ADRENÉRGICAS

4.1. Conceito

Drogas adrenérgicas – também denominadas simpatomiméticas, são substâncias que têm a característica farmacológica de reproduzirem ou imitarem, total ou parcialmente, os efeitos da estimulação simpática. Como a maioria dessas substâncias são aminas, é também de uso corrente a expressão *aminas simpatomiméticas* para identificar esse grupo de drogas.

As aminas simpatomiméticas podem ser classificadas sob vários aspectos. No atinente à sua utilização terapêutica, a classificação segundo o tipo de receptor com o qual o composto interage é a mais objetiva.

(a) Predominantemente alfa-estimulantes – agonistas de alfa-adrenoceptores

A droga padrão deste grupo é a própria noradrenalina. A fenilefrina, o metaraminol e a metoxamina constituem outros exemplos desse grupo. Como essas drogas atuam principalmente em receptores alfa-adrenérgicos, todas são vasoconstritoras.

(b) Predominantemente beta-estimulantes – agonistas de beta-adrenoceptores

A droga padrão deste grupo é a isoprenalina, seguida do butilsimpatol, isoxsuprina, orciprenalina etc. Neste grupo estão contidas drogas vasodilatadoras e broncodilatadoras.

(c) Drogas alfa- e beta-estimulantes - agonistas de alfa- e beta-adrenoceptores

Neste grupo estão os adrenérgicos, que atuam tanto em receptores alfa- quanto em beta-adrenérgicos. A droga padrão é a adrenalina, sendo também representada pela efedrina, ciclopentamina, hidroxianfetamina etc. São drogas que aumentam a pressão arterial, diferenciando-se do grupo (a) por produzirem menor vasoconstrição e, consequentemente, alterarem com menor intensidade a pressão diastólica e por promoverem também broncodilatação.

Sob o ponto de vista farmacológico de *modo de ação*, os adrenérgicos podem se classificar também em três grupos:

I) Adrenérgicos de ação *direta* são os que vão atuar no receptor como, por exemplo, adrenalina, noradrenalina e soproterenol;

II) Adrenérgicos de ação *indireta* são os que necessitam liberar o mediador químico contido no axônio para desencadear seus efeitos como, por exemplo, tiramina e anfetaminas. O mecanismo pelo qual se processa a liberação da noradrenalina pelos compostos de ação indireta envolve o deslocamento do neurotransmissor dos seus sítios de ligação por um processo competitivo e estequiométrico. O transporte dessas substâncias do meio extracelular para o intracelular ocorre pelo mesmo mecanismo de transporte da noradrenalina ou por lipossolubilidade, se for molécula apolar. A cocaína, droga padrão que bloqueia o transporte da noradrenalina através da membrana do axônio, bloqueia o efeito dos compostos de ação indireta, servindo como um meio de distingui-los dos de ação direta;

III) Adrenérgicos de ação *mista* são os que atuam diretamente no receptor e simultaneamente liberam a noradrenalina, sendo que grande parte dos adrenérgicos se enquadra neste grupo. A droga padrão é a efedrina.

No caso dos adrenérgicos de ação indireta, há a necessidade da presença de mediador químico. Quando os tecidos estão depletados de catecolaminas, por exemplo, quando tratados previamente com reserpina, seus efeitos são nulos.

Inversamente, a presença ou ausência do mediador químico não altera os efeitos dos adrenérgicos de ação direta. Aliás, a ausência prolongada do mediador químico leva à exacerbação dos efeitos adrenérgicos por sensibilização do efetor.

No concernente aos adrenérgicos de ação mista, seus efeitos são atenuados, porém, não abolidos na ausência da noradrenalina endógena. Os adrenérgicos de ação mista diferenciam-se entre si por possuírem maior ou menor componente direto ou indireto. Os adrenérgicos de ação mista e indireta liberam a noradrenalina contida no citoplasma e na vesícula do neurônio.

4.2. Relação estrutura-atividade

É possível estabelecer-se uma relação entre a estrutura química e a ação das aminas no organismo.

1) A presença de duas hidroxilas no anel benzênico, como ocorre na adrenalina e na noradrenalina, aumenta sensivelmente a atividade simpatomimética e reduz a ação central. Essas duas hidroxilas conferem polaridade à molécula, diminuindo, consequentemente, a lipossolubilidade e, portanto, a passagem pela barreira hematoencefálica.
2) A introdução de um grupo metílico no carbono alfa e a ausência de hidroxila em posição *meta* facilitam a obtenção de efeitos quando administradas por via oral e prolongam a ação, pois essas modificações impedem a metabolização tanto pela MAO quanto pela COMT, respectivamente (ex.: hidroxianfetamina).
3) Substituições no carbono alfa propiciam, também, o aparecimento de atividade inibidora da MAO. Além disso, essa substituição torna-o assimétrico, sendo que os isômeros dextrógiros têm atividade estimulante mais intensa no sistema nervoso central - em relação aos levógiros - tal como ocorre com a dextroanfetamina.
4) A hidroxila em carbono beta também confere assimetria. Neste caso, ocorre o inverso, sendo que o isômero levógiro é mais ativo como adrenérgico periférico do que o dextrógiro (ex.: fenilefrina).
5) A distância de dois carbonos entre o anel benzênico e o grupo amínico é a ideal. Alterações no tamanho dessa cadeia diminuem a atividade adrenérgica.
6) Ausência de hidroxilas no anel benzênico torna a molécula apolar e, portanto, lipossolúvel. Essa alteração favorece a atividade estimulante central e torna o composto inativo na glicogenólise.
7) Ausência de hidroxila em posição *para* torna o composto inativo na lipólise.
8) O aumento do volume do grupo ligado ao nitrogênio confere maior atividade beta-estimulante.

As aminas simpatomiméticas podem também ser classificadas quimicamente. Considerando-se o núcleo fundamental dos adrenérgicos como sendo a feniletilamina, esses compostos podem ser reunidos em quatro grupos distintos (Figura 2.4.8):

a. Com duas hidroxilas em posição *meta* e *para*, no anel benzênico, constituem as catecolaminas, como a adrenalina, noradrenalina e o isoproterenol;
b. Com uma hidroxila no anel benzênico, têm-se as fenolaminas como, por exemplo, a fenilefrina;
c. Sem hidroxilas no anel benzênico, compõem as fenilaminas representadas, por exemplo, pela efedrina;
d. No quarto grupo estão dispostas as aminas não relacionadas com a feniletilamina, como a nafazolina, tetraidrozolina e ciclopentamina.

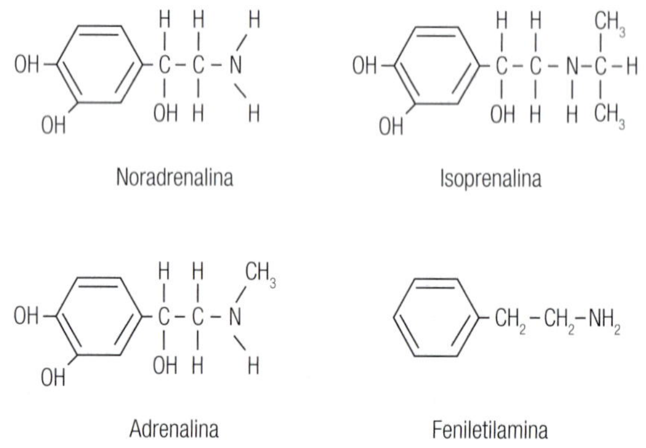

Figura 2.4.8. Estrutura química das aminas simpatomiméticas.

Quadro 2.4.12. Drogas Adrenérgicas (Resumo)

- Os simpatomiméticos são substâncias que reproduzem, total ou parcialmente, os efeitos da estimulação simpática.
- Classificam-se de acordo com o tipo de receptor com o qual interagem:
  1. Alfa-estimulantes (NE, fenilefrina, metaraminol, metoxamina);
  2. Beta-estimulantes (isoprenalina, butilsimpatol, isoxsuprina, orciprenalina);
  3. Alfa e beta-estimulantes (adrenalina, efedrina, ciclopentamina, hidroxianfetamina).
- Classificam-se também de acordo com o modo de ação farmacológica:
  1. Ação direta – estimulam diretamente os receptores (NE, adrenalina, isoproterenol);
  2. Ação indireta – necessitam liberar o mediador químico contido no axônio para desencadear seus efeitos (tiramina e anfetaminas);
  3. Ação mista – são os que atuam diretamente no receptor e simultaneamente liberam a NE (efedrina).
- Considerando a feniletilamina como o núcleo fundamental dos adrenérgicos, é possível estabelecer uma relação entre a estrutura química e a ação das aminas no organismo.

4.3. Noradrenalina, adrenalina e isoproterenol

A *noradrenalina*, também denominada *norepinefrina* e *levarterenol*, caracteriza-se por possuir um grupamento catecol e um grupamento amínico cuja cadeia possui dois carbonos e dois hidrogênios ligados ao nitrogênio.

A *adrenalina* distingue-se da noradrenalina por possuir um grupamento metila ligado ao nitrogênio. Portanto, há maior volume desse grupamento, com as consequências previsíveis de maior interação com receptores beta. Este composto também é denominado *epinefrina*.

O *isoproterenol*, também denominado *isoprenalina*, diferencia-se das anteriores por possuir um grupo isopropil ligado ao nitrogênio.

Combinando-se com ácidos, a noradrenalina, a adrenalina e o isoproterenol formam sais solúveis que se oxidam facilmente, sobretudo, quando expostos ao ar, à luz ou em meio alcalino, tomando uma coloração rósea e perdendo sua atividade.

4.3.1. Mecanismo de ação

Esses compostos interagem diretamente com os receptores, sendo, portanto, simpatomiméticos de ação direta.

A noradrenalina atua em receptores $alfa_1$, $alfa_2$ e $beta_1$; a adrenalina atua em $alfa_1$, $alfa_2$, $beta_1$, $beta_2$ e o isoproterenol somente em $beta_1$ e $beta_2$.

A interação com o receptor se realiza basicamente por meio de três grupamentos ativos. Tomando-se, como exemplo, a noradrenalina tem-se:

a. O grupo amínico, que no pH fisiológico está ionizado positivamente, combina-se com um radical negativo do receptor; no caso, o ânion fosfato. Grupos mais volumosos ligados ao nitrogênio, como ocorre com a adrenalina (metila) e o isoproterenol (isopropil), propiciam maior efeito beta. Portanto, é lícito admitir-se que o receptor alfa tenha uma limitação de área para receber o volume de cabeça catiônica, ao passo que o beta-receptor é capaz de receber grupamentos mais volumosos;
b. A hidroxila ligada ao carbono beta combina-se com o receptor por uma ponte de hidrogênio. Assim, o isômero dextrógiro da noradrenalina apresenta 1/50 da atividade da noradrenalina levógira, pois sua hidroxila ocupa tal posição que não pode ligar-se ao receptor e, em consequência, a ligação do dextroisômero é mais fraca;
c. As hidroxilas fenólicas, em posição *meta* e *para*, formam um complexo com o receptor através de quelação.

Após a interação com o receptor, resultam alterações de permeabilidade de membrana e uma cadeia de reações intracelulares, variáveis com o tipo de receptor e de tecido. No tecido hepático, por exemplo, após a ativação da adenililciclase haverá formação de 3',5'-AMPc. Este, juntamente com o ATP, ativa uma série de fosforilases que irão agir sobre o glicogênio, formando glicose-1-fosfato. Esta, sob ação da fosfoglicomutase, converte-se em glicose-6-fosfato que, por sua vez, originará glicose. A cascata de reações de fosforilação amplifica o sinal inicial ocorrido na membrana de tal forma que a estimulação de poucos receptores redunda em ativação de um grande número de moléculas de fosforilases.

4.3.2. Absorção e metabolização

Noradrenalina, adrenalina e isoproterenol não atuam por via oral, pois grande parte dessas moléculas sofre inativação pela COMT no intestino; a parte que é absorvida chega ao fígado, rico em MAO e COMT, o que completa a metabolização.

A absorção por via subcutânea ou intramuscular da noradrenalina é difícil, pela intensa vasoconstrição que acarreta. Deve ser administrada apenas por via intravenosa, no regime de infusão. Administrações prolongadas requerem troca de veia ou cuidados mais intensos com a veia puncionada, devido à venoconstrição. A adrenalina e o isoproterenol podem ser administrados por via subcutânea, intramuscular e intravenosa. O aerossol é outra forma de se administrar o isoproterenol, permitindo ação local mais intensa e menor absorção sistêmica.

As três catecolaminas são distribuídas pelos vários tecidos, sendo que atravessam muito pouco a barreira hematoencefálica por serem moléculas muito polares. São prontamente metabolizadas pela MAO e pela COMT (Figura 2.4.9).

Os principais produtos de excreção são: ácido 3,4-diidroximandélico, ácido 3-metoxi-4-hidroximandélico ou vanilmandélico (VMA) e 3-metoxi-4-hidroxifenilglicol. Acresce-se, à noradrenalina, a normetanefrina e seus conjugados sulfatados ou glicurônicos e, para a adrenalina, a metanefrina e seus conjugados sulfatados ou glicurônicos. Diminuta parcela dessas catecolaminas pode ser eliminada *in natura*, porém, na vigência de feocromocitoma essa parcela está aumentada. A excreção se dá por via urinária.

4.3.3. Efeitos farmacológicos

A noradrenalina é o padrão de agonista de alfa-adrenoceptores, o isoproterenol, de beta-adrenoceptores, enquanto a adrenalina é o padrão de agonista em adrenoceptores alfa e beta. A descrição simultânea das ações farmacológicas desses três compostos visa direcionar o raciocínio do leitor no sentido de entender os diferentes efeitos em função da interação das drogas com grupos diferentes de adrenoceptores.

Efeitos circulatórios

A pressão sanguínea aumenta intensamente quando a noradrenalina e a adrenalina são administradas intravenosamente em doses adequadas.

Três fases poderão ser distinguidas na curva pressórica: elevação brusca da pressão com taquicardia; bradicardia reflexa – bem mais intensa com a noradrenalina; e retorno da pressão sanguínea ao normal, com possível hipotensão transitória – no caso da adrenalina.

A primeira fase, na qual a pressão se eleva subitamente, é devida à vasoconstrição, que aumenta a resistência vascular periférica e, consequentemente, a pressão arterial diastólica, estimulação cardíaca que resulta em taquicardia e aumento de retorno venoso devido à venoconstrição.

Os vasos que apresentam receptores $alfa_1$ (pele, mucosas, mesentério e renais) são contraídos tanto pela adrenalina como pela noradrenalina. Essa vasoconstrição é particularmente intensa nas artérias terminais e arteríolas. Os vasos cerebrais e pulmonares, que têm limitada vasomotricidade, tendem a se dilatar passivamente pelo deslocamento da massa sanguínea. A vasoconstrição pela adrenalina (exógena ou endógena) e pela noradrenalina exógena ou oriunda de feocromocitoma decorre fundamentalmente da interação dessas substâncias com receptores extrajuncionais do tipo $alfa_2$.

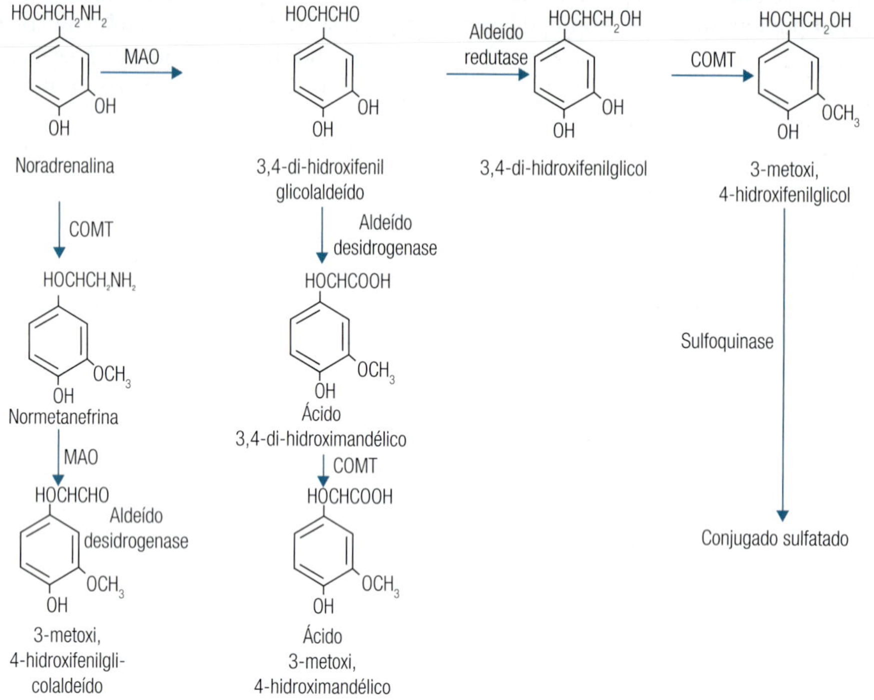

Figura 2.4.9. Vias de metabolização das catecolaminas.

A vasoconstrição acarretada pela noradrenalina liberada pelo estímulo nervoso decorre, principalmente, da interação com adrenoceptores alfa$_1$. Esse conceito torna-se importante à medida que se dispõe cada vez mais de antagonistas seletivos para subtipos de adrenoceptores. Assim, a prazosina, antagonista de adrenoceptores alfa$_1$, inibe mais intensamente a vasoconstrição decorrente da atividade do neurônio simpático do que pela noradrenalina administrada ou liberada pelo tumor da medula da suprarrenal. O isoproterenol e a adrenalina relaxam os vasos que apresentam receptores beta$_2$ (músculo esquelético, renais e hepáticos).

Nas veias, a noradrenalina, principalmente, exerce ação constritora generalizada, sendo útil nos estados hipotensivos secundários à estase venosa.

No caso da adrenalina, o aumento da pressão sistólica é maior do que a diastólica, pois esse composto acarreta vasodilatação em alguns territórios, como no músculo esquelético, o que contrabalanceia (em termos de pressão arterial) a vasoconstrição observada em outros tecidos. Dessa forma, a resistência vascular periférica altera-se menos, podendo até mesmo diminuir, após doses adequadas. A vasoconstrição é consequência da ação da noradrenalina (ou adrenalina) nos receptores alfa$_1$ localizados na musculatura lisa vascular. Importante lembrar que as catecolaminas liberam fator(es) relaxante(s) derivado(s) do endotélio, como o NO, que modula(m) o efeito vasoconstritor. Logo, vasos sem endotélio ou com endotélio em disfunção (com placas de ateroma, por exemplo) contraem mais sob a ação dessas aminas por haver menor contribuição de fatores relaxantes derivados do endotélio.

A noradrenalina, por sua vez, aumenta tanto a pressão sistólica quanto a diastólica. Os efeitos depressores na musculatura lisa dos vasos não ocorrem, pois ela não age nos receptores beta$_2$ dessas estruturas.

A bradicardia reflexa (segunda fase) decorre da ativação dos pressorreceptores em consequência do aumento da pressão arterial. Os pressorreceptores ou barorreceptores são terminações nervosas livres sensíveis a estiramento localizadas no interior de grandes artérias, como a aorta e a carótida (barorreceptores aórticos e carotídeos). O aumento da pressão arterial ativa os barorreceptores, o que causa, reflexamente, alterações na atividade de neurônios do SNA – aumento da atividade parassimpática e diminuição da atividade simpática – com o objetivo de reduzir a pressão arterial. A bradicardia pode ser tão intensa em resposta à noradrenalina, podendo comprometer o débito cardíaco.

A terceira fase, retorno aos níveis normais de pressão arterial, decorre da rápida captação e metabolização desses compostos nos tecidos, com término da atividade farmacológica. Com a adrenalina pode ocorrer ligeira hipotensão, efeito remanescente da droga atuando nos receptores beta$_2$ – que são sensíveis a doses de adrenalina ineficazes para estimular os receptores alfa – e promovendo vasodilatação.

Com o isoproterenol não ocorre aumento da pressão arterial, pois esse composto não é vasoconstritor. No entanto, em doses baixas, poderá não ocorrer hipotensão por seus efeitos estimulantes cardíacos em receptores beta$_1$. Em doses maiores, ocorrerá hipotensão com diminuição acentuada da pressão diastólica por sua ação em receptores beta$_2$ que promovem vasodilatação. A pressão sistólica, inicialmente, poderá se elevar; porém, quando a vasodilatação for de intensidade suficiente para diminuir o retorno venoso, haverá diminuição desta.

No coração, as três catecolaminas têm ação semelhante, pois o receptor envolvido (predomínio de receptores $beta_1$) é sensível aos três compostos. Além da taquicardia (efeito cronotrópico positivo), há aumento da contração do miocárdio (efeito inotrópico positivo) e aumento do rendimento sistólico. A taquicardia é seguida de bradicardia reflexa, no caso da noradrenalina, que é decorrente da elevação da pressão arterial. O aumento do consumo de oxigênio, consequente ao aumento da contração cardíaca, é muito grande, sendo até mesmo desproporcional ao aumento do trabalho cardíaco. Essas drogas levam, portanto, a um desperdício metabólico do miocárdio. Esse conceito é particularmente importante a ser considerado naquelas situações em que há deficiência no fornecimento de oxigênio para as necessidades do miocárdio (angina, por exemplo). Há concomitantemente encurtamento do período refratário do miocárdio, mais intenso nos ventrículos, aumento na velocidade de condução atrioventricular, predispondo ao aparecimento de focos ectópicos ventriculares e podendo resultar em arritmias e fibrilação. Substâncias como os anestésicos halogenados (clorofórmio, halotano) predispõem o coração à ação fibrilatória das catecolaminas.

Da ação estimulante na frequência e contração cardíaca e do aumento do retorno venoso resulta aumento no débito cardíaco. Se a bradicardia reflexa, consequente ao aumento da pressão arterial desencadeada pela noradrenalina, for intensa, o débito cardíaco poderá até mesmo diminuir. Se a vasodilatação pelo isoproterenol for intensa, a ponto de prejudicar o retorno venoso, o aumento do débito cardíaco será prejudicado, com consequente diminuição. É, pois, de importância fundamental, a dose empregada.

Efeitos respiratórios

A broncodilatação em resposta à ativação do sistema simpático ocorre por ação da adrenalina circulante em receptores $beta_2$. A noradrenalina não tem atividade nesses receptores. A broncodilatação é obtida apenas com agonistas $beta_2$, notadamente quando essas estruturas estão previamente contraídas. Há quantidade diminuta de receptores alfa nos brônquios, que poderão induzir uma discreta broncoconstrição na vigência de noradrenalina, sem importância fisiológica.

O uso contínuo desses estimulantes pode causar dessensibilização de adrenorreceptores beta, fato comum no tratamento da asma com esses agonistas.

Outro efeito respiratório é apneia, de curta duração, que pode ocorrer simultaneamente com a fase aguda de aumento da pressão arterial induzida por adrenalina e a noradrenalina. O provável mecanismo da apneia é a inibição dos centros respiratórios pelos reflexos oriundos de pressorreceptores.

Globo ocular

A adrenalina produz midríase pela contração do músculo radial da íris (receptor alfa) e relaxamento do cristalino para a visão a distância (receptor $beta_2$). Esses efeitos são de curta duração e surgem após administração sistêmica. Em instilação tópica, geralmente não se produz o efeito, a menos que esteja aumentada a excitabilidade do simpático (hipertireoidismo, cocaína).

Com a noradrenalina e o isoproterenol, os efeitos oculares são desprezíveis. A noradrenalina e a adrenalina acarretam contração da membrana nictitante.

Sistema digestivo

As três catecolaminas inibem a musculatura lisa do trato gastrintestinal, diminuindo o tônus e a frequência das contrações. O tipo de efeito no esfíncter, contudo, depende do tônus prévio dessas estruturas, pois, se o tônus for baixo, a adrenalina e a noradrenalina provocam contração; mas, se alto, as três catecolaminas relaxam o esfíncter.

Os receptores adrenérgicos presentes no trato gastrintestinal são do tipo $alfa_2$, $beta_1$ e $beta_2$. Os receptores $alfa_2$ estão vinculados à inibição de contração deste músculo por diminuir a liberação de acetilcolina (provável inibição dos gânglios parassimpáticos do plexo de Auerbach); os receptores $beta_1$ (estômago) e $beta_2$ (intestino e estômago) localizam-se na membrana do próprio músculo e promovem relaxamento.

Quanto às secreções digestivas, comumente há diminuição da atividade glandular pela adrenalina e pela noradrenalina em virtude da vasoconstrição, podendo, entretanto, ocorrer aumento de fluxo de saliva da glândula submaxilar com modificações de sua composição e fluidez (Tabela 2.4.1).

Na vesícula biliar existem receptores $beta_2$ que, quando estimulados, provocam relaxamento. Portanto, somente a adrenalina e o isoproterenol são ativos.

Sistema geniturinário

Embora o sistema simpático seja o responsável pelo relaxamento da parede vesical durante o enchimento desta, não há interesse prático na utilização das catecolaminas para a obtenção desse efeito.

Noradrenalina e adrenalina podem ser usadas para tratar a emergência do priapismo, condição médica geralmente dolorosa e potencialmente danosa na qual o pênis ereto não retorna ao seu estado flácido, apesar da ausência de estimulação física e psicológica.

No útero, o efeito do simpático é variável de espécie para espécie e, no mesmo animal, de acordo com ciclo estral. Na mulher grávida, há receptores $alfa_1$ que acarretam contração quando estimulados e $beta_2$ que acarretam relaxamento. No útero não grávido, há predominantemente receptores $beta_2$. Com a noradrenalina obtêm-se efeitos estimulantes cujas características dependem da dose: em pequenas doses há aumento de frequência das contrações e, com doses maiores, há também elevação de tônus. Os efeitos da adrenalina já são mais variáveis e dependem da dose. Contudo, com a isoprenalina obtém-se sempre relaxamento por sua atuação em receptores $beta_2$. Baseados nessa propriedade é que outros estimulantes de receptores $beta_2$ são usados como antiespasmódicos uterinos.

Efeitos hormonais

Nas ilhotas de Langerhans existem receptores do tipo $alfa_2$ e $beta_2$, com predomínio do primeiro. Tanto a adrenalina quanto a noradrenalina inibem a liberação da insulina e do glucagon. Na vigência de bloqueio alfa$_2$, a adrenalina passa a incrementar a liberação desses dois hormônios por sua atuação em receptores beta$_2$. A isoprenalina aumenta a liberação de insulina.

As três catecolaminas, ou seja, noradrenalina, adrenalina e isoproterenol, liberam renina pela ativação de receptores beta$_1$ situados nas células justaglomerulares.

Efeitos metabólicos

A adrenalina e a isoprenalina aumentam o teor de glicose e lactato no sangue, a glicose proveniente do glicogênio hepático e o lactato, do glicogênio muscular. Além da hiperglicemia, que ocorre preponderantemente com a adrenalina, há redução na absorção de glicose pelos tecidos. Esse efeito hiperglicêmico é inibido por bloqueadores do tipo beta$_2$. A noradrenalina tem efeito hiperglicemiante variável, dependendo muito da espécie animal e de altas doses. Baseados nesses fatos, não é possível ainda se estabelecer o subtipo de receptor responsável pela hiperglicemia, inicialmente estabelecido como sendo receptor beta$_2$.

A adrenalina, a noradrenalina e a isoprenalina aumentam também o teor sanguíneo de ácidos graxos. Esse efeito ocorre por ativação da lipase hormônio-sensível, principalmente no tecido adiposo marrom, que atua sobre os triglicérideos. O efeito é discretamente potenciado por antagonistas de alfa-adrenoceptores e bloqueado por antagonistas de beta-adrenoceptores. O tecido adiposo contém dois tipos de adrenoceptores: alfa$_2$ que, sob estímulo, inibe a liberação de ácidos graxos e beta$_3$-adrenoceptores que acarretam aumento da liberação de ácidos graxos. Quando ocorre estímulo inespecífico, isto é, em alfa e beta-adrenoceptores, há predominância do efeito beta. Em consequência, na vigência de intensa atividade simpática, há aumento dos níveis de ácidos graxos livres.

A adrenalina e a isoprenalina aumentam o consumo de oxigênio em cerca de 30%, pela sua atividade denominada "calorigênica". Aumentam também, embora transitoriamente, o teor de K^+ plasmático. A esse aumento transitório segue-se uma fase hipocalêmica mais duradoura e que corresponde à entrada de K^+ nas células. Este último efeito está vinculado a uma atuação em receptores beta$_2$ localizados principalmente na musculatura esquelética. Confirmando esses dados, a adrenalina, os agonistas não seletivos de receptores beta e os agonistas seletivos de receptores beta$_2$ protegem animais de doses letais de cloreto de potássio injetadas na veia.

Outros efeitos

A noradrenalina e a adrenalina constituem mediadores químicos de alguns neurônios no SNC. Aí atuam como excitatórios ou inibitórios segundo o local de ação e o adrenoceptor envolvido. O núcleo do trato solitário (NTS), localizado na região ventral do tronco cerebral, desempenha importante papel na integração de informações oriundas de barorreceptores, sendo ponto de convergência de fibras aferentes dos barorreceptores aórticos e carotídeos. Neste local, existem receptores do tipo alfa$_2$, pós-sinápticos, que quando estimulados desencadeiam efeito inibitório sobre o sistema simpático (cardiovascular). Agonistas desses receptores (clonidina e alfa-metil-noradrenalina) aí interagindo acarretam redução na pressão arterial. As catecolaminas circulantes não têm ação estimulante central significativa. Entretanto, a adrenalina e a noradrenalina podem causar manifestações de excitação, ansiedade, agitação e tremor. Esses sintomas são atribuídos à atividade periférica delas, sendo que o tremor é intensificado pela adrenalina e pelo isoproterenol por sua atuação direta nos músculos esqueléticos.

Quadro 2.4.13. Noradrenalina, Adrenalina e Isoproterenol (Resumo)

- São catecolaminas simpatomiméticas de ação direta, pois agem diretamente no receptor.
- A interação química com o receptor se realiza por meio de três grupamentos ativos:
  1. Grupo amínico mais volumoso favorece a ligação com receptores beta.
  2. A hidroxila do carbono beta realiza ligação de ponte de hidrogênio com o receptor. Os isômeros levógiros favorecem essa ligação em relação aos dextrógiros.
  3. As hidroxilas fenólicas formam um complexo com o receptor por quelação.
- Após sua interação com o receptor, uma cadeia de reações intracelulares amplifica o sinal inicial.
- Não atuam por via oral, pois sofrem inativação pela COMT no intestino e pela MAO e COMT no fígado.
- A NE é a droga agonista alfa padrão; o isoproterenol, agonista beta; e a adrenalina, padrão para ação em ambos receptores.
- NE e adrenalina aumentam a pressão sanguínea. Três fases podem ocorrer: elevação da pressão com taquicardia; bradicardia reflexa; e retorno da pressão sanguínea ao normal. Isoproterenol não aumenta a pressão arterial.
- As três catecolaminas aumentam a frequência e a força de contração cardíaca, o retorno venoso e o débito cardíaco.
- Adrenalina e isoprenalina promovem broncodilatação via receptores beta$_2$.
- Adrenalina produz midríase pela contração do músculo radial da íris (receptor alfa). Os efeitos oculares da NE e isoproterenol são desprezíveis.
- As três catecolaminas inibem a musculatura lisa gastrintestinal, diminuindo o tônus e a frequência das contrações.
- Adrenalina e NE inibem a liberação de insulina e glucagon. Isoprenalina aumenta a liberação de insulina.
- As três catecolaminas liberam renina pela ativação de receptores beta$_1$ nas células justaglomerulares.
- A adrenalina e a isoprenalina aumentam o teor de glicose e lactato no sangue, a glicose proveniente do glicogênio hepático e o lactato, do glicogênio muscular. As três catecolaminas aumentam os ácidos graxos sanguíneos.

No músculo esquelético, a adrenalina e o isoproterenol atuam em receptores beta$_2$. Em consequência, prolonga-se o estado "ativo" dos músculos flexores e extensores superficiais e há redução na atividade dos extensores profundos. Dessa forma, instala-se uma desarmonia entre esses dois grupos musculares, resultando em tremor. Ademais, a adrenalina e a noradrenalina têm ação facilitadora na junção neuromuscular provavelmente através da ativação de receptores alfa localizados nas terminações dos nervos motores. A ativação desses receptores resulta em influxo de Ca^{2+} com maior liberação de acetilcolina.

As ações musculares seriam, possivelmente, as responsáveis pelo aumento do tremor fisiológico, pelo tremor parkinsoniano que a administração desses compostos induzem, bem como pelo tremor frequentemente associado ao feocromocitoma.

As respostas simpatomiméticas excitatórias podem ser apreciavelmente intensificadas pela ação de drogas, pela desnervação simpática e nos estados hipertireoídicos.

Drogas como a cocaína e a guanetidina, que bloqueiam a captação de catecolaminas pela terminação nervosa, propiciam a permanência de maior quantidade delas na fenda neuroefetora, intensificando seus efeitos. Drogas como a reserpina, que depletam os estoques de noradrenalina, induzem o aparecimento de sensibilização do efetor à ação dela. A sensibilização seria um mecanismo de defesa contra a falta do mediador. Nessas circunstâncias, o neurotransmissor adrenérgico, atingindo o efetor que se encontra hipersensibilizado, promoveria respostas intensificadas. Esse processo caracteriza-se por levar alguns dias para sua instalação e o insucesso da simpatectomia talvez decorra desse fenômeno, pois a desnervação leva a fenômeno semelhante.

4.4. Características especiais das principais drogas adrenérgicas

4.4.1. Drogas com ação estimulante em alfa e beta-adrenoceptores

Dopamina

A dopamina é uma catecolamina precursora da noradrenalina (Figura 2.4.3). Entretanto, a dopamina apresenta efeitos próprios que se constituem em vasoconstrição em determinados leitos vasculares como carótida e femoral, e vasodilatação nos leitos renal, mesentérico e coronariano. A vasoconstrição, predominantemente em consequência da interação com receptores $alfa_2$, é bloqueada por antagonistas de receptores alfa. Em presença de antagonista alfa-adrenérgico, a dopamina promove vasodilatação, efeito esse bloqueado por antagonistas de receptores beta. A vasodilatação induzida por dopamina é menos intensa quanto a provocada pelo isoproterenol.

Nas áreas em que a dopamina acarreta, primariamente, vasodilatação, isto é, região mesentérica, coronariana e renal, antagonistas de alfa e beta-adrenoceptores não são capazes de bloquear esse efeito. A vasodilatação induzida por dopamina é decorrente da interação com receptores dopaminérgicos D_1 nas células musculares lisas vasculares que, quando ativados, produzem aumento de AMPc. Nos vasos renais, a vasodilatação provocada pela dopamina é mais intensa que a produzida por isoproterenol e resulta não somente em aumento de fluxo sanguíneo, mas, também, em aumento da filtração glomerular e na excreção de sódio.

A dopamina aumenta a contratilidade bem como a frequência cardíaca por atuar em receptores $beta_1$. Esses efeitos são menos acentuados do que aqueles obtidos com agonistas beta. Como consequência, há aumento do débito cardíaco com aumento da pressão sistólica. A resistência periférica praticamente não se altera porque a droga acarreta vasoconstrição em alguns leitos e vasodilatação em outros. A pressão diastólica também se altera pouco. Em experimentação animal, o rendimento cardíaco sempre é pouco alterado. Porém, em pacientes com choque infeccioso, obtém-se, em 60% deles, aumento de débito cardíaco superior a 30%. Os efeitos cardíacos e vasoconstritores são reforçados pela liberação de noradrenalina, acarretada pela dopamina.

A dopamina circulante, por ser uma molécula polar, não atravessa a barreira hematoencefálica e, portanto, não tem ação no SNC. Não obstante, é importante mediador nesse sistema.

Tiramina

A tiramina é um adrenérgico de ação indireta. Não tem utilização terapêutica, porém está presente em diversos alimentos como vísceras de aves, queijos e outros alimentos fermentados, peixes e alguns vinhos tintos. Normalmente à ingestão dessa amina segue-se sua inativação pelas enzimas MAO-A e MAO-B presentes no sistema digestivo e fígado. A ingestão desses alimentos por pacientes que estejam sob tratamento com inibidor de MAO pode desencadear crises de hipertensão, que decorrem do principal mecanismo de ação da tiramina: liberar noradrenalina da terminação nervosa adrenérgica. Em indivíduos em tratamento com inibidores da MAO, a liberação de noradrenalina será muito maior, uma vez que sua metabolização no neurônio está inibida. Sua ação pressora é de duração relativamente passageira e de potência entre 1/3 e 1/4 da adrenalina. Seus efeitos hipertensores são consequência da vasoconstrição generalizada e de suas ações cardíacas. A tiramina promove aumento apreciável da frequência cardíaca, da força de contração do miocárdio e do rendimento sistólico.

O risco de hipertensão, após a ingestão de alimentos ricos em tiramina, na vigência de inibição da MAO, pode ser contornado pelo uso de inibidores seletivos de MAO-B (deprenil). Nessas circunstâncias, a MAO-A que se encontra no fígado e no sistema digestivo permanece ativa e existe em quantidades suficientes para destruir a tiramina presente naqueles alimentos. A tiramina não possui efeitos em estruturas desnervadas ou depletadas de suas catecolaminas, pois depende da liberação do neuromediador.

Efedrina

A efedrina é um alcaloide extraído de várias plantas do gênero *Ephedra*. É também obtida sinteticamente. Difere da adrenalina por três características estruturais: (a) ausência de grupo hidroxila no anel benzênico, o que permite deduzir-se que esse composto é mais ativo que a adrenalina no sistema nervoso central; é inativa na glicogenólise e lipólise e não é metabolizada pela COMT; (b) possui um grupo metila ligado ao carbono alfa, aumentando a cadeia carbônica ligada ao núcleo benzênico; apresenta, portanto, atividade intrínseca menor que a adrenalina e doses maiores devem ser usadas para obtenção dos efeitos. A efedrina é bem absorvida por via oral, não é metabolizada pela MAO ou pela COMT e sua ação é prolongada; (c) a efedrina possui um grupo metila ligado ao nitrogênio; portanto, a par da ação em alfa-adrenoceptores também age nos beta-receptores. Seus efeitos redundam da estimulação desses receptores.

Seu mecanismo de ação difere da adrenalina pelo fato de atuar não só diretamente no receptor como também indiretamente, liberando noradrenalina. Trata-se, portanto, de amina simpatomimética de ação mista.

Quadro 2.4.14. Drogas Estimulantes de Alfa e Beta-Adrenoceptores (Resumo)

- Dopamina. Promove vasoconstrição pela ativação de receptores $alfa_2$. A vasodilatação, menos intensa que a provocada pelo isoproterenol, é mediada por receptores $beta_2$ e receptores dopaminérgicos D_1. Aumenta a contratilidade e a frequência cardíaca por atuar em receptores $beta_1$.
- Tiramina. É um adrenérgico de ação indireta presente em diversos alimentos como vísceras de aves e queijos. A ingestão desses alimentos por pacientes que estejam sob tratamento com inibidor de MAO pode desencadear crises de hipertensão por liberar NE das terminações nervosas adrenérgicas.
- Efedrina. É um alcaloide extraído de várias plantas do gênero *Ephedra*. É amina simpatomimética de ação mista, atuando tanto nos receptores adrenérgicos, quanto liberando NE.

4.4.2. Adrenérgicos usados como vasoconstritores

Metaraminol

O metaraminol é um adrenérgico de ação mista. Sua ação direta decorre da ativação de receptores $alfa_1$. É um vasoconstritor de ação gradual, intensa e prolongada, e suas ações farmacológicas são em parte similares às da noradrenalina, porém, de menor potência. O metaraminol causa vasoconstrição periférica elevando tanto a pressão sistólica como a diastólica, com efeitos hipertensivos mais estáveis do que os observados com a maioria dos adrenérgicos. A frequência cardíaca pode ser reduzida pela ativação de barorreceptores. A atropina abole essa bradicardia por ser consequente ao reflexo vagal. No indivíduo normal, o rendimento sistólico não é alterado, embora o metaraminol aumente a contratilidade do miocárdio. O efeito inotrópico positivo deve-se à liberação de noradrenalina por seu componente de ação indireta. No estado de choque há melhoria apreciável do débito cardíaco em virtude do aumento do retorno venoso ao coração e maior enchimento ventricular. O fluxo coronariano aumenta pela elevação da pressão arterial.

É absorvido por via oral, não é substrato da MAO ou da COMT e é destituído de ação sobre o SNC.

Fenilefrina

Difere da adrenalina pela ausência de um grupamento hidroxílico no anel benzênico. Farmacologicamente, situa-se entre a adrenalina e a efedrina quanto ao efeito vasoconstritor e à duração de efeitos. A fenilefrina, para efeitos práticos, pode ser considerada como agonista seletivo de receptores $alfa_1$, embora, experimentalmente, em estruturas isoladas, a fenilefrina apresente também efeito beta-estimulante cardíaco. Possivelmente, no organismo íntegro, essa ação é camuflada pelo reflexo desencadeado pela ação vasoconstritora. No Brasil, esse fármaco é usado apenas como vasoconstritor nasal e midriático.

Fentetramina

Possui ação predominante em receptores alfa. Não induz taquicardia e não altera a motilidade intestinal. É estimulante do SNC e aumenta a contratilidade cardíaca, por intermédio do grupo purínico contido em sua molécula. Do reforço da sístole e da vasoconstrição periférica resultam aumento do fluxo coronariano e aumento das pressões sistólica e diastólica. É usada para aumentar a pressão arterial e seus efeitos duram por mais de 8 horas.

Fenilpropanolamina

De ação similar à da efedrina, porém com menor ação estimulante central, é indicada para diminuir a congestão nasal. Também foi usada como inibidor de apetite e seu mecanismo de ação difere daquele das anfetaminas.

Nafazolina

Composto imidazólico, que apresenta nítida e prolongada ação vasoconstritora. É empregado, essencialmente, como vasoconstritor nasal, conjuntival e palpebral. É irritante, provocando, com frequência, congestão secundária. Seu uso não deve ser repetido por muitas vezes. Em crianças abaixo de dois anos de idade apresenta ação sedativa, induzindo depressão e sono.

Tetraidrozolina e xilometazolina

São compostos imidazólicos e seus efeitos são semelhantes aos da nafazolina. São usados como vasoconstritor nasal e conjuntival.

Quadro 2.4.15. Adrenérgicos Usados como Vasoconstritores (Resumo)

- Metaraminol. É um adrenérgico de ação mista e vasoconstritor de ação gradual, intensa e prolongada. Possui ação direta em receptores $alfa_1$. O efeito inotrópico positivo deve-se à liberação de NE por seu componente de ação indireta.
- Fenilefrina. Agonista seletivo de receptores $alfa_1$. É usado como vasoconstritor nasal e midriático.
- Fentetramina. Possui ação em receptores alfa. Não induz taquicardia. É usada para aumentar a pressão arterial e seus efeitos duram por mais de 8 horas.
- Fenilpropanolamina. De ação similar à da efedrina, porém com menor ação estimulante central, é indicada para diminuir a congestão nasal.
- Nafazolina. Apresenta nítida e prolongada ação vasoconstritora. É empregada como vasoconstritor nasal, conjuntival e palpebral.

4.4.3. Adrenérgicos usados como broncodilatadores

Fenoterol

É agonista de receptores $beta_2$ com ação broncodilatadora mais específica que os demais. É ativo por via oral, podendo também ser usado com nebulizador quando os efeitos são necessários mais prontamente. Seus efeitos duram de 2 a 3 horas.

Orciprenalina

Também designado como metaproterenol, representa o primeiro fármaco com seletividade por receptores $beta_2$. Sua atividade broncodilatadora é menor do que a do isoproterenol, porém, com ação mais duradoura por não ser metabolizado pela COMT. Pela sua seletividade em receptores $beta_2$, o efeito estimulante cardíaco aparece apenas em doses mais altas do que as necessárias para obtenção da broncodilatação.

Metoxifenamina

Assemelha-se ao isoproterenol em suas ações farmacológicas, sendo indicada principalmente como broncodilatador.

Salbutamol

É também denominado albuterol. Seu isômero levógiro é mais potente do que o dextrógiro. Ambos, porém, têm maior seletividade de ação nos receptores beta bronquiais ($beta_2$) quando comparados com os receptores do miocárdio ($beta_1$). É usado como broncodilatador.

Salmeterol

Difere dos agonistas $beta_2$ anteriormente listados por seus efeitos serem mais prolongados (12 horas) e de início mais lento.

Terbutalina

Igualmente seletivo para $beta_2$, porém, com potência maior que o salbutamol. Como este último, não é metabolizado pela COMT e, portanto, é ativo por via oral. Encontra-se disponível em formulações para administração oral, subcutânea, intravenosa e para inalação.

4.4.4. Adrenérgicos usados como depressores de outros músculos lisos

Butilsimpatol

Estimulante de receptores beta, produz diminuição da resistência periférica devido à dilatação de vasos, marcadamente das arteríolas e das anastomoses arteriovenosas. Aumenta o débito cardíaco pelas ações cronotrópica e inotrópica positivas. Diminui a pressão arterial diastólica bem como a pressão sistólica. Também pode ser usado como antiespasmódico uterino, além do uso como vasodilatador.

Isoxsuprina

Relaciona-se com os agonistas de receptores beta-adrenérgicos e com a papaverina, daí resultando seus efeitos farmacológicos. Sua atividade assemelha-se à da isoprenalina, produzindo vasodilatação e relaxamento bronquiolar. Também é potente inibidor da contração do músculo uterino, sendo usado como vasodilatador e antiespasmódico uterino.

Nilidrina (bufenina)

Agonista de beta-adrenoceptores é usado, pelas vias oral e parenteral, preferencialmente para dilatação dos vasos que irrigam a musculatura esquelética.

Ritodrina

Usado como relaxante uterino por via oral e intravenosa. A absorção oral é rápida, porém incompleta.

Quadro 2.4.16. Adrenérgicos Usados como Broncodilatadores e Depressores de outros Músculos Lisos (Resumo)

- Vários agentes beta-adrenérgicos são utilizados como broncodilatadores, especialmente aqueles com especificidade de ligação aos receptores $beta_2$.
- Diferenciam-se quanto:
  1. à seletividade por adrenoceptores $beta_1$ [ex.: fenoterol apresenta maior seletividade $beta_2$ do que o salbutamol, que também promove ativação $beta_1$ (taquicardia) em doses mais elevadas];
  2. à duração de ação (ex.: fenoterol, terbutalina, salbutamol, metaproterenol apresentam ação de curta duração; salmeterol apresenta longa duração de ação, 12 h).
- Outros agentes beta-adrenérgicos são utilizados como antiespasmódicos uterinos, possuindo efeito tocolítico sobre o útero gravídico (ex.: isoxsuprina, ritodrina, butilsimpatol) e como vasodilatadores de vasos da musculatura esquelética (ex.: nilidrina).

4.4.5. Adrenérgicos com ação estimulante do SNC

Embora com estrutura química semelhante à adrenalina, este grupo de fármacos, a par de discreta ação adrenérgica periférica, caracteriza-se por exercer intensa ação estimulante central. São simpatomiméticos de ação indireta e seu mecanismo de ação envolve a liberação de monoaminas (noradrenalina, dopamina e serotonina) das terminações nervosas no SNC. Seus efeitos caracterizam-se por euforia, excitação, anorexia, aumento de atividade locomotora e, em doses mais altas, comportamento estereotipado. A administração prolongada pode induzir um quadro "psicótico" muito semelhante ao da esquizofrenia. A interrupção da administração leva o usuário ao sono profundo, seguido de depressão e ansiedade.

Há desenvolvimento rápido de tolerância aos efeitos simpatomiméticos periféricos e à anorexia. A mesma presteza para essa tolerância não ocorre para os demais efeitos.

A dependência decorre de seus efeitos de euforia e pelos efeitos desagradáveis à sua suspensão. Em 5% dos pacientes poderá ocorrer síndrome de abstinência após a interrupção de seu uso.

Essas drogas são usadas como anoréticos, no tratamento de crianças hiperativas e na narcolepsia.

Representantes dessa categoria de adrenérgicos são: *anfetamina, dextroanfetamina, dietilpropiona, metanfetamina, metilfenidato, pemolina e fenfluramina.* Esta última tem efeito mais seletivo para induzir anorexia, tendo pouco ou nenhum efeito na atividade locomotora e na indução de comportamento estereotipado.

Os efeitos colaterais e riscos de uso são: hipertensão arterial, insônia, tremor, exacerbação de quadro de esquizofrenia e dependência.

Quadro 2.4.17. Adrenérgicos Estimulantes do SNC (Resumo)

- São simpatomiméticos de ação indireta.
- Produzem euforia, excitação, anorexia e aumento de atividade locomotora.
- São usados como anoréticos, no tratamento de crianças hiperativas e na narcolepsia.
- Representantes desta categoria são: anfetamina, metanfetamina e metilfenidato.

4.4.6. Adrenérgicos usados na insuficiência cardíaca

Dobutamina

Sua molécula é semelhante à da dopamina, porém, com um grupo cíclico substituinte no grupamento amínico. Inicialmente essa droga foi descrita como sendo agonista seletiva para adrenoceptores $beta_1$, mas seus efeitos são consequentes à atuação em receptores alfa e beta. O isômero (-) levógiro é agonista de receptores $alfa_1$, enquanto o isômero (+) dextrógiro é antagonista desses receptores. Por esse motivo, a resistência periférica pouco se altera com a administração desse composto. Ambos os isômeros são agonistas de adrenoceptores beta. Essa substância tem atividade inotrópica bem mais intensa que a cronotrópica. Portanto, na vigência dela, a taquicardia não é frequente e, quando ocorre, é pouco intensa. O automatismo do nódulo sinusal aumenta menos do que a condução atrioventricular e intraventricular. Apesar de ser equipotente ao isoproterenol na contratilidade cardíaca, o consumo de oxigênio pelo miocárdio sob ação da dobutamina é menor do que sob ação de outras catecolaminas. A sua fraca atuação na frequência cardíaca explica o menor consumo de oxigênio em comparação com as demais catecolaminas. Tem sido usada nos casos de insuficiência cardíaca quando se requer efeitos imediatos. Entretanto, eles são de curta duração por ser a dobutamina substrato para a MAO e para a COMT, o que ainda inviabiliza sua administração por via oral.

O aumento da velocidade de condução A-V limita o seu uso na vigência de "flutter" ou fibrilação atrial.

A maior eficácia para o inotropismo sugere que a população de adrenoceptores envolvidos na contratilidade miocárdica é heterogênea.

Prenalterol

Droga com seletividade para adrenoceptores $beta_1$, conferindo efeito maior no inotropismo do que no cronotropismo.

Quadro 2.4.18. Adrenérgicos Usados na Insuficiência Cardíaca (Resumo)

- Dobutamina. Atua em receptores alfa e beta. Possui atividade inotrópica bem mais intensa que a cronotrópica. Promove menor consumo de oxigênio pelo miocárdio que outras catecolaminas. Usada nos casos de insuficiência cardíaca quando se requer efeitos imediatos.
- Prenalterol. Possui seletividade para adrenoceptores $beta_1$, conferindo efeito maior no inotropismo que no cronotropismo.

4.5. USOS DOS ADRENÉRGICOS

4.5.1. Ação vasoconstritora

É frequente a associação de adrenalina aos *anestésicos locais* a fim de propiciar, pela vasoconstrição, permanência maior do anestésico no tecido nervoso, prolongando, assim, o efeito da anestesia. Dessa forma, as doses do anestésico podem ser menores, sendo reduzida a possibilidade de intoxicação sistêmica. A absorção da adrenalina, embora lenta, pode causar taquicardia, provocando sensação muito desagradável ao paciente. Em pacientes com angina é contraindicada a associação da adrenalina com agentes anestésicos locais. Essa contraindicação baseia-se no fato de que essa catecolamina aumenta o trabalho cardíaco e, consequentemente, o consumo de oxigênio.

Em *hemorragias superficiais*, o uso de tampões embebidos com soluções de adrenalina ou a aplicação tópica de outro agonista alfa tem efeito hemostático pela vasoconstrição local que acarreta.

Como *descongestionante nasal*, os adrenérgicos vasoconstritores têm aplicação nas rinites alérgicas, na crise de influenza, na rinite vasomotora, entre outras. Tanto a adrenalina como a noradrenalina, pela ação fugaz, não são usadas com essa finalidade. Dá-se preferência aos compostos de ação prolongada como fenilefrina, metoxamina, nafazolina, tetraidrozolina, xilometazolina, fenilpropanolamina, efedrina e pseudoefedrina. A efedrina pode induzir estimulação do SNC como efeito colateral. Esse efeito é menor com a pseudoefedrina. A maioria dos descongestionantes é usada em instilação nasal, podendo ser útil também a via oral, tal como ocorre com a fenilpropanolamina. Todavia, nessa circunstância, a incidência de efeitos colaterais, tal como hipertensão arterial, é mais frequente. O uso prolongado de vasoconstritor nasal poderá acarretar lesão da mucosa nasal consequente à baixa irrigação. A suspensão do uso poderá induzir efeito rebote.

Nas *manifestações alérgicas* da pele, como urticária, edema angioneurótico e dermatites, a adrenalina pode atenuar a sintomatologia quando administrada por via intramuscular. A regressão dos sintomas ocorre rapidamente; porém, para a manutenção dos efeitos, prefere-se o uso de efedrina.

Ainda como vasoconstritor, a adrenalina é usada em *procedimentos cirúrgicos* de nariz, garganta e laringe para diminuir o sangramento.

Nos *estados hipotensivos* são indicados os adrenérgicos vasoconstritores como a efedrina, a fenilefrina, o metaraminol, o metilaminopropifenol e a fentetramina. A fenilefrina é usada somente como descongestionante nasal. A administração pode ser por via oral ou parenteral, na dependência da intensidade de hipotensão e da rapidez necessária para produção de efeito. Em casos graves de hipotensão, o uso de simpatomiméticos deve ser apenas uma medida de emergência para preservar a perfusão coronariana e renal. O tratamento deve ser substituído no sentido de se eliminar a causa, pois, o uso prolongado dessas drogas pode trazer consequências deletérias (exacerbação da hipovolemia, por exemplo). Nos casos em que há reflexo simpático concomitante, o uso de adrenérgicos é de pouca ou nenhuma valia.

No *choque anafilático*, a adrenalina é a droga de escolha no tratamento de emergência, sendo depois substituída por medicação sintomática. A escolha da adrenalina como primeiro tratamento deve-se não só à elevação da pressão arterial que propicia, mas também pelo seu efeito em mucosas, antagonizando edemas, e na broncoconstrição que pode se instalar pela liberação maciça de autofármacos.

No *estado de choque*, o uso de adrenérgicos pode ser útil quando empregado de forma adequada. Em geral, no choque, pela diminuição da pressão arterial, ocorre liberação de catecolaminas na circulação, o que propicia vasoconstrição. O uso de adrenérgicos, principalmente a noradrenalina, pode aumentar essa vasoespasticidade, piorando a perfusão tecidual. Algumas escolas costumam usar a infusão de noradrenalina nessas eventualidades, associada a antagonista de alfa-adrenoceptores, o qual impede a vasoconstrição, mas não interfere com a ação cardíaca da noradrenalina, garantindo a função cardíaca. Dentro desse mesmo raciocínio, tem sido empregado o isoproterenol, que por sua ação vasodilatadora incrementaria a perfusão tecidual e por sua atividade cardioestimulante manteria a função cardíaca em nível adequado. A dopamina, por sua atividade cardíaca e efeito vasodilatador na circulação coronariana e renal, tem destaque na terapia do choque. No entanto, o aumento do trabalho cardíaco e o aumento do consumo de oxigênio, que as catecolaminas propiciam, são prejudiciais nos casos de choque cardiogênico por infarto do miocárdio. Exceção feita à dobutamina que, inversamente, é indicada nessas circunstâncias por poupar o excessivo consumo de oxigênio. Outros autores preconizam o uso da noradrenalina, no choque, com o intuito de manter a pressão arterial sistólica próxima a 80 mmHg.

De qualquer forma, como essa doença é muito complexa e variável com o tempo de instalação, nenhum esquema rígido deve ser estabelecido. Deve-se lembrar que o choque leva à acidose e, nessas circunstâncias, as catecolaminas não agem adequadamente, como em pH fisiológico.

A administração venosa desses compostos nesta eventualidade é sempre no regime gota a gota, com diluição em solução glicosada fisiológica ou glicofisiológica.

Os adrenérgicos vasopressores elevam a pressão arterial, podendo mesmo acarretar crises hipertensivas com hemorragias cerebral ou pulmonar.

4.5.2. Efeitos cardíacos

A adrenalina é útil na *reanimação cardíaca*, sendo a droga injetada na cavidade ventricular. A deposição de adrenalina no miocárdio pode propagar a fibrilação e torna difícil a reversão do quadro. Nesta eventualidade a adrenalina é diluída a 1:10.000.

Nas síndromes de *bloqueio de condução*, os adrenérgicos são indicados porque aumentam a velocidade do impulso no tecido de condução. Durante muito tempo foi usado o isoproterenol. Como seu uso induz facilmente arritmias cardíacas, com riscos graves, os adrenérgicos devem ser usados, para início de tratamento, com rigoroso controle médico. Para a manutenção do tratamento pode-se usar agonista de beta-adrenoceptores menos seletivos para o coração, como a orciprenalina. Nesta eventualidade, o tratamento requer altas doses e, pela pouca seletividade pelos adrenoceptores cardíacos, o risco de cardiotoxicidade é diminuto.

Na *taquicardia paroxística atrial ou nodal*, os adrenérgicos vasoconstritores sem ação cardíaca direta eram indicados. Sua utilidade prendia-se ao reflexo bradicárdico vagal que desencadeiam a partir dos pressorreceptores. Atualmente, esses adrenérgicos cederam lugar aos bloqueadores de canais de Ca^{2+} ou antagonistas beta-adrenérgicos.

Nos casos de *insuficiência cardíaca* congestiva consequente ao infarto do miocárdio, o uso da dobutamina tem sido útil. A seletividade para o inotropismo confere maior contratilidade, diminuindo a hipertrofia cardíaca. Consequentemente, diminui a tensão das paredes do miocárdio, considerada fator prejudicial ao fluxo coronariano.

O uso dos adrenérgicos pode apresentar efeitos colaterais, tais como taquicardia e os adrenérgicos mais potentes podem induzir até mesmo fibrilação ventricular, que é maior com a adrenalina. Os efeitos no sistema nervoso central, como ansiedade, sensação de medo e tremores, ocorrem geralmente concomitantemente ao aumento da pressão arterial.

4.5.3. Efeitos bronquiolares

Os agonistas beta-adrenérgicos são largamente usados como *antiasmáticos* por sua ação nos receptores beta de brônquios. Com a adrenalina, esses resultados podem ser obtidos por meio de nebulização ou injeção subcutânea de solução oleosa. Crise hipertensiva e taquicardia são frequentes com uso dessa medicação.

O isoproterenol, por nebulização, também propicia resultados satisfatórios. Porém, taquicardia, tontura e hipotensão ocorrem frequentemente, consequentes à ação em outros receptores beta.

A efedrina, muito usada em associação com outros compostos, principalmente anti-histamínicos, tem atividade antiasmática não só pela broncodilatação (menor do que com a adrenalina e o isoproterenol), mas também pela ação estimulante do centro respiratório. A via de administração mais usual é a oral.

Os adrenérgicos estimulantes seletivos de receptores beta$_2$ (orciprenalina, salbutamol, terbutalina e salmeterol) também têm larga aplicabilidade na asma brônquica, quer por via oral, quer por nebulização. A taquicardia e a hipotensão são menos frequentes com o uso desses medicamentos.

4.5.4. Ação vasodilatadora

Os agonistas beta-adrenérgicos, por apresentarem ação vasodilatadora, são indicados em *moléstias vasculares periféricas*. Como os receptores beta-adrenérgicos estão localizados em vasos de músculo esquelético, nas deficiências circulatórias dessas estruturas, esses compostos produzem resultados satisfatórios. No entanto, se a deficiência circulatória for na pele, a indicação dos agonistas beta-adrenérgicos é falha.

O isoproterenol não é indicado no tratamento de doenças vasculares periféricas, por possuir ação efêmera. Porém, outros compostos congêneres, como o butilsimpatol e a isoxsuprina, são usados por via oral ou intramuscular. Tremores, taquicardia, tontura e hipotensão são fenômenos colaterais decorrentes da ação cardíaca e vasodilatadora.

4.5.5. Ação depressora em outros músculos lisos

Ainda por sua ação em beta-adrenoceptores, os adrenérgicos podem ser indicados como antiespasmódicos uterinos. Entre esses compostos, a isoxsuprina tem merecido indicação. A metiloctenilamina é indicada como antiespasmódico em geral, inclusive das vias biliares e urinária. A administração pode ser por via oral ou parenteral.

4.5.6. Globo ocular

Os adrenérgicos são indicados por seu efeito midriático para exame de fundo de olho. As vantagens do uso desses compostos decorrem de seu efeito de curta duração e por não causarem cicloplegia. Em glaucoma de ângulo aberto, o uso de adrenérgicos é útil pelo seu efeito vasoconstritor diminuindo a formação de humor aquoso. Efedrina, adrenalina e fenilefrina são os de uso mais corrente.

Quadro 2.4.19. Uso dos Adrenérgicos (Resumo)

- Ação vasoconstritora.
  1. Na administração de anestésicos locais (adrenalina).
  2. Em hemorragias superficiais (adrenalina).
  3. Descongestionantes nasais (fenilefrina, efedrina, nafazolina).
  4. Procedimentos cirúrgicos de nariz, garganta e laringe (adrenalina).
  5. Estados hipotensivos (metaraminol, fenilefrina, efedrina).
  6. Choque anafilático (adrenalina).
  7. Estado de choque (dopamina, dobutamina).
- Ação cardíaca.
  1. Reanimação cardíaca (adrenalina).
  2. Bloqueio de condução (orciprenalina).
  3. Taquicardia paroxística atrial (adrenérgicos vasoconstritores sem ação cardíaca direta).
  4. Insuficiência cardíaca (dobutamina).
- Ação bronquiolar.
  1. Asma brônquica (salbutamol, terbutalina, fenoterol, salmeterol).
- Ação vasodilatadora.
  1. Moléstias vasculares periféricas (agonistas beta-adrenérgicos).
- Ação depressora em outros músculos lisos.
  1. Antiespasmódicos uterinos (isoxsuprina).
  2. Antiespasmódico geral (metiloctenilamina).
- Ação ocular.
  1. Exames de fundo de olho (fenilefrina).
  2. Glaucoma e hipertensão ocular (apraclonidina, brimonidina, dipivefrina).

5. ANTIADRENÉRGICOS

São drogas que diminuem ou abolem os efeitos da estimulação nervosa simpática por interferirem com a neurotransmissão ou serem antagonistas de receptores adrenérgicos. Segundo o local de ação, subdividem-se em: drogas bloqueadoras de neurônios adrenérgicos e antagonistas de receptores alfa ou beta-adrenérgicos.

5.1. Bloqueadores de neurônios adrenérgicos

5.1.1. Conceito e propriedades farmacológicas

Caracterizam-se por reduzir ou abolir a resposta à estimulação nervosa simpática e a simpatomiméticos de ação indireta sem, contudo, interferir com a resposta à noradrenalina ou com as decorrentes da estimulação pós-ganglionar parassimpática. O bloqueio ocorre, portanto, antes do efetor.

Tendo-se em mente que para o sistema simpático exercer seus efeitos é necessário que o impulso nervoso chegue à extremidade do axônio pós-ganglionar, para aí liberar o mediador armazenado, pode-se prever quais os possíveis mecanismos de ação que poderão estar envolvidos no bloqueio do neurônio adrenérgico:

a. Desacoplamento entre o impulso nervoso e a liberação do mediador (guanetidina, guanadrel, bretílio).
b. Bloqueio da síntese do mediador, levando à depleção deste (alfa-metil-para-tirosina, reserpina, guanetidina, guanadrel);
c. Formação de falso mediador (alfa-metildopa). Esta é uma forma particular do bloqueio de síntese do neurotransmissor.

Os compostos deste grupo podem atuar de diversas formas e um mesmo composto pode ter mais de um mecanismo de ação para exercer o bloqueio. Os efeitos finais observados são semelhantes. É difícil estabelecer uma droga padrão para o grupo, mas a farmacodinâmica deste grupo permite englobá-los em um único item.

Como o tônus vascular é mantido pela atividade simpática, o bloqueio de neurônios adrenérgicos resulta em vasodilatação. Consequentemente, há diminuição da pressão arterial, única indicação terapêutica desses compostos, isto é, como anti-hipertensivos em casos de hipertensão arterial de difícil controle. Adinamia, tontura e fraqueza são sintomas decorrentes da diminuição da pressão arterial. Ainda consequente à perda do tônus vascular, congestão nasal costuma ser um efeito colateral que acompanha o uso dessas substâncias.

Os ajustes vasculares nas mudanças de decúbito são também prejudicados, pois esses são realizados por meio de aumento da atividade simpática. Como o neurônio está bloqueado, o referido ajuste ocorre de forma precária. Consequentemente, hipotensão ortostática após exercícios, ingestão de álcool, refeições ou em ambientes quentes ocorre como efeito colateral.

No coração há bradicardia pela mesma diminuição do tônus simpático.

No sistema digestivo, sendo o simpático inibidor, haverá liberação do parassimpático, podendo ocorrer aceleração do trânsito intestinal e, portanto, diarreia.

Perturbações (retardo) na ejaculação poderão ocorrer consequentemente ao bloqueio do neurônio adrenérgico.

Esses compostos costumam acarretar retenção de água. Por esse motivo, a associação com diuréticos é útil.

5.1.2. Características especiais de bloqueadores de neurônios adrenérgicos

Metiltirosina

A tirosina, uma vez no interior do neurônio, inicia uma cadeia de reações que leva à síntese de noradrenalina. A etapa de velocidade limitante da síntese de noradrenalina é a transformação de tirosina para DOPA, envolvendo a tirosina-hidroxilase. O bloqueio desta fase promove inibição da síntese do neurotransmissor mais facilmente.

Nas demais etapas, para que ocorra menor síntese do mediador, a inibição dever ser de tal intensidade que sua velocidade agora seja menor do que a da transformação da tirosina para DOPA. A alfa-metil-para-tirosina (também denominada de metiltirosina) é um inibidor competitivo da tirosina-hidroxilase. Essa inibição também ocorre na medula da suprarrenal e SNC.

Em decorrência da ação no SNC, sedação e efeitos extrapiramidais são observados na vigência dessa droga. A alfa-metil-para-tirosina é indicada no tratamento do feocromocitoma.

Metildopa

Diferencia-se da DOPA por possuir um grupo metil ligado ao carbono alfa. A atividade farmacológica está no levo-isômero.

A metildopa inibe, temporariamente, a dopa-descarboxilase. No entanto, seus efeitos farmacológicos perduram além dessa inibição. Como a dopa descarboxilase não representa etapa limitante na síntese da noradrenalina, a inibição dessa enzima dificilmente diminui os teores da noradrenalina. Além de inibir a dopa-descarboxilase, a metildopa serve de substrato para o restante das reações na síntese de neurotransmissor, possibilitando a formação de alfa-metil-noradrenalina. Esse composto é menos ativo do que a noradrenalina como vasoconstritor. Sua potência varia de 1/3 a 1/8 da potência da noradrenalina, sendo que essa atividade é variável de tecido para tecido. Forma-se, assim, uma mistura de noradrenalina e metilnoradrenalina. Como esta última não é metabolizada pela MAO, suas concentrações aumentam em detrimento dos níveis de noradrenalina. A chegada do impulso nervoso libera, então, um composto menos ativo. De fundamental importância é a formação do falso mediador no SNC cujos efeitos periféricos resultam principalmente dessa ação central. No SNC, mais especificamente, no tronco cerebral, a metilnoradrenalina interage com receptores do tipo alfa$_2$ pós-juncionais, inibitórios, e envolvidos na regulação da pressão arterial. Esse falso mediador, do mesmo modo que a clonidina, é agonista de adrenoceptores alfa$_2$.

Além de seus efeitos comuns ao grupo, a metildopa apresenta, como efeito colateral próprio, a sonolência. Entre os efeitos tóxicos, citam-se reações febris e disfunção hepática, elevando-se as taxas de transaminase, bilirrubina e fosfatase alcalina. Casos de lesão hepática grave são raros.

A via de administração é a oral e seus efeitos se iniciam em poucas horas. A metildopa tem indicação na hipertensão arterial de média para grave intensidade e que não é controlada por drogas mais prescritas ou de primeira escolha.

Guanetidina

Substância sintética, cuja molécula é fortemente básica, a guanetidina exerce sua ação farmacológica de forma complexa.

Inicialmente, adentra a terminação nervosa usando o mesmo sistema de transporte que a noradrenalina. Competindo com a noradrenalina pelo transportador, diminui a captação da noradrenalina. A maior disponibilidade de noradrenalina na fenda sináptica permite maior atuação nos receptores adrenérgicos, em processo que se denomina de sensibilização pré-sináptica. Os efeitos da sensibilização, na vigência da guanetidina, surgem sempre que houver um agente adrenérgico, passível de captação, na fenda.

Uma vez no interior do axônio, a guanetidina compete com a noradrenalina por seu armazenamento, deslocando-a. Parte é liberada e, por esse motivo, no início de ação do composto, poderão sobrevir efeitos adrenérgicos que se somam aos efeitos da sensibilização. Os cães são particularmente sensíveis a esses efeitos, observando-se, no início, aumento da pressão arterial.

Drogas que se utilizam do mesmo sistema de transporte que a guanetidina, como a cocaína, antidepressivos tricíclicos, fenoxibenzamina e os próprios simpatomiméticos, antagonizam sua entrada no axônio, antagonizando assim seu efeito.

Ainda no citoplasma, a guanetidina também bloqueia o transportador que permite captação intravesicular de noradrenalina e de dopamina, competindo com a noradrenalina no seu armazenamento. Em longo prazo, ocorre depleção dos estoques de catecolaminas, o que contribui para a instalação do bloqueio neuronal adrenérgico. Foi detectada liberação de guanetidina pelo impulso nervoso, indicando que ela age também como "falso mediador".

Concomitantemente, a guanetidina passa a desacoplar o impulso nervoso da liberação do mediador. O impulso nervoso não mais consegue liberar, na mesma intensidade, o mediador armazenado, e é nesta fase, a de desacoplamento, que começam a surgir os efeitos precoces do bloqueio do neurônio. O mecanismo dessa ação farmacológica ainda não está esclarecido. Embora a guanetidina tenha propriedade anestésica local, as doses para a obtenção do desacoplamento são bem menores que a dose anestésica.

A par dos efeitos farmacológicos da guanetidina comuns aos bloqueadores de neurônios adrenérgicos, é importante ressaltar os efeitos decorrentes do bloqueio da membrana axonal e sensibilização frente aos adrenérgicos. O uso de vasoconstritores nasais ou anorexígenos, como as anfetaminas, pode diminuir o efeito anti-hipertensivo da guanetidina por competir com ela no processo de entrada no neurônio, ou até mesmo induzir uma crise hipertensiva por liberação de catecolaminas eventualmente existentes na terminação nervosa e suprarrenal.

Os efeitos máximos da guanetidina são obtidos após 48 horas do início do tratamento e perduram por 3 a 4 dias após a interrupção do tratamento. Na administração intravenosa, os efeitos são mais rápidos, surgindo após 4 horas.

A guanetidina não apresenta efeitos centrais por não atravessar a barreira hematoencefálica e não altera o teor de catecolaminas na suprarrenal, pois não há, nesta glândula, processo de captação na sua membrana externa.

Este produto já foi muito usado na terapêutica da hipertensão grave. Atualmente, produtos mais eficazes e mais seguros fizeram com que a guanetidina seja uma opção terapêutica de segunda linha, nos casos que não respondem adequadamente aos demais.

Guanadrel

Sua estrutura molecular é semelhante à da guanetidina bem como suas ações e efeitos colaterais. Difere da guanetidina por ter meia-vida menor, consequentemente, havendo necessidade de ser administrada duas vezes ao dia. *Guanabenzo* é outro agente com estrutura molecular e efeitos semelhantes aos da guanetidina.

Reserpina

É um alcaloide extraído da planta *Rauwolfia*, havendo mais de 130 espécies bem definidas. Essas plantas fornecem um número grande de princípio ativos, sendo que a reserpina é o mais importante, exercendo todos os efeitos próprios da planta; 0,1 mg desse alcaloide produz ação equivalente a 100 mg da raiz total.

A *Rauwolfia* foi introduzida em terapêutica como tranquilizante. Ela foi suplantada, como tal, por outros compostos, mas passou a ser indicada no tratamento de hipertensão arterial leve e moderada.

Seu mecanismo de ação consiste, basicamente, em bloquear a membrana das vesículas contidas no axônio adrenérgico. Semelhantemente ao que ocorre com a guanetidina, a dopamina não pode mais penetrar na vesícula para o término da síntese da noradrenalina. Além dessa ação, a reserpina penetra na vesícula competindo com a noradrenalina na sua estocagem, deslocando-a para o citoplasma. No citoplasma, parte dessa noradrenalina deslocada é metabolizada pela MAO. De fato, no início da administração da reserpina, os metabólitos desaminados da noradrenalina estão aumentados. Como a reserpina não impede o processo de exocitose, a atividade simpática basal continua liberando o mediador enquanto houver estoque. A síntese, agora inibida, não consegue repô-lo sobrevindo a depleção.

Os efeitos clínicos surgem após um tempo de latência que varia de 5 a 7 dias nas doses usuais em terapêutica. Pela via intramuscular, esses efeitos surgem após poucas horas. Não está esclarecida a razão pela qual há uma diferença tão grande no tempo de instalação do efeito, dependente da via de administração. Possivelmente, neste efeito precoce, obtido pela via muscular, outras ações possam intervir, e essas ações seriam dependentes da concentração maior da droga na circulação.

Admite-se que, após 36 horas de bloqueio da membrana vesicular pela reserpina, ele passa a ser irreversível. Para que haja nova síntese é necessária a neoformação de vesículas. A duração dos efeitos, por aproximadamente 20 dias após a suspensão da droga, deve-se provavelmente a esse fato.

A reserpina consegue também depletar a suprarrenal, embora não se tenha conseguido depleção total, como pode ocorrer em outros tecidos. Essa diferença com a guanetidina deve-se ao fato de a reserpina ser lipossolúvel e, portanto, não depender do mecanismo de captação da membrana para adentrar as células medulares da suprarrenal. Além das catecolaminas, a reserpina promove depleção de serotonina. Tanto a depleção de catecolaminas quanto a de serotonina ocorrem no SNC, o que explicaria seu efeito tranquilizante.

A reserpina apresenta efeitos comuns (semelhantes) aos do grupo de bloqueadores de neurônios adrenérgicos. Como efeito próprio, induz sedação e discreta depressão psíquica. Pacientes que tenham história de depressão não devem tomar reserpina.

5.1.3. Usos

Estes compostos são usados, em terapêutica, exclusivamente como anti-hipertensivos, quando as drogas de primeira escolha não conseguem controlar a pressão arterial. Seus efeitos são potenciados quando associados a diuréticos, principalmente a diuréticos tiazídicos, que impedem o acúmulo de líquidos, efeito comum aos bloqueadores de neurônio adrenérgico, e intensificam o efeito vasodilatador por meio de sua ação própria na musculatura lisa vascular. Comentários mais detalhados sobre seus usos podem ser apreciados no Capítulo 3.1 (Anti-hipertensivos).

Quadro 2.4.20. Uso dos Adrenérgicos (Resumo)

- Reduzem ou abolem as respostas à estimulação nervosa simpática e a simpatomiméticos de ação indireta, sem interferir com a resposta pós-juncional efetora (desencadeada pela ativação de adrenoceptores).
- Mecanismos de Ação.
  1. Desacoplamento entre o impulso nervoso e a liberação do mediador (guanetidina, guanadrel, bretílio).
  2. Bloqueio da síntese do mediador (alfa-metil-para-tirosina, reserpina, guanetidina, guanadrel).
  3. Formação de falso mediador (alfa-metildopa).
- Efeitos:
  1. Promovem vasodilatação e queda da pressão arterial, uma vez que o simpático é responsável por manter o tônus vascular.
  2. Bradicardia, devido a redução do tono simpático.
  3. Aumento do trânsito intestinal (diarreia).
  4. Perturbações na ejaculação.
- Metiltirosina. Diminui a síntese de NE ao inibir a enzima tirosina-hidroxilase. Age no SNC e provoca sedação e efeitos extrapiramidais. É indicada no tratamento do feocromocitoma.
- Metildopa. Interfere na síntese da NE por ter semelhança química com a DOPA, possibilitando a formação de um "falso transmissor", a metil-noradrenalina, que possui de 1/3 a 1/8 da potência da NE. Além disso, a metil-noradrenalina é agonista de receptores alfa$_2$ pós-juncionais no SNC, reduzindo a liberação de NE na sinapse.
- Guanetidina. Adentra a terminação nervosa, usando o mesmo sistema de transporte da NE, onde compete com a NE por seu armazenamento e a desloca das vesículas. Em longo prazo, promove depleção dos estoques de catecolaminas e instala o bloqueio neuronal adrenérgico.
- Reserpina. Impede a entrada de dopamina nas vesículas contidas no axônio adrenérgico, interferindo com a síntese da NE. Também penetra na vesícula competindo com a NE na sua estocagem e deslocando-a para o citoplasma.
- Usos:
  1. Na hipertensão arterial grave, quando as drogas de primeira escolha não conseguem controlar a pressão arterial.

5.2. Antagonistas de receptores alfa-adrenérgicos

5.2.1. Conceito e propriedades farmacológicas

São compostos que inibem as ações das aminas simpatomiméticas nos receptores alfa-adrenérgicos.

Esses compostos classificam-se de acordo com sua natureza química ou segundo sua seletividade pelos subtipos de adrenoceptores alfa. Segundo a natureza química podem se classificar em: (a) alcaloides naturais, como os do esporão do centeio e a ioimbina; (b) compostos sintéticos como os derivados da beta-haloalquilaminas (dibenamina, fenoxibenzamina), derivados do imidazol (fentolamina, tolazolina), derivados da dibenzazepina (azapetina) derivados das quinazolinas (prazosina, terazosina, doxazosina), derivados indóis (ioimbina, indoramina) e butirofenonas (desidrobenzoperidol).

Segundo sua seletividade por receptores, podem ser classificados:

a. Não seletivos (fentolamina, tolazolina);
b. Seletivos para alfa$_1$ adrenoceptores (prazosina, terazosina, doxazosina, indoramina);
c. Seletivos para alfa$_2$ adrenoceptores (ioimbina).

Seus efeitos, decorrentes do bloqueio de alfa adrenoceptores, são mais intensos no sistema circulatório. Os vasos que apresentam receptores alfa-adrenérgicos (pele, mucosas, mesentéricos, renais) dilatam-se. Doses pequenas, injetadas lentamente, alteram pouco a pressão arterial. Doses maiores podem provocar hipotensão acentuada, geralmente de curta duração. Em organismo hipovolêmico, a administração dessas substâncias induz hipotensão acentuada por reduzir o retorno venoso. Nesta eventualidade, impõe-se a administração de plasma, sangue ou substitutos do plasma (expansores de volume).

A injeção intravenosa de adrenalina em animal anestesiado e após administração de antagonista de alfa-adrenoceptores causa decréscimo da pressão arterial – em vez de produzir hipertensão. A interpretação do fenômeno, denominado *inversão vasomotora*, fundamenta-se no bloqueio dos receptores alfa, sem alterar os receptores beta. Desse modo, após a administração do antagonista alfa-adrenérgico, achando-se livres apenas os receptores beta, a adrenalina causa vasodilatação e hipotensão, com acentuada taquicardia. Quanto à noradrenalina, que não exibe atividade estimulante nos receptores beta de vasos, quando injetada após o antagonista de alfa-adrenoceptores, tem o seu efeito pressor apenas atenuado, pois o aumento do débito cardíaco (via receptores beta$_1$) mantém, ainda, parte da atividade hipertensora.

Os compostos deste grupo diminuem ou abolem a vasoconstrição das extremidades determinadas pela exposição ao frio. Podem, ainda, suprimir os reflexos vasomotores de origem nos pressorreceptores.

Quando administrados isoladamente, os antagonistas de alfa-adrenoceptores produzem taquicardia. Esse aumento da frequência cardíaca se deve a vários fatores. A diminuição da resistência periférica e a diminuição da pressão sanguínea desencadeiam ativação do barorreflexo, que promove liberação de noradrenalina, que pode atuar em receptores beta, produzindo estimulação cardíaca. Consequente ao bloqueio não seletivo de alfa-adrenoceptores, incluindo os receptores pré-juncionais (alfa$_2$), o fenômeno de retroalimentação negativa – diminuição da liberação da noradrenalina – fica interrompido. Para os antagonistas seletivos de alfa$_1$ não há comprometimento do componente pré-juncional, isto é, não há inibição do mecanismo de retroalimentação negativa e a liberação da noradrenalina é controlada. Por esse motivo os antagonistas de alfa$_1$-adrenoceptores são menos taquicardizantes do que os antagonistas não seletivos de alfa-adrenoceptores. Alguns antagonistas de alfa-adrenoceptores, como a fenoxibenzamina, bloqueiam a captação neuronal, propiciando o aparecimento de sensibilização. Essa sensibilização é evidente nos fenômenos ligados aos receptores não bloqueados, isto é, beta-receptores.

A midríase induzida pela estimulação do simpático cervical ou pela adrenalina é bloqueada por esse grupo de compostos.

O uso dessas drogas faz com que a adrenalina passe a aumentar a liberação de insulina.

5.2.2. Características especiais de antagonistas alfa-adrenérgicos

Alcaloides do esporão do centeio ou ergot

O *ergot* é um fungo (*Claviceps purpurea*) que cresce em cereais, principalmente no centeio. Contém vários alcaloides ativos, sendo que os principais, quanto à potência, são ergotamina e ergosina do grupo da ergotamina; ergocristina, ergocriptina e ergocornina do grupo da ergotoxina; ergometrina do grupo da ergobasina. Essas substâncias têm, como núcleo comum, o ácido lisérgico.

Os efeitos mais importantes desses alcaloides não decorrem da ação relacionada com o SNA. A ergotamina e ergobasina são valiosos oxitócicos, por estimularem as fibras musculares lisas. Assim sendo, a vasoconstrição pode ser obtida com o uso dessas substâncias. A ergotamina, e até mesmo a ingestão de centeio com certo nível de contaminação, produz como efeito tóxico vasoespasmo nas extremidades, podendo culminar com a gangrena. A ação musculotrópica positiva dos alcaloides naturais mascara sua atividade como antagonista de alfa-adrenoceptores. Alia-se, a essas ações, a atividade no sistema nervoso central, sendo estimulantes em certas estruturas, como no centro do vômito, e depressoras em outras, como centro respiratório e centro vasomotor.

Procedendo-se à hidrogenação desses compostos, reduz-se o efeito sobre a musculatura lisa, e acentua-se a sua atividade bloqueadora alfa-adrenérgica e depressora central vasomotora e respiratória.

Essas substâncias são também agonistas parciais ou antagonistas de receptores triptaminérgicos e dopaminérgicos.

Ioimbina

A ioimbina, extraída da casca de uma planta africana, *Corynanthe yohimbe,* e também encontrada na raiz da *Rauwolfia,* produz vasodilatação da pele, mucosas e órgãos genitais. A ação antagonista em alfa-adrenoceptores resulta das grandes doses administradas intravenosamente. A ioimbina apresenta maior afinidade pelos receptores alfa$_2$, bloqueando-os com maior intensidade em relação aos receptores alfa$_1$. Em decorrência dessa seletividade, pode desencadear efeitos simpatomiméticos em doses baixas. Esses efeitos são consequência da inibição dos adrenoceptores pré-sinápticos alfa$_2$-inibitórios levando a um incremento na liberação da noradrenalina. Não ocorrendo, nessas doses, bloqueio de receptores alfa$_1$ aliado à ausência de afinidade pelos receptores beta, há efeito simpatomimético. A ioimbina atravessa a barreira hematoencefálica e, agindo nas estruturas do tronco cerebral vinculadas à atividade cardiovascular, reforça seus efeitos simpatomiméticos periféricos, ou seja, eleva a pressão arterial e a frequência cardíaca. Foi muito usada como afrodisíaco. Atualmente foi retomado o interesse por esse efeito com o intuito de sua aplicabilidade na disfunção erétil.

Haloalquilaminas: fenoxibenzamina e dibenamina

A fenoxibenzamina é uma haloalquilamina que se caracteriza por propiciar bloqueio alfa acentuado, inicialmente competitivo para ser, a seguir, irreversível durando por mais de 24 horas. Esse bloqueio é mais seletivo para adrenoceptores alfa$_1$, ocorrendo antagonismo de receptores alfa$_2$ após doses maiores. Além do antagonismo nesses receptores, bloqueia também, em menor grau, os receptores histaminérgicos, dopaminérgicos, colinérgicos e a colinesterase. As haloalquilaminas liberam noradrenalina dos neurônios e impedem a captação desta, o que contribui para a taquicardia, pois os receptores aí envolvidos (beta$_1$) não são antagonizados por essa droga.

Tem indicação no tratamento do feocromocitoma para impedir a elevação da pressão arterial decorrente da liberação de noradrenalina do tumor e na obstrução prostática benigna com o intuito de diminuir a necessidade de urinar no período noturno.

A *dibenamina* também pertence a esse grupo, mas difere da anterior por ser útil apenas por via intravenosa e seu efeito tem uma latência de 30 a 60 minutos para se instalar.

Derivados imidazólicos: fentolamina, tolazolina

A fentolamina apresenta acentuada ação alfa-bloqueadora, que é inespecífica para receptores alfa$_1$ e alfa$_2$. Seus efeitos não são prolongados e a duração média de sua atividade é de 2 a 3 horas após injeção intramuscular. Exerce considerável ação estimulante cardíaca, reflexa (por diminuição da pressão arterial) e por aumento da liberação do mediador químico (por bloqueio da inibição pré-sináptica – antagonismo de alfa$_2$ adrenoceptores) e sobre a motilidade e secreções do tubo gastrintestinal. Essas duas ações são decorrentes de discreta ação colinérgica e histaminérgica exercida pelo composto. Nos vasos, acarreta ainda relaxamento por ação direta.

É indicada nas crises hipertensivas decorrentes do aumento de catecolaminas liberadas e/ou circulantes como as observadas no feocromocitoma. A injeção intracavernosa tem sido utilizada para o tratamento da disfunção erétil. Nesta circunstância tem sido observada hipotensão e priapismo.

A tolazolina tem ação semelhante à da fentolamina. Os efeitos gastrintestinais são mais intensos e exerce ainda discreta ação anticolinesterásica.

Derivados das quinazolinas: prazosina e doxazosina

A prazosina apresenta ação antagonista seletiva em receptores alfa$_1$-adrenérgicos, sendo mais efetiva em bloquear as ações da noradrenalina liberada pelo impulso nervoso que aquelas resultantes da ação de catecolaminas circulantes.

Como consequência, acarreta vasodilatação tanto de arteríolas quanto de veias, diminuindo a pré e a pós-carga. A taquicardia induzida pela prazosina é discreta e de origem reflexa. A droga tem ainda ação sobre o SNC, diminuindo os impulsos simpáticos, o que reforça o efeito vasodilatador e a menor tendência para a taquicardia. Esse fármaco é usado, terapeuticamente, como anti-hipertensivo, no feocromocitoma e na obstrução prostática benigna.

A doxazosina é um análogo da prazosina, assemelhando-se também quanto às suas ações e indicações.

Outros bloqueadores

Os *derivados da dioxana,* como o piperoxano e o dibozano, bloqueiam mais intensamente os efeitos exógenos do que os obtidos pela estimulação simpática. Sua ação é reversível.

A *clorpromazina, levomepromazina* e o *desidrobenzoperidol,* por sua ação depressora do SNC, com efeito antipsicótico principal, bloqueiam os receptores alfa-adrenérgicos, a serotonina e discretamente a histamina e receptores colinérgicos muscarínicos. A levomepromazina destaca-se das demais por apresentar ação alfa-bloqueadora mais intensa. A ação cardioestimulante reflexa com os fenotiazínicos (clorpromazina e levomepromazina) é menos intensa, pois esses compostos exibem pequena atividade depressora cardíaca direta. Pela ação central, esses compostos retardam os reflexos motores, fato que, aliado à sonolência, dificulta sua utilização no tratamento de pacientes não hospitalizados.

A *azapetina* exerce bloqueio adrenérgico, além de vasodilatação por ação direta. O efeito é passageiro, durando em torno de uma hora.

A *indoramina,* antagonista seletivo de receptores alfa$_1$, tem sido usada como anti-hipertensivo.

5.2.3. Usos e efeitos colaterais

Os antagonistas alfa-adrenérgicos são de valia na terapêutica de *alterações vasculares das extremidades,* nas quais o fator espástico está presente, como na moléstia de Raynaud, na acrocianose, nas sequelas de congelamento, na arteriosclerose obliterante, na tromboangeíte obliterante. Seus efeitos são mais nítidos quando o comprometimento circulatório é cutâneo, de vez que nesta estrutura predominam os receptores alfa-adrenérgicos.

No estado de *choque,* a infusão de antagonista de alfa-adrenoceptores, isoladamente ou associado à noradrenalina, visa preservar a estimulação cardíaca e impedir o efeito nocivo de constrição arteriolar e venosa. No choque, dentre diversas alterações, ocorre liberação de hormônios da medula da suprarrenal, os quais produzem vasoconstrição periférica, que diminui a circulação nos tecidos e que, concomitantemente com o aumento da pressão venosa e a disfunção endotelial, contribui para a retenção de líquido nos espaços extracelulares, acentuando-se a hipovolemia e as condições para a instalação ou agravamento de acidose.

Os antagonistas de alfa-adrenoceptores são de utilidade no diagnóstico do *feocromocitoma.* Quando injetados intravenosamente, durante o paroxismo, devem provocar diminuição imediata e acentuada da pressão arterial, o que é interpretado como resposta positiva. No tratamento das crises hipertensivas que caracterizam a moléstia, são também de relativa utilidade. O tratamento curativo do feocromocitoma é cirúrgico.

Na *hipertensão arterial essencial* são de pequena utilidade, pela transitoriedade de seus efeitos. Ademais, são necessárias altas doses, com aumento dos efeitos colaterais. Têm indicação extremamente rara, apenas nas crises hipertensivas causadas pela administração de aminas adrenérgicas em pacientes em tratamento com guanetidina ou acarretadas pela ingestão de alimentos que contêm altas taxas de tiramina, por pacientes que recebam inibidor de MAO. Os antagonistas seletivos de alfa$_1$-adrenoceptores, como a prazosina e a doxazosina, entretanto, têm sido úteis no tratamento da hipertensão arterial crônica. A taquicardia induzida por essas drogas é discreta por não atuarem em adrenoceptores alfa$_2$.

Os antagonistas de alfa-adrenoceptores podem ser usados simultaneamente com a adrenalina, nas crises *asmáticas em pacientes hipertensos.* Essa associação possibilita o bloqueio do efeito hipertensor da adrenalina sem, contudo, interferir em sua ação broncodilatadora.

Os antagonistas alfa podem ser úteis no tratamento do *diabetes juvenil,* visando impedir a inibição de liberação de insulina pela noradrenalina ou adrenalina.

A fentolamina tem sido usada no *infarto do miocárdio* com hipertensão arterial aguda decorrente da liberação de catecolaminas. Nessa circunstância, consegue-se impedir o aumento da área isquêmica.

A fentolamina pode ser usada em pacientes com *insuficiência cardíaca* grave. Em doses pequenas obtém-se estímulo cardíaco sem diminuição significante da pressão arterial. Há aumento do débito cardíaco, provavelmente por diminuição da resistência periférica, melhorando, dessa forma, a perfusão tecidual. Acresce-se a esses efeitos a abolição de contrações ectópicas prematuras ventriculares. Esses antagonistas são úteis nos casos de insuficiência cardíaca com edema pulmonar por desviarem parte do volume sanguíneo pulmonar para a circulação periférica. Esse efeito decorre da arteríolo e venodilatação.

Os efeitos colaterais mais frequentes são os relacionados com o bloqueio de receptores alfa-vasculares, sendo mais frequente a hipotensão ortostática e de exercício por bloqueio das respostas reflexas; tontura, fraqueza, vertigens e obstrução nasal são também observadas. Quando ocorre hipotensão arterial, a taquicardia que sobrevém é prejudicial a pacientes com insuficiência coronariana. A tolazolina, por ação colinérgica e histaminérgica, pode causar sensações desagradáveis como lufadas de calor, calafrios e formigamento de extremidades; esses efeitos tendem a desaparecer com a redução das doses ou com o prosseguimento da terapia.

5.3. Antagonistas de receptores beta-adrenérgicos

São compostos que inibem as ações das aminas simpatomiméticas nos receptores beta-adrenérgicos sem interferir na atividade de receptores alfa-adrenérgicos.

Podem se classificar em:

a. Não seletivos (bloqueio de beta$_1$- e beta$_2$-adrenoceptores);
b. Seletivos para beta$_1$-adrenoceptores;
c. Seletivos para beta$_2$-adrenoceptores.

Quadro 2.4.21. Antagonistas de Receptores Alfa-Adrenérgicos (Resumo)

- Impedem ligação das aminas simpatomiméticas nos receptores alfa-adrenérgicos. De acordo com a seletividade pelos receptores, classificam-se em:
  1. Não seletivos (fentolamina, tolazolina).
  2. Seletivos para alfa$_1$-adrenoceptores (prazosina, terazosina, doxazosina, indoramina).
  3. Seletivos para alfa$_2$ (ioimbina).
- Efeitos:
  1. Promovem vasodilatação e queda da pressão arterial.
  2. Produzem taquicardia pela ativação do barorreflexo e pelo bloqueio não seletivo de receptores pré-juncionais (alfa$_2$), o que aumenta da liberação da NE.
  3. Bloqueiam a midríase induzida pelo simpático cervical ou pela adrenalina.
  4. Produzem aumento da liberação de insulina induzido pela adrenalina.
- Alcaloides do Ergot. A ação estimulante em fibras musculares lisas mascara a ação bloqueadora alfa.
- Ioimbina. Apresenta maior afinidade pelos receptores alfa$_2$, o que aumenta a liberação da NE pelas fibras pré-juncionais. Consequentemente, apresenta efeito simpatomimético e eleva a pressão arterial e a frequência cardíaca.
- Haloalquilaminas (Fenoxibenzamina e dibenamina). Bloqueio mais seletivo para adrenoceptores alfa$_1$. Bloqueiam, em menor grau, receptores alfa$_2$, histaminérgicos, dopaminérgicos, colinérgicos e a acetilcolinesterase. Promovem liberação de NE dos neurônios e impedem a captação desta, o que contribui para a taquicardia.
- Imidazólicos (Fentolamina e tolazolina). Apresentam ação antagonista em alfa$_1$- e alfa$_2$-adrenoceptores. Induzem acentuada taquicardia reflexa. Indicadas nas crises hipertensivas do feocromocitoma.
- Quinazolinas (Prazosina e doxazosina). Antagonizam seletivamente receptores alfa$_1$-adrenérgicos. Promovem vasodilatação arterial e venosa, diminuindo a pré- e a pós-carga, com discreta taquicardia reflexa.
- Usos:
  1. Alterações vasculares de extremidades (Síndrome de Raynaud)
  2. Estado de choque
  3. Hipertensão arterial
  4. Feocromocitoma
  5. Insuficiência cardíaca

Os receptores beta-adrenérgicos permitem uma subclassificação que se fundamenta na sensibilidade destes diante de determinados agonistas e antagonistas beta-adrenérgicos. Assim, os receptores beta$_1$ do coração e tecido adiposo são sensíveis à noradrenalina, enquanto os demais não são. No entanto, se aumentar a dose da noradrenalina em 1.000 vezes, ela é capaz de estimular todos os receptores beta. Inversamente, os receptores beta$_2$ dos vasos, brônquios, fígado, útero, pâncreas etc. são sensíveis a doses de orciprenalina e salbutamol que não estimulam os receptores beta$_1$. Porém, aumentando-se a concentração daqueles compostos, todos os receptores beta serão estimulados. Por outro lado, todos os receptores beta são passíveis de serem estimulados por doses, da mesma grandeza, de isoproterenol.

5.3.1. Antagonistas beta-adrenérgicos não seletivos

Os antagonistas beta não seletivos bloqueiam a vasodilatação da adrenalina e do isoproterenol sem, contudo, alterar a vasodilatação obtida por mecanismos diferentes daqueles da estimulação beta.

Em circunstâncias que demandam aumento da atividade simpática, por exemplo, diminuição da pressão arterial induzida pelo próprio antagonismo em beta$_1$-adrenoceptores, ocorrerá um aumento da resistência, consequente à interação da noradrenalina com os receptores alfa no leito vascular. No coração, há diminuição da frequência cardíaca, diminuição da força de contração e menor consumo do oxigênio, propriedades em que se baseiam sua utilidade no tratamento da angina. O débito cardíaco é reduzido, o que poderá acarretar diminuição da pressão arterial. Nos brônquios, há bloqueio dos mecanismos de broncodilatação, podendo agravar o broncoespasmo, o que contraindica seu uso em pacientes asmáticos.

Esses grupos de fármacos abolem a elevação do teor de ácidos graxos sanguíneos e glicemia consequente à atividade simpática. Pacientes diabéticos que tenham grande labilidade glicêmica não devem ser medicados com tais fármacos com o risco de entrarem em severa hipoglicemia. Essa hipoglicemia está associada à falta de glicogenólise em resposta ao estresse (via simpática) agravada pelo mascaramento de alguns dos sinais clínicos (taquicardia, tremor) que normalmente indicam deficiência de glicose circulante. A ausência dos sinais clínicos de hipoglicemia impede a instalação das medidas terapêuticas pertinentes. Atuando nas células justaglomerulares renais, estes impedem a liberação de renina induzida pela ativação de receptores beta. Essa propriedade é de valor no tratamento da hipertensão arterial.

Propranolol

Encontrado nas formas levógira e dextrógira, o produto utilizado é a forma racêmica. Há grandes diferenças nas ações farmacológicas dos isômeros ópticos. O levoisômero é responsável pelas propriedades betabloqueadoras do composto. O dextroisômero é quase desprovido dessa ação. No entanto, possui atividade direta na fibra cardíaca, do tipo da quinidina, diminuindo o automatismo e a excitabilidade. Portanto, o efeito antagonista de beta-adrenoceptores da mistura racêmica se deve ao levoisômero, ao passo que o efeito estabilizante de membrana ao dextroisômero. O produto é muito lipossolúvel, sendo facilmente absorvido por via oral. Ocorre significante metabolização hepática na primeira passagem. Além dos efeitos colaterais próprios do grupo, o propranolol pode induzir náuseas, vômitos, diarreia moderada e depressão mental.

Alprenolol

Semelhantemente ao propranolol, exerce ação antiarrítmica, por depressão direta no miocárdio. Emprega-se a mistura racêmica, sendo que o levoisômero tem atividade antagonista em beta-adrenoceptores cerca de 100 vezes maior do que o dextroisômero. Em contrapartida, no que concerne à sua atividade depressora direta, os dois isômeros são equipotentes. O alprenolol difere, contudo, do propranolol por ser um agonista parcial fraco. Em doses terapêuticas, não há alteração da frequência cardíaca, rendimento sistólico ou pressão arterial. Sua atividade antagonista apenas se evidencia quando houver aumento do tônus simpático. Como efeito colateral próprio, destacam-se a sudorese e náuseas; os demais são comuns aos do grupo.

Pindolol

Também conhecido como *butidrina*, é um derivado indol do isoproterenol e tem-se mostrado bem mais potente que o propranolol; no homem, essa potência é de aproximadamente dez vezes. Possui discreto efeito quinidínico, assim como também adrenérgico. Sua lipossolubilidade comparada com o propranolol é moderada.

Nadolol

Diferencia-se do propranolol por não possuir atividade estabilizadora de membrana e ser pouco lipossolúvel. É pouco metabolizado pelo fígado, sendo que 70% da droga são eliminados *in natura*. Por esse motivo, sua dose deve ser reduzida nos pacientes com insuficiência renal. Sua meia-vida é longa, sendo, aproximadamente, de 20 horas.

Timolol

Diferencia-se do propranolol por não possuir atividade estabilizadora de membrana e ser pouco menos lipossolúvel; porém, é três vezes mais lipossolúvel que o nadolol.

Oxprenolol

Antagonista beta com discreta atividade intrínseca e quinidínica. Também é inespecífico para bloquear receptores beta.

Sotalol

É um antagonista beta não cardiosseletivo, sem atividade simpatomimética intrínseca e sem propriedade estabilizadora da membrana.

5.3.2. Antagonistas seletivos para receptores $beta_1$-adrenérgicos

Este grupo de fármacos tem a propriedade de antagonizar os efeitos crono e inotrópicos da noradrenalina e adrenalina no coração e no tecido adiposo. Doses terapêuticas causam pouco ou nenhum efeito nos brônquios, na liberação de insulina, nos tremores, nos vasos, no útero, ou seja, efeitos decorrentes do antagonismo de receptores $beta_2$. Entretanto, doses mais elevadas causam acúmulo de fármacos por metabolismo inadequado ou sensibilidade elevada a esse tipo de bloqueio e promovem efeitos consequentes ao bloqueio de receptores $beta_2$.

O tamanho e o local dos grupos substituintes no anel benzênico são importantes para determinar a cardiosseletividade do antagonismo beta. Assim, a substituição em posição *orto* induz não seletividade de bloqueio beta; a substituição em posição *para* por menor grupo do que o butil origina droga seletiva para antagonismo $beta_1$. Aumentando-se o tamanho do grupo, diminui-se a cardiosseletividade.

Practolol

Bloqueia os receptores beta do coração, antagonizando o inotropismo e o cronotropismo positivos do isoproterenol e da adrenalina. Nas mesmas doses, impede a liberação de ácidos graxos causada por aquelas catecolaminas. A dose necessária e suficiente para esses efeitos é 2,5 vezes maior do que a do propranolol. No entanto, para que o practolol antagonize o relaxamento vascular produzido pelo isoproterenol, são necessárias doses 370 vezes maior do que a do propranolol e 150 vezes para impedir a broncodilatação por esse agente. Assim, torna-se evidente a diferença de sensibilidade entre os receptores $beta_1$ e $beta_2$.

O tamanho e o local dos grupos substituintes no anel benzênico são importantes para determinar a cardiosseletividade do antagonismo beta. Assim, a substituição em posição *orto* induz não seletividade de bloqueio beta; a substituição em posição *para* por menor grupo do que o butil origina droga seletiva para antagonismo $beta_1$. Aumentando-se o tamanho do grupo, ocorre diminuição da cardiosseletividade.

O practolol não apresenta atividade depressora direta, isto é, quinidínica. Portanto, não antagoniza arritmias induzidas por digitálicos. Apresenta pequena atividade adrenérgica, amparando o coração contra a insuficiência.

Como efeitos colaterais, provoca tontura, náusea, vômito, perturbações intestinais e depressão. Esse composto não é mais comercializado, pois com o seu uso surgiram casos de cegueira e psoríase irreversível, o que obrigou sua retirada do comércio.

Metoprolol

Não possui atividade simpatomimética intrínseca e sua ação estabilizadora de membrana é desprezível. Apresenta fenômeno de 1ª passagem, isto é, após a absorção parcela apreciável é metabolizada pelo fígado. A meia-vida é de 3 a 4 horas.

Acebutolol

Tem pequena atividade simpatomimética intrínseca e anestésica local. Seu metabólito (diacetolol) é ativo e possui meia-vida de 8 a 12 horas. É equipotente ao practolol quanto ao bloqueio de beta-adrenoceptores.

Atenolol

Sem atividade simpatomimética intrínseca ou atividade estabilizadora de membrana. Atravessa pouco a barreira hematoencefálica. A meia-vida é maior do que a do metoprolol.

Outros bloqueadores com cardiosseletividade incluem *esmolol, nebivolol, betaxolol, celiprolol.*

5.3.3. Antagonistas seletivos para receptores $beta_2$-adrenérgicos

Butoxamina

Este composto é dotado de maior seletividade para receptores $beta_2$-adrenérgicos, encontrados em vasos sanguíneos e útero, não só antagonizando o efeito relaxante do isoproterenol nessas estruturas, mas também invertendo seu efeito na pressão arterial, elevando-a. Na mesma dose, não acarreta alteração cardíaca.

Com relação às ações metabólicas, a butoxamina bloqueia a glicogenólise e a liberação de ácidos graxos na mesma dose, sendo que esta é 50 vezes maior do que a necessária para obtenção dos efeitos vasculares. Essa classificação de receptores $beta_1$ e $beta_2$ não pode ser encarada de forma rígida ou definitivamente estabelecida. A butoxamina apresenta discreta atividade adrenérgica.

Outros derivados semelhantes à butoxamina também apresentam atividade antagônica seletiva, tal como ocorre com a metil-isopropril-metoxamina.

5.3.4. Usos e efeitos colaterais dos antagonistas beta-adrenérgicos

Os antagonistas beta-adrenérgicos são usados em terapêutica visando principalmente a seus efeitos cardíacos. Por diminuírem o trabalho cardíaco, com redução do consumo de oxigênio, são indicados no tratamento da *angina*, geralmente associados a outros antianginosos.

Na *estenose hipertrófica aórtica*, a estenose passa a causar grande aumento de resistência periférica, com suas repercussões cardíacas. Impedindo-se o aumento do trabalho cardíaco, por meio do uso de antagonista beta-adrenérgico, principalmente durante exercícios, previnem-se as manifestações da moléstia.

No *feocromocitoma* e no *hipertireoidismo*, o uso de antagonistas beta visa à proteção do miocárdio contra a hiperatividade simpática. A conduta visa apenas ao controle dessas doenças e não a cura delas.

Os antagonistas beta são indicados nas *arritmias cardíacas* de origem adrenérgica. Há que acrescentar que os compostos que apresentam atividade anestésica local também são indicados em arritmias induzidas por digitálicos.

Podem ser usados no tratamento inicial do *infarto agudo do miocárdio* em pacientes que não apresentem bradicardia severa (menos de 50 bpm), bloqueios, pressão sistólica abaixo de 100 mmHg ou insuficiência cardíaca de moderada para severa intensidade.

A *estenose mitral* com frequência ventricular alta também pode se beneficiar com o uso dessas drogas.

No *aneurisma dissecante de aorta* os antagonistas beta são úteis à medida que diminuem a contratilidade do miocárdio, diminuindo, assim, a força da dissecção.

Embora esses fármacos diminuam o débito cardíaco, eles são largamente utilizados no tratamento da *hipertensão arterial*. Os mecanismos envolvidos neste efeito envolvem a diminuição da liberação de renina pelas células justaglomerulares renais, cardioinibição e ainda diminuição da liberação de noradrenalina em condições de estresse. Esta última propriedade não é compartilhada com os antagonistas cardiosseletivos.

São ainda indicados nos casos de estados de *ansiedade*, visando ao bloqueio das repercussões periféricas (simpáticas) desse estado. Existem evidências de que o efeito ansiolítico também é devido à ação central.

Em oftalmologia, os antagonistas beta têm indicação no tratamento do *glaucoma* quando aplicados topicamente no globo ocular. Essa indicação tem por base a capacidade desses compostos em diminuir a produção de humor aquoso pelo corpo ciliar.

Os antagonistas beta sem atividade simpatomimética intrínseca são os mais utilizados na profilaxia da enxaqueca. Impedem o espasmo arterial por bloqueio beta-adrenérgico e diminuem a excitabilidade neuronal.

O uso desses compostos não é destituído de riscos. Assim, o broncoespasmo poderá sobrevir principalmente em pacientes asmáticos, risco este minimizado com o uso de antagonistas $beta_1$-seletivos.

A insuficiência cardíaca constitui outro risco e é maior com os fármacos que não apresentam pequena atividade adrenérgica, tal como o propranolol. Bloqueios cardíacos de graus variados podem também ocorrer. A intensa diminuição de débito cardíaco provoca hipotensão arterial.

5.3.5. Antagonistas de receptores alfa- e beta-adrenérgicos

Labetalol

Diferencia-se das demais drogas por antagonizar $alfa_1$- e beta-adrenoceptores não seletivamente. É menos potente que o propranolol e a fentolamina em antagonizar os receptores beta- e alfa-adrenérgicos, respectivamente. Bloqueia também a captação neuronal da noradrenalina e apresenta atividade estabilizadora da membrana do miocárdio, antagonizando arritmias induzidas por catecolaminas ou por ouabaína. É útil no tratamento da hipertensão essencial e no feocromocitoma.

Medioxabol

Também sem seletividade para alfa- e beta-adrenoceptores, apresenta ação vasodilatadora adicional, com aplicação terapêutica na hipertensão arterial leve e moderada.

A Tabela 2.4.2 apresenta as principais drogas que afetam a neurotansmissão do sistema nervoso simpático.

Tabela 2.4.2. Principais drogas que afetam a neurotansmissão do sistema nervoso simpático

Droga	Mecanismo de ação	Efeitos produzidos
Alfa-metiltirosina	Inibição da tirosina hidroxilase	Depleção de NE e dopamina
Cocaína	Inibição da recaptação de NE	Acúmulo de NE na fenda sináptica
Imipramina	Inibição de recaptação de NE	Acúmulo de NE na fenda sináptica
Reserpina	Inibição do transporte de NE para as vesículas sinápticas	Redução das concentrações de NE nas terminações noradrenérgicas
Anfetamina, efedrina	Inibição da recaptação de NE pelas terminações, liberação de NE e inibição da sua metabolização	Acúmulo de NE na fenda sináptica
Tiramina	Liberação de NE das vesículas de armazenamento	Acúmulo de NE na fenda sináptica
Pargilina	Inibidor não seletivo da MAO	Acúmulo de NE intraneuronal e na fenda sináptica
Selegilina	Inibidor seletivo da MAO-B	Acúmulo de NE intraneuronal e na fenda sináptica – SNC
Entacapona	Inibidor da COMT	Acúmulo de NE – perifericamente
Tolcapona	Inibidor da COMT	Acúmulo de NE – SNC
Oximetazolina	Agonista alfa não seletivo	Efeito simpatomimético em alfa-adrenoceptores

Continua

Droga	Mecanismo de ação	Efeitos produzidos
Fenilefrina	Agonista alfa$_1$-seletivo	Efeito simpatomimético em alfa$_1$-adrenoceptores
Clonidina	Agonista alfa$_2$-seletivo	Efeito simpatomimético em alfa$_2$-adrenoceptores
Isoprenalina	Agonista beta não seletivo	Efeito simpatomimético em beta-adrenoceptores
Dobutamina	Agonista beta$_1$-seletivo	Efeito simpatomimético em beta$_1$-adrenoceptores
Salbutamol	Agonista beta$_2$-seletivo	Efeito simpatomimético em beta$_2$-adrenoceptores
Fenoxibenzamina	Antagonista alfa não seletivo irreversível	Efeito simpatolítico irreversível em alfa-adrenoceptores
Fentolamina	Antagonista alfa não seletivo reversível	Efeito simpatolítico reversível em alfa-adrenoceptores
Prazosina	Antagonista alfa$_1$-seletivo	Efeito simpatolítico em alfa$_1$-adrenoceptores
Ioimbina	Antagonista alfa$_2$-seletivo	Efeito simpatolítico em alfa$_2$-adrenoceptores pós-juncionais Efeito simpatomimético em alfa$_2$-adrenoceptores pré-juncionais
Propranolol	Antagonista beta não seletivo	Efeito simpatolítico em beta-adrenoceptores
Atenolol	Antagonista beta$_1$-seletivo	Efeito simpatolítico em beta$_1$-adrenoceptores

Quadro 2.4.22. Antagonistas de Receptores Alfa-Adrenérgicos (Resumo)

- Impedem a ligação das aminas simpatomiméticas aos receptores beta-adrenérgicos sem interferir na atividade de receptores alfa. Classificam-se em:
  1. Não seletivos (propranolol, alprenolol).
  2. Seletivos para beta$_1$ (atenolol, metoprolol).
  3. Seletivos para beta$_2$ (butoxamina).
- Antagonistas beta não seletivos:
  1. Diminuem a frequência, força de contração e consumo de oxigênio no coração.
  2. Reduzem o débito cardíaco, podendo acarretar queda da pressão arterial.
  3. Bloqueiam a broncodilatação, podendo provocar broncoespasmos.
  4. Abolem a elevação de ácidos graxos e glicemia consequente à atividade simpática.
  5. Mascaram os sinais clínicos (taquicardia, tremor) de hipoglicemia
- Antagonistas seletivos para beta$_1$.
  1. Antagonizam os efeitos crono- e inotrópicos da NE e adrenalina no coração e no tecido adiposo
  2. Em doses terapêuticas tem pouco ou nenhum efeito nos brônquios, na liberação de insulina, nos tremores, nos vasos, no útero, ou seja, nos efeitos medidados por beta$_2$-adrenoceptores
- Antagonistas seletivos para beta$_2$.
  1. Antagonizam o efeito relaxante do isoproterenol em vasos e útero.
  2. Não alteram função cardíaca.
  3. Bloqueiam a glicogenólise e a liberação de ácidos graxos.
- Usos:
  1. Angina de peito.
  2. Estenose hipertrófica aórtica.
  3. Feocromocitoma e hipertireoidismo.
  4. Arritmias cardíacas.
  5. Infarto agudo do miocárdio.
  6. Hipertensão arterial.
  7. Estenose mitral.
  8. Aneurisma dissecante de aorta.

6. DROGAS PARASSIMPATOMIMÉTICAS

Frequentemente designadas como parassimpatomiméticas ou colinérgicas, são aquelas que promovem no organismo respostas semelhantes às da estimulação dos nervos parassimpáticos.

São classificadas de acordo com o seu modo de ação, em dois grandes grupos:

a. De ação direta, atuando nos receptores muscarínicos, como a acetilcolina e a pilocarpina;

b. De ação indireta, que apenas protegem o mediador acetilcolina, impedindo sua metabolização pelas colinesterases, como a neostigmina.

Os anticolinesterásicos propiciam aumento da acetilcolina em todo o organismo. A acetilcolina agirá nos receptores a ela sensíveis, muscarínicos e nicotínicos, distribuídos nos vários tecidos e órgãos. Assim, a inclusão dos anticolinesterásicos entre as drogas colinérgicas muscarínicas merece ressalvas no sentido de que se deve considerar apenas a atividade da acetilcolina nos receptores muscarínicos para que a classificação como colinérgicos de ação indireta faça sentido.

6.1. Colinérgicos de ação direta

Derivados da colina

A colina, ou 2-hidroxietiltrimetilamônio – $HO\text{-}CH_2CH_2\text{-}N^+\text{-}(CH_3)_3$, é constituinte de fosfolípides. Da esterificação do grupo alcoólico, surgem ésteres, sendo os mais importantes a acetilcolina, acetilbetametilcolina (metacolina), carbamilcolina (carbacol) e carbamil-beta-metilcolina (betanecol).

A acetilcolina, o mediador do parassimpático, interage com dois tipos de receptores, muscarínicos e nicotínicos. Neste capítulo são analisados os efeitos decorrentes de interação com receptores muscarínicos, uma vez que são estes os responsáveis pelas ações parassimpáticas.

Os efeitos da *acetilcolina* são semelhantes aos decorrentes da estimulação parassimpática, uma vez que a própria acetilcolina é o mediador do sistema nervoso parassimpático. A acetilcolina, como agente farmacológico, só produz efeitos importantes quando administrada por via intravenosa, pois sua rápida destruição impede que exerça efeitos quando introduzida por outras vias. Essa droga não é comercializada para fins terapêuticos.

Os demais ésteres, genericamente, apresentam os mesmos efeitos farmacológicos, mas diferem no que se refere ao tipo dominante de atividade colinérgica.

Assim, a *metacolina* é mais muscarínica em seus efeitos e dentre eles predominam os efeitos circulatórios. Sua duração de efeitos é maior do que a da acetilcolina, pois ela é lentamente hidrolisada pela acetilcolinesterase e não sofre ação da butirilcolinesterase.

O *carbacol*, contrariamente, tem também efeito nicotínico, é resistente à hidrólise pelas colinesterases e seus efeitos são predominantes nos tratos digestivo e urinário; tem uso terapêutico em oftalmologia.

O *betanecol* tem, tão somente, ação muscarínica, com intensos efeitos nos tratos digestivo e urinário. Praticamente destituído de efeito cardiovascular, é também, assim como o carbacol, resistente à ação das colinesterases.

Pilocarpina

Trata-se de um alcaloide de origem vegetal, extraído das folhas do *Pilocarpus pennatifolius* e do *Pilocarpus jaborandi.* Embora sua molécula seja bem diferente da acetilcolina, possui um grupamento metílico ligado a um nitrogênio, com arranjo tridimensional muito semelhante ao apresentado pela acetilcolina.

O composto atua diretamente nos receptores muscarínicos, dos subtipos M_1 e M_2, reproduzindo, em geral, todas as respostas colinérgicas. Entre estas, destacam-se o efeito sialorreico e o aumento da sudorese, que são mais intensos do que os obtidos pela acetilcolina. Sua capacidade de aumentar a sudorese já foi utilizada com finalidade terapêutica, a fim de remover nitrogênio. No sistema cardiovascular a pilocarpina causa hipotensão e bradicardia, sendo que muitas vezes esses efeitos são seguidos de eventos que se assemelham a uma estimulação adrenérgica. Essa resposta adrenérgica tardia decorre da interação da pilocarpina com receptores muscarínicos ganglionares, estimulando-os. Atualmente, o interesse terapêutico da pilocarpina restringe-se à oftalmologia, como miótico, e como sialorreico.

Outros colinérgicos de ação direta

A *muscarina* é um alcaloide extraído de um cogumelo venenoso, a *Amanita muscaria.* Seus efeitos resultam da interação com os receptores muscarínicos, o que deu origem ao nome desses receptores e à expressão "ação muscarínica" da acetilcolina. A importância desse alcaloide restringe-se à toxicologia, relacionada aos envenenamentos por cogumelos.

A *arecolina* é um alcaloide extraído da noz da *Areca catechu.* Como os colinérgicos anteriormente descritos, atua diretamente no receptor muscarínico. Trata-se de uma substância sem utilização clínica, embora possa ser usada em medicina veterinária como vermífugo, efeito que não se relaciona com sua atividade colinérgica.

A *aceclidina* é um composto sintético com fórmula estrutural muito semelhante à arecolina. Seu uso restringe-se à oftalmologia.

A *oxotremorina* é um composto sintético, usado como ferramenta de investigação. A sua administração desencadeia um quadro semelhante ao do Parkinson, consequente à estimulação dos receptores muscarínicos localizados nos gânglios da base no SNC.

6.2. Colinérgicos de ação indireta – Anticolinesterásicos

6.2.1. Conceito e propriedades farmacológicas

Os anticolinesterásicos são compostos que inativam as colinesterases e, em consequência, reforçam os efeitos da estimulação dos nervos colinérgicos e os da acetilcolina exógena. São por isso denominados colinérgicos de ação indireta.

Dois grupos químicos encerram a maioria e os mais importantes compostos com esse tipo de atividade: derivados do ácido carbâmico (neostigmina, piridostigmina) e os compostos orgânicos do fósforo (ecotiofato e inseticidas em geral).

As diferenças fundamentais na ação farmacológica desses dois grupos químicos podem ser resumidas como seguem.

As colinesterases possuem dois sítios ativos: sítio aniônico, ao qual o grupo trimetilamônio da acetilcolina se liga através de forças de Coulomb e o sítio esterásico, que possui uma hidroxila pertencente à serina e que se liga ao carbono da carboxila da acetilcolina. Após essa ligação, há liberação de colina seguida da inclusão de uma molécula de água no complexo, liberando, nesta etapa, o ácido acético e a enzima regenerada. A velocidade desse processo é imensamente grande, tendo sido comparada à "velocidade de um raio" (Figura 2.4.10).

Os ésteres do ácido carbâmico ligam-se de modo semelhante com a enzima, diferindo, entretanto, na velocidade de hidrólise, que é bem mais lenta, do que resulta uma inibição. Esse tipo de inativação é referido como inibição "reversível" e tem, no homem, a duração aproximada de 2 a 4 horas.

Os compostos organofosforados ligam-se à enzima apenas no sítio esterásico, fosforilando-o. A regeneração da enzima é extremamente lenta, permitindo classificar esse tipo de reação como sendo "irreversível". Dessa forma, a função fica na dependência de nova síntese de enzimas. Os efeitos máximos são obtidos após 6 a 12 horas, declinando progressivamente e podendo perdurar por 3 a 5 dias. Dependendo do tempo de contato entre inibidor e a enzima, é possível uma reativação desta última por meio do uso de drogas do grupo das oximas. Essas substâncias reagem com o grupo fosforilado do organofosforado, formando, com eles, um complexo e regenerando a enzima. Entretanto, a ligação do organofosforado com a enzima pode se tornar, após algum tempo, resistente à ação dos reativadores. Esse processo denomina-se "envelhecimento" enzimático e, provavelmente, decorre da perda de um grupamento alquila ou alcoxi do organofosforado, levando a um complexo mais estável, de monoalquil-fosforil acetilcolinesterase ou monoalcoxi-fosforil acetilcolinesterase, com a enzima (Figura 2.4.11).

As oximas não são capazes de desfazer a ligação dos derivados do ácido carbâmico com as colinesterases. Em doses altas, as oximas têm atividade inibidora sobre aquelas enzimas. No Brasil, é disponível o sal metilsulfometilado da alfa-piridilaldoxima (pralidoxima).

Os efeitos dos anticolinesterásicos devem-se ao acúmulo da acetilcolina liberada pelas terminações nervosas (parassimpática, nervo somático e fibra pré-ganglionar), protegida da ação das colinesterases. Os efeitos perduram enquanto houver inibição enzimática. É notável a sua capacidade de estimular a contração do músculo esquelético, propriedade esta que fundamenta sua aplicação no tratamento da miastenia grave e na reversão dos efeitos dos curares.

6.2.2. Características especiais dos principais anticolinesterásicos

Derivados do ácido carbâmico

A *neostigmina* é um composto sintético contendo um amônio quaternário. Sua absorção pelo trato digestivo é irregular, sendo que grande parte da droga é aí inativada. A transformação é feita por hidrólise e os metabólitos são eli-

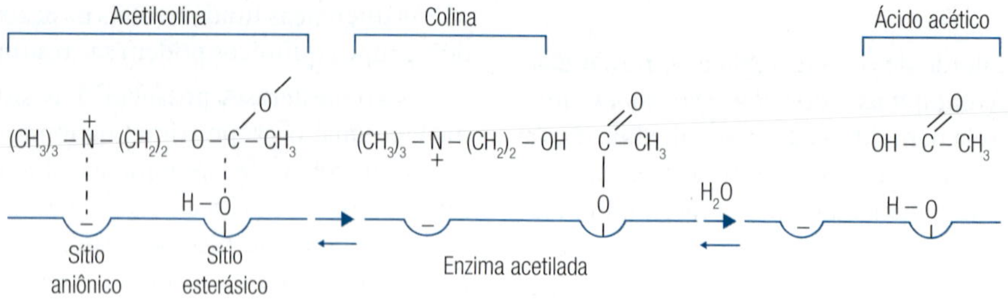

Figura 2.4.10. Hidrólise da acetilcolina com regeneração da acetilcolina e formação de ácido acético.

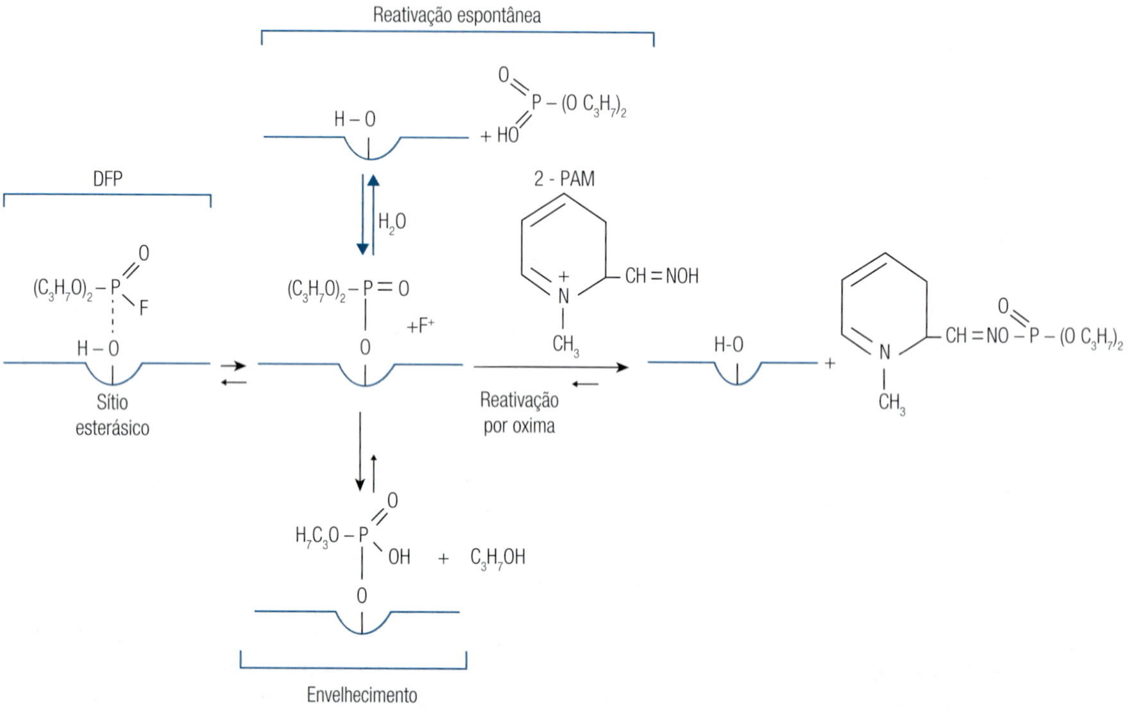

Figura 2.4.11. Reação do diisopropilfluorofosfato (DFP) no sítio esterásico da acetilcolinesterase. A reativação espontânea ocorre em nível muito baixo. Há predomínio de processo de "envelhecimento" da enzima. A enzima fosforilada é passível de recuperação por reativação por oxima.

minados pelos rins. O efeito inibitório sobre as colinesterases tem média duração. É usada para reverter o bloqueio neuromuscular induzido por bloqueadores não despolarizantes, na miastenia grave, no íleo paralítico e na retenção urinária pós-operatória.

A *piridostigmina* também é um produto sintético, que se diferencia da neostigmina por ser bem absorvida por via oral. É indicada no tratamento da miastenia grave e na reversão do bloqueio neuromuscular induzido por agentes não despolarizantes.

O *benzopirínio* e o *demecário* são outros derivados do ácido carbâmico análogos à neostigmina. O demecário é constituído de duas moléculas de neostigmina, o que aumenta a potência e a duração do bloqueio. É usado, em alguns países, no tratamento de glaucoma de ângulo aberto e no de ângulo fechado após iridectomia.

O *ambenônio,* assim como o demecário, é um composto bis-quaternário que inibe as colinesterases de forma reversível; seus efeitos são de média duração. É indicado para o tratamento da miastenia grave.

A *fisostigmina* é um alcaloide extraído da "fava do Calabar" ou Eseré, que é a semente da planta africana *Physostigma venenosum.* É um derivado de amônio terciário, bem absorvido por via oral, e seu efeito tem duração média. É usada na constipação intestinal, na intoxicação por anticolinérgicos e no tratamento do glaucoma.

O *edrofônio* é um composto sintético derivado do amônio quaternário cuja característica é a brevidade de seus efeitos. É usado no diagnóstico da miastenia grave e na reversão do bloqueio neuromuscular por agentes não despolarizantes.

A *tacrina* é um derivado acridínico com efeito inibidor reversível das colinesterases, sendo este efeito mais intenso sobre a butirilcolinesterase. É usado no tratamento da doença de Alzheimer.

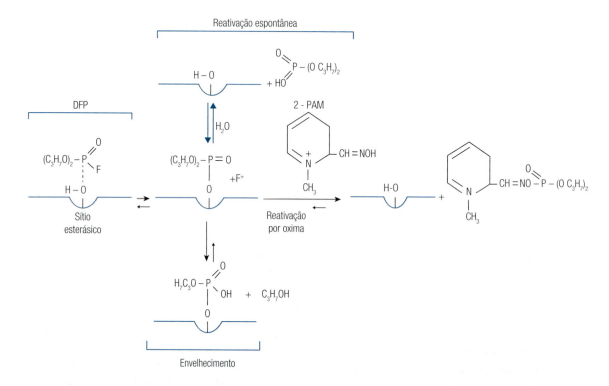

Compostos organofosforados

Este grupo de substâncias encerra os gases tóxicos usados na II Guerra Mundial como o diisopropilfluorofosfato (DFP), sarin, tabun e soman e um grande número de inseticidas como paration, malation, DMPA e outros. Este grupo contém mais de 50.000 compostos. Pode-se considerar como exceção quanto ao uso o ecotiofato, que é empregado em oftalmologia no tratamento do glaucoma.

Entre os inseticidas, deve-se destacar o malation por ser menos tóxico aos organismos superiores em relação aos insetos. Essa menor toxicidade se deve a uma hidrólise da molécula do inseticida por ação de uma enzima plasmática, a carboxilesterase. Essa reação, nos insetos, é muito lenta. Considerando-se que a intoxicação por inseticidas é comum, dado ao largo uso destes, essa propriedade do malation passa a ser de fundamental importância.

A carboxilesterase é inibida por outros organofosforados. A exposição prévia a um organofosforado pode tornar o malation mais tóxico ao organismo.

O malation é usado como inseticida e tem indicação terapêutica, por aplicação tópica, no tratamento da pediculose.

Todos os compostos organofosforados caracterizam-se por serem extremamente lipossolúveis, atingindo, portanto, o sistema nervoso central em altas concentrações. Sua absorção é boa por qualquer via, incluindo a pele. A manipulação desses compostos pode levar a um quadro de intoxicação, não só através da absorção pela pele como também pelas mucosas do trato respiratório. A metabolização se faz sob ação da enzima fosforilfosfatase, existente em vários tecidos, e ainda por uma reação oxidativa. Os metabólitos são eliminados pelos rins.

6.2.3. Usos, efeitos colaterais e toxicidade

Atonia intestinal e vesical. No pós-operatório de cirurgias abdominais, é frequente a instalação de quadro de atonia intestinal. Nos pós-operatórios de cirurgias em que houve manipulação das vias urinárias, esse fenômeno também é frequente. Os colinérgicos são úteis na indução de motilidade dessas estruturas. Em sendo a acetilcolina o mediador do parassimpático, sistema que estimula essas estruturas, é lógico supor que a administração desta seria útil. Entretanto, seus efeitos são muito fugazes, o que determina o uso de anticolinesterásicos para esses quadros. Esses agentes preservam a acetilcolina, diminuindo a sua metabolização. A droga mais utilizada é a neostigmina.

Glaucoma. As drogas colinérgicas têm indicação em todos os tipos de glaucoma primário por facilitar o escoamento do humor aquoso. No caso de glaucoma de ângulo fechado, esse maior escoamento deve-se à abertura do canal de Schlemm mediante contração do esfíncter da íris. São úteis também em alguns tipos de glaucoma secundário como, por exemplo, o que se segue à cirurgia de catarata. A instilação, no globo ocular, de carbacol, pilocarpina ou ecotiofato tem sido a conduta mais usual.

Miastenia grave. Trata-se de doença autoimune contra receptores nicotínicos da placa terminal. Desenvolve-se falência na força de contração do músculo esquelético, preponderantemente numa atividade muscular contínua. O uso de anticolinesterásicos, por exemplo, piridostigmina ou neostigmina, pode restaurar a contração muscular. Nesta eventualidade, deve-se associar atropina para se evitar efeitos colinérgicos resultantes da interação da acetilcolina com os receptores muscarínicos.

Na *reversão dos efeitos dos curares*, os anticolinesterásicos têm uso habitual, aumentando a acetilcolina na fenda sináptica. Esta, por competição, desloca o bloqueador do receptor nicotínico. É imprescindível o uso prévio de atropina para evitar os efeitos muscarínicos.

Nos *distúrbios vasculares periféricos*, sobretudo quando há vasoespasticidade, os derivados da colina podem ser úteis.

Na *intoxicação atropínica*, os anticolinesterásicos constituem a medicação específica por possibilitar o deslocamento da atropina por meio do acúmulo de acetilcolina. A neostigmina é a mais útil.

Na *doença de Alzheimer*, há diminuição na transmissão colinérgica no SNC, acarretando um estado de demência progressiva. O uso de anticolinesterásicos tem propiciado, nos estágios iniciais da doença, alguma regressão nos sinais e sintomas. Em nosso meio a *tacrina*, um derivado acridínico, tem sido empregada com essa indicação. Este agente é capaz de interagir com diferentes sistemas incluindo-se as colinesterases, inibindo-as.

Os *efeitos colaterais* decorrem dos efeitos colinérgicos que ocorrem em outras estruturas que não a estrutura alvo: bradicardia, hipotensão, salivação, vômitos, cólicas intestinais, diarreia, miose, espasmo de acomodação, broncoconstrição, aumento de secreção brônquica, hiperemia de conjuntiva, lacrimejamento.

Os fenômenos centrais como tonturas, ansiedade, nervosismo e insônia são frequentes com os anticolinesterásicos, uma vez que estes atravessam facilmente a barreira encefálica, e constituem sinal de intoxicação. No caso de intoxicação grave, há confusão mental, ataxia, convulsão, coma e paralisia respiratória, que é a causa de morte. Ainda no quadro tóxico por esses compostos, principalmente pelos anticolinesterásicos, tremores e contrações fasciculares dos pequenos músculos podem ser observados. Com a intensificação do quadro, surgem fenômenos de depressão muscular como fraqueza, fadiga e câimbras. Esses sinais decorrem de despolarização prolongada da placa terminal em consequência do grande acúmulo de acetilcolina. Quando atingidos os músculos respiratórios, podem resultar cianose e dispneia, somando-se à insuficiência respiratória central.

7. DROGAS PARASSIMPATOLÍTICAS

Também designadas *anticolinérgicos*, são compostos que bloqueiam, nos efetuadores autonômicos, os efeitos da estimulação dos nervos colinérgicos e a ação das drogas colinérgicas. Como os receptores situados nos efetores do parassimpático são do tipo muscarínico, o termo *antimuscarínicos* também tem sido usado com frequência.

Essas substâncias também exercem uma modalidade de bloqueio ganglionar impedindo a interação da acetilcolina com os receptores muscarínicos (M_1) aí existentes.

Entretanto, a transmissão ganglionar, via receptores nicotínicos, não é afetada em doses terapêuticas.

A classificação de maior interesse prático é a que se baseia na valência do nitrogênio, pois, de conformidade com esta, há configuração de propriedades que caracterizam cada um dos grupos. Os anticolinérgicos são divididos em dois grupos:

a. Compostos aminoterciários como a atropina e a escopolamina e
b. Compostos de amônio quaternário como a metantelina, a propantelina, o parapenzolato, ipratrópio, tiotrópio etc.

Para análise dos efeitos dos anticolinérgicos, a atropina foi escolhida como fármaco padrão deste grupo.

7.1. Compostos aminoterciários

Atropina

É um alcaloide proveniente de diversas plantas da família das solanáceas como a *Atropa belladonna*, o *Hyoscyamus niger, a Datura stramonium* e outras. O alcaloide mais comum dessas plantas é a hiosciamina, que é levógira. No processo de extração, esse alcaloide transforma-se facilmente em mistura racêmica, que é a atropina. A atropina também pode ser sintetizada a partir do ácido trópico e tropina.

A atropina exerce seus efeitos farmacológicos em consequência de bloqueio do parassimpático e efeito próprio. O efeito parassimpatolítico decorre do bloqueio de receptores muscarínicos, M_1, M_2 e M_3. Em doses altas, pode bloquear também os receptores nicotínicos do gânglio e junção neuromuscular.

Há diferença de sensibilidade ao bloqueio da atropina nos diversos tecidos e também entre as espécies animais. De forma genérica, as glândulas salivares são bloqueadas com as menores doses. Aumentando-se a dose 2,5 vezes, surge bloqueio cardíaco; aumentando de 10 a 20 vezes, aparece inibição da acomodação visual. As estruturas mais resistentes ao bloqueio atropínico são as glândulas gástricas secretoras de ácido clorídrico (células parietais). A atropina não bloqueia a contração vesical decorrente da estimulação do nervo pélvico. Como já foi referido, o mediador envolvido parece ser purínico.

Sendo o composto uma amina terciária, atravessa a barreira encefálica. A atropina é um estimulante central. Em doses elevadas causa fenômenos excitatórios, principalmente do córtex, com agitação, nervosismo e, às vezes, alucinações e delírio. Da estimulação bulbar resultam excitação vagal e aceleração da respiração.

Pequenas doses de atropina podem causar ligeira bradicardia decorrente de estimulação vagal central. O efeito decorrente da atividade anticolinérgica consiste em taquicardia por inibição do tônus vagal. A atropina suprime a bradicardia vagal reflexa determinada pela elevação da pressão arterial.

Nos vasos, efeitos anticolinérgicos da atropina são pouco intensos, uma vez que a participação do parassimpático no tônus vascular é pequena. Na face e no pescoço, os vasos cutâneos podem dilatar-se produzindo eritema e erupção que aparentam escarlatina. O mecanismo dessa vasodilatação difere do anticolinérgico, pairando dúvidas se ocorre ação própria da atropina ou liberação de um autacoide (por exemplo, a histamina) pela atropina. Em doses altas pode ocorrer diminuição da pressão arterial consequente a essa vasodilatação. Nessas doses pode-se observar também estimulação respiratória consequente a efeitos centrais.

O relaxamento bronquiolar obtido pela atropina é de pequena significação clínica, pois é insuficiente em bloquear o broncoespasmo produzido pelos autacoides envolvidos na asma. As secreções brônquicas diminuem com o uso da atropina e é nesse efeito que se baseia o uso deste alcaloide na medicação pré-anestésica.

As secreções do sistema digestivo tendem a diminuir com o uso de atropina, sendo a secreção salivar a mais intensamente bloqueada (sialosquese). Para obtenção do bloqueio de secreção gástrica são necessárias doses muito altas, redundando efeitos colaterais intensos. A secreção provocada pela histamina e gastrina não é eficientemente inibida pela atropina; a secreção pancreática é diminuída pela atropina quando resulta da estimulação vagal, mas o efeito é diminuto na secreção causada pela secretina. As secreções intestinais e biliar não são afetadas pela atropina, em doses terapêuticas.

O tônus e as contrações rítmicas do estômago e do intestino são reduzidos pela atropina, principalmente se estiverem aumentados. Em casos de espasmo, a atropina, em pequenas doses, pode restabelecer o peristaltismo porque a elevação do tônus inibe a atividade dos plexos mioentéricos de Auerbach e o submucoso de Meissner, que participam do controle da ritmicidade intestinal. Com a redução do tônus, há desinibi-

Quadro 2.4.23. Drogas Parassimpatomiméticas (Resumo)

- Promovem no organismo respostas semelhantes às da estimulação dos nervos parassimpáticos. Classificam-se em:
  1. Ação direta. Agonistas de receptores muscarínicos (Ach, pilocarpina).
  2. Ação indireta. Impedem a metabolização do mediador pelas colinesterases (neostigmina).
- Colinérgicos de ação direta:
  1. Derivados da colina (metacolina, carbacol, betanecol). Apresentam os mesmos efeitos farmacológicos da Ach, mas diferem no que se refere ao tipo dominante de atividade colinérgica.
  2. Pilocarpina. Atua diretamente nos receptores muscarínicos M_1 e M_2, reproduzindo, em geral, as respostas colinérgicas. O interesse terapêutico da pilocarpina restringe-se à oftalmologia, como miótico.
- Colinérgicos de ação indireta.
  1. Inativam as colinesterases e reforçam os efeitos da estimulação dos nervos colinérgicos e os da Ach exógena.
  2. As colinesterases possuem dois sítios ativos: sítio aniônico, que se liga ao grupo trimetilamônio da Ach, e o sítio esterásico, que se liga ao carbono da carboxila da Ach.
  3. Os ésteres do ácido carbâmico ligam-se de modo semelhante a AchE, mas a hidrólise é bem mais lenta, o que resulta em inibição "reversível" da AchE.
  4. Os compostos organofosforados ligam-se à AchE apenas no sítio esterásico, fosforilando-o. A regeneração da enzima torna-se extremamente lenta, permitindo classificar a inibição como "irreversível". Dessa forma, a função fica na dependência de nova síntese de enzimas.
- Usos:
  1. Atonia intestinal e vesical.
  2. Glaucoma.
  3. Miastenia grave.
  4. Reversão dos efeitos do curare.
  5. Distúrbios vasculares periféricos.
  6. Intoxicação atropínica.
  7. Doença de Alzheimer.

ção da função dos plexos, restaurando-se a normalidade das contrações. Grandes doses podem acarretar atonia intestinal.

Seus efeitos nos esfíncteres são variáveis, difíceis de serem previstos. Não obstante, a atropina é usada, com frequência, nos espasmos da cárdia e do piloro.

A atropina relaxa a bexiga e contrai o esfíncter, o que justifica seu uso na enurese noturna e no tratamento sintomático da cistite.

A atropina por via sistêmica ou em instilação local dilata a pupila e paralisa a acomodação visual. Há diminuição da luz do canal de Schlemm, consequente à dilatação pupilar, o que poderá prejudicar pacientes glaucomatosos. Os efeitos oculares da atropina podem persistir por vários dias.

A atropina bloqueia a sudorese (terminações colinérgicas do sistema simpático), o que explica em parte a elevação da temperatura corporal nos casos de intoxicação por esse alcaloide.

É bem absorvida por qualquer via. No homem, a transformação é realizada no componente tropina da molécula. Seus efeitos se instalam rapidamente, dependendo da via, e duram de 1 a 2 horas.

Escopolamina

Trata-se de um alcaloide encontrado nas mesmas plantas em que ocorre a atropina. É também conhecida com o nome de hioscina e difere da atropina apenas por conter um átomo de oxigênio a mais em sua molécula.

Assemelha-se à atropina em seus efeitos anticolinérgicos, diferindo apenas na intensidade destes. Assim, é menos potente do que a atropina em bloquear o vago, mas é mais enérgica no tocante à midríase, nos efeitos antiespasmódicos e antissecretor.

Seus efeitos são menos duradouros em relação aos da atropina.

A principal diferença entre esses dois alcaloides reside nos efeitos centrais. A escopolamina é depressora do sistema nervoso central, acarretando adinamia e sonolência. Não obstante, em alguns indivíduos, mesmo durante o sono, fenômenos de excitação podem aparecer, como agitação, alucinações e delírio. Os efeitos sedativos da escopolamina são reforçados pela morfina. A associação das duas substâncias é comum na medicação analgésica e pré-anestésica.

Outros compostos aminoterciários

A *homatropina* é um derivado semissintético da atropina. Seus efeitos são semelhantes aos daquele alcaloide, sendo que prevalece o efeito antiespasmódico, que justifica seu emprego clínico.

A *pirenzepina* é uma amina terciária e de estrutura tricíclica, porém é uma molécula polar. Essa polaridade faz com que a pirenzepina se diferencie das demais aminas terciárias citadas por não atravessar a barreira hematoencefálica. Outra característica dessa substância é a sua seletividade em antagonizar os receptores muscarínicos M_1 (ganglionares e atividade secretora gástrica). Nesta seletividade reside a importância da droga no tratamento da úlcera péptica, pois inibe a secreção gástrica sem alterar, apreciavelmente, outras atividades parassimpáticas. Contrariamente ao esperado, pode ocorrer, com o uso de pirenzepina, diminuição da consistência das fezes. Por vezes ocorre dificuldade de acomodação visual e boca seca. A pirenzepina, usada conjuntamente com anti-inflamatórios, torna-os mais toleráveis com relação à irritação gástrica.

A *telenzepina* é um análogo da pirenzepina, com a mesma seletividade por receptores M_1, porém de maior potência.

Triexifenidil e *benzotropina* são compostos terciários que atingem o SNC em altas proporções. São usados no tratamento do Parkinson.

A *diciclomina* é também um derivado de amina terciária, com efeitos antimuscarínicos e com atividade depressora direta na musculatura lisa. É indicada no tratamento da síndrome de irritação intestinal.

7.2. Compostos de amônio-quaternário

Estes compostos apresentam, como diferença fundamental em relação ao grupo anterior, atividade ganglioplégica nicotínica em variados graus, reforçando a atividade antimuscarínica, e não atravessam a barreira hematoencefálica. Fato curioso é que a ação ganglioplégica tem apreciável seletividade para os gânglios abdominais. De maneira genérica, são mais potentes que as aminas terciárias sintéticas, provavelmente decorrente do reforço pela atividade ganglioplégica.

São indicados como antissecretores e antiespasmódicos, com exceção da butilescopolamina e do mepenzolato que apresentam ação antissecretora muito discreta. Destaca-se ainda a *difenametanila* cuja absorção oral não é boa; recomenda-se a sua administração entre as refeições ou, então, pela via hipodérmica.

O *brometo de ipratrópio* e seus similares *oxitrópio* e *tiotrópio* apresentam efeitos similares aos da atropina quando administrados parenteralmente. Diferem da atropina quanto ao efeito nos mecanismos ciliares de eliminação das secreções das vias aéreas inferiores. A atropina interfere neste movimento ciliar diminuindo a expulsão das secreções dessas vias (motivo pelo qual é contraindicada no tratamento da asma, pois poderá acarretar a formação de verdadeiras "rolhas" de secreção – retidas e menos fluidas), enquanto o ipratrópio e congêneres não interferem neste processo que é importante mecanismo de defesa. Quando administrados através de inalação, são pouco absorvidos, ficando, seus efeitos, restritos à árvore brônquica. Consequentemente, seus efeitos colaterais são desprezíveis. Pelos motivos expostos, são agentes úteis no tratamento da asma antagonizando a parcela da broncoconstrição devida à atividade parassimpática, sem interferir nos mecanismos de eliminação das secreções.

Citam-se, ainda, como exemplos deste grupo as seguintes drogas: *butilescopolamina, difenametanila, fentônio, isopropamida, mepenzolato, parapenzolato, pentienato, poldina, metantelina, propantelina, metilbrometo de homatropina.*

7.3. Usos

Os anticolinérgicos têm largo uso terapêutico

Como *midriáticos ou cicloplégicos*, em aplicação local, os antimuscarínicos são usados para exames de fundo de olho, exames de refração e para evitar aderências da íris com o cristalino nas irites, iridociclites, corioidites e ceratites. Os mais potentes neste sentido são a atropina e a escopolamina; porém, seus efeitos são prolongados. Quando se deseja efeitos mais curtos, os derivados semissintéticos podem ser os escolhidos, embora suas ações sejam bem menores. Esses compostos devem ser evitados nos pacientes com glaucoma de ângulo fechado por precipitarem crise aguda de glaucoma.

Como *antiespasmódicos*, os antimuscarínicos são de valor nas diversas modalidades de hipertonia e hipermotilidade do sistema digestivo e urinário. No útero, apenas os derivados do amônio quaternário têm mostrado efeito satisfatório, destacando-se a butilescopolamina. O desenvolvimento de antagonistas mais seletivos para receptores M_3 deverá resultar em produtos efetivos e com menos efeitos colaterais.

Como *antissecretores das vias respiratórias e glândulas salivares*, a atropina e a escopolamina são de grande utilidade, sendo, por isso, empregadas na medicação pré-anestésica ou na hipersecreção das bronquites. Nas secreções da nasofaringe observadas nas rinites de variadas etiologias, os antimuscarínicos são úteis no alívio dos sintomas. É nesse mecanismo que se apoia a inclusão de anti-histamínicos nos produtos indicados para o alívio dos sintomas da gripe. Os anti-histamínicos, além de bloquearem os receptores da histamina, têm apreciável atividade anticolinérgica. A sudorese também é inibida pela atropina e escopolamina. Os demais antimuscarínicos têm diminuto efeito nessas secreções. Os compostos antimuscarínicos, com exceção da pirenzepina, têm pequena ação antissecretora gástrica, diferenciando-se, entre eles, por sua maior ou menor atividade. A indicação dessas drogas na úlcera péptica baseia-se no retardo do esvaziamento gástrico, permitindo contato mais prolongado dos alimentos e dos antiácidos com a secreção, neutralizando-a. Entretanto, a pirenzepina tem larga aplicabilidade como *antissecretor gástrico*, sendo considerada de eficácia semelhante aos antagonistas de receptores H_2.

Como *antiasmáticos*, o ipratrópio e seus derivados acarretam broncodilatação, bloqueando a broncoconstrição resultante dos reflexos colinérgicos oriundos de estímulos de diversas naturezas. São úteis também no tratamento da *doença obstrutiva pulmonar crônica*.

Como *antibradicardizante*, a atropina abole a bradicardia reflexa vagal. Essa ação é importante durante cirurgias abdominais em que a manipulação das vísceras pode desencadear um reflexo denominado vago-vagal. No infarto do miocárdio, que apresenta excessiva bradicardia, a administração cuidadosa de atropina evita que a alteração evolua para bloqueios atrioventriculares. Esse alcaloide é igualmente útil no tratamento de bloqueios de origem vagal.

O efeito *sedativo* da escopolamina é útil na medicação pré-anestésica e nas cinetoses.

Os anticolinérgicos do tipo triexifenidil e benzotropina são usados no tratamento do *Parkinson*. Durante muitos anos foram os únicos compostos usados nesta doença.

Na *intoxicação por colinérgicos*, os anticolinérgicos constituem medicação específica. Destes, a atropina e a escopolamina são os mais indicados por serem mais potentes.

Na *reversão dos efeitos dos curares*, em que se usam drogas anticolinesterásicas, o uso de atropina se impõe para evitar os efeitos muscarínicos dos colinérgicos de ação indireta. Dentre esses efeitos, é importante o antagonismo do broncoespasmo e da bradicardia.

Os efeitos colaterais e tóxicos dos anticolinérgicos constituem-se na intensificação das ações farmacológicas, podendo levar a atonia intestinal e retenção urinária. A atropina, nesta eventualidade, induz efeitos estimulantes centrais e vasodilatação cutânea. Com os derivados do amônio quaternário, a hipotensão ortostática e a impotência, pelo bloqueio dos gânglios, e dificuldade na respiração, pela curarização dos músculos respiratórios, fazem parte do quadro tóxico.

Continuamente outras substâncias antimuscarínicas vêm sendo sintetizadas, visando a efeitos cada vez mais específicos e, em consequência, menos efeitos colaterais. Por outro lado, é comum a associação de dois anticolinérgicos entre si ou um ou mais anticolinérgicos com compostos de outros grupos, tais como analgésicos e tranquilizantes visando bloquear os sintomas que frequentemente acompanham os distúrbios espasmódicos, hipersecretores ou ambos.

Quadro 2.4.24. Drogas Parassimpatolíticas (Resumo)

- Bloqueiam os efeitos da estimulação dos nervos colinérgicos e a ação das drogas colinérgicas. Classificam-se em:
  1. Compostos aminoterciários (atropina, escopolamina).
  2. Compostos aminoquaternários (metantelina, propantelina, ipratrópio).
- Compostos aminoterciários (atropina).
  a) O efeito parassimpatolítico decorre do bloqueio de receptores muscarínicos, M_1, M_2 e M_3. Em doses altas, bloqueia receptores nicotínicos do gânglio e junção neuromuscular.
  b) Atravessa a barreira hematoencefálica e estimula o SNC. Em doses elevadas, causa agitação, nervosismo, alucinações e delírio. Da estimulação bulbar resultam excitação vagal e aceleração da respiração.
  c) Promove bradicardia por suprimir o tônus vagal cardíaco.
  d) Diminui as secreções brônquicas, sendo útil como medicação pré-anestésica.
  e) Diminui as secreções do aparelho digestivo, sendo a secreção salivar a mais intensamente bloqueada.
  f) Reduz o tônus e as contrações rítmicas do estômago e do intestino.
  g) Relaxa a bexiga e contrai o esfíncter.
  h) Dilata a pupila e paralisa a acomodação visual.
  i) Bloqueia a sudorese.
- Compostos aminoquaternários (butilescopolamina, propantelina, ipratrópio, metilbrometo de homatropina).
  1. Diferem do grupo anterior pela atividade ganglioplégica nicotínica, reforçando a atividade antimuscarínica; não atravessam a barreira hematoencefálica.
  2. De maneira genérica, são mais potentes que as aminas terciárias.
  3. São indicados como antissecretores e antiespasmódicos.
- Usos:
  1. Induzir midríase e cicloplegia.
  2. Antiespasmódicos.
  3. Antissecretores das vias respiratórias.
  4. Asma.
  5. Bradicardia excessiva.
  6. Síndrome de Parkinson.
  7. Intoxicação por colinérgicos.
  8. Reversão dos efeitos do curare.

8. FÁRMACOS QUE ALTERAM A TRANSMISSÃO GANGLIONAR

Esses fármacos têm restrita aplicabilidade clínica, enquanto sejam de grande importância laboratorial. À semelhança do que ocorre com os adrenérgicos e os colinérgicos, eles se dividem em estimulantes e bloqueadores ganglionares.

8.1. Estimulantes ganglionares

São substâncias que, ao atingirem a sinapse ganglionar autonômica, interagem com receptores localizados na membrana da fibra pós-ganglionar, desencadeando despolarização desta. A despolarização, ao atingir determinado nível de grandeza, dá início a um potencial de ação que se propaga ao longo das fibras pós-ganglionares, liberando um mediador químico na sua extremidade.

Os estimulantes ganglionares classificam-se de conformidade com o receptor com o qual interagem:

Estimulantes de receptores nicotínicos como, por exemplo a acetilcolina e a nicotina;

Estimulantes de receptores muscarínicos como, por exemplo, o McN-A-343, os anticolinesterásicos e outras drogas.

8.1.1. Estimulantes ganglionares nicotínicos

Os estimulantes ganglionares nicotínicos caracterizam-se por induzirem bloqueio após altas doses ou doses repetitivas, bloqueio este decorrente de despolarização mais prolongada.

Os efeitos decorrentes do estímulo ganglionar correspondem, em cada órgão, ao efeito do estímulo do sistema autonômico predominante. Esses efeitos são descritos a seguir, tendo a nicotina como padrão do grupo estimulante e o hexametônio como padrão do grupo bloqueador.

Nicotina

É o principal alcaloide existente nas folhas do tabaco (*Nicotiana tabacum*), tendo sido sintetizada por meio de vários métodos.

Em doses pequenas (2 mg para homem) acarreta estímulo ganglionar que resulta em liberação de mediadores químicos tanto do simpático quanto do parassimpático.

No sistema vascular há grande predomínio do simpático, resultando uma vasoconstrição. Como a suprarrenal tem estrutura ganglionar, há liberação de adrenalina, que reforçará os efeitos da noradrenalina liberada pelos neurônios simpáticos. O alcaloide estimula ainda os quimiorreceptores carotídeos e aórticos, do que resulta hiperatividade adicional e estímulo respiratório. Em consequência da vasoconstrição, há aumento do trabalho cardíaco e débito cardíaco, que ocasionam elevação da pressão arterial.

No sistema digestivo ocorre aumento de motilidade por predomínio do parassimpático. Curiosamente, as secreções são pouco afetadas. O aumento de salivação observado em fumantes possivelmente decorre da ação irritante devida à alcalinidade da substância. Os vômitos são ocasionais, principalmente, por ações centrais. Ainda, como consequência dessa ação central, há liberação do hormônio antidiurético e tremores.

A nicotina eleva os níveis sanguíneos de ácidos graxos e glicose, consequentes à influência do simpático sobre o metabolismo.

A absorção desse alcaloide é boa por qualquer via, incluindo a pele. A nicotina tem uso na terapêutica substitutiva do tabagismo. A quantidade de nicotina existente no cigarro é variável com a qualidade do fumo, podendo chegar até 8 mg por charuto.

Considerando que a dose de 300 mg injetada na veia de cão é potente estimulante ganglionar, liberando adrenalina da suprarrenal e reforçando os efeitos simpáticos e, ainda, que a quase totalidade de nicotina é absorvida, torna-se óbvio que o fumo pode agravar os estados hipertensivos e dificultar a circulação nas extremidades. Da mesma forma, os problemas coronarianos e vasculares cerebrais são mais frequentes em fumantes. O tabagismo é um dos fatores de risco da disfunção endotelial. Esses efeitos tóxicos são devido à presença de nicotina no fumo. No entanto, mais de 500 substâncias diferentes já foram identificadas na fumaça produzida pela combustão do fumo. Esses compostos são responsáveis por outras doenças como, por exemplo, respiratória e alteração de hemoglobina.

Doses mais altas de nicotina são tóxicas, por ação central, produzindo convulsões e coma, e por bloqueio neuromuscular no gânglio autonômico, causando paralisia respiratória e morte.

Outros estimulantes ganglionares nicotínicos

O *TMA* (tetrametilamônio) e o *DMPP* (dimetilfenilpiperazínio) têm efeitos semelhantes aos da nicotina.

8.1.2. Estimulantes ganglionares muscarínicos

Não está bem definido o papel fisiológico da transmissão muscarínica, admitindo-se que ela reforce a atividade principal que é a nicotínica.

Embora possa ser demonstrada a ação estimulante da muscarina e da pilocarpina em gânglio, por meio do registro do potencial de ação da fibra pós-ganglionar, seus efeitos *in vivo* são mascarados, em parte, pela potente ação periférica colinérgica também nos receptores muscarínicos. A curva pressora da pilocarpina costuma ser bifásica; diminuição da pressão arterial, seguida de elevação desta. O primeiro efeito corresponde à sua atuação colinérgica e o segundo, ao componente estimulante ganglionar.

O *McN-A-343*, contudo, exerce ação seletiva sobre receptores muscarínicos ganglionares do subtipo M_1. Os efeitos decorrentes dessa ação seletiva muito se assemelham aos da nicotina, diferenciando-se desta apenas por ser bloqueada, especificamente, pela atropina e pela pirenzepina.

Os agentes *anticolinesterásicos* atuam nos gânglios autonômicos, com duplo mecanismo: (a) facilitando a transmissão em receptores nicotínicos e muscarínicos por preservarem a acetilcolina de sua destruição; (b) atuando diretamente nos receptores muscarínicos, estimulando-os.

Convém frisar que a acetilcolina é o estimulante fisiológico da transmissão ganglionar, mas seus efeitos são mascarados pelos efeitos colinérgicos periféricos. Na vigência de atropina, doses altas de acetilcolina desencadeiam efeitos circulatórios típicos de estimulação ganglionar nicotínica.

Diversos outros agentes podem estimular os gânglios autonômicos por mecanismos diferentes dos anteriormente referidos como, por exemplo, a histamina, vários polipeptídeos e a 5-hidroxitriptamina.

8.2. Bloqueadores ganglionares

Também designados como ganglioplégicos, são compostos que, contrariamente aos anteriores, inibem ou abolem a transmissão na sinapse ganglionar autonômica.

Segundo o modo de sua interferência no mecanismo de transmissão do influxo nervoso, podem ser divididos em três grupos distintos:

a. Os que diminuem a liberação da acetilcolina nas terminações do neurônio pré-ganglionar, como os anestésicos locais, o triperidol (trifluperidol), o hemicolínio e a toxina botulínica.
b. Os que promovem despolarização prolongada das células ganglionares, como a nicotina em altas doses.
c. Os que competem com o mediador, a acetilcolina, causando assim o bloqueio da transmissão, como o hexametônio, a mecamilamina e o trimetafano. Este último grupo encerra os verdadeiros ganglioplégicos.

Podem-se incluir entre os bloqueadores os inibidores da transmissão, por induzirem uma hiperpolarização na membrana pós-sináptica, tal como ocorre com as catecolaminas. No entanto, essa ação é fugaz, acarretando mais uma modulação do que propriamente um bloqueio.

Ainda, conforme o receptor com a qual o fármaco interage, os bloqueadores podem ser divididos em dois grupos:

c1) Bloqueadores de receptores nicotínicos ganglionares;
c2) Bloqueadores de receptores muscarínicos ganglionares.

8.2.1. Antagonistas de receptores nicotínicos

Os primeiros bloqueadores ganglionares descritos foram compostos do amônio quaternário contendo dois nitrogênios. Na sua molécula, a distância entre os átomos de nitrogênio é importante. O hexametônio, cujos átomos de nitrogênio estão separados por 6 carbonos, encerra a maior atividade ganglioplégica da série de dois amônios. Outra característica dos compostos do amônio quaternário refere-se ao alto pKa, portanto, apresentam-se quase totalmente ionizados no pH fisiológico, sendo difícil sua absorção. Esse problema é superado por composto de aminas terciárias e secundárias que exibem atividade bloqueadora ganglionar.

Os ganglioplégicos bloqueiam a transmissão ganglionar tanto simpática quanto parassimpática. Conquanto apresentem efeitos intensos, seu uso é bastante restrito, pois os efeitos colaterais são exuberantes e incompatíveis com a vida normal.

No sistema circulatório, os ganglioplégicos acarretam hipotensão, tanto mais intensa quanto mais elevada estiver anteriormente. No entanto, no paciente arteriosclerótico, esse efeito é reduzido, devido à falta de elasticidade das artérias. Se houver vasoespasticidade, a hipotensão poderá reduzir o fluxo em determinadas áreas, como cerebral e coronariana.

Os efeitos cardíacos, em geral, são consequentes às variações da pressão sanguínea. Os reflexos de adaptação circulatória estão inibidos, ocorrendo hipotensão ortostática e aos exercícios.

No trato gastrintestinal, a influência colinérgica é maior que a adrenérgica. Bloqueando os gânglios, surgem efeitos caracterizados pela diminuição das secreções e da motilidade, podendo chegar à parada do trânsito intestinal. É evidente que a secreção estimulada pela histamina continua inalterada.

Dificuldade à micção, impotência e dificuldade à ejaculação são os efeitos correspondentes ao bloqueio ganglionar no sistema urogenital.

Os efeitos oculares são observados com altas doses e se caracterizam por dificuldade de acomodação e dilatação pupilar.

Principais bloqueadores nicotínicos

O *hexametônio*, composto do amônio quaternário, é a droga padrão do grupo, conquanto não seja utilizada em terapêutica. Tem importância atual apenas acadêmica. A absorção oral é irregular, o que, aliás, constitui característica do grupo.

O *tetraetilamônio* (TEA) é também composto quaternário, de ação mais curta que a do hexametônio.

O *trimetafano*, não obstante tratar-se de composto de amina terciária, só é útil por via intravenosa. Sua ação é fugaz e os efeitos são facilmente controlados quando administrado no regime de infusão.

A *mecamilamina* diferencia-se do hexametônio por ser uma amina secundária, por ter efeito três a cinco vezes mais prolongado e por ser bem absorvida por via oral.

Usos e efeitos colaterais

Os ganglioplégicos têm aplicabilidade clínica restrita por induzirem intensos efeitos colaterais, tais como: obstipação intestinal, impotência, secura da boca, bloqueio da acomodação visual, hipotensão ortostática. Não obstante, são potentes hipotensivos. Foram, no passado, indicados em casos graves de hipertensão arterial, em que a redução da pressão arterial era de importância vital para o paciente, tal como ocorre na encefalopatia hipertensiva e edema agudo de pulmão. Atualmente, seu uso restringe-se a certas cirurgias nas quais a *hipotensão controlada* é útil para a diminuição do sangramento, na intervenção inicial para a redução da pressão arterial no *aneurisma dissecante da aorta* e na *hiperreflexia autonômica* observada nas lesões altas da medula espinhal. O uso associado de anticolinesterásicos atenua os efeitos colaterais decorrentes do bloqueio parassimpático.

8.2.2. Antagonistas de receptores muscarínicos

Essas drogas têm apenas importância no estudo da transmissão ganglionar. Seus efeitos, decorrentes do bloqueio ganglionar, são praticamente inexistentes, pois a transmissão principal, a nicotínica, está preservada. Sua ação é demonstrável apenas por abolir os efeitos dos estimulantes dos receptores muscarínicos ganglionares, isto é, potencial excitatório tardio. Nesse sentido, têm sido usadas a atropina, que já foi estudada entre os anticolinérgicos, e a pirenzepina, que é seletiva para os receptores muscarínicos ganglionares (M_1).

A Tabela 2.4.3 apresenta os principais fármacos que afetam a neurotansmissão do sistema nervoso simpático e ganglionar.

Tabela 2.4.3. Principais fármacos que afetam a neurotransmissão do sistema nervoso parassimpático e neurotransmissão ganglionar

Fármacos	Mecanismo de ação	Efeitos produzidos
Hemicolínio	Inibição da captação de colina	Redução das concentrações de Ach nas terminações colinérgicas
Vesamicol	Inibição do transporte de Ach para as vesículas sinápticas	Redução das concentrações de Ach nas terminações colinérgicas
Toxina botulínica	Inibição da liberação da Ach	Redução das concentrações de Ach nas terminações colinérgicas
Neostigmina, fisostigmina e edrofônio	Inibidores reversíveis da AchE	Efeito parassimpatomimético
Paration, DFP e sarin	Inibidores irreversíveis da AchE	Efeito parassimpatomimético
Metacolina, carbacol e betanecol	Agonistas muscarínicos não seletivos	Efeito parassimpatomimético
Nicotina	Agonista nicotínico não seletivo	Efeito estimulante (ou bloqueador) ganglionar
Atropina	Antagonista muscarínico não seletivo	Efeito parassimpatolítico
Hexametônio, mecamilamina e pentolínio	Antagonista nicotínico ganglionar	Bloqueio da atividade autonômica

Quadro 2.4.25. Estimulantes Ganglionares (Resumo)

- Estimulantes ganglionares. Têm restrita aplicabilidade clínica. Na sinapse ganglionar autonômica, interagem com receptores pós-ganglionares, despolarizando-os. Classificam-se em:
  1. Estimulantes de receptores nicotínicos (Ach e nicotina).
     a) Induzem bloqueio, após altas doses, decorrente de despolarização mais prolongada.
     b) Em baixas doses acarretam liberação de mediadores químicos tanto do simpático quanto do parassimpático.
     c) Induzem vasoconstrição. Como a suprarrenal tem estrutura ganglionar, há liberação de adrenalina, que reforça os efeitos da NE liberada pelas terminações simpáticas.
     d) Aumentam o trabalho e débito cardíacos, elevando a pressão arterial.
     e) Aumentam a motilidade do aparelho digestivo em função de predomínio do parassimpático.
     f) Elevam os níveis de ácidos graxos e glicose, consequentes à influência do simpático sobre o metabolismo.
  2. Estimulantes de receptores muscarínicos (McN-A-343 e anticolinesterásicos).
     a) A ativação de receptores muscarínicos parece reforçar a atividade principal, que é a nicotínica.
     b) O McN-A-343 exerce ação seletiva em receptores muscarínicos ganglionares do subtipo M_1. Os efeitos muito se assemelham aos da nicotina.

9. BIBLIOGRAFIA

BRUNTON, L.L.; CHABNER, B.A.; KNOLLMANN, B.C. *Goodman & Gilman's Pharmacological Basis of Therapeutics*. 12th Edition. New York: McGraw-Hill, 2011. Seção II Neurofarmacologia p. 169-334.

BUNRBSTOCK, G. Purinergic nerves. *Pharmacol. Rev.*, v. 24, p. 509-81, 1972.

ESLER, M. The sympathetic nervous system through the ages: from Thomas Willis to resistant hypertension. *Exp. Physiol.*, v. 96, n. 7, p. 611-22, 2011.

FISHER, J.P.; YOUNG, C.N.; FADEL, P.J. Autonomic adjustments to exercise in humans. *Compr. Physiol.*, v. 5, n. 2, p. 475-512, 2015.

GOLDSTEIN, D.S. Catecholamines 101. *Clin. Auton. Res.*, v. 20, n. 6, p. 331-52, 2010.

GOLDSTEIN, D.S. Differential responses of components of the autonomic nervous system. *Handb. Clin. Neurol.*, v. 117, p. 13-22, 2013.

HAGA, T. Molecular properties of muscarinic acetylcholine receptors. *Proc. Jpn. Acad. Ser. B. Phys. Biol. Sci.*, v. 89, n. 6, p. 226-56, 2013.

HOFFMAN, R.P. Sympathetic mechanisms of hypoglycemic counterregulation. *Curr. Diabetes. Rev.*, v. 3, n. 3, p. 185-93, 2007.

KHAN, M.M. *et al.* Sympathetic innervation controls homeostasis of neuromuscular junctions in health and disease. *Proc. Natl. Acad. Sci. USA*, v. 113, n. 3, p. 746-50, 2016.

MICHELINI, L.C. *et al.* Neural control of circulation and exercise: a translational approach disclosing interactions between central command, arterial baroreflex, and muscle metaboreflex. *Am. J. Physiol. Heart. Circ. Physiol.*, v. 309, n. 3, p. H381-92, 2015.

PASSAGLIA, R.C.A.T.; NIGRO, D.; FORTES, Z.B.; SCIVOLETTO, R.; CARVALHO, M.H.C. Endotélio: aspectos fisiológicos. *Hipertensão*, v.1, n. 3, p. 94-101, 1998.

STJÄRNE, L. Catecholaminergic neurotransmission: flagship of all neurobiology. *Acta Physiol. Scand.*, v. 166, n. 4, p. 251-9, 1999.

WEHRWEIN, E.A.; ORER, H.S.; BARMAN, S.M. Overview of the Anatomy, Physiology, and Pharmacology of the Autonomic Nervous System. *Compr. Physiol.*, v. 6, n. 3, p. 1239-78, 2016.

2.5.

Autacoides

Nilberto Robson Falcão do Nascimento
Ana Maria Sampaio Assreuy
Juliana Florenzano
Soraia K. P. Costa

Sumário

Colaboradores nas edições anteriores: Célia C. Araújo Reis, Dorothy Nigro, Maria Helena Catelli de Carvalho, Zuleica Bruno Fortes e Catarina de Fátima Pereira Teixeira.

1. INTRODUÇÃO, CONCEITO E CLASSIFICAÇÃO

Desde a introdução da terminologia de origem grega "autacoide" (*auto* = próprio e *akos* = remédio), em 1916, pelo fisiologista britânico Sir Sharpey-Schäfer, o emprego do referido termo evoluiu bastante, de uma categoria muito ampla, que englobava hormônios estimulantes e inibidores, para uma categoria muito mais específica. Distintos dos hormônios, os autacoides caracterizam-se por:

1) Serem produzidos no organismo, exercendo suas ações principais no próprio local onde são liberados, enquanto os hormônios são transportados pela corrente sanguínea e agem em tecidos-alvo mais distantes;

2) Serem produzidos por praticamente todas as células, enquanto os hormônios são produzidos por células específicas (por exemplo: a insulina é produzida somente pelas células beta nas ilhotas de Langerhans). Exceções à parte, alguns autacoides podem atuar como hormônios (por exemplo: prostaglandinas), enquanto outros podem ser também encontrados em tecidos nervosos, onde são chamados de neurotransmissores (por exemplo: serotonina 5-HT) ou neuropeptídeos (por exemplo: substância P).

Os autacoides são fatores orgânicos moduladores produzidos localmente, capazes de influenciar a função de células e tecidos (efeito fisiológico). São produzidos e liberados à demanda por vários tecidos e células em resposta a uma variedade de estímulos e, nas mesmas células e tecidos, essas substâncias são metabolizadas. Os autacoides desempenham funções importantes, incluindo controle da circulação local, secreção gástrica ácida, neurotransmissão e imunomodulação. Desequilíbrios na síntese ou liberação dos autacoides contribuem grandemente para o desencadeamento de processos patológicos, como inflamação e dor, reações alérgicas e de hipersensibilidade.

Os autacoides podem ser classificados ou agrupados, segundo sua estrutura química, locais de armazenamento, modo de liberação e ações farmacológicas. Os autacoides compreendem uma variedade de substâncias que têm estruturas e atividades farmacológicas muito distintas, e muitos se revestem de maior importância do que outros dentro das principais classes citadas neste capítulo (Tabela 2.5.1). Isso ocorre, possivelmente, porque esses são mais estudados e, portanto, suas funções fisiológicas são mais conhecidas e, consequentemente, apresentam maior relevância na farmacologia clínica.

Mais recentemente, uma nova dimensão no conceito de autacoides foi introduzida, a partir da caracterização de mediadores gasosos endógenos, como o óxido nítrico (NO), o sulfeto de hidrogênio (H_2S) e o monóxido de carbono (CO).

Um dos primeiros autacoides descritos foi a angiotensina, por Tieberstedt & Bergman, em 1898, diante da observação de que a administração de extrato de rim em coelhos causava aumento da pressão arterial, o que levou ao pressuposto da existência no tecido renal de um agente ativo posteriormente denominado renina. Em 1939, Page & Helmer, nos Estados Unidos, verificaram que a renina era uma enzima que agia sobre um substrato plasmático de natureza proteica catalisando a formação de uma substância hipertensora de natureza peptídica denominada "angiotonina". Em 1940, Braun-Menendez e colaboradores, ao incubar renina com plasma, obtiveram também um composto hipertensor que denominaram "hipertensina", sendo posteriormente verificado que "angiotonina" e "hipertensina" eram a mesma substância, hoje denominada angiotensina.

A histamina (betaimidazoletilamina) foi sintetizada em 1907, a partir do ácido imidazolpropiônico, por Windaus e Vogt, mas apenas em 1910 foi identificada em material biológico, por Barger e Dale, e paralelamente por Kutscher em um fungo parasita do centeio (*Claviceps purpurea*). A partir da observação de que a agressão celular determinava a liberação de agente semelhante à histamina, seguiram-se outras demonstrações das ações da histamina e de sua participação no crescimento celular e em condições patológicas, em especial nos processos alérgicos e inflamatórios.

Há muito se conhecia a existência no soro de um agente capaz de provocar a vasoconstrição, que foi, por isso, denominado serotonina. Foi em 1948 que Report e colaboradores isolaram esse composto, que, pelo fato de estimular também a musculatura lisa do trato gastrintestinal, foi denominado "enteramina". Posteriormente, ao serem esclarecidas as estruturas químicas da serotonina e da enteramina, verificou-se que ambas representavam o mesmo composto e correspondiam a 5-hidroxitriptamina (5HT). Sua presença foi verificada no cérebro e tentou-se estabelecer suas funções fisiológicas.

As cininas foram descobertas em 1909 por Abelous e Bardier, ao observarem que a urina, injetada por via intravenosa, causava queda de pressão arterial. Na década de 1930, Werle e colaboradores dedicaram-se ao estudo desses peptídeos e em 1948 isolaram uma substância ativa que denominaram calidina. No mesmo ano, o farmacologista brasileiro Rocha e Silva e colaboradores, ao incubarem tripsina ou veneno de cobra com uma fração do sangue (pseudoglobulina), obtiveram um composto que contraía lentamente a musculatura lisa intestinal (íleo de cobaia) e que também causava hipotensão. O composto foi denominado bradicinina.

Quanto aos autacoides de natureza lipídica, uma substância presente no sêmen humano, com ação contraturante sobre a musculatura lisa uterina, foi inicialmente descrita por Kuzrok e Lieb, em 1930, sendo posteriormente denominada prostaglandina.

Destaca-se que os antagonistas de autacoides são úteis para o controle de muitas patologias nas quais ocorre desequilíbrio da sua produção e/ou liberação, tais como a esquizofrenia, a síndrome carcinoide, as doenças atópicas, a insônia, entre outras. Entre esses antagonistas, os anti-histamínicos representam um grupo de medicamentos amplamente utilizados.

Tabela 2.5.1. Autacoides considerados de particular importância

Aminoácidos descarboxilados	Histamina Serotonina (5-HT)
Peptídeos/polipeptídeos	Angiotensina Cininas Substância P
Derivados lipídicos	Eicosanoides e mediadores pró-resolução Fator ativador de plaquetas (PAF)
Mediadores gasosos	Óxido nítrico (NO) Sulfeto de hidrogênio (H_2S) Monóxido de carbono (CO)

2. AMINOÁCIDOS DESCARBOXILADOS

2.1. Histamina

A histamina (2-[4-(ou 5)-imidazolil] etilamina) é uma amina biogênica produzida no organismo e que participa da modulação da secreção ácida gástrica e das reações de hipersensibilidade imediata e respostas alérgicas.

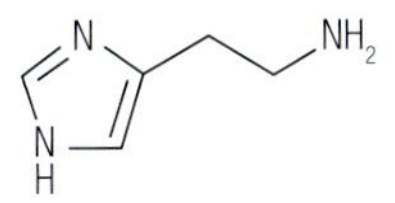

Figura 2.5.1. Estrutura molecular da histamina.

2.1.1. Biossíntese, distribuição, metabolismo e excreção

A biossíntese da histamina se dá por meio da descarboxilação do aminoácido essencial histidina por ação da enzima L-histidina-descarboxilase, tendo como cofator o piridoxal-5-fosfato (vitamina B_6).

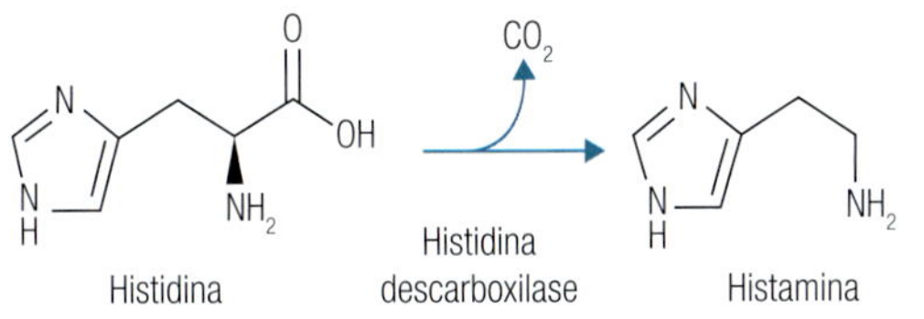

Figura 2.5.2. Biossíntese de histamina.

A histamina encontra-se amplamente distribuída em mamíferos, principalmente nos grânulos de mastócitos teciduais e de basófilos e plaquetas no sangue circulante, mas também em células da epiderme humana, da medula óssea, pulmão, mucosa gástrica, tecidos em regeneração, linfócitos e neurônios do sistema nervoso central (SNC).

A liberação da histamina armazenada nos grânulos de mastócitos e basófilos pode ocorrer por mecanismos citotóxicos ou não citotóxicos, em resposta a estímulos de natureza mecânica, física, química ou imunológica. Os agentes liberadores de histamina podem ser classificados em:

- *Agentes que lesam as células e os tecidos.* São aqueles que provocam ruptura da membrana dos mastócitos e exposição dos grânulos armazenadores de histamina ao líquido extracelular. São exemplos: venenos, toxinas bacterianas, proteases, álcalis, ácidos, detergentes, soluções hipo e hipertônicas, agentes mecânicos que produzem trauma, entre outros;
- *Agentes que causam sensibilização.* São aqueles que, após exposições repetidas em animais, causam liberação de histamina nos processos alérgicos e inflamatórios. Por exemplo, proteínas (componentes do complemento C3a, C5a), substâncias que reagem com proteínas do organismo para formar antígeno específico, ou que se combinam com moléculas da imunoglobulina E (IgE) e estimulam aumento de cálcio intracelular, favorecendo a exocitose da histamina;
- *Agentes que causam liberação de histamina por mecanismo não citotóxico e não imunológico.* São substâncias que podem ser utilizadas como ferramentas farmacológicas (composto 48/80 ou p-metoxi-N-metilfenetilamina) ou com finalidade terapêutica (d-tubocurarina) para induzir liberação de histamina.

A metabolização da histamina ocorre inicialmente por metilação formando a *N*-metil-histamina, que, a seguir, sofre desaminação oxidativa pela enzima monoaminoxidase (MAO), resultando no ácido *N*-metilimidazol-4-acético, metabólito excretado em maior quantidade (42% a 47%) na urina humana. A histamina também pode sofrer desaminação oxidativa pela enzima *N*-metil transferase, formando o ácido imidazol-4-acético, que é excretado parte de forma inalterada (9% a 11%) e parte conjugado à ribose (16% a 23%). Pequena quantidade de histamina é excretada de forma inalterada (2% a 3%), ou na forma de acetil-histamina (1%) (Figura 2.5.3). Por outro lado, A histamina administrada por via oral é rapidamente metabolizada pelas bactérias do trato gastrintestinal e pelo fígado, tornando-se inativa.

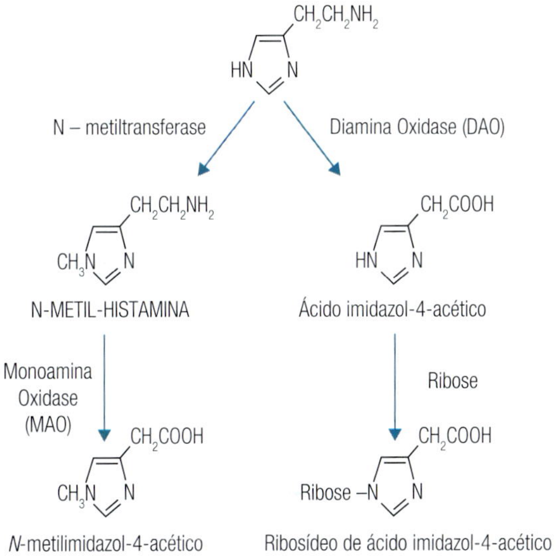

Figura 2.5.3. Metabolização da histamina.

2.1.2. Processos fisiológicos e patológicos

A histamina endógena participa de uma série de processos fisiológicos e fisiopatológicos.

Secreção ácida gástrica

A histamina estimula a secreção ácida gástrica por interação com receptores histaminérgicos, ativando uma bomba de prótons (H^+K^+/ATPase) nas células parietais. A acetilcolina e a gastrina, atuando em receptores próprios, ativam essa mesma bomba por vias dependentes de Ca^++ e de AMPc, respectivamente.

Anafilaxia, alergia, resposta inflamatória

A histamina é um dos principais mediadores das reações de hipersensibilidade (choque anafilático, urticária, dermatite de contato, dermatite atópica, febre do feno) e de processos inflamatórios de etiologia diversa, causando edema e vasodilatação, podendo levar à hipotensão e ao choque circulatório. O uso de anti-histamínicos não previne completamente as reações de hipersensibilidade, visto que outros autacoides são também liberados nessas condições, com importância igual ou superior à da histamina.

No homem, a administração intravenosa de histamina produz cefaleia intensa de caráter pulsátil que dura aproximadamente 10 minutos. Em cobaias, segundos após a administração de dose letal de histamina, o animal torna-se cianótico, apresentando intensa dificuldade respiratória. A parede abdominal torna-se tensa e ocorrem contração da musculatura lisa intestinal, espasmo do diafragma, abalos convulsivos e morte por asfixia.

Nervos e cérebro

A histamina pode estimular terminações nervosas sensitivas, provocando prurido e dor. Além disso, a identificação de nervos histaminérgicos no SNC levou à proposição de que a histamina estocada em neurônios pode ser liberada e agir como neurotransmissor ou neuromodulador tanto no SNC quanto no periférico.

2.1.3. Mecanismo de ação

A histamina endógena (liberada dos tecidos) e a histamina exógena (originada de alimentos e outros organismos ou administrada por via parenteral) interagem com receptores de membrana celular acoplados à proteína G (GPCRs, do inglês *G-protein-coupled receptors*), ativando vias de sinalização celular que modulam o 3',5'-monofosfato cíclico de adenosina (AMPc), o fosfato de inositol e a mobilização de cálcio intracelular, determinando ações fisiológicas e/ou fisiopatológicas.

2.1.4. Receptores da histamina

Os receptores histaminérgicos foram descobertos em 1947 por Schild, sendo descritos em 1966 e 1972 como H_1 e H_2, respectivamente. Em 1983, Arrang e colaboradores descobriram os receptores H_3 e, em 2001, Hough caracterizou os receptores H_4.

Sabia-se que a ação contraturante da histamina, via receptores presentes no músculo liso brônquico de cobaia, era antagonizada competitivamente pelos anti-histamínicos clássicos (anti-H_1). Por outro lado, a ação estimulante da secreção gástrica causada pela histamina nos receptores histaminérgicos presentes na célula parietal, não era antagonizada pelos anti-histamínicos clássicos. Somente após a descoberta da metiamida, substância que bloqueia o aumento da secreção gástrica induzida pela histamina sem interferir na contração induzida na musculatura lisa, confirmou-se a existência de dois tipos diferentes de receptores histaminérgicos, denominados, respectivamente, H_1 e H_2.

Os receptores H_3 podem ser encontrados em neurônios histaminérgicos, eosinófilos, dendrócitos, monócitos, com baixa expressão em tecidos periféricos, e podem funcionar como autorreceptores. A histamina, ao agir sobre esses receptores, inibe a sua própria síntese e liberação. Os receptores H_4 são altamente expressos na medula óssea, células hematopoiéticas periféricas, eosinófilos, neutrófilos, linfócitos T, basófilos, mastócitos e dendrócitos, porém pouco expressos em tecidos periféricos, hepatócitos, baço, timo, pulmões, intestino e coração, e estão envolvidos na resposta imunológica e inflamatória.

Receptores H_1

Os receptores H_1 são codificados no cromossomo 3 humano e expressos em vários tipos celulares (células neurais, músculo liso vascular e de vias aéreas, células epiteliais, neutrófilos, eosinófilos, linfócitos T e B, hepatócitos etc.). Esses receptores, quando ativados pelos seus agonistas (histamina, 2-metil-histamina, 2-piridiletilamina e 2-tiazoliletilamina), medeiam muitos sintomas das doenças alérgicas (prurido, coriza, broncoespasmo, contração do músculo liso intestinal). A ligação da histamina ao receptor H_1 provoca ativação da enzima fosfolipase C via proteína G (Gq/11), levando ao aumento de 1,4,5-trifosfato de inositol (IP3) e diacilglicerol (DAG), que causam liberação de Ca^{++} do retículo endoplasmático. O DAG ativa a proteína-quinase C, enquanto Ca^{++}/calmodulina gera as respostas características da alergia. Além disso, a histamina pode estimular a óxido nítrico sintase, via receptor H_1, e liberar o ácido araquidônico, promovendo a síntese de seus derivados (prostaglandinas, tromboxano), bem como ativar outras vias de sinalização intracelular, como as vias da fosfolipase D, fosfolipase A e do fator de transcrição nuclear *kappa* B (NFkB), que estimula a produção de fator de necrose tumoral α (TNF-α), interleucina 1β (IL-1β) e P-selectina, entre outros fatores envolvidos nos sintomas alérgicos.

Receptores H_2

Os receptores H_2 são codificados no cromossomo 5 e, quando ativados pelos seus agonistas (histamina, dimaprita, antamina e impromidina), ativam a enzima adenilato ciclase, via proteína G (proteína Gs), e a proteína-quinase dependente de AMPc nas célula-alvo (células neurais, músculo cardíaco, músculo liso vascular e de vias aéreas, endotélio, condrócitos, células epiteliais, mastócitos, neutrófilos, linfócitos T e B, hepatócitos etc.). O aumento da secreção ácida gástrica pela ação da histamina via receptores H_2 localizados nas células parietais representa, em termos clínicos, uma das ações mais importantes da histamina, visto estar relacionada à patogenia da úlcera gástrica e duodenal e da esofagite.

Receptores H_3 e H_4

Os receptores H_3 funcionam como autorreceptores, isto é, controlam a própria síntese e liberação da histamina endógena no tecido cerebral, a liberação pré-sináptica de neurotransmissores, a neurotransmissão periférica e a resposta inflamatória. As vias de transdução do sinal do receptor H_3 parecem também estar relacionadas à superfamília de receptores ligados à proteína G (Gi/Go), levando à inibição da adenilato ciclase e à formação de AMPc, com diminuição da mobilização de Ca^{++} e ativação da proteína quinase ativada por mitógeno (MAPKs) e de canais iônicos. Os receptores H_4 foram descritos em várias células (medula óssea, baço, eosinófilos, mastócitos, basófilos, células dendríticas e células T). A farmacologia desses receptores ainda está sendo investigada, mas já se sabe que se acoplam à proteína Gi/o, inibindo a adenilato ciclase e estimulando a mobilização de Ca^{++}. Estimulam também a quimiotaxia de eosinófilos e mastócitos e medeiam o sinergismo das ações da histamina via interação com os receptores H_1 e H_4. Outros agonistas dos receptores H_3 e H_4 incluem a α-metil-histamina e a imetita. Posteriormente, agonistas com maior potência e seletividade para os receptores H_3, imetridina [*4-(1H-imidazol-4(5)-yl methyl) pyridine*] e metimepipa [*4-(1H-imidazol-4-yl methyl)-1-methylpiperidine*], e para os receptores H_4 (4-metil-histamina, OUP16) foram descobertos.

2.1.5. Ações farmacológicas

A histamina promove relaxamento do músculo liso de vasos sanguíneos de pequeno calibre e contração de vasos de maior calibre e também da musculatura lisa não vascular. Além disso, estimula a secreção de glândulas exócrinas, em especial a secreção ácida gástrica.

Vasos

Em humanos, o efeito vascular mais evidente da histamina é a dilatação de vasos de pequeno calibre (arteríolas, vênulas), que contribui para a diminuição acentuada da resistência periférica e envolve os receptores histaminérgicos H_1 e H_2. A vasodilatação ocorre com maior intensidade na pele da face e parte superior do corpo (área do rubor), sendo bloqueada apenas pela combinação de antagonistas H_1 e H_2. A vasodilatação causada pela histamina envolve também a liberação de óxido nítrico (NO).

Em arteríolas de coelhos e outros roedores, a histamina promove vasoconstrição, com aumento da resistência vascular total e da pressão arterial. Além disso, a histamina promove aumento de permeabilidade venular, consequente à movimentação das células endoteliais, e abertura das junções intercelulares, levando ao extravasamento de proteínas plasmáticas e fluido para o espaço extracelular, com formação de edema, mediado principalmente por receptores H_1.

No homem, a aplicação subcutânea de histamina produz uma reação conhecida como reação tríplice de Lewis, descrita por Lewis em 1927, que se caracteriza por: a) eritema primário (ponto vermelho no local da aplicação), devido à vasodilatação de arteríolas e esfíncteres pré-capilares; b) eritema secundário (rubor de contornos irregulares ao redor do ponto de aplicação), devido à vasodilatação reflexa dos pequenos vasos da pele; c) edema devido ao aumento da permeabilidade de vênulas pós-capilares e da transudação de água e eletrólitos dos capilares.

Coração

Os efeitos diretos da histamina no coração de mamíferos decorrem do somatório das ações sobre os receptores H_1 e H_2, bem como de outros fatores, como: a) resposta reflexa à hipotensão produzida pela histamina; b) liberação de catecolaminas das glândulas adrenais e; c) alterações respiratórias, que variam de acordo com a espécie, o sexo e a idade. Em geral, há predomínio do efeito inotrópico positivo, que está relacionado ao aumento intracelular de AMPc. A burimamida bloqueia competitivamente o aumento de AMPc e o efeito inotrópico positivo via receptores H_2, enquanto os bloqueadores adrenérgicos são ineficazes. A administração de histamina por via intravenosa produz taquicardia e aumento do débito cardíaco.

Glândulas

A histamina é um potente estimulante da secreção ácida gástrica pelas células parietais via receptores H_2. Além disso, estimula glândulas salivares, pancreáticas brônquicas e lacrimais. Contudo esses últimos efeitos não têm significativa importância fisiológica ou farmacológica.

Musculatura lisa

A ligação da histamina aos receptores H_1 promove contração do músculo liso traqueal e brônquico na maioria das espécies, especialmente no homem. A histamina também contrai a musculatura lisa intestinal, sendo o segmento de íleo isolado de cobaia a preparação clássica para a identificação da histamina. Esses efeitos podem ser inibidos por antagonistas de receptores H_1. Em indivíduos asmáticos, a histamina induz intensa broncoconstrição, ocasionando dispneia expiratória, que pode levar à asfixia. Esse efeito pode ser bloqueado mediante o uso de antagonistas de receptores H_1 e potencializado por prostaglandinas. Por outro lado, as ações da histamina sobre os receptores H_2 presentes no músculo liso uterino são relaxantes, sendo inibidas pela burimamida (antagonista H_2).

Sistema nervoso central

A histamina não atravessa facilmente a barreira hematoencefálica, entretanto a que é produzida em neurônios do núcleo tuberomamilar do hipotálamo pode ser transmitida a outras regiões do cérebro. A aplicação iontoforética de histamina provoca efeitos comportamentais (apetite, memória, aprendizado), além de alterações circulatórias e neuroendócrinas. Os receptores H_3 da histamina estão amplamente distribuídos no SNC e podem ter importância no controle pré-sináptico da liberação de neurotransmissores [acetilcolina, dopamina, ácido gama-aminobutírico (GABA), glutamato, noradrenalina, serotonina], na neurotransmissão periférica e também como autorreceptores.

A histamina estimula as terminações nervosas sensitivas, via receptor H_1, provocando prurido intenso e dor quando administrada na pele ou topicamente.

Medula adrenal

A histamina estimula as células cromafins da camada medular da adrenal, provocando liberação de adrenalina.

2.1.6. Antagonistas de receptores da histamina

Os antagonistas de receptores da histamina se diferenciam em termos de estrutura química, farmacologia, toxicidade e afinidade de ligação a receptores H_1, H_2, H_3 e H_4. Clinicamente, os antagonistas de receptores H_1 e H_2 são os mais utilizados.

Antagonistas de receptores H_1

Os antagonistas de receptores H_1 podem ser classificados de acordo com as suas características químicas:

Tabela 2.5.2. Antagonistas de receptores H_1

Grupo químico	Fármaco-padrão
Etanolamina	Difenidramina
Etilenodiamina	Pirilamina
Alquilamina	Clorfeniramina
Piperazina	Clorciclizina
Fenotiazina	Prometazina
Piperidina	Ciproeptadina

Os antagonistas de receptores H_1 podem também ser classificados em fármacos de primeira e de segunda geração.

Os antagonistas de primeira geração apresentam elevada especificidade e afinidade por receptores H_1 periféricos e, devido à sua natureza lipofílica, cruzam a barreira hematoencefálica e ligam-se a receptores H_1 cerebrais causando sedação. Esses fármacos compreendem os primeiros anti-histamínicos sintetizados e são considerados os mais específicos e potentes bloqueadores de receptores H_1: carbinoxamina, ciclizina, ciproeptadina, clemastina, clorciclizina, difenidramina, doxilamina, meclizina, pirilamina e tripelenamina.

Os antagonistas de segunda geração apresentam algumas vantagens com relação aos de primeira, pois causam reduzidos efeitos anticolinérgicos e sedativos. Entretanto, são passíveis de sofrer interações com outros fármacos (eritromicina, cetoconazol, fluoxetina, zileutona, toleandromicina), que também sofrem metabolização via CYP3A4, resultando no aumento de suas concentrações plasmáticas, podendo causar severa arritmia cardíaca (terfenadina). São exemplos de antagonistas de segunda geração: astemizol, cetirizina, desloratadina, ebastina, epinastina, fexofenadina, levocetirizina, loratadina, mizolastina, rupatadina e terfenadina.

Farmacocinética

Os bloqueadores H_1 são bem absorvidos por via oral ou parenteral e seus efeitos surgem por volta de 30 minutos, atingindo concentrações plasmáticas máximas entre 2 e 3 horas, com duração de 4 a 6 horas. Podem ocorrer variações na biodisponibilidade de alguns anti-histamínicos (fexofenadina, loratadina) quando da ingestão concomitante de alimentos (suco de laranja e de uva) ou de outros fármacos (verapamil, cimetidina, probenecida). Em geral, os bloqueadores H_1 de primeira geração (sedativos) são mais bem distribuídos no organismo, com relação aos de segunda geração (não sedativos), pois não atravessam a barreira hematoencefálica. Entretanto, os anti-histamínicos de segunda geração apresentam ações mais duradouras do que os de primeira.

A biotransformação dos antagonistas de receptores H_1 ocorre principalmente no fígado, por meio de reações de hidroxilação, catalisadas por enzimas do sistema citrocromo P-450 (CYP), e conversão a metabólitos inativos. As ações dos antagonistas de receptores H_1 podem ser potencializadas pela associação a benzodiazepínicos, ou inibidas por macrolídeos, antifúngicos e antagonistas de canais de cálcio. Além disso, as concentrações plasmáticas dos anti-histamínicos H_1 podem ser alteradas na presença de inibidores da glicoproteína P (gP) (cetoconazol, ciclosporina, verapamil, itraconazol) e de substratos ou indutores de gP (verapamil, rifampicina). A gP é expressa em tecidos humanos normais e funciona como um sistema natural de detoxificação do organismo. A cetirizina, a fexofenadina e a loratadina são convertidas a metabólitos carboxilados, responsáveis por sua atividade terapêutica. A cetirizina e levocetirizina são eliminadas pela urina, principalmente na forma inalterada, enquanto a fexofenadina é eliminada nas fezes após excreção biliar, na forma inalterada.

Ações farmacológicas

Os antagonistas de receptores H_1 modulam as ações da histamina no músculo liso vascular e no SNC, e inibem a contração da musculatura lisa dos sistemas gastrintestinal e respiratório, bem como o aumento de secreções (brônquicas e salivares) e a liberação de catecolaminas da adrenal.

Músculo liso. No músculo liso vascular, os antagonistas de receptores H_1 inibem tanto a vasodilatação quanto a vasoconstrição, bem como o aumento de permeabilidade promovido pela histamina. Entretanto, devido também à presença de receptores H_2 nesses tecidos, as respostas vasoconstrictoras e/ou vasodilatadoras persistem após bloqueio dos receptores H_1. No intestino, os antagonistas H_1 inibem as ações estimulantes da histamina, *in vitro* (íleo de cobaia) e *in vivo* (outras regiões do trato gastrintestinal). No músculo liso respiratório, esses antagonistas inibem os efeitos constritores pulmonares da histamina, mas são ineficazes no broncoespasmo associado a asma, anafilaxia e outras reações alérgicas, visto que no homem esse processo é mediado principalmente pelos cisteinil-leucotrienos e pelo fator de agregação plaquetária.

Glândulas exócrinas. Os antagonistas H_1 inibem de forma consistente as secreções salivares, lacrimais, brônquicas, entre outras, mas não inibem as ações estimulantes da histamina sobre a secreção ácida gástrica, na qual os receptores envolvidos são do tipo H_2.

Sistema nervoso. Os antagonistas de receptores H_1 podem estimular ou deprimir o SNC. Os efeitos estimulantes são manifestados por comportamentos de inquietação, nervosismo e insônia. Por outro lado, os efeitos depressores sobre as terminações nervosas do SNC se caracterizam por inibição do prurido e efeitos sedativo (fadiga, tontura, diminuição do estado de alerta, redução de reflexo e sonolência) e antiemético desses antagonistas. Antagonistas de receptores H_1, como a prometazina e o dimenidrinato, são usados para prevenir o enjoo do movimento ou cinetose, que é devido ao bloqueio de receptores colinérgicos centrais. Os antagonistas H_1 impedem a estimulação dos gânglios autonômicos induzida pela histamina.

Outras ações. Alguns antagonistas H_1 podem apresentar efeito analgésico e inibir a contração da musculatura esquelética, por meio de antagonismo não competitivo com a acetilcolina, ao nível da placa motora da fibra muscular. Além disso, os de primeira geração também inibem os receptores α-adrenérgicos e serotoninérgicos. Experimentos *in vitro* demonstraram que, em baixas concentrações, os antagonistas

H_1 (cetirizina, azelastina) suprimem a expressão e a síntese de mediadores inflamatórios como NFkB e as citocinas IL-1β, IL-6, IL-8, TNFα e GM-CSF. Nesse sentido, vários estudos clínicos demonstraram inibição da expressão de ICAM-1 por cetirizina, azelastina, loratadina e levocabastina.

Importância clínica

Os antagonistas H_1 (difenidramina, cetirizina, desloratadina, fexofenadina) têm aplicação clínica nas reações de hipersensibilidade em que a histamina é um dos principais autacoides liberados. Entretanto, são ineficazes na resposta imune adquirida, sendo úteis, portanto, no tratamento sintomático de urticária, estomatites, rinites ou conjuntivites de origem alérgica e eritema solar. Nas dermatites de contato, no eczema alérgico, na asma brônquica, e no choque anafilático, além da histamina, outros autacoides são liberados, não havendo indicação para o uso de anti-histamínicos nessas afecções. No caso da asma, são indicados agonistas de receptores β2-adrenérgicos e antagonistas de receptores de cisteinil-leucotrienos, e no choque anafilático, a adrenalina (via estímulo de receptores β2).

Os efeitos inibitórios dos antagonistas H_1 sobre o SNC também justificam sua indicação terapêutica para cinetose (prometazina, dimenidrinato), náuseas e vômitos decorrentes de distúrbios de labirinto (ciclizina).

Efeitos adversos

No SNC, a sedação (tontura, lassidão, incoordenação motora, fadiga) é um efeito adverso frequente do uso de antagonistas H_1 de primeira geração, especialmente acentuada pelo uso de etanolaminas como antialérgico, que podem ser ingeridas acidentalmente por crianças, causando intoxicação (excitação, incoordenação motora, ataxia, convulsões, colapso cardiorrespiratório e morte). No caso de envenenamento, o tratamento é apenas sintomático e de sustentação. Por outro lado, as alquilaminas, em doses terapêuticas, estimulam o SNC e se manifestam por nervosismo, agitação, insônia e tremores, mais frequentes em crianças. Além disso, podem ocorrer outros efeitos adversos como perda de apetite, náuseas, vômitos, desconforto epigástrico, sialosquese, diarreia e fraqueza muscular. Tais efeitos ocorrem com o uso de antagonistas de segunda geração. O uso de anti-histamínicos H_1 de primeira geração concomitante ao uso de álcool ou de outros depressores do SNC promove efeito aditivo.

No sistema digestivo, ocorre náusea, vômito, constipação ou diarreia e perda de apetite, que podem ser devidos às ações antimuscarínicas (boca seca, visão turva, retenção urinária) dos antagonistas H_1 de primeira geração. A coadministração desses fármacos com antagonistas de receptores muscarínicos pode produzir bloqueio colinérgico excessivo.

Vários antagonistas de receptores H_1 apresentam afinidade a receptores α1-adrenérgicos (prometazina), causando discreto bloqueio desses receptores. A ciproeptadina antagoniza tanto receptores de 5-HT quanto receptores H_1 e a rupatadina é também um antagonista do PAF. Alguns agentes de segunda geração (terfenadina) foram retirados do mercado por apresentar toxicidade cardíaca, tendo sido substituídos por metabólitos ativos dos fármacos originais (fexofenadina).

Os antagonistas H_1 também podem causar, por via oral e principalmente quando aplicados topicamente, reações de hipersensibilidade, leucopenia e agranulocitose, com baixa incidência.

2.1.7. Antagonistas de receptores H_2

O primeiro antagonista de receptores H_2 introduzido na clínica foi a cimetidina, produto de modificações químicas na molécula da burimamida, um potente e eficaz antagonista H_2 dotado de toxicidade. Além da cimetidina, outros compostos como ranitidina, famotidina e nizatidina têm sido utilizados no tratamento de úlceras pépticas e de outros estados hipersecretores gástricos produzidos diretamente pela ação da histamina em receptores H_2 localizados na membrana basal das células parietais, e indiretamente pela ação da acetilcolina e da gastrina. Entretanto, o tratamento com antagonistas H_2 tem sido gradativamente substituído por inibidores da bomba de prótons (H^+, K^+-ATPase) de localização apical, por exemplo omeprazol, pantoprazol e lansoprazol. Contudo, o tratamento da úlcera com antagonistas H_2 deve incluir a terapia de erradicação da bactéria Gram-negativa *Helicobacter pylori*, presente no muco, que reduz a incidência de recaída das úlceras em cerca de 90%.

Farmacocinética

Os antagonistas H_2 são bem absorvidos no intestino delgado por via oral (cimetidina, ranitidina), alcançando concentrações plasmáticas máximas entre 1 e 3 horas após a administração, com duração de ação entre 4 e 12 horas – cimetidina (4 a 5 horas), ranitidina (6 a 8 horas) e famotidina (10 a 12 horas) –, e apresentam baixa ligação proteica. Cerca de 40% desses fármacos são metabolizados por reações oxidativas no fígado (CYP 450) e 60% são eliminados de forma inalterada pelos rins, por filtração e secreção tubular.

Os antagonistas dos receptores H_2 podem ser responsáveis por algumas interações medicamentosas. Os antagonistas H_2 podem potencializar as ações de outros fármacos (varfarina, imipramina, lidocaína, fenitoína, teofilina, diazepam, propranolol) por competição com os sítios enzimáticos de metabolização. Além disso, podem diminuir a biodisponibilidade de fármacos antifúngicos, por exemplo, o cetoconazol, que necessita de meio ácido para a sua absorção gástrica, uma vez que criam no estômago um meio mais alcalino.

Ações farmacológicas e importância clínica

A principal ação farmacológica que justifica a aplicação clínica dos antagonistas H_2 é a inibição da secreção ácida gástrica estimulada por histamina e também por agonistas muscarínicos e/ou gastrina. As principais indicações clínicas desses fármacos são, portanto, para as seguintes condições patológicas: úlceras gástricas benignas ou duodenais e profilaxia de recorrências; estados hipersecretores que incluem a síndrome de Zollinger-Ellison; refluxo gastroesofágico; e atenuação da sintomatologia devida à agressão gástrica por anti-inflamatórios não esteroides (AINEs). Contudo, pode haver recidiva após a suspensão do tratamento.

Efeitos adversos

Em geral, os antagonistas H_2 são bem tolerados, mas podem causar efeitos adversos, sendo revertidos com a interrupção do tratamento. Embora raros, destacam-se os seguintes efeitos adversos: cefaleia, dores musculares, sonolência e fadiga, fala arrastada, tontura, alopecia, erupções cutâneas transitórias, prurido, constipação ou diarreia, hipergastrinemia (elevação do pH que estimula a produção de gastrina). Ainda mais raros, e geralmente associados à administração intravenosa dos antagonistas H_2, são os efeitos no SNC, como alucinações e confusão, principalmente no idoso. Em longo prazo e em altas doses, a famotidina pode produzir trombocitopenia. Em algumas situações, a cimetidina pode provocar efeitos androgênicos, como ginecomastia (aumento das mamas) em homens e galactorreia (secreção de leite) nas mulheres e, raramente, redução na função sexual, que são devidos à sua afinidade de ligação a receptores androgênicos.

É importante referir que a cimetidina atravessa a placenta e é secretada no leite materno, sendo, portanto, contraindicada na gravidez e durante o aleitamento. A cimetidina pode provocar efeitos cardiovasculares pouco significativos (bradicardia e hipotensão).

2.1.8. Antagonistas de receptores H_3 e H_4

O primeiro antagonista de receptores H_3 foi patenteado em 1994 e nomeado de aplisamina-1, extraída da esponja marinha *Aplysina* sp. Outros antagonistas desses receptores foram descritos (tioperamida, ciproxifano, proxifano, clobempropita), utilizando a tioperamida como protótipo. Há indicações claras do potencial terapêutico dos antagonistas H_3 em alterações do SNC, podendo ser úteis no tratamento da doença de Alzheimer, depressão, esquizofrenia, obesidade e epilepsia. Também têm sido relatados efeitos benéficos desses antagonistas na dor, abuso e dependência de drogas. A combinação de antagonistas de receptores H_3 e H_1 tem sido proposta para o tratamento da asma, e a combinação de antagonistas H_3 e de receptores muscarínicos M_2, para o tratamento da doença de Alzheimer. Além disso, estudos experimentais apontam a utilização de antagonistas H_3 em combinação com antipsicóticos ou agentes antidepressivos para minimizar os efeitos adversos induzidos por esses fármacos.

Os primeiros estudos experimentais sobre o papel biológico dos receptores H_4 foram realizados utilizando o antagonista seletivo JNJ7777120 (*1-[(5-chloro-1H-indol-2-yl)carbonyl]-4-methylpiperazine*), cujo depósito de patente ocorreu em 2013. O antagonista dual (H_3/H_4) tioperamida, posteriormente descrito como agonista inverso desses receptores, também foi utilizado nesses estudos, demonstrando-se a sua eficácia em processos inflamatórios das vias aéreas e do trato gastrintestinal. Encontram-se ainda em andamento, pesquisas que visam ao desenvolvimento de antagonistas com maior potência e seletividade para os receptores H_4, que representam hoje importantes alvos para o tratamento de alergias respiratórias, cutâneas, intestinais e outras doenças de cunho inflamatório.

2.1.9. Inibidores da liberação de histamina

O cromoglicato dissódico, o nedocromil sódico e agonistas de receptores adrenérgicos β (resorcinóis) apresentam-se úteis no controle de alguns processos alérgicos, por meio da inibição da liberação de mediadores inflamatórios de mastócitos, incluindo-se a histamina.

O cromoglicato dissódico e o nedocromil sódico apresentam semelhanças na estrutura química e farmacológica, com eficácia nas doenças alérgicas se administrados de maneira preventiva na asma, sendo ineficazes em estados de broncoconstrição já instalada. A absorção do cromoglicato dissódico é baixa, sendo administrado por inalação ou por via tópica em mucosas (gotas nasais, colírios). Sua meia-vida por inalação é de aproximadamente 45 a 100 minutos, e é eliminado inalterado pela urina e bile. Os principais efeitos adversos são incomuns e amenos, e incluem tosse ou sibilação, náuseas, erupções cutâneas, edema de laringe e articulações.

2.2. Serotonina

A serotonina (5-hidroxitriptamina – 5-HT) foi inicialmente isolada e caracterizada, em 1948, por Maurice Rapport e Irvine Page, trabalhando num Centro de Pesquisa em Cleveland, Ohio, EUA. O isolamento da serotonina aconteceu no âmbito de uma pesquisa de décadas para caracterizar uma substância vasoconstritora oriunda do soro, descrita em 1918 por Theodore Janeway, Henry Richardson e Edwards Park, da John Hopkins University em Baltimore, Maryland, EUA. A substância isolada pelo grupo de Irvine Page foi denominada serotonina, originada da palavra latina "*serum*" e da palavra grega "*tonic*", uma vez que era originada do soro sanguíneo e provocava contração tônica de vasos. Uma substância isolada de células enterocromafins do trato gastrintestinal, que contraía segmentos de intestino, isolada em 1937, pelo cientista italiano Vittorio Erspamer, e denominada enteramina foi identificada como serotonina em 1952.

2.2.1. Biossíntese, absorção e destino

Em mamíferos, a síntese de serotonina se dá a partir do triptofano ingerido com a dieta. O triptofano é transformado em 5-hidroxitriptofano (5-HTP), nas células cromafins e neurônios, pela ação da triptofano hidroxilase. O 5-HTP é descarboxilado por uma descarboxilase inespecífica, dando origem a 5-HT ou serotonina.

A serotonina é largamente distribuída na natureza, sendo encontrada na maioria dos vertebrados e invertebrados, no veneno de vespas e escorpiões e em vários frutos, tais como abacate, banana, berinjela, maracujá, tomate, abacaxi etc.

Praticamente todos os tecidos de mamíferos contêm serotonina, com as maiores concentrações sendo encontradas no trato gastrintestinal, nas plaquetas, pulmões, medula adrenal e cérebro.

No trato gastrintestinal, a serotonina encontra-se armazenada nas células cromafins. Os mastócitos de roedores contêm normalmente grande quantidade de serotonina; entretanto, no homem, a serotonina pode ser encontrada apenas em mastócitos de pacientes portadores de síndrome carcinoide. A serotonina que se encontra no plasma é rapidamente capturada pelas plaquetas, por meio de um processo dependente de energia, e armazenada no interior de grânulos.

A serotonina praticamente não atravessa a barreira hematoencefálica; a maior parte da serotonina encontrada no cérebro é sintetizada e armazenada em neurônios centrais denominados triptaminérgicos.

Como outras aminas, a administração por via oral é ineficaz, tanto pela má absorção da serotonina como por sua rápida inativação. Quando se pretende obter aumento da serotonina no organismo, administra-se por via oral o aminoácido precursor, o 5-HTP. A meia-vida plasmática da serotonina é da ordem de 1 a 2 minutos, sendo os principais sítios de inativação os pulmões e os rins.

No homem, existem duas vias principais de metabolização e em ambas ocorre inicialmente a desaminação oxidativa de 5-HT por uma monoaminoxidase originando o 5-hidroxi-indolacetaldeído. Esse pode ser oxidado para ácido 5-hidroxi-indolacético ou pode ser reduzido, produzindo 5-hidroxitriptofol. Esses dois produtos são excretados para forma de glicuronatos ou sulfatos. É importante salientar que os inibidores de MAO bloqueiam a metabolização da serotonina.

2.2.2. Mecanismo de ação

Não há dúvida de que os efeitos da serotonina são decorrentes da sua interação com mais de um tipo de receptor. Já foram descritos três tipos principais de receptores: 5-HT_1, 5-HT_2 e 5-HT_3, e o receptor 5-HT_1 subdivide-se em 5-HT_{1a}, 5-HT_{1b}, 5H-T_{1c} e 5-HT_{1d}.

Os receptores 5-HT_1 são encontrados principalmente no cérebro e são predominantemente inibitórios. A interação da serotonina com receptores 5-HT_1 induz estímulo ou inibição da adenilciclase, interferindo, assim, nos níveis de AMPc.

Os receptores 5-HT_2 estão localizados no SNC, músculo liso e plaquetas. Estimulam a formação de inositol fosfato, pois estão ligados à fosfolipase C, que, por sua vez, catalisa a hidrólise do fosfatidilinositol.

Os receptores 5-HT_3 encontram-se no sistema nervoso periférico, com destaque para neurônios sensoriais nociceptivos, neurônios autonômicos e entéricos, onde a serotonina apresenta efeito excitatório. São receptores acoplados aos canais iônicos da membrana.

Os receptores 5-HT_4 são expressos no SNC, neurônios do plexo mioentérico e músculo liso intestinal, e células secretórias. Esses receptores estão envolvidos, no trato gastrintestinal, com secreção e peristaltismo.

Foram ainda identificados e clonados os receptores 5-HT_5, 5-HT_6 e 5-HT_7 e alguns agonistas e antagonistas desenvolvidos para esses receptores. No entanto, nenhuma indicação clínica para esses fármacos foi ainda aprovada. Curiosamente, os antipsicóticos que têm menos efeitos colaterais extrapiramidais, como a clozapina e a olanzapina, são potentes antagonistas de receptores 5-HT_6 e 5-HT_7, no entanto nenhuma relação entre essa propriedade e a eficácia antipsicótica desses compostos pode ser estabelecida ainda.

2.2.3. Ações farmacológicas

Sistema nervoso central

A serotonina exerce função de neurotransmissor central e é sintetizada, armazenada, liberada e recapturada por neurônios cerebrais. Por outro lado, a estimulação desses neurônios produz efeitos semelhantes aos observados após a administração de 5-HT exógena.

Todavia, a dificuldade que persiste em se estabelecer sua real participação nos mecanismos centrais reside no fato de que fármacos que antagonizam de forma eficaz as ações da serotonina em estruturas periféricas, por exemplo, o LSD, não se comportam da mesma forma em estruturas centrais. Ao contrário, o LSD parece agir como agonista em estruturas inervadas por neurônios triptaminérgicos.

A serotonina participa da regulação da temperatura corpórea e neuroendócrina, e da liberação de hormônios hipofisários. Foi sugerida sua participação também nas disfunções mentais, principalmente a esquizofrenia.

Musculatura lisa

A 5-HT determina contrações rítmicas da musculatura lisa gastrintestinal, seguidas por inibição do automatismo. Esse efeito inibitório tem sido alvo de controvérsias, mas existem evidências de que ele decorre de estímulos de neurônios inibitórios intramurais no trato gastrintestinal. Acredita-se que aumente o automatismo por diminuir o limiar necessário para que a atividade marca-passo se inicie.

O efeito estimulante apresenta dois componentes: (a) um componente direto, devido à interação da serotonina com estruturas celulares; (b) um componente indireto, por estímulo de gânglios intramurais, resultando na liberação de acetilcolina. As ações diretas são bloqueadas por LSD, fenoxibenzamina e morfina; as ações indiretas são bloqueadas por cocaína e morfina.

A 5-HT determina contração da musculatura brônquica em cobaias. No homem normal, esse efeito é desprezível; entretanto, o indivíduo asmático é especialmente sensível à broncoconstrição determinada pela serotonina.

Aparelho cardiovascular

As ações da serotonina sobre a rede vascular são extremamente complexas, podendo causar dilatação ou constrição de um mesmo vaso, dependendo da dose administrada e do tono prévio da estrutura. Além disso, seus efeitos cardiovasculares são decorrentes de ação direta e de ações indiretas (estímulo de gânglios autonômicos, sensibilização de barorreceptores e liberação de catecolaminas da medula da suprarrenal).

Considerando a complexidade dessas ações envolvidas no efeito final da 5-HT, torna-se fácil compreender as divergências encontradas na literatura a respeito delas.

Ao injetar a serotonina em um animal, pode-se observar uma ligeira diminuição da pressão arterial, devida a um reflexo mediado por quimiorreceptores situados no leito coronariano (denominado reflexo de Bezold-Jarisch) e que determina a inibição simpática. A seguir, observa-se aumento da pressão arterial devida à ação vasoconstritora periférica e ação estimulante cardíaca. Ocorre em seguida hipotensão prolongada, para a qual o componente que mais contribui é a vasodilatação dos músculos esqueléticos.

Em coração isolado, a 5-HT aumenta a força de contração e a frequência cardíaca. Em animal inteiro, em geral, observam-se efeitos cronotrópico e inotrópico positivos e aumento do débito cardíaco. Entretanto, esses efeitos são variáveis, uma vez que dependem dos reflexos compensatórios desencadeados pelas alterações de pressão arterial.

Outras ações

Agindo sobre as glândulas, a serotonina determina diminuição do volume da secreção ácida gástrica, assim como de seu teor em ácido e em pepsina; entretanto estimula a produção do muco. Aplicada à pele, que apresenta solução de continuidade, causa intensa dor. Em ratos, aumenta de forma considerável a permeabilidade vascular, mas no homem esse efeito é de pequena intensidade.

2.2.4. Síndrome carcinoide

A síndrome carcinoide, na qual ocorre grande aumento de serotonina circulante, caracteriza-se por rubor, broncoespasmo e diarreia. Nos casos crônicos, pode ocorrer pelagra em virtude da grande utilização de triptofano para a produção de serotonina.

Cumpre salientar que outros autofármacos têm seus níveis aumentados em pacientes portadores desta síndrome, especialmente bradicinina e prostaglandina. Os tumores das células enterocromafins são designados como carcinoides.

2.2.5. Importância clínica

A serotonina não é usada em clínica, mas vários de seus antagonistas apresentam enorme interesse, por serem usados em clínica médica, ou por se tratarem de drogas alucinógenas.

A serotonina é um neurotransmissor no SNC e periférico, e é também um hormônio de ação local em uma série de outros tecidos, incluindo o trato gastrintestinal, o sistema cardiovascular e células do sistema imune. Essa multiplicidade de funções implica que esse mediador participa de várias funções fisiológicas e que a desregulação desse sistema está envolvida com uma série de patologias. Essa amplitude de ações que são mediadas por receptores específicos levou ao desenvolvimento de muitos compostos de valor terapêutico, incluindo antidepressivos, antieméticos, procinéticos, antipsicóticos e fármacos para tratamento de enxaqueca. Vários receptores diferentes para serotonina foram descobertos em regiões anatômicas distintas. Atualmente se reconhecem 18 genes que são responsáveis por 14 diferentes subtipos de receptores para serotonina, os quais são divididos em sete famílias, e todas, com exceção de uma, são membros da superfamília de receptores acoplados à proteína G (GPCR). A exceção é o receptor 5-HT_3, que pertence à superfamília de receptores ionotrópicos ou canais iônicos com alça cis e dependentes de ligante, à qual pertencem também os receptores nicotínico colinérgico, GABA-A, receptor de glicina, entre outros.

Tabela 2.5.3. Localização, função, agonistas e antagonistas

Subtipo de receptor	Localização/Função	Agonista/Relevância clínica	Antagonista
5-HT_{1A}	SNC/inibição neuronal – sono, alimentação, termorregulação e ansiedade	Buspirona (ansiolítico), gepirona, ipsapirona	Espiperona
5-HT_{1B}	SNC – inibição pré-sináptica da liberação de 5-HT	-	-
5-HT_{1D}	SNC – vasos sanguíneos cerebrais, carótida e coronárias	Triptanas: sumatriptana*, zolmitriptana*, rizatriptana*, naratriptana*, almotriptana, donitriptana, eletriptana, frovatriptana (tratamento da enxaqueca)	GR55562, GR127935. Inespecíficos: ergotamina, ergonovina, metilergonovina e metisergida
5-HT_{1E}	-	-	Inespecíficos: ergotamina, ergonovina, metilergonovina e metisergida
5-HT_{1F}	SNC – mais específicos em vasos cerebrais	Lasmiditana # (tratamento da enxaqueca)	-
5-HT_{2A}	SNC – excitação neuronal, aprendizado Músculo liso – contração, vasoconstrição Agregação plaquetária	Ácido lisérgico (LSD)	Específicos: nelotanserina, pimavanserina, cetanserina, risperidona* (antipsicótico), ritanserina, clozapina, olanzapina (antipsicótico). Inespecíficos: ergotamina, ergonovina, metilergonovina e metisergida
5-HT_{2B}	Fundo de estômago (contração) Vasos – vasoconstrição SNC	3,4-metilenodioximetanfetamina (MDMA-ecstasy)	-
5-HT_{2C}	SNC – centro da saciedade	Lorcaserina (inibidor do apetite)	Agomelatina* (antidepressivo) Inespecíficos: ergotamina, ergonovina, metilergonovina e metisergida
5-HT_3	Sistema nervoso entérico, nervos sensoriais vagais SNC – área prostema	-	Ondansetrona*, dolasetrona*, tropisetrona*, granisetrona*, bemesetrona, itasetrona, ramosetrona, palonosetrona, ricasetrona (tratamento de náuseas e vômitos, decorrentes do tratamento quimio e radioterápico)
5-HT_4	SNC Neurônios mioentéricos – motilidade intestinal	Cisaprida (&), zacoprida, renzaprida, tegaserode (¥)	Alosetrona (€)
5-HT_5	SNC – função desconhecida	-	-
5-HT_6	SNC – função desconhecida	-	Clozapina, olanzapina, asenapina, quetiapina
5-HT_7	SNC, vasos sanguíneos, trato gastrintestinal (função não conhecida)	-	Clozapina, olanzapina, asenapina, quetiapina

* Existem apresentações farmacêuticas contendo esse fármaco para essa indicação no Brasil. # Lasmiditana é um agonista específico de receptor 5-HT_{1F} da serotonina. As triptanas também se ligam ao receptor, assim como 5HT_{1B} e 5-HT_{1D}. A falta de afinidade pelos receptores 5HT_{1B} e 5-HT_{1D} pode causar menos efeito colateral no tratamento da enxaqueca. Isso poderia aumentar o número de pacientes que se beneficiam desse tratamento para enxaqueca, como pacientes com doença isquêmica, pós-infarto do miocárdio ou com hipertensão não controlada. & Utilizados como pró-cinéticos, por exemplo, para tratar formas clínicas de síndrome do intestino irritável que cursam com constipação, foram retirados do mercado pelo risco cardiovascular, pois induziam alargamento do intervalo QT, com risco de surgimento de arritmias graves (*torsade de pointes*). ¥ Liberado nos EUA, tem uso restrito para paciente com síndrome do intestino irritável com constipação. € Usada em mulheres com síndrome do cólon irritável que cursa com diarreia. Em uso restrito para essa indicação nos EUA.

3. PEPTÍDEOS E POLIPEPTÍDEOS

3.1. Cininas

As cininas são peptídeos que foram descobertos há algum tempo, mas com uso clínico recente. Suas ações farmacológicas ocorrem via receptores B_1 e B_2, estando envolvidas com a regulação da pressão arterial e a resposta inflamatória, com aumento da permeabilidade vascular de artérias e veias do intestino, útero e uretra. As aplicações clínicas das cininas incluem: hipertensão, reação alérgica respiratória, choque séptico, pancreatite, angioedema hereditário e outras.

3.1.1. Biossíntese, absorção e destino

A bradicinina foi primeiramente descrita e nomeada como cinina de ação lenta pelo cientista brasileiro Maurício Rocha e Silva, trabalhando no Instituto Biológico em São Paulo. Ela surgia após incubação de plasma com veneno de *Bothrops jararaca*. As enzimas proteolíticas presentes no veneno clivavam um substrato plasmático, denominado cininogênio por Rocha e Silva. Depois, ela foi sintetizada e caracterizada farmacologicamente pelo mesmo grupo de pesquisa.

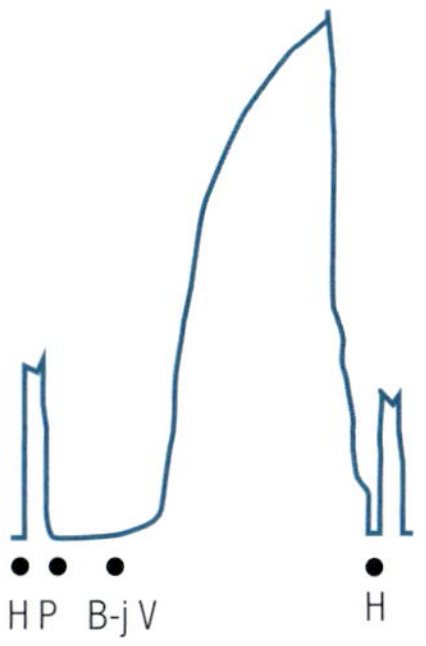

Figura 2.5.4. Figura representativa de um experimento original de Maurício Rocha e Silva a partir de registro em quimógrafo. O experimento foi realizado em íleo de cobaia dessensibilizado ao veneno de *Bothrops jararaca*. H = histamina 100 ng/7 mL; P = 200 mL de plasma bovino; B.j V = 200 µg de veneno de *Bothrops jararaca*. Após 25 minutos da adição do veneno, a resposta contrátil aconteceu. A contração da histamina era muito rápida e, como a outra substância produzia contração lenta, foi chamada de bradicinina. Obs.: Corresponde à parte da Fig. 3 do artigo original – Rocha e Silva *et al. Am. J. Physiol.*, v. 156, n. 2, p. 261-73, 1949.

A bradicinina é um nonapeptídeo que possui a seguinte sequência de aminoácidos: Arg-Pro-Pro-Glic-Fen-Ser-Pro-Fen-Arg-OH. A fração alfa-2-globulina plasmática contém cininogênios (alto peso molecular), que sofrem ação de enzimas proteolíticas denominadas calicreínas, presentes no plasma na forma inativa (pré-calicreína), originando a bradicinina. A calicreína pode ser ativada por variações do pH sanguíneo e temperatura, diluição do plasma e formas de injúria que podem ativar o fator de Hageman (fator XII de coagulação). Nas glândulas exócrinas e nos rins existe uma calicreína tecidual, que atua sobre o cininogênio (baixo peso molecular) e produz um decapeptídeo chamado de calidina (lisil-bradicinina), que, por sua vez, pode ser convertida em bradicinina por enzimas denominadas aminopeptidases.

A bradicinina e a calidina possuem atividade somente quando administradas por via parenteral, visto que são rapidamente inativadas pelas carboxipeptidases plasmáticas denominadas cininases I e II (ou enzima conversora de angiotensina – ECA), com vida inferior a 1 minuto. Os peptídeos inativos são excretados na urina.

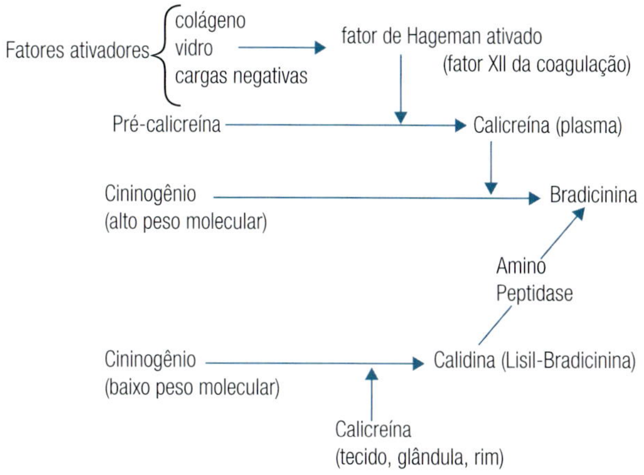

Figura 2.5.5. Biossíntese de cininas.

3.1.2. Receptores e mecanismo de ação da bradicinina

A grande maioria dos efeitos farmacológicos diretos das cininas pode ser atribuída à interação com receptores específicos B_1 e B_2 e provavelmente B_3, que resulta em excitação ou inibição da musculatura lisa. O receptor B_1 parece ser inativo *in vivo*, mas pode ser ativado por estímulo químico nocivo *in vitro* por condições artificiais utilizadas em ensaios biológicos. A bradicinina é mais ativa em B_2, enquanto a calidina age igualmente em B_1 e B_2.

O receptor B_2 é um componente estável da membrana celular e parece ser controlado parcialmente por hormônios esteroides. Esse receptor está acoplado à proteína G e, uma vez estimulado, ativa a fosfolipase A_2 e a fosfolipase C. A ativação da fosfolipase C induz aumento de IP_3 (trifosfato de inositol) e de DAG, que, por sua vez, aumentam a concentração de cálcio citosólico e a atividade da proteína quinase C, respectivamente. A ativação da fosfolipase A_2 libera ácido araquidônico a partir dos fosfolipídios da membrana celular, o qual sofre metabolização, formando prostanoides (prostaglandinas e tromboxanos).

Os efeitos farmacológicos indiretos das cininas podem ser devidos à capacidade desses peptídeos (via estímulo de receptor B_2) de promoverem a síntese e a liberação de substâncias vasodilatadoras derivadas do endotélio vascular, como a prostaciclina (PGI_2) e o EDRF (fator relaxante derivado do endotélio).

Mais recentemente, foram identificados dois subtipos dos receptores B_2 em coelhos e cobaias, respectivamente, B_2rb (do inglês: *rabbit*) e B_2gp (do inglês: *guinea-pig*). Esses dois subtipos de receptores se diferenciam basicamente de acordo com a seletividade e a atividade dos agonistas e, particularmente, nas diferenças em afinidade entre o antagonista competitivo DArg [Hyp3, DPhe7, Leu8] BK e o antagonista não peptídico WIN 64338.

3.1.3. Ações farmacológicas e importância clínica

Sistema cardiovascular

As cininas são substâncias vasodilatadoras potentes. A dilatação é mediada, principalmente via receptores B_2, pelas células endoteliais, com ativação do óxido nítrico sintase, com formação de NO e de prostaciclinas. Nas grandes artérias e na maioria das veias, as cininas induzem vasoconstrição, mas predomina a dilatação das arteríolas, com consequente queda da pressão arterial e da resistência periférica (em vários órgãos, incluindo coração, rim, intestino, músculo esquelético e fígado) e, por reflexo compensatório, aumento da frequência cardíaca. As cininas aumentam a permeabilidade vascular, fenômeno que envolve a separação das junções entre as células endoteliais das vênulas, permitindo o extravasamento do conteúdo plasmático, dando origem ao edema. No SNC ocorre aumento de permeabilidade da barreira hematoencefálica.

Musculatura lisa

A bradicinina induz potente broncoconstrição quando administrada por via intravenosa em cobaias, a qual é inibida por ácido acetilsalicílico (AAS) e fenilbutazona. A inalação de cininas produz broncoconstrição, gerando desconforto respiratório em indivíduos asmáticos. A bradicinina induz contração do íleo isolado de cobaia e aumento da motilidade intestinal.

Algesia

A bradicinina causa intensa dor com sensação de queimação, visto que estimula a liberação de neuropeptídeos como a substância P e a neurocinina A, durante a inflamação aguda, sendo esse efeito mediado, principalmente, por receptores B_2, o qual pode ser abolido por ácido acetilsalicílico e fenilbutazona. Entretanto, os receptores B_1 parecem ter maior envolvimento na dor crônica, como a artrite reumatoide, gota e pancreatite. Os agentes que antagonizam os efeitos da bradicinina não são específicos e provavelmente atuam diminuindo a síntese de prostaglandinas da série E, que potencializam os efeitos álgicos da bradicinina.

As cininas são os mais potentes vasodilatadores conhecidos e estão associadas a numerosas doenças (artrite, pancreatite aguda, angioedema hereditário, anafilaxia e síndrome carcinoide), mas, devido à sua ação fugaz, não existe clara indicação terapêutica. Contudo, foi sintetizado um análogo da bradicinina (RMP-7) com ação mais duradoura que a da bradicinina, que contém em sua molécula uma ligação peptídica no grupo carboxila terminal, que impede a sua degradação enzimática. Nesse sentido, o aumento da permeabilidade da barreira hematoencefálica induzido pelo RMP-7 está sendo testado clinicamente para facilitar a penetração de agentes quimioterápicos no SNC em pacientes com tumores cerebrais. O composto sintético não peptídico FR 190997 foi descrito como um agonista de receptores B_2, com provável ação cardioprotetora.

3.1.4. Antagonistas de receptores da bradicinina e importância clínica

Trabalhos experimentais têm sido intensificados na busca por antagonistas seletivos das ações da bradicinina. Alguns análogos das cininas demonstraram antagonismo inespecífico, bloqueando tanto receptores do tipo B_1 quanto do tipo B_2. A des-Arg[9] (Leu[8]) bradicinina mostrou-se mais seletiva para B_1, enquanto os compostos HOE 140 (antagonista não competitivo com afinidade similar a receptores B_2rb e B_2gp) e CP 0127 apresentaram maior seletividade para bloquear os receptores B_2. Além desses, antagonistas não peptídicos do receptor B_2 foram desenvolvidos, como o composto FR 173657, que se mostrou eficaz quando administrado por via oral, reduzindo o edema e a pressão arterial induzidos por bradicinina, sendo considerados promissores no tratamento de doenças cardiovasculares e inflamatórias.

Outros estudos demonstraram que, ao contrário da bradicinina, que age como agonista total no homem, coelho e porco, o composto FR 190997 comporta-se como agonista total no homem, parcial no coelho e puro antagonista no porco via receptores B_2. Estudos têm demonstrado o importante papel modulador do HOE 140 (via B_2), bem como do composto R-954 (via B_1) na inflamação pulmonar alérgica. Além disso, foi sugerida a ação agonista do HOE 140 estimulando a proliferação de células tumorais via receptores B_2.

3.2. Angiotensina

3.2.1. A descoberta do sistema renina-angiotensina

A renina foi o primeiro componente do sistema renina-angiotensina-aldosterona (SRAA) a ser descoberto. Essa enzima foi descoberta em extratos renais como um fator hipertensor, há quase 120 anos, em 1898, no Instituto Karolinska na Suécia, pelo fisiologista finlandês Robert Tigerstedt, e seu pupilo, um estudante de Medicina sueco de 24 anos, Per Bergman. Eles injetaram extratos de rim de coelho em coelhos saudáveis e observaram um rápido e duradouro efeito hipertensor, e chamaram a substância responsável de renina.

Posteriormente, Helmer e Page, em 1939, preparam uma fração rica em renina a partir de rins de porcos e demonstraram que era necessária uma reação entre renina e um substrato proteico plasmático para a produção de um fator vasoconstritor. Eles então sugeriram que a renina é uma enzima, e não uma substância com ação vasopressora direta, e chamaram esse substrato plasmático de ativador de renina e, depois, de substrato de renina. Em 1940, esses mesmos autores fizeram uma incubação *in vitro* de renina com plasma e extraíram um potente vasoconstritor, que denominaram angiotonina. De maneira quase concomitante, entre 1938 e 1940, os pesquisadores Houssay, Leloir, Fasciolo e Braun-Menéndez do Instituto de Fisiologia da Universidade, de Buenos Aires, também descobriram uma substância vasopressora de rins de cães submetidos à isquemia renal e também obtiveram uma substância pressora da incubação da renina com plasma, chamando a substância de hipertensina e o substrato plasmático de hipertensinogênio. Em 1957, Braun-Menéndez e Page publicaram um artigo conjunto na prestigiosa revista científica Science, unificando os achados e revisando a nomenclatura neste campo de pesquisa. Concordaram então em chamar a substância pressora de angiotensina e denominaram o substrato plasmático de angiotensinogênio.

Outros grupos, no final da década de 1950, isolaram a substância pressora e demonstraram ser um octapeptídeo derivado de um decapeptídeo inativo que é o produto da reação entre renina e angiotensinogênio. Esse decapeptídeo foi denominado angiotensina I e o octapeptídeo ativo foi denominado angiotensina II. A sequência de aminoácidos da angiotensina II humana é Asp-Arg-Val-Tyr-Ile-His-Pro-Phe. Nos anos subsequentes, demonstrou-se um papel fisiológico para esse sistema renina-angiotensina na regulação do ritmo de filtração glomerular, aporte tubular renal de sódio e pressão arterial, por exemplo.

A liberação de renina é induzida por queda de pressão de perfusão renal, por diminuição no aporte distal de sódio ou estimulação simpática via receptores β1-adrenérgicos das células justaglomerulares. Essa enzima cliva o substrato plasmático angiotensinogênio, produzido no fígado, e libera um decapeptídeo (angiotensina I), o qual é clivado no octapeptídeo (angiotensina II) por ação de uma enzima conversora, primeiramente descrita em 1955 por Leonard Skeggs, na Western Case University, Cleveland, Ohio, EUA. Essa dipeptidil carboxipeptidase, uma metaloenzima contendo dois átomos de zinco, foi denominada enzima conversora de angiotensina (ECA). Localiza-se predominantemente na membrana de células endoteliais e catalisa a hidrólise de dipeptídeos carboxiterminais a partir de oligopeptídeos como a angiotensina I e a bradicinina. Esses elementos constituem o clássico sistema renina-angiotensina. Esse sistema, ainda, estimula a glândula renal a liberar aldosterona, causando retenção de água e sódio, estimula terminações simpáticas para regular o tônus vascular e estimula a liberação de vasopressina da hipófise posterior.

Nas décadas de 1980 e 1990, demonstrou-se que a angiotensina é produzida localmente na maioria dos tecidos e que existe um sistema renina-angiotensina completo operando no cérebro, rins, coração, pâncreas, intestinos, vasos e tecido adiposo, entre outros. Esse sistema local está envolvido em processos fisiológicos e fisiopatológicos como hipertensão, inflamação, trombose, aterosclerose, doença renal terminal, doença arterial coronariana, cardiomegalia e insuficiência cardíaca, por exemplo. No final da década de 1980, um grupo de pesquisadores descreveu dois tipos de receptores para angiotensina, os receptores AT_1 e AT_2. Em 1992, foi clonado o receptor AT_1 e sua via de transdução de sinal identificada como um receptor acoplado a proteína G, ativando a fosfolipase C, que aumentaria os níveis de inositol trifosfato (IP3). Este segundo mediador estimula receptores específicos no retículo sarcoplasmático (IP3R), estimulando liberação de cálcio desses estoques intracelulares. Esse aumento de cálcio provoca constrição nos vasos e liberação de aldosterona nas adrenais.

A cascata enzimática clássica do SRAA inicia com a conversão de pró-renina, expressa constitutivamente, em renina, e esta, por sua vez, converte o angiotensinogênio, uma α2-macroglobulina circulante produzida no fígado, em angiotensina I. A angiotensina I é rapidamente convertida em angiotensina 2, principalmente na circulação pulmonar, uma circulação mais lenta, devido à abundância de ECA na membrana luminal do endotélio vascular, assim como ECA circulante. A ECA é também conhecida como cininase 2, pelo fato de metabolizar bradicinina em peptídeos inativos. Nesse modelo clássico, os efeitos da angiotensina são atribuídos à estimulação do receptor AT_1 e incluem elevação da pressão arterial, estimulação da liberação de aldosterona e estimulação da secreção de hormônio antidiurético (ADH) com indução de sede e apetite por sal.

3.2.2. O sistema renina-angiotensina: novas descobertas

O conhecimento acerca do SRAA aumentou muito nas últimas décadas. Novas descobertas incluem a demonstração de que o fragmento obtido da clivagem da angiotensina II por ação da aminopeptidase A, fragmento conhecido hoje como angiotensina III, tem efeitos similares aos da angiotensina II. Outra descoberta importante foi a identificação de pelo menos dois subtipos de receptores para angiotensina (AT_1 e AT_2), cujas funções parecem ser opostas na maioria dos tecidos. A descoberta da ligação da angiotensina IV, formada pela clivagem da angiotensina III pela aminopeptidase tipo N, tornou essa enzima reconhecida como sendo uma aminopeptidase regulada por insulina (*insulin regulated aminopeptidase* - IRAP).

Uma descoberta importante foi a da ECA homóloga, a ECA_2, uma zinco metalopeptidase envolvida na formação dos mediadores vasodilatadores angiotensina 1-7 (Ang 1-7), a partir da conversão da angiotensina II e a formação de angiotensina 1-9 (Ang 1-9) a partir da angiotensina I. A angiotensina 1-9 pode ser convertida em angiotensina 1-7 pela ECA_1.

Outra descoberta importante foi a identificação da proteína MAS, um receptor acoplado à proteína G, como receptor da angiotensina 1-7 e a demonstração de seu antagonismo funcional aos efeitos da estimulação de receptor AT_1 pela angiotensina II. As ações dos diversos metabólitos da cascata da renina-angiotensina estão relacionadas na Tabela 2.5.4.

Tabela 2.5.4. Principais efeitos dos metabólitos da cascata de metabolização do angiotensinogênio

Tipo de angiotensina	Principais efeitos
Ang I	Praticamente inativa, provoca fraca vasoconstrição.
Ang II	Via receptor AT_1 – vasoconstrição, mitogênese, hipertrofia, aumenta a síntese e liberação de aldosterona; antinatriurético, induz a liberação do hormônio antidiurético, efeito pró-inflamatório, pró-oxidativo, pró-fibrótico e pró-trombótico.
Ang II	Via receptor AT_2 – vasodilatação, antiproliferativa, pró-apoptótica, envolvida com o desenvolvimento pré-natal.
Ang III	Efeitos são geralmente os mesmos da Ang II nos receptores AT_1 e AT_2, no entanto esse peptídeo tem apenas 25% e 10% da potência da Ang II na elevação da pressão arterial e no estímulo das adrenais. Esse peptídeo é formado por múltiplas vias.
Ang IV	Proliferação celular, inflamação, desenvolvimento neuronal, síntese de óxido nítrico e metabolismo de neuropeptídeos.
Ang 1-9	Substrato para síntese de Ang 1-7 pela ECA_1. Potencia efeito da bradicinina na liberação de NO vascular.
Ang 1-7	Efeito vasodilatador, anti-inflamatório, antifibrótico, antitrombótico e antiproliferativo. Esses efeitos contrabalanceiam os efeitos deletérios da angiotensina II.

Ang: angiotensina; AT_1: receptor de angiotensina do tipo 1; AT_2: receptor de angiotensina do tipo 2; ECA_1: dipeptidil carboxipeptidase, enzima conversora de angiotensina; NO: óxido nítrico.

Ademais, foram descobertas vias enzimáticas alternativas para a formação de angiotensinas, por exemplo, a formação de angiotensina II a partir da angiotensina I catalisada por quinase, uma protease tecidual presente em mastócitos; a conversão de angiotensina I em angiotensina 1-7, por ação das seguintes enzimas: endopeptidase neutra (neprisilina), oligopeptidase *thimet* (tiolmetaloenzima), prolil endopeptidase e neurolisina; e conversão da angiotensina I em angiotensina 2-10 pela aspartil aminopeptidase. Finalmente, a descoberta de um receptor para renina e pró-renina que aumenta a atividade catalítica de renina sobre o angiotensinogênio. Esse receptor de renina e pró-renina está acoplado à via de transdução de sinal intracelular da ERK1/2 quinase (*extracellular-signal-regulated kinase*) 1/2.

A Figura 2.5.6 mostra o esquema da cascata do sistema renina-angiotensina (SRA).

Além do sistema renina-angiotensina circulante, sistemas renina-angiotensina têm sido identificados em tecidos específicos. A presença do RNA mensageiro de todos os componentes necessários para biossíntese de angiotensinas bioativas, por exemplo, angiotensina II, demonstra a presença de receptores para angiotensinas bioativas. Existe um sistema interno de regulação da ação desse(s) peptídeo(s), e o sistema local ao ser modulado por intervenção farmacológica produz resposta consistente. Dependendo do tecido, as enzimas locais para produção de angiotensinas ativas são diferentes do sistema clássico. Exemplos de tecidos que têm sistema renina-angiotensina completo incluem cérebro, coração, pâncreas, rins, adrenais, vasos, trato reprodutivo, sistema linfático, tecido adiposo, medula óssea e olhos.

O SRA também modula a função hormonal, por exemplo, na glândula adrenal. A angiotensina II é o mais importante estimulador fisiológico da secreção de aldosterona. O papel da aldosterona na fisiopatologia de distúrbios cardiovasculares, incluindo a hipertensão e edema, é bem documentado. A angiotensina II também estimula a liberação de adrenalina pela glândula adrenal. Esses efeitos são deletérios a longo prazo para o sistema cardiovascular, por causarem remodelamento vascular e cardíaco e por aumentarem a carga de trabalho cardíaco e a demanda de oxigênio do miocárdio.

3.2.3. Farmacologia do sistema renina-angiotensina: aspectos históricos

Do ponto de vista histórico, o desenvolvimento dos primeiros fármacos que interferiam no SRAA, os inibidores da ECA, se deveu, em grande parte, à pesquisa básica desenvolvida por dois brasileiros: Maurício Rocha e Silva e Sérgio Henrique Ferreira. Rocha e Silva descreveu em 1949, que a incubação de plasma com o veneno da serpente *Bothrops jararaca* gerava novo fator hipotensor, que foi então denominado bradicinina. Posteriormente, quando sintetizado, observou-

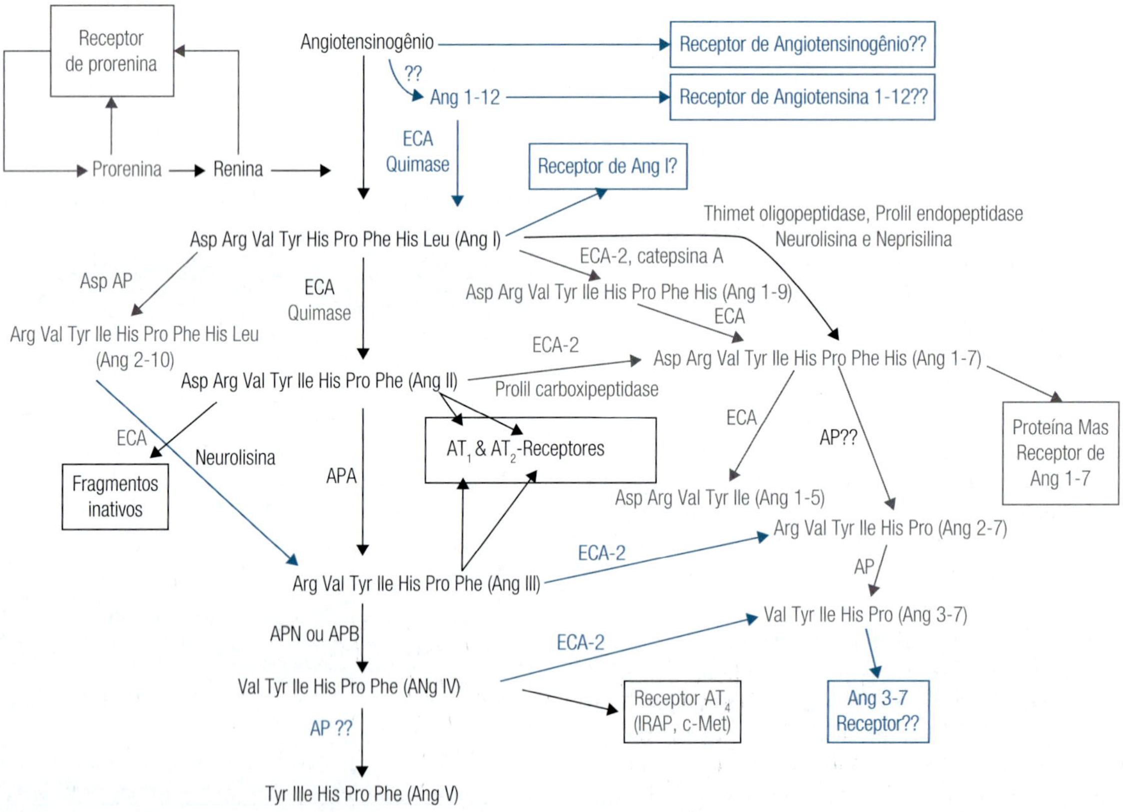

Figura 2.5.6. Fluxograma esquemático da cascata do sistema renina-angiotensina (SRA). Ang: angiotensina; ECA: enzima conversora de angiotensina; APA: aminopeptidase A; APN: aminopeptidase N; APB: aminopeptidase B; Asp Ap: aspartil aminopeptidase; IRAP = aminopeptidase regulada por insulina; AT_1: receptor de angiotensina do tipo 1; AT_2: receptor de angiotensina do tipo 2. O texto e setas pretas designam a via clássica do SRA. O texto e setas cinzas designam novas vias da cascata do SRA. O texto e setas azuis designam vias hipotéticas ainda não totalmente aceitas.

-se que seus efeitos hipotensores eram menos intensos quando comparados com aqueles da "bradicinina natural".

Sérgio Henrique Ferreira, da Faculdade de Medicina da Universidade de São Paulo em Ribeirão Preto, descreveu posteriormente, em 1965, um fator (fator de potenciação de bradicinina) isolado do veneno de *Bothrops jararaca* capaz de potenciar a atividade hipotensora da bradicinina (Figura 2.5.7), uma família de pequenos peptídeos potenciadores de bradicinina (BPF), presente nesse veneno.

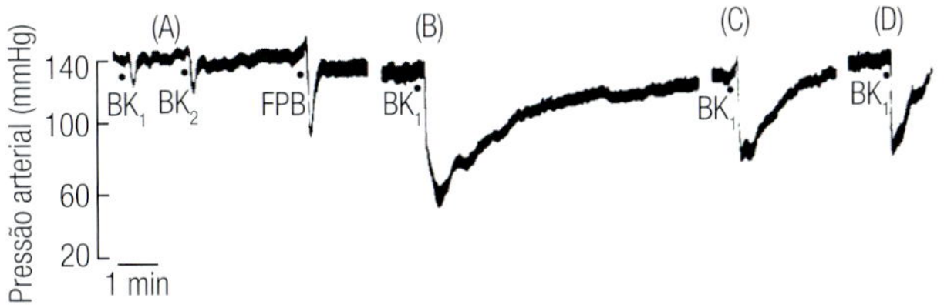

Figura 2.5.7. Efeito do fator potenciador de bradicinina (BPF) na hipotensão arterial produzida por bradicinina em gato anestesiado. (a) Antes, (b), (c) e (d), 3, 15 e 30 minutos após injeção intravenosa de BPF na dose de 2 mg/kg. BK_1 – 1 µg/kg de bradicinina sintética, IV, e BK_2 – 2 µg/kg de bradicinina sintética, IV. Notar a grande potenciação do efeito hipotensor da bradicinina e que esse efeito se mantém.

Fonte: Adaptada de FERREIRA, S.H. A bradykinin-potentiating factor (BPF) present in the venom of *Bothrops jararaca*. *Br. J. Pharmacol. Chemother.*, v. 24, p. 163-9, 1965.

A atividade potenciadora do BPF *in vivo* foi correlacionada com a inibição de enzimas inativadoras da bradicinina. Havia a coincidência de que a inativação plasmática da bradicinina e da conversão da angiotensina se davam por remoção dos aminoácidos carboxiterminais. Trabalhando na Inglaterra, entre 1965 e 1966, com sir John Vane, ganhador do Prêmio Nobel de Medicina e Fisiologia pela descoberta do mecanismo de ação de AINEs, Ferreira testou a hipótese de que uma única enzima fosse responsável por ambas as atividades, clivagem da bradicina e conversão da angiotensina I (inativa) em II (ativa), e que o BPF pudesse ser também um inibidor da conversão da angiotensina I. Essa sugestão de Vane foi confirmada pelo bloqueio da conversão no pulmão da angiotensina I em II circulante pelo BPF.

Em 1967, em colaboração com Lewis Greene, no *Brookhaven National Laboratories*, nos Estados Unidos, Ferreira isolou, caracterizou e definiu a potência relativa de nove peptídeos de pequeno peso molecular extraídos do BPF original. Os peptídeos isolados foram utilizados para demonstrar o paralelismo entre inibição da conversão da angiotensina e potenciação da bradicinina. Demonstrou-se que o nonapeptídeo (BPP9a) era o mais ativo. Finalmente, com o BPF, foi realizada a primeira demonstração de que um peptídeo potenciador da bradicinina tinha efeito hipotensor em modelos de hipertensão em virtude da intensa atividade do sistema renina-angiotensina. Curiosamente, por conta dessa produtiva colaboração com cientistas brasileiros, Lewis Greene se estabeleceu na Faculdade de Medicina de Ribeirão Preto (FMRP), onde permanece até hoje, tendo inclusive se tornado um dos editores do *Brazilian Journal of Medical and Biological Research*.

Por sua ligação com a Indústria Farmacêutica Squibb como cientista consultor, John Vane relatou os experimentos com BPF descobertos por Ferreira e a inibição da conversão da angiotensina I em II na circulação pulmonar. O pesquisador da Squibb, o bioquímico argentino Miguel Ondetti, em 1971, isolou e elucidou a estrutura de seis peptídeos potenciadores no veneno da *B. jararaca*. O nonapeptídeo era bem mais estável que os outros e foi chamado de teprotídeo, em virtude de conter quatro prolinas que ajudavam a conferir sua estabilidade. Demonstrou-se que o teprotídeo é um anti-hipertensivo efetivo, no entanto, pelo custo de síntese e por não ter ação quando administrado por via oral, não servia como medicamento. No entanto, estudos de estrutura-atividade com análogos dele mostraram que a sequência Phe-Ala-Pro era essencial para a ligação com sítio ativo da ECA. A descoberta, por Byers e Wolfenden, em 1972, de inibidores não peptídicos da carboxipeptidase-A, uma enzima correlata à ECA, deu o passo fundamental para o desenvolvimento do primeiro inibidor da ECA ativo por via oral. A indústria farmacêutica Squibb, por meio de seus químicos David Cushman e Miguel Ondetii, sintetizou e testou mais de 60 compostos. Um dos compostos com um grupamento sulfidril, o D-metil-3-mercaptopropanoil – L- prolina, inibia a ECA com potência muito maior que o BPF9a e foi denominado captopril. O captopril foi sintetizado pela adição a uma prolina (aminoácido carboxiterminal do BPP5a) de um radical quelador de metais.

O captopril foi o protótipo de uma série de inibidores da ECA que contribuíram para o entendimento do papel fisiológico e fisiopatológico do sistema renina-angiotensina e que foram depois incorporados com grande sucesso no tratamento de uma série de condições clínicas cardiovasculares e renais, como hipertensão, insuficiência cardíaca, prevenção primária e secundária de nefropatia diabética, entre outros.

Outro desenvolvimento da indústria farmacêutica baseado no sistema renina-angiotensina foi a síntese do primeiro bloqueador de receptor AT_1, no início da década de 1990, pelos pesquisadores da Merck Sharp & Dohme. Esse desenvolvimento se baseou em compostos N-benzilimidazólicos, patenteados pela Indústria Química Takeda (Osaka, Japão), como fracos, mas seletivos antagonistas competitivos de receptor AT_1. Os cientistas da Merck Sharp & Dohme desenvolveram um bloqueador seletivo de receptor AT_1 mais potente e efetivo por via oral que os compostos protótipos da Takeda, o composto DuP 753 (2-n-butil-4-cloro-5-hidroximetil-l-[2'-(lH-tetrazol-5-il)bifenil-4-il) metilimidazol, que foi denominado losartana.

3.2.4. Farmacologia do sistema renina-angiotensina

A angiotensina II *per si* já foi usada clinicamente por infusão intravenosa para tratar pacientes em choque séptico com sucesso. Entretanto, não existem preparações farmacêuticas desse produto liberadas para uso.

No entanto, vários medicamentos importantes na prática clínica foram desenvolvidos mediante o desenvolvimento de fármacos que inibem o sistema renina-angiotensina.

A Figura 2.5.8 mostra os pontos estratégicos de intervenção farmacológica no sistema renina-angiotensina em patologias.

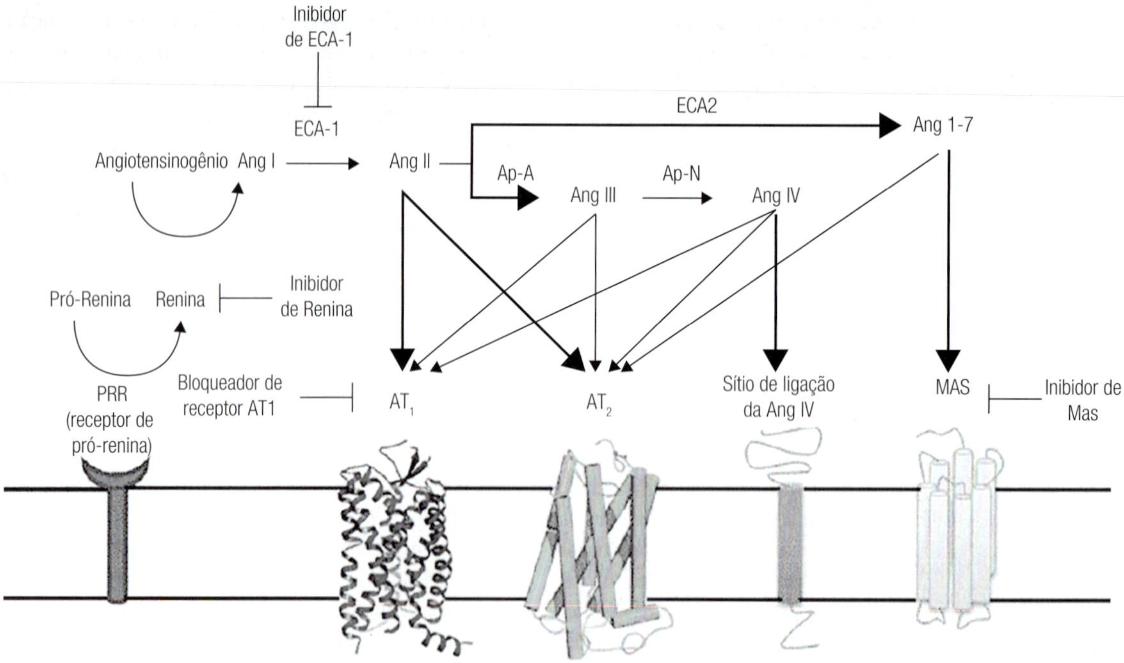

Figura 2.5.8. Pontos estratégicos de intervenção farmacológica no sistema renina-angiotensina em patologias. Fonte: Adaptada, com autorização, de: Karnik *et al. Pharmacol. Rev.*, v. 67, n. 4, p. 754-819, 2015.

Inibidores de renina

O inibidor de renina ativo por via oral, alisquireno, disponível no Brasil para tratamento de hipertensão, causa redução prolongada dose-dependente na pressão sistólica e diastólica. Vários estudos clínicos mostraram que a eficácia na redução da pressão arterial desse fármaco é similar à obtida com outras classes de agentes anti-hipertensivos, incluindo os inibidores da ECA I, bloqueadores de receptor AT_1 de angiotensina e bloqueadores de canais de cálcio. Ademais, a associação desse fármaco com outros anti-hipertensivos é bem tolerada e representa melhor controle da pressão arterial. Pode ser associado com bloqueador de canais de cálcio, como o anlodipino, mas está contraindicada a associação de alisquireno com bloqueadores de receptor AT_1 ou inibidores da enzima conversora em pacientes com diabetes, em razão do risco de comprometimento renal, hipotensão e hiperpotassemia. Deve-se evitar também o uso de alisquireno associado a bloqueadores de receptor AT_1 ou inibidores da enzima conversora em pacientes com insuficiência renal moderada a grave (taxa de filtração glomerular < 60 mL/min).

Inibidores da enzima conversora

Os fármacos inibidores da ECA agem por inibir a clivagem de dois aminoácidos do decapetpídeo angiotensina I (inativo) no octapeptídeo ativo, angiotensina II. No entanto, como essa enzima tem outros substratos, como a bradicinina, a inibição dessa enzima implica elevações dos níveis plasmáticos e teciduais de bradicinina. Uma vez que a produção de angiotensina II é inibida, a concentração de angiotensina I tende a aumentar e ela passa a ser metabolizada por rotas alternativas, resultando no aumento da concentração de peptídeos como a angiotensina 1-7. Esse peptídeo, angiotensina 1-7, tem efeitos benéficos, tais como vasodilatador, anti-inflamatório, antifibrótico, antitrombótico e antiproliferativo, que podem contribuir para os efeitos benéficos desses fármacos em pacientes com hipertensão, pós-infarto agudo do miocárdio e nefropatia diabética.

Existem três gerações de inibidores da enzima conversora: o protótipo do grupo, o captopril, que tem um grupamento sulfidrila; os compostos semelhantes ao enalapril, contendo carboxila, como o lisinopril, benazepril, quinapril, ramipril, cilazapril e perindopril; e o fosinopril, que tem um grupo fosfonato. As principais diferenças entre esses grupos são farmacocinéticas e de potência. A maioria dos representantes do grupo tem as mesmas indicações clínicas, efeitos colaterais e contraindicações.

Farmacocinética

Os inibidores da ECA podem ser categorizados ainda de acordo com a sua metabolização: compostos ativos que são metabolizados para gerar também compostos ativos (por exemplo, captopril); pró-fármacos que requerem metabolização hepática para formar compostos ativos (por exemplo, enalapril, fosinopril, perindopril, quinapril, ramipril e trandolapril); e compostos ativos que são excretados de maneira inalterada (por exemplo, lisinopril). Os inibidores da ECA também diferem em termos de biodisponibilidade, ligação a proteínas plasmáticas, lipossolubilidade, afinidade ao sítio de ligação na ECA, tempo necessário para início do efeito, meia-vida e potência. Apesar do tempo para início do efeito e da duração da resposta serem parâmetros importantes em termos práticos, quando existe aderência ao tratamento, em termos de longo prazo, não existem diferenças de eficácia clínica significativa entre os fármacos desse grupo. Apesar de ser o menos potente em termos de inibição da ECA e menos lipossolúvel, quando usado em dose apropriada, o captopril reduz mortalidade e morbidade em pacientes com insuficiência cardíaca ou no pós-infarto, como mostrado em vários ensaios clínicos. Os inibidores da ECA são primariamente eliminados pelos rins.

Reações adversas

As reações adversas mais comuns relatadas são hipotensão, piora de função renal em certas condições, hipercalemia, tosse e angioedema.

A hipotensão está normalmente associada a determinados grupos de pacientes ou condições, por exemplo, pacientes hipovolêmicos, com insuficiência cardíaca instável e hiponatremia. Pacientes com obstrução severa na saída do ventrículo esquerdo podem sofrer de grave hipotensão se receberem inibidores da ECA. Enquanto a estenose aórtica severa é uma contraindicação para o uso de inibidores da ECA, existe um uso crescente desses fármacos em casos em que a estenose não é grave e há hipertensão grave concomitante.

A diminuição da função renal ocorre predominantemente em pacientes com doença renovascular e particularmente nesses com estenose renal bilateral. O risco de dano renal acontece por redução da pressão de perfusão renal e inibição da vasoconstrição da arteríola eferente induzida por angiotensina II. Os inibidores da ECA também podem prejudicar mais ainda a função renal de pacientes com comprometimento do parênquima renal. Apesar de paradoxal, esses fármacos podem ser utilizados no tratamento crônico de pacientes com insuficiência renal como, exemplo, em casos de nefropatia diabética.

O risco de hipercalemia é significativo em pacientes com insuficiência renal preexistente, e o uso nesses pacientes requer monitoração periódica dos níveis de potássio sérico.

A tosse é uma razão comum para os casos de intolerância aos inibidores da ECA e pode aparecer em 5% a 10% dos pacientes utilizando esses medicamentos.

Por outro lado, o angioedema é um evento potencialmente fatal, apesar de muito raro, aparecendo em menos de 0,5% dos pacientes, e nem sempre tem prognóstico reservado.

Os inibidores da ECA são teratogênicos, portanto seu uso é contraindicado na gravidez. Seu uso em pacientes jovens em idade reprodutiva deve ser acompanhado de aconselhamento no sentido de avisar sobre as intenções de engravidar e sobre os potenciais riscos desses medicamentos neste caso.

Interações medicamentosas

A administração conjunta de inibidores da ECA com AINEs aumenta a probabilidade de ocorrência de insuficiência renal e hipercalemia renal iatrogênica. A suplementação de potássio e o uso de diuréticos poupadores de potássio pode também potenciar o risco de hipercalemia. A inibição da ECA produz efeitos mais intensos em pacientes com atividade de renina aumentada, por isso a hipotensão é mais comum em pacientes já hipotensos, hipovolêmicos ou hiponatrêmicos. Portanto, o uso de diuréticos pode intensificar os efeitos hipotensores de inibidores da ECA, assim como o uso concomitante de bloqueadores β-adrenérgicos e bloqueadores de canais de cálcio. Essa interação pode ser útil no tratamento da hipertensão, e algumas indústrias farmacêuticas, baseadas nesse raciocínio, já desenvolveram formulações contendo um inibidor da ECA e um diurético ou um inibidor da ECA com um bloqueador de canais de cálcio.

Usos clínicos

Os inibidores da ECA são uma opção terapêutica efetiva no tratamento da hipertensão. Inúmeros ensaios clínicos têm mostrado que esses fármacos, comparados com placebo, reduzem o risco de doença arterial coronariana, acidente vascular cerebral e tanto a mortalidade de causa cardiovascular quanto a mortalidade global. No entanto, esses mesmos ensaios clínicos têm demonstrado que, para controle otimizado dos níveis pressóricos na maioria dos pacientes, é necessária a terapia combinada de dois ou mais grupos de agentes anti-hipertensivos.

Além do mais, o uso de inibidores da ECA tem sido preconizado em pacientes hipertensos com insuficiência cardíaca, nefropatia ou infarto do miocárdio, em razão do benefício adicional nesse grupo de pacientes. Ademais, também tem sido uma prática prescrever inibidores da ECA para pacientes com propensão ao diabetes ou com diabetes, para prevenção primária ou secundária da nefropatia diabética.

Para pacientes afrodescendentes, a indicação de uso de inibidores da ECA deve ser acompanhada do uso de diuréticos.

No caso de pacientes hipertensas grávidas, o uso de inibidores da ECA deve ser evitado.

O SRAA tem papel fundamental na gênese da doença renal no curso da hipertensão e do diabetes. Os efeitos hemodinâmicos intraglomerulares da angiotensina II, combinados com suas ações pró-oxidantes, pró-inflamatórias, pró-fibróticas e proliferativas, são importantes para a perda progressiva de néfrons funcionais em pacientes com doença renal estabelecida.

Inúmeros ensaios clínicos também demonstraram que os inibidores da ECA retardam a progressão da nefropatia para um estado de macroalbuminúria franca em pacientes hipertensos e pacientes com *diabetes mellitus* tipo 2.

Bloqueadores de receptores AT_1 da angiotensina

Os receptores AT_1 da angiotensina estão associados com os principais efeitos deletérios desses mediadores para o sistema cardiovascular e renal. Apesar de os antagonistas da angiotensina apresentarem menos efeitos colaterais que os inibidores da ECA que resultem na não aderência ao tratamento no longo prazo, como a tosse, por exemplo, não existem evidências clínicas de que esses compostos possam diminuir a mortalidade cardiovascular ou global, particularmente em pacientes no pós-infarto do miocárdio. Existem evidências de que esses compostos não têm o mesmo efeito benéfico em casos de nefropatia, particularmente em pacientes diabéticos ou idosos. Ademais, três grandes ensaios clínicos que mostraram efeitos benéficos dos antagonistas de receptor AT_1 foram retratados por conta de fraudes nos dados.

Os bloqueadores de receptor AT_1 têm afinidade cerca de 10.000 vezes maior por esse receptor do que pelo receptor

AT_2. Os principais bloqueadores com apresentações no mercado brasileiro são losartana, candesartana, telmisartana, irbesartana, olmesartana e valsartana. Apesar de a ligação dos bloqueadores de receptor AT_1 da angiotensina ser competitiva, a inibição é normalmente não revertida por aumento da concentração de angiotensina. Portanto, esses fármacos inibem de maneira potente e seletiva a maioria dos efeitos da angiotensina II, incluindo vasoconstrição, sede, liberação de vasopressina, secreção de aldosterona, liberação de catecolaminas da adrenal, aumento da neurotransmissão simpática, aumento do tônus simpático central, alterações na função renal, hiperplasia e hipertrofia celular.

Apesar do sucesso comercial dos bloqueadores de receptor AT_1 de angiotensina, todos os estudos clínicos mostram equivalência entre esses compostos e os inibidores da enzima conversa de angiotensina, sendo, no entanto, os bloqueadores do receptor AT_1 melhor tolerados. No entanto, não foi demonstrado ainda para esses compostos benefícios semelhantes aos dos inibidores da ECA no tratamento de nefropatia ou diminuição de morbimortalidade cardiovascular e global em pacientes mais críticos. Apesar de ambas as drogas bloquearem o SRAA, existem diferenças farmacodinâmicas substanciais entre esses grupos de fármacos. Por exemplo, os bloqueadores de receptor AT_1 reduzem a ativação do receptor AT_1 mais efetivamente, uma vez que existem outras fontes para a formação de angiotensina II que não a ECA; o bloqueio do receptor AT_1 deixa a angiotensina II livre para interagir com o receptor AT_2 e promover efeitos benéficos como vasodilatação e efeito antiproliferativo; os inibidores da ECA, por sua vez, podem promover aumento dos níveis de Ang 1-7, uma vez que a ECA está envolvida na clivagem desse peptídeo que tem uma série de efeitos benéficos (Tabela 2.5.4); finalmente, a inibição da ECA impede a degradação de uma série de outros substratos como a bradicinina, que é cardioprotetora e aumenta níveis de outros mediadores como a prostaciclina e o NO, que são contrarregulatórios a mediadores deletérios, como a angiotensina 2 e a endotelina.

Farmacocinética

A biodisponibilidade, após administração oral, é baixa para a maioria dos bloqueadores de receptor AT_1, exceto para a irbesartana, que tem biodisponibilidade de 70%, e a ligação à proteína plasmática é usualmente alta para esse grupo, chegando a mais de 90%. A candesartana cilexetila e a olmesartana medoxomila são pró-fármacos que são convertidos à forma ativa durante absorção no próprio trato gastrintestinal. A losartana é um pró-fármaco que necessita de metabolização hepática. A excreção da candesartana se dá em cerca de um terço por via renal e dois terços por via biliar, mas, apesar disso, a excreção é afetada por insuficiência renal, mas não por insuficiência hepática leve ou moderada. O metabolismo e a excreção da losartana, ao contrário, são muito afetados pela insuficiência hepática, mas não pela insuficiência renal. A telmisartana e a valsartana são eliminadas da circulação principalmente pela secreção biliar na forma intacta; portanto, sua eliminação é afetada por insuficiência hepática, e não pela insuficiência renal. Normalmente a absorção desses fármacos é diminuída pela alimentação.

Usos clínicos

Os bloqueadores do receptor AT_1 da angiotensina são liberados para o tratamento de hipertensão. A irbesartana e a losartana são também aprovadas para o tratamento de nefropatia diabética e a losartana para a profilaxia do acidente vascular encefálico. Ademais, a valsartana é aprovada para pacientes com insuficiência cardíaca que são intolerantes ao tratamento com inibidores da enzima conversora. A eficácia na redução da pressão arterial provocada por esse grupo de fármacos é equivalente àquela obtida com fármacos anti-hipertensivos de outros grupos, no entanto com a vantagem de produzir efeitos colaterais que são equivalentes àqueles produzidos pelo placebo. Esses fármacos também aparecem em apresentações combinadas com diuréticos, como a hidroclorotiazida. As diretrizes atuais recomendam o uso de inibidores da ECA nos pacientes com insuficiência cardíaca como agentes de primeira linha e reservam o uso de bloqueadores do receptor AT_1 para pacientes que não toleram o uso de inibidores da ECA. A losartana parecer ser efetiva no tratamento de hipertensão portal em pacientes com cirrose sem comprometimento da função renal.

Reações adversas

A incidência de reações adversas com esse grupo de fármacos é muito baixa. Ao contrário dos inibidores da ECA, os bloqueadores de receptor AT_1 não causam tosse, e a incidência de angioedema com esses fármacos é muito menor que com inibidores da ECA. No entanto, assim como os inibidores da ECA, são contraindicados na gravidez, por seu potencial teratogênico, e devem ser descontinuados antes do segundo trimestre de gravidez. Devem ser usados com muita cautela em pacientes cuja pressão arterial ou função renal seja altamente dependente do SRAA, como pacientes com estenose na artéria renal. Nesses pacientes, podem causar hipotensão severa, oligúria, azotemia progressiva e dano renal agudo. Podem também causar hipercalemia em pacientes com doença renal ou tomando suplemento de potássio ou diuréticos poupadores de potássio.

3.3. Substância P

A substância P (SP) é um neuropeptídeo da família das taquicininas (TAC1), a qual engloba também as neurocininas A e B (NKA, NKB), e os neuropeptídeos K e γ. Possui uma variedade de funções fisiológicas e fisiopatológicas, pois é encontrada em diversos tecidos e tipos celulares, como as fibras nervosas, astrócitos, micróglia, células epiteliais e endoteliais, onde é responsável por ativar múltiplas vias de sinalização. Algumas células do sistema imune também apresentam níveis significativos da substância P, como as células T, macrófagos, células dendríticas e eosinófilos. Foi determinada também a expressão da substância P em células-tronco e progenitoras, tais como as células-tronco mesenquimais com propriedades imunomodulatórias.

Composta por uma cadeia de 11 aminoácidos (Arg-Pro-Lis-Pro-Gln-Gln-Fen-Fen-Gli-Leu-Met-NH_2), a substância P é classificada como um peptídeo anfifílico devido à presença de resíduos com carga positiva, na porção N-terminal, e resíduos hidrofóbicos, na porção C-terminal. No plasma sanguíneo, a substância P possui grande estabilidade (t ½ > 1 hora), enquanto em tecidos e no sangue é bastante reduzida (t ½ de segundos a minutos). A cinética de degradação química ou enzimática no ambiente extracelular é o que define o t ½ da substância P.

3.3.1. Receptores e mecanismo de ação

À semelhança das cininas, a substância P exerce seus efeitos fisiológicos via ativação de pelo menos três tipos de receptores canônicos, membros da família dos receptores de taquicininas, denominados tipos 1, 2 e 3 (NK_1, NK_2 e NK_3). Apesar de amplamente distribuídos no corpo (periferia, SNC, sistema imune e glândulas) e coexpressos muitas vezes na mesma célula, essa distribuição ocorre de forma não uniforme. A expressão dos receptores NK_1 e NK_3 é maior no sistema nervoso e tecidos periféricos, enquanto a expressão do receptor NK_2 é predominante na periferia em órgãos e estruturas como rins, pulmão, placenta e músculo esquelético.

Os principais efeitos, tanto fisiológicos quanto fisiopatológicos, da substância P são mediados via interação com o receptor do tipo NK_1, o qual possui duas isoformas que diferem no comprimento da porção C-terminal: o receptor de alta afinidade, NK_1-F (*full-length*), composto por 407 aminoácidos, e o receptor de baixa afinidade, NK_1-T (truncado), composto por 311 aminoácidos. O receptor NK_1-F é a isoforma predominantemente expressa em determinados locais do cérebro humano, enquanto o receptor NK_1-T é difundido em todo o SNC e, também, nos tecidos periféricos. Células do sistema imune incluindo linfócitos T e B, células exterminadoras naturais (*natural killer*), células dendríticas, monócitos/macrófagos, células da micróglia e astrócitos, eosinófilos e mastócitos e células da medula óssea (linhagens linfoide e mieloide) também expressam o receptor NK_1.

Os receptores NK_1, NK_2 e NK_3 são acoplados à proteína G (GPCRs), composta pelas subunidades α, β e γ. A subunidade $G\alpha$ ligada ao GDP/GTP e as subunidades $G\beta$ e $G\gamma$ formam o complexo $G\alpha\beta\gamma$. Mediante a ativação do receptor NK_1, a enzima efetora adenilil ciclase (AC) é ativada, convertendo a adenosina trifosfato (ATP) citoplasmática em adenosina monofosfato cíclico (AMPc), que, aumentada, levará à ativação de proteínas quinases e consequentemente estimulará a formação de interleucinas anti-inflamatórias (IL-10) e pró-inflamatórias. Ainda, mediante ativação do fator de transcrição NF-κB, o receptor NK_1 também regula a expressão de quimiocinas, como CCL2, CCL4, CXCL2 e IL-8, capazes de recrutar células do sistema imunológico para o foco inflamatório.

3.3.2. Ações farmacológicas

Além do papel importante da substância P na regulação de processos nociceptivos e inflamatórios (inflamação neurogênica), ambos mediados preferencialmente via receptores NK_1, a substância P atua como agente importante na autoimunidade. A interação desse peptídeo com o receptor NK_1 envolve ainda a regulação de diversas funções fisiológicas e fisiopatológicas, como a secreção endócrina e parácrina, o controle vascular (vasodilatação) e a modulação da proliferação celular e progressão do câncer. Além de agir como neuromodulador, contribuindo para a homeostase cerebral, a substância P está envolvida na transmissão neuronal sensorial associada a depressão, estresse, ansiedade e êmese, via ativação preferencialmente do receptor NK_1, expresso em regiões cerebrais críticas para a regulação de comportamentos afetivos e respostas neuroquímicas ao estresse.

Devido à expressão do receptor NK_1 em diversas células não neuronais, a substância P regula ações no músculo liso, fibroblastos e em sinoviócitos, controlando, assim, a integridade da matriz extracelular, angiogênese, regulação do metabolismo ósseo e vasodilatação, que, em particular, é modulada pela liberação do NO. No pulmão, a substância P age sobre a musculatura lisa dos brônquios, provocando broncoconstrição. No trato gastrintestinal, leva à contração da musculatura lisa e auxilia na indução dos movimentos peristálticos. Foi aventada a hipótese de que a substância P atue como hormônio local, regulando o peristaltismo intestinal.

3.3.3. Antagonistas

O desenvolvimento de antagonistas do receptor NK_1 na clínica médica, até o momento, foi direcionado para o tratamento de vômitos e náuseas induzidos por quimioterapia, no pós-operatório e para tratamento da depressão.

Em 2003, a *US Food and Drug Administration* (FDA) aprovou o primeiro fármaco antagonista do receptor NK_1, o aprepitanto, administrado pela via oral. Em 2008, o pró-fármaco do aprepitanto, o fosaprepitanto, foi aprovado para uso intravenoso. O aprepitanto é um fármaco atualmente indicado para a prevenção e o controle de náuseas e vômitos resultantes de quimioterapias. Outros agentes, como o netupitanto e rolapitanto, estão em fase III de ensaios clínicos e possuem um futuro promissor no mercado.

Considerando que as concentrações da substância P estão aumentadas em condições depressivas, estudos farmacológicos em animais demonstraram que o bloqueio dos receptores NK_1 reduziu esse quadro. Em vista disso, estudos clínicos de fase II com o aprepitanto, indicado como antidepressivo, vêm sendo realizados. Várias evidências sugerem que esse fármaco reduz a depressão, a ansiedade e, particularmente, a dor associada ao câncer, podendo prolongar a sobrevida em alguns pacientes com essa doença. Os mecanismos envolvidos nas ações protetoras do aprepitanto compreendem efeitos antiproliferativos em células tumorais de glioma, neuroblastoma, retinoblastoma, pâncreas, laringe, cólon e carcinoma gástrico, muito embora os estudos clínicos em andamento não mostrem o uso do aprepitanto como agente anticancerígeno.

Apesar do restrito uso do antagonista do receptor para a substância P na clínica médica, há uma variedade de estudos experimentais em camundongos para o receptor NK_1, como também estudos utilizando métodos farmacológicos de bloqueio do receptor em diversos tipos de modelos experimentais, visando principalmente à resolução do processo inflamatório: artrite reumatoide, diabetes tipo I, doença inflamatória intestinal (DII), colite, psoríase, dermatite de contato, asma brônquica, hepatite autoimune, lesão pulmonar induzida por sepse, encefalite autoimune, enterocolite e infecção da córnea induzida por herpes simples tipo 1 (HSV-1).

Atualmente existe grande variedade de antagonistas competitivos da substância P, sendo alguns mais comuns: (D-Pro-O^4, D-$Trp^{7,9,10}$) SP-(4-11), (D-Pro^4, D-$Trp^{7,9}$) SP-(4-11), (D-Pro^2, D-Fen^7, D-Trp^9) SP, (D-Pro-O^2, D-Pro^2,-D-$Trp^{7,9}$) SP.

Há grande expectativa de que essas moléculas possam atuar como analgésicos, uma vez que a substância P funciona como transmissor da dor. De interesse, vale ressaltar que o princípio ativo capsaicina, isolado de pimentas vermelhas do gênero *Capsicum*, vem sendo comercializada na prática clínica para uso tópico no tratamento da dor em doenças articulares, como artrites e neuralgias. Apesar de não ser um antagonista da substância P, sabe-se que o mecanismo de ação da aplicação crônica da capsaicina se dá pela depleção (devido ao bloqueio da síntese e liberação) de estoques de neuropeptídeos, em particular da substância P, das fibras aferentes do tipo C.

A substância P e seus receptores foram identificados em diversos sistemas, tecidos e órgãos: SNC e periférico, sistema cardiovascular, pulmões, trato gastrintestinal, sistema geniturinário, células epiteliais, células endoteliais, músculos e sistema imune. No processo inflamatório, a liberação da substância P por neurônios pré-sinápticos pode ocorrer por ativação de outros receptores como receptores da PGD2 e triptase, mediadores liberados a partir de mastócitos ativados. A substância P agirá em seu receptor tanto nos mastócitos quanto nas células endoteliais, induzindo ainda mais a liberação de mediadores inflamatórios, que, juntamente com a substância P, induzem aumento de permeabilidade vascular e edema e consequente migração neutrofílica para o foco inflamatório.

4. MEDIADORES LIPÍDICOS E DE PRÓ-RESOLUÇÃO (EICOSANOIDES)

Os mediadores lipídicos consistem em metabólitos oxigenados dos ácidos graxos essenciais (não produzidos pelo homem/mamíferos, mas obtidos da dieta) liberados a partir de fosfolipídios de membranas celulares. Tais mediadores contribuem em inúmeras funções fisiológicas e, principalmente, na resposta inflamatória, provendo sinais pró-inflamação e, também, pró-resolução. Entre os mediadores lipídicos mais prevalentes, estão aqueles que pertencem à família dos eicosanoides, tais como os prostanoides [prostaglandinas (PGs), prostaciclinas (PGI)], tromboxanos (TXs), leucotrienos (LTs), fator ativador de plaquetas (PAF) e derivados dos ácidos graxos hidroxilados. Eicosanoides como as PGs já foram também caracterizadas em ambiente marinho, incluindo algas (*Gracilaria lichenoides*) e corais (*Plexaura homomalla*), e no reino vegetal (cebola).

O principal precursor dos eicosanoides é o ácido araquidônico (AA; ácido cis 5,8,11,14-eicosatetraenoico), que se encontra esterificado nos fosfolipídios da membrana celular, sendo as vias responsáveis por seu metabolismo conhecidas como "cascata do ácido araquidônico".

4.1. Histórico

Kuzrok e Lieb, nos EUA, em 1930, descreveram a capacidade de uma substância presente no sêmen humano de causar contração da musculatura lisa de várias estruturas isoladas, incluindo o miométrio. Anos depois, em 1935, Von Euler (Suécia) e Goldblatt (Reino Unido), trabalhando com uma substância purificada de próstata de carneiro, verificaram que ela apresentava potente ação estimulante da musculatura lisa intestinal e uterina e, também, causava vasodilatação. Essa substância foi purificada e denominada prostaglandina (PG), pois Von Euler postulou erroneamente que a síntese dessa substância era de ocorrência prostática. Após quase 30 anos (1962), pesquisadores do Instituto Karolinska, de Estocolmo, isolaram e identificaram estruturalmente a primeira prostaglandina (PGF2α) a partir de vesículas seminais de carneiro. Pouco depois (1968), Bergstrom e Bengt Samuelsson revelaram tratar-se de uma ampla família de componentes lipídicos derivados de ácidos graxos poli-insaturados de cadeia longa com estruturas químicas relacionadas, sendo a unidade básica estrutural mais comum, o ácido araquidônico. Desde então, os endoperóxidos cíclicos PGG2 e PGH2, prostaciclina (PGI), tromboxano A2 (TXA2), leucotrienos (LTs) e PAF foram aos poucos sendo descobertos e adicionados à complexa cascata dos mediadores lipídicos. Além disso, na última década, novos mediadores lipídicos foram identificados, sendo a maioria deles envolvida nas respostas de resolução da inflamação, e facilmente mensuráveis em testes clínicos (imunoensaios) e bioquímicos, tais como lipoxinas (LX) e resolvinas, entre outros.

4.2. Classificação e nomenclatura

A heterogeneidade dos eicosanoides está relacionada não só à estrutura química como também ao espectro de atividades biológicas e à especificidade dos tecidos na sua síntese.

Os prostanoides de ocorrência natural contêm em sua estrutura química um anel ciclopentano, uma dupla ligação *trans* entre os C-13 e C-14 e um grupo hidroxila na posição do C-15. As PG são classificadas em seis grupos (e três classes), designados pela sigla PG, seguidos por letras de A a F, conforme as substituições funcionais de grupos hidroxilas no anel ciclopentano e o número de duplas ligações (insaturações) das cadeias laterais (Figura 2.5.9).

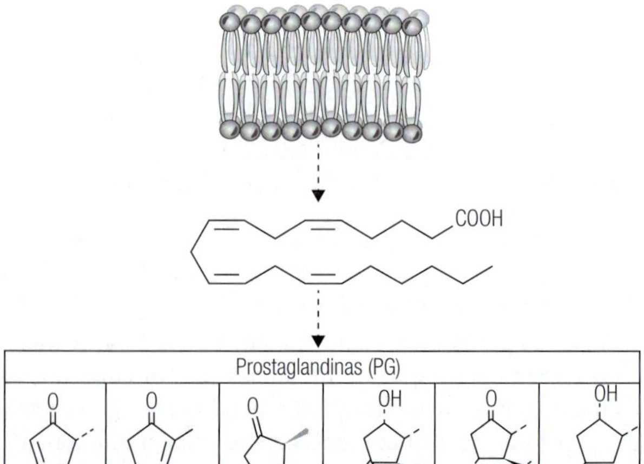

Figura 2.5.9. Estrutura química do ácido araquidônico (AA) e caracterização das prostaglandinas.

Os índices numéricos indicam o número de duplas ligações (carbono-carbono) presentes nas cadeias laterais do anel ciclopentano (por exemplo: PGE1 *vs.* PGE2), ao passo que as letras gregas indicam a posição do grupo hidroxila no anel ciclopentano. Por exemplo, a prostaglandina da série F alfa (PGF2-alfa); o F indica que a PG tem duas hidroxilas no anel ciclopentano, o numeral 2 indica que tem duas duplas ligações e o símbolo alfa indica que o grupo hidroxila está no carbono 9, posição α.

Em geral, as PGs da série 1 possuem duplas ligações e resultam do ácido dihomo-γ-linolênico, enquanto as da série 2 têm duas duplas ligações e são derivadas do ácido araquidônico. As PGs da série 3 exibem três duplas ligações e são derivadas do ácido eicosapentaenoico. Da mesma forma, tromboxanos e leucotrienos são rotulados pelas siglas TXs e LTs, relacionadas aos respectivos nomes, e classificados de acordo com o número de duplas ligações nas cadeias laterais.

4.3. Biossíntese e metabolismo

Os eicosanoides, ao contrário de outros autacoides, não são armazenados em células ou tecidos, sendo sintetizados *de novo* (e rapidamente inativados) de acordo com a necessidade, a partir de estímulos celulares químicos, físicos e biológicos e, também, de processos metabólicos fisiológicos, capazes de ativar enzimas acil-hidrolases, como a fosfolipase A_2 (FLA_2). Essa enzima é dependente de cálcio, e qualquer estímulo que resulte na entrada desse íon para dentro da célula causa sua ativação, iniciando a produção dos eicosanoides. Várias substâncias, entre elas a norepinefrina, a dopamina e o EDTA, estimulam a atividade da fosfolipase A_2, aumentando a disponibilidade dos precursores para a síntese de PGs.

Em geral, os substratos dos mediadores lipídicos (eicosanoides) são obtidos diretamente na dieta ou indiretamente via seu precursor, o ácido linoleico. Esse ácido é o precursor para a síntese dos ácidos graxos poli-insaturados ômega-6, sendo o ácido araquidônico (**AA**) o substrato mais comum na biossíntese dos eicosanoides em humanos, conhecido como parte integrante das moléculas de fosfolipídios, triglicerídeos e ésteres de colesterol presentes nas membranas celulares. O ácido alfa-linolênico, por seu turno, constitui o principal precursor para a síntese dos ácidos graxos poli-insaturados, cujos produtos formados incluem os ácidos eicosapentaenoico (EPA) e o docosa-hexaenoico (DHA).

As fosfolipases, particularmente a FLA_2, catalisam a reação de hidrólise dos fosfolipídios da membrana celular (na ligação éster que une o ácido araquidônico à membrana), liberando o ácido araquidônico na face citoplasmática da membrana, que serve como substrato para a síntese de diferentes metabólitos ativos (autacoides) da família de mediadores lipídicos, responsáveis por funções especializadas. Essa reação de hidrólise parece ser o passo determinante na velocidade para a formação de eicosanoides.

Uma vez na forma livre, os ácidos araquidônico, eicosapentaenoico e docosa-hexaenoico são metabolizados, particularmente, por três vias oxidativas distintas: via das cicloxigenases (COX), via das lipoxigenases e via das epoxigenases ou citocromo P-450 (CYP450), resultando na geração de vários metabólitos ativos (mediadores lipídicos) -prostanoides (PGs e PGI), tromboxanos, leucotrienos, ácido hidroperoxieicosatetraenoico (HPETE), ácido hidroxieicosatetraenoico (HETE), ácido epoxieicosatrienoico (EET) e mediadores lipídicos pró-resolução (lipoxinas, resolvinas, protectinas e maresinas). Em vista da heterogeneidade desses mediadores lipídicos, característica que está relacionada com a estrutura química, estabilidade, biossíntese e espectro das atividades biológicas às quais estão envolvidas, as funções especializadas e os mecanismos de ação desempenhados por esses mediadores são bastante distintos,

Sob a ação da COX, formam-se os compostos cíclicos prostaglandinas, tromboxanos e prostaciclinas. O sistema lipoxigenase (15, 12 ou 5-lipoxigenase - LOX) catalisa a formação de hidroxiácidos graxos (HEPTE), que dão origem aos leucotrienos LTA_4, LTB_4, LTD_4 e LTE_4 e lipoxinas. Por via dependente do citocromo P-450, que requer NADPH, são sintetizados os epóxidos como EETs e HETEs. Ainda, por via não enzimática, que envolve a peroxidação do ácido araquidônico por radicais livres, surgem os produtos cíclicos denominados isoprostanos.

Durante o período de resolução do processo inflamatório, o AA é convertido via ação enzimática da 15-LOX em 15S-HETE, o qual é rapidamente transformado em LXA4 e LXB4 pela ação da 5-LOX. A formação do 15-epi-LXA4 e 15-epi-LXB4, a partir do 15R-HETE, pode ocorrer após um processo de acetilação da isoforma COX-2 pelo ácido acetilsalicílico. O ácido graxo ω-3 EPA é convertido pela COX-2 + AAS em 18S-HEPE ou pelo CYP450 em 18R-HEPE, resultando na síntese das resolvinas 18S-RvE1 e RvE1, respectivamente. O DHA, por sua vez, é convertido pela ação enzimática da 15-LOX em 17-HDHA, o qual é rapidamente convertido por epoxidação ou pela 5-LOX em PD1 e RvD1, respectivamente. O DHA pode também ser convertido em 14-HDHA pela ação da 12-LOX e pela ação enzimática da 5-LOX resultar na síntese da maresina (MaR1).

Na Figura 2.5.10 estão representadas as três principais vias do metabolismo do ácido araquidônico.

4.4. Via enzimática da cicloxigenase

A ação enzimática da COX sobre o AA resulta na formação de endoperóxidos cíclicos instáveis, prostaglandina G_2 (PGG_2) e prostaglandina H_2 (PGH_2), que, em seguida, são isomerizados, enzimaticamente (ou não), em vários compostos cíclicos, como o tromboxano A2 (TXA2), a prostaciclina (PGI2) e as prostaglandinas D2 (PGD2), E2 (PGE2) e F2alfa (PGF2a) (Figura 2.5.10).

Os estudos farmacológicos clássicos realizados na década de 1970, pelo grupo do farmacologista inglês John Robert Vane, Nobel em Medicina, esclareceram o enigma do mecanismo de ação do ácido acetilsalicílico e outros AINEs, os quais inibem a COX e previnem a geração de endoperóxidos precursores dos diversos prostanoides. Contudo, a separação dos efeitos terapêuticos e tóxicos dos AINEs ficou ainda limitada, mesmo após a descoberta das diferentes isoformas da COX em estudos que revelaram que, em condições inflamatórias, a síntese de prostaglandinas mostrava-se aumentada devido à maior indução (expressão) de síntese dessa enzima nas células. Foi somente no início da década de 1990 que a existência

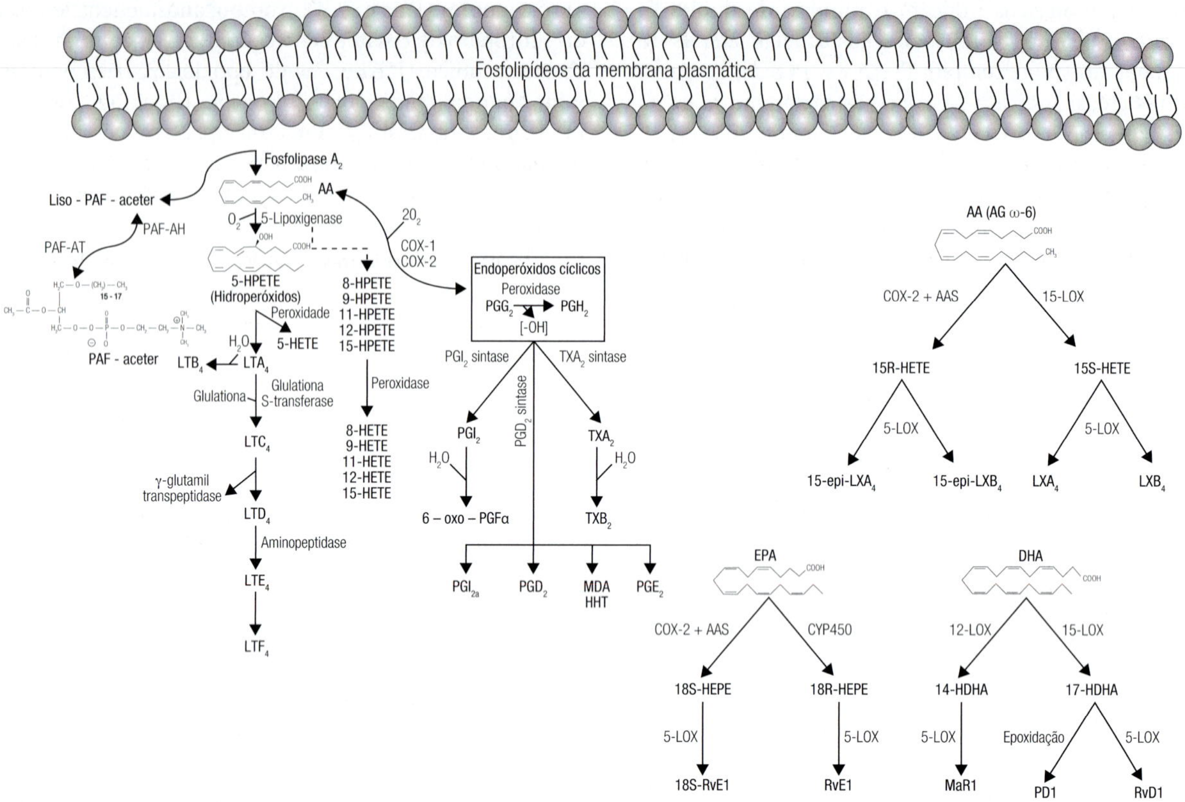

Figura 2.5.10. Vias principais do metabolismo do ácido araquidônico. AA (AG ω-6): ácido araquidônico (ácido graxo ômega-6); 15-LOX: 15-lipoxigenase; 15S-HETE: 15S-ácido hidroxieicosatetraenoico; LXA4: lipoxina A4; LXB4: lipoxina B4; 5-LOX: 5-lipoxigenase; 15-epi-LXA4: 15-epilipoxina A4; 15-epi-LXB4: 15-epilipoxina B4; 15R-HETE: 15R-ácido hidroxieicosatetraenoico; COX-2: cicloxigenase-2; AAS: ácido acetilsalicílico; EPA: ácido eicosapentaenoico; 18-HEPE: 18-hidroperóxido-EPE; CYP450: citocromo P-450; 18S-RvE1: 18S-resolvina E1; RvE1: resolvina E1; DHA: ácido docosa-hexaenoico; 17-HDHA: 17-hidroxi-DHA; RvD1: resolvina D1; PD1: protectina D1; 12-LOX: 12-lipoxigenase; 14-HDHA: 14-hidroxi-DHA; MaR1: maresina R1.

de duas isoformas distintas da COX, denominadas COX-1 e COX-2, foi proposta e posteriormente confirmada em estudos subsequentes, que identificaram o gene codificador da COX-2. Demonstrou-se que as isoformas COX-1 e COX-2 têm estrutura proteica primária bastante similar (599 aminoácidos para a COX-1 e 604 aminoácidos para a COX-2) e seus genes estão localizados nos cromossomos 9 e 1, respectivamente.

Com o advento desses achados importantes, postulou-se, na ocasião, que a COX-1 regulava, preferencialmente, as respostas fisiológicas, sendo expressa de forma constitutiva em praticamente todos os tecidos, enquanto a segunda, COX-2, até então se acreditou estar envolvida particularmente em condições patológicas e, portanto, sendo expressa em células inflamatórias. Concluiu-se, então, que um dos efeitos colaterais mais comuns dos AINEs (por exemplo: irritação gástrica) poderia ser atribuído à supressão da síntese de derivados prostanoides da COX-1, ao passo que a inibição da síntese de prostaglandinas dependente da COX-2 resultaria no efeito anti-inflamatório, analgésico e antipirético dos AINEs.

Assim, surgiu a hipótese de que a inibição seletiva da COX-2 resultaria em efeito terapêutico semelhante ao dos AINEs, porém destituído dos efeitos adversos. Essa hipótese levou ao desenvolvimento de inúmeras pesquisas e, com o auxílio de novas técnicas (cristalografia de raios X), foi possível caracterizar a estrutura tridimensional das enzimas COX-1 e COX-2 e, consequentemente, conhecer melhor o mecanismo de ação dos AINEs sobre elas. Somado a isso, o conhecimento de locais ativos das enzimas COX-1 e COX-2 constituiu a base fundamental para o desenvolvimento de inibidores seletivos para a COX-2, os fármacos denominados coxibes (Capítulo 5.2).

Atualmente se sabe que essas duas isoformas das enzimas (COX-1 e COX-2/PGHS) catalisam, em comum, a reação de conversão do AA ou EPA em PGs. Muito embora a COX-2 seja altamente induzível ou expressa em tecidos inflamados e pouco expressa em outros tecidos, é de conhecimento que o emprego de inibidores da COX-2 foi responsável por causar várias complicações cardiovasculares, tais como acidente vascular cerebral, infarto do miocárdio, morte súbita e hipertensão sistêmica e pulmonar.

4.4.1. Prostaglandinas

Biossíntese

Até o presente momento, conhecem-se, no mínimo, 14 prostaglandinas de origem natural, classificadas em quatro grupos principais: prostaglandinas da série E (PGE), da série F (PGF), da série A (PGA) e da série B (PGB). São ácidos graxos contendo 20 átomos de carbono com um anel ciclopentano.

Sob o ponto de vista químico, são considerados análogos do ácido prostanoico, sendo a PGE e a PGF as mais estudadas. Na Figura 2.5.11 estão representadas as diferenças entre as estruturas do anel ciclopentano dos diferentes grupos de prostaglandinas.

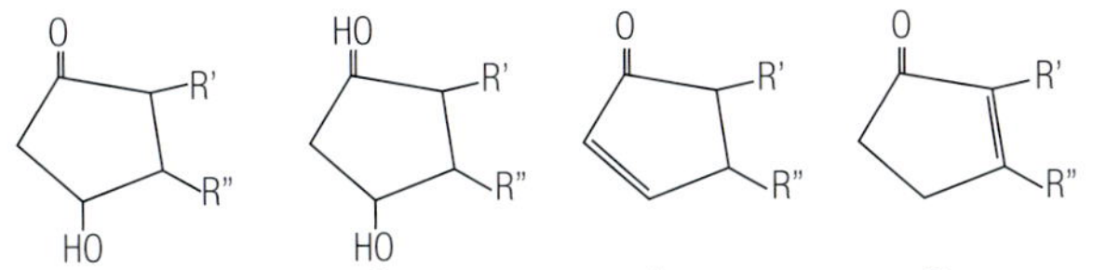

E F A B

Figura 2.5.11. Anéis ciclopentano das prostaglandinas.

Embora tenham sido originalmente encontradas em extrato de próstata, elas se distribuem de forma muito ampla no organismo, tais como fluidos orgânicos (fluxo menstrual, humor aquoso, sangue maternal, sangue dos vasos umbilicais e da placenta, urina, suco gástrico, líquido cefalorraquidiano, líquido amniótico) e mucosa gástrica, entre outros tecidos. Em vista dessa ampla expressão, são capazes de exercer ações farmacológicas no útero, pulmão, brônquios, SNC, sistema cardiovascular, trato gastrintestinal, plaquetas e sistema imunológico.

Ações farmacológicas

Aparelho reprodutor. As prostaglandinas estão presentes no líquido seminal, no fluido menstrual, sangue venoso, útero, ovário e fluido amniótico da espécie humana e muitas outras espécies animais.

As prostaglandinas da série F (principalmente PGF_1, e PGF_{2a}) estimulam o tono e a amplitude de contração do miométrio. Durante a menstruação, a produção de prostaglandinas aumenta. Esses prostanoides causam contração da musculatura uterina e músculo liso gastrintestinal e sensibilizam fibras nociceptivas aferentes. Por isso, acredita-se que as prostaglandinas são responsáveis pelos sintomas primários da dismenorreia. Adicionalmente, acredita-se que a PGE_1 e PGE_2 presentes no sêmen facilitam a migração dos espermatozoides. Porém, no útero humano grávido, ambas (E e F) induzem contração semelhante à induzida pela ocitocina, com a diferença de que as prostaglandinas produzem contração em qualquer fase da gravidez, enquanto a ocitocina não é capaz de afetar o útero nos primeiros quatro meses de gravidez.

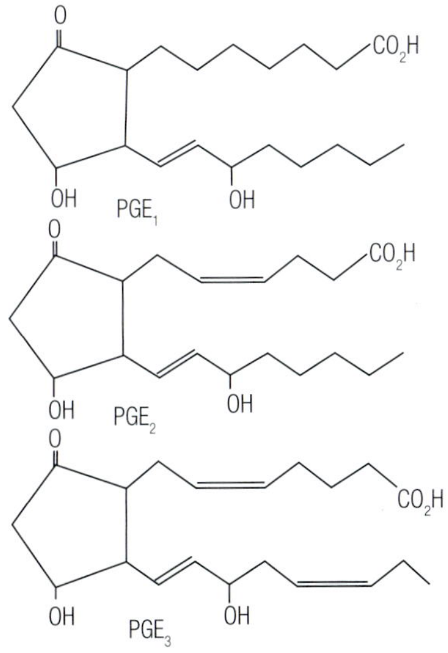

Figura 2.5.12. Prostaglandinas E.

Sistema nervoso central. Prostaglandinas das séries E e F e substâncias relacionadas com prostaglandinas são encontradas no cérebro, na medula espinhal e no líquido cefalorraquidiano. Acredita-se que exerçam papel modulador da neurotransmissão no SNC ou possam atuar como neurotransmissores em algumas sinapses. Porém, até o momento, não se atribuiu um papel fisiológico claro para tais mediadores no SNC.

Em gatos conscientes, a administração de doses muito pequenas de PGE_1 no terceiro ventrículo determina um rápido aumento da temperatura retal. Acredita-se que a PGE_2, produzida no hipotálamo, esteja envolvida na regulação da temperatura corporal e na gênese da febre causada por pirogênio. Como o ácido acetilsalicílico bloqueia a síntese de prostaglandinas, a sua ação antipirética é atribuída à diminuição de PGs nesse sistema.

Aparelho cardiovascular. As prostaglandinas da série E (PGE) causam dilatação nos vasos de resistência, determinando diminuição na pressão arterial. As prostaglandinas das séries A, B e C determinam também diminuição na pressão arterial. A PGD_2 causa vasodilatação e vasoconstrição. Na maioria dos vasos, o efeito vasodilatador é desencadeado por concentrações menores do que as necessárias para a vasoconstrição. Contudo, na circulação pulmonar, a PGD_2 causa apenas vasoconstrição. As ações cardiovasculares das prostaglandinas da série F são especialmente complexas e variam com a espécie animal. Por exemplo, em cães e ratos exercem ação pressora; em gatos e cobaias exercem moderada ação hipotensora.

O efeito vasodilatador de PGE_2 determinou sua introdução na clínica para tratamento de moléstias vasculares periféricas.

As prostaglandinas controlam o tono vascular de maneira indireta por modulação da liberação de catecolaminas das terminações pós-ganglionares simpáticas. As prostaglandinas da série E não só reduzem a liberação espontânea de norepinefrina, como alteram a responsividade dos órgãos efetores a essa catecolamina. O mecanismo envolvido parece ser o aumento da permeabilidade ao sódio determinado pela PGE e, em consequência disso, ocorre a diminuição do fluxo de cálcio, imprescindível para a liberação do neurotransmissor adrenérgico.

As prostaglandinas da série F causam, em muitos tecidos, aumento da liberação de neurotransmissor adrenérgico.

Ações renais. As prostaglandinas renais podem ser liberadas por um estímulo nervoso ou por um fator que diminui o fluxo sanguíneo renal. Injeções de doses pequenas de PGE ou PGA, insuficientes para causar hipotensão, aumentam o fluxo plasmático renal total, o fluxo urinário e a excreção de água. Esses efeitos parecem ser devidos à ação direta das PGs nos rins.

Outras ações. Em cobaias, as prostaglandinas E_1 e E_2 impedem a broncoconstrição induzida por histamina ou acetilcolina. A PGE_1 é um broncodilatador mais potente que o isoproterenol, quando administrada na forma de aerossol.

No trato gastrintestinal, a secreção ácida é inibida pelas prostaglandinas da série E e a PGI_2. Dependendo do composto utilizado, pode-se observar aumento ou diminuição da contração da musculatura gastrintestinal. As prostaglandinas da série E estimulam, *in vitro*, a musculatura lisa longitudinal e relaxam a musculatura lisa circular. As PGs da série F determinam relaxamento de ambas.

Na Tabela 2.5.5 estão relacionadas as principais ações (fisiológicas e patológicas) das prostaglandinas.

Tabela 2.5.5. Ações fisiológicas e patológicas das prostaglandinas

Prostaglandinas	Ações fisiológicas	Ações patológicas
PGI_2	Vasodilatação Antiagregante plaquetário Proteção da mucosa gástrica	Vasodilatação Hiperalgesia
PGF_2	Vasoconstrição Constrição da urina Broncoconstrição	Broncoconstrição
PGD_2	Antiagregante plaquetário Vasodilatação Relaxamento do TGI e uterino	Vasodilatação
PGE_2	Vasodilatação Integridade da mucosa gástrica Contração/relaxamento uterino	Vasodilatação Hiperalgesia Edema inflamatório Febre

Receptores

Os receptores prostanoides DP, FP, IP e EP são ativados, preferencialmente, pelos seus ligantes endógenos PGD_2, PGI, $PGF_{2\alpha}$ e PGE, respectivamente. No entanto, esses ligantes podem também ativar com menor potência os outros receptores prostanoides (Tabela 2.5.6). Além disso, pelos estudos de ligação com agonistas e antagonistas seletivos, foram caracterizados quatro subtipos de receptores para a PGE_2: EP_1, EP_2, EP_3 e EP_4. Existem também dois tipos de receptores DP (DP_1 e DP_2), alvos de ação da PGD, PGE e PGF. Esses receptores têm distribuições em tecidos diferentes e desencadeiam atividades diferentes.

Inibidores

A inibição da atividade da fosfolipase A_2 diminui a disponibilidade de ácido araquidônico e, portanto, de todos os metabólitos dele derivados. Entre os inibidores da fosfolipase, estão os glicocorticoides, que induzem a síntese de uma proteína (lipocortina) capaz de inibir a enzima, e a mepacrina.

Substâncias tais como indometacina, ácido acetilsalicílico e outras, que são conhecidas como AINEs, inibem a enzima COX, tanto a COX-1 quanto a COX-2, interferindo, portanto, na síntese de prostaglandinas. O ácido acetilsalicílico, embora menos potente do que a indometacina, é importante por causar inibição irreversível da COX, levando à necessidade da nova síntese de enzimas para restabelecimento da produção de prostaglandinas.

Compostos inibidores mais seletivos para a COX-2 foram sintetizados, como a nimesulida, o celecoxibe e o piroxicam.

Importância clínica

Muitas pesquisas clínicas têm sido desenvolvidas com a finalidade de verificar a viabilidade do uso de PGs para o tratamento de algumas condições clínicas. Assim, as PGs da série E, devido à sua atividade vasodiladora, podem ser úteis no tratamento da asma.

Os análogos da PGE_1 e da PGE_2 têm sido utilizados clinicamente, pois inibem a secreção ácida gástrica e são citoprotetores para a mucosa gastrintestinal, o que lhes confere a propriedade de cicatrizarem úlceras gástricas.

A $PGF_{2\alpha}$ tem utilidade na indução de aborto terapêutico. A PGA_1 apresenta a possibilidade de uso como anti-hipertensivo, vasodilatador e inibidor da secreção gástrica.

4.4.2. Tromboxano A_2 e prostaciclina

Biossíntese

Além de formar PGD_2, e PGF_2, os endoperóxidos cíclicos são transformados em TXA_2 e prostaciclina (PGI_2), sob a ação das enzimas tromboxano-sintetase e prostaciclina-sintetase, respectivamente.

Esses eicosanoides são produzidos em vários órgãos e tecidos, mas há predominância da síntese de TXA_2 pelas plaquetas e de PGI_2 pelo endotélio vascular.

Ações farmacológicas

O TXA_2 é um poderoso agregador de plaquetas e vasoconstritor. Possui meia-vida curta (30 segundos) e o produto de sua degradação, o TXB_2, não exerce efeito sobre a agregação plaquetária. Sugere-se que TXA_2, por inibir a adenilciclase nas plaquetas, reduz o nível de AMPc, induzindo, assim, a formação de trombo.

O aumento da síntese de TXA_2 é associado a uma série de condições fisiopatológicas no homem, tais como angina e trombose, embolismo pulmonar, broncoespasmo alérgico, artrite reumatoide, síndromes hepatorrenais e reações cutâneas alérgicas.

Tabela 2.5.6. Receptores prostanoides – ordem de potência, agonistas seletivos e antagonistas

Receptores	DP_1	DP_2	FP	IP	EP_1, EP_2, EP_3 e EP_4
Ordem de potência dos eicosanoides	PGD_2>>PGE_2 >$PGF_{2\alpha}$>PGI_2, tromboxano A_2	PGD_2>>$PGF_{2\alpha}$, PGE_2 >PGI_2, tromboxano A_2	PGI_2>>PGD_2, PGE_2, $PGF_{2\alpha}$ > tromboxano A_2	$PGF_{2\alpha}$>PGD_2 >PGE_2>PGI_2, tromboxano A_2	PGE_2>$PGF_{2\alpha}$, PGI_2 >PGD_2, tromboxano A_2
Agonistas seletivos	BW 245C	15(R)-15-metil-PGD2	AFP-07	Fluprostenol	17-fenil-ι-trinor-PGE2 Evatanepag Misoprostol
Antagonistas	Laropipranto	CAY 10471	RO1138452	AS604872	ONO-8711*

* Antagonista EP_1.

A prostaciclina (PGI_2) exerce efeito oposto ao do tromboxano A_2, sendo potente vasodilatador, e leva à hipotensão. Esse mediador causa relaxamento da musculatura lisa dos vasos.

Esse eicosanoide é um poderoso agente antiagregante de plaquetas, por estimular a adenilciclase. Por essa ação, a PGI_2 impede a formação de trombos. Ainda, potencializa o aumento de permeabilidade vascular induzida pela bradicinina e é hiperalgizante.

Inibidores

O ácido acetilsalicílico, por inibir a enzima COX, impede a síntese de TXA_2 sendo útil no tratamento de distúrbios tromboembólicos.

O imidazol e seus derivados 1-metilimidazol e 1-n-butilimidazol inibem a enzima tromboxano-sintetase existente nas plaquetas, impedindo, assim, a agregação plaquetária. No entanto, os endoperóxidos acumulados após essa inibição estimulam por si só a agregação plaquetária, o que torna os inibidores da tromboxano-sintetase pouco eficazes no tratamento e prevenção de doenças tromboembólicas.

A segunda classe de drogas é representada por antagonistas de receptores de TXA_2. Essas drogas impedem a ação do TXA_2 e da PGH_2 sobre as plaquetas e as paredes dos vasos. Dessa forma, obtêm-se inibição importante da agregação de plaquetas e aumento do tempo de sangramento. Vários derivados do ácido prostanoico e da sulfonamida, como a sulotrobana, foram caracterizados como antagonistas de receptores de TXA_2. Contudo, sua utilização clínica ainda não foi estabelecida. Suas principais ações são vasoconstrição e agregação plaquetária (fisiológicas) e broncoconstrição (ação patológica).

Importância clínica

A PGI_2 tem sido utilizada como substância antitrombótica e útil na prevenção da agregação plaquetária nos sistemas de circulação extracorpórea. Além disso, a PGI_2 pode substituir a heparina durante a diálise de pacientes com doenças renais, quando a heparina é contraindicada.

Por via dependente do citocromo P-450, que requer NADPH, são sintetizados os epóxidos como EETs e HETEs. Ainda, por via não enzimática, que envolve a peroxidação do ácido araquidônico por radicais livres, surgem os produtos cíclicos, denominados isoprostanos. Na Figura 2.5.11 estão representadas as vias principais do metabolismo do ácido araquidônico.

4.5. Via enzimática da lipoxigenase (LOX)

4.5.1. Leucotrienos

Biossíntese

O sistema enzimático das lipoxigenases (5, 8, 12 ou 15-lipoxigenases, LOX) refere-se a um grupo de enzimas que contêm ferro, catalisa a metabolização do AA e resulta na formação dos hidroperóxidos intermediários (HPETEs); estes são convertidos nas reações enzimáticas subsequentes em hidroxiácidos graxos (HETES, leucotrienos e lipoxinas) via introdução do O_2 nos ácidos graxos poli-insaturados. As lipoxigenases diferem entre si quanto à afinidade para o grupamento hidróxido e quanto à sua localização nos tecidos. Por exemplo, as plaquetas possuem apenas a 12-lipoxigenase, enquanto os leucócitos contêm as 5 e 12-lipoxigenases, produzindo 5-HPETE e 12-HPETE. A lipoxigenase de mamíferos mais estudada é a 5-lipoxigenase, que converte o ácido araquidônico em leucotrieno A_4 (LTA_4), via 5-HPETE. O LTA_4, por hidrólise enzimática, transforma-se em leucotrieno B_4 (LTB_4) ou, alternativamente, converte-se em leucotrieno C_4 (LTC_4), por incorporação de uma glutationa, sob a ação de uma transferase. Este, por ação da gama-glutamil-transpeptidase, forma o leucotrieno D_4 (LTD_4), cujo metabolismo pela cisteinil glicinase ocasiona a formação de leucotrieno E_4 (LTE_4).

Quando células como os mastócitos ou eosinófilos são ativadas, a enzima 5-LOX é translocada para a membrana nuclear, onde irá interagir com a proteína ativadora FLAP (*five lipoxygenase activator proteins*), facilitando a interação dessa enzima com o AA e, subsequentemente, levando à síntese dos leucotrienos LTA_4, LTB_4, LTC_4, LTD_4 e LTE_4 e lipoxinas. Alguns desses produtos gerados (por exemplo: LTB_4) atuam como potentes agentes inflamatórios, capazes de promover a quimiotaxia de fagócitos e o extravasamento plasmático (aumento da permeabilidade vascular). A reação enzimática catalisada pela 5-LOX ocorre em duas etapas: oxigenação do ácido araquidônico no C5, que resulta na formação do ácido 5-hidroperoxieicosatetraenoico (5-HPETE) e, depois, o 5-HPETE sofre desidratação para formar o mediador instável LTA_4, que, rapidamente, sofre hidrólise pela ação da enzima LTA_4 hidroxilase, para dar origem ao LTB_4. A enzima 5-LOX também atua sobre o EPA, que resulta nos produtos da série 5 de LT, biologicamente menos ativos que os LTs derivados do AA.

Alternativamente, o LTA_4 conjuga-se com a glutationa (GSH) sob a ação da enzima LTC_4 sintetase, dando origem ao LTC_4. Este, por seu turno, sofre metabolismo, levando à geração dos leucotrienos bioativos, LTD_4 e LTE_4, também denominados leucotrienos cisteinílicos LT (Cys-LT), que são distintos dos leucotrienos que não possuem a cisteína LTB_4. Sob a ação da enzima 12-LOX, o LTA_4 é ainda convertido em lipoxinas (LXA_4 e LXB_4) que, também, podem ser produtos do metabolismo do 5-HETE via ação enzimática da 5-LOX. A 8-LOX constitui uma das enzimas menos exploradas, apesar da elevada homologia com a 15-LOX.

Ações farmacológicas e receptores

As ações biológicas dos LTs têm sido, na última década, bastante reconhecidas em doenças inflamatórias alérgicas (por exemplo: asma, dermatite atópica, encefalomielite alérgica) e sistêmicas (artrite reumatoide, psoríase), além do papel relevante desses autacoides no envelhecimento e nas ações pró-carcinogênicas e tumorigênicas.

O LTB_4 é um potente agente quimiotáxico para leucócitos polimorfonucleares, eosinófilos e monócitos, e promove sua adesão ao endotélio vascular, a agregação e a desgranulação. Além disso, foram observados níveis elevados de LTB_4 em exsudatos inflamatórios de várias origens e também na psoríase. O LTB_4 causa hiperalgesia. Acredita-se que a associação desse mediador com a PGE_2 contribui para a amplificação dos mecanismos de dor durante o processo inflamatório.

Os leucotrienos C_4, D_4 e E_4, denominados genericamente de *leucotrienos peptídicos*, constituem os elementos químicos que formam a substância de reação lenta da anafilaxia (SRS-A). Os leucotrienos C_4 e D_4 são potentes broncoconstritores e a sua participação em reações anafiláticas é bem conhecida. Ainda, os leucotrienos peptídicos induzem hipotensão em seres humanos, e contraem as artérias coronárias e pulmonares. Em vasos da microcirculação, essas substâncias causam vasodilatação, aumento do fluxo sanguíneo e exsudação plasmática. Em modelos experimentais, os leucotrienos peptídicos podem ser liberados por células inflamatórias e são detectados em exsudatos inflamatórios de origem imunológica ou não. Ainda, sabe-se que as ações dos leucotrienos ocorrem via ativação de receptores específicos, de alta afinidade para cada tipo de eicosanoide.

Os alvos endógenos de ação do LTB_4 são os receptores acoplados à proteína G, denominados receptores BLT_1 e BLT_2, enquanto os receptores Cys-LT_1 e Cys-LT_2, constituem os alvos de ação para o Cys-LT (por exemplo: LTC_4, LTD_4 e LTE_4). Estes são amplamente distribuídos na membrana plasmática de células inflamatórias e estruturais e, quando ativados, geram respostas celulares rápidas. O LTB_4 possui alta afinidade pelo receptor BLT_1, enquanto o LTB_4 e outros leucotrienos possuem baixa afinidade pelos receptores BLT_2. Evidências mostram que o ácido 5S-HETE e LTB_4 são pró-carcinogênicos e são capazes de suprimir a apoptose em células tumorigênicas.

O EPA atua como substrato para a enzima 5-LOX, originando produtos da série 5 de LT; todavia, vale ressaltar que os eicosanoides oriundos dessa via são biologicamente menos ativos que aqueles derivados do AA.

Uma das principais funções dos receptores BLT é regular a quimiotaxia e respostas imunológicas de várias populações leucocitárias; todavia, eles também são expressos em células não mieloides, tais como o músculo liso vascular e células endoteliais.

Inibidores

Alguns análogos do ácido araquidônico, como o ácido 5, 8, 11, 14 eicosatetraenoico, inibem a síntese de leucotrienos por atuarem como falsos substratos da 5-lipoxigenase. A zileutona tem aplicação clínica para o tratamento da asma.

Vários antagonistas de receptores de leucotrienos peptídicos foram ainda caracterizados. Entre os antagonistas de receptores de LTD_4 e E_4, encontram-se os análogos do composto EPL55712, uma acetofenona. Compostos análogos dos agonistas naturais contendo agrupamento cisteínico (montelucaste, pranlucaste e zafirlucaste), antagonistas seletivos dos receptores CysLT1, foram introduzidos na clínica para o tratamento da asma brônquica (prevenção e tratamento crônico), broncoespasmo induzido por exercícios (prevenção), rinite alérgica (perene ou sazonal, tratamento sintomático). O montelucaste inibe a broncoconstrição e a exsudação plasmática causados pela LTD_4. É utilizado clinicamente no tratamento da asma moderada e severa, reduzindo a broncoconstrição consequente ao exercício e também a dose dos antagonistas de receptores adrenérgicos β_2 e dos corticoides no controle da broncoconstrição.

Os antagonistas de receptores de LTB_4 são compostos análogos desse eicosanoide e contêm grupamento benzofenona em sua estrutura. Tais compostos inibem a agregação de neutrófilos de cobaias induzida pelo LTB_4, porém sua utilização clínica não está estabelecida.

4.6. Mediadores lipídicos pró-resolução

O término do processo inflamatório em direção à homeostasia é marcado por mecanismos de regulação, que dependem da síntese alternada de PG pró-inflamatórias, leucotrienos e a geração de mediadores lipídicos pró-resolução produzidos nos exsudatos, a partir de ácidos graxos poli-insaturados (AGP) ω3 (ácido eicosapentaenoico – EPA e ácido docosa-hexaenoico – DHA). Os AGP ω3 exercem seus efeitos por dois mecanismos: i) competem com o AA, levando à inibição da produção de eicosanoides pró-inflamatórios e ii) servem como substrato alternativo para as cicloxigenases (COX-1 e COX-2), gerando, assim, produtos menos potentes que os eicosanoides pró-inflamatórios.

As pesquisas atuais consistem no desenvolvimento de fármacos capazes de regular a conversão do ω3 em prostaglandina D_3 (PGD_3) em vez da prostaglandina D_2 (PGD_2), proveniente do AA. A síntese da PGD_3, a partir do ω3, promove inibição da migração de neutrófilos via ação bloqueadora (antagonista) nos receptores da PGD_2 pela PGD_3.

Resolvinas são PG e LT formados a partir do substrato ω3. São descritas como moléculas mediadoras com capacidade anti-inflamatória e imunomodulatória, com potencial inibição da migração de neutrófilos e citocinas pró-inflamatórias. Os AGP ω3 são precursores de resolvinas derivadas do EPA e do DHA. As resolvinas derivadas do EPA são denominadas resolvinas da série E e as derivadas do DHA, resolvinas da série D, e suas formas epiméricas podem ser desencadeadas pelo ácido acetilsalicílico. O DHA também é precursor das protectinas (PT) e neuroprotectinas (NPD), as resolvinas dos sistemas neuronais.

Uma nova classe de mediadores lipídicos formados a partir do DHA do tipo pró-resolvinas, denominada maresinas, foi recentemente identificada em macrófagos. As duas substâncias derivadas do DHA – o ácido 17-hidroxidocosanoico (da série de resolvinas D e de protectinas) e o ácido 14S-hidroxi-docosa-4Z,7Z,10Z,12E,16Z,19Z-hexaenoico – apresentaram significativa atividade anti-inflamatória e com função pró-resolvina, com potencial próximo ao das resolvinas RvE_1 e protectinas. A biossíntese das maresinas envolve uma via diferente de ação das lipoxigenases que geram produtos bioativos do tipo ácido 7,14-di-hidroxidocosa-4Z,8,10,12, 16Z,19Z-hexaenoico.

Receptores

Doses nanomolares de resolvinas, protectinas e maresinas são necessárias para suprimir o andamento do processo inflamatório e promover a resolução. Essas moléculas de pró-resolução agem em uma via dependente de receptores acoplados à proteína G (GPCR). Geralmente, essas moléculas não utilizam mobilização de cálcio intracelular em leucócitos PMN para sinal de transdução, mas promovem ativação de fosforilação.

A resolvina RvE_1, por exemplo, liga-se especificamente aos receptores ChemR23 e BLT_1 para induzir respostas resolutivas. A ativação do receptor ChemR23 aumenta o processo de fagocitose em macrófagos por meio de sinal mediado por fosfoproteína. No início do processo inflamatório, observa-se aumento nos níveis de LTB_4 produzidos por macrófagos. Esse mediador liga-se ao receptor BLT_1 presente em neutrófilos circulantes, ativando essas células e induzindo o mecanismo de diapedese dos neutrófilos para o foco inflamatório. A interação LTB_4-BLT_1 sinaliza a sobrevivência dos neutrófilos. A interação RvE_1-BLT_1, que ocorre no período de pró-resolução do processo inflamatório, envolve a indução da apoptose dos neutrófilos pelos macrófagos, bloqueando sinais de sobrevivência dessas células.

A Tabela 2.5.7 mostra os alvos de ação dos mediadores envolvidos no início do processo inflamatório, derivados da ativação do ácido araquidônico, e a ação dos mediadores lipídicos envolvidos no período de resolução do processo inflamatório.

Tabela 2.5.7. Alvos de ação dos mediadores envolvidos no processo inflamatório

	Processo inflamatório	
	Início ácido araquidônico	**Fim AGP ω3 – RvE1**
Neutrófilos	• Aumento de infiltração • Aumento da expressão de moléculas de adesão • Aumento da produção de IL e superóxidos	• Diminuição de infiltração • Diminuição da expressão de moléculas de adesão • Diminuição da produção de IL e superóxidos
Macrófagos/ células dendríticas	• Aumento da produção de PGD2 e LTB4 • Aumento de produção de citocinas e quimiocinas • Ativação de NFκβ	• Aumento da produção de PGD3 • Fagocitose de neutrófilos • Migração dos macrófagos para órgãos linfáticos • Inibição da indução de TNF-α, NFκβ e liberação de IL-6 e IL-2
Plaquetas	• Aumento da agregação plaquetária pela ação do tromboxano A2	• Bloqueio seletivo do tromboxano e agregação plaquetária, mas não estimulado por colágeno
Móleculas de adesão	• Aumento da expressão das moléculas de adesão no endotélio vascular e leucócitos	• Regula L-selectina, diminuindo expressão de CD8 em neutrófilos e monócitos

Estudos experimentais utilizando modelos de doenças em animais (inflamação das vias aéreas, doenças dermatológicas e ocular, inflamação específica de um órgão), com a finalidade de demonstrar o importante papel desses mediadores lipídicos de pró-resolução (resolvinas, protectinas e maresinas), vêm observando que a administração exógena desses mediadores pode favorecer para uma melhor resolução da doença, aumentando a sobrevivência desses animais.

Alguns modelos de doenças utilizando animais de experimentação, a administração de moléculas pró-resolvinas, demonstraram novas oportunidades em que baixas doses de antibióticos poderão ser necessárias para a resolução do processo infeccioso. A Tabela 2.5.8 mostra as ações das resolvinas e protectinas e modelos de infecções bacterianas.

Tabela 2.5.8. Ações das resolvinas e protectinas em modelos de infecção bacteriana

Doença periodontal	O uso tópico de RvE1 e LXA_4, em coelhos com periodontite causada pela bactéria *Porphyromonas gingivalis* reduziu o processo inflamatário e induziu regeneração óssea.
Sepse induzida por ligadura cecal	Administração de RvD2 reduziu potencialmente os níveis de citocinas pró-inflamatórias (IL-6, IL-23, TNF-α e IL-1β) enquanto aumentou a atividade dos macrófagos induzindo maior fagocitose e morte bacteriana. A redução do número de bactérias foi observada tanto no peritônio como no sangue periférico dos animais.
Infecção peritoneal induzida por *Escherichia coli*	Administração de PD1, RvD5 e RvD1 *in vivo* em camundongos reduziu pontecialmente o número de bactérias tanto no sangue quanto no exsudato peritoneal, devido aumento significativo da fagocitose e morte da bactéria por macrófagos. Diminuição de citocinas pró-inflamatórias (KC, TNF-α e IL-1β) foi observada.

O uso das moléculas pró-resolvinas em infecções virais também demonstrou grande eficácia. O uso tópico de RvE_1 e PTD_1 em camundongos com *Herpes simplex* vírus, foi potencialmente efetivo e promoveu a redução de mediadores pró-inflamatórios e infiltração de linfócitos T $CD4^+$ e aumentou os níveis de IL-10. Em modelos utilizando o vírus H_5N_1 influenza, as protectinas demonstraram intensa atividade antiviral bloqueando a replicação do vírus. Em infecção por levedura, o uso de RvE_1 sintética aumentou a morte e a remoção da *Candida* em camundongos.

Está bem descrito que o paciente com *diabetes mellitus* apresenta processo de cicatrização mais lento. A excessiva produção de marcadores de estresse oxidativo e a diminuição de NO vascular, de fatores de crescimento e de proteínas da via de sinalização da insulina são citados como os grandes responsáveis por esse déficit no processo de reparo tecidual. Estudos experimentais demonstram que o uso de RvE_1, RvD_1 e RvD_2 exógenos em feridas na pele de camundongos diabéticos pode estimular a cicatrização dermal, mediante redução da infiltração neutrofílica e estimulação do processo de reepitelização.

As resolvinas, protectinas e maresinas são grandes alvos de estudos para a resolução de processos inflamatórios agudos e crônicos e da dor. Esses estudos demonstram que RvE_1 e RvD_1 atenuam a dor inflamatória em ambos os sítios – centrais e periféricos. A resolvina RvE_1, quando administrada por via intratecal em camundongos, induz maior efeito analgésico quando comparado ao efeito analgésico da morfina ou de inibidores de COX-2. As resolvinas RvD_1, RvD_2 e RvE_1 podem agir sobre os receptores de potencial transitório (TRP), inibindo marcantemente o potencial doloroso exercido pelos receptores $TRPV_1$ e $TRPA_1$. A atividade de inibição do receptor $TRPV_1$ foi demonstrada de forma eficaz após a administração da maresina MaR_1 em neurônios. A MaR_1 bloqueia a corrente induzida pela capsaicina, diminuindo a inflamação e a dor neuropática induzida por quimioterapia em camundongos. Contudo, a inibição dos receptores TRP pelas moléculas pró-resolvinas não ocorre por via direta nos canais, como no caso dos endocanabinoides ou outros lipídios. As resolvinas, protectinas e maresinas ativam receptores específicos GPCR em intervalos de picos nanomolares, regulando os canais envolvidos na sinalização da dor.

A Tabela 2.5.9 relata os demais modelos de doenças inflamatórias agudas e crônicas e neuroinflamação, nos quais a aplicação das moléculas pró-resolvinas demonstra grande eficácia.

Tabela 2.5.9. Ações das resolvinas e protectinas em modelos de inflamação aguda, crônica e neuroinflamação

Uveíte ocular	RvD1 exógeno reduziu leucócitos CD11⁺ e linfócitos T CD4⁺ e CD8⁺ quando aplicados nos olhos.
Dermatite atópica	RvE1 exógeno reduziu o número de linfócitos T CD4⁺ e CD8⁺ em pele de camundongos.
Artrite	RvD1 e 17-HDHA reduziram a dor e dano tecidual em camundongos, sendo mais potente do que os tratamentos com os AINEs e analgésicos.
Fibrose renal	RvE1 e RvD1 exógenos protegeram camundongos contra fibrose renal, reduzindo colágeno I e IV, *αSMA (α-smooth muscle actin) e fibronectina.*
Inflamação pulmonar	RvD1 reduziu mediadores pró-inflamatórios gerados em resposta a exposição à fumaça de cigarro e tóxicos pulmonares.
Neovascularização coroidal	NPD1 age na regulação da neovascularização, tendo como alvo as células de microglia.
Acidente vascular cerebral (AVC)	O uso de 17R-NPD1 sintético reduziu o edema cerebral na região de penumbra e o tamanho da lesão subcortical melhorando os aspectos neurológicos.
Lesão aterosclerótica	PD1 e RvD1 reduziram os níveis de citocinas (MCP-1) em células endoteliais e moléculas de adesão (P-selectina e VCAM-1) mas não ICAM-1. Aumentaram a captação de timócitos apoptóticos em camundongos.

Conhecido como o tipo de demência mais comum, a doença de Alzheimer está relacionada também com a diminuição na produção cerebral da neuroprotectina D_1 (NPD_1). As vias de sinalização de moléculas resolvinas/protectinas-receptores e seus produtos estão diminuídos. Observa-se redução também na produção da lipoxina A_4 e RvD_1 no fluido cerebrospinal e hipocampo. Estudos *in vitro* realizados em macrófagos de pacientes com Alzheimer demonstraram que a adição de RvD_1 às células reduziu a produção de mediadores pró-inflamatórios e aumentou a fagocitose de células beta-amiloides. Dessa forma, demonstrou-se que as resolvinas podem promover a destruição dessas células, reduzindo, assim, o processo inflamatório nesses pacientes.

4.7. PAF-acéter ou fator ativador de plaquetas

Biossíntese

O PAF-acéter (1-alquil-2-acetil-sn-glicerol-3-fosforilcolina) é um fosfolipídio que se origina de vários tipos de células e órgãos. Sua biossíntese decorre da ativação da fosfolipase A_2 por estímulos específicos. Essa enzima quebra o fosfolipídio precursor, alquil-acil-GPC, presente na membrana celular, na posição 2, liberando ácido graxo insaturado e liso-PAF. Em seguida, uma acetil-transferase transfere o grupamento acetila da acetil-CoA para a cadeia do liso-PAF, formando o PAF. Este pode ser rapidamente convertido em liso-PAF, por acetil-hidrolases plasmáticas ou citoplasmáticas, tornando a meia-vida do fosfolipídio extremamente curta, cerca de 30 segundos. O liso-PAF, por ação de uma enzima acil-transferase, que introduz um ácido graxo insaturado na cadeia gliceril, pode ser convertido novamente em alquil-acil-GPC e reintegrado à membrana celular.

O PAF-acéter é liberado por plaquetas e funciona como mediador da agregação plaquetária.

Ações farmacológicas

A principal ação do PAF-acéter está associada à ativação das plaquetas; todavia, seu papel na resposta inflamatória aguda e crônica é bem estabelecido. Além disso, o PAF está envolvido numa variedade de fenômenos biológicos e patológicos, que incluem a modulação de propriedades cardiovasculares, pulmonares, hepáticas e neurofisiológicas, da reprodução e biologia de tumores.

O PAF é um potente vasodilatador na circulação periférica, porém contrai artérias coronarianas, pulmonares e renais.

Esse autacoide induz a agregação de plaquetas e atua como mediador da terceira via de agregação plaquetária, independente do ADP ou do TXA_2. Além disso, o PAF é um ativador da maioria das células envolvidas no processo inflamatório, tais como neutrófilos, macrófagos e eosinófilos. Ele induz uma variedade de efeitos relacionados à inflamação, particularmente hipersensibilidade imediata.

Na microcirculação, o PAF causa aumento da permeabilidade vascular por contrair diretamente as células endoteliais de vênulas pós-capilares e por induzir a liberação de substâncias vasoativas a partir de leucócitos, monócitos ou plaquetas circulantes.

O PAF induz importantes alterações no pulmão, órgão-alvo em doenças alérgicas e inflamatórias, como o aumento da pressão das vias aéreas com hipertensão e edema. É um potente constritor e indutor de hiper-reatividade dos brônquios, promove o acúmulo de eosinófilos e estimula a secreção de muco, o que sugere sua importância na asma.

No coração, esse autacoide induz efeito inotrópico negativo, e acredita-se que contribui para a alteração da contração cardíaca e a diminuição do fluxo coronariano que se desenvolve na anafilaxia ou inflamação do miocárdio.

No estômago, o PAF causa erosões hemorrágicas da mucosa e da submucosa gástrica.

Há evidências de que o PAF está presente no cérebro, onde parece estar envolvido na memória de curta duração e na apoptose de neurônios. Atuando em receptores específicos, o PAF estimula o eixo hipotálamo-hipófise-adrenal, induzindo a liberação do fator de liberação de corticotrofina, de ACTH e de corticosterona pela adrenal. Estimula também a liberação da β-endorfina.

O PAF parece estar envolvido na ovulação e estimula a implantação de blastocistos após a fertilização. Acredita-se que contribui para o parto, por sua capacidade de contrair o miométrio, direta e indiretamente, por meio da liberação de PGE_2 de células amnióticas.

A ação do PAF decorre da ativação de receptores específicos que foram detectados na membrana de uma grande variedade de células de diferentes espécies animais, incluindo o homem. Por meio de técnicas de clonagem, sabe-se que o receptor de PAF contém proteínas homólogas à GPCR, possuindo cerca de sete domínios transmembrânicos.

A interação do PAF ao seu receptor leva à ativação da adenilciclase e da fosfolipase C, via proteína G, com a consequente formação de DAG, inositol trifosfato (IP_3) e fosfotidil-4,5-bifosfato (PiP_2). O DAG, ativando a proteína quinase C, causa a liberação de ácido araquidônico; o IP_3 estimula a mobilização de cálcio intracelular, e a hidrólise mantida do PiP_2 estimula a entrada de cálcio através da membrana das células. Esses fatores ampliam o sinal biológico do PAF.

Em consequência dessas ações, a presença do PAF na circulação sanguínea, por aumento de sua liberação, ou após injeção intravenosa, induz hipotensão, hemoconcentração, broncoconstrição e neutropenia, aumento da permeabilidade vascular e colapso cardiorrespiratório. Esse conjunto de efeitos levanta a suspeita da participação do PAF em diversas patologias humanas, como asma, vários tipos de choque, anafilaxia, isquemia cerebral e cardíaca, desordens imunológicas e renais e processos inflamatórios.

Inibidores

Vários compostos inibem seletivamente as ações do PAF. Há dois grupos de antagonistas do PAF: 1) os compostos sintéticos, relacionados ao PAF ou não e 2) os produtos naturais e seus derivados.

Os análogos do PAF possuem modificações na posição 3 do glicerol; vários benzodiazepínicos, como o alprazolam e o triazolam, são potentes antagonistas desse autacoide.

Entre os antagonistas naturais, estão os terpenos e as lignanas, isolados de plantas chinesas. A lignana mais estudada é a kadsurenona, extraída da planta *Piper futokadsura*. Outras famílias de antagonistas foram obtidas a partir do *Ginkgo biloba*.

A eficácia dos antagonistas da PAF foi observada em muitos modelos experimentais, porém estudos desses antagonistas em indivíduos asmáticos não mostraram efeito benéfico significativo. Atualmente, estudos clínicos em andamento avaliam o efeito protetor de vários antagonistas desse autacoide nas pancreatites agudas de diferentes etiologias.

5. BIBLIOGRAFIA

ABE, K.; KIMURA, H. The possible role of hydrogen sulfide as an endogenous neuromodulator. *J. Neurosci.*, v. 16, p. 1066-71, 1996.

ASH, A.S.F.; SCHILD, H.O. Receptors mediating some actions of histamine. *Br. J. Pharmacol. Chemoter.*, v. 27, p. 427-39, 1964.

BERALDO, W.T.; ANDRADE, S.P. Discovery of bradykinin and the kallikrein-kinin system. In. FARMER, S. *The kinin system*. San Diego, CA: Academic Press, 1997. p. 1-8.

BERGER, M.; GRAY, J.A.; ROTH, B.L. The expanded biology of serotonin. *Annu. Rev. Med.*, v. 60, p. 355-66, 2009.

BLACK, J.W. *et al.* Definition and antagonism of histamine H2-receptors. *Nature*, v. 236, p. 385-90, 1972.

BRAUN-MENENDEZ, E. *et al.* The substance causing renal hypertension. *J. Physiol.*, v. 98, n. 3, p. 283-98, 1940.

CRIADO, P.R. *et al.* Histamine, histamine receptors and antihistamines: new concepts. *An. Bras. Dermatol.*, v. 85, n. 2, p. 195-210, 2010.

DE MELLO, W.C. Local renin angiotensin aldosterone systems and cardiovascular diseases. *Med. Clin. North. Am.*, v. 101, n. 1, p. 117-27, 2017.

DE PONTI, F. Pharmacology of serotonin: what a clinician should know. *Gut*, v. 53, n. 10, p. 1520-35, 2004.

DEEN, M. *et al.* Serotonergic mechanisms in the migraine brain – a systematic review. *Cephalalgia*, v. 37, n. 3, p. 251-64, 2017.

DEL VALLE, J.; GANTZ, I. Novel insights into histamine H2 receptor biology. Am. J. Phys., v. 273, n. 5, Pt 1, G987-96, 1997.

DELUCIA, R. *et al. Farmacologia Integrada – uso racional de medicamentos*. São Paulo: Clube de Autores 2014.

DOUGLAS, W.W. 15 August 1922-2 July 1998 J.M. Ritchie Biographical Memoirs of Fellows of the Royal Society Vol. 46 (Nov., 2000), pp. 146-164. 1955-2012 (Vol. 1 - Vol. 58) Published by: Royal Society.

FERREIRA, S.H. A bradykinin-potentiating factor (BPF) present in the venom of *Bothrops jararaca. Br. J. Pharmacol. Chemother.*, v. 24, n. 1, p. 163-9, 1965.

GENOVESE, A.; SPADARO, G. Highlights in cardiovascular effects of histamine and H1-receptor antagonists. *Allergy*, v. 52, n. 34, Supl, p. 67-78, 1997.

GOLIAS, C.H. *et al.* The kinin system-bradykinin: biological effects and clinical implications. Multiple role of the kinin system-bradykinin. *Hippokratia*, v. 11, n. 3, p. 124-8, 2007.

HALLBERG, M. Neuropeptides: metabolism to bioactive fragments and the pharmacology of their receptors. *Med. Res. Rev.*, v. 35, n. 3, p. 464-519, 2015.

HARDMAN, J.G.; LIMBIRD, L.E.; GILMAN, A.G. *Goodman & Gilman's – The Pharmacological Basis of Therapeutics.* 12th ed. New York: McGraw-Hill, 2011.

HILL, S.J. *et al.* International union of pharmacology. XIII. Classification of histamine receptors. *Pharmac. Rev.*, v. 49, n. 3, p. 253-78, 1997.

KARNIK, S.S. *et al.* International Union of Basic and Clinical Pharmacology. XCIX. Angiotensin Receptors: Interpreters of Pathophysiological Angiotensinergic Stimuli [corrected]. *Pharmacol. Rev.*, v. 67, n. 4, p. 754-819, 2015.

KEPPEL HESSELINK, J.M. The terms 'autacoid', 'hormone' and 'chalone' and how they have shifted with time. *Auton. Autacoid Pharmacol.*, v. 35, n. 4, p. 51-8, 2015.

KHAN, M.M. *et al.* Pharmacologic effects of autacoids on subsets of T cells regulation of expression/function of histamine-2 receptors by a subset of suppressor cells. *J. Clin. Invest.*, v. 75, n. 5, p. 1578-83, 1985.

LEURS, R. *et al.* Therapeutic potential of histamine H3 receptor agonists and antagonists. *Trends Pharmacol. Sci.*, v. 19, n. 5, p. 177-83, 1998.

MASHAGHI, A. *et al.* Neuropeptide substance P and the immune response. *Cell. Mol. Life Sci.*, v. 73, n. 22, p. 4249-64, 2016.

MELMON, K.L.; ROCKLIN, R.E.; ROSENKRANZ, R.P. Autacoids as modulators of the inflammatory and immune response. *Am. J. Med.*, v. 71, n. 1, p. 100-6, 1981.

NOLEN, T.M. Sedative effects of antihistamines: safety, performance, learning, and quality of life. *Clin. Ther.*, v. 19, n. 1, p. 39-55, 1997.

ONDETTI, M.A.; RUBIN, B.; CUSHMAN, D.W. Design of specific inhibitors of angiotensin-converting enzyme: new class of orally active antihypertensive agents. *Science*, v. 196, n. 4288, p. 441-4, 1977.

PAGE, I.H.; HELMER, O.M. A crystalline pressor substance (Angiotonin) resulting from the reaction between renin and renin-activator. *J. Exp. Med.*, v. 71, n. 1, p. 29-42, 1940.

RAPPORT, M.M.; GREEN, A.A.; PAGE, I.H. Serum vasoconstrictor, serotonin; isolation and characterization. *J. Biol. Chem.*, v. 176, n. 3, p. 1243-51, 1948.

RIHOUX, J.P. Mechanistic hypothesis concerning the unexpected suitable and undesirable effects of H1-antihistamines. *Inflamm. Res.*, v. 47, Suppl 1, s38-9, 1998.

ROCHA E SILVA, M. Histamine: its chemistry, metabolism and physiological and phamarcological actions. Berlin: Pringer-Verlag. 1964. In: Handbuch der experimentallen pharmacologie, 18 (pt. 1).

ROCHA E SILVA, M.; BERALDO, W.T.; ROSENFELD, G. Bradykinin, a hypotensive and smooth muscle stimulating factor released from plasma globulin by snake venoms and by trypsin. *Am. J. Physiol.*, v. 156, n. 2, p. 261-73, 1949.

ROCHA E SILVA, M.; ROTSCHILD, H. *A bradykinin anthology*. São Paulo: Hucitec, 1974. 335p.

SERHAN, C.N. *et al.* Maresins: novel macrophage mediators with potent antiinflammatory and proresolving actions. *J. Exp. Med.*, v. 206, n. 1, p. 15-23, 2009.

SERHAN, C.N. *et al.* Novel functional sets of lipid-derived mediators with antiinflammatory actions generated from omega-3 fatty acids via cyclooxygenase 2-nonsteroidal antiinflammatory drugs and transcellular processing. *J. Exp. Med.*, v. 192, n. 8, p. 1197-204, 2000.

SERHAN, C.N. *et al.* Resolvins: a family of bioactive products of omega-3 fatty acid transformation circuits initiated by aspirin treatment that counter proinflammation signals. *J. Exp. Med.*, v. 196, n. 8, p. 1025-37, 2002.

SERHAN, C.N. Pro-resolving lipid mediators are leads for resolution physiology. *Nature*, v. 510, n. 7503, p. 92-101, 2014.

SPETH, R.C.; GIESE, M.J. Update on the renin-angiotensin system. *J. Pharmacol. Clin. Toxicol.*, v. 1, n. 1, p. 1004, 2013.

THURMOND, R.L.; GELFAND, E.W.; DUNFORD, P.J. The role of histamine H1 and H4 receptors in allergic inflammation: the search for new antihistamines. *Nat. Rev. Drug Discov.*, v. 7, n. 1, p. 41-53, 2008.

TIGERSTEDT, R.; BERGMAN, P.Q. Niere und Kreislaufl. *Skandinavisches Archiv Für Physiologie*, v. 8, p. 223-71, 1898.

VANE, J.R. Inhibition of prostaglandin synthesis as a mechanism of action for aspirin-like drugs. *Nat. New Biol.*, v. 231, n. 25, p. 232-5, 1971.

VEGA, I.L. ACE Inhibitors vs ARBs for Primary Hypertension. *Am. Fam. Physician.*, v. 91, n. 8, p. 522-3, 2015.

2.6.

Autacoides Gasosos

Soraia K. P. Costa
Marcelo Nicolas Muscará

Sumário

1. INTRODUÇÃO

Por volta do ano de 2003, um novo conceito "gasotransmissor" foi proposto por pesquisadores para definir um grupo de pequenas moléculas gasosas endógenas produzidas e metabolizadas enzimaticamente, tais como o óxido nítrico (NO), o sulfeto de hidrogênio (H_2S) e o monóxido de carbono (CO) e, possivelmente, outros gases que exibam tipicamente alta solubilidade lipídica e, assim, atravessam facilmente a membrana lipídica para produzir seus importantes efeitos fisiológicos, independentemente de um transportador ou receptor específico. O H_2S, o último mediador gasoso descrito, possui várias características e compartilha alguns alvos biológicos em comum com o NO e o CO nos sistemas biológicos. Contudo, eles também têm dissimilaridades, por exemplo, o H_2S e o NO atuam como antioxidantes, mas o H_2S, ao contrário do NO, não forma diretamente radicais livres.

Surpreendentemente, pesquisas realizadas nas últimas duas décadas demonstraram um papel fisiológico notável (autócrino/parácrino) para o H_2S juntamente com os demais gasotransmissores (CO e NO) na biologia e medicina. Estabeleceu-se, em 1991 e 1996, que o CO e o H_2S, respectivamente, são produzidos endogenamente por diversas células humana e de outros mamíferos, atuando em vários sistemas orgânicos no metabolismo, como moléculas de sinalização e regulando respostas citoprotetoras, como a vasodilatação, inflamação, respostas sensitivas (dor e prurido), além de promoverem ações antioxidantes e hormonais (Figura 2.6.1).

O NO, H_2S e CO compartilham vias únicas ou idênticas, capazes de proteger o organismo contra lesões celulares e teciduais. Enquanto ambos, NO e CO, possuem em comum o mesmo mecanismo molecular de promover relaxamento vascular via GCs/GMPc, o H_2S, assim como o NO, induz proliferação celular e mantém o equilíbrio do relaxamento do músculo liso vascular via mecanismo dependente de proteínas-quinases ativadas por mitógenos (MAPK) e canais de potássio sensíveis a ATP (KATP). Além disso, em comum, o CO e o H_2S regulam o balanço oxidante/antioxidante via fator de transcrição relacionado (Nrf2) sobre vários órgãos e tecidos, como o coração, rim, pulmão e sistema nervoso central (SNC). Note que a interação entre os gases NO e H_2S pode dar origem à produção de produtos intermediários como, por exemplo, S-nitrosotióis que, *per se*, atuam no sistema cardiovascular.

Disfunções na síntese e no metabolismo dos autacoides gasosos alteram processos biológicos regulados por eles. Apesar de promoverem muitas ações semelhantes, existem diferenças nos mecanismos de ação pelos quais eles induzem seus efeitos biológicos. Ambos – NO e o CO – compartilham, pelo menos, um mecanismo de ação em comum (Figura 2.6.1): ativam a enzima guanilato ciclase solúvel (GCs); no entanto, a afinidade do NO pela GCs é, aproximadamente, 30 a 100 vezes maior do que a do CO. Até o presente momento não existem evidências de que o H_2S interage com a GCs, muito embora achados experimentais recentes mostrem que o H_2S endógeno pode aumentar a concentração do GMPc, via inibição da atividade da fosfodiesterase (PDE), a enzima que hidrolisa o AMPc.

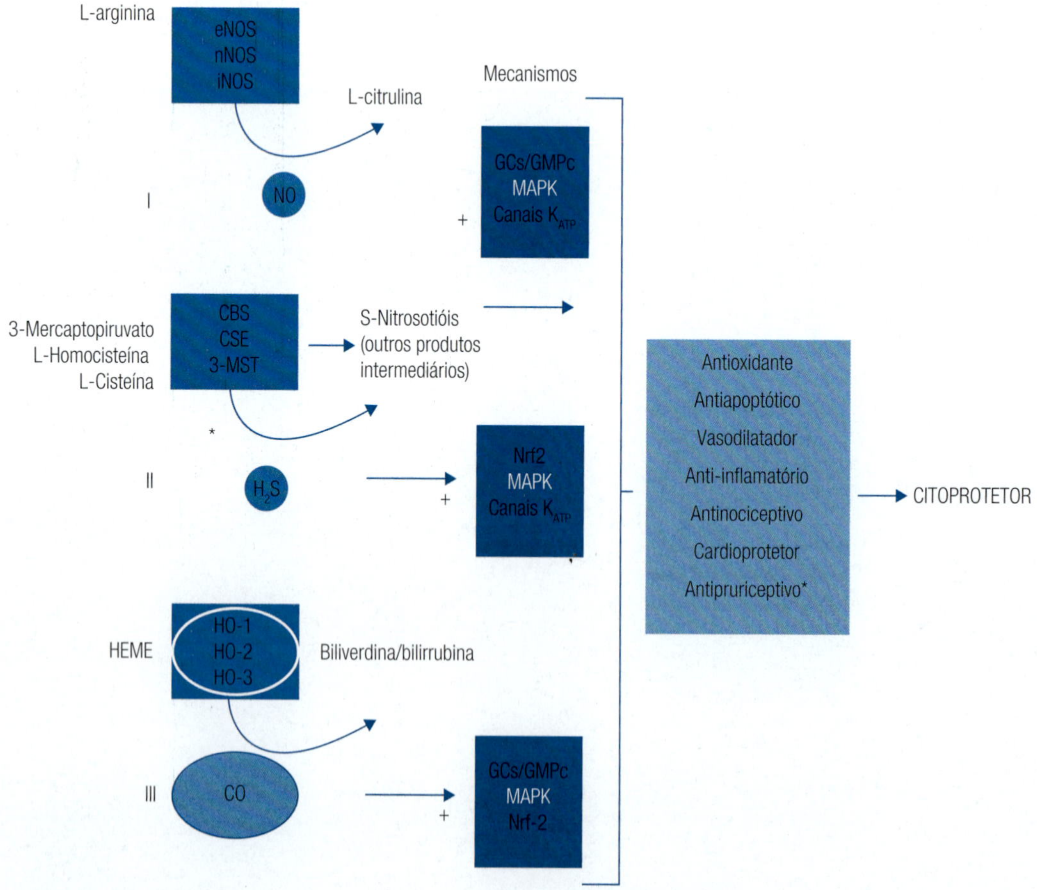

Figura 2.6.1. Resumo simplificado dos principais mecanismos pelos quais o NO, o H_2S e o CO podem promover citoproteção.

Com o progresso da pesquisa translacional nos últimos cinco anos, em particular do CO e H_2S, o desenvolvimento de moléculas capazes de modificar as vias de sinalização ou concentrações basais dos próprios gasotransmissores tem sido implementado em estudos pré-clínicos e clínicos.

2. ÓXIDO NÍTRICO

Furchgott e Zawadski, em 1980, observaram que o relaxamento induzido pela acetilcolina em artérias isoladas de coelho pré-contraídas *in vitro* dependia grandemente da integridade das células endoteliais, pois a remoção desse tecido afetava o relaxamento da artéria. Concluiu-se na ocasião que a ativação do receptor da acetilcolina (muscarínico M_3) na célula endotelial resultaria na liberação de um fator (ou fatores), inicialmente denominado fator relaxante derivado do endotélio (EDRF), que agiria sobre as células musculares lisas da parede das artérias, produzindo vasodilatação. Posteriormente, demonstrou-se que várias outras substâncias eram também capazes de induzir vasodilatação por mecanismos dependentes da integridade do endotélio, por exemplo, a bradicinina, a substância P e a histamina, entre outras.

Somente em 1987, o EDRF foi química e farmacologicamente identificado como sendo o NO. Atualmente está bem estabelecido que o endotélio constitui um tecido metabolicamente ativo, com funções endócrinas, que compreende amplo espectro de atividades biológicas, pois é capaz de influenciar o tônus vascular, tanto na macro quanto na microcirculação, via secreção parácrina de mediadores vasodilatadores e vasoconstritores.

2.1. Biossíntese

O NO é sintetizado pela maioria das células de mamífero, a partir da oxidação do terminal guanidino nitrogenado do aminoácido semiessencial L-arginina, via reação catalisada por uma família de enzimas diméricas, denominada óxido nítrico sintase (NOS), dependente dos cofatores oxigênio e fosfato dinucleotídeo adenina nicotinamida (NADPH) (Tabela 2.6.1). Tais enzimas catalisam a oxidação da L-arginina, formando o NO e a L-citrulina em duas etapas, com a formação do intermediário Nω-hidróxi-L-arginina (NOHA). A L-arginina pode ser também metabolizada pela enzima arginase para formar ureia e L-ornitina. A biossíntese do NO e o ciclo da ureia constituem as funções mais importantes no metabolismo da L-arginina.

Até o presente momento, três isoformas da enzima NOS, codificadas por três genes distintos, foram descritas, denominadas isoformas constitutiva e induzível. A isoforma constitutiva (cNOS) compreende as enzimas denominadas neuronal (nNOS) e endotelial (eNOS), inicialmente caracterizadas nesses tecidos, respectivamente, e reguladas pelo complexo Ca^{2+}/calmodulina (CaM). As nNOS e eNOS produzem pequenas quantidades de NO, o qual desempenha funções regulatórias importantes na neurotransmissão e no sistema cardiovascular. A isoforma denominada induzível (iNOS) foi primariamente isolada de macrófagos estimulados com lipopolissacarídeo de membrana bacteriana (LPS) e interferon-γ. Quando expressa, essa enzima, independente de Ca^{2+}, possui a capacidade de produzir NO por longos períodos de tempo (horas a dias). Além disso, a iNOS encontra-se expressa em vários tipos celulares, incluindo neutrófilos, células endoteliais, células de músculo liso, células epiteliais, queratinócitos, mastócitos e em muitas outras células; todavia, em geral essa expressão é resultante de respostas imunológicas, produtos bacterianos (por exemplo: lipopolissacarídeo da *E. coli*) e da parede celular de levedura (zymosan), entre outros. O NO produzido pela iNOS é o principal efetor da atividade antiproliferativa exercida por macrófagos ativados.

A meia-vida do NO em solução aquosa saturada de oxigênio é rápida (3 a 5 segundos) e, em tecidos biológicos, seja pela capacidade desses de produzirem ânion superóxido, ou pela presença de hemoproteínas pelas quais o NO apresenta grande afinidade (tais como a hemoglobina sanguínea ou a mioglobina muscular), o tempo de meia-vida pode diminuir bastante. Tais características conferem ao NO um modo de ação local.

A Tabela 2.6.1 resume a distribuição e a regulação das enzimas NOS nos principais tecidos. Essa tabela demonstra as principais fontes que expressam as enzimas óxido nítrico sintase neuronal [nNOS; neurônio, sistema nervoso central (SNC) e células endoteliais], endotelial (eNOS; células endoteliais) e induzível (iNOS; neutrófilos e músculo liso), a localização intracelular, o peso molecular (PM), o número de aminoácidos (AA), os substratos e a regulação de cada uma dessas enzimas (Ca^{2+} dependente ou independente). Existem outras fontes que expressam as isoformas neuronal (por exemplo: SNC e periférico, medula adrenal, células epiteliais e outras) e induzível (leucócitos, mastócitos, endotélio).

2.2. Ações farmacológicas

O NO é uma pequena molécula lipofílica quimicamente instável, mas capaz de permear rapidamente através de membranas biológicas, o que lhe confere grande capacidade de interagir rapidamente, após sua liberação, com a enzima guanilato ciclase solúvel (GCs), localizada em células regionais, resultando em aumento das concentrações de monofosfato cíclico de guanosina ou GMP cíclico (Figura 2.6.1). No caso dos vasos, o NO sintetizado nas células endoteliais difunde-se rapidamente para as células musculares lisas subjacentes, causando relaxamento, e para o lúmen do vaso, interagindo com plaquetas e leucócitos, impedindo a adesão dessas células ao endotélio, assim como a formação de agregados plaquetários.

Inúmeros estudos mostram efeitos benéficos do NO inalado em sítios distantes do seu local de aplicação, independentemente do seu curto tempo de meia-vida biológica. Postula-se que o NO pode ligar-se a moléculas carreadoras, formando adutos de NO com maior estabilidade, tais como S-nitrosotióis, podendo, dessa forma, justificar o uso terapêutico do NO inalatório não somente no tratamento de lesões pulmonares, como também em distúrbios circulatórios periféricos (Figura 2.6.1).

Alguns aspectos do papel pró-inflamatório do NO estão bem estabelecidos: i) diversos mediadores e citocinas liberados na resposta inflamatória podem induzir a expressão da iNOS; ii) a fase de indução requer um período de algumas horas para se completar, por tratar-se de evento dependente

Tabela 2.6.1. Enzimas envolvidas na síntese e regulação do óxido nítrico (NO)

	Isoforma	Fonte predominante	Localização intracelular	Peso molecular/N. aminoácidos	Substrato/cofatores	Regulação
Constitutiva	nNOS	nNOS - neurônio, sistema nervoso central, células endoteliais	Citoplasma ou membrana	160 kDa/1433aa (humano)	L-arginina O_2, NADPH/BH4, FAD, FMN e heme	Ca^{2+}/calmodulina
	eNOS	eNOS - células endoteliais	Membrana	133 kDa/1203aa (humano)		
Induzível	iNOS	iNOS - neutrófilos, músculo liso	Citoplasma	130 kDa/1153aa (humano)		Independente de Ca^{2+}

NADPH: fosfato de dinucleotídeo de nicotinamida e adenina; aa: aminoácidos; BH4: tetrahidrobiopterina; FAD: flavina adenina dinucleotídeo; FMN: flavina mononucleotídeo.

de síntese proteica; iii) uma vez estimulada, a iNOS é capaz de produzir NO durante um período longo (horas), levando a uma ação persistente desse autacoide gasoso sobre órgãos-alvo, diferentemente do mecanismo de produção fisiológico pulsátil de NO pelo endotélio em resposta à ativação de receptores M_3. Por outro lado, mediadores produzidos precocemente no processo inflamatório podem estimular diretamente a NOS endotelial, levando à baixa produção do NO, mas crucial para manter a homeostase da microcirculação.

Com referência ao papel anti-inflamatório do NO, este parece ter maior importância na primeira fase da inflamação, quando o controle local dos eventos que afetam a microcirculação (vasodilatação, aumento de permeabilidade vascular, adesão e transmigração de células inflamatórias) é mais evidente. Interações funcionais complexas entre o NO e o H_2S foram relatadas, as quais sugerem que o NO pode amplificar ou atenuar as ações biológicas desse novo autacoide gasoso (H_2S), via ação direta sobre a atividade e expressão de enzimas envolvidas na síntese desse mediador, enquanto baixas concentrações do H_2S estimulam a produção e a liberação do NO.

A produção endógena do NO, pela via da iNOS, interfere grandemente na resposta de defesa do hospedeiro a infecções e outros estímulos lesivos, pois exibe ação paradoxal (NO possui propriedades pró e anti-inflamatórias). Por exemplo, na psoríase, a expressão da NOS neuronal é aumentada, assim como a da iNOS. Na esclerose sistêmica, bem como nas ulcerações cutâneas diabéticas, a expressão de iNOS encontra-se aumentada e a expressão da eNOS está reduzida no endotélio. Por conseguinte, a síntese aumentada ou diminuída do NO, gerada a partir das isoformas constituintes de NOS, além do NO derivado de iNOS, pode contribuir para processos inflamatórios na pele ou outras doenças.

Em excesso, o NO atua como agente pró-inflamatório, potencializando a resposta inflamatória ou, ao contrário, pode atuar inibindo ou retardando o processo anti-inflamatório, dependendo principalmente do tipo de situação do estudo, das quantidades e da cinética de produção desse mediador. Particularmente, o NO sintetizado pela via da iNOS participa de doenças inflamatórias no SNC (esclerose múltipla), sistema cardiovascular (aterosclerose), sistema respiratório (asma), o trato gastrintestinal (TGI), e outras condições inflamatórias, como a artrite reumatoide.

2.3. Usos terapêuticos e diagnósticos

O emprego na clínica do NO na forma de gás para inalação cresceu significativamente na última década para o tratamento de várias doenças, incluindo a hipertensão pulmonar, hipoxemia e lesões de isquemia-reperfusão. Além disso, a terapia inalatória com NO mostrou-se promissora na redução da apoptose celular causada por hiperóxia, e alguns estudos mostram que reduz a resposta inflamatória (inibe o infiltrado leucocitário) no local da lesão. O balanço entre NO e ânion superóxido constitui um dos fatores importantes no controle da adesão de leucócitos ao endotélio, assim como a ativação e a desgranulação de mastócitos.

Doadores de NO bloqueiam a liberação de PAF e da histamina de mastócitos ativados, enquanto a inibição da síntese de NO pode promover a desgranulação de mastócitos via mecanismo dependente da geração de ânion superóxido. Quanto maior a produção de ânion superóxido, maior a adesão leucocitária, que pode ser revertida por maior oferta de NO.

Na prática laboratorial e clínica, a atividade e a expressão da NOS em amostras biológicas podem ser avaliadas por diferentes ensaios bioquímicos e moleculares, como via métodos diretos (por exemplo: espectrofotômetro) e indiretos (por exemplo: imunoquímica ou hibridização *in situ* do RNAm), expressão proteica via RT-PCR e geração de nitrato/nitrito, L-citrulina e GMPc.

O NO possui várias funções fisiológicas, além do seu papel relevante em processos inflamatórios (artrite reumatoide – AR), dor, prurido, imunomodulação, gastroproteção, como antioxidante e removedor de radicais livres. Historicamente, as moléculas híbridas anti-inflamatórias clássicas formadas por um anti-inflamatórios não esteroides (AINEs) e uma molécula doadora de NO foram desenvolvidas com o intuito único de atuar como um fármaco anti-inflamatório desprovido das ações adversas gastrotóxicas comumente observadas com o emprego dos AINEs convencionais.

Pesquisas clínicas vêm revelando o efeito de novos doadores de NO, os quais apresentam várias vantagens em relação aos AINEs doadores de NO clássicos, tais como a liberação espontânea desse gás, a liberação controlada do NO e, também, a terapia direcionada com moléculas doadoras de NO para certos tecidos. Nitratos híbridos exercem importante papel em diferentes funções, tais como anti-inflamatória, antiplaquetária, antiglaucoma, anti-hipertensiva, antipalúdica, anticancerígena, entre outras.

Exemplos de moléculas inibidoras ou doadoras de NO disponíveis comercialmente para uso em pesquisa e/ou clínica estão listados na Tabela 2.6.2. As três isoformas da enzima óxido nítrico sintase são homodímeros que necessitam de cofatores (sapropterina, dinucleotídeo de adenina, flavina e NADPH) para exercer a atividade catalítica.

2.4. Toxicidade

Concentrações inalatórias elevadas do NO (> 50 ppm) afetam grandemente a fisiologia do corpo humano e, em particular, do pulmão. Além das fontes enzimáticas de NO, esse transmissor é encontrado na poluição do ar e no fumo do cigarro.

3. SULFETO DE HIDROGÊNIO

O gás sulfeto de hidrogênio (H_2S), bem conhecido por seu enfoque toxicológico como poluente ambiental, cujo odor característico assemelha-se ao de ovos podres, vem sendo, desde o início do ano 2000, juntamente com o NO e o CO, considerado o mais novo membro da crescente classe de autacoides gasosos responsável pela manutenção da homeostasia dos sistemas biológicos, incluindo a regulação vascular, a manutenção do SNC e, principalmente, a modulação de respostas inflamatórias e nociceptivos (dor e prurido). Tal como o NO, a pesquisa mostra dados muitas vezes conflitantes, conforme a dose/concentração aplicadas nos sistemas biológicos.

3.1. Biossíntese

A biossíntese endógena do H_2S em mamíferos é catalisada, principalmente, a partir do substrato L-cisteína, pela ação da cistationina-γ-liase (conhecida como cistationase – CSE) e cistationina-β-sintase (CBS), as quais requerem cofatores como a 5'-piridoxal fosfato (vitamina B_6). O gene humano codificador da CSE foi previamente encontrado no cromossomo 1 (1p31.1) e, até o presente momento, pelo menos duas variantes de RNAm para CSE foram caracterizadas. O gene que codifica a enzima CBS, localizado no cromossomo 21 (21q22.3), também codifica vários RNAm. Uma terceira reação enzimática para a geração do H_2S utiliza a 3-mercaptopiruvato sulfotransferase (3-MST – β-mercaptopiruvato-cianeto-sulfotransferase), dependente de zinco, cujo substrato 3-mercaptopiruvato (3MP), gerado previamente pela ação da cisteína aminotransferase (CAT), age sobre a cisteína e o α-cetoglutarato (Figura 2.6.2). Além das vias enzimáticas, outras vias não enzimáticas participam da geração do H_2S. A redução do enxofre para H_2S é um exemplo; porém, a quantidade gerada de H_2S é menor em relação ao H_2S total.

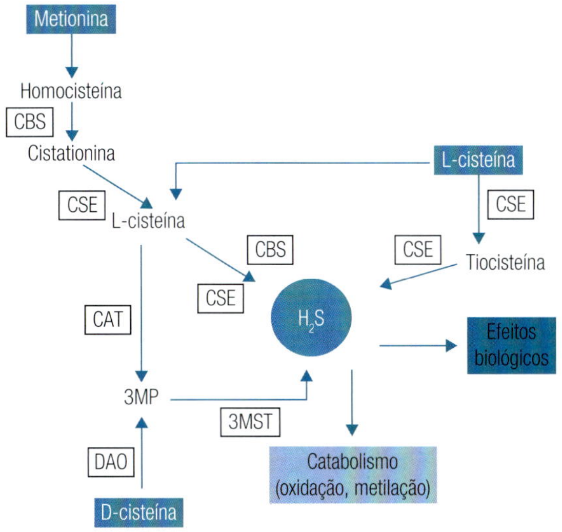

Figura 2.6.2. Principais vias de síntese do H_2S em mamíferos. Reação catalisada para síntese do H_2S a partir do principal substrato, L-cisteína, pela ação das enzimas cistationina-β-sintase (CBS), cistationina-γ-liase (CSE) e 3-mercaptopiruvato sulfotransferase (3-MST). Essa molécula e as demais (NO e CO) são produzidas endogenamente numa baixa escala de concentração (nM até baixas concentrações μM). A geração endógena de H_2S não enzimática pode ocorrer, muito embora não contribua significativamente para a geração total de H_2S.

No tocante ao metabolismo do H_2S, este pode ser eliminado no plasma mediante a reação com a meta-hemoglobina ou, ainda, eliminado via reação de oxidação intracelular no citosol ou na mitocôndria. Na última, o H_2S é rapidamente oxidado a tiossulfato ($S_2O_3^{2-}$) em um processo provavelmente não enzimático, porém associado a uma cadeia transportadora de elétrons. No citosol, o H_2S pode sofrer metilação pela tiol-S-metiltransferase, formando o metanotiol (CH_4S) ou metil mercaptano (CH_3S) e o dimetilsulfeto (CH_3SCH_3). A reação

Tabela 2.6.2. Relação de compostos que atuam inibindo a síntese endógena do NO ou como doadores (ou pró-fármacos) de NO com diferentes características fisioquímicas

Nomenclatura Óxido nítrico sintase	Inibidores (Seletivos/não seletivos)	Pró-droga	Doadores de NO
NOS endotelial (eNOS, cNOS, NOS III ou NOS3)	L-NAME, L-NMMA, LNOARG, dimetilarginina assimétrica.	O2-(2,4-dinitrofenil)-1-[(4-etpxocarbonil) piperazina-1-yl]diazina-1-ium-1,2-diolato (JS-K)	Isossorbida, Nitroglicerina, Nitroprussiato de sódio (SNP), S-nitrosoglutationa (GSNO)
NOS neuronal (nNOS, NOS I ou NOS1)	L-NAME, NPLA, 3-bromo-7NI		
NOS induzida (iNOS, NOS II, NOS2)	L-NAME, L-NMMA, LNOARG, aminoguanidina, dimetilarginina assimétrica, glicocorticoides, L-canavanina, L-NIL, 2,4-diamino 6-hidróxi-pirimidina		

L-NAME: Nω-nitro-L-arginina metil éster; L-NMMA: NG-monometil-L-arginina; LNOARG: Nω-nitro-L-arginina; NPLA: Nω-propil-L-arginina; 3-bromo-7NI: 3-bromo-7-nitroindazol; L-NIL: N6-(1-imioetil)lisina.

direta desse gás com a meta-hemoglobina resulta na formação da sulfa-hemoglobina, que pode atuar na remoção do H_2S circulante. O H_2S pode ser também oxidado para sulfito por neutrófilos ativados ou, ainda, consumido por espécies oxidantes endógenas, como o peroxinitrito e ânion superóxido.

A expressão das enzimas envolvidas na biossíntese do H_2S (CSE, CBS e 3MST) foi demonstrada em vários tecidos; no entanto, o SNC (hipocampo, cerebelo, córtex e tronco cerebral) constitui a principal fonte fisiológica da CBS, que se encontra também expressa nos rins, fígado e intestino. Ao contrário, a enzima CSE encontra-se preferencialmente expressa em órgãos e tecidos periféricos, como a aorta, o pulmão e o sistema intrauterino.

3.2. Ações farmacológicas

A ativação dos canais de K_{ATP} constitui um dos principais mecanismos responsáveis pelo efeito protetor do H_2S em processos inflamatórios e nociceptivos. Acredita-se que essa ativação resulta do mecanismo de S-sulfidração, um processo que converte grupos tióis (-SH) de cisteína em persulfetos (-SSH), visto que os canais de K_{ATP} possuem subunidades que formam o poro condutor do K^+ (Kir6.x) e do receptor da sulfonilureia (SUR), que formam pontes dissulfeto entre os resíduos de cisteína na porção extracelular. Essas ligações podem ser rompidas pelo H_2S, sabidamente capaz de interagir com grupos tióis livres das cisteínas, promovendo mudanças na conformação da subunidade SUR e, consequentemente, a abertura do canal de K_{ATP}. Outros canais iônicos, incluindo os canais de Ca^{2+} de alta condutância (BK_{Ca}) sensíveis ao K^+ podem também ser estimulados ou inibidos por esse gás, assim como os receptores iônicos de potencial transiente (TRPs) de anquirina TRPA1 ou vanioloide TRPV1. Outros mecanismos farmacológicos evidenciados incluem a supressão da ativação de fatores de transcrição, como o NF-κB, que resulta na menor expressão de iNOS e COX_2, e consequentemente da formação e liberação de mediadores pró-inflamatórios como a PGE_2 e o TNF-α, além de promover aumento na expressão do fator responsável pela geração de enzimas antioxidantes, o Nrf2.

3.3. Usos terapêuticos/diagnósticos

Apesar do potencial do H_2S na pesquisa básica, a aplicação clínica citoprotetora do H_2S (ou moléculas doadoras e pró-drogas) ainda está engatinhando, muito embora terapias alternativas (banhos em água sulfurosa, SPA) venham sendo demonstradas de longa data. Ademais, além da ampla variedade de estudos experimentais desenvolvidos por vários grupos de pesquisa, estudos clínicos (fases II e III) promissores vêm sendo realizados com diversas moléculas doadoras de H_2S, com diferentes perfis farmacocinéticos (por exemplo: liberação espontânea, lenta ou híbrida com os AINEs e AIEs) e elevado potencial terapêutico para tratar, principalmente, doenças inflamatórias (osteoartrite, artrite reumatoide, psoríase), do SNC (doença de Alzheimer), processos sensitivos (dor e prurido), cardiopatias, insuficiência renal, entre outras.

A medida da concentração de H_2S exalado é um bom parâmetro como biomarcador de doenças do aparelho respiratório (asma), além da aplicação de H_2S inalatório. A modulação das vias metabólicas endógenas desponta também como outra estratégia viável para aumentar a oferta endógena do H_2S, assim como abordagens dietéticas oriundas de componentes naturais encontrados na dieta. Por exemplo, o composto ativo encontrado no alho – s-alilcisteína – mostrou-se como importante ferramenta farmacológica como cardioprotetor e vascular, por sua capacidade de doar sulfeto. De fato, um número crescente de doenças tem sido relacionado a um desequilíbrio da produção endógena de H_2S.

A geração endógena de H_2S, a partir de tecidos de mamíferos, parece ocorrer de forma lenta e constante, podendo controlar vários processos fisiológicos e patológicos, tais como neuromodulação, hipertensão e inflamação. Inúmeros estudos farmacológicos são centralizados, particularmente, no controle da produção basal de H_2S ou do efeito dos doadores de H_2S administrados exogenamente. Desde a descoberta desse novo autacoide gasoso (H_2S), a maioria dos estudos empregou sais de sulfeto, como o NaHS, que possui rápida taxa de liberação em meio aquoso, sendo capaz de produzir um terço do H_2S em comparação com a concentração do sal. Mais recentemente, no intuito de mimetizar a produção fisiológica desse gás, várias pesquisas foram concentradas no desenvolvimento e síntese de compostos orgânicos, capazes de liberar o H_2S de forma lenta e prolongada em meio aquoso, tal como o GYY4137 [morpholin-4-ium 4-methoxyphenyl (morpholino) phosphinodithioate].

Na pesquisa básica e algumas clínicas, as ações farmacológicas do H_2S são demonstradas via emprego de moléculas doadoras ou inibidoras da síntese de H_2S, assim como pró-fármacos (Tabela 2.6.3). As enzimas envolvidas na síntese do autacoide gasoso (H_2S) possuem diversas atividades enzimáticas, que podem ser inibidas ou bloqueadas por moléculas disponíveis comercialmente: os inibidores farmacológicos da síntese de H_2S. Ambas as enzimas – cistationina β-sintase e cistationina γ-liase – são dependentes de fosfato de piridoxal, enquanto a enzima 3-mercaptopiruvato-sulfotransferase funciona como uma via independente do fosfato de piridoxal. Diversas moléculas de natureza natural, inorgânica e orgânica, assim como híbridas (AINEs), estão listadas.

3.4. Toxicidade

O H_2S é um gás incolor bastante inflamável e com o odor característico de ovos podres. Devido às suas características reativas e ao teor tóxico desse gás, alguns pesquisadores têm tentado limitar o entusiasmo da abordagem terapêutica desse gás proposta por inúmeros grupos de pesquisa.

Historicamente, o H_2S é um conhecido poluente ambiental, cujos mecanismos de toxicidade estão bem definidos. Por exemplo, o H_2S exerce poderoso efeito tóxico sobre a mitocôndria, que culmina no bloqueio da respiração celular.

4. MONÓXIDO DE CARBONO (CO)

Historicamente, assim como o H_2S, o CO é uma molécula lipossolúvel com potencial toxicológico elevado. É conhecido de longa data como poluente ambiental altamente nocivo, cujos mecanismos toxicológicos estão bem estabelecidos. Atualmente o CO é também considerado um autacoide gaso-

Tabela 2.6.3. Relação de compostos (sintéticos e naturais) capazes de inibir enzimas envolvidas na síntese endógena de H_2S ou moléculas capazes de doar H_2S exógenos

Nomenclatura (Abreviaturas)	Inibidores enzimáticos (Seletivos/não seletivos)	Pró-drogas Doadores de H_2S
Cistationina β-sintase (CBS)	Ácido aminoxiacético (AOAA) o-carboximetil-hidroxilamina-hemihidratado (CHH)	1. Derivadas de produtos naturais Compostos contendo enxofre (princípios ativos) presentes no alho (ou cebola) e seu óleo: γ-glutamilcisteína, aliina, mercaptano, S-alil-cisteína, dissulfeto de dialilo e trissulfeto de dialilo.
Cistationina γ-liase (CSE)	DL-propargilglicina (PGly) β-ciano-L-alanina (BCA)	2. Doadores de H_2S Natureza iônica: Na_2S, NaHS Natureza orgânica: reagente de Lawesson [2,4-Bis (4-metoxifenil) -1,3,2,4-ditiadifosfetano-2,4-dissulfeto], AP67 e AP105, compostos contendo o grupo N-mercapto (p. ex., derivados de N-benzoiltio benzamida), doadores mitocondriais de H_2S (AP123 e AP39).
L-Cisteina 2-oxoglutarato aminotransferase (CAT)	Ácido aminoxiacético (AOAA)	3. Doadores de H_2S de liberação controlada Derivados orgânicos: fosfinoditioatos e fosforamidoditioatos, GYY4137.
3-mercaptopiruvato sulfotransferase (MPST)	-	4. Moléculas híbridas AINEs doadores de H_2S: ATB-346 (derivado do naproxeno, Antibe): ATB-340 (derivado da aspirina, Antibe) e ACS-15 (CTG Pharma).

so produzido endogenamente e, assim como o H_2S, capaz de regular respostas fisiológicas e fisiopatológicas (Figura 2.6.1). Assim, perspectivas para o emprego terapêutico do CO vêm crescendo em paralelo aos estudos farmacológicos do H_2S em doenças inflamatórias, cardiovasculares, pulmonares, neurodegenerativas, neoplasias e outras aplicações, como em transplantes de órgãos. O avanço no desenvolvimento de moléculas doadoras de CO e os resultados promissores obtidos na pesquisa experimental representam alguns dos principais progressos na aplicação clínica em potencial do CO.

4.1. Biossíntese

O CO produzido endogenamente é catalisado, principalmente, a partir da degradação do grupo heme por uma família de enzimas conhecidas como heme oxigenases (HO) no fígado e baço, onde essa proteína é convertida a ferro ferroso (Fe^{2+}), biliverdina e CO (Figura 2.6.1). Além disso, existe uma produção endógena independente do grupo heme, que representa uma fonte menor de produção do CO. Estudos de clonagem molecular identificaram, até o presente momento, três isoformas de HO, denominadas HO-1, HO-2 e HO-3: i) HO-1, isoforma distribuída de forma ubíqua e induzível, sendo expressa no baço, mas na vigência de ameaças à homeostasia celular, tais como processos inflamatórios, infecciosos, estresse oxidativo, hipoglicemia, entre outros, essa expressão é aumentada; ii) HO-2, isoenzima expressa no retículo endoplasmático ou na membrana celular de forma constitutiva, sendo ativada pelo complexo Ca^{2+}/calmodulina, principalmente no cérebro e testículos, mas também presente em outros locais, mas em concentração inferior; tanto a expressão quanto a atividade pode ser regulada por estímulos hormonais (glicocorticoides suprarrenais, estrógenos) ou opioides; essa isoforma desempenha papel importante na neurotransmissão; e iii) HO-3, expressa em tecido de roedor (rato) e desprovida de atividade enzimática; acredita-se ser ela um "pseudogene" transcrito da HO-2.

A quantidade total endógena do CO no organismo é proporcional à quantidade inalada do CO exógeno. Vale ressaltar que a síntese do CO pode ser estimulada pelo H_2S, via indução da expressão da HO-1. Em contrapartida, concentrações fisiologicamente elevadas do CO podem levar à inibição da geração do H_2S, via bloqueio da atividade enzimática da CBS, enzima envolvida na síntese endógena do H_2S. O NO pode também estimular a transcrição do gene HO-1 e, consequentemente, a síntese de CO. Este, por seu turno, pode suprimir a formação de NO, via redução da atividade da NOS.

4.2. Ações farmacológicas/usos terapêuticos e diagnósticos

O CO pode promover ações citoprotetoras no coração, pulmão, pele e outros órgãos, exercendo, assim, efeitos anti-inflamatórios, antiapoptóticos, antiproliferativos e vasodilatadores, entre outros (Figura 2.6.1). Diversas vias de sinalização intracelulares podem ser afetadas, mas particularmente a via de geração do GMPc, catalisada pela GC, que se liga ao CO (assim como ao NO); no entanto, a afinidade da enzima GC pelo CO é bem superior do que pelo NO (> 30 a 100 vezes). Outros achados revelaram o potencial do CO em ativar canais de potássio dependentes de cálcio, estimulando, assim, a via das quinases (MAPK). No coração infartado observou-se aumento na expressão de HO-1 e a subsequente produção de CO, que induziu efeito relaxante vascular, melhorou a perfusão cardíaca e promoveu citoproteção nesse órgão. No pulmão de cães, o CO preveniu a vasoconstrição pulmonar decorrente de hipóxia e, assim, inibiu a hipertensão pulmonar. A expressão aumentada do CO em monócitos e neurônios leva ao aumento da produção de CO, que subsequentemente exerce papel relevante como anti-inflamatório, além de reduzir a peroxidação lipídica, respectivamente. Isso pode contribuir para a neurotransmissão e proteção nas doenças neurodegenerativas, atuando como neurotransmissor não adrenérgico, não colinérgico (NANC).

Quando inalado, o CO se liga à hemoglobina e reduz a sua capacidade de transportar oxigênio; todavia, sob condições de hipóxia, o CO reduz a lesão celular, pois minimiza o depósito de fibrinas e colágeno. Tal como o NO, no sistema reprodutor o CO participa do mecanismo de relaxamento do corpo cavernosos (ereção peniana) e influencia na ejaculação. No aparelho reprodutivo feminino, o CO reduz a contratilidade uterina em seres humanos. No trato digestivo, a HO-2 é constitutivamente expressa nos plexos submucoso e mioentérico.

A medida da expressão do gene HO-1, assim como a medida do CO no ar expirado, poderá ser utilizada como marcador ou teste de diagnóstico para pacientes com histórico de infarto/isquemia e doenças respiratórias e alérgicas. Além disso, esses testes poderão ser úteis como marcador de progressão dessas doenças, da eficácia terapêutica e indicador de prognóstico. De fato, a solução de CO vem sendo empregada na preservação de órgãos para transplante. Assim como o H_2S, o efeito farmacológico potencialmente mais promissor do CO demonstrado na pesquisa é a sua ação anti-inflamatória, cardioprotetora e, também, no tratamento da síndrome metabólica. Apesar da eficácia terapêutica do CO nos diversos modelos experimentais, o emprego terapêutico dessa molécula em seres humanos ainda está limitado e precisa de mais estudos. Na dose de 250 ppm, o CO exerce efeitos anti-inflamatórios em ratos, enquanto 500 ppm inalatórios em seres humanos não foram capazes de reduzir a resposta inflamatória no quadro de endotoxemia. Por outro lado, pacientes com doença pulmonar obstrutiva crônica (DPOC) exibiram baixos níveis de HbCO após inalaram baixas concentrações (100 a 125 ppm) do CO, contudo, sem afetar parâmetros hemodinâmicos. Estudos pré-clínicos avaliam o potencial do CO na prevenção da rejeição de transplantes de órgãos sólidos e na terapia intensiva.

Diante do amplo potencial terapêutico do CO, a toxicidade desse autacoide gasoso fica ofuscada, mas não pode ser ignorada. É fato que, assim como na pesquisa com o H_2S, a questão central da aplicação clínica é a estreita janela terapêutica que esses dois autacoides gasosos exibem. As ações farmacológicas do CO na pesquisa são demonstradas via emprego de algumas moléculas inibidoras da síntese do CO (Tabela 2.6.4).

Diversas substâncias inibem a síntese endógena do monóxido de carbono (CO), como pró-fármacos e uma série de compostos com diferentes características fisioquímicas, doadores rápidos ou lentos de CO, que contêm manganês (CORM-1), rutênio (CORM-2 e 3), boro (CORM-A1) ou ferro (CORM-F3), que estão sendo desenvolvidos e testados em modelos experimentais e em estudos pré-clínicos na prevenção da disfunção vascular, inflamação, isquemia tecidual e na prevenção da terapia de rejeição de órgãos (transplantes). Com relação à terapia inalatória do CO, evidências sugerem que as moléculas CORM apresentam vantagens em relação à inalação, pois tanto a liberação quanto a concentração são mais bem controladas.

4.3. Toxicidade

O CO é um gás incolor, insípido e inodoro, o que o torna mais letal, pois, quando inalado, liga-se à hemoglobina, reduzindo sua capacidade de transportar o O_2, que, consequentemente, leva à hipóxia tecidual.

5. CONCLUSÃO

Os resultados sobre os efeitos biológicos dos autacoides gasosos mostram um forte potencial para um futuro terapêutico promissor, em particular, de moléculas doadoras de H_2S ou pró-drogas (híbridos ou não), capazes de liberar CO ou H_2S, com várias opções de tratamento, seja pelas vias inalatória, sistêmica e tópica. Embora o avanço das pesquisas farmacológicas empregando as moléculas de CO e H_2S proporcione novas oportunidades terapêuticas no tratamento de inúmeras doenças, ainda se faz necessário ampliar o conhecimento sobre a farmacocinética, a farmacodinâmica e a toxicologia, a fim de estabelecer plataformas seguras e otimizadas desses autacoides gasosos. Em vista das propriedades químicas únicas desses gases, os desafios no aproveitamento do potencial terapêutico deles são imensuráveis.

Tabela 2.6.4. Inibidores, pró-drogas e doadores de monóxido de carbono (CO)

Nomenclatura Enzimas – Sistema Heme Oxigenase – CO	Inibidores	Pró-drogas	Doadores de CO
HO-1	Tin protoporfirina 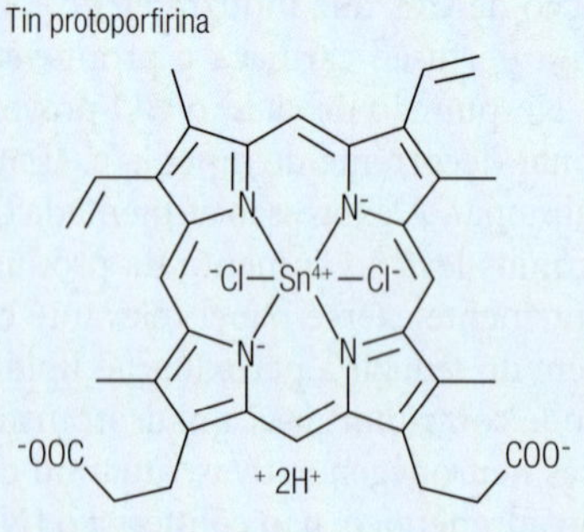 Tin mesoporfirina	Diclorometano (DCM)	CORM-1 CORM-2 CORM-A1 CORM-F3
HO-2	Derivados imidazólicos com grupos alcoxi ou bicíclicos (derivados pentil) inibem mais a HO-2 do que HO-1	-	-
HO-3	-	-	-

6. BIBLIOGRAFIA

ABE, K.; KIMURA, H. The possible role of hydrogen sulfide as an endogenous neuromodulator. *J. Neurosci.*, v. 16, n. 3, p. 1066-71, 1996.

ALEXANDER, S.P. *et al.* The Concise Guide to Pharmacology 2015/16: Enzymes. *Br. J. Pharmacol.*, v. 172, n. 4, p. 6024-109, 2015.

BETOWSKI, J. Hydrogen sulfide in pharmacology and medicine – An update. *Pharmacol. Rep.*, v. 67, n. 3, p. 647-58, 2015.

CERQUEIRA, N.F.; YOSHIDA, W.B. Óxido nítrico: revisão. *Acta Cir. Bras.*, v. 17, n. 6, 2002.

DURANTE ,W. Targeting heme oxygenase-1 in vascular disease. *Curr. Drug Targets*, v. 11, n. 12, p. 1504-16, 2010.

DURANTE, W. The therapeutic potential of gaseous autacoids. *J. Autacoids*, v. 1, p. 2, 2012.

EKUNDI-VALENTIM, E. *et al.* Differing effects of exogenous and endogenous hydrogen sulphide in carrageenan-induced knee joint synovitis in the rat. *Br. J. Pharmacol.*, v. 159, n. 7, p. 1463-74, 2010.

FORESTI, R.; BANI-HANI, M.G.; MOTTERLINI, R. Use of carbon monoxide as a therapeutic agent: promises and challenges. Intensive Care Med., v. 34, n. 4, p. 649-58, 2008.

FORESTI, R. *et al.* Vasoactive properties of CORM-3, a novel water-soluble carbon monoxide-releasing molecule. *Br. J. Pharmacol.*, v. 142, n. 3, p. 453-60, 2004.

FURCHGOTT, R.F. Role of endothelium in responses of vascular smooth muscle. *Circ. Res.*, v. 53, n. 5, p. 557-73, 1983.

FURCHGOTT, R.F.; ZAWADZKI, J.V. The obligatory role of endothelial cells in the relaxation of arterial smooth muscle by acetylcholine. *Nature*, v. 288, n. 5789, p. 373-6, 1980.

GEMICI, B. *et al.* H2S-releasing drugs: anti-inflammatory, cytoprotective and chemopreventative potential. *Nitric Oxide*, v. 46, p. 25-31, 2015.

HUERTA, S.; CHILKA, S.; BONAVIDA, B. Nitric oxide donors: novel cancer therapeutics (review). *Int. J. Oncol.*, v. 33, n. 5, p. 909-27, 2008.

IGNARRO, L.J. *et al.* Endothelium-derived relaxing factor produced and released from artery and vein is nitric oxide. *Proc. Natl. Acad. Sci. U. S. A.*, v. 84, n. 24, p. 9265-9269, 1987.

KUBES, P.; SUZUKI, M.; GRANGER, D.N. Nitric oxide: an endogenous modulator of leukocyte adhesion. *Proc. Natl. Acad. Sci. U. S. A.*, v. 88, n. 11, p. 4651-55, 1991.

LIMA BARRETO, R.; CORREIA, C.R.; MUSCARÁ, M.N. Óxido nítrico: propriedades e potenciais usos terapêuticos. *Quím Nova*, v. 28, n. 6, p. 1046-54, 2005.

MAINES, M.D.; MARK, J.A.; EWING, J.F. Heme oxygenase, a likely regulator of cGMP production in the brain: induction in vivo of HO-1 compensates for depression in NO synthase activity. *Mol. Cell Neurosci.*, v. 4, n. 5, p. 396-405, 1993.

MAULIK, N. *et al.* Nitric oxide/carbon monoxide. A molecular switch for myocardial preservation during ischemia. *Circulation*, v. 94, n. 9, Suppl, p. II398-406, 1996.

MAYR, F.B. *et al.* Effects of carbon monoxide inhalation during experimental endotoxemia in humans. *Am. J. Respir. Crit. Care Med.*, v, 171, n. 4, p. 354-60, 2005.

MONCADA, S.; PALMER, R.M.; HIGGS, E.A. Nitric oxide: physiology, pathophysiology, and pharmacology. *Pharmacol. Rev.*, v. 43, n. 2, p. 109-42, 1991.

MOTTERLINI, R.; FORESTI, R. Biological signaling by carbon monoxide and carbon monoxide-releasing molecules. *Am. J. Physiol. Cell Physiol.*, v. 312, n. 3, p. C302-13, 2017.

MOTTERLINI, R.; OTTERBEIN, L.E. The therapeutic potential of carbon monoxide. *Nat. Rev. Drug Discov.*, v. 9, n. 9, p. 728-43, 2010.

MUSCARÁ, M.N.; WALLACE, J.L. Nitric Oxide. V. therapeutic potential of nitric oxide donors and inhibitors. *Am. J. Physiol.*, v. 276, n. 6, Pt 1, p. G1313-6, 1999.

RODRIGUES, L. *et al.* Protective effects of exogenous and endogenous hydrogen sulfide in mast cell-mediated pruritus and cutaneous acute inflammation in mice. *Pharmacol. Res.*, v. 115, p. 255-66, 2017.

ROSE, P.; MOORE, P.K.; ZHU, Y.Z. H2S biosynthesis and catabolism: new insights from molecular studies. *Cell. Mol. Life Sci.*, v. 74, n. 8, p. 1391-412, 2017.

SUEMATSU, M. *et al.* Carbon monoxide: an endogenous modulator of sinusoidal tone in the perfused rat liver. *J. Clin. Invest.*, v. 96, n. 5, p. 2431-7, 1995.

VERMA, A. *et al.* Carbon monoxide: a putative neural messenger. *Science*, v. 259, n. 5093, p. 381-4, 1993.

VIARO, F.; NOBRE, F.; EVORA, P.R.B. Expressão das óxido nítrico sintetases na fisiopatologia das doenças cardiovasculares. *Arq. Bras. Cardiol.*, v. 74, n. 4, 2000.

WALLACE, J.L. Hydrogen sulfide-releasing anti-inflammatory drugs. *Trends Pharmacol. Sci.*, v. 28, n. 10, p. 501-5, 2007.

WALLACE, J.L.; FERRAZ, J.G.; MUSCARA, M.N. Hydrogen sulfide: an endogenous mediator of resolution of inflammation and injury. *Antioxid. Redox Signal.*, v. 17, n. 1, p. 58-67, 2012.

WANG, R. Two's company, three's a crowd: can H2S be the third endogenous gaseous transmitter? *FASEB J.*, v. 16, n. 13, p. 1792-8, 2002.

WU, L.; WANG, R. Carbon monoxide: endogenous production, physiological functions, and pharmacological applications. *Pharmacol. Rev.*, v. 57, n. 4, p. 585-630, 2005.

Parte 3
Sistema Cardiovascular

3.1.

Insuficiência Cardíaca

Granville Garcia de Oliveira
Samer Ali Husseini de Oliveira

Sumário

Colaboradores nas edições anteriores: Granville G. de Oliveira e Roberto Soares de Moura.

1. INTRODUÇÃO

O tratamento da insuficiência cardíaca (IC) se perde no umbral da história da Medicina. Os digitálicos e diuréticos, dos raros medicamentos usados no passado, provavelmente eram dotados de inquestionável ação farmacológica. A pele de sapo – *Ch'an Su* –, por exemplo, com seus compostos digitálicos, foi utilizada como cardiotônico pela milenar medicina chinesa. O Papiro de Ebers, por outro lado, refere o uso do cila pelos médicos egípcios como diurético. Os romanos, de forma idêntica, utilizavam esses medicamentos como tônicos cardíacos, eméticos, diuréticos ou venenos para ratos. Mais recentemente, o uso da dedaleira foi mencionado em escritos médicos galeses datados do século XII, apesar do fato de a descrição botânica dessa planta só ter sido feita trezentos anos mais tarde, em 1542, por Fuchsius.

Após um longo hiato de esquecimento, William Withering publicaria, em 1785, a obra "*An account of the foxglove and its medical uses: with practice remarks on dropsy and other diseases*", reacendendo o interesse médico pelo uso dos digitálicos (dedaleira) no tratamento da hidropsia. Em verdade, Withering teve a sua atenção voltada para a ação da planta durante uma passagem feita 10 anos antes pelo povoado do interior inglês de Shropshire, quando uma curandeira local reverteu um quadro de IC severa em um paciente usando uma beberagem, em cuja composição havia a dedaleira:

"The foxglove's leaves,
With Caution given;
Another proof of favouring
Heav'n will rapidly display:
The rapid pulse it can abate,
The hectic flush can moderate,
And, blest by Him
Whose will is fate
May given a lengthen'd day."
(Withering's Botany)

Apesar das evidências, esse autor apenas convenceu-se do seu uso no tratamento da hidropsia, uma síndrome genérica e de limites imprecisos. Anos após, em 1799, John Ferriar parece ter sido o primeiro autor moderno a perceber as propriedades cardiotônicas da dedaleira, disseminando e popularizando o seu uso no tratamento da IC.

Posteriormente, em 1890, Thomas Fraser, a partir do estudo de venenos usados em flechas por indígenas africanos, descobriu um princípio ativo com propriedades semelhantes – a estrofantina –, logo introduzido na terapêutica. Apesar da sua inquestionável eficácia clínica, somente em 1910 Wenckebach descreveria os estudos farmacológicos que definiriam, de forma inquestionável, as ações inotrópicas desses fármacos e ampliariam as suas possibilidades clínicas a certas arritmias.

Em realidade, o escopo do uso clínico dos digitálicos neste século foi delineado, em parte, pelo debate de dois respeitados clínicos e editores do *The Oxford Medicine*: James Mackenzie e Henry Christian. O primeiro advogava o uso do digital exclusivamente no tratamento da insuficiência cardíaca congestiva (ICC) em pacientes com arritmias atriais, enquanto Christian assim se expressava "*... it has a striking effect on those changes in the patient which are brought about by cardiac insufficiency, and that this appear irrespective of whether or not the pulse is irregular*".

No presente, existem diversos estudos apoiando ambas as colocações, o que resulta no fato de que as indicações precisas para o uso clínico dos digitálicos ainda são motivo de intenso debate e controvérsia. Trata-se, sob esse ponto de vista, de um jovem fármaco, apesar de conhecimento milenar, ainda importante como agente inotrópico e antiarrítmico de uso oral, com características farmacodinâmicas peculiares, de fácil administração e aderência, baixo custo, amplamente necessário para os programas de saúde pública do mundo inteiro. No entanto, o seu uso tem sido substituído, progressivamente, por fármacos mais modernos, eventualmente mais eficazes e, certamente, mais caros.

2. NOÇÕES BÁSICAS

2.1. Fisiopatologia da insuficiência cardíaca

A IC caracteriza-se pela incapacidade do coração em bombear a quantidade de sangue necessária para manter a circulação normal do sangue. Como a função primordial do sangue é fazer aportar nutrientes e oxigênio aos alvos teciduais e promover a remoção da escória metabólica, na deficiência de funcionamento cardíaco, independente das causas, ocorrem diversas alterações funcionais, imediatas ou tardias.

A IC é uma complicação comum em pacientes com doença cardiovascular e pode ser considerada como problema epidêmico em progressão. A IC é a causa mais frequente de internação por doença cardiovascular.

A principal etiologia da IC no Brasil é a cardiopatia isquêmica crônica associada à hipertensão arterial. Em determinadas regiões geográficas do país, caracterizadas por condições socioeconômicas precárias, encontram-se formas de IC associadas à doença de Chagas, à endomiocardiofibrose e à cardiopatia valvar reumática crônica.

A IC crônica é classificada de acordo com os sinais e sintomas apresentados pelo paciente.

- Classe I: ausência de sintomas (dispneia) durante atividades cotidianas. A limitação para esforços é semelhante à esperada em indivíduos normais;
- Classe II: sintomas desencadeados por atividades cotidianas;
- Classe III: sintomas desencadeados em atividades menos intensas que as cotidianas ou aos pequenos esforços;
- Classe IV: sintomas em repouso.

A IC aguda é classificada de acordo com a condição clínica apresentada pelo paciente:

- IC aguda com pressão arterial elevada: pressão arterial elevada, com sintomas que aparecem rapidamente;

- IC aguda com pressão arterial normal: pressão arterial normal, com história prévia de piora dos sintomas de IC crônica;
- IC aguda com pressão arterial baixa: sinais e sintomas de hipoperfusão tecidual, pressão arterial baixa ou choque cardiogênico.

Considerando os aspectos fisiológicos e patofisiológicos dessa manifestação clínica, pode-se afirmar que, para que a circulação seja eficiente, deve ser mantida uma relação dinamicamente estável entre o conteúdo líquido e o continente canalicular. Isso ocorre mediante um fluxo de sangue constante, que, por sua vez, é mantido por um delicado equilíbrio entre um indispensável gradiente pressórico (P_0 - P_1), com as características típicas de viscosidade (n) escoando em uma gigantesca rede vascular, com múltiplas peculiaridades de comprimento (*l*) ou de diâmetro dos vasos (*Pr^4*). De tal forma, operacionaliza o objetivo final de efetuar as trocas metabólicas e preservar a homeostase dentro dos seus limites. O *fluxo sanguíneo*, em suas diversas nuanças, pode ser qualificado e quantificado pela *Lei de Poiseuille*:

$$Q \quad \frac{(P_0 - P_1)Pr^4}{8ln}$$

onde *n* é a viscosidade e *l* é o comprimento do sistema tubular usado.

Nesse contexto, o nível de resistência ao fluxo, outro parâmetro fundamental, pode ser visualizado pela equação $R = 8ln/Pr^4$.

Não é apenas o coração, mas são três os principais fatores necessários para uma boa circulação: (i) a existência de um sistema vascular com características compatíveis com o equilíbrio funcional estabelecido pelo padrão da espécie; (ii) a existência de um veículo líquido apropriado e eficiente para a função de trocas metabólicas: o sangue; e (iii) a existência de uma bomba cardíaca eficiente.

Concentrando a atenção sobre a eficiência da bomba cardíaca, depreende-se que o seu desempenho é dependente de alguns fatores básicos:

1. O comprimento da fibra miocárdica no início da contração, isto é, a pré-carga;
2. As características de razão força-velocidade (*dp/dt*) desenvolvida pelas fibras miocárdicas, isto é, a condição inotrópica do coração;
3. O nível de tensão que o miocárdio é obrigado a exercer em função do padrão de resistência ao fluxo, isto é, a pós-carga;
4. A frequência cardíaca, que age como um multiplicador do efeito, em plena integração com os fatores já mencionados.

A pré-carga pode ser alterada por elementos que modificam ou diminuem o retorno venoso e o enchimento do coração:

1. O volume sanguíneo (73 a 80 mL/kg) relativo à capacitância vascular, isto é, a relação conteúdo/continente (como ocorre, por exemplo, nos choques, na desidratação, no uso de diuréticos ou de medicamentos vasodilatadores, entre outras condições);
2. A distribuição de sangue segundo as peculiaridades dos diversos territórios vasculares, podendo ser modificada pela posição do corpo;
3. A pressão intratorácica (por exemplo, manobra de Valsalva, respiradores artificiais, tosse etc.);
4. A hipertensão intrapericárdica (por exemplo, derrame pericárdico);
5. O tônus venoso (por exemplo, eleva-se com as emoções; cai com o choque ou a respiração profunda);
6. A existência de fístulas arteriovenosas (por exemplo, gravidez; *shunt* A-V; hemodiálise);
7. A ação de bombeamento dos músculos esqueléticos;
8. A própria contração atrial que, nesse contexto, aumenta o volume diastólico final ventricular e, consequentemente, a pré-carga.

O estado inotrópico do miocárdio depende primordialmente das condições funcionais intrínsecas da fibra miocárdica. Segundo a relação de *Frank-Starling*, a fibra miocárdica aumenta sua eficiência em desenvolver tensão na unidade de tempo à medida que a fibra se alonga, até um limite (sarcômero medindo 2,2μ) a partir do qual o nível de tensão cai progressivamente, atingindo zero quando o sarcômero alcança o comprimento de 3,65μ. Esse fato está em consonância com a *Lei de Laplace*, que relaciona o desenvolvimento de tensão (l) a um maior raio ventricular (*T = Pressão × Raio*).

As variações da eficiência da atividade contrátil do miocárdio podem ser aquilatadas pelos deslocamentos das curvas força-velocidade, mediante estudos de contração isométrica ou isotônica. Apesar dos diversos parâmetros existentes (como o débito cardíaco; o volume de ejeção; o trabalho de ejeção; a potência de ejeção; o volume diastólico final, entre outros), o melhor índice clínico de avaliação da função inotrópica do coração, pela sua sensibilidade, consistência e inocuidade de obtenção seria a *fração de ejeção*, isto é, a relação entre o volume de ejeção e o volume diastólico final (níveis normais: 0,56 a 0,78).

O inotropismo cardíaco pode ser deprimido pela hipóxia, pela hipercapnia, pela acidose, pela isquemia, ou por fármacos como, por exemplo, a procainamida, os barbitúricos, a lidocaína, a amiodarona, os bloqueadores β-adrenérgicos e a quinidina. A perda da massa muscular cardíaca e a depressão da contratilidade intrínseca, por distúrbios hidroeletrolíticos e inflamatórios, são outras causas de depressão miocárdica. Por outro lado, o inotropismo cardíaco pode ser potenciado pela atividade simpática endógena das catecolaminas, da utilização exógena de estimulantes β-adrenérgicos, entre outros.

O parâmetro da pós-carga é dado, num coração normal, pela resistência oposta à ejeção pela pressão intra-aórtica. Assim, quanto maior a resistência ao esvaziamento cardíaco, tanto maior a pós-carga, seja pelo aumento da resistência periférica (*R = Pressão/Fluxo*), seja pela hipertensão arterial ou pela estenose do conduto de saída do coração, em seus diversos níveis.

A dilatação do coração seria um dos mecanismos compensatórios à resistência imposta à ejeção ventricular, e a taquicardia também seria outro fator compensatório, geralmente agudo ou subagudo. A hipertrofia de massa miocárdica seria o efeito crônico consequente ao esforço miocárdico exagerado e persistente.

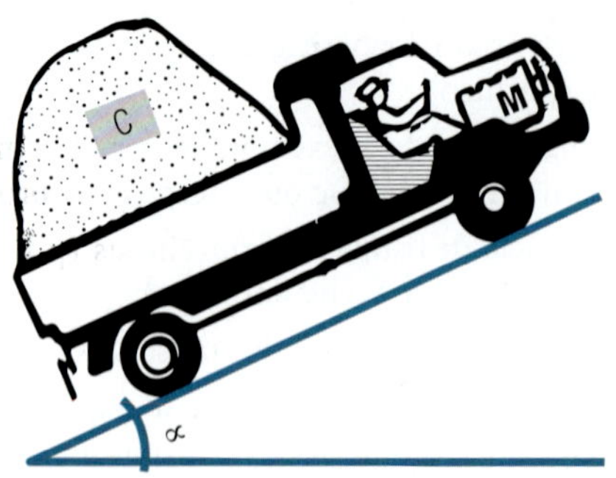

Figura 3.1.1. Representação simbólica da função cardiocirculatória integrada. A velocidade média do caminhão traduz a normalidade circulatória. A carga (C) simboliza o volume de sangue que chega ao coração na unidade de tempo, ou a pré-carga. A potência do motor (M) representa o inotropismo cardíaco e a sua aceleração, o cronotropismo. O ângulo (α) da rampa de subida (*slope*) traduz a resistência oferecida ao escoamento do sangue bombeado no coração, ou seja, a pós-carga.

Insuficiência cardíaca é uma denominação genérica que pretende traduzir o desenvolvimento de falência fisiológica global do sistema circulatório e pode ser devida a alterações desfavoráveis dos fatores anteriormente discutidos, ou seja: aumento de pré-carga, elevação da pós-carga, importante alteração no ritmo cardíaco e, principalmente, alteração das características inotrópicas do coração.

Uma das manifestações mais comuns da IC é a insuficiência cardíaca congestiva (ICC), assim conceituada quando ocorre edema, turgidez das veias jugulares e hepatomegalia consequentes à hipertensão venosa. Se a estase venosa ocorrer por deficiência ventricular esquerda, pode ocorrer congestão pulmonar. Na ICC grave, pode ocorrer edema agudo de pulmão, que constitui quadro fatal, quando não for revertido.

A análise da IC pode ser feita segundo vários ângulos:

- De alto ou de baixo débito – neste primeiro caso, a falência miocárdica ocorre devido à indução do funcionamento cardíaco acima das suas possibilidades basais, como ocorre, por exemplo, nos exercícios exagerados, nas sobredosagens de estimulantes cardíacos (catecolaminas, cocaína, anfetaminas etc.), nas fístulas A-V, na anemia, no hipertireoidismo, na doença de Paget, no beribéri, entre outros. O oposto (insuficiência de baixo débito) ocorre em casos de falência intrínseca do miocárdio, seja por condições metabólicas, seja por alterações eletrolíticas, acidobásicas, anóxicas, isquêmicas ou inflamatórias.
- Aguda ou crônica – aqui a abordagem é temporal, isto é, contempla-se o fato de que as curvas de IC aguda podem ter características qualitativas e quantitativas diversas daquelas de uma falência crônica. O modelo típico de IC aguda seria o infarto agudo do miocárdio ou a rotura valvular, enquanto o modelo crônico seria dado pelo paciente que sofreu perda considerável de massa miocárdica, por necrose pós-isquêmica, miocardiopatia, doença valvular crônica, entre outros.
- Retrógrada ou anterógrada – quando o ventrículo tem dificuldade para esvaziar o seu conteúdo, ocorre o acúmulo de sangue nessa câmara cardíaca, elevando o volume diastólico final e, como resultado, as pressões intra-atriais e do sistema venoso pulmonar ou sistêmico; daí a denominação da IC retrógrada. O edema agudo de pulmão surge, tipicamente, por esse mecanismo, que, pelo Equilíbrio de Starling, culmina com a transudação de líquido tecidual e do plasma para o meio intersticial e alvéolos. Em contrapartida, a IC anterógrada está calcada na manutenção de um fluxo insuficiente para o sistema vascular arterial, com o resultante quadro de hipotensão, adinamia, emagrecimento, isquemia miocárdica e elevação da absorção de sódio pela ativação do sistema renina angiotensina-aldosterona em pacientes portadores, por exemplo, de insuficiência mitral.
- Sistólica ou diastólica – ocorre devido à ineficiência do coração em ejetar o sangue na sístole ou em relaxar funcionalmente para o enchimento ventricular normal na diástole.

Pelo exposto, depreende-se que o tratamento da IC não se faz com uma mera ação sobre o coração, mas deve abordar, sempre que possível, aspectos envolvidos nos três fatores cardeais da sua fisiopatologia:

- Redução da pré-carga – com o uso de garrote, diuréticos, sangria ou vasodilatação;
- Elevação do inotropismo – com o uso de digitálicos, catecolaminas etc.;
- Redução da pós-carga – com a correção da resistência ao esvaziamento ventricular, da redução da vasoconstrição periférica, induzidas pela dor ou estresse, uso de vasodilatadores, correção cirúrgica etc.

2.2. Cinética do cálcio na fibra cardíaca

Nas últimas décadas, a ciência tem consolidado a importância da função do cálcio como mensageiro intracelular, assim como a da adenosina monofosfato cíclico (AMPc), da guanosina monofosfato cíclico (GMPC), do inositol 1,4,5-trifosfato (IP3), entre outros tantos, no contexto do funcionamento cardíaco e da circulação. As súbitas e fugazes elevações de concentração desse íon no meio intracelular, induzidas, seja por potenciais de ação, ou por ação química em receptores, por meio de íons, neurotransmissores, autacoides ou fármacos, resultam na ativação de grande número de processos celulares, especialmente, aqueles de curtíssima duração, uma vez que o cálcio sofre, em seguida a tais elevações de concentração, um processo de reestocagem no retículo sarcoplasmático ou nas mitocôndrias. As respostas sustentadas parecem depender das concentrações submembranosas do íon, que age preferencialmente através de transdutores.

O cálcio assume particular relevância nos mecanismos de contração miocárdica, onde desempenha o papel de acoplamento entre os processos de excitação e contração. Assim, a concentração do cálcio das miofibrilas correlaciona-se, dentro de certos limites, com a tensão desenvolvida durante a contração miocárdica. A homeostase de cálcio nesse sistema é mantida, basicamente, à custa dos seguintes fatores: (i) os *canais de íons* dotados de permeabilidade seletiva ao cálcio na membrana celular, nas mitocôndrias e no retículo sarcoplasmático; (ii) o *retículo sarcoplasmático*, ou seja, o sistema de canalículos resultante de invaginação do sarcolema, funcionando aqui como um compartimento de crucial importância nos processos de ativação/desativação da contração miofibrilar; (iii) a "bomba de cálcio", cuja energia é fornecida pela Ca^{++} ATPase, tem a função de reconduzir, ativamente, o cálcio para dentro do retículo sarcoplasmático ou das mitocôndrias, reduzindo, assim, a concentração intracelular do íon. É por meio da ativação dessa bomba que parecem agir, primariamente, os nitritos, no processo de relaxamento coronariano. O efluxo desse íon da célula desempenha papel secundário no equilíbrio do cálcio intracelular. Dessa forma, a concentração do cálcio extracelular é mantida ativamente cerca de 10.000 vezes maior que a intracelular, em condições de repouso, quando, num fino equilíbrio, se situa em torno de 10^{-7} M.

Os canais de cálcio, além disso, são dotados de características dielétricas bem definidas pelas proteínas que delimitam a sua entrada. Estas têm o papel regulador do fluxo iônico através dos canais. São basicamente divididos em *"canais operados por receptores"* (CORs) e *"canais voltagem-dependentes"* (CVDs). As proteínas que delimitam e regulam o fluxo iônico através desses canais são dotadas de diversas regiões hidrofóbicas compostas por subunidades. Os CVDs são, ainda, subdivididos em *"canais de baixo limiar de inativação"* (BLI) e *"canais não desativáveis de alto-limiar"* (NDAL). A condutância do Ca^{++} é aproximadamente a mesma nos dois subtipos, porém as meias-vidas de abertura de tais canais são bastante diferentes. Os canais ditos *rápidos* têm um tempo de ativação de 5 milissegundos e os *lentos*, em torno de 200 milissegundos. Além disso, os canais NDAL necessitam, para manter a sua função normal, de um contínuo processo de fosforilação, por meio das fosfatases AMPc-dependentes.

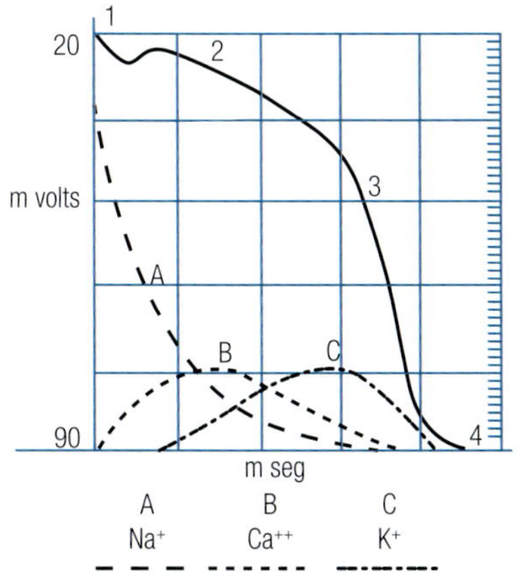

Figura 3.1.2. Potencial de ação da fibra muscular cardíaca. Fase 1: despolarização devida à súbita elevação da condutância aos íons sódio Na^+; fase 2 ou platô: mantido, em parte, pela elevação da condutância aos íons Ca^{++}; fase 3: fase de repolarização, devida ao aumento da condutância aos íons potássio K^+; fase 4: potencial de repouso.

Durante o potencial de ação (PA), fato crucial no ciclo cardíaco, ocorre a ativação dos "canais de cálcio", em seguida à súbita elevação de condutância do íon sódio, típica da fase 1. O diferencial de concentração de cálcio se constituirá em fator contributório da fase 2 do PA, ou "platô" (Figura 3.1.2).

A permeabilidade da membrana celular, do retículo sarcoplasmático e das mitocôndrias ao cálcio é influenciada por alguns aspectos como:

- Quanto mais polarizada a membrana, menos permeável ao cálcio ela se torna;
- Quanto maior a concentração de Ca^{++} no meio extracelular, menor a permeabilidade da membrana ao próprio cálcio;
- Em contrapartida, a redução exagerada dos íons divalentes extracelulares (abaixo de 10^{-8} M) provoca a metamorfose dos canais de cálcio em canais de sódio;
- A redução de íon sódio no meio extracelular eleva a permeabilidade ao cálcio;
- A acidose tende a incrementar a permeabilidade àquele íon.

A participação do Ca^{++} no processo de contração miocárdica inicia-se pela ativação de canais seletivos desse íon através de potenciais de membrana ou de estímulos químicos diversos sobre receptores. Os CVDs, por sua vez, tornam-se permeáveis ao cálcio pela alteração conformacional das proteínas que bloqueiam a estrada e o pertuito dos canais. Seguem-se diversas reações envolvendo o inositol 1,4,5-trifosfato (IP3), a fosfoinositidase C, o fosfatidilinositol 4,5-bifosfato (PIP2) e a conversão do ATP em AMPc, culminando com a abertura dos canais de cálcio do retículo sarcoplasmático.

A elevação da concentração intracitoplasmática do Ca^{++} de um basal de 10^{-7} M para algo em torno de 10^{-5} M é suficiente para ativar os mecanismos celulares cálcio-dependentes e, entre eles, a contração miocárdica. Ocorrerá aí o seu acoplamento à proteína receptora – a calmodulina –, formando um complexo ativado (ressalte-se que a calmodulina pode ser ativada, também, pelo GMPc). O complexo cálcio-calmodulina desinibirá, então, uma série de enzimas como a adenilciclase, a fosfodiesterase, a Ca^{++} ATPase, entre outras. É importante a ativação da fosforilase-b-quinase, que fosforila a quinase de cadeia leve de miosina (LCMK). O GMPc aumenta significativamente a afinidade do complexo cálcio-calmodulina pela LCMK. Na verdade, esse complexo ativado eleva em mais de 10 vezes a afinidade de LCMK pelo cálcio. É relevante, neste ponto, colocar que certos autores atribuem ao complexo leiotonina-calmodulina, ou mesmo ao caldesmon, a ativação da fosforilase-b-quinase. Finalmente, após a desinibição da LCMK, esta induzirá a fosforilação da miosina C, que passa a atuar como uma ATPase. Esse fato é essencial para a inativação das proteínas inibitórias do acoplamento actino-miosina à troponina e à tropomiosina. Após tal desinibição, terá início o processo de deslizamento fibrilar dos componentes cíclicos das pontes actina-miosina, desenvolvendo tensão diretamente proporcional às concentrações de cálcio nesse microssistema.

Os cruzamentos cíclicos das pontes de actino-miosina durante a contração miocárdica são de duas modalidades: (i) cruzamentos fosforilados cíclicos e (ii) cruzamentos não fosforilados e não cíclicos (pontes em ferrolho). Em verdade, outros fatores interferem, aditivamente, na geração de tensão de contração miocárdica, como o grau de fosforilação da LCMK e a frequência dos cruzamentos cíclicos das pontes actina-miosina. Ressalte-se que o complexo ativado cálcio-calmodulina estimula a bomba de Ca, que provoca o retorno do íon para dentro do retículo sarcoplasmático por ativação da quinase C proteica. Assim, o mesmo processo que provoca a saída do íon do retículo sarcoplasmático e mitocôndrias também induz o seu retorno ao compartimento de origem e o reequilíbrio basal do meio intracelular, cessando, assim, os processos de contração muscular.

3. OBJETIVOS FARMACOLÓGICOS NECESSÁRIOS PARA O CONTROLE DA INSUFICIÊNCIA CARDÍACA

1. Ações hemodinâmicas:
   - Redução da pré-carga
   - Redução da pós-carga
2. Ações neuro-hormonais:
   - Redução da angiotensina II
   - Aumento da bradicinina
   - Redução da atividade simpática
   - Redução da vasopressina
   - Redução de aldosterona
   - Redução de endotelina
3. Ação trófica:
   - Redução de remodelagem ventricular

4. TERAPÊUTICA FARMACOLÓGICA DA INSUFICIÊNCIA CARDÍACA

Abaixo, serão detalhadas as propriedades farmacológicas dos fármacos utilizados no tratamento da IC, que fazem parte das seguintes classes terapêuticas:

1. Inotrópicos;
2. Diuréticos;
3. Vasodilatadores;
4. Betabloqueadores;
5. Outras classes terapêuticas.

4.1. Agentes inotrópicos

Têm por finalidade aumentar a contratilidade miocárdica supostamente deprimida nos casos de ICC do tipo sistólico, possibilitando maior eficiência cardíaca. Os representantes históricos típicos desses tratamentos, até alguns anos atrás, eram os digitálicos. Apesar da sua inquestionável eficácia como cardiotônicos, na terapêutica da IC, nos tempos atuais eles têm sido utilizados preferencialmente como antiarrítmicos, especialmente no tratamento da fibrilação atrial.

Destarte, os agentes inotrópicos têm sido classificados em: a) agentes inotrópicos digitálicos; b) agentes inotrópicos não digitálicos.

4.1.1. Agentes inotrópicos digitálicos

Os digitálicos têm sido utilizados por milênios no tratamento de quadros clínicos de ICC. Em realidade, "digital" é um termo genérico, derivado da forma de dedos da planta que dá origem aos medicamentos: a dedaleira. A expressão "compostos digitálicos" se refere ao grupo de glicosídeos esteroides cardioativos com propriedades inotrópicas e eletrofisiológicas. São extraídos principalmente de plantas da família das apocináceas, *Digitalis lanata* e *Digitalis purpurea*. Seus produtos mais utilizados são a digoxina e a digitoxina. Essa designação tem sido atribuída aos compostos esteroides cardioativos ou, simplesmente, os glicosídeos esteroides dotados de propriedades inotrópicas positivas, além de antiarrítmicas.

Assim, geralmente os digitálicos são extraídos de plantas medicinais, mas podem ser detectados e extraídos de diversos animais. O chamado fator natriurético atrial (FNA), de origem animal, tem estrutura molecular bastante semelhante.

Somente um pequeno número de digitálicos pode ser usado na clínica, como a ouabaína, extraída das sementes do *Strophantus gratus*, e a estrofantina ou K-estrofantina, hoje em desuso, extraída das sementes do *Strophantus kombe*. Pode ser citada a liliácea *Urginea marítima,* cujo bulbo foi utilizado pelos antigos como diurético e emético.

São conhecidas mais de 300 moléculas de digitálicos, denominadas *agliconas*. É a aglicona que confere as características de potência, solubilidade e longa meia-vida orgânica do composto.

Sua ação inotrópica positiva se deve, em última análise, ao favorecimento que proporciona da disponibilidade de cálcio junto às proteínas contráteis, do que resulta a dissociação de tropomiosina e maior possibilidade de sítios de interação entre actina e miosina.

O digital consegue tal ação por diversas maneiras, sendo a principal a inibição da proteína da membrana sarcoplasmática Na^+ K^+ ATPase, o que impede o efluxo ativo de Na^+, possibilitando sua troca com o Ca^{++} extracelular e seu consequente influxo. Outros modos de ação possivelmente incluem abertura de canais lentos de cálcio e redução da captação retículo-sarcoplasmática do cálcio.

Seu efeito eletrofisiológico se traduz pela redução da velocidade na condução atrioventricular do estímulo elétrico. Essa ação é particularmente benéfica no paciente com fibrilação atrial. Isso se deve ao estímulo vagal proporcionado pelo digital, além de sua ação direta nas células miocárdicas.

O estímulo vagal, além da melhoria das condições hemodinâmicas, com consequente redução da estimulação simpática, causa redução da frequência cardíaca. Outra ação importante do digital é a neuromodulação que proporciona, principalmente nos barorreceptores.

Os efeitos inotrópicos e eletrofisiológicos dos digitálicos resultam da inibição da enzima Na^+K^+ATPase da membrana sarcoplasmática e são mediados pela elevação do íon cálcio intracelular, o que, em última análise, resulta no desenvolvimento de maior tensão pela fibra miocárdica.

O cálcio é o mensageiro do acoplamento excitação-contração miocárdico. A enzima $Na^{+}K^{+}$ ATPase é a responsável pelo fornecimento de energia para a bomba de Na^{+}, que promove a extrusão do íon, que só termina por elevar a concentração do H^{+} intracelular. Ocorre, aí, a ativação do sistema de troca do sódio extracelular, pelo hidrogênio intracelular, induzindo uma elevação secundária do sódio intracelular. Secundariamente, ocorrerá mais trocas de sódio intracelular e de cálcio extracelular, resultando em elevação ulterior do cálcio intracelular. O processo de aumento da tensão desenvolvida pela musculatura cardíaca, secundária à elevação do Na^{+} intracelular, pode ser bem aquilatado pela experiência que demonstra uma duplicação dessa tensão com a elevação de apenas 1 mM desse íon, isto é, de 6 para 7 mM. Além disso, foi demonstrado, experimentalmente, que a elevação secundária de íon Ca^{++} pelo sistema de troca Na^{+} e Ca^{++}, age como um sinal positivo para a abertura da entrada do cálcio por canais iônicos.

Em resumo, a elevação do cálcio intracelular age como o fator *sine qua non* para desencadear o processo de contração muscular miocárdica, podendo ser estabelecidas claras relações entre a concentração intracelular do íon e a tensão desenvolvida após o tratamento com digitálicos.

O íon potássio (raio de giro = 3,96 Angstron) é 100 vezes mais permeável que o sódio, sendo responsável pela manutenção do potencial transmembrana. A bomba de sódio, normalmente, induz ativamente a extrusão de três átomos de sódio, contra o influxo de dois átomos de potássio para o meio intracelular. Tal processo tem papel fundamental não só na manutenção do potencial de repouso (PR), mas também na repolarização da membrana celular.

Os digitálicos se ligam à porção emergente na face externa da membrana celular da subunidade alfa da Na^{+} K^{+} ATPase, em presença dos íons sódio e magnésio, além do ATP. Tal ligação pode ser reduzida pela presença de elevada concentração de potássio extracelular. Uma vez efetivada a ligação digital-enzima, ocorre a inibição total da Na^{+} K^{+} ATPase. Tal fato provoca uma progressiva elevação do sódio intracelular. Aí, então, entra em ação o *sistema de troca sódio-cálcio*, um componente de membrana, sensível aos potenciais de membrana. Esse sistema induzirá a troca de três íons sódio por um íon cálcio, que fica no meio intracelular, através do canal lento de cálcio. Esse influxo eleva a concentração do cálcio intracelular de 10^{-7} M para 10^{-5} M. Esse mecanismo pode ter papel relevante em arritmias induzidas por intoxicação digitálica. Fica então claro que a elevação do cálcio intracelular é fator indispensável para a elevação da força de contratilidade do miocárdio.

Pelo exposto, os digitálicos, por mecanismos já vistos, demonstram ser agentes eficazes no incremento da força de contração das fibras miocárdicas, que passam a desenvolver maior tensão e velocidade nesse processo, tanto na contração isométrica, quanto na contração isotônica. Elevam o débito cardíaco e reduzem a pressão diastólica final do ventrículo esquerdo. Atualmente, existe consenso, entre os diversos autores, de que esses compostos induzem elevação da força de contração do miocárdio normal e, principalmente, daquele com IC.

Gheorghiade e colaboradores demostraram que a administração de digoxina a pacientes com IC resultou num aumento médio de 27% no índice cardíaco, 59% no índice do trabalho de ejeção do ventrículo esquerdo, em associação à redução de 29% da pressão em cunha de capilares pulmonares, além da elevação de 21% a 29% da fração de ejeção do ventrículo esquerdo. É relevante ressaltar que os corações com IC grave (pacientes receptores em potencial de transplantes cardíacos) mostraram-se refratários aos estimulantes β-adrenérgicos e inibidores de fosfodiesterase, respondendo, no entanto, à acetilestrofantidina. Não parece haver indicação do uso de digitálicos em condições de pressão de enchimento elevada devida à complacência ventricular reduzida, associada à função miocárdica de repouso normal.

Resumindo, os digitálicos elevam a tensão e a velocidade da contração miocárdica, resultando:

a. Numa maior taxa de desenvolvimento de pressão intraventricular;
b. Na redução da duração da contração isovolumétrica;
c. No aumento da velocidade e volume de ejeção;
d. Na elevação do pico de pressão sistólica;
e. Na redução do volume diastólico final do ventrículo esquerdo;
f. Na elevação do índice cardíaco.

Parte desses efeitos benéficos pode ser contraposta pela vasoconstrição do sistema arterial e, principalmente, venoso, imposta pelos digitálicos, que, assim, elevam a pós-carga, ou seja, a resistência ao esvaziamento cardíaco.

Não obstante a ocorrência da elevação da eficácia da contração miocárdica induzir uma contrapartida autonômica, mediante reflexo vasodilatador por inibição parcial do tônus simpático, os digitálicos induzem constrição das coronárias, sem reduzir significativamente o fluxo coronário. De qualquer forma, a melhora objetiva e subjetiva de quadros de IC, especialmente com edema pulmonar, e a maior diurese induzida pelos digitálicos traduzem, inequivocamente, a maior eficácia circulatória resultante induzida pelos digitálicos.

Efeitos dos digitálicos sobre a frequência cardíaca

Os agentes digitálicos induzem uma redução do cronotropismo por elevação do tônus parassimpático vagal sobre o coração. Em concentrações médias, esses compostos produzem uma redução secundária dos disparos dos nódulos sinoatrial (SA) e atrioventricular (AV), lentificando a condução atrioventricular. Esse efeito pode ser antagonizado pela atropina (anticolinérgico) e ocorre em concomitância com a redução do tônus simpático do coração.

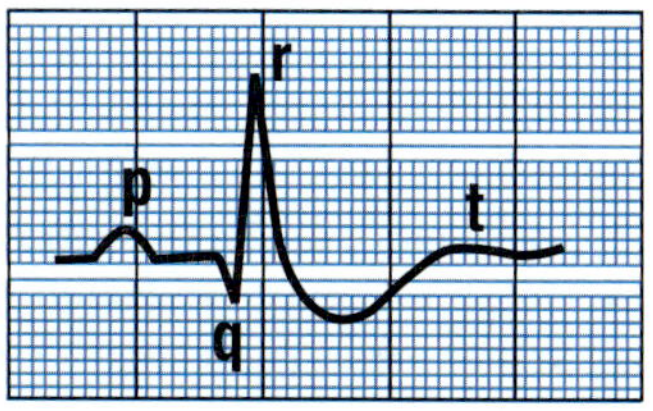

Figura 3.1.3. Padrão eletrocardiográfico da digitalização.

Os digitálicos reduzem a sensibilidade dos nódulos SA e AV às catecolaminas. Por outro lado, esses fármacos inibem a recaptação da noradrenalina nos terminais simpáticos, e esse fato pode ter papel importante na indução das arritmias pela intoxicação digitálica, as quais podem ser inibidas por betabloqueadores adrenérgicos.

Em contrapartida à desaceleração da atividade elétrica nos nódulos SA, AV e fibras de Purkinje, os digitálicos produzem redução do PR, encurtando a duração do potencial de ação (DPA), especialmente no platô da fase 2, prolongando o período refratário e aumentando a rampa da fase 4 de despolarização de tecidos dotados de automatismo. Ocorre, por isso, aumento da automaticidade das fibras de Purkinje. Se houver elação da concentração tissular do digitálico, ocorrerá o fenômeno do aumento da pós-despolarização potássio-dependente da fase 4, até que esta atinja o nível limiar para disparo de um PA. A reversão dos níveis de potássio sérico ao normal reduz muito a possibilidade de arritmias induzidas pelo digital.

O efeito bradicardizante é uma das mais importantes peculiaridades desses agentes, pois são os únicos fármacos inotrópicos dotados desse efeito, o que se constitui numa feliz coincidência. A elevação das concentrações séricas dos digitálicos a níveis tóxicos resulta em bradicardia bastante intensa, com frequência cardíaca abaixo de 60 bpm, por ação direta no sistema de condução cardíaca. Aparentemente, tais efeitos são consequência da inibição da bomba de Na^+ pelos digitálicos.

Efeitos hemodinâmicos dos digitálicos

Em corações normais, os digitálicos têm a característica hemodinâmica de:

a. Reduzir a frequência cardíaca;
b. Elevar a força de contratilidade do miocárdio (*dp/dt*);
c. Reduzir a pressão ventricular diastólica final (normal < 12 mmHg);
d. Reduzir o volume ventricular diastólico final;
e. Elevar o volume de ejeção.

No entanto, a constrição arteriolar e, principalmente, venular eleva a pós-carga, aumentando a pressão arterial sistólica e média e mantendo inalterado ou levemente diminuído o débito cardíaco. Os digitálicos, que induzem esses efeitos, apoiam-se, em parte, no bloqueio da recaptação das catecolaminas pelos terminais adrenérgicos do miocárdico intacto. Adicionalmente, esses fármacos estimulam os tratos simpáticos do sistema nervoso central.

Os digitálicos agem de forma muito mais efetiva nos corações com ICC. Dessa forma, ocorre não só redução significativa da frequência cardíaca, mas também um importante efeito inotrópico traduzido por maior eficiência de contração das fibras miocárdicas, que desenvolvem maior tensão (*dp/dt*), melhorando as curvas de contratilidade miocárdica (25% a 50%). Essa maior eficiência contrátil resulta num maior volume de ejeção e, como consequência, os volumes e pressões ventriculares diastólicas finais sofrem redução progressiva. Apesar da redução de tamanho do coração, a contração das fibras miocárdicas mantém a sua eficiência, elevando de 5% a 10% o débito cardíaco. A sístole eletromecânica sofre redução de 20 a 30 mseg. A fração de ejeção eleva-se em até 10%. A melhora da hemodinâmica global resulta na vasodilatação reflexa mediada por barorreceptores sensibilizados.

4.1.2. Agentes inotrópicos não digitálicos

Diversos fármacos têm sido investigados e propostos para utilização clínica. No entanto, os ensaios clínicos não têm atribuído o aval de eficiência e segurança a grande parte dos medicamentos desenvolvidos. Entretanto, pode ser dito que alguns desses fármacos têm demonstrado um perfil excepcionalmente favorável do ponto de vista terapêutico: os inibidores da fosfodiesterase e os agonistas beta-1.

Mecanismos de ação

Os inibidores da fosfodiesterase são fármacos que interferem negativamente na degradação dessa enzima sobre o AMPc, resultando na elevação do conteúdo intracelular dessa molécula, incrementando a contratilidade cardíaca.

Os agonistas beta-1 agem estimulando os receptores beta-1 cardíacos, resultando na ativação da adenilciclase, na gênese do AMPc e nas reações de fosforilação, que ativam a chegada de Ca^{++} às proteínas contráteis, estimulando, destarte, a contratilidade cardíaca.

Outro grupo de drogas que atuam de forma diversa são as sensibilizadoras do cálcio, que elevam o inotropismo cardíaco sem aumentar a concentração do cálcio no interior do miócito miocárdico.

Propriedades farmacológicas

Os fármacos mais importantes desse grupo são os agonistas beta-1: a dopamina e a dobutamina; os inibidores de fosfodiesterase: a anrinona e a milrinona. Entre os sensibilizadores do cálcio, o exemplo é a levosimendana.

A dopamina e a dobutamina mostraram atuar diretamente sobre o miocárdio. Além disso, exibem intensas ações periféricas, especialmente em receptores adrenérgicos e dopaminérgicos.

Quando infundida por via intravenosa, a dopamina, em doses inferiores a 2 mcg/kg/min, age especialmente nos receptores dopaminérgicos DA1 e DA2, induzindo a vasodilatação coronariana, aumento do fluxo plasmático renal, além de dilatação da artéria mesentérica. Em doses maiores de 2 a 5 mcg/kg/min, ocorre um estímulo do inotropismo, sem induzir taquicardia e sem que ocorram alterações na resistência vascular periférica. Em doses de 5 a 10 mcg/kg/min, no entanto, o efeito inotrópico atinge o seu mais alto nível. Tais efeitos são devidos especialmente ao estímulo α-adrenérgico, com resultante aumento da resistência vascular periférica e taquicardia.

A dobutamina caracteriza-se pelos efeitos beta-1, beta-2 e alfa-adrenérgicos. Por outro lado, não ativa receptores dopaminérgicos. A ativação de múltiplos receptores induzem um aumento da contratilidade miocárdica, enquanto as ações periféricas nos receptores beta-2 e alfa não resulta em elevação da resistência periférica. Suas doses usuais situam-se entre 5 e 10 mcg/kg/min, por via intravenosa.

Na qualidade de agente inibidor da fosfodiesterase 3, a anrinona induz elevação intracelular de AMPc. Este efeito ocorre nas células miocárdicas e na musculatura vascular periférica. Sua administração intravenosa na dose de 5 a 10 mcg/kg/min resulta em potente ação vasodilatadora e inotrópica.

As propriedades da milrinona assemelham-se às da anrinona, no entanto é mais potente. Sua dose de ataque recomendada é de 50 mcg/kg em infusão lenta (10 minutos), seguida de uma infusão contínua de manutenção cuja dose deve se situar entre 0,3 e 0,7 mcg/kg/min.

Dois mecanismos principais fazem com que os sensibilizadores do cálcio, como a levosimendana, atuem como vasodilatadores. O primeiro é a ligação reversível à troponina C, que resulta na elevação da eficiência da contratilidade miocárdica; o segundo mecanismo induz a abertura de canais de potássio, ATP-sensíveis, o que resulta na vasodilatação.

A levosimendana é administrada mediante dose de ataque de 12 a 24 mcg/kg, infusão intravenosa lenta (10 minutos), seguida por infusão intravenosa contínua, numa dose de 0,1 mcg/kg/min, durante 24 horas.

Uso terapêutico

Os fármacos desse grupo são, em geral, mais potentes que os digitálicos. Sua utilização tem sido extremamente relevante no choque cardiogênico, no tratamento da depressão miocárdica associada à insuficiência coronariana crônica ou aguda, assim como no pós-operatório de cirurgias cardíacas, ou mesmo na preservação do equilíbrio nos pacientes em condição instável que precede os transplantes cardíacos.

No entanto, o uso crônico de fármacos como a dobutamina tem sido associado à progressiva tolerância ao uso da droga, com redução da eficácia da ação nos receptores adrenérgicos das células miocárdicas. Tem sido constatada uma elevação de mortalidade, em tratamento de longa duração, geralmente associada a quadros de taquicardia.

A milrinona, quando utilizada por via oral, em estudo clínico duplo-cego, placebo-controlado e prospectivo, demonstrou induzir elevação no percentual de mortes, o que resultou na suspensão da sua utilização por via oral.

Dois ensaios clínicos, o LIDO e o RUSSLAN, utilizando a levosimendana no tratamento oral da IC demonstraram superioridade desse medicamento, tanto do ponto de vista hemodinâmico quanto antiarritmogênico.

4.2. Diuréticos

São medicamentos bastante eficazes, rotineiramente empregados no tratamento da ICC, especialmente quando associada a quadros edematosos. O arsenal terapêutico conta com as seguintes opções para uso clínico: os tiazídicos, os diuréticos de alça e os poupadores de potássio.

Os derivados sulfonamídicos deram origem aos diuréticos tiazídicos. Seus principais representantes são a clorotiazida e hidroclorotiazida. Quando o núcleo benzotiadiazínico é modificado, originam-se outros fármacos, como a clortalidona, a indapamida, entre outros.

A furosemida, a bumetanida e o ácido etacrínico são os exemplos mais importantes de diuréticos de alça.

Os exemplos típicos de diuréticos poupadores de potássio são a amilorida, a espironolactona, a eplerenona e o triantereno.

Farmacodinâmica

Os diuréticos tiazídicos induzem uma discreta diurese, reduzindo a reabsorção de sódio no túbulo contornado distal.

Os diuréticos de alça, por sua vez, são os mais potentes e agem inibindo a proteína responsável pelo transporte de $Na^+/K^+/Cl^-$ no ramo ascendente da alça de Henle. Por isso, podem agir mesmo em casos de comprometimento da função renal. A amilorida e a espironolactona são os diuréticos poupadores de potássio mais usados.

A amilorida atua impedindo a reabsorção de sódio e a eliminação de potássio por sua atuação nos túbulos coletores.

A eplerenona e a espironolactona são exemplos de antagonistas da aldosterona, que atuam bloqueando os seus receptores no túbulo contorcido distal. Tal fato resulta na maior excreção de sódio e retenção de potássio.

Uso terapêutico

Os tiazídicos são diuréticos pouco potentes e não são passíveis de utilização em casos de insuficiência renal. Adicionalmente, são úteis no tratamento de ICC de reduzida gravidade. Em casos de óbvia insuficiência terapêutica, como em casos de ICC refratária, devem ser associados com os diuréticos de alça mais potentes.

O principal efeito adverso dos tiazídicos é a hipocalemia e a hipomagnesemia, de particular relevância em ICC, quando esses distúrbios eletrolíticos podem induzir quadros de arritmias severas, especialmente quando do uso concomitante de digital, o que pode induzir e potencializar o aparecimento de arritmias.

Seu efeito de retenção de cálcio não é de grande significação. No entanto, tal efeito pode ser mais expressivo e muito útil na prevenção de osteoporose.

Como efeitos indesejáveis, apresenta ainda intolerância à glicose, alterações do perfil lipídico, com aumento de colesterol total e de triglicerídeos e ativação do sistema renina-angiotensina (SRA).

A hidroclorotiazida e a clortalidona são os mais utilizados na clínica. A faixa de doses médias por via oral situa-se entre 25 e 50 mg/dia.

A furosemida é o exemplo típico dos diuréticos de alça potentes. Tais diuréticos são passíveis de serem utilizados, com sucesso, em casos de edema agudo de pulmão, tanto por via oral quanto venosa. A furosemida tem demonstrado potente efeito redutor da resistência vascular pulmonar, o que é um importante componente terapêutico no contexto da melhora clínica desses quadros agudos. No entanto, podem provocar efeitos metabólicos semelhantes aos descritos com os tiazídicos, especialmente em doses elevadas, quando podem resultar em hipoacusia, que pode ser irreversível. O uso concomitante de antibióticos aminoglicosídeos pode atuar potenciando o quadro de lesão do oitavo par craniano. A posologia usual da furosemida é de 40 a 80 mg administradas por via oral, uma a duas vezes ao dia. No entanto, em condições agudas ou estados edematosos mais pronunciados ou resistentes, o uso intravenoso torna-se mandatório. Já nos quadros de insuficiência renal, a furosemida pode ser administrada por infusão intravenosa, em doses que podem chegar a 2g ao dia.

A amilorida é um diurético que apresenta efeitos bastante interessantes do ponto de vista clínico, apesar de pouco potente. Tais efeitos relacionam-se à retenção de potássio e magnésio. No entanto, pode ocorrer hiperpotassemia em casos de insuficiência renal.

Havendo condições patológicas associadas a grandes elevações de aldosterona, especialmente nas ascites associadas a hepatopatias, a espironolactona é o diurético de escolha. Além disso, é também poupador de potássio, quando utilizado em associação com diuréticos de alça.

A espironolactona, por meio do bloqueio possível da ação estimulante da aldosterona sobre receptores específicos de fibroblastos que produzem o colágeno tipo 1, é responsável, em parte, pelo processo patológico da remodelagem miocárdica associada à hipertensão arterial ou à ICC.

A ginecomastia é o efeito adverso mais comumente observado com o seu uso. Por outro lado, em casos de pacientes com insuficiência renal, a elevação do potássio sérico também é observada, especialmente se as doses de espironolactona se situarem entre 25 e 100 mg por dia.

Um sucedâneo contemporâneo da espironolactona, a eplerenona, é dotada de características semelhantes, porém mais específica para o bloqueio da aldosterona. Os casos de ginecomastia são menos frequentes, por não ocorrer o bloqueio de receptores androgênicos nas mamas.

Comentários sobre a farmacodinâmica

Os diuréticos têm sido sistematicamente utilizados nos grandes ensaios terapêuticos de ICC, tanto nos grupos controle como nos de teste de drogas, por serem considerados elementos básicos para o alívio das manifestações congestivas.

A espironolactona mostrou-se capaz de reduzir a mortalidade em pacientes com ICC das classes funcionais III e IV. A mortalidade de portadores de disfunção ventricular pós-infarto foi sensivelmente reduzida pelo uso da eplerenona.

4.3. Agentes vasodilatadores

A vasodilatação se constitui num dos mais importantes objetivos fisiopatológicos a ser alcançado pelas condutas terapêuticas. Assim, fármacos como a fentolamina ou o nitroprussiato de sódio, entre outros do grupo dos vasodilatadores, são utilizados em todos os graus de ICC com disfunção sistólica. São muito úteis não só na promoção do alívio sintomático, assim como no aumento da sobrevida dos portadores dessa patologia.

Aspectos farmacodinâmicos

A redução da resistência vascular periférica, com consequente queda no esforço miocárdico necessário para manter a cabeça de pressão, se constitui num importante fator para o tratamento da IC. O coração acometido por danos estruturais ou funcionais mostra-se muito sensível às variações da resistência periférica. Dessa forma, o coração em falência grave mostra-se sensível a pequenos aumentos da resistência periférica, com resultante declínio do débito cardíaco. Por outro lado, a IC se beneficia, significativamente, das reduções da resistência periférica ou da impedância intra-aórtica. Enquanto o coração normal adapta-se facilmente a amplas faixas de variação da resistência periférica, o coração em falência mostra-se muito próximo da condição de colapso circulatório. A dilatação arteriolar dos vasodilatadores é o principal exemplo de controle da ICC. Adicionalmente, a vasodilatação sistêmica resulta em menor sobrecarga de volume sanguíneo na circulação central, reduzindo o quadro de dispneia. Ocorre, também, redução do refluxo de insuficiência mitral.

Uso terapêutico

O nitroprussiato de sódio é o vasodilatador mais potente para utilização por infusão intravenosa em terapia intensiva. Tem ação mista (arteriolar e venosa), é usado por infusão venosa e o início de sua ação é intenso e quase imediato. Requer monitorização constante durante a sua utilização, pelo risco de hipotensão grave e potencialmente fatal. A administração deve correr com uma dose de 0,5 a 10 mcg/kg/min. A utilização deve ser cuidadosa e de início lento. Devem ser instituídos cuidados para evitar a degradação do fármaco provocada pela luz.

Nas infusões prolongadas de nitroprussiato de sódio, ocorre o acúmulo dos metabólitos cianeto e tiocianato. Em casos de infusão prolongada, de mais de 72 horas, efeitos tóxicos podem manifestar-se como resultado de acúmulo desses metabólitos. O tratamento e, mesmo, a profilaxia desse quadro de intoxicação estão apoiados na infusão venosa de hidroxicobalamina 25 mg. A vitamina B12 transforma o cianeto em cianocobalamina, que é excretada pela urina. A sintomatologia de tal intoxicação caracteriza-se por *rash* cutâneo, astenia, cefaleia, desorientação, psicoses agudas, convulsão e coma. Tais manifestações são mais frequentes em pacientes com insuficiência renal.

A nitroglicerina venosa apresenta propriedade vasodilatadora difusa e quase tão potente quanto à do nitroprussiato de sódio, porém algo mais intensa nos componentes venosos, além de agir sobre vasos colaterais, especialmente em cardiopatias isquêmicas. A maior dificuldade do seu uso é a tolerância, que se estabelece de maneira mais ou menos rápida, não permitindo seu emprego por tempo mais prolongado. A dose inicial recomendada é de 0,10 a 0,20 mcg/kg/min.

O derivado sintético do peptídeo natriurético atrial do tipo B é o fármaco nesiritida. Trata-se de medicamento que mostra propriedades vasodilatadoras bastante potentes, além de ser dotado de ação excretora de sódio e inibidora do SRA, além de supressão simpática. Sua dose inicial recomendada é de 0,015 mcg/kg/min, devendo ser adaptada de acordo com a resposta.

Seu efeito colateral tem sido apenas o de hipotensão arterial, exigindo o controle rigoroso de sua infusão.

4.4. Inibidores da enzima conversora da angiotensina (IECA)

São os fármacos de uso oral mais importantes para o tratamento de ICC, com ação vasodilatadora. Seus benefícios têm sido vastamente estabelecidos em diversos estudos objetivando a avaliação da qualidade de vida, além da sobrevivência em pacientes com ICC de todos os graus.

Sua ação apoia-se na inibição da enzima conversora da angiotensina (ECA). Tal efeito resulta na redução da geração de angiotensina II, potente vasopressor. Além disso, ocorre o acúmulo da bradicinina, uma vez que a cininase II é a mesma enzima (ECA), atuando, portanto, no SRA como no sistema da calicreína-bradicinina.

Destarte, seus mecanismos de ação se estendem além de sua ação hemodinâmica, atuando em vários aspectos da ativação neuro-hormonal da IC.

A redução da síntese de angiotensina II resulta em múltiplos benefícios, como a queda da sua ação vasoconstritora arteriolar e venosa, além de diminuir a sua ação trófica e tóxica no miocárdio.

Os IECA interferem em ações induzidas pela angiotensina II, por exemplo: potenciação da atividade simpática; liberação da vasopressina; indução da síntese de endotelina; estimulação da produção de inibidor do ativador de plasminogênio (PAI-1); redução da síntese de NO, entre outras. Adicionalmente, a angiotensina II promove vasodilatação difusa por elevar a produção de NO, assim como aumento da atividade parassimpática e redução da coagulabilidade do sangue.

Tabela 3.1.1. Propriedades farmacológicas dos principais IECA

Fármaco	Doses	Meia-vida	Excreção	Posologia (vezes ao dia)
Captopril	25-100 mg	17h	R	2-3
Enalapril	10-40 mg	11h	R	1-2
Benazepril	10-20 mg	22h	H/R	1
Lisinopril	10-40 mg	40h	R	1
Ramipril	2,5-10 mg	13-17h	R	1-2
Trandolapril	2-4 mg	12-24h	R	1-2
Quinapril	5-40 mg	9-12h	R	2-3

R: renal; H: hepática.

Os IECA são classificados em grupos de acordo com os radicais de ligação com a ECA. São habitualmente bem tolerados, sendo a ocorrência de tosse seca possivelmente atribuída ao acúmulo pulmonar de bradicinina, seu efeito colateral mais frequente e que, às vezes, impossibilita o seu uso continuado.

Pacientes em ICC têm seu SRA muito ativado, inclusive pelo uso concomitante de diuréticos. Assim, hipotensão arterial pode ocorrer no início do tratamento, razão por que se deve iniciar a droga com doses pequenas e sua elevação deve ser progressiva até a dose previamente estabelecida.

Esses fármacos podem, também, reduzir a função renal quando o fluxo renal estiver muito comprometido. Tal fato demanda a monitorização dos níveis de ureia, de creatinina e de potássio sérico. Neste último caso, a verificação seriada deve ser executada, principalmente, quando diuréticos poupadores de potássio estiverem em uso.

4.5. Antagonistas de angiotensina II

Os antagonistas de angiotensina II surgiram no mercado farmacêutico no final da década de 1980, com o surgimento da losartana. Posteriormente, no Brasil, foram comercializados diversos outros membros dessa família como: candesartana, irbesartana, olmesartana, telmisartana e valsartana. Esses fármacos agem por inibição do SRA.

O representante típico desse grupo de medicamentos é a losartana, e o seu mecanismo de ação se relaciona ao bloqueio seletivo de receptores específicos de angiotensina II, impedindo, assim, todas as ações da angiotensina II. Tais fármacos já foram testados com êxito em casos de IC.

Farmacologia

A ação farmacodinâmica desse grupo de fármacos se assemelha com a dos IECA. No entanto, a sua principal característica comparativa seria uma melhor tolerabilidade. Nesse grupo não surge, por exemplo, tosse, que ocorre eventualmente com a utilização dos IECA.

4.6. Nitratos

A característica principal desse grupo de medicamentos é a redução significativa da resistência vascular periférica. Essa ação resulta na necessidade de menor esforço cardíaco, reduzindo o acúmulo de sangue na circulação central, em especial nos pulmões e, consequentemente, aliviando a dispneia.

Esse grupo de fármacos situa-se numa segunda linha de utilização em IC, especialmente quando os IECA não exibem o efeito esperado. Nesses casos, os nitratos seriam adicionados ao tratamento, com o objetivo de potenciar os efeitos finais daquele grupo de medicamentos.

Apesar da sua inequívoca eficácia, o principal inconveniente no uso desses fármacos relaciona-se ao desenvolvimento progressivo de fenômeno da tolerância.

Por via oral, sua utilização pode ser realizada a cada 8 ou 12 horas. Se por via sublingual, a cada 3 horas. Quando se utilizar a via transdérmica, deve aplicar-se o medicamento sobre a pele, por períodos de 12 a 18 horas.

A posologia como apresentada, com intervalos que superam a meia-vida plasmática do fármaco, tem por finalidade evitar a taquifilaxia medicamentosa.

Seus efeitos colaterais se relacionam à vasodilatação, que pode resultar em quadros de cefaleia, com possibilidades de desenvolvimento de hipotensão postural.

4.7. Antagonistas dos canais de cálcio

Os antagonistas de cálcio, apesar de induzirem efeitos benéficos vasodilatadores, não têm sido utilizados no tratamento de IC em razão da cardiodepressão provocada por diversos membros desse grupo terapêutico, como o verapamil.

4.8. Vasodilatadores arteriolares diretos

A hidralazina e o minoxidil são os fármacos mais importantes desse grupo. São potentes indutores de vasodilatação arteriolar e venosa, e podem acarretar hipotensão arterial severa com taquicardia reflexa, podendo resultar em agravamento de patologia coronariana. Assim, o uso da hidralazina (doses de 100 a 200 mg/dia) ficou restrito para casos refratários ao tratamento-padrão com IECA, e o minoxidil, apesar de ser eficaz em casos refratários, deixou de ser produzido comercialmente no Brasil.

4.9. Agentes alfabloqueadores adrenérgicos

A prazosina foi o fármaco desse grupo mais utilizado em casos de IC. No entanto, sua reduzida eficácia e ocorrência de efeitos proibitivos nas primeiras doses, além do desenvolvimento frequente de taquifilaxia, resultaram na progressiva queda do seu uso terapêutico.

Comparação entre as diversas opções terapêuticas de tratamento da insuficiência cardíaca

Diversos ensaios clínicos terapêuticos multicêntricos, randomizados e placebo-controlados têm sido realizados com os vasodilatadores em ICC.

O ensaio clínico multicêntrico CONSENSUS foi o mais importante e constatou a queda de mortalidade por ICC, com capacidade funcional IV, com o uso do enalapril, um IECA.

Posteriormente, diversos ensaios clínicos duplo-cegos foram desenvolvidos, enfatizando-se o denominado V-HeFT-I, que comparou a eficácia da hidralazina e do nitrato, demonstrando a clara eficácia das drogas vasodilatadoras, especialmente em IC nas classes funcionais II e III. Um estudo posterior, o V-HeFT-II, demonstrou a superioridade do enalapril em relação à associação hidralazina-nitrato.

Tabela 3.1.2. Estudos efetuados com IECA

Estudo	Ano	n	IECA	Patologia
CONSENSUS	1987	253	Enalapril	ICC CF IV
V-HeFT II	1991	804	Enalapril	ICC CF II e III
SOLVD	1991	2.569	Enalapril	ICC CF II e III
SAVE	1992	2.231	Captopril	ICC CF II e III
SOLVD Prevenção	1992	4.228	Enalapril	ICC CF I
AIRE	1993	2.003	Ramipril	IAM ICC
GISSI-3	1994	19.394	Lisinopril	IAM c/ disfun.
TRACE	1994	1.749	Trandolapril	IAM c/disfun.
ISIS-4	1995	58.050	Captopril	IAM disfun.

Vários ensaios clínicos randomizados placebo-controlados demonstraram a superioridade dos derivados de IECA em casos de ICC, em todas as classes funcionais, com claros benefícios hemodinâmicos com reflexos funcionais e redução de mortalidade. Além disso, ficou evidenciada uma melhora na modulação antiproliferativa e neuro-humoral.

Por outro lado, o anlodipino, estudado em ensaio clínico randomizado, demonstrou redução da mortalidade em grupo de portadores de miocardiopatia dilatada. No entanto, não se mostrou igualmente útil em casos de miocardiopatia isquêmica.

4.10. Betabloqueadores

O uso de betabloqueadores representou um sensível avanço no tratamento da ICC, especialmente pelo curioso fato de que, aparentemente, não faria sentido o uso de betabloqueadores dotados de características cardiodepressoras nessa condição. Esse conceito surgiu depois que pesquisadores suecos demonstraram, na prática, bons resultados com o uso de betabloqueadores em IC. Com o avançar das pesquisas, ficou evidenciado que os melhores resultados foram relacionados ao bisoprolol, metoprolol e carvedilol, especialmente com o carvedilol de liberação lenta. A evolução da pesquisa clínica e terapêutica tem consolidado o valor do uso de betabloqueadores no tratamento da IC isquêmica ou não isquêmica.

Farmacodinâmica

Diversos são os mecanismos induzidos pelos agentes betabloqueadores, que interferem na prevenção e resolução de quadros clínicos de ICC:

- Redução na frequência cardíaca;
- Redução das arritmias;
- Redução da pressão arterial;
- Redução da renina;
- Ativação de betarreceptores;
- Bloqueio parcial contra os efeitos da excitação simpática;
- Proteção contra efeitos imunológicos induzidos pela excitação simpática;
- Otimização da base energética miocárdica.

Uso clínico

O carvedilol, o fármaco mais estudado do grupo, além de tratar-se de um betabloqueador, também é um alfabloqueador adrenérgico e antioxidante. Apesar dos efeitos clínicos positivos, nunca foi demonstrada a elevação da fração de ejeção. A sua utilização deve ser iniciada numa sequência de doses crescentes, tendo já o paciente parcialmente compensado com outras terapias, especialmente depois de haver ocorrido a redução dos edemas de membros inferiores.

A dose inicial deve ser de 3,125 mg duas vezes ao dia. A cada duas semanas, essa dose pode ser duplicada. Sendo bem tolerada pelo paciente, a dose ideal é de 25 mg duas vezes ao dia. Os eventuais efeitos colaterais são asma brônquica ou bradicardia.

O bisoprolol e o metoprolol devem ser utilizados com os mesmos cuidados utilizados no uso do carvedilol.

A dose do bisoprolol deve ser, de início, 1,25 mg ao dia. O objetivo final é atingir a dose de 10 mg ao dia, após algumas semanas.

Preconiza-se uma dose inicial de 12,5 mg por dia para o metoprolol de liberação lenta. A dose poderá atingir progressivamente 200 mg por dia.

Foram realizados vários estudos clínicos como o US-Carvedilol - COPERNICUS e CAPRICORN -, também utilizando o carvedilol; os estudos CIBIS, utilizando o bisoprolol, e o MERIT, utilizando o metoprolol, entre outros, confirmaram a eficácia desses betabloqueadores no tratamento da ICC.

4.11. Outros fármacos

Diversos fármacos foram utilizados experimentalmente na profilaxia e no tratamento da ICC. Diversas moléculas foram submetidas a ensaios clínicos randomizados e placebo-controlados, sem que, apesar de dotadas de farmacodinâmica aparentemente favorável, se mostrassem eficazes para o objetivo em questão. Assim, fármacos como a antiendotelina, a bosentana, o omapatrilate ou os inibidores de vasopeptidase, entre outros, ou se mostraram destituídos de eficácia ou desenvolveram efeitos adversos proibitivos. Outras alternativas, como os receptores solúveis de fator de necrose tumoral alfa (TNF-α), mostraram-se inviáveis pelo alto custo.

O uso de antiarrítmicos pode ser bastante útil em casos selecionados de risco reconhecidamente aumentado para formas mais graves de arritmias que não estejam sendo controladas pelos betabloqueadores.

A possibilidade sempre presente do desenvolvimento de tromboembolismo torna o uso profilático de anticoagulantes recomendável em casos mais avançados de ICC.

5. BIBLIOGRAFIA

ADAMS, K.F. *et al.* Patients with mild heart failure worsen during withdrawal from digoxin therapy. *J. Am. Coll. Cardiol.*, v. 30, n. 1, p. 42-8, 1997.

BURGER, A.J.; BURGER, V.R.; ARONSON, D. New therapies for the treatment of congestive heart failure. *Drugs Today (Barc.)*, v. 38, n. 1, p. 31-48, 2002.

CHRISTIAN, H.A. Digitalis effects in chronic cardiac cases with regular rhythm in contrast to auricular fibrillation. *Med. Clin. North Am.*, v. 5, p. 117-9, 1922.

CLELAND, J.G.; MCGOWAN, J. Levosimendan: a new era for inodilator therapy for heart failure? *Curr. Opin. Cardiol.*, v. 17, n. 3, 257-65, 2002.

COHN, J.N. Left ventricle and arteries: structure, function, hormones, and disease. *Hypertension*, v. 37, n. 2, Pt 2, p. 346-9, 2001.

DENUS, S.; SPINLER, S.A. Optimal digoxin concentrations for patients with heart failure. *JAMA*, v. 289, n. 20, p. 2643-4, 2003.

FERRARI, R. *et al.* The neuroendocrine and sympathetic nervous system in congestive heart failure. *Eur. Heart J.*, v. 19, Suppl. F, p. F45-51, 1998.

FOLLATH, F. Levosimendan in patients with low-output heart failure: lessons from the LIDO trial. *Tai. Heart. J.*, v. 4, Suppl. 2, p. 34S-8S, 2003.

GOLDSMITH, S.R.; BRANDIMARTE, F.; GHEORGHIADE, M. Congestion as a therapeutic target in acute heart failure syndromes. *Prog. Cardiovasc. Dis.*, v. 52, n. 5, p. 383-92, 2010.

GOODMAN, L.S.; GILMAN, A. *The Pharmacological Basis of Therapeutics*. 12ª ed. New York: McGraw-Hill, 2011.

HAGAR, J.M.; RAHIMTOOLA, S.H. Chagas heart disease. *Curr. Probl. Cardiol.*, v. 820, n. 12, p. 825-924, 1995.

HARRIS, P. The origins of cardiac failure. In: CORTINA, A. (ed.). *Congestive cardiac failure*. Barcelona: Prous Science, 2003. p. 45-8.

JESSUP, M.; BROZENA, S. Heart failure. *New Engl. J. Med.*, v. 348, n. 20, p. 2007-18, 2003.

KINUGAWA, T. *et al.* Plasma endothelin-1 levels and clinical correlates in patients with chronic heart failure. *J. Card. Fail.*, v. 9, n. 4, p. 318-24, 2003.

KJAER, A.; HESSE, B. Heart failure and neuroendocrine activation: diagnostic, prognostic and therapeutic perspectives. *Clin. Physiol.*, v. 21, n. 6, p. 661-72, 2001.

KRUM, H.; TEERLINK, J.R. Medical therapy for chronic heart failure. *Lancet*, v. 378, n. 9792, p. 713-21, 2011.

KOLLER-STRAMETZ, J. *et al.* Circulating tumor necrosis factor-alpha levels in chronic heart failure: relation to its soluble receptor II, interleukin-6, and neurohumoral variables. *J. Heart Lung Transplant.*, v. 17, n. 4, p. 356-62, 1998.

McMURRAY, J.J.V. *et al.*; ESC COMMITTEE FOR PRACTICE GUIDELINES. *ESC guidelines for the diagnosis and treatment of acute and chronic heart failure 2012*: The Task Force for the Diagnosis and Treatment of Acute and Chronic Heart Failure 2012 of the European Society of Cardiology. Developed in collaboration with the Heart Failure Association (HFA) of the ESC. *Eur. J. Heart Fail.*, v. 14, n. 8, p. 803-69, 2012.

MANN, G.L. *et al.* Braunwald's Heart Disease. A Textbook of Cardiovascular Medicine. 10ª ed. Elsevier, 2015.

MASUYAMA, T. *et al.* Superiority of long-acting to short-acting loop diuretics in the treatment of congestive heart failure. *Circ. J.*, v. 76, n. 4. p. 833-42, 2012.

MIYAUCHI, T.; GOTO, K. Heart failure and endothelin receptor antagonists. *Trends Pharmacol. Sci.*, v. 20, n. 5, p. 210-7, 1999.

PERRONE, S. Pharmacotherapeutic approaches for decompensated heart failure: a role for the calcium sensitizer: levosimendan? *Heart Fail.*, v. 5, n. 1, 13-21, 2003.

PITT, B. *et al.*;. Eplerenone, a selective aldosterone blocker, in patients with left ventricular dysfunction after myocardial infarction. *N. Engl. J. Med.*, v. 348, n. 14, p. 1309-21, 2003.

RATHORE, S.S.; WANG, V.; KRUMHOLZ, H.M. Sex-based differences in the effect of digoxin for the treatment of heart failure. *N. Engl. J. Med.*, v. 347, n. 18, p. 1403-11, 2002.

STIER, C.T. Eplerenone: a selective aldosterone blocker. *Cardiovasc. Drug Rev.*, v. 21, n. 3, p. 169-84, 2003.

TSUTAMOTO, T. *et al.* Relationship between tumor necrosis factor-alpha production and oxidative stress in the failing hearts of patients with dilated cardiomyopathy. *J. Am. Coll. Cardiol.*, v. 37, n. 8, p. 2086-92, 2001.

VADLAMANI, L.; ABRAHAM, W.T. Insights into pathogenesis and treatment of cytokines in cardiomyopathy. *Curr. Cardiol. Rep.*, v. 2, n. 2, p. 120-8, 2000.

WITHERING, W. An account of the foxglove, and some of its medical uses: with practical remarks on dropsy and other diseases. London: GGJ & J. Robinson, 1785.

YANCY, C.W. *et al.* 2013 ACCF/AHA Guideline for the Management of Heart Failure. *Circulation*, v. 128, p. 245-319, 2013.

3.2.

Antiarrítmicos

Nilberto Robson Falcão do Nascimento
Manassés Claudino Fonteles
Eduardo Arrais Rocha
Bruno Andrade Cardi

Sumário

Colaboradores nas edições anteriores: Yukio Yashuda, Luiz Antonio de Arruda Camargo e Wilson Abrão Saad.

1. INTRODUÇÃO

1.1. Aspectos históricos e evolução do tratamento das arritmias

A prática de tratamento farmacológico de arritmias cardíacas é anterior ao advento do eletrocardiograma (ECG) de superfície e, mais ainda, do entendimento da eletrofisiologia do potencial de ação (PA) cardíaco em regiões específicas do coração e das principais correntes iônicas envolvidas. Na Figura 3.2.1, pode-se observar a progressão das descobertas no tratamento das arritmias.

Os primeiros 30 anos após o fim da Segunda Guerra Mundial testemunharam o nascimento da moderna eletrofisiologia, com as descobertas de mecanismos responsáveis por reentrada, automatismo e atividade deflagrada. A evolução de técnicas eletrofisiológicas permitiu o registro do potencial de ação, clampeamento de voltagem com registro específico de propriedades de canais iônicos e registro do PA no feixe de His em animais e no homem. Somado a isso, o desenvolvimento da técnica de *patch-clamp* para estudo de canais isolados e o uso de estímulo elétrico programado para iniciar e terminar arritmias foram essenciais para a descoberta de mecanismos de arritmias.

A compreensão de ação dos fármacos e as tentativas de classificação deles na década de 1970 foram primordiais. Pode-se citar o uso de monitores cardíacos portáteis que registravam o ECG continuamente por 24 horas, ajudando no diagnóstico e no acompanhamento. Também, a adoção da classificação sugerida por Lown e Wolf, publicada na revista *Circulation* em 1971, trouxe o conceito de que as despolarizações ventriculares prematuras eram um prenúncio de taquicardia ventricular (TV) e, quanto maior o número delas, maior o risco de morte súbita (MS). Atrelada a esse conceito, estava a hipótese de que suprimir ou reduzir substancialmente essas despolarizações ventriculares prematuras associadas à isquemia cardíaca poderia diminuir a frequência de arritmias fatais.

Em 1974, é publicado o primeiro artigo no *American Journal of Cardiology*, do grupo de cardiologistas do Hospital Ramos Mejía, em Buenos Aires, liderados por Mauricio Rosenbaum, mostrando as primeiras observações dos efeitos antiarrítmicos da amiodarona, princípio ativo dos extratos de khella, em pacientes com *síndrome de Wolff-Parkinson-White* (WPWS), e depois, em 1976, mostrando eficácia em várias formas de arritmias supraventriculares (ASV) e ventriculares. Posteriormente, alguns estudos de prevenção secundária, em pacientes que tiveram arritmia grave ou foram recuperados de parada cardíaca por taquiarritmia ventricular (TaV), como o estudo *European Amiodarone Myocardial Infarction – Trial* (EMIAT) e o *Cardiac Arrest in Seattle: Conventional Versus Amiodarone Drug Evaluation* (CASCADE, 1993), mostraram a vantagem do uso da amiodarona, no entanto se verificou *a posteriori* que esse fármaco não reduz a mortalidade cardíaca, apesar de reduzir a mortalidade global. No entanto, esse fármaco se destacou nos estudos clínicos anteriores, porque havia aumento da mortalidade com fármacos da classe I. Outra observação comum nesses estudos foi a taxa de desistência, entre 20% e 40%, devida aos efeitos colaterais da amiodarona.

Outra série de estudos multicêntricos, incluindo o *Cardiac Arrhythmia Suppression Trial* (CAST), com quatro grupos (placebo, flecainida, encainida e moricizina), avaliou a hipótese de que a supressão de batimentos ectópicos ventriculares assintomáticos após um infarto do miocárdio poderia diminuir a incidência de MS nessa população. No entanto, a mortalidade foi 3,6 vezes maior no grupo tratado com fármacos do grupo I-C de Vaughan-Williams do que no grupo placebo, o que abalou a confiança da comunidade médica nos fármacos antiarrítmicos. Tais resultados trouxeram duas consequências, a saber: a criação de um grupo de trabalho pela Sociedade Europeia de Cardiologia, que ficou conhecido como "Gambito Siciliano", para reconsiderar a classificação de fármacos antiarrítmicos; e um *lobby* para o uso de fármacos da classe III (prolongam a repolarização cardíaca e

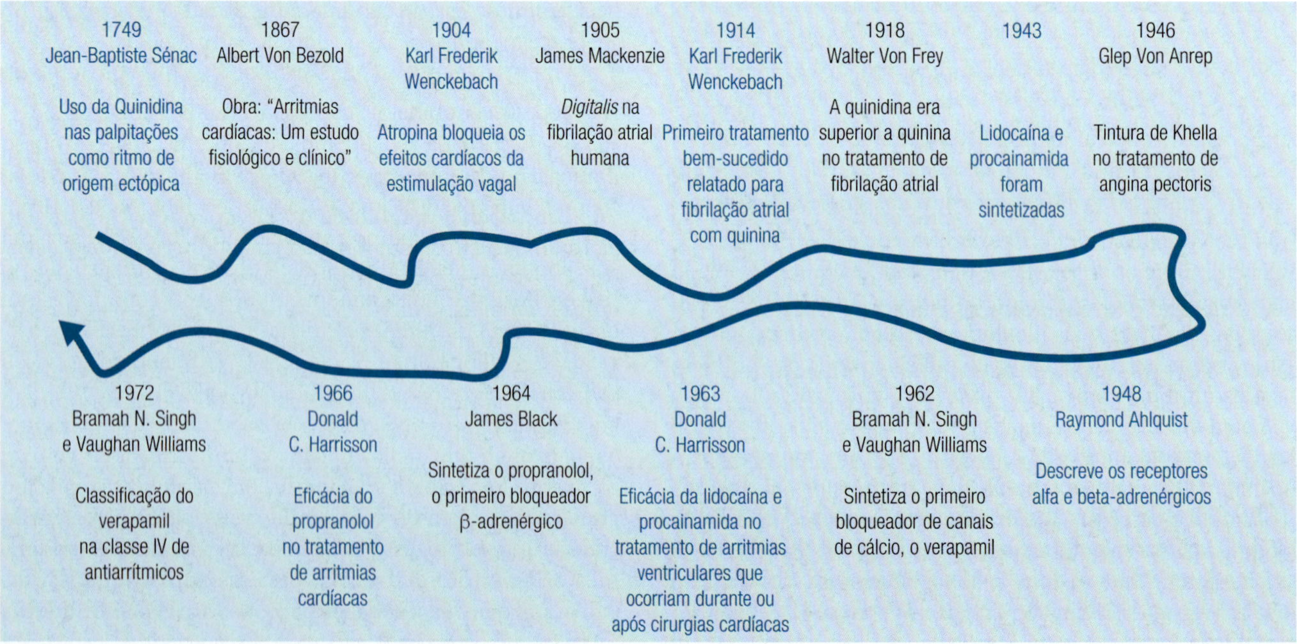

Figura 3.2.1. Progressão das descobertas no tratamento das arritmias.

o período refratário) na tentativa de prevenir ou tratar as arritmias ventriculares (ArV) potencialmente fatais após o infarto agudo do miocárdio (IAM). O fármaco escolhido para o teste foi o D-sotalol (ação de classe III pura; sem atividade β-bloqueadora do isômero L-sotalol). O ensaio clínico intitulado "*The survival with oral D-sotalol*" (SWORD) foi realizado em 1995 e mostrou também resultado frustrante, pois houve maior mortalidade no grupo tratado do que no grupo placebo.

Portanto, é preciso reconhecer que os medicamentos antiarrítmicos são substâncias potencialmente tóxicas que alteram a função de canais iônicos, receptores autonômicos ou trocadores iônicos.

Ademais, tecnologias mais recentes possibilitaram o uso de intervenções não farmacológicas (por exemplo, implante de marca-passo, ablação por radiofrequência, uso de desfibriladores implantáveis etc.), como no caso das bradiarritmias permanentes, que passaram a ser tratadas definitivamente com implante de marca-passo.

Os primeiros estudos clínicos comparativos entre o uso de cardiodesfibrilador implantável e fármacos antiarrítmicos mostraram clara vantagem dos primeiros. Por exemplo, no estudo CASH (*Cardiac Arrest Study - Hamburg*), iniciado em 1987 e concluído em 1993, que comparou o uso do desfibrilador implantável com vários fármacos, o estudo no subgrupo que utilizava propafenona foi interrompido, dada a mortalidade excessiva associada ao uso desse fármaco. Por outro lado, alguns fármacos, apesar da efetividade no controle de taquiarritmias, apresentaram efeitos colaterais significativos, que motivaram a sua suspensão em 27%, 40% e 42% dos pacientes, respectivamente, dos grupos dos estudos CHF - STAT (*Congestive Heart Failure - Survival Trial of Antiarrhythmic Therapy*), EMIAT e CAMIAT (*Canadian Amiodarone Myocardial Infarction Trial*). O uso de cardioversores-desfibriladores implantáveis tem sido eficiente na interrupção de TV sustentadas e de fibrilação ventricular (FV), levando a uma diminuição significativa na incidência de MS, evidente nos estudos CASH, MADIT (*Multicenter Automatic Defibrillator Implantation Trial*) e AVID (*Antiarrhythmics Versus Implantable Defibrillator*). Este último, projetado para 1.200 pacientes, também foi interrompido em virtude das taxas de mortalidade discrepantes entre seus subgrupos; o grupo de pacientes que recebia tratamento apenas com fármacos foi descontinuado.

No entanto, a relação custo-efetividade incremental dessas terapias não farmacológicas ainda é muito alta e tem sido bastante discutida. Apesar dos desfibriladores cardíacos estarem em uso há três décadas, ainda são indicados para uma pequena parcela de pacientes que têm alto risco de MS por arritmias. Não há dúvida de que eles são muito confiáveis, muito eficazes e com taxa de insucesso na função de desfibrilar ou cardioverter de quase zero. O problema com o uso desses aparelhos não é só o alto custo, mas as possíveis complicações ao longo de tempo, como choques inapropriados, fraturas de eletrodos, infecções, problemas psicológicos, principalmente em pacientes jovens ou com longo tempo de uso desses dispositivos. Entretanto, é a terapia mais consagrada para a prevenção de MS e demonstra resultados em grupos com disfunção severa do ventrículo esquerdo [fração de ejeção (FE) menor que 30%] na prevenção de mortalidade total, tanto na prevenção primária quanto na secundária.

Ademais, o tratamento farmacológico para controle da fibrilação atrial (FA) apresenta inúmeras limitações, sendo considerado apenas paliativo. A ablação por cateter é a alternativa terapêutica preconizada para o tratamento definitivo da arritmia. A ablação é uma alternativa mais efetiva na manutenção do ritmo sinusal do que as drogas antiarrítmicas, entretanto ainda com taxa de recidiva alta ao longo do tempo e necessidade de repetidos procedimentos (pelo menos 2) para maior eficácia. As taxas de complicações hoje são muito reduzidas, porém presentes em até 5% a 7% dos casos e com eficácia em torno de 50% a 80%, dependendo do tipo de paciente, tamanho do átrio etc.

Além do efeito pró-arrítmico, o insucesso da terapêutica medicamentosa pode ocorrer devido à escolha incorreta do fármaco, à dosagem inadequada ou ao uso irregular pelo paciente e ao uso incorreto em pacientes com comprometimento importante da função ventricular ou com outras comorbidades. Conhecer melhor os subtipos de canais iônicos e a fisiopatogenia das arritmias pode ajudar no desenvolvimento de novos fármacos antiarrítmicos, podendo até mesmo um novo fármaco ainda em fase I, II ou III de avaliação clínica se tornar uma opção terapêutica mais segura. Na realidade, os cenários atuais apontam para um incremento na associação de ambas as abordagens, farmacológicas e não farmacológicas, em benefício dos pacientes.

Assim, não apenas eletrofisiologistas cardíacos, mas também estudantes das áreas médicas e profissionais lidando com pacientes em risco de desenvolver arritmia cardíaca (ArC), devem entender o essencial sobre medicamentos antiarrítmicos, uma vez que, eventualmente, terão que tomar decisões imediatas em relação a tais pacientes.

De maneira ideal, o tratamento das ArC deve ser baseado na elucidação da origem das alterações rítmicas e no total entendimento da ação farmacológica dos diversos agentes antiarrítmicos. A terapia usando drogas antiarrítmicas se complica pelo alto índice de efeitos colaterais, muitas vezes graves, além da possibilidade de somação de efeitos, quando um fármaco é usado em seguida a outro, tornando-os ainda mais cardiodepressores. Faz-se necessária atenção muito especial para a contraindicação absoluta de associação de fármacos antiarrítmicos de classe I com os de classe III (não devem ser utilizados em conjunto pelo alto risco de efeitos adversos e pró-arritmia). Ademais, diversos fármacos são contraindicados em pacientes com disfunção ventricular esquerda ou insuficiência cardíaca (IC), com a possível exceção da amiodarona.

2. O SISTEMA ELÉTRICO CARDÍACO

Basicamente, o coração é um órgão que depende de atividade elétrica para funcionar. Os sinais elétricos gerados pelo coração não apenas causam contração do músculo cardíaco, mas também organizam a sequência da contração em cada batimento, maximizando a função bombeadora cardíaca. Ademais, o padrão e a taxa temporal da atividade elétrica cardíaca determinam o ritmo cardíaco, tornando a integridade do sistema elétrico vital para um trabalho cardíaco adequado.

O sistema de geração e condução do impulso elétrico cardíaco é descrito na Figura 3.2.2. A primeira estrutura do sistema de condução é o nó sinoatrial (NSA). O NSA é uma estrutura subepicárdica, fusiforme, localizada entre a veia cava superior e o átrio direito. Sua principal característica é o automatismo de suas células, graças à existência nessa estrutura de canais de sódio (cNa^+), que são ativados por hiperpolarização, o que gera uma despolarização na diástole, que eleva o potencial de membrana lentamente até o limiar de excitação. Esse canal é denominado canal *funny* ("engraçado", porque o cNa^+ normalmente é ativado por despolarização), e a corrente de estimulação é denominada igualmente corrente *funny* (I_f). O marca-passo cardíaco natural (NSA) gera estimulação elétrica com frequência entre 60 e 100 impulsos por minuto, iniciando o estímulo elétrico e controlando o ritmo cardíaco.

Evidências anatômicas indicam a existência de três vias de condução intra-atrial, chamadas de vias internodais anterior, média e posterior. O feixe anterior se continua com o feixe de Bachman, que faz a condução do impulso do átrio direito para o esquerdo, atravessando o septo interatrial. Esses tratos internodais são formados, na verdade, por músculo atrial diferenciado, por onde o impulso elétrico tem uma via preferencial rápida, não existindo células de condução especializada como no sistema His-Purkinje.

Outra estrutura do sistema de condução cardíaco é o nó atrioventricular (NAV), que está localizado na base do septo interatrial, no vértice do triângulo de Koch. Sua principal função é transmitir os estímulos dos átrios aos ventrículos, já que é a única ligação entre as duas estruturas, a menos que exista uma via acessória, como acontece na SWPW, que é um tipo de arritmia congênita.

Quando o impulso elétrico chega ao sulco AV, encontra o septo fibroso que separa os átrios dos ventrículos. Esse arcabouço fibroso é eletricamente inerte e, portanto, bloqueia o impulso elétrico. A única maneira do impulso se propagar é através do tecido condutor especializado representado pelo NAV e o sistema His-Purkinje. O NAV conduz eletricidade lentamente e, assim, a propagação do impulso é retardada nesse sítio. Tal retardo separa a sístole atrial da ventricular e limita a quantidade de estímulos que atingem os ventrículos, evitando, por exemplo, que arritmias atriais, tais como a FA, possam ser transmitidas em alta frequência aos ventrículos. Esse retardo fisiológico no impulso é representado pelo intervalo PR no ECG de superfície.

Deixando o NAV, o impulso elétrico chega ao feixe de His, que é a parte mais proximal do sistema de condução rápida His-Purkinje. O feixe de His atravessa o arcabouço fibroso e transmite o impulso elétrico para o lado ventricular do sulco AV. Uma vez do lado ventricular, o impulso segue o sistema His-Purkinje, dividindo-se em ramos direito e esquerdo para cada ventrículo e finalmente nas fibras de Purkinje (fPk), alusão ao fisiologista tcheco, Jan Evangelista Purkyně (grafia original de seu sobrenome), que descreveu essas fibras subendocárdicas em 1845. As fPk formam uma rede na região subendocárdica, distribuindo o impulso elétrico, fazendo com que o miocárdio se contraia por inteiro praticamente de forma simultânea. O sistema de geração e condução do impulso elétrico cardíaco orquestra, portanto, a sequência e o ritmo dos batimentos cardíacos.

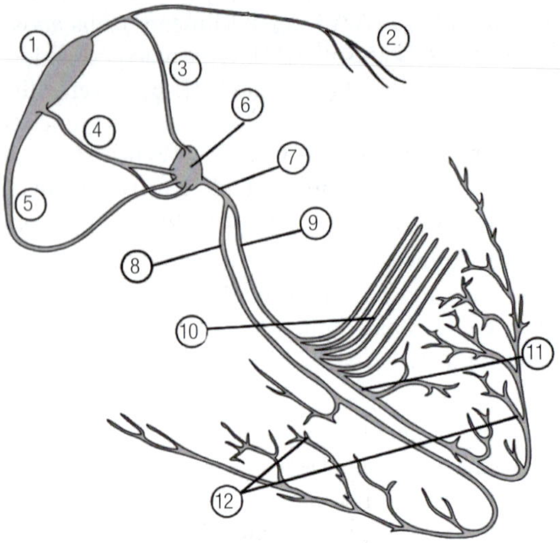

Figura 3.2.2. Sistema de geração e condução de impulsos elétricos cardíacos. 1. Nó sinusal. 2. Fascículo de Bachmann. 3. Trato internodal anterior. 4. Trato internodal médio. 5. Trato internodal posterior. 6. Nó AV. 7. Feixe de His. 8. Ramo direito. 9. Ramo esquerdo. 10. Divisão antero superior esquerda. 11. Divisão postero inferior esquerda. 12 Fibras de Purkinje.

O impulso elétrico cardíaco é resultante de centenas de milhares de correntes elétricas geradas por células cardíacas individuais. A atividade elétrica de um tipo celular cardíaco é mais bem descrita por seu potencial de ação.

O PA do NSA e das fPk serão utilizados como exemplos de PA cardíaco (Figura 3.2.3). O NSA possui um tecido que tem a capacidade de gerar atividade elétrica por despolarização diastólica espontânea (fase 4 de seu PA ou automatismo) por possuir cNa^+ que se ativam por hiperpolarização, os chamados canais "*funny*" (HCN4 –*potassium/sodium hyperpolarization-activated cyclic nucleotide-gated channel 4*). O trocador Na^+/Ca^{2+} (NCX – *sodium-calcium exchanger*) e cCa^{2+} voltagem-dependente (VD) transitórios (tipo T) têm contribuição menor nesse fenômeno. Quando essa despolarização atinge o limiar, os canais de cálcio VD do tipo L (cCa^{2+}VD-L) são ativados e são responsáveis pela fase 0 do PA do NSA. Nessas células, os cNa^+ não contribuem substancialmente para essa fase. Os cK^+ transitórios de efluxo (Ito) são Ca^{2+} dependentes e desativam rápido e os cK^+ retificadores retardados ultrarrápidos (Ikur), rápidos (Ikr) e lentos (Iks) são VD e, ao aumentar o efluxo de K^+, isto é, a saída de carga positiva da célula, levam à repolarização (fase 3). A duração do PA do NSA é curta por conta da ação vagal tônica e da grande expressão de cK^+.

O PA da fPk, por exemplo, se inicia depois de atingido por impulso que alcança o limiar de excitação, com aumento rápido na condutância ao Na^+ através de canais VD, aumentando a condutância a esse íon milhares de vezes (fase 0). Esses canais se inativam também rapidamente após, em cerca de 1 ms, e cK^+ transitórios de efluxo (Ito) são rapidamente ativados, sendo os principais responsáveis pela fase 1 de repolarização desse PA. No entanto, esses canais são também rapidamente inativados. Os cCa^{2+}VD-L, ativados por despolarização, mantêm uma corrente despolarizante, que é a responsável pela fase de platô do PA (fase 2) dessas fibras (His, Purkinje, miócitos ventriculares). Com a inativação desses canais de longa duração de ativação, as correntes que predominam são as de K^+ retificadoras retardadas, que são correntes de efluxo e que levam à repolarização das células (fase 3). A fase 4 nessas células é uma fase quiescente correspondente ao período refratário relativo e há equilíbrio entre as diversas correntes iônicas, enquanto a sódio-potássio ATPase (NKA) trabalha ativamente para manter o gradiente iônico de Na^+ e K^+. A chegada de um novo impulso elétrico advindo do NSA reinicia o processo.

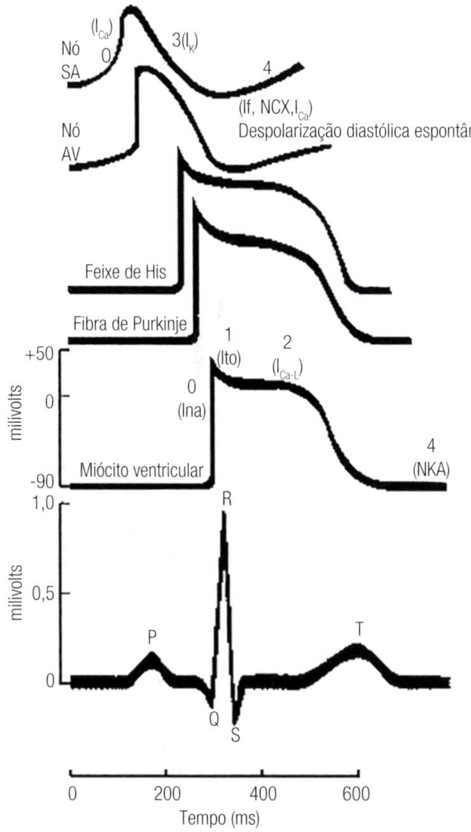

Figura 3.2.3. Representação esquemática do potencial de ação de vários tecidos cardíacos e sua relação com o ECG (derivação bipolar DII). As correntes iônicas principais responsáveis pelas fases são apresentadas para o NSA e para a fPk. I_{Ca}: corrente de influxo de cálcio; IK: corrente de efluxo de potássio; If: corrente de influxo em canais "funny"; NCX: trocador sódio-cálcio; Ito: corrente transitória de efluxo de potássio; I_{Ca-L}: corrente de influxo de cálcio via canais do tipo L; NKA: bomba sódio-potássio ATPase.

3. A GÊNESE DAS ARRITMIAS

De maneira geral, os distúrbios do ritmo cardíaco se originam a partir de desordens na geração, na condução do impulso elétrico ou numa combinação desses dois mecanismos. Alterações gênicas na expressão e/ou função de canais iônicos ou transportadores específicos, as canalopatias, são mecanismos fisiopatogênicos subjacentes de várias formas de arritmias hereditárias. Existem duas formas descritas de desordens da geração do impulso: distúrbios de automaticidade e atividade deflagrada.

3.1. Automaticidade exacerbada

Todos os miócitos cardíacos têm potencial de automaticidade, sobretudo nos arredores de doença miocárdica, influenciado pelo tônus autonômico, alterações eletrolíticas, utilização de alguns fármacos ou isquemia. O aumento de excitabilidade no tecido que detém automatismo pode acontecer no átrio, na junção AV ou no sistema de His-Purkinje; entretanto, não são tão comuns (cerca de 10% de todas as taquiarritmias).

As causas subjacentes mais frequentes dessas taquiarritmias são isquemia aguda do miocárdio, hipoxemia, hipocalemia, hipomagnesemia, distúrbios ácido-base, tônus simpático aumentado, uso de fármacos simpatomiméticos, condições de pós-operatório de cirurgia cardíaca, bem como reperfusão durante trombólise na fase aguda do infarto. Portanto, essas taquiarritmias, por aumento da excitabilidade, são mais frequentemente diagnosticadas em pacientes de emergência e em unidade de tratamento intensivo. Um exemplo comum é a taquiarritmia multifocal, que acompanha a agudização de doenças pulmonares graves como doença pulmonar obstrutiva crônica (DPOC), embolia pulmonar, câncer de pulmão, entre outras. Outros exemplos incluem as taquiarritmias que surgem durante a indução ou na fase de recuperação anestésica geral e as taquiarritmias presentes nos primeiros minutos a horas após um IAM.

A maioria dessas arritmias não tem consequências hemodinâmicas significativas. Assim, o objetivo principal do tratamento consiste em corrigir as causas metabólicas subjacentes e, uma vez resolvendo o quadro agudo, em geral, essas arritmias desaparecem. Em alguns casos, entretanto, podem precipitar ArV graves associadas a focos de reentrada.

3.2. Atividade deflagrada

A atividade deflagrada é causada por fluxos anormais de cátions para o interior das células cardíacas. Esses fluxos iônicos produzem uma despolarização, chamada pós-potencial, que, quando em suficiente amplitude, pode ativar os canais rápidos de Na^+ e provocar um PA anômalo nas fases 3 ou 4 do PA cardíaco (Figuras 3.2.4 e 3.2.5). Exemplos de arritmias provocadas por atividade deflagrada incluem as arritmias associadas à intoxicação digitálica e *torsades de pointes*, que são ciclos de taquicardias ventriculares polimórficas rápidas, associadas à presença do intervalo QT prolongado no ECG de base.

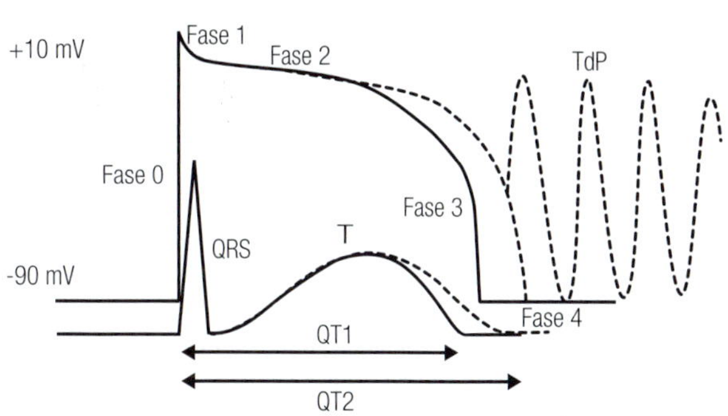

Figura 3.2.4. O prolongamento da fase de repolarização, pelo bloqueio de cK^+, resultará em alargamento do intervalo QT (QT2). O bloqueio de cK^+ precipita também pós-despolarização precoce, uma forma de atividade deflagrada. TdP = *torsade de pointes*, uma ArV polimórfica potencialmente fatal, um exemplo de arritmia que tem participação de pós-potencial precoce em sua fisiopatogenia. Pode ser precipitada, por exemplo, por fármacos como sotalol, quinidina, dofetilida e procainamida.

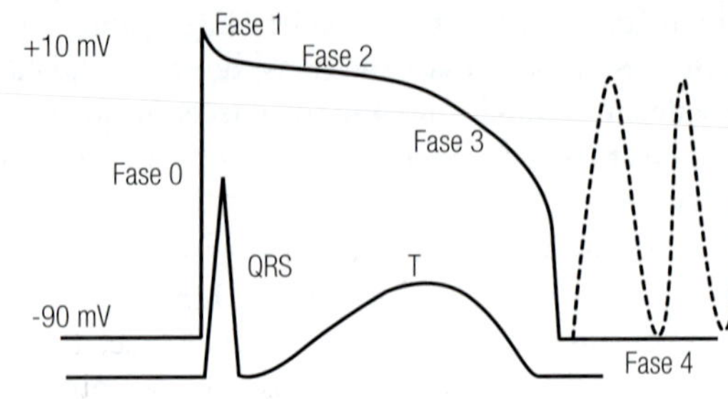

Figura 3.2.5. A atividade deflagrada originada na fase 4 do PA cardíaco é conhecida como pós-despolarização retardada. A arritmia induzida por digitálicos, por exemplo, tem esse componente em sua fisiopatogenia.

3.3. Reentrada

O mecanismo de reentrada está envolvido na gênese dos distúrbios de ritmo mais significativos clinicamente. Esse, apesar de complexo e menos intuitivo que o mecanismo de alteração de automaticidade, pode pedagogicamente ser reduzido a alguns conceitos básicos importantes. A reentrada não pode acontecer ao menos que certas condições subjacentes existam (Figura 3.2.6). Primeiro, duas vias condutoras paralelas próximas devem estar conectadas proximal e distalmente por tecido condutor formando um circuito elétrico potencial. Segundo, uma das vias deve ter um período refratário mais longo que a outra. Terceiro, a via com o período refratário mais curto deve ter uma velocidade de condução do impulso elétrico mais lenta que a outra via. Uma vez na vigência de tais condições, um impulso elétrico pode se propagar pela zona de menor período refratário e depois pela de maior período refratário de maneira anterógrada e assim o circuito se mantém permanentemente.

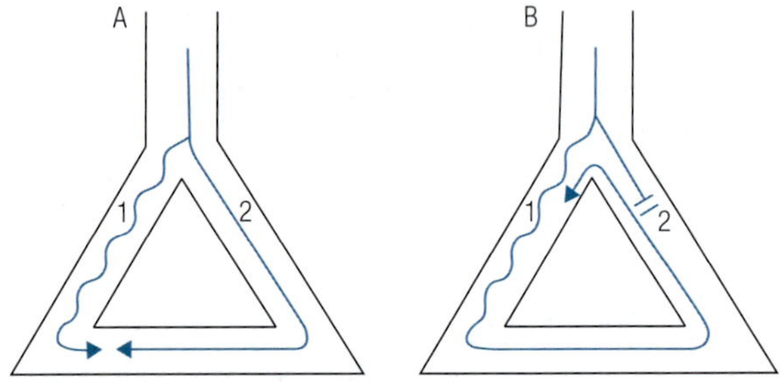

Figura 3.2.6. A figura **A** representa um circuito esquemático de condução elétrica em uma determinada área anatômica para ilustrar os pré-requisitos necessários para a formação de um circuito de reentrada (seja micro ou macroentrada). O circuito tem duas vias (1 e 2) que apresentam diferenças substanciais do ponto vista eletrofisiológico. Neste exemplo, a via 1 conduz o impulso elétrico mais lentamente que a via 2; a via 2, no entanto, tem um período refratário mais longo que a via 1. A figura **B** exemplifica de maneira simplificada como uma arritmia por reentrada pode se iniciar quando todos os pré-requisitos descritos no painel A estiverem presentes. Um impulso elétrico não se propagaria pela via 2 (que tem um período refratário mais longo), enquanto seguiria normalmente pela via 1. Uma vez que a condução pela via 2 é lenta, esta tem tempo de sair do estado refratário e conduzir o impulso retrogradamente. O impulso pode, então, reentrar na via 1 e um circuito de reentrada ser estabelecido.

Nos ventrículos, um circuito de reentrada se forma mais comumente na fase mais tardia do pós-infarto do miocárdio, nas áreas lesadas e substituídas por tecido fibroso ou também em pacientes com miocardiopatias de diversas origens, devido às regiões de fibrose que determinam áreas de bloqueios anatômicos e diferentes velocidades de condução.

Os circuitos de reentrada podem ser bastante pequenos (de "microrreentrada") ou amplos (de "macrorreentrada"), circulando em torno e junto à complexa arquitetura comprometida de uma cicatriz de IAM. Essa "zona de fronteira" com frequência representa um alvo importante para ablação, porque fornece o sítio pelo qual a onda de reentrada sai da cicatriz e segue para outras áreas ventriculares, ou um istmo estreito que permite a passagem obrigatória requerida por um circuito de TaV. Quanto maior for o tamanho do infarto, maior será a probabilidade de ArV e mortalidade. A TaV também pode surgir a partir de um tecido do sistema de condução lesionado (reentrada de ramo, reentrada fascicular) na doença isquêmica ou em outra doença cardíaca. Em muitos casos, principalmente casos de ASV, as vias envolvidas no circuito de reentrada podem ser mapeadas precisamente por procedimentos eletrofisiológicos.

3.4. As canalopatias

Mais recentemente, algumas variedades de arritmia têm sido atribuídas à anormalidade de canais iônicos ou transportadores que medeiam o fluxo iônico através da membrana ou em organelas de estoque de cálcio como o retículo sarcoplasmático. Entre as canalopatias, as síndromes do intervalo QT longo, com diversas mutações descritas, são clássicas as do tipo 1, 2 e 3, a síndrome de Brugada e a TV polimórfica catecolaminérgica.

Na síndrome do QT longo, 75% dos casos envolvem mutação em um de três canais: cK$^+$VD (Kv1.7), cK$^+$ tipo HERG (gene KCNH2) ou cNa$^+$ NaV1.5. Aproximadamente 20% a 25% dos pacientes com síndrome de Brugada têm mutação no cNa$^+$VD (NaV1.5) codificado pelo gene SCN5A. Entre 50% e 60% dos casos de TV polimórfica catecolaminérgica derivam de mutações hereditárias ou esporádicas nos canais de rianodina tipo 2, proteínas essenciais no controle dos estoques intracelulares de cálcio.

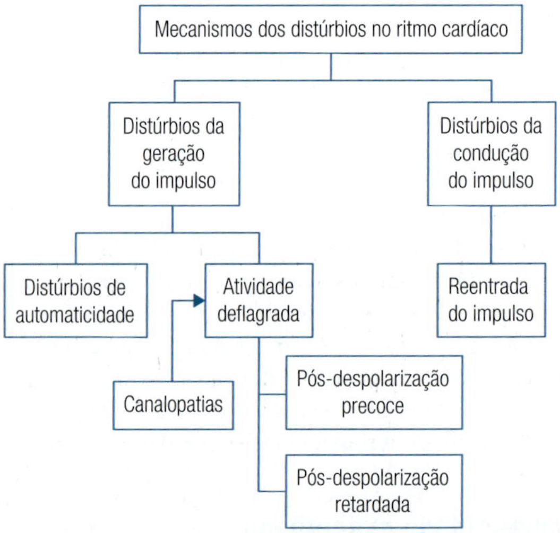

Figura 3.2.7. Mecanismos básicos relacionados à gênese de distúrbios no ritmo cardíaco.

4. ARRITMIAS MAIS COMUNS

4.1. Arritmias supraventriculares

4.1.1. Originadas no nó sinoatrial

Taquicardia sinusal

Na taquicardia sinusal, a frequência cardíaca (FC) está acima de 100 bpm, e tanto a onda P quanto o intervalo P-R estão normais. Pode ser fisiológica, por exemplo, em resposta ao exercício ou ansiedade, ou patológica, por exemplo, em resposta a dor, IC esquerda, ataque de asma, tireotoxicose ou causas iatrogênicas (por exemplo, uso de agonistas β-adrenérgicos, como o salbutamol). Caso seja patológica, o tratamento deve ser direcionado para a causa subjacente. Um novo fármaco – ivabradina – bloqueia as correntes do tipo "funny" sinusais e é usado para o tratamento de situações patológicas de hiperatividade do nó sinusal, chamada de taquicardia sinusal inapropriada. Mostrou resultado também na insuficiência cardíaca em pacientes já em uso de betabloqueadores e com frequência ainda alta.

Bradicardia sinusal

No caso da bradicardia sinusal, a FC é menor que 60 bpm com complexos eletrocardiográficos normais. Esse é um achado comum em atletas, em pacientes jovens em boa forma física, situação decorrente do aumento do tônus vagal, bem como em pacientes em uso de β-bloqueadores. No entanto, também ocorre em pacientes com hipertensão intracraniana severa e com doença do NSA, e consiste em achado comum durante a fase aguda do IAM, especialmente infarto de parede inferior. Esses distúrbios só requerem tratamento se houver comprometimento hemodinâmico.

4.1.2. Arritmias atriais

Fibrilação atrial

A frequência atrial fica maior que 350 bpm, com uma condução AV variável que resulta em batimentos completamente irregulares, exceto se o paciente estiver com bloqueio atrioventricular (BAV) total, quando o átrio poderá estar em FA e os ventrículos estimulados por um ritmo de escape juncional ou hissiano.

No entanto, a maior preocupação é com a formação de coágulos no átrio que possam ser deslocados e promover um acidente vascular isquêmico. O método de tratamento da FA consiste em revertê-la a um ritmo sinusal, por cardioversão elétrica ou farmacológica, ou retardando a condução através do NAV. Para evitar a recorrência, podem-se utilizar antiarrítmicos ou, em caso de recorrências e átrios não muito dilatados, a ablação por radiofrequência.

Flutter *atrial*

No *flutter* atrial, a frequência atrial pode chegar de 250 a 350 bpm e a condução ventricular costuma ser fixa em torno de 150 bpm, exceto quando em pacientes já em uso de fármacos depressores da condução atrioventricular ou com doença no sistema de condução AV. Essa arritmia decorre usualmente de um macrocircuito de reentrada, mais comumente na região istmo-cavo-tricúspide, na porção inferior do átrio direito.

Taquicardias atriais

São arritmias decorrentes de hiperautomatismo de focos ectópicos (mais comumente em corações estruturalmente normais) ou de circuitos de reentradas em átrios dilatados ou com áreas de fibrose devido a diversas patologias cardíacas. Podem se originar de um ou de diversos focos. As frequências variam entre 100 e 250 bpm.

4.2. Arritmias nodais e outros distúrbios de ritmo supraventriculares

4.2.1. Bloqueio atrioventricular

Bloqueio de primeiro grau

Apresenta prolongamento do intervalo PR maior que 200 ms.

Bloqueio de segundo grau

Divide-se em dois tipos: Mobitz I, no qual o intervalo PR aumenta progressivamente até que ocorra bloqueio de condução de onda P aos ventrículos (fenômeno de Wenckebach), geralmente de origem no nó AV; Mobitz II, no qual há um intervalo PR constante com falha variável de condução da onda P aos ventrículos, geralmente de maior gravidade e risco, por ter usualmente origem no feixe de His ou nos seus ramos. A importância dos bloqueios de primeiro e segundo graus é que podem ser um preditivo de bloqueio AV completo, chamado de bloqueio de terceiro grau. Isso é especialmente verdadeiro, para o caso do bloqueio Mobitz II.

Bloqueio de terceiro grau

Acontece dissociação AV completa com surgimento de ritmo nodal de escape com FC em torno de 40 a 50 bpm ou idioventricular com frequência inferior a 40 bpm, em razão de uma localização mais baixa no sistema condução. Trata-se de emergência médica, uma vez que pode ocorrer perfusão cerebral inadequada seguida de síncope e algumas vezes seguida de convulsões. Essa condição é denominada síndrome de Stokes-Adams. Nesse caso, o tratamento definitivo é o implante de marca-passo, inicialmente provisório e posteriormente definitivo, caso não haja uma causa reversível, como intoxicação digitálica, por exemplo.

4.2.2. Taquicardias supraventriculares (TSV)

Englobam diversos tipos de taquiarritmias originadas na região do nó AV ou acima da junção AV, tendo frequências cardíacas variáveis e mecanismos fisiopatológicos distintos. Em pacientes mais idosos ou naqueles com doença prévia no sistema de condução, pode levar ao bloqueio de um dos ramos do feixe de His e condução "aberrante" com complexos largos, situação que pode ser de difícil distinção eletrocardiográfica de TV. A taquicardia por reentrada nodal é a TSV mais frequente.

4.2.3. Taquicardia supraventricular intranodal ou dupla via nodal

As fibras do NAV são arranjadas longitudinalmente e, se houver diferenças em períodos refratários entre fibras adjacentes, um determinado impulso atrial pode ser conduzido anterogradamente por um conjunto de fibras e retrogradamente por outro, levando a um circuito de reentrada.

4.2.4. Taquicardia supraventricular extranodal

Nesse caso, uma via acessória anatomicamente separada está presente, e por essa via a condução é mais rápida e o período refratário é mais curto que no NAV. Tem-se, portanto, uma reentrada AV. Achados comuns no ECG são um intervalo PR encurtado, uma vez que a via acessória é de condução mais rápida do que o NAV, bem como um complexo QRS alargado com inclinação arrastada pela presença de onda delta. Essa onda se forma pela chegada do impulso a uma parte do ventrículo por onde deve ser conduzida pelo tecido de condução lenta não especializado, representado por miócitos ventriculares, em vez de utilizar o sistema de condução especializado. Alternativamente, pode haver um intervalo PR reduzido, mas um complexo QRS normal, o que caracteriza a síndrome de Lown-Ganong-Levine, caso a via acessória anormal se conecte com os sistemas de condução fisiológicos mais distalmente em relação ao NAV.

4.3. Arritmias ventriculares

4.3.1. Batimentos ventriculares ectópicos

Mostram complexo QRS anormal originado de foco ectópico nos ventrículos ou no sistema de condução His-Purkinje. Estes podem ocorrer como consequência de doença arterial coronariana (DAC), cardiomiopatia hipertrófica e IC de outras causas. Podem ser monomórficas ou polimórficas, quando apresentam diferentes morfologias, geralmente originadas de regiões diferentes dos ventrículos. Podem ser isoladas, pareadas ou acopladas quando em pares, bigeminadas ou trigeminadas, quando alternam batimentos normais com batimentos ectópicos em sequências.

4.3.2. Taquicardia ventricular

São complexos ectópicos de origem ventricular ou no sistema His-Purkinje, sendo não sustentada quando ocorre mais de três batimentos e sustentada quando ocorre instabilidade hemodinâmica ou clínica [hipotensão, sinais de baixo débito, síncope, insuficiência cardíaca congestiva (ICC) ou com duração maior que 30 segundos].

4.3.3. Fibrilação ventricular

Na FV, o ECG é caótico e a parada circulatória ocorre imediatamente. Nesse caso, deve ser feita desfibrilação elétrica imediata. É o mecanismo mais comum de morte arrítmica juntamente com as taquicardias ventriculares rápidas.

5. CONCEITO E CLASSIFICAÇÃO DOS ANTIARRÍTMICOS

Os antiarrítmicos atuam de modo específico no controle ou prevenção das ArC. A classificação desses fármacos comumente adotada é a proposta por Vaughan-Williams e Singh, como pode ser observado na Figura 3.2.8.

Grupo I – fármacos que atuam bloqueando a corrente rápida de entrada de Na^+ na membrana na despolarização. Isso resulta na redução da velocidade de subida (fase 0) do PA e da inclinação da fase 4. No miocárdio há aumento do período refratário efetivo.

Nesse grupo, encontram-se três subgrupos, conforme o tipo de interferência no período refratário e na condução do estímulo:

- IA – prolonga o período refratário e lentifica a condução do estímulo (por exemplo, disopiramida, procainamida);
- IB – diminui a duração do período refratário, mas tem pouca ação na condução do tecido normal (por exemplo, lidocaína, mexiletina, fenitoína);
- IC – diminui marcadamente a condução, mas tem efeito mínimo na refratariedade (por exemplo, encainida, flecainida, moricizina, indecainida, propafenona).
- Grupo II – fármacos que compartilham a capacidade de bloquear receptores β-adrenérgicos, mas diferem quanto à farmacocinética, atividade simpatomimética intrínseca, ação inotrópica negativa, cardiosseletividade e capacidade de penetração no sistema nervoso central – SNC (por exemplo, propranolol, atenolol, esmolol, metoprolol, carvedilol, bisoprolol e nebivolol).
- Grupo III – o efeito antiarrítmico decorre do alongamento da duração do PA, com aumento do período refratário efetivo (por exemplo, amiodarona, bretílio, sotalol, dofetilida, ibutilida, ranolazina, azimilida).
- Grupo IV – inclui fármacos bloqueadores de cCa^{2+}V-D-L com ação mais proeminente no coração do que nos vasos. Interferem no fluxo de Ca^{2+} durante a despolarização e repolarização (diltiazem, verapamil); tendem a lentificar a condução nos NSA e NAV.

A classificação de Vaughan-Williams foi bastante criticada, pois muitos fármacos têm mecanismos de ação que se encaixam em várias dessas classes. Por exemplo, a amiodarona bloqueia cNa^+, tem ação antagonista β-adrenérgica, prolonga o PA e o intervalo QT por bloquear cK^+ e ainda bloquear cCa^{2+}, características das classes I, II, III e IV, respectivamente. Ademais, a amiodarona tem outras ações farmacológicas como inibição de enzimas do complexo citocromo P, inibição da interação dos hormônios tireoidianos com receptores nucleares e efeito vasodilatador coronariano. Essas ações contribuem tanto para seus efeitos benéficos como para os efeitos colaterais. Além disso, muitos fármacos antiarrítmicos utilizados (por exemplo, adenosina, digoxina, deslanosídeo C e atropina) não se encaixam nessa classificação. Por fim, apesar de as ArC clinicamente relevantes ocorrerem devido a condições fisiopatológicas no miocárdio lesado, a classificação de Vaughan-Williams baseia-se no efeito dos fármacos sobre tecidos cardíacos normais e isolados.

Diante de tais inconsistências e do fracasso dos ensaios clínicos em mostrar melhora na sobrevida de pacientes mais graves com o uso desses fármacos, um grupo de especialistas da Sociedade Europeia de Cardiologia se reuniu de 1 a 4 de dezembro de 1990, em Taormina (Sicília), para discutir nova classificação dos fármacos antiarrítmicos. A abordagem utilizada foi baseada nos mecanismos de arritmogênese e nos fatores de vulnerabilidade e ficou conhecida como "Gambito Siciliano", sendo revisada em vários outros encontros do grupo.

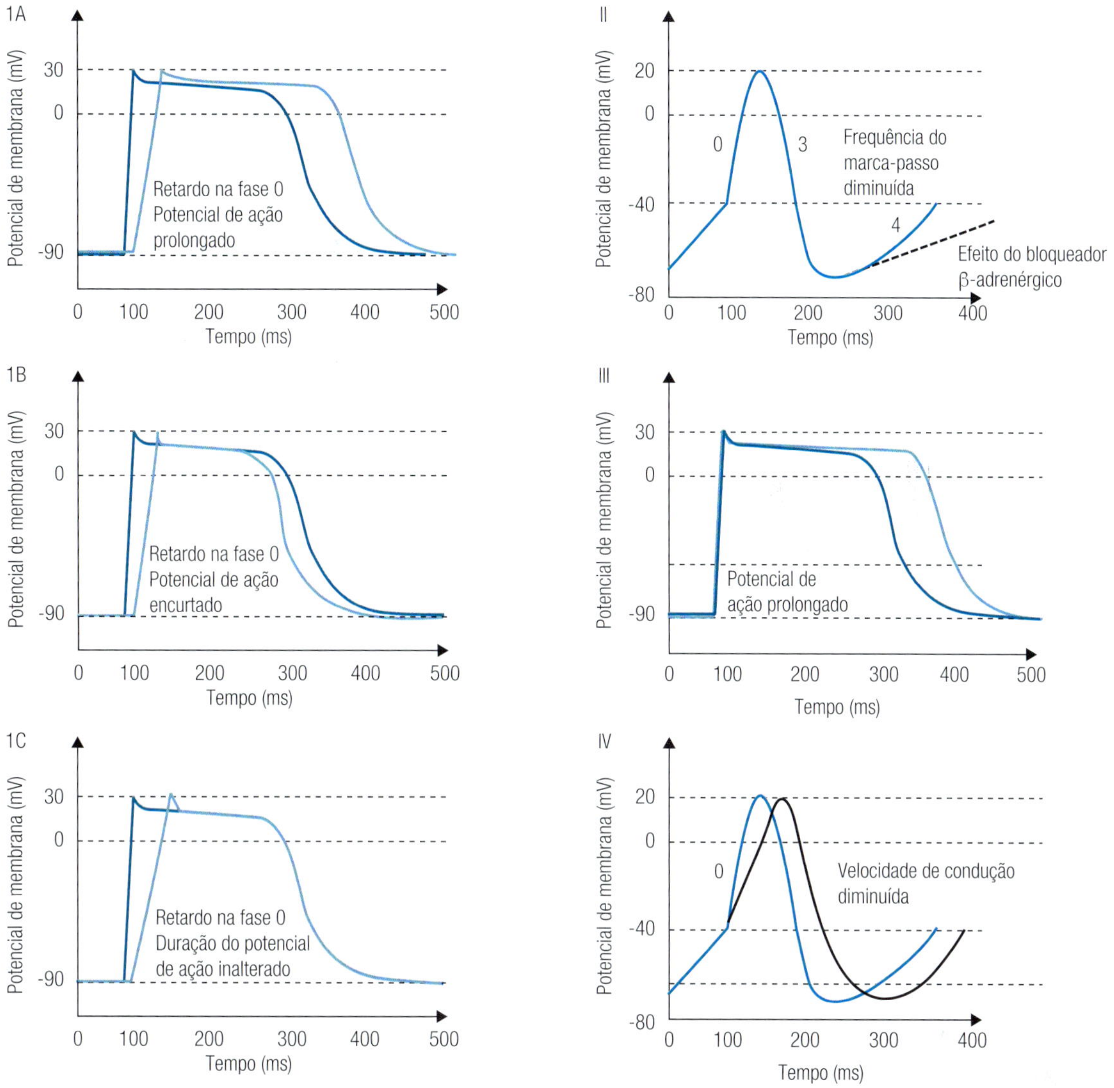

Figura 3.2.8. Efeito dos fármacos antiarrítmicos no PA cardíaco segundo a classificação clássica de Vaughan-Williams. As classes 1A, 1B, 1C e III têm ação mais importante no sistema His-Purkinje e nos miócitos cardíacos, cuja forma típica de potencial de ação é mostrada na figura correspondente. Da mesma forma, os β-bloqueadores adrenérgicos e os bloqueadores de cCa^{2+} têm maior atividade nos NAS e NAV, justificando, assim, a forma do PA utilizado no esquema representativo.

A classificação de Vaughan-Williams se baseava no mecanismo de ação dos fármacos, enquanto a proposta do Gambito Siciliano incorporava os mecanismos de geração das arritmias e considerava a fisiologia dos canais iônicos e do coração como um todo. Conhecer tais mecanismos permite definir a melhor opção farmacológica em cada caso.

Duas grandes diferenças existem entre a classificação clássica de Vaughan-Williams e Singh e a abordagem do "Gambito Siciliano". Primeiro, o "Gambito Siciliano" descreve o mecanismo de ação dos antiarrítmicos de maneira muito mais completa. Segundo, esse não é um sistema de classificação verdadeiro, uma vez que é baseado nos efeitos dos fármacos conhecidos e nos mecanismos relacionados à gênese das arritmias e os considera todos de maneira singular; assim, esse sistema não oferece praticidade nas comunicações científicas. Devido a isso, apesar de antiga e limitada, a classificação de Vaughan-Williams permanece em uso no mundo inteiro, devido à sua simplicidade e facilidade de memorização. Soma-se a isso o fato de essa classificação levar em consideração a ação específica dos medicamentos sobre os canais iônicos como os de Na^+, Ca^{2+} e K^+, por exemplo. Portanto, a classificação de Vaughan-Williams será a adotada na categorização dos fármacos antiarrítmicos no presente capítulo. Embora outras classificações tenham sido publicadas, elas são muito complexas, pois consideram os mecanismos arritmogênicos, canais iônicos, correntes elétricas, receptores de membrana, entre outros, o que exigiria do clínico um conhecimento amplo de eletrofisiologia cardíaca, tornando-as pouco práticas, à semelhança da própria classificação do "Gambito Siciliano".

6. CLASSE I (BLOQUEIO DO INFLUXO DE SÓDIO)

6.1. Lidocaína

A lidocaína tem sido usada clinicamente desde 1943, quando foi introduzida como anestésico local. Na década

Tabela 3.2.1. Classificação de fármacos antiarrítmicos baseada na modificação de parâmetros de vulnerabilidade (Classificação do "Gambito Siciliano")

Distúrbio do ritmo cardíaco/mecanismo		Parâmetro de vulnerabilidade	Fármacos representativos
TS	Automatismo aumentado	Encurtamento da fase 4	BK cNa^+
TA	Automatismo anormal	Hiperpolarização ou depolarização da fase 4	Agonista M2 BK cNa^+ ou BK cCa^{2+}
RIA	Atividade deflagrada	Despolarização da fase 4	BK cCa^{2+} ou BK cNa^+
TdP	Atividade deflagrada (PPP)	PPP	$MgSO_4$, Agonistas β-adrenérgicos (apenas na forma adquirida), atropina (se houver bradicardia)
AID	Atividade deflagrada (PPT)	Sobrecarga de Ca^{2+}; PPT	BK cCa^{2+} ou BK cNa^+
TVP	PPT	Sobrecarga de Ca^{2+}; PPT	BK β-adrenérgicos, BK cCa^{2+} e adenosina
FIA I	Macrorreentrada	DCE	BK cNa^+ (exceto IB)
WPWS	Reentrada via acessória	DCE	BK cNa^+ (exceto IB)
TVMS	Macrorreentrada	DCE	BK cNa^+
FIA II	Microrreentrada	PPR	BK cK^+
FA	Microrreentrada	PPR	BK cK^+
WPWS	Microrreentrada	PPR	Amiodarona, sotalol
TVMS e TVPS	Microrreentrada	PPR	Quinidina, procainamida, disopiramida
FV	Microrreentrada	PPR	Bretílio
TVT	Reentrada Ca^{2+} dep	DCE	BK cCa^{2+}
TVI	Reentrada Ca^{2+} dep	DCE	BK cCa^{2+}

TA: taquicardia atrial; TVMS: taquicardia ventricular monomórfica sustentada; TVPS: taquicardia ventricular polimórfica sustentada; DCE: depressão de condução e excitabilidade; PPR: prolongamento do período refratário; TVT: taquicardia ventricular intranodal; TVI: taquicardia ventricular idiopática fascicular; BK: bloqueador; RIA: ritmo idioventricular acelerado; AID: arritmia por intoxicação digitálica; TS: taquicardia sinusal; TdP: *torsades de pointes*; FIA: *flutter* atrial; WPWS: *Wolff Parkinson White Syndrome*; FA: fibrilação atrial; FV: fibrilação ventricular; PPP: pós-potencial precoce; PPT: pós-potencial tardio.

Adaptada do artigo "The Sicilian gambit. A new approach to the classification of antiarrhythmic drugs based on their actions on arrhythmogenic mechanisms". Task Force of the Working Group on Arrhythmias of the European Society of Cardiology. *Circulation*, v. 84, p. 1831-51, 1991.

de 1950, foi usada no tratamento de ArV e permanece como uma alternativa para essa indicação em situações de emergência (por via IV). Pertence ao grupo IB e diminui a velocidade de condução. Também foi usada na rotina do pós-infarto imediato para prevenir MS, porém levou a aumento de mortalidade. Usa-se em ArV sustentadas estáveis (TV sustentada) e durante os ciclos de reanimação cardíaca quando o ritmo detectável for FV e não houver êxito na reversão após dois choques. No entanto, a amiodarona tem se mostrado mais eficiente para essa indicação.

Absorção e destino

É absorvida por via oral, mas sofre extenso efeito de primeira passagem hepática e, por isso, nunca foi desenvolvida uma formulação para administração oral. Aplicada por via venosa, seu efeito antiarrítmico desenvolve-se rapidamente e declina quando a infusão é descontinuada. O fármaco é cerca de 90% metabolizado no fígado, onde o sistema enzimático nos microssomas hepáticos hidrolisa a ligação amida, tendo meia-vida de 1 a 2 horas e apenas 10% são excretados intactos pelos rins. A ligação do fármaco a proteínas plasmáticas aumenta durante períodos de estresse (por exemplo, IAM), em função do aumento plasmático dessas proteínas. O aumento na taxa de ligação a proteínas pode prolongar a meia-vida de eliminação de 1 a 2 horas para até 4 horas, podendo levar a acúmulo e aumento dos níveis plasmáticos de lidocaína durante infusão constante.

Efeitos farmacológicos

A lidocaína, por sua rápida cinética de ligação, provoca retardo na fase de despolarização do PA, mas não lentifica a velocidade de condução em tecidos normais. No entanto, quando a FC está aumentada ou durante a isquemia, hipocalemia ou acidose, a lidocaína pode retardar substancialmente a despolarização e a velocidade de condução. As durações do PA e do período refratário estão reduzidas no tecido ventricular, mas não no tecido atrial. Além disso, a lidocaína pode suprimir tanto a automaticidade normal quanto a anormal, o que pode levar à assistolia quando é administrada na vigência de um ritmo ventricular de escape, e suprimir pós-potenciais precoces e pós-potenciais tardios. Observa-se, também, que em dose antiarrítmica, a lidocaína tem pouco ou quase nenhum impacto hemodinâmico.

Usos

A lidocaína é largamente usada como agente antiarrítmico, particularmente nas emergências de ArV, durante a cirurgia ou naquela resultante do IAM. É indicada em TV, incluindo extrassístoles e FV; essas arritmias são às vezes originadas por IAM ou pela administração de catecolaminas ou digitálicos.

Efeitos colaterais

Relatam-se efeitos tais como sonolência, tontura, apreensão, euforia, visão obscurecida ou dupla, vômito, sensação de frio ou adormecimento, tremor, parestesia, convulsão, inconsciência, depressão respiratória, hipotensão, colapso cardiovascular, bradicardia e até mesmo parada cardíaca; a parada respiratória pelo uso da lidocaína pode ser fatal. Outros fármacos podem aumentar os níveis plasmáticos da lidocaína, aumentando os riscos de efeitos colaterais. Entre eles se incluem o propranolol, o metoprolol e a cimetidina (mas não a ranitidina). A lidocaína raramente tem efeito pró-arrítmico.

6.2. Fenitoína

A fenitoína, utilizada principalmente como anticonvulsivante, constitui-se em excelente antiarrítmico, sendo inserida na classe IB. É uma alternativa para pacientes com ArV refratária, quando há contraindicação e/ou indisponibilidade de outros agentes. Seu modo de ação principal assemelha-se ao da lidocaína, pois deprime o automatismo do tecido de Purkinje; assim, exerce antagonismo quase específico na arritmia induzida por digitálicos e, a exemplo da lidocaína, é útil no tratamento de emergência das ArV.

Absorção e destino

Após administração oral de dose única, ocorre rápida queda nas concentrações plasmáticas devido à contínua distribuição pelos tecidos e à extensa metabolização do fármaco. Alcançando o equilíbrio, a concentração plasmática diminui, principalmente pelo metabolismo hepático. As enzimas microssômicas hidroxilam a fenitoína, e seu metabólito, 5-fenil-5-para-hidroxifenil-hidantoína é conjugado com o ácido-glicurônico e excretado pela urina. No homem, cerca de metade da dose administrada é encontrada na urina na forma hidroxilada e quase nenhuma fenitoína livre é excretada.

Em situações de emergência por intoxicação digitálica, a fenitoína pode ser administrada por via endovenosa na dose de 15 a 20 mg/kg por infusão lenta, com taxa de entrega de 50 mg/min, diluída em solução de NaCl 0,9%, em veia calibrosa ou acesso central, evitando extremidades.

Efeitos farmacológicos

A depressão da atividade marca-passo das fPk, aparente já com doses relativamente baixas, é particularmente importante no tratamento de ritmos ectópicos ventriculares e de grande eficácia no coração intoxicado com digitálicos.

Observa-se, também, aumento na velocidade de condução nas fPk, particularmente quando deprimidas por digitálicos, o que favorece o retorno ao ritmo sinusal normal.

A fenitoína não deprime a excitabilidade e não prolonga o período refratário efetivo do músculo atrial, ventricular ou dos tecidos especializados de condução.

Admite-se certa atividade anticolinérgica da fenitoína, pois em modelo animal o fármaco acelera o coração, ocorrendo o inverso no coração desnervado; em concentrações altas, observa-se depressão direta da fase 4 no NSA. Por via parenteral, diminui menos a pressão arterial, tem propriedades tipo classe IB e é uma opção potencial para pacientes com ArV refratária quando outros agentes são contraindicados ou estão indisponíveis.

Efeitos colaterais

Os sinais mais evidentes de toxicidade estão associados a administrações IV da fenitoína sódica. Depressão do SNC e/ou colapso vascular, bem como ArC, incluindo FV e parada cardíaca, podem ser observados. Tais efeitos são mais frequentes quando o fármaco é administrado de forma rápida por via IV. Os efeitos colaterais mais comuns após o uso por via oral são a hiperplasia gengival e a hipertricose.

6.3. Mexiletina

A mexiletina (classe IB) possui propriedades anestésicas locais, sendo similar em estrutura e atividade à lidocaína. Seus efeitos eletrofisiológicos são virtualmente idênticos aos da lidocaína, tendo muito pouco impacto sobre a hemodinâmica do paciente, não causando alterações na pressão arterial ou na curva de função cardíaca. Ao contrário da lidocaína, a dose eficaz deve ser ajustada para cada paciente, não sendo adequada para emergências de arritmias agudas e, assim, mais usada no controle crônico de algumas formas de ArV. Pode ser usada em pacientes com disfunção ventricular esquerda.

No Brasil, foi muito usada em pacientes com doença de Chagas e ArV refratárias associadas a amiodarona, principalmente em pacientes com desfibriladores implantados e apresentando choques recorrentes.

A mexiletina, assim como outros fármacos antiarrítmicos da classe I, não melhoram a sobrevida quando usada por tempo prolongado.

Contraindicações

A mexiletina não deve ser administrada nos três primeiros meses após IAM ou em casos de função cardíaca reduzida, com FE ventricular esquerda inferior a 35%. Está também contraindicada em caso de choque cardiogênico ou bloqueio AV de segundo ou terceiro grau preexistente, sem marca-passo presente. A maior limitação no uso desse fármaco são náuseas e vômitos.

Precauções

Na presença de disfunção do NSA, deficiência de condução, bradicardia, hipotensão ou IC, o paciente deve ser cuidadosamente monitorado, podendo ser necessário reduzir a dose. Em pacientes com cirrose hepática descompensada e insuficiência renal grave, pode ocorrer retardo na degradação e eliminação de mexiletina, requerendo ajuste individual da dose. A mexiletina só pode ser administrada durante a gravidez quando as vantagens previstas justificarem o risco potencial. O fármaco é excretado no leite materno em concentrações passíveis de causar algum efeito no lactente. Portanto, deve-se suspender o aleitamento materno quando for imprescindível a administração de mexiletina.

Interações medicamentosas

A associação de mexiletina com outros antiarrítmicos (propranolol, amiodarona ou quinidina) pode potencializar o efeito sobre o sistema de condução e bombeamento do coração. Por seu metabolismo principalmente no fígado, as substâncias que afetam a função enzimática hepática podem alterar a concentração sanguínea desse fármaco. Particularmente, devem ser consideradas as interações com duas isoenzimas do citocromo P-450, CYP1A2 e CYP2D6.

Reações adversas

As principais são alterações do paladar, sonolência, tontura, fala desarticulada, nistagmo, visão embaçada, ataxia, tremor muscular, parestesia, convulsões e, em casos isolados, estados de confusão transitórios. Também foram observados sintomas digestivos como náusea, vômitos e azia/dispepsia.

6.4. Propafenona

A propafenona, também do grupo IC, age nos canais rápidos, causando redução da condução elétrica tanto das células de potenciais rápidos como lentos; redução do potencial limiar, com consequente redução da irritabilidade celular; redução da velocidade máxima (V_{max}) de despolarização, pequeno aumento do período refratário relativo da duração do PA. Tem também fraca ação β-bloqueadora (classe II).

É um fármaco utilizado no tratamento das TaSV sintomáticas, em pacientes sem doença cardíaca estrutural significativa, como FA paroxística, taquicardia juncional AV e TaSV em pacientes portadores da SWPW. Também é utilizada no tratamento da TaV sintomática.

É administrada por via oral, tem início de ação após 90 a 120 minutos, com máximo de atividade em 3 horas e permanecendo ativa entre 8 e 10 horas. A dose média de utilização é de 10 mg/kg de peso corporal ao dia.

Contraindicações e precauções

O seu uso é contraindicado em pacientes com IC, choque cardiogênico, bradicardia acentuada (abaixo de 50 bpm), transtornos preexistentes de alto grau da condução SA, AV e intraventricular, síndrome do NSA, doença pulmonar obstrutiva grave, transtornos manifestos do metabolismo eletrolítico, hipotensão acentuada e miastenia grave.

A propafenona só deve ser administrada a gestantes, em casos de extrema necessidade, devendo ser evitada durante o primeiro trimestre de gravidez. Deve ser administrada com cautela aos pacientes com disfunção hepática e/ou renal, já que no emprego de doses terapêuticas pode haver acúmulo, levando a um quadro geral de intoxicação. Devido à sua ação β-betabloqueadora, deve ser empregada com cautela em pacientes sujeitos a broncoespasmo. Recomenda-se o uso de doses menores para pessoas idosas e/ou debilitadas. A ingestão de bebidas alcóolicas deve ser evitada durante o tratamento. A propafenona pode alterar os limiares de sensibilidade e de estimulação, portanto deve-se controlar a função do marca-passo e, se necessário, proceder à reprogramação dele.

Interações medicamentosas

Deve-se ter em conta um possível aumento da ação da propafenona quando empregada juntamente com anestésicos locais (implantação de marca-passo, procedimentos cirúrgicos ou odontológicos), assim como com outros medicamentos que ocasionam uma redução da FC e/ou da contratilidade, como β-bloqueadores e antidepressivos tricíclicos. Há relatos de aumento no nível plasmático de propranolol, metoprolol, digoxina e cimetidina quando administrados concomitantemente com a propafenona. Pode haver interação da propafenona com anticoagulantes orais, aumentando o efeito desses últimos. Recomenda-se efetuar controle cuidadoso das provas de coagulação nos pacientes que façam uso concomitante de propafenona e cumarínicos.

Efeitos colaterais e reações adversas

Os mais comuns são gosto metálico e dormência na língua, seguidos por náuseas e tonturas. Em casos isolados, sobretudo com doses iniciais muito elevadas, podem ocorrer transtornos gastrintestinais, tais como inapetência, sensação de plenitude, náusea, vômito, sabor amargo, sensação anestésica na boca, visão turva, vertigem e, muito raramente, cansaço, cefaleia, inquietação, pesadelos, transtornos do sono, transtornos psíquicos, como estados de ansiedade e confusão, assim como sintomas extrapiramidais. Em casos raros, podem ocorrer enrijecimento facial, prurido, exantema ou urticária, que desaparecem com a suspensão do uso do medicamento. Em casos muito raros, pode-se observar diminuição do número de leucócitos, granulócitos ou plaquetas, que é reversível após a suspensão do tratamento com propafenona.

7. CLASSE II (BETABLOQUEADORES)

Os fármacos bloqueadores β-adrenérgicos exercem seu efeito antiarrítmico por bloquear as ações arritmogênicas das catecolaminas em receptores β1-adrenérgicos cardíacos. É importante ressaltar que os betabloqueadores têm indicações formais e clássicas em quase todas as formas de síndrome do QT longo congênita.

Esses fármacos não eliminam e não costumam reduzir muito a densidade das arritmias; porém, estabilizam o miocárdio, aumentam limiar de fibrilação ventricular (FV), reduzem morbimortalidade na ICC e não têm risco de pró-arritmias malignas, ou seja, indução de taquiarritmias graves. Em casos raros podem induzir bradicardia se usados inadequadamente ou sem monitorização da FC e do ECG.

Exercem efeito cardioprotetor, sendo um dos poucos grupos de fármacos que diminuem de maneira significativa a incidência de MS em pacientes com alto risco como os pós-infartados com disfunção de VE, pacientes com ICC, miocardiopatias dilatadas, uma resposta benéfica que depende de sua capacidade de prevenir automaticidade exacerbada. Para essa indicação usa-se o metoprolol, idealmente o succinato e não o tartarato, pois o succinato pode ser administrado apenas uma vez ao dia e o tartarato deve ser administrado em duas tomadas. Alternativamente, pode-se utilizar o carvedilol por sua possibilidade de aumento gradual de doses, no entanto, por conta de seu efeito bloqueador alfa-adrenérgico adicional tem maior risco de provocar hipotensão. Fármacos mais específicos como bloqueadores β1-adrenérgicos, como o nebivolol e bisoprolol, também estão disponíveis no Brasil.

O esmolol pode ser usado em terapia intensiva por ter efeito muito rápido e meia-vida muito curta. Seus efeitos benéficos e/ou colaterais cessam logo depois de terminada a sua administração. Propranolol e atenolol não podem ser usados se o paciente tiver ICC ou disfunção do ventrículo esquerdo, por diminuírem a reserva funcional cardíaca.

7.1. Propranolol

Fármaco protótipo do grupo, originalmente sintetizado pelo grupo do professor James Black, na Inglaterra, em 1962, e lançado no mercado em 1965 (Inderal®). Trata-se de um β-bloqueador não seletivo de receptores β-adrenérgicos. Apesar do grande número de agentes β-bloqueadores desenvolvidos e introduzidos clinicamente, o propranolol é ainda muito utilizado, principalmente por sua eficácia associada ao baixo custo.

Absorção e destino

O propranolol é bem absorvido pelo trato gastrintestinal, possuindo meia-vida de 3 a 6 horas. Depois de biotransformado, é eliminado quase exclusivamente pela urina.

Efeitos farmacológicos

O propranolol provoca aumento significativo no período refratário efetivo e diminui a velocidade de condução no NAV. Quando o tônus adrenérgico é mínimo, esses efeitos do propranolol não se fazem presentes. Contudo, o período refratário efetivo no NAV aumenta significativamente com o uso do propranolol. Além disso, o propranolol bloqueia a fase 4 da despolarização e o marca-passo do tecido de Purkinje.

A arritmia digitálica pode ser bloqueada pelo propranolol, causando redução na velocidade de elevação do PA e a redução da excitabilidade da membrana. O propranolol e o seu d-isômero produzem efeito inotrópico negativo direto, mas causam hipotensão menos acentuada do que a quinidina, em doses equivalentes que induzem a depressão do miocárdio. Tem sido demostrado também que o propranolol reduz a extensão da necrose no miocárdio após isquemia, em cães.

O propranolol aumenta o período refratário funcional das fPk, com demora na propagação dos batimentos prematuros na presença de norepinefrina. Em concentrações aproximadamente 10 vezes maiores do que as necessárias para o bloqueio β, abrevia a duração do PA cardíaco.

Usos

O propranolol é indicado para o tratamento de taquiarritmias paroxísticas, particularmente aquelas induzidas por catecolaminas e digitálicos. É usado também para o tratamento de taquicardia sinusal persistente não compensatória e é útil no controle de taquicardias e arritmias secundárias à tireotoxicidade, auxiliando no tratamento em curto prazo, no máximo duas a quatro semanas, podendo, inclusive, ser usado simultaneamente com o tratamento específico. É também uma alternativa em caso de *flutter* e FA. Em caso de insucesso no controle da arritmia apenas com propranolol, este pode ser associado a digitálicos.

As ArV não respondem ao propranolol de modo tão previsível como as ASV. Eventualmente, esse fármaco pode ser usado para tratar extrassístoles ventriculares prematuras persistentes que não respondam às medidas convencionais.

Efeitos colaterais, precauções e interações

Muitos dos efeitos indesejáveis do propranolol são devidos à ação β-bloqueadora. No aparelho cardiovascular o propranolol pode produzir bradicardia, ICC, intensificação do bloqueio AV, hipotensão, parestesia das mãos e púrpura trombocitopênica. No SNC produz depressão mental reversível, distúrbios visuais, alucinações, broncoespasmo em asmáticos e distúrbios gastrintestinais e alérgicos. Os β-bloqueadores, de maneira geral, devem ser utilizados com cuidado em pacientes diabéticos que tomam insulina, pois esses medicamentos mascaram a resposta autonômica à hipoglicemia como sudorese e taquicardia, pioram a disfunção erétil e são contraindicados em pacientes com doença vascular periférica. Os β1-bloqueadores mais específicos não apresentam essas contraindicações.

Os β-bloqueadores podem causar danos ao feto ou parto prematuro, tendo efeitos adversos, como a redução do batimento do coração do feto ou recém-nascidos.

O propranolol, assim como todos os β-bloqueadores, é contraindicado em pacientes com uma das seguintes condições: choque cardiogênico, bradicardia sinusal, bloqueio AV Mobitz II ou III, asma brônquica ou ICC.

Deve-se ter cautela quando da administração de drogas bloqueadoras de cCa^{2+} em pacientes que estejam recebendo β-bloqueadores, especialmente verapamil intravenoso, pois ambas as drogas podem deprimir a contratilidade miocárdica ou a condução AV.

7.2. Esmolol

O seu uso é indicado para o controle rápido da frequência ventricular em paciente com FA ou *flutter* atrial em circunstâncias perioperatórias, pós-operatórias ou outras situações de emergência onde se deseja um controle rápido com um agente de curta duração. O esmolol é utilizado em infusão por via IV, causando efeitos quase imediatos e de curta duração, da ordem de 10 a 20 minutos após a infusão terminar, pois é rapidamente metabolizado por hidrólise da ligação éster, principalmente pelas esterases do citosol das hemácias, e não pelas colinesterases plasmáticas ou pela acetilcolinesterase da membrana de eritrócitos. A depuração total no homem é de cerca de 20 L/kg/h, que é muito maior do que o trabalho cardíaco, assim o metabolismo do esmolol não é limitado pela velocidade do fluxo sanguíneo dos tecidos de metabolização, tais como fígado, ou afetado pelo fluxo sanguíneo hepático ou renal.

Como no caso dos outros β-bloqueadores, seu uso é contraindicado no choque cardiogênico, no bloqueio cardíaco e na bradicardia.

A hipotensão é a reação adversa mais frequente, podendo ocorrer, ocasionalmente, confusão, redução da circulação periférica, bradicardia, dificuldade respiratória, febre depressão, ansiedade, sonolência, dor de cabeça, náusea ou vômito.

7.3. Metoprolol

Trata-se de um bloqueador β1 cardiosseletivo. Em pacientes com IAM suspeito ou confirmado, o uso do metoprolol diminui a mortalidade. Esse efeito atribui-se, possivelmente, ao decréscimo na incidência de ArV graves, bem como à limitação do tamanho do infarto.

Deve-se evitar o uso do metoprolol na presença das seguintes doenças: bloqueio AV de segundo ou terceiro grau, IC não compensada instável (edema pulmonar, hipoperfusão ou hipotensão), terapia inotrópica contínua ou intermitente agindo por meio de agonista do β-receptor, síndrome do NSA (a não ser quando em uso de marca-passo permanente), choque cardiogênico, bradicardia sinusal clinicamente relevante e arteriopatia periférica grave.

Reações adversas e precauções

As reações adversas mais comuns, que ocorrem em mais de 10% dos pacientes, são fadiga e miastenia, bradicardia e hipotensão postural. Podem aparecer mãos e pés frios, palpitações, vertigem, dor de cabeça, dor abdominal e dispneia de esforço (dificuldades respiratórias ao esforço).

A suspensão abrupta da medicação é perigosa, especialmente em pacientes de alto risco e, portanto, não deve ser realizada. Após a interrupção abrupta da terapia com certos agentes bloqueadores, têm ocorrido exacerbações de *angina pectoris* e, em alguns casos, IAM. Se houver a necessidade de descontinuar o tratamento com metoprolol, recomenda-se que seja feito de forma gradual, em um período mínimo de duas semanas, em que a dose é reduzida pela metade, a cada redução, até a etapa final.

7.4. Atenolol

O atenolol é tão eficaz quanto os outros β-bloqueadores, sendo, adicionalmente, um fármaco cardiosseletivo e de longa duração. Pode ser utilizado para controle da FC no tratamento de ASV, FA e *flutter*.

Como acontece com todos os β-bloqueadores, o tratamento não deve ser interrompido bruscamente em pacientes anginosos, pois pode provocar distúrbios do ritmo, IAM ou MS. Deve-se ter cautela com pacientes asmáticos e com os que apresentem fenômenos de Raynaud. Os efeitos colaterais mais comuns são frialdade nas extremidades, fadiga muscular e, em casos isolados, bradicardia. Ocasionalmente, foram relatados distúrbios do sono, tal qual com outros β-bloqueadores. Existem possibilidades de bloqueio AV, IC, crise asmática ou hipoglicemia.

7.5. Bisoprolol

Trata-se de um fármaco β-bloqueador de segunda geração dotado de seletividade β1 e desprovido de ação simpaticomimética intrínseca (ASI) e efeito estabilizador de membrana. Tem maior seletividade que o atenolol e o metoprolol, podendo ser usado em várias situações em que outros β-bloqueadores são contraindicados ou não desejados, como em pacientes com disfunção erétil, diabéticos, asmáticos ou com doença vascular periférica. Alguns estudos demonstram que a administração de bisoprolol tem efeito similar à do sotalol em termos de supressão de recorrência de FA paroxística sintomática.

O bisoprolol tem meia-vida plasmática de aproximadamente 11 horas. É muito bem absorvido pelo intestino (mais de 90%), com reduzido efeito de primeira passagem. Tem baixa ligação às proteínas plasmáticas (cerca de 30%) e elimina-se de forma balanceada pelos rins e vias biliares. Não dá origem a metabólitos ativos. Sua farmacocinética independe da idade. Atravessa pouco a barreira hematoencefálica. Os achados em estudos clínicos hemodinâmicos de curta duração são consistentes com os observados com outros β-bloqueadores. Os efeitos hemodinâmicos do bisoprolol devem-se, predominantemente, aos seus efeitos cronotrópicos negativos, mais do que aos efeitos inotrópicos negativos, com poucas alterações observadas no volume sistólico, na pressão do átrio direito ou na pressão capilar. Em dose única diária, tem efeito seguro mantido durante 24 horas.

7.6. Nebivolol

Pertence à classe dos β-bloqueadores de terceira geração. O nebivolol combina uma ação (bloqueio) seletiva no receptor β1-adrenérgico com uma vantagem adicional de promover liberação de óxido nítrico endotelial. Pode, como os outros β-bloqueadores, ser usado para controlar FC em pacientes com TaSV.

Reações adversas

As reações adversas mais comuns (1% a 10% dos pacientes) são: dor de cabeça, vertigem, cansaço, coceira ou formigamento incomum, diarreia, constipação, náusea, dificuldade respiratória (respiração curta) e sudorese nas mãos e pés.

8. CLASSE III (AUMENTO DO PERÍODO REFRATÁRIO)

Antiarrítmicos desse grupo possuem a propriedade de bloquear cK^+ alterando o PA no que tange à repolarização (prolongamento) e à fase refratária (prolongamento), bem como à duração do PA como um todo. Alguns fármacos desse grupo podem agir de forma seletiva (por exemplo, sotalol, agindo sobre IKr) ou não seletiva (por exemplo, amiodarona). Apesar de estarem inseridos no mesmo grupo, os antiarrítmicos do grupo III apresentam diferenças quanto à farmacocinética, farmacodinâmica, toxicidade etc. Por exemplo, podem-se citar as baixas propriedades pró-arrítmicas apresentadas pela amiodarona e pelo sotalol, em comparação aos demais membros do grupo. Devido a isso, a amiodarona e o sotalol serviram como moléculas modelo para o desenvolvimento de outros fármacos, tais como a azimilida e a dofetilida, com estruturas moleculares mais simples. A dronedarona também foi obtida da mesma forma; apesar de possuir propriedades semelhantes às da amiodarona, se mostrou mais segura do ponto de vista toxicológico, em relação aos efeitos que dependiam do depósito de iodo causado pelo uso crônico de amiodarona.

8.1. Amiodarona

Amiodarona é um derivado do benzofurano de largo espectro de ação, agindo sobre correntes despolarizantes de sódio, bem como sobre a condução de correntes repolarizantes de potássio. Foi introduzida há mais de 20 anos como fármaco antianginoso e vem sendo usada em larga escala como antiarrítmico. A amiodarona possui estrutura molecular muito semelhante à dos hormônios tireoidianos, em especial pela presença de dois átomos de iodo. O iodo corresponde a aproximadamente 37% do peso molecular da amiodarona, dos quais 10% são desiodados no organismo para a forma livre. Portanto, cada 200 mg de amiodarona contém aproximadamente 75 mg de iodo. Considerando a administração de doses habituais da droga, entre 200 e 600 mg/dia, verifica-se liberação de 75 a 225 mg de iodo/dia, o que corresponde a uma carga de iodo muito maior do que a recomendada pela Organização Mundial da Saúde (OMS), que é de 150 a 200 mg/dia.

Absorção e destino

A absorção é lenta e variável, e apenas 20% a 50% da dose oral são absorvidos. Tem alta ligação proteica (superior a 98%), evidente pela demora em atingir níveis plasmáticos ideais. O início de ação (VO) é demorado, de dois a três dias até dois a três meses. Pela via IV tem início em 10 minutos. Por outro lado, a duração da ação é longa, de semanas a meses após descontinuação do tratamento. A eliminação tem curva bifásica: após biotransformação hepática (desacetilação hepática via citocromo P-450 e isoenzima CYP3A4), com meia-vida inicial de 2,5 a 10 dias e terminal de 26 a 107 dias. Pode ser administrada com a alimentação e sofre excreção biliar.

Efeitos eletrofisiológicos e farmacológicos

A amiodarona, além de causar efeitos eletrofisiológicos típicos do grupo III (inibição de cK^+), também compartilha efeitos com outros grupos, tais como bloqueio de cNa^+ (grupo I), bloqueio de receptores β-adrenérgicos no NSA e NAV (grupo II), bem como bloqueio de cCa^{2+} em NAV (grupo IV). Observou-se, também, que tais efeitos eletrofisiológicos variam de acordo com o uso (agudo ou crônico) e com a via (VO ou IV).

Observações hemodinâmicas em animais sugerem que os efeitos da amiodarona incluem diminuição da FC e da resistência vascular periférica e aumento do fluxo sanguíneo coronário. A amiodarona parece atuar indiretamente como bloqueador parcial alfa e beta. Prolonga a duração do potencial de ação e do período refratário no tecido cardíaco por ação direta sobre os tecidos, sem alterar significativamente o potencial de membrana. Reduz a automaticidade do NSA e prolonga a condução AV.

Com relação à farmacocinética, pode levar semanas ou meses para alcançar um máximo de resposta terapêutica após o começo de uma administração VO a longo termo, razão pela qual geralmente se usa dose maior nas primeiras duas semanas para impregnação adequada, exceto para doentes com alto risco de bradicardia.

Usos

A amiodarona é usada para uma larga variedade de ArV (fibrilação, taquicardia) e ASV (como na SWPW), quando existe risco de morte ou quando não há resposta aos tratamentos convencionais. Tem sido usada também em crianças com indicações bem determinadas, como taquicardias supraventriculares recorrentes que evoluem para taquicardiomiopatias, até a idade adequada para realização de ablação por radiofrequência do circuito da arritmia.

Dados obtidos por metanálise demonstram que o uso da amiodarona está associado à redução de MS em pacientes pós-infarto com disfunção no ventrículo esquerdo (Estudos EMIAT e CAMIAT) e em pacientes com miocardiopatia (Grupo de Estudo da Sobrevida na Insuficiência Cardíaca na Argentina - GESICA), porém não promove redução da mortalidade total. Devido à alta toxicidade e à possibilidade de reação adversa fatal, somente deve ser usada quando outros agentes convencionais se mostrarem ineficazes.

Efeitos colaterais

Flebite, hipotensão e bradicardia são alguns dos efeitos indesejáveis da amiodarona. Em tratamento prolongado por via oral, podem ser observados microdepósitos na córnea, que são reversíveis. Podem ocorrer ainda gastrite, náuseas e, raramente, vômitos, fotossensibilidade, hipo ou hipertireoidismo, bradicardia e/ou parada sinusal, bloqueio AV, prolongamento do segmento QT e *torsade de pointes* ocasional. Também são citadas neuropatias, descoloração da pele (vermelhidão da face), gosto amargo ou metálico, diminuição da libido, tontura e degeneração muscular. Pode causar fibrose pulmonar ou alveolite pulmonar intersticial, que em alguns casos tem evolução fatal. Por isso, é fundamental a monitoração do paciente, com ausculta do pulmão a intervalos periódicos. Diminuição dos sons e atrito pleural podem indicar toxicidade pulmonar, estando indicados exame radiológico e eventual broncoscopia e biópsia pulmonar. Antes e durante o tratamento, devem ser feitos exames oftalmológicos. Em pacientes com altas doses de manutenção, deve também ser monitorada laboratorialmente a função hepática. Ansiedade, mioclonia, cefaleia e tremores também podem estar presentes.

Pode provocar o aparecimento de manchas azuis acinzentadas na pele, que podem ser evitadas protegendo a pele de exposição ao sol por alguns meses após a supressão.

Pacientes em uso de amiodarona devem fazer monitoramento de função hepática e tireoidiana semestralmente e realizar raios X de tórax anualmente, além de fazer avaliação oftalmológica e neurológica se aparecerem sintomas de lesão nessas regiões. O paciente deve evitar exposição solar excessiva.

Contraindicações e interações medicamentosas

Estudos vêm contraindicando o uso de amiodarona durante a gestação, devido a alterações cardíacas significantes, bem como alterações tireoidianas. Em casos especiais, também é contraindicado o aleitamento durante o uso de amiodarona, que deve ser descontinuado durante esse período.

A amiodarona administrada concomitantemente com a digoxina pode causar aumento nos níveis plasmáticos da digoxina, com consequente intoxicação digitálica. Nesses casos, preconiza-se reduzir em 50% a dose do digital já no início da administração da amiodarona, e os níveis sanguíneos de digoxina devem ser avaliados três dias após o início do tratamento.

Atenção também deve ser dada a pacientes com síndrome do QT longo, na presença ou não de tratamento, bradicardia sinusal (exceto nos casos de parada cardíaca), doença do NSA (exceto na presença de marca-passo), distúrbios importantes na condução AV (exceto na presença de marca-passo) e IC descompensada ou miocardiopatia.

8.2. Sotalol

O sotalol é resultado da composição de dois isômeros, a saber, o isômero *d*, que compartilha ações com os compostos da classe III, e o isômero *l*, que se comporta como um β-bloqueador não seletivo, além de não causar efeitos simpatomiméticos intrínsecos. Esse isômero age prolongando a repolarização. As formulações farmacêuticas contêm a mistura racêmica desses isômeros. Esse medicamento não deve ser usado em pacientes com disfunção de VE que necessitam de controle rigoroso do intervalo QT após o início de uso e deve ser evitado em pacientes com intervalo QT previamente prolongado.

Absorção e destino

O sotalol apresenta biodisponibilidade elevada (próxima de 100%). Além disso, sua metabolização pobre confere a ele uma meia-vida plasmática longa (10 a 20 horas). Esse fármaco é extensivamente eliminado na forma inalterada pelos rins; 80% a 90% da dose são eliminados na urina de forma inalterada, enquanto o restante é eliminado nas fezes. Diante disso, é necessário fazer um ajuste da dose em pacientes com ritmo de filtração glomerular baixo.

Efeitos eletrofisiológicos e farmacológicos

O sotalol influencia negativamente a despolarização da fase 4, o que leva à diminuição no ritmo SA. Seus efeitos fisiológicos e farmacológicos dependem, entre outras coisas, da dose administrada; assim, em baixas doses, o comportamento β-bloqueador é mais evidente e, em dose mais elevadas, verifica-se uma ação sobre cK^+ (Ikr), o que leva a alterações no período refratário e prolongamento no PA.

Usos

Mesmo podendo ser utilizado em arritmias atriais e ArV, o sotalol vem sendo mantido como coadjuvante na manutenção do ritmo SA, após cardioversão química e/ou elétrica, e em pacientes com FA, quando da implantação de cardioversores-desfibriladores.

Observou-se que, devido à sua ação β-bloqueadora, é eficiente no controle do ritmo SA em pacientes com DAC. Prevenção de FA e *flutter* atrial em pacientes pós-cirurgia cardíaca também tem sido demonstrada com o uso do sotalol.

Efeitos colaterais

Estão intrinsecamente ligados à sua ação β-bloqueadora, envolvendo piora da IC, bradiarritmias, astenia, dispneia e fadiga. Além da dose, outras condições podem ser importantes na toxicidade do sotalol, tais como: insuficiência renal, creatinina elevada (acima de 1,4 mg/dL - mulheres; 1,6 mg/dL - homens), história de taqui/FV, entre outras.

Contraindicações e interações medicamentosas

O sotalol é contraindicado na gestação, bradicardia sinusal severa, doença do NSA (exceto na presença de marca-passo), distúrbios na condução AV (exceto na presença de marca-passo), ICC e disfunção do ventrículo esquerdo, angina de Prinzmetal, síndrome do QT longo (forma congênita ou na vigência de tratamento de prolongamento do intervalo QT). O uso em idosos é permitido, desde que eles não apresentem quadros de base, tais como asma não controlada, bloqueios ventriculares de graus elevados e IC descompensada. Esses impedimentos também são válidos para adultos jovens.

Fármacos que prolongam o intervalo QT, antidepressivos tricíclicos, eritromicina e antifúngicos não devem ser utilizados na vigência de sotalol.

8.3. Dronedarona

A molécula da dronedarona é uma versão modificada da molécula da amiodarona. A principal diferença é que a dronedarona não tem átomos de iodo. Ademais, esse composto é menos lipossolúvel e não se acumula tanto no organismo. Esperava-se, portanto, que essa molécula tivesse os bons efeitos antiarrítmicos da amiodarona, porém com riscos reduzidos de toxicidade pulmonar e tireoidiana. No entanto, essa molécula foi liberada, nos EUA, apenas para tratamento de FA não permanente. Ensaios clínicos mostraram que a dronedarona não deve ser usada em pacientes com IC e função sistólica ventricular esquerda reduzida. O *Food and Drug Administration* (FDA) publicou em 2011 as seguintes restrições a esse fármaco em pacientes: 1) com FA permanente; 2) com intoxicação hepática; 3) com sintomas ou histórico de IC; 4) com déficit de função sistólica ventricular esquerda (FE inferior a 35%). Sugerem, ainda, monitorar por ECG os pacientes em uso desse fármaco, pelo menos a cada três meses.

Por isso, é indicada na prevenção de FA ou na redução da frequência ventricular, em pacientes clinicamente estáveis, adultos, que apresentem FA aguda (não permanente).

Apesar de considerada como uma alternativa à amiodarona, a dronedarona, seja por seus efeitos adversos ou pelo custo, não é utilizada rotineiramente nem comercializada no Brasil.

9. CLASSE IV (BLOQUEADORES DE CANAIS DE CÁLCIO)

Os bloqueadores de canais de cálcio prolongam o tempo de condução do NSA e NAV e a refratariedade, diminuindo a automaticidade e agindo como antiarrítmicos, com indicação nas ASV, particularmente episódios agudos de taquicardia nodal por reentrada, *flutter* e FA.

Na prática, apenas o verapamil e o diltiazem são utilizados como antiarrítmicos. Atuam bloqueando o cCa^{2+}VD, encurtando a fase do platô do PA e reduzindo a força de contração. A redução da entrada de cálcio inibe a corrente de entrada transitória e, assim, suprime os batimentos ectópicos prematuros. Os antagonistas do cálcio também inibem a "resposta lenta", uma forma de condução que ocorre no miocárdio despolarizado e que pode ser importante na manutenção dos ritmos reentrantes.

9.1. Verapamil

O verapamil é utilizado em sua forma racêmica, sendo a forma L (L-verapamil) mais potente que a forma D (D-verapamil) no bloqueio de Ca^{2+}. É utilizado para reversão de taquicardias paroxísticas supraventriculares (TPSV) na forma intravenosa e como prevenção de novas crises na forma oral. Deve ser evitado em pacientes com SWPW ou com taquicardia com QRS largo, exceto nas raras situações de taquicardias ventriculares fasciculares ou de via de saída de VD, que muitas vezes requer uma avaliação especializada para diagnóstico correto, não devendo ser usado em caso de dúvidas diagnósticas nessas situações. Antes do uso da adenosina, era o fármaco de escolha para reversão de TPSV.

Absorção e destino

Após administração oral, o verapamil é absorvido pelo trato gastrintestinal. Sua biodisponibilidade gira em torno de 20% a 35%, após primeira passagem hepática, sendo os níveis plasmáticos atingidos em torno de 1 a 2 horas após administração. Observa-se que, na administração crônica de verapamil, a concentração plasmática se eleva, bem como a sua biodisponibilidade e a duração de ação. Em concentrações plasmáticas elevadas de verapamil, a hemodiálise não se mostra eficaz em reduzir os seus níveis.

Efeitos eletrofisiológicos e farmacológicos

O verapamil age prolongando a condução de PA cardíacos, levando à diminuição da FC. Mais especificamente, a diminuição da velocidade de subida da fase 4 pode levar à diminuição da estimulação ou mesmo a alterações significativas na excitabilidade.

Efeitos colaterais

Os principais efeitos colaterais são: bradicardia excessiva, bloqueio AV, cansaço, vertigem, cefaleia e, principalmente, obstipação intestinal (por VO), dor muscular, náusea, palpitações e dispneia. Por via IV (em *bolus*), a hipotensão figura como principal efeito adverso. Bradicardia sinusal grave ou bloqueio AV podem ocorrer principalmente em pacientes que estejam fazendo uso concomitante de β-bloqueadores.

Contraindicações e interações medicamentosas

O uso do verapamil é contraindicado para pacientes com SWPW, ou seja, presença de via anômala manifesta no ECG de base. Excetuando pacientes utilizando marca-passo normofuncionante, os demais que apresentem doença do NSA e bloqueios AV Mobitz II e III não podem utilizar verapamil. Os pacientes com BAV grau 1 necessitam ser avaliados com ECG pelo risco de acentuação dele. Tendo em vista evidências de alterações hepáticas em estudos controle, a utilização de verapamil deve ser acompanhada de provas de função hepática, bem como de orientação ao paciente quanto a se abster de bebidas alcoólicas durante o tratamento.

9.2. Diltiazem

O diltiazem é um bloqueador de $cCa^{2+}VD$-L com maior seletividade pelos cCa^{2+} cardíacos do que por canais expressos nos vasos, sendo pouco utilizado como antiarrítmico de forma geral. Pode ser usado em algumas situações que necessitem de controle de taquicardias sinusais em pacientes impossibilitados de usar β-bloqueadores. Trata-se de um fármaco contraindicado para SWPW. Sua ação consiste em diminuir o influxo de Ca^{2+}, comprometendo a capacidade contrátil, o que pode ser observado pelo seu efeito vasodilatador e depressor cardíaco (com queda do débito cardíaco e FC).

Absorção e destino

Com biodisponibilidade em torno de 50%, o diltiazem administrado cronicamente leva à saturação do sistema CYP3A4 hepático, envolvendo desacetilação e desmetilação. O deacetil-diltiazem é o metabólito responsável por cerca de 40% da atividade do produto administrado, sendo a sua ação dependente de acumulação pelo uso crônico.

Contraindicações e interações medicamentosas

Cuidado especial deve ser tomado quando da administração de diltiazem a idosos, uma vez que essa população experimenta diminuição na *performance* da depuração hepática. Assim, níveis plasmáticos mais altos, bem como meia-vida plasmática prolongada, devem ser levados em conta quando do ajuste de dose.

Em portadores de doença do NSA e de bloqueio AV Mobitz II e III, o uso de diltiazem está contraindicado. Nas crises de FA e *flutter* atrial, não deve ser utilizado para reversão dessas arritmias, mas pode eventualmente ser usado para controlar o ritmo ventricular nesses casos. O seu uso é contraindicado em pacientes com ICC, exceto nos casos de disfunção de ventrículo esquerdo leve em paciente sem ICC clínica. Também é contraindicado durante a gestação. Ressalta-se, também, que a utilização de diltiazem causa elevação plasmática da digoxina e potencializa o efeito cronotrópico negativo de vários outros antiarrítmicos.

10. ANTIARRÍTMICOS QUE NÃO SE ENQUADRAM NA CLASSIFICAÇÃO DE VAUGHAN-WILLIAMS

10.1. Digoxina

Os digitálicos têm indicação potencial no controle da resposta ventricular nas crises de FA ou *flutter*, ou nos pacientes com essas arritmias crônicas com o mesmo objetivo de controle da resposta ventricular. São muito utilizados nessa indicação quando associados a betabloqueadores, pois têm pouco efeito no controle da FC dessas arritmias. Inibem a propagação dos estímulos atriais para os ventrículos, prolongando o tempo de condução nodal AV e o período refratário efetivo. A digoxina é indicada especialmente quando a IC é acompanhada de FA. Todavia, os digitálicos são contraindicados nas ArV, por aumentarem o automatismo cardíaco e também por poderem induzir atividade deflagrada.

A ação antiarrítmica desses medicamentos cardiotônicos é devida primordialmente à vagotonia e à redução do tônus adrenérgico, que retarda a condução no NSA e AV, alargando o período refratário. Uma vez que a inervação parassimpática é densa no NSA e no NAV, essas são as estruturas de geração e condução elétricas afetadas pela digoxina. Esta pode ser útil em qualquer arritmia na qual o NAV tenha um papel fisiopatológico importante, por exemplo, na taquicardia AV intranodal por reentrada. Nessas condições, a digoxina tem pouca ou nenhuma ação direta na arritmia propriamente dita, mas pode ser útil em retardar a resposta ventricular, por aumentar o período refratário do NAV.

Contraindicações

A digoxina é contraindicada na presença de bloqueio cardíaco completo intermitente ou bloqueio AV de segundo grau. Também é contraindicada em ASV associadas a uma via AV acessória, como na WPWS. Não deve ser usada também em casos de TV ou FV e cardiomiopatia obstrutiva hipertrófica, a menos que haja FA e IC concomitantes.

Efeitos colaterais e intoxicação digitálica

Em geral, as reações adversas da digoxina são dose-dependentes e ocorrem em doses maiores que as necessárias para alcançar o efeito terapêutico. Portanto, reações adversas são menos comuns se a dose da digoxina usada estiver dentro da faixa ou concentração plasmática terapêutica recomendada e quando há atenção adequada a outras condições clínicas e medicações concomitantes.

Os efeitos colaterais mais comuns são vertigem, distúrbios visuais (visão turva ou amarelada), arritmia, transtornos de condução, bigeminismo, trigeminismo, prolongamento do intervalo PR, bradicardia sinusal, náusea, vômito, diarreia, *rash* cutâneo urticariforme ou escarlatiniforme, podendo ser acompanhados de eosinofilia pronunciada.

A digoxina é um fármaco bem tolerado, desde que seja usado nas faixas de dose recomendadas e com atenção aos fatores de risco para intoxicação (por exemplo, hipocalemia), insuficiência renal e associação com fármacos que aumentam sua meia-vida. A toxicidade por digitálicos pode ser um problema clínico grave, podendo ser fatal, apresentando sintomas como náusea, vômito, anorexia, cólicas, distúrbios visuais, agitação, delírio e arritmias significantes (disfunção do NSA, bloqueio AV, TA, taquicardia juncional e TV). As manifestações de toxicidade digitálica são exacerbadas por hipocalemia, e manter níveis normais de K^+ sérico é uma medida terapêutica importante. O tratamento da toxicidade por digoxina consiste em suspender a medicação, corrigir os possíveis distúrbios eletrolíticos (por exemplo, hipocalemia e hipomagnesemia), usar lidocaína para as ArV e usar anticorpos antidigoxina em casos graves. Na cardioversão com corrente direta eletiva em paciente em uso de digoxina, o fármaco deve ser suspenso 24 horas antes do procedimento. Em emergências, como nas paradas cardíacas, ao tentar a cardioversão, deve-se aplicar a carga mínima eficaz. No entanto, geralmente a cardioversão com corrente direta é inadequada para arritmias ocasionadas por glicosídeos cardíacos.

Interação com outros fármacos

Os níveis séricos de digoxina podem ser elevados por tratamento concomitante com amiodarona, verapamil, espironolactona, triantereno, eritromicina e tetraciclina. Os níveis séricos de digoxina podem ser diminuídos por colestiramina.

10.2. Deslanosídeo C

O deslanosídeo é um glicosídeo cardíaco (um dos glicosídeos naturais da *Digitalis lanata*) com as mesmas ações farmacológicas da digoxina, aumentando a força de contração do miocárdio e o período refratário do NAV, bem como alterando o NSA por meio do sistema nervoso autonômico.

O deslanosídeo C, administrado por vias IV ou IM, é indicado na ICC aguda e crônica de todos os tipos e fases, especialmente as associadas com fibrilação ou *flutter* SV e aumento da FC em pacientes de todas as idades. Também é indicado para o tratamento de taquicardia paroxística SV. Esse glicosídeo tem auxiliado no tratamento de arritmias, como FA, *flutter* atrial e TA paroxística. Por ter início de ação ligeiramente mais rápido, seu uso pode ser mais vantajoso do que o da digoxina em digitalizações de emergência. No entanto, a digoxina está disponível tanto em formas orais quanto parenterais, sendo equivalente ao deslanosídeo em todos os outros parâmetros farmacodinâmicos.

Após a digitalização parenteral ser estabelecida, a terapia de manutenção com um glicosídeo cardíaco por via oral deve começar dentro de 12 horas.

Propriedades farmacocinéticas

A ação terapêutica começa entre 5 e 30 minutos após injeção IV, e o efeito máximo é obtido em 2 a 4 horas. A absorção é da ordem de 60% a 75%. A meia-vida de eliminação é de cerca de 40 horas. Um dos principais metabólitos é a digoxina, e 50% da dose administrada são excretados pelos rins, principalmente na forma de lanatosídio C.

Contraindicações e precauções

Esse fármaco não deve ser usado por pacientes com bloqueio AV completo, bloqueio AV de segundo grau (especialmente 2:1), parada sinusal ou bradicardia sinusal excessiva. Durante o tratamento com digitálicos, o paciente deve ser mantido sob controle, a fim de evitar efeitos secundários devido à dose excessiva, devendo ser evitada a administração de Ca^{2+} por via parenteral a pacientes que utilizem esse fármaco. Na presença de *cor pulmonale* crônico, insuficiência coronariana, distúrbios eletrolíticos, insuficiência renal ou hepática, a posologia deve ser reduzida. Isso implica um ajuste cuidadoso também em pacientes idosos, nos quais uma ou mais dessas doenças podem estar presentes. Esse medicamento não deve ser utilizado por mulheres grávidas sem orientação médica. Os efeitos colaterais e aspectos tóxicos são semelhantes aos descritos relativamente à digoxina.

10.3. Adenosina

A adenosina, nucleosídeo natural, diminui a condução nodal por inibição da corrente de Ca^{2+}, que é provocada pela metabolização e consequente redução do AMPc. Os efeitos transitórios e específicos da adenosina fazem dela o agente de escolha nas taquiarritmias SV que têm origem nos NSA e NAV. As taquicardias SV que utilizam o tecido do NAV como substrato de reentrada são eliminadas com a adenosina. As taquicardias juncionais, comuns no período perioperatório, podem ser convertidas em ritmo SA pela adenosina. Tem também valor para determinar se complexos de taquicardia são de origem SV ou ventricular, pois não tem efeito nas arritmias de origem ventricular.

Quando administrada por via IV, o efeito da adenosina ocorre no máximo após 10 a 30 segundos e é manifestado por um bloqueio AV transitório com profundo retardo no disparo do NSA. A meia-vida da adenosina é muito rápida (remoção plasmática em menos de 1 minuto).

O fármaco é administrado em *bolus* IV rápido, usualmente de 6 mg. Um *bolus* de 12 mg pode ser usado caso o primeiro não tenha efeito, 2 minutos após o primeiro.

Esse fármaco é contraindicado em casos de bloqueio AV de segundo ou terceiro grau (a menos que o paciente use marca-passo), doença pulmonar broncoconstritiva ou broncoespástica.

Os efeitos colaterais mais comuns são rubor facial, dor de cabeça, sudorese e tontura, mas os sintomas desvanecem rapidamente após o uso. Casos raros de exacerbação de asma foram relatados.

10.4. Sulfato de magnésio ($MgSO_4$)

A administração IV de $MgSO_4$ é o tratamento de primeira linha em casos agudos de *torsades de pointes.* O Mg^{2+} suprime o desenvolvimento de pós-potenciais precoces responsáveis por essa arritmia. Para tal indicação, a infusão IV de 8 a 16 mEq de Mg^{2+} (1 a 2 g de $MgSO_4$) pode ser feita rapidamente por vários minutos. Um total de 32 mEq (4g) por hora pode ser dado diluído em 250 mL de solução de glicose 5% ou NaCl 0,9%, numa velocidade que não ultrapasse 4 mL por minuto. O $MgSO_4$ também pode ser utilizado para tratar arritmias associadas à intoxicação digitálica. Na verdade, a deficiência de Mg^{2+} pode ter um papel na intoxicação digitálica, uma vez que a digoxina tende a causar depleção de Mg^{2+} por aumento da fração renal excretada desse íon.

Uma vez que o Mg^{2+} retarda a condução no NAV, existem na literatura médica alguns relatos de uso para supressão de taquiarritmias SV por administração IV de $MgSO_4$. Há também um número menor de relatos sugerindo o uso de $MgSO_4$ em casos de taquicardia atrial multifocal e para prevenir arritmias após cirurgias cardíacas.

O mecanismo pelo qual o Mg^{2+} é benéfico para essas arritmias não é plenamente conhecido; no entanto, o Mg^{2+} é cofator de muitas enzimas como a sódio-potássio ATPase (NKA) e as bombas de extrusão e armazenamento de Ca^{2+} como a Ca^{2+}-ATPase de membrana e a Ca^{2+}-ATPase do retículo sarcoplasmático. Esse íon funciona como um "antagonista" de Ca^{2+}, por aumentar sua saída da célula ou sua entrada em organelas de armazenamento, por isso pode bloquear a atividade deflagrada induzida por Ca^{2+}, típica da *torsade de pointes* e intoxicação digitálica. Ademais, a própria deficiência de Mg^{2+} pode causar ou exacerbar ArC, além de causar tremores, tetania, convulsões, depleção de K^+ e distúrbios psiquiátricos. Em casos de ArC, a administração de $MgSO_4$ tem se mostrado bastante segura.

10.5. Atropina e isoproterenol

Nas bradiarritmias pode ser utilizada a atropina IV, um bloqueador colinérgico muscarínico inespecífico, que aumenta a frequência sinusal e a velocidade de condução no NAV e diminui o período refratário efetivo do NAV pelo bloqueio do parassimpático.

Nesses casos, pode ser utilizado também o isoproterenol, um agonista β-adrenérgico, para aumentar a FC e a contratilidade miocárdica, a automaticidade e a velocidade de condução, reduzindo o intervalo QT. Em pacientes com bloqueio AV de segundo ou terceiro grau, o isoproterenol é usado para manter o paciente, aumentando a FC até que se implante o marca-passo.

11. NOVOS ANTIARRÍTMICOS

Vários novos antiarrítmicos promissores fracassaram em ensaios clínicos recentes, por exemplo, vernacalanto, tedisamila, piboserode e ivabradina.

A ivabradina, um bloqueador da corrente "*funny*" (If, corrente de marca-passo), foi desenvolvida e liberada para tratamento de angina estável e depois testada como um produto promissor para o controle da FC em pacientes com FA, mas os ensaios clínicos não mostraram efeitos benéficos e, paradoxalmente, alguns pacientes desenvolveram FA. Há indicação desse fármaco para pacientes com taquicardia sinusal inapropriada, uma arritmia decorrente de hiperautomaticidade do nó sinusal ou por reentrada sinoatrial. A azimilida e a ranolazina são fármacos que já foram avaliados em vários ensaios clínicos e são promissores para indicações específicas, especialmente a azimilida.

11.1. Dofetilida e ibutilida

A dofetilida e a ibutilida são derivadas de metanossulfonanilidas e são de segunda geração dos antiarrítmicos da classe III. Esses fármacos, apesar de serem úteis para reversão de FA, são usados apenas nos EUA, em ambiente hospitalar, e ainda não foram introduzidos no Brasil.

11.2. Azimilida

A azimilida é também um representante da segunda geração de fármacos da classe III, no entanto não possui radical metanossulfonamídico presente no sotalol, na dofetilida e na ibutilida, o que lhe confere um perfil de eficácia e segurança diferenciado. Ademais, não contém iodo em sua composição, como a amiodarona. Esse fármaco, avaliado para o tratamento de TaSV e TV, tem pelo menos duas vantagens potenciais. Primeiro, esse composto bloqueia tanto o componente rápido (I_{Kr}) como o componente lento (I_{Ks}) da corrente de K^+ retificadora retardada, os principais componentes da fase 3 do potencial de ação cardíaco. Fármacos típicos da classe III, incluindo sotalol, ibutilida e dofetilida, inibem apenas a corrente rápida (I_{Kr}) desse componente. Tem sido postulado que o bloqueio de apenas um componente pelos antiarrítmicos classe III clássicos pode contribuir para o desenvolvimento de pós-potenciais precoces (atividade deflagrada) e, portanto, para o desenvolvimento de arritmias como a *torsade de pointes*. O bloqueio duplo induzido por azimilida, em teoria, poderia reduzir o risco desse tipo de efeito colateral. Segundo, enquanto fármacos de classe III típicos apresentam como característica de uso a dependência reversa, ou seja, a ligação com o canal aumenta em FC mais baixas e diminui em frequências mais altas, a azimilida não apresenta essa característica. O efeito bloqueador de cK^+ (K_r, K_s) da azimilida é independente da FC. Assim, sob condições de taquicardia e estimulação β-adrenérgica, enquanto os bloqueadores convencionais da I_{Kr} perdem a sua eficácia, a azimilida pode ser efetiva. Nesse sentido, o fármaco guarda propriedades eletrofisiológicas semelhantes às da amiodarona, com baixo potencial de desenvolver *torsades de pointes*. A azimilida prolonga o período refratário de modo dose-dependente, aumentando a duração do PA e do intervalo QTc e o período refratário efetivo. A azimilida não afeta o intervalo PR nem o QRS e não causa importantes efeitos hemodinâmicos.

Nos ensaios clínicos, o principal efeito colateral relatado foi cefaleia. Um problema potencial, no entanto, foi o aparecimento de neutropenia, em poucos pacientes após semanas de tratamento; esse efeito foi revertido depois de cessada a administração.

Vários ensaios clínicos foram conduzidos visando ao tratamento de ASV. A eficácia desse fármaco na prevenção de FA recorrente parece ser similar à de outros agentes da classe III. O risco de desenvolvimento de *torsade de pointes* foi bem menor (cerca de 1% dos pacientes). Ademais, a azimilida tem sido também avaliada para o tratamento de ArV.

Novos fármacos para o tratamento de ArV têm sido raros, devido a adoção de procedimentos não farmacológicos, como implantação de desfibrilador portátil e diversas modernas técnicas de ablação por radiofrequência, especialmente de arritmias supraventriculares como a FA, e também por conta de prováveis aumentos de mortalidade. O estudo *AzimiLide post-Infarct surVival Evaluation* (ALIVE) mostrou que a azimilida não aumenta a mortalidade e reduz incidência de FA. Vários ensaios clínicos adicionais estão sendo realizados para avaliar a eficácia da azimilida em reduzir a recorrência de TaV em pacientes com desfibriladores implantados.

A azimilida se apresenta como a mais avançada medicação de segunda geração do grupo III e com menor potencial de pró-arritmias. Na FA tem sido apontada como uma grande opção na reversão e/ou na prevenção das recorrências. O perfil de praticidade posológica por via oral, a ausência de efeitos tóxicos não cardíacos a longo prazo, a farmacocinética simples e os resultados clínicos encorajadores fazem com que seja considerada uma potencial opção de antiarrítmico.

11.3. Ranolazina

A ranolazina, um derivado da piperazina, é um fármaco liberado para o tratamento de angina estável, mas possui propriedades antiarrítmicas interessantes tanto em arritmias atriais como em ArV. Também representa, do ponto de vista de mecanismo de ação, uma abordagem nova, tendo melhor ação sobre tecido isquemiado e lesado, mas não no tecido íntegro, impedindo sobrecarga de Ca^{2+} e apoptose. A ranolazina inibe a corrente tardia de Na^+, que causa sobrecarga intracelular de Na^+ e, por ativação da forma reversa do trocador Na^+/Ca^{2+} (NCX), causa também sobrecarga de Ca^{2+} (iNCX).

Estudos clínicos recentes demonstraram sua potente atividade antiarrítmica. O estudo MERLIN-TIMI (*Metabolic Efficiency with Ranolazine for Less Ischemia in Non-ST Elevation Acute Coronary Syndrome – Thrombolysis in Myocardial Infarction*) mostrou que a ranolazina pode suprimir ASV e ArV em pacientes com síndrome coronariana aguda sem elevação do segmento ST.

A corrente de Na^+ que persiste durante todo o platô do PA do miócito cardíaco é denominada corrente de Na^+ tardia. Uma corrente tardia de Na^+ aumentada é arritmogênica, porque promove atividade deflagrada por induzir pós-potenciais, aumenta a automaticidade e facilita o fenômeno de reentrada por vários mecanismos. Inibidores dessa corrente tardia de Na^+, como a ranolazina, reduzem o influxo de Na^+ durante o platô do PA, reduzindo também a sobrecarga de Ca^{2+} intracelular, encurtando a duração do PA e do intervalo QT. Esses efeitos levam à supressão de parâmetros de vulnerabilidade envolvidos no início e na manutenção de arritmias atriais e ArV. Portanto, a inibição da corrente tardia de Na^+ parece ser um alvo importante para o tratamento de arritmias em várias condições clínicas. Esse fármaco também inibe o canal I_{Kr} e o grau de inibição independente da FC.

Ademais, em outro estudo demonstrou-se que a ranolazina reduz a incidência de fibrilação após cirurgia de *bypass* nas coronárias ou substituição de válvula. Demonstrou-se também que esse fármaco facilita a cardioversão elétrica em pacientes resistentes a essa abordagem.

A ranolazina tem efeito supressor potente de ArV por reentrada em concentrações seguras e, segundo o rótulo do FDA para o fármaco, nenhum efeito arritmogênico foi encontrado. No entanto, esse fármaco está liberado apenas para uso como antianginoso.

12. CONCLUSÃO

Nas últimas décadas, apesar de se poder observar uma redução no uso de antiarrítmicos em comparação às abordagens não farmacológicas, esses medicamentos ainda são necessários e, muitas vezes, a única opção disponível. Assim, a terapia farmacológica ainda é valiosa, seja como monoterapia, seja como adjuvante em outros procedimentos (por exemplo, ablação por radiofrequência, implantação de desfibrilador portátil). O tratamento antiarrítmico moderno é híbrido, com clínicos avaliando o doente como um todo e controlando suas doenças associadas como diabetes, hipertensão e obesidade.

Ademais, fármacos antiarrítmicos têm uso claro em várias indicações para prevenir e reverter arritmias, e estabilizar pacientes críticos, podendo ser usados para prevenir recidivas de FA. Também podem ser associados ao uso de cardioversor desfibrilador portátil implantável para diminuir a taxa de aparecimento de TV e, assim, diminuir o consumo da bateria de aparelhos e melhorar a eficácia.

13. BIBLIOGRAFIA

ANDRESEN, D.; TRAPPE, H.J. Antiarrhythmic drug therapy in patients with supraventricular or ventricular tachyarrhythmias in emergencies. *App. Cardiopulm. Pathophysiol.*, v. 16, p. 154-61, 2012.

CANNOM, D.S.; GIDNEY, B. Azimilide: another effort to prevent implantable cardioverter-defibrillator shocks and their sequelae why it is important and how it works. *J. Am. Coll. Cardiol.*, v. 52, n. 13, p. 1084-5, 2008.

DE SOUZA, I.S.; MARTINDALE, J.L.; SINERT, R. Antidysrhythmic drug therapy for the termination of stable, monomorphic ventricular tachycardia: a systematic review. *Emerg. Med. J.*, v. 32, n. 2, p. 161-7, 2015.

ESTRADA, J.C.; DARBAR, D. Clinical use of and future perspectives on antiarrhythmic drugs. *Eur. J. Clin. Pharmacol.*, v. 64, n. 12, p. 1139-46, 2008.

GASSER, R. *et al.* Nebivolol reduces symptoms of cardiac arrhythmias in patients with arterial hypertension: an observational pilot study. *J. Clin. Basic. Cardiol.*, v. 9, n. 1, p. 27-30, 2006.

ISHIGURO, H. *et al.* Antiarrhythmic effect of bisoprolol, a highly selective beta1-blocker, in patients with paroxysmal atrial fibrillation. *Int. Heart. J.*, v. 49, n. 3, p. 281-93, 2008.

JANUARY, C.T. *et al.* American College of Cardiology/American Heart Association Task Force on Practice Guidelines. 2014 AHA/ACC/HRS guideline for the management of patients with atrial fibrillation: a report of the American College of Cardiology/American Heart Association Task Force on Practice Guidelines and the Heart Rhythm Society. *J. Am. Coll. Cardiol.*, v. 64, n. 21, p. 1-76, 2014.

KIRCHHOF, P. *et al.* ESC Guidelines for the management of atrial fibrillation developed in collaboration with EACTS: The Task Force for the management of atrial fibrillation of the European Society of Cardiology (ESC) Developed with the special contribution of the European Heart Rhythm Association (EHRA) of the ESC Endorsed by the European Stroke Organization (ESO). *Eur. Heart. J.*, 2016.

LAFUENTE-LAFUENTE, C. *et al.* Antiarrhythmics for maintaining sinus rhythm after cardioversion of atrial fibrillation. *Cochrane Database Syst. Rev.*, n. 5, CD005049, 2015.

LORGA, A. *et al.* Diretrizes para Avaliação e Tratamento de Pacientes com Arritmias Cardíacas. *Arq. Bras. Cardiol.*, v. 79, Supl. 5, p. 1-50, 2002 .

LUGENBIEL, P. *et al.* Antiarrhythmic gene therapy – will biologics replace catheters, drugs and devices? *Eur. J. Pharmacol.*, v. 791, p. 264-73, 2016.

NAGHIPOUR, B. *et al.* Effect of prophylaxis of magnesium sulfate for reduction of postcardiac surgery arrhythmia: Randomized clinical trial. *Ann. Card. Anaesth.*, v. 19, n. 4, p. 662-7, 2016.

PAGE, R.L. *et al.* Guideline for the Management of Adult Patients with Supraventricular Tachycardia: A Report of the American College of Cardiology/American Heart Association Task Force on Clinical Practice Guidelines and the Heart Rhythm Society. *Circulation*, v. 133, n. 14, p. e506-74, 2016.

PASTORE, C.A. *et al.* Diretrizes da Sociedade Brasileira de Cardiologia sobre Análise e Emissão de Laudos Eletrocardiográficos (2009). *Arq. Bras. Cardiol.*, v. 93, n. 3, Supl. 2, p. 1-19, 2009.

PATOCSKAI, B.; ANTZELEVITCH, C. Novel therapeutic strategies for the management of ventricular arrhythmias associated with the Brugada syndrome. *Expert Opin. Orphan Drugs.*, v. 3, n. 6, p. 633-51, 2015.

PÉREZ-RIERA, A.R. *et al.* Karel Frederick Wenckebach (1864-1940): a giant of medicine. *Cardiol. J.*, v. 18, n. 3, p. 337-9, 2011.

POLYTARCHOU, K.; MANOLIS, A.S. Ranolazine and its antiarrhythmic actions. *Cardiovasc. Hematol. Agents Med. Chem.*, v. 13, n. 1, p. 31-9, 2015.

PRIORI, S.G.; BLOMSTRÖM-LUNDQVIST, C. 2015 European Society of Cardiology Guidelines for the management of patients with ventricular arrhythmias and the prevention of sudden cardiac death summarized by co-chairs. *Eur. Heart. J.*, v. 36, n. 41, p. 2757-9, 2015.

REIFFEL, J.A. *et al.*; HARMONY INVESTIGATORS. The HARMONY Trial: Combined Ranolazine and Dronedarone in the Management of Paroxysmal Atrial Fibrillation: Mechanistic and Therapeutic Synergism. *Circ. Arrhythm. Electrophysiol.*, v. 8, n. 5, p. 1048-56. 2015.

RODEN, D.M. Antiarrhythmic drugs: from mechanisms to clinical practice. *Heart*, v. 84, n. 3, p. 339-46, 2000.

ROSEN, M.R.; JANSE, M.J. Concept of the vulnerable parameter: the Sicilian Gambit revisited. *J. Cardiovasc. Pharmacol.*, v. 55, n. 5, p. 428-37, 2010.

ROSENBAUM, M.B. *et al.* Clinical efficacy of amiodarone as an antiarrhythmic agent. *Am. J. Cardiol.*, v. 38, n. 7, p. 934-44, 1976.

ROSENBAUM, M.B. *et al.* Control of tachyarrhythmias associated with Wolff-Parkinson-White syndrome by amiodarone hydrochloride. *Am. J. Cardiol.*, v. 34, n. 2, p. 215-23, 1974.

SHARMA, S. Antiarrhythmic drugs: present and future. *J. Assoc. Physicians India*, v. 55, Suppl., p. 43-6, 2007.

SHENASA, F.; SHENASA, M. Dofetilide: electrophysiologic effect, efficacy, and safety in patients with cardiac arrhythmias. *Card. Electrophysiol. Clin.*, v. 8, n. 2, p. 423-36, 2016.

SOSA, E.A. *et al.* Indicações para estudos eletrofisiológicos e ablação por cateter de arritmias cardíacas: recomendações do DAEC da SBC. *Arq. Bras. Cardiol.*, v. 64, p. 149-51, 1995.

TSE, G. Mechanisms of cardiac arrhythmias. *J. Arrhythm.*, v. 32, n. 2, p. 75-81, 2016.

WAKS, J.W.; ZIMETBAUM, P. Antiarrhythmic drug therapy for rhythm control in atrial fibrillation. *J. Cardiovasc. Pharmacol. Ther.*, 2016.

WANG, L.W. *et al.* Phenytoin: an old but effective antiarrhythmic agent for the suppression of ventricular tachycardia. *Med. J. Aust.*, v. 199, n. 3, p. 209-11, 2013.

WHITE, C.M.; NGUYEN, E. The novel use of ranolazine as an antiarrhythmic agent in atrial fibrillation. *Ann. Pharmacother.*, 2016.

YAGER, N. *et al.* Phenytoin as an effective treatment for polymorphic ventricular tachycardia due to QT prolongation in a patient with multiple drug intolerances. *BMJ Case Rep.*, 2015.

ZIPES, D.P.; JALIFE, J.; STEVENSON, W.G. Cardiac electrophysiology: from cell to bedside. 7 Ed. Philadelphia: Elsevier, 2018.

3.3.

Anti-Hipertensivos

Granville Garcia de Oliveira
Samer Ali Husseini de Oliveira

Sumário

Colaboradores nas edições anteriores: João Baptista Guerra, Francisco Peltier Queiroz e Gilson Soares Feitosa.

1. INTRODUÇÃO

A hipertensão arterial (HA) é, na atualidade, uma das principais causas de morbidade e mortalidade em seres humanos no mundo inteiro. Está associada a peculiaridades comportamentais, alimentares, sociológicas e genéticas, que resultam em distúrbios estruturais e fisiológicos de características metabólicas e cardiovasculares. Segundo a proposta fisiopatológica de Irvine Page, lançada em 1949, a chamada Teoria do Mosaico trata-se de uma doença de regulação de múltiplos sistemas, envolvendo, numa abordagem simplista, o débito cardíaco, o perfil metabólico e a resistência vascular periférica. A importância do levantamento epidemiológico da HA, entre outras patologias cardiovasculares, foi realçada no *Framingham Heart Study*, em 1948, sob o comando de Thomas Royle Dawber, que envolveu inicialmente 5.209 participantes numa faixa etária situada entre 30 e 62 anos, todos moradores do condado de Framingham, um bairro de Boston. Esse estudo continua até hoje, depois de várias ampliações e modificações no seu formato. Outro importante estudo multicêntrico, nessa área, foi o INTERHEART, realizado em 262 centros médicos de 52 países.

2. HISTÓRICO

Apesar de sua indiscutível importância patológica na atualidade, é possível que a HA, em eras remotas, não tenha tido a mesma relevância epidemiológica, uma vez que a expectativa de vida, antes do século XX, em média, não superava os 30 anos. Na realidade, a expectativa de vida situava-se em torno de 15 anos na Grécia Antiga, atingindo, na época da Revolução Francesa, os 28 anos.

Naturalmente, o diagnóstico, a avaliação de gravidade e o tratamento dessa patologia estariam apoiados na medida da pressão arterial. Apesar da sua provável reduzida importância no passado, pode-se detectar o conhecimento da pulsação e da função de bombeamento do coração descrito em antigos pergaminhos egípcios. Assim, se por um lado a observação do pulso arterial é muito antiga, a mensuração dos seus valores só aconteceu muito mais recentemente. O pulso, tal como mencionado, entre outros, pelos egípcios, no Papiro de Ebers, datado de 1550 a.C., deveria ser avaliado por meio da colocação de dedos em partes do corpo onde passariam vasos sanguíneos. Na verdade, o coração "falaria" com o curador, por meio da intensidade e frequência do pulso, detectadas nos vasos pulsáteis.

O pulso arterial foi descrito por dois médicos de Alexandria, Herófilo e Erasistrato, que tiveram relevante influência na medicina grega de Hipócrates. Muitos séculos após, Galileo Galilei inventaria o *pulsilogium*, um aparelho que media o número de batimentos cardíacos. Nessa época, o inglês William Harvey propôs um desenho moderno da circulação sanguínea, bastante próximo do entendimento atual. No entanto, sua proposta foi tão intensamente criticada que permaneceu no limbo das ideias descartadas pela ciência médica oficial.

Entretanto, um século depois, sua proposição foi experimentalmente comprovada, pela primeira medição da pressão arterial executada pelo reverendo Stephen Hales. Esse cientista, com a introdução de um tubo de vidro na carótida de uma jumenta, contida por estudantes de Medicina, verificou que a coluna de sangue subia por volta de 2,50 metros, oscilando conforme os batimentos cardíacos do animal. Esse importante experimento também caiu, inexplicavelmente, no esquecimento.

Posteriormente, o médico e físico Jean Léonard Marie Poiseuille aperfeiçoou o manômetro de Halles, substituindo o longo tubo de vidro por um tubo em U, com apenas 20 cm, parcialmente cheio de mercúrio (Hg), ao qual chamou de "*hemodinamômetro*".

A primeira medição acurada da pressão em um ser humano foi realizada por Faivre, em 1856, durante um ato cirúrgico, onde foi cateterizada a artéria femoral. Essa artéria foi ligada a um manômetro de mercúrio, sendo detectados valores em torno de 120 mm de Hg; na artéria braquial, encontrou 115 a 120 mmHg.

Por essa época, Mohamed descreveu a síndrome arterial hipertensiva. Em 1876, Ambard descobriu que os hipertensos excretavam menos cloretos pela urina. Num salto de criatividade, em 1896, Scipione Riva-Rocci, em Turim, introduziu "um novo esfigmomanômetro" para as verificações indiretas da pressão arterial, utilizando, para a sua determinação, o acompanhamento do pulso durante a compressão da artéria, registrando o seu desaparecimento e o seu posterior reaparecimento, quando ocorria a descompressão. Esse aparelho ficou universalmente conhecido como "esfigmomanômetro de Riva-Rocci", introduzindo, aí, o formato do moderno medidor da pressão arterial. Um aparelho baseado nesses princípios foi o Pachon, fabricado na França. Esses aparelhos foram os primeiros trazidos para o Brasil. Em 1905, o médico russo Nikolai Sergeyevich Korotkov demonstrou que o pulso poderia ser auscultado, em vez de palpado, durante os procedimentos da medida da pressão. Surgia, então, o atual processo de mensuração da pressão arterial, método básico para o diagnóstico e verificação dos efeitos terapêuticos da HA. Posteriormente, ocorreram vários aperfeiçoamentos do processo de medida da pressão arterial, mas nenhum tão importante quanto os já mencionados.

Em 1914, Volhard descreveu as síndromes de hipertensão maligna e benigna. Em 1922, Allen padronizou o tratamento da hipertensão utilizando dietas pobres em sal. Em seguida, Van Slyke demonstrou, utilizando tiocianeto de potássio, que a redução da pressão arterial não diminuía a depuração renal, pela existência provável de mecanismo de autorregulação da circulação desse órgão.

Goldblatt, em 1934, descreveu a hipertensão renovascular e, em 1939, Page e Braun-Menendez descobrem a angiotensina. Nesse mesmo ano, a "*American Heart Association*" e a "*Society of Great Britain and Ireland*" padronizaram os métodos de determinação da pressão arterial.

Em 1945, surge o primeiro livro brasileiro sobre o assunto, de autoria de Genival Londres, com o título: "Hipertensão Arterial: Patologia, Clínica e Terapêutica". O mesmo autor, em palestra proferida, em 1949, na Academia Nacional de Medicina, concluía: "Não há tratamento para a hipertensão arterial", traduzindo a insuficiência da terapêutica específica à época.

Em seguida, no ano de 1949, criou-se o "*Council for High Pressure Research*", concentrando sofisticada pesquisa no estudo da HA. As pesquisas conduziram à descoberta dos receptores simpáticos específicos, dos canais de cáicio, dos canais de potássio, dos inibidores do sistema renina-angiotensina e, finalmente, estão surgindo as primeiras conquistas por meio da biologia molecular.

Os medicamentos existentes até a década de 1950, na realidade, eram realmente muito pouco efetivos no que se refere ao controle da pressão arterial. Constituíam-se, fundamentalmente, da mistura em proporções diversas da papaverina, da aminofilina e de barbitúricos leves, administrada por via oral. No entanto, seguindo uma linha de raciocínio extrema surgiam os bloqueadores ganglionares, como o penta e o hexametônio. Naquela década, já era consenso que o aumento da pressão deveria ser tratado e que três linhas terapêuticas seriam utilizadas, a saber: psicoterapia, dieta extremamente baixa em sódio (dieta de arroz) e a radical simpatectomia dorsolombar.

Em 1954, surgia a primeira droga simpaticolítica que efetivamente baixava a pressão sem efeitos colaterais graves, a Rauwolfia (extraída da planta indiana *Rauwolfia serpentina*), inicialmente na forma bruta de extrato da planta e, posteriormente, tendo como princípio ativo a reserpina. Logo em seguida surgia no mercado a hidralazina.

Conn, em 1955, descreveu o hiperaldosteronismo (Síndrome de Conn), e, em 1959, tornavam-se evidentes as relações entre a angiotensina e a aldosterona. Outra substância hipotensora, que depletava as terminações simpáticas por meio do deslocamento da noradrenalina dos seus estoques, tornando-a suscetível à destruição pela monoaminoxidase (MAO) e catecol-orto-metil-transferase (COMT), foi a guanetidina, lançada no Brasil em 1963. Nesse mesmo ano, surgiriam outros dois fármacos que tiveram efeito relevante no tratamento da hipertensão, a alfametildopa e a clonidina.

Em 1965, foram disponibilizados os potentes diuréticos de alça que passaram a ser utilizados no tratamento da hipertensão. Em seguida, drogas simpaticolíticas com ação alfa-agonista central surgiram e se mostraram realmente efetivas. Nos anos de 1970, surgiram diversas famílias de anti-hipertensivos, como os betabloqueadores simpáticos e os inibidores da enzima de conversão da angiotensina (IECA). Muitas outras descobertas vieram a esclarecer aspectos fisiopatológicos da HA e o seu tratamento sofreu grande evolução.

3. IMPORTÂNCIA DA HIPERTENSÃO ARTERIAL NO CONTEXTO EPIDEMIOLÓGICO

A Organização Mundial da Saúde (OMS) divulgou, em 2011, que morreram cerca de 55 milhões de pessoas em todo o mundo, dos quais 17 milhões eram vítimas de doenças cardiovasculares (DCV). Desses, 7 milhões de pessoas morreram de doença cardíaca isquêmica e 6,2 milhões de acidentes vasculares cerebrais. São mortes frequentemente correlacionadas com a HA.

Nos Estados Unidos, 66 milhões de americanos são considerados hipertensos. Desses pacientes, 72% estão cientes de sua condição e somente 61% recebem algum tratamento.

No entanto, tem sido constatada uma tendência à redução progressiva da mortalidade por HA em todo o mundo, em épocas diferentes: nos Estados Unidos, na Inglaterra e no Canadá, ainda nos anos de 1960; na Itália, França e Suécia, nos anos de 1970. No Brasil, essa redução também foi detectada em momentos diversos e em diferentes estados da federação. A partir de 1985, as patologias cardiovasculares, em geral, se associaram a uma redução dos índices de mortalidade em todo o Brasil. Tal fato ocorreu de forma semelhante em países dotados de condições de desenvolvimento aproximadas às do Brasil, como a Europa Oriental, a Grécia e a Espanha.

Em 2009, o Ministério da Saúde divulgou a estatística de "Mortalidade por Causas no Brasil", referente a 2007 (Tabela 3.3.1).

Tabela 3.3.1. Mortalidade por causas no Brasil

Causas	Porcentagem
Doenças do aparelho cardiocirculatório	41,37
Causas não definidas	19,49
Neoplasias	18,17
Doenças do aparelho respiratório	14,27
Doenças infecciosas e parasitárias	3,4
Causas externas	3,29

Em 2007, foram registradas 1.157.509 internações por DCV no Sistema Único de Saúde (SUS) (10,22% do total do país) e a insuficiência cardíaca foi a principal causa de internação. Com relação aos custos, em novembro de 2009, foram registradas 91.970 internações por DCV, totalizando um custo de R$165.461.644,33, segundo o Ministério da Saúde (Datasus).

De acordo com dados divulgados pela Pesquisa Nacional por Amostra de Domicílios (PNAD), de 2003, a proporção de brasileiros que declarou ter doença do coração foi de 3,61%, totalizando cerca de sete milhões de indivíduos. Como seria de se esperar, a prevalência de doença do coração, por faixas etárias, não é homogênea. Na faixa etária entre zero e 34 anos, a prevalência é de 0,87%. No entanto, na faixa etária acima de 64 anos, a prevalência das patologias cardiovasculares é de 19,20%. As mulheres representam aproximadamente 60% de todos os casos declarados de doença do coração. Segundo a Sociedade Brasileira de Cardiologia (2010), a prevalência de HA é de 50% entre pacientes de 60 a 69 anos e de 75% acima dos 70 anos.

4. FATORES ASSOCIADOS AO DESENVOLVIMENTO DE HIPERTENSÃO ARTERIAL

Diversos são os fatores associados ao desenvolvimento da HA, como:

1. Idade: a pressão arterial aumenta linearmente com a idade.
2. Sexo e etnia: a prevalência global de HA entre homens (26,6%) e mulheres (26,1%) sugere que sexo não é um fator de risco para hipertensão. No entanto, entre as mulheres, a prevalência é sensivelmente inferior à

masculina antes da menopausa. Após a menopausa, a prevalência passa a elevar-se progressivamente. A HA é, especialmente, prevalente em mulheres negras, ocorrendo num risco de até 130% acima do observado em mulheres brancas.

3. Fatores socioeconômicos: a maior prevalência de HA associa-se a um nível socioeconômico mais baixo.
4. Sal: o excesso de consumo de sódio contribui definitivamente para a ocorrência de HA.
5. Obesidade: o excesso de massa corporal é um fator predisponente para a hipertensão, podendo ser responsável por 20% a 30% dos casos de HA. Verificou-se que 75% dos homens e 65% das mulheres apresentam hipertensão diretamente atribuível ao sobrepeso e à obesidade.
6. Álcool: o consumo elevado de bebidas alcoólicas como cerveja, vinho e destilados aumenta a pressão arterial. O efeito varia com o gênero, e a gravidade do quadro está associada à quantidade de etanol e à frequência de ingestão. O álcool induz à liberação de catecolaminas das adrenais, que se traduz pela sudorese e elevação da pressão arterial durante a libação alcoólica.
7. Sedentarismo: o sedentarismo aumenta a incidência de HA num risco 30% maior.
8. Apneia do sono: a hipóxia induz à liberação de catecolaminas e cortisol pelas adrenais.
9. Tabagismo: o tabaco induz à vasoconstrição e ao aumento do débito cardíaco durante o uso, elevando, ainda, a incidência de arritmias cardíacas.
10. Policitemia.
11. Uso de anti-inflamatórios: esses fármacos reduzem as concentrações circulantes de autacoides vasodilatadores, além de promover a retenção renal de sódio.
12. Síndrome metabólica e *diabetes mellitus*.

5. IMPACTO ECONÔMICO DAS PATOLOGIAS ASSOCIADAS À HIPERTENSÃO ARTERIAL

Dada a sua amplitude, existe crescente preocupação com os custos associados às DCV em diversas regiões do mundo. Por exemplo, em um estudo objetivando estimar a carga econômica das DCV em 24 países da União Europeia, levando em consideração o agregado dos países sob investigação, os custos alcançaram cerca de 169 bilhões de euros. Os custos diretos com cuidados em saúde, que foram os principais componentes dos gastos, foram da ordem de € 104,5 bilhões (62%). Em seguida, colocam-se os custos relacionados ao cuidado informal, € 29 bilhões (17%). Os custos indiretos, associados à perda de produção por morte precoce, atingiram € 24,4 bilhões (15%), e a perda de produtividade devido às comorbidades alcançou € 10,8 bilhões (6%). No caso dos custos relacionados aos cuidados em saúde, estes representaram 2,6% do gasto total em saúde, para os 24 países analisados no estudo.

No Brasil, a HA e as doenças relacionadas são responsáveis por alta frequência de internações. A insuficiência cardíaca é a principal causa de hospitalização entre as DCV, sendo duas vezes mais frequente que as internações por acidente vascular cerebral. Em 2005 ocorreram 1.180.184 internações por DCV, com custo global de R$ 1.323.775.008,28.

Estudo efetuado visando correlacionar os prejuízos provocados pelas DCV e o Produto Interno Bruto (PIB) brasileiro, em seus diversos aspectos, evidenciou um comprometimento em torno de 1,74% do PIB. Entre os fatores de risco de mortalidade, a HA explicaria cerca de 40% das mortes por acidente vascular cerebral e 25% daquelas por doença coronariana. A mortalidade por doença cardiovascular aumenta progressivamente com a elevação da pressão arterial, a partir dos níveis de 115/75 mmHg.

Inquéritos de base populacional realizados em algumas cidades do Brasil mostram prevalência de HA (≥ 140/90 mmHg) de 22,3% a 43,9%.

6. DEFINIÇÃO DE NÍVEIS DE HIPERTENSÃO ARTERIAL PELA SOCIEDADE BRASILEIRA DE CARDIOLOGIA

Tabela 3.3.2. Classificação dos níveis de desvio da normalidade da pressão arterial

Classificação	Pressão Sistólica (mmHg)	Pressão Diastólica (mmHg)
Ótimo	< 120	< 80
Normal	< 130	< 85
Limítrofe	130-139	85-89
Hipertensão Estágio 1	140-159	90-99
Hipertensão Estágio 2	160-179	100-109
Hipertensão Estágio 3	> 180	> 110
Hipertensão Sistólica	> 140	< 90

7. FISIOPATOLOGIA DA HIPERTENSÃO ARTERIAL

A perfusão tecidual apropriada é mantida por meio de equilíbrio entre os diversos fatores que participam dessa função. Assim, a ocorrência de uma redução aguda de volume sanguíneo (valores normais da volemia: 77-83 mL/kg) pode induzir a uma hiperatividade compensatória de diversos fatores, como, por exemplo, o sistema nervoso simpático e o sistema renina-angiotensina-aldosterona passam a exercer uma atividade compensatória elevando o débito cardíaco e a resistência vascular periférica. Dessa forma, a perfusão tecidual é mantida em níveis normais, corretamente compensada.

Entre os principais fatores que regulam a pressão arterial se destacam:

1. O sistema nervoso central (SNC), entre outros aspectos, por intermédio de barorreceptores e de quimiorreceptores, assim como da isquemia neurológica direta;
2. Os rins, com a sua capacidade de regular a homeostase dos líquidos orgânicos;
3. O sistema renina angiotensina aldosterona (SRAA), que causa vasoconstrição arteriolar pelo estímulo da secreção da aldosterona;

4. A aldosterona que, secundariamente, retém sódio em túbulos renais;
5. A filtração de líquido intravascular, no território capilar, para o tecido intersticial.
6. O reflexo vascular autorregulador do fluxo sanguíneo tecidual.

Além disso, diversos outros fatores, como as prostaglandinas e as cininas, teriam papel compensatório na regulação da pressão, por sua contraposição à vasoconstrição induzida por vários fatores, principalmente pelo sistema nervoso simpático.

Dessa forma, seria de se esperar a ocorrência do equilíbrio entre os diversos fatores da regulação, resultando na manutenção de uma tensão arterial normal. Por outro lado, tais fatores de compensação, em condições de desequilíbrio, podem induzir alterações positivas ou negativas da pressão arterial. Tais alterações da pressão arterial podem ocorrer em decorrência de fatores fisiológicos, como hiperatividade do sistema nervoso simpático, ou patológicos, devido à doença renal subjacente. Contudo, a predisposição genética deve, sempre, ser um fator a ser considerado, com relação à tendência de desenvolvimento da HA. Especialmente, porque a natureza ou os defeitos genéticos que predispõem ao desenvolvimento da HA são conhecidos apenas parcialmente.

As áreas barossensitivas, por exemplo, localizadas nos seios carotídeos, no arco aórtico e em alguns vasos, são de grande importância fisiológica ao antagonizar qualquer queda ou elevação da tensão arterial. Outros sistemas receptores sensíveis à baixa da tensão arterial estão localizados no átrio e na circulação pulmonar. Outras estruturas de detecção de variações fisiológicas seriam os quimiorreceptores, sensíveis às variações da oxigenação, especialmente a hipóxia. Assim, em geral, esses receptores transmitem impulsos ao sistema nervoso simpático eferente relacionado ao sistema cardiovascular periférico, por meio de uma complexa rede distribuída por todo o coração e o leito vascular, com exceção, provável, dos vasos intracerebrais. As arteríolas, área de extrema importância para a homeostase da tensão arterial, são os segmentos mais densamente inervados.

A tirosina passa da circulação sistêmica para neurônios adrenérgicos, sofrendo aí processo de hidroxilação por meio da ação da tirosina hidroxilase, que resultará na di-hidroxi-fenilalanina (DOPA). Pela ação de uma enzima presente no interior do neurônio adrenérgico, a dopa-descarboxilase, a DOPA transforma-se na hidroxi-feniletilamina (dopamina). Esta dopamina recém-formada penetra nas vesículas de armazenamento existentes nas terminações nervosas adrenérgicas, sofrendo a ação da dopamina β-hidroxilase. Forma-se, então, a norepinefrina. À exceção de alguns neurônios centrais e da medula da suprarrenal, a epinefrina não é formada nas terminações simpáticas, especialmente porque, para a formação da epinefrina, é necessária a participação da enzima feniletanolamina N-metiltransferase, cuja indução depende do cortisol. Na glândula suprarrenal, o cortisol alcança a parte medular através de um sistema vascular porta intra-adrenal.

Normalmente, em animais, a adrenalectomia causa uma redução discreta da tensão arterial, sugerindo um papel secundário das catecolaminas secretadas pela medula suprarrenal. Em animais submetidos à simpatectomia química periférica, contudo, as adrenais parecem exercer um papel importante, haja vista que a simpatectomia química reduz a tensão arterial média, em ratos, de cerca de 30 mmHg e uma adrenalectomia posterior reduz em cerca de mais 30 mmHg, ocasionando a morte dos animais. Tal fato foi demonstrado pela realização de simpatectomia química, por meio da 6-HODA (6-hidroxidopamina), uma substância que não cruza a barreira hematoencefálica central, especialmente aos centros vasomotores, influenciados ou modulados por centros de integração localizados no hipotálamo, sistema límbico e córtex. Existe, destarte, um fluxo aferente constante a tais centros, resultando em uma readaptação contínua do tônus do sistema cardiovascular periférico, especialmente por meio de eferentes autônomos, que têm um componente simpático e outro parassimpático.

8. TERAPÊUTICA ANTI-HIPERTENSIVA

O tratamento da HA, como toda terapêutica médica, baseia-se no diagnóstico básico. Tal diagnóstico estaria apoiado, predominantemente, na detecção da chamada HA essencial, ou idiopática. Ou seja, nesses dois casos, não haveria a certeza do diagnóstico etiológico. O tratamento é instituído e conduzido com base no diagnóstico sindrômico, relativamente impreciso. A outra vertente diagnóstica das hipertensões arteriais seria a chamada hipertensão secundária, cujas causas seriam detectadas no sistema vascular, neurológico ou endócrino. Uma vez identificado o contexto fisiopatológico, tais hipertensões poderiam ser tratadas com especificidade. No entanto, nas hipertensões essenciais, as causas parecem ser múltiplas. Dessa forma, torna-se relevante a investigação dos diversos aspectos de história pessoal, genética, social e trabalhista. Além disso, há que ser considerado o perfil psicológico, em associação com hábitos reconhecidamente deletérios, como: elevada ingesta de sódio, baixa ingesta de potássio e magnésio, obesidade, inatividade física, consumo de álcool ou drogas, além do estresse do dia a dia. Esses aspectos, em conjunto, podem conduzir à eclosão do desenvolvimento e agravamento da patologia. Fica óbvio que, ao tratar-se de forma terapeuticamente correta, sem proceder-se à correção dos deletérios hábitos subjacentes, o resultado final de controle da síndrome será, apenas, insuficiente, ou simplesmente o tratamento será ineficaz.

O uso clínico de medicamentos para o controle dos níveis pressóricos na HA surgiu por volta de 1947, portanto, há somente 70 anos, o que torna essa prática recentíssima do ponto de vista histórico. Na realidade, apesar dos indiscutíveis avanços das últimas décadas, ainda nos situamos numa condição epidemiológica de questionável eficiência.

A partir do uso do anti-hipertensivo e, também, antimalárico pentaquina, a indústria farmacêutica conseguiu grande desenvolvimento de novas drogas para o tratamento da HA, principalmente drogas de uso oral, mais específicas e com baixo perfil de reações adversas.

A eficácia do tratamento anti-hipertensivo em prevenir complicações cardiovasculares baseia-se na teoria de que pressão arterial elevada, por si, produz hiperplasia reativa e alterações fibróticas hialinas nas artérias e arteríolas, bem como hipertrofia cardíaca. Por tal motivo, recomenda-se o tratamento precoce, quando essas alterações anatomopatológicas e funcionais ainda não estão presentes ou, caso já existam, que se possa paralisar a sua progressão.

Daí, conclui-se que o débito cardíaco é inversamente proporcional à resistência vascular periférica para um mesmo nível de pressão arterial.

Os chamados medicamentos anti-hipertensivos dividem-se nas seguintes categorias:

1. Diuréticos.
2. Inibidores do sistema nervoso simpático (SNS):
    - 2.1. Fármacos de ação central.
    - 2.2. Fármacos de ação intermediária:
        - 2.2.2. Bloqueadores ganglionares.
        - 2.2.3. Bloqueadores pós-ganglionares.
3. Fármacos de ação periférica
    - 3.1. Betabloqueadores.
    - 3.2. Alfabloqueadores.
4. Vasodilatadores diretos.
5. Antagonistas de canais de cálcio.
6. Inibidores da enzima de conversão da angiotensina.
7. Antagonistas dos receptores da angiotensina II.
8. Inibidores da endotelina.

8.1. Diuréticos

Os mercuriais foram os primeiros diuréticos a serem utilizados. Inicialmente, foram usados por Paracelsus, no século XVI. Seus mecanismos de ação, no entanto, só seriam desvendados muito tempo depois, por Gouaterts, em 1928. Anos depois, Bartram acrescentou maior detalhamento aos mecanismos de seu funcionamento. Posteriormente, no ano de 1950, foi sintetizada a acetazolamida, cuja ação diurética já havia sido observada desde 1938, nos estudos com as sulfas. Em 1957 foi sintetizada a clorotiazida, que, além de possuir a ação diurética mais potente, também era responsável por maior excreção urinária de cloreto. Essa família de diuréticos viria a se constituir na mais utilizada terapêutica em HA. Continuando na busca de diuréticos mais potentes, em 1964 foi sintetizada a furosemida, nos laboratórios Hoechst (Alemanha) por Rusching e Muschawek.

Na atualidade são seis as classes de diuréticos utilizadas na Medicina: 1) mercuriais; 2) inibidores da anidrase carbônica; 3) diuréticos de alça; 4) tiazídicos; 5) diuréticos poupadores de potássio; 6) diuréticos osmóticos.

8.1.1. Farmacodinâmica

Os diuréticos são a modalidade terapêutica de escolha imediata e de mais frequente utilização no tratamento da HA. Sua eficácia tem sido claramente estabelecida isoladamente ou em associações. Cerca de 60% dos pacientes atingem o controle da sua HA somente com o uso de diuréticos apropriados. Tal controle é conseguido, em geral, entre duas e quatro semanas de tratamento. Os mecanismos mais perceptíveis envolvem, de início, a espoliação de sódio, por inibição do transporte deste e de outros íons nos túbulos renais. Esse efeito resulta numa consequente redução dos líquidos intra- e extravasculares e queda do débito cardíaco. O íon sódio contribui, também, para elevação da resistência periférica. Em consequência, ocorre o enrijecimento dos vasos e uma maior atividade neural devido à retenção intracelular de cálcio. Quando não são usados como terapia única, os diuréticos se constituem nos agentes adjuvantes mais usados no tratamento da HA, intermediária ou grave. Os diuréticos de alça e os tiazídicos diminuem a excreção de cálcio, o que resulta num efeito benéfico parcial, especialmente em idosos, que geralmente têm um quadro basal variável de carência da calcificação óssea. Há que ser observada, também, a ocorrência de efeitos adversos associados à hipocalemia, como cãibras de panturrilhas ou abdominais, ou ainda de arritmias cardíacas, quando deverá ser utilizado um diurético poupador de potássio como a espironolactona.

Esses fármacos ainda são extensivamente estudados em ensaios clínicos e têm mostrado, de forma consistente, sua eficácia na redução das complicações cardiovasculares decorrentes da hipertensão. Nos últimos anos, o uso dos diuréticos tem-se reduzido nos Estados Unidos, devido aos seus efeitos metabólicos, potencialmente adversos.

O local de ação dos diuréticos é o néfron, ou seja, a unidade morfofuncional do rim. O seu mecanismo exato pelo qual baixam a pressão sanguínea não é totalmente compreendido. Inicialmente, eles produzem leve depleção de sódio, levando à diminuição do fluido extracelular e do débito cardíaco. Esses fármacos depletam o sódio por inibição do transporte de eletrólitos nos túbulos renais. Com a continuação da terapia, ocorrem diminuição da resistência vascular periférica e restauração do débito cardíaco.

Uso geral

A maioria dos pacientes com hipertensão leve ou intermediária responde aos diuréticos isoladamente. O tempo médio de resposta varia de duas a quatro semanas. Em alguns casos, no entanto, a eficácia é atingida depois de três meses de uso. Portanto, ajustes das posologias devem ser feitos depois desse período. No entanto, as associações dos diuréticos com outros anti-hipertensivos tornam-se necessárias na hipertensão moderada ou grave. Entre os diuréticos usados no tratamento da hipertensão, os mais estudados são os benzotiazídicos. Eles permitem uma ação anti-hipertensiva relativamente lenta, porém com reações compensatórias reflexas menos intensas. São especialmente indicados em pacientes com renina baixa, negros e idosos.

Não foram observadas grandes vantagens na maior potência e rapidez de ação dos diuréticos de alça em relação aos tiazídicos, principalmente quando não existe insuficiência renal ou cardíaca, ou mesmo edema refratário.

A excreção renal de cálcio é reduzida pelos diuréticos de alça, assim como pelos tiazídicos. Pacientes idosos usuários desses diuréticos têm uma menor incidência de fraturas patológicas.

O uso de doses mais baixas relaciona-se, também, a menor incidência de efeitos colaterais, como intolerância à glicose, dislipidemias, hipopotassemia, impotência sexual e hiperuricemia, entre outros.

Devem ser utilizados diuréticos poupadores de potássio em pacientes com história de arritmias cardíacas, com importantes repercussões eletrocardiográficas, que recebem digitálicos, ou que têm cãibras.

A xipamida é um diurético que age no túbulo distal, tendo sua farmacodinâmica semelhante à de benzotiazídicos. A Tabela 3.3.3 relaciona as doses e características farmacocinéticas dos diuréticos.

Tabela 3.3.3. Características farmacocinéticas dos diuréticos

Fármaco	Doses	Absorção	Meia-vida
Hidroclorotiazida	25-100 mg	60-80%	5-15 h
Clortalidona	25-100 mg	65%	40-60 h
Furosemida	40-80 mg	65%	2 h
Piretanida	6-12 mg	90%	1 h
Ácido etacrínico	50-150 mg	95%	30-60 min
Espironolactona	50-100 mg	> 90%	1,5 h
Triantereno	50-100 mg	> 60%	2 h

8.1.2. Efeitos adversos

O efeito mais intenso se observa com os diuréticos de alça e está relacionado à redução dos líquidos orgânicos. Tal desidratação, como consequência, resulta em um quadro de hipotensão arterial. Altas doses de furosemida podem, também, induzir ototoxicidade.

Os diuréticos podem causar hipotensão ortostática, como qualquer condição de redução do líquido intersticial, especialmente em mulheres e idosos.

Os diuréticos, pelo seu perfil de eficácia e segurança, têm sido recomendados por todos os protocolos de sociedades de cardiologia, como fármacos alternativos a serem utilizados inicialmente, em casos de HA, especialmente nas modalidades menos graves e em idosos.

8.2. Fármacos de ação central

A circulação sistêmica é, basicamente, controlada pelo SNC. As atividades relacionadas às funções cardiovasculares estão situadas, principalmente, em áreas hipotalâmicas e bulbares. Essas áreas do SNC são afetadas por substâncias como a clonidina ou a metildopa que atuam, em parte, sobre o controle cibernético neurológico da pressão arterial, destarte induzindo à redução da hipertensão.

8.2.1. Mecanismos de ação

Reconhecidamente, a clonidina e a alfametildopa reduzem o tônus simpático cardiovascular, por atuação sobre os receptores pré-sinápticos alfa-2-adrenérgicos do SNC. A liberação de noradrenalina pelos nervos terminais seria reduzida pela ação desses fármacos, especialmente durante as despolarizações. A clonidina atua, preferencialmente, sobre os receptores alfa-2-adrenérgicos e imidazólicos. Já a metildopa só agiria depois de ser biotransformada em alfa-metilnoradrenalina. Os níveis de renina sérica são reduzidos por tais fármacos, sem que ocorra modificação do fluxo plasmático renal, mas com queda da resistência vascular local. Por outro lado, não alteram o fluxo sanguíneo renal, ou a taxa de filtração glomerular. A Tabela 3.3.4 relaciona as doses e características farmacocinéticas dos fármacos de ação central.

Tabela 3.3.4. Características farmacocinéticas dos fármacos de ação central

Fármaco	Doses	Absorção	Meia-vida	Ligação proteica
Clonidina	0,150 - 0,600 mg	50%	6 - 12 h	12%
Alfametildopa	500 mg - 2 g	45%	12 h	1,7%
Moxonidina	0,2 - 0,4 mg	90%	12 h	-
Rilmenidina	1 - 2 mg	70%	12 h	-

Uso geral

Esses fármacos demonstram eficácia na hipertensão moderada ou grave e, geralmente, são usados em associação com diuréticos, pelo desenvolvimento de tolerância surgida após algumas semanas. Isso ocorre devido à expansão do volume plasmático, principalmente com alfametildopa. Podem causar bradicardia, como resultado da redução da atividade simpática e ativação dos centros vagais.

O fármaco de escolha para o tratamento ou para profilaxia da HA nas gestações é a metildopa, que reduz não só as complicações relacionadas à gestante, mas também aos fetos. Além dessa utilização, a alfametildopa é indicada para insuficiências renais crônicas.

8.2.2. Reações adversas

Cerca de 8% dos pacientes são forçados a suspender o tratamento com clonidina, por serem acometidos por reações colaterais como sedação (28%), boca seca, cefaleia (9%), vertigens (15%), diarreia, congestão nasal, impotência, anemia hemolítica (15%) e depressão. Além disso, pode ocorrer HA de rebote, quando o tratamento é suspenso.

A moxonidina e a rilmenidina, diferentemente, são agonistas dos receptores imidazólicos, localizados na região ventrolateral da medula, tendo baixa afinidade pelos receptores alfa-2. Esses receptores integram diversos reflexos cardiovasculares mantendo a pressão arterial, como os reflexos dos barorreceptores, os do exercício, os das emoções, os da dor, entre outros. Além disso, esses fármacos reduzem a incidência de efeitos adversos que ocorrem com os simpatolíticos de ação central.

A moxonidina e a rilmenidina mostram alta afinidade pelos receptores imidazólicos e não têm causado efeito rebote.

8.3. Fármacos de ação intermediária

Tais medicamentos estão, atualmente, em progressivo desuso, dado o seu perfil desfavorável, caracterizado por intensos efeitos colaterais. Atuam entre o SNC e os nervos periféricos como, por exemplo, os gânglios autonômicos, envolvendo, especialmente, a via simpática.

8.3.1. Bloqueadores ganglionares

A base da potente ação anti-hipertensiva desses fármacos apoia-se na sua capacidade de bloquear a transmissão neurológica sináptica, em especial, nos gânglios autonômicos. Tal efeito resulta na redução drástica dos impulsos simpáticos, através de bloqueios nas sinapses da porção ganglionar. O cansilato de trimetafana é o exemplo típico dos fármacos dessa categoria. Atua diminuindo, de forma muito intensa, o tônus vascular, o débito cardíaco e a pressão sanguínea.

Os bloqueadores ganglionares evitam também a interação da acetilcolina com os receptores nicotínicos nas membranas neuronais pós-sinápticas, do sistema nervoso simpático (SNS) e parassimpático (SNPS). São bastante potentes e reduzem drasticamente a pressão arterial. Esses bloqueios e a frequência dos efeitos adversos restringem o seu uso. Podem ocorrer hipotensão postural acentuada, visão turva, secura de boca, constipação, íleo paralítico, retenção urinária e impotência.

Seu uso é indicado nas situações em que requer rápida e intensa redução da pressão arterial, em casos de resistência na queda pressórica, ou em casos de cirurgia cerebral em que se utiliza de hipotensão ou hipotermia, controladas. Ainda estão indicados em casos nos quais é necessária a indução da hipotensão para controlar hemorragias.

Administração intravenosa de bloqueadores ganglionares do tipo cansilato de trimetafana é indicada em emergências hipertensivas e/ou pré-operatória (neurocirurgia) na qual a hipotensão é desejada, pelo risco de hemorragia. Naturalmente, a redução exagerada da pressão arterial pode resultar em efeitos adversos de origem neurológica, como hipotensão postural, alterações visuais, impotência, constipação, fraqueza muscular e retenção urinária, entre outros.

8.3.2. Bloqueadores pós-ganglionares neuronais

A reserpina e a guanetidina são exemplos típicos desta classe de medicamentos. A redução da pressão arterial é induzida pela diminuição da liberação de noradrenalina, especialmente pós-ganglionar.

8.3.2.1. Guanetidina

Em doses altas, essa droga produz efeitos deletérios pelo intenso bloqueio do sistema nervoso simpático. Foi muito usada no passado, no tratamento das crises hipertensivas. Atualmente, seu uso tem sido restrito a casos resistentes.

Farmacodinâmica

Este fármaco atua inibindo a liberação de norepinefrina das terminações nervosas simpáticas. Ele é conduzido através das membranas simpáticas utilizando processo idêntico ao que transporta a norepinefrina. Já no interior do nervo simpático, a guanetidina é concentrada nas vesículas intracelulares. Assim, este fármaco acumula-se dentro do nervo. Nas primeiras administrações de guanetidina, pode ocorrer agravamento da crise hipertensiva pela liberação súbita de norepinefrina.

Efeitos adversos

Quando usado em doses relativamente elevadas, pode causar hipotensão arterial, com sintomatologia correlata, devido a sensível redução da perfusão de diversos órgãos, em especial as áreas neurológicas, podendo culminar com a caracterização do quadro de choque. Em oposição, a interação desse fármaco com medicamentos vasoconstritores, parte das fórmulas de antigripais, pode resultar, paradoxalmente, em crises hipertensivas.

8.3.2.2. Reserpina

A reserpina é um alcaloide proveniente do arbusto *Rauwolfia serpentina*, da família das *Apocynaceae*, nativo da Índia. Foi o primeiro fármaco a ser usado com ação no sistema nervoso simpático dos humanos. A forma das raízes, às vezes tortuosas, levou os hindus a darem à planta um nome relacionado à forma de serpente. Foi descrita farmacologicamente em 1953, por Hugo Bein, e sintetizada quimicamente em 1956, por Robert Woodward. Foi uma das primeiras drogas usadas em grande escala para o tratamento da hipertensão. Hoje, ainda é considerado um fármaco eficaz e seguro no seu tratamento. Além dessa indicação, a reserpina também é usada no tratamento de patologias psiquiátricas.

Farmacodinâmica

Este alcaloide atua reduzindo o armazenamento de epinefrina, norepinefrina e serotonina, entre outras aminas, nas vesículas neurotransmissoras dos neurônios periféricos e centrais. Esses efeitos são de longa duração, atuando por vários dias, e reduzem a disponibilidade de neurotransmissores para a atuação neurológica. Esse efeito reduz os efeitos simpáticos do SNC e daí o efeito anti-hipertensivo. Os efeitos principais estão estruturados sobre a redução do débito cardíaco e da resistência vascular periférica.

Efeitos adversos

Os efeitos adversos mais comuns resultam de sua atividade sobre o SNC, como sonolência, adinamia, pesadelos, quadros psiquiátricos, manifestações extrapiramidais típicas da síndrome de Parkinson. Secundariamente, podem surgir efeitos adversos incidentes sobre o trato gastrintestinal, como diarreias, gastrites e desconfortos abdominais.

8.4. Fármacos de ação periférica

8.4.1. Betabloqueadores

São fármacos bastante utilizados na clínica médica, que atuam por bloqueio dos receptores beta-adrenérgicos, reduzindo, significativamente, a atuação das aminas catecolaminérgicas sobre o coração, vasos sanguíneos, SNC e músculos, entre diversas outras áreas. Reduzem, por exemplo, a ocorrência de HA, arritmias cardíacas, tremores musculares, crises convulsivas e de hemicrania, entre outros efeitos fisiológicos ou fisiopatológicos. São fármacos de modo geral bem tolerados, associando-se raramente a efeitos colaterais graves.

A descoberta e o desenvolvimento desses fármacos foram realizados pelo cientista britânico James W. Black, na década de 1960. Em 1988, o pesquisador recebeu o Prêmio Nobel de Medicina por essa importante descoberta. O propranolol foi derivado dos antagonistas beta-adrenérgicos dicloroisoprenalina e pronetalol. As modificações realizadas nessas moléculas foram a base para o surgimento de outros betabloqueadores subsequentes. A modificação-chave estrutural para obtenção de produtos mais potentes e com perfis farmacocinéticos favoráveis foi a inserção de um grupo oximetileno no aril-etanolamina na estrutura do pronetalol. Tal procedimento foi realizado para a criação de, praticamente, todos os bloqueadores beta-adrenérgicos subsequentes, o que resultou numa elevação da potência dos compostos.

O cloridrato de propranolol foi o primeiro bloqueador beta-adrenérgico não seletivo desenvolvido com sucesso. É um fármaco anti-hipertensivo indicado primariamente para o tratamento e a prevenção do infarto do miocárdio, da angina pectoris e de arritmias cardíacas. Tem sido usado no tratamento da hipertensão, quando pode ou não ser associado a outros medicamentos. Também é utilizado no tratamento do tremor essencial, feocromocitoma, epilepsia, enxaquecas, síndrome do pânico e hiper-hidrose palmoplantar, entre outras patologias. No infarto agudo do miocárdio é sabido por reduzir a sua incidência e, principalmente, a área da lesão isquêmica. Tais características protetoras podem ser extrapoladas para patologias relacionadas aos acidentes vasculares cerebrais. Essas conclusões foram obtidas após os estudos pioneiros, conduzidos em 1975, por Peter R. Maroko, professor da Universidade de São Paulo e, posteriormente, da Harvard Medical School. O isômero óptico l-propranolol também é dotado de potentes efeitos anestésicos locais, agindo em canais de sódio, reduzindo a excitabilidade neurológica e os focos de epilepsia.

É importante ressaltar que, para se obterem resultados terapêuticos neurológicos, há que se utilizar de uma molécula lipossolúvel para penetração na barreira hematoencefálica. O propranolol é uma das substâncias proibidas nos Jogos Olímpicos, provavelmente pela sua eficácia no controle de tremores de extremidades. Nessas condições o fármaco induz a melhora do desempenho em competições de tiro ao alvo, arco e flecha, além de basquete, em que melhora a precisão do arremesso da bola ao cesto.

Farmacodinâmica

Os efeitos farmacológicos dos betabloqueadores são complexos e multifatoriais. Se, por um lado, a redução da frequência cardíaca e a queda do débito cardíaco parecem estar relacionados ao bloqueio dos receptores beta-adrenérgicos, a elevação da resistência periférica parece ser secundária à redução reflexa do débito cardíaco. Por outro lado, o retorno venoso, o volume e a atividade da renina plasmática parecem estar diminuídos, como consequência de tais medicamentos. Esses efeitos estariam vinculados, também, ao bloqueio do efeito catecolaminérgico nos aparelhos justaglomerulares. Além disso, esses fármacos agem, também, nas terminações pré-sinápticas dos nervos simpáticos periféricos. Induzem, ainda, a readaptação dos barorreceptores de ação central, o que resulta em níveis reduzidos de pressão arterial.

Os diversos betabloqueadores existentes mostram características farmacodinâmicas diversas e típicas, ou seja: seletividade (S), atividade simpaticomimética intrínseca (ASI), lipossolubilidade (L), hidrossolubilidade (H) etc. É importante que cada um desses parâmetros seja conhecido pelo terapeuta, quando da escolha do fármaco específico a ser utilizado em determinada patologia. A Tabela 3.3.5 relaciona as doses e características farmacocinéticas dos fármacos betabloqueadores.

Tabela 3.3.5. Características farmacocinéticas dos fármacos betabloqueadores

Fármaco	Doses	Absorção	Meia-vida
Betabloqueadores sem ASI			
Propranolol (L)	40-260 mg	90%	3-6 h
Nadolol (H)	80-240 mg	30%	12-24 h
Timolol (L)	5-50 mg	90%	2-5 h
Betabloqueadores com ASI			
Oxprenolol (L)	80-240 mg	90%	1-2 h
Pindolol	5-45 mg	> 90%	2-5 h
Betabloqueadores com alfa-bloqueio			
Labetalol (L)	100-400 mg	> 90%	3-6 h
Betabloqueadores seletivos sem ASI			
Atenolol (H)	50-100 mg	60%	5-7 h
Metoprolol (L)	50-200 mg	> 90%	3-4 h
Nebivolol	2,5-5 mg	> 90%	9-12 h
Betabloqueadores seletivos com ASI			
Acebutolol (H)	400-800 mg	70%	2-7 h

ASI: ação simpatomimética intrínseca; H: hidrossolúvel; L: lipossolúvel.

Indicações terapêuticas

A redução da pressão arterial com betabloqueadores é, geralmente, proporcional à gravidade básica da hipertensão clínica. As mais graves sofrem maiores reduções pressóricas. O efeito máximo é atingido em algumas semanas. Mesmo quando usados como únicos fármacos, os betabloqueadores mostram-se muito eficazes no tratamento da HA. Naturalmente, a queda da pressão arterial é relacionada à gravidade inicial da patologia pressórica. Em casos de média gravidade, o efeito máximo é atingido depois de duas semanas. Por outro lado, naqueles casos mais graves, no entanto, as ações beta-adrenérgicas podem ser reforçadas por outros medicamentos anti-hipertensivos. Esses fármacos são indicados, também, na profilaxia e tratamento de arritmias cardíacas, como preventivo de infarto do miocárdio e redutor da área de infarto, na enxaqueca, epilepsia, glaucoma, síndrome do pânico, comportamento ansioso ou agressivo, sudorese palmoplantar e gastrites, entre outras patologias.

São, ainda, muito eficazes em controlar o aumento exagerado da pressão arterial sistólica durante o exercício dinâmico e em produzir queda normal da pressão arterial durante o sono. Os pacientes idosos ou pardos respondem menos eficazmente a esses medicamentos. Importante ressaltar que se, por um lado, os betabloqueadores são agentes profiláticos contra a isquemia miocárdica, a suspensão súbita do fármaco pode induzir a precipitação de tal isquemia.

Os betabloqueadores previnem quadros isquêmicos cardiovasculares e suas sequelas. Devem ser utilizados em casos de suspeita de isquemia miocárdica, com risco de evolução para infarto agudo do miocárdio. Devem, também, ser usados em condições cardiovasculares nas quais o bloqueio beta faz-se necessário, como nas arritmias cardíacas.

Efeitos adversos

Os efeitos colaterais são, geralmente, mais comuns em idosos e estão associados a características típicas do paciente, como, por exemplo, a coexistência de asma, cardiopatias ou neuropatias. A ocorrência de efeitos adversos como broncoconstrição, letargia, fadiga, insônia, pesadelos, impotência, extremidades frias, turvação da visão por queda da pressão intraocular, entre outros, de modo geral, está associada a uma baixa adesão ao tratamento. Pode, ainda, ocorrer uma deterioração na evolução de casos de hipertrigliceridemia associados à aterosclerose, ou de diabetes tipo II incipiente, com elevação da glicemia. Hipercalemia é outro efeito eventual com o uso de betabloqueadores não seletivos. Por outro lado, betabloqueadores seletivos são associados a uma menor incidência de efeitos colaterais, com exceção em casos de asma.

8.4.2. Alfabloqueadores

Estes fármacos induzem à importante redução da resistência vascular periférica e, consequentemente, da pressão arterial, devido ao bloqueio dos receptores alfa do sistema adrenérgico. A prazosina, como exemplo de fármacos bloqueadores alfa-1 seletivos, tem sido usada com sucesso intermediário no tratamento da HA.

Os bloqueadores não seletivos como a fentolamina e a fenoxibenzamina, por sua maior potência, têm sido utilizados no pré-operatório em cirurgias de feocromocitoma ou, ainda, em casos de HA refratária aos fármacos rotineiramente utilizados.

O bloqueio de receptores alfa-1 ou alfa-2 pode resultar em hipotensão postural, taquicardia reflexa, além da retenção de sódio e água. A ocorrência é devida à intensidade de redução da pressão arterial, o que representa um efeito adverso desses fármacos.

Farmacodinâmica

As ações vasodilatadoras e anti-hipertensivas desses antagonistas alfa se baseiam no bloqueio dos receptores alfa-1 adrenérgicos, em região pós-sináptica das arteríolas pré-capilares, da circulação periférica. Os receptores adrenérgicos são os elementos básicos na fisiologia da transmissão sináptica do sistema nervoso simpático. É importante ressaltar que existem componentes excitatórios e inibitórios nesse sistema, que são a base do equilíbrio do SNC simpático. A Tabela 3.3.6 relaciona as doses e características farmacocinéticas dos fármacos alfabloqueadores.

Uso geral

A prazosina tem a sua eficácia bem estabelecida em vasta literatura experimental, na HA intermediária ou grave. Pode ser associada a outras drogas anti-hipertensivas. A prazosina tem vantagem sobre diversos outros fármacos, pelo fato de poder ser utilizada em pacientes com insuficiência renal e cardíaca. O efeito adverso da hipotensão postural da primeira dose pode ser evitado, iniciando-se com uma dose baixa de 0,5 mg cada 12 horas, por três dias. As doses serão elevadas lentamente, na medida em que as respostas pressóricas sofrem reduções. Existem diversos outros fármacos bloqueadores alfa-adrenérgicos, semelhantes à prazosina, não associados à ocorrência dessa severa hipotensão associada à primeira dose. A prazosina não produz dislipidemias, alterações no metabolismo glicídico, mas eleva o HDL-colesterol.

Tabela 3.3.6. Características farmacocinéticas dos fármacos alfabloqueadores

Fármacos	Doses	Absorção	Meia-vida
Não seletivos			
Fentolamina	100 mg	-	1-2 h
Fenoxibenzamina	150 mg	30%	8-12 h
Seletivos			
Prazosina	2-10 mg	60%	3-5 h
Terazosina	1-30 mg	90%	12 h
Seletivos + outras características			
Labetalol	100-400 mg	> 90%	3-6 h
Urapidil	30-60 mg	-	3-4 h
Indoramina	50-200 mg	-	10 h

Efeitos adversos

Tais efeitos são relacionados à intensidade dos efeitos vasculares ou neurológicos do bloqueio alfa-adrenérgico. A vasodilatação difusa associada à baixa reatividade vascular seriam os responsáveis por um vasto leque de reações adversas como hipotensão postural, tontura, alterações visuais, cefaleias, congestão nasal, dificuldade de ejaculação e sonolência, entre outros. A queda da pressão arterial cerebral, especialmente em idosos, pode resultar em quedas acidentais, em acidentes vasculares cerebrais ou em isquemias miocárdicas.

8.5. Vasodilatadores diretos

Os fármacos deste grupo atuam diretamente sobre a musculatura lisa dos vasos, sem a participação de receptores. Como resultado da vasodilatação das arteríolas pré-capilares ocorre a queda difusa da resistência vascular periférica. Como consequência da queda da resistência vascular pode ocorrer um aumento reflexo na atividade simpática. Esse efeito resulta num aumento do débito cardíaco por meio da ativação do sistema renina-angiotensina, com retenção secundária de fluidos. Os medicamentos aqui estudados são indicados no tratamento da HA intermediária ou severa.

8.5.1. Hidralazina

Trata-se de um fármaco utilizado, especialmente, para o tratamento parenteral da hipertensão grave, pela sua eficácia em atuar diretamente na estrutura vascular arterial. Conduz a queda, principalmente, da pressão arterial sistólica. Tem sido utilizada no tratamento da pré-eclâmpsia e eclâmpsia.

Este fármaco é relativamente pouco usado por via oral, por estar associado à incidência de efeitos adversos.

Uso geral

A hidralazina tem sido utilizada, rotineiramente, em associação a outros anti-hipertensivos, especialmente naqueles casos considerados clinicamente resistentes. Adicionalmente, tem sido indicada no tratamento crônico da HA durante a gravidez, por via oral, e no tratamento de emergências hipertensivas na gravidez, por via parenteral. No entanto, trata-se de um fármaco em progressivo desuso, dado o seu perfil de graves efeitos adversos.

Efeitos adversos

Os efeitos adversos mais frequentes, principalmente em pacientes hospitalizados, são: hipotensão postural, taquicardia reflexa, angina pectoris, cefaleia, náuseas, diarreia, constipação, pesadelos e crises de ansiedade, entre outros. A utilização por longos períodos e doses elevadas pode causar síndromes semelhantes às doenças do colágeno.

8.5.2. Minoxidil

Trata-se de um hipotensor arterial potente, cujo efeito baseia-se na abertura dos canais de potássio nas membranas celulares da musculatura vascular arteriolar. Não dilata o setor venoso. Além da sua indiscutível eficácia no tratamento da HA, este fármaco é bastante eficaz no tratamento da alopecia, por via oral ou tópica.

Uso geral

Este fármaco é indicado no tratamento da HA grave, em casos associados à lesão renal, geralmente em esquemas compostos com outros anti-hipertensivos.

Efeitos adversos

Podem ocorrer: hipotensão postural, com taquicardia reflexa, arritmias cardíacas, assim como angina pectoris, cefaleia, sudorese, além de hipertricose em locais atípicos. O desenvolvimento dessa hipertricose como efeito colateral estimulou os pesquisadores a estudar seus efeitos potenciais sobre a alopecia. A Tabela 3.3.7 relaciona as doses e características farmacocinéticas dos vasodilatadores diretos.

Tabela 3.3.7. Características farmacocinéticas dos vasodilatadores diretos

Fármaco	Doses	Absorção	Meia-vida
Hidralazina	40-200 mg	90%	6 h
Hidralazina IM	20-40 mg	98%	2-4 h
Minoxidil	5-80 mg	-	4-24 h

8.6. Bloqueadores dos canais de cálcio

O protótipo destes fármacos, o verapamil, tem sido utilizado há muitas décadas com o objetivo de reduzir a pressão arterial de pacientes portadores de insuficiência renal. Depois da sua síntese pioneira, foram criados mais quatro grupos de moléculas dotadas de características farmacodinâmicas semelhantes, surgindo, aí, o grupo dos antagonistas dos canais de cálcio. Esses medicamentos mostraram-se bastante eficazes no tratamento da HA.

Nas fases iniciais da HA, a base fisiopatológica apoia-se na estimulação dos receptores beta-adrenérgicos. Nesta circunstância, ocorre taquicardia, com elevação da renina sérica, com manutenção da normalidade da resistência vascular periférica. Com a evolução da doença hipertensiva, a base fisiopatológica apoia-se nos receptores alfa-1 e 2 pós-sinápticos, cuja função é dependente do influxo de íons cálcio. A elevação do cálcio intracelular resulta na elevação de resistência vascular periférica. Assim, a utilização de medicamentos dessa categoria, que reduzem o influxo de cálcio para organelas intracelulares, resulta na queda da vasoconstrição periférica e, consequentemente, da pressão arterial.

Farmacodinâmica

A HA associa-se normalmente a uma elevação da resistência vascular periférica que depende, em parte, do influxo de íons cálcio para o interior das células musculares lisas dos vasos. A redução dessa penetração e a retenção intracelular do cálcio são a base do funcionamento dos bloqueadores dos canais de cálcio, resultando numa importante vasodilatação arteriolar. Como resultado, essa vasodilatação ativa mecanismos reflexos acompanhados de mecanismos compensatórios, que culminam com a elevação da frequência cardíaca e da fração de ejeção, o que resulta no aumento do índice cardíaco. Nessas circunstâncias, ocorre uma elevação reflexa da concentração de norepinefrina sérica, do cortisol sérico e da atividade da renina. Tais adaptações reflexas são comuns em pacientes com barorreflexos normais. Nos idosos hipertensos, ocorre redução desses reflexos, o que conduz à diminuição da resposta simpática reflexa. A utilização de bloqueadores dos canais de cálcio induz ao surgimento de uma atividade inversa no funcionamento dos barorreceptores, resultando na redução da pressão arterial. Esses fármacos interferem na vasoconstrição mediada pela angiotensina II e na síntese e secreção de aldosterona, nos estados hipertensivos.

Uso terapêutico

As drogas inibidoras de canais de cálcio são, tipicamente, mais eficazes em pacientes idosos. A HA é controlada em 80% dos casos em pacientes acima de 60 anos. No entanto, esse percentual não supera os 20% quando o paciente é mais jovem que 40 anos. Em pacientes hipertensos mais jovens opta-se, inicialmente, pela utilização de betabloqueadores ou inibidores da ECA. Os inibidores de canais de cálcio podem induzir respostas reduzidas, especialmente, em pacientes hiper-reninêmicos. Em oposição, esses medicamentos mostram-se bastante eficientes em pacientes portadores de hipo-reninemia. Adicionalmente, mostram-se mais eficazes quando associados a betabloqueadores ou aos inibidores da ECA.

Uma vertente terapêutica extremamente importante com o uso desses medicamentos foi detectada em animais de experimentação: a reversão de quadros de aterosclerose intravascular difusa. Tais efeitos aguardam confirmação quando utilizados em humanos. Além disso, os diferentes compostos dessa categoria mostram uma afinidade variável pelos tecidos nos locais de ligação.

Elevação do tônus simpático

Os bloqueadores dos canais de cálcio diminuem a pressão arterial por vasodilatação arterial. A redução da resistência vascular periférica é associada, em contrapartida, a uma elevação reflexa da atividade simpática. Com a cronificação do tratamento, esses reflexos sofrem readaptação e deixam de acontecer, o que resulta no desaparecimento da vasoconstrição induzida pelos barorreceptores. No entanto, súbitas elevações de norepinefrina podem ocorrer mesmo no tratamento crônico. Essa característica parece estar relacionada com aumento do risco coronariano nos hipertensos. A norepinefrina é um hormônio que estimula a força de contração e a frequência cardíaca. Em consequência ocorre uma elevação das necessidades de oxigênio pelo miocárdio. Tal fato pode induzir o desenvolvimento de quadros clínicos de isquemia miocárdica. Adicionalmente, a norepinefrina pode atuar como um fator que tende a prolongar o quadro de hipertrofia ventricular esquerda, além de impedir a regressão dessa condição que pode ser induzida pelo controle eficaz da HA.

Assim, o nifedipino e seus assemelhados 1,4-di-hidropiridínicos podem induzir a uma menor regressão da hipertrofia ventricular esquerda. Na verdade, os compostos deste grupo parecem elevar o risco de morte cardíaca ou reinfarto naqueles pacientes com doença coronariana. Formulações de liberação lenta tendem a reduzir as ativações simpáticas reflexas.

Fármacos como o anlodipino mostraram ausência de risco cardiovascular, em estudos de curta duração. No entanto, a caracterização das qualidades terapêuticas reais dos riscos dessa categoria de medicamentos aguarda pela realização de estudos maiores, mais longos, duplo-cegos e placebo-controlados.

8.6.1. Verapamil

Este bloqueador de canais de cálcio tem afinidade maior pelo miocárdio, incluindo seu tecido de condução. É um anti-hipertensivo potente, além de depressor do miocárdio. O uso deve ser cuidadoso em cardíacos, pois pode induzir hipotensão acentuada, com isquemia miocárdica em cardiopatas. Além disso, esta droga induz a inibição da agregação plaquetária induzida pela norepinefrina e serotonina. Torna-se especialmente eficaz se utilizado em associação com outros anti-hipertensivos, como um betabloqueador ou com um inibidor da enzima de conversão da angiotensina. Existem evidências que demonstram uma sensível redução da morbidade e mortalidade por eventos cardíacos em pacientes em recuperação de infarto agudo do miocárdio.

Efeitos colaterais

Esses fármacos podem induzir quadro de insuficiência cardíaca e eventual distúrbios de condução cardíaca. O diltiazem deprime menos o coração, sendo efetivo em quadros de angina pectoris. Quadros de obstipação intestinal podem ocorrer eventualmente.

8.6.2. Di-hidropiridínicos

Os di-hidropiridínicos, entre os quais está o nifedipino, além de possuírem ação rápida, têm uma afinidade vascular preponderante. São bastante eficazes mesmo quando usados como monoterapia, no tratamento das formas leves ou intermediárias de HA. Já em condições mais graves, o seu uso deverá ser feito como terapia combinada com outros fármacos anti-hipertensivos. Entre 50% e 75% dos pacientes hipertensos sofrem redução ou mesmo normalização da pressão arterial. As formulações comuns necessitam de duas ou três tomadas ao dia. As preparações de ação lenta permitem uma única dose diária. Geralmente, os bloqueadores dos canais de cálcio apresentam eficácia e efeitos colaterais comparáveis aos diuréticos e betabloqueadores, sem os seus efeitos metabólicos indesejáveis. Estão indicados em pacientes com doença vascular periférica. A resposta anti-hipertensiva ocorre em torno de três semanas.

Na crise hipertensiva, têm-se bons resultados com doses fracionadas de nifedipino sublingual. A utilização da via oral tem mostrado eficácia na HA do exercício. A Tabela 3.3.8 relaciona as doses e características farmacocinéticas dos bloqueadores dos canais de cálcio.

Tabela 3.3.8. Características farmacocinéticas dos bloqueadores dos canais de cálcio

Fármaco	Doses	Meia-vida	Ação cardíaca
Verapamil	40-320 mg	3-7 h	+
Diltiazem	60-300 mg	4-8 h	+
Nifedipino	20-80 mg	3 h	+
Nitrendipino	20-100 mg	8-23 h	+
Felodipino	5-10 mg	35 h	+
Anlodipino	5-10 mg	12-22 h	+
Isradipino	2,5-5 mg	8 h	+
Nisoldipino	10-30 mg	10 h	+
Lacidipino	4-8 mg	8 h	+

Efeitos adversos

Os efeitos adversos podem atingir 10% dos pacientes. A diminuição da resistência vascular periférica resulta, secundariamente, em quadros de hipotensão postural, vertigens, cefaleia, rubor facial e edema maleolar, associados a esses medicamentos. A hiperplasia gengival tem sido descrita com o uso do nifedipino.

8.7. Inibidores da enzima de conversão da angiotensina (IECA)

Os chamados medicamentos inibidores da enzima conversora da angiotensina (IECA) se constituíram num dos mais eficazes grupos de fármacos indicados para o tratamento da HA. Todo o processo do seu desenvolvimento iniciou-se em 1949, com a descoberta da bradicinina por Maurício Oscar da Rocha e Silva, da Universidade de São Paulo. Posteriormente, nos anos 1960, Sérgio Henrique Ferreira da Universidade de São Paulo descobriu o Fator Potencializador da Bradicinina (BPF), também chamado teprotida, que parecia agir inibindo a cininase II. Posteriormente, essa substância mostrou ser a própria ECA. A partir da descoberta da ação hipotensora da teprotida, Ondetti, Cushman e Rubi passaram a buscar um composto que pudesse ter as mesmas características fisiológicas daquele peptídeo, chegando à molécula básica do derivado 2-metil-succinilprolina. Sabendo que a ECA era uma metaloenzima zinco-dependente, eles introduziram um radical tiol para facilitar a ação sobre a enzima. Surgia, assim, em 1975, o captopril, o primeiro membro da família dos IECA.

O sistema enzimático de conversão da angiotensina que participa da formação da angiotensina II inicia-se com a liberação de renina pelos rins. Tal enzima proteolítica transforma o angiotensinogênio, de origem hepática, em angiotensina I (AI). Em seguida, a ECA transforma a AI em angiotensina II (AII). Essa conversão ocorre durante a passagem da circulação nos pulmões. Ao inibir a ECA, os IECA impedem a conversão final em angiotensina II. A AII, além da sua intensa ação vasoconstritora, impede a degradação de bradicinina, um potente vasodilatador, induzindo dois efeitos antagônicos e benéficos. Em maior detalhamento, a AII culmina por aumentar a PA, por diferentes mecanismos:

1. Ação vasoconstritora direta;
2. Interação com o sistema simpático por vários mecanismos e ações locais;
3. Exacerbação da resposta ao estímulo alfa-adrenérgico;
4. Estímulo à produção de aldosterona, levando à retenção de sódio e água;
5. Crescimento das células musculares lisas devido à hipertrofia vascular.

Farmacodinâmica

A ECA é uma metalo-protease capaz de produzir e clivar inúmeros substratos. Assim, ao inibir a ECA, os IECA impedem a formação da angiotensina II, que tem potente ação vasoconstritora, além de impedir a degradação de bradicinina, um potente vasodilatador. O desaparecimento da AII da circulação é provavelmente o principal mecanismo responsável pelo efeito anti-hipertensivo dos IECA. Pacientes com renina alta são os melhores respondedores, embora possam ser eficazes nos demais. Além disso, no bloqueio da enzima conversora, existe uma exacerbação do sistema cinina-calicreína que promove vasodilatação através do fator relaxante derivado do endotélio (EDRF) e de prostaciclinas (PG1 e 2), proporcionando um efeito aditivo.

O fato de o sistema simpático não se tornar ativado durante o bloqueio da síntese de AII certamente representa grande vantagem para a ação desses fármacos. Ao contrário, tem-se observado leve estímulo parassimpático.

Efeitos hemodinâmicos

Esses fármacos não induzem alteração da frequência cardíaca nem redução do débito cardíaco. Nos casos de hipertensão maligna, o uso prolongado pode resultar em elevação do débito cardíaco. A resistência vascular periférica pode sofrer redução com o uso dos IECA. Tal efeito parece estar relacionado à redução da pressão do sistema, refletindo um efeito relaxante desses fármacos.

Uso terapêutico

Os IECA, quando utilizados nos casos de HA leve a moderada, têm demonstrado uma eficácia acima de 50%, mesmo como terapêutica isolada. Em geral, jovens respondem melhor do que idosos e os negros mostram uma resposta inferior que os brancos hipertensos. Na hipertensão renovascular associada à estenose da artéria renal, esses medicamentos têm se mostrado bastante eficazes, mesmo como monoterapia. No entanto, foi comprovado que a redução da pressão sistólica em pacientes com estenose renal pode prejudicar a perfusão glomerular e a taxa de filtração. Quando a pressão de perfusão para o glomérulo é significativamente reduzida, a AII seria a única alternativa fisiológica para manter a pressão de filtração adequada. A elevação da ureia e da creatinina nesses casos pode ser controlada com a suspensão do medicamento. Porém, esses fármacos parecem proteger os rins de diabéticos, assim como reduzir quadros de microalbuminúria em cardiopatas. No entanto, é conveniente a verificação periódica da função renal em nefropatas por isquemia vascular, submetidos a tratamentos com os IECAS. A Tabela 3.3.9 relaciona as doses e características farmacocinéticas dos inibidores da ECA.

Tabela 3.3.9. Características farmacocinéticas dos inibidores da ECA

Fármaco	Doses	Absorção	Meia-vida
Captopril	25-100 mg	25%	17 h
Enalapril	10-40 mg	60%	8 h
Benazepril	10-20 mg	37-40%	22 h
Cilazapril	1,5-5 mg	55%	22 h
Lisinopril	10-40 mg	25%	41 h
Ramipril	2,5-15 mg	60%	13-17 h
Trandolapril	2-4 mg	60%	12-24 h
Perindopril	4-8 mg	60%	9 h
Quinapril	5-40 mg	40-60%	9-12 h
Fosinopril	10-80 mg	25%	24 h

Efeitos adversos

O bloqueio da produção da AII resulta em hipotensão, hiperpotassemia e deterioração da função renal. A hipercalemia severa pode resultar em risco de vida e pode ser detectada em pacientes com insuficiência renal que usam suplemento de potássio e/ou diuréticos poupadores de potássio. Por outro lado, na ausência de estenose da artéria renal, o desenvolvimento de insuficiência renal é pouco provável, a menos que existam lesões vasculares extensas nos rins.

A tosse seca não produtiva é um efeito adverso clássico, sendo relativamente frequente, ocorrendo em 1 a 10% dos pacientes. A explicação mais plausível parece ser dada pelo aumento da concentração de cininas ou da substância P. O edema angioneurótico é outro efeito adverso raro, associado à gravidade potencial. Essa reação é tipicamente vista logo após a primeira dose e ocorre por mecanismos não imunológicos. O uso de IECAs em doses desnecessariamente elevadas pode associar-se a leucopenia e proteinúria. Tais reações são relativamente incomuns, situando-se em torno de 0,36%.

Contraindicações

Alguns dos IECA são pró-drogas, como o enalapril e o ramipril, que têm que ser convertidos pelo fígado, em um componente ativo. Assim, esses fármacos devem ser evitados em hepatopatas, pois, em tais circunstâncias, não serão ativados. Assim, não ocorrerá o esperado efeito terapêutico anti-hipertensivo. Portanto, as formas ativas das drogas alcançam, mais tarde, um elevado nível sérico, mesmo considerando que a meia-vida de eliminação desses fármacos é relativamente curta. Como, em geral, a via primária de eliminação é a renal, torna-se obrigatória a redução das doses em pacientes renais.

Assim, de modo geral, o uso dos IECA é contraindicado a grávidas, no caso de retardo do fechamento do *ductus arteriosus*, ou, ainda, em casos de anúria neonatal.

8.8. Anti-hipertensivos inibidores dos receptores da angiotensina II

Os receptores da angiotensina II (AII) são encontrados em vários órgãos, que estão envolvidos com a homeostase da circulação, como: córtex adrenal, vasos sanguíneos, terminações nervosas noradrenérgicas e rins. A ativação dos receptores específicos pela AII naqueles tecidos modula eventos como: a) formação e secreção de aldosterona, b) vasoconstrição, c) reabsorção renal de sódio e água, e d) liberação de norepinefrina.

As pesquisas objetivando a síntese de antagonistas dos receptores da AII iniciaram na década de 1970 e as linhas de pesquisa envolveram análogos peptídicos da angiotensina. O primeiro antagonista do receptor da AII foi a saralasina em 1970. No entanto, essa molécula não foi comercializada dada a sua curta duração de atividade terapêutica. Posteriormente, em 1982, foi sintetizada a losartana, que veio a constituir-se no primeiro representante dessa categoria de anti-hipertensivos orais. Os antagonistas do receptor da angiotensina II podem ser classificados farmacologicamente em três grupos:

1. Aqueles que bloqueiam especificamente os receptores AII;
2. Aqueles que bloqueiam os receptores AII;
3. Aqueles que bloqueiam os dois subtipos de receptores AII.

As características funcionais dos receptores AII ainda aguardam maiores detalhamentos científicos. No momento, são disponíveis para uso terapêutico: losartana, irbesartana, candesartana e valsartana.

O efeito contrátil da angiotensina II (AII), assim como todas as respostas vasopressoras, estimulação do sistema nervoso simpático periférico e central, liberação de catecolaminas da adrenal, secreção de aldosterona e crescimento celular, são inibidos pelo bloqueio dos receptores AII.

Farmacodinâmica

Esses fármacos têm características de substâncias não peptídicas, atuando como antagonista total, competitivo e específico do receptor da angiotensina II. O bloqueio do receptor específico inibe ou reverte todas as ações estimuladas pelo sistema AII, como a excreção de sódio e redução da atividade noradrenérgica. Eles antagonizam, portanto, as respostas endógenas da AII, resultando, principalmente, na vasodilatação sistêmica. Por outro lado, tais medicamentos não interferem nos sistemas de cininas. A Tabela 3.3.10 relaciona as doses e características farmacocinéticas dos antagonistas da angiotensina II.

Tabela 3.3.10. Características farmacocinéticas dos antagonistas da angiotensina II

Fármaco	Doses	Absorção	Meia-vida
Losartana	30-50 mg	33%	2h
Irbesartana	150-300 mg	30-35%	11-15h
Candesartana	4-8 mg	40%	9h
Valsartana	40 mg	40%	9h

Uso geral

Quando usados como abordagem terapêutica isolada, esses medicamentos mostram-se eficazes em controlar quadros de hipertensão leve ou intermediária. As reduções pressóricas médias foram de 20 mmHg de sistólica e de 10 mmHg de diastólica. Sua eficácia equivale a dos IECAs. Não mostraram quaisquer interferências desfavoráveis quanto ao metabolismo lipídico ou ao perfil da glicemia. Mostram características uricosúricas, não interferindo, por outro lado, nos níveis de potássio ou creatinina. Não têm características arritmizantes. Além disso, detêm importantes efeitos antitróficos que facilitam a reversão das vasculopatias e cardiopatias hipertensivas hipertróficas.

Contraindicações

A metabolização e a excreção desses fármacos ocorrem, preferencialmente, pela via hepática. Assim, devem ser utilizados com cautela em pacientes portadores de doença hepática. Além disso, o uso em gestantes é desaconselhado pela possibilidade de desenvolvimento de malformações fetais.

Efeitos adversos

Os estudos epidemiológicos mostram a ocorrência de reações subjetivas com perfil semelhante ao dos IECA, com exceção da tosse, que não existe neste grupo. Apenas a tontura (4,1%) é o efeito adverso mais prevalente neste grupo.

8.9. Inibidores da endotelina

O endotélio vascular produz numerosos e potentes mediadores químicos. Esses mediadores interferem nas funções dos elementos figurados do sangue, como plaquetas e células mononucleares, além de provocar intensa contração da musculatura lisa vascular.

A descoberta do fator de relaxamento derivado do endotélio (EDRF – *endothelium derived relaxing factor*) por

Furchgott *et al.*, em 1980, e sua subsequente identificação como óxido nítrico (NO) pelo grupo de Moncada *et al.*, em 1988, expandiram enormemente o papel do endotélio. O endotélio sintetiza e secreta diversas substâncias vasoativas, como a adrenomedulina, a endotelina e o "peptídeo C-natriurético", que são potentes vasoconstritores, de longa ação.

A liberação de endotelina, pelo endotélio vascular, é estimulada pela ativação plaquetária, pelas endotoxinas, por algumas citocinas, pela angiotensina II, pela trombina, pelo baixo atrito vascular, pela hipoxemia, entre outros fatores. Por outro lado, a liberação da endotelina é inibida pelo alto atrito vascular, pelo óxido nítrico, pelo peptídeo natriurético, pelas PGs E2 e I2 e pela heparina, entre outros fatores.

As ações das endotelinas são mediadas pelos receptores ET_A que induzem vasoconstrição, broncoconstrição e secreção de aldosterona. Já, a ET_B medeia a vasodilatação induzida pelo óxido nítrico. O antagonista do receptor ET_A sintetizado recentemente é o omapatrilate. Este fármaco age sobre a endopeptidase, elevando o nível de fator natriurético atrial e bloqueando a angiotensina II. Foi estudado na insuficiência cardíaca congestiva, no *Impress Trial* e no ensaio clínico *Overture*, sem aparentes vantagens em relação aos IECA. Este fármaco mostrou-se um potente anti-hipertensivo, mas, durante os ensaios clínicos ficou evidenciado o frequente desenvolvimento de angioedema, entre outras reações alérgicas, o que culminou com o questionamento de diversas autoridades de vigilância sanitária em autorizar o seu uso.

Por sua vez, os bloqueadores de endotelina, como a bosentana, têm utilidade em especial na HA provocada pela ciclosporina. Existem, no mínimo, dois tipos de receptores de endotelina, designados ET_A e ET_B. O ET_A é responsável pela resposta de vasoconstrição, broncoconstrição e secreção de aldosterona. ET_B estimula as respostas de vasodilatação por estímulo de óxido nítrico.

9. ESTRATÉGIAS NO TRATAMENTO DA HIPERTENSÃO ARTERIAL

O tratamento de casos de HA deve estar baseado nas características específicas de cada paciente, quanto aos aspectos genéticos, comportamentais, nutricionais, metabólicos, de preparo físico, de consumo de medicamentos, de bebidas, de drogas etc. São modificações do estilo de vida para prevenção e tratamento da hipertensão:

1. Perder peso (se estiver com sobrepeso);
2. Diminuir a ingestão de sódio para = 100 mmol/dia (2,4 g de sódio, 6 g de sal);
3. Intensificar a prática de exercícios aeróbicos (30 a 45 min/dia);
4. Limitar a ingestão diária de álcool a no máximo 30 mL (p. ex., 700 mL de cerveja, 300 mL de vinho, 60 mL de uísque) ou, no caso das mulheres e indivíduos mais magros, 15 mL;
5. Manter a ingestão adequada de potássio (90 mmol/dia);
6. Ingerir dieta rica em frutas e verduras, contendo produtos com baixo teor de gordura e pobres quanto ao conteúdo de gorduras saturadas e totais (p. ex., dieta DASH*);
7. Abandonar o tabagismo.

* DASH: abordagem dietética para interromper a hipertensão (*dietary approaches to stop hypertension*).

Do ponto de vista sequencial na abordagem do tratamento de HA deve-se considerar o seguinte: 1) iniciar com diuréticos. Se for insuficiente, 2) aumentar a dose do diurético. Se ainda for insuficiente, 3) agregar uma segunda categoria de fármaco anti-hipertensivo. Se mesmo assim for insuficiente, 4) aumentar as doses do diurético e da segunda categoria de fármaco anti-hipertensivo. Se, apesar de tudo, for insuficiente, 5) aumentar as doses do diurético, da segunda categoria de fármaco AH e agregar uma terceira categoria de AH.

10. BIBLIOGRAFIA

ABLAD, B. *et al.* Some aspects on the pharmacology of adrenergic B-receptor blockers. In: BERGLUND, G.; HANSSON, L.; WERKÖ, L. *Pathophysiology and management of arterial hypertensions*. A Lindgren & Soner AB, Molndal, Sweden, 1975.

ALDERMAN, E.L. *et al.* Dose response effectiveness of propranolol for the treatment of angina pectoris. *Circulation*, v. 51, p. 964, 1975.

BRAUNWALD, E.; MAROKO, P.R. Protection of the ischemic myocardium. *Cardiovasc. Dis.*, v. 2, n. 2, p. 129-47, 1975.

HERTOW, G.M.; TAAL, M.W.; YU, A.S.L. (Eds). Brenner and Rector's: The Kidney. 10. Ed. Philadelphia: W. B. Saunders, 2015.

BRUNTON, L.L.; CHABNER, B.; KNOLLMANN, B.C. (Eds). Goodman LS, Gilman A. *The Pharmacological Basis of Therapeutics*, 12. Ed. New York: McGraw-Hill, 2011.

BUHLER, F.R. *et al.* Greater antihypertensive efficacy of the calcium channel inhibitor verapamil in older and low renin patients. *Clin. Sci.*, v. 63, p. 439-42, 1992.

CLEMENT, D.L. *et al.* Prognostic Value of Ambulatory Blood-Pressure Recordings in Patients with Treated Hypertension *New England J. Medicine.*, v. 348, p. 2407-15, 2003.

COLLINS, R. *et al.* Blood pressure, stroke and coronary heart disease. Part 2, short-term reduction in blood pressure. Overview of randomised drug trials in their epidemiological context. *Lancet*, v. 335, p. 827-38, 1990.

GOLDSTEIN, R.E. *et al.* Clinical and circulatory effects of issorbide dinitrate: comparison with nitroglycerin. *Circulation*, v. 43, p. 629-34, 1971.

GOLDSTEIN, G. *et al.* Treatment of hypertension in the elderly, IL Cognitive and behavioral function. Results of a Department of Veterans Affairs Cooperative Study. *Hypertension*, v. 15, p. 361-9, 1990.

FIELFANT, R.H. *et al.* Nitroglycerin to unmask reversible asynnergy: correlation with coronary bypass ventriculography. *Circulation*, v. 50, p. 108, 1974.

FREIS, E.D.; WILKINS, R.W. Historical Development of Antihypertensive Treatment. Chap. 164, p. 2.744. In: LARAGH e BRENNER. Hypertension. 2. Ed. NY: Raven Press, Proc. Soc. Exp. Biol. Med., 1947.

JAMES P.A. *et al.* 2014 Evidence-based guidelines for the management of high blood pressure in adults. *JAMA*, v. 311, p. 507-520, 2014.

KOCH-WESER, J. Vasodilator drugs in the treatment of hypertension. *Arch. Intern. Med.*, v. 133, p. 1017-26, 1974.

LECHAT, P. Antihypertensive Drugs. Chap. 26. In: MUNSON, P. Principles of Pharmacology. London: Chapman e Hill, 1995.

MANCIA, G.; LAURENT, S.; AGABITI-ROSEI, E.J. Reappraisal of European Guidelines on hypertension management. *Hypertension*, v. 27, p. 2121-58, 2009.

MANCIA, G.; FARGARD, R.; NARKIEWICZ, K.J. 2013 ESH-ESC Guidelines for the management of Hypertension. *Hypertension*, v. 31, n. 7, p. 1281-357, 2013.

MANCIA, G.; FARGARD, R.; NARKIEWICZ, K.J. Prognostic value of ambulatory blood pressure recordings in treated hypertensive patients. *Eur. Heart. J.*, v. 34, p. 2159-219, 2013.

MANN, G.L. *et al.* Braunwald's Heart Disease. A Textbook of Cardiovascular Medicine. 10. Ed. Canada: Elsevier, 2015.

MEHTA, J. Adrenergic blockade in hypertension *J. Am. Med. Assoc.*, v. 240, p. 1759-1762, 1978.

PAGE, L.E.; SIDD, J.J. Medical management of primary hypertension. *N. Engl. J. Med.*, v. 287, p. 960-9, 1972.

PERSSON, S. Calcium antagonists in secondary prevention after myocardial infarction. *Drugs*, v. 42, s. 2, p. 54-60, 1991.

PETTINGER W.A. Clonidine, a new antihypertensive drug. *N. Engl. J. Med.*, v. 293, p. 1179, 975.

REID, J.L.; MEREDITH, P.A. Concentration-effect analysis of antihypertensive drugs responses. *Hypertension*, v. 16, p. 12-28, 1990.

REIS, D.J.; RUGGIERO, D.A.; MORRISON, S.F. The rostral ventrolateral medula oblongata. A critical brainstem region of control of resting and reflex integration of arterial pressure. *Am. Hypertension*, v. 3, n. 12, p. 3635-745, 1989.

ROSTAND, S.G. Angiotensin converting enzymes inhibitors: An overview. *Hosp. Pharm*, v. 22, p. 257-68, 1987.

RUSSEK, H.L Propranolol and isosorbide dinitrate synergism in angina pectoris. *Am. J. Cardiol.*, v. 21, p. 44-49, 1968.

SCHANZENBACHER, P. *et al.* Treatment of hypertension. *Am. J. Cardiol.*, v. 53, p. 345-6, 1984.

SIMONSEN, S.; NITTER, H.S. Effect of nifedipine on coronary hemodynamics in patients with coronary arterosclerotic disease. *Acta. Med Scand.*, v. 204, p. 179-86, 1978.

SINGH, B.N.; ELRODT, G.; PETER, C.T. Verapamil: A review of its pharmacological properties ant therapeutic use. *Drugs*, v. 15, p. 169-75, 1978.

STARKE, K.; MONTEL, H. Alpha-receptor-mediate modulations of transmitter release from central noradrenergic neurons. *Naunyn-Schmiedeberg's Arc. Pharmacol.*, v. 279, p. 53-61, 1973.

THE REPORT of the Joint National Committee on detection, evaluation and treatment of High Blood Pressure-National Institutes of Health. National Heart, Lung, and Blood Institute, 93-1088, January, 1999.

TSENODA, K. *et al.* Hypotensive effect of losartan, a nonpeptide angiotensin II receptor antagonist in essential hypertension. *Am. J. Hypertens.*, v. 6, p. 28-32, 1993.

WESTFALL, D.P. Antihypertensive Drugs. Chap. 22. In: CRAIG, C.R.; STIZEL, R.E. Modern Pharmacology. 4. Ed. Boston: Little, Brown and Company, 1994.

WOOSLEY, R.L.; NIES, A.S. Guanethidine. *N. Engl. J. Med.*, v. 295, p. 1053-1059, 1976.

3.4.

Diuréticos

Granville Garcia de Oliveira
Samer Ali Husseini de Oliveira

Sumário

Colaborador nas edições anteriores: Adyr Soares Mulinari.

1. INTRODUÇÃO

Em eras remotas da civilização, desconhecia-se a importância da pressão arterial. Não sabiam como medi-la ou como estudá-la. Assim, os curadores não atribuíam importância a algo não percebido, desconhecido. As doenças cardíacas que eram, no máximo, sugeridas pela observação só passaram a ser consideradas em fins do século XVII. No entanto, a evidência dos edemas fazia adivinhar patologias associadas à manipulação orgânica dos líquidos. Assim, as alterações anatômicas induzidas pelos edemas sugeriam a existência de alguma patologia envolvendo uma redução na excreção de líquidos pela urina. Por essa razão, antigos escritos médicos sumerianos, egípcios, babilônios ou gregos atribuíam importância à diurese, relacionando-a, por exemplo, ao volume da ascite abdominal, ou hidropsia.

Os diuréticos mercuriais, como o calomelano (cloreto de mercúrio), são conhecidos desde tempos imemoriais. Curadores, como Paracelsus, no século XVI, utilizavam o calomelano como diurético. A famosa pílula do *Guy's Hospital* era composta por uma fórmula eficaz, da qual faziam parte o calomelano, a cila e a digital. Essa fórmula era eficaz em casos de insuficiência cardíaca, uma patologia precariamente reconhecida pelos médicos. As propriedades diuréticas tinham, obviamente, um papel relevante nessa formulação. No início do século XIX, John Blackhall e Richard Bright perceberam diferenças clínicas entre a hidropsia de causa renal e aquela de causa cardíaca. Descobriram a importância do sal, inicialmente medido como cloreto de sódio, como indutor de edemas. Assim, a chamada "cura por descloração" atingiu prestígio entre os curadores de fins do século XIX. Utilizavam-se métodos para aumentar a perda de secreções, por meio de purgantes ou indutores do suor ou, ainda, promover redução do volume de sangue por flebotomias, sanguessugas ou garrotes. Na maioria das vezes essas técnicas eram aplicadas pelos cirurgiões-barbeiros. Os diuréticos mercuriais, apesar de conhecidos desde o século XVI, só entraram em uso depois da Segunda Guerra Mundial.

Em 1919, Vogl, ao usar o mercurial Novarusol numa paciente com sífilis congênita, percebeu sensível elevação da diurese. Até então, esse fármaco mercurial era utilizado exclusivamente no tratamento da sífilis. Como consequência, no ano seguinte, Saxl e Heiling publicaram um trabalho referindo-se a esse mercurial como potente diurético.

No entanto, os mecanismos de ação diurética dos mercuriais, com atuação direta sobre os rins, foram demonstrados somente, em 1928, por Govaerts. Esse autor estudou o efeito daquela droga em rins implantados no pescoço de cães galgos. Posteriormente, tais efeitos foram confirmados por Bartram, em experimento no qual procedia à injeção da substância mercurial na artéria renal.

Em 1938, Strauss e Southworth observaram que alguns pacientes tratados com sulfanilamida desenvolviam diurese, provavelmente devido à inibição de anidrase carbônica. Essa descoberta culminou com a busca, pela indústria farmacêutica, de um inibidor mais potente da anidrase carbônica, que agisse como potente diurético. Essa iniciativa científica culminou na síntese da acetazolamida por Rohlin e colaboradores, em 1950.

Apesar dos avanços na manipulação de edemas, Fishberg, em 1954, assim se dirigia a alunos de Medicina: "é difícil para o estudante de medicina da atualidade avaliar que diferença o diurético mercurial e a restrição de sódio fazem no quadro clínico de muitas doenças com edema. Atualmente, não se observam mais os enormes edemas generalizados, com olhos fechados pelo edema, virtualmente sem habilidade para mover-se devido à tensão cutânea, com edema de prepúcio, necessitando incisão para conseguir urinar, fluido escapando por fístulas na pele das pernas...".

Em seguida, na sequência das evoluções na área, Novello e Sprague, em 1957, sintetizaram a clorotiazida, que, além de ter maior ação diurética, se comparada à acetazolamida, modificava as características fundamentais da urina eliminada, ocorrendo maior excreção de cloreto, em lugar de bicarbonato. Essa foi, na época, a maior descoberta relacionada a diuréticos empregados por via oral. Em seguida à síntese das clorotiazidas, diversas outras moléculas dotadas de potente ação diurética foram desenvolvidas. A necessidade sempre crescente da terapêutica médica, de diuréticos cada vez mais potentes, resultou no desenvolvimento de novas drogas, como a furosemida e o ácido etacrínico, entre outros.

A constante busca de drogas de múltiplas ações em diversas patologias, como os diuréticos, resultou na pesquisa desses fármacos dotados de espectro mais amplo de propriedades farmacodinâmicas. Essa busca culminou, entre outras moléculas, na síntese da espironolactona, em 1957, por Kagawa. Nessa sequência, surgem os diuréticos poupadores de potássio, como o triantereno e a amilorida. Na atualidade, os diuréticos podem ser considerados parte de uma importantíssima classe de fármacos de enorme potencial terapêutico, com indicação para diversas patologias.

2. NOÇÕES BÁSICAS DE FISIOLOGIA RENAL

O domínio progressivamente mais complexo e abrangente dos conhecimentos relacionados aos mecanismos circulatórios, envolvidos no controle da pressão arterial, na regulação dos líquidos orgânicos, na manutenção do equilíbrio ácido-básico e eletrolítico, entre outros aspectos, aprofundou o conhecimento da fisiologia renal, onde os diuréticos agem preferencialmente.

O regime de alta pressão hidráulica nos glomérulos renais, onde ocorre a filtração do sangue, é o principal fator na formação da urina. Tal regime de alta pressão acontece, principalmente, em função do posicionamento dos capilares glomerulares entre dois vasos de resistência, ou seja, as arteríolas aferente e eferente. Assim, na fisiologia da ultrafiltração, a água e os solutos de pequeno peso molecular acumulam-se no chamado espaço de Bowman. Por outro lado, as células e macromoléculas são retidas pela barreira de filtração, barreira essa representada pelo endotélio, pela membrana basal capilar e pelas camadas de epitélio.

É relevante ressaltar que existem cerca de 2 milhões de glomérulos nos dois rins, sadios, responsáveis pela filtração de, aproximadamente, 180 litros por dia. A velocidade da ultrafiltração glomerular é relacionada às diferenças de pressão entre os capilares glomerulares. Tal velocidade de ultrafiltração é estabelecida pela diferença entre as pressões hidráulicas e oncóticas, que atuam no capilar glomerular e no espaço de Bowman. A pressão hidráulica intracapilar glomerular (P_c) e a pressão oncótica do espaço de Bowman (II_B) favorecem a ultrafiltração. Além disso, a pressão hidráulica do espaço de Bowman (P_B) e a pressão oncótica do capilar glomerular (IIc) se opõem à entrada de líquido nos túbulos renais. Outro fator determinante da ultrafiltração glomerular é o coeficiente de ultrafiltração (C_u), que está apoiado na permeabilidade hidráulica e na área capilar disponível. Em realidade, a taxa de filtração glomerular (TFG) pode ser traduzida matematicamente pela seguinte equação:

$$TFG = K_f [(P_c - P_B) - (IIc - II_B)]$$

Processamento do ultrafiltrado glomerular nos túbulos renais

O néfron é o elemento primordial desse sistema constituído por conjunto dito glomerulotubular. Tomando-se por base características histológicas e fisiológicas, o túbulo renal pode ser dividido em túbulo proximal, alça de Henle, túbulo distal e ducto coletor. O espaço de Bowman é o receptáculo que recebe a urina ultrafiltrada proveniente do sistema glomerular.

A função tubular exerce importante papel na composição final do volume e da característica bioquímica da urina. O ultrafiltrado, ao longo dos túbulos, passa por grandes modificações associadas aos processos de reabsorção e secreção. Na formação da urina, o processo de reabsorção desempenha um papel mais importante do que o da secreção. Apenas 1% do volume do ultrafiltrado glomerular é eliminado sob a forma de urina por processos tubulares. Os diuréticos exercem suas ações, principalmente nos túbulos, inibindo a reabsorção de sódio e água.

O túbulo proximal reabsorve algo como 60% a 65% do ultrafiltrado glomerular. A concentração de sódio, por outro lado, mantém-se semelhante à plasmática. De forma predominante, a reabsorção do Na^+, a partir da luz para a célula tubular, ocorre por meio de trocas com H^+. Tais mecanismos são mediados pela enzima anidrase carbônica, resultando na reabsorção de sódio, predominantemente sob a forma de $NaHCO_3$. Isso induz um aumento da concentração intratubular de Cl^- acima daquela dos capilares peritubulares. Isso resultará num papel importante na reabsorção de Na^+ em segmentos mais distais dos túbulos. A angiotensina II, adicionalmente, contribui para aumentar a reabsorção tubular do Na^+ e da água no túbulo proximal, mediante o aumento das trocas do Na^+ por H^+.

O transporte do Na^+, do interior da célula tubular para os capilares peritubulares, ocorre sob a influência da bomba Na^+K^+ATPase, que, por sua vez, atua na membrana basolateral. Nesse processo, a água, devido ao gradiente osmótico, é passivamente reabsorvida.

O sangue proveniente da artéria renal chega até os capilares glomerulares via arteríolas aferentes. No interior dos capilares glomerulares, o sangue está sob regime de alta pressão hidráulica. O filtrado glomerular passa para o espaço de Bowman, o qual se conecta com o sistema tubular, onde atua a maioria dos diuréticos.

No início do túbulo distal encontra-se a chamada mácula densa. Próximo a ela, acha-se o aparelho justaglomerular, que é formado a partir de células justaglomerulares, da arteríola aferente e do mesângio extraglomerular. Essa estrutura desempenha importante atividade no controle da filtração glomerular e da função tubular. Portanto, o aparelho justaglomerular desempenha papel de crucial importância na formação da urina e na farmacodinâmica dos diuréticos.

A alça de Henle é formada pelos segmentos delgado e espesso. O segmento delgado subdivide-se nos ramos descendente e ascendente. Devido à sua permeabilidade específica ao NaCl e à água, tem participação bastante importante nos mecanismos de concentração e diluição da urina. O ramo descendente do segmento delgado possui alta permeabilidade à água e baixa permeabilidade aos solutos.

Apesar de semelhante, em diversos aspectos, ao ramo descendente, o ramo ascendente é impermeável à água e muito permeável ao NaCl. Assim, ali ocorre intensa reabsorção passiva de sódio nessa porção do néfron. Em seguida, logo após o ramo ascendente do segmento delgado, o segmento espesso da alça de Henle também se mostra impermeável à água. Dessa forma, aproximadamente 20% do sódio filtrado são ativamente reabsorvidos nesse local, mediante um sistema de cotransporte Na^+-K^+-$2Cl^-$. É relevante observar que parte do potássio reabsorvido retorna à luz tubular, o que torna o lúmen eletropositivo em comparação ao capilar peritubular. Tal gradiente elétrico contribui para a reabsorção passiva de Ca^{++}, conjuntamente com a reabsorção de NaCl na alça de Henle.

O sódio é transferido da luz para a célula juntamente com o cloro no túbulo distal. Tal porção do néfron é impermeável à água, o que dilui ainda mais o líquido tubular. No túbulo distal, aproximadamente 10% do sódio filtrado são reabsorvidos. O túbulo distal também desempenha papel importante no controle da reabsorção tubular de Ca^{++}. Nesse local, o paratormônio promove a penetração do Ca^{++} luminar na célula tubular. Adicionalmente, o Ca^{++} reabsorvido retorna à circulação sistêmica, por meio de trocas com o Na^+ e da ação da bomba Ca^{++}-ATPase na membrana basolateral.

Cerca de 5% do sódio filtrado são reabsorvidos nos segmentos cortical e medular do ducto coletor. Nesse local, os mecanismos de transporte de sódio apresentam diferenças significativas, se comparados às porções proximais do néfron. Além disso, no ducto coletor, a penetração do Na^+ na célula ocorre através dos chamados receptores de sódio, resultando em eletronegatividade no interior da luz do túbulo. Esse efeito favorece a secreção de K^+ e H^+ para a luz do túbulo. A aldosterona, por sua vez, por induzir a abertura dos canais de sódio, favorece a reabsorção do Na^+, em todo o segmento do ducto coletor. O referido ducto apresenta permeabilidade variável à água, sendo tal variação relacionada, em parte, à sua sensibilidade ao hormônio antidiurético.

O aparelho justaglomerular é uma estrutura localizada no túbulo distal, composta pelas artérias aferentes e eferentes e pelo mesângio extraglomerular. Tem importante função na concentração do NaCl proveniente da alça de Henle. Se a concentração estiver alta, ocorre a contração da artéria aferente, em resposta a um sinal eletromagnético enviado pela mácula densa, reduzindo, dessa forma, a velocidade da filtração glomerular. Além disso, o aparelho justaglomerular possui outros sensores, que podem induzir alterações do fluxo sanguíneo regional. Assim, havendo a queda da pressão arterial local, ocorrerá a liberação de uma enzima, a renina, que, atuando sobre o angiotensinogênio, dá origem à angiotensina I. Em seguida, ela será convertida em angiotensina II, um octapeptídeo vasoconstritor que atua, especialmente, sobre a artéria aferente e, portanto, está envolvida na reabsorção de sódio no túbulo proximal. Além disso, a angiotensina II tem a função de induzir a produção do hormônio aldosterona pelas suprarrenais. Esse hormônio desempenha, também, papel na reabsorção tubular de sódio.

Os diuréticos disponíveis para uso clínico estão listados na Tabela 3.4.1.

Tabela 3.4.1. Diuréticos disponíveis para o uso clínico

Diuréticos que agem na alça de Henle: saluréticos	Furosemida Bumetanida Piretanida Ácido etacrínico
Diuréticos que agem no túbulo distal (tiazídicos)	Clorotiazida Hidroclorotiazida Clortalidona Indapamida Xipamida Metolazona
Diuréticos poupadores de potássio	Espironolactona Amilorida Trianterenو
Inibidores da anidrase carbônica	Acetazolamida Metazolamida Diclorfenamida
Diuréticos osmóticos	Manitol Glicerina Ureia
Diuréticos que agem na hemodinâmica renal	Teofilina Aminas simpaticomiméticas Dopamina

3. DIURÉTICOS SALURÉTICOS

Os membros desse grupo como a furosemida, o ácido etacrínico e a bumetanida (Figura 3.4.1) podem ser considerados como diuréticos mais potentes para uso clínico. Esses diuréticos agem preferencialmente na alça de Henle. Apresentam as características químicas semelhantes às dos derivados tiazídicos, apesar de mais potentes. É possível que a maior potência desses três fármacos seja dependente da sua propriedade ácida relativamente forte.

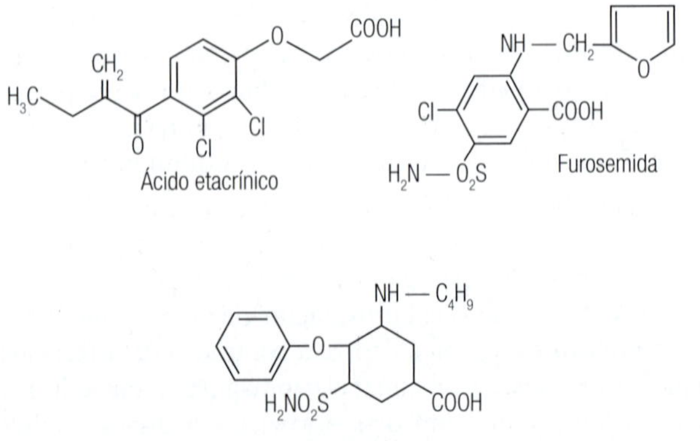

Figura 3.4.1. Estrutura dos diuréticos saluréticos potentes.

O ácido etacrínico é um composto insaturado do ácido fenoacético, a furosemida é um derivado do ácido antranílico e a bumetanida é um derivado do ácido sulfamil-metanílico.

Pela semelhança de propriedades farmacodinâmicas, apesar de suas diferenças estruturais, esses diuréticos são reunidos num único grupo. A via oral é eficaz para a absorção dos três fármacos. A furosemida liga-se às proteínas plasmáticas e só uma pequena fração é biotransformada. O ácido etacrínico, assim como a furosemida, é eliminado na urina (65%) e nas fezes (35%). Na urina, o ácido etacrínico é encontrado sob três formas metabólicas equivalentes.

Quando o ácido etacrínico e a furosemida são utilizados em doses elevadas, ocorrem vasodilatação renal e redistribuição do fluxo sanguíneo, com diminuição do fluxo na medula, além de aumento do volume de sangue circulante no córtex renal.

3.1. Farmacodinâmica

Essas medicações, quando usadas em altas doses, excretam grandes quantidades de sódio. Esse efeito suscita a hipótese de que exista uma ação no túbulo proximal. Poderia estar associado a uma significativa inibição da anidrase carbônica, como no caso da furosemida. O ácido etacrínico, por sua vez, deve atuar sobre os grupos sulfidrilas ligados à proteína e, provavelmente, indispensáveis ao transporte de sódio. Entretanto, a furosemida, em doses eficazes como diurético, não causa inibição significativa da anidrase carbônica. Recentemente, foi proposto que o ácido etacrínico deveria inibir o transporte ativo do cloreto, mas não o transporte ativo de sódio. O complexo de ácido-cisteína presente na luz tubular tem papel importante nesse mecanismo e mostrou ser 100 vezes mais potente do que o ácido etacrínico. A ação na alça de Henle contrasta com a dos tiazídicos, que se processa somente no segmento de diluição e é a responsável pela maior potência diurética desse grupo em estudo.

Não há evidência de inibição natriurética no túbulo contornado distal e, como os tiazídicos, pode ocorrer maior excreção urinária de potássio pelo aumento de oferta de sódio a esse túbulo.

3.2. Uso clínico e efeitos colaterais

Os diuréticos saluréticos potentes têm indicação formal nos casos em que se faz necessária uma diurese imediata, como na insuficiência cardíaca, na hipertensão arterial de difícil controle, na insuficiência renal, ou em outras situações menos urgentes, quando se mostram ineficazes os diuréticos de uso rotineiro.

Dada a sua indiscutível potência e rapidez de ação, por via oral ou parenteral, eles têm substituído outros diuréticos no tratamento da insuficiência cardíaca em suas manifestações mais agudas, com a vantagem adicional de não sofrerem interferência por variações do equilíbrio ácido-básico. Pacientes com comprometimento da função hepática ou excesso de líquido extracelular respondem bem a esses fármacos. No entanto, podem apresentar maior incidência de uremia e encefalopatia, o que é atribuído a distúrbios eletrolíticos. Adicionalmente, quadros graves e resistentes de síndrome nefrótica geralmente respondem bem aos diuréticos desse grupo.

No tratamento por via oral, quando não ocorre a resposta esperada, a dose pode ser dobrada até atingir cerca de quatro a seis vezes a dose inicial. Doses ainda maiores podem ser cuidadosamente utilizadas, em casos especiais.

Em casos de insuficiência renal crônica, a furosemida tem-se mostrado eficaz quando utilizada em altas doses. Nessas circunstâncias, deve ser avaliada a razão risco-benefício, pela possibilidade de indução de desequilíbrio eletrolítico e ácido-básico. No entanto, deve-se considerar que esses fármacos, ao contrário de muitos outros, mostram-se eficazes em casos de uremia. Além disso, os saluréticos têm sido utilizados eficazmente, em altas doses, em casos de hipercalcemia, quando induzem elevação na excreção urinária de cálcio.

Adicionalmente, diuréticos desse grupo induzem a inibição funcional da alça ascendente de Henle, resultando em sensível elevação da excreção de cálcio, potássio, magnésio, cloreto e água. O uso da dose-padrão de furosemida por via oral e a ingestão de grande quantidade de sódio na dieta (mais que 200 mEq por dia) têm sido efetivos para o controle de casos acometidos pela síndrome de secreção inapropriada de hormônio antidiurético (SIADH). Os efeitos adversos mais relevantes são a hipovolemia, a depleção de potássio, a alcalose metabólica, a intolerância à glicose e a hiperuricemia.

Outro importante efeito adverso desse grupo de diuréticos é a surdez temporária, que pode ocorrer com o uso da furosemida. O ácido etacrínico, no entanto, pode induzir surdez permanente. Esses são os graves efeitos tóxicos que podem ser potencializados pela administração concomitante de antibióticos aminoglicosídeos, como a gentamicina, a canamicina e a tobramicina, entre outros.

A função renal pode ser seriamente comprometida quando a furosemida ou o ácido etacrínico são administrados concomitantemente com a cefaloridina. As causas do aumento do perfil nefrotóxico ainda são desconhecidas. Outros efeitos secundários do grupo são náuseas, vômitos, diarreia, alterações hematológicas e erupções cutâneas.

Os diuréticos desse grupo, caracterizados por sua potência, podem e devem ser usados concomitantemente com outras classes de diuréticos, principalmente os conservadores de íon potássio, visando reduzir a sua espoliação.

Deve ser notado que, sendo a furosemida um derivado sulfonamídico, o médico deve estar atento para o seu potencial de indução de reações alérgicas em pacientes sensíveis a sulfonamidas. Além disso, casos de nefrite intersticial, mielossupressão, lesões alérgicas cutâneas, disfunção hepática e parestesias podem ocorrer eventualmente.

4. DIURÉTICOS TIAZÍDICOS E EQUIVALENTES

A descoberta da clorotiazida foi o resultado de investigações laboratoriais objetivando a descoberta de novos inibidores de anidrase carbônica. Os diuréticos desse grupo agem, preferencialmente, no túbulo distal. São fármacos derivados das benzotiazidas, que despertaram interesse científico por induzirem a excreção urinária de cloreto, no lugar do bicarbonato. Além disso, induzem a excreção de Na^+ e K^+. Apesar da semelhança química desses compostos com os inibidores da anidrase carbônica, mostraram-se farmacodinamicamente tão potentes quanto os diuréticos mercuriais.

A modificação mais importante realizada foi a hidrogenação da ligação insaturada da clorotiazida, originando a hidroclorotiazida. Esse diurético tem potência 10 vezes maior que a da clorotiazida. Os principais diuréticos tiazídicos estão relacionados na Tabela 3.4.2.

Diversos fármacos dotados de estrutura química diferente (Figura 3.4.2) são incluídos na classe de saluréticos moderados pelo fato de apresentarem características farmacodinâmicas semelhantes. São eles: 1) variantes heterocíclicas das benzotiazidas: ftalimidinas, clortalidona, clorexolona; 2) quiminazolinonas: quinetazona, metolazona; 3) clopamida; 4) mefrusida.

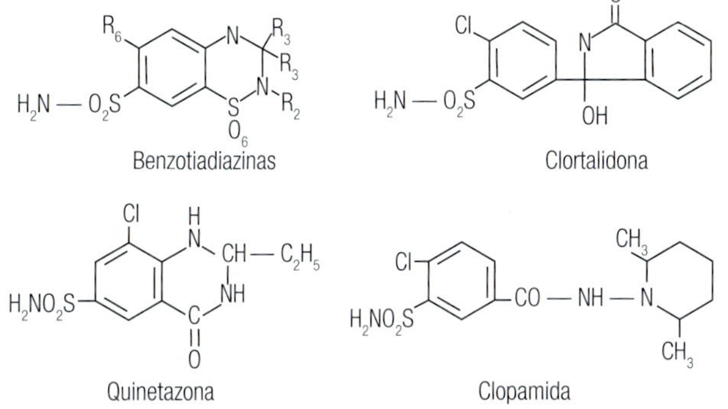

Figura 3.4.2. Estrutura química de tiazídicos e análogos.

Tabela 3.4.2. Principais derivados tiazídicos

Droga	R_2	R_3	R_3	R_6
Clorotiazida	–H	–H	=	–Cl
Flumetiazida	–H	–H	=	$-CF_3$
Benzotiazida	–H	$-CH_2-S-CH_2-C_6H_5$	=	–Cl
Hidroclorotiazida	–H	–H	–H	–Cl
Hidroflumetiazida	–H	–H	–H	$-CF_3$
Triclormetiazida	–H	$-CHCl_2$	–H	–Cl
Ciclopentiazida	–H	$-CH_2$	–H	–Cl
Ciclotiazida	–H		–H	–Cl
Bendroflumetiazida	–H	$-CH_2-C_6H_5$	–H	$-CF_3$
Meticlotiazida	$-CH_3$	$-CH_2Cl$	–H	–Cl
Politiazida	$-CH_3$	$-CH_2-S-CH_2-C_6H_5$	–H	–Cl

Os tiazídicos atuam independentemente do perfil ácido-básico do sistema. Funcionam de forma semelhante, por via oral e por via intravenosa. A maior potência diurética desses derivados está relacionada à sua alta solubilidade lipídica e à facilidade de absorção intestinal.

A utilização clínica desses fármacos se faz baseada na meia-vida de cada componente do grupo. Os primeiros tiazídicos apresentam um pico de ação em torno de 4 a 6 horas, durando por 12 horas. Os derivados mais complexos, como a meticlotiazida e ciclotiazida, têm meia-vida de pelo menos

24 horas e a politiazida, de até 72 horas. Tal atividade terapêutica depende da velocidade de eliminação, que, por sua vez, está relacionada às características físico-químicas.

A clortalidona apresenta absorção intestinal lenta, degradação metabólica reduzida e ligação ao tecido renal prolongada, com efeito natriurético de 60 a 72 horas.

Sua biotransformação hepática é lenta e a excreção ocorre pela filtração glomerular e secreção tubular ativa. Essa excreção é relativamente rápida. Os derivados hidrogenados na ligação da estrutura básica ligam-se mais intensamente às proteínas plasmáticas, apresentando, portanto, uma depuração renal menor do que os seus precursores.

4.1. Farmacodinâmica

Os tiazídicos são diuréticos de potência média e a excreção máxima de sódio correspondente a 5% a 11% da quantidade filtrada. No entanto, o efeito diurético varia de indivíduo para indivíduo e está estruturado sobre o metabolismo de sódio. Uma sobrecarga de sódio resulta num efeito de maior excreção desse íon.

Embora, agudamente, os tiazídicos provoquem um discreto e transitório aumento da eliminação renal de cálcio, o uso continuado ocasiona uma redução da excreção desse íon pela urina, atingindo queda de cerca de 60% dos seus níveis iniciais na urina.

O balanço negativo no metabolismo do sódio e a diminuição do índice de filtração glomerular parecem ser o mecanismo básico do efeito antidiurético induzido pelos tiazídicos, em pacientes com *diabetes insipidus*. Tal efeito permite absorção maior do líquido no túbulo proximal, com menor volume atingindo os segmentos impermeáveis à água.

A intervenção direta nos mecanismos tubulares, apesar da natureza desconhecida, parece ser a base da ação diurética desses fármacos. A oxidação de ácidos graxos não esterificados fornece, em parte, energia para o transporte de sódio no córtex renal. As tiazidas produzem alterações na captação renal desses ácidos, que parecem ser as responsáveis por uma fração de sua ação diurética. Foi demonstrado que as clorotiazidas induzem a inibição da reabsorção de sódio no túbulo proximal, por provável inibição da anidrase carbônica.

Tais fármacos induzem uma redução da depuração de água livre durante diurese aquosa máxima. No entanto, não alteram a conservação da água durante a desidratação. Sugere-se, portanto, que o principal efeito inibitório na reabsorção do sódio processa-se no local de diluição do segmento ascendente da alça de Henle.

Os túbulos renais distais e coletores não parecem ser afetados pelos efeitos farmacológicos dos tiazídicos. No entanto, o aumento da oferta de sódio a esses locais resulta em maior troca de Na^+ e K^+, o que pode acarretar hipopotassemia.

4.2. Uso terapêutico e efeitos colaterais

A elevação da concentração de sódio nos tecidos é uma das vertentes fisiopatológicas mais importantes em diversas doenças como a insuficiência cardíaca, a cirrose hepática, a doença renal, o edema gravídico ou a pré-eclâmpsia. Os diuréticos tiazídicos, dada a sua eficácia na indução da excreção de sódio, são úteis no tratamento de adultos portadores daquelas patologias ou, simplesmente, com edema discreto e moderado.

Normalmente, o comprometimento da função renal reduz a eficácia das tiazidas. A TFG situada acima de 20 a 25 mL/min seria um pré-requisito para o funcionamento eficaz dos tiazídicos. Destarte, pacientes com patologia renal apresentam resposta diurética inferior, se comparados aos doentes cardíacos. Uma vez que o índice de filtração glomerular é reduzido em recém-natos e em crianças de até 1 ano de idade, os tiazídicos não seriam diuréticos de escolha para esses pacientes.

No tratamento da hipertensão arterial e no tratamento sintomático do *diabetes insipidus*, os diuréticos tiazídicos podem ser utilizados isoladamente ou em associação com outros fármacos.

A redução na excreção de cálcio pela urina tem resultado na diminuição dos casos de osteopenia ou osteoporose entre mulheres idosas, assim como uma queda significativa na incidência de calculose renal em pacientes portadores de hipercalciúria idiopática.

A resposta hipocalciúrica parece ser mediada pelo aumento relativo na reabsorção do cálcio, induzido pelas tiazidas no túbulo distal. A depleção do volume do espaço extracelular participa do efeito, pois a administração de cloreto de sódio bloqueia a resposta hipocalciúrica.

A polidipsia e a poliúria, típicas dos pacientes portadores de *diabetes insipidus*, podem ser reduzidas pelos diuréticos tiazídicos. A redução da TFG geralmente está associada à diminuição do volume do espaço extracelular.

Os diuréticos tiazídicos podem reverter a poliúria provocada pela intoxicação aguda ou crônica por carbonato de lítio.

Outro efeito atípico dos tiazídicos seria a redução da gravidade da desmineralização óssea típica dos idosos, de ambos os sexos. Esses diuréticos provocam maior reabsorção renal do cálcio.

A depleção de potássio e a alcalose metabólica são efeitos colaterais importantes e frequentes dos tiazídicos. A causa básica seria a espoliação de sódio, com retração do volume extracelular. O hiperaldosteronismo secundário seria outra causa. A correção é feita com a administração de cloreto de potássio em doses de 60 mEq por dia. No entanto, a administração de cloreto de potássio deve ser cuidadosa, pelo risco de lesões entéricas.

O uso crônico de diuréticos tiazídicos pode induzir hiperuricemia e crises de gota. Esses fármacos competem no rim com os mecanismos de secreção do ácido úrico, especialmente em pacientes submetidos à restrição de sódio. O retorno da ingesta de sódio ao padrão usual corrige esse efeito adverso.

Os tiazídicos induzem quadros de hiperglicemia, por provocar intolerância à glicose em pacientes não diabéticos. Esse efeito é reversível com a suspensão da droga. Diabetes latente pode tornar-se evidente, mas esses fármacos não provocam quadros de diabetes. Esse efeito é induzido pela inibição pancreática de liberação da insulina, além do bloqueio dos receptores periféricos de glicose.

Além dos efeitos adversos já mencionados, os tiazídicos aumentam a excreção urinária de magnésio, podendo desenvolver depleção desse íon com suas consequências na irritabilidade neurológica e muscular.

A hipopotassemia provocada por tais diuréticos pode induzir quadros secundários de insuficiência hepática ou renal.

Dermatite, púrpura trombocitopênica, icterícia, fotossensibilidade e hepatite foram relatadas como efeitos tóxicos raros.

A utilização desses diuréticos no tratamento de hipertensão em gestantes pode, eventualmente, causar trombocitopenia no recém-nato. Além disso, os recém-natos podem ser expostos aos diuréticos secretados no leite materno.

5. DIURÉTICOS POUPADORES DE POTÁSSIO

A relevância dessa classe de diuréticos apoia-se na sua atuação nas funções do ducto coletor distal, o que reduz significativamente a excreção de potássio e hidrogênio. Essa ação independe da atividade dos esteroides adrenais. Esse fato resultou na divisão dessa classe em dois subgrupos de diuréticos: os antagonistas da aldosterona, cujo principal representante é a espironolactona, e os antagonistas não competitivos da aldosterona, representados pelo triantereno e pela amilorida (Figura 3.4.3).

Os diuréticos antagonistas da aldosterona são compostos esteroides, relacionados ao hormônio natural. As pesquisas no setor resultaram na síntese de várias moléculas que demonstraram efeitos inibidores da aldosterona. Porém, a maioria delas não se mostrou utilizável do ponto de vista terapêutico prático. Somente a espironolactona, por via oral, apresentou interesse terapêutico para a prática médica.

O triantereno é um fármaco derivado da pteridina e é absorvido rapidamente por via oral. Dois terços do medicamento ligam-se às proteínas plasmáticas. Sua excreção urinária se processa por filtração glomerular e secreção tubular. A amilorida, por outro lado, é um derivado pirazinoilguanidina. As duas moléculas apresentam um perfil bastante semelhante, baseando-se no anel pirazinamida substituído e três grupos amino livres. A amilorida pode ser administrada por via parenteral ou oral. Por via oral, 15% a 25% da medicação são absorvidos, podendo ultrapassar esses valores se for administrada em jejum.

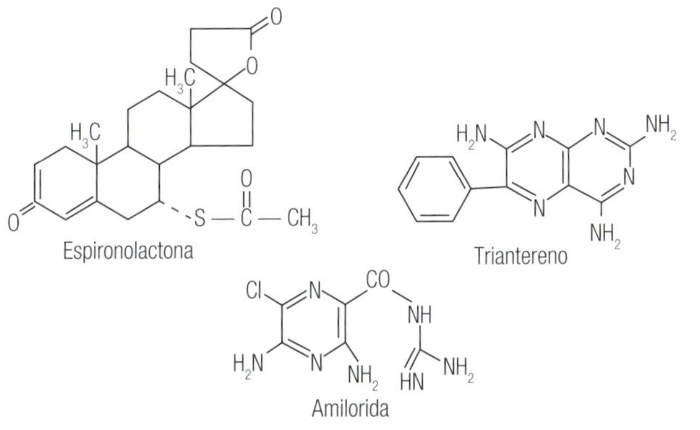

Figura 3.4.3. Estrutura química dos diuréticos poupadores de potássio.

5.1. Farmacodinâmica

Os diuréticos conservadores de potássio reabsorvem cargas de sódio menores que 2% do volume filtrado. São, portanto, saluréticos pouco potentes.

A espironolactona atua por competição com a aldosterona, ao ativar receptores localizados no túbulo contornado distal. A ativação desse receptor ativa uma enzima que inicia os mecanismos do sistema de troca dos íons Na^+ e K^+.

A ação do triantereno e da amilorida se faz por ativação enzimática no túbulo distal, provocando a troca de Na^+ e K^+. Por isso, esses fármacos apresentam início de ação mais rápido que o da espironolactona.

5.2. Uso terapêutico e efeitos colaterais

Os diuréticos conservadores de potássio são indicados com o objetivo de inibir o aldosteronismo secundário, diminuir a excreção de potássio e aumentar a eficácia da droga associada, geralmente destinada a tratar hipertensão arterial, insuficiência cardíaca, cirrose hepática ou síndrome nefrótica.

Na administração de saluréticos espoliadores de íons, a espironolactona mostra-se eficaz quando há excesso desse efeito a ser inibido. O início da ativação dos seus mecanismos demora um ou dois dias após a suspensão do salurético. Além disso, a espironolactona em doses elevadas é, também, utilizada como teste diagnóstico de aldosteronismo primário.

Tanto o triantereno quanto a amilorida agem rápida e independentemente sobre os receptores e sobre a aldosterona. A suspensão súbita desses fármacos pode resultar em perda excessiva de potássio. A amilorida é mais potente que o triantereno, apresentando maior efeito natriurético e retentor de potássio. Sua ação pode superar as 24 horas. A hiperpotassemia seria o efeito adverso mais comum desse grupo de diuréticos. Adicionalmente, podem ocorrer ginecomastia, elevação da ureia, cefaleia, náuseas, vômitos e diarreia.

6. DIURÉTICOS INIBIDORES DA ANIDRASE CARBÔNICA

A sulfanilamida foi introduzida na Medicina em 1934, tendo sido, por mais de décadas, a única variante de antibiótico existente no mundo. Além disso, foi observado que esses compostos aumentavam a diurese, induzindo acidose metabólica, por perda de bicarbonato. Nessa época foi descoberto que era um potente inibidor da anidrase carbônica, encontrando-se em altas concentrações no tecido renal, em especial no túbulo proximal. Com o desenvolvimento de novos conhecimentos sobre a função renal, a busca de novos inibidores mais potentes da anidrase carbônica tornou-se uma meta científica altamente relevante. Tal pesquisa resultou na síntese de diversos agentes, tais como a acetazolamida, a etoxzolamida, a diclorfenamida e a metazolamida, todas com atividade inibitória centenas de vezes maior do que a da sulfanilamida (Figura 3.4.4).

A acetazolamida, um dos mais importantes inibidores da anidrase carbônica, é rapidamente absorvida por via oral, com pico de concentração plasmática em 2 horas. Sua excreção é realizada pelos túbulos proximais, onde participam mecanismos de secreção ativa e reabsorção passiva. A completa excreção ocorre em 24 horas, sem a ativação de qualquer processo metabólico.

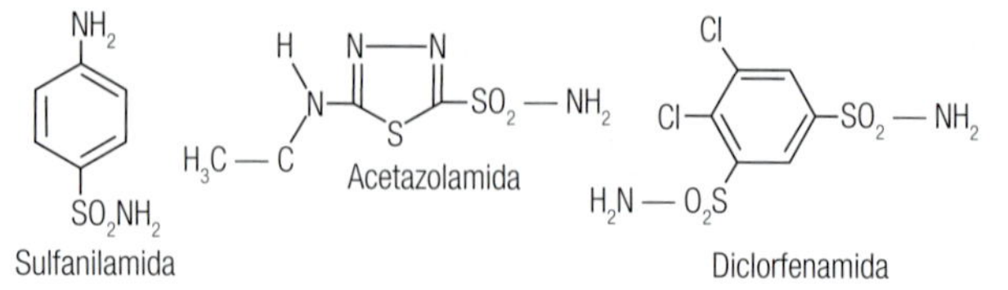

Figura 3.4.4. Estrutura química dos inibidores da anidrase carbônica.

6.1. Farmacodinâmica

A ação principal da anidrase carbônica é como catalisadora da reação I.

$$CO_2 + H_2O \xrightarrow{I} H_2CO_3 \xrightarrow{II} H^+ + HCO_3^-$$

Tal enzima está difusamente presente no néfron. Assim, os inibidores da anidrase carbônica reduzem a geração de íons bicarbonato pela hidratação do dióxido de carbono, reduzindo a liberação de íons hidrogênio, em reação que se processa espontaneamente. Destarte, tais inibidores da anidrase carbônica retardam a troca de íons Na^+ e H^+ através do néfron e inibem a reabsorção de bicarbonato, alcalinizando a urina. Além disso, por sua ação em túbulos proximais, ocorre maior oferta de sódio aos segmentos distais do néfron, resultando na formação de urina hipotônica, com aumento na excreção de potássio.

Diversos outros mecanismos orgânicos envolvem o transporte iônico ativo de H^+ ou $HCO3^-$. Além de suas ações renais, os inibidores da anidrase carbônica atuam de forma terapêutica em diversas outras patologias, como na elevação do limiar convulsivo, na redução da produção de suco gástrico e pancreático, além de reduzirem a pressão do líquido cefalorraquidiano e intraocular.

6.2. Uso terapêutico e efeitos colaterais

Os inibidores da anidrase carbônica são diuréticos pouco potentes, sendo raramente usados com objetivo terapêutico comum aos outros diuréticos. A acetazolamida, por exemplo, por inibir a formação de humor aquoso, tem sido utilizada em oftalmologia na redução da pressão intraocular em casos de glaucoma. Além disso, tem sido utilizada com sucesso na paralisia periódica, por mecanismo desconhecido. A acetazolamida induz, com frequência, quadros de acidose metabólica, razão pela qual deve ser usada em dias alternados.

Já a diclorfenamida, mais potente que a acetazolamida, provoca maior excreção de cloro e menor grau de acidose metabólica.

Os inibidores da anidrase carbônica induzem quadros de fosfatúria e, por essa razão, têm sido utilizados no tratamento das síndromes caracterizadas por hiperfosfatemia, como aquelas que ocorrem no hipoparatiroidismo, na quimioterapia, na rabdomiólise ou no abuso de laxantes à base de fosfato.

A acidose metabólica é o mais importante efeito adverso desses diuréticos. Quadros severos podem ser desenvolvidos em apenas dois ou três dias. O efeito colateral mais importante desse grupo de fármacos é o desenvolvimento de acidose metabólica severa, o que pode ocorrer em 48 a 72 horas. Esse efeito colateral ocorre devido à intensa diurese de bicarbonato de sódio. Além disso, esses diuréticos podem induzir severa depleção de potássio, confusão mental e sonolência.

Apesar de serem raros, os efeitos adversos e tóxicos podem ocorrer. Os mais reportados são sonolência, parestesias, náuseas, vômitos, agranulocitose, leucopenia, trombocitopenia e febre.

Os diuréticos do grupo de inibidores da anidrase carbônica potencializam a diurese induzida pelos tiazídicos, pela furosemida e pelo ácido etacrínico. Acredita-se que isso ocorra por sua ação em túbulo renal proximal.

7. DIURÉTICOS OSMÓTICOS

Os diuréticos osmóticos são fármacos quimicamente inertes, de baixo peso molecular, que são filtrados livremente pelos glomérulos. Por sua limitada reabsorção, permanecem na luz tubular, em concentração elevada, aumentando o volume final da urina. Os fármacos típicos desse grupo são a glicose, a ureia e o manitol.

Para produzir a diurese, a glicose deve ser administrada em grandes doses, por via intravenosa. Raramente é eficaz como diurético, quando é passível de metabolização pelo fígado e por outros tecidos.

O manitol, por sua vez, é o representante mais usado desse grupo de diuréticos. Trata-se de um açúcar com peso molecular de 182, que não é metabolizado no organismo, nem reabsorvido em túbulos renais. Quando administrado por via intravenosa, apresenta importante efeito natriurético.

Por outro lado, a ureia sofre reabsorção parcial no túbulo proximal. Pode ser administrada tanto por via oral quanto por injeção intravenosa. Seu efeito diurético pode ser significativo se administrada em grandes doses, por via intravenosa.

7.1. Farmacodinâmica

O manitol pode induzir um sensível aumento do volume de urina. Em apenas alguns minutos, pode atingir uma velocidade em torno de 10 mL por minuto, ao fim da primeira hora. A concentração do sódio urinário pode situar-se entre 50 e 70 mEq por litro. No seu máximo efeito, a redução da reabsorção situa-se em torno 20% da água filtrada e de 15% do sódio filtrado.

No túbulo contornado proximal, na sua porção inicial, o sódio é reabsorvido ativamente devido à ação osmótica do manitol, sem ser acompanhado pela absorção passiva de água. A diminuição da reabsorção de água ocasiona, próximo ao fim do túbulo proximal, uma diferença de concentração de sódio, entre o filtrado e o capilar peritubular de 30 a 40 mEq. Em tais circunstâncias, a reabsorção ativa torna-se equivalente à secreção passiva de sódio intraluminal. Toda a água e o sódio remanescentes no filtrado tubular prosseguem, em seguida, para a alça de Henle.

A reabsorção de água processa-se no ramo descendente da alça de Henle. Porém, a reabsorção de sódio ocorre, especialmente, no ramo ascendente por diferentes mecanismos. O transporte é passivo no segmento delgado. Por outro lado, o cloro é absorvido ativamente no segmento largo e o sódio o acompanha passivamente.

O manitol diminui a osmolaridade da medula renal, ao mesmo tempo em que eleva aí o fluxo sanguíneo, com redução na absorção de água no ramo descendente da alça de Henle. Ao mesmo tempo, o manitol intraluminal resulta na inibição da absorção de sódio no segmento delgado do ramo ascendente.

Assim, a redução da osmolaridade medular e a presença de manitol no túbulo contornado distal e tubos coletores resultam na redução da absorção de água e sódio nesses locais. Dessa forma, o excesso de volume filtrado supera a capacidade de reabsorção.

7.2. Uso terapêutico e efeitos colaterais

Certamente, uma das indicações clínicas mais importantes para o uso do manitol é na profilaxia da insuficiência renal aguda. Usa-se, ainda, em cirurgia cardiovascular, assim como em pacientes cirúrgicos com icterícia severa, em pacientes com hemólise, por transfusões incompatíveis, ou em queimaduras ou traumatismos graves. Por vezes, tem-se utilizado o manitol no manejo de edema refratário e nas intoxicações por fármacos.

A ureia e o manitol são, também, utilizados no controle do edema cerebral secundário a traumatismos cerebrais. São usados, ainda, na redução da pressão intracraniana em procedimentos neurocirúrgicos. A redução da pressão intracraniana é detectável após 1 hora da infusão de manitol.

A permanência do manitol no espaço intravascular pode atrair líquidos para esse setor, aumentando significativamente o volume sanguíneo, o que pode superar a capacidade cardiovascular de manipular tal sobrecarga. Dessa forma, tal efeito de aumento volumétrico pode culminar no desenvolvimento de insuficiência cardíaca, que pode ser considerado o principal efeito adverso desse diurético. Um frasco de apenas 500 mL de manitol infundido na veia de um paciente pode resultar na expansão sistêmica de aproximadamente dois litros de volume sanguíneo. Assim sendo, pode ser concluído que cada 50 mL de uma solução de manitol atraem aproximadamente 200 mL de líquido para o espaço intravascular.

8. DIURÉTICOS MERCURIAIS

Os diuréticos mercuriais foram os primeiros a ser usados na terapêutica humana. São compostos derivados do mercuripropanol cuja ligação terminal Hg-C os torna estáveis em soluções neutras e alcalinas. Existem na molécula-padrão três substituintes: X, Y e R. O grupamento R em especial, formado geralmente por um complexo cíclico ou heterocíclico, é responsável pela potência e pela toxicidade dos mercuriais em longo prazo. Já o grupamento Y pode ser um metil, enquanto o X pode ser a teofilina, o cloreto ou o ácido mercaptoacético (Figura 3.4.5). A atividade destas substâncias está relacionada com a solubilidade do fármaco e a redução da irritabilidade local.

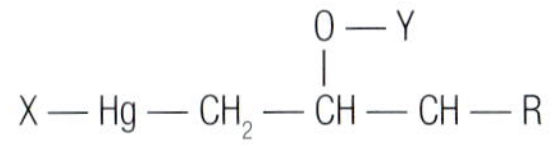

Figura 3.4.5. Estrutura dos diuréticos mercuriais.

Os principais compostos mercuriais são: meralurida, mercurofilina, mersalila, meretoxilina, mercumatilina, mercaptomerina e clormerodrina. Quase todos são associados à teofilina, exceto a mercaptomerina (tiogluconato) e a clormerodrina (cloreto).

A absorção desses compostos é, geralmente, rápida e completa por via parenteral. Por outro lado, a via oral mostra uma absorção lenta e ineficiente. A clormerodrina, que possui cloreto na posição X, tem sua absorção aumentada por via oral. Os organomercuriais ligam-se extensivamente com as proteínas plasmáticas, o que reduz a sua filtração glomerular. A excreção por via renal dessas drogas depende da sua difusão através da célula tubular e da posterior secreção para a luz tubular.

8.1. Farmacodinâmica

Como a diurese hipertônica acontece na alça de Henle, acha-se que é nesse ponto que agem os diuréticos mercuriais. Além disso, é aceita a proposição de que mercuriais atuem no túbulo distal, uma vez que inibem a reabsorção tubular de K^+ nessa porção do néfron, onde ocorre a troca Na^+/K^+.

O início da resposta terapêutica dos diuréticos mercuriais em pacientes edematosos faz-se após 1 a 2 horas de sua administração. O pico de sua atuação observa-se em 6 horas, mantendo o efeito máximo em torno de 6 a 7 horas e permanecendo ativo entre 12 e 24 horas.

O dimercaprol pode reverter a diurese provocada por mercuriais, por possuir a capacidade de remover íons de Hg do rim. Já o cloreto de amônio, por seu efeito acidificante, que acelera a dissociação da ligação Hg-C, eleva a diurese provocada por mercuriais.

8.2. Efeitos colaterais

As arritmias cardíacas são as principais causas de morte súbita após o uso dos diuréticos mercuriais. Concentrações elevadas desses diuréticos podem induzir bloqueios intraventriculares e fibrilação ventricular.

Durante quadros de insuficiência renal, os mercuriais podem mostrar sensível redução na sua resposta, que pode resultar em acúmulo desses fármacos nos rins. Havendo alterações no equilíbrio ácido-base, como alcalose, a acidificação do sistema resultará no retorno da resposta farmacológica. Assim, o paciente poderá desenvolver quadro de intoxicação por acúmulo de mercúrio no sistema.

Outros efeitos adversos podem ocorrer: febre, náuseas, vômitos, agranulocitose, trombocitopenia, leucopenia e depleção de fluido extravascular. Podem causar hipopotassemia, cãibras ou sinais de intoxicação, se o digital estiver sendo utilizado para o tratamento de insuficiência cardíaca.

9. DIURÉTICOS QUE ATUAM NA HEMODINÂMICA RENAL

Diversos fármacos mostram ser detentores de propriedades diuréticas, tendo sido utilizados por décadas, até o surgimento de diuréticos mais eficazes e seguros. Pode-se citar, por exemplo, o cloreto de amônio, agente acidificante utilizado para corrigir a alcalose metabólica induzida pelos diuréticos mercuriais. Outro exemplo é a aminofilina, que, como os outros membros da família das xantinas, detém propriedades diuréticas por atuação na hemodinâmica renal, aumentando a TFG, mesmo em pacientes refratários.

10. CONDIÇÕES CLÍNICAS TRATADAS COM DIURÉTICOS

Os diuréticos são usados como medicamentos coadjuvantes para o tratamento tanto das síndromes edematosas quanto de condições não edematosas.

As modalidades de edema mais responsivas aos diuréticos são as que se caracterizam pelo acúmulo generalizado de sódio e de água nos espaços extracelulares. O edema generalizado geralmente é observado e se deve ao aumento da reabsorção de sódio e água nos túbulos renais em resposta à diminuição do débito cardíaco ou à hipoalbuminemia, na síndrome nefrótica ou na cirrose hepática.

Algumas condições clínicas tratadas com diuréticos são:

- Síndromes edematosas: insuficiência cardíaca congestiva, síndrome nefrótica, cirrose hepática, edema idiopático;
- Síndromes não edematosas: hipertensão arterial, acidose tubular renal, hipercalciúria idiopática, hipercalcemia, diabetes insípido.

10.1. Condições edematosas

De longa data é reconhecido que os edemas são eficazmente tratados com os diuréticos. No entanto, esses medicamentos não revertem esses distúrbios de forma definitiva. São meros agentes paliativos. O efeito final do uso de diuréticos nas síndromes edematosas objetiva a criação de um balanço negativo de sódio e de água. O uso dos diuréticos deve ser associado à restrição dietética de sódio. A escolha do tipo e dose de diurético deve ser direcionada: 1) pelo conhecimento do distúrbio que resultou no edema; 2) pela detecção de problemas clínicos associados; 3) pelas peculiaridades clínicas do paciente; 4) pela rapidez com que se deseja promover a maior excreção de sódio e de água.

Diuréticos de alça, em combinação com dieta hipossódica, são frequentemente utilizados em pacientes portadores de insuficiência cardíaca congestiva, com o objetivo de eliminar o excesso de líquido extracelular. O uso de diuréticos poupadores de potássio, como a espironolactona, tem se mostrado útil para prevenir hipocalemia induzida pelos diuréticos de alça, especialmente nos pacientes tratados com digitálicos. Diuréticos que inibem a ação da aldosterona, como a espironolactona e a eplerenona, podem aumentar a expectativa de vida de pacientes com insuficiência cardíaca. Aparentemente, esse efeito benéfico se daria por mecanismos independentes de sua ação diurética. Esse efeito parece estar, em parte, relacionado à diminuição da síntese de colágeno e, como consequência, da fibrose cardíaca.

10.2. Condições não edematosas

Hipertensão arterial

Diuréticos, particularmente os tiazídicos, têm eficácia comprovada no tratamento da hipertensão arterial. Embora os diuréticos sejam eficazes em hipertensos sem manifestações clínicas de sobrecarga hidrossalina, há evidências de que a redução do volume intravascular é o mecanismo básico do efeito hipotensor dos diuréticos. Tem-se mostrado, também, que os diuréticos favorecem uma diminuição da resistência periférica, o que pode contribuir para a redução da pressão arterial. No entanto, os efeitos hemodinâmicos dos diuréticos estimulam o sistema renina-angiotensina-aldosterona, o que pode resultar em atenuação dos seus efeitos hipotensores. Os tiazídicos, provavelmente por apresentarem ação diurética de maior duração, tendem a ser mais eficazes no tratamento da hipertensão arterial que os diuréticos de alça. Em pacientes com insuficiência renal, no entanto, os diuréticos de alça são mais eficazes que os tiazídicos.

Acidose tubular renal

A furosemida pode ser usada em pacientes com acidose tubular com o objetivo de aumentar a oferta de sódio às partes distais do néfron. Dessa forma, estimulam-se a liberação de aldosterona e a secreção tubular de íon hidrogênio.

Hipercalciúria idiopática

No caso da nefrolitíase por hipercalciúria idiopática, o objetivo é reduzir a excreção urinária de cálcio. A razão para a escolha de um tiazídico nessa situação é que um dos efeitos específicos desse grupo de drogas é justamente a redução da calciúria.

Hipercalcemia

A hipercalcemia pode ser tratada, inicialmente, com diuréticos que atuam predominantemente na alça de Henle, por exemplo, a furosemida. Isso porque, ao contrário dos tiazídicos, os diuréticos de alça aumentam a excreção urinária de cálcio. Deve-se observar que, para que esse efeito promotor da calciúria ocorra, deve ser evitada a depleção do volume intravascular.

Diabetes insípido

O uso de diuréticos em pacientes com diabetes insípido, *a priori*, pode parecer paradoxal. No entanto, os diuréticos tiazídicos promovem redução do volume do líquido extracelular, culminando com maior reabsorção de sódio e água no néfron proximal. Esse efeito pode resultar na redução em até 50% do volume urinário em situações não edematosas, como ocorre em pacientes com diabetes insípido.

11. EFEITOS ADVERSOS DOS DIURÉTICOS E INTERAÇÕES MEDICAMENTOSAS NOS USOS CLÍNICOS

O uso clínico dos diuréticos é bem tolerado, porém eventualmente podem ocorrer reações adversas, que envolvem, mais frequentemente: 1) distúrbios do equilíbrio hidroeletrolítico e ácido-básico, 2) alterações dos metabolismos dos carboidratos e lipídios e 3) alterações do metabolismo do ácido úrico. Alguns desses efeitos adversos podem ser precipitados ou agravados pelas interações entre diuréticos e outros medicamentos.

11.1. Alterações do equilíbrio hidroeletrolítico e ácido-básico

Alterações do volume extracelular

O uso de diuréticos, invariavelmente, causa diminuição do volume do líquido extracelular. Poderá ser mais ou menos acentuada, dependendo da intensidade da ação do diurético utilizado e das características fisiopatológicas do paciente tratado. A espoliação de volumes extra e intravascular pode ser mal tolerada por certos pacientes, culminando com o desenvolvimento de hipotensão ortostática e em redução da função renal. Por outro lado, os diuréticos osmóticos, por aumentarem a osmolaridade do espaço extracelular, induzem a translocação de líquido do espaço intracelular para o extracelular. Esse processo pode resultar na expansão do espaço extracelular, podendo precipitar edema agudo do pulmão em pacientes com função cardíaca reduzida.

Alterações da concentração plasmática de sódio

Entre os distúrbios eletrolíticos, a hiponatremia é o efeito que ocorre com maior frequência com o uso de diuréticos. Geralmente, está relacionada à natriurese induzida pelo diurético, assim como à alteração na capacidade de diluição induzida por alguns diuréticos. Idade, sexo, área corporal e doenças associadas, como diarreias e vômitos, seriam fatores predisponentes. É importante observar que, embora os diuréticos sejam causa frequente de hiponatremia, existem, paradoxalmente, situações em que a furosemida, associada à solução hipertônica de NaCl, pode ser utilizada no tratamento da hiponatremia.

A hipernatremia, em contrapartida, é uma complicação infrequente com o uso de diuréticos. Essa complicação tem sido especialmente relacionada com a utilização de diuréticos osmóticos. O efeito ocorre devido ao fato de que esses diuréticos provocam espoliação de água proporcionalmente maior do que a de sódio.

Alterações da concentração plasmática do potássio

A hipopotassemia é a complicação mais comum em pessoas que usam diuréticos, particularmente os tiazídicos e os diuréticos de alça. Diversos mecanismos contribuem para hipopotassemia nessas situações: 1) aumento da oferta de sódio ao néfron distal; 2) aumento do fluxo do líquido tubular; 3) estimulação do sistema renina-angiotensina-aldosterona.

A magnitude e a gravidade da hipopotassemia estão diretamente relacionadas com a dose e a duração da ação dos diuréticos. Os efeitos da hipopotassemia no músculo cardíaco, na musculatura esquelética e no metabolismo dos hidratos de carbono são bem intensos e descritos por observações clínicas.

A hiperpotassemia é muito menos frequente que a hipopotassemia. Está especificamente relacionada com os diuréticos poupadores de potássio, como os antagonistas da aldosterona e os bloqueadores dos canais de sódio. Observa-se a existência de condições que predispõem ao aparecimento de hiperpotassemia em pacientes recebendo diuréticos que poupam potássio. Essa complicação tem sido observada principalmente em: 1) pacientes idosos, 2) portadores de insuficiência renal aguda ou crônica, 3) pacientes com nefropatia diabética, 4) portadores de nefrite lúpica, 5) pessoas que recebem suplementação de potássio, 6) pacientes que estão sendo tratados com anti-inflamatórios não hormonais e 7) doentes que recebem certos medicamentos que interferem no sistema renina-angiotensina, por exemplo, os inibidores da enzima conversora de angiotensina e os betabloqueadores.

Alterações das concentrações plasmáticas do cálcio ou magnésio

Hipomagnesemia resultante do aumento da excreção urinária de magnésio é uma complicação da maioria dos diuréticos, exceto dos poupadores de potássio. Associada à hipopotassemia, a hipomagnesemia tem sido implicada como causa de arritmias cardíacas em pacientes com hipertensão arterial.

Hipercalcemia, por outro lado, é observada, eventualmente, em pacientes que fazem uso de tiazídicos. A causa desse distúrbio parece estar relacionada com a depleção de volume do líquido extracelular e com o aumento das proteínas plasmáticas. Além disso, existem evidências da ocorrência de um efeito direto dos tiazídicos nas paratireoides.

Alterações do equilíbrio ácido-básico

A alcalose metabólica é o distúrbio do equilíbrio ácido-base mais frequente em pessoas que usam diuréticos. Está relacionada com a hipopotassemia, com a depleção de volume e com o hiperaldosteronismo secundário. Por outro lado, a acidose metabólica é uma reação adversa relacionada com os diuréticos poupadores de potássio e os inibidores da anidrase carbônica. Ambas as classes de diuréticos interferem na secreção de íons hidrogênio.

Alterações dos metabolismos dos carboidratos e lipídios

Hiperglicemia e intolerância à glicose podem ser, eventualmente, observadas em pacientes em uso de diuréticos, especialmente os tiazídicos. Não é conhecido em profundidade o mecanismo indutor dessas alterações reversíveis do metabolismo da glicose, em pacientes em uso de certos diuréticos. No entanto, existem evidências de tal ocorrência. Parece que a depleção de potássio, entre outras alterações, pode interferir na liberação de insulina ou na sua captação, na atividade em receptores de insulina ou, ainda, no processamento intracelular da glicose.

Hiperlipidemia tem ocorrido na utilização crônica de tiazídicos e diuréticos de alça. Nos primeiros meses da terapêutica com esses diuréticos, observam-se elevações das concentrações séricas do colesterol total, LDL e VLDL, além dos triglicerídeos. Com a continuação do tratamento, no entanto, ocorre a normalização desse quadro. É desconhecido o mecanismo envolvido nesse distúrbio do metabolismo lipídico. Tem sido proposta como elemento de indução a depleção do volume do líquido extracelular.

Alterações do metabolismo do ácido úrico

A hiperuricemia é frequentemente observada em pacientes em uso de diuréticos, sobretudo aqueles do grupo dos tiazídicos. A intensidade da hiperuricemia depende da dose do diurético e, geralmente, não causa maiores consequências. Contrariamente ao que se observa na hiperuricemia primária, raras vezes a hiperuricemia secundária aos diuréticos cursa com artrite, exceto em pacientes propensos à gota ou naqueles cujos níveis do ácido úrico ultrapassam 12 mg/dl. A hiperuricemia resulta, em parte, da interferência do diurético na secreção de ácido úrico e na sua reabsorção tubular proximal em resposta à contração do volume extracelular.

Outros efeitos adversos

A ototoxicidade é um efeito adverso que tem sido observado mais frequentemente em pacientes que usam diuréticos de alça. O risco para o desenvolvimento desse efeito adverso é potenciado quando se administra, concomitantemente, outra droga ototóxica, por exemplo, os aminoglicosídeos, ou ainda quando na vigência de insuficiência renal.

Impotência e diminuição da libido têm sido também relacionadas com o uso de tiazídicos. A ginecomastia e o hirsutismo têm sido observados em pacientes que usam a espironolactona. Esse fato pode ser explicado pela semelhança de estrutura química entre espironolactona e hormônios sexuais. A eplerenona tem sido associada com menor frequência de efeitos endócrinos adversos, quando comparada com a espironolactona.

Reações de hipersensibilidade, distúrbios gastrintestinais e discrasias sanguíneas também têm sido observados em pacientes que usam diuréticos.

Com a caracterização molecular das aquaporinas e de receptores que regulam/participam do transporte de sódio e água, existem perspectivas de aparecimento de novos diuréticos para uso clínico. Estão em fases avançadas de estudos, por exemplo, o antagonista de receptores V2 da vasopressina e o antagonista do receptor Al da adenosina. É também possível que sejam desenvolvidos antagonistas seletivos da aquaporina 2, vasopressina-sensível, responsável pelo transporte de água em segmentos do néfron responsivos à vasopressina.

12. BIBLIOGRAFIA

ADAMS JR, K.F. *et al.*; ADHERE SCIENTIFIC ADVISORY COMMITTEE AND INVESTIGATORS. Characteristics and outcomes of patients hospitalized for heart failure in the United States: rationale, design, and preliminary observations from the first 100,000 cases in the Acute Decompensated Heart Failure National Registry (ADHERE). *Am. Heart. J.*, v. 149, n. 2, p. 209-16, 2005.

BRATER, D.C. Clinical pharmacology of loop diuretics. *Drugs*, v. 41, Suppl. 3, p. 14-22, 1991.

BRATER DC. Diuretic therapy. *N. Engl. J. Med.*, v. 339, n. 6, p. 387-95, 1998.

DECAUX, G. *et al.* Treatment of the syndrome of inappropriate secretion of antidiuretic hormone with furosemide. *N. Engl. J. Med.*, v. 304, n, 6, p. 329-30, 1981.

ELLISON, D.H. Diuretic drugs and the treatment of edema: from clinic to bench and back again. Am. J. Kidney Dis., v. 23, n. 5, p. 623-43, 1994.

ELLISON, D.H. Diuretic therapy and resistance in congestive heart failure. Cardiology, v. 96, n. 3-4, p. 132-43, 2001.

ELLISON, D.H. The physiologic basis of diuretic synergism: its role in treating diuretic resistance. *Ann. Intern. Med.*, v. 114, n. 10, p. 886-894, 1991.

FEIJÓ, M.K.E.F.; BIOLO, A.; RABELO-SILVA, E.R. Adaptação e aplicabilidade de um algoritmo diurético para pacientes com insuficiência cardíaca. *Arq. Bras. Cardiol.*, v. 100, n. 6, p. 553-60, 2013.

FERREIRA, J.P. *et al.* Mineralocorticoid receptor antagonism in acutely decompensated chronic heart failure. *Eur. J. Intern Med.*, v. 25, n. 1, p. 67-72, 2014.

FRIEDMAN, P.A. Biochemistry and pharmacology of diuretics. *Semin. Nephrol.*, v. 8, n. 3, p. 198-212, 1988.

GENNARI, F.J.; KASSIRER, J.P. Osmotic diuresis. *New Engl. J. Med.*, v. 291, n. 14, p. 714-20, 1974.

GIEBISCH, G. (Ed.). *The Kidney: Physiology and Pathophysiology*. 2ª ed. New York: Raven Press Ltd., 1992.

GOLDSMITH, S.R.; BRANDIMARTE, F.; GHEORGHIADE, M. Congestion as a therapeutic target in acute heart failure syndromes. *Prog. Cardiovasc. Dis.*, v. 52, n. 5, p. 383-92, 2010.

GOODMAN, L.S.; GILMAN, A. *Goodman and Gilman's - The Pharmacological Basis of Therapeutic*. 12ª ed. New York: McGraw-Hill, 2011.

GREENBLATT, D.J.; KOCH-WESER, J. Adverse reactions to spironolactone: a report from the Boston Collaborative Drug Surveillance Program. *J. Am. Med. Assoc.*, v. 255, n. 1, p. 40-3, 1973.

GREGER, R.; LOHRIVIANN, E.; SBLALLER, E. Action of diuretics at the cellular level. *Clin. Nephrol.*, v. 38, Supl. 1, p. S64-8, 1992.

HERTOW, G.M.; TAAL, M.W.; YU, A.S.L. (Eds.). *Brenner and Rector's: The Kidney*. 10ª ed. Philadelphia: W.B. Saunders, 2015.

HUNT, S.A.; ABRAHAM. W.T.; CHIN. M.H. 2009 focused update incorporated into the ACC/AHA 2005 guidelines for the diagnosis and management of heart failure in adults: a report of the American College of Cardiology Foundation/American Heart Association Task Force on Practice Guidelines. *Circulation*, v. 119, n. 124, p. e391-479, 2009.

LANG, F. Osmotic diuresis. *Ren. Physiol.*, v. 10, n. 3-4, p. 160-73, 1987.

LÓPEZ, B. *et al.* Effects of loop diuretics on myocardial fibrosis and collagen type I turnover in chronic heart failure. *J. Am. Coll. Cardiol.*, v. 43, n. 11, p. 2028-35, 2004.

MANN, G.L. *et al. Braunwald's Heart Disease. A Textbook of Cardiovascular Medicine*. 10ª ed. Elsevier, 2015.

MASUYAMA, T. *et al.* Superiority of long-acting to short-acting loop diuretics in the treatment of congestive heart failure. *Circ. J.*, v. 76, n. 4, p. 833-42, 2012.

MICHAEL FELKER, G. Diuretic management in heart failure. *Congest. Heart Fail.*, v. 16, Suppl. 1, p. S68-72, 2010.

PUSCHETT, J.B.; WINAVER, J. Effects of diuretics on renal function. In: WINDHAGER, E.E. (Ed.). *Handbook of Physiology - Renal Physiology*. New York: Oxford University Press, 1992.

ROSE, B.D. Diuretics. *Kidney Int.*, v. 39, n. 2, p. 336-52, 1991.

ROUSH, G.C.; KAUR, R.; ERNEST, M.E. Diuretics: A review and update. *J. Cardiovasc. Pharmacol. Ther.*, v. 19, n. 1, p. 5-13, 2014.

SHCHEKOCHIKHIN, D. *et al.* Role of diuretics and ultrafiltration in congestive heart failure. *Pharmaceutical (Basel)*, v. 6, n. 7, p. 851-66, 2013.

STRUTHERS, A.; KRUM, H.; WILLIAMS, G.H. A comparison of the aldosterone-blocking agents eplerenone and spironolactone. *Clin. Cardiol.*, v. 31, n. 4, p. 153-8, 2008.

SUKI, W.N.; EKNOYAN, G. Physiology of diuretic action. In: SELDIN, D.W.; GIEBISCH, G. (Eds.). *The Kidney: Physiology and Pathophysiology*. 2ª ed. New York: Raven Press Ltd., 1992.

TESTANI, J.M. *et al.* Loop diuretic efficiency: a metric of diuretic responsiveness with prognostic importance in acute decompensated heart failure. *Circ. Heart Fail.*, v. 7, n. 2, p. 261-70, 2014.

VALENTE, M.A. *et al.* Diuretic response in acute heart failure: clinical characteristics and prognostic significance. *Eur. Heart J.*, v. 35, n. 19, p. 1284-93, 2014.

VOGL, A. The discovery of the organic mercurial diuretics. *Am. Heart J.*, v. 39, n. 6, p. 881-3, 1950.

WEST, B.A.; BRUMETT, R.E.; HIMES, D.L. Interaction of kanamycin and ethacrynic acid. Severe cochlear damage in guinea pigs. *Arch. Otolaryngol.*, v. 98, n. 1, p. 32-7, 1973.

YENDT, E.R.; COHANIM, M. Prevention of calcium stones with thiazides. *Kidney Int.*, v. 13, n. 5, p. 397-409, 1978.

ZANNAD, F. *et al.*; EMPHASIS-HF STUDY GROUP. Eplerenone in patients with systolic heart failure and mild symptoms. *New Engl. J. Med.*, v. 364, n. 1, p. 1-21, 2011.

3.5.

Terapêutica das Dislipidemias

Marcio Hiroshi Miname
Paulo Henrique Nascimento Harada
Jayme Diament

Sumário

Colaboradores nas edições anteriores: Jayme Diament e Sérgio Diogo Giannini.

1. INTRODUÇÃO

O tratamento das dislipidemias adquiriu grande relevância desde que surgiram evidências clínicas, epidemiológicas, experimentais, anatomopatológicas e de intervenção terapêutica que fundamentam a relação entre esses distúrbios e aterosclerose, com ênfase especial ao elo colesterol-doença arterial coronariana (DAC).

Uma metanálise de 61 estudos observacionais, totalizando 900.000 indivíduos, demonstrou que, para cada 38 mg/dL em que o colesterol total (CT) é menor, a mortalidade por doença isquêmica cardíaca reduz, respectivamente, pela metade, em um terço e um sexto nas faixas etárias de 40 a 49 anos, 50 a 69 anos e 70 a 89 anos. Outra metanálise conduzida pelo grupo CTT (*Cholesterol Treatment Trialists*), elaborada com dados individuais de 26 estudos com estatina, dose elevada *versus* dose baixa, ou estatina *versus* placebo, demonstrou que, para cada 38 mg/dL de redução do LDL-colesterol (LDL-c), a taxa de evento vascular maior reduzia em cerca de 20% e a mortalidade total reduzia em 10%. Esses trabalhos reforçam a importância da hipercolesterolemia e o efeito do seu tratamento sobre eventos cardiovasculares.

Para o entendimento do modo de ação das drogas hipolipemiantes, é necessário o conhecimento do metabolismo e transporte dos lípides no ser humano.

2. NOÇÕES BÁSICAS

2.1. Principais lípides

No metabolismo e transporte de lípides, devem ser considerados primordialmente: ácidos graxos (AG), fosfolípides (FL), colesterol e triglicérides (TG). Na corrente sanguínea, esses lípides se ligam a proteínas e FL, tornando-se solúveis. Os macroagregados moleculares assim constituídos são denominados lipoproteínas (LP).

Os AG, transportados pela albumina, têm grande importância fisiológica, mas não são dosados na prática clínica rotineira. Os FL fazem parte das membranas celulares e contribuem para a solubilidade dos ésteres do colesterol e dos TG nas LP; não são considerados do ponto de vista terapêutico. O colesterol tem importante papel fisiológico e participa da formação de membranas celulares, hormônios sexuais e adrenais, de sais biliares e vitamina D. Os TG constituem relevante fonte energética, inclusive para disponibilidade imediata.

As proteínas que fazem parte das LP são denominadas apolipoproteínas (apo) e apresentam três funções principais:

a. Atuam como elementos estruturais;
b. Ligam-se aos receptores celulares de alta afinidade;
c. Ativam e modulam determinadas enzimas que desempenham papel essencial no metabolismo lipídico.

As apos são sintetizadas no intestino e/ou no fígado.

As principais classes de LP, que se distinguem entre si, por propriedades físicas e composição, são (Tabela 3.5.1):

- Quilomícrons (Qm);
- LP de muito baixa densidade (VLDL - *very low density lipoprotein*);
- LP de densidade intermediária (IDL - *intermediate density lipoprotein*);
- LP de baixa densidade (LDL - *low density lipoprotein*);
- LP de alta densidade (HDL - *high density lipoprotein*).

Existe uma LP, com grande semelhança à LDL, porém ligada a um polipeptídeo denominado apolipoproteína (a). Essa LP recebe a denominação lipoproteína (a) ou Lp (a).

A distribuição de apos nas LP é a que segue:

QM: apos B-48, A-I, A-IV, C.

QM-R (QM-remanescentes): apos B-48, C, E.

VLDL: apos B-100, C, E.

IDL: apos B-100, C, E.

LDL: apo B-100.

HDL: apos A-I, A-II, C, E.

Lp(a): apo B-100, apo (a).

As apos C e E subdividem-se em diferentes subtipos (C-I, C-II, C-III, E-2, E-3, E-4).

2.2. Mecanismos de transporte dos lípides

Os lípides do organismo provêm basicamente de duas fontes: ingestão alimentar e síntese endógena. Suas principais vias de transporte são a seguir descritas, de modo resumido.

Via exógena

O colesterol e as gorduras ingeridas são englobados nos Qm sintetizados nas células intestinais; essas LP contêm fun-

Tabela 3.5.1. Classes de lipoproteínas: composição e propriedades físicas

Classe**	Densidade	Mobilidade eletroforética	Composição* (% da massa total)				
			apo	Colesterol livre	Colesterol esterificado	TG	FL
Qm	< 0,950	Não tem	1	1-3	2-4	80-95	3-6
VLDL	0,950-1,006	Pré-beta	10	10	5	55-65	15-20
IDL	1,006-1,019	Pré-beta	19	9	29	23	9
LDL	1,019-1,063	Beta	25	8	37	6	22
HDL	1,063-1,21	Alfa	45-55	3	15	3-8	30
Lp(a)	1,055-1,085	Pré-beta	33	9	33	3	22

* Média percentual aproximada.
** Para abreviações, ver texto.

damentalmente TG, além de colesterol livre, colesterol esterificado e FL. Os Qm são transportados através dos ductos linfáticos e passam para os vasos sanguíneos. Nos capilares dos tecidos adiposos e musculares, sofrem ação da enzima lipase lipoproteica (LLP), após ativação dela pela apo C-II. A LLP hidrolisa os TG, e os QM tornam-se de menor tamanho, após perder AG, passando a remanescentes de Qm (Qm-R). Esses últimos têm afinidade pelos receptores das células hepáticas, aos quais se ligam principalmente por meio da apo E. Após internalização celular, os Qm-R são decompostos e fornecem substrato lipídico para a síntese hepática de outras LP.

Via endógena

O fígado tem papel preponderante nesse ciclo, que se inicia com a síntese hepática das VLDL, partículas que contêm principalmente TG endógenos e as apos B-100 e E. Uma vez secretadas para a circulação, as VLDL sofrem ação da LLP, originando as IDL (ou remanescentes de VLDL), as quais podem ter dois destinos: (i) sob ação de outra lipase, a lipase hepática (LH), originam as LDL ou (ii) são captadas pelo fígado. Os receptores celulares B/E, localizados principalmente no fígado, têm afinidade pelas LDL e IDL, retirando essas LP do meio circulante. Dentro das células, elas se decompõem em aminoácidos e colesterol livre, o qual é prontamente utilizado ou armazenado após esterificação. As células são capazes de sintetizar o colesterol e os receptores B/E, segundo um mecanismo de autorregulação; assim, essa síntese é regulada pela captação do colesterol plasmático (contido principalmente nas LDL), havendo uma relação inversa entre os dois processos.

Ciclo êntero-hepático

O colesterol é excretado do organismo por meio dos sais biliares. Na luz intestinal, 50% do colesterol excretado são reabsorvidos, juntamente com os sais biliares, a seguir voltam para o fígado, onde se reinicia o ciclo intracelular.

Transporte reverso do colesterol

Corresponde ao mecanismo responsável pela remoção do colesterol dos tecidos extra-hepáticos, transportando-o ao fígado. A LP envolvida nesse processo de "retorno" é a HDL, sintetizada no fígado ou formada durante a lipólise intravascular, por ação da LLP, das LP ricas em TG (Qm e VLDL). A apo A-1 é o principal componente proteico da HDL e atua ainda como cofator da enzima LCAT (lecitina-colesterol-acil-transferase), presente na superfície da HDL e responsável pela esterificação do colesterol agregado à HDL. O colesterol esterificado é transferido da HDL para outras LP (QM, Qm-R, VLDL e IDL), sendo essas captadas rapidamente pelo fígado. Essa transferência é mediada por uma enzima chamada CETP (*cholesterol ester transfer protein*) ou proteína de transferência do éster de colesterol, a qual também é capaz de transferir TG no sentido inverso (das LP ricas em TG para HDL).

2.3. Metabolismo intracelular das lipoproteínas

As LDL têm a capacidade de ligação aos receptores específicos de alta afinidade (B/E) localizados em "depressões revestidas" (*coated pits*) das membranas celulares, principalmente no fígado. No meio intracelular, as LDL e os remanescentes de Qm e VLDL sofrem o mesmo tipo de catabolismo. As "depressões revestidas" sofrem invaginação e transformam-se em vesículas endocíticas, em cujo interior se desfaz o complexo LP-receptores; os receptores retornam então para a membrana celular. Após o desligamento do receptor, as vesículas fundem-se aos lisossomos e o conteúdo lipoproteico sofre degradação, a saber: apo a aminoácidos, colesterol esterificado a colesterol livre, TG a AG e, desses, a acetato.

O metabolismo lipídico intracelular é regulado pelo conteúdo de colesterol livre, cujo nível em elevação é capaz de desencadear três tipos de reações compensatórias:

1. Estimula a atividade da enzima acilcolesterol-acil-transferase (ACAT), responsável pela esterificação do colesterol livre, por meio de ligação a ácido graxo. O colesterol esterificado deposita-se como gotículas intracelulares, podendo ainda ser incorporado às VLDL, nas células hepáticas, e daí ser secretado para o plasma;
2. Diminui a produção de colesterol por meio do bloqueio da enzima *3-hidróxi-3-metilglutaril coenzima A redutase* (HMG-CoA redutase), que desempenha função primordial na sequência de reações que levam à síntese do colesterol (Figura 3.5.1);
3. Inibe a síntese de receptores específicos para as LDL, impedindo a captação do colesterol plasmático.

Assim, o colesterol intracelular regula a quantidade de receptores para LDL das membranas celulares; o número de receptores aumenta quando a célula tem grande necessidade de colesterol; quando esse satisfaz a demanda celular, a síntese de receptores

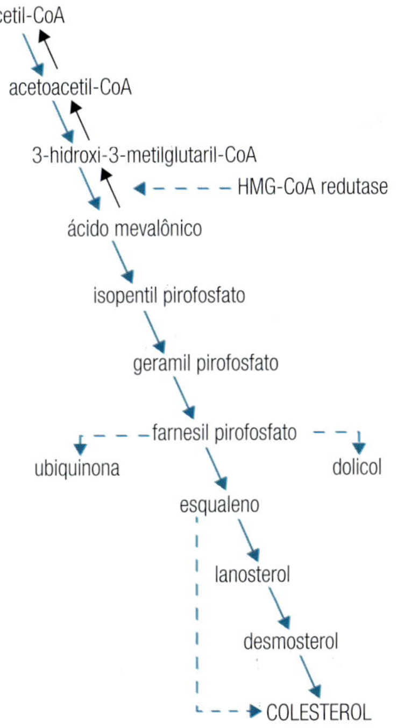

Figura 3.5.1. Biossíntese do colesterol. As etapas que precedem o ácido mevalônico são reversíveis. A enzima HMG-CoA redutase é a determinante da síntese intracelular do colesterol. A inibição dessa enzima não determina acúmulo de intermediários tóxicos; o substrato acetil-CoA pode ser direcionado para outros usos. A síntese da ubiquinona e dolicol não é alterada pelos inibidores da HMG-CoA redutase.

diminui e o excesso de colesterol é esterificado. O fígado, no ser humano, contém o maior número desses receptores e tem papel principal no mecanismo que regula o nível plasmático das LDL.

Além desse processo de captação das LDL, dependente dos receptores específicos (B/E) e limitado no meio intracelular por meio de autorregulação, existe outro, que depende de receptores localizados na membrana dos macrófagos e que não é autocontrolado. Essas células, na parede arterial, conseguem captar as LDL "modificadas" (por exemplo, oxidadas e peroxidadas), transformando-se em células "espumosas" (*foam cells*), as quais podem formar estrias gordurosas, dando, assim, início às lesões ateromatosas.

Existem também receptores para Qm-R nas células hepáticas e nos macrófagos-monócitos de seres humanos, diferentes dos receptores de LDL.

2.4. Classificação das dislipidemias

2.4.1. Classificação laboratorial

Do ponto de vista prático, e para finalidade terapêutica, as dislipidemias podem ser classificadas após determinação bioquímica do CT, dos TG e do HDL-colesterol (HDL-c):

- Hipercolesterolemia: aumento isolado do CT (maior que 200 mg/dL);
- Hipertrigliceridemia: aumento dos TG (superior a 200 mg/dL);
- Hiperlipidemia mista: aumento concomitante de CT e TG;
- Diminuição isolada do HDL-c (menor que 35 mg/dL).

Deve-se ressaltar que a dosagem de Lp (a) também pode ser feita para diagnosticar a hiper-Lp (a). A dosagem da Lp (a) nesse caso deve ser idealmente realizada por metodologia que independe de sua isoforma.

A abordagem terapêutica inicia-se após as dosagens e classificação acima mencionada. Os passos seguintes compreendem as classificações fenotípica e etiológica e, se possível, a caracterização dos tipos genéticos mais frequentes em casos de hiperlipidemia familiar.

2.4.2. Classificação fenotípica

Refere-se à classificação proposta por Fredrickson e colaboradores e referendada pela Organização Mundial de Saúde (OMS). Conhecendo-se os valores do CT e dos TG e sabendo-se qual o aspecto do plasma ou soro (após 24 horas em geladeira comum, a 4 °C), pode-se classificar as hiperlipidemias em seis fenótipos: I, IIa, IIb, III, IV e V (Tabela 3.5.2).

Essa classificação, baseada inicialmente também na eletroforese de LP, não considerou: (i) a etiologia das hiperlipidemias; (ii) a determinação do HDL-c; (iii) a existência das hipolipidemias. Entretanto, continua sendo um método prático para classificar as hiperlipidemias e constitui ainda uma linguagem universal.

A eletroforese de LP praticamente não é mais usada, podendo ser útil, em ocasiões especiais, para distinguir a hipertrigliceridemia exógena e/ou endógena (presença de Qm e/ou de VLDL).

2.4.3. Classificação etiológica

Segundo a etiologia, as dislipidemias podem ser: (a) *primárias* (Tabela 3.5.3), quando determinadas por fator genético, e (b) *secundárias* (Tabela 3.5.4), quando consequentes a doença reconhecida clinicamente ou a uso de medicamentos. Do ponto de vista prático, essa classificação é de grande importância, pois guarda implicações terapêuticas, uma vez que a dislipidemia pode ser consequência, por exemplo, de uma

Tabela 3.5.2. Classificação fenotípica das hiperlipidemias

Fenótipo	Alterações plasmáticas lipídicas		LP plasmática (aumento)	Aparência do plasma ou soro
	CT (mg/dL)	TG (mg/dL)		
I	N ou A (160-400)	A (1.500-5.000)	Qm	Sobrenadante cremoso
IIa	A (> 240)	N (< 200)	LDL	Transparente
IIb	A (240-500)	A (200-500)	LDL/VLDL	Turvo
III	A (300-600)	A (300-600)	IDL	Turvo
IV	N (< 240)	A (300-1.000)	VLDL	Turvo
V	N ou A (160-400)	A (1.500-5.000)	Qm/VLDL	Camada superior cremosa, Inferior turva

N: normal; A: aumento. Entre parênteses os valores habituais para a classificação.

Tabela 3.5.3. Dislipidemias primárias: principais tipos, expressão fenotípica e causas

Dislipidemia	Fenótipo	Causa	Risco para DAC
Hipercolesterolemia comum	IIa	Poligênica: múltiplos fatores genéticos e ambientais	Sim
Hipercolesterolemia familiar: homozigótica e heterozigótica	IIa, IIb	Ausência total ou parcial dos LDL-receptores; mutações que impedem a função do LDL-receptor	Sim
Hipertrigliceridemia comum	IV	Poligênica: múltiplos fatores genéticos e ambientais	Discutível
Hipertrigliceridemia familiar	IV, V	Desconhecida	Provável
Disbetalipoproteinemia	III	Expressão genética alterada de apo E; alteração do metabolismo de LDL/VLDL	Sim
Síndrome de quilomicronemia	I, V	Deficiência de LLP ou de apo-CII	Não
Hiperalfalipoproteinemia*		Polimorfismo na CETP	Fator antirrisco
Elevação da Lp (a)		Fatores genéticos	Sim

* A hiperalfalipoproteinemia caracteriza-se por aumento inusitado das HDL (HDL-c acima de 100 mg/dL).

doença, medicação e mesmo ter importância em termos de aconselhamento familiar nas dislipidemias genéticas.

Além das hiperlipidemias, devem ser citadas as hipolipidemias raras, que se manifestam por: a) diminuição das LDL (abetalipoproteinemia e hipobetalipoproteinemia familiar); b) diminuição das HDL (hipoalfalipoproteinemia familiar, deficiência familiar de apo-A-1, doença de Tangier). Elas não se incluem nos recursos farmacológicos atuais.

Tabela 3.5.4. Dislipidemias secundárias a doenças e ao uso de medicamentos (efeitos adversos)

Doenças
Hipotiroidismo, síndrome nefrótica, insuficiência renal crônica: aumento de CT e TG, e diminuição do HDL-c (associados ou não).
Diabetes mellitus: aumento dos TG.
Icterícia obstrutiva: aumento de CT, acúmulo de LP-x (formada por colesterol livre e FL).
Alcoolismo: aumento de TG e HDL-c, às vezes de Qm; LDL-c variável.
Medicamentos
Anticoncepcionais: aumento dos TG*.
Corticosteroides: aumento do CT e dos TG.
Diuréticos, betabloqueadores sem atividade simpatomimética intrínseca (ASI): aumento dos TG e diminuição do HDL-c.
Anabolizantes: aumento do CT e diminuição do HDL-c.

* Mulheres tratadas com estrógenos naturais (como reposição) podem exibir diminuição do LDL-c e aumento de VLDL-c e HDL-c, efeitos possivelmente benéficos a longo prazo.

3. TERAPÊUTICA DAS DISLIPIDEMIAS

Os estados dislipidêmicos, de importância na prática clínica, podem se manifestar como hiperlipidemias ou hipolipidemias. No estágio atual dos conhecimentos científicos, reveste-se de grande relevância a terapêutica das hiperlipidemias, principalmente tendo em vista a prevenção primária ou secundária da DAC, que tem na aterosclerose sua principal etiologia.

É importante enfatizar que a terapêutica farmacológica somente deve ser cogitada após tentativa de correção do distúrbio metabólico por métodos não farmacológicos.

3.1. Métodos não farmacológicos

Constituem sempre a primeira abordagem terapêutica das dislipidemias, compreendendo orientação dietética, atividade física regular e mudanças de hábitos deletérios (alcoolismo e tabagismo). Esse tipo de intervenção pode ser continuado por dois a quatro meses, verificando-se a seguir, por meio de novas determinações laboratoriais, as eventuais modificações do perfil lipídico.

Bases gerais de terapêutica não farmacológica:

1. Orientação dietética – consiste fundamentalmente na restrição de alimentos ricos em colesterol e das gorduras ricas em AG saturados; estas são substituídas por gorduras ricas em AG mono e poli-insaturados. Do ponto de vista prático, restringe-se a ingestão de carnes gordurosas, embutidos, gema de ovo, leite integral e seus derivados, incrementando-se a ingestão de legumes, verduras, leite desnatado, peixes, carnes magras (inclusive aves sem pele); óleos vegetais contendo AG mono e poli-insaturados são permitidos (oliva, soja, milho, girassol, canola).

   O aumento da ingestão de fibras vegetais é também adjuvante nessa orientação. Na prática, além da substituição das gorduras animais pelos vegetais, estimula-se o consumo de frutas e cereais integrais.
2. Atividade física regular – é importante no sentido de melhorar a qualidade de vida, contribuindo inclusive para a correção de obesidade. O exercício regular diminui o nível sérico de TG endógenos (e VLDL-c) e aumenta o de HDL-c; tem efeito pouco relevante sobre o CT e LDL-c séricos.
3. Alcoolismo e tabagismo – é indesejável a manutenção desses "hábitos crônicos" em pacientes dislipidêmicos. O alcoolismo crônico propicia aumento dos níveis de TG e consequente diminuição do HDL-c. O fumo, além de poder influenciar o LDL-c, diminui o HDL-c.

Embora seja descrito o benefício da ingestão moderada alcoólica, que teria por efeito metabólico aumentar o HDL-c, não é admitida a recomendação desse "hábito".

3.2. Métodos farmacológicos

Após a tentativa de correção dos distúrbios lipídicos pelos métodos não farmacológicos e não se atingindo o nível desejado, está indicada a administração de medicamentos, tomando-se o cuidado de manter as orientações dirigidas a modificações do estilo de vida.

Alguns critérios devem ser estabelecidos para a escolha adequada do medicamento:

1. Definir o tipo de dislipidemia;
2. Basear-se em pelo menos duas determinações prévias e confiáveis do perfil lipídico;
3. Escolher o medicamento de acordo com o tipo predominante da alteração lipídica;
4. Esclarecer ao paciente sobre a manutenção da terapêutica a longo prazo;
5. Verificar se condições mórbidas associadas podem favorecer a dislipidemia (por exemplo, hipotiroidismo, diabetes, outras drogas etc.); ter em mente que a interrupção do medicamento levará aos níveis lipídicos iniciais em prazo variável.

Os medicamentos hipolipemiantes podem ser divididos em dois grupos principais: (a) de ação preponderante sobre a colesterolemia: inibidores enzimáticos da síntese do colesterol, resinas sequestradoras de ácidos biliares, inibidor da absorção entérica do colesterol; b) de ação preponderante sobre a hipertrigliceridemia, com menor ação sobre hipercolesterolemia: fibratos, ácido nicotínico e ômega-3 (ω3).

4. MEDICAMENTOS PARA HIPERCOLESTEROLEMIA E HIPERTRIGLICERIDEMIA

4.1. Inibidores de HMG-CoA-redutase

As estatinas foram introduzidas na prática clínica em 1987, e desde então são consideradas a primeira linha no tratamento da hipercolesterolemia. Sua descoberta e modo de ação são tributados a Endo, em 1976, no Japão, que isolou a compactina (mevastatina) de um fungo (*Penicillium citrinum*); entretanto, a toxicidade impediu o uso clínico dessa droga. Posteriormente, do fungo *Aspergillus terreus*, isolou-se a mevinolina, atualmente denominada lovastatina, primeira droga desse grupo a ter indicação clínica. O estudo *Scandinavian Simvastatin Survival* (4S), publicado em 1994, demonstrou de forma marcante a primeira evidência de redução na mortalidade total e evento coronário de uma estatina em pacientes de prevenção secundária. Desde então, foram publicados muitos outros estudos demonstrando evidência de redução de evento coronariano com diversas estatinas, em pacientes de prevenção tanto secundária como primária. Como citado anteriormente, a evidência benéfica das estatinas pode ser sintetizada claramente na metanálise do grupo CTT.

Estão disponíveis no mercado brasileiro a lovastatina, sinvastatina, pravastatina, atorvastatina, rosuvastatina e pitavastatina.

Farmacodinâmica

O mecanismo de ação está fundamentado na inibição da enzima 3-hidróxi-3-metilglutaril coenzima redutase, que catalisa a conversão das HMG-CoA em mevalonato, uma das etapas iniciais da síntese intracelular do colesterol.

Consegue-se, assim, a inibição parcial dessa "cascata" metabólica (Figura 3.5.1), efeito que se reveste de caráter reversível quando interrompida a medicação.

A inibição dessa enzima estimula o aumento, nos hepatócitos, do número de receptores funcionantes para LDL circulantes; assim, a taxa de remoção das LDL, e possivelmente das IDL, é consideravelmente aumentada, desde que haja os requisitos genéticos para essa resposta. Existe diferença com relação à potência das estatinas com a seguinte sequência, da mais potente para a menos potente: rosuvastatina > atorvastatina = pitavastatina > sinvastatina > pravastatina = lovastatina > fluvastatina.

Farmacocinética

A absorção intestinal das estatinas é variável: de 30% a 85%. A biodisponibilidade delas na circulação pode ser diminuída com a ingestão prévia de alimentos. A maioria das estatinas (exceto pravastatina e parcialmente a rosuvastatina) passa por uma primeira passagem de metabolismo hepático, com redução de biodisponibilidade caindo para 5% a 30% da dose administrada. A maioria apresenta metabólitos farmacologicamente ativos, com exceção da pravastatina e da fluvastatina. As estatinas são metabolizadas predominantemente pelo citocromo P-450, com exceção da pravastatina, pitavastatina e rosuvastatina. Essa informação é importante para o entendimento das interações medicamentosas. A atorvastatina e a lovastatina são metabolizadas pelo CYP3A4 no intestino e fígado. A sinvastatina é metabolizada principalmente pelo CYP3A4, mas também pelo CYP2C8 em menor grau. Fluvastatina e rosuvastatina são metabolizadas pelo CYP2C9. A excreção se faz preferencialmente por via biliar, sendo menor a eliminação renal.

A lovastatina e a sinvastatina são pró-drogas, inativas; após a ingestão oral, concentram-se predominantemente no fígado, onde se transformam em formas ativas (de lactonas para hidroxiácidos). Já as demais estatinas exibem o anel ácido, em sua forma ativa, não sendo necessária sua transformação.

As estatinas de meia-vida mais curta, como a sinvastatina (meia-vida de 12 horas), devem ser administradas em dose única, de preferência à noite, antes do jantar, o que aumenta a sua concentração plasmática. A recomendação de administração noturna baseia-se no fato de que a enzima HMG-CoA-redutase apresenta um ritmo circadiano, sendo o ápice de ação aproximadamente às 2 horas da manhã: nesse momento o efeito bloqueador sobre a atividade enzimática seria também maior. A atorvastatina e a rosuvastatina apresentam meia-vida mais longa (20 horas), por isso não é obrigatória a sua administração noturna. A pitavastatina tem meia-vida ao redor de 10 horas.

Embora o mecanismo de inibição seja similar, do ponto de vista farmacocinético observou-se que a pravastatina e a rosuvastatina são hidrofílicas, enquanto a sinvastatina, atorvastatina, pitavastatina, lovastatina e fluvastatina são lipofílicas. Dessa forma, teoricamente pode ocorrer maior difusão das estatinas lipofílicas em tecidos extra-hepáticos.

Indicações clínicas

O uso de estatinas deve ser individualizado caso a caso. O princípio básico que guia a indicação de estatina é o risco de evento cardiovascular. Pacientes de prevenção secundária apresentam metas mais agressivas de LDL-c e, em geral, salvo contraindicações, são candidatos à terapia com estatina para atingir a meta de LDL-c abaixo de 70 mg/dL. Os pacientes de prevenção primária devem ser estratificados em relação a seu risco de evento cardiovascular; quanto maior o risco, mais baixa será a meta do LDL-c a ser atingida e mais provável será a indicação do uso de estatina. Os pacientes portadores de dislipidemia genética, em particular hipercolesterolemia familiar (HF), frequentemente apresentam LDL-c acima de 190 mg/dL e também serão candidatos à terapêutica com esse fármaco.

Efeitos colaterais

A tolerância a esses medicamentos é excelente, sendo evidenciada por estudos clínicos de seguimento por mais de cinco anos. Entretanto, deve ser mantida a atenção a possíveis efeitos colaterais. Esses geralmente são discretos e transitórios, desaparecendo após interrupção do tratamento, se houver indicação para isso. Os principais efeitos colaterais observados na prática clínica são relacionados a sintoma muscular (mialgia) e fígado (alteração enzimática). Mais raramente, podem ser observados: fadiga, prurido, erupção cutânea, diarreia ou obstrução intestinal, dispepsia e insônia.

O fenótipo de miotoxicidade por estatina pode apresentar-se da seguinte forma: elevação de creatinofosfoquinase (CPK) abaixo de quatro vezes o limite superior da normalidade (LSN) sem sintoma muscular; mialgia sem elevação de CPK, mialgia com elevação de CPK abaixo de quatro vezes o LSN; miopatia com sintoma muscular e elevação de CPK de 4 a 10 vezes o LSN; miopatia grave com elevação de CPK de 10 a 50 vezes o LSN e sintomas musculares; rabdomiólise com elevação de CPK acima de 10 vezes o LSN e disfunção renal; miosite necrotizante autoimune (presença de anticorpo anti-HMG-CoA redutase). Nesse caso, há indicação de grupo clínico especializado.

Felizmente, as formas mais graves de miotoxicidade são raras. As mais comuns são a elevação de CPK discreta assintomática e sintoma muscular sem elevação de CPK. O manejo desses pacientes deve ser individualizado na prática clínica. Inicialmente se tenta definir se o sintoma muscular realmente é relacionado à estatina. O sintoma muscular da estatina pode manifestar-se como mialgia, fraqueza muscular ou câimbras. Geralmente ocorre de forma simétrica em grandes grupos musculares. Tipicamente começa de forma precoce após seu início, mas também pode manifestar-se tardiamente. Como não existe teste diagnóstico específico, tenta-se definir clinicamente a possibilidade de associação com estatina. A melhora do sintoma com sua suspensão e o retorno do sintoma com seu reinício fala a favor desse diagnóstico.

Deve-se sempre excluir outras causas de miopatia e descartar a possibilidade de hipotireoidismo, além de interação medicamentosa que possa potencializar os efeitos colaterais das estatinas. Uma vez definido o diagnóstico e reavaliado que o paciente realmente é candidato à estatina, tenta-se trocar de estatina e reiniciar na menor dose, eventualmente associando a ezetimiba. Se os sintomas persistirem, pode-se utilizar estatina de meia-vida longa, como rosuvastatina e atorvastatina, em dias alternados; contudo, existe a crítica pelo fato de os estudos não testarem essa posologia em termos de eficácia na redução de eventos cardiovasculares. Em casos de intolerância plena e resistente, as novas terapias hipolipemiantes como os inibidores da PCSK9 (*proprotein convertase subtilisin/kexin type 9*) constituem uma alternativa terapêutica a ser considerada.

A suplementação de coenzima Q10 ou de vitamina D foi proposta a fim de aumentar a tolerância a estatinas. Contudo, um ensaio clínico randomizado e uma metanálise não demonstraram que essa suplementação pudesse reduzir sintomas musculares relacionados à estatina. O uso de vitamina D também é controverso. Portanto, ainda não existe recomendação definitiva de que a suplementação de alguns desses compostos possa tratar ou prevenir os sintomas musculares relacionados à estatina.

Alterações das provas hepáticas podem ser constatadas no decurso da terapêutica, o que implica na determinação das enzimas aspartato aminotransferase (ASAT ou TGO – transaminase glutâmico oxalacética) e alanina aminotransferase (ALAT ou TGP – transaminase glutâmico pirúvica), previamente e após o início do tratamento. O uso de estatina é contraindicado na presença de hepatite aguda e cirrose descompensada. Discretas elevações de TGO e TGP, sem maiores repercussões clínicas, podem ocorrer. Deve-se sempre descartar outras causas de elevações de enzimas hepáticas. A dosagem de bilirrubinas nessa situação é importante, pois indica gravidade do dano hepático. Em caso de elevação menor do que três vezes o LSN, com bilirrubinas normais, a estatina pode ser continuada, sob vigilância farmacológica. Caso a elevação seja maior do que três vezes o LSN, repete-se imediatamente as enzimas hepáticas em conjunto com a CPK (para excluir causa muscular); se confirmada, a estatina é interrompida e são avaliadas outras condições clínicas ou medicações que possam também originar essa alteração, além de se analisar a função hepática de forma detalhada.

Não se detectou alteração importante do cristalino (indução de catarata ou piora de opacificação preexistente) nos estudos clínicos controlados em longo prazo.

Observou-se interação de lovastatina com anticoagulantes orais, obrigando a reajustes de posologia. Antiácidos e cimetidina podem diminuir a absorção desses fármacos.

Nas mulheres, o período gestacional é contraindicado para uso de estatina, além de se julgar a intenção de engravidar. Em crianças, existem estudos mostrando segurança do uso de estatina a partir dos 10 anos de idade. Outro estudo com pravastatina mostrou segurança com o início a partir de 8 anos de idade. O grupo específico de crianças que seriam potenciais candidatas a tratamento precoce com estatina são as portadoras de HF.

Outro efeito colateral das estatinas, que merece citação, seria o risco de *diabetes mellitus*. O estudo JUPITER (*Justification for the Use of Statins in Prevention: an Intervention Trial Evaluating Rosuvastatin*) demonstrou mais casos de *diabetes mellitus* no grupo rosuvastatina comparado ao placebo. Essa associação foi corroborada em estudos de metanálise. De fato, pacientes em uso de estatina apresentam aumento no risco de desenvolver *diabetes mellitus*, principalmente se forem pré-diabéticos e com resistência à insulina, porém o benefício em termos de redução de risco cardiovascular supera o malefício do risco eventual de *diabetes mellitus*. Os mecanismos envolvidos não estão totalmente esclarecidos, mas existem hipóteses de redução de secreção de insulina, ações no canal de cálcio de células beta pancreáticas, interferência no transportador de glicose tipo 4 (GLUT4), alteração na captação de glicose e resistência à insulina.

Interações medicamentosas

As estatinas são metabolizadas pelo citocromo P-450 3A4 (CYP3A4), com exceção da pravastatina, rosuvastatina e pitavastatina, que praticamente não utilizam essa via de metabolização. Isso traz implicações importantes com relação à interação medicamentosa. Em pacientes tratados com atorvastatina, lovastatina e sinvastatina, cerca de 60% dos casos de rabdomiólise envolvem medicações que sabidamente inibem o CYP3A4. Alguns inibidores de protease, imidazólicos, macrolídeos e ciclosporina também são metabolizados por esse citocromo, e seu uso concomitante com a estatina pode elevar o nível sérico desta última e acentuar o risco de efeitos colaterais. Os bloqueadores de canal de cálcio não diidropiridínicos (diltiazem e verapamil) também são inibidores do sistema CYP3A4 e podem aumentar a meia-vida da sinvastatina e da lovastatina (mas não da atorvastatina); os bloqueadores de canal de cálcio diidropiridínicos não causam esse efeito. A fluvastatina é fortemente metabolizada pelo CYP2C9. Inibidores potentes do CYP2C9 podem aumentar a concentração plasmática da fluvastatina. A pitavastatina e a rosuvastatina são fracamente metabolizadas pelo CYP2C9.

Deve-se também ter atenção a pacientes em uso de varfarina, pois a associação com estatina pode acentuar seu poder anticoagulante.

Posologia

A Tabela 3.5.5 sumariza a posologia das estatinas disponíveis no mercado. Vale lembrar que a dose de sinvastatina 80 mg não deve ser utilizada, pelo risco de efeitos adversos. A terapêutica é iniciada com doses menores, e os resultados são avaliados cerca de seis semanas após o início; a posologia pode ser aumentada gradualmente até a obtenção dos resultados esperados. Existem evidências de uso inicial de dose intensiva de estatina em pacientes na vigência de síndrome coronária aguda.

Tabela 3.5.5. Posologia das estatinas disponíveis e redução média do LDL-c

Estatina	Dosagem	Redução (%) com dose inicial	Redução (%) com dose máxima
Lovastatina	20-80 mg/dia	27	42
Pravastatina	20-80 mg/dia	27	34
Fluvastatina	40-80 mg/dia	22	38
Sinvastatina	10-40 mg/dia	27	48
Atorvastatina	10-80 mg/dia	36	52
Rosuvastatina	10-40 mg/dia	42	55
Pitavastatina	1-4 mg/dia	38	44

4.2. Resinas sequestradoras de ácido biliar

A redução de evento coronariano com o uso da colestiramina, observado no estudo do *Lipid Research Clinics*, ainda na década de 1980, trouxe evidência a favor da teoria lipídica de que quanto mais baixo o colesterol, menor a taxa de eventos cardiovasculares. Atualmente, admite-se esse achado como demonstração de que a redução do colesterol pela via intestinal também levaria à redução de eventos coronários, por outro mecanismo que não o uso de estatina.

Farmacodinâmica

São resinas que adsorvem os ácidos biliares intestinais, impedindo a reabsorção intestinal do colesterol (bloqueiam o ciclo êntero-hepático). Estão em uso clínico o colesevelam e a colestiramina, esta última disponível no mercado brasileiro.

Como resposta ao aumento da excreção de ácidos biliares e colesterol por via fecal, e consequente redução do colesterol livre no interior dos hepatócitos, verifica-se maior síntese de receptores celulares para as LDL circulantes, com consequente redução do LDL-c. Esse efeito catabólico (maior excreção de colesterol) leva à estimulação da atividade enzimática intracelular, inclusive da HMG-CoA redutase, mas não suficiente para compensá-lo. Paralelamente, ocorre aumento discreto dos TG, como resultado dessa maior atividade metabólica. Em decorrência, esses medicamentos não devem ser usados quando houver hipertrigliceridemia concomitante.

A redução da colesterolemia (e do LDL-c) é em média de 15%, podendo chegar a 30% com doses máximas.

Farmacocinética

A resina sequestradora de ácido biliar não é absorvida no intestino e é carregada positivamente; dessa forma, liga-se ao sal biliar carregado negativamente. Esse complexo é excretado nas fezes. Essas resinas não sofrem transformação no aparelho digestivo e tampouco são absorvidas, exercendo ação apenas local.

Indicações clínicas

As resinas podem ser uma alternativa terapêutica para pacientes intolerantes a estatinas ou como associação a estatinas em pacientes que se desejam maiores reduções do LDL-c. A colestiramina é liberada para uso em crianças e gestantes; nesses casos, poderá raramente acarretar deficiência de ácido fólico, de vitaminas lipossolúveis e de vitamina B_{12}.

Efeitos colaterais

Queixa frequente é o paladar desagradável; no mercado norte-americano existe apresentação do colesevelam em tabletes mastigáveis. Outros efeitos colaterais são obstipação intestinal, náuseas e meteorismo.

Interação medicamentosa

Interfere na absorção de outros medicamentos: digitálicos, fenobarbital, antitireoidianos, antibióticos e anticoagulantes orais. Em decorrência, recomenda-se guardar intervalos de pelo menos 1 hora antes e 4 horas após para ingestão de outros medicamentos. Deve-se evitar também seu uso se houver hipertrigliceridemia concomitante.

Posologia

A colestiramina é apresentada em envelopes de 4g, recomendando-se iniciar com um envelope diário, podendo-se atingir seis a oito envelopes (24 a 32 g/dia), fracionados em três a quatro tomadas, antes das refeições.

O colesevelam existe na forma de tabletes (625 mg/tablete) ou suspensão oral (1,875 g/envelope ou 3,75 g/envelope). A posologia é de até seis tabletes uma vez ao dia ou três tabletes duas vezes ao dia; em suspensão oral, um envelope de 3,75 g uma vez ao dia ou um de 1,875 g, duas vezes ao dia.

4.3. Ezetimiba

A redução do colesterol pode ser feita teoricamente com ações sobre o seu ciclo endógeno ou exógeno. A primeira forma é obtida com o uso das estatinas como descrito previamente. A segunda forma consiste em atuar sobre a via intestinal de absorção do colesterol. O colesterol é absorvido na borda em escova do intestino, principalmente no duodeno e jejuno. Estudos prévios demonstraram que a proteína-chave nesse processo é a *Niemann-Pick C1-Like* (NPC1L1). A ezetimiba atua exatamente inibindo esse processo.

Farmacodinâmica

Estudos com ezetimiba marcada mostraram sua ligação com as vilosidades da parede intestinal. Estudos posteriores mostraram que o sítio de ação seria sobre a proteína NPC1L1. Ratos geneticamente deficientes em NPC1L1 exibiam redução de 70% na absorção intestinal de colesterol e eram insensíveis ao tratamento com ezetimiba.

Farmacocinética

Estudos de farmacocinética demonstram que a ezetimiba é encontrada no plasma na forma de ezetimiba glicuronídeo, sendo esta a maior parte (80% a 90%), e na forma não conjugada, ambas farmacologicamente ativas. Após a administração oral de 10 mg de ezetimiba, sua concentração plasmática máxima é atingida após 1 a 2 horas, ocorrendo então rápido declínio e depois aumento na sua concentração plasmática, exibindo múltiplos picos consistentes com seu reciclo êntero-hepático. Logo após a ingestão oral, a ezetimiba é rapidamente absorvida e lentamente eliminada com meia-vida variando de 16 a 31 horas. Não há influência significativa da ingestão de alimentos concomitantemente com a ezetimiba. Após a absorção intestinal, a ezetimiba passa pela circulação portal, chega à bile e volta ao intestino (ciclo êntero-hepático). Quando os alimentos são ingeridos, a ezetimiba é excretada na bile e atua na borda em escova do enterócito como previamente descrito. A ezetimiba é excretada principalmente pelas fezes, porém uma menor parte também é excretada na urina.

Apesar de possível redução na eliminação do ezetimiba glicuronídeo em idosos, a diferença de farmacocinética em jovens e idosos não é clinicamente significativa, ou seja, o fator idade não interfere na segurança, tolerabilidade e eficácia desse fármaco. Assim, não é necessário ajuste de dose para idosos. O perfil de farmacocinética da ezetimiba não varia de forma significativa em relação ao sexo e raça. Não é necessário ajuste de dose para a função renal. O uso da ezetimiba deve ser evitado por pacientes com insuficiência hepática moderada a grave por conta da alteração importante em sua farmacocinética, cujo efeito clínico é desconhecido.

Indicações clínicas

A ezetimiba é um hipolipemiante que pode ser utilizado em terapia concomitante com as estatinas para obter reduções adicionais do LDL-c quando assim desejado, em particular em indivíduos dislipidêmicos graves, como os portadores de HF. Outra indicação seria em monoterapia para pacientes intolerantes ao uso de qualquer estatina. Entretanto, essa última indicação ainda carece de evidências mais sólidas de redução de eventos cardiovasculares, apesar de que teoricamente isso possa ser obtido pela redução do LDL-c.

Mais recentemente, o estudo IMPROVE-IT (*IMProved Reduction of Outcomes: Vytorin Efficacy International Trial*), realizado em população com síndrome isquêmica aguda, demonstrou que a associação da ezetimiba com uma estatina (no caso a sinvastatina 40 mg por dia) resultou em maior redução do LDL-c e, consequentemente, diminuição em termos absolutos de 2% de eventos cardiovasculares.

Efeitos colaterais

A ezetimiba é uma medicação bem tolerada. Estudo prévio mostrou que a taxa de elevação de enzimas hepáticas e de CPK é baixa (menor que 1%) e semelhante ao placebo. Quanto aos efeitos adversos da ezetimiba associada à estatina, uma revisão de diversos ensaios clínicos, que compararam a monoterapia com essa associação, não mostrou diferença significativa em relação a mialgia, elevação de CPK, TGO e TGP ou rabdomiólise.

Interações medicamentosas

A principal associação medicamentosa em pacientes hipercolesterolêmicos graves é da ezetimiba com uma estatina. Estudos com as diferentes estatinas mostram que não existe interação farmacocinética clinicamente relevante entre essas medicações, portanto trata-se de associação segura. A associação de ciclosporina com ezetimiba pode aumentar a biodisponibilidade da ezetimiba, e a ezetimiba pode aumentar a biodisponibilidade da ciclosporina. Caso essa associação seja feita, o nível sérico de ciclosporina deve ser monitorizado de perto.

A ezetimiba não tem efeito farmacocinético significativo em relação ao uso concomitante da digoxina, anticoncepcional oral, glipizida, tolbutamida, midazolam e varfarina, em particular, pois a ezetimiba não é metabolizada via citocromo P-450.

Posologia

A ezetimiba é administrada em dose única diária de 10 mg.

4.4. Fibratos

Os fibratos foram descobertos em meados da década de 1950, com a observação das propriedades hipolipemiantes do ácido desidrocólico e derivados do ácido acético em ratos e humanos. Posteriormente, surgiram análogos hormonais vegetais com propriedades hipolipemiantes, que foram sintetizados a partir do ácido hidroxibutírico, sendo o clofibrato o mais eficaz. Mas ao longo do tempo, o clofibrato foi progressivamente preterido e drogas mais seguras, como fenofibrato, bezafibrato, genfibrozila e ciprofibrato, foram utilizadas. É uma importante arma para o controle de hipertrigliceridemia, mas na prevenção de eventos cardiovasculares é atualmente alternativa secundária às estatinas, e mesmo assim em casos selecionados.

Farmacodinâmica

Os fibratos agem por ligação a receptores hormonais do núcleo celular, PPAR-α (*peroxisome proliferator activated receptor*), que modulam a transcrição ou inibição de genes específicos por meio das PPREs (PPAR *response elements*). Portanto, os fibratos agem sobre tecidos metabolicamente ativos que expressam PPAR-α, como fígado, rins, musculatura esquelética, coração, gordura marrom, mas também monócitos, células musculares lisas e endoteliais vasculares.

Seus efeitos metabólicos mais relevantes são a diminuição da síntese hepática de TG e VLDL, e estímulo da LLP periférica. Esta última é fundamental no catabolismo de VLDL e IDL por meio da hidrólise de TG e disponibiliza AG para tecidos adiposos e musculatura esquelética. Além disso, os fibratos aumentam o catabolismo β-oxidativo dos AG em tecidos periféricos. Esses são responsáveis pelo efeito clínico mais notável dos fibratos, a redução de TG, além de discreta diminuição de LDL-c e aumento do HDL-c.

Farmacocinética

A maioria dos fibratos de ação imediata tem biodisponibilidade próxima a 100%, exceto o fenofibrato, com 60%. Clofibrato e fenofibrato diferem dos outros fibratos por serem pró-drogas, que, após hidrólise, se convertem no composto ativo. O volume de distribuição vai de 15 litros (clofibrato) até 60 litros (fenofibrato), e todos têm alto grau de ligação proteica plasmática, acima de 95%.

A meia-vida em voluntários saudáveis vai de 1,5 hora (bezafibrato e genfibrozila) até 81 horas (ciprofibrato). Todos são eliminados por via renal, portanto há importante aumento da meia-vida em pacientes com disfunção renal. Nenhuma das drogas da classe é dialisável. O início de ação do clofibrato e da genfibrozila se dá em dois a cinco dias, e o pico de efeito ocorre entre três e quatro semanas.

Há formulações de ação prolongada, como o bezafibrato, em que há pequena diferença, *versus* as de ação imediata. O fenofibrato micronizado, quando comparado com o análogo de ação imediata, ganha em solubilidade e atinge biodisponibilidade de 100%.

Indicações clínicas

A principal indicação dos fibratos é o tratamento da hipertrigliceridemia grave, particularmente quando os TG estão acima de 500 mg/dL, associados a risco de grave complicação e pancreatite aguda.

Na prevenção de eventos coronarianos, a genfibrozila foi eficaz em pacientes com doença coronariana manifesta e HDL-c baixo. Porém, na época desse estudo, as estatinas não eram a base da prevenção primária e secundária de eventos coronarianos e cardiovasculares em geral. Desde então, nenhum fibrato mostrou-se eficaz na prevenção de eventos coronarianos em concomitância com o uso de estatinas, mas análises exploratórias em diabéticos em uso de estatinas sugerem possível eficácia naqueles com HDL-c baixo e TG alto.

Efeitos adversos

Os fibratos são medicações com bom perfil de segurança quando são tomados alguns cuidados. Avaliação de função renal é determinante na dosagem dos fibratos, que deve ser reduzida em 50% com *clearance* de creatinina (ClCr) entre 60 e 90 mL/min; reduzida em 75% com ClCr entre 15 e 60 mL/min; e proscrita quando ClCr é menor que 15 mL/min. Os fibratos em geral podem aumentar os valores de creatinina transitoriamente, mas não há correlação com disfunção renal e não se recomenda monitoramento laboratorial.

Fraqueza muscular, mialgia e cãibras, acompanhadas ou não por aumento na CPK, são infrequentes, mas pacientes com ClCr menor que 60 mL/min e em uso de estatinas são mais suscetíveis. Apesar do risco de colelitíase, não se justifica rastreamento laboratorial ou de imagem rotineiro.

Interações medicamentosas

Os fibratos interagem com outros medicamentos por duas vias. Uma é por sua alta ligação proteica, principalmente albumina, e consequente competição por essa ligação com outras de mesmo perfil. Outra por sua metabolização via citocromo P-450, portanto sujeita à indução ou inibição dessa via por outras drogas.

A dose de varfarina deve ser reduzida em coadministração com fibratos. Clofibrato e genfibrozila podem deslocar a varfarina de sua ligação com albumina, e assim aumentar o risco de sangramento ao potencializar seu efeito anticoagulante.

As sulfonilureias e biguanidas são altamente ligadas a proteínas plasmáticas e têm seu efeito potencializado ao serem deslocadas pelos fibratos. Essa combinação é frequentemente usada em diabéticos e exige atenção para o risco de hipoglicemia.

As estatinas são frequentemente utilizadas na prevenção de eventos ateroscleróticos. Nesse contexto, a coadministração de fibratos é em geral segura, com exceção da genfibrozila. Esta última jamais deve se associar com estatinas, tendo em vista as altas taxas de elevação de creatinoquinase, miopatia, mioglobinúria e insuficiência renal aguda. O mecanismo dessa interação é incerto, mas supõe-se ser pela metabolização em comum pelo citocromo CYP3A4. Em pacientes com disfunção renal, o risco de complicações por essa combinação pode se somar, no entanto de forma independente.

Tabela 3.5.6. Fibratos – Posologia e efeito hipolipemiante

Droga	Triglicérides	HDL-c	LDL-c	Colesterol total	apoB	apoA-I
Genfibrozila 900-1.200 mg/dia	-30% a -50%	+5% a +20%	-10%	-10% a -15%	-10% a -20%	+5%
Bezafibrato 400-600 mg/dia	-30% a -48%	+5% a +17%	-15% (tipo II) +7% (tipo IV)	-15%		
Ciprofibrato 100 mg/dia	-37% a -73%	+18% a +39%	-18 a -29% (tipo II) +36% (tipo IV)	-15% a -25%	-15% a -20%	+8% a +10%
Fenofibrato 200 mg/dia	-30% a -45%	+10% a +15%	-10% a -15%	-10% a -15%	-10% a -15%	+10%

Tipo II: hiperlipidemia primária tipo II de Fredrickson; tipo IV: hiperlipidemia primária tipo IV de Fredrickson. Adaptada de: Ballantyne CM. Clinical Lipidology: a companion to Braunwald's heart disease. Philadelphia: Saunders Elsevier, 2009.

4.5. Ácido nicotínico ou niacina

O efeito do ácido nicotínico no perfil lipídico e na diminuição de aterosclerose em coelhos foi descoberto numa época em que a relação entre dislipidemias e aterosclerose era pouco conhecida. Essa classe de droga apresenta duas ações farmacológicas, a de vitamina B3 (nicotinamida) e hipolipemiante (ácido nicotínico), de ampla ação, com diminuição do CT, TG, VLDL-c e LDL-c; e aumento do HDL-c. A nicotinamida, apesar de estrutura química semelhante à do ácido nicotínico, não apresenta propriedades hipolipemiantes.

A despeito do efeito favorável sobre o perfil lipídico, o ácido nicotínico é frequentemente não tolerado devido ao *flushing* associado. A associação com laropipranto foi uma tentativa de controlar esse efeito, mas, devido à alta taxa de efeitos musculares e hepáticos, essa associação foi retirada do mercado.

Farmacodinâmica

A droga age no fígado reduzindo a síntese de TG e apo-B, indispensável para a formação de VLDL e derivados de seu metabolismo, como IDL e LDL-c. Mas age também no tecido adiposo diminuindo a lipólise de TG e a liberação de AG livres para a circulação. Apesar da diminuição da lipólise periférica, a droga não está associada a aumento de obesidade. Além disso, aumenta os níveis plasmáticos de HDL-c ao diminuir seu catabolismo pelo fígado. Já o *flushing* está relacionado à indução de prostaglandinas D2 e E2 nas células de Langerhans da pele.

Os TG diminuem em 20% a 50%, e a queda do CT se deve à redução do LDL-c em 5% a 25%. Além disso, diminui as partículas de LDL pequenas e densas, ricas em triglicerídeos e de alto potencial aterogênico; e aumenta o HDL-c de forma relevante, 15% a 35%.

Farmacocinética

Há três formulações do ácido nicotínico: liberação rápida, liberação lenta e liberação intermediária. A de liberação intermediária tem absorção entre 8 e 12 horas, devendo ser administrada uma vez por dia, e é a única formulação aprovada para tratamento das dislipidemias. A metabolização ocorre por conjugação com glicina e formação de ácido nicotinúrico, assim como vias oxidativas. A droga e seus metabólitos são eliminados por via renal.

Indicações clínicas

O ácido nicotínico tem atualmente indicação restrita, basicamente como alternativa aos fibratos no controle de hipertrigliceridemia grave e risco associado de pancreatite aguda. Sua eficácia na prevenção de eventos ateroscleróticos foi avaliada em época anterior ao uso de aspirina, estatinas e inibidores de conversão de angiotensina. O estudo AIM-HIGH (*Atherothrombosis Intervention in Metabolic Syndrome with Low HDL/High Triglycerides: Impact on Global Health Outcomes*) avaliou a niacina em pacientes com HDL baixo, TG altos e LDL-c bem controlado com estatinas, mas foi interrompido por futilidade com três anos de seguimento.

Entre as drogas hipolipemiantes de uso comercial mais frequente (excetuando, dessa forma, as novas terapias hipolipemiantes), é a única que diminui os níveis de Lp (a). Estudos epidemiológicos apontam uma relação pelo menos modesta da Lp (a) com doença cardiovascular, entretanto, para se colocar a Lp (a) definitivamente como importante fator de risco, ainda faltam evidências de que sua redução se traduzirá em redução de eventos cardiovasculares, independentemente da redução do LDL-c. Alguns estudos clínicos em andamento podem trazer novos direcionamentos a esse respeito.

Efeitos adversos

Efeito muito frequente é o *flushing*, caracterizado por hiperemia e prurido na face, que pode se estender para tronco e membros em até 50% daqueles em uso de ácido nicotínico de liberação intermediária. Há taquifilaxia desse efeito, ou seja, melhora após algumas semanas de uso, o que pode ajudar na aderência. Outro efeito é a hiperglicemia, no entanto é transitória e de baixa intensidade.

Pode haver aumento de transaminases acima de três vezes o LSN, mas ocorre em menos de 1% com formulação de ação prolongada. Outros efeitos incomuns são: miopatia, hiperuricemia, gota, ativação de úlcera péptica, cefaleia, calafrios e arritmias cardíacas.

Interações medicamentosas

A interação com estatinas pode levar à miopatia, porém esse efeito é raro. Em geral, não há limitação quanto à associação com outros fármacos.

Posologia

Intolerância à medicação é o principal limitante para o tratamento, portanto é importante seguir uma estratégia adequada para atingir a dose ideal: 2.000 mg por dia. Deve-se iniciar com 500 mg no período noturno, o que diminui a percepção do *flushing*, e aumentar a dose gradualmente. Outras estratégias para minimizar o *flushing* são: administrar indometacina ou ácido acetilsalicílico (AAS) 1 hora antes da tomada e evitar o consumo de bebidas alcóolicas e alimentos quentes.

4.6. Ômega 3

Os ácidos graxos ω3 (AG-ω3) possuem ligação dupla no antepenúltimo carbono de sua longa cadeia, não sintetizados pelo corpo humano. Ácido eicosapentaenoico e ácido docosa-hexaenoico, respectivamente EPA e DHA do acrônimo em inglês, são encontrados em peixes de água fria, enquanto o ácido α-linoleico (ALA) é encontrado em plantas (óleo de canola, de soja e de linhaça e castanhas). Aqui consideraremos os efeitos do DHA e EPA, visto que há poucas evidências sobre o ALA. Apesar do entendimento insuficiente dos mecanismos de ação do EPA e DHA, as informações aqui expostas são embasadas por estudos experimentais, observacionais e *trials* randomizados.

Farmacodinâmica

Entre seus diversos efeitos, a redução de TG é a mais bem caracterizada. Diminui a síntese de TG a partir de carboidratos, aumenta a β-oxidação dos AG e aumenta a síntese de FL em vez de TG. Essa ação é proporcional à dose de

AG-ω3, mas com alguma variabilidade entre indivíduos. Porém, não há redução significativa de TG com a quantidade de AG-ω3 ingerida em dieta habitual, mas sim com maiores doses por meio de suplementação. Alguns pacientes podem ter os níveis de LDL-c aumentados. Outros efeitos razoavelmente caracterizados são ação anti-hipertensiva, antitrombótica e melhora de enchimento ventricular.

Farmacocinética

Suplementos dietéticos do AG-ω3 são disponíveis em diferentes composições e misturados em diversas proporções, o que pode acarretar diferenças farmacocinéticas.

A forma de TG é a mais comum, proveniente de óleo de peixe natural. Há também a forma de AG livres ou ésteres, estas últimas a partir de triacilglicerol de óleo de peixe.

Mais recentemente, encontra-se AG-ω3 derivados de óleo de *krill*, com alta quantidade de FL e AG livres.

Parece haver biodisponibilidade decrescente da forma de AG livres para diacilglicerol e para ésteres. Entretanto, a farmacocinética dos AG-ω3 foi muito pouco estudada até o presente.

Indicações clínicas

Estão indicados em pacientes com níveis acima de 500 mg/dL, com redução esperada de 20% a 50% nos níveis iniciais. Já com relação a eventos cardiovasculares, a suplementação de AG-ω3 potencialmente diminui o risco de morte cardiovascular em prevenção primária e secundária, baseado no conjunto da literatura. Sugere-se que o principal contribuinte para tal seja a diminuição de arritmias fatais.

Efeitos adversos

Os efeitos mais comuns são hálito de peixe, eructação, empachamento e alteração de paladar, que podem ser minimizados com doses fracionadas e ingestão durante as refeições.

Interações medicamentosas

Apesar dos AG-ω3 serem descritos como moduladores do citocromo P-450 e de seu efeito antitrombótico, não existe qualquer observação de interação com medicamentos metabolizados por essa enzima ou potencialização de efeito de antiagregantes ou anticoagulantes.

Posologia

A dose recomenda para prescrição de AG-ω3 é de 1 g para prevenção de eventos cardiovasculares, enquanto para tratamento de hipertrigliceridemia a dose ideal deve ser próxima a 4 g por dia.

5. NOVAS MEDICAÇÕES HIPOLIPEMIANTES

5.1. Lomitapida

A observação de pacientes com abetalipoproteinemia, doença rara caracterizada por baixo nível de colesterol e ausência de LP contendo apo-B, deu origem a essa nova droga. Esses indivíduos não têm a proteína de transferência de TG microssômicos (MTP, acrônimo em inglês), responsável por transferir TG para apo-B em enterócitos e hepatócitos para a formação de Qm e VLDL-c, respectivamente. Lomitapida é um inibidor específico da MTP no intestino e no fígado, que reproduz em parte os efeitos da abetalipoproteinemia. Como sua ação não envolve receptores de LDL-c, é uma alternativa eficaz para a redução de LDL-c em pacientes com ausência desses, como na HF homozigótica.

Farmacodinâmica

A lomitapida bloqueia a síntese de LP contendo apo-B no retículo endoplasmático de hepatócitos e enterócitos; assim, a apoproteína-B é degradada pelo proteassoma celular. Há diminuição da produção de VLDL e, como consequência, de LDL-c. Estudos de segurança demonstraram dose-resposta na redução de LDL-c; em que 10, 25 e 50 mg diários reduziram LDL-c em 30%, 55% e 70%, respectivamente. Em associação com outras terapias como ezetimiba ou estatinas, há efeito aditivo na redução de LDL-c.

Farmacocinética

Após a administração oral, há rápida absorção do fármaco, mas com biodisponibilidade reduzida por metabolismo de primeira passagem. Tem meia-vida aproximada de 29 horas, entra em equilíbrio farmacocinético após seis dias de administração contínua e, após 14 dias, atinge seu efeito pleno na redução de LDL-c estável.

Indicações clínicas

Até o presente, a lomitapida está aprovada para o tratamento de pacientes com HF homozigótica nos Estados Unidos e Europa, mas não pela Agência Nacional de Vigilância Sanitária (Anvisa) no Brasil. Essa doença caracteriza-se por níveis exorbitantemente elevados de LDL-c, normalmente acima de 500 mg/dL, tem origem genética e leva à manifestação de aterosclerose grave e precocemente, não infrequentemente na infância e adolescência. Hoje há incertezas quanto à segurança de longo prazo de lomitapida, principalmente sobre a evolução clínica da esteatose hepática que acompanha o uso da droga. Portanto, apenas os pacientes com essa rara doença, mas não os com a forma heterozigótica, têm indicação endossada por algumas agências reguladoras com base em julgamento de benefício-risco no contexto atual.

Efeitos adversos

Náuseas, flatulência e diarreia são frequentes, mas tendem a melhorar com o tempo e são minimizadas com a diminuição de gordura na dieta. Está associado à redução dos níveis plasmáticos de vitamina E, lipossolúvel, por isso recomenda-se a suplementação dela. Elevação de TGP e TGO acima de três vezes o LSN ocorreu em 34% dos pacientes em estudo de fase III (Cuchel *et al.*), mas se normalizaram mediante a redução ou suspensão do medicamento. Um importante efeito adverso é esteatose hepática, mas que não está associada à alteração de glicemia ou insulinemia. No entanto, não se sabe atualmente qual o risco de progressão futura para esteato-hepatite ou cirrose.

Interações medicamentosas

Seu metabolismo se dá pelo citocromo CYP3A4, portanto o uso concomitante de seus inibidores aumenta as concentrações de lomitapida. Pode aumentar os níveis séricos das estatinas, mas não há interação com outros hipolipemiantes. Os níveis de varfarina podem aumentar em aproximadamente 30% com lomitapida, o que exige controle especial de seu efeito anticoagulante.

Posologia

A dose inicial é de 5 mg por dia e pode ser atingida a dose máxima de 60 mg por dia. A partir da dosagem de 10 mg por dia, deve-se esperar quatro semanas para avaliar o escalonamento da dose. Avaliação dos efeitos clínicos adversos e determinação laboratorial da função hepática devem preceder essa progressão. Em pacientes com doença renal crônica dialítica, a dose máxima é de 40 mg por dia, mas em pacientes renais crônicos não dialíticos, ainda não há evidência sólida sobre posologia mais segura corrigida pelo grau de disfunção renal.

O uso de lomitapida em pacientes portadores de cirrose hepática deve levar em consideração o grau da disfunção hepática. Existe um sistema de estadiamento da cirrose hepática denominado Child-Pugh, o qual leva em consideração fatores associados ao prognóstico: nível de bilirrubina e de albumina sérica, presença de ascite, alteração neurológica e tempo de protrombina. Baseado nesses achados, o paciente recebe determinada pontuação: o escore de Child-Pugh é calculado somando os pontos dos cinco fatores e varia de 5 a 15. A classe de Child-Pugh é A (escore de 5 a 6), B (7 a 9) ou C (acima de 10). Insuficiência hepática Child-Pugh B ou C é contraindicação formal para uso da lomitapida, e em Child-Pugh A a dose máxima é de 40 mg por dia.

5.2. Mipomerseno

A apo B é a parte proteica das LP consideradas aterogênicas: VLDL, IDL e LDL. Existem duas formas de apo B: apo B-49, que é sintetizada nos enterócitos e está presente nos Qm, e apo B-100, que é sintetizada nos hepatócitos e está presente na VLDL e, consequentemente, na IDL e LDL. Desse modo, a apo B é necessária para a síntese das LP aterogênicas, e sua redução diminui os níveis de LDL-c. Portanto, a inibição na síntese de apo B poderia ser um alvo terapêutico para a redução do LDL-c.

Mecanismo de ação

Os oligonucleotídeos *antisense* são sequências curtas de RNA complementares a uma fita de RNA. Após a ligação do oligonucleotídeo *antisense* ao seu alvo de RNA mensageiro, ocorre ação da enzima RNAase e consequente clivagem da fita do RNA mensageiro ou pode também se bloquear a transcrição do RNA mensageiro. O mipomerseno é um oligonucleotídeo *antisense* de segunda geração que se liga ao RNA mensageiro que codifica a apo B-100, levando à sua degradação por ação de enzima RNAase, dessa forma reduzindo a produção de apo B-100. A aplicação dessa medicação é por injeção subcutânea, administrada uma vez por semana. O primeiro estudo do mipomerseno em humanos incluiu 36 voluntários de 18 a 65 anos, com CT abaixo de 300 mg/dL. Foi um estudo duplo-cego, placebo-controlado, com randomização de 4:1 para droga:placebo. O efeito colateral mais comum foi eritema no local de aplicação. A apo B foi reduzida a um máximo de 50% na coorte que recebeu 200 mg da medicação. O LDL-c foi reduzido a um máximo de 35%. Os níveis de apo B e LDL-c permaneceram abaixo do nível basal em até três meses após a última aplicação. O comportamento do mipomerseno a longo prazo foi avaliado em um estudo de extensão, depois de completado o estudo-índice fase 3. Nesse estudo aberto, foram incluídos 141 pacientes portadores de HF, sendo o tempo de exposição médio à medicação de 18,8 meses. A redução do LDL-c (-28%) e apo B (-31%) foi mantida estável ao final da semana 104.

Farmacocinética

Após administração subcutânea, o mipomerseno é rapidamente absorvido para a circulação e atinge pico de concentração plasmática em 3 a 4 horas. Logo depois ocorre declínio de sua concentração de forma multiexponencial, caracterizado por uma fase inicial de distribuição rápida (meia-vida de poucas horas ou menos), seguida de uma fase terminal de eliminação lenta (meia-vida de algumas semanas). O mipomerseno se liga a proteínas plasmáticas, principalmente a albumina. Essa ligação é de baixa afinidade, o que previne em parte a eliminação da droga por filtração renal, porém não impede sua captação pelos tecidos. Os estudos pré-clínicos mostram maior concentração da droga nos rins e fígado. O *clearance* do mipomerseno é lento e envolve sua metabolização nos tecidos, via nucleases, e sua excreção urinária como metabólitos de cadeia curta.

Efeitos colaterais

Nos estudos clínicos, a maior parte dos efeitos colaterais foi relacionada à reação local no sítio de injeção (98% dos pacientes tiveram pelo menos um episódio) e aos sintomas semelhantes aos de quadro gripal (65% dos pacientes tiveram pelo menos um episódio). Os sintomas gripais do mipomerseno podem ser secundários a uma ativação pró-inflamatória após sua administração, apesar de não ser detectada elevação de PCR significativa. Com relação a dados de segurança hepática, a elevação de enzimas hepáticas e o aumento do teor de gordura hepática podem ocorrer em uma fase inicial. A elevação de enzima hepática com mipomerseno é reduzida com a suspensão da medicação. Ainda é desconhecido o efeito em longo prazo da esteatose hepática induzida por essa medicação.

Indicação clínica

O mipomerseno foi aprovado para tratamento da dislipidemia em pacientes portadores de HF homozigótica, bastando o diagnóstico clínico. Dessa forma, torna-se uma ferramenta a mais para agregar ao tratamento da HF homozigótica, apesar do custo elevado e dos efeitos colaterais relacionados, principalmente a reação local no sítio de injeção e o quadro gripal.

Interação medicamentosa

O mipomerseno não é metabolizado pelo citocromo P-450, e não foi encontrada interação com medicações como sinvastatina, ezetimiba ou varfarina.

Posologia

Aplicação subcutânea de 200 mg uma vez por semana.

5.3. Anticorpo monoclonal PCSK9

O PCSK9 (*proprotein convertase subtilisin/kexin type 9*) é uma proteína enzimática da família subtilisina das proteases serinas. É sintetizado no fígado e também detectado no intestino e rins. Com o intuito de entender o papel do PCSK9 na regulação do LDL-c, deve-se relembrar algumas etapas de sua metabolização. As partículas de LDL são removidas da circulação via receptor de LDL (LDL-R) presentes no fígado. A partícula de LDL liga-se ao LDL-R, e esse complexo é internalizado via endocitose. O complexo partícula de LDL e LDL-R é dissociado dentro da vesícula, e o LDL-R é reciclado para a membrana celular. O LDL-R sofre esse processo de reciclagem em até 150 vezes. O PCSK9 liga-se ao complexo LDL-R/LDL. Esse complexo maior é internalizado e degradado por lisossomo, resultando, em última instância, em degradação do LDL-R. Como resultado, o *clearance* de partículas de LDL é reduzido e ocorre aumento nos níveis de LDL-c. A inibição do PCSK9 pode reduzir níveis de LDL-c por impedir a degradação de seu receptor, como descrito previamente.

Estudos de genética, em 2003, identificaram mutação de ganho de função do PCSK9 como causa de HF. Por outro lado, em 2006, Cohen *et al.* publicaram estudo demonstrando que indivíduos portadores de mutação de perda de função do PCSK9 apresentavam menor risco de doença coronariana. Esses achados colocaram o PCSK9 como novo alvo terapêutico no tratamento das dislipidemias.

Mecanismo de ação

Os anticorpos monoclonais representam uma classe de fármacos que atuam ao se ligar e inibir a atividade de determinado alvo terapêutico. O anticorpo monoclonal contra PCSK9 liga-se ao PCSK9 circulante, neutraliza sua atividade e, dessa forma, impede a degradação do receptor LDL mediada pelo PCSK9. O número de receptores na superfície do hepatócito aumenta, e mais LDL-c circulante é removido. Após a saturação do PCSK9 circulante, os anticorpos livres se ligam ao PCSK9, à medida que eles são produzidos e liberados pelo hepatócito. Nesse estágio, o aumento na concentração dos anticorpos não mais reduzem os níveis de LDL-c, mas, sim, prolongam a redução do LDL-c.

Farmacocinética

São administrados por via subcutânea ou endovenosa. Os três principais anticorpos monoclonais contra PCSK9 que estão em desenvolvimento são: alirocumabe, evolocumabe e bococizumabe, sendo os dois primeiros totalmente humanos e o último humanizado. Estudo de farmacodinâmica com alirocumabe, após administração de 75 mg via subcutânea, demonstra que o nível de PCSK9 livre dosado atinge valor próximo de zero entre três e quatro dias após a administração, e a partir de então começa a se elevar gradualmente. A maior redução do LDL-c ocorre em torno de 15 dias após a aplicação da medicação. Achado similar de redução de nível de PCSK9 livre foi descrito em estudo de fase 1 com evolocumabe. O nadir de LDL-c variou de 6 a 22 dias, dependendo da dose administrada do evolocumabe.

Estudos com alirocumabe mostram redução de 50% a 65% do LDL-c. Estudos com evolocumabe mostram redução do LDL-c de 51% a 66%. O bococizumabe foi testado em estudo de fase 2 com diversas posologias, sendo a mais eficaz a dose de 150 mg a cada duas semanas, com redução do LDL-c de 52%.

Os estudos de avaliação de evento cardiovascular com os inibidores de PCSK9 estão em andamento, e os resultados deverão ser publicados em 2018.

Indicações clínicas

Existem três situações clínicas em que os anticorpos monoclonais contra o PCSK9 podem ser indicados. Primeira: como terapia adicional em pacientes que não atingiram a meta de LDL-c, preconizada para sua condição clínica, mesmo com a dose máxima tolerada de estatina. Segunda: pacientes dislipidêmicos intolerantes a qualquer estatina. Terceira: em portadores de HF homozigótica em combinação com outras terapias hipolipemiantes.

Efeitos colaterais

Apresentam atuação muito específica e seus efeitos colaterais resumem-se à toxicidade relacionada à inibição da terapia-alvo, à imunogenicidade por reação de hipersensibilidade e à reação não específica em sítio de injeção ou reações de infusão. Anticorpos contra alirocumabe foram documentados em estudos de fase I e II, mas com títulos baixos, sem efeito aparente em eficácia ou segurança. Até o momento não foram detectados anticorpos neutralizantes antievolocumabe. Alguns estudos demonstram aumento em eventos adversos musculoesqueléticos, nasofaringites e infecção de trato respiratório superior.

Interação medicamentosa

Sua metabolização ocorre via sistema reticuloendotelial, sem interferir sobre o citocromo P-450, dessa forma, não são esperadas interações medicamentosas.

Posologia

No Brasil, houve aprovação do evolocumabe e posteriormente do alirocumabe pela Anvisa. O evolocumabe pode ser utilizado na dose de 140 mg a cada duas semanas ou 420 mg uma vez por mês. O alirocumabe pode ser administrado via subcutânea na dose de 75 mg a cada duas semanas; a posologia pode ser aumentada para 150 mg a cada duas semanas, se necessário.

6. HDL-COLESTEROL BAIXO: INTERVENÇÃO POSSÍVEL?

Em decorrência de estudos populacionais mostrarem associação entre HDL-c baixo e maior risco cardiovascular, tentativas têm sido feitas no sentido de elevar essa LP dosada em laboratório.

A LP HDL é uma partícula heterogênea composta por algumas subclasses que divergem em relação à densidade, formato e tamanho. Os estudos epidemiológicos demonstram uma relação inversa entre HDL-c e incidência de eventos coronários. Entretanto, os estudos clínicos com medicações que aumentam o HDL-c, como a niacina e os inibidores da proteína transferidora de éster de colesterol (CETP), falharam em demonstrar redução de eventos cardiovasculares.

A essa evidência, somam-se os estudos de randomização mendeliana, que não demonstraram que ter HDL-c mais elevado, por razões genéticas, está associado com menor risco cardiovascular. Uma possível explicação para esses dados conflitantes é o fato de a concentração plasmática de HDL-c justamente não refletir toda a complexidade do universo da HDL, com relação a toda sua gama de receptores, transportadores e enzimas, além de não contemplar dados mais refinados de suas propriedades antiateroscleróticas, como efluxo de colesterol, propriedades antioxidantes, entre outros, como evidência de sua funcionalidade antiaterosclerótica.

Portanto, não existe ainda evidência de que a elevação farmacológica do HDL-c resulte em benefício clínico; porém, os pacientes com HDL-c baixo devem ser ativamente estimulados em relação à modificação de estilo de vida, como realização de atividade física regular, perda do excesso de peso e interrupção do tabagismo. Deve ser ressaltado que a ingestão de bebida alcoólica (vinho etc.) não pode ser estimulada com finalidade terapêutica para elevar o HDL-c.

7. BIBLIOGRAFIA

ALTMANN, S.W. *et al.* Niemann-Pick C1 Like 1 protein is critical for intestinal cholesterol absorption. *Science*, v. 303, n. 5661, p. 1201-4, 2004.

BAIGENT, C. *et al.* Efficacy and safety of more intensive lowering of LDL cholesterol: a meta-analysis of data from 170,000 participants in 26 randomised trials. *Lancet*, v. 376, n. 975, p. 1670-81, 2010.

BALLANTYNE, C.M. *Clinical lipidology: a companion to Braunwald's heart disease*. 1st ed. Philadelphia: Elsevier, 2009.

BANACH, M. *et al.* Effects of coenzyme Q10 on statin-induced myopathy: a meta-analysis of randomized controlled trials. *Mayo Clin. Proc.*, v. 90, n. 1, p. 24-34, 2015.

BODEN, W.E. *et al.* Niacin in patients with low HDL cholesterol levels receiving intensive statin therapy. *N. Engl. J. Med.*, v. 365, n. 24, p. 2255-67, 2011.

CANNON, C.P. *et al.* Ezetimibe added to statin therapy after acute coronary syndromes. *N. Engl. J. Med.*, v. 372, n. 25, p. 2387-97, 2015.

CAPUZZI, D.M. *et al.* Efficacy and safety of an extended-release niacin (Niaspan): a long-term study. *Am. J. Cardiol.*, v. 82, n. 12A, p. 74U-81U, 1998.

COHEN, J.C. *et al.* Sequence variations in PCSK9, low LDL, and protection against coronary heart disease. *N. Engl. J. Med.*, v. 354, n. 12, p. 1264-72, 2006.

CUCHEL, M. *et al.* Efficacy and safety of a microsomal triglyceride transfer protein inhibitor in patients with homozygous familial hypercholesterolaemia: a single-arm, open-label, phase 3 study. *Lancet*, v. 381, n. 9860, p. 40-6, 2013.

DIAS, C.S. *et al.* Effects of AMG 145 on low-density lipoprotein cholesterol levels: results from 2 randomized, double-blind, placebo-controlled, ascending-dose phase 1 studies in healthy volunteers and hypercholesterolemic subjects on statins. *J. Am. Coll. Cardiol.*, v. 60, n. 19, p. 1888-98, 2012.

DIETARY SUPPLEMENTATION with n-3 polyunsaturated fatty acids and vitamin E after myocardial infarction: results of the GISSI-Prevenzione trial. Gruppo Italiano per lo Studio della Sopravvivenza nell'Infarto miocardico. *Lancet*, v. 354, n. 9177, p. 447-55, 1999.

GEARY, R.S.; BAKER, B.F.; CROOKE, S.T. Clinical and preclinical pharmacokinetics and pharmacodynamics of mipomersen (kynamro®): a second-generation antisense oligonucleotide inhibitor of apolipoprotein B. *Clin. Pharmacokinet.*, v. 54, n. 2, p. 133-46, 2015.

GROUP, A.S. *et al.* Effects of combination lipid therapy in type 2 diabetes mellitus. *N. Engl. J. Med.*, v. 362, n. 17, p. 1563-74, 2010.

HAYNES, R. *et al.* HPS2-THRIVE randomized placebo-controlled trial in 25 673 high-risk patients of ER niacin/laropiprant: trial design, pre-specified muscle and liver outcomes, and reasons for stopping study treatment. *Eur. Heart J.*, v. 34, n. 17, p. 1279-91, 2013.

HIROTA, T.; IEIRI, I. Drug-drug interactions that interfere with statin metabolism. *Expert. Opin. Drug Metab. Toxicol.*, v. 11, n. 9, p. 1435-47, 2015.

KASHANI, A. *et al.* Review of side-effect profile of combination ezetimibe and statin therapy in randomized clinical trials. *Am. J. Cardiol.*, v. 101, n. 11, p. 1606-13, 2008.

KASTELEIN, J.J. *et al.* Potent reduction of apolipoprotein B and low-density lipoprotein cholesterol by short-term administration of an antisense inhibitor of apolipoprotein B. *Circulation*, v. 114, n. 16, p. 1729-35, 2006.

KOSOGLOU, T. *et al.* Ezetimibe: a review of its metabolism, pharmacokinetics and drug interactions. *Clin. Pharmacokinet.*, v. 44, n. 5, p. 467-94, 2005.

LEWINGTON, S. *et al.* Blood cholesterol and vascular mortality by age, sex, and blood pressure: a meta-analysis of individual data from 61 prospective studies with 55,000 vascular deaths. *Lancet*, v. 370, n. 9602, p. 1829-39, 2007.

LIBBY, P.; PLUTZKY, J. Inflammation in diabetes mellitus: role of peroxisome proliferator-activated receptor-alpha and peroxisome proliferator-activated receptor-gamma agonists. *Am. J. Cardiol.*, v. 99, n. 4A, p. 27B-40B, 2007.

LUNVEN, C. *et al.* A randomized study of the relative pharmacokinetics, pharmacodynamics, and safety of alirocumab, a fully human monoclonal antibody to PCSK9, after single subcutaneous administration at three different injection sites in healthy subjects. *Cardiovasc. Ther.*, v. 32, n. 6, p. 297-301, 2014.

MARAIS, A.D.; FIRTH, J.C.; BLOM, D.J. Homozygous familial hypercholesterolemia and its management. *Semin. Vasc. Med.*, v. 4, n. 1, p. 43-50, 2004.

MARANHÃO, R.C. *et al.* Lipoprotein (a): structure, pathophysiology and clinical implications. *Arq. Bras. Cardiol.*, v. 103, n. 1, p. 76-84, 2014.

McKENNEY, J. New perspectives on the use of niacin in the treatment of lipid disorders. *Arch. Intern. Med.*, v. 164, n. 7, p. 697-705, 2004.

MOZAFFARIAN, D.; WU, J.H. Omega-3 fatty acids and cardiovascular disease: effects on risk factors, molecular pathways, and clinical events. *J. Am. Coll. Cardiol.*, v. 58, n. 20, p. 2047-67, 2011.

NELSON, R.H. Hyperlipidemia as a risk factor for cardiovascular disease. *Prim. Care*, v. 40, n. 1, p. 195-211, 2013.

OSSOLI, A.; PAVANELLO, C.; CALABRESI, L. High-density lipoprotein, lecithin: cholesterol acyltransferase, and atherosclerosis. *Endocrinol. Metab. (Seoul)*, v. 31, n. 2, p. 223-9, 2016.

PEDERSEN, T.R. *et al.* Randomised trial of cholesterol lowering in 4444 patients with coronary heart disease: the Scandinavian Simvastatin Survival Study (4S). *Lancet*, v. 344, n. 8934, p. 1383-9, 1994.

PIERCE, L.R.; WYSOWSKI, D.K.; GROSS, T.P. Myopathy and rhabdomyolysis associated with lovastatin-gemfibrozil combination therapy. *JAMA*, v. 264, n. 1, p. 71-5, 1990.

RADER, D.J.; KASTELEIN, J.J. Lomitapide and mipomersen: two first-in-class drugs for reducing low-density lipoprotein cholesterol in patients with homozygous familial hypercholesterolemia. *Circulation*, v. 129, n. 9, p. 1022-32, 2014.

RIDKER, P.M. *et al.* Rosuvastatin to prevent vascular events in men and women with elevated C-reactive protein. *The N. Engl. J. Med.*, v. 359, n. 21, 2195-207, 2008.

RUBINS, H.B. *et al.* Gemfibrozil for the secondary prevention of coronary heart disease in men with low levels of high-density lipoprotein cholesterol. Veterans Affairs High-Density Lipoprotein Cholesterol Intervention Trial Study Group. *N. Engl. J. Med.*, v. 341, n. 6, p. 410-8, 1999.

SANTOS, R.D. *et al.* Long-term efficacy and safety of mipomersen in patients with familial hypercholesterolaemia: 2-year interim results of an open-label extension. *Eur. Heart J.*, v. 36, n. 9, p. 566-75, 2015.

SIDDIQI, H.K.; KISS, D.; RADER, D. HDL-cholesterol and cardiovascular disease: rethinking our approach. *Curr. Opin. Cardiol.*, v. 30, n. 5, p. 536-42, 2015.

STEINBERG, D. Thematic review series: the pathogenesis of atherosclerosis. An interpretive history of the cholesterol controversy, part V: the discovery of the statins and the end of the controversy. *J. Lipid. Res.*, v. 47, n. 7, p. 1339-51, 2006.

STROES, E.S. *et al.* Statin-associated muscle symptoms: impact on statin therapy-European Atherosclerosis Society Consensus Panel Statement on Assessment, Aetiology and Management. *Eur. Heart J.*, v. 36, n. 17, p. 1012-22, 2015.

SUPERKO, H.R. *et al.* Differential effect of two nicotinic acid preparations on low-density lipoprotein subclass distribution in patients classified as low-density lipoprotein pattern A, B, or I. *Am. J. Cardiol.*, v. 94, n. 5, p. 588-94, 2004.

TAYLOR, B.A. *et al.* A randomized trial of coenzyme Q10 in patients with confirmed statin myopathy. *Atherosclerosis*, v. 238, n. 2, p. 329-35, 2015.

THE LIPID Research Clinics Coronary Primary Prevention Trial results. I. Reduction in incidence of coronary heart disease. *JAMA*, v. 251, n. 3, p. 351-64, 1984.

THORP, J.M.; WARING, W.S. Modification of metabolism and distribution of lipids by ethyl chlorophenoxyisobutyrate. *Nature*, v. 194, p. 948-9, 1962.

WIEGMAN, A. *et al.* Efficacy and safety of statin therapy in children with familial hypercholesterolemia: a randomized controlled trial. *JAMA*, v. 292, n. 3, p. 331-7, 2004.

XAVIER, H.T. *et al.* V Brazilian Guidelines on Dyslipidemias and Prevention of Atherosclerosis. *Arq. Bras. Cardiol.*, v. 101, n. 4, Supl. 1, p. 1-20, 2013.

Parte 4

Metabolismo e Nutrição

4.1.

Nutrição

Luciane Luca de Alencar
Leila Leiko Hashimoto
Silvia M. Franciscato Cozzolino

Sumário

Colaboradores nas edições anteriores: Renato D. Dias e Marcos Luiz S. Perry.

1. INTRODUÇÃO

1.1. Conceitos

A nutrição, no presente capítulo de um livro de farmacologia, é considerada como o estudo dos efeitos que as variações na dieta produzem no organismo. Os nutrientes são componentes dos alimentos com funções energética, estrutural e reguladora, essenciais à saúde humana, sendo classificados como carboidratos, lipídios, proteínas, vitaminas e minerais e água.

A água e os elementos inorgânicos atuam na manutenção do volume e da osmolaridade dos compartimentos intra e extracelulares. Muitos cátions atuam como cofatores enzimáticos; outros têm função estrutural, como no esqueleto. Os carboidratos e os lipídios são utilizados para fornecimento de energia, assim como precursores de diversas substâncias, algumas com função estrutural. Os aminoácidos são necessários para a síntese de proteínas e de vários compostos nitrogenados. As proteínas têm funções estrutural, catalítica, transportadora e tamponante, além de serem fonte de aminoácidos. As vitaminas têm funções catalíticas, atuando como coenzimas de reações enzimáticas.

Os nutrientes são classificados em *essenciais* e *não essenciais*. Diz-se que um nutriente é essencial quando ele não é biossintetizado, ou então o é em quantidade insuficiente. Os nutrientes essenciais precisam ser adquiridos por meio da alimentação, ou administrados terapeuticamente.

1.2. Catabolismo e anabolismo

Catabolismo é a degradação enzimática, por meio de reações oxidativas, de moléculas relativamente grandes, como carboidratos, lipídios e proteínas, que podem provir do meio ambiente ou dos depósitos, até alcançar uma série de moléculas menores como lactato, acetato, CO_2, amônia e ureia. O catabolismo é acompanhado pela liberação de energia livre, chamado processo exergônico, a qual é utilizada para síntese de adenosina trifosfato (ATP), e outros processos endergônicos.

Anabolismo é a síntese enzimática dos componentes moleculares da célula, tais como lipídios, proteínas e ácidos nucleicos, a partir de seus precursores. O processo de síntese resulta no aumento de tamanho ou complexidade de estrutura, exigindo aquisição de energia, processo endergônico. Essa energia é fornecida pelo ATP formado pelo catabolismo.

O anabolismo e o catabolismo ocorrem concomitantemente nas células, e o conjunto desse processo químico é denominado metabolismo. São processos simultâneos e interdependentes, embora uma via catabólica entre um determinado precursor e seu produto seja comumente diferente da via anabólica entre o mesmo produto e o seu precursor.

1.3. Necessidades dietéticas

As necessidades nutricionais são estimadas por meio de estudos cuidadosamente controlados por comissões científicas. O comitê *Food and Nutrition Board* (FNB), do *Institute of Medicine* (IOM), elaborou recomendações nutricionais, denominadas *Dietary Reference Intakes* (DRI) – em português, Ingestão Diária Recomendada (IDR). Trata-se de um termo genérico para um conjunto de valores de referência de nutrientes para indivíduos sem doença que incluem a Necessidade Média Estimada (*Estimated Average Requirement* – EAR), a Ingestão Dietética Recomendada (*Recommended Dietary Allowance* – RDA), a Ingestão Adequada (*Adequate Intake* – AI) e a Ingestão Máxima Tolerável (*Tolerable Upper Intake Level* – UL). Importante ressaltar que esses valores de referência foram baseados na população do Canadá e dos Estados Unidos.

Para a recomendação de ingestão de macronutrientes, há ainda o *Acceptable Macronutrient Distribution Range* (AMDR) – em português, Intervalo Aceitável de Distribuição de Macronutrientes. Esses dados são proporções médias que podem ser modificadas em face de várias circunstâncias. Esses valores dietéticos estão descritos na Tabela 4.1.1.

Tabela 4.1.1. Valores dietéticos do Intervalo Aceitável de Distribuição de Macronutrientes

Macronutriente	AMDR %
Gordura	20-35
ω-3 AGPI*	0,6-1,2
ω-6 AGPI*	5-10
Proteína	10-35
Carboidrato	45-65

AGPI: ácido graxo poli-insaturado. Fonte: IOM, 2005.

Em condições normais, os carboidratos e os lipídios são as principais fontes de energia. As proteínas tornam-se energeticamente importantes quando não há disponibilidade dos demais nutrientes. No entanto devem ser utilizadas apenas como último recurso. Os lipídios, quando oxidados totalmente, fornecem 9 kcal/g e os carboidratos e as proteínas, 4 kcal/g. A obtenção de energia pelo tecido muscular esquelético se faz por meio de glicólise anaeróbica, glicólise aeróbica e oxidação de ácidos graxos e de corpos cetônicos. O tecido nervoso produz energia por glicólise aeróbica e em parte pela oxidação de aminoácidos. No jejum, os corpos cetônicos se tornam importantes fontes de energia para o sistema nervoso.

2. Carboidratos

Há séculos os carboidratos, compostos de moléculas orgânicas que apresentam a fórmula química clássica CH_2O, predominam como fonte de energia das dietas pelo mundo. No entanto, sua classificação é complexa. Na década de 1970 era comum utilizar a expressão "carboidratos simples" para se referir aos açúcares e carboidratos complexos, quando se referia ao amido e demais polissacarídeos. Entretanto, observou-se que alguns tipos de amido eram rapidamente digeridos e absorvidos, ao contrário de outros, tornando essa classificação inadequada.

Outra classificação é dada pela expressão "carboidratos disponíveis", quando se trata de amido e açúcares simples, e "carboidratos não disponíveis", no caso de celulose. No entanto, ao verificar a fermentação de carboidratos não disponíveis pela microbiota intestinal, proporcionando aproximadamente 5% a 10% de energia ao organismo adulto, esse termo ficou equivocado. Sendo assim, a FAO (*Food and Agriculture Organization of the United Nations*) sugeriu que a expressão "carboidrato disponível" deveria ser utilizada para identificar a fração desse nutriente que, por meio da hidrólise enzimática, seria absorvida e metabolizada. Dessa forma, os carboidratos disponíveis são aqueles que sofrem degradação por enzimas digestivas humanas, como o amido, maltose, lactose, sacarose, dextrina e isomaltose. Os carboidratos que não passam por tal degradação, mas são fermentados no intestino, como o amido resistente, os prebióticos e os polissacarídeos não amido, que fornecem butirato, propionato e acetato, são classificados como carboidratos não disponíveis.

Baseado nos mecanismos até o momento estabelecidos, é possível descrever a influência dos carboidratos sobre a fisiologia humana e, dessa forma, classificá-los, segundo seu desempenho, apresentado na Tabela 4.1.2.

Tabela 4.1.2. Apresentação dos carboidratos segundo sua contribuição fisiológica

Carboidratos	Propriedades
Açúcares	Fornecem energia.
Oligossacarídeos	Fornecem energia, fonte de AGCC, prebiótico.
Amido	Fornece energia.
Amido resistente	Fornece energia, fonte de AGCC, e aumenta o volume do bolo fecal.
Polissacarídeo não amido	Fornece energia e aumenta a saciedade e o volume do bolo fecal, fonte de AGCC.

AGCC: ácido graxo de cadeia curta. Fonte: IOM, 2005.

Há ainda a classificação pelo grau de polimerização, ou seja, pelo número de unidades de monossacarídeos. Assim, têm-se os monossacarídeos, os dissacarídeos, os oligossacarídeos e os polissacarídeos. No entanto, também é importante observar os tipos de ligações glicosídicas que apresentam, a disposição espacial da molécula orgânica, as características químicas específicas e a possibilidade de se tornar glicose rapidamente. Desse modo, é possível classificar em carboidratos glicêmicos e não glicêmicos; tal classificação foi denominada índice glicêmico.

Entre os monossacarídeos, denominados açúcares simples, estão a glicose, a frutose e a galactose; a glicose apresenta resposta glicêmica mais rápida. Entre os dissacarídeos, estão a sacarose, a maltose e a lactose. A lactose é o único dissacarídeo que apresenta uma ligação β. Os açúcares de álcoois, como os monossacarídeos sorbitol e manitol, são pouco absorvidos, e os dissacarídeos lactitol e maltitol são parcialmente hidrolisados e absorvidos, por isso são passíveis de fermentação e muito utilizados na indústria alimentícia para fins específicos, em geral para atribuir sabor doce aos produtos alimentícios como pães e biscoitos.

A quantidade de carboidratos nos alimentos de origem vegetal depende de alguns fatores, como latitude, período do ano, entre outros. A sacarose, principal açúcar da fruta, é digerida pela sacarase-isomaltase, resultando em glicose e frutose, em igual proporção. A frutose pode ser absorvida como fonte de energia ou pode ser convertida, indiretamente, em glicose, por meio de uma via que requer várias etapas enzimáticas. Apesar disso, sua abundância é relativamente baixa nos alimentos e, mesmo quando ingerida em grandes quantidades, sua contribuição glicêmica é pequena.

Os oligossacarídeos apresentam grau de polimerização entre 3 a 10 monossacarídeos. De maneira geral, os oligossacarídeos resultantes da hidrólise do amido são parcialmente digeridos e absorvidos, como a maltodextrina, que apresenta rápida resposta glicêmica. No entanto, os oligossacarídeos derivados da frutose e galactose, conhecidos como frutanos – a inulina e a oligofrutose, por exemplo –, são considerados oligossacarídeos não digeríveis, porque são resistentes à hidrólise, sendo fermentados no cólon pela microbiota intestinal.

A inulina é composta por cadeias de frutose que podem variar de 2 a 60 monômeros, com grau de polimerização maior ou igual a 10 ligações. Por se tratar de fibras fermentáveis, os estudos sugerem um desempenho no controle de distúrbios metabólicos, com efeitos benéficos sobre o metabolismo da glicose e homeostase de lipídios. Oligossacarídeos, como rafinose (galactosil-sacarose), estão presentes em cerca de 5% a 8% de alguns grãos de leguminosas, como ervilhas, feijões e lentilhas. Os fruto-oligossacarídeos e os frutanos representam de 60% a 70% da matéria seca da cebola, alcachofra, entre outras espécies. A presença de flavonoides nos vegetais pode inibir a atividade das amilases no intestino.

Os polissacarídeos são polímeros que contêm mais de 20 unidades de monossacarídeos, podendo chegar a centenas ou milhares de unidades. Apresentam ligações glicosídicas do tipo α, hidrolisadas por enzimas digestivas humanas, ou β, fermentados pela microbiota intestinal. O amido é o polissacarídeo mais importante no armazenamento de energia em células vegetais. Os amidos α-glucanos são compostos por dois homopolímeros: amilose (α-D-glicose) e amilopectina, altamente ramificada, unidos por ligações α. Dependendo da origem do alimento, podem apresentar forma de grânulos insolúveis e semicristalinos.

Embora essas propriedades possam influenciar a ação das α-amilases, de certa maneira, os grânulos são digeridos lentamente em comparação com os grânulos que foram parcialmente gelatinizados por meio de tratamento hidrotérmico, como o cozimento. Com esse processo, ocorre a desestruturação das paredes celulares do vegetal, de modo que os grânulos de amido se tornam mais acessíveis à ação da α-amilase e os produtos de digestão são mais facilmente liberados da matriz alimentar. Além disso, o cozimento aumenta o potencial de liberação de glicose.

β-Glucanos

Os β-glucanos estão contidos no endosperma das sementes de cereais, como uma cadeia linear de unidades β-D-glicopiranosil unidas por ligações β. Auxiliam na redução da absorção de colesterol, desde que a porção do produto pronto para consumo forneça, no mínimo, 3 g de β-glucano, em caso de alimento sólido, ou 1,5 g para alimento líquido. Segundo a Agência Nacional de Vigilância Sanitária (Anvisa), na tabela de informação nutricional do alimento, deve constar a quantidade de β-glucano presente e, quando isolado, deve conter a orientação para uso acompanhado da ingestão de líquidos. O farelo de aveia é um alimento com grande concentração de β-glucano.

Amido resistente

O amido resistente recebe esse nome porque, mesmo após o processo de cozimento, continua indigerível. O amido resistente consiste na soma do amido e dos produtos que não foram absorvidos no intestino, em indivíduo saudável. Pode ser classificado em:

1. Amido fisicamente envolvido - grãos e sementes, parcialmente triturados;
2. Grânulos cristalinos não gelatinizados;
3. Amilose retrogradada - formada durante o resfriamento do amido gelatinizado por aquecimento úmido.

Por não sofrerem digestão no intestino delgado, são fermentados no cólon, por isso são considerados similares à fibra alimentar.

Celulose

A celulose é o polímero da parede celular mais comum em plantas terrestres e proporciona força para as paredes celulares. É formada por dois polímeros - glucano e calose -, sintetizados na membrana plasmática. A calose é a parte especializada das paredes das células, tais como a placa de células que separa as células em divisão e crescimento, paredes do tubo de pólen, e mantém funções importantes durante as respostas ao estresse abiótico e biótico.

Quitosana

Quitosana é uma molécula semelhante à celulose, constituída por N-acetil-glucosamina e d-glucosamina, ligados por (1-4) e com 14 ligações β-glicosídicas. É um biopoliaminossacarídeo, obtido a partir da desacetilação de quitina e caracterizado pela presença de grande número de grupos amino na sua cadeia.

Maltodextrina

A maltodextrina, obtida a partir da hidrólise do amido, contém de 5 a 10 unidades de glicose. Pode ser classificada segundo seu grau de hidrólise, expresso em dextrose equivalente (DE). Conforme aumenta o grau de hidrólise, a média do peso molecular diminui e a DE aumenta; trata-se de uma medida empírica da quantidade de açúcar redutor presente no produto, sendo expressa na base seca. Os padrões usados para a dextrose são o amido (DE = 0) e a glicose (DE = 100).

A demanda por determinadas propriedades da maltodextrina tem conduzido ao desenvolvimento de produtos com diferentes fontes e composições de carboidrato, como batata, batata-doce e mandioca. Nesse sentido, a caracterização da maltodextrina apenas pelo valor da DE não tem sido suficiente para orientar o desempenho do produto nas várias aplicações às quais é submetida, como espessante, complemento nutricional ou no auxílio do controle do congelamento, secagem por atomização ou prevenção da cristalização. Isso porque as diferentes fontes e processos durante a hidrólise refletem na composição molecular e resultam em diferentes propriedades físicas, químicas e biológicas, as quais são cada vez mais solicitadas.

A *Food and Drug Administration* (FDA) define maltodextrina como um sacarídeo não adocicado e nutritivo que consiste de unidades de D-glicose, unidas por ligações α (1-4), com DE menor que 20. Por apresentar propriedades como baixa densidade e solubilidade e não possuir aroma de amido, a maltodextrina tem sido bastante utilizada na indústria de alimentos, com ênfase na preparação de bebidas energéticas.

A suplementação com maltodextrina se mostrou uma estratégia eficaz na prevenção de hipoglicemia de rebote após a prática de exercício físico, com características predominantemente aeróbicas de baixa intensidade, por indivíduos com *diabetes mellitus* tipo 2. No entanto, na prática de diferentes exercícios físicos, não foi observado efeito da suplementação sobre o desempenho e a percepção de força, nem sobre a variação da glicemia em atletas, assim como não houve alterações cardiovasculares significativas em pacientes com *diabetes mellitus* tipo 2.

Polidextrose

A polidextrose é um polímero de glicose, sorbitol e um catalisador ácido, com estrutura ramificada altamente complexa, apresentando um processo catabólico bastante lento. Pode substituir o açúcar, uma vez que fornece menor energia (1,0 kcal/g), em diversos alimentos preparados. Apresenta baixa digestibilidade e é resistente à digestão enzimática, sendo parcialmente fermentada pela microbiota intestinal. Portanto, aumenta a massa fecal e reduz o tempo de trânsito intestinal, dando origem a subprodutos como ácidos graxos de cadeia curta.

Estudos mostram que a suplementação com polidextrose tem efeitos benéficos, como a redução da ingestão calórica e a melhora à resposta glicêmica e insulinêmica, tanto em indivíduos sem doença quanto indivíduos com *diabetes mellitus* tipo 2.

2.1. Metabolismo

A digestão e a absorção de carboidratos têm início na boca, por meio de ações simultâneas de mastigação e enzimática, originando dissacarídeos e oligossacarídeos. A amilase pancreática adicionada ao quimo no duodeno, decorrente do esvaziamento gástrico, também é responsável pela formação de oligossacarídeos. As dissacaridases são responsáveis pela clivagem de dissacarídeos em glicose livre, na borda em escova, que será transportada para os enterócitos e em seguida para os transportadores de hexoses. Associadas à amilase pancreática, a α-1,4-glicosidase e a α-1,6-glicosidase auxiliam na digestão de amido, quebrando cadeias ramificadas e convertendo oligossacarídeos em glicose.

Após a absorção, a glicose pode ser armazenada no fígado como glicogênio (glicogênese) ou ser diretamente utilizada. O glicogênio fornece glicose (glicogenólise) para manter a glicemia. A glicemia elevada é o estímulo para aumentar a secreção de insulina pelo pâncreas. A insulina liga-se ao seu receptor na membrana plasmática e ativa a autofosforilação, iniciando a cascata de sinal pós-receptor de insulina, a qual acelera a síntese de glicogênio e triacilglicerídeos. Esse hormônio ainda é responsável por inibir a gliconeogênese no fígado, reduzindo a produção e a liberação de glicose circulante.

Os lactentes têm atividade mínima da amilase pancreática. Quando os alimentos são introduzidos na dieta, após o desmame, grande parte da digestão do amido, eventualmente de 50%, é conseguida por amilases salivares. Em crianças, a atividade lactásica insuficiente pode apresentar problemas. A lactose não digerida é metabolizada pela microbiota intestinal, ocasionando alguns distúrbios. No entanto, a insuficiência dessa atividade também tem sido relatada em adultos, cuja proporção de moléculas de amido decomposta no duodeno é muito maior. Efeitos semelhantes são encontrados em indivíduos com alterações gênicas relacionadas à lactose.

A energia para a absorção ativa é fornecida pelo ATP, mas não diretamente. A glicose é transportada pela membrana basolateral, do meio intracelular para o plasma, por difusão facilitada, por meio de transportadores de glicose (GLUT). Até o momento, foram identificados 14 transportadores. Em geral, os GLUT são expressos de maneira específica no tecido onde há afinidade, especificidade e capacidade para o transporte do substrato fundamental para a função do tecido.

A microbiota intestinal tem papel importante em relação aos carboidratos. Alguns microrganismos agem como generalistas e são capazes de degradar uma ampla gama de polissacarídeos, enquanto outros agem sobre algumas espécies específicas. Esses compostos derivados do microbioma podem influenciar a proliferação celular e a apoptose, assim como modular a resposta imunitária, e podem alterar o metabolismo do hospedeiro.

Em indivíduos sem doença, a concentração de glicose sanguínea é mantida em intervalo estreito, a fim de evitar consequências fisiológicas de hipo ou hiperglicemia. Algumas moléculas de glicose são oxidadas imediatamente para fornecer a energia, o restante é usado para construir as reservas de glicogênio em tecidos musculares e hepáticos. O glicogênio muscular fornece uma reserva de energia de curto prazo para os músculos, enquanto o glicogênio hepático mantém a homeostase da glicose sanguínea. No estado de jejum ou pós-absortivo, o glicogênio é mobilizado para fornecer energia para o cérebro, eritrócitos e outros tecidos que não podem usar ácidos graxos como fonte energética.

2.2. Funções biológicas

Além de ser fonte energética, a glicose apresenta outras funções biológicas, como a participação na produção de aminoácidos não essenciais, ácidos graxos e triacilglicerídeos. Apresenta também funções estruturais por meio de derivados que são importantes para as membranas celulares e para o tecido conjuntivo. A incorporação de glicose em produtos metabolicamente importantes é feita por derivados da uridina-difosfato-glicose (UDPG), como UDPGAL e UDPGA, que incorporam respectivamente galactose e ácido glicurônico em componentes de membranas celulares e em mucopolissacarídeos (tecido conjuntivo). O UDPGA é a fonte de ácido glicurônico para o processo de desintoxicação hepática por conjugação de substâncias.

2.3. Necessidades

A quantidade de carboidratos a ser ingerida diariamente dependerá de muitos fatores, como estágio de vida, prática de atividade física, entre outros. Isso porque em determinadas situações fisiológicas, como gestação e/ou amamentação, há aumento da necessidade desse nutriente. No entanto, mais que a quantidade, a qualidade dos carboidratos deve ser considerada. A recomendação de valores dietéticos no AMDR para os carboidratos é de 45% a 65%, conforme apresentado na Tabela 4.1.1, e a ingestão de açúcar simples não deve exceder a 10% da energia total consumida.

2.4. Manifestações de carência

A carência de glicose (hipoglicemia) ocorre quando as concentrações de glicose no sangue são menores que 70 mg/dL e o coma hipoglicêmico pode ocorrer quando a glicemia atinge valores entre 41 e 49 mg/dL. Casos de hipoglicemia são mais recorrentes em indivíduos com diabetes.

2.5. Uso terapêutico

Na impossibilidade da ingestão de carboidratos, eles podem ser administrados hidrolisados por sonda gástrica ou intravenosa. A sacarose (açúcar), a lactose (leite), o amido (farinha) e a glicose são os carboidratos mais comumente administrados por esses métodos, juntamente com outros nutrientes. A glicose, principalmente, e a frutose são mais utilizadas por via intravenosa. Alguns álcoois como o sorbitol e o xilitol também podem ser utilizados como fonte de energia por via parenteral.

3. LIPÍDIOS

O termo lipídio se refere a compostos químicos solúveis em solventes orgânicos. Essa definição é bastante ampla e abrange muitos compostos com tal característica, mesmo não lipídicos. Sendo assim, os lipídios podem ser classificados em simples, compostos e derivados.

1. Lipídios simples: são aqueles formados por ácidos graxos. As gorduras neutras como os triacilgliceróis (TG) são compostas por três moléculas de ácidos graxos e uma molécula de glicerol. Ceras, formadas por álcool e ácidos graxos, ambos de cadeia longa, também são consideradas lipídios simples, como o palmitato de retinol (ésteres de vitamina A).
2. Lipídios compostos: são os fosfoacilgliceróis ou fosfolipídios, formados por ácidos graxos, glicerol, fosfato e um grupo nitrogenado. São os esfingolipídios, formados por ácidos graxos, fosfato, colina e esfingosina, como a esfingomielina; os cerebrosídios, compostos de ácidos graxos, açúcar e esfingosina; e os

gangliosídios, formados por ácidos graxos, carboidratos e esfingosina.

3. Lipídios derivados: são denominados assim os compostos insolúveis em água, mas que não se adequam às categorias anteriores, como os carotenoides, os esteroides e as vitaminas A, D, E e K.

Quantitativamente, os lipídios da dieta são triacilglicerídeos, glicerofosfolipídios, colesterol e as vitaminas lipossolúveis. Os triacilglicerídeos são os lipídios mais ingeridos (óleos e gorduras).

3.1. Ácidos graxos

Os ácidos graxos são ácidos carboxílicos de cadeia simples, que podem ser classificados pelo comprimento de sua cadeia, pelo número de duplas ligações presentes e pela configuração de duplas ligações.

Tamanho da cadeia de hidrocarboneto:

- Ácidos graxos de cadeia curta, quando apresentam de três a sete carbonos.
- Ácidos graxos de cadeia média, com 8 a 13 carbonos.
- Ácidos graxos de cadeia longa, com 14 a 20 carbonos.
- Ácidos graxos de cadeia muito longa, com estrutura entre 21 ou mais átomos de carbono.

Presença de ramificações:

- Não ramificados – quando a cadeia de hidrocarbonetos é linear.
- Ramificados – são raras as ramificações presentes na cadeia, como os isoácidos e os anteisoácidos. Apresentam ramificação metil no penúltimo e antepenúltimo carbono, denominados, ômega 2 (n-2), e ômega 3 (n-3), respectivamente.

Classificação quanto à presença de insaturações:

- Saturados: quando não há instauração na molécula.
- Insaturados: ácidos graxos monoinsaturados (AGMI) ou ácidos graxos poli-insaturados (AGPI), quando possuem uma ou mais insaturações, respectivamente. Podem ser descritos de forma abreviada, utilizando o número de carbonos e a quantidade de insaturações. Exemplo: C18:1 – ácido oleico, possui 18 átomos de carbono (C18) e uma dupla ligação (:1).

Ácidos graxos saturados

Os ácidos graxos saturados (AGS) não apresentam dupla ligação em sua cadeia hidrocarbonada. O seu peso molecular, insolubilidade e ponto de fusão são aumentados de acordo com o tamanho da cadeia. AGS com cadeias de até 10 átomos de carbono são considerados ácidos graxos voláteis e acima de 12 átomos de carbono, não voláteis.

Estudos mostram os efeitos dos AGS sobre as concentrações das frações de lipoproteínas no plasma. Os AGS láurico (C12:0), mirístico (C14:0) e palmítico (C16:0) podem aumentar o colesterol LDL, enquanto esse efeito não foi observado em relação ao ácido esteárico. A substituição de AGS láurico e palmítico por AGPI diminuiu a concentração do colesterol LDL e a relação colesterol total/HDL, além de reduzir o risco de desenvolver doenças cardiovasculares (DCV). Efeito semelhante, mas em menor proporção, foi observado na substituição de AGS por AGMI. No entanto, ao substituir os AGS láurico e palmítico por carboidratos, houve a diminuição das concentrações das frações de colesterol LDL e HDL, mas sem alterar a relação colesterol total/HDL. Também foi observada relação positiva entre a ingestão de AGS e o aumento do risco de diabetes, sem nenhum benefício em relação à prevenção de DCV, e também pode aumentar o risco de desenvolver doença coronária, assim como favorecer o desenvolvimento da síndrome metabólica.

Ácidos graxos insaturados

Para que haja a dupla ligação, os AG devem ter no mínimo 12 átomos de carbono. Os AGMI possuem a dupla ligação, geralmente, na posição n-9 ou n-7. No caso dos AGPI, ou seja, com mais de uma dupla ligação, a distância entre elas deve ser de três átomos de carbono.

Os AGI podem ser classificados segundo o tamanho de sua cadeia. Sendo assim, os AGI de cadeia curta são aqueles que contêm até 19 átomos de carbono. Com 20 a 24 átomos de carbono, são considerados de cadeia longa e acima de 25 átomos de carbono, são AGI de cadeia muito longa.

Há ainda a classificação segundo a posição da primeira dupla ligação em relação ao grupo metil terminal, denominando-se ômega (n):

- Ômega 9 (n-9) – possui a primeira dupla ligação entre os carbonos 9 e 10.
- Ômega 7 (n-7) – possui a primeira dupla ligação entre os carbonos 7 e 8.
- Ômega 6 (n-6) – possui a primeira dupla ligação entre os carbonos 6 e 7
- Ômega 3 (n-3) – possui a primeira dupla ligação entre os carbonos 3 e 4.

O que determina a essencialidade de um ácido graxo (AG) é a distância entre a dupla ligação e o grupo metil terminal. Durante a formação de um AG, as enzimas humanas responsáveis por essa biossíntese podem inserir duplas ligações na posição n-9 ou superior, porém não podem inserir duplas ligações próximas ao grupo metil terminal. Sendo assim, os AGI que apresentam uma ou mais duplas ligações antes do carbono 7, a contar do grupo metil, como o n-3 e n-6, são essenciais e devem ser obtidos de fonte dietética. O ácido linoleico (C18:9,12) e o ácido linolênico (C18:9,12,15) são exemplos importantes desses AGI; o ácido linolênico se refere aos dois ácidos graxos: alfalinolênico C18:3, n-3 (ALA) ou gamalinolênico C18:3, n-6 *cis*. O ácido araquidônico (AA) (C20:5,8,11,14), originado a partir do ácido linoleico, é precursor de prostaglandinas.

A suplementação com n-3 apresentou efeitos benéficos no controle da hipertrigliceridemia no *diabetes mellitus* tipo 2, assim como na prevenção secundária de DCV e demais doenças crônicas. O ALA, presente principalmente em óleos de peixes marinhos, ovos e óleos de sementes, participa da formação de dois importantes ácidos graxos de cadeia longa: o ácido eicosapentaenoico (EPA) e o ácido docosa-hexaenoico (DHA). O EPA relaciona-se principalmente com a proteção da saúde cardiovascular. A disponibilidade dietética de DHA tem sido proposta como um fator limitante na evolução do cérebro.

Geralmente os AGI apresentam ligações na conformação *cis*. No entanto, há também ligações do tipo *trans* (AGT), processo que pode ser natural, pela bio-hidrogenação dos AGPI por bactérias do rúmen, ou artificial, resultante da hidrogenação parcial de óleos, utilizada para aumentar a viscosidade deles. Tais AGT podem ter mais de uma dupla ligação e são considerados ácidos graxos *trans* de ruminantes (AGT-R), especialmente o ácido linoleico conjugado (CLA), que apresenta duplas ligações *cis* e *trans*, separadas por apenas dois átomos de carbono, cis9, trans11 conjugada (c9, t11-CLA) e trans11-18:1 e o ácido vacênico (t11-18:1 VA).

Na Tabela 4.1.3 são apresentados os ácidos graxos mais comuns, com a abreviação e os alimentos fontes.

3.2. Metabolismo

Na boca, pequenas quantidades de lipídios são hidrolisadas pela lipase lingual, que atua na posição n-3, preferencialmente em AG de cadeia curta (AGCC). No estômago, ocorre a dispersão mecânica, pelos movimentos de propulsão e retropropulsão, importantes para o processo de emulsificação e melhor ação enzimática entérica. A lipase gástrica é responsável pela hidrólise dos triacilglicerídeos, especialmente os de cadeia curta e média.

Tabela 4.1.3. Ácidos graxos saturados e insaturados

Ácidos graxos	Nome comum	Nome sistemático	Abreviação	Fontes alimentar
Saturados	Ácido butírico	Ácido butanoico	C4:0	Laticínios
	Ácido caproico	Ácido hexaenoico	C6:0	Laticínios
	Ácido caprílico	Ácido octanoico	C8:0	Laticínios, coco e óleo de palmiste
	Ácido cáprico	Ácido decanoico	C10:0	Gordura do leite, coco, óleo de palmiste
	Ácido láurico	Ácido dodecanoico	C12:0	Óleo de coco e de palmiste
	Ácido mirístico	Ácido tetradecanoico	C14:0	Gordura do leite, óleo de coco e de palmiste
	Ácido palmítico	Ácido hexadecanoico	C16:0	Maioria das gorduras e óleos
	Ácido esteárico	Ácido octadecanoico	C18:0	Maioria das gorduras e óleos
	Ácido araquídico	Ácido eicosanoico	C20:0	Óleo de amendoim
	Ácido beénico	Ácido docosanoico	C22:0	Óleo de amendoim
	Ácido lignocérico	Ácido tetracosanoico	C24:0	Óleo de amendoim
Monoinsaturados	Ácido palmitoleico	Cis-9-hexadecenoico	C19:1 n-9 cis	Óleos de peixes marinhos, óleo de macadâmia, a maioria dos óleos animais e vegetais
	Ácido oleico	Cis-9-octadecenoico	C18:1, n-9 cis	Todas as gorduras e óleos, mas em particular óleos de oliva, de canola, de girassol e de cártamo
	Ácido cis-vacênico	Cis-11-octadecenoico	C18:1, n-11 cis	Maioria dos óleos vegetais
	Ácido eicosaenoico	Cis-9-eicosaenoico	C20:1, n-9 cis	Óleos de peixes
	Ácido gadoleico	Cis-11-eicosaenoico	C20:1, n-11 cis	Óleos de peixes
	Ácido erúcico	Cis-13-docosaenoico	C22:1, n-13 cis	Óleos de semente de mostarda e de colza
	Ácido nervônico	Cis-15-tetracosaenoico	C24:1, n-15	Óleos de peixes
Poli-insaturados n-6	Ácido linoleico	Cis-9-12-octadecadienoico	C18:2	Óleos de milho e girassol
	Ácido α-linolênico	Cis-9, cis-12-cis-15-octadecatrienoico	C18:3, n-3 (ALA)	Óleos de linhaça, perila, canola e soja
	Ácido γ-linolênico	Cis-6, cis-9, ácido cis-12-octadecatrienoico	C18:3, n-6 cis	Prímula e óleo de semente de groselha negra
	Ácido homo-γ-linolênico	Cis-8, cis-11, cis-14-eicosatetrienoico	C20:3, n-6,8,11,14	Pouca quantidade em tecido animal
	Ácido docosatetraenoico	Cis-7, cis-10, cis-13, cis-16-docosapentaenoico	C22:4 n-6,7,10,13,16 cis	Pouca quantidade em tecido animal
	Ácido docosapentaenoico	Ácido docosapentaenoico cis-4, cis-7, cis-10, cis-13, cis-16	C22:5, n-6,4,7,10,13,16 cis	Pouca quantidade em tecido animal
	Ácido araquidônico	Ácido eicosatetraenoico cis-5, cis-8, cis-11, cis14	C20:4, n-6,5,8,11,14 (AA)	Gorduras animais, ovos, peixes e fígado
	Ácido esteárico	Ácido octadecatetraenoico cis-6, cis-9, cis-12, ácido-cis-15	C18:4, n-3 (SA)	Óleos de peixe, óleo de soja geneticamente melhorada, óleo de semente de groselha negra, óleo de cânhamo

Fonte: IOM, 2005.

A digestão da gordura acontece principalmente no intestino; sua chegada estimula a liberação de enterogastrona, que inibe a secreção e a motilidade gástrica, liberando os lipídios mais lentamente. Os triacilglicerídeos correspondem a aproximadamente 70% desses lipídios e a lipase pancreática é responsável pela hidrólise desses compostos. A ação da lipase produz glicerol, ácidos graxos monoglicerídeos e aproximadamente 3% dos triacilglicerídeos não hidrolisados. A presença dos lipídios no intestino também estimula a colecistoquinina, que, por sua vez, estimula a liberação da lipase pancreática e da bile. Os sais biliares e a lecitina são responsáveis pela diminuição do tamanho das partículas de gordura. Além de facilitarem a hidrólise, permitem a absorção de triacilglicerídeos não hidrolisados.

Os ácidos graxos incorporados às micelas são transportados até os enterócitos e por meio intracelular ocorre a difusão. Os TG são ressintetizados e incorporados aos quilomícrons, nos quais ocorre o transporte das substâncias lipossolúveis que são hidrolisadas por lipases lipoproteicas. As proteínas e os glicerofosfolipídios conferem estabilidade aos quilomícrons. Na ausência da bile ou do suco pancreático, ou na presença de quantidades insuficientes de ambos na luz intestinal, pode ocorrer esteatorreia, ou seja, excesso de gordura nas fezes. Nesse caso, juntamente com as gorduras, também são eliminadas substâncias lipossolúveis, como as vitaminas A, D, E e K, pelas fezes.

Em suma, ocorre um *pool* de lipídios circulantes de origem exógena e endógena, associados a proteínas e lipoproteínas. Os triacilglicerídeos de cadeia média (TCM), formados por ácidos graxos de cadeia média, são solúveis em água e seguem direto para o fígado pela circulação portal. Desse modo, são absorvidos mais rapidamente e, assim, considerados fonte energética imediata.

A oxidação dos ácidos graxos acontece nas mitocôndrias. Eles são ativados à acetil-CoA e transportados com o auxílio da carnitina, uma vez que não podem atravessar a membrana mitocondrial sem ela. Sendo assim, o *acil* é transferido do átomo do enxofre da CoA para a hidroxila da carnitina, formando a acilcarnitina, catalisada pela carnitina-aciltransferase, localizada na membrana mitocondrial externa. No entanto, a oxidação pode ser mais rápida na presença de insaturação.

Os lipídios não absorvidos são excretados nas fezes. Porém deve ser considerado o transporte reverso de colesterol, porque ainda pode haver reabsorção lipídica. Há também a via de efluxo de colesterol, a qual contribui significativamente para a excreção fecal de esteróis.

3.3. Funções biológicas

Os ácidos graxos representam fonte de energia para o corpo humano. Além disso, são necessários para a adequada função biológica, porque são componentes estruturais essenciais das membranas celulares (fosfolipídios), garantindo a integridade da membrana e fluidez. Também atuam como precursores de mediadores bioativos, tais como eicosanoides (leucotrienos, prostaglandinas e tromboxanos) e hormônios esteroides, como o colesterol. Os lipídios ainda são responsáveis por regular a expressão de uma variedade de genes e modular as vias de sinalização celular, como apoptose, inflamação e respostas imunes mediadas por células. Sendo assim, podem modular os processos metabólicos em sítios locais, regionais e distantes.

Os ácidos graxos n-3, EPA e DHA desempenham ação anti-inflamatória e atuam como imunomoduladores por meio de mecanismos diretos e indiretos. A incorporação de n-3 está relacionada com a inibição do crescimento tumoral. Estudos mostram efeitos benéficos na neurotransmissão e resultados comportamentais com a suplementação de EPA e DHA em crianças com fenilcetonúria, melhoria da função motora e da coordenação e melhoria no comportamento de crianças com transtorno de déficit de atenção com hiperatividade.

Como a conversão de ALA em DHA é limitada, sugere-se que tanto o EPA como o DHA sejam fornecidos por meio da dieta e que esses ácidos graxos sejam considerados como condicionalmente essenciais. O n-3 também pode modular os processos inflamatórios mediante a inibição da produção de citocinas pró-inflamatórias e outras proteínas pró-inflamatórias induzidas por meio da ativação do fator nuclear *kappa-beta* (NF-kB) em resposta a estímulos inflamatórios exógenos. Tal efeito é mediado, em parte, por receptores da superfície de células acoplados à proteína G. Por conseguinte, a utilização de EPA e DHA leva a uma resposta imunitária mais equilibrada, o que pode resultar em resolução mais rápida da inflamação.

A descoberta das famílias de novos mediadores pró-resolução de lipídios, tais como resolvinas, protectinas, maresinas e lipoxinas, lançou uma nova luz sobre o papel dos AGPI n-3 no processo inflamatório. Esses mediadores lipídicos derivados de EPA são designados como resolvinas da série E (RVE), enquanto os derivados de DHA são designados como resolvinas da série D (RVD). As neuroprotectinas/protectinas (NPD1/PD1) e as maresinas (MAR) fazem parte das RVD. Esses mediadores têm mostrado limitar a infiltração de neutrófilos e aumentar as respostas de resolução de macrófagos, desempenhando, assim, um papel nas doenças caracterizadas por inflamação excessiva descontrolada.

Por outro lado, os ácidos graxos n-6, como o ácido araquidônico, dão origem a prostaglandinas, contribuindo, assim, para o desenvolvimento do processo inflamatório e suprimindo a imunidade mediada por células. A razão dos ácidos graxos poli-insaturados n-6/n-3, a partir da hidrólise de fosfolipídios da membrana, influencia a síntese de mediadores dos eicosanoides, tais como as prostaglandinas (PG), os tromboxanos (TX) e os leucotrienos (LT).

3.4. Fatores lipotrópicos

Substâncias que diminuem o conteúdo de gordura do fígado são chamadas de fatores ou agentes lipotrópicos, como a metionina, a colina e o inositol. A metionina é fonte de metila para a biossíntese da lecitina (fosfatidilcolina). O inositol é utilizado na biossíntese dos fosfoinositídeos. Os agentes lipotrópicos têm sido utilizados em clínica, tanto na profilaxia contra o acúmulo de gordura hepática como em doenças associadas com distúrbios de metabolismo lipídico.

3.5. Recomendações nutricionais

A Organização Mundial da Saúde (OMS) recomenda que a ingestão mínima de lipídios, segundo a AMDR, para adulto eutrófico e sem doenças, seja de 15%, para assegurar o consumo adequado de energia total, ácidos graxos essenciais e vitaminas lipossolúveis. Para mulheres em idade reprodutiva e adultos com o índice de massa corporal (IMC) abaixo de 18,5 kg/m^2, a ingestão adequada de lipídios previne a utilização de proteínas para fins energéticos.

3.6. Manifestações de carência

Os lipídios são biossintetizáveis, reduzindo, assim, sinais de deficiência. No entanto, podem ocorrer sinais de deficiência de ácidos graxos essenciais relacionados a prejuízos no crescimento, insuficiência reprodutora, lesões de pele, polidipsia, problemas na visão e redução de aprendizado.

3.7. Uso terapêutico

Na impossibilidade da ingestão de lipídios por via oral, eles podem ser administrados por sonda gástrica ou por via intravenosa, com o objetivo de fornecer energia e ácidos graxos essenciais. Emulsões lipídicas disponíveis para uso parenteral são compostas, em geral, por triacilglicerídeos, contendo ácidos graxos poli-insaturados de cadeia longa ou mistura física deles, associadas aos ácidos graxos saturados de cadeia média. Os principais ingredientes incluem óleo de soja ou de açafrão, glicerina, ácidos graxos essenciais e gema de ovo como emulsificante fosfolipídico. O emulsificante à base de óleo de soja tem sido utilizado em todo o mundo desde a sua introdução em 1962, como uma emulsão segura, bem tolerada.

4. PROTEÍNAS E AMINOÁCIDOS

4.1. Proteínas

As proteínas são formadas por ligações peptídicas entre aminoácidos, constituídas por diferentes combinações e com ampla diversidade funcional. Podem ser classificadas segundo a função, a estrutura e a composição. A proteína é o principal componente estrutural das células do organismo e desempenha funções enzimática, transportadora e hormonal, entre outras.

4.2. Aminoácidos

Os aminoácidos são as estruturas básicas das proteínas e são formados por carbono, hidrogênio, oxigênio e nitrogênio, e ocasionalmente por enxofre. Os α-aminoácidos são ligados a um carbono central, denominado α, e geralmente incorporados às proteínas dos mamíferos, exceto a prolina.

Os aminoácidos podem ser classificados de acordo com:

- Grupos funcionais – aminoácidos com grupo aromático, aminoácidos que contém enxofre, entre outros;
- pH – não polar, polar ácido (carga negativa) ou básico (carga positiva);
- Essencialidade – essencial, não essencial, condicionalmente essencial.

Assim, os aminoácidos podem ser classificados em subgrupos funcionais, apresentando diferenças consideráveis na forma e nas propriedades físicas.

4.2.1. Aminoácidos essenciais

Aminoácido essencial é aquele que não é biossintetizado ou o é em quantidade insuficiente, devendo ser obtido na alimentação. São considerados aminoácidos essenciais: triptofano, fenilalanina, lisina, treonina, valina, metionina, isoleucina e leucina.

Os primeiros experimentos para estabelecimento das necessidades humanas de aminoácidos foram conduzidos em estudantes voluntários, os quais eram submetidos a uma dieta, na qual era retirado um aminoácido de cada vez. Quando resultava um balanço nitrogenado negativo, o aminoácido era administrado novamente até que houvesse balanço nitrogenado normal. Nessas condições, foram determinadas as quantidades necessárias de cada aminoácido essencial. Os valores recomendados provavelmente são altos, devido à incorporação de uma margem de segurança.

Entre os aminoácidos essenciais, o triptofano atua como precursor de um grande número de metabólitos, os quais desempenham importante papel no metabolismo e na nutrição humana. A depleção desse aminoácido pode suprimir a capacidade de resposta de células T do sistema imune. Também foi observada a associação da deficiência de triptofano com a depressão em pacientes com câncer.

A necessidade diária dos aminoácidos essenciais está descrita na Tabela 4.1.4.

Tabela 4.1.4. Necessidade diária de aminoácidos

Aminoácidos	Quantidade (mg/kg/dia)
Histidina	14
Triptofano	5
Fenilalanina + Tirosina	33
Lisina	38
Treonina	20
Valina	24
Metionina + Cisteína	19

Fonte: IOM, 2005.

4.2.2. Aminoácidos não essenciais

Aminoácidos não essenciais são aqueles que podem ser sintetizados pelo organismo. Sua biossíntese depende da produção de glutamato, pela reação da glutamato desidrogenase, a partir de α-cetoglutarato e de amônia (NH_4^+ em pH 7,0). Posteriormente, ocorrem reações de transaminação, nas quais o grupo amina de glutamato é transferido para outras cadeias carbonadas, formando, então, outros aminoácidos não essenciais. As reações de transaminação são catalisadas por transaminases dependentes de vitamina B_6.

4.2.3. Aminoácidos condicionalmente essenciais

A expressão "condicionalmente essencial" admite que, na maioria das condições normais, o organismo pode sintetizar esses aminoácidos para atender às necessidades metabólicas. Todavia, em determinadas circunstâncias fisiológicas, se faz necessária a ingestão desses aminoácidos. Como exemplo, em caso de prematuridade do lactente, cuja concentração de cisteína é insuficiente, ou ainda em recém-nascidos, cujas enzimas estão envolvidas em vias de síntese complexas, podendo estar presentes em quantidades inadequadas, como no caso da arginina. Há ainda situações como no estresse catabólico grave do adulto, quando a capacidade do tecido está limitada para produzir glutamina suficiente para suprir as necessidades. A síntese de alguns aminoácidos, como arginina e glutamina, torna-se nutricionalmente indispensável sob circunstâncias de disfunção metabólica intestinal.

Durante vários estados catabólicos como infecção, cirurgia, trauma e acidose, a homeostase de glutamina é alterada, e suas reservas, particularmente no músculo esquelético, são depletadas, portanto, para atletas, a suplementação de glutamina tem como objetivo o bem-estar, por meio da regulação do metabolismo de carboidratos, da síntese de proteínas e melhora na funcionalidade do sistema imune.

A taurina é sintetizada a partir da metionina e da cisteína, e contém enxofre em sua estrutura. É responsável pela manutenção do balanço osmótico intracelular. Também desempenha importante papel no crescimento e desenvolvimento do feto. Além disso, a suplementação com taurina, em ratos, foi capaz de melhorar a tolerância à glicose e à insulina, e auxiliou na perda de peso.

Na Tabela 4.1.5 é apresentada a classificação dos aminoácidos, de acordo com a essencialidade.

Tabela 4.1.5. Classificação dos aminoácidos

Essenciais	Não essenciais	Condicionalmente essenciais	Precursores condicionalmente essenciais
Fenilalanina Isoleucina Leucina Lisina Metionina Treonina Triptofano Valina	Ácido aspartâmico Ácido glutâmico Alanina Asparagina	Arginina Cisteína e cistina Glicina Glutamina Histidina Prolina Serina Taurina Tirosina	Glutamina/glutamato/ácido glutâmico Aspartato Metionina Serina Amônia/amoníaco Colina Fenilalanina

Fonte: IOM, 2005.

4.3. Metabolismo

As proteínas estão presentes em alimentos de origem animal (carnes, ovos, leite) e de origem vegetal (feijão, arroz, milho). As macromoléculas proteicas são hidrolisadas até aminoácidos e estes são absorvidos. As enzimas da digestão proteica são secretadas como zimogênios, que são convertidos em enzimas ativas no estômago e duodeno. No estômago, o pepsinogênio é convertido em pepsina (enzima ativa), inicialmente por ação do ácido clorídrico e após pela própria pepsina. A pepsina hidrolisa as proteínas junto às ligações peptídicas de resíduos de aminoácidos aromáticos.

Os aminoácidos são absorvidos ativamente no intestino, por gradiente de sódio, com participação da vitamina B_6 (piridoxal fosfato). Por difusão facilitada, eles chegam ao plasma. Existem sistemas de transporte ativo, dependentes ou não de sódio, para os aminoácidos básicos, ácidos e neutros. Após a absorção intestinal e o transporte dos aminoácidos para o fígado, através do sistema portal, ocorre modulação da concentração de aminoácidos séricos. Os aminoácidos são destinados de acordo com a necessidade de cada tecido, sempre com equilíbrio entre os aminoácidos ingeridos, circulantes, e as proteínas teciduais. Continuamente, chegam ao sangue aminoácidos procedentes da absorção intestinal, da degradação tecidual de proteínas e de peptídeos e da síntese endógena de aminoácidos não essenciais, formando um *pool* metabólico de aminoácidos, como demonstrado na Figura 4.1.1.

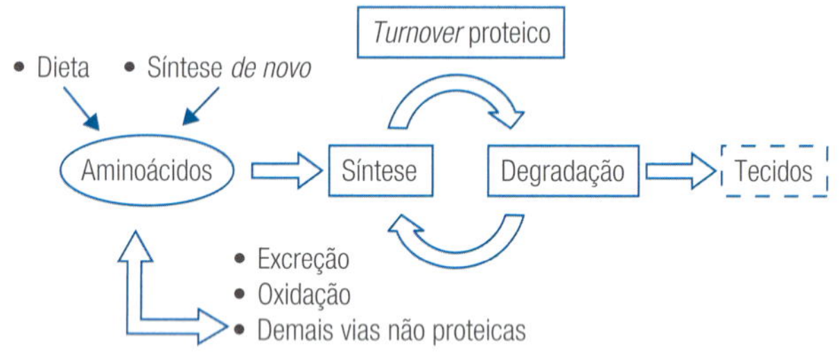

Figura 4.1.1. Esquema do *pool* metabólico de aminoácidos circulantes. Fonte: IOM, 2005.

O *turnover* proteico consiste no processo contínuo de anabolismo e catabolismo proteico. A velocidade desse processo depende da função e do tecido no qual ele ocorre. A taxa média da renovação proteica é de aproximadamente 3% de toda a proteína do organismo. A síntese proteica é controlada pelo DNA de cada célula, onde atua como molde para a síntese, e a energia para esse processo é fornecida pelo ATP do metabolismo celular. O catabolismo de proteínas e aminoácidos ocorre principalmente no fígado, sendo realizado pela desaminação oxidativa e formação do cetoácido.

Para a síntese proteica, os aminoácidos são selecionados pelo RNA transportador (RNAt) no citoplasma da célula. A informação sobre a sequência de aminoácidos de cada proteína individual está contida na sequência de nucleotídeos do RNA mensageiro (RNAm), que é sintetizado no núcleo a partir do DNA, pelo processo de transcrição. Em seguida, as moléculas de RNAm interagem com várias moléculas de RNAt ligados a aminoácidos específicos no citoplasma para a síntese da proteína específica. Esse processo, conhecido como transdução, é regulado por hormônios e aminoácidos.

4.4. Balanço nitrogenado

O método mais antigo e utilizado como padrão de referência para acompanhar as alterações de nitrogênio no organismo é o balanço nitrogenado. Consiste na diferença entre a ingestão de nitrogênio (proteínas) e a quantidade excretada, seja pela urina, fezes, pele ou por perdas diversas. Em todos os estágios da vida há constante movimentação de compostos nitrogenados que entram no organismo e são processados, sendo os seus produtos metabólicos excretados. Durante o período de crescimento e na convalescência de doenças, a ingestão é maior do que a sua excreção, pois há grande síntese de proteínas. Nesse caso, há um balanço nitrogenado positivo (N ingerido maior que N excretado). O inverso ocorre, por exemplo, na senilidade ou durante o jejum prolongado e ainda em algumas doenças que apresentam estado febril. Nessas situações, a excreção de nitrogênio é maior do que a ingestão, ocorrendo catabolismo de proteínas ou balanço negativo. Isso ocorre também quando falta algum aminoácido essencial na dieta, pois o organismo vai degradar as proteínas teciduais para obtê-lo.

No adulto em equilíbrio, a quantidade de nitrogênio ingerida é igual à excretada, pois a quantidade total de proteínas permanece relativamente constante, o que significa que a quantidade de aminoácidos utilizada para formar as proteínas dos tecidos não é maior que a aquela degradada. Nesse caso, há um balanço nitrogenado em equilíbrio (N ingerido = N excretado).

4.5. Qualidade da proteína

A qualidade das proteínas é avaliada pela capacidade de fornecer aminoácidos essenciais, comparando as composições de aminoácidos com as da proteína considerada padrão, em geral a proteína do ovo ou a caseína, considerando ainda a sua digestibilidade. Em geral, as proteínas de origem animal possuem maior valor biológico do que as proteínas de origem vegetal. As proteínas vegetais costumam ser pobres em lisina, metionina e triptofano, além de possuírem menor digestibilidade.

4.6. Funções biológicas dos aminoácidos e proteínas

Os aminoácidos realizam síntese proteica e gliconeogênese, e participam na produção endógena de substâncias biologicamente ativas, fornecendo nitrogênio para a biossíntese de purinas e pirimidinas, utilizadas na síntese de nucleotídeos e ácidos nucleicos. Além disso, atuam como neurotransmissores (glutamato, glicina) e produtores de neurotransmissores (gama-aminobutirato, noradrenalina, serotonina), e originam hormônios (catecolaminas, hormônios da tiroide). Podem apresentar também ação hormonal (paratormônio, calcitonina, insulina, glucagon, hormônios hipofisários), função catalítica (enzimas), atuar como tampão (nos espaços extra e intracelulares) e ainda como constituintes, receptores de membranas e transportadores, entre outras atividades exercidas.

4.7. Recomendações nutricionais

A necessidade proteica diária de um indivíduo depende principalmente de sua fase de desenvolvimento e atividade física. Para um indivíduo adulto, recomenda-se aproximadamente 0,8g de proteína/kg de peso/dia.

As necessidades de nitrogênio, apesar de muito variáveis, podem ser expressas pela equação: $R * 6{,}25$, sendo $R = U + F + S + G$ (R: necessidade de nitrogênio; U: perda urinária de nitrogênio; F: perda fecal; S: perda através da pele, suor e tegumentos; G: exigência para o crescimento, gravidez e lactação). Como 6,25g de proteínas correspondem a 1g de nitrogênio, o produto dessa equação corresponde à quantidade de proteína necessária. A perda total do nitrogênio é de aproximadamente 2,5 mg/kcal/dia, na condição do metabolismo basal (15,6 mg/kcal de proteínas). Para um adulto de atividade moderada, as necessidades seriam em torno de 7,5g de nitrogênio (R) por dia, para um gasto de 3.000 kcal. Em crianças, os valores podem ser diferentes.

4.8. Manifestação de carência

Longos períodos sem ingestão de proteínas, com dietas geralmente à base de carboidratos e lipídios, resultam em uma condição conhecida como kwashiorkor, uma forma grave de desnutrição proteica que acomete principalmente crianças. Suas manifestações são edema, anemia, atrofia pancreática, atrofia da mucosa intestinal, diarreia e esteatorreia, entre outras. A deficiência grave e prolongada pode resultar em prejuízos irreversíveis e até óbito.

5. BIBLIOGRAFIA

BARBALHO, S.M. *et al.* Omega 3 fatty acid and the resolution of inflammatory processes. *Medicine*, v. 44, n. 3, p. 234-40, 2011.

BEBLO, S. *et al.* Effect of fish oil supplementation on fatty acid status, coordination, and fine motor skills in children with phenylketonuria. *J. Pediatr.*, v. 150, n. 5, p. 479-84, 2007.

BEBLO, S. *et al.* Fish oil supplementation improves visual evoked potentials in children with phenylketonuria. *Neurology*, v. 57, n. 8, p. 1488-91, 2001.

BUTTERWORTH, P.J.; WARREN, F.J.; ELLIS, P.R. Human α-amylase and starch digestion: an interesting marriage. *Starch-Stärke*, v. 63, n. 7, p. 395-405, 2011.

CAMPOS, M.V.A.; MIGUEL, H.; RODRIGUES, M.F. Análise glicêmica em atletas de futsal suplementados com maltodextrina. *EFDesportes.com, Revista Digital, Buenos Aires*, v. 17, n. 167, p. 201, 2012.

COCKBURN, D.W.; KOROPATKIN, N.M. Polysaccharide degradation by the intestinal microbiota and its influence on human health and disease. *J. Mol. Biol.*, v. 428, n. 16, p. 3230-52, 2016.

COPELAND, L. *et al.* Form and functionality of starch. *Food Hydrocolloids*, v. 23, p. 1527-34, 2009.

COSTA, T. *et al.* Influência da maltodextrina sobre a glicemia e o rendimento de atletas juvenis de basquetebol. *Revista Polidisciplinar Eletrônica da Faculdade Guairacá*, v. 2, n. 2, 2011.

CUMMINGS, J.H.; STEPHEN, A.M. Carboydrate terminology and classification. *Eur. J. Clin. Nutr.*, v. 61, Suppl. 1, s5-18, 2007.

CURA, A.J.; CARRUTHERS, A. The role of monosaccharide transport proteins in carbohydrate assimilation, distribution, metabolism and homeostasis. *Curr. Opin. Plant Biol.*, v. 34, p. 9-16, 2016.

DARRAGH, A.J.; HODGKINSON, S.M. Quantifying the digestibility of dietary protein. *J. Nutr.*, v. 130, n. 7, p. 1850-6, 2000.

DELZENNE, N.M.; CANI, P.D.; NEYRINCK, A.M. Modulation of glucagon-like peptide 1 and energy metabolism by inulin and oligofructose: experimental data. *J. Nutr.*, v. 137, v. 11, Suppl., p. 2547S-51S, 2007.

DESFORGES, M. *et al.* Reduced placental taurine transporter (TauT) activity in pregnancies complicated by pre-eclampsia and maternal obesity. *Adv. Exp. Med. Biol.*, v. 776, p. 81-91, 2013.

FAO/WHO. Interim Summary of Conclusions and Dietary Recommendations on Total Fat & Fatty Acids From the Joint FAO/WHO Expert Consultation on Fats and Fatty Acids in Human Nutrition, 10-14, WHO, Geneva, 2008.

FERREIRA, V.F.; ROCHA, D.R.; SILVA, F.C. Potentiality and opportunity in the chemistry of sucrose and other sugars. *Quím. Nova*, v. 32, n. 3, 2009.

FOOD AND AGRICULTURE Organization of the United Nations. Fat and fatty acid terminology, methods of analysis and fat digestion and metabolism. In: FAO, editor. Fats and fatty acids in human nutrition. FAO; 21-42, 2010.

FRAYN, KN. *Metabolic regulation: a human perspective.* 2nd ed. Oxford: Blackwell Science, 2003.

HOLECEK, M.; SISPERA, L. Effects of arginine supplementation on amino acid profiles in blood and tissues in fed and overnight-fasted rats. *Nutrients*, v. 8, n. 4, p. 206, 2016.

IOM. Food and Nutrition Board, Institute of Medicine. Dietary Reference Intakes. Dietary, Functional, and Total fiber. Washington D.C.: National Academy Press, 2005. p. 21-37.

IOM. Food and Nutrition Board, Institute of Medicine. Dietary Reference Intakes. Water, Potassium, Sodium, Chloride and Sulfate. Washington D.C.: National Academy Press, 2004. p. 73-185.

IOM. INSTITUTE OF MEDICINE. DRIs: Dietary Reference Intake: applications in dietary assessment. Washington D.C.: National Academy Press, 2000.

IOM. INSTITUTE OF MEDICINE. DRIs: Dietary Reference Intake: Dietary Carbohydrates: Sugars and Starches. Washington D.C.: National Academy Press, 2005. p. 265-338.

IOM. INSTITUTE OF MEDICINE. DRIs: Dietary Reference Intake: Dietary Fats: Total Fat and Fatty Acids. Washington D.C.: National Academy Press, 2005. p. 422-541.

IOM. INSTITUTE OF MEDICINE. DRIs: Dietary Reference Intake: Dietary Protein and Amino Acids. Washington D.C.: National Academy Press, 2005. p. 589-786.

JONES, P.J.H.; RIDEOUT, T. Lipídios, esteróis e seus metabólitos. In: ROSS, A.C. *et al. Nutrição Moderna de Shils na Saúde e na Doença.* 11ª ed. Barueri: Manole, 2016. p. 65-87.

KLEK, S. Omega-3 fatty acids in modern parenteral nutrition: a review of the current evidence. *J. Clin. Med.*, v. 5, n. 3, p. 34, 2016.

KOLAHDOUZ MOHAMMADI, R. *et al.* Ruminant trans-fatty acids and risk of breast cancer: a systematic review and meta-analysis of observational studies. *Minerva Endocrinol.*, 2016.

L'AMOREAUX, W.J *et al.* Taurine regulates insulin release from pancreatic beta cell lines. *J. Biomed. Sci.*, v. 17, Suppl. 1, p. S11, 2010.

MARSZALEK, J.R.; LODISH, H.F. Docosahexaenoic acid, fatty acid-interacting proteins, and neuronal function: breastmilk and fish are good for you. *Annu. Rev. Cell Dev. Biol.*, v. 21, p. 633-57, 2005.

MATO, J.M.; MARTÍNEZ-CHANTAR, L.; LU, S.C. Methionine metabolism and liver disease. *Annu. Rev. Nutr.*, v. 28, p. 273-93, 2008.

MEDEIROS, T.E. *et al.* Efeito dose-dependente da maltodextrina na glicemia e resposta cardiovascular em diabéticos tipo 2 durante exercício aeróbico. *RBNE*, v. 8. n. 45. p. 164-70, 2014.

MEYER, K.A. *et al.* Carbohydrates, dietary fiber, and incident type 2 diabetes in older women. *Am. J. Clin. Nutr.*, v. 71, n. 4, p. 921-30, 2000.

OLIVEIRA H.R.; GAZZOLA, J. Absorção dos ácidos graxos. In: CURI, R. *et al. Entendendo a gordura: os ácidos graxos.* Barueri: Manole, 2002. p. 49-58.

PIĄTKIEWICZ, P. *et al.* Severe hypoglycaemia in elderly patients with type 2 diabetes and coexistence of cardiovascular history. *Kardiol. Pol.*, v. 74, n. 8, p. 779-85, 2016.

RAND, W.M.; PELLETT, P.L.; YOUNG, V.R. Meta-analysis of nitrogen balance studies for estimating protein requirements in healthy adults. *Am. J. Clin. Nutr.*, v. 77, n. 1, p. 109-27, 2003.

RATNAYAKE, N.; GALLI, C. Fat and fatty acid terminology, methods of analysis and fat digestion and metabolism: a background review paper. *Ann. Nutr. Metab.*, v. 55, n. 1-3, p. 8-43, 2009.

RICHARDSON, A.J.; PURI, B.K. A randomized double-blind, placebo-controlled study of the effects of supplementation with highly unsaturated fatty acids on ADHD-related symptoms in children with specific learning difficulties. *Prog. Neuropsychopharmacol. Biol. Psychiatry*, v. 26, n. 2, p. 233-9, 2002.

RÖYTIÖ, H.; OUWEHAND, A.C. The fermentation of polydextrose in the large intestine and its beneficial effects. *Benef. Microbes*, v. 5, n. 3, p. 305-13, 2014.

SANDERS, L.M.; LUPTON, J.R. Carbohydrates. In: ERDMAN JR, J.W. *et al. Present knowledge in nutrition.* 10th ed. Ames (Iowa): International Life Sciences Institute/Wiley-Blackwell, 2012. p. 83-96.

SCHNEIDE, R. *et al.* Cellulose and callose synthesis and organization in focus, what's new? *Curr. Opin. Plant Biol.*, v. 34, p. 9-16, 2016.

SINN, N. Physical fatty acid deficiency signs in children with ADHD symptoms. *Prostaglandins Leukot. Essent. Fatty Acids*; v. 77, n. 2, p. 109-15, 2007.

VAN DER VELDE, A.E. Reverse cholesterol transport: from classical view to new insights. *World J. Gastroenterol.*, v. 16, n. 47, p. 5908-15, 2010.

VAN DER VELDE, A.E.; BRUFAU, G.; GROEN, A.K. Transintestinal cholesterol efflux. *Curr. Opin. Lipidol.*, v. 21, n. 3, p. 167-71, 2010.

WILSON, T. *et al.* Glycemic responses to sweetened dried and raw cranberries in humans with type 2 diabetes. *J. Food Sci.*, v. 75, n. 8, p. H218-23, 2010.

YOU, J.S. *et al.* Positive correlation between serum taurine and adiponectin levels in high-fat diet-induced obesity rats. *Adv. Exp. Med. Biol.*, v. 776, p. 105-11, 2013.

ZAMBOM, M.A.; SANTOS, G.T.; MODESTO, E.C. Importância das gorduras poli-insaturadas da saúde humana. *Rev. Soc. Bras. Zootec.*, v. 547, p. 553-7, 2004.

ZHANG, X. *et al.* High-level expression of human arginase I in Pichia pastoris and its immobilization on chitosan to produce L-ornithine. *BMC Biotechnol.*, v. 15, p. 66, 2015.

4.2.

Vitaminas e Minerais

Leila Leiko Hashimoto
Luciane Luca de Alencar
Silvia M. Franciscato Cozzolino

Sumário

Colaboradores nas edições anteriores: Renato D. Dias e Marcos Luiz S. Perry.

1. VITAMINAS

As vitaminas são moléculas orgânicas essenciais para o organismo humano, desempenhando uma ampla gama de funções metabólicas. Em sua maioria, as vitaminas não podem ser sintetizadas pelas células de mamíferos, devendo, portanto, ser ingeridas diariamente por meio de alimentos ou suplementos. Algumas vitaminas podem ser adquiridas por vias particulares: como a vitamina D (sintetizada pela ação da luz solar na pele); as vitaminas B_{12}, folato, biotina e vitamina K (produzidas por bactérias intestinais); a niacina (sintetizada a partir do aminoácido triptofano) e a vitamina A (originada a partir do pigmento carotenoide β-caroteno).

As vitaminas são classicamente distribuídas em dois grupos: as hidrossolúveis (C, biotina e a série de vitaminas do grupo B) e as lipossolúveis (A, D, E e K) (Figura 4.2.1). Em termos gerais, as vitaminas hidrossolúveis atuam como coenzimas ou carreadores de algum grupo químico particular. Já no grupo lipossolúvel, apresentam-se como integradoras de membranas celulares.

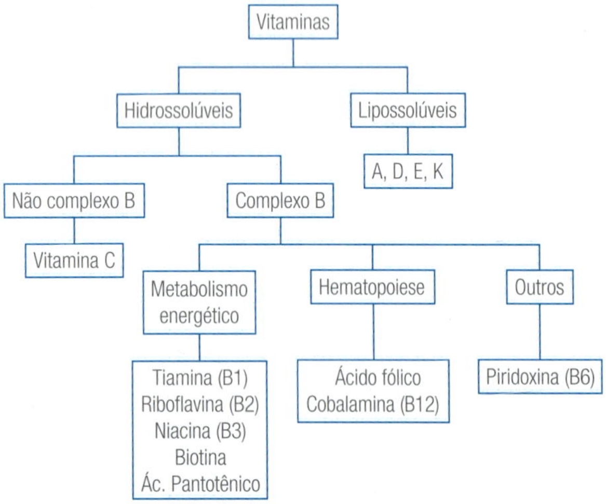

Figura 4.2.1. Classificação das vitaminas.

2. VITAMINAS HIDROSSOLÚVEIS

2.1. Vitamina B_1 (tiamina)

A doença do sistema nervoso periférico (beribéri), devido à deficiência de tiamina, é conhecida há muitos anos. Atualmente, em algumas regiões do mundo, esse problema ainda existe, especialmente entre os povos cujas dietas são ricas em carboidratos. Uma condição diferente, que afeta preferencialmente o sistema nervoso central, a síndrome de Wernicke-Korsakoff, também devida à deficiência de tiamina, ocorre nos países desenvolvidos, especialmente entre indivíduos alcoólatras.

No final do século XIX, estabeleceu-se a relação entre beribéri e inadequação alimentar ao observar que aves alimentadas com farelo de arroz não apresentavam a polineurite característica do beribéri. O processo de polimento de arroz removia a substância que era necessária à manutenção da saúde. A tiamina parece também atuar na transmissão nervosa.

Estrutura química e ocorrência

A tiamina apresenta um anel pirimídico com um grupamento amino ligado a um anel triazol por uma ponte metileno (Figura 4.2.2). Pode ser encontrada sob três formas: tiamina pirofosfato, tiamina difosfato e tiamina monofosfato.

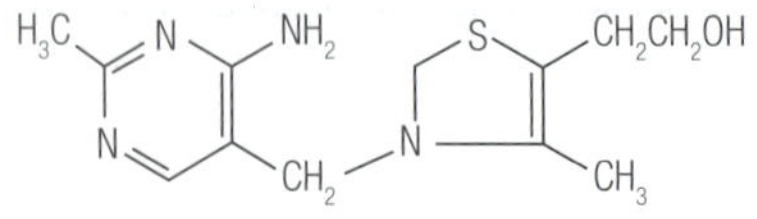

Figura 4.2.2. Estrutura química da tiamina.

Funções metabólicas

A tiamina pirofosfato é coenzima para três complexos multienzimáticos mitocondriais que estão envolvidos na descarboxilação oxidativa de 2-oxo-ácidos: 1) no complexo piruvato desidrogenase (formação de acetil-CoA); 2) no complexo 2-oxoglutarato desidrogenase (via metabólica central de geração de energia) e 3) na cadeia ramificada oxo-ácido desidrogenase (catabolismo de leucina, isoleucina e valina).

A tiamina participa de reações de transcetolação na via das pentoses fosfato, catalisando a transferência de duas unidades de carbono de um doador cetose para um aceptor aldose açúcar. Também apresenta função não coenzimática na neurofisiologia, sendo conhecida como vitamina antineurítica.

Absorção e metabolismo

A tiamina fosforilada é hidrolisada por fosfatases intestinais e sua forma livre é absorvida por processo dependente de adenosina trifosfato (ATP), sobretudo no jejuno e em menor proporção no duodeno e íleo. Uma vez absorvida pelas células da mucosa intestinal, a tiamina livre é transportada via circulação portal até o fígado, onde será fosforilada a sua forma ativa, tiamina pirofosfato, e conduzida à circulação.

No sangue, essa vitamina é encontrada em sua forma livre, ligada a proteínas plasmáticas ou como tiamina monofosfato. A tiamina é captada pelos tecidos, principalmente coração, músculos, rins, fígado e cérebro. O aumento da diurese e sudorese excessiva em condições climáticas muito quentes favorece maior excreção de tiamina.

Avaliação do estado nutricional

O *status* de tiamina pode ser determinado por medidas no plasma ou soro e sangue total. Como no plasma representa apenas 10% do conteúdo presente no sangue, essa medida é de baixa especificidade e sensibilidade, sendo a medida no sangue total mais precisa. Marcadores indiretos também têm sido utilizados para avaliar o estado funcional dessa vitamina, como a quantificação da atividade da enzima transcetolase ou de tiamina pirofosfato nos eritrócitos por meio de cromatografia líquida de alta eficiência (HPLC). Em estados de deficiência, a excreção na urina é diminuída. Valores menores que 40 mcg ou < 27 mcg/g de creatinina sugerem deficiência de tiamina.

Fontes, biodisponibilidade e recomendações nutricionais de tiamina

Os alimentos fonte de tiamina são carnes, vegetais, semente de girassol, farinhas e grãos integrais. A tiamina é termolábil, sensível a pH alcalino (> 8) e pode ser perdida no processamento de alimentos. O estado nutricional geral do indivíduo e a ingestão de álcool são fatores que reduzem significativamente a absorção de tiamina. O etanol interfere no mecanismo ativo de transporte de tiamina das células da mucosa através da membrana basolateral, sem afetar a difusão passiva.

Devido a baixa capacidade de armazenamento no organismo (30 mg), meia-vida curta (9 a 18 dias) e constante uso em processos metabólicos, a tiamina necessita ser reposta diariamente pela dieta. A recomendação diária é dependente de idade, gênero, situação metabólica específica (gravidez e lactação) e quantidade de carboidrato ingerida. A ingestão diária recomendada (RDA – *Recommended Daily Allowance*) de tiamina é de 1,1 mg/dia para mulheres não grávidas e não lactantes e 1,2 mg/dia para homens.

Doenças por deficiência de tiamina

A deficiência de tiamina pode resultar em: 1) neurite crônica periférica, que pode ou não estar associada com comprometimento cardíaco e edema (conhecida como "beribéri seco"); 2) beribéri agudo pernicioso (fulminante), com maior risco de comprometimento cardíaco e as anormalidades metabólicas têm pouca evidência de neurite periférica (conhecida como "beribéri úmido"); e 3) encefalopatia de Wernicke com psicose de Korsakoff, condição que responde à tiamina e está associada com o alcoolismo ou ao abuso de narcóticos.

Em geral, a deficiência mais aguda de tiamina está envolvida com lesões neurológicas irreversíveis da síndrome de Wernicke-Korsakoff. Neste caso, a administração de tiamina não é capaz de reverter esse quadro. O beribéri úmido corresponde à deficiência crônica de tiamina e presumivelmente menos grave.

Toxicidade

Não há evidências de qualquer efeito tóxico da tiamina, embora altas doses por via parenteral possam estar associadas à depressão respiratória em animais e ao choque anafilático em seres humanos. A hipersensibilidade e a dermatite de contato têm sido documentadas em trabalhadores da área farmacêutica que manuseiam a tiamina. A absorção é limitada e uma quantidade não superior a 10 μmol (2,5 mg) pode ser absorvida após uma dose única. A tiamina livre é rapidamente filtrada pelos rins e excretada. Segundo Hathcock 1997, a NOAEL (*No Observed Adverse Effect Level*) da tiamina é de 50 mg/dia, enquanto a LOAEL (*Lowest Observed Adverse Effect Level*) ainda não foi estabelecida.

2.2. Vitamina B_2 (riboflavina)

A riboflavina age como cofator no metabolismo gerador de energia. Embora seja sintetizada pela microbiota intestinal humana, sua deficiência é relativamente comum.

Estrutura química e ocorrência

A riboflavina (Figura 4.2.3), 7,8-dimetil-10-(1'-D-ribotil) isoaloxazina, é uma vitamina hidrossolúvel pertencente ao complexo vitamínico B, de coloração amarela e fluorescente. A riboflavina pode ser encontrada no organismo humano como integrante das coenzimas flavina mononucleotídeo (FMN) e flavina adenina dinucleotídeo (FAD).

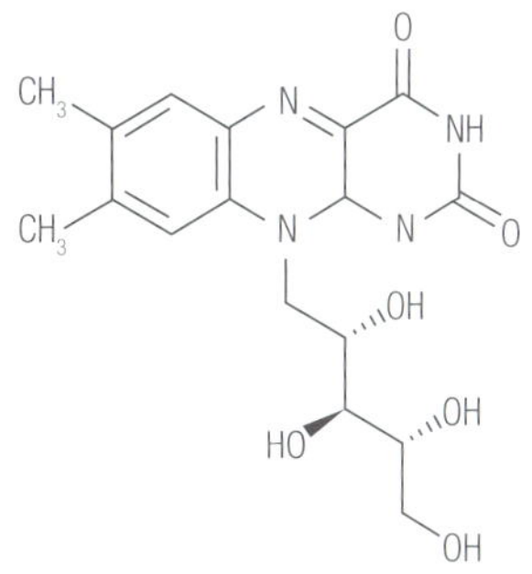

Figura 4.2.3. Estrutura química da riboflavina.

Funções metabólicas

A riboflavina atua como precursora de coenzimas que participam da cadeia transportadora de elétrons, como a FAD e FMN. Participa de reações centrais de redução, β-oxidação, degradação de xenobióticos, metabolismo de outros nutrientes (ácido fólico, piridoxina, niacina e ferro), eritropoiese e apoptose no organismo humano.

Absorção e metabolismo

A riboflavina ingerida com a dieta é hidrolisada no lúmen intestinal por fosfatases gerando riboflavina livre, que será absorvida no intestino delgado superior por um mecanismo saturável dependente de sódio. Em seguida, é fosforilada na mucosa intestinal pela flavoquinase a FMN, e posteriormente a FAD, pela enzima FAD-sintetase.

Avaliação do estado nutricional

Geralmente, a determinação de FMN é considerada o marcador mais útil comparado à FAD, porém a FAD é considerada mais estável a mudanças na dieta. A excreção urinária de riboflavina e seus metabólitos pode ser utilizada como um índice do seu estado nutricional. O rápido aumento na excreção quando os tecidos estão saturados pode ser um indicador.

A concentração plasmática não é segura para avaliação do estado nutricional. A glutationa redutase eritrocitária é especialmente sensível à depleção de B_2. A interpretação dos resultados pode ser complicada pela anemia e é mais comum empregar-se a ativação da glutationa redutase do eritrócito pela FAD realizada *in vitro*. A piroxina fosfato oxidase (PPO), enzima dependente de FMN para conversão da vitamina B_6 em sua forma ativa piridoxal fosfato, é proposta como alternativa ao biomarcador funcional glutationa redutase eritrocitária.

A piridoxina oxidase também é sensível à depleção de B_2. Em indivíduos normais e em animais experimentais, a glutationa redutase eritrocitária e o coeficiente de ativação da piridoxina oxidase estão correlacionados. Ambos refletem o estado nutricional do indivíduo em relação à riboflavina. Em indivíduos com deficiência de glicose-6-fosfato desidrogenase (favismo), há uma aparente proteção da glutationa redutase eritrocitária. Portanto, mesmo na deficiência de B_2, não há perda do cofator e o coeficiente de ativação da glutationa redutase eritrocitária permanece dentro da variação normal. O mecanismo dessa proteção é desconhecido.

Fontes, biodisponibilidade e recomendações nutricionais

A riboflavina está amplamente distribuída nos alimentos, como laticínios, carnes, vegetais verdes, grãos integrais e ovos. Entretanto, o processamento de alimentos, como descascamento, trituração e cozimento de grãos, promove a perda significativa dessa vitamina.

É necessário considerar também a produção endógena de riboflavina por bactérias láticas do intestino humano, a partir dos precursores guanosina trifosfato (GTP) e D-ribulose-5' fosfato. Alguns tipos de leite fermentado, pão e massa são exemplos de produtos enriquecidos com vitaminas do complexo B.

A recomendação dietética de riboflavina é dependente do sexo, idade e estado fisiológico (lactação, gravidez) do indivíduo. De acordo com o Instituto de Medicina Americano, a ingestão dietética recomendada por dia é de 1,3 mg para homens e 1,1 mg para mulheres não gestantes, uma vez que o organismo humano não armazena adequadamente essa vitamina.

Deficiência de riboflavina

A deficiência de riboflavina é endêmica em países em desenvolvimento, principalmente para os que não consomem ovos e laticínios. A ingestão insuficiente é caracterizada por lesões nos cantos da boca e nos lábios, descamação dolorosa na língua, dermatite seborreica especialmente nas partes nasolabiais, e também conjuntivite com vascularização da córnea e opacidade do cristalino. Ocorrem também anormalidades na pele ao redor da vulva e do ânus. As lesões na boca podem responder tanto a administração de riboflavina como a administração de vitamina B_6 em indivíduos aparentemente deficientes em B_2. O metabolismo da vitamina B_6 é intimamente ligado ao da riboflavina, pois na reação oxidativa do triptofano há a necessidade da ação de uma flavoproteína. Na deficiência de riboflavina, pode haver diminuição do metabolismo do triptofano. Além disso, a ingestão inadequada de riboflavina está associada ao aumento do risco de anemia persistente.

Toxicidade

Não se observaram efeitos adversos devido à alta ingestão de riboflavina, quer por meio de alimentos ou suplementos. Devido a sua baixa solubilidade e a sua limitada absorção do trato gastrintestinal, não há toxicidade significante ou mensurável por via oral. Em doses parenterais extremamente altas (entre 300 e 400 mg/kg peso corporal) pode haver cristalização da riboflavina no rim devido a sua baixa solubilidade. A NOAEL é de 200 mg/dia, enquanto a LOAEL não foi ainda estabelecida.

2.3. Vitamina B_6 (piridoxina)

A vitamina B_6 participa do metabolismo de aminoácidos, nas reações das transaminases, ou seja, na interconversão e no catabolismo de aminoácidos, na síntese de aminoácidos não essenciais, na descarboxilação para gerar aminas biologicamente ativas, como cofator para a glicogênio fosforilase e uma variedade de outras enzimas.

Está amplamente distribuída nos alimentos, sendo sua deficiência praticamente desconhecida na clínica. A ingestão inadequada pode afetar o metabolismo dos aminoácidos e possivelmente a ação dos hormônios esteroides. Os estrógenos causam anormalidades no metabolismo do triptofano parecidas com as anormalidades observadas na deficiência de B_6.

Nomenclatura, estrutura química e ocorrência

A vitamina B_6 pode ser encontrada na forma de "vitâmeros": a) piridoxina (PN); b) piridoxamina (PM); c) piridoxal (PL) e seus derivados fosforilados (Figura 4.2.4); d) piridoxina 5'-fosfato (PNP); e) piridoxamina 5'-fosfato (PMP) e f) piridoxal 5'-fosfato (PLP). A PLP atua como cofator em mais de 160 funções catalíticas diferentes, sendo, portanto, de grande interesse biológico e está usualmente ligada a resíduos de lisina no sítio ativo de enzimas PLP-dependentes. O 4-ácido piridóxico é o produto final biologicamente inativo do metabolismo da B_6. Estima-se que cerca de 70% a 80% da vitamina B_6 da dieta estejam biologicamente disponíveis.

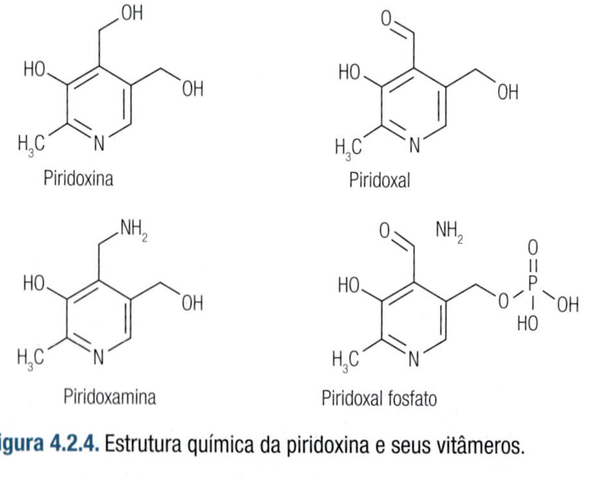

Figura 4.2.4. Estrutura química da piridoxina e seus vitâmeros.

Funções metabólicas

O PLP está envolvido em reações enzimáticas relacionadas ao metabolismo dos aminoácidos, carboidratos e lipídios, biossíntese de neurotransmissores e do heme, entre outras. A maior parte das reações em que a vitamina B_6 age como cofator está relacionada com a degradação e biossíntese de aminoácidos.

Uma das funções mais estudadas recentemente é a participação da vitamina B_6 no metabolismo de neurotransmissores, como a dopamina, serotonina, glicina, glutamato e ácido gama-aminobutírico (GABA). Assim, sua ação está sendo investigada no funcionamento cerebral e na função cognitiva normal, assim como em distúrbios neuropsiquiátricos, como depressão, demência, convulsões, enxaqueca e dor crônica. Nesse sentido, alvos de drogas focadas em reações PLP-dependentes, geradoras de compostos neuroativos e imunomodulares, sao a DOPA descarboxilase, a GABA aminotransferase e a hidroximetil transferase.

Enzimas PLP-dependentes podem atuar diretamente como agente protetor contra espécies reativas de oxigênio, como radical peróxido, inibindo a peroxidação lipídica. Por outro lado, pode desempenhar função indireta no sistema antioxidante, como coenzima na via de transsulfuração de homocisteína a cisteína, a qual contribui para a síntese de glutationa reduzida. Hsu *et al.* (2015) observaram que animais com ingestão deficiente de vitamina B_6 tiveram maior estresse oxidativo induzido por homocisteína, concluindo que o *status* dessa vitamina parece mediar o estresse oxidativo em conexão com a redistribuição de glutationa do fígado para o plasma sem afetar as atividades relacionadas à enzima glutationa.

Absorção e metabolismo

Na mucosa intestinal, os vitâmeros fosforilados são desfosforilados pela fosfatase alcalina que está ligada à membrana celular das células da mucosa intestinal e assim são absorvidos rapidamente por difusão passiva, parecendo não haver limitação na quantidade de vitamina B_6 absorvida, que em sua maioria será captada pelo fígado.

O ácido 4-piridóxico é o principal produto de excreção da B_6 e sua excreção reflete a ingestão recente. Pequenas quantidades de PL e PM são também excretadas na urina. Grande parte da vitamina que é filtrada nos glomérulos é reabsorvida nos túbulos renais.

Avaliação do estado nutricional

Índices diretos e indiretos são utilizados para avaliar as concentrações de vitâmeros de B_6 na circulação (plasma ou eritrócitos) e urina. As medidas diretas incluem análise da concentração de PLP, PL e ácido 4-piridóxico no plasma, PLP nos eritrócitos e ácido 4-piridóxico na urina. Alguns biomarcadores funcionais de B_6 que refletem os efeitos metabólicos de enzimas e vias do metabolismo PLP-dependentes são utilizados, como a transaminase do ácido aspártico nos eritrócitos e seu coeficiente de ativação, a quinurenina e aminoácidos (glicina e serina) plasmáticos, a transulfuração (cistationina) e metabólitos de carbono único.

Uma parte da vitamina B_6 biologicamente ativa é excretada na urina. Vários estudos têm medido o estado nutricional dos indivíduos em relação à vitamina B_6 analisando essa excreção. Entretanto, é difícil interpretar os resultados dessa medida, embora esteja diminuída na deficiência.

Fontes, biodisponibilidade e recomendações nutricionais

Alimentos ricos em proteínas (fígado, peixes, frango, carne bovina, camarão) são as melhores fontes de vitamina B_6. Banana, batata com casca, ameixa e castanhas são boas fontes da vitamina.

A maioria dos estudos sobre as necessidades e recomendações de ingestão de B_6 tem avaliado anormalidades do metabolismo do triptofano e da metionina. Os testes de sobrecarga de triptofano, como um índice de estado nutricional relativo à B_6, não são ideais em estudos de campo. Estudos de depleção e repleção, sob condições controladas, podem fornecer uma indicação do estado nutricional em relação a B_6.

A recomendação média estimada para a vitamina B_6 é de 1,3 mg por dia para mulheres não gestantes e homens até 50 anos. Na faixa etária de 51 a 70 anos, os valores diários sobem para 1,5 mg para mulheres e 1,7 mg para homens.

Deficiência de B_6

A deficiência clínica de B_6 é rara, principalmente pela ampla distribuição nos alimentos e pela possibilidade de síntese pela flora bacteriana intestinal. Entretanto, quando ocorre, pode apresentar sintomas como dermatite seborreica, anemia microcítica (em razão da síntese diminuída de hemoglobina), convulsões, depressão e confusão. A deficiência moderada de B_6 poderia aumentar a resposta aos hormônios esteroides em tecidos-alvo, devido à ação do PLP nos hormônios esteroides. Tal fato pode ser importante na indução e subsequente desenvolvimento de câncer dependente de hormônio, como, por exemplo, no câncer de mama e no câncer de próstata, podendo afetar o prognóstico. A suplementação com B_6 pode ser um adjunto com as outras terapias nesses cânceres. Há evidências de que o estado nutricional inadequado da vitamina B_6 esteja associado a um prognóstico ruim em mulheres com câncer de mama.

Uso farmacológico

Suplementos de vitamina B_6 variando de 40 a 200 mg/dia e, em alguns casos superior a 200 mg/dia, têm sido recomendados para uma variedade de condições, incluindo tratamento de malária, doenças do sono, câncer, depressão pós-natal, efeitos colaterais associados com contraceptivos orais, hiperêmese da gestação, síndrome pré-menstrual, entre outros.

Embora os estrógenos não causem deficiência de B_6, a administração de suplementos dessa vitamina tem efeitos benéficos para atenuar os efeitos colaterais estrógenos produzidos endogenamente ou aqueles administrados externamente. Ocorre normalização da tolerância à glicose em mulheres que tomam contraceptivos orais (níveis elevados de estrógenos) e no diabetes gestacional.

Toxicidade

Como uma vitamina hidrossolúvel que é rapidamente metabolizada e excretada, deve-se esperar que a vitamina B_6 possua baixa toxicidade. Entretanto, estudos com animais têm demonstrado o desenvolvimento de sinais de neuropatia periférica. Os sinais clínicos da toxicidade de B_6 em animais são revertidos após três meses, com a descontinuidade da sobrecarga, mas, a velocidade de condução dos nervos sensoriais, que diminuem durante o desenvolvimento da neuropatia, não é recuperada totalmente. O mecanismo da neurotoxicidade da piridoxina não é conhecido. Tem sido sugerido que altas concentrações de piridoxina competem com o piridoxal para a fosforilação. A piridoxina fosfato é oxidada para piridoxal fosfato em alguns tecidos apenas. O resultado disso poderia ser a depleção de piridoxal fosfato do nervo periférico e o acúmulo de piridoxina fosfato. A NOAEL é de 200 mg/dia e a LOAEL é de 500 mg/dia.

2.4. Vitamina B_9 (ácido fólico)

O ácido fólico exerce sua ação na transferência de fragmentos de carbono numa grande variedade de reações biossintéticas e catabólicas. Relaciona-se metabolicamente com a vitamina B_{12}. A deficiência de folato é comum. Embora esteja amplamente distribuído nos alimentos, muitos medicamentos podem causar a sua depleção.

Estrutura química e ocorrência

Os compostos com atividade similar ao ácido pteroilglutâmico são comumente agrupados sob a denominação de folato. Sua forma ativa é o ácido tetra-hidrofólico (THF), que participa de reações de transferência de carbono para biossíntese de nucleotídeos essenciais, DNA e RNA. A estrutura do ácido fólico consiste em uma pterina reduzida ligada ao ácido p-aminobenzoico, formando o ácido pteroico (Figura 4.2.5). O grupo carboxila é ligado a um α-amino grupo de glutamato, formando pteroilglutamato, sendo que é possível ser acoplado até sete resíduos glutamatos adicionais por meio de ligações peptídicas. Independente do número de resíduos acoplados, podem ser utilizados os termos genéricos folato ou ácido fólico.

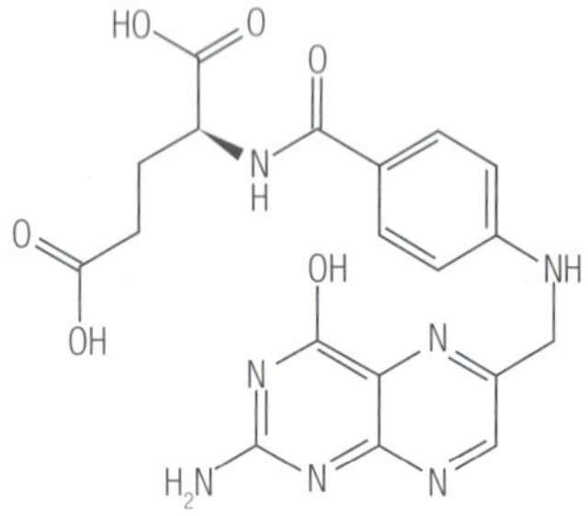

Figura 4.2.5. Estrutura química do ácido fólico.

Funções metabólicas

O folato exerce função central no desenvolvimento, crescimento e manutenção do sistema nervoso e da medula óssea. Participa como coenzima em reações do metabolismo dos aminoácidos e na hematopoiese. Sua principal função se dá na metilação do DNA e é, portanto, importante para a regulação epigenômica.

Absorção e metabolismo

Cerca de 80% do folato da dieta estão presentes como poliglutamatos. Valores entre 40% e 70% para biodisponibilidade de pteroilmonoglutamato têm sido relatados para diferentes alimentos. Os conjugados de folato são hidrolisados no intestino delgado pela hidrolase pteroilpoliglutamato conjugase, que depende de Zn, portanto a deficiência de Zn pode prejudicar a absorção do folato. O folato liberado é absorvido por transporte ativo no jejuno.

Há pouca perda de folato pela urina. O folato no plasma, em sua maior parte, está ligado a proteínas que o protegem da filtração glomerular. A borda em escova da célula renal também possui uma grande concentração de proteína ligadora de folato que pode reabsorver o filtrado na urina.

Avaliação do estado nutricional

Os biomarcadores mais utilizados para avaliar o estado nutricional dos indivíduos em relação ao folato são: concentração de folato no soro e nos eritrócitos e de homocisteína no plasma. A concentração de folato no plasma é um marcador de curto prazo e responde rapidamente à intervenção. O folato nos eritrócitos é um marcador sensível a longo prazo, considerando que a meia-vida das hemácias é de 120 dias. Como biomarcador funcional, tem-se a concentração de homocisteína no plasma. Na deficiência de ácido fólico, as concentrações plasmáticas de homocisteína estão elevadas, porém esse indicador não é específico, uma vez que outras vitaminas do grupo B podem também produzir esse efeito.

Fontes, biodisponibilidade e recomendações nutricionais

O ácido fólico é encontrado principalmente na forma de poliglutamato em alimentos como fígado, levedo de cerveja, brócolis, espinafre, ervilha, feijão e laranja. O processamento dos alimentos, como, por exemplo, o cozimento, pode reduzir em até 70% a quantidade de ácido fólico. O tetra-hidrofolato pode ser sintetizado por bactérias intestinais, contribuindo para suprir as necessidades. As recomendações para adultos acima de 19 anos são de 400 mcg/dia e, para gestantes, 600 mcg/dia.

Durante as décadas de 1980 e 1990, evidências demonstraram que a espinha bífida e outros defeitos do tubo neural estavam associados com a baixa ingestão de folato e que o aumento da ingestão durante a gestação poderia ser protetor. Por essa razão, a partir de junho de 2004, a Agência Nacional de Vigilância Sanitária (Anvisa) e o Ministério da Saúde tornaram obrigatória no Brasil a fortificação da farinha de trigo e de milho vendidos diretamente ao consumidor ou utilizados como matéria-prima para fabricação de outros produtos. De acordo com a Resolução RDC nº 344, cada 100 g de farinha de trigo e milho deverá conter, no mínimo, 150 mcg de ácido fólico e 4,2 mg de ferro. Chakraborty *et al.* mostraram que essa medida melhorou em 100% o *status* de folato em uma população de mulheres no Brasil, com base nas concentrações de folato sérico e eritrocitário.

Para prevenção de defeitos no tubo neural, a Organização Mundial da Saúde (OMS) publicou em 2013 uma diretriz que recomenda a suplementação de 400 mcg de folato/dia e 30-60 mg de ferro elementar como parte da assistência pré-natal, seguindo durante toda gestação. Entretanto, como o fechamento do tubo neural ocorre no 28º dia de gestação, o mais indicado é que toda mulher em idade fértil receba suplementos de folato, antes mesmo de ter conhecimento da gestação. O defeito do tubo neural ocorre em 0,75 a 1,0% das gestações. Altas ingestões de folato podem prevenir o desenvolvimento da anemia megaloblástica, entretanto em indivíduos idosos deve-se cuidar para que esse aumento de folato não mascare a deficiência de B_{12}, comum em idosos, principalmente devido à hipocloridria que dificulta a absorção dessa vitamina.

Deficiência de folato

A insuficiência ou deficiência de folato pode ser observada no plasma pela diminuição da sua concentração e pelo aumento da concentração de homocisteína e, no eritrócito, pela redução da concentração. Observam-se alterações megaloblásticas na medula óssea e divisão acelerada dos tecidos. O aumento do número de neutrófilos hipersegmentados também é frequentemente observado. Devido à incapacidade de replicação e maturação dos eritrócitos, há redução na produção dessas células, causando anemia megaloblástica e diminuição da habilidade do sangue em carrear oxigênio aos tecidos. Sintomas comuns dessa condição são cansaço, fadiga, irritabilidade e falta de ar.

A deficiência de ácido fólico pode ocorrer devido a baixa ingestão, aumento da necessidade durante o crescimento, gravidez e lactação, má absorção, hemólise e etilismo crônico. O uso de alguns medicamentos também pode causar a deficiência de folato, como quimioterápicos, antibacterianos, antimaláricos e antiepilépticos.

As doenças mais graves relacionadas à deficiência de folato são os defeitos no tubo neural, como encefalia e espinha bífida, desenvolvidas no processo embriológico. Um possível mecanismo é que, com a insuficiência de ácido fólico, não há metilação pós-traducional da arginina e histidina no citoesqueleto, necessária para a diferenciação do tecido neural. Esses defeitos são de origem multifatorial.

Toxicidade

O ácido fólico não é tóxico, mas altas doses podem mascarar a anemia perniciosa por deficiência de B_{12}, devendo ser monitorado em vegetarianos estritos e idosos. Entretanto, esse efeito é observado apenas com ingestões superiores a 5 mg. A ingestão de uma dose de ácido fólico de 400 mcg é segura. A maioria dos pesquisadores concorda que uma ingestão de 1.000 mcg (1 mg) de ácido fólico total, incluindo o folato dos alimentos, não apresenta riscos de efeitos adversos. Existe evidência de que suplementos de folato acima de 350 mcg/dia podem prejudicar a absorção de zinco. A NOAEL é de 1.000 mcg e a LOAEL não foi ainda estabelecida.

2.5. Vitamina B_{12} (cobalamina)

A vitamina B_{12} possui um átomo central de cobalto e tem sua ação relacionada ao metabolismo das vitaminas B_6 e B_9. A deficiência é comum em vegetarianos estritos e na população idosa. A percepção das manifestações clínicas é mais evidente na deficiência grave, pois no estágio inicial é de difícil identificação.

Estrutura química e ocorrência

A vitamina B_{12} é também conhecida como cobalamina, cuja estrutura é composta por anéis tetrapirrol ao redor de um átomo central de cobalto com um nucleotídeo unido a ele (Figura 4.2.6). A forma predominante no soro é a metilcobalamina. Nos tecidos, 70% correspondem a desoxiadenosilcobalamina (especialmente no fígado), 25% a hidroxicobalamina e menos de 5% a metilcobalamina. Preparações farmacêuticas e suplementos utilizam a cianocobalamina, forma mais estável à luz.

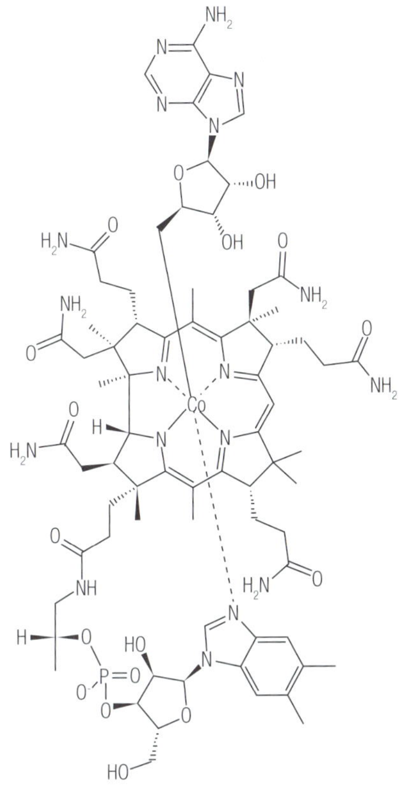

Figura 4.2.6. Coenzima B_{12}.

Funções metabólicas

É cofator essencial para as enzimas L-metilmalonil-CoA mutase e metionina sintase. A L-metilmalonil-CoA mutase é responsável pela conversão de L-metilmalonil-CoA a succinil-CoA, um intermediário importante do catabolismo da valina e do metabolismo de lipídios. A metionina sintase controla a síntese dos ácidos nucleicos e reações de transferência do grupo metil, incluindo a metilação da homocisteína à metionina e tetra-hidrofolato. Sendo assim, a metionina sintase é uma enzima central no metabolismo do folato. Além disso, a cobalamina também desempenha função na reparação e na síntese de mielina.

Absorção e metabolismo

A vitamina B_{12} pode ser absorvida em quantidade muito pequena por difusão passiva através da mucosa intestinal, correspondendo a menos de 1% da dose oral. A principal via de absorção da vitamina B_{12} é pela ligação a uma proteína ligadora específica presente no lúmen intestinal, chamada fator intrínseco, que é uma glicoproteína secretada pelas células gástricas parietais, as mesmas que secretam ácido clorídrico. O ácido gástrico e a pepsina liberam a vitamina da ligação proteica, tornando-a disponível.

Na gastrite atrófica existe uma diminuição da secreção ácida, podendo ocorrer a depleção de vitamina B_{12}. A vitamina B_{12} é absorvida no terço distal do íleo onde existem regiões de ligação do fator intrínseco à vitamina B_{12}. Na superfície serosa do intestino a vitamina B_{12} aparece ligada à transcobalamina II, uma proteína ligadora e transportadora da vitamina B_{12} no plasma. A absorção da vitamina B_{12} é limitada pelo número de regiões ligadoras de fator intrínseco a vitamina B_{12}.

Avaliação do estado nutricional

A vitamina B_{12} pode ser avaliada por marcador direto no soro ou metabólitos de seu metabolismo, como homocisteína no plasma, ácido metilmalônico, holo-transcobalamina total no soro e propionilcarnitina. A determinação de cobalamina sérica é o marcador mais utilizado nos laboratórios clínicos para diagnóstico de deficiência, definida como < 150 pg/mL. No entanto, é preciso levar em consideração as limitações intrínsecas ao método, como o fato de que 80% da vitamina B_{12} circulante estão ligadas à proteína de transporte haptocorrina, a qual não é disponível para captação celular. Portanto, não reflete fielmente o *status* de cobalamina celular.

A análise de dois subprodutos de duas enzimas dependentes de cobalamina (ácido metilmalônico e homocisteína) pode ser mais acurada para avaliar a deficiência em B_{12}. Na deficiência dessa vitamina, há aumento de ácido metilmalônico e homocisteína no plasma, visto que sua conversão a metilmalonil-CoA e metionina, respectivamente, é dependente de cobalamina e ácido fólico.

A única fração de vitamina B_{12} dietética que está biodisponível para distribuição sistêmica está na forma de holo-transcobalamina; esse marcador é utilizado como marcador da vitamina B_{12} biologicamente ativa. Após o processo de absorção no intestino, a cobalamina é ligada à transcobalamina, formando a holo-transcobalamina, que se direciona à circulação e é distribuída para todas as células do organismo. Esse marcador representa 6-20% do total de vitamina B_{12} presente no soro. O intervalo normal de concentração de holo-transcobalamina em indivíduos saudáveis é 20-125 pg/mL.

Fontes, biodisponibilidade e recomendações nutricionais

A cobalamina é exclusivamente oriunda de alimentos de origem animal, como laticínios, carne, fígado, peixe e ovos. No entanto, esses a adquirem de forma indireta pela fermentação de algumas bactérias e de membros do reino *Archaea*. Os microrganismos do intestino humano também são capazes de produzir vitamina B_{12}, porém a maior concentração de bactérias está no cólon, onde os nutrientes são pouco absorvidos. Assim, as fezes humanas contêm alta concentração de cobalamina.

Assim como as demais vitaminas hidrossolúveis, grande parte da vitamina B_{12} disponível nos alimentos é perdida durante o cozimento.

O estabelecimento da ingestão dietética recomendada de vitamina B_{12} se baseou na quantidade necessária para manutenção do estado hematológico e das concentrações normais de B_{12} no soro. Para indivíduos adultos, recomenda-se a ingestão de 2,4 mcg de cobalamina/dia.

Em indivíduos com problemas de absorção intestinal, a vitamina excretada na bile é perdida nas fezes, enquanto em indivíduos normais ela é reabsorvida quase completamente. Cerca de 10% a 30% dos idosos podem ter dificuldade para absorver a vitamina B_{12}, sendo aconselhável a ingestão de alimentos enriquecidos ou a utilização de suplementos dessa vitamina. As reservas corporais totais da vitamina B_{12} são da ordem de 2,5 mg (1,8 μmol). As reservas mínimas desejáveis estão em cerca de 1 mg (0,3 mol). A perda diária é de 0,1% das reservas corporais em indivíduos com circulação êntero-hepática normal. A recomendação de ingestão é de 1 a 2,5 mcg/dia. O único grupo populacional em risco de deficiência alimentar é o dos vegetarianos estritos, pois não existem fontes vegetais da vitamina B_{12}.

Deficiência de B_{12}

A deficiência de vitamina B_{12} é definida de acordo com critérios bioquímicos: a) concentração de cobalamina no soro (< 200 pg/mL); b) dosagem de homocisteína no soro (>13 mmol/l); c) concentração de ácido metilmalônico (> 0,4 mmol/l); d) concentração de holotranscobalamina no soro (< 35 pmol/l).

As manifestações clínicas da deficiência de B_{12} são sutis, como fadiga, perda de apetite, entre outras. Já na deficiência grave podem-se observar complicações neuropsiquiátricas, hematológicas e digestivas, incluindo anemia perniciosa, neuropatia sensorial, esclerose da medula espinhal, anemia hemolítica, macrocitose, hipersegmentação de neutrófilos, glossite de Hunter, entre outras. Outras causas de deficiência de cobalamina são anemia perniciosa, ingestão insuficiente pela dieta e má absorção pós-cirúrgica (no caso de cirurgia bariátrica, pela falta de fator intrínseco). Uma vez descoberta, a deficiência de vitamina B_{12} é passível de tratamento por meio de opções farmacológicas.

Toxicidade

Não há evidências científicas suficientes para estabelecer um limite máximo de ingestão tolerável (UL) de vitamina B_{12}. A NOAEL é de 3.000 mcg e a LOAEL ainda não foi estabelecida.

2.6. Niacina

A niacina (vitamina B3), ao contrário das outras vitaminas, foi descoberta em 1867 como um composto químico, o ácido nicotínico, produzido pela oxidação da nicotina, muito antes de se pensar que tivesse alguma importância na nutrição (Figura 4.2.7). Sua função metabólica como parte da coenzima II (NADP) foi descoberta em 1935, novamente, antes que a sua significância nutricional fosse conhecida. Talvez não seja completamente correto considerar a niacina como uma vitamina. Seu papel metabólico é o de um precursor de uma parte da coenzima nicotinamida nucleotídeo (a NAD e a NADP), porém, esses componentes podem ser sintetizados *in vivo* usando o triptofano, um aminoácido essencial.

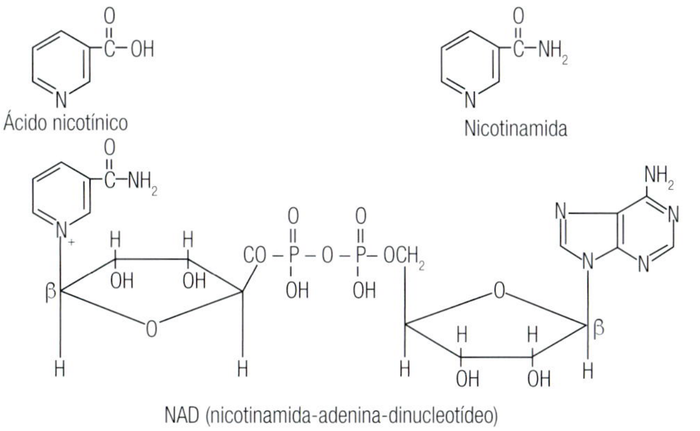

Figura 4.2.7. Ácido nicotínico, nicotinamida e NAD (nicotinamida-adenina-dinucleotídeo).

Em geral, a ingestão média diária proteica provê uma quantidade de triptofano mais do que suficiente para suprir as recomendações necessárias para a síntese de NAD. Não há, portanto, uma necessidade absoluta de niacina pré-formada. Apenas quando o metabolismo do triptofano está prejudicado, ou quando a ingestão desse aminoácido é inadequada, é que a niacina se torna essencial. É comum considerar a pelagra como uma doença devida à deficiência de niacina, entretanto, isso não é estritamente correto e a pelagra deve ser considerada como sendo devida à deficiência de ambos os nutrientes, a niacina e o triptofano.

Recomendações

Todas as estimativas de recomendações referentes à ingestão de niacina estão baseadas em estudos desenvolvidos nos anos 1950 e, ainda hoje, há excelente concordância com as recomendações atualmente propostas. Recomenda-se a ingestão de, em média, 5,5 mg/1.000 kcal (1,3 mg/MJ) e a ingestão de referência é de 6,6 mg/1.000 kcal (1,6 mg/MJ). Os estudos de depleção e repleção, que proporcionaram as bases dessas recomendações, também estabeleceram a equivalência do triptofano alimentar e da niacina pré-formada. Com base na excreção urinária dos metabólitos de niacina, quando indivíduos são alimentados com quantidades variáveis de triptofano, foi proposto que são necessários 60 mg de triptofano para formar 1 mg de niacina. Essa razão 60:1 foi deliberadamente subestimada para permitir uma acomodação à variação individual e para prover uma boa margem de segurança. Há pouca, ou nenhuma, necessidade de niacina pré-formada na dieta se houver ingestão suficiente de triptofano.

Quantidades significantes de niacina são encontradas na carne (especialmente carne vermelha), fígado, legumes, leite, ovo, grãos de cereais, leveduras, peixe e milho. Embora o leite e os ovos contenham pequenas quantidades de niacina pré-formada, seu conteúdo em triptofano provê mais do que o suficiente em equivalente de niacina. A niacina presente nos cereais não é biologicamente disponível, entretanto, o tratamento dos cereais com álcalis pode liberar o ácido nicotínico.

Funções, absorção e metabolismo da niacina

O termo niacina é um descritor genérico para dois compostos que possuem a ação biológica da vitamina, o ácido nicotínico e a nicotinamida. O nome niacina foi dado em 1940, quando foi estabelecido o papel da sua deficiência na etiologia da pelagra. A partir de então, decidiu-se pela fortificação dos alimentos com esse nutriente. O triptofano é um precursor da niacina, não sendo considerado um vitâmero desta. A niacina está presente nos tecidos e nos alimentos, principalmente como nicotinamida nucleotídeo. A hidrólise *post-mortem* de NAD e de NADP é extremamente rápida, portanto, parece que a maior parte da niacina presente na carne (a maior fonte alimentar de niacina) esteja na forma de nicotinamida livre. No cálculo da ingestão de niacina, ignora-se seu conteúdo nos cereais, entretanto, cerca de 10% da niacina presente nos cereais pode estar biodisponível. A nicotinamida nucleotídeo presente no lúmen intestinal não é absorvida como tal e sofre hidrólise para nicotinamida livre. Tanto o ácido nicotínico quanto a nicotinamida são absorvidos no intestino delgado.

Pelagra

A pelagra foi primeiramente descrita como "O mal da Rosa" (*La mal de la Rosa*) nas Astúrias, na Espanha central, por Casal (1735). Ele observou que a condição estava aparentemente relacionada com a dieta e era distinta do escorbuto, da sífilis, e de outras doenças conhecidas que causavam lesões na pele, aparentemente similares. O nome pelagra foi dado pelo médico italiano Frapolli, em 1771, para descrever o mais notável aspecto da doença, a aparência rugosa da pele, parecendo queimada pelo sol. A pelagra é caracterizada por uma dermatite fotossensível, parecida com uma queimadura grave produzida pelo sol. Tem um padrão de distribuição típico na face, semelhante a uma asa de borboleta, afetando todas as partes da pele expostas à luz solar. Lesões similares na pele podem ocorrer em áreas não expostas à luz, porém, sujeitas a pressões, tais como os joelhos, cotovelos, punhos e tornozelos.

A pelagra, em seu estágio avançado, é acompanhada de uma depressão psicótica e pode ocorrer diarreia. A pelagra, se não for tratada, é fatal. O outro traço característico da pelagra é o desenvolvimento da psicose depressiva que, superficialmente, é similar à esquizofrenia e à psicose orgânica, mas, clinicamente, é distinguível pelas fases lúcidas repentinas que se alternam com sinais psiquiátricos mais ostensivos. É provável que esses sintomas mentais ocorram por causa de uma deficiência relativa do triptofano, com a consequente diminuição da síntese de serotonina, e não devido à deficiência de niacina *per se*.

A deficiência de zinco, em associação com o alcoolismo, pode também ser um fator contribuinte para o desenvolvimento da pelagra. Vannucchi e Moreno, em 1989, mostraram que quando indivíduos alcoólatras eram tratados com uma alimentação enteral definida, sem triptofano e niacina, a adição de sais de zinco aumentava a excreção urinária de N 1-metil-nicotinamida e metil-piridona carboxamida, com uma correspondente queda do triptofano plasmático.

Avaliação do estado nutricional

Embora as coenzimas nicotinamida nucleotídeo tenham ação em um grande número de reações de oxidação e redução, estas não podem ser utilizadas como um meio de avaliação do estado nutricional do indivíduo em relação às reservas corporais de niacina. Isso porque essas coenzimas não estão firmemente ligadas a suas apoenzimas, como é o caso da tiamina pirofosfato, da riboflavina e da piridoxal fosfato. Estas agem como substrato das reações, ligando-se à enzima no início da reação e desligando-se assim que a reação prossegue. Nenhuma lesão metabólica específica está associada com a depleção de NADP.

Os métodos para se avaliar o estado nutricional em relação à niacina são as medidas da nicotinamida nucleotídeo no sangue e a excreção urinária de metabólitos de niacina. Nenhum desses métodos é totalmente satisfatório. Fu *et al.* (1990) demonstraram, em humanos, que a NAD no eritrócito diminui durante a depleção de niacina e aumenta quando a niacina é reintroduzida. Já a NADP eritrocitária não é afetada, portanto, a razão NAD/NADP poderia ser um bom índice para avaliar o estado nutricional em relação à niacina. Uma razão menor do que 1,0 indica a existência de deficiência.

Uso farmacológico e toxicidade

O ácido nicotínico é utilizado clinicamente em altas doses (da ordem de 1 a 3 g/dia) como agente hipolipidêmico. Reduz tanto os triglicérides quanto o colesterol total em cerca de 20%, agindo como inibidor da síntese do colesterol. A ação marcante é a redução do LDL (*Low Density Lipoprotein*) e do VLDL (*Very Low Density Lipoprotein*), aumentando o HDL (*High Density Lipoprotein*). Em doses moderadas, causa uma importante vasodilatação, com enrubescimento, queimação e coceira da pele. Doses únicas muito elevadas podem causar vasodilatação suficiente para causar a hipotensão. Após a administração de 1 a 3 g de ácido nicotínico ao dia, durante vários dias, o efeito hipolipemiante diminui gradualmente.

A nicotinamida não possui a mesma ação. Com ingestões acima de 1 g/dia, há evidências de toxicidade. Foram relatadas alterações em testes da função hepática, na tolerância a carboidratos e no metabolismo do ácido úrico. Essas alterações foram revertidas com a interrupção da administração de niacina. Suplementos de triptofano têm sido utilizados, com algum sucesso, no tratamento de doenças depressivas, aparentemente sem efeito adverso.

A NOAEL para o ácido nicotínico é de 500 mg (250 mg de liberação lenta) e de 1.500 mg para nicotinamida, e a LOAEL é de 1.000 mg (500 mg de liberação lenta) para o ácido nicotínico e de 3.000 mg para a nicotinamida.

2.7. Biotina

A história da biotina está relacionada com a história da avidina, uma proteína da clara de ovo que fixa biotina impedindo sua ação metabólica. Os primeiros estudos sobre o efeito tóxico da clara de ovo, em altas doses, foram feitos há quase um século.

Funções metabólicas

A biotina age metabolicamente como grupo prostético de carboxilases, que catalisam a fixação do CO_2 em compostos orgânicos através da biotina (Figura 4.2.8). Os produtos derivados dessas reações são importantes para a geração de energia (ATP), gliconeogênese e biossíntese de ácidos graxos, esteroides e aminoácidos não essenciais.

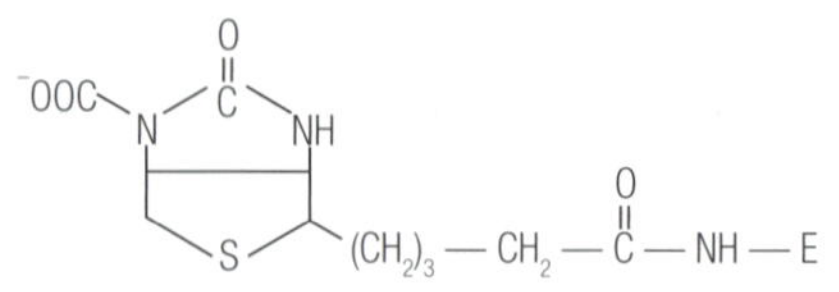

Figura 4.2.8. Carboxibiotina-enzima.

Absorção e metabolismo

A biotina é muito bem absorvida no intestino. Nos alimentos, essa vitamina está combinada com as carboxilases; a biocitina (biotinil lisina) é liberada no intestino, por proteólise. Uma biocitinase presente no fígado e no sangue hidrolisa a biocitina em biotina e lisina. A biotina é excretada na urina sem alteração estrutural.

Fontes e recomendações nutricionais

A biotina é amplamente distribuída nos alimentos e ainda é sintetizada por bactérias intestinais. Por tais motivos, sua deficiência é pouco prevalente na população. A ingestão diária adequada é de 30 mcg de biotina para adultos.

2.8. Ácido pantotênico

O ácido pantotênico foi identificado em 1933.

Funções metabólicas

O ácido pantotênico (Figura 4.2.9) é componente da coenzima A, utilizada como cofator em vias catabólicas e anabólicas. Na glicólise aeróbica e na oxidação dos ácidos graxos, a coenzima A aparece na acetilcoenzima A (fragmento ativo de dois carbonos). A acetilCoA ou entra no ciclo de Krebs (produção de energia) ou é utilizada na síntese de ácidos graxos, na biossíntese de esteroides (colesterol e hormônios), na biossíntese de corpos cetônicos. A coenzima A é envolvida em outros processos bioquímicos importantes, destacando-se a produção e metabolização de ácidos graxos ativos.

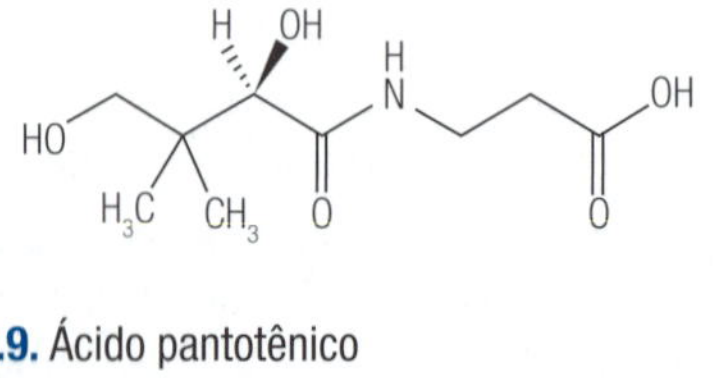

Figura 4.2.9. Ácido pantotênico

Absorção e metabolismo

O ácido pantotênico é muito bem absorvido no intestino, distribui-se por todos os tecidos e é excretado na urina sem alteração.

Fontes e recomendações nutricionais

Assim como a biotina, o ácido pantotênico está presente em grande parte dos alimentos. Os alimentos de origem animal (carne e ovos) são mais ricos do que os alimentos de origem vegetal. A ingestão diária adequada é de 5 mg de ácido pantotênico para adultos.

2.9. Vitamina C (Ácido Ascórbico)

Em 1757, foi demonstrado que tanto o suco de laranja quanto o de limão exercem efeito protetor contra o escorbuto. A vitamina C (Figura 4.2.10) é também conhecida como ácido ascórbico, L-ácido ascórbico, ácido desidroascórbico e vitamina antiescorbútica. O composto fisiologicamente mais importante é o L-ácido ascórbico. Este pode sofrer oxidação para monodesidroascorbato e posteriormente para desidroascorbato, ambos com atividade vitamínica, uma vez que podem ser reduzidos para ascorbato.

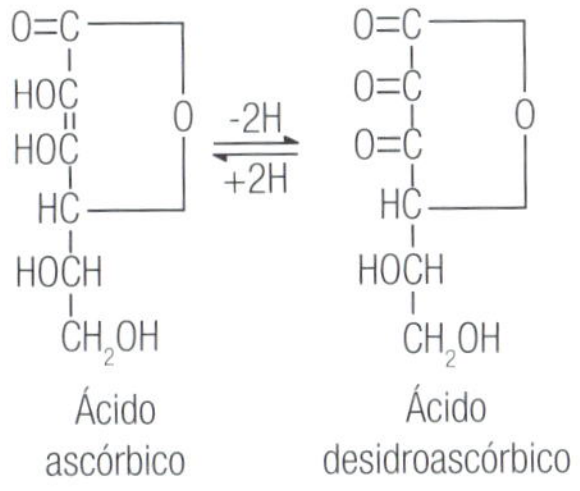

Figura 4.2.10. Ácido ascórbico e desidroascórbico.

Funções metabólicas

A função melhor caracterizada é na síntese de colágeno, por sua participação na hidroxilação da prolina e da lisina derivadas do pró-colágeno. Também atua na síntese de neurotransmissores, hormônios esteroides, carnitina, conversão do colesterol para ácidos biliares, degradação da tirosina e no metabolismo de minerais. A vitamina C aumenta a biodisponibilidade do ferro.

O ascorbato pode ter ação como antioxidante, reagindo com radicais livres, reduzindo o radical tocoferoxil na membrana celular. Porém, como em concentrações fisiológicas, o Fe^{3+} e o Cu^{2+} podem ser reduzidos para Fe^{2+} e Cu^{+}, respectivamente, e serem rapidamente reoxidados quando reagem com o peróxido de hidrogênio. Pode-se considerar que o ascorbato pode agir tanto como um antioxidante como um pró-oxidante.

Absorção e metabolismo

A absorção da vitamina C ocorre por processo ativo dependente de sódio, na borda em escova da membrana celular da mucosa intestinal e, por mecanismo independente de sódio, na membrana basolateral. Com a ingestão de vitamina C até 100 mg, cerca de 80% a 95% do ascorbato alimentar são absorvidos. Com maiores quantidades, a absorção diminui em função da dose.

Cerca de 70% do ascorbato no sangue estão distribuídos no plasma e nos eritrócitos. Os leucócitos mononucleares são capazes de concentrar o ascorbato em seu interior independentemente da concentração plasmática. O ascorbato e o desidroascorbato circulam livres ou ligados à albumina. Ambos são carreados pelo sistema transportador de glicose e, quando as concentrações de glicose se elevam, por exemplo, na hiperglicemia diabética, pode haver inibição da captação.

A maior parte do ácido ascórbico ingerido é excretada na urina, intacto ou na forma de desidroascorbato e dioxogulonato. O ascorbato e o desidroascorbato podem ser reabsorvidos, entretanto, quando a filtração glomerular excede a capacidade do sistema de transporte, a vitamina C é excretada na urina em quantidades proporcionais à ingestão.

Avaliação do estado nutricional

Na deficiência da vitamina C, a excreção urinária de ascorbato é muito baixa, quase indetectável. As reservas corporais de vitamina C podem ser obtidas medindo a excreção urinária após uma dose teste de 500 mg de ascorbato. Para uma avaliação mais precisa, deve-se repetir essa avaliação diariamente até que se recupere a mesma quantidade administrada.

Deficiência de vitamina C (escorbuto)

Os sinais de deficiência de ascorbato somente se desenvolvem após quatro a seis meses de baixa ingestão, quando as concentrações plasmáticas e dos tecidos diminuem consideravelmente. A doença por deficiência caracteriza-se por apatia e indisposição geral e, algumas vezes, causando também mudanças no comportamento e no desenvolvimento psicomotor. Esses efeitos podem ser atribuídos à diminuição na síntese de catecolaminas, como resultado da baixa atividade da dopamina β-hidroxilase.

Outros sinais do escorbuto como lassidão e fadiga, que precedem os sinais clínicos, podem ser atribuídos aos efeitos da deficiência do ascorbato na síntese do colágeno e da depleção da carnitina muscular. A anemia pode ocorrer e pode ser do tipo macrocítica, indicativa de deficiência de folato, ou do tipo hipocrômica, indicativa da deficiência de Fe. As principais fontes de ascorbato são as mesmas de folato. A deficiência de Fe pode ocorrer devido ao papel do ascorbato na absorção desse micronutriente e à dificuldade na mobilização das reservas de Fe dos tecidos. Também a hemorragia, que ocorre no escorbuto mais avançado, pode levar a considerável perda de sangue e de ferro.

Fontes, biodisponibilidade e recomendações nutricionais

As principais fontes de vitamina C são frutas e vegetais, incluindo frutas cítricas, goiaba, morango, acerola, batata e brócolis. Porém, deve-se considerar a instabilidade dessa vitamina, pela exposição ao ar, temperatura e modo de preparo dos alimentos. Foram estabelecidas recomendações nutricionais de 75 mg e 90 mg de vitamina C por dia para mulheres e homens adultos, respectivamente.

Usos farmacológicos

Pelo fato de o ascorbato aumentar a absorção intestinal de Fe inorgânico, tem sido prescrito com suplementos de Fe. Pacientes com câncer avançado apresentam baixo estado nutricional em relação à vitamina C. Embora o ascorbato tenha ação antioxidante e, portanto, ofereça uma proteção contra a carcinogênese induzida por radicais livres, ele age também como um pró-oxidante e como fonte de radicais de oxigênio. Não há evidência clara do efeito benéfico significante da suplementação com vitamina C, para prevenção do resfriado comum; entretanto, alguns estudos relatam diminuição do período da doença e melhoria dos sintomas.

Toxicidade

Independentemente do efeito benéfico, grande número de indivíduos ainda hoje toma habitualmente entre 1 e 5 g/dia dessa vitamina, com pouca evidência de toxicidade. Com até 1.000 mg diários não foram observados efeitos adversos, porém com 2.000 mg ou mais foram observados em alguns indivíduos gastroenterite passageira ou diarreia osmótica. Outros efeitos adversos atribuídos a vitamina C, incluindo cálculos renais de oxalato e excesso de Fe, não foram confirmados. A NOAEL é de mais de 1 g (talvez tão alto quanto 10 g), e a LOAEL não foi estabelecida.

3. VITAMINAS LIPOSSOLÚVEIS

3.1. Vitamina A (Retinol)

A função mais conhecida da vitamina A (Figura 4.2.11) é a relacionada ao processo visual. Ela participa do grupo prostético das opsinas, que são as proteínas sensíveis à luz na retina. A vitamina A age também como carreador de resíduos manosil na síntese de algumas glicoproteínas e, ainda, tem ação reguladora e moduladora do crescimento e da diferenciação dos tecidos. A vitamina A pode ser obtida como retinol pré-formado (vindo dos alimentos de origem animal) ou como carotenoides que serão hidrolisados para formar o retinol. Os carotenoides representam, portanto, as chamadas pró-vitaminas A.

Estrutura química e ocorrência

O termo vitamina A aplica-se corretamente apenas ao retinol, ao retinaldeído e ao ácido retinoico, entretanto, é geralmente utilizado para designar todos os compostos com atividade de vitamina A presentes na dieta. Os carotenos α, β e γ e a criptoxantina são os carotenoides quantitativamente mais importantes. O ácido retinoico é um metabólito do retinol, tem uma importante atividade biológica e mantém o crescimento em animais deficientes em vitamina A. O retinol é encontrado somente em alimentos de origem animal e em poucas espécies de bactérias.

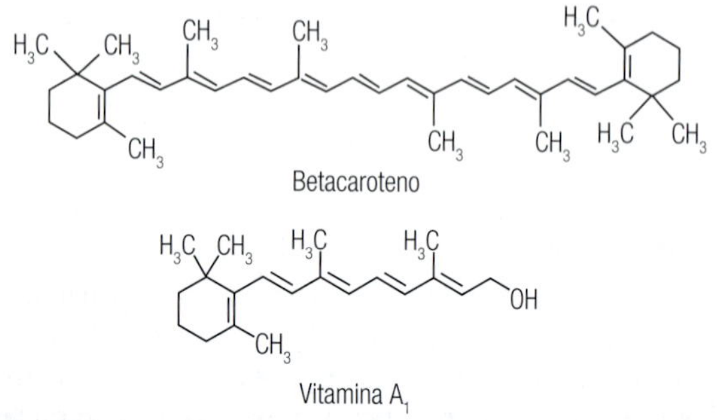

Figura 4.2.11. Formas da vitamina A.

O retinol livre é quimicamente instável e não ocorre em grandes quantidades nos alimentos e nos tecidos. Ele está presente na forma de ésteres, principalmente como palmitato de retinila. Pequenas quantidades de retinaldeído e ácido retinoico podem ocorrer nos alimentos. Existe outra forma da vitamina A pré-formada, o desidrorretinol (também chamado de vitamina A_2), que é encontrada nos peixes de água doce e nos anfíbios. O desidrorretinol pode ser reduzido para retinol *in vivo* e possui cerca da metade da atividade biológica do retinol.

Funções metabólicas

A vitamina A age como: 1) grupo prostético dos pigmentos visuais; 2) carreador da unidade manosil na síntese das glicoproteínas hidrofóbicas e 3) hormônio, no núcleo da célula controlando a proliferação e a diferenciação celular.

A ligação do retinaldeído à proteína opsina, nas células da retina, forma a rodopsina e a iodopsina. Essas proteínas são altamente fotossensíveis. A maioria dos efeitos da deficiência de vitamina A está relacionada com a proliferação e a diferenciação celular. O ácido retinoico atua no crescimento e na morfogênese durante o desenvolvimento, e o retinol é essencial para a fertilidade dos animais. Essas funções resultam dos efeitos no núcleo da célula, mediados pelos receptores nucleares.

Absorção e metabolismo

Cerca de 70% a 90% do retinol da dieta são absorvidos. Entretanto, pelo fato de ser uma vitamina lipossolúvel, depende da ingestão concomitante de gorduras. Ésteres de retinil são hidrolisados na superfície externa das células da mucosa intestinal e o retinol livre resultante é reesterificado intracelularmente para palmitato pela aciltransferase microssômica, antes de entrar no sistema linfático com os quilomícrons. O palmitato de retinil dos quilomícrons remanescentes é retirado pelas células do parênquima hepático onde é hidrolisado para retinol, que é transferido para a apo-RBP (*Retinol Binding Protein* – proteína ligadora de retinol).

Quando as reservas hepáticas da vitamina A são adequadas, o retinol recém-ingerido é transferido para armazenamento nas células estrelares na forma de ésteres de retinil. Quando as reservas estão baixas, o retinol pode ser rapidamente liberado para a circulação ligado à RBP. O β-caroteno e outros carotenoides com atividade pró-vitamínica A são hidrolisados na mucosa intestinal pela dioxigenase de caroteno, gerando retinaldeído. Este é reduzido para retinol, que, a seguir, é esterificado e entra na circulação com os quilomícrons e os ésteres do retinol proveniente da dieta. A atividade biológica do β-caroteno é consideravelmente mais baixa do que a do retinol.

O retinol é liberado do fígado ligado à RBP. Essa proteína mantém a vitamina A em solução aquosa, protegida contra a oxidação, transportando a vitamina A para os tecidos periféricos. A RBP liga 1 mol de retinol por mol de proteína. O complexo 1:1 com uma pré-albumina ligante de tiroxina (transtirretina) a protege contra a possibilidade de filtração pelos glomérulos. Receptores existentes na superfície das células dos tecidos tomam o retinol do complexo RBP-transtirretina.

Avaliação do estado nutricional

Os métodos diretos para medir o estado nutricional em relação à vitamina A são a biópsia hepática e a medida das reservas de ésteres de retinil. O estado nutricional pode também ser avaliado por testes funcionais e clínicos, como: 1) medida da concentração plasmática do retinol; 2) medida da concentração plasmática de RBP e 3) resposta à dose teste de vitamina A.

Em estudos de campo, os sinais clínicos da deficiência de vitamina A incluem a mancha de Bitot, a xerose da córnea, a ulceração da córnea e a queratomalácia. Esses sinais podem ser utilizados para identificar os indivíduos que sofrem da deficiência de vitamina A. A dificuldade de adaptação ao escuro é o primeiro sintoma da deficiência e é utilizada para obtenção do estado nutricional em relação à vitamina A. Entretanto, esse teste não é adequado para crianças, que representam o grupo com maior risco de deficiência.

Fontes, biodisponibilidade e recomendações nutricionais

Considerando que o organismo não é capaz de sintetizar a vitamina A, esta deve ser adquirida por meio da dieta. Os alimentos de origem animal fornecem a vitamina A na forma ativa (fígado, leite e derivados, ovos). Já os de origem vegetal contêm precursores da vitamina A, os carotenoides. A vitamina A contida nos alimentos é expressa em termos de equivalentes de retinol, ou seja, a soma das vitaminas provenientes do retinol pré-formado e dos carotenoides. A recomendação de ingestão estabelecida é de 900 mcg/dia para homens e 700 mcg/dia para mulheres de retinol equivalente (RE).

Deficiência e suplementação de vitamina A

A xeroftalmia é a forma mais comum de deficiência de vitamina A, que resulta na piora progressiva na visão. O estágio inicial é conhecido como cegueira noturna, ou seja, incapacidade visual em baixos níveis de iluminação. Isso porque o retinol participa da síntese de rodopsina, um pigmento visual essencial para a retina. A deficiência de vitamina A é a única e mais comum das causas de cegueira que pode ser prevenida.

A deficiência da vitamina A é um dos maiores problemas de nutrição e saúde pública em muitos países, afetando cerca de 190 milhões de pessoas no mundo. A deficiência de vitamina A foi relacionada ao aumento da mortalidade infantil e, a partir da década de 1980, foram desenvolvidos estudos de suplementação com vitamina A em crianças, cujos resultados positivos estimularam organismos internacionais de saúde e nutrição a criar programas de prevenção de hipovitaminose A com megadoses de 200.000 UI da vitamina para crianças de 12 a 48 meses. No Brasil, o Programa Nacional de Suplementação de Vitamina A (PNSA) é direcionado a crianças de 6 a 59 meses residentes nas Regiões Norte e Nordeste e alguns municípios das demais regiões e também a mulheres no pós-parto imediato de localizações específicas do Brasil. A dose única é de 100.000 UI para crianças de 6 a 11 meses e 200.000 UI para os demais.

Toxicidade

Ingestões habituais e prolongadas de altas doses de vitamina A podem causar os seguintes sinais de toxicidade:

1. Sistema nervoso central – aumento da pressão do fluido cerebrospinal, dor de cabeça, náusea, ataxia e anorexia.
2. Fígado – hepatomegalia, hiperlipidemia, alterações histológicas incluindo aumento da formação de colágeno.
3. Ossos – dores nas articulações, espessamento dos ossos longos, hipercalcemia e calcificação de tecidos moles.
4. Pele – secura excessiva, descamação, rachaduras da pele e alopecia.

A NOAEL de equivalente de retinol é de 3.000 mcg (10.000 UI) e a LOAEL é de 6.500 mcg de equivalente de retinol (21.600 UI) para adultos. Com relação ao β-caroteno, a NOAEL foi estipulada em 25 mg e a LOAEL ainda não foi estabelecida.

3.2. Vitamina D

A vitamina D não é considerada estritamente uma vitamina; pode também ser considerada como um hormônio que é sintetizado na pele por uma via não enzimática, isto é, por ação dos raios ultravioleta (UV) (Figura 4.2.12). Porém, se o tempo de exposição à luz não for suficiente para formar a quantidade necessária, é essencial que a vitamina pré-formada seja fornecida pelos alimentos. A função da vitamina D está na regulação da homeostase do cálcio (Ca) e na captação de Ca pelos tecidos, além de outras funções que recentemente têm-lhe sido atribuídas.

Estrutura química e ocorrência

Dois compostos possuem atividade de vitamina D: 1) o colecalciferol (vitamina D_3), que é a forma de ocorrência natural da vitamina D e 2) o ergocalciferol (vitamina D_2). O colecalciferol é formado na pele, sob a ação da luz, a partir do 7-desidrocolesterol. Este composto é um intermediário na síntese do colesterol que se acumula na pele, mas não em outros tecidos. É sintetizado nas glândulas sebáceas, secretado na superfície da pele e daí absorvido, sendo encontrado na epiderme e na derme.

Funções metabólicas

A principal função da vitamina D é a manutenção da homeostase do Ca. O calcitriol, que é hormônio ativo da vitamina D, ainda apresenta uma variedade de efeitos na secreção de insulina, na síntese e secreção de hormônios da tiroide e da paratireoide, na inibição da produção de interleucina pelos linfócitos T ativados, na inibição da produção de imunoglobulina por linfócitos B ativados, na diferenciação de células precursoras de monócitos e na modulação da proliferação celular.

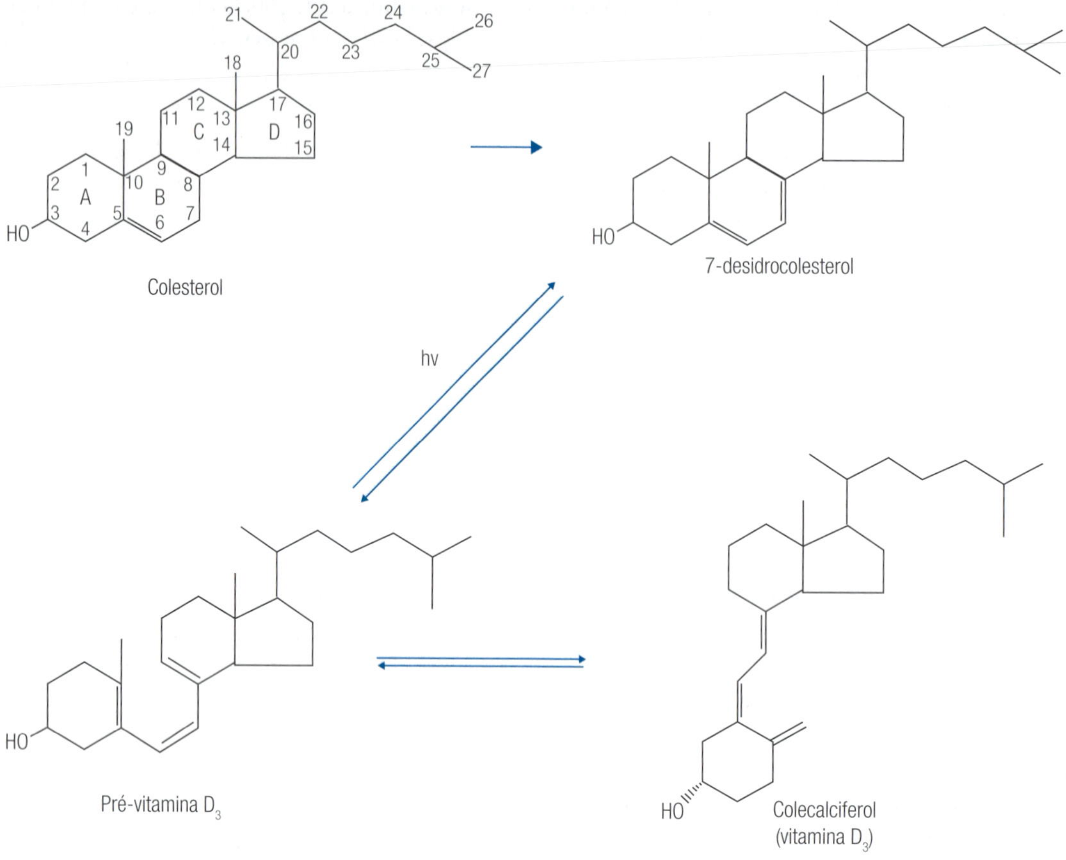

Figura 4.2.12. Síntese de vitamina D.

Absorção e metabolismo

O colecalciferol formado na pele assim como aquele provindo da dieta (ergocalciferol) dão origem ao hormônio ativo. O primeiro passo do metabolismo da vitamina D é a hidroxilação na posição 25 para gerar o calcidiol (25-hidroxicolecalciferol), que é a principal forma circulante da vitamina D e também se constitui na principal forma de armazenamento dessa vitamina no organismo. O calcidiol sofre outra hidroxilação, nos rins, para gerar o hormônio ativo, o calcitriol (1,25-di-hidroxicolecalciferol). Na insuficiência renal pode ocorrer o raquitismo resistente à vitamina D, também chamada de osteomalácia (caracterizando a osteodistrofia renal), porque o metabólito ativo não pode ser formado.

Fontes, biodisponibilidade e recomendações nutricionais

As principais fontes de vitamina D na dieta são óleo de fígado de bacalhau, salmão fresco selvagem, leite e derivados. Esses alimentos podem conter o dobro da quantidade de vitamina D na época do verão quando os animais ficam expostos por um período de tempo maior à luz solar. Ovos e fígado de animais também são considerados boas fonte alimentares de vitamina D.

A recomendação para as necessidades básicas de vitamina D foi baseada nos estudos realizados em indivíduos idosos mantidos dentro de casa, sem exposição à luz solar. Essa recomendação representa a ingestão que manterá as concentrações plasmáticas de calcidiol igual àquelas observadas em indivíduos jovens com adequada exposição solar, no período de inverno. Para homens e mulheres (> 70 anos), recomenda-se a ingestão de 600 unidades internacionais de vitamina D por dia.

Deficiência de vitamina D

A deficiência de vitamina D já é considerada um problema de saúde pública mundial, inclusive em países com incidência regular de luz durante todo o ano. Embora no Brasil a falta de exposição solar não seja um problema, acredita-se que a fortificação de alimentos com vitamina D contribui para a ingestão adequada dessa vitamina nas populações com risco de deficiência como, por exemplo, as crianças e os indivíduos idosos. Portanto, adequando-se as quantidades adicionadas na fortificação de alimentos de forma a não ultrapassar os limites fixados, a ingestão adequada estará garantida e, consequentemente, também garantirá o metabolismo do Ca. O risco de deficiência de vitamina D é aumentado com pouca exposição à luz solar, pele escura, idade avançada, obesidade, síndrome da má absorção e doença inflamatória intestinal.

Em adultos, a deficiência grave de vitamina D causa osteomalácia, caracterizada pela falha na mineralização da matriz orgânica dos ossos, fraqueza nos músculos proximais e aumento do risco de fraturas. Uma das possíveis causas da deficiência de vitamina D no idoso é a diminuição da concentração de 7-desidrocolesterol na epiderme relacionada com a idade, e, portanto, ocorre uma diminuição da capacidade de síntese de colecalciferol endógeno. Em crianças, a deficiência dessa vitamina pode promover o raquitismo, com anormalidades ósseas.

Toxicidade

A ingestão excessiva de vitamina D, mas não a excessiva exposição ao sol, causa fraqueza, náuseas, perda de apetite, dor de cabeça, dores abdominais, câimbras e diarreia. Ainda mais grave, pode também causar hipercalcemia, com concentrações plasmáticas de Ca atingindo 2,75 a 4,5 mmol/L, comparada com uma variação normal de 2,2 a 2,55 mmol/L.

O limiar tóxico para adultos não foi estabelecido, mas a maioria dos pacientes com hipercalcemia clinicamente significante tem ingerido doses ao redor de 250 mcg/dia. Essa quantidade pode ser comparada com a quantidade recomendada, que é de 10 mcg/dia. Sabe-se que algumas crianças são sensíveis à hipercalcemia e à calcinose quando a ingestão habitual de vitamina D está em torno de 45 mcg/dia. Quando a concentração do cálcio plasmático está acima de 3,75 mmol/L, o músculo liso dos vasos pode se contrair anormalmente levando à hipertensão e à encefalopatia hipertensiva. A hipercalciúria pode também resultar na precipitação de fosfato de Ca nos túbulos renais e desenvolvimento de cálculos urinários. Existe uma margem estreita de equilíbrio entre as quantidades adequadas de vitamina D para prevenir o raquitismo e aquela que pode causar hipercalcemia. Portanto, a quantidade adicionada em alimentos fortificados deve ser muito bem controlada para não colocar em risco crianças com baixo limiar para a intoxicação.

A NOAEL é de 800 UI (20 mcg) e a LOAEL é de 2.000 UI (50 mcg).

3.3. Vitamina E

Diferentemente das demais vitaminas, a vitamina E (também conhecida como tocoferol) parece não ter uma função enzimática específica. Ela é o principal antioxidante presente na membrana celular. A vitamina E é solúvel em lípides e é capaz de inibir a ação dos radicais livres.

Estrutura química e ocorrência

Existem oito vitâmeros da vitamina E. Os mais importantes são o α-tocoferol (Figura 4.2.13), β-tocoferol, γ-tocoferol e α-tocotrienol. O conteúdo de vitamina E dos alimentos é expresso em termos de mg de equivalentes de D-α-tocoferol, baseado na atividade biológica desse vitâmero.

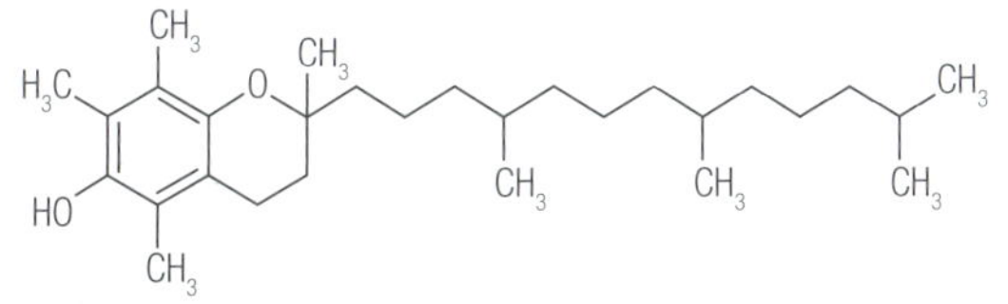

Figura 4.2.13. Estrutura química do α-Tocoferol.

Funções metabólicas, absorção e metabolismo

A vitamina E age como antioxidante não enzimático tanto *in vitro* quanto *in vivo*, removendo produtos resultantes da peroxidação lipídica causada por radicais livres. A vitamina E atua em conjunto com outros compostos antioxidantes, como selênio e vitamina C.

Por ser uma vitamina lipossolúvel, a ingestão de vitamina E é intimamente relacionada ao consumo de gorduras. Os compostos lipídicos ingeridos são digeridos pelas lipases gástrica e pancreática, esterase pancreática e fosfolipase A, secretadas no lúmen gástrico e intestinal. A absorção é aumentada pelos triglicerídeos de cadeia média e diminuída pelos ácidos graxos poli-insaturados. O α-tocoferol é mais bem absorvido do que o γ-tocoferol. As lipoproteínas servem como carreadores de moléculas lipofílicas, como colesterol, triglicérides e vitamina E, sendo distribuídos entre o fígado e outros tecidos.

Avaliação do estado nutricional

O índice mais utilizado para avaliação do estado nutricional em relação à vitamina E é a concentração de α-tocoferol plasmático. Devido ao fato de que o tocoferol pode ser transportado nas lipoproteínas plasmáticas, a concentração de α-tocoferol plasmático é melhor expressa em mol de colesterol, ou em mg de lipídios plasmáticos totais. Outra forma de avaliar é pela metodologia *in vitro*, que mede a hemólise das células vermelhas induzidas pelo peróxido de hidrogênio diluído, ou pelo ácido dialúrico, expresso como uma razão percentual entre a hemólise observada na incubação e a hemólise observada em água. Essa seria uma forma de medir a adequação funcional da ingestão de vitamina E.

Fontes e recomendações nutricionais

Como a ingestão de vitamina E está ligada à ingestão de lipídios, é difícil avaliar seu consumo. Alimentos ricos em ácidos graxos poli-insaturados são também naturalmente ricos em tocoferóis e tocotrienóis, como os óleos vegetais e cereais integrais. De acordo com o Instituto de Medicina Americano, recomenda-se que adultos (19 a 70 anos) ingiram 15 mg de vitamina E/dia.

Deficiência de vitamina E

A deficiência de vitamina E ocorre em pacientes com absorção de gordura prejudicada, em paciente com fibrose cística, em algumas doenças crônicas hepáticas e em raros casos de pacientes com abetalipoproteinemia congênita. Em prematuros, cujas reservas da vitamina E são inadequadas, a deficiência manifesta-se pela redução da vida média dos eritrócitos. Em adultos, a má absorção lipídica causará sinais de deficiência de vitamina E somente após vários anos.

Uso farmacológico e toxicidade

A vitamina E tem baixa toxicidade. A OMS estabeleceu a recomendação de uma ingestão aceitável diária entre 0,15 a 2,0 mg de α-tocoferol/kg de peso corporal e uma ingestão habitual de suplementação até o limite de 720 mg/dia. Essa dose, mesmo quando comparada com a ingestão média diária de 8 a 12 mg/dia, não tem apresentado efeitos adversos. A NOAEL é de 1.200 UI (800 mg α-TE) e a LOAEL ainda não foi estabelecida.

3.4. Vitamina K

A vitamina K foi descoberta a partir da doença hemorrágica do gado criado em pastagens contendo antimetabólitos da vitamina K. Assim se constatou que a vitamina K era necessária para a síntese de várias proteínas presentes na cascata de reações da coagulação sanguínea. Os antimetabólitos da vitamina K têm sido utilizados como medicamentos anticoagulantes destinados a pacientes com risco de trombose. Existem dois vitâmeros da vitamina K de ocorrência natural: a filoquinona (das plantas) e a menaquinona (das bactérias) (Figura 4.2.14).

Estrutura química

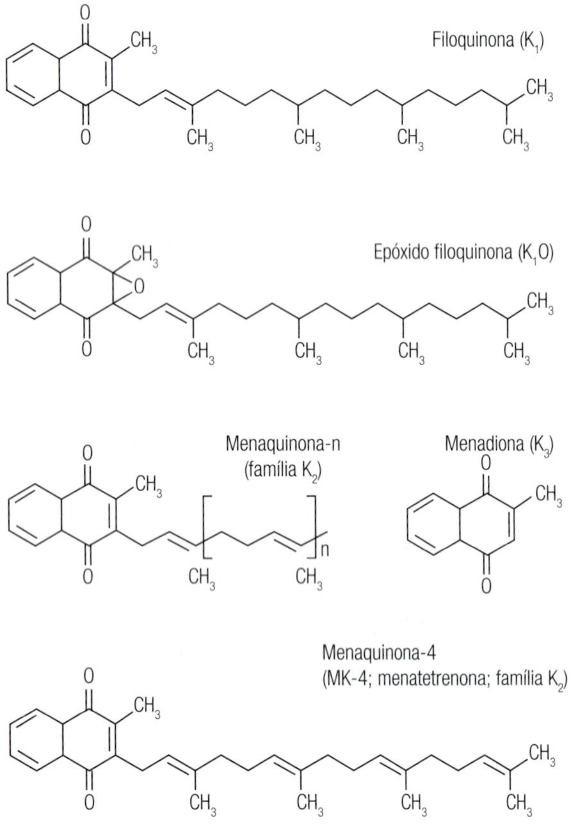

Figura 4.2.14. Estrutura química da vitamina K.

Funções metabólicas

A vitamina K funciona como uma coenzima das carboxilases na carboxilação de resíduos glutamatos incorporados a proteínas. A maioria das proteínas dependentes da vitamina K está no compartimento extracelular e sua principal atividade é no lado luminal do retículo endoplasmático rugoso. A vitamina K tem ação anti-hemorrágica e participa do metabolismo ósseo, de cálcio e de crescimento celular.

Absorção e metabolismo

A filoquinona é absorvida no intestino delgado e levada para a circulação linfática por um mecanismo aparentemente dependente de energia. A taxa de absorção da vitamina K varia de 40% a 80%, dependendo da forma que é ingerida e da circulação êntero-hepática. A menaquinona não compete com a filoquinona no processo de absorção. A menaquinona é absorvida por difusão passiva através do trato intestinal e também é levada para o sistema linfático. Não existe uma proteína ligadora de vitamina K no plasma.

Avaliação do estado nutricional

O método usual de avaliação do estado nutricional e também da monitorização da eficácia da terapia com anticoagulantes é um teste funcional de coagulação sanguínea, como o tempo de protrombina e tempo de sangramento, em que se mede a capacidade do fígado para sintetizar os fatores de coagulação dependentes da vitamina K. A concentração plasmática de pré-protrombina é sensível para a determinação do estado nutricional da vitamina K, uma vez que é dependente da ingestão recente da vitamina. A excreção de γ-carboxiglutamato por via urinária sob a forma de aminoácidos livres, ou sob a forma de pequenos peptídeos, também reflete o estado funcional da vitamina K, pois o γ-carboxiglutamato liberado pelo catabolismo das proteínas não é reutilizado nem metabolizado.

Fontes, biodisponibilidade e recomendações nutricionais

O grupo alimentar que tem maior teor de vitamina K é o dos vegetais folhosos verde-escuros, como espinafre, brócolis, escarola, entre outros. Porém, óleos, gorduras, leite e fígado também são considerados boas fontes de filoquinona. A filoquinona é a forma predominante de vitamina K nos alimentos.

A determinação das recomendações para as necessidades de ingestão de vitamina K é dificultada porque existe síntese de menaquinona pelas bactérias intestinais. Os valores de ingestão adequada para esse nutriente são: mulheres (90 mcg/dia) e homens (120 mcg/dia).

Deficiência de vitamina K

A deficiência de vitamina K resulta em atividade inadequada dos fatores coagulantes II, VII, IX e X, causando sangramentos. É mais frequente em mulheres no pós-parto imediato e em crianças, sendo categorizada em três grupos baseados no período de vida: inicial (primeiras 24 horas), clássica (entre o 2º e 15º dia) e tardia (entre 2 e 12 semanas de vida). A causa mais comum é insuficiência de vitamina K na dieta da mãe, levando a menor transferência dessa vitamina pela placenta e pelo leite materno.

Toxicidade da vitamina K

Mesmo as grandes ingestões de filoquinona não são tóxicas aparentemente, embora possam causar danos para pacientes que estejam recebendo terapia anticoagulante. A menadiona e seus derivados solúveis em água são potencialmente tóxicos, quando em excesso, causando anemia hemolítica, hiperbilirrubinemia e outros problemas no recém-nascido. Por essa razão, é recomendado que os recém-nascidos tomem filoquinona em vez de menadiona na profilaxia da doença hemorrágica. A NOAEL é de 30 mg/dia, enquanto a LOAEL ainda não foi estabelecida.

4. MINERAIS

Os elementos químicos, denominados coletivamente de minerais, são substâncias inorgânicas, com importantes funções no organismo e, portanto, considerados essenciais. Após a absorção, são transportados e utilizados por todo o organismo até serem eliminados por excreção. Esses elementos podem exercer sua função na forma livre ou combinados a outros constituintes orgânicos, como em enzimas, hormônios, proteínas e aminoácidos.

Os minerais são obtidos de alimentos, tanto de origem vegetal quanto animal, e quando não são suficientes para atender às necessidades do organismo, podem ser complementados por meio de estratégias nutricionais, em alimentos fortificados e/ou suplementos.

4.1. Sódio, potássio e cloro

Funções metabólicas

O sódio, potássio e cloro exercem papel importante na manutenção da pressão osmótica e do equilíbrio hídrico e ácido-básico do organismo. O sódio é quantitativamente o principal constituinte inorgânico do espaço extracelular e o responsável pela osmolaridade no organismo. Além disso, o sódio é necessário para a transmissão de impulsos nervosos e estímulo da ação muscular. O cloro é um íon que transita facilmente entre as membranas celulares e é utilizado para formação de ácido clorídrico nas glândulas gástricas, essencial para manter a acidez do estômago e ativação de enzimas durante o processo digestivo. Já o potássio é quantitativamente o principal cátion intracelular e o responsável pelo estabelecimento do potencial de repouso das membranas celulares, estando diretamente relacionado à patogênese da hipertensão juntamente com o sódio. Esse mineral também participa dos processos de propagação de impulsos nervosos, contração muscular, ativação celular e secreção de moléculas biologicamente ativas.

Fontes e recomendações nutricionais

O sódio pode ser adquirido por meio do sal de cozinha (cloreto de sódio), bicarbonato de sódio ou como constituinte de alimentos e bebidas processados, sob as formas de glutamato monossódico, fosfato, carbonato e benzoato de sódio, por exemplo. Com relação ao potássio, os principais alimentos fonte são frutas (banana, frutas secas, laranja), vegetais (espinafre, brócolis, tomate) e carnes frescas. O cloro, por sua vez, é encontrado no sal de cozinha, ovos, leite, carnes e frutos do mar.

Devido à insuficiência de dados científicos oriundos de estudos dose-resposta, os valores de necessidade média estimada (*Estimated Average Requirement*) e, portanto, de dose diária recomendada (*Recommended Daily Allowance*) não puderam ser determinados para esses minerais. O Instituto de Medicina Americano (IOM) estabeleceu em 2004 os valores de ingestão adequada (AI) para sódio (1,3-1,5 g/dia para mulheres e 1,2-1,5 g/dia para homens), cloro (1,8-2,3 g/dia para mulheres e 2,2-2,3 g/dia para homens) e potássio (4,7 g/dia) para população adulta.

Deficiência

As deficiências de sódio, cloro e potássio são raras, visto que esses minerais são amplamente encontrados nos alimentos e suas recomendações são baixas. Na prática, essas deficiências são sempre resultantes de perdas excessivas de líquidos e eletrólitos do organismo, como em situações de vômitos, diarreia ou suor excessivo. No caso do potássio, o uso de diuréticos e de medicamentos anti-hipertensivos pode causar sua perda. A hipopotassemia grave pode também causar hipocalcemia (concentração no soro menor que 3,5 mmol/L), resultando em arritmias cardíacas, aumento da pressão sanguínea, risco de doenças cardiovasculares, fraqueza muscular e intolerância à glicose.

4.2. Cálcio

Funções metabólicas

O cálcio é o mineral mais abundante no corpo humano, responsável por cerca de 1 a 2% do peso corporal. Um homem de 70 kg possui cerca de 1,4 kg de cálcio, sendo que 99% desse cálcio se encontram fixados nos ossos e dentes principalmente sob a forma de hidroxiapatita $[Ca_{10}(PO_4)_6(OH)_2]$, em conjunto com outros minerais, como magnésio, traços de estrôncio e flúor. A principal função do cálcio é como componente inorgânico do esqueleto ósseo. Além da função estrutural, esse mineral atua desde a formação e manutenção do esqueleto até a regulação tempo-espacial na função neuronal. O cálcio também é utilizado na ativação de muitas enzimas e seus íons participam da transmissão de sinais para as células.

Absorção, excreção e recomendações nutricionais

A absorção de cálcio pode ser influenciada pela solubilidade dos sais de cálcio. A absorção do cálcio do leite integral é de cerca de 30% quando comparada com a absorção do cálcio do carbonato de cálcio ingerido. O carbonato de cálcio é a forma de administração de cálcio preferida para ser utilizada como suplemento. Sais de cálcio mais solúveis e, portanto, mais facilmente absorvidos, são o citrato, malato ou glicina quelato, sendo também utilizados como suplementos, com a vantagem de não produzir obstipação intestinal como o carbonato de cálcio. O citrato de cálcio é mais rapidamente absorvido do que o carbonato de cálcio, embora essa diferença tenha pouca influência na disponibilidade do mineral.

O cálcio pode ser absorvido por duas vias, transcelular (por meio das células intestinais), que é ativa e saturável, ou paracelular (entre as células intestinais), a qual é passiva e não saturável. O processo ativo de transporte para dentro dos enterócitos é dependente da ação da forma ativa da vitamina D, o calcitriol. Após sua absorção, o cálcio é liberado no sangue, onde se encontra nas formas ionizada e livre. O fluxo de cálcio entre os compartimentos sangue e osso, denominado *pool* de cálcio, é intercambiável e direcionado conforme as concentrações do mineral no sangue. Assim, o osso funciona como reservatório de cálcio e fósforo, a fim de manter as concentrações normais no plasma e no fluido extracelular.

A excreção de cálcio se dá por meio da urina, das fezes e de outros líquidos, como suor, sêmen e menstruação. A maior parte do cálcio filtrado pelos rins (98 a 99%) é reabsorvida pelos néfrons e o restante é excretado. A excreção de cálcio na urina aumenta quando há aumento da ingestão.

O IOM, em 2010, determinou as recomendações dietéticas para cálcio. Até então eram utilizados valores de ingestão adequada (AI) para esse mineral. Nesse relatório, as recomendações foram estabelecidas de acordo com a faixa etária e o estado fisiológico (gravidez ou lactação). Para adultos com 19 a 50 anos, recomenda-se a ingestão de 2.500 mg de cálcio/dia. Para a faixa etária acima de 50 anos, a ingestão recomendada é de 2.000 mg/dia.

Deficiência

A deficiência de cálcio está relacionada com doenças ósseas, como raquitismo, osteomalácia e osteoporose. O raquitismo ocorre em crianças e adolescentes e é resultante da falha na mineralização do osso recém-formado. A avaliação mais sensível do raquitismo precoce se dá pela concentração de calcidiol no plasma ou pela fosfatase alcalina. O defeito na remineralização na fase adulta é chamado osteomalácia, apresentando aumento do *turnover* normal da matriz óssea e desmineralização progressiva, porém a matriz óssea permanece adequada. A osteoporose é uma doença caracterizada pela menor densidade dos ossos, resultante do balanço negativo de cálcio nesse local, o que propicia a ocorrência de fraturas. A principal causa de osteoporose parece ser diminuição da secreção de estrógenos e andrógenos com o aumento da idade, resultando na perda de regulação e modulação óssea.

4.3. Cobre

O cobre tem funções orgânicas específicas por ser constituinte de enzimas com atividade de oxidação e redução. O envolvimento considerável do cobre no metabolismo do esqueleto, no sistema imunológico e na redução do risco de doenças cardiovasculares constitui a tríade de maior importância nas discussões atuais relativas a esse mineral e à nutrição humana.

Funções metabólicas

O papel metabólico do cobre se dá essencialmente como cofator catalítico para a atividade de cuproenzimas, necessárias para a respiração celular, pigmentação, biossíntese de neurotransmissores, função imune, formação do tecido conjuntivo e defesa antioxidante.

O cobre também participa do metabolismo do ferro e na eritropoiese. A interação cobre-ferro tem sido focada, sobretudo, na hefaestina (HEPH), uma multicobre ferroxidase requerida para o efluxo ótimo de ferro pela membrana basolateral dos enterócitos, e seu homólogo ceruloplasmina (CP), cuja meia-vida, biossíntese e atividade são correlacionadas positivamente com as concentrações intracelulares de cobre. A ceruloplasmina é a proteína na qual 90% do cobre plasmático estão ligados e é responsável por catalisar a oxidação do ferro ferroso (Fe^{2+}) a férico (Fe^{3+}), além de atuar na transferência de ferro para os locais de síntese de hemoglobina.

Absorção e metabolismo

A homeostase sistêmica e celular do cobre é finamente controlada por mecanismos sintonizados de absorção, distribuição e excreção. O cobre da dieta está na forma cúprica (Cu^{2+}) e precisa ser reduzido para a forma cuprosa (Cu^{+}) antes de ser absorvido pelos enterócitos. A absorção de cobre ocorre no estômago e, de forma mais significativa, na parte proximal do intestino delgado, de onde é transferido para o fígado pela circulação êntero-hepática. O fluxo intracelular desse mineral dispõe dos transportadores de cobre 1 (CTR1) e 2 (CTR2) e o transportador de metal divalente 1 (DMT1), já descrito na literatura como transportador de ferro, cádmio e manganês.

Há evidências de que a proporção de cobre absorvida aumenta quando há deficiência na sua ingestão. O pH intestinal é considerado o fator fisiológico que mais influencia em sua absorção, uma vez que o ambiente ácido é essencial para liberar os íons de cobre presentes em complexos formados nos alimentos e nas secreções das mucosas. Assim, a presença de ácido cítrico, em grandes quantidades em frutas, e ácido lático favorece sua biodisponibilidade.

O armazenamento de cobre é relativamente baixo, cerca de 80 a 100 mg, sobretudo no fígado, seguido por cérebro, rins e coração. A perda endógena se dá pela bile, transportado pela ATP7B (ATPase de transporte do cobre). A excreção de cobre se dá principalmente nas fezes e, em menor quantidade, na urina, suor e saliva.

Avaliação do estado nutricional

A avaliação do *status* de cobre é limitada pela escassez de biomarcadores sensíveis e específicos. Os índices mais utilizados são: concentração de cobre no plasma ou soro, de ceruloplasmina e atividade de cuproenzimas. Apesar de serem marcadores amplamente utilizados, não fornecem informações precisas para determinar o *status* de cobre, visto que parecem não variar muito conforme diferentes aportes pela dieta. Portanto, não são capazes de identificar eficientemente situações de deficiência ou toxicidade por esse mineral. Da mesma forma, a avaliação da excreção urinária de cobre também não representa um parâmetro confiável, uma vez que se apresenta reduzida apenas em casos de deficiência muito grave.

A concentração sérica de ceruloplasmina, cuja principal função é transportar o cobre pelo plasma, é um marcador bem aceito devido sua responsividade a alterações dietéticas, porém apresenta limitações em determinadas condições. Por ser uma proteína de fase aguda, a ceruloplasmina está aumentada de duas a três vezes na doença inflamatória crônica e nas infecções agudas e crônicas. Contraceptivos orais esteroides, terapia de reposição hormonal na menopausa e gravidez também podem aumentar acentuadamente a concentração de ceruloplasmina e, por consequência, a concentração de cobre no plasma.

Fontes de cobre, biodisponibilidade e recomendações nutricionais

O cobre pode ser obtido por meio de alimentos, água e suplementos alimentares. O teor desse mineral na matriz alimentar varia de acordo com tipo de solo de cultivo, uso de compostos bactericidas ou fungicidas, processamento físico ou químico etc. As principais fontes naturais de cobre são carnes e miúdos, cereais, nozes e frutas, enquanto laticínios apresentam reduzido conteúdo desse mineral.

A necessidade média estimada de ingestão de cobre foi baseada em um número limitado de estudos, cujos resultados indicaram que a quantidade diária de 700 mcg para adultos é suficiente para suas funções no organismo.

Deficiência de cobre

A doença de Menkes é uma desordem letal e multissistêmica no transporte de cobre ligada ao cromossomo X, causada por diversas mutações no transportador de cobre *ATP7A*. As manifestações clínicas se iniciam tipicamente em bebês com 2 a 3 meses de idade, caracterizadas por retardo no crescimento, hipotonia, convulsões e anormalidade na textura e pigmentação do cabelo e da pele. A desmielinização e a neurodegeneração também são características da síndrome de Menkes, resultando na perda do desenvolvimento neurológico.

O sistema nervoso também pode estar sujeito às consequências da deficiência de cobre. Casos como ataxia sensorial, mielopatia e marcha espástica foram relacionados com a deficiência grave de cobre, e sua progressão cessou com a suplementação do elemento. Parte do problema pode ser decorrente da diminuição da síntese de catecolaminas (noradrenalina e adrenalina), à atividade reduzida da dopamina β-hidroxilase e ao prejuízo na inativação de aminas neurotransmissoras como resultado da atividade reduzida da aminoxidase.

A deficiência de cobre também conduz à anemia (baixas concentrações de hemoglobina), que não responde à terapia com ferro. Essa situação também ocorre diante de reservas adequadas de ferro. É frequentemente citado que a anemia por deficiência de cobre é resultante da redução da atividade da ceruloplasmina e hefaestina, as quais são proteínas contendo cobre necessárias para a absorção de ferro e para o efluxo adequado de ferro dos locais de armazenamento. Entretanto, esse mecanismo ainda não está esclarecido.

Toxicidade

A toxicidade do cobre pode ser observada na doença de Wilson, que é uma doença autossômica recessiva hereditária, que apresenta mutações nos transportadores de cobre e resulta em defeito na excreção de cobre e acúmulo tóxico nos tecidos. As manifestações clínicas são doença hepática, dano neurológico e alterações na córnea.

Segundo o *Council for Responsible Nutrition*, a NOAEL de cobre é de 10 mg e a LOAEL não foi estabelecida. Para adultos, o valor superior tolerável de ingestão para cobre (UL), segundo as atuais DRI, é 10 mg/dia.

4.4. Ferro

Funções metabólicas

O ferro tem duas funções principais no organismo: a) integrante das proteínas transportadoras de oxigênio (hemoglobina nos eritrócitos e mioglobina no músculo); b) participante de uma variedade de enzimas que catalisam reações de oxidação e redução.

Absorção, interações e biodisponibilidade

Existem dois mecanismos intestinais para absorção de ferro, um para o ferro heme e outro para as demais formas de ferro. O heme proveniente da hidrólise da hemoglobina e mioglobina é captado pelas células da mucosa duodenal, onde é clivado pela heme oxigenase gerando ferro livre, que se liga à ferritina intracelularmente e à bilirrubina. As demais formas de ferro somente serão absorvidas na forma ferrosa Fe^{2+}, portanto, compostos redutores como o ácido ascórbico aumentam sua absorção.

A captação de ferro para dentro da célula mucosa intestinal é mediada por carreador e acumula-se na célula até que haja apoferritina livre para fazer a transferência pela membrana basolateral da célula da mucosa para a circulação. Se a apotransferrina estiver saturada, o ferro permanecerá ligado à ferritina dentro da célula até que esta seja descamada. O ferro não é normalmente excretado pelo organismo, portanto, sua regulação depende da modificação da razão de absorção do trato gastrintestinal. O estado nutricional do indivíduo em relação ao ferro é fator determinante para o grau de absorção desse íon da luz intestinal.

Fontes, biodisponibilidade e recomendação nutricional

O ferro na forma heme tem biodisponibilidade maior daquele proveniente de alimentos de origem vegetal. Os alimentos que possuem as maiores quantidades de ferro são espinafre, ostras, fígado, ervilhas, legumes e carnes. A presença de oxalatos, fosfatos, polifenóis, proteína de soja, proteína do ovo, cálcio e fibra alimentar podem interferir negativamente na sua absorção. Dentre os fatores facilitadores podem-se citar ácido ascórbico, álcool, ácidos orgânicos, aminoácidos e proteína da carne.

Segundo o Instituto de Medicina Americano, recomenda-se a ingestão diária de 18 mg de ferro para mulheres de 19 a 50 anos, considerando a perda menstrual desse mineral. Para homens adultos e mulheres acima de 50 anos, a recomendação é de 8 mg de ferro/dia.

Deficiência de ferro

A deficiência de ferro causa a anemia, tanto pela sua falta na ingestão quanto pelo aumento das perdas. A anemia por deficiência de ferro é caracterizada pela presença de glóbulos vermelhos com dimensões reduzidas, caracterizando a chamada anemia microcítica. Além disso, a quantidade de hemoglobina presente nesses glóbulos vermelhos também está diminuída, caracterizando a anemia hipocrômica, portanto é denominada de anemia hipocrômica microcítica. A deficiência de ferro é bastante comum em mulheres na idade fértil. Os sinais clínicos da anemia incluem uma diminuição da capacidade de trabalho, apatia, cansaço persistente, respiração curta, palpitações, dores de cabeça, tonturas e irritabilidade.

Toxicidade (hemocromatose)

Não há mecanismo fisiológico no organismo para remoção do excesso de ferro. Embora o maior problema mundial seja a deficiência de ferro, há várias condições que podem levar a um acúmulo das reservas de ferro no organismo. Nesses casos, podem-se observar quantidades anormalmente altas de ferro nos tecidos (hemocromatose), com o aumento do tamanho do fígado, desenvolvimento de diabetes, hipogonadismo, inflamação das articulações e doença cardíaca.

A hemocromatose tem causa genética e leva à absorção anormal do ferro, com sintomas de toxicidade. Em geral, também está associada ao aumento do consumo de bebidas alcoólicas, que aumenta ainda mais a absorção desse mineral. Se não for tratada, a hemocromatose pode causar danos graves a vários órgãos, especialmente o fígado e o coração. As principais causas de morte desses pacientes são a cirrose e o câncer do fígado.

4.5. Zinco

Funções metabólicas

As funções bioquímicas do zinco estão associadas à atividade de um grande número de enzimas dependentes deste elemento. O zinco também funciona como estabilizador da estrutura molecular dos constituintes subcelulares e das membranas das células. Já foram identificadas mais de 300 metaloenzimas dependentes de zinco com ações: 1) na síntese e função de ácidos nucleicos; 2) no metabolismo proteico e cicatrização de feridas; 3) na função imune; 4) no desenvolvimento dos órgãos sexuais e ossos; 5) no armazenamento, liberação e função da insulina; 6) na estrutura e função da membrana celular; 7) como antioxidante participando da enzima superóxido dismutase.

Absorção, biodisponibilidade e metabolismo

A absorção do zinco ocorre no intestino delgado, sendo que o jejuno parece ser o local de máxima absorção. Vários fatores da alimentação têm sido identificados como promotores potenciais, ou antagonistas, da absorção de zinco. Substâncias orgânicas solúveis de baixo peso molecular como aminoácidos podem ligar-se ao zinco e facilitar sua absorção. Ao contrário, compostos orgânicos que formam complexos estáveis insolúveis, podem reduzir a sua absorção.

Fontes e recomendação nutricional

As melhores fontes alimentares de zinco são as carnes, fígado, ovos e os alimentos marinhos. Fontes vegetais de zinco como as nozes, o feijão e os cereais integrais podem contribuir com as necessidades do organismo. Recomenda-se a ingestão de 8 mg de zinco/dia para mulheres e 11 mg/dia para homens.

Deficiência de zinco

Os principais sinais clínicos da deficiência grave de zinco em humanos são o retardo no crescimento, o atraso na maturação sexual e do esqueleto, o aparecimento de dermatite, diarreia, alopecia, perda do apetite e mudanças comportamentais. Um aumento na suscetibilidade a infecções reflete defeitos no sistema imune. A acrodermatite enteropática, doença rara, hereditária, autossomal recessiva, apresenta como defeito básico a falha na absorção intestinal e na transferência de zinco. Existe uma dermatite progressiva, com conjuntivite, fotofobia e opacidade da córnea, além de grave distúrbio gastrintestinal e alterações neurológicas.

Toxicidade

A toxicidade aguda de zinco é rara, e suas manifestações, no entanto, incluem náuseas, vômitos, diarreia, febre e letargia. A toxicidade é observada após a ingestão de quantidades entre 4 g e 8 g de Zn. Ingestão de quantidades maiores do que 2 g de sulfato de Zn causam vômitos. Esse efeito tem sido usado quando se deseja provocar o vômito. O cobre é especialmente sensível ao excesso de zinco. Uma ingestão de Zn da ordem de 50 mg/dia pode influenciar o estado nutricional relativo ao cobre. Isso é observado pelo declínio da atividade da enzima superóxido dismutase eritrocitária que depende de cobre e zinco. Baixos níveis plasmáticos de cobre e de ceruloplasmina estão associados à anemia. Mudanças no padrão de lípides do soro e na resposta imune também têm sido associadas com a suplementação de zinco. A NOAEL é de 30 mg/dia, enquanto a LOAEL é de 60 mg/dia.

4.6. Selênio

Funções metabólicas

O selênio (Se) é um micronutriente essencial para a saúde humana. Suas funções biológicas são atribuídas a sua incorporação no sítio ativo de selenoproteínas através do aminoácido selenocisteína (Sec). Até o momento, foram identificadas 25 selenoproteínas, responsáveis pelas funções de regulação do metabolismo de hormônios tireoidianos, participação na síntese de DNA, modulação da resposta imune e da fertilidade, remoção de peróxidos que promovem danos às células, regulação da sinalização redox, transporte e armazenamento de selênio, entre outras.

Avaliação do estado nutricional

Os materiais biológicos mais utilizados para avaliação do estado nutricional em relação ao selênio são o sangue total, o plasma, os eritrócitos, os cabelos e as unhas dos pés. A atividade da enzima glutationa peroxidase também tem sido utilizada como um índice funcional nessa avaliação. A alopecia e as deformidades nas unhas, além do odor de alho na respiração, que ocorre devido a excreção de metabólitos, podem indicar a suspeita do seu excesso (selenose).

Fontes e recomendações nutricionais

A quantidade de selênio ingerida numa dieta varia em função dos hábitos alimentares do indivíduo e, particularmente, da origem geográfica dos alimentos (p. ex., se são oriundos de regiões com solos ricos ou pobres em selênio), o que influencia diretamente a concentração do mineral nos alimentos. Selenometionina é o principal composto presente nos alimentos e atua como precursor da síntese de selenocisteína em animais. As fontes alimentares com maior teor de selênio são alimentos de origem animal e grãos integrais. A castanha-do-brasil (*Bertholletia excelsa*) é considerada a melhor fonte de selênio, devido ao alto teor e ótima biodisponibilidade do mineral. Em vista disso, tem sido utilizada como uma alternativa de suplementação alimentar desse elemento. Atualmente, tem-se recomendado valores de 55 mcg de selênio/dia para mulheres e homens adultos (RDA).

Deficiência de selênio

A deficiência de selênio está relacionada a uma condição observada na China em áreas deficientes deste elemento, que se denominou doença de Keshan, caracterizada por uma cardiomiopatia que responde favoravelmente à administração desse mineral. Essa doença afeta principalmente crianças e mulheres em idade fértil. A deficiência de selênio pode também reduzir marcadamente a atividade da enzima 5-deiodinase, responsável pela produção de T3 a partir da tiroxina (T4).

Toxicidade

O envenenamento crônico por selênio é caracterizado primeiramente pela queda de cabelo e pelas mudanças morfológicas nas unhas. Em alguns casos, são também observadas lesões de pele assim como anormalidades no sistema nervoso.

A partir de estudos realizados em regiões da China onde há uma alta ingestão de Se e onde a selenose é endêmica, foi possível derivar estimativas de toxicidade crônica de Se alimentar. Verificou-se que uma ingestão de cerca de 900 mcg/dia poderia desenvolver alterações nas unhas das mãos. Devido às incertezas quanto à dose de Se que poderia causar danos para seres humanos, foi sugerida uma dose máxima segura diária para adultos de 400 mcg. Como não há dados suficientes para se estimar os limites superiores para outros grupos populacionais, esse valor ficou estabelecido. A NOAEL é de 200 mcg/dia e a LOAEL de 910 mcg/dia.

4.7. Magnésio

No músculo e em outros tecidos moles, a principal função do magnésio (Mg) é estabilizar a estrutura do ATP. A quantidade de Mg total no compartimento intracelular é de cerca de 10 mmol/L. De 0,4 a 1,0 mmol/L encontram-se livre no citosol, o restante está ligado ao ATP, às membranas e às proteínas, ou então, encontra-se dentro da mitocôndria.

O Mg também tem um papel na transmissão neuromuscular, sendo necessário para o transporte de potássio e no canal de Ca. A deficiência de Mg leva ao aumento da excitabilidade muscular, a arritmias cardíacas e à tetania. O Mg causa o relaxamento do músculo liso vascular e, portanto, tem um efeito sobre a pressão sanguínea; baixas ingestões de Mg associadas à excessiva perda renal podem resultar na elevação da pressão sanguínea. A hipomagnesemia (definida como a concentração no soro menor do que 1,5 mmol/L) está associada com a hipocalemia (baixa concentração de potássio no sangue); há perda do potássio (K) intracelular e ocorre também falha na reabsorção do potássio pelo rim. A administração de K isoladamente não corrige a hipocalemia, sendo necessária também a administração do Mg para que a hipocalemia seja corrigida.

O conteúdo corporal total de Mg é de cerca de 1 mol (24 g), sendo que 60% a 65% encontram-se no tecido ósseo, 27% encontram-se no tecido muscular e 6%, em outros tecidos. Cerca de 20% a 30% do Mg do osso é livremente intercambiável com o Mg do plasma. O reservatório ósseo funciona como um tampão mantendo as concentrações plasmáticas de Mg, enquanto o Mg não intercambiável do osso permanece com sua concentração constante mesmo quando a ingestão de Mg não é adequada para manter o balanço. Cerca de 1% do total de Mg no organismo encontra-se no fluido extracelular. A concentração normal no plasma é de 1,5 a 1,9 mmol/L, dos quais metade está presente como íons livres, 1/3 ligado à albumina e o restante formando complexos, como, por exemplo, com citrato.

Ingestão alimentar

A ingestão de Mg encontra-se entre 5 e 20 mmol (120-500 mg)/dia, e 30% a 50% são absorvidos principalmente por transporte ativo. A proporção absorvida diminui com o aumento da ingestão. Não há competição com o cálcio para a absorção. Cerca de 25% do Mg absorvido são secretados novamente para o lúmen intestinal nas secreções digestivas, mas pode ser em grande parte reabsorvido; o balanço de Mg é mantido pela regulação da excreção urinária.

O Mg é largamente distribuído nas fontes alimentares vegetais e animais, porém em diferentes concentrações. Os vegetais são as melhores fontes, seguidos pelos produtos marinhos, nozes, cereais e pelos derivados do leite. O Mg faz parte da clorofila, o pigmento verde das plantas, e isso torna os vegetais de folhas verdes as maiores fontes de Mg nas dietas. A água contém Mg, que pode variar de 1 a 16 mcg/g, e a água dura contém a maior quantidade. O Mg na dieta brasileira varia de 122 a 313 mg/dia, podendo esta ser considerada entre baixa a adequada, dependendo do tipo de dieta de cada região e da faixa de renda considerada.

Toxicidade

A toxicidade ocorre em pacientes com problemas renais e que tomam suplementação de Mg. Os sintomas mais comuns são hipotensão, depressão do sistema nervoso central, diminuição dos reflexos tendinosos, podendo chegar à paralisia. Se o Mg do plasma se eleva acima de 9 mmol/L, pode haver depressão da respiração, fraqueza muscular e até parada cardíaca. Os rins dos indivíduos normais são capazes de excretar rapidamente grandes quantidades de Mg absorvido em excesso provindas da dieta ou da administração parenteral. Mesmo depois de uma grande ingestão de Mg, geralmente os níveis sanguíneos permanecem constantes.

Níveis elevados no soro podem ocorrer quando medicamentos que contêm Mg, especialmente antiácidos, são administrados em grandes quantidades. Com o aumento moderado nos níveis de Mg no plasma, os sintomas que mais frequentemente ocorrem são as náuseas, os vômitos e a hipotensão. Não há evidências de que grandes quantidades de Mg por via oral sejam perigosas para os indivíduos com função renal normal (*Food and Nutrition Board*, 1989). A NOAEL é de 700 mg/dia e a LOAEL ainda não foi estabelecida.

4.8. Iodo

Funções metabólicas

O iodo é um componente essencial dos hormônios da tiroide, tiroxina (T_4) e a tri-iodotironina (T_3). O papel fundamental do iodo se dá pela participação desses hormônios nos processos de crescimento e desenvolvimento físico e neurológico; manutenção do fluxo normal de energia (metabolismo basal, principalmente na manutenção térmica); metabolismo de nutrientes; reprodução e funcionamento de vários órgãos, como coração, fígado, rins e ovários de seres humanos e animais.

Absorção e metabolismo

A absorção do iodo é rápida e ocorre por mecanismo de transporte ativo muito eficiente, no estômago e duodeno. Em seguida, ele é transportado pela circulação sanguínea sob a forma de iodeto, sendo rapidamente captado pela tireoide e rins. O conteúdo total de iodo do organismo varia entre 120 a 160 μmol (15 a 20 mg), dos quais 70% a 80% estão presentes na glândula tireoide. O acúmulo de iodo por essa glândula é dependente do *status* do mineral no organismo e da necessidade de síntese de hormônios tireoidianos.

A atividade da glândula tireoide é regulada por um mecanismo de controle que envolve o eixo tireoide-hipotálamo-pituitária. As respostas fisiológicas em relação ao suprimento de iodo estão representadas na Figura 4.2.15. Quando a ingestão alimentar de iodo é limitada, a síntese dos hormônios tireoidianos não é adequada e sua secreção diminui. Isso estimula o mecanismo de retroalimentação do eixo, resultando no aumento da secreção do hormônio tireotrófico (TSH), o qual, em resposta, também promove aumento da captação de iodo pela glândula. Se a ingestão de iodo for insuficiente por longos períodos, a glândula tireoide sofre hipertrofia, resultando no desenvolvimento de bócio por deficiência em iodo. Quando a necessidade de síntese e liberação de hormônios tireoidianos está satisfeita, a tiroide não capta mais iodo e o excesso de iodo no sangue é excretado na urina.

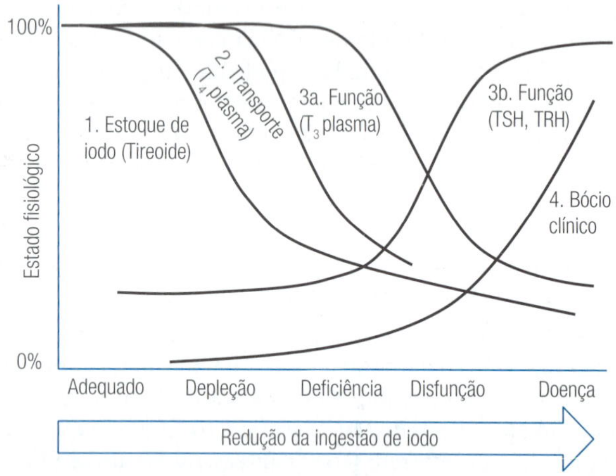

Figura 4.2.15. Efeito da redução da ingestão de iodo nas respostas fisiológicas, refletindo no *status* de iodo. TRH: hormônio liberador de tirotropina, TSH: hormônio tireoestimulante.

Avaliação do estado nutricional

Para avaliar o estado nutricional, geralmente é recomendada a utilização de quatro métodos: apalpação do tamanho da tireoide (para verificação da existência de bócio), concentração urinária de iodo, níveis de hormônios da tireoide (T3, T4 e TSH) e de tireoglobulina séricos. Um dos parâmetros mais sensíveis e aceitos universalmente é a medida da excreção urinária desse elemento, uma vez que a maior parte do iodo absorvido pelo organismo por fim aparece na urina e, portanto, reflete diretamente sua ingestão atual pela dieta.

As concentrações circulantes dos hormônios da tireoide (T3, T4 e TSH) e a tireoglobulina (Tg) são marcadores obtidos por meio de métodos de imunoensaio ou bioensaios e considerados complementares para o monitoramento do estado nutricional do indivíduo em relação ao iodo. A concentração na urina é muito sensível quando se pretende avaliar a ingestão recente (dias) de iodo e a tireoglobulina responde à ingestão em curto e médio prazos (de semanas a meses), já as alterações nas concentrações de T4 ou TSH permitem uma avaliação a longo prazo (meses ou anos). Especificamente, quando se percebe alguma anormalidade no metabolismo desse elemento, é interessante o acompanhamento das concentrações dos hormônios citados, devido ao risco de hipo- ou hipertireoidismo.

Fontes de iodo, biodisponibilidade e recomendações nutricionais

A concentração de iodo dos alimentos e a ingestão total pela dieta variam em função das características geoquímicas do solo de cultivo, características da obtenção (colheita, processamento, fortificação e contaminação) e tipo de preparação dos alimentos. A quantidade de iodo disponível nos alimentos é reduzida em 58% com o cozimento e em 20% com a fritura. O iodo está presente nos alimentos, sobretudo na forma de iodeto inorgânico e as principais fontes alimentares são sal iodado, produtos marinhos, alimentos processados e leite. Carnes, cereais e hortaliças são geralmente pobres em iodo.

Segundo o *Institute of Medicine*, a recomendação dietética de iodo é de 150 mcg/dia para adultos. Essa concentração é adequada para manter a função normal da tireoide, essencial para o crescimento e o desenvolvimento do organismo. Na presença de substâncias bociogênicas na dieta, a recomendação de ingestão é de 200 a 300 mcg/dia (1,6 a 2,4 μmol/dia). As concentrações de substâncias bociogênicas ingeridas em países ocidentais não são consideradas de risco para o desenvolvimento de deficiência em iodo.

No Brasil e em países onde a deficiência de iodo e o bócio se tornaram problemas de saúde pública, foram legalizadas medidas profiláticas e terapêuticas mediante iodação do sal. Em 2013, a Agência Nacional de Vigilância Sanitária do Ministério da Saúde (Resolução RDC n° 23) reduziu o teor de iodo no sal destinado ao consumo humano de 20 a 60 mg de iodo/kg de sal para a proporção de 15 a 45 mg de iodo/kg de produto, utilizando a forma de iodato de potássio. Essa medida levou em consideração o aumento do consumo de sal pela população brasileira nas últimas décadas e o consequente excesso de iodo urinário evidenciado por avaliações populacionais.

Doenças por deficiência de iodo

Embora o termo bócio tenha sido utilizado durante muitos anos para descrever os efeitos da deficiência de iodo, em função da expansão dos conhecimentos sobre outras consequências dessa deficiência, tem-se recomendado a utilização mais apropriada do termo IDD – *Iodine Deficiency Disorders* (desordens da deficiência de iodo). A IDD engloba: retardo mental irreversível, bócio, falha reprodutiva e aumento da mortalidade infantil.

O bócio endêmico é o sinal clássico da deficiência crônica de iodo, que é uma adaptação fisiológica ao estado nutricional deficiente nesse mineral, caracterizado pela ingestão insuficiente de iodo e consequente aumento da secreção do hormônio estimulante da tireoide (TSH) e T4 como tentativa de maximizar a captação de íons iodeto disponíveis para dentro da glândula, resultando em hipertrofia e hiperplasia da tireoide. Inicialmente, o bócio é caracterizado pelo aumento difuso e homogêneo da tireoide e que, em fases posteriores, torna-se nodular, com fusão dos folículos tireoidianos. Em graus mais avançados da doença, a tireoide está visivelmente aumentada e pode haver obstrução da traqueia e esôfago e danos aos nervos faríngeos recorrentes, que podem levar à rouquidão.

Cretinismo endêmico é um comprometimento neurológico grave, resultante da deficiência de iodo e baixas concentrações de hormônios da tireoide durante a fase fetal e primeira infância. Retardo mental, anomalias neurológicas, como mudanças no modo de andar, danos ao córtex cerebral e aos gânglios basais, retardo no desenvolvimento físico, surdez, mudez e estrabismo são sinais comumente encontrados e todas as crianças afetadas apresentam diminuição marcante em seu desenvolvimento intelectual.

Toxicidade e hipertireoidismo

A toxicidade de iodo ocorre quando a ingestão relativa a esse elemento é alta, geralmente devido, também, aos altos níveis de iodo no sal ou mesmo resultado do precário monitoramento da iodação do sal. Em populações com história de deficiência de iodo, um súbito aumento na ingestão de iodo pode causar hiper- ou hipotireoidismo induzido pelo iodo. O risco de disfunção da tireoide por causa da ingestão excessiva de iodo é aumentado em indivíduos suscetíveis, cuja concentração de iodo na urina é maior que 200 mcg/L. A extensão do risco depende, ainda, do tempo de ingestão excessiva de iodo e da gravidade da deficiência relativa a esse elemento nessa população. Pacientes com hipertiroidismo têm alta razão metabólica, apresentam elevada temperatura corporal e perda de peso mesmo com ingestão energética normal.

Dietas consideradas normais, compostas de alimentos naturais, não são consideradas capazes de provocar toxicidade. Entretanto, dietas muito ricas em peixes do mar ou algas marinhas poderiam ser exceções. Habitantes de Hokkaido, no Japão, podem chegar a ingerir 50 a 80 mg/dia de iodo e essa quantidade pode ser considerada tóxica. A NOAEL é de 1.000 mcg e a LOAEL ainda não foi estabelecida.

4.9. Outros Minerais

4.9.1. Cromo

O cromo está intimamente relacionado ao metabolismo da glicose, por sua presença no fator de tolerância à glicose (FTG), juntamente com a niacina e o glutation, e desempenha um papel importante na liberação da insulina. Sua deficiência provoca falha na utilização da glicose, alterações no metabolismo das proteínas e lipídios, retardo de crescimento em animais jovens e lesões de córnea em ratos com deficiência simultânea de cromo e de proteínas. Compete com o ferro no transporte pela transferrina.

É usado na forma de picolinato de cromo ou quelado com aminoácidos (cromo DG – dinicotinato glicinato) na faixa de 50 a 600 mcg de cromo elementar ao dia, para suprir as deficiências dietéticas; normalizar a utilização da glicose tanto em hipoglicêmicos como em diabéticos que utilizam insulina e/ou hipoglicemiantes orais; tratamento da arteriosclerose, por sua ação redutora do colesterol LDL; e em formulações para o estresse e para atletas, uma vez que quantidades significativas de cromo são perdidas com os exercícios físicos. As necessidades nutricionais humanas são de 50 a 200 mcg ao dia.

Nos alimentos, é encontrado em maior quantidade na levedura de cerveja, casca e gérmen de grãos de cereais, açúcar mascavo, no fígado e, em menor quantidade, nos cereais refinados e no açúcar refinado.

4.9.2. Manganês

O manganês é parte integrante da arginase hepática e cofator de várias reações enzimáticas; em regra pode substituir o magnésio na função de cofator. A deficiência experimental de manganês foi provocada em rato, porco e galinha; ratos machos carentes tornam-se estéreis.

Embora não tenha sido observada a sua deficiência no homem, sabe-se que está ligado à função de diversas enzimas como a superóxido dismutase mitocondrial, arginase, fosfoglicomutase, colinesterase, beta-ceto descarboxilases oxidativas, certas peptidases e ATPase muscular. Seu papel na artrite reumatoide vem da ação das enzimas de que faz parte, que entram na síntese de colágeno, ácido hialurônico e de outros constituintes das cartilagens das articulações. A deficiência de manganês em animais provoca esterilidade e degeneração testicular irreversível, incapacidade das fêmeas em amamentar, reabsorção do feto ou nascimento de animais fracos, atáxicos e de tamanho reduzido.

É usado na forma de sulfato de manganês ou quelado com aminoácidos (glicina quelato ou arginina quelato), nas concentrações de 2 a 10 mg de manganês elementar ao dia, para suprir as deficiências dietéticas e em processos degenerativos crônicos como a degeneração de discos vertebrais. É usado também como suplemento, nos tratamentos em que há aumento na ingestão de cálcio e fósforo, uma vez que esses elementos diminuem a absorção de manganês. A ingestão de quantidades excessivas de manganês interfere na absorção do ferro, causando anemia. A intoxicação por manganês produz distúrbios psiquiátricos semelhantes à esquizofrenia e distúrbios neurológicos semelhantes ao mal de Parkinson. As necessidades nutricionais humanas são de 2 a 5 mg ao dia.

Nos alimentos, é encontrado em maior quantidade nos cereais integrais, sementes de legumes, tubérculos, frutas, vegetais e, em menor quantidade, no leite, aves e peixes.

4.9.3. Silício

O uso do silício como oligoelemento nutricional tornou-se, recentemente, objeto de estudo na abordagem ortomolecular. Pesquisas recentes relatam a diminuição do nível de silício nas paredes arteriais à medida que progride o envelhecimento, propiciando a progressão da aterosclerose. Alguns relatos mostram que o silício é essencial para a formação e o desenvolvimento dos ossos, e outros relacionam a deficiência de silício com a hipertensão arterial, alguns distúrbios ósseos e cerebrais, e com o processo do envelhecimento. É usado como suplemento nutricional na forma de silício quelato (glicina), em doses de 5 a 10 mg de silício elementar ao dia.

4.9.4. Vanádio

Tem sido postulado ser um cofator em processos enzimáticos e usado em numerosos estudos sobre o mecanismo de ação da insulina. Tem propriedades insulino-miméticas no músculo, fígado e tecido adiposo, em animais com várias formas de diabetes. O seu uso no tratamento de pacientes diabéticos não insulino-dependentes tem se apresentado eficiente, por tornar as células periféricas suscetíveis à ação da insulina.

O seu uso tem sido estudado também em atletas, com a finalidade de otimizar o transporte e o metabolismo da glicose durante o exercício físico. As necessidades dietéticas diárias variam entre 10 e 60 mcg ao dia, entretanto, a dificuldade de obtenção de informações seguras sobre as quantidades fornecidas pelas fontes alimentares torna a suplementação nutricional interessante tanto no tratamento coadjuvante das várias formas de diabetes quanto na medicina esportiva.

É utilizado na forma de vanádio quelato, na faixa de 50 a 500 mcg ao dia, isoladamente ou em associações multiminerais e vitamínicas, como suplemento nutricional, em dose única pela manhã ou dividida em duas tomadas, às refeições. Até o momento, não foram observados efeitos colaterais ou reações de intolerância, entretanto, deve-se considerar seu potencial tóxico, principalmente na superdose, devendo os pacientes ser monitorados rotineiramente.

5. BIBLIOGRAFIA

ABURTO, N.J. *et al.* Effect of increased potassium intake on cardiovascular risk factors and disease: systematic review and meta-analyses. *BMJ.*, v. 346, f. 1378, 2013.

AHAD, F.; GANIE, S.A. Iodine, Iodine metabolism and iodine deficiency disorders revisited. *Indian J. Endocrinol. Metab.*, v. 14, n. 1, p. 13-7, 2010.

ALVES, M. *et al.* Vitamina D – Importância da avaliação laboratorial. *Revista Portuguesa de Endocrinologia, Diabetes e Metabolismo*, v. 8, n. 1, p. 32-9, 2013.

AMI, N. *et al.* Folate and neural tube defects: The role of supplements and food fortification. *Paediatr Child Health*, v. 21, n. 3, p. 145-54, 2016.

ANDERSSON, M.; DE BENOIST, B.; ROGERS L. Epidemiology of iodine deficiency: Salt iodisation and iodine status. *Best Pract. Res. Clin. Endocrinol. Metab.*, v. 24, p. 1-11, 2010.

ANDERSSON, M.; KARUMBUNATHAN, V.; ZIMMERMANN, M.B. Global iodine status in 2011 and trends over the past decade. *J. Nutr.*, v. 142, n. 4, p. 744-50, 2012.

ARTHUR, J.R.; MCKENZIE, R.C.; BECKETT, G.J. Selenium in the immune system. *J. Nutr.*, v. 133, n. 5, s. 1, p. 1457S-9S, 2003.

ASSIS, A.M.O.; BARRETO, M.L. Suplementação com vitamina A: impacto na morbidade e efeitos adversos. *Rev. Bras. Epidemiol.*, v. 5, n. 1, p. 84-92, 2002.

BAILEY, L.B. *et al.* Biomarkers of Nutrition for Development - Folate Review. *J. Nutr.*, v. 145, n. 7, p. 1636S-80S, 2015.

BOST, M. *et al.* Dietary copper and human health: Current evidence and unresolved issues. *J. Trace Elem. Med. Bio.*, v. 35, p. 107-15, 2016.

BRASIL. Agência Nacional de Vigilância Sanitária. Resolução RDC n. 1.477, de 24 de abril de 2013. Dispõe sobre o teor de iodo no sal destinado ao consumo humano e dá outras providências.

BRASIL. Ministério da Saúde. Portaria nº 729/GM, de 13 de maio de 2005. Institui o Programa Nacional de Suplementação de Vitamina A, e dá outras providências. Diário Oficial da União, Brasília-DF, Seção 1, 14 maio 2005.

BURGESS, C.M.; SMID, E.J.; VAN SINDEREN, D. Bacterial vitamin B2, B11 and B12 overproduction: An overview. *Int. J. Food Microbiol.*, v. 133, n. 1-2, p. 1-7, 2009.

CAPOZZI, V. *et al.* Lactic acid bacteria producing B-group vitamins: a great potential for functional cereals products. *Appl. Microbiol. Biotechnol.*, v. 96, n. 6, p. 1383-94, 2012.

CARDOSO, B.R. *et al.* Effects of Brazil nut consumption on selenium status and cognitive performance in older adults with mild cognitive impairment: a randomized controlled pilot trial. *Eur. J. Nutr.*, v. 55, n. 1, p. 107-16, 2016.

CARVALHO, A.L. *et al.* Excessive iodine intake in schoolchildren. *Eur. J. Nutr.*, v. 51, n. 5, p. 557-62, 2012.

CHAKRABORTY, H. *et al.* Folic Acid Fortification and Women's Folate Levels in Selected Communities in Brazil – A First Look. *Int. J. Vitam. Nutr. Res.*, v. 84, n. 5-6, p. 286-94, 2014.

CHIFMAN, J.; LAUBENBACHER, R.; TORTI, S.V. A Systems Biology Approach to Iron Metabolism. *Adv. Exp. Med. Biol.*, v. 844, p. 201-25, 2014.

COMINETTI, C. *et al.* Associations between glutathione peroxidase-1 Pro198Leu polymorphism, selenium status, and DNA damage levels in obese women after consumption of Brazil nuts. *Nutrition*, v. 27, n.9, p. 891-6, 2011.

CRISPONI, G. *et al.* Copper-related diseases: From chemistry to molecular pathology. *Coordination Chemistry Reviews*, v. 254, p. 876-889, 2010.

DALI-YOUCEF, N.; ANDRÈS, E. An update on cobalamin deficiency in adults. *Q.J.M.*, v. 102, n. 1, p. 17-28, 2009.

DÔRES, S.M.C.; PAIVA, S.A.R.; CAMPANA, A.O. Vitamina K: Metabolismo e Nutrição. *Rev. Nutr.*, v. 14, n. 3, 2001.

EGGERMONT, E. Recent advances in vitamin E metabolism and deficiency. *Eur. J. Pediatr.*, v. 165, n. 7, p. 429-34, 2006.

FARQUHAR, W.B. *et al.* Dietary sodium and health: more than just blood pressure. *J. Am. Coll. Cardiol.*, v. 65, n. 10, p. 1042-50, 2015.

FÁVARO, D.I.T. *et al.* Determination of various nutrients and toxic elements in different Brazilian regional diets by Neutron activation analysis. *J. Trace Elements Med. Biol.*, v. 11, p. 129-36, 1997.

FRANK, L.L. Thiamin in Clinical Practice. *J. Parenter. Enteral Nutr.*, v. 39, n. 5, p. 503-20, 2015.

GOMES, S.; LOPES, C.; PINTO, E. Folate and folic acid in the periconceptional period: recommendations from official health organizations in thirty-six countries worldwide and WHO. *Public Health Nutr.*, v. 19, n. 1, p. 176-89, 2016.

GREEN, R. Indicators for assessing folate and vitamin B-12 status and for monitoring the efficacy of intervention strategies. *Am J Clin Nutr.*, v. 94, n. 2, p. 666S-72S, 2011.

GRÖBER, U. *et al.* Vitamin K: an old vitamin in a new perspective. *Dermatoendocrinol.*, v. 6, n. 1, e968490, 2015.

HANNIBAL, L. *et al.* Biomarkers and Algorithms for the Diagnosis of Vitamin B12 Deficiency. *Front Mol Biosci.*, v. 3, p. 27, 2016.

HASHIMOTO, A.; KAMBE, T. Mg, Zn and Cu Transport Proteins: A Brief Overview from Physiological and Molecular Perspectives. *J Nutr Sci Vitaminol.*, v. 61, p. S116-8, 2015.

HELLMANN, H.; MOONEY, S. Vitamin B6: A Molecule for Human Health. *Molecules*; v. 15, n. 1, p. 442-59, 2010.

HOEY, L. *et al.* Studies of biomarker responses to intervention with riboflavin: a systematic review. *Am. J. Clin. Nutr.*, v. 89 (suppl), p. 1960S-80S, 2009.

HORDYJEWSKA, A. POPIOŁEK, Ł.; KOCOT, J. The many "faces" of copper in medicine and treatment. *Biometals*, v. 27, n. 4, p. 611-21, 2014.

HSU, C.C. *et al.* Role of vitamin B6 status on antioxidant defenses, glutathione, and related enzyme activities in mice with homocysteine-induced oxidative stress. *Food Nutr Res.*, v. 59, p.25702, eCollection 2015.

INSTITUTE OF MEDICINE. DRIs: Dietary Reference Intakes: The essential guide to nutrient requirements. Washington, D.C.: National Academy Press, 2006. Disponível em: http://www.nap.edu. Acesso em 08 de Novembro de 2016.

KALER, S.G. Inborn errors of copper metabolism. *Handb. Clin. Neurol.*, v. 113, p. 1745-54, 2013.

KLACK, K.; CARVALHO, J.F. Vitamina K: Metabolismo, Fontes e Interação com o Anticoagulante Varfarina. *Rev. Bras. Reumatol.*, v. 46, n. 6, p. 398-406, 2006.

KUMAR, N. Copper deficiency myelopathy (human swayback). *Mayo Clin. Proc.*, v. 81, p. 1371-84, 2006.

LAXMAIAH, A. Vitamin B12 and Folic Acid: Significance in Human Health. *Indian Pediatr.*, v. 52, n. 5, p. 380-1, 2015.

LEBLANC, J.G. *et al.* Bacteria as vitamin suppliers to their host: a gut microbiota perspective. *Curr Opin Biotechnol.*, v. 24, n. 2, p. 160-8, 2013.

LICHTENSTEIN, A. *et al.* Vitamina D: ações extraósseas e uso racional. *Rev. Assoc. Med. Bras.*, v. 59, n. 5, p. 495-506, 2013.

LIVINGSTONE, C. Zinc: physiology, deficiency, and parenteral nutrition. *Nutr. Clin. Pract.*, v. 30, n. 3, p. 371-82, 2015.

MARTINS, M.C. *et al.* Panorama das ações de controle da deficiência de vitamina A no Brasil. *Rev. Nutr.*, v. 20, n. 1, p. 5-18, 2007.

MOGHADASZADEH, B.; BEGGS, A.H. Senoproteins and Their Impact on Human Health Through Diverse Physiological Pathways. *Physiology (Bethesda)*, v. 21, p. 307-15, 2006.

MUÑOZ, M. *et al.* An update on iron physiology. *World J. Gastroenterol.*, v. 15, n. 37, p. 4617-26, 2009.

MUÑOZ, M.; VILLAR, I.; GARCÍA-ERCA, J.A.. Disorders of iron metabolism. Part II: iron deficiency and iron overload. *J. Clin. Pathol.*, v. 64, n. 4, p. 287-96, 2011.

NAVARRO, A.M. Ingestão e excreção urinária de iodo em pacientes com Síndrome de Má absorção Grave. [Dissertação de Mestrado]. Araraquara: Universidade Estadual Paulista "Julio de Mesquita e Filho", Faculdade de Ciências Farmacêuticas, 2000.

ORGANIZAÇÃO MUNDIAL DA SAÚDE. Diretriz: Suplementação diária de ferro e ácido fólico em gestantes. Genebra: Organização Mundial da Saúde; 2013.

PANTOPOULOS, K. *et al.* Mechanisms of mammalian iron homeostasis. *Biochemistry*, v. 51, n. 29, p. 5705-24, 2012.

PAPP, L.V. From Selenium to Selenoproteins: Synthesis, Identity, and Their Role in Human Health. *Antiox. Redox Signal.*, v. 9, n. 7, p. 775-806, 2007.

PROHASKA, J.R. Impact of copper limitation on expression and function of multicopper oxidases (Ferroxidases). *Adv. Nutr.*, v. 2, p. 89-95, 2011.

ROHNER, F. *et al.* Biomarkers of nutrition for development - Iodine review. *J Nutr.*, v. 144, n. 8, p. 1322S-42S, 2014.

ROMAN-CAMPOS D.; CRUZ J.S. Current aspects of thiamine deficiency on heart function. *Life Sci.*, v. 98, n. 1, p. 1-5, 2014.

SANKAR, M.J. *et al.* Vitamin K prophylaxis for prevention of vitamin K deficiency bleeding: a systematic review. *J Perinatol.*, v. 36, s. 1, p. S29-35, 2016.

SCHMÖLZ, L. Complexity of vitamin E metabolism. *World J. Biol. Chem.*, v. 7, n. 1, p. 14-43, 2016.

SHEARER, M.J.; NEWMAN, P. Metabolism and cell biology of vitamin K. *Thromb Haemost.*, v. 100, n. 4, p. 530-47, 2008.

SHI, Z. *et al.* Direct and Functional Biomarkers of Vitamin B6 Status. *Annu Rev Nutr.*, v.35, p. 33-70, 2015.

SOMMER, A. Vitamin a deficiency and clinical disease: an historical overview. *J Nutr.*, v. 138, n. 10, p. 1835-9, 2008.

SOUZA, A.C.S. *et al.* Riboflavina: uma vitamina multifunctional. *Quim. Nova*, v. 28, n. 5, p. 887-891, 2005.

STOCKLER-PINTO, B.M. *et al.* Effect of selenium supplementation via Brazil nut (bertholletia excelsa, hbk) on thyroid hormones levels in hemodialysis patients: a pilot study. *Nutr. Hosp.*, v. 32, n. 4, p. 1808-12, 2015.

STRUNZ, C.C. *et al.* Brazil nut ingestion increased plasma selenium but had minimal effects on lipids, apolipoproteins, and high-density lipoprotein function in human subjects. *Nutr. Res.*, v. 28, n. 3, p. 151-5, 2008.

TANUMIHARDJO, S.A. *et al.* Biomarkers of Nutrition for Development (BOND) - Vitamin A Review. *J. Nutr.*, v. 46, n. 9, p. 1816S-48S, 2016.

UELAND, P.M. *et al.* Inflammation, vitamin B6 and related pathways. *Mol Aspects Med.*, S0098-2997(16)30039-5, 2015.

WARTHON-MEDINA, M. *et al.* Zinc intake, status and indices of cognitive function in adults and children: a systematic review and meta-analysis. *Eur. J. Clin. Nutr.*, v. 69, n. 6, p. 649-61, 2015.

WEEKS, B.S.; HANNA, M.S.; COOPERSTEIN, D. Dietary selenium and selenoprotein function. *Med. Sci. Monit.*, v. 18, n. 8, p. 127-132, 2012.

WU, X.Y.; LU, L. Vitamin B6 deficiency, genome instability and cancer. *Asian Pac J Cancer Prev.*, v. 13, n. 11, p. 5333-8, 2012.

ZICKER S, SCHOENHERR B. Focus on nutrition: the role of iodine in nutrition and metabolism. *Compend. Contin. Educ. Vet.*, v. 34, n. 10, p. E1-4, 2012.

ZIMMERMANN, M.B. *et al.* Estimation of the Prevalence of Inadequate and Excessive Iodine Intakes in School-Age Children from the Adjusted Distribution of Urinary Iodine Concentrations from Population Surveys. *J. Nutr.*, v. 146, n. 6, p. 1204-11, 2016.

ZIMMERMANN, M.B. *et al.* The iodine deficiency disorders. *Lancet*, v. 372, p. 1251-62, 2008.

ZIMMERMANN, M.B. The role of iodine in human growth and development. *Semin. Cell Dev. Biol.*, v. 22, n. 6, p. 645-52, 2011.

4.3.

Controle do Peso: Obesidade e Anorexia

Patrícia Sales

Sumário

1. INTRODUÇÃO

A obesidade é atualmente um dos maiores problemas de saúde pública no mundo. No Brasil, dados do Instituto Brasileiro de Geografia e Estatística (IBGE) apontam 56,9% da população brasileira adulta com excesso de peso no ano de 2015. Ou seja, são mais de 82 milhões de pessoas com sobrepeso ou obesidade no país. No panorama mundial, dados de 2013 já mostravam mais de 1,9 bilhão de adultos com sobrepeso, e mais de 600 milhões de pessoas com obesidade.

A obesidade é a segunda principal causa de câncer evitável do mundo, perdendo apenas para o tabagismo, além de ser um dos principais fatores de risco para o desenvolvimento de diabetes tipo 2, hipertensão, dislipidemias, apneia do sono, hiperuricemia, artroses, colecistopatia, doença hepática gordurosa não alcoólica, insuficiência cardíaca congestiva, insuficiência renal, doença do refluxo gastroesofágico, hipogonadismo, infertilidade, dentre dezenas de outras comorbidades físicas e psíquicas. A obesidade constitui, hoje, uma das doenças mais prevalentes e mais incapacitantes no país. Daí a necessidade, a importância e a urgência de seu tratamento.

Já com relação ao déficit de peso, o panorama é outro. Dados do IBGE mostram uma prevalência menor de 2,5% de baixo peso no Brasil no ano de 2013, e essa prevalência vem caindo ao longo dos anos. No entanto, se por um lado observa-se redução do baixo peso causado por insuficiência na oferta e na disponibilidade de alimentos para a população, por outro, deve-se atentar para o surgimento e o crescimento dos quadros de desnutrição causados pela anorexia nervosa, doença psiquiátrica na qual o paciente se recusa a ingerir a quantidade de alimentos suficiente para manter um mínimo de peso saudável, por ter uma visão distorcida do próprio corpo, interpretando seu peso como excessivo, mesmo diante de um quadro de magreza extrema e desnutrição. A anorexia nervosa afeta principalmente adolescentes e jovens do sexo feminino, e está associada a quadros de depressão e outras psicopatias; é uma incidência crescente diante do culto extremo ao corpo que se nota na mídia e nas redes sociais atualmente, com a valorização da magreza como modelo de beleza moderna.

2. TRATAMENTO FARMACOLÓGICO DA OBESIDADE

2.1. Indicações de tratamento farmacológico

O tratamento da obesidade deve ser sempre baseado em mudanças de estilo de vida, incluindo uma dieta hipocalórica associada à prática de atividades físicas regulares, de modo a promover um saldo calórico negativo no dia a dia do paciente. Para os casos em que houver um resultado insatisfatório, com falha no tratamento conservador não medicamentoso para perda de peso, o *Food and Drug Administration* (FDA) aprova a introdução de terapia medicamentosa para pacientes com índice de massa corporal (IMC) > 30 kg/m², com IMC > 27 kg/m² com comorbidades causadas pelo excesso de peso (como hipertensão, diabetes ou dislipidemia), ou com circunferência abdominal > 102 cm em homens ou > 88 cm em mulheres.

Outras sociedades médicas, como a *Obesity Society*, a *Endocrine Society* e a *American Association of Clinical Endocrinologists* (AACE), concordam que o tratamento medicamentoso também deve ser oferecido para pacientes com IMC > 25,0 com comorbidades causadas ou agravadas pelo excesso de peso. Algumas sociedades inclusive acreditam que o tratamento medicamentoso para casos selecionados de pacientes com IMC > 23,0, principalmente em casos de pacientes asiáticos ou pacientes com clara síndrome metabólica ou comorbidades agravadas pelo excesso de peso, talvez também deva ser indicado.

2.2. Critérios de eficácia de uma medicação antiobesidade

Para que um medicamento antiobesidade seja considerado eficaz, o FDA considera que é necessário que ele tenha promovido uma perda de, no mínimo, 5% do peso inicial do paciente em um intervalo de pelo menos 12 semanas. A perda deve ser acompanhada de melhora dos fatores de risco cardiometabólicos (como pressão arterial, lipidograma e glicemia) e deve ser sustentada por pelo menos um ano. Opcionalmente, a medicação também pode ser considerada eficaz se promover uma perda de ao menos 5% do peso inicial em, no mínimo, 35% dos pacientes (o que deve corresponder a pelo menos o dobro do grupo que perdeu o mesmo peso no grupo placebo). Perdas inferiores a esta devem ser consideradas de baixa significância, e neste caso deve-se considerar a suspensão do medicamento em uso, com eventual tentativa de troca por outro fármaco. Nenhum fármaco é eficaz em 100% dos pacientes, e sempre há casos de pacientes que não respondem aos fármacos testados. Para os casos de boa resposta, deve-se considerar o uso crônico e continuado da medicação.

2.3. Mecanismos de ação dos fármacos antiobesidade

Os fármacos antiobesidade disponíveis geralmente atuam em vias sistêmicas diferentes, de forma a auxiliar a perda de peso por meios distintos, mas sempre com algum mecanismo de ação preponderante. Os principais mecanismos de ação que são ativados pelos medicamentos utilizados atualmente para o tratamento da obesidade são:

- Inibição do apetite.
- Aumento na saciedade.
- Aceleração do metabolismo (aumento da taxa metabólica basal).
- Retardo do esvaziamento gástrico.
- Ação ansiolítica.
- Ação em compulsão alimentar (inibindo impulsividade).
- Redução da absorção de gorduras pelo trato gastrintestinal.
- Ativação de lipólise.

Cada paciente deve ser avaliado individualmente e, conforme seu quadro clínico, o histórico da obesidade, os fatores desencadeantes do seu ganho de peso, as comorbidades presentes, seu padrão alimentar, dentre outros fatores, haverá medicações mais indicadas para cada caso. Muitos medicamentos atuam em mais de uma via e, como a obesidade é uma doença complexa e multifatorial, muitas vezes é necessário fazer associação entre diferentes fármacos para se obter um melhor controle químico do distúrbio principal do paciente, de forma a se obter maior êxito no tratamento da obesidade para cada indivíduo isoladamente.

2.4. O que são fármacos *off label*?

Fármacos *off label* são fármacos utilizados para indicações diferentes daquelas sugeridas em bula. Muitos fármacos são desenvolvidos para atender a uma demanda ou a um tipo de doença específica; posteriormente, com o uso clínico amplo e mais disseminado da medicação, pode ser observada a utilidade desse mesmo fármaco para outra situação clínica específica. Dessa forma, passa-se a utilizar uma medicação que, originalmente em bula, está indicada para ser utilizada para o tratamento de uma condição específica "A", mas, na prática, essa mesma medicação também passa a ser utilizada para o tratamento de outra condição específica "B".

Exemplos práticos em que isso ocorre são:

- Uso de medicamentos da classe dos antidepressivos para tratamento de ansiedade.
- Uso de cetoconazol (antifúngico) para tratamento de hipercortisolismo.
- Uso de betabloqueadores para profilaxia de enxaqueca.
- Uso de antiepilépticos para tratamento de dor neuropática.
- Uso de anti-histamínicos para indução do sono.

É variável o modo como o governo de cada país interpreta a responsabilidade legal pela prescrição *off label*. Nos Estados Unidos, há restrições a esse tipo de conduta. No Brasil, a agência reguladora de medicamentos (Agência Nacional de Vigilância Sanitária – Anvisa) não condena o uso de medicamentos de maneira *off label*, e essa prática não é configurada como um erro médico. O Conselho Federal de Medicina (CFM) também considera que o uso de medicamentos *off label* é ético quando há evidência de potencial benefício do tratamento nos casos em que a terapia padrão foi inadequada.

Em obesidade, a maioria das medicações disponíveis no Brasil tem sido utilizada de maneira *off label*, uma vez que os únicos fármacos aprovados para o tratamento da obesidade, em 2016, eram a sibutramina, o orlistate e a liraglutida.

3. FÁRMACOS DISPONÍVEIS PARA O TRATAMENTO DE OBESIDADE

3.1. Catecolaminérgicos

Os catecolaminérgicos são medicamentos que agem aumentando o nível sérico de catecolaminas (principalmente adrenalina e noradrenalina). Algumas medicações atuam aumentando a liberação das catecolaminas nas fendas sinápticas (anfepramona, femproporex, fentermina) e outras atuam inibindo a sua recaptação (mazindol). Em sua grande parte, possuem uma estrutura química muito parecida com a estrutura da anfetamina.

Os catecolaminérgicos, ao aumentarem o nível sérico das catecolaminas, agem favorecendo o tratamento da obesidade de diversas maneiras:

- Inibindo as vias orexigênicas hipotalâmicas (vias NPY/AgRP – *neuropeptide Y/agouti-related protein*), portanto apresentando um bom efeito inibidor de apetite.
- Ativando as vias anorexigênicas hipotalâmicas (vias POMC/CART – *proopiomelanocortin/cocaine and amphetamine regulated transcript*), portanto apresentando um bom efeito promotor de saciedade.
- Ativando o sistema nervoso simpático periférico sobre o tecido adiposo branco, ativando a lipólise e inibindo a lipogênese.
- Ativando a termogênese via tecido adiposo marrom.

Os catecolaminérgicos são a classe de medicação mais antiga utilizada para o tratamento da obesidade, estando no mercado há mais de 50 anos. São medicamentos baratos, mas com um potencial de desenvolvimento de dependência e de uso abusivo, portanto, devem ser prescritos com cautela para pacientes com históricos de vício, alcoolismo ou com propensão ao abuso de medicamentos ou de outros tipos de substância.

Pela sua ação simpaticomimética, todos os medicamentos dessa classe possuem potenciais efeitos deletérios para o sistema cardiovascular e psiquiátrico, podendo desencadear ou agravar quadros de hipertensão, taquiarritmias, valvulopatias, insuficiência cardíaca, doença isquêmica cardíaca ou cerebrovascular, transtornos de ansiedade ou agitação, transtorno bipolar, psicoses, tremores, insônia, cefaleia, além de terem outros potenciais efeitos colaterais como boca seca e constipação intestinal. Portanto, são formalmente contraindicados em pacientes de alto risco cardiovascular (pacientes que sofrem de hipertensão mal controlada, arritmias, cardiopatias estruturais ou doença aterosclerótica manifesta) e pacientes com doenças psiquiátricas descontroladas. Além disso, são contraindicados em pacientes em uso de inibidores da monoamino oxidase (iMAO) nos últimos 14 dias, em pacientes com histórico de epilepsia, glaucoma, hipertireoidismo, insuficiência renal ou hepática. Além disso, nenhum deles é aprovado para uso em gestação ou aleitamento materno.

O mercado mundial de medicamentos para combate à obesidade é imenso, da ordem de 10 bilhões de dólares anuais ou mais, dando margem a expectativa de grande consumo e alto lucro com novos medicamentos.

Medicamentos antigos não têm patente, são de baixo custo e ocupam grande parte do mercado. Apesar da eficácia comprovada pelo seu uso, há décadas investidores procuram meios de restringir seu uso, para aumentar o lucro com novos anorexígenos. Em consequência, surge inevitável disputa entre a indústria farmacêutica e entidades que, na defesa da sociedade, insistem na sua manutenção. Um exemplo desse embate ocorre no Brasil, onde chegou a ocorrer divergência entre normas da agência reguladora de medicamentos e leis aprovadas pelo parlamento.

Anfepramona/Dietilpropiona

É o catecolaminérgico mais antigo, portanto mais conhecido. É comercializado nas apresentações de 25, 50 e 75 mg, em formulações de curta ação (para uso 2 a 3 vezes ao dia) ou de ação mais longa (1 vez ao dia). A dose máxima é de 150 mg/dia. Possui as mesmas indicações, efeitos colaterais e contraindicações das outras drogas catecolaminérgicas, conforme descrito anteriormente.

Femproporex

É o catecolaminérgico mais parecido estruturalmente com a molécula de anfetamina. É comercializado nas apresentações de 25 e 50 mg, podendo ser usado de 1 a 2 vezes ao dia. A dose máxima é de 50 mg/dia.

Mazindol

É o catecolaminérgico com menor risco de dependência, por não ter o anel fenetilamínico da anfetamina. É comercializado nas apresentações de 1 e 2 mg, pode ser usado 1 a 3 vezes ao dia, antes do almoço ou das principais refeições. A dose máxima é de 3 mg/dia.

Fentermina

É uma medicação antiobesidade aprovada pelo FDA desde 1959, uma das mais vendidas atualmente nos Estados Unidos, mas nunca foi comercializada legalmente no Brasil. Em geral, é disponibilizada nas doses de 15 e 37,5 mg e deve ser tomada em dose única diária pela manhã, para evitar insônia.

Fenilpropanolamina

É uma substância que estava presente em alguns medicamentos antiobesidade e antigripais. Seu uso foi suspenso em vários países em 2000 e saiu também do mercado americano, devido à comprovação de maior risco de AVC hemorrágico causado pelo seu uso.

3.2. Sibutramina

A sibutramina é uma das medicações de primeira linha para os pacientes que não possuem contraindicação. Assim como as medicações catecolaminérgicas, a sibutramina também inibe a recaptação de noradrenalina nas fendas sinápticas, mas também age inibindo a recaptação de serotonina e dopamina. O efeito preponderante, no entanto, é o serotoninérgico.

Portanto, compartilha dos mecanismos de ação dos fármacos catecolaminérgicos descritos anteriormente, causando ativação das vias anorexigênicas, inibição das vias orexigênicas, ativação da lipólise, inibição da lipogênese e ativação da termogênese em tecido adiposo marrom (mas em menor intensidade que as drogas catecolaminérgicas). Possui ainda efeitos adicionais serotoninérgicos, causando uma melhora em quadros de comer ansioso e compulsivo, além de poder ajudar na fissura por doces.

A sibutramina possui um perfil de toxicidade e segurança muito parecido com o dos catecolaminérgicos, exatamente por compartilharem parte dos seus mecanismos de ação.

Está formalmente contraindicado o seu uso em pacientes diabéticos com mais algum outro fator de risco cardiovascular (onde se incluem hipertensão, dislipidemia, tabagismo, microalbuminúria), em pacientes hipertensos mal controlados, pacientes com diagnóstico de doença cardiovascular estabelecida (insuficiência cardíaca, valvulopatia, arritmias, doença cerebrovascular, doença arterial coronariana ou arterial periférica), doenças psiquiátricas ativas, anorexia, bulimia, alcoolismo, uso de IMAO nos últimos 15 dias, crianças, idosos e gestantes/lactantes.

Como efeitos colaterais, essa medicação pode causar taquicardia, aumento de pressão arterial, boca seca, constipação intestinal, cefaleia, insônia, tremores, aumento de estado de ansiedade e agitação.

Em 2010 foi publicado um estudo sobre os efeitos da sibutramina combinada com dieta e exercícios em pacientes de alto risco cardiovascular ou morte, denominado "*SCOUT - The Sibutramine Cardiovascular Outcomes Trial*" que mostrou um aumento na incidência de infarto não fatal e AVC não fatal em pacientes com diagnóstico de doença cardiovascular prévia que estavam em uso de sibutramina. A pesquisa multicêntrica foi contratada por uma indústria farmacêutica junto à outra empresa privada que coordena pesquisas pagas de análise sistemática e metanálise. A metodologia da pesquisa é também questionável sob o ponto de vista ético, citado pelos próprios autores os quais, "*para atingir os objetivos do SCOUT, foram recrutados pacientes de alto risco que não se enquadravam nos critérios de tratamento especificados na bula de sibutramina*" (James *et al.*, 2010). Na prática, esses resultados consequentes aos desvios no planejamento da pesquisa não alteraram a importância da sibutramina na prevenção e tratamento da obesidade.

A sibutramina é disponibilizada em apresentações de 10 e 15 mg, devendo ser tomada em 1 dose única diária, preferencialmente pela manhã.

3.3. Inibidores de lipase do trato gastrintestinal

Os inibidores de lipase do trato gastrintestinal representam uma segunda classe de medicamentos. São, no momento, representados pelo orlistate e cetilistate; o orlistate foi aprovado para tratamento de obesidade em 1999.

Inibem irreversivelmente 30% das lipases intestinais e pancreáticas, de forma a reduzir bastante a metabolização das gorduras ingeridas. Possuem percentual muito baixo de absorção sistêmica, de forma que a ação desses fármacos se dá primordialmente dentro do trato gastrintestinal. Ao inibirem as lipases, fazem com que 30% dos triglicérides ingeridos não sejam quebrados em ácidos graxos livres e glicerol, e portanto esses triglicérides deixam de ser absorvidos para a corrente sanguínea, e passam a ser excretados pelas fezes.

Como efeitos colaterais, pode-se observar quadro de dor abdominal, diarreia, esteatorreia, borborigmos, flatulência, urgência e eventualmente incontinência fecal, com consequente déficit de vitaminas lipossolúveis (vitaminas A, D, E e K). Portanto, o uso de vitaminas ou de medicamentos lipossolúveis deve ser sempre feito idealmente com uma distância de pelo menos 1 a 2 horas do uso desse tipo de medicação.

Apesar de ter menor eficácia na perda de peso quando comparados à eficácia das outras classes de medicações utilizadas para essa finalidade, provavelmente por não terem ação em modulação de apetite, saciedade, ou mesmo em termogênese, essa classe de fármacos possui o benefício de ter um perfil de segurança muito bom. Como benefícios adicionais, além de ajudar na redução de peso, citam-se: melhora na resistência à insulina, redução da progressão de pré-diabetes para diabetes, redução da gordura visceral, e melhora do perfil lipídico e pressórico do paciente.

Esses fármacos devem ser utilizados com cautela em pacientes com nefrolitíase por hiperoxalúria, por poder aumentar a absorção intestinal de oxalato devido à maior perda intestinal de cálcio pela esteatorreia (o cálcio deixa de se ligar ao oxalato, que passa a ser mais absorvido sistemicamente). Na gestação e lactação, são considerados de baixo risco (nível B). São contraindicados apenas em pacientes com diagnóstico de doença inflamatória intestinal, colestase e síndromes de má absorção intestinal.

O orlistate está aprovado para uso de 60 a 120 mg, de 1 até 3 vezes ao dia, devendo cada cápsula ser ingerida imediatamente antes ou até, no máximo, 1 hora após cada refeição.

3.4. Serotoninérgicos

Os serotoninérgicos inibem as vias orexigênicas (NPY/AgRP) e ativam as vias anorexigênicas (POMC/CART) hipotalâmicas. Dessa forma, causam efeito inibitório de apetite e aumento de saciedade. A lorcasserina, fenfluramina, fluoxetina e sertralina são referidas como tendo essa atividade, mas apenas a lorcasserina foi aprovada pelas agências regulatórias de medicamentos para essa finalidade. A fluoxetina e a sertralina, antidepressivos, também têm sido utilizadas para auxiliar o tratamento da obesidade (uso *off label*).

A fenfluramina era utilizada antigamente como fármaco antiobesidade, mas foi retirada do mercado em 1997, quando foi comprovada sua associação com casos de valvulopatia e hipertensão pulmonar, provavelmente pelo seu agonismo nos receptores cardiovasculares do tipo 5HT2b.

Lorcaserina

É um agente serotoninérgico agonista seletivo do receptor 5HT2c, aprovado pelo FDA no final de 2012 e alguns anos após por outros países. A posologia é de 10 mg duas vezes ao dia.

Como efeitos colaterais, está associada a quadros de infecções de vias aéreas superiores, cefaleia, náuseas, tontura, fadiga, boca seca e constipação intestinal. Por não ter ação sobre os receptores 5HT2a e 2b, não causa sintomas de alucinações nem valvulopatia, como ocorreu com medicações serotoninérgicas antigas utilizadas como fármacos antiobesidade, que atuavam em receptores menos seletivos. É contraindicado em alguns pacientes, particularmente crianças, gestantes e lactantes, que fazem uso de outras substâncias serotoninérgicas.

Fluoxetina

É um inibidor da recaptação de serotonina, classicamente utilizado para tratamento de transtornos psiquiátricos. Na endocrinologia, a fluoxetina vem sendo muito utilizada de maneira *off label* para tratamento da obesidade, principalmente em casos associados com quadros depressivos, ansiosos, transtornos de compulsão alimentar, fissura por doces, síndrome do comer noturno e bulimia. É um fármaco biotransformado pelo CYP450, sendo por isso alvo de grande número de interações medicamentosas. É utilizado em doses que variam de 20 até 80 mg/dia. Como efeitos colaterais, pode causar diminuição da libido, cefaleia, insônia ou sonolência, boca seca, tremores, náusea. Está contraindicado em pacientes com uso de iMAO nas últimas duas semanas; seu uso deve ser feito com cautela em pacientes que utilizam outras medicações com ação serotoninérgica. É classificado como risco B na gestação.

Sertralina

Tem o mesmo mecanismo de ação da fluoxetina, estando indicada para praticamente as mesmas situações, sendo referida como especialmente útil para o transtorno do comer noturno e para o transtorno de compulsão alimentar periódico. A posologia é de 50 a 200 mg/dia. Possui praticamente os mesmos efeitos colaterais e contraindicações da fluoxetina.

3.5. Bupropiona, associada ou não à naltrexona

A bupropiona é classicamente um antidepressivo inibidor da recaptação da noradrenalina e dopamina, aprovado também para uso como droga antitabagismo. Tanto a noradrenalina quanto a dopamina possuem ação no sistema nervoso central, inibindo as vias orexigênicas e ativando as vias anorexigênicas. Além disso, o efeito noradrenérgico da bupropiona causa uma ativação discreta da termogênese e queima de gordura. Atualmente tem uso de maneira *off label,* apesar de seu potencial efeito inibidor de apetite, promotor de saciedade, e pelo seu discreto efeito termogênico.

Na prática clínica, as doses de 300 a 400 mg/dia são comprovadamente mais efetivas que o placebo para a finalidade de emagrecimento. Seu uso é bem indicado para os casos de obesidade associada à depressão e também para casos de pacientes que desejam parar de fumar.

Quando a via anorexigênica é ativada, a POMC passa a ser metabolizada em betaendorfinas, MSH (*melanocyte-stimulating hormones*) e ACTH (*adrenocorticotropic hormone*). As betaendorfinas, por sua vez, causam um *feedback* negativo via sistema nervoso central, inibindo a ativação adicional da via anorexigênica (fazem uma via de *feedback* de alça curta inibindo novamente a POMC). Dessa forma, as betaendorfinas minimizam o efeito anorexigênico da bupropiona.

Por esse motivo, descobriu-se que, quando a bupropiona era associada ao uso de medicamentos antagonistas opioides como a naltrexona (medicamento classicamente utilizado em nosso meio para tratamento de alcoolismo e de dependência de opioides), a bupropiona passava a ter uma eficácia maior para perda de peso do que quando utilizada isoladamente. A naltrexona otimiza o efeito inibidor de apetite da bupropiona, além de inibir o reforço positivo mediado pelos receptores opioides que a alimentação traz, sendo um alvo terapêutico interessante para pacientes com comer compulsivo ou viciados em comida.

O uso associado de 16 mg de naltrexona e 300 mg de bupropiona causou uma perda de peso 4% maior do que a perda de peso causada pela bupropiona isoladamente. Quando a dose de naltrexona era aumentada para 32 mg, a perda de peso era 6% maior. A dose de naltrexona de 48 mg foi abandonada, devido ao excesso de efeitos colaterais no trato gastrintestinal.

Por esse motivo, no final de 2014 foi aprovado pelo FDA o uso de uma associação de 90 mg de bupropiona com 8 mg de naltrexona, ambos de liberação prolongada, devendo ser utilizados em doses escalonadas, com aumento progressivo até duas cápsulas duas vezes ao dia (total de 360 mg de bupropiona e de 32 mg de naltrexona diários, divididos em dois comprimidos dados duas vezes ao dia), para tratamento de obesidade. No entanto, utiliza-se muitas vezes de maneira *off label* a bupropiona associada com a naltrexona de liberação rápida, disponível na apresentação 50 mg (neste caso, o comprimido deve ser partido ao meio para se obter uma dose de melhor aceitação gastrintestinal) ou disponível sob formulação em farmácias de manipulação, também na forma de liberação rápida.

A bupropiona pode causar os seguintes efeitos colaterais: taquicardia, agitação, irritabilidade, insônia, tremores, boca seca, cefaleia, constipação intestinal, redução do limiar convulsivo. Possui o benefício de ser o antidepressivo que menos interfere com a libido. Já a naltrexona possui principalmente efeitos colaterais no trato gastrintestinal, podendo causar náuseas, vômitos, dor abdominal, dispepsia e, às vezes, tonturas.

A bupropiona está contraindicada em pacientes com histórico de crises convulsivas prévias, anorexia, bulimia, alcoolismo e em pacientes em uso de IMAO nas últimas duas semanas. A naltrexona está contraindicada em pacientes em uso de drogas opioides. Ambas não devem ser prescritos para pacientes hepatopatas, gestantes e lactantes.

3.6. Topiramato e topiramato associado à fentermina

O topiramato é um agonista gabaérgico e antagonista do receptor de glutamato, classicamente utilizado como anticonvulsivante por ser também um bloqueador dos canais de sódio e cálcio voltagem dependentes, e também utilizado como medicação profilática para enxaqueca.

A prática clínica com essa substância mostrou que é muito útil no tratamento da obesidade, tanto pelo controle de apetite via ativação da via POMC/CART, ativação do receptor de leptina e inibição da via NPY/AgRP, mas principalmente pela sua atuação na inibição de impulsos, sendo muito útil para o tratamento do comer compulsivo (binge *eating*) e do transtorno do comer noturno. Além disso, o topiramato mostrou ter ação inibitória sobre a lipoproteína lipase do tecido adiposo e ação ativadora da lipoproteína lipase do tecido muscular e tecido adiposo marrom, ativando a termogênese e a queima de gordura.

O topiramato vem sendo utilizado a alguns anos de forma *off label* para o tratamento da obesidade, em doses que variam de 25 a 200 mg ao dia, preferencialmente à noite.

O grande problema do topiramato são seus efeitos colaterais, principalmente os cognitivos. Sonolência, déficit de atenção e de memória, e lentidão são efeitos comuns decorrentes da ativação gabaérgica promovida por essa medicação. Parestesias, acidose metabólica, nefrolitíase, miopia aguda, tontura, cefaleia, boca seca, mudança do paladar (disgeusia), teratogênese e hepatotoxicidade são outros efeitos colaterais possíveis. O topiramato na dose de 200 mg ao dia pode aumentar a metabolização de alguns anticoncepcionais orais, portanto a contracepção deve ser feita por método de barreira quando ele é utilizado em doses maiores.

O topiramato é contraindicado na gravidez e lactação, em pacientes com glaucoma de ângulo fechado, hepatopatia, acidose, e em histórico de nefrolitíase recorrente.

Em 2012, o FDA aprovou a associação entre o topiramato e o medicamento catecolaminérgico fentermina. A ideia dessa associação de medicamentos é atuar de maneira sinérgica por meio de duas classes de fármacos que, quando tomados juntos, conseguem amenizar os efeitos colaterais no paciente, que muitas vezes consegue chegar a doses maiores e mais efetivas de cada um dos princípios ativos, de forma a obter melhores resultados de eficácia, e com menos efeitos colaterais. Dessa forma, a sonolência e os efeitos cognitivos alentecedores do topiramato, tão comuns quando ele é usado isoladamente, passam a ser menos incômodos e menos perceptíveis quando esse medicamento é utilizado em conjunto com a fentermina. Da mesma forma, insônia, ansiedade, agitação e aceleração causadas pela fentermina são muito menos incômodas e menos perceptíveis quando esta é utilizada em conjunto com o topiramato.

Essa é a medicação que mostrou até o momento melhores resultados na redução de peso, quando comparada aos demais medicamentos disponíveis atualmente no mundo para o tratamento da obesidade. A posologia deve ser iniciada com 3,75/23 mg pela manhã durante duas semanas, com aumento posterior para 7,5/46 mg por mais 10 semanas, depois aumento para 11,25/69 mg pela manhã por mais algumas semanas, e então aumento para a dose final recomendada de 15/92 mg, caso seja tolerada pelo paciente.

Os efeitos colaterais são os mesmos descritos para as duas medicações (fentermina e topiramato) isoladamente, mas em menor intensidade, por estarem sendo utilizados conjuntamente. Taquicardia, hipertensão, arritmias, ansiedade, agitação, cefaleia, insônia, constipação intestinal e boca seca são efeitos associados à fentermina, e sonolência, alentecimento psíquico e motor, piora de memória, desatenção, parestesias, nefrolitíase, acidose metabólica, miopia aguda, hepatotoxicidade e teratogenicidade são efeitos descritos com o uso de topiramato. O seu uso é contraindicado em crianças, gestantes, lactantes e possui as mesmas contraindicações descritas anteriormente para os dois componentes desta associação (topiramato e fentermina).

3.7. Liraglutida

A liraglutida é um análogo do GLP-1 (*glucagon-like peptide-1*), hormônio produzido pelo trato gastrintestinal em situações pós-prandiais. O GLP-1 tem algumas ações conhecidas no nosso organismo: ativação das vias anorexigênicas hipotalâmicas, inibição das vias orexigênicas, retardo do esvaziamento gástrico e estímulo às células betapancreáticas para maior produção de insulina na vigência de hiperglicemia. Estudos mais recentes têm demonstrado também ação da liraglutida promovendo maior lipólise periférica e maior queima de gordura. Além disso, estudos com ressonância magnética funcional têm demonstrado que pacientes em uso de liraglutida possuem maior preferência alimentar por alimentos mais saudáveis e menos calóricos, enquanto os pacientes controles demonstravam maior ativação cerebral por alimentos mais gordurosos, açucarados e densamente energéticos.

Enquanto a GLP1 produzida pelo organismo tem uma meia-vida de 1 a 2 minutos, a liraglutida tem uma meia-vida de 13 horas.

Foi comercializada em meados de 2011 para o tratamento do *diabetes mellitus* tipo 2, em doses de até 1,8 mg diários, devido ao seu reconhecido efeito incretínico. A partir de 2014, foi aprovado também o uso dessa substância para o tratamento de obesidade, podendo neste caso chegar a doses maiores, de até 3 mg/dia.

A liraglutida é uma medicação de uso subcutâneo e diário, devendo ser iniciada com 0,6 mg diário, podendo ter sua dose aumentada a cada uma a duas semanas, até atingir a dose máxima de 3,0 mg/dia.

Como efeitos colaterais, os mais frequentes são os decorrentes do retardo do esvaziamento gástrico: náuseas, vômitos, refluxo gastroesofágico, dispepsia e dor abdominal. Pode ocorrer diarreia ou constipação intestinal. Cefaleia, tontura e alergia nos locais de aplicação são efeitos menos comuns. Apesar de poder haver um aumento leve e assintomático dos níveis séricos das enzimas pancreáticas amilase e lipase, não foi bem esclarecida a associação causal entre o uso dessa medicação e maior incidência de pancreatite ou de câncer de pâncreas, ou o desenvolvimento de carcinoma medular de tireoide em humanos, diferente do que foi observado em roedores (provavelmente devido à presença de receptores para GLP1 nas células C de roedores e a ausência desses receptores nas células C de tireoide dos humanos).

O uso de liraglutida está contraindicado em pacientes com doença do refluxo gastroesofágico muito acentuado.

3.8. Lisdexanfetamina

A lisdexanfetamina, aprovada no início de 2015 para tratamento do transtorno de compulsão alimentar periódica é, classicamente, é uma medicação utilizada para tratamento de transtorno do déficit de atenção e hiperatividade (TDAH).

É agonista noradrenérgica e dopaminérgica. Possui estrutura química parecida com a dos catecolaminérgicos, inclusive possuindo o mesmo anel fenetilamínico da anfetamina. Por isso, também é uma substância com potencial de abuso e dependência.

Devido ao seu efeito catecolaminérgico, tem o potencial inibidor de apetite, mas também pode trazer efeitos colaterais cardiovasculares (aumento de pressão e frequência cardíaca) e neurológicos (agitação, insônia, ansiedade, exacerbação de quadros maníacos ou psicóticos), por isso deve ser contraindicada a pacientes com doenças cardiovasculares preexistentes, hipertensão mal controlada, ou com doenças psiquiátricas ativas ou descompensadas. Também não deve ser utilizada em pacientes com antecedente de crises convulsivas, glaucoma, pacientes gestantes/lactantes e pacientes com uso de iMAO nos últimos 14 dias.

As doses efetivas para controle da compulsão alimentar são de 50 e 70 mg/dia, sendo a dose de 30 mg utilizada apenas para o tratamento do TDAH.

4. ANOREXIA NERVOSA E BULIMIA

A anorexia nervosa e a bulimia são quadros psiquiátricos que afetam principalmente adolescentes e adultos jovens, com predominância no sexo feminino, podendo levar a grandes prejuízos físicos, psíquicos e sociais, além de certo grau de morbidade e mortalidade para os pacientes acometidos.

Na anorexia nervosa, observa-se um quadro de magreza extrema causada por dietas rígidas, autoimpostas, associado à amenorreia no sexo feminino, e grande grau de distorção de imagem corporal, pois os pacientes se sentem gordos, apesar da magreza evidente. Mesmo com peso corporal abaixo de 85% do peso esperado, o paciente tem medo extremo de engordar, por isso passa a se alimentar muito pouco, e muitas vezes fazer jejum, atividades físicas extenuantes, eventualmente uso de diuréticos e de laxantes. A anorexia está muito associada a quadro de baixa autoestima e depressão.

Pode cursar com quadros graves de desnutrição, desequilíbrio hidroeletrolítico, déficit de vitaminas, minerais e eletrólitos muito importantes como potássio, cálcio e magnésio. É comum causar anemia ferropriva, sarcopenia e perda de massa óssea. Bradicardia, bradipneia, hipotensão arterial, constipação intestinal, edema periférico, cianose, intolerância ao frio, fadiga, queda de cabelo e falta de concentração fazem parte do quadro clínico da anorexia nervosa. Os pacientes correm risco de morte súbita por arritmias cardíacas causadas pelo desequilíbrio hidroeletrolítico.

A bulimia nervosa, por sua vez, caracteriza-se pelos *binges*, que são os ataques de comer compulsivo com perda de controle por parte do paciente, nos quais o paciente ingere quantidades exageradas de alimentos em um curto intervalo de tempo (podendo chegar a milhares de calorias em menos de 1 a 2 horas). Esse comportamento deve ocorrer em uma média de duas vezes por semana nos últimos três meses, e muitas vezes se dá quando o paciente está sozinho, escondido de outras pessoas. É seguido de arrependimento extremo e de atitudes do paciente para tentar se livrar das calorias ingeridas (geralmente por meio de vômitos autoinduzidos ou com atividade física exagerada, jejum, uso de diuréticos, laxativos, hormônios tireoidianos ou medicamentos para emagrecer).

Tanto a anorexia quanto a bulimia nervosa são doenças de caráter psiquiátrico, que devem ser tratadas com equipe multidisciplinar. O tratamento deve ser feito sempre com psicólogo, associado a psiquiatra (que muitas vezes abordará quadros de depressão, ansiedade e impulsividade eventualmente presentes com medicações como antidepressivos inibidores da recaptação de serotonina, como a fluoxetina, sertralina e paroxetina, e uso de ansiolíticos ou antipsicóticos) e a nutricionista. Eventualmente será também necessário o tratamento com nutrólogo (que ajudará no tratamento das reposições vitamínicas, hidroeletrolíticas e minerais necessárias) e com endocrinologista, para correção das disfunções metabólicas e hormonais que podem se suceder ao quadro clínico do paciente.

Pode-se prescrever, eventualmente, estimulante de apetite para os pacientes com anorexia nervosa (como a ciproeptadina), ou medicamentos antiobesidade para pacientes com bulimia nervosa, como sibutramina ou topiramato. Todas as disfunções hormonais e metabólicas que podem estar presentes nos transtornos alimentares são reversíveis quando o transtorno alimentar é corrigido.

São exemplos de transtornos endócrinos e metabólicos presentes nos pacientes com anorexia nervosa e bulimia:

- ***Hipogonadismo***: pode haver hipogonadismo hipogonadotrófico quando o paciente atinge menos de 80% do seu peso ideal e, como consequência, observam-se amenorreia no sexo feminino, e queda de testosterona, com disfunção erétil e diminuição da libido, no sexo masculino. Pode ser necessário tratamento com anticoncepcionais orais, para reposição de estrogênio e progesterona, no sexo feminino, e reposição androgênica no sexo masculino.
- ***Disfunção tireoidiana***: pode ocorrer a síndrome do eutireoidiano doente nos pacientes com anorexia nervosa, com maior conversão de T4 para T3 reverso, de forma a ter um menor nível sérico de T3, e um aumento de T3 reverso e T4, mantendo um TSH normal. Esse quadro intensifica os sintomas de bradicardia, bradipneia, intolerância ao frio e pele seca. Não deve ser tratado com hormônio tireoidiano, uma vez que é uma reação de proteção ao organismo devido à carência extrema de substratos energéticos para um aumento do metabolismo, e a correção abrupta pode desencadear uma arritmia. É um processo reversível com a recuperação do peso.
- ***Aumento de GH (*****growth hormone*****) e queda do IGF1 (*****insulin growth factor 1*****)***: pode acontecer nos pacientes com anorexia nervosa e desnutrição. O aumento de GH pode ocorrer tanto por um maior estímulo da grelina (hormônio orexígeno produzido pelo estômago em situações de privação energética, portanto, presente em níveis séricos aumentados nos pacientes com baixo peso e anorexia), quanto devido ao menor *feedback* do IGF1, que é menos produzido pelo fígado nas situações de desnutrição. Essa alteração hormonal também deve ser apenas acompanhada, pois reverte totalmente com a recuperação de peso pelo paciente.
- ***Hipercortisolismo***: também é muito comum em pacientes com transtornos alimentares, por ser uma reação natural ao estresse que o organismo está passando nesse momento de tamanha desnutrição e privação energética. Por ser um hipercortisolismo fisiológico e reativo, e não autônomo, também não necessita de tratamento específico e regride com a resolução da doença de base.
- ***Diabetes***: pode haver um quadro discreto de *diabetes insipidus* central por uma dificuldade da hipófise posterior em produzir adequadamente a vasopressina em pacientes com anorexia nervosa. Nesses casos, pode haver poliúria com desidratação, portanto, pode ser necessário tratamento com desmopressina (DDAVP) em alguns casos.
- ***Hipercolesterolemia***: pode acontecer em pacientes com anorexia nervosa, à custa de LDL chegando às vezes a valores tão altos como até > 400 mg/dl de colesterol total. Possíveis explicações são a queda de T3, a menor excreção de ácidos biliares nas fezes pela baixa ingestão de gorduras, e a maior ativação da HMGCoA redutase (hidroximetilglutaril-coenzima A redutase) pela baixa concentração de colesterol intra-hepático.
- ***Hipoglicemia***: pode ocorrer em caso de perda de estoques de glicogênio nos pacientes com anorexia, devendo ser implantada uma dieta rica em carboidratos.
- ***Osteoporose***: devido a deficiência de cálcio, vitamina D, e hipoestrogenismo, que devem ser todos corrigidos e tratados clinicamente com reposições de cálcio, vitamina D e anticoncepcionais orais, além do estímulo para atividade física de resistência para melhorar as massas óssea e muscular.
- ***Anemia ferropriva***: deve ser sempre corrigida com reposição de ferro.
- ***Distúrbios hidroeletrolíticos***: destacando-se aqui desidratação, alcalose metabólica (se indução de vômitos), acidose metabólica (se abuso de laxantes), hipocalemia, hipomagnesemia, hipocalcemia, hiponatremia, hipocloremia, hipofosfatemia. Todos devem ser corrigidos com alimentação adequada e reposição por meio de comprimidos ou, dependendo da gravidade, por reposição intravenosa.

Apesar de os transtornos alimentares serem patologias relativamente frequentes na atualidade, muitas vezes os pacientes negam ou escondem sua existência, evitando procura médica. Torna-se muito importante que a família do paciente esteja atenta aos hábitos alimentares do paciente e busque o auxílio médico, tanto para diagnóstico quanto para o tratamento desses transtornos.

5. BIBLIOGRAFIA

BRAY, G.A. *et al.* Management of Obesity. *Lancet*, v. 387, n. 10031, p. 1947-56, 2016.

GARVEY, W.T. *et al.* American Association of Clinical Endocrinologists and American College of Endocrinology Clinical Practice Guidelines for Comprehensive Medical Care of Patients with Obesity - Executive Summary, 2016.

GARVEY, W.T. *et al.* On behalf of the AACE Obesity Scientific Committee. American Association of Clinical Endocrinologists and American College of Endocrinology position statement on the 2014 advanced framework for a new diagnosis of obesity as a chronic disease. *Endocr. Pract.*, v. 2, n. 9, p. 977-89, 2014.

GOLDSTEIN, D.J. *et al.* Fluoxetine: a randomized clinical trial in the treatment of obesity. *Int. J. Obes. Relat. Metab. Disord.,* v. 18, n. 3, p. 129-35, 1994.

JAMES, W.P. *et al.* SCOUT Investigators. Effect of sibutramine on cardiovascular outcomes in overweight and obese subjects. *N. Engl. J. Med.*, v. 363, n. 10, p. 905-917, 2010.

JENSEN, M.D. *et al.* Guidelines (2013) for managing overweight and obesity in adults. *Obesity*, v. 22, s. 2, p. S1-S410, 2014.

KHERA, R. *et al.* Association of Pharmacological Treatments for Obesity with weight loss and adverse Events. A Sistematic Review and Meta-analisis. *JAMA*, v. 315, n. 22, p. 2424-34, 2016.

NATIONAL INSTITUTE for Health and Clinical Excellence. Guidance. Obesity: identification, assessment and management of overweight and obesity in children, young people and adults: partial update of CG43. National Clinical Guideline Centre (UK). London: National Institute for Health and Care Excellence; 2014.

NG, M. *et al.* Global, regional, and national prevalence of overweight and obesity in children and adults during 1980-2013: a systematic analysis for the Global Burden of Disease Study 2013. *Lancet*, v. 384, n. 9945, p. 766-81, 2014.

RYAN, D.H. Guidelines for Obesity Menagement. *Endoc. Metabol. Clinic. N. Am.*, v. 45, p. 501-10, 2016.

SALES, P.; HALPERN, A.; CERCATO, C. O *Essencial em Endocrinologia*. São Paulo: Roca, p. 566-82, 2016.

SAUNDERS, K.H. *et al.* Pharmacologic Approaches to weight management: Recent gains and shortfalls in combating obesity. *Curr Atheroscler. Rep.*, v. 18, n. 7, p. 36, 2016.

SAUNDERS, K.H. *et al.* Pharmacotherapy for Obesity. *Endoc. Metab. Clinic. North. Am.*, v. 45, n. 3, p. 521-38, 2016.

SEGER, J.C. *et al.* Obesity algorithm, presented by the American Society of Bariatric Physicians, 2014-2015. Disponível em *www.obesityalgorithm.org.* Acesso em: 22 de setembro de 2015.

VILAR, L. *Endocrinologia Clínica.* 4 ed., Rio de Janeiro: Guanabara Koogan, p. 983-91, 2009.

YANOVSKI, S.Z.; YANOVSKI, J.A. Long-term Drug Treatment for Obesity: A Systematic and Clinical Review. *JAMA*, v. 311, n. 1, p. 74-86, 2014.

4.4.

Equilíbrio Hidroeletrolítico

Marcel Cerqueira César Machado
Fabiano Pinheiro da Silva

Sumário

Colaborador nas edições anteriores: Marcel Cerqueira César Machado.

1. INTRODUÇÃO

Para que qualquer droga administrada a um paciente produza efeitos farmacológicos próximos dos esperados, é necessário que o órgão sobre o qual vá agir e praticamente todo organismo estejam em situação de equilíbrio hidroeletrolítico e de suficiente disponibilidade de energia. Em certos casos, a alimentação por via oral é ineficaz, sendo necessário recorrer-se à administração intravenosa de água, eletrólitos, fontes de energia e proteínas. No presente capítulo são apresentados os meios principais de manutenção do equilíbrio hidroeletrolítico e energético por via parenteral.

Todos os processos enzimáticos, bases de todas as funções vitais, ocorrem em soluções aquosas. A descoberta das leis que regem o comportamento das substâncias em solução representou progresso marcante no entendimento de muitos dos problemas fisiológicos. Grandes avanços neste setor foram imprimidos pelas descobertas no século passado de van't Hoff & Arrhenius. Suas ideias, embora aperfeiçoadas, permanecem basicamente as mesmas.

No homem, o líquido extracelular apresenta uma composição hidroeletrolítica totalmente diversa da apresentada pelo líquido intracelular. Segundo muitos biologistas, a vida na terra se iniciou no mar, que provavelmente apresentava composição diferente da atual. No início era rico em potássio. Posteriormente, a composição da água dos oceanos evoluiu para uma concentração eletrolítica progressivamente mais elevada até atingir a atual de 100 mOsm. A água extracelular dos animais apresenta provavelmente composição semelhante à dos oceanos na ocasião em que abandonaram o mar, há milhões de anos. Nesses organismos que abandonam a vida marítima, a luta pela conservação da água é uma constante. Com exceção de alguns animais que obtêm água de processos metabólicos, todos os animais necessitam de água para manutenção da vida. O meio extracelular desses animais é mantido constante em sua composição por uma série de mecanismos. Essa constância de composição do líquido extracelular, seja referente à osmolaridade, temperatura, pH ou à concentração de diversos íons, é de grande importância nos inúmeros processos enzimáticos intracelulares.

A estabilidade composicional do meio extracelular constitui um importante requisito de manutenção da função celular. Nas células primitivas que viviam nos oceanos, essa constância estava presente pelo grande volume destes: concentração eletrolítica praticamente inalterada, pH constante e temperatura com pequenas flutuações.

Do ponto de vista clínico existem inúmeras e importantes alterações de composição hidroeletrolítica do meio extracelular que podem ser agrupadas em dois grandes grupos:

(a) alterações da concentração eletrolítica e osmolaridade,

(b) alterações do volume dos líquidos orgânicos.

Assim, a administração de excesso de água a um indivíduo pode resultar em diminuição da concentração eletrolítica e da osmolaridade dos líquidos orgânicos. Essa alteração da concentração eletrolítica pode causar sérias perturbações funcionais. De outro lado, a perda de água ou a administração de sais pode resultar em elevação da osmolaridade dos líquidos orgânicos, também com repercussões clínicas importantes.

Variações de volume dos líquidos orgânicos podem ser resultados da perda de água, eletrólitos ou da administração de solução eletrolítica.

A distribuição de água e eletrólitos entre os diversos compartimentos do organismo representa objeto de interesses para o clínico. A pressão osmótica de um líquido depende da concentração da solução líquida. Sendo as membranas do organismo livremente permeáveis à água, esta distribuir-se-á sempre da área de menor concentração para a de maior concentração, mantendo a uniformidade osmótica dos líquidos orgânicos. As substâncias que têm importância na manutenção da pressão osmótica e do volume dos líquidos orgânicos são bem conhecidas: sódio, potássio, cloro, bicarbonato, magnésio, cálcio, fosfato, sulfato, proteínas, ácidos orgânicos e água. A glicose e a ureia têm grande importância clínica em situações patológicas.

O íon mais importante na regulação da pressão osmótica do líquido extracelular é o sódio, enquanto o potássio representa papel semelhante em reação ao líquido intracelular.

A concentração hidrogeniônica constitui outro importante parâmetro a ser analisado pelo clínico, sendo o pH do líquido extracelular mantido dentro de limites estreitos. Além das assinaladas, alterações específicas de determinados íons podem induzir a perturbações orgânicas definidas como, por exemplo, hiperpotassemia, hipermagnesemia etc.

Desse modo, cabe ao clínico estudar as alterações de volume, concentração, pH, da distribuição dos líquidos orgânicos, alterações de concentração de íons específicos, podendo descrever síndromes de excesso ou falta de cada um desses parâmetros.

A avaliação do estado nutritivo de um doente é tão importante quanto a avaliação dos diversos sistemas orgânicos, ou seja, do sistema cardiovascular, renal etc.

Em determinadas circunstâncias de privação de alimentação oral, a sobrevivência pode depender exclusivamente das reservas orgânicas e da capacidade do organismo de mobilizá-las, se não houver administração exógena dos nutrientes fundamentais.

Cahill calculou que um adulto jovem, que normalmente gasta cerca de 1.800 calorias diariamente, quando em repouso, se privado totalmente de nutrientes exógenos, catabolizará 75 g de proteínas e 160 g de tecido adiposo. Nesse período, excretará de 12 a 15 g de nitrogênio na urina. As reservas de carboidratos são mínimas e consumidas rapidamente. Em situações de pós-operatório ou pós-queimaduras, as perdas de nitrogênio podem ser muito superiores, podendo aproximar-se de 30 g diárias, correspondendo a cerca de 800 g de tecido muscular. É possível, contudo, equilibrar as perdas proteicas e energéticas utilizando-se apenas a via parenteral. As necessidades fundamentais de nutrição e a correção oral das suas deficiências são expostas nos capítulos 4.1 (Nutrição) e 4.2 (Vitaminas e Minerais).

2. COMPOSIÇÃO CORPÓREA EM ÁGUA E ELETRÓLITOS

A água, componente mais abundante do organismo, está distribuída em diversos compartimentos separados entre si por membranas.

O líquido extracelular constitui o meio interno do organismo, ou seja, o líquido que circula pelo corpo, no sangue, nos vasos linfáticos ou nos espaços intracelulares.

O volume de cada um dos diversos compartimentos do organismo é medido por meio da utilização de técnicas de diluição, não existindo técnica de medida direta desses volumes. A utilização dessas técnicas permite a avaliação do volume líquido total do organismo, do volume do líquido extracelular e, por diferença, do volume do líquido intracelular. O volume plasmático pode ser medido por meio da utilização de substâncias que não abandonam o compartimento intravascular em quantidades apreciáveis.

2.1. Água corpórea total

As substâncias utilizadas para a avaliação da água corpórea total são o óxido de trítio, o óxido de deutério e a antipirina. A Tabela 4.4.1 refere-se aos resultados obtidos com esses métodos. A fórmula utilizada é:

$$\text{volume de distribuição} = 100 \times \frac{\text{quantidade injetada} - \text{quantidade excretada}}{\text{concentração plasmática}}$$

Tabela 4.4.1. Água corpórea total em porcentagem de peso corpóreo (Edelman e Liebman)

Idade	0-1 mês	1-12 meses	1-10 anos	10-16 anos	17-39 anos	40-59 anos	Acima de 60 anos
Sexo masculino	75,7	64,5	61,7	58,9	60,6	54,7	51,5
Sexo feminino	75,7	64,5	61,7	57,3	50,2	46,7	45,5

2.2. Volume plasmático

O volume plasmático pode ser avaliado por mesmo princípio e mesma fórmula utilizada para a medida da água corpórea total. As substâncias utilizadas devem permanecer no compartimento intravascular.

Assim, o azul de Evans, corante que se une à albumina plasmática e à albumina marcada com iodo radioativo, constitui a substância mais utilizada para esse fim.

O volume sanguíneo pode ser medido com a utilização de eritrócitos marcados com cromo^{51}. O volume sanguíneo total é deduzido por meio dos valores do hematócrito. A Tabela 4.4.2 expõe os valores médios do volume plasmático avaliado pelo método do azul de Evans.

O volume sanguíneo total varia de 72 a 100 ml/kg de peso de acordo com o método utilizado.

Tabela 4.4.2. Volume plasmático em ml/kg de peso corpóreo (Edelman e Liebman)

Idade	17-39 anos	40-59 anos
Sexo masculino	45,2	43,5
Sexo feminino	43,8	37,2

2.3. Volume do líquido extracelular

O volume do líquido extracelular tem sido avaliado por uma série de métodos ainda inadequados, pois as diversas substâncias utilizadas penetram de modo heterogêneo nos diferentes tecidos do organismo, ou seja, tendões, fáscias, pele e músculo, dando resultados diversos. Assim, os valores obtidos pela utilização de bromo radioativo, cloro radioativo, sacarose, inulina, manitol, sulfato e tiossulfato são referidos como espaço cloreto, espaço inulina, espaço tiossulfato etc. Parte do espaço extracelular, ou seja, líquido transcelular (líquido contido no interior do tubo digestivo) é omitido nesses métodos.

O volume do líquido extracelular é, em média, 16% do peso corpóreo. A Tabela 4.4.3 esquematiza a distribuição da água pelos diversos compartimentos do organismo.

Tabela 4.4.3. Distribuição de água pelos diversos compartimentos do organismo (Edelman e Liebman)

Compartimento	Conteúdo
Água intracelular	55,0%
Água intersticial	20,0%
Água plasmática	7,5%
Água óssea	7,5%
Água tecido conjuntivo e cartilagem	7,5%
Água transcelular	2,5%

2.4. Composição dos líquidos extra e intracelulares

O líquido extracelular, por ser de mais fácil acesso, é mais conhecido na sua composição e nas alterações que sofre durante os processos patológicos. A Tabela 4.4.4 mostra as concentrações dos eletrólitos no plasma com os limites de variações do normal.

Tabela 4.4.4. Concentrações de eletrólitos no plasma

Cátions		Ânions	
Na^+	132-142 mEq/l	Cl^-	98-106 mEq/l
K^+	3,5-5,0 mEq/l	CO_2 total	26-30 mEq/l
Ca^{++}	4,5-6,0 mEq/l	PO_4^{---} e SO_4^{--}	2-5 mEq/l
Mg^{++}	1,5-2,0 mEq/l	Ânions não proteicos	3-6 mEq/l
		Proteínas	15-19 mEq/l

Em geral, a dosagem dos eletrólitos se faz no soro. O sódio, por exemplo, é dosado em alíquota do soro e, como normalmente a fração de água é grande e constante, a referência da concentração se faz em relação ao volume.

Em algumas circunstâncias, por exemplo, na hiperlipemia, a dosagem de sódio, se for expressa em função de volume, redundará em hiponatremia aparente.

O líquido intracelular pode ser avaliado por análise de tecidos. Mediante cálculos pode-se chegar a uma dedução da composição do líquido intracelular. A Tabela 4.4.5 mostra a composição iônica do líquido intracelular.

Tabela 4.4.5. Composição iônica do líquido intracelular (Bland)

Cátions		Ânions	
Sódio	10 mEq/l	Bicarbonato	10 mEq/l
Potássio	150 mEq/l	SO_4^{--} e PO_4^{---}	150 mEq/l
Magnésio	40 mEq/l	Proteínas	40 mEq/l

A composição intracelular varia de célula para célula e provavelmente com seu estado funcional, de modo que a Tabela 4.4.5 apenas dá a ideia aproximada da composição intracelular. De outro lado, existem dentro da própria célula diferenças composicionais entre cada compartimento.

A composição do líquido intracelular é mantida por uma série de processos que envolvem gasto energético.

2.5. Líquido intersticial

O líquido intersticial não difere significativamente do plasma, a não ser no que se refere ao seu baixo teor em proteínas e lipídios. As concentrações dos diferentes íons não são, no entanto, exatamente idênticas às do plasma.

Sabe-se, hoje, que no líquido intersticial cerca de 1% apenas está sob forma do líquido livre (não gelificado). Quando os tecidos se tornam edematosos, no entanto, aumenta o líquido intersticial livre (50% a 80%). Quando se pressiona a pele, o líquido livre se move deixando uma depressão (Sinal de Godet).

2.6. Permutações líquidas entre os diversos compartimentos

Presume-se que a concentração total de solutos nos diversos compartimentos do organismo seja aproximadamente a mesma, em virtude de serem as membranas que os separam livremente permeáveis à água. Esse fato é de grande importância não só no entendimento de uma série de alterações hidroeletrolíticas, como também no planejamento terapêutico de numerosas situações clínicas.

Assim, a alteração na osmolaridade de um compartimento implicará redistribuição de água no sentido de manter isotônicos os diversos setores hídricos do organismo. O compartimento extracelular constitui, por motivos óbvios, o compartimento que sofre alterações osmóticas com maior frequência. Sendo o sódio o íon presente em maior concentração no líquido extracelular, as variações dele acarretarão redistribuição de água entre o compartimento intra- e extracelular. Uma hipernatremia, consequente ao excesso de administração de sódio, provocará movimento de água do líquido intracelular para o líquido extracelular. De outro lado, na presença de hiponatremia haverá um movimento em sentido oposto da água, acarretando diminuição de volume do líquido extracelular.

As diferenças de composição entre o plasma e o líquido intersticial são: (a) maior concentração de proteínas no plasma e (b) maior quantidade de íons no plasma, causada pela existência de maior concentração proteica, explicada pelo equilíbrio de Donnan.

A presença de maior concentração de proteína no plasma, quando comparada ao líquido intersticial, deve-se à constante passagem de líquido e proteína do interstício para o plasma através do sistema linfático, além da menor permeabilidade da membrana capilar às proteínas plasmáticas.

Assim, líquido e pequenos íons passam ao espaço intersticial, enquanto as moléculas proteicas são retidas no compartimento intravascular.

A concentração de proteínas no líquido intersticial, na grande maioria dos tecidos, é aproximadamente de 2 g%.

3. VIAS DE GANHOS E PERDAS DE ÁGUA E ELETRÓLITOS

Quando se considera o doente com alterações metabólicas hidroeletrolíticas, a análise das vias normais ou patológicas de perdas e ganhos de água e eletrólitos constitui-se em item dos mais importantes.

3.1. Via de ganhos – Sede, água endógena

Sede

Normalmente o ingresso de água por via oral está regulado pelo mecanismo de sede. O centro regulador da sede está situado no hipotálamo. Diversos autores verificaram que a administração de sódio em excesso condiciona um aumento da ingestão de água suficiente para normalizar a osmolaridade sérica. A administração de ureia não provoca sede. Em ambas as circunstâncias existem aumentos da osmolaridade de líquidos orgânicos, mas a ureia, por ser amplamente difusível, não provoca diferença de osmolaridade entre o meio intra- e extracelular.

Desse modo, é provável que um aumento da osmolaridade do líquido intracelular ou, mais precisamente, uma diminuição do volume do líquido intracelular seja o fator desencadeante do mecanismo da sede.

Outros fatores, no entanto, são responsáveis pela sede, entre eles a diminuição do volume do líquido extracelular, tanto isotônico (choque hemorrágico) como hipotônico (perda de sódio). No último caso, o volume celular não está diminuindo, podendo estar inclusive aumentando e, no entanto, existe sede. É claro que o doente, nesta circunstância, continuando a beber água, pode caminhar para graus extremos de hiponatremia.

Água endógena

No metabolismo de uma série de nutrientes a água é a via final comum. Mesmo nos doentes que não estão recebendo alimentos, o próprio catabolismo de proteínas e gorduras mais ou menos intenso, de acordo com o tipo de patologia apresentado pelo doente, dá origem à água.

Essa água, chamada endógena, pode ter grande importância após traumatismos cirúrgicos, em condições de insuficiência renal aguda, nas infecções graves e em grandes queimados. Normalmente, a quantidade de água endógena ou água de oxidação, para o homem adulto, gira em torno de

300 ml nas 24 horas. Pode atingir, em condições de doenças agudas, até 1.000 ml nas 24 horas.

É claro que a não consideração nas prescrições médicas dessa água de oxidação pode levar, em determinadas situações, a alterações graves do meio interno.

3.2. Vias de perdas – Perdas insensíveis, sudorese, urina, aparelho digestivo

Perdas insensíveis

Continuamente, perde-se água no ar expirado e através da evaporação direta da pele. Essa água isenta de solutos, perdida por evaporação, pode atingir valores aproximadamente de 600 a 1.000 ml/dia. A intensidade das perdas varia em função da temperatura ambiente, da maior ou menor umidade do ar e em relação à superfície corpórea. O aumento da frequência respiratória pode condicionar maior perda de água pelos pulmões, o mesmo acontecendo com doentes mantidos em respiração artificial.

Sudorese

O suor contém solutos. A composição aproximada do suor em indivíduos normais é a seguinte: sódio 48,0 mEq/l, potássio 5,9 mEq/l, cloro 40,0 mEq/l, amônia 3,5 mM/l e ureia 8,6 mM/l.

Nos doentes com insuficiência suprarrenal ou mucoviscosidade, o teor de solutos do suor está aumentado.

Urina

As perdas de água e solutos pelos rins são reguladas por um mecanismo complexo. A quantidade de água excretada varia com a quantidade ingerida.

Em condições de déficit de ingestão, há uma redução da diurese até certo ponto. Essa limitação deve-se ao fato de que os rins não podem concentrar ureia e outros solutos além de certo limite. De outro lado, em condições de catabolismo aumentado, há também aumento de excreção de ureia e, portanto, um maior volume urinário é necessário para excreção desses solutos. Deve-se levar em consideração, de outro lado, que em muitas circunstâncias existe lesão renal que rouba ao rim a capacidade de regular a excreção de água e sódio. Nessas circunstâncias, o rim pode contribuir para as perdas de água e solutos em vez de regular o metabolismo hidroeletrolítico.

Aparelho digestivo

A perda de secreções digestivas para o exterior é de grande importância nos estados patológicos. Todas as secreções são aproximadamente isosmóticas com o plasma, excetuando-se a saliva, que é hipotônica.

O cátion mais importante é o sódio em todas as secreções, com exceção do suco gástrico onde o íon H^+ está presente em maior concentração.

A Tabela 4.4.6 relaciona as principais secreções digestivas e suas composições aproximadas em mEq/l.

Tabela 4.4.6. Composição aproximada das principais secreções digestivas (expressas em mEq/l).

Secreção	Sódio	Potássio	Cloro	HCO_3^-
Saliva	9	25-55	10	12-18
Suco gástrico	20-100	5-25	90-155	0-15
Pâncreas	110-150	3-10	10-80	70-110
Bile	120-150	3-12	80-120	30-50
Intestino delgado	80-150	2-10	90-130	20-40

4. PROBLEMAS CLÍNICOS REFERENTES AO METABOLISMO DA ÁGUA, ELETRÓLITOS E ÍONS HIDROGÊNIO

4.1. Conceito de balanço hidroeletrolítico

A realização de balanços hidroeletrolíticos é de fundamental importância no tratamento de doentes com perturbações hidroeletrolíticas. O estudo do balanço consiste na análise de todas as substâncias que entram e saem do organismo, em especial a água e certos eletrólitos.

A medida da ingestão ou administração não oferece grande dificuldade. A medida das perdas insensíveis ou sudorese, no entanto, traz seus problemas.

Não é necessário na prática clínica, contudo, fazer balanços hidroeletrolíticos rigorosos que mais se assemelham a verdadeiros trabalhos científicos. O conhecimento dos princípios fisiopatológicos que regem as permutações de líquido no organismo, do metabolismo dos principais eletrólitos, do metabolismo hidrogeniônico e nitrogenado, associados a dados clínicos, é suficiente para corrigir, com razoável segurança, a maioria das alterações hidroeletrolíticas.

O clínico pode, avaliando os ganhos e as perdas de água e eletrólitos do doente (sódio e potássio) e valendo-se de dados clínicos e conhecimentos fisiopatológicos, controlar a maioria dos casos. Assim, o clínico mede a água ingerida, os soros recebidos, a urina, as perdas gastrintestinais e outros. As perdas insensíveis e a água endógena devem ser avaliadas a partir de tabelas.

O peso do doente constitui outro importante dado clínico. Um aumento ou perda de peso superior a 300 g no adulto deve-se, em geral, à modificação na quantidade de água do seu organismo, mais do que a perdas ou ganhos de tecido sólido.

4.2. Conceitos básicos sobre equilíbrio acidobásico

A importância do estudo do equilíbrio acidobásico repousa no fato de as reações químicas que se dão em soluções aquosas serem extremamente sensíveis a variações da concentração hidrogeniônica. Entre essas reações químicas estão as relacionadas aos fenômenos metabólicos intracelulares.

O próprio metabolismo celular dá origem a íons hidrogênio, tendendo a alterar a composição do meio interno. No sentido de manter a concentração hidrogeniônica do seu meio interno, o organismo lança mão de uma série complexa de mecanismos compensadores.

No passado, a utilização errônea da nomenclatura dos ácidos e bases tornava difícil a compreensão dos fenômenos relacionados com o metabolismo do hidrogênio. Existem moléculas que são de tal modo arranjadas que o próton ou H^+ pode deixar a molécula, enquanto outras substâncias são capazes de se combinar com prótons. De acordo com Brönsted, ácido é toda substância capaz de doar prótons, enquanto base é toda substância capaz de se combinar com prótons.

O íon hidroxila tem tendência a unir-se com o íon H^+ proveniente da molécula de água, sendo, portanto, uma base. De acordo com esses conceitos são bases o HCO_3^-, NH_3, HPO_4^- e o lactato, enquanto são ácidos o H_2CO_3, $NH_4^+PO_4^-$ e o ácido lático. O Na^+, Cl^-, HCO_3^- e o NH_4^+ são ânions ou cátions independentemente de sua atuação como ácidos ou bases. O sódio e o cloro não são, portanto, bases ou ácidos.

As concentrações hidrogeniônicas de uma solução são expressas pelo logaritmo negativo de seus valores absolutos, como sugerido por Sorensen, no sentido de facilitar a compreensão dos fenômenos em jogo. Na utilização dessa conversão, deve-se entender, no entanto, que pequenas alterações numéricas no pH correspondem a grandes variações na concentração real dos íons hidrogênio.

Pode-se, hoje, medir diretamente a concentração hidrogeniônica do sangue, que permite avaliar com maior precisão o estado acidobásico do doente.

Existem em solução, no organismo, inúmeros sistemas tampões cuja finalidade ou propriedade é manter o pH dos líquidos orgânicos relativamente constante.

O conhecimento apenas do pH do sangue não nos dá ideia completa de como o equilíbrio foi estabelecido, a não ser que conheçamos as concentrações de um dos sistemas tampões. O sistema mais facilmente analisável é o sistema do $NaHCO_3$ e H_2CO_3. Como a concentração de H_2CO_3 é proporcional a pCO_2 (pressão parcial de CO_2), a medida desse último oferece ideia das alterações do equilíbrio acidobásico existente.

4.3. Conceito de balanço de água

As alterações do volume da água corpórea total ou de seus vários compartimentos constituem as alterações clínicas mais comuns entre os distúrbios hidroeletrolíticos. Essas alterações de volume podem ocorrer em um ou vários compartimentos.

Se houver um aumento do volume do líquido extracelular por administração de soluções eletrolíticas isosmóticas com os líquidos orgânicos, não haverá passagem de água de um a outro compartimento líquido e haverá redução do hematócrito, do nível das proteínas plasmáticas, sem alterações na concentração do sódio.

Se, de outro lado, houver redução do volume do líquido extracelular sem alteração de sua osmolaridade, do mesmo modo não haverá movimento de água entre compartimentos. Haverá redução de volume apenas no líquido extracelular (intersticial e intravascular) com elevação do hematócrito e da concentração das proteínas plasmáticas. As alterações de volume do líquido extracelular que impliquem alterações da concentração osmótica desse compartimento provocarão passagem de líquido para fora ou para dentro das células.

Assim, a administração de soluções hipertônicas de sódio provocará saída de água do interior das células para o líquido extracelular, aumento do volume desse compartimento, redução do volume do líquido intracelular, diminuição do hematócrito e da concentração das proteínas do plasma e concentração de sódio mais elevada que o normal. Quando há perda de água com pequena perda de sódio, há elevação da osmolaridade do líquido extracelular e desidratação celular. O efeito da perda de água é dividido entre os dois grandes compartimentos hídricos do organismo.

Nas situações de ganho de água sem eletrólitos, existe aumento do volume de todos os compartimentos com diminuição do hematócrito, das concentrações de sódio e das proteínas plasmáticas.

Se a perda de sódio é desproporcionalmente maior do que a de água, há uma queda da osmolaridade e do volume do líquido extracelular. Nessas situações, a queda da concentração osmótica do líquido extracelular resulta em movimento de água para dentro das células. O resultado final é diminuição do volume líquido extracelular. A concentração de sódio é baixa, e o hematócrito e a concentração de proteínas plasmáticas estão aumentados. Há diminuição do volume plasmático, o que redunda em problemas clínicos graves. Com efeito, a hiponatremia é a anormalidade hidroeletrolítica mais comum observada na prática clínica, ocorrendo em cerca de 30% das hospitalizações, o que está associado à maior morbidade e mortalidade. Se não diagnosticada e tratada apropriadamente, pode causar séria lesão cerebral.

4.4. Necessidades diárias de água e eletrólitos

As necessidades diárias de água podem ser avaliadas por meio das perdas. Assim, as perdas insensíveis num adulto normal giram em torno de 500 a 1.000 ml/dia, dependendo das condições ambientais. O volume urinário, necessário para excreção de todos os solutos de uma dieta normal, sem que haja excessiva concentração urinária, é em torno de 1.000 ml.

Para suprir as necessidades calóricas basais, são necessários pelo menos 100 g de glicose. A quantidade de sódio basal a ser administrada gira em torno de 75 mEq/por dia, enquanto 40-70 mEq de potássio suprem as perdas no indivíduo adulto, desprovido de toda a ingestão oral.

Assim 1.800 a 2.000 ml de soro glicosado a 5% contendo 30 ml de NaCl a 20% (100 mEq) e 20 ml de KCl a 19,1% (50 mEq) são suficientes para a manutenção de um indivíduo adulto em condições basais do ponto de vista do equilíbrio hidroeletrolítico e acidobásico.

5. CONDIÇÕES CLÍNICAS DE DESEQUILÍBRIO HIDROELETROLÍTICO

5.1. Perda primária de água

Quando o organismo deixa de receber suprimento de água, as perdas obrigatórias pelos pulmões e pele (500 a 1.000 ml/dia) e a excreção urinária de um volume mínimo de água (500 ml/dia) provocam diminuição contínua da água corpórea. A água proveniente da oxidação dos alimentos (300 a 400 ml/dia) não é suficiente para suprir as necessidades diárias.

A concentração de eletrólitos aumenta no líquido extracelular, que se torna hiperosmótico ou hipertônico, levando, em consequência, à passagem de água do espaço intracelular para o espaço extracelular para manter uniforme a pressão osmótica. Nessas circunstâncias, ocorre diminuição do volume do líquido intracelular.

A concentração do sódio plasmático aumenta. Há uma queda de volume e aumento da densidade urinária, embora as concentrações de sódio e cloro estejam baixas. Os solutos, tais como ureia, são excretados em um volume mínimo de urina.

Com o decorrer do processo, há elevação dos níveis de ureia plasmática. Há diminuição das perdas sensíveis e insensíveis, sendo a água preservada à custa de prejuízo da termorregulação, o que redunda em elevação da temperatura corpórea. O resultado final é diminuição do volume extra e intracelular.

Há, em geral, além do déficit de água, certo déficit de sódio que necessita ser corrigido quando se trata o déficit de água. A hipernatremia, na fase inicial do processo, pode aumentar a excreção urinária de sódio, embora no decorrer da alteração exista progressiva diminuição do volume do líquido extracelular e aumento do estímulo à reabsorção de sódio (secreção de aldosterona).

Esse quadro pode aparecer nas seguintes situações:

a. Doentes que não podem ingerir líquidos (coma, alteração do esôfago, doentes debilitados e psicóticos);
b. Diurese osmótica por administração de carga excessiva de soluto via sonda gástrica, em doentes neurológicos;
c. Sudorese excessiva e hiperventilação.
d. Diabetes insípido por deficiência de hormônio antidiurético (vasopressina) produzido pela hipófise, ocasionando uma profusa perda de água pelos rins, com baixo teor de eletrólitos.

Clinicamente, podem-se reconhecer três graus de déficit de água:

- Inicial – Perda de cerca de 2% do peso corpóreo. A sede é o principal sintoma.
- Moderada – Sede intensa, boca seca, oligúria (densidade alta), fraqueza, sem grandes alterações mentais. O déficit é de aproximadamente 6% do peso corpóreo ou 4.000 ml de água.
- Grave – Todas as manifestações anteriores se associam com alucinações e delírios. O déficit corresponde a 7% a 14% do peso corpóreo ou 5 a 10 litros de água.

O tratamento consiste na administração de soro glicosado a 5% e dosagens repetidas de sódio plasmático.

5.2. Deficiência de sódio

As deficiências de sódio, ao contrário do que acontece com as deficiências primárias de água, são resultantes de perdas de líquidos com eletrólitos do organismo. A capacidade renal de conservar sódio constitui eficiente defesa do organismo nas situações de ingestão inadequada, reduzindo praticamente a zero as concentrações urinárias de sódio.

A perda de sódio causa diminuição do volume do líquido extracelular em virtude de ser o sódio o íon mais importante do líquido extracelular.

5.2.1. Causas de perdas

Do ponto de vista etiológico, podem ser enumeradas as causas das perdas de sódio.

Perdas de secreções gastrintestinais

(i) vômitos; (ii) diarreias; (iii) sonda gástrica e (iv) fístulas digestivas.

Perdas cutâneas

(i) sudorese excessiva e (ii) queimaduras.

Perdas renais

(i) drogas diuréticas; (ii) perdas metabólicas – cetose diabética e acidose metabólica; (iii) doença endocrinológica – insuficiência adrenocortical e (iv) doença renal – nefrite com perda de sódio, fase diurética da insuficiência renal aguda, insuficiência renal crônica.

Perdas de cavidades serosas

Paracentese em grandes ascites.

5.2.2. Fisiopatologia e quadro clínico

Já foram referidos anteriormente sobre os volumes de líquidos digestivos secretados diariamente, bem como sobre as respectivas concentrações eletrolíticas. Nessas circunstâncias, as perdas de secreções gastrintestinais, em geral, são evidentes, podendo o médico estudar as secreções, determinar o volume e inclusive as quantidades totais de sódio e outros eletrólitos.

Perdas renais, no entanto, podem passar despercebidas. Muitos doentes portadores de nefropatias crônicas e sujeitos a dietas carentes de sódio podem caminhar para um estado de grande deficiência de sódio sem que o médico possa suspeitar da alteração. Em algumas circunstâncias, a perda pode atingir um nível a ponto de provocar elevação dos níveis de ureia e creatinina plasmáticas, em decorrência da diminuição de volume do líquido extracelular.

Na fase inicial do déficit de sódio, existe excreção de água no sentido de manter a osmolaridade do líquido extracelular. Se o déficit progride, há sacrifício da osmolaridade em função do volume, e a água passa a ser retida levando à hiponatremia. A diluição do líquido extracelular provoca passagem de água do compartimento extracelular para o intracelular com diminuição da osmolaridade global dos líquidos orgânicos, aumento do volume do líquido intracelular e redução do líquido extracelular.

Os sintomas mais importantes do doente referem-se à diminuição do volume do líquido extracelular. Há diminuição da filtração glomerular e retenção de resíduos nitrogenados.

A urina contém quantidades desprezíveis de sódio e cloreto. A morte, em geral, decorre de choque hipovolêmico em virtude das perdas progressivas de líquido extracelular.

O doente pode apresentar sintomas iniciais pouco importantes como fadiga e apatia. Pode haver hipotensão postural, cefaleia e alterações visuais. Câimbras musculares e depressão dos reflexos tendinosos profundos são sinais úteis no diagnóstico. Existe diminuição do enchimento venoso.

Ponto importante para o diagnóstico é a perda rápida de peso em poucos dias, indicando perda de líquido pelo organismo.

Do ponto de vista clínico, pode-se dividir os doentes com déficit de sódio em três fases de acordo com a gravidade da perda:

- Déficit leve e moderado – O doente apresenta fraqueza e apatia; hipotensão postural está presente e o déficit de sódio atinge 600 mEq;
- Déficit moderado a grave – Existe hipotensão arterial (ao redor de 90 mmHg). O doente apresenta vertigem, fraqueza acentuada e apatia. O déficit de sódio situa-se entre 600 e 900 mEq;
- Déficit grave – O doente apresenta confusão mental, náuseas, vômitos e coma. A pressão arterial está abaixo de 90 mmHg e o déficit global de sódio atinge de 900 a 1.200 mEq.

Avaliação do déficit de sódio

O doente, depois de examinado, deverá ser colocado em regime de balanço hidroeletrolítico, com controles periódicos de peso e medida de todos os líquidos perdidos e ganhos. Além da história de perdas de líquidos e de perda de peso, o exame físico é de grande importância. Podem-se observar o fácies, as mucosas, a umidade das axilas, a sudorese, o pulso, a elasticidade da pele e a temperatura cutânea. Os exames de laboratório devem incluir: sódio, potássio, cloretos, pH, pCO_2, PO_2, ureia, creatinina, proteínas totais e frações e hemograma. A urina deve ser analisada quanto ao pH, sódio, potássio e osmolaridade.

Deve-se anotar que, quando o quadro de perda de sódio se torna aparente clinicamente, já existe um déficit de 400 a 600 mEq do íon.

5.2.3. Tratamento

Os déficits leves de sódio (200 a 400 mEq) não constituem problema terapêutico. Cerca de três litros de solução salina isotônica são suficientes para corrigir o déficit. Se houver sinais de diminuição do volume do líquido extracelular e oligúria, deve-se administrar o primeiro litro rapidamente para restaurar a função renal.

Se houver hipovolemia acentuada e choque, deve-se iniciar o tratamento com soluções coloidais (albumina). Pode-se assim rapidamente restaurar a função renal e a seguir administrar soluções eletrolíticas, em quantidades suficientes para corrigir o déficit total.

Quando a concentração de sódio no plasma é muito baixa e há sintomas neurológicos importantes, podem-se administrar soluções hipertônicas de sódio segundo a fórmula:

sódio normal - sódio do doente = déficit de sódio por litro

Assim, água (60% de peso) corpórea total × déficit de sódio por litro = déficit de sódio.

Nessas situações, podem ser usadas soluções de cloreto de sódio a 3%. Administra-se, em geral, metade da quantidade calculada, repete-se a dosagem de sódio plasmático e administra-se o restante, se necessário.

No tratamento dos déficits de sódio, administram-se as quantidades necessárias em um período de 2 a 4 dias. Em alguns doentes com déficit de sódio e com choque grave, a conduta terapêutica não difere em essência da utilizada em quadros de choque de qualquer etiologia.

Em muitos dos doentes com déficit de sódio, existe déficit associado de água e outros eletrólitos, daí a necessidade de repetidas doses dos principais eletrólitos e avaliação do estado acidobásico do doente.

5.3. Desequilíbrio acidobásico

5.3.1. Acidose metabólica

Constitui a grande maioria dos desequilíbrios encontrados em clínica. Existe um acúmulo de íons hidrogênio consequente à formação metabólica de ácidos orgânicos ou à dificuldade de excreção urinária de ácidos. Além dessas circunstâncias, a administração de excesso de cloreto de amônio e de certas misturas de aminoácidos, utilizadas para alimentação parenteral total, pode conduzir à acidose metabólica.

Alterações do metabolismo celular no choque ou anóxia podem ter, como consequência, a produção de excesso de íons hidrogênio no líquido extracelular.

Perdas de bicarbonato, comuns em fístulas digestivas altas ou em diarreias, também podem levar à acidose metabólica.

As principais causas que acarretam acidose metabólica podem ser assim enumeradas: (a) acidose diabética; (b) cetose de jejum; (c) insuficiência renal aguda e crônica; (d) diarreia grave; (e) choque (excesso de ácido láctico).

Quadro clínico

O quadro clínico associado à acidose metabólica é muito variável e depende da doença base. Em geral, a hiperpneia é o único sinal característico.

O importante é conhecer os fatores e as condições clínicas que produzem tais alterações, procurando-se determinar, nessas circunstâncias, o estado do equilíbrio acidobásico. No choque infeccioso, por exemplo, a taquipneia pode ser acompanhada de alcalose e não acidose, daí a necessidade de determinar os parâmetros mais importantes do equilíbrio acidobásico (pH, PCO_2 e diferença de bases).

Tratamento

O tratamento da acidose depende, primariamente, da correção da causa como, por exemplo, no choque hemorrágico a reposição volêmica ou, no diabetes, a correção da deficiente utilização de glicose. A administração de bicarbonato para corrigir a acidose é feita segundo a fórmula:

Miliequivalentes de bicarbonato de sódio = DB × 0,3 peso corpóreo

A DB (diferença de bases) é calculada a partir de normogramas, utilizando-se a determinação do pH e pCO_2 do sangue arterial.

Procura-se administrar, em geral, apenas metade da quantidade calculada, repetindo-se a determinação do pH e pCO_2 duas horas após o término da administração de bicarbonato de sódio.

5.3.2. Alcalose metabólica

Na alcalose metabólica existe diminuição da concentração hidrogeniônica do meio interno. O pH está aumentado e existe aumento da concentração de bicarbonato no líquido extracelular. Essas alterações dependem, em geral, da perda de íons hidrogênio do organismo, de excesso de administração de bicarbonato ou perda de potássio.

Não há compensação respiratória para esse tipo de desvio, embora os níveis de pCO_2 possam situar-se nos limites superiores da normalidade.

Os mecanismos compensatórios compreendem o renal, o pulmonar e os sistemas tampões, mas em geral são parciais e raramente o organismo consegue manter o pH dentro da faixa normal.

As condições clínicas associadas com alcalose metabólica são:

- Vômitos ou sonda gástrica – A perda de secreção gástrica condiciona uma perda de íons hidrogênio, cloreto e potássio. A perda de íons H^+ conduz à alcalose metabólica acompanhada de hipocloremia.
- Perda de potássio – A perda de potássio constitui importante causa de alcalose metabólica. As causas principais de alcalose metabólica hipopotassêmica são: perdas gastrintestinais (diarreias e vômitos), administração de corticosteroides, déficit de ingestão, uso de diuréticos.

Quadro clínico

O quadro clínico não é característico. O doente pode apresentar hipopneia. Muitas das manifestações presentes na alcalose metabólica são consequências da hipopotassemia presente em grande número de casos.

O pH do sangue arterial está aumentado, a pCO_2 está, em geral, nos limites superiores do normal e a diferença de bases é positiva, indicando excesso de bases tampões.

Tratamento

O tratamento deve dirigir-se à causa primária. Na grande maioria das alcaloses, as alterações do pH não poderão ser corrigidas a menos que se reponham as reservas orgânicas de potássio. Os quadros de alcalose metabólica são, em geral, associados a déficit de água e eletrólitos, que devem ser corrigidos simultaneamente. Na prática, a administração de soluções eletrolíticas contendo potássio corrige a alcalose metabólica.

Se a função renal é normal, pode-se administrar potássio em soluções eletrolíticas, a velocidades não superiores a 20 mEq/hora. Administração mais rápida implica sério risco de parada cardíaca. Em geral, não se administra mais do que 100 mEq/por dia. A solução de cloreto de amônia a 3% pode ser utilizada na correção da alcalose metabólica, embora apresente a desvantagem de não corrigir as deficiências de potássio. Só se utiliza em graus extremos de alcalose, com manifestações neurológicas intensas e em associação com soluções de cloreto de potássio.

5.3.3. Acidose respiratória

Neste tipo de alteração, o problema primário reside em alterações da fisiologia respiratória resultando em retenção de CO_2 e consequente queda do pH do sangue arterial.

Um defeito na ventilação pulmonar, presente em várias situações clínicas, constitui a causa mais comum de acidose respiratória. Assim, no enfisema pulmonar, na cifoescoliose grave, na obesidade extrema, em casos de depressão do centro respiratório, em doenças neuromusculares, em trauma torácico ou em infecções broncopneumônicas, pode-se encontrar acidose respiratória. Esse tipo de desequilíbrio acidobásico também pode ser encontrado durante a anestesia ou em doentes submetidos à ventilação pulmonar mecânica.

Uma série de mecanismos compensadores são postos em jogo para reduzir a alteração do pH provocada pela retenção de CO_2. Existe estimulação de centro respiratório, não só pela elevação do CO_2, mas também pela queda do pH. Nos rins, existe um aumento na reabsorção tubular de $NaHCO_3$ com aumento da excreção de cloretos e amônia e um nítido aumento na secreção de ácidos na urina.

Quando a acidose é consequente a lesões pulmonares crônicas, pode haver compensação metabólica, com pouca alteração do pH. Em diversas circunstâncias, o organismo parece tolerar elevadas tensões de CO_2, parecendo haver uma diminuição da sensibilidade do centro respiratório à hipercapnia. Em muitos desses doentes a regulação da ventilação passa a ser feita à custa de diminuição da pO_2 arterial. Se a administração de O_2 for inadequada a esses doentes, haverá diminuição drástica da ventilação e acidose respiratória grave.

Tratamento

Deve incluir o controle da doença básica. Nos casos de problemas ventilatórios agudos, a remoção dessas alterações corrige prontamente as modificações do equilíbrio acidobásico.

Nos doentes com problemas crônicos, todas as medidas que visam diminuir o broncoespasmo, a infecção e o tratamento da insuficiência cardíaca podem resultar em alívio da acidose respiratória. Drogas que deprimem o centro respiratório são formalmente contraindicadas nessas circunstâncias.

5.3.4. Alcalose respiratória

A eliminação pulmonar de quantidades excessivas de CO_2 pode levar à sua redução no meio extracelular, condicionando elevação do pH. Esse tipo de alteração pode aparecer na fase inicial de doenças cardiopulmonares, em certas doenças do sistema nervoso central, na intoxicação pelo ácido acetilsalicílico e na fase inicial do coma hepático. Pode aparecer também em doentes ansiosos, podendo chegar a causar sintomas desde tonturas leves a parestesias, até mesmo às vezes espasmo carpopedal evidente.

Em doentes anestesiados, observa-se, frequentemente, o desenvolvimento de alcalose respiratória, que pode ocasionar hipopotassemia com possível ação deletéria sobre a função miocárdica, principalmente em doentes digitalizados.

Tratamento

O tratamento visa corrigir o defeito respiratório subjacente. Em doentes com alcalose respiratória de origem neurótica, às vezes, a simples reprodução dos sintomas pela hiperventilação voluntária pode ser suficientemente convincente para o doente a ponto de aliviar seus sintomas. Em doentes com hiperventilação acentuada, a tetania franca com espasmo carpopedal pode ser facilmente aliviada, fazendo o doente respirar atmosfera rica em CO_2, como, por exemplo, respirar em um saco plástico. A administração de cálcio é ineficiente e pode ser prejudicial.

5.4. Alterações do potássio

Potássio é o íon intracelular mais abundante e toma parte em inúmeros processos fisiológicos. É de grande importância na fisiologia nervosa, na função dos músculos esqueléticos e, principalmente, na atividade miocárdica. O conhecimento de seu metabolismo normal é de fundamental importância para o tratamento de seus desvios.

5.4.1. Distribuição no líquido extra e intracelular

Do potássio corpóreo total (3.200 mEq), apenas uma pequena fração (70 mEq) se situa no líquido extracelular.

A manutenção de nível elevado de K^+ no interior das células é função da membrana celular. Hipotermia e anóxia condicionam saída de potássio da célula e entrada de sódio. O gradiente de concentração do íon entre o intra e o extracelular pode ser influenciado por uma série de fatores, entre os quais: hiponatremia, alterações do equilíbrio acidobásico, anóxia e corticosteroides. Na formação de glicogênio, existe entrada de K^+ para dentro das células, o inverso acontecendo durante a glicogenólise.

A avaliação da quantidade total de potássio é muito difícil, sendo os níveis sanguíneos do íon um índice precário das reservas celulares. Nos processos de síntese de proteínas existe incorporação de potássio em uma proporção aproximada de 3 mEq/grama de nitrogênio, conhecimento este de grande interesse no planejamento das soluções para nutrição parenteral.

O potássio é excretado predominantemente pelos rins, os quais não possuem mecanismo de conservação do íon de modo semelhante ao existente para o sódio. Isso implica que a falta de ingestão pode levar a deficiência do íon. Cerca de uma semana de dieta sem potássio e com quantidades normais de sódio é suficiente para produzir deficiência significante de potássio. Quase todo o potássio excretado pelos rins resulta de secreção tubular, pois apenas 10% do potássio filtrado é excretado na urina. Alguns autores demonstraram que a excreção de potássio permanece inalterada mesmo após redução de cerca de 40% da filtração glomerular. Diversos trabalhos demonstraram que a secreção do íon potássio pelo túbulo renal distal se faz por meio de mecanismo de troca com íons sódio, existindo certa competição entre íons H^+ e íons K^+.

5.4.2. Deficiência de potássio – Causas de perdas, fisiopatologia e quadro clínico, e tratamento

A hipopotassemia pode ser resultado de diluição do líquido extracelular, entrada do íon para o interior das células ou perdas do organismo, principalmente pelo trato gastrintestinal ou pelos rins.

Pequenos déficits de potássio são acompanhados de diminuição de água intracelular e manutenção de sua concentração. Com a progressão das perdas do íon, ocorre queda da sua concentração intracelular.

Causas de perdas

As causas de deficiência do potássio podem ser assim resumidas:

- Déficit de ingestão do potássio – perdas renais – (i) diuréticos; (ii) secundária a ação hormonal corticosteroide, hiperaldosteronismo e doença de Cushing; (iii) doenças renais primárias – acidose tubular, síndrome de Fanconi, pielonefrite crônica; (iv) pós-traumatismo – pós-operatório, queimaduras etc.
- Perdas gastrintestinais – (i) úlcera péptica estenosante e sonda nasogástrica; (ii) fístulas intestinais; (iii) diarreia crônica e (iv) tumores vilosos do cólon.

Fisiopatologia e quadro clínico

A deficiência de potássio pode afetar inúmeros sistemas orgânicos.

Os sintomas clínicos principais referem-se a manifestações gastrintestinais, neuromusculares, cardiovasculares e renais, além de alterações importantes do pH dos líquidos orgânicos.

Fraqueza muscular e paresias são observadas nos doentes portadores tanto de hiper como de hipopotassemia.

Pode haver diminuição da motilidade intestinal, embora raramente se observe íleo paralítico secundário a déficit de potássio. Do ponto de vista cardiológico, pode-se observar intoxicação digitálica na presença de hipopotassemia. Essa espécie de antagonismo entre potássio e os digitálicos torna o potássio excelente droga para o tratamento das intoxicações digitálicas.

Em decorrência de hipopotassemia, existe uma passagem de K^+ para fora das células e inversamente uma entrada de íons H^+ e sódio para o interior das células. Nessas circunstâncias há queda da concentração hidrogeniônica no líquido extracelular, enquanto (paradoxalmente) o doente elimina urina ácida (acidose paradoxal). Como a reabsorção de sódio no tubo distal se dá à custa de troca com íon H^+ ou com o íon K^+, nas condições de déficit deste último a secreção de íons H^+ tornará a urina ácida.

Nas situações de deficiência de potássio de longa duração, pode haver lesões renais de certa importância clínica. Microscopicamente se observa vacuolização das células dos tubos contorneados proximais, verificando-se à microscopia eletrônica lesões de estruturas mitocondriais.

A função de concentração urinária está alterada, surgindo diabetes insípido de origem renal. Proteinúria leve pode também estar presente.

No eletrocardiograma pode-se verificar depressão do segmento S-T com onda T achatada ou invertida, com ou sem a presença de onda U. Essas alterações, embora não presentes em todos os casos, devem chamar a atenção para a possibilidade de hipopotassemia. Mais comuns, na experiência dos autores, é a presença de arritmia cardíaca, principalmente na presença de hipopotassemia grave.

Tratamento

Consiste em administrar potássio por via oral ou venosa dependendo da gravidade do caso. Não há métodos seguros para avaliar o montante da falta de potássio. Postula-se que a diminuição de 1 mEq na concentração de potássio do sangue signifique um déficit de 100 a 200 mEq no adulto.

A administração de K^+ permanece dentro do terreno empírico, embora algumas regras possam ser estabelecidas. Não se deve administrar K^+ em ritmo superior a 20 mEq/hora ou além de 100 mEq no primeiro dia, a não ser em condições especiais. Em geral, a falta de K^+ pode ser corrigida em vários dias de administração do íon. Se houver hipocalcemia associada, a correção da hipopotassemia pode levar à tetania. Nessas circunstâncias, deve-se administrar cálcio concomitantemente.

5.4.3. Hiperpotassemia – Causas, fisiopatologia e quadro clínico, e tratamento

Elevações temporárias dos níveis plasmáticos de potássio podem surgir após administração do íon, sendo o excesso excretado pelos rins.

No entanto, pode haver hiperpotassemia em algumas circunstâncias: (i) redução do volume do líquido extracelular; (ii) insuficiência renal aguda ou crônica; (iii) nas situações pós-traumatismos (pós-operatório, queimaduras); (iv) na acidose respiratória ou metabólica.

Dessas circunstâncias a mais comum é a insuficiência renal aguda, em que a hiperpotassemia é a causa de óbito por interferência na função miocárdica.

Fisiopatologia e quadro clínico

As manifestações podem surgir em vários níveis de hiperpotassemia, provavelmente em virtude da existência de outros fatores, que não a hiperpotassemia em si, influindo na patogenia dessas alterações.

Do ponto de vista clínico pode haver ansiedade extrema e irritabilidade; fraqueza intensa e hiporreflexia com paralisia muscular podem ser resultantes de hiperpotassemia. As alterações cardiovasculares são de extrema gravidade e resultam em parada cardíaca e óbito.

Ao eletrocardiograma observa-se aumento de voltagem das ondas T com aspecto característico em pico com base estreita. O QRS e o PR se alongam, e há diminuição de amplitude das ondas R e P com progressivo aumento das ondas S.

Na fase final, há aparecimento de ritmos anômalos, atriais, nodais ou ventriculares irregulares até que o complexo QRS assuma as características de onda contínua, com parada da função ventricular e óbito.

Outras alterações hidroeletrolíticas (hiponatremia, hipocalcemia e acidose) podem potencializar alterações eletrocardiográficas decorrentes da hiperpotassemia.

Tratamento

O tratamento consiste na completa restrição de potássio exógeno. A correção da acidose e da hiponatremia, que pode ser conseguida simultaneamente com a administração de soluções de bicarbonato de sódio, permite o controle temporário da hiperpotassemia.

A administração de soluções hipertônicas de glicose e insulina na proporção de 1 unidade de insulina para 5 g de glicose facilita a entrada de glicose na célula e favorece a fixação de K^+ no espaço intracelular. No momento, a utilização de resinas de troca iônica por via oral ou por meio de enemas constitui eficiente meio de reduzir os níveis de potássio.

O tratamento mais eficiente é a diálise, quer a hemodiálise quer a diálise peritoneal.

5.5. Outros íons

5.5.1. Magnésio: distribuição, deficiência de Mg e hipermagnesemia

O magnésio é um íon predominantemente intracelular, sendo suas concentrações séricas em torno de 1,6 a 1,9 mEq/litro. Cerca de metade do magnésio corpóreo situa-se no tecido ósseo. Sabe-se que o magnésio é importante cofator em inúmeros processos enzimáticos. Sua concentração no líquido extracelular é de grande importância na função muscular. A fórmula a seguir resume os efeitos de diversos íons sobre a irritabilidade neuromuscular.

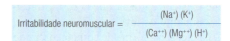

$$\text{Irritabilidade neuromuscular} = \frac{(Na^+)\,(K^+)}{(Ca^{++})\,(Mg^{++})\,(H^+)}$$

O magnésio tem efeito sedativo na função neuromuscular, provavelmente bloqueando a liberação de acetilcolina, efeito este antagonizado pelo cálcio.

A administração de quantidades excessivas de Mg^{++} provoca queda da pressão sanguínea e, às vezes, parada cardíaca.

Déficit de magnésio

As principais causas do déficit de magnésio são: diarreia prolongada, ileostomias, alimentação parenteral prolongada e hiperaldosteronismo. Doentes mantidos por longo prazo com soluções parenterais podem também desenvolver um quadro de hipomagnesemia.

Do ponto de vista clínico, a deficiência de magnésio manifesta-se por hiperirritabilidade do sistema nervoso central e, eventualmente, alterações cardiovasculares. Muitos doentes podem apresentar tremores do tipo atetoide ou coreiforme.

Às vezes ocorrem abalos musculares semelhantes àqueles encontrados no coma hepático. Há alterações mentais evidentes, com desorientação e confusão mental e, ocasionalmente, hiperacusia e alucinações visuais ou auditivas. Os reflexos são hiperativos e o reflexo de Babinski pode estar presente. Podem ocorrer também hipertensão e taquicardia.

Hipermagnesemia

Pode aparecer em doentes com insuficiência renal. A administração de magnésio em doentes com insuficiência renal pode levar à depressão do sistema nervoso central e óbito. Pode aparecer inclusive após administração de laxativos ou antiácidos contendo magnésio, em doentes com insuficiência renal.

Os efeitos cardíacos constam de anormalidade de condução atrioventricular do estímulo.

5.5.2. Cálcio

O cálcio existe em pequena quantidade no líquido extracelular, onde representa papel importante nas funções do sistema nervoso central, do tecido muscular e, especialmente, do músculo cardíaco. Constitui importante componente do tecido ósseo e desempenha papel relevante nos mecanismos da coagulação do sangue.

As quantidades mínimas de cálcio, necessárias para a manutenção do metabolismo normal, não estão perfeitamente estabelecidas. Sabe-se que essas necessidades estão aumentadas em determinadas circunstâncias, como na gravidez e lactação. Reconhece-se, de outro lado, a existência de enorme capacidade de adaptação do organismo à situação de baixa ingestão de cálcio.

O cálcio plasmático apresenta-se sob três formas: cálcio ligado à proteína, cálcio iônico e cálcio total. O cálcio total do plasma varia de 9,2 a 10,4 mg%. O cálcio iônico encontra-se na concentração de 5,9 a 6,5 mg%, sendo seu nível controlado pela atividade do hormônio da paratireoide e pela tirocalcitonina. O cálcio ligado à proteína (albumina) varia de acordo com o pH do plasma. Em condições de hipoalbuminemia grave existe acentuada queda dessa fração do cálcio plasmático, enquanto os níveis de Ca^{++} iônico permanecem normais. O cálcio, sob a forma de complexos, pode estar ligado a diversas substâncias, entre as quais o ácido cítrico.

Os mecanismos renais de preservação de Ca^{++} são mais eficientes do que os referentes ao potássio, embora não tão eficazes como os que o organismo utiliza para o sódio e magnésio.

As perturbações do metabolismo do cálcio estão intimamente ligadas às alterações do tecido ósseo. Assim, pode-se distinguir: raquitismo primário, osteomalácia nutricional (raquitismo), osteomalácia secundária, má absorção intestinal, ressecção gástrica ou intestinal maciça, diarreia grave intratável, síndrome de Zollinger-Ellison, iatrogênica (utilização de hidróxido de alumínio), doenças renais crônicas, osteoporose, hiperparatiroidismo e hipoparatiroidismo.

Em cada uma dessas condições observam-se alterações dos níveis plasmáticos de cálcio, da estrutura e metabolismo ósseo, bem como repercussões funcionais em vários sistemas orgânicos.

Hipocalcemia

Relaciona-se, em geral, com hipoparatiroidismo primário ou secundário à ablação cirúrgica das glândulas paratireoides. O sintoma mais importante é a tetania latente ou ativa.

Na tetania latente os sintomas compreendem parestesias, adormecimento das mãos, braços, pernas e pés. Na tetania ativa, além dos sintomas encontrados na forma latente, existem sensação de rigidez muscular, câimbras e espasmos. Em crianças, laringismo estriduloso e convulsões são comuns. Do ponto de vista de exame físico, dois sinais bem conhecidos devem ser pesquisados: sinal de Chvostek e sinal de Trousseau. A administração de cálcio sob a forma de gluconato ou cloreto prontamente alivia os sintomas.

Da mesma forma que ocorre com relação ao magnésio, a deficiência ou o excesso de outros íons podem modificar os efeitos das alterações do cálcio plasmático. Assim, na acidose os efeitos da hipocalcemia são mitigados ou mesmo abolidos. A correção do desequilíbrio acidobásico pode desencadear ou precipitar alterações consequentes à hipocalcemia.

Deve-se, para efeito prático, assinalar que a alcalose respiratória pode originar quadro clínico semelhante ao da hipocalcemia.

Hipercalcemia

A hipercalcemia está relacionada principalmente ao hiperparatiroidismo. A síndrome hipercalcêmica caracteriza-se por astenia, constipação, letargia, perda de peso e cefaleia. Em casos de elevação aguda dos níveis de cálcio podem ocorrer vômitos, hipertermia, coma e choque.

Pode aparecer no hiperparatiroidismo de qualquer tipo, na hipercalcemia idiopática da criança, na intoxicação pela vitamina D, em certas neoplasias malignas da mama e da próstata, no mieloma múltiplo, na sarcoidose, na leucemia e em tumores pulmonares, renais, da bexiga, ovário e fígado.

Interessante síndrome, embora rara, é relacionada à ingestão excessiva de leite e antiácidos alcalinizantes no tratamento de úlcera péptica. Nessas circunstâncias existe hipercalcemia e alcalose metabólica hipoclorêmica com elevação da ureia plasmática. Pode haver lesão renal grave e irreversível, embora na grande maioria dos casos tais lesões sejam reversíveis.

6. EQUILÍBRIO ENERGÉTICO

6.1. Alimentação parenteral total

A alimentação parenteral hipercalórica e hiperproteica foi introduzida na prática médica por Dudrick *et al.*, em 1968, como resultante do desenvolvimento de métodos adequados de administração e do avanço no conhecimento das necessidades nutricionais do organismo. Esses autores verificaram a possibilidade de manutenção do equilíbrio nitrogenado e inclusive obtenção de anabolismo proteico, conseguindo mesmo estimular o crescimento de organismos jovens. Mediante a utilização desse método, é possível acelerar a cicatrização das feridas em geral e das anastomoses em particular.

6.1.1. Nutrientes fundamentais

Diversos nutrientes (proteínas, sais, carboidratos, lipídios e vitaminas) são administrados simultaneamente e de modo contínuo nas 24 horas, mantendo-se, nas condições habituais, uma relação de 25 cal/g de proteína ou aminoácidos. Se administrados isoladamente, os aminoácidos são desaminados e utilizados para produção calórica. O potássio, o magnésio e o fosfato são eletrólitos que devem ser administrados concomitantemente em vista de sua utilização na síntese de material celular.

As necessidades calóricas são habitualmente fornecidas pela administração de solução hipertônica de glicose, em geral associadas a emulsões lipídicas.

As fontes de proteínas utilizadas correspondem aos lisados de proteínas e aos aminoácidos cristalinos. Estes últimos, quando sob a forma de cloridrato, conduzem à alteração do pH do líquido extracelular pelo seu elevado teor de cloretos, principalmente em crianças de baixa idade.

Micronutrientes essenciais hoje disponíveis devem ser administrados em conjunto com as formulações utilizadas na nutrição parenteral.

Com a utilização de esquema de nutrição parenteral, segundo os principais itens enumerados, pode-se manter indivíduos por períodos relativamente longos de tempo, com abolição do catabolismo nitrogenado e inclusive obtenção de anabolismo proteico, principalmente naqueles pacientes com desnutrição acentuada.

Com a administração de soluções hipertônicas de glicose, ocorre nos indivíduos, sem lesões pancreáticas, uma resposta endócrina evidente com elevação persistente da insulinemia.

Nos casos em que a intolerância à glicose está presente, pode-se utilizar a insulina, mantendo-se rigoroso controle da glicemia e da glicosúria.

6.1.2. Vias de administração

A utilização de soluções hipertônicas de glicose (20% a 25%) exige o uso de cateteres em veias centrais (veia cava superior). A possibilidade de canulação percutânea da veia jugular interna constitui recurso inestimável para a utilização dos esquemas de alimentação parenteral prolongada. A veia subclávia também pode ser utilizada nas situações em que a veia jugular não deva ser utilizada, como, por exemplo, em cirurgias cervicais.

Essa manobra, no entanto, não está isenta de riscos, podendo ocorrer pneumotórax, hemotórax, hemomediastino, além da possibilidade de infecções graves veiculadas pelo cateter. Exige os mesmos cuidados de assepsia local utilizados para intervenção cirúrgica, seguidos de cuidadosa manutenção das condições locais. A utilização de punção venosa central guiada pelo ultrassom reduziu as complicações decorrentes desse procedimento, devendo ser uma rotina nesses procedimentos.

Apesar desses cuidados, não é incomum o aparecimento de infecções dependentes da técnica.

A grande facilidade de contaminação que a solução utilizada na alimentação parenteral apresenta exige cuidados adicionais no seu preparo. Preconiza-se, desde que seja impossível a esterilização da solução por autoclavagem após seu preparo, que as soluções sejam preparadas em laboratórios apropriados, com fluxo laminar e filtração por membrana esterilizante.

O cateter utilizado para alimentação parenteral deve ser exclusivo desse uso, abstendo-se de colher amostras de sangue, praticar injeções ou administrar outras soluções ou sangue por ele, pois tais manobras favoreceriam o aparecimento de infecções. Alguns autores aconselham a utilização periódica de antimicótico (anfotericina B, 1 mg em 10 cc) para lavagem do cateter, bem como a adição de anticoagulante (heparina) à solução para evitar a formação de pequenos trombos no cateter, procedimentos estes que não são uma rotina na prática clínica.

Procura-se manter veia auxiliar para administrar vitaminas ou outras soluções necessárias para o tratamento do doente. Os equipos de soro devem ser trocados diariamente.

A quantidade total de calorias que um indivíduo adulto necessita pode ser calculada de duas maneiras: com base na Equação de Harris-Benedict ou em função do nível de estresse a que esse indivíduo está submetido.

Equação de Harris Benedict: quantidade de calorias

Mulheres = 655,1 +[(9,56 × peso) +(1,85 × altura) (-4,68 × idade)]
Homens = 66,47 +[(13,75 × peso) +(5 × altura)-(6,75 × idade)]

Multiplicar por um fator de atividade

Sedentário – 1,2.

Atividade normal – 1,3.

Ativo – 1,4.

Muito ativo – 1,5.

Multiplicar por fator de estresse

Trauma, cirurgia – 1,5.

Grande queimado – 2,0.

Quantidade necessária de calorias, conforme o nível de estresse:

Baixo nível de estresse ou sem estresse – 20 a 25 cal/kg/dia.

Estresse moderado – 25 a 30 cal/kg/dia.

Elevado nível de estresse – 30 a 40 cal/kg/dia.

A quantidade de líquido necessária em ml/dia varia de 30 a 40 ml/kg/dia em condições basais.

A quantidade de glicose a ser administrada deve ser 5 g/kg/dia na velocidade de 3,5 mg/kg/min (no máximo 4,7 mg/kg/min) na quantidade mínima de 100 g, ou seja, 400 cal/dia.

A quantidade de lipídios a ser administrada nas soluções de nutrição parenteral deve atingir 20% a 40% do total de calorias administrada ou no máximo 60%, ou seja, 2,5 g/kg/dia.

Em todos os doentes com nutrição parenteral, devem-se monitorar os níveis séricos de triglicerídeos.

Com respeito à administração de aminoácidos (proteínas), deve-se também relacionar a quantidade oferecida com os níveis de estresse a que o doente está submetido. Assim:

Baixo nível de estresse ou sem estresse - 1 a 1,2 g/kg/dia.

Estresse moderado - 1,2 a 1,5g/kg/dia.

Elevado nível de estresse - 1,5 a 2g/kg/dia.

Em condições de insuficiência renal, as quantidades de aminoácidos administradas devem ser adequadas conforme as situações clínicas.

Assim, em doentes com insuficiência renal aguda em hipercatabolismo (infecção, pós-trauma ou pós-operatório), a quantidade oferecida pode ser de 1,5 a 1,8 g/kg/dia.

Nas encefalopatias, as doses de aminoácidos devem ser reduzidas a 0,6 a 1g/kg/dia ou, então, deve-se fazer a substituição por aminoácidos de cadeia ramificada.

As formulações de nutrição parenteral devem ser complementadas com soluções de vitaminas e de micronutrientes (zinco, selênio, iodo, cobre, cromo, manganês, flúor, molibdênio).

As formulações de nutrição parenteral de vitaminas e micronutrientes estão, atualmente, disponíveis nos principais hospitais do Brasil.

6.1.3. Controles laboratoriais e radiológicos

Diversos controles radiológicos e laboratoriais (Tabela 4.4.7) devem ser seguidos na rotina clínica do doente em nutrição parenteral prolongada.

Tabela 4.4.7. Controles laboratoriais e radiológicos

1. Radiografia do tórax: após colocação do cateter, para avaliar a posição de sua extremidade ou existência de complicações (pneumotórax).
2. Dosagens diárias: pH, gases arteriais, sódio, potássio e glicemia.
3. Controles laboratoriais a cada 3 dias: cálcio, fósforo, ureia, creatinina, amônia, triglicerídeos, proteínas totais e frações, amilase, hemograma completo.
4. Controles bacteriológicos: hemocultura, cultura do conteúdo do frasco e troca de equipos quando houver elevação de temperatura acompanhada de calafrios. Cultura da ponta do intracateter toda vez que for retirado.

6.1.4. Complicações da alimentação parenteral

Dentre as complicações relacionadas à nutrição parenteral, avultam as infecções resultantes de contaminação do cateter ou das soluções empregadas.

A acidose metabólica, mais frequente em crianças de baixa idade, ocorre principalmente quando se empregam aminoácidos cristalinos. Outra complicação metabólica é a hipofosfatemia, acompanhada de discreta hipocalcemia e manifestada clinicamente por fraqueza muscular generalizada. A utilização rotineira de fosfato nas soluções de alimentação parenteral e a dosagem periódica de fósforo plasmático reduzem muito a sua incidência.

É também temível o aparecimento do coma hiperosmolar, resultante da elevação dos níveis glicêmicos. Surge em doentes francamente diabéticos ou com tolerância diminuída à glicose, principalmente na vigência de processos infecciosos persistentes. A síndrome da deficiência de ácidos graxos, caracterizada por alterações dermatológicas, fenômenos hemorrágicos, além de queda de cabelo e alterações na cicatrização, pode resultar da administração por período prolongado de fórmulas carentes de ácidos graxos poli-insaturados. As novas formulações que incluem soluções de lipídios contendo ácidos graxos poli-insaturados têm evitado tais complicações.

Com as formulações atuais que incluem micronutrientes e vitaminas essenciais, praticamente desapareceram os casos de deficiência desses elementos na prática clínica.

Para evitar a denominada síndrome de realimentação, que consiste em diversas manifestações clínicas de natureza grave, como alterações da função pulmonar, arritmias cardíacas, distúrbios hidroeletrolíticos (fósforo e potássio) que surgem em indivíduos com grave desnutrição que recebem nutrição parenteral ou mesmo enteral, deve-se, nessas situações, iniciar a administração de soluções parenterais em quantidades menores e ir aumentando lentamente até atingir os níveis desejados, sempre monitorando os parâmetros bioquímicos e funcionais.

Determinações dos níveis séricos de amônia devem ser solicitadas dada a possibilidade, embora rara, da existência de defeitos congênitos no ciclo hepático da ureia, que se manifestam por meio de hiperamonemia, sem alterações das outras funções hepáticas, com alterações do sistema nervoso central, podendo levar ao coma e óbito. Embora mais frequentes em recém-nascidos e nas crianças, podem também aparecer na idade adulta. Quando presentes e não diagnosticados e tratados convenientemente, podem levar ao óbito. As complicações da alimentação parenteral estão relacionadas na Tabela 4.4.8.

Tabela 4.4.8. Complicações da alimentação parenteral

1. Endócrina e metabólica: hiperglicemia, hiper/hipofosfatemia, alteração do metabolismo ósseo, acidose metabólica, hiper/hipocalemia, hipertrigliceridemia.
2. Colestase, colelitíase, alteração da função hepática, pancreatite, esteatose hepática e raramente cirrose.
3. Elevação da ureia e hiperamonemia.
4. Bacteremia e infecções relacionadas ao cateter.
5. Hipervolemia.

6.2. Desnutrição

6.2.1. Principais alterações bioquímicas

Em certas situações de deficiência alimentar crônica ou em situações de pós-operatório e queimaduras graves, pode ocorrer déficit do balanço de nitrogênio, com perda de proteínas e lípides. Estas perdas, se mantidas durante períodos prolongados, conduzem a um estado de desnutrição acentuada, com as suas consequências (Tabelas 4.4.9 e 4.4.10).

Tabela 4.4.9. Principais consequências da desnutrição acentuada

1. Diminuição da tolerância a modificações de volemia.
2. Tolerância diminuída à administração de água e sódio.
3. Formação deficiente de enzimas.
4. Diminuição de força muscular.
5. Menor resistência a infecções.
6. Déficit renal de concentração (diminuição da osmolaridade da medula renal).

Tabela 4.4.10. Alterações bioquímicas da desnutrição.

1. Hiponatremia (hiposmolaridade).
2. Hiperpotassemia.
3. Hipoglicemia.
4. Hipocolesterolemia.
5. Diminuição do hematócrito.
6. Diminuição do líquido intracelular e aumento relativo do líquido extracelular (edema).
7. Diminuição da densidade óssea (osteoporose).
8. Hipoproteinemia (em geral dilucional).

6.2.2. Tratamento

O tratamento da desnutrição pode ser feito lentamente, com dieta hipercalórica e hiperproteica, eventualmente suplementada com medicação oral e parenteral. Entretanto, é frequentemente necessária a correção rápida do estado de desnutrição, devendo-se nesse caso visar aos seguintes pontos fundamentais:

- Correção do hematócrito – Principalmente no período pré-operatório ou em situações clínicas críticas, transfusões de concentrados de glóbulos constituem recursos mais aconselháveis.
- Correção da hipoalbuminemia – Na grande maioria das vezes a hipoalbuminemia é dilucional. A restrição de água e sódio nestas circunstâncias é aconselhável. Nas situações em que ocorra perda de proteínas, solução de albumina a 25%, pobre em sódio, deve ser administrada com o devido cuidado para evitar hipervolemia.
- Avitaminose – Capítulo 4.2.
- Metabolismo calórico e proteico – Para a regeneração celular e manutenção do equilíbrio calórico, o único método é a administração adequada e simultânea de todos os nutrientes.

7. BIBLIOGRAFIA

BLAND, J.E. *Clinical of body water and electrolytes*. Philadelphia: Saunders, 1963.

DUDRICK, J.; WILMOREL, D.W.; VARS, H.M. Long term total parenteral nutrition with growth development and positive nitrogen balances. *Surgery*, v. 64, p. 134, 1968.

CORONA, G. *et al.* The Economic Burden of Hyponatremia: Systematic Review and Meta-Analysis. *Am. J. Med.*, v. 129, n. 8, p. 823-35, 2016.

EDELMAN, J.S.; LIEBMAN, J. Anatomy of body water and electrolytes. *Am. J. Med.*, v. 27, p. 256, 1959.

FAINTUCH, J.; MACHADO, M.C.C.; BIROLINI, D. Recentes progressos de nutrição em cirurgia. *Rev. Hosp. Clin. Fac. Med. Univ.* São Paulo, v. 29, p. 265-73, 1974.

GILL, G. *et al.* Characteristics and Mortality of Severe Hyponatremia - A Hospital-Based Study. *Clin. Endocrinol. (Oxf)*, v. 65, n. 2, p. 246-9, 2006.

GUYTON, A.C.; TAYLOR, A.E.; GRANGER, H.J. Circulatory physiology II: dynamic and control of the body fluids. Philadelphia: Saunders, 1975.

MACHADO, M.C.; PINHEIRO DA SILVA, F. Hyperammonemia due to urea cycle disorders: a potentially fatal condition in the intensive care setting. *J. Intensive Care*, v. 2, n. 1, p. 22, 2014.

SINGER, P. *et al.* ESPEN Guidelines on Parenteral Nutrition: Intensive Care. *Clin. Nutr.*, v. 28, n. 4, p. 387-400, 2009.

Parte 5

Dor e Inflamação

5.1.

Analgésicos Antipiréticos e Outros Antiálgicos

Ciomar Aparecida Bersani-Amado
Ana Carolina Rossaneis
Bruno Ambrósio da Rocha
Lia Siguemi Sudo
Waldiceu Aparecido Verri Junior

Sumário

Colaboradores nas edições anteriores: Minoru Sakate e Lia Siguemi Sudo.

1. INTRODUÇÃO

Os anti-inflamatórios não esteroides (AINEs) com efeito analgésico e antipirético são fármacos capazes de aliviar a dor de origem inflamatória e que atuam em estados febris, promovendo o retorno da temperatura normal, além de apresentarem, na sua maioria, atividade anti-inflamatória.

A substância com atividade analgésica e antipirética conhecida desde longa data é a salicina, contida na casca do salgueiro (*Salix alba*), inicialmente isolada por Leroux em 1829, que também demonstrou seu efeito antipirético. O salicilato de sódio foi inicialmente usado para tratamento de febre reumática e como um antipirético em 1875. Seu enorme sucesso levou Hoffman (químico da Bayer) a preparar o ácido acetilsalicílico, em 1897. Após a demonstração dos seus efeitos terapêuticos, esse composto foi introduzido na medicina em 1899 por Dresser, com o nome de aspirina.

Apesar do conhecimento de diversas atividades terapêuticas do ácido acetilsalicílico, não havia nenhum mecanismo convincente para explicar sua atividade analgésica, antipirética e anti-inflamatória. Em 1971, Vane e colaboradores demonstraram que doses baixas de ácido acetilsalicílico e de indometacina eram capazes de inibir a produção enzimática de prostaglandinas. Isso abriu o caminho para o esclarecimento do mecanismo de ação dos fármacos com propriedades analgésica, antitérmica e anti-inflamatória. Verificou-se que esses fármacos inibiam a síntese de prostanoides induzida pelo ácido araquidônico em homogenato de pulmão, atividade esta que não era compartilhada pela morfina (um analgésico opioide). Depois, foi verificada a inibição da enzima cicloxigenase explicando a redução da produção de prostanoides.

Atualmente são bem conhecidas e caracterizadas duas isoformas da enzima cicloxigenase denominadas de cicloxigenase-1 (COX-1) e cicloxigenase-2 (COX-2). A COX-1 é a isoforma expressa constitutivamente, encontrada na maioria dos tecidos (plaquetas, vasos sanguíneos, estômago e rins), estando envolvida na produção de prostanoides com atividades fisiológicas. A COX-2 é a isoforma expressa principalmente durante processos patológicos (inflamação, lesão tecidual, infecção, câncer etc.), sendo induzida por ação de citocinas e outros mediadores inflamatórios. Entretanto, as duas isoformas podem contribuir para a produção de prostanoides com ações fisiológicas e autorreguladoras, assim como para a produção de prostanoides com ação em processos patológicos. Mais recentemente, foi descrita uma terceira variante da cicloxigenase denominada de COX-3 ou mesmo COX-1b, a qual se encontra distribuída principalmente no córtex cerebral, medula espinhal e coração. Porém, posteriormente foi demonstrado que a COX-3 não é funcional. Geralmente, os efeitos benéficos dos analgésicos, antitérmicos e anti-inflamatórios estão associados com a inibição da COX-2, enquanto seus efeitos adversos estão associados com inibição da COX-1. Porém, devido ao papel fisiológico da COX-2 na inibição da agregação plaquetária pela produção de PGI_2 pelas células endoteliais e perfusão renal, inibidores altamente seletivos COX-2 têm como efeito adverso acidentes vasculares e lesão renal.

Neste capítulo, serão discutidas as atividades analgésicas e antitérmicas dos derivados do ácido salicílico, dos derivados do paraminofenol, da dipirona e de outros analgésicos antitérmicos. Ao final, serão abordados os principais fármacos analgésicos utilizados no tratamento de enxaqueca e dor de origem neuropática.

2. DERIVADOS DO ÁCIDO SALICÍLICO

O ácido salicílico (ácido orto-hidroxibenzoico) é um agente muito irritante e vários derivados deste ácido foram sintetizados para uso sistêmico. Os derivados do ácido salicílico resultam: a) da substituição no grupo carboxílico (salicilato de sódio, salicilato de metila), b) da substituição fenólica (ácido acetilsalicílico) (Figura 5.1.1). Apesar da introdução de muitos fármacos novos, o ácido acetilsalicílico (AAS) é ainda amplamente prescrito e serve de padrão para comparação e avaliação do efeito de outros fármacos.

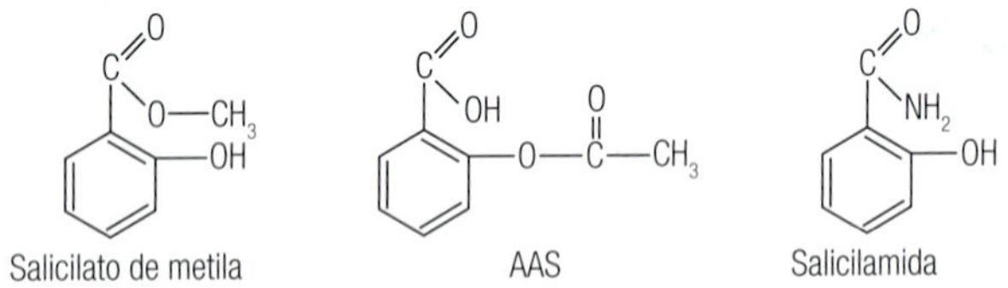

Figura 5.1.1. Derivados do ácido salicílico.

2.1. Mecanismo de ação

O ácido acetilsalicílico modifica covalentemente tanto a COX-1 como a COX-2, resultando em uma inibição irreversível da atividade da COX. A produção posterior de prostanoides exige a síntese de uma nova enzima. Na estrutura da COX-1, o AAS acetila um análogo da serina na posição 529 e impede a ligação do ácido araquidônico no sítio ativo da enzima. Como consequência, a habilidade da enzima em sintetizar prostaglandinas fica comprometida. Na COX-2, o AAS acetila um análogo da serina na posição 516, também bloqueando a atividade desta enzima. Há outro aspecto importante sobre o mecanismo de ação do AAS sobre a COX-2. A acetilação da COX-2 pelo AAS transforma a atividade dessa enzima, que passa a participar da síntese de lipoxinas induzidas por AAS e outros lipídios pró-resolução induzidos pelo AAS com efeito anti-inflamatório e analgésico.

2.2. Efeitos farmacológicos

2.2.1. Efeito analgésico

Quando empregados como analgésicos, esses fármacos são efetivos, particularmente, contra dores associadas à inflamação. Não levam à tolerância ou dependência, não produzem hipnose, nem alteram outra percepção sensorial que não a dor. O tipo de dor é importante: dor inflamatória e dor pós-operatória são bem controladas por fármacos do grupo do ácido salicílico, enquanto dores viscerais profundas não são aliviadas. A atividade analgésica dos salicilatos é diferente da apresentada pelos hipnoanalgésicos de ação central, como morfina e análogos, efetivos em processos dolorosos graves nos quais os salicilatos são de pequena utilidade. A diferença parece decorrer do fato de que os salicilatos exercem seu efeito principal por prevenir um estado de sensibilização de receptores nervosos envolvidos no processo álgico. Várias prostaglandinas sensibilizam as terminações nervosas aferentes nociceptivas a estímulos mecânicos, químicos (bradicinina, 5-hidroxitriptamina, histamina) ou biológicos. O bloqueio da síntese de prostaglandinas pelos salicilatos determina o seu efeito analgésico. Os salicilatos são, portanto, eficazes principalmente contra dores com participação de prostaglandinas.

2.2.2. Efeito antitérmico

Em doses terapêuticas, os salicilatos diminuem a temperatura corporal, tendo uma atividade antitérmica rápida e eficiente em pacientes febris, porém não influenciam a temperatura corporal quando ela está elevada por fatores tais como exercício físico ou aumento da temperatura ambiente, o que é a regra para a maioria dos antitérmicos. Em doses tóxicas, os salicilatos podem promover elevação da temperatura corporal. De forma análoga ao seu efeito analgésico, o efeito antitérmico dos AINEs está relacionado à inibição da síntese de prostanoides como a PGE_2. Por exemplo, a PGE_2 ativa seus receptores EP3 expressos no hipotálamo (região no cérebro responsável pelo controle da temperatura) reduzindo a atividade de neurônios sensíveis ao calor. A inibição desses neurônios leva ao aumento de respostas termogênicas como vasoconstrição periférica, aumento do metabolismo e contrações musculares.

2.2.3. Efeito anti-inflamatório

Vide Capítulo 5.2. Anti-inflamatórios e Antirreumáticos.

2.3. Efeitos colaterais

2.3.1. Alterações gastrintestinais

Os distúrbios gastrintestinais são os efeitos adversos mais comuns dos salicilatos, como a dor epigástrica, náusea e vômito. Os salicilatos causam ulceração gástrica, exacerbação dos sintomas da úlcera péptica, hemorragia gastrintestinal e gastrites erosivas. Todas essas manifestações são mais frequentes em pacientes que utilizam altas doses desses fármacos ou por períodos prolongados. A lesão gástrica parece resultar de pelo menos dois mecanismos: 1) efeito irritante direto sobre a mucosa gástrica, 2) inibição da biossíntese de prostaglandinas gástricas, especialmente PGE_2 e PGI_2, que servem como agentes citoprotetores da mucosa gástrica. Esses prostanoides protetores da mucosa gástrica inibem a secreção ácida gástrica, aumentam o fluxo sanguíneo da mucosa e promovem a secreção de muco citoprotetor gástrico. A inibição da síntese desses prostanoides pode tornar o estômago mais suscetível a agressões. A administração de fármacos protetores da mucosa gástrica (inibidores de bomba de prótons, análogos da PGE_1 – misoprostol) pode prevenir a ulceração gástrica e duodenal produzida pelos salicilatos.

2.3.2. Alterações na função plaquetária

A ingestão de ácido acetilsalicílico causa o prolongamento do tempo de sangramento. Esse efeito é devido à acetilação irreversível da COX-1 plaquetária e à consequente redução da formação de tromboxano A_2 (TXA_2, um potente vasoconstritor e indutor da agregação plaquetária). Para a restauração da agregação plaquetária, é necessária a produção de novas plaquetas expressando a COX-1. Uma dose baixa de AAS (0,65 g) pode duplicar o tempo de sangramento médio em indivíduos normais durante um período de aproximadamente 4 a 7 dias.

Deve-se tomar cuidado ao empregar o ácido acetilsalicílico em pacientes que apresentem lesões hepáticas, hipoprotrombinemia, deficiência de vitamina K, hemofilia ou que utilizam anticoagulantes orais. A inibição da hemostasia plaquetária pode resultar em hemorragia grave. Entretanto, esse efeito adverso do AAS tem sido aproveitado no tratamento profilático de doenças tromboembólicas, especialmente na prevenção e episódios trombóticos da circulação coronariana e da circulação cerebral.

Outro aspecto importante é que inibidores altamente seletivos da COX-2 podem promover acidentes vasculares. A COX-2 expressa pelas células endoteliais vasculares é importante para a produção de PGI_2, que mantém a homeostase pela inibição da agregação plaquetária.

2.3.3. Efeitos respiratórios

Os efeitos dos salicilatos na respiração são de grande importância porque contribuem para os graves distúrbios do equilíbrio ácido-base que caracterizam a intoxicação por esse grupo de fármacos. Os salicilatos estimulam a respiração direta e indiretamente. Doses terapêuticas plenas de salicilatos induzem o aumento do consumo de oxigênio e da produção de CO_2 (principalmente na musculatura esquelética – decorrentes do desacoplamento da fosforilação oxidativa induzida pelos salicilatos). A produção aumentada de CO_2 estimula a ventilação pulmonar. O aumento da ventilação alveolar equilibra a produção aumentada de CO_2 e, consequentemente, a tensão de CO_2 plasmático (PCO_2) não se altera. Entretanto, se o centro respiratório estiver deprimido por outros fármacos, como barbitúricos ou morfina, a acidose respiratória pode se instalar por não haver eliminação adequada de CO_2.

Em doses tóxicas, o salicilato estimula diretamente o centro respiratório no bulbo respiratório causando uma acentuada hiperventilação e redução da PCO_2 plasmática. Isso causa uma alcalose respiratória. Com doses ainda mais elevadas surge o efeito depressor do salicilato sobre o bulbo respiratório causando a paralisia respiratória central e o colapso circulatório. Como a produção de CO_2 persiste, surge então a acidose respiratória.

2.3.4. Equilíbrio acidobásico e padrão eletrolítico

Em doses tóxicas, os salicilatos promovem diversas alterações no padrão eletrolítico e no equilíbrio acidobásico que estão relacionadas às alterações respiratórias. O evento inicial é a alcalose respiratória (aumento do pH sanguíneo). A compensação dessa alcalose respiratória é obtida mediante o aumento da excreção renal de bicarbonato, que é acompanhado pela alteração nas concentrações plasmáticas de Na^+ e K^+. O bicarbonato plasmático é reduzido e o pH do sangue tende a voltar ao normal, resultando em uma alcalose respiratória compensada. As alterações subsequentes nas condições acidobásicas caracterizam-se por uma combinação de acidose respiratória e metabólica. A produção aumentada de CO_2 ultrapassa sua excreção alveolar em virtude da depressão direta do centro respiratório induzida por salicilatos e, consequentemente, a PCO_2 plasmática aumenta e o pH sanguíneo cai. Como a concentração de bicarbonato no plasma já está baixa, em decorrência da excreção aumentada de bicarbonato renal, as condições acidobásicas, nesse estágio, são essencialmente as de uma acidose respiratória descompensada. Superposta a esta, contudo, existe uma acidose metabólica gerada pelo acúmulo de ácidos. Além disso, os ácidos orgânicos, principalmente os ácidos pirúvico, láctico e o acetoacético, acumulam-se em consequência das alterações no metabolismo dos carboidratos induzidas pelos salicilatos.

2.3.5. Efeitos hepáticos e renais

Uma considerável gama de evidências implica o uso de salicilatos como fator importante na agressão hepática grave e na encefalopatia observadas na síndrome de Reye. Essa é uma síndrome rara, mas fatal, que ocorre em pacientes, especialmente crianças, que estejam fazendo uso dos salicilatos e que apresentam concomitantemente infecções pelo vírus da varicela ou por outros vírus (como o vírus da influenza). Assim, o emprego dos salicilatos em crianças com catapora (varicela), influenza, ou outras viroses é contraindicado.

Os salicilatos podem causar a retenção de sódio (Na^+) e água, bem como redução aguda da função renal em pacientes com insuficiência cardíaca congestiva, doença renal ou hipovolemia. Embora o uso dos salicilatos isoladamente raramente cause nefrotoxicidade, a ingestão prolongada e excessiva de misturas de analgésicos contendo salicilatos em combinação com outros compostos pode produzir necrose papilar e nefrite intersticial.

2.3.6. Efeito uricosúrico

Os efeitos dos salicilatos sobre a excreção de ácido úrico dependem da dose utilizada. Doses baixas (1 ou 2 g ao dia) podem reduzir a excreção de urato e elevar sua concentração plasmática. Doses maiores (acima de 5 g ao dia) induzem uricosúria e reduzem os níveis plasmáticos de urato. A terapêutica prolongada com doses altas pode promover o desaparecimento de tofos gotosos, entretanto, poucos pacientes toleram as doses necessárias durante um período de tempo suficientemente longo, assim, os salicilatos perderam terreno para outros agentes uricosúricos no tratamento da artrite gotosa.

2.3.7. Salicilatos e gravidez

Os salicilatos atravessam rapidamente a barreira placentária, entretanto, não há evidências de que as doses terapêuticas moderadas de salicilatos causem danos ao feto. Contudo, o ácido acetilsalicílico inibe a agregação plaquetária e por isso o uso desse fármaco no final do período gestacional aumenta o risco de hemorragia pré ou pós-parto, além de aumentar o risco de hemorragia neonatal.

2.3.8. Hipersensibilidade

A terapia com ácido acetilsalicílico pode causar efeitos indesejados de intolerância, que se manifesta sob formas variadas, desde simples urticária até as situações mais graves caracterizadas por reações anafiláticas. Podem apresentar hipersensibilidade cruzada com outros analgésicos.

2.3.9. Efeitos irritantes locais

O ácido salicílico é bastante irritante para os tecidos provocando lesão de células epiteliais. Por outro lado, por essa propriedade queratolítica, ele pode ser utilizado localmente no tratamento de verrugas e calos.

2.4. Farmacocinética

Os salicilatos, administrados por via oral, são rapidamente absorvidos tanto no estômago quanto na porção inicial do intestino delgado, obtendo-se concentrações plasmáticas apreciáveis aproximadamente em 30 minutos. Os níveis séricos máximos são atingidos ao redor de 2 horas após uma dose única. Muitos fatores determinam a absorção local, dentre eles, a velocidade de dissolução, o tempo de esvaziamento gástrico e o pH da superfície da mucosa.

A absorção de salicilatos ocorre principalmente por difusão passiva das moléculas não dissociadas, através da mucosa gastrintestinal. A velocidade de absorção é diretamente proporcional à concentração de suas moléculas não dissociadas, que, por sua vez, é dependente do pH da superfície da mucosa. Quanto mais baixo o pH, maior será a concentração da forma não ionizada (ácido salicílico, ácido acetilsalicílico etc.). Portanto, sob o ponto de vista do pH, a melhor absorção ocorreria em pH baixo, como é o caso da mucosa gástrica. Se o pH do estômago for aumentado pela administração de bicarbonato de sódio, ou soluções tampões, o salicilato será absorvido mais lentamente. Entretanto, a taxa total de absorção pode não variar, pois o pH alcalino no suco gástrico aumenta a sua solubilidade, permitindo uma melhor distribuição da substância na mucosa gástrica. No homem, o grau máximo de absorção gástrica de salicilato ocorre entre os pH 2,5 e 4.

Após absorção, o ácido acetilsalicílico é distribuído para todos os tecidos do organismo e para a maioria dos líquidos extracelulares. É encontrado na linfa, no leite materno e atravessa a placenta. O ácido acetilsalicílico, no plasma e nos tecidos, é hidrolisado por esterases, produzindo o ácido salicílico. Os salicilatos ligam-se às proteínas plasmáticas (albumina – 80% a 90%). A biotransformação dos salicilatos ocorre em muitos tecidos, principalmente no retículo endoplasmático e nas mitocôndrias do fígado. Os principais metabólitos são os glicuronídeos éter ou fenólico, o ácido salicilúrico (conjugado com a glicina) e o glicuronídeo éster ou acila. Uma pequena fração oxida-se em ácido gentísico (ácido 2,5-diidroxibenzoico) e aos ácidos 2,3-diidroxibenzoico e 2,3,5-triidroxibenzoico, além de formar o ácido gentisúrico (conjugado com glicina do ácido gentísico).

Os salicilatos são excretados principalmente pelos rins. A excreção envolve filtração glomerular, secreção tubular e reabsorção tubular. As formas ionizadas dos salicilatos dificilmente sofrem reabsorção tubular e predominam no pH alcalino. Portanto, pode-se aumentar a excreção desses produtos alcalinizando a urina, podendo esse processo constituir-se em medida vantajosa nos casos de intoxicação. O ácido acetilsalicílico é excretado como ácido salicílico livre, ácidos salicilúrico e gentísico, salicílico fenólico e glicuronídeos acila. A meia-vida plasmática do ácido acetilsalicílico é de aproximadamente 20 minutos, enquanto a do ácido salicílico é de 2 a 3 horas, nas doses utilizadas como analgésico.

2.5. Intoxicação aguda

A intoxicação aguda ocorre, em geral, de forma acidental e caracteriza-se pelo aparecimento de náusea, vômito, hiperventilação pulmonar, alcalose respiratória, estimulação do SNC, hipertermia e desidratação. Com a evolução da situação, sem medidas recuperadoras, podem ocorrer depressão do centro respiratório, acidose respiratória e choque circulatório.

O envenenamento por salicilatos constitui-se em emergência médica e seu tratamento é feito pela correção do distúrbio ácido-base, da desidratação, da hipertermia e da manutenção da função renal. A lavagem gástrica e a diurese alcalina são usadas para a remoção da droga, se as funções circulatórias e renais estiverem adequadas.

2.6. Usos

2.6.1. Usos sistêmicos

Os salicilatos são úteis no tratamento de certos tipos de dor, como na enxaqueca e em outras cefalalgias, na artrite, na dismenorreia, na nevralgia e na mialgia. Também são utilizados como antipirético e como anti-inflamatório.

Apesar do desenvolvimento dos agentes analgésicos, antipiréticos e anti-inflamatórios mais modernos, os salicilatos são ainda tidos como o padrão para avaliação de outras drogas.

Tendo em vista o efeito potente e prolongado de baixas doses do ácido acetilsalicílico sobre a função plaquetária, ele é empregado no tratamento ou profilaxia de doenças associadas à hiperagregação plaquetária, como na doença da artéria coronariana e na trombose venosa profunda.

2.6.2. Usos locais

O ácido salicílico, aplicado topicamente, age como agente queratolítico e é, frequentemente, associado ao ácido benzoico no tratamento de epidermofitoses. O ácido salicílico associado ao colódio (10% a 20%) é utilizado na remoção de calos e verrugas e, associado ao talco (2% a 3%), pode ser utilizado na hiper-hidrose.

3. DERIVADOS DO PARAMINOFENOL

O primeiro representante deste grupo a ser utilizado como analgésico e antipirético foi a acetanilida. Por ser a substância que deu origem a este grupo, a rigor, deveria ser referido como "derivados da anilina". Entretanto, os analgésicos e antipiréticos deste grupo possuem uma hidroxila fenólica na posição *para* (Figura 5.1.2), daí alguns autores considerarem as substâncias deste grupo como sendo derivados do paraminofenol.

Os principais efeitos farmacológicos dos fármacos deste grupo, que justificam o uso terapêutico, são analgésico e antipirético, sendo seu efeito anti-inflamatório muito fraco.

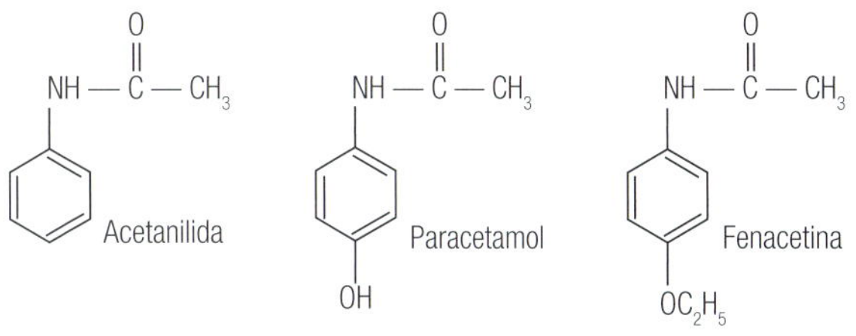

Figura 5.1.2. Derivados do paraminofenol.

3.1. Farmacocinética

O paracetamol é absorvido rapidamente, e de modo completo, pelo trato gastrintestinal e sofre pouca biotransformação de primeira passagem. Os níveis plasmáticos máximos são atingidos em 30 a 60 minutos. Porém, quando administrado por via retal, sua absorção é mais lenta. Sua biodisponibilidade, quando administrado por via retal, pode ser 20% menor que quando administrado por via oral. Liga-se pouco às proteínas plasmáticas (5% a 20%). É uniformemente distribuído nos tecidos corpóreos, bem como atravessa as barreiras placentárias e hematoencefálica. Esse fármaco é metabolizado pelas reações de fase I (citocromo - CYP) e de fase II (conjugação). As reações de fase II envolvem a formação de conjugados com ácidos glicurônico, sulfato, cisteína e ácido mercaptúrico, sendo estes excretados na urina. Uma pequena parte é biotransformada pelo CYP450 (CYP450 2E1), produzindo um metabólito altamente reativo – N-acetil-p-benzoquinona-imina (NAPQI) –, que é rapidamente neutralizado pela ação da glutationa (GSH). A meia-vida plasmática do paracetamol é de cerca de 2 horas, sendo excretado na urina.

3.2. Mecanismo de ação

O paracetamol inibe a enzima COX por um mecanismo que envolve propriedades antioxidantes, ou de aprisionamento de "radicais livres". Esse efeito é significativo porque reduz os níveis de peróxido lipídico (PGG_2), o qual tem um papel importante na atividade da COX. O PGG_2 possui um efeito de retroalimentação positiva sobre a sua própria síntese. Na ausência do peróxido lipídico, a síntese de prostaglandinas é pequena, mesmo quando grandes quantidades do substrato e da enzima estão presentes. Entretanto, a remoção contínua do peróxido lipídico, pela atividade da peroxidase ($PGG_2 \rightarrow PGH_2$), assegura uma atividade moderada da cicloxigenase nos tecidos normais.

Nesse contexto, a atividade do paracetamol em inibir a síntese de prostaglandinas é devido a sua atuação como substrato dos ciclos peroxidases das enzimas COX-1 e COX-2. Assim, COX-1 e COX-2 oxidam o paracetamol diminuindo a produção do radical ferro-protoporfirina IX. Por sua vez, a diminuição desse radical interfere negativamente com o metabolismo do ácido araquidônico no ciclo da cicloxigenase, diminuindo a síntese de PGG2. Estudos recentes demonstram que, embora possa inibir as duas isoformas de COX, o paracetamol atua preferencialmente sobre COX-2, apresentando efeito semelhante ao dos coxibes.

O paracetamol possui efeito analgésico e antipirético significativo e um fraco efeito anti-inflamatório. Isso pode ser resultado do fato de que, nas áreas de inflamação, a concentração de peróxidos é elevada em consequência da existência de células fagocíticas. O paracetamol não tem atividade antioxidante contra os peróxidos produzidos pelos leucócitos.

3.3. Efeitos farmacológicos

3.2.1. Efeito analgésico

O efeito analgésico do paracetamol está relacionado primeiramente com a sua capacidade em inibir a síntese de prostaglandinas. Recentemente, estudos têm demonstrado que a atividade analgésica do paracetamol também parece envolver o sistema serotoninérgico e o sistema endocanabinoide.

3.2.2. Efeito antitérmico

O efeito antitérmico do paracetamol é devido à diminuição da concentração de prostaglandina no fluido cerebroespinhal pela inibição de COX-2.

3.2.3. Efeito anti-inflamatório

Vide Capítulo 5.2. Anti-inflamatórios e Antirreumáticos.

3.4. Efeitos colaterais

Os efeitos colaterais do paracetamol, em doses terapêuticas, são raros e menos intensos quando comparados aos outros fármacos que possuem a mesma propriedade. No entanto, em dose que excede 10 a 15 gramas pode causar hepatotoxicidade grave. A suscetibilidade a esse efeito é aumentada pelo consumo de álcool, mas é rara nas doses terapêuticas. O efeito tóxico do paracetamol é decorrente da saturação da conjugação desse medicamento por glicuronidação e sulfatação hepática, sendo então o excesso de paracetamol biotransformado por *N*-hidroxilação pela via citocromo P-450 2E1. Nessa última via metabólica, há formação de NAPQI, que reage com proteínas hepáticas, causando alterações metabólicas e desarranjo celular, o que torna o hepatócito mais suscetível ao estresse oxidativo e à morte celular.

Os sintomas iniciais da intoxicação aguda por paracetamol são náuseas e vômitos, sendo a hepatotoxicidade uma manifestação tardia. A terapêutica de controle da *overdose* de paracetamol consiste em um primeiro instante (até 4 horas após a intoxicação) a utilização de carvão ativado, o qual diminui a absorção de paracetamol em mais de 50% e, *N*-acetilcisteína, em casos em que corre o risco de lesão hepática. Tal fármaco atua de maneira a eliminar NAPQI por meio da reposição das reservas de glutationa (GSH) e por ligação direta ao metabólito altamente reativo substituindo o GSH (Figura 5.1.3).

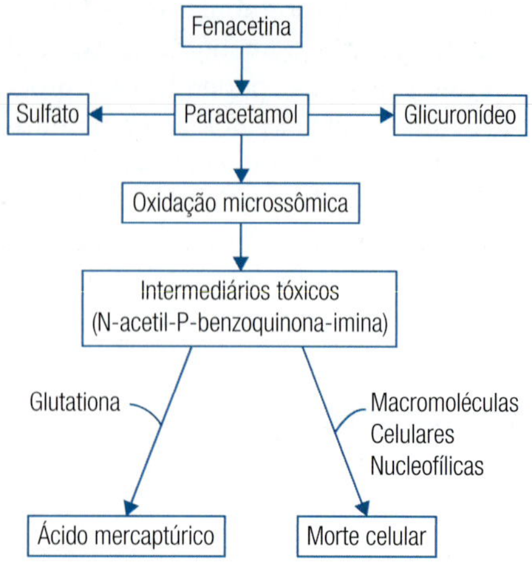

Figura 5.1.3. Biotransformação do paracetamol em relação à hepatotoxicidade.

3.5. Usos

O paracetamol pode ser administrado por via enteral, retal e parenteral. A administração de paracetamol por via oral apresenta um efeito analgésico em dores de intensidade leve a moderada. Por outro lado, a infusão de paracetamol apresenta efeito analgésico em dores moderadas a grave.

4. DERIVADOS DA PIRAZOLONA

Este grupo de fármacos inclui a antipirina (fenazona), a aminopirina (aminofenazona), a fenilbutazona, a oxifembutazona e a dipirona (metamizol, metampirona). A antipirina e a aminopirina foram introduzidas na prática médica no final do século XIX. Foram usadas como antitérmicos e, subsequentemente, foram também muito utilizadas como agentes analgésicos e anti-inflamatórios. Contudo, o emprego clínico da aminopirina e da antipirina foi abandonado após o reconhecimento do seu efeito tóxico e potencialmente letal. A fenilbutazona, apesar de ser um agente anti-inflamatório e analgésico eficaz em algumas situações clínicas, tem uso limitado por causa da sua toxicidade, sendo raramente utilizada como analgésico e antitérmico. A dipirona, cujo nome químico é [(2,3-diidro-1,5-dimetil-3-oxo-2-fenil-1*H*-pirazol-4-il)metilamino], é um dos fármacos mais utilizados como analgésico e antitérmico (Figura 5.1.4).

4.1. Farmacocinética

A farmacocinética da dipirona é caracterizada por uma boa absorção após administração por via oral e uma hidrólise rápida no trato gastrintestinal, formando 4-metil-aminoantipirina (MAA). Sua biodisponibilidade após administração oral varia entre 85% e 100%, com meia-vida plasmática ($t_{1/2}$) entre 2,5 e 3,5 h. A biodisponibilidade da dipirona após administração intramuscular é de 87%. A taxa de absorção em pacientes jovens e idosos é similar, diferenciando-se no tempo de meia-vida. O MAA é metabolizado no fígado originando o metabólito ativo 4-aminoantipirina (AA), que é acetilado a 4-acetilamino antipirina (AAA). Adicionalmente, oxigenases do citocromo CYP 450 3A4 metabolizam MAA em 4-formilaminoantipirina (FAA). No entanto, AAA e FAA

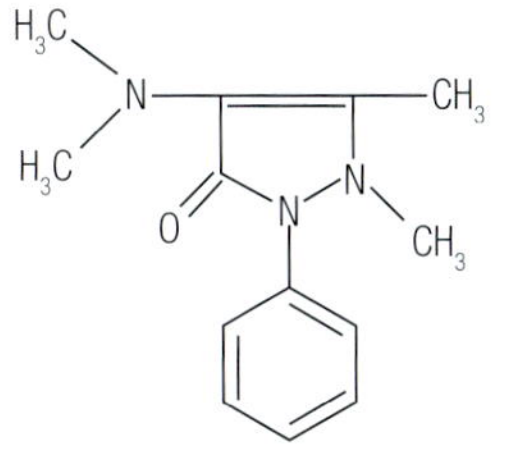

Aminofenazona

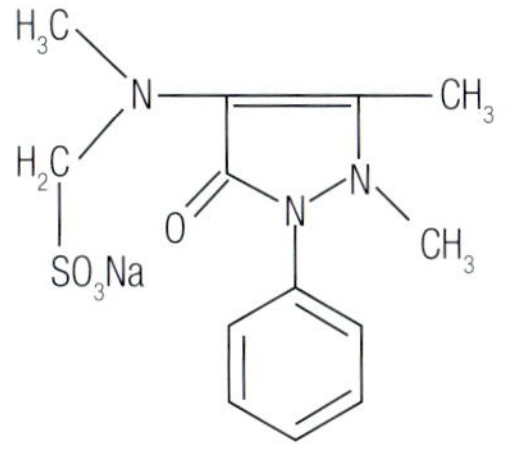

Dipirona

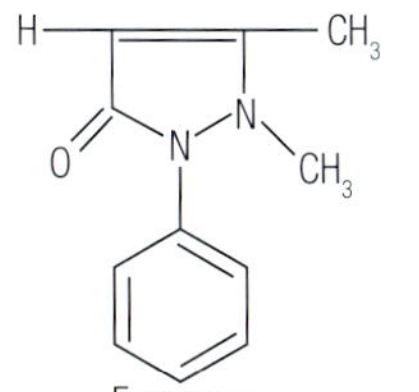

Fenazona

Figura 5.1.4. Derivados da pirazolona.

são inativos. Recentemente, foram identificados outros dois metabólitos, araquidonoil-4-metilaminoantipirina e araquidonoil-4-aminoantipirina, em fluidos cerebrais e suas atividades estão sendo estudadas. São amplamente distribuídos no organismo, inclusive no sistema nervoso central. A ligação desses metabólitos com as proteínas plasmáticas varia de 15% a 60% e eles são eliminados pela via renal.

4.2. Mecanismo de ação

Existem evidências de que o mecanismo de ação analgésico da dipirona difere do mecanismo de ação de outros fármacos com propriedade analgésica. Tem sido relatado que: 1) a dipirona, por meio de seus metabólitos (4-metilaminofenazona e 4-aminofenazona), pode exercer efeitos analgésicos pela inibição da síntese de prostaglandinas, tanto na periferia como no sistema nervoso central; 2) ativação tanto no sistema nervoso central como na periferia da via de sinalização L-arginina/NO/GMPc/Proteína quinase G/canais de K^+ sensíveis ao ATP que reduz a despolarização de neurônios nociceptivos; 3) ativação do controle inibitório descendente da dor; 4) interação com o sistema glutamatérgico e 5) liberação de peptídeos opioides endógenos. Seu efeito antitérmico parece ser decorrente da inibição da síntese de prostaglandina E_2 no hipotálamo.

4.3. Efeitos farmacológicos

Dipirona

É muito mais efetiva como agente analgésico e antipirético do que como anti-inflamatório. Os efeitos analgésicos e antipiréticos da dipirona são semelhantes aos dos salicilatos e do paracetamol.

A dipirona também está sendo empregada no alívio da cólica por apresentar efeito espasmolítico na musculatura lisa, diminuindo os tônus do ducto biliar, esfíncter de Oddi, trato urinário eferente e motilidade da vesícula urinária de maneira dose-dependente.

Fenilbutazona

Não deve ser usada, de rotina, como analgésico ou antipirético, devido à sua toxicidade. Nas dores de origem não reumática, sua eficácia analgésica é inferior à dos salicilatos. Os efeitos anti-inflamatórios da fenilbutazona são semelhantes aos dos salicilatos, mas sua toxicidade difere significativamente.

4.4. Efeitos colaterais

Em muitos países o uso da dipirona foi abolido em função do risco de causar agranulocitose. A incidência é estimada em 1,1 casos em 1 milhão de pessoas que utilizam dipirona. O mecanismo que provoca agranulocitose é incerto, mas acredita-se que possa ser devido à produção de linfócitos citotóxicos e/ou fatores genéticos.

Outro distúrbio sanguíneo decorrente da utilização de dipirona evidenciado em alguns países é a anemia aplástica. No entanto, em estudo epidemiológico no Brasil foi demonstrado não haver grande risco do uso de dipirona com anemia aplástica.

A fenilbutazona causa agranulocitose e retenção significativa de Na^+ e Cl^-, acompanhadas de redução do volume urinário, podendo levar ao edema. O volume plasmático pode aumentar em até 50% e, como resultado, foram registrados descompensação cardíaca e edema pulmonar agudo em pacientes que receberam essa droga.

5. OUTROS FÁRMACOS UTILIZADOS COMO ANALGÉSICOS ANTIPIRÉTICOS

Além dos salicilatos, do paracetamol e da dipirona, outros fármacos com atividade anti-inflamatória são também utilizados como analgésicos e antipiréticos.

5.1. Fenamatos

Incluem o ácido mefenâmico e o meclofenamato. O uso do ácido mefenâmico é indicado na analgesia e no alívio dos sintomas de dismenorreia. O efeito colateral mais comum, que ocorre em aproximadamente 25% dos pacientes, envolve o sistema gastrintestinal (dispepsia, desconforto gastrintestinal e diarreia). Um efeito colateral potencialmente sério visto em casos isolados é a anemia hemolítica. Esses fármacos não são recomendados para crianças e gestantes.

5.2. Cetorolaco

É um potente analgésico usado para o alívio da dor no pós-operatório. Pode ser administrado pelas vias intramuscular, oral, intravenosa, intranasal e tópica. Apresenta uma biodisponibilidade entre 80% e 100% e tempo de meia-vida de aproximadamente 6 horas, não diferenciando muito entre as vias de administração. Seu mecanismo de ação baseia-se na inibição da enzima cicloxigenase (semelhante à de outros analgésicos simples), impossibilitando a sensibilização dos terminais nervosos eferentes pela prostaglandina. Adicionalmente, outras possíveis vias de ação analgésica vêm sendo estudadas, como sua atuação sobre receptores NMDA (ácido N-metil-D-aspartato) e NO (óxido nítrico). O cetorolaco é usado para o tratamento de dores crônicas e, nesses casos, parece ser semelhante aos opioides e superior ao ácido acetilsalicílico. Os efeitos colaterais incluem sonolência, vertigem, dor de cabeça, dor gastrintestinal, dispepsia, náusea e dor no local da aplicação (no caso de injetável).

5.3. Diclofenaco

Possui atividade analgésica, antipirética e anti-inflamatória. É útil para o tratamento de curta duração das lesões musculoesqueléticas agudas, das tendinites, bursites, dismenorreia e dor no pós-operatório. O diclofenaco apresenta efeitos colaterais em aproximadamente 20% dos pacientes. Os efeitos gastrintestinais são os mais comuns. Observam-se sangramento e ulceração gástrica e intestinal, podendo levar até à perfuração. Ocorre a elevação da atividade das aminotransferases hepáticas em aproximadamente 15% dos pacientes. Outros efeitos indesejados do diclofenaco são os efeitos centrais, as reações alérgicas, a retenção de líquidos e o edema e, raramente, causa a insuficiência da função renal.

5.4. Derivados do ácido propiônico

Neste grupo estão incluídos o ibuprofeno, naproxeno, flurbiprofeno e o cetoprofeno. As propriedades farmacodinâmicas desses compostos não diferem significativamente entre si. Todos são inibidores da cicloxigenase, embora possam existir variações nas suas potências. Todos apresentam importante atividade analgésica, antipirética e anti-inflamatória. Embora todos esses compostos possam provocar efeitos colaterais gastrintestinais, geralmente eles são menos graves do que os provocados por outros fármacos, como o ácido acetilsalicílico. Esses agentes também alteram a função plaquetária e prolongam o tempo de sangramento, porém com menor eficácia do que o ácido acetilsalicílico. São usados como analgésicos em tendinites, bursites agudas e na dismenorreia primária.

5.5. Piroxicam

É um dos derivados dos oxicanos que tem atividade analgésica, antipirética e anti-inflamatória. A principal vantagem do piroxicam é sua meia-vida prolongada, o que permite a administração de uma dose única diária. Como os outros analgésicos e antipiréticos, o piroxicam pode causar lesões gástricas e o prolongamento do tempo de sangramento. O piroxicam é completamente absorvido após administração oral. O pico de concentração plasmática ocorre dentro de 2 a 4 horas. Há um ciclo êntero-hepático do piroxicam (absorvido pelo intestino e passado imediatamente para a metabolização hepática). A meia-vida plasmática é variável, sendo de aproximadamente 50 horas. Além de ser usado para o tratamento das doenças inflamatórias, é também utilizado no tratamento das lesões musculoesqueléticas, na dismenorreia e na dor do pós-operatório.

5.6. Inibidores seletivos da cicloxigenase-2 (COX-2)

A indução da COX-2 após estímulo lesivo nos tecidos levou à hipótese de que a inibição da COX-2 seria a principal responsável pelas propriedades terapêuticas dos analgésicos e antipiréticos e anti-inflamatórios e que, por sua vez, a incidência de efeitos adversos seria decorrente do bloqueio da enzima COX-1. Assim, acreditava-se que fármacos altamente seletivos para esta isoforma (COX-2) apresentariam efeitos adversos reduzidos. No entanto, o que foi comprovado com essa família de medicamentos é que estes poderiam provocar efeitos adversos mais graves do que os fármacos não seletivos. Muitos dos fármacos inibidores seletivos da COX-2 foram retirados do mercado, ficando disponíveis apenas o celecoxibe, o etoricoxibe e o parecoxibe.

O parecoxibe é um pró-fármaco absorvido entre 15 e 30 minutos, sendo convertido em sua forma ativa (valdecoxibe). Sua forma ativa é metabolizada utilizando uma via dependente do complexo citocromo P-450 e outra independente apresentando uma meia-vida plasmática de aproximadamente 8 horas. Esse fármaco apresenta uma boa eficácia analgésica, sendo amplamente utilizado em dores agudas pós-operatórias. A sua utilização como analgésico dá-se ainda ao fato de que é o único AINE seletivo para a COX-2 administrado por via parenteral, sendo muito útil em pacientes impossibilitados de utilizar a via oral de administração de medicamentos.

No entanto, o mecanismo de ação analgésica do parecoxibe não parece ser dependente apenas da inibição da síntese de prostanoides derivados da COX-2 em nível periférico e central, mas também devido à supressão da sinalização espinhal ERK (quinase regulatória de sinal extracelular), que, no corno dorsal da medula espinhal, é responsável pela sensibilização periférica e central, codificando a intensidade do estímulo doloroso e também a diminuição da liberação do hormônio do estresse.

A eficácia analgésica desse fármaco demonstrou ser semelhante à de fármacos não seletivos como o cetorolaco e superior à do celecoxibe no tratamento da dor pós-operatória quando administrado profilaticamente, antes do procedimento cirúrgico, necessitando de mínimo suporte farmacológico para alívio da dor.

Os fármacos inibidores seletivos da COX-2, principalmente os altamente seletivos, expõem os pacientes ao risco de acidentes cardiovasculares, um risco dependente do tempo de exposição ao fármaco. Ademais, apresentam reações cutâneas que podem ser fatais, como síndrome de Stevens-Johnson, devendo ser suspendidos a qualquer sinal de exantema.

6. ENXAQUECA E SEU TRATAMENTO

A enxaqueca está entre as três desordens mais prevalentes no mundo. Essa patologia é decorrente de uma vasoconstrição inicial, resultando na aura, com posterior vasodilatação, produzindo a dor por meio da sensibilização da inervação perivascular, via trigeminal. A ativação das terminações nervosas trigeminais induz também a liberação de mediadores pró-inflamatórios, intensificando a sensibilização dos nociceptores.

A farmacoterapia dessa patologia é dividida em dois grupos: (1) fármacos não específicos como os analgésicos e AINEs e (2) fármacos específicos como os derivados do *ergot* e as triptanas.

6.1 Analgésicos e anti-inflamatórios não esteroidais

Os analgésicos e os AINEs constituem os fármacos de primeira escolha em enxaquecas leve a moderada. Os AINEs possuem papel inibitório direto na sensibilização neuronal central e periférica e na dor nas crises agudas de enxaqueca por inibirem a síntese de prostaglandinas.

Os fármacos amplamente utilizados, com eficácia comprovada e indicados para o tratamento das crises de enxaquecas, são os derivados do ácido salicílico (ácido acetilsalicílico), os derivados do paraminofenol (paracetamol) e os derivados do ácido propiônico (ibuprofeno e naproxeno).

A eficácia analgésica desses fármacos é aumentada na enxaqueca quando estes são administrados concomitantemente com fármacos pró-cinéticos, por exemplo, a metoclopramida, melhorando a absorção dos AINEs.

6.2. Derivados do *ergot*

O grupo de alcaloides denominado *ergot* ocorre naturalmente em um fungo que contamina plantações de cereais (*Claviceps purpurea*). Historicamente, na Idade Média, esses alcaloides provocavam uma doença conhecida como Fogo de Santo Antônio, caracterizada por manifestações clínicas como gangrenas de braços, mãos, pernas e pés, com sensações de queimação agonizante.

Esses alcaloides que compreendem o *ergot* são compostos derivados do ácido lisérgico (composto tetracíclico). O primeiro alcaloide a ser isolado foi a ergotamina em 1926 e, logo após, a ergometrina. Após as descobertas desses, foram sintetizados outros compostos derivados dessas estruturas, como a di-hidroergotamina e a bromocriptina.

Dentre esses, os compostos utilizados no tratamento da enxaqueca são a ergotamina e a di-hidroergotamina. Apesar da complexidade em compreender o real mecanismo de ação dessas substâncias, seus efeitos antienxaquecas parecem ser decorrentes da interação com os receptores 5-HT$_{1B}$ e 5-HT$_{1D}$. Esses compostos são mais utilizados no tratamento de crises prolongadas, com tendência a ocorrer recorrência da crise.

6.2.1. Farmacocinética

Esses fármacos, após a administração oral, apresentam um amplo metabolismo de primeira passagem, o que resulta em concentrações sistêmicas mínimas. Apresentam meia-vida plasmática de aproximadamente 2 horas, mas seu efeito vasoconstritor pode durar por 24 horas.

6.2.2. Efeitos adversos

Apesar de ser utilizada para o tratamento da enxaqueca, a ergotamina pode provocar náuseas e vômitos com mais frequência que a di-hidroergotamina. Adicionalmente, podem ocorrer reações que lembram a doença Fogo de Santo Antônio, como dores musculares, dormência e formigamento de extremidades. Reações mais graves foram observadas como angina *pectoris*, taquicardia ou bradicardia, lesão fetal e aborto.

6.3. Agonistas dos receptores 5-HT$_1$ – Triptanas

Agonistas dos receptores 5-HT$_1$ são fármacos introduzidos no tratamento das crises de enxaqueca há aproximadamente 25 anos. Integram esse grupo: sumatriptana, almotriptana, naratriptana, zolmitriptana, eletriptana, frovatriptana e rizatriptana. Atualmente, esses fármacos estão substituindo a utilização dos derivados do *ergot* no tratamento da enxaqueca de moderada a grave.

Esses fármacos são agonistas dos receptores 5-HT$_{1B}$ e 5-HT$_{1D}$, apresentando pouca afinidade por outros tipos de receptores serotoninérgicos, adrenérgicos, dopaminérgicos, entre outros. A atuação sobre esses receptores causa efeito vasoconstritor extracerebral intracraniano e efeito inibitório na liberação de substâncias pró-inflamatórias nos terminais nociceptivos trigeminais central e periférico.

Recentemente, descobriu-se que a sumatriptana apresenta uma seletividade maior para receptores serotoninérgicos do tipo 5-HT$_{1E,}$ despontando como um alvo promissor no estudo da enxaqueca e na diminuição dos efeitos colaterais decorrentes das ações nos receptores do tipo 5-HT$_{1B}$ e $_{1D}$.

6.3.1. Farmacocinética

A maioria destes fármacos pode ser administrada por via subcutânea, oral e nasal. Neste contexto, as triptanas variam entre si sobre sua farmacocinética. A sumatriptana apresenta concentrações plasmáticas entre 1 e 2 horas, com biodisponibilidade de 17% e meia-vida de 2 horas, aproximadamente. A zolmitriptana difere parcialmente da sumatriptana, tendo biodisponibilidade de 40% após administração por via oral. O que chama a atenção na zolmitriptana é que seu metabolismo produz metabólitos ativos com seletividade ainda maior para os receptores 5-HT$_{1B}$ e 5-HT$_{1D}$ que ela própria. Por outro lado, a naratriptana apresenta, após administração por via oral, biodisponibilidade de 70% e meia-vida plasmática de aproximadamente 6 horas. As triptanas ligam-se variavelmente às proteínas plasmáticas.

6.3.2. Efeitos adversos

Apesar de raros, esses fármacos podem causar efeitos cardíacos graves como vasoespasmo coronariano, isquemia e infarto do miocárdio e arritmias cardíacas. Adicionalmente, quando administrados por via oral, podem produzir náuseas, sudorese, sonolência, tonturas, rubor e parestesias.

6.4. Associação de triptanas e AINEs

Muitos estudos recentes têm demonstrado que a associação dessas duas classes de medicamentos, em particular, a sumatriptana e o naproxeno, apresentam eficácia clínica superior às suas monoterapias. A associação foi mais eficaz em controlar os sintomas decorrentes da crise de enxaqueca como fotofobia, náuseas e vômitos.

A eficácia no tratamento da enxaqueca com a combinação desses fármacos é atribuída, pelo menos parcialmente, a seus mecanismos de ação distintos, podendo alterar diferentes processos fisiopatológicos envolvidos na enxaqueca.

6.4.1. Interações medicamentosas

As principais interações medicamentosas dessa classe de medicamentos são decorrentes da utilização concomitante com fármacos, por exemplo, inibidores da MAO, que aumentam a concentração de serotonina na fenda sináptica.

6.5. Perspectivas futuras

Apesar de a farmacoterapia da enxaqueca apresentar uma boa eficácia clínica, muitos estudos têm sido realizados para o desenvolvimento de novas classes farmacológicas com o objetivo de amenizar as crises de enxaqueca, como também apresentar menos efeitos adversos. Dentre eles, encontram-se em estudo os fármacos antagonistas do gene relacionado à calcitonina (gepants), agonistas serotoninérgicos 5-HT_{1F} (ditans), antagonistas de receptor de glutamato, antagonistas do receptor de orexina (rexants) e os inibidores da enzima óxido nítrico sintase.

7. FÁRMACOS UTILIZADOS NO TRATAMENTO DA DOR NEUROPÁTICA

7.1. Introdução

A dor neuropática é uma condição que se desenvolve a partir de lesão ou doença do sistema nervoso somatossensorial e é caracterizada por hiperalgesia (aumento da sensibilidade a estímulos dolorosos), alodinia (hipersensibilidade a estímulos inócuos) e, muitas vezes, dor espontânea. Dentre os vários agentes responsáveis pelo desenvolvimento da dor neuropática, destacam-se os traumas, as lesões medulares, as doenças infecciosas, como a hanseníase, herpes-zóster e HIV, e outras doenças não infecciosas, como a esclerose múltipla, o *diabetes mellitus* e o acidente vascular cerebral. Assim como outros tipos de dor crônica, a dor neuropática prejudica consideravelmente a qualidade de vida dos pacientes afetados, uma vez que os tratamentos convencionais para dor utilizados na clínica nem sempre são eficazes para esse tipo de dor. Além disso, a resposta ao tratamento pode variar entre indivíduos ou de acordo com o tipo de neuropatia. Embora muito já se tenha avançado nas pesquisas acerca da dor neuropática, alguns mecanismos subjacentes à sua fisiopatologia ainda não estão totalmente desvendados. As terapias existentes baseiam-se nas evidências e mecanismos até hoje descritos, mas estão em constante atualização.

Após a lesão do nervo, ocorrem descargas ectópicas espontâneas tanto no nervo lesado quanto no gânglio da raiz dorsal. Essas descargas são desencadeadas pelo aumento da expressão de canais de sódio e cálcio, que levam a despolarização e sensibilização periférica e central. Cascatas intracelulares são ativadas e provocam a fosforilação de canais iônicos e receptores de membrana, tornando os neurônios nociceptivos – neurônios envolvidos na transmissão da informação que será entendida como dor no córtex sensorial – mais sensíveis à ativação por mediadores. O aumento do número de potenciais de ação no neurônio aferente primário periférico contribui para a chegada da informação nociceptiva no corno dorsal da medula espinal, onde ocorre a sinapse com neurônio de segunda ordem ou interneurônio e o envio da informação para estruturas supraespinais. Ocorre ainda um fenômeno denominado sensibilização central, caracterizado por redução do limiar sensorial, reorganização de circuitos neurais espinais e aumento da área receptiva, recrutamento de fibras sensoriais que normalmente não responderiam a estímulos nociceptivos, diminuição da atividade da via descendente inibitória (controla o quanto de informação nociceptiva ascenderá da medula espinal para centros superiores), diminuição da atividade inibitória de interneurônios GABAérgicos espinais, ativação de receptores NMDA de glutamato pós-sinápticos, ativação de células da glia. A despolarização do neurônio aferente primário resulta na liberação neuronal de quimiocinas que participam na ativação de células da glia espinais (micróglia, astrócitos e oligodendrócitos) que, ativadas, produzem mais mediadores inflamatórios, mantendo a neuroinflamação e sensibilizando retrogradamente o neurônio aferente primário e neurônios de segunda ordem. Nesse contexto, as vias facilitatórias de transmissão do estímulo doloroso estão ativadas, enquanto as vias inibitórias estão inibidas.

Se, por um lado, a complexidade da dor neuropática dificulta a obtenção de um único tratamento eficaz para todos os casos, por outro lado, essa diversidade de mecanismos envolvidos contribui para que novos alvos terapêuticos sejam encontrados e que mais de uma estratégia de tratamento possa ser utilizada para os pacientes resistentes.

O tratamento farmacológico da dor neuropática segue as diretrizes propostas pelo Grupo de Interesse Especial sobre a Dor Neuropática da Associação Internacional para o Estudo da Dor (IASP), revistas e atualizadas em 2015. De acordo com esse protocolo, os antidepressivos tricíclicos, inibidores seletivos de recaptação de serotonina e noradrenalina e anticonvulsivantes pregabalina e gabapentina são os agentes de primeira escolha para o tratamento da dor neuropática. Como segunda escolha, são recomendados o tramadol e agentes tópicos (lidocaína e capsaicina). Os opioides fortes e toxina botulínica são a última escolha. Na grande maioria dos casos, os AINEs, amplamente utilizados no controle de dores agudas e inflamatórias, não são eficazes no tratamento de dor neuropática. A associação de duas ou mais classes de fármacos é uma prática que pode aumentar as chances de sucesso do tratamento.

7.2. Antidepressivos

Os antidepressivos constituem a primeira classe de fármacos que se comprovou eficaz no alívio da dor neuropática. As duas principais subclasses utilizadas para essa finalidade são os antidepressivos tricíclicos e os inibidores seletivos de recaptação de serotonina e noradrenalina.

Apresentam efeito analgésico independente da presença de quadro depressivo ou de efeito antidepressivo, uma vez que as doses para tratar dor neuropática são menores do que as utilizadas para tratar o transtorno depressivo. Ainda assim, esses fármacos podem contribuir para a melhora da depressão, da ansiedade e qualidade do sono.

7.2.1. Antidepressivos tricíclicos

Os antidepressivos tricíclicos incluem a amitriptilina, desipramina, imipramina e nortriptilina. Os principais mecanismos de ação responsáveis pelo efeito analgésico dos antidepressivos tricíclicos são a inibição da recaptação de monoaminas e o bloqueio de canais de sódio voltagem-dependentes, ativando as vias descendentes inibitórias de controle da dor. Os efeitos colaterais mais relatados incluem: sonolência, ganho de peso, efeitos anticolinérgicos e hipotensão postural, que pode aumentar o risco de quedas.

Farmacocinética

Os antidepressivos tricíclicos, de forma geral, apresentam rápida absorção após administração oral e distribuem-se fortemente ligados às proteínas plasmáticas. São biotransformados no fígado por enzimas CYP2D6. A excreção dos metabólitos ocorre por via renal e apenas uma pequena porcentagem do fármaco é excretada inalterada.

7.2.2. Inibidores seletivos de recaptação de serotonina e noradrenalina

Os inibidores seletivos de recaptação de serotonina e noradrenalina têm seu efeito farmacológico como indicado pela sua classificação. Os fármacos mais comumente utilizados no tratamento da dor neuropática são a duloxetina e a venlafaxina. O efeito colateral mais recorrente é a presença de náuseas, mas podem desencadear dor de cabeça, tonturas e distúrbios do sono. A duloxetina pode causar ainda boca seca e hipertensão, quando utilizada em doses altas, sendo contraindicada para pacientes com disfunção renal ou hepática. A venlafaxina não deve ser administrada concomitantemente com inibidores da recaptação de monoaminas ou em pacientes hipertensos.

Farmacocinética

Os inibidores seletivos de recaptação de serotonina e noradrenalina são bem absorvidos após administração oral. A duloxetina apresenta forte ligação às proteínas plasmáticas (90%), sendo também metabolizada no fígado pela CYP1A2 e CYP2D6 e excretada por via renal e fecal. Sua meia-vida de eliminação varia de 8 até 17 horas. A venlafaxina liga-se às proteínas plasmáticas (27% a 30%), sofre intenso metabolismo de passagem no fígado, apresenta meia-vida de 3 a 6 horas e é excretada principalmente na urina, mas também por via fecal, em sua maior parte sob a forma de metabólitos.

7.3. Anticonvulsivantes

Os anticonvulsivantes são primariamente utilizados no tratamento de epilepsias, todavia, a carbamazepina foi um dos primeiros fármacos a ser utilizado no controle da dor neuropática. Atualmente, porém, seu uso é restrito a quadros de neuralgia do trigêmeo, uma vez que trabalhos mais recentes têm demonstrado que muitas vezes sua eficácia compara-se à do placebo. A gabapentina e a pregabalina são os anticonvulsivantes mais utilizados em pacientes com dor neuropática. Outros anticonvulsivantes como valproato de sódio, lamotrigina, topiramato e fenitoína apresentam resultados inconsistentes nos estudos clínicos, por isso seu uso para o tratamento de neuropatias é desaconselhado.

7.3.1. Mecanismo de ação

O efeito analgésico da pregabalina e da gabapentina parece decorrer da ligação a canais de sódio e à subunidade $\alpha_2\delta$ de canais iônicos de cálcio voltagem-dependentes neuronais, aumentando a atividade inibitória GABAérgica e diminuindo a transmissão excitatória. Consequentemente, há redução da sensibilização central, entretanto, esse mecanismo não está totalmente esclarecido.

7.3.2. Efeitos farmacológicos

Embora sejam utilizados principalmente em neuropatias periféricas, também demonstram eficácia em neuropatia central. Formulações de liberação prolongada de gabapentina (enacarbil) têm apresentado eficácia semelhante à da gabapentina, com a vantagem de serem utilizadas duas vezes ao dia.

7.3.3. Efeitos colaterais

Os efeitos colaterais mais comumente relatados incluem confusão mental, sonolência, tontura, falta de coordenação, ganho de peso e edema periférico. Podem provocar melhora na depressão e ansiedade. Por se tratar de um fármaco relativamente novo, os efeitos da utilização em longo prazo da pregabalina ainda não são totalmente conhecidos.

7.3.4. Farmacocinética

A gabapentina é bem absorvida via oral, mas é eliminada inalterada na urina, sem sofrer metabolização. Apresenta meia-vida de eliminação de 4 a 6 horas. Recomenda-se utilizar com cautela em pacientes com insuficiência renal.

A pregabalina também é bem absorvida após administração oral, uma porcentagem insignificante sofre metabolismo no fígado e é praticamente toda eliminada pela urina em sua forma inalterada (90%). Sua meia-vida de eliminação é de aproximadamente 6 horas.

7.4. Opioides

Os opioides são analgésicos potentes e amplamente utilizados na clínica. Embora apresentem eficácia sobre a dor neuropática, seu uso é restrito em função dos efeitos colaterais que apresentam. Dentre os opioides mais utilizados destacam-se o tramadol, a morfina e a oxicodona.

7.4.1. Mecanismo de ação

A morfina e a oxicodona são agonistas de receptor μ-opioide, sendo que a oxicodona também pode atuar como agonista de receptores opioides tipo kappa. O tramadol é um agonista μ-opioide fraco que também inibe a recaptação de serotonina e noradrenalina. Por esse motivo, apresenta um potencial mais baixo para abuso e dependência do que os opioides considerados fortes.

7.4.2. Efeitos farmacológicos

Apesar da eficácia analgésica dos opioides, não são considerados fármacos de primeira escolha, principalmente pela grande incidência de efeitos indesejados.

7.4.3. Efeitos colaterais

Os principais efeitos colaterais dos opioides são constipação, boca seca, náuseas, vômitos, diminuição da função imune e endócrina, cansaço, sonolência, tonturas e coceira. O uso prolongado pode aumentar o risco de abuso e tolerância e, com isso, o aumento das doses, resultando em efeitos como a depressão respiratória, coma e óbito. Quanto ao tramadol, deve ser usado com precaução em idosos, uma vez que pode causar confusão mental e, quando em combinação com antidepressivos, aumenta o risco de síndrome serotoninérgica.

7.4.4. Farmacocinética

Os opioides são absorvidos pelo trato gastrintestinal e podem ser administrados por via oral ou parenteral; sofrem metabolismo de primeira passagem no fígado. O tramadol atinge o pico de concentração plasmática entre 2 e 3 horas, sofre biotransformação hepática, transformando-se em metabólitos ativos que são excretados pela urina. Apresenta meia-vida de eliminação de 6 horas. A morfina liga-se às proteínas plasmáticas (33%), conjuga-se com ácido glicurônico, dando origem a metabólitos que são excretados pelos rins. Um desses metabólitos, a morfina-6-glicuronídeo, é farmacologicamente ativo. Apresenta meia-vida de eliminação de aproximadamente 2 horas. A oxicodona distribui-se ligada às proteínas (45%) e tem meia-vida de eliminação de 3,5 a 4 horas.

7.5. Agentes tópicos

A aplicação tópica de determinados fármacos tem sido utilizada no tratamento de neuropatias periféricas, embora não apresente êxito nos casos de dor neuropática de origem central. Apresenta como vantagem a ausência de efeitos adversos sistêmicos. Dentre as substâncias utilizadas nesses casos, podem-se destacar a lidocaína (um anestésico local) e a capsaicina (um agonista de receptor TRPV1). A utilização de adesivos tópicos contendo essas substâncias é o mais usual, entretanto, a capsaicina pode ser utilizada também na forma de creme.

7.5.1. Lidocaína

A lidocaína é um anestésico local que age bloqueando canais de sódio, reduzindo, assim, o disparo de descargas ectópicas.

Efeitos farmacológicos

Até pouco tempo atrás, os adesivos contendo lidocaína 5% eram tidos como agentes de primeira linha no tratamento de dor neuropática. Porém, passaram a ser considerados como agentes de segunda linha, uma vez que estudos recentes têm demonstrado poucas evidências de efeito, especialmente em pacientes com neuropatia diabética. Dessa forma, têm sido utilizados principalmente na neuralgia pós-herpética.

Efeitos colaterais

Em geral, a lidocaína tópica é bem tolerada, sendo indicada principalmente para idosos. Pode causar irritação e eritema na pele que desaparecem quando o uso é suspenso.

Farmacocinética

Quando aplicada topicamente, a lidocaína é pouco absorvida (apenas cerca de 3%), sendo metabolizada no fígado por enzimas CYP1A2 em metabólitos ativos que são excretados na urina. A utilização dos adesivos permite que sejam alcançadas concentrações baixas, porém estáveis de lidocaína no plasma, minimizando o risco de efeitos sistêmicos indesejados.

7.5.2. Capsaicina

A capsaicina é uma molécula extraída e responsável pelo efeito em queimação das pimentas. A capsaicina liga-se seletivamente a canais receptores de potencial transiente vaniloide do tipo 1 (TRPV1) presentes em fibras nociceptivas. A ativação de canais TRPV1 provoca a despolarização e, consequentemente, a geração de potenciais de ação pelo nervo, aumentando a sensibilidade ao estímulo doloroso. Entretanto, quando utilizada em dose elevada ou até mesmo doses menores repetidamente, esse mecanismo leva ao processo de *desfuncionalização* do receptor nociceptivo, que deixa de responder aos estímulos dolorosos.

Efeitos farmacológicos

Sob a forma farmacêutica de creme, as concentrações disponíveis de capsaicina no mercado são de 0,025% ou 0,075%, já o adesivo contém altas concentrações de capsaicina (8%), sendo a sua utilização mais frequente. Seu uso principal é no tratamento de pacientes com neuralgia pós-herpética.

Efeitos colaterais

A aplicação tópica da capsaicina pode causar dor em queimação, eritema e coceira no local imediatamente após o uso. Esses efeitos tendem a desaparecer quando o adesivo é retirado e com o uso prolongado. Embora seja raro, existe um risco de elevação da pressão sanguínea desencadeado pela dor inicial. Não se exclui a hipótese de que, em longo prazo, sua utilização pode levar à degeneração de fibras nervosas epidérmicas.

Farmacocinética

A absorção sistêmica da capsaicina quando aplicada topicamente é baixa. A liberação de capsaicina pelo adesivo tende a ser linear e a maior concentração plasmática é atingida assim que o adesivo é retirado. A capsaicina liga-se altamente às proteínas plasmáticas e, após ser absorvida sistemicamente, é metabolizada rapidamente por enzimas do CYP no fígado, apresentando meia-vida de eliminação de 1 a 2 horas.

7.6. Toxina botulínica tipo A

A toxina botulínica é uma neurotoxina bloqueadora neuromuscular que inibe a liberação de acetilcolina. Recentemente, estudos têm associado a injeção de toxina botulínica à melhora da dor em pacientes com neuropatia periférica e neuralgia do trigêmeo. A toxina botulínica parece exercer efeito sobre a dor neuropática por bloquear a liberação de mediadores como substância P, peptídeo relacionado ao gene da calcitonina (CGRP – *calcitonin gene related peptide*) e glutamato, inativar canais de sódio, diminuir a resposta inflamatória local no nervo e a transmissão simpática. Como efeito colateral, pode causar dor no local da aplicação.

7.7. Canabinoides

O efeito dos canabinoides sobre a dor neuropática tem sido pesquisado, entretanto, os resultados dos ensaios clínicos são inconsistentes e/ou apresentam efeitos colaterais importantes. Dessa forma, até o momento, seu uso como agentes terapêuticos para dor neuropática é desaconselhado. Sua utilização pode causar fadiga, tonturas e náuseas, e não é recomendada a pacientes psiquiátricos, sob o risco de exacerbar os distúrbios.

8. BIBLIOGRAFIA

ALVES, D.; DUARTE, I. Involvement of ATP-sensitive K(+) channels in the peripheral antinociceptive effect induced by dipyrone. *Eur. J. Pharmacol.*, v. 444, n. 1-2, p. 47-52, 2002.

ANDERSON, B.J. Paracetamol (Acetaminophen): mechanisms of action. *Paediatr. Anaesth.*, v. 18, p. 915-21, 2008.

ANTONACI, F. *et al.* Recent advances in migraine therapy. *Springerplus.*, v. 5, p. 637, 2016.

ATTAL, N.; BOUHASSIRA, D. Pharmacotherapy of neuropathic pain: which drugs, which treatment algorithms? *Pain.*, v. 156, s. 1, p. S104-14, 2015.

BACKONJA, M.M.; SERRA, J. Pharmacologic Management Part 1: Better-Studied Neuropathic Pain Diseases. *Pain Med.*, v. 5, s. 1, p. S28-47, 2004.

BANNWARTH, B.; PÉHOURCQ, F. Pharmacological Rationale for the Clinical Use of Paracetamol: Pharmacokinetic and Pharmacodynamic Issues. *Drugs.*, v. 63, n. 2, p. 1-9, 2003.

BASBAUM, A.I. *et al.* Cellular and Molecular Mechanisms of Pain. *Cell*, v. 139, p. 267-84, 2009.

BEAL, B.R.; WALLACE, M.S. An Overview of Pharmacologic Management of Chronic Pain. *Med Clin North Am.*, v. 100, n. 1, p. 65-79, 2016.

BEAULIEU, P. *et al. Pharmacology of pain.* Seattle: IASP Press, 2010.

BHAVE, G.; GEREAU, R.W. Posttranslational mechanisms of peripheral sensitization. *J. Neurobiol.*, v. 61, p. 88-106, 2004.

BOADAS-VAELLO, P. *et al.* Neuroplasticity of ascending and descending pathways after somatosensory system injury: reviewing knowledge to identify neuropathic pain therapeutic targets. *Spinal Cord.*, v. 54, n. 5, p. 330-40, 2016.

BRANDES, J.L. *et al.* Sumatriptan-naproxen for acute treatment of migraine: a randomized trial. *JAMA.*, v. 297, n. 13, p. 1443-54, 2007.

BRAZ, J. *et al.* Transmitting pain and itch messages: a contemporary view of the spinal cord circuits that generate gate control. *Neuron*, v. 82, p. 522-36, 2014.

BRODY, T.M. *et al. Human Pharmacology. Molecular to Clinical.*, St. Louis: Mosby, 1994.

BURNESS, C.B.; MCCORMACK, P.L. Capsaicin 8% Patch: A Review in Peripheral Neuropathic Pain. *Drugs.*, v. 76, n. 1, p. 123-34, 2016.

DEROSIER, F.J. *et al.* Randomized trial of sumatriptan and naproxen sodium combination in adolescent migraine. *Pediatrics*, v. 129, n. 6, e1411-20, 2012.

DIENER, H.C. *et al.* Placebo-controlled comparison of effervescent acetylsalicylic acid, sumatriptan and ibuprofen in the treatment of migraine attacks. *Cephalalgia.*, v. 24, n. 11, p. 947-54, 2004.

DIENER, H.C. *et al.* New therapeutic approaches for the prevention and Treatment of migraine. *Lancet Neurol.*, v. 14, p. 1010-22, 2015.

DRAY, A.; BEVAN, S. Inflammation and hyperalgesia highlighting the team effort. *Trends in Pharmacol. Sci.*, v. 14, p. 287-91, 1993.

EHRICH, E.W. *et al.* Characterization of rofecoxib as a cyclooxygenase-2 isoform inhibitor and demonstration of analgesia in the dental pain model. *Clin. Pharmacol. Ther.*, v. 65, p. 336-47, 1999.

ENGELHART, G. *et al.* Anti-inflammatory, analgesic, antipyretic and related properties of meloxicam, a new non-steroidal anti-inflammatory agent with favorable gastrointestinal tolerance. *Inflamm. Res.*, v. 44, p. 423-33, 1995.

FATTORI, V. *et al.* Capsaicin: Current Understanding of Its Mechanisms and Therapy of Pain and Other Pre-Clinical and Clinical Uses. *Molecules*, v. 21, n. 7, 2016.

FERREIRA, S.H. Inflammatory pain, prostaglandin hyperalgesia and the development of peripheral analgesics. *Trends in Pharmacol. Sci.*, v. 2, p. 183-6, 1981.

FINNERUP, N.B. *et al.* Pharmacotherapy for neuropathic pain in adults: a systematic review and meta-analysis. *Lancet Neurol.*, v. 14, n. 2, p. 162-73, 2015.

FORT, J. Celecoxib, a COX-2-specific inhibitor: the clinical data. *Am. J. Orthop.*, s. 3, p. 13-8, 1999.

GEHLING, M. *et al.* Postoperative analgesia with parecoxib, acetaminophen, and the combination of both: a randomized, double-blind, placebo controlled trial in patients undergoing thyroid surgery. *Br. J. Anaesth.*, v. 104, n. 6, p. 761-7, 2010.

GILRON, I.; BARON, R.; JENSEN, T. Neuropathic Pain: Principles of Diagnosis and Treatment. *Mayo Clin Proc.*, v. 90, n. 4, p. 532-45, 2015.

GOLDSTEIN, J. *et al.* Acetaminophen, aspirin, and caffeine in combination versus ibuprofen for acute migraine: results from a multi-center, double-blind, randomized, parallel-group, single-dose, placebo-controlled study. *Headache*, v. 46, n. 3, p. 444-53, 2006.

GOODMAN & GILMAN'S. The Pharmacological Basis of Therapeutics. 12th Ed., 2012.

GROSSER, T.; FRIES, S.; FITZGERALD, G.A. Biological basis for the cardiovascular consequences of COX-2 inhibition: therapeutic challenges and opportunities. *J. Clin. Invest.*, v. 116, p. 4-15, 2006.

GUO, Y.J. *et al.* Analgesic effects of the COX-2 inhibitor parecoxib on surgical pain through suppression of spinal ERK signaling. *Exp. Ther. Med.*, v. 6, p. 275-9, 2013.

GUPTA, K. *et al.* Clinical evaluation of intravenous paracetamol versus parecoxib for postoperative analgesia after general anaesthesia. *Anesth. Essays. Res.*, v. 6, n. 1, p. 42-6, 2012.

HAMERSCHLAK, N. *et al.* Incidence of aplastic anemia and agranulocytosis in Latin America – The LATIN study. *São Paulo Med J.*, v. 123, n. 3, p. 101-4, 2005.

HERNÁNDEZ-DELGADILLO, G.P.; CRUZ, S.L. Endogenous opioids are involved in morphine and dipyrone analgesic potentiation in the tail flick test in rats. *Eur. J. Pharmacol.*, v. 546, n. 1-3, p. 54-9, 2006.

HINZ, B. *et al.* Dipyrone elicits substantial inhibition of peripheral cyclooxygenases in humans: new insights into the pharmacology of an old analgesic. *FASEB J.*, v. 21, n. 10, p. 2343-51, 2007.

HINZ, B.; CHEREMINA, O.; BRUNE, K. Acetaminophen (paracetamol) is a selective cyclooxygenase-2 inhibitor in man. *FASEB J.*, v. 22, n. 2, p. 383-90, 2007.

ITTICHAIKULTHOL, W. *et al.* The post-operative analgesic efficacy of celecoxib compared with placebo and parecoxib after total hip or knee arthroplasty. *J Med Assoc Thai.*, v. 93, n. 8, p. 937-42, 2010.

JAKUBOWSKI, M. *et al.* Sensitization of central trigeminovascular neurons: blockade by intravenous naproxen infusion. *Neuroscience.*, v. 148, n. 2, p. 573-83, 2007.

JETT, M.F. *et al.* Characterization of the analgesic and anti-inflammatory activities of ketorolac and its enantiomers in the rat. *J. Pharmacol. Exp. Ther.*, v. 288, p. 1288-97, 1999.

JONES, R.C.3RD.; LAWSON, E.; BACKONJA, M. Managing Neuropathic Pain. *Med. Clin. North. Am.*, v. 100, n. 1, p. 151-67, 2016.

JÓŹWIAK-BEBENISTA, M.; NOWAK, J.Y. Paracetamol: Mechanism of Action, Applications and Safety Concern. *Acta. Pol. Pharm.*, v. 71, n. 1, p. 11-23, 2014.

KAMERMAN, P.R. *et al.* World Health Organization (WHO) essential medicines lists: where are the drugs to treat neuropathic pain? *Pain.*, v. 156, n.5, 793-7, 2015.

KERWIN, R. *et al.* Drugs and the Nervous System. In. PAGE, C.P. *et al. Integrated Pharmacology.* London: Mosby, 1997.

KLOTZ, U. Paracetamol (Acetaminophen) – A Popular and Widely Used Nonopioid Analgesic. *Arzneimittelforschung.*, v. 62, p. 355-3, 2012.

KREMER, M. *et al.* Antidepressants and Gabapentinoids in Neuropathic Pain: Mechanistic Insights. *Neuroscience.* pii: S0306-4522(16)30296-2, 2016.

LANDS, W.E. Actions of anti-inflammatory drugs. *Trends in Pharmacol. Sci.*, v. 21, p. 78-80, 1981.

LANDS, W.E. Mechanism of action of anti-inflammatory drugs. *Adv. Drug. Res.*, v. 14, p. 147-63, 1985.

LAZARUS, M. *et al.* EP3 prostaglandin receptors in the median preoptic nucleus are critical for fever responses. *Nat Neurosci.*, v. 10, n. 9, p. 1131-3, 2007.

LLOYD, R. *et al.* Intravenous or intramuscular parecoxib for acute postoperative pain in adults. *Cochrane. Database. Syst. Rev.*, v. 2, CD004771, 2009.

LORENZETTI, B.B.; FERREIRA, S.H. Activation of the arginine-nitric oxide pathway in primary sensory neurones contributes to dipyrone-induced spinal and peripheral analgesia. *Inflamm. Res.*, v. 45, p. 308-11, 1996.

MALLET, C. *et al.* Endocannabinoid and serotonergic systems are needed for acetaminophen-induced analgesia. *Pain*, v. 139, p. 190-200, 2008.

MATHEW, N.T. *et al.* Fixed-dose sumatriptan and naproxen in poor responders to triptans with a short half-life. *Headache*, v. 49, n. 7, p. 971-82, 2009.

MEDAWAR, C.V.; MATHEUS, M.E. Tricyclic Antidepressants and Gabapentinoids: an analysis of the pharmacological profile in the treatment of neuropathic pain. *Rev. Bras. Farm.*, v. 93, n. 3, p. 290-7, 2012.

MICROMEDEX SOLUTIONS [Micromedex 2.0 Internet database]. *Pharmacokinetics.* Disponível em: http://www-micromedexsolutions-com.ez78.periodicos.capes.gov.br/.

MITCHELL, J.A. *et al.* Selectivity of nonsteroidal anti-inflammatory drug as inhibitors of constitutive and inducible cyclooxygenase. *Proc. Natl. Acad. Sci. USA.*, v. 90, p. 11693-7, 1993.

MITTAL, S.O.; SAFARPOUR, D.; JABBARI, B. Botulinum Toxin Treatment of Neuropathic Pain. *Semin. Neurol.*, v. 36, n. 1, p. 73-83, 2016.

NIKOLOVA, I. *et al.* Metamizole: A Review Profile of a Well-Known "Forgotten" Drug. Part I: Pharmaceutical and Nonclinical Profile. *Biotechnol. Biotechnol. Equip.* v. 26, n. 6, p. 3329-37, 2012.

OBATA, K.; NOGUCHI, K. MAPK activation in nociceptive neurons and pain hypersensitivity. *Life Sci.*, v. 74, p. 2643-53, 2004.

OBATA, K. *et al.* Role of mitogen-activated protein kinase activation in injured and intact primary afferent neurons for mechanical and heat hypersensitivity after spinal nerve ligation. *J. Neurosci.*, v. 24, p. 10211-22, 2004.

ONYSKO, M. *et al.* Targeting neuropathic pain: consider these alternatives. *J. Fam. Pract.*, v. 64, n. 8, p. 470-5, 2015.

PIERRE, S.C. *et al.* Inhibition of cyclooxygenases by dipyrone. *Br. J. Pharmacol.*, v. 151, n. 4, p. 494-503, 2007.

RABBIE, R. *et al.* Ibuprofen with or without an antiemetic for acute migraine headaches in adults. *Cochrane Database Syst Rev.*, v. 10, CD008039, 2010.

RANG, H.P.; DALE, M.M.; RITTER, J.M. Pharmacology, 3 ed. Edinburgh: Churchill Livingstone, 1995.

SHIMADA, S.G.; OTTERNESS, I.G.; STITT, J.T. A study of the mechanism of action of the mild analgesic dipyrone. *Agents Actions*, v. 41, p. 188-92, 1994.

SIEBEL, J.S.; BEIRITH, A.; CALIXTO, J.B. Evidence for the involvement of metabotropic glutamatergic, neurokinin 1 receptor pathways and protein kinase C in the antinociceptive effect of dipyrone in mice. *Brain. Res.*, v. 1003, n. 1-2, p. 61-7, 2004.

SMITH, W.L.; LANGENBACH, R. Why there are two cyclooxygenase isozymes. *J. Clin. Invest.*, v. 107, p. 1491-5, 2001.

SMITH, T.R. *et al.* Sumatriptan and naproxen sodium for the acute treatment of migraine. *Headache*, v. 45, n. 8, p. 983-91, 2005.

SOTGIU, M.L. *et al.* Central effect of Ketorolac involving NMDA receptors activity. *Brain. Res.*, v. 813, p. 223-6, 1998.

SUDO, L.S. *et al.* Lymphatic transport of salicylates in dogs. *Gen. Pharmacol.*, v. 20, p. 779-83, 1989.

VADIVELU, N. *et al.* Ketorolac tromethamine – Routes and clinical implications. *Pain. Pract.*, v. 15, n. 2, p. 175-93, 2015.

VANE, J.R. Inhibition of prostaglandin synthesis as a mechanism of action for aspirin-like drugs. *Nature New Biology*, v. 231, p. 232-9, 1971.

VANE, J.R.; BOTTING, R.M. New insights into the mode of action of antiinflammatory drugs. *Inflamm. Res.*, v. 44, p. 1-10, 1995.

VANEGAS, H.; TORTORICI, V. Opioidergic Effects of Nonopioid Analgesics on the Central Nervous System. *Cell. Mol. Neurobiol.*, v. 22, p. 655, 2002.

VON HEHN, C.A.; BARON, B.; WOOLF, C.J. Deconstructing the neuropathic pain phenotype to reveal neural mechanisms. *Neuron*, v. 73, p. 638-52, 2012.

WAEBER, C.; MOSKOWITZ, M.A. Migraine as an inflammatory disorder. *Neurology*, v. 64, n. 10, s. 2, p. S9-S15, 2005.

WENGLER, T.L.; HEYWARD HULL, J. Aspirin dosage for cardiovascular effects. *N. Engl. J. Med.*, v. 303, p. 1121, 1980.

WONG, J.O.N. *et al.* Comparison of the efficacy of parecoxib versus ketorolac combined with morphine on patient-controlled analgesia for post-cesarean delivery pain management. *Acta. Anaesthesiol. Taiwan*, v. 48, p. 174-7, 2010.

XU, L.L.; SHEN, J.J.; ZHOU, H.Y. [Effects of parecoxib sodium preemptive analgesia on perioperative cytokine responses and stress responses in patients undergoing ophthalmology surgery]. *Zhonghua. Yi. Xue. Za. Zhi.*, v. 90, n. 27, p. 1893-6, 2010.

ZARPELON, A.C. *et al.* Spinal cord oligodendrocyte-derived alarmin IL-33 mediates neuropathic pain. *FASEB J.*, v. 30, n. 1, p. 54-65, 2016.

5.2.

Anti-Inflamatórios e Antirreumáticos

Ieda Maria Magalhães Laurindo

Sumário

Colaboradores nas edições anteriores: Seico Hanada e Seizi Oga.

1. INTRODUÇÃO

Os fármacos anti-inflamatórios, também denominados antiflogísticos, são frequentemente estudados juntamente com os antipiréticos e analgésicos, tendo em vista a semelhança de suas propriedades farmacológicas. Alguns são excelentes antiflogísticos com pequena potência analgésica e antipirética, enquanto outros manifestam predominante efeito antipirético e analgésico.

O aparecimento de reações adversas com o uso de anti-inflamatórios, em especial, no trato digestivo e no sistema cardiovascular, faz com que esses medicamentos sejam utilizados com cautela e restrição, principalmente em termos de duração de administração. Seu uso crônico é recomendado somente a determinadas patologias.

Em 1875, Buss utilizou o salicilato de sódio no tratamento de febre reumática como antipirético. Sée observou que os salicilatos aumentam a excreção urinária de ácido úrico, sendo essa propriedade empregada no tratamento da gota por Campbell, em 1879. Pouco depois, em 1886, o salicilato de fenila foi introduzido na medicina por Nencki e o ácido acetilsalicílico por Dreser, em 1899. Rapidamente, os salicilatos sintéticos substituíram, por completo, os compostos mais dispendiosos obtidos de fontes naturais.

Em 1884, Knorr descobriu a fenazona ou antipirina, e, em 1894, Stolz obteve a aminofenazona ou aminopirina, derivados de pirazolona com propriedades analgésica, antipirética e anti-inflamatória.

Em 1908, Nicolaier & Dohrn descobriram o cinchofeno ou ácido 2-fenil-cinchonínico, com efeitos analgésico e antipirético similares aos dos salicilatos, além de aumentar a excreção renal do ácido úrico. Foi usado como anti-inflamatório e no tratamento da gota; entretanto, seu uso está virtualmente abandonado em decorrência de sua hepatotoxicidade.

A partir de 1949, o estudo dos mecanismos da inflamação e da ação de agentes anti-inflamatórios desenvolveu-se aceleradamente após as primeiras constatações clínicas dos notáveis efeitos da cortisona e da fenilbutazona. A fenilbutazona, um congênere da fenazona e da aminofenazona, foi inicialmente empregada como excipiente da aminofenazona, sendo posteriormente introduzida na terapia da artrite reumatoide e moléstias correlatas. A etiologia da maioria dessas moléstias inflamatórias articulares é desconhecida, embora o conhecimento sobre os mecanismos fisiopatológicos tenha aumentado exponencialmente nas últimas décadas. Inflamação é um fato comum a todas elas e novos fármacos com propriedades anti-inflamatórias vêm sendo desenvolvidos.

Inicialmente, a pesquisa de anti-inflamatórios concentrou-se no campo dos esteroides, verificando-se que alguns dos esteroides sintéticos (prednisolona, dexametasona e outros) são mais potentes do que os de ocorrência natural.

O interesse pelos anti-inflamatórios não esteroides foi despertado somente na década de 1960, com o aparecimento de novos fármacos. Assim, em 1963, a indometacina foi introduzida e apresentou proeminentes efeitos no tratamento da espondilite anquilosante e da artrite gotosa aguda. Surgiram, a seguir, os derivados do ácido antranílico (ácido mefenâmico e ácido flufenâmico) e os derivados dos ácidos arilalcanoicos, notadamente o ibuprofeno, o naproxeno e o cetoprofeno.

Na década de 1970, surgiram os derivados da benzotiazina: piroxicam, isoxicam e tenoxicam. A partir de 1990, foram lançados anti-inflamatórios ditos "seletivos" capazes de inibição seletiva da enzima cicloxigenase (COX-2) com reduzida toxicidade gastrintestinal: celecoxibe, rofecoxibe, etoricoxibe, valdecoxibe, parecoxibe e lumiracoxibe. Outros produtos comercializados pouco antes como o meloxicam e a nimesulida, anti-inflamatório não esteroide derivado da sulfonanilida, foram considerados inibidores preferenciais da COX-2, pois interferem preferencialmente sobre ela, dependendo da dose utilizada, mantendo um certo grau de bloqueio sobre a COX-1. Mais recentemente, foi comercializado o etodolaco, outro anti-inflamatório também incluído nesta classe.

Todos os demais anti-inflamatórios passaram a receber a denominação de anti-inflamatórios não hormonais (AINHs) ou anti-inflamatórios não esteroides (AINEs) tradicionais ou não seletivos. Com relação aos inibidores seletivos da COX-2, alguns estudos controlados identificaram um aumento do risco cardiovascular e casos de hepatite fulminante com o uso indiscriminado, principalmente em idosos, resultando na retirada do mercado, em 2004, do rofecoxibe, parecoxibe, lumiracoxibe e valdecoxibe. Permanecem em uso comercial apenas o celecoxibe e o etoricoxibe.

Posteriormente, dois produtos anti-inflamatórios derivados de plantas foram aprovados para uso comercial: *Harpagophytum procumbens* (originária do deserto de Kalahari e estepes da Namíbia, o sudoeste da África) e *Cordia verbenacea* (extrato oleoso da planta brasileira erva-baleeira ou Maria-milagrosa).

Os agentes anti-inflamatórios, além do emprego nas doenças reumáticas, têm destacada utilidade em dermatologia, oftalmologia, moléstias vasculares e em transplantes de órgãos. Entretanto, esses agentes apenas moderam a intensidade dos sinais e sintomas da inflamação, não eliminando a moléstia.

A inflamação, fundamentalmente, é uma reação de defesa do organismo diante de uma injúria. Segundo Cotran *et al.*, inflamação é a reação do tecido vivo vascularizado à injúria local. Os quatro sinais cardeais da inflamação "rubor, calor, tumor e dor" foram descritos pela primeira vez por Celsus, há mais de 2000 anos. A estes, foi acrescentado um novo sinal, a perda da função. O processo inflamatório caracteriza-se pela sua complexidade e dinamismo, é multimediado e tem a participação de eventos celulares e humorais interdependentes, podendo manifestar-se de forma diversa tanto no tocante à duração quanto à intensidade da resposta inflamatória, conforme o tipo de injúria ou estímulo nocivo e as características da estrutura ou órgão afetado.

Basicamente, a reação inflamatória aguda caracteriza-se por dilatação arteriolar, aumento de permeabilidade vascular, acúmulo de leucócitos e dor. A inflamação pode ser desencadeada por agentes físicos (trauma mecânico, radiação, calor, frio), químicos (substâncias irritantes, álcalis) ou biológicos (fungos, bactérias, vírus, protozoários), que provocam distúrbios na membrana celular ocasionando a ativação da fosfolipase A_2 e liberação de ácido araquidônico e seus metabólitos, PAF-acéter e enzimas lisossômicas. Essas enzimas têm potente atividade citotóxica e destroem células vizinhas, liberando assim novas enzimas.

O metabolismo do ácido araquidônico dá origem a inúmeras substâncias biologicamente ativas como prostaglandinas (PGs), tromboxanos (TXs), ácidos hidroxieicosatetraenoicos (HETEs) e hidroperoxieicosatetraenoicos (HPETEs), leucotrienos (LTs), lipoxinas (LXs) e ácidos epoxieicosatetraenoicos (EETs), importantes na fisiopatologia da inflamação.

Os leucócitos são atraídos ao local da lesão por mediadores inflamatórios com atividade quimiotática. O leucotrieno LTB_4 mostra muitas características pró-inflamatórias, pois estimula a adesão e a agregação de leucócitos, é potente quimiotático para leucócitos polimorfonucleares, monócitos e macrófagos, provoca aumento de permeabilidade vascular e libera enzimas lisossômicas via GMPc. No líquido sinovial de pacientes com artrite reumatoide são encontradas concentrações elevadas de LTB_4, HETEs e TXB_2 que são quimiotáticos para leucócitos polimorfonucleares. PAF-acéter (fator ativador de plaquetas), gama-interferon, interleucinas, CSF (*colony stimulating factor*) e componentes do sistema complemento participam, também, na ativação celular. As prostaglandinas da série E e a PGI_2 são importantes mediadores da dor no processo inflamatório. As cininas, serotonina (5-HT) e histamina, liberadas no foco inflamatório, juntamente com LTC_4, LTD_4 e PAF-acéter contribuem para o aumento de permeabilidade vascular e condicionam a formação de edema como resultado do extravasamento de proteínas plasmáticas nos tecidos em decorrência da formação de fenestrações no endotélio vascular. Ademais, a estimulação da membrana de neutrófilos e o metabolismo do ácido araquidônico produzem radicais livres, extremamente reativos, que provocam lipoperoxidação nas membranas celulares, lisossômicas e mitocôndricas. A redução do oxigênio molecular leva à formação do ânion superóxido, que estimula a produção de outras moléculas reativas como o peróxido de hidrogênio e radicais hidroxila. Essas substâncias reativas contribuem para a manutenção da reação inflamatória.

Os produtos originados pela via catalisada por cicloxigenase, em particular o endoperóxido PGG_2 e radical hidroxila ($^{\bullet}OH$) dele proveniente, são os principais responsáveis pela mediação de inflamação aguda, envolvendo primeiramente leucócitos cuja vida-média na área inflamada é de algumas horas.

A via catalisada pela lipoxigenase está relacionada a inflamações crônicas, envolvendo respostas vasculares e monócitos, que podem estar presentes em áreas inflamadas durante dias ou mesmo semanas.

Na artrite reumatoide, doença inflamatória crônica atribuída a um processo de reatividade autoimune, ocorre destruição óssea e cartilaginosa resultando em limitação e até em perda total da função articular. Nessa moléstia, as PGs desempenham papel modulador e/ou homeostático, interferindo nos linfócitos B e T, nos macrófagos e na reabsorção óssea. Concentrações elevadas de LTB_4 são encontradas no líquido sinovial desses pacientes.

Acrescentem-se ainda fenômenos associados com a inflamação crônica como febre, infiltração de células inflamatórias, aumento de níveis sanguíneos de proteínas da fase aguda, ativação de linfócitos e produção de citocinas ou interleucinas (ILs) pró-inflamatórias. Particularmente importante é o papel desempenhado por essas citocinas pró-inflamatórias não só na artrite reumatoide (por exemplo, IL-1, TNF – fator de necrose tumoral, IL6) como em outras doenças inflamatórias crônicas, citando-se, por exemplo, a espondilite anquilosante (TNF, IL-17), artrite psoriática e psoríases (TNF, IL-17, IL-23) e doença inflamatória intestinal (TNF). Como "prova de conceito", a inibição das citocinas tem se mostrado altamente efetiva no tratamento dessas doenças tanto nos modelos experimentais quanto na prática clínica.

2. CONCEITOS

Anti-inflamatório é o agente que reduz ou previne um ou mais componentes da reação inflamatória. Sob o ponto de vista clínico, essas drogas devem ser eficazes em doses que não provoquem efeitos colaterais intensos.

Os anti-inflamatórios, embora apresentem consideráveis diferenças estruturais, guardam entre si semelhanças farmacológicas e físico-químicas. Regra geral, mostram propriedades ácidas com valores de pKa de 4-5; são particularmente eficazes contra dores inflamatórias e edema. Em doses terapêuticas apresentam elevada ligação às proteínas plasmáticas, decorrendo daí a importância da interação de anti-inflamatórios com diversos fármacos, notadamente os hipoglicemiantes e anticoagulantes.

Hormônios, principalmente os corticosteroides, agem como anti-inflamatórios por inibirem a defesa do organismo. A ação é ampla, inclui diversos mecanismos de ação, conforme exposto no capítulo de hormônios (Capítulo 8.6).

Por agirem de modo diferente dos hormônios, esses fármacos recebem uma denominação incomum, de exceção, como *anti-inflamatórios não hormonais* (AINH), que é sinônimo de *anti-inflamatórios não esteroides* (AINE).

3. MECANISMOS DE AÇÃO

O controle farmacológico da inflamação pode ser exercido, fundamentalmente, de duas maneiras:

a. antagonizando ou inibindo a liberação de mediadores inflamatórios responsáveis pelo desencadeamento ou amplificação da reação inflamatória;
b. atuando diretamente sobre as células inflamatórias.

A maioria dos anti-inflamatórios não hormonais possui efeitos mínimos na via lipoxigenase, porém é potente inibidora da cicloxigenase, enzima que promove a oxidação do ácido araquidônico liberando os mediadores da inflamação. A inibição da cicloxigenase é causada pelos anti-inflamatórios, por inativação irreversível da enzima e por mecanismo competitivo.

O ácido acetilsalicílico difere dos demais anti-inflamatórios, pois acetila o grupo alfa-amino da serina terminal da cicloxigenase-1, por meio de ligação covalente, ou seja, irreversível. A formação posterior de prostaglandinas e outros metabólitos, resultantes da via cicloxigenase, vai depender da síntese de nova enzima. Esse mecanismo explica o efeito prolongado do ácido acetilsalicílico sobre as plaquetas, apesar de sua meia-vida plasmática ser relativamente curta.

A inibição competitiva da cicloxigenase é exercida, em especial, pelos derivados do ácido arilalcanoico e da benzotiazina. Esses anti-inflamatórios ligam-se reversivelmente à enzima, competindo com o ácido araquidônico. Considera-se a existência de pelo menos três isoformas principais da cicloxigenase (COX): COX-1, COX-2 e COX-3. Enquanto a COX-1 é fundamental na manutenção da integridade da mucosa gastrintestinal, homeostase vascular e agregação plaquetária, a COX-2 codificada por um gene diferente, constitutiva no endotélio, sistema nervoso central e rins, tem sua expressão aumentada em processos inflamatórios e mitogênicos. Com relação à COX-3, embora identificada em quantidade expressiva no córtex cerebral de cães e de humanos e também no coração e aorta, existem dúvidas quanto à sua relevância. Os anti-inflamatórios convencionais atuam de forma similar sobre as isoformas COX-1 e COX-2 (seriam não seletivos).

Anti-inflamatórios que não possuem um grupo carboxílico, presente na maioria dos AINHs, o que lhes confere "seletividade", são denominados "coxibes". Seletivamente inibem COX-2, apresentando maior tolerabilidade gastrintestinal e mantendo as propriedades anti-inflamatórias.

A propriedade dos anti-inflamatórios não esteroides de inibir a biotransformação do ácido araquidônico pode explicar a redução na formação de radical hidroxila (•OH), que é extremamente citotóxico. O ácido hialurônico é despolimerizado por esse radical, com destruição do colágeno.

As prostaglandinas da série E participam do controle de várias reações imunológicas por ativação de linfócitos T supressores. Atuam também sobre linfócitos B, macrófagos e células apresentadoras de antígeno, interferindo nos processos inflamatórios crônicos.

Segundo relato de Kuehl *et al.*, a prostaglandina realmente pró-inflamatória é a PGG_2 ou radical livre resultante de sua degradação. Portanto, compostos que aceleram a conversão de PGG_2 para PGH_2 exerceriam atividade anti-inflamatória. Alguns fármacos atuariam simultaneamente sobre dois pontos das reações em cascata do ácido araquidônico: (a) bloqueando a incorporação de oxigênio ao endoperóxido PGG_2 e, consequente inibição da síntese de PGs; (b) sequestrando radicais livres da conversão de PGG_2 a PGH_2, levando à estimulação da síntese de PGs. Esses anti-inflamatórios, não alterando as concentrações finais de prostaglandinas, promoveriam menor incidência de lesões gástricas, assim como preveniriam a supressão de agentes imunorreguladores, o que seria de grande interesse terapêutico.

Os anti-inflamatórios não esteroides podem atuar ainda por estabilização da membrana lisossômica, inibição da liberação de histamina e serotonina, interferência no sistema calicreína-bradicinina, inibição da migração de leucócitos para a área inflamada, interferência na reação antígeno-anticorpo e inibição da biossíntese de mucopolissacarídeos.

O uso tópico de hormônios corticosteroides no tratamento de dermatoses, micoses e outras infecções e afecções de pele e mucosas traz melhora rápida e intensa dos sintomas causadas pela inflamação. Todavia, interfere na defesa do organismo e a prejudica; por exemplo, se esses medicamentos forem aplicados no olho, podem causar até mesmo ulceração da córnea. No caso de infecções, desaparecem os sintomas, mas estas podem até mesmo se agravar. Assim, o uso de corticoides como anti-inflamatórios deve ser sempre cuidadoso, sob supervisão médica e por tempo limitado.

4. CLASSIFICAÇÃO

Os fármacos anti-inflamatórios não hormonais (AINE ou AINH) são, em geral, classificados pela estrutura química, havendo alguma pequena divergência entre autores. A classificação mais comum, e que merece respeito por todos os autores, é a ATC (*Anatomic Therapeutic Chemistry*), proposta pela Organização Mundial da Saúde, e que considera os seguintes grupos:

- Derivados do ácido salicílico: ácido acetilsalicílico (aspirina), benorilato, diflunisal, essência de Wintergreen (salicilato de metila), salicilamida e salsalato;
- Derivados do ácido acético e substâncias relacionadas: aceclofenaco, acemetacina, bufexamaco, cetorolaco, diclofenaco, etodolaco, fentiazaco, glucametacina, indometacina, sulindaco, tolmetina;
- Derivados do ácido propiônico: cetoprofeno, fenoprofeno, flurbiprofeno, ibuprofeno, naproxeno, suprofeno;
- Oxicanos: isoxicam, meloxicam, piroxicam, sudoxicam e tenoxicam;
- Fenamatos: ácido flufenâmico e ácido mefenâmico;
- Coxibes: celecoxibe e etoricoxibe;
- Derivados da sulfonanilida: nimesulida;
- Butilpirazolidinas: fenilbutazona, feprazona (prenazona), oxifembutazona, pipebuzona, sulfimpirazona e suxibuzona.
- Diversos:
  - Outros fármacos: ácido niflúmico, benzidamina, dormetoxezina, fembufeno;
  - Grupos de medicamentos: agentes biológicos, antimaláricos, citotóxicos, sais de ouro.

5. DERIVADOS DO ÁCIDO SALICÍLICO

Dentre os numerosos derivados do ácido salicílico, a salicilamida, o salicilato de metila e, particularmente, o ácido acetilsalicílico (AAS), como tal ou sob diferentes formas, são de grande utilidade na terapêutica de moléstias inflamatórias. O ácido salicílico e o salicilato de metila, particularmente, são usados como medicamentos de ação local (Capítulo 5.1).

Com o objetivo de diminuir a intolerância gástrica causada por derivados salicílicos, foram lançadas formulações de liberação lenta, tamponadas, microcristais e de desintegração entérica. O revestimento entérico, embora diminua a irritação local do AAS no estômago, tem pouco efeito em evitar a perda de sangue no intestino. Associações com antiácidos parecem influir apenas na velocidade de absorção do fármaco e não na incidência de lesões ou no sangramento gastrintestinal.

Quanto ao efeito uricosúrico dos salicilatos foi verificado como sendo um efeito dose-dependente. Assim, doses de 1-2 g/dia podem diminuir a eliminação de uratos e, consequentemente, elevar o seu nível sérico; doses de 2-3 g/dia não alteram a excreção de uratos; doses acima de 5 g/dia induzem a uricosúria e diminuem o nível plasmático de uratos. A administração concomitante de um agente alcalinizante intensifica esse efeito uricosúrico dos salicilatos.

Usos e efeitos colaterais

Como antiflogísticos, os salicilatos têm aplicação clínica (a) no tratamento da artrite reumatoide, (b) no tratamento da febre reumática, (c) no tratamento da gota, onde mostram eficácia somente em doses elevadas, que podem ocasionar o *salicismo* (no tratamento de artrite reumatoide, recomendam-se doses diárias de AAS de 100-130 mg/kg, porém sem ultrapassar 7,2 g/dia).

A náusea, dor epigástrica, hemorragia gastrintestinal e potencialidade ulcerogênica constituem os efeitos colaterais mais frequentes dos fármacos deste grupo, à semelhança de outros anti-inflamatórios não esteroides, provavelmente em decorrência da diminuição no teor de prostaciclina, substância citoprotetora, induzida por esses fármacos.

Com menor frequência, causam reações de hipersensibilidade como erupção cutânea, asma e angioedema.

Em doses elevadas ocasionam hipoprotrombinemia, zumbidos, cefaleia, vertigens, perturbações visuais, confusão mental e graves distúrbios do equilíbrio ácido-básico.

6. DERIVADOS DO ÁCIDO ACÉTICO E SUBSTÂNCIAS RELACIONADAS

Aceclofenaco

É um anti-inflamatório e analgésico derivado do ácido fenilacético, com estrutura química semelhante à do diclofenaco. Inibe a enzima cicloxigenase, ocasionando inibição da síntese de prostaglandinas e tromboxanos. Como analgésico, bloqueia a geração do impulso da dor por ação periférica e inibe a síntese de mediadores da dor.

Administrado por via oral tem boa absorção gastrintestinal com concentração sérica máxima atingida entre 1 e 3 horas e início do efeito analgésico entre 30 e 60 minutos e na artrite reumatoide alcançado em sete dias. Tem ligação às proteínas plasmáticas de 99% (alta probabilidade de interações), sofre biotransformação sanguínea e excreção renal com meia-vida de eliminação de 4 horas.

Cetorolaco

O cetorolaco é quimicamente relacionado com a indometacina e tolmetina. Inibe a cicloxigenase ocasionando inibição da síntese de prostaglandinas em nível periférico. O efeito analgésico é produzido por bloqueio periférico da geração da dor.

A ação oftálmica, por aplicação local, deve-se à redução do nível de prostaglandina E2 no humor aquoso e inibição da síntese de prostaglandinas. É usado pelas vias oral, intramuscular ou intravenosa e oftálmica.

Absorções gastrintestinal e intramuscular são quase completas. A presença de alimentos, principalmente gordurosos, diminui a absorção gastrintestinal, retardando o início do efeito analgésico. A concentração sérica máxima por via oral (VO) é atingida em 44 minutos, por via intramuscular (IM), entre 30 e 45 minutos e por via intravenosa (IV), entre 1 e 3 minutos. Tem ligação às proteínas plasmáticas de 99%, gerando grande proporção de interações medicamentosas.

Distribui-se no leite materno, portanto, não é recomendado para pacientes que amamentam. Sofre biotransformação hepática e a excreção principal é renal, 92% da dose, sendo 60,6% na forma inalterada com meia-vida de eliminação de 1,6 até 7,6 horas (via oral); na presença de comprometimento renal, sua meia-vida pode chegar a 19 horas.

Diclofenaco

É um anti-inflamatório e analgésico com uso sistêmico ou local. O diclofenaco é derivado do ácido fenilacético, inibidor da enzima cicloxigenase promovendo inibição da síntese de prostaglandinas (PG) em níveis central e periférico. Deposita-se no tecido subcutâneo reduzindo a atividade das prostaglandinas (PG) e inibindo a síntese de outros mediadores locais da resposta inflamatória. Como analgésico, bloqueia a geração do impulso da dor por ação periférica e inibe a síntese de mediadores da dor (estímulo mecânico e químico).

É utilizado pelas vias oral, intramuscular, retal e tópica, inclusive oftálmica. Existe disponível no mercado como diclofenaco de sódio, diclofenaco de potássio e diclofenaco colestiramina (resina de troca iônica), este último apenas em formulações tópicas.

Demonstrou-se que as prostaglandinas contribuem para o desenvolvimento da inflamação intraocular devido à ruptura da barreira sangue-humor aquoso, à vasodilatação, ao aumento da permeabilidade vascular e à leucocitose. A ação inibitória da síntese de prostaglandinas no tecido ocular promovida pelo diclofenaco, provavelmente, reduz a miose durante a cirurgia, a inflamação pós-cirurgia e o edema macular cistoide (que pode ocorrer independentemente da inflamação, por alteração da permeabilidade vascular efetuada pelas PG); no entanto, a atividade anti-inflamatória ocular do diclofenaco pode ser limitada porque não inibe a formação/atividade dos outros mediadores da inflamação ocular.

A absorção gastrintestinal é boa e a concentração sanguínea máxima é atingida entre 0,33 e 6 horas; a presença de alimentos pode diminuir a absorção. A ligação proteica é maior que 99%, o que gera interações com antidiabéticos e anticoagulantes. Sofre biotransformação hepática e aproximadamente metade da dose sofre eliminação pré-sistêmica. Cerca de 60% da dose são excretados pelos rins na forma de metabólitos. O restante da dose é excretado através da bile, na forma de metabólitos com meia-vida de eliminação entre 1,2 e 2 horas.

O diclofenaco é absorvido através da pele logo após a administração local, na proporção de aproximadamente 6% da dose aplicada.

Etodolaco

Derivado piranoindolacético, o etodolaco inibe a enzima cicloxigenase ocasionando inibição da síntese de prostaglandinas em níveis central e periférico.

Administrado por via oral tem rápida absorção gastrintestinal, a concentração sanguínea máxima é atingida em 1,3 hora, tem ligação proteica superior a 99% (grande probabilidade de interações). Sofre biotransformação hepática e excreção pelas vias renal (60%) e biliar (16%) com meia-vida de eliminação de 7 horas.

Fentiazaco

O fentiazaco, derivado do ácido tiazolacético, é um anti-inflamatório com potente atividade analgésica, superior ao paracetamol. O paracetamol tem alta ação analgésica, porém fraca ação anti-inflamatória.

Glucametacina

É a glicosamida da indometacina. A sua potência em inibir a formação de tecido granulomatoso, em animais experimentais, é maior que a de fenilbutazona e ibuprofeno, porém menor que a da indometacina.

Indometacina

A indometacina (Figura 5.2.1) inibe a biossíntese de prostaglandinas, cuja ação pode ser a base do seu efeito anti-inflamatório e antipirético. Desacopla a fosforilação oxidativa na mitocôndria hepática e cartilaginosa e inibe a motilidade de leucócitos polimorfonucleares. A sua ação antiflogística não depende da estimulação adrenocortical.

Os efeitos anti-inflamatórios da indometacina são similares aos dos salicilatos, porém menores que os dos esteroides.

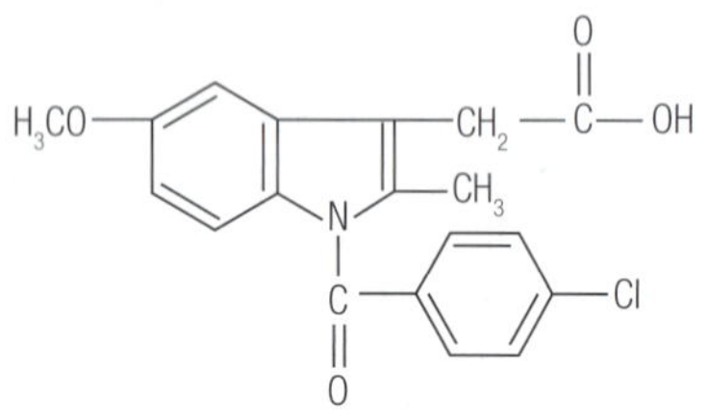

Figura 5.2.1. Estrutura química da indometacina.

A indometacina é rapidamente absorvida pelo trato gastrintestinal, atingindo nível plasmático máximo em 1 a 3 horas. Combina-se com proteínas plasmáticas (90%) e teciduais. É biotransformada a metabólitos inativos pelas enzimas microssômicas hepáticas, por O-desmetilação e por conjugação com ácido glicurônico: uma fração sofre N-desacetilação por sistema não microssômico. Os metabólitos livres e conjugados são excretados na urina, bile e fezes. Sua meia-vida biológica é de 3 a 5 horas.

A indometacina é utilizada no tratamento da artrite reumatoide, osteoartrite e espondilite anquilosante, além de ser eficaz na gota aguda. Apresenta utilidade em outras condições inflamatórias, como na artrite reativa e eventualmente na sinovite enteropática; como antipirético pode ser utilizada na doença de Hodgkin, quando a febre é refratária a outra terapia.

Em artrite reumatoide, osteoartrite e artrite gotosa aguda, a dose média diária de indometacina é de 150 mg. Doses diárias mais elevadas foram empregadas no início do tratamento da espondilite anquilosante.

A indometacina não modifica o efeito de anticoagulantes orais. Entretanto, deve-se evitar a administração concomitante, em virtude do aumento do risco de sangramento gastrintestinal.

As reações adversas mais frequentes são os distúrbios gastrintestinais, como anorexia, náusea, dor abdominal, úlcera péptica, diarreia, cefaleia, vertigem e confusão mental. Pode causar discrasias sanguíneas (neutropenia, trombocitopenia e, raramente, anemia aplástica) e reações de hipersensibilidade (urticária, ataques agudos de asma). É contraindicada para mulheres grávidas, crianças, pacientes com distúrbios psíquicos, com epilepsia ou com parkinsonismo, com disfunção renal ou lesões ulcerativas do trato digestivo. Deve-se tomar cuidado com sua prescrição para indivíduos idosos.

Sulindaco

É um derivado indeno, com propriedades analgésica, antiflogística e antipirética. É um sulfóxido que, no organismo, sofre oxidação a sulfona e redução a sulfeto. O sulfeto é mais ativo, em modelos de inflamação, do que o próprio sulfóxido, contribuindo para a maior parte dos efeitos antiflogísticos da substância, enquanto a sulfona é desprovida de atividade.

O sulindaco inibe a cicloxigenase, mas não altera de modo relevante a agregação plaquetária, podendo ser administrado com anticoagulantes orais cumarínicos, como a varfarina.

É bem absorvido pelo trato gastrintestinal, atingindo nível plasmático máximo 2 a 3 horas após administração oral de uma única dose. Após 3 horas, os níveis sanguíneos declinam rapidamente, enquanto os níveis de sulfeto ativo permanecem elevados por 12 horas. Combina-se extensamente com as proteínas plasmáticas. O sulindaco e seus metabólitos sofrem circulação êntero-hepática. São eliminados na urina e fezes na proporção de 2:1. Na urina, são encontrados o sulindaco e a sulfona como tais e sob forma de glicuronatos. Nas fezes, encontram-se a sulfona e o sulfeto e pequena quantidade de sulindaco.

O sulindaco é ativo na osteoartrite, onde a sua eficácia é comparável à do ácido acetilsalicílico e do ibuprofeno. Na osteoartrite e na artrite reumatoide, a sua dose média diária é de 300 mg. Na espondilite anquilosante é menos eficaz que a fenilbutazona e a indometacina. É também eficaz na gota.

Apresenta menor incidência de efeitos colaterais gástricos que o ácido acetilsalicílico, podendo causar constipação moderada em alguns pacientes.

Tolmetina

A tolmetina, quimicamente derivada do pirrol, é um anti-inflamatório com atividade analgésica e antipirética. Na artrite reumatoide e na osteoartrite, a sua eficácia é comparável à do AAS, fenilbutazona, ibuprofeno e indometacina. Como efeitos colaterais, apresenta reações alérgicas como broncoespasmo e hipotensão similar a do choque anafilático.

7. DERIVADOS DO ÁCIDO PROPIÔNICO

Também conhecidos como derivados do ácido arilalcanoico (Figura 5.2.2), destacam-se neste grupo o ibuprofeno, naproxeno, flurbiprofeno, fenoprofeno, cetoprofeno, suprofeno, que apresentam efeitos analgésico, antipirético e anti-inflamatório, tanto no homem quanto em animais. São potentes inibidores da síntese de prostaglandinas.

Por terem a grande vantagem da baixa incidência de efeitos colaterais, são muito utilizados como anti-inflamatórios e analgésicos e disponibilizados para aquisição sem necessidade de receita médica.

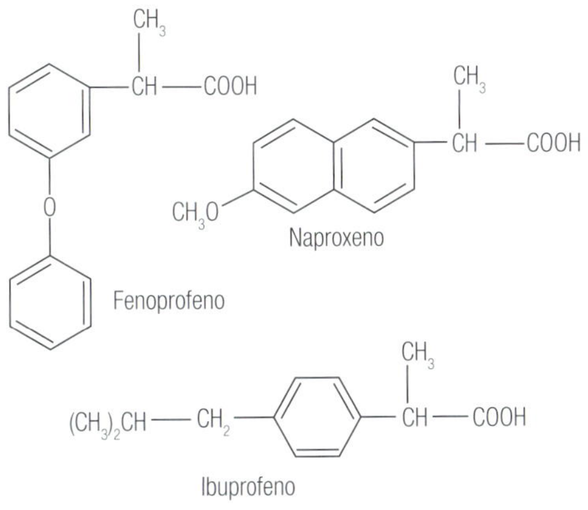

Figura 5.2.2. Estrutura dos derivados dos ácidos arilalcanoicos.

Os fármacos têm ação semelhante, mas o ibuprofeno pode ser tomado como padrão desse grupo. Para os demais, serão destacadas as características que forem relevantes.

Cetoprofeno

Bem absorvido pelo trato gastrintestinal, atinge o nível plasmático máximo 1 hora após a administração oral. É interessante observar que, enquanto os níveis sanguíneos caem rapidamente, as concentrações no fluido sinovial permanecem elevadas, onde o nível máximo é alcançado 2 horas após administração oral.

Ibuprofeno

Bem absorvido pelo trato gastrintestinal, atinge o nível plasmático máximo 1 a 2 horas após a administração oral de uma única dose. A administração concomitante de bicarbonato de sódio aumenta a velocidade de absorção, enquanto o hidróxido de alumínio e outros antiácidos a reduzem.

Combina-se extensamente com as proteínas plasmáticas, mostrando meia-vida biológica de cerca de 2 horas (ibuprofeno). É biotransformado principalmente pelo fígado e eliminado, notadamente na urina, sob forma inalterada e também conjugada com o ácido glicurônico.

Quanto aos usos terapêuticos, o ibuprofeno e o cetoprofeno têm eficácia similar à do ácido flufenâmico nas artropatias inflamatórias. Na artrite reumatoide, o naproxeno e o fenoprofeno são tão eficazes quanto o AAS, e na osteoartrite e na gota aguda são comparáveis a fenilbutazona.

Os efeitos colaterais mais comuns são a náusea e o desconforto epigástrico, embora pouco frequentes e de pequena intensidade. Outros efeitos colaterais, de ocorrência muito rara, incluem broncoespasmo em paciente com asma, hemorragia gastrintestinal, trombocitopenia, ambliopatia tóxica e cefaleia, rapidamente revertidos com a suspensão do medicamento. Pode interagir com anticoagulantes orais, provocando aumento do efeito e maior risco de sangramento.

Loxoprofeno

É um AINH derivado do ácido propiônico, do mesmo grupo do ibuprofeno e naproxeno, com potente ação analgésica periférica, anti-inflamatória e antitérmica. Como a maioria dos fármacos anti-inflamatórios não esteroides, o loxoprofeno possui uma ação inibidora não seletiva da cicloxigenase, reduzindo a síntese de prostaglandinas e tromboxanos a partir do ácido araquidônico pela via metabólica conhecida como cascata do ácido araquidônico.

Loxoprofeno é um pró-fármaco, usado por via oral ou formulação transdérmica. É transformado em um álcool (forma trans-OH), pela enzima carbonil redutase 1 (CBR1) em seu metabólito ativo. A meia-vida no plasma é pouco inferior a uma hora.

Naproxeno

Bem absorvido pelo trato gastrintestinal, atinge o nível plasmático máximo 1 hora após administração oral. Possui meia-vida biológica longa, cerca 12 e 15 horas, atingindo o nível sanguíneo em estado de equilíbrio (*steady-state*) em quatro a cinco dias.

Como outros AINHs, em pacientes com história de úlcera péptica, aumenta em cerca de dez vezes o risco de sangramento, quando comparados a outros pacientes sem esse fator de risco. Sangramento gastrintestinal pode ocorrer em uso longo, especialmente em terapia concomitante com ácido acetilsalicílico ou anticoagulantes.

8. OXICANS

Meloxicam

Derivado oxicam, o meloxicam inibe seletivamente a COX-2 e a síntese de prostaglandinas, é indicado na artrite reumatoide e osteoartroses dolorosas. Apresenta menor incidência de reações adversas gástricas e renais.

Usado pelas vias oral, intramuscular e intravenosa. Tem alta ligação proteica (99,5%) o que predispõe a interações medicamentosas; sua concentração sérica máxima é atingida entre 4 e 11 horas. Sofre biotransformação hepática e a excreção é dividida entre as vias renal e fecal, com meia-vida de eliminação entre 15 e 20 horas.

Um fármaco sintético de estrutura semelhante, o sudoxicam, com destacada atividade anti-inflamatória e antipirética, semelhante ao meloxicam, teve seu uso descontinuado após vários casos de hepatotoxicidade grave.

Piroxicam

Tem grande vantagem com relação ao esquema terapêutico, pois a sua meia-vida biológica é maior que a da maioria dos anti-inflamatórios não esteroides. Em adultos a sua meia-vida biológica varia de 14 a 158 horas. Uma única dose diária de 20 mg é eficaz na artrite reumatoide ou na osteoartrite (Figura 5.2.3).

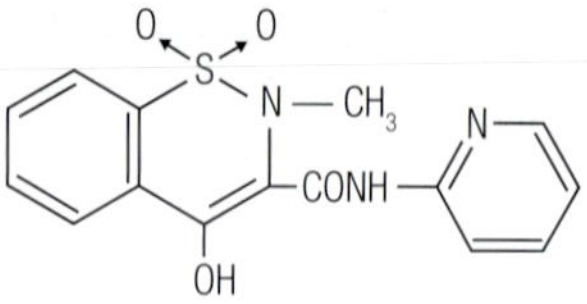

Figura 5.2.3. Estrutura química do piroxicam.

Na artrite reumatoide, a sua eficácia é comparável a do naproxeno. Deve-se evitar doses acima de 20 mg/dia, pois a gravidade e a incidência de distúrbios gastrintestinais como hemorragia e úlcera aumentam com a elevação da dose.

Tenoxicam

Derivado oxicam, inibidor da cicloxigenase, é bem absorvido por via oral. Após dose única, a sua meia-vida biológica é de cerca de 40 horas. Combina-se extensamente com a albumina plasmática (99%).

9. FENAMATOS

Ácido mefenâmico e ácido flufenâmico

Os ácidos mefenâmico e flufenâmico possuem propriedades analgésica, antipirética e anti-inflamatória, com eficácia analgésica comparável à do ácido acetilsalicílico. O efeito anti-inflamatório do ácido mefenâmico é menor que o do flufenâmico, entretanto constitui uma alternativa à terapia com AAS, em crianças. Apesar de serem potentes antiflogísticos, a sua posição exata na terapêutica tem ficado mais restrita a situações agudas e por curtos períodos.

São bem absorvidos por via oral, alcançando níveis plasmáticos máximos após 2 horas e com meia-vida biológica de 2 a 4 horas.

Como outros anti-inflamatórios, não podem ser administrados com anticoagulantes orais. A diarreia é o efeito colateral mais comum deste grupo, podendo também causar sonolência, náusea, nervosismo, exacerbação de asma, ulceração e sangramento gastrintestinal e discrasias sanguíneas.

10. COXIBES

Celecoxibe

Anti-inflamatório inibidor de COX-2 com efeitos analgésico e antitérmico. A inibição da COX-2 diminui a formação de percursores das prostaglandinas; entretanto, não inibe a cicloxigenase-1 (COX-1) nas doses terapêuticas.

Administrado por via oral, tem boa absorção gastrintestinal, com concentração sérica máxima atingida em 3 horas. A ligação proteica é de 97%, o que pode acarretar inúmeras interações medicamentosas. A biotransformação é hepática e a excreção se dá pelas vias renal e biliar/fecal com meia-vida de eliminação em torno de 11 horas.

Etoricoxibe

Etoricoxibe é derivado dipiridinila, inidor seletivo da cicloxigenase-2 (COX-2), similar ao celecoxibe. A inibição da COX-2 no local da inflamação é responsável pela ação analgésica e anti-inflamatória. É usado por via oral na osteoartrite, artrite reumatoide, dor dental aguda.

Absorção gastrintestinal é boa, atingindo a concentração sérica máxima em 1,5 hora. Sofre biotransformação hepática e a excreção se dá pelas vias renal e fecal, com meia-vida de eliminação de 22 horas.

11. DERIVADOS DA SULFONANILIDA

Nimesulida

Quimicamente diferente de outros anti-inflamatórios não esteroides, é a 4-nitro-fenoximetanosulfonanilida. Como antipirético tem potência equivalente à do paracetamol.

Apresenta boa tolerabilidade gástrica e renal, pois inibe de forma mais seletiva a formação de PGE_2 e TXA_2 no exsudato inflamatório do que na mucosa gástrica. Antagoniza o efeito da histamina (anti-H_1) e inibe a sua liberação durante a reação imunológica, sendo de grande valia na terapia de pacientes com inflamação do aparelho respiratório.

Quanto ao mecanismo de ação, tem fraca inibição sobre a biossíntese de PGs, mostrando relevante efeito inibitório na liberação de oxidantes de neutrófilos ativados, além de promover "varredura" (*scavenging action*) do ácido hipocloroso, sem interferir na capacidade locomotora e fagocitária dos neutrófilos. É considerado um inibidor preferencial da COX-2 (afinidade 5-16 vezes superior para COX-2 em relação à COX-1) e utilizada para moléstias inflamatórias do aparelho respiratório, artrite reumatoide, artropatias degenerativas, tromboflebite, dismenorreias, processos inflamatórios extra-articulares.

12. BUTILPIRAZOLIDINAS

Os primeiros derivados das butilpirazolidinas (pirazolônicos, ou derivados da fenazona, ou derivados da dicetopirazolidina), tais como fenazona e aminofenazona, possuem predominante ação analgésica e antipirética.

A atividade antiflogística é exercida principalmente pela fenilbutazona, feprazona, oxifembutazona, pipebuzona, sulfimpirazona e suxibuzona. Esses compostos apresentam ainda, entre outras ações: (a) analgésico-antipirética, com exceção da sulfimpirazona, que é praticamente destituída dessa ação; (b) retentora de sódio; (c) uricosúrica.

Fenilbutazona

A alta incidência de efeitos colaterais indesejáveis, às vezes graves, limita a escolha da fenilbutazona em terapêutica. Produz, frequentemente, sintomas vários, tais como náuseas, vômitos, diarreia, alterações patológicas do estômago e intestino delgado com hiperemia, petéquias, reativação da úlcera péptica, reações generalizadas de hipersensibilidade, colapso cardíaco, retenção de fluidos, sendo o efeito tóxico mais grave a produção de discrasias sanguíneas, notadamente agranulocitose e anemia aplástica.

Tem sido estudada a redução dos efeitos colaterais, como a incidência de lesões gástricas, sem alterar significativamente a eficácia terapêutica do fármaco, mediante complexação das moléculas de anti-inflamatórios com certos metais, especialmente o cobre.

A fenilbutazona e seus derivados (Figura 5.2.4) mostram maiores efeitos uricosúricos que os salicilatos, em decorrência da inibição que exercem sobre a reabsorção tubular renal de ácido úrico. Desses compostos, a sulfimpirazona é o mais potente uricosúrico: reduz a secreção tubular renal do ácido salicílico, por inibição competitiva. Sua ação uricosúrica é antagônica à dos salicilatos, mas aditiva à da fenilbutazona e probenecida.

A fenilbutazona é bem absorvida pelo trato gastrintestinal, alcançando níveis plasmáticos máximos em 2 a 4 horas. No homem, a meia-vida plasmática da fenilbutazona é de aproximadamente 72 horas. É biotransformada pelo sistema microssômico hepático, sendo convertida em dois metabólitos: oxifembutazona, formada pela introdução de uma hidroxila na posição *para* do anel aromático e *gama*-hidroxifenilbutazona, pela introdução de uma hidroxila na cadeia lateral alifática. Como a própria fenilbutazona, seus metabólitos combinam-se intensamente com as proteínas plasmáticas, ocasionando grande acúmulo no compartimento plasmático. A fenilbutazona e seus metabólitos são eliminados pela urina: cerca de 4% como oxifembutazona, 15% como *gama*-hidroxifenilbutazona e apenas traços sob forma inalterada.

Usos e efeitos colaterais

A fenilbutazona e seus derivados são usados no tratamento de artrite reumatoide, febre reumática, osteoartrite, espondilite anquilosante, tromboflebite superficial aguda e gota, no qual atuam de forma rápida e constante. A sulfimpirazona tem aplicação na prevenção e tratamento da gota tofácea, não sendo usada na gota aguda.

A alta incidência de efeitos adversos tem limitado seu uso em clínica. Observe-se, ainda, que diversas substâncias como corticosteroides, anticoagulantes orais e hipoglicemiantes orais, podem ser deslocadas de suas proteínas conjugadoras pela fenilbutazona e derivados, resultando em aumento da atividade farmacológica ou tóxica.

Mofebutazona

Existem diferenças na farmacologia e toxicologia da mofebutazona, comparada com a fenilbutazona, como o fato de ser aproximadamente cinco a seis vezes menos tóxica, mas seus efeitos analgésico e antiflogístico são menores. A meia-vida por via oral é mais curta, pouco menos de duas horas, tendo também eliminação mais rápida, com cerca de 94% em 24 horas. Pode ter uso pelas vias oral, retal ou intramuscular, mas a gravidade dos efeitos adversos que provoca limitou seu uso.

13. DIVERSOS

13.1. Outros fármacos

Benzidamina

A benzidamina é um anti-inflamatório não esteroide, quimicamente derivada do indazol. Além de atividade anti-inflamatória, a benzidamina exibe ações analgésica e antipirética.

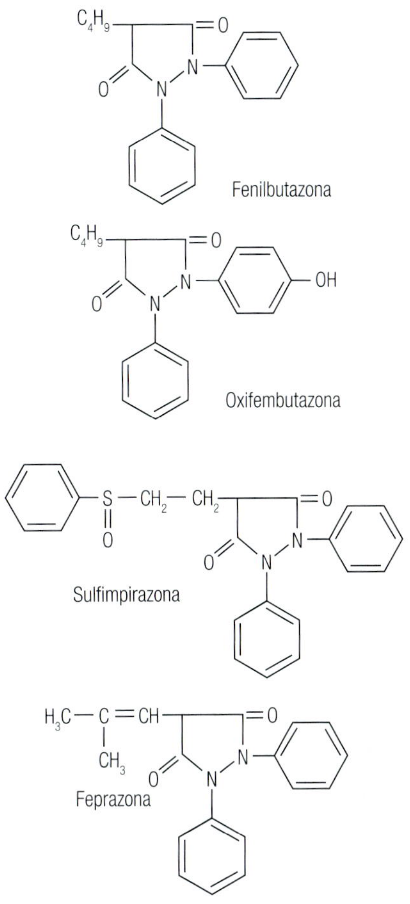

Figura 5.2.4. Estrutura química das butilpirazolidinas.

O efeito antiflogístico da benzidamina se faz topicamente ou por via sistêmica. Ela é largamente usada em processos inflamatórios primários e estados dolorosos de diversas etiologias.

Fembufeno

É um anti-inflamatório não esteroide de introdução relativamente recente na terapêutica de moléstias inflamatórias. Por si só, não tem atividade em preparações isoladas. No organismo, é convertido aos ácidos bifenilacético e γ-hidroxibifenilbutanoico, que possuem atividade analgésica e anti-inflamatória.

Sulfassalazina

Anti-inflamatório com propriedades imunossupressora, bacteriostática e afinidade pelo tecido conjuntivo. É fraco inibidor da cicloxigenase, porém forte inibidor da 15-prostaglandina desidrogenase, além de inibir a 5-lipoxigenase e a leucotrieno C4 sintetase, inibindo a liberação de vários mediadores da inflamação. Inibe funções de células inflamatórias como a desgranulação, quimiotaxia e migração dos granulócitos.

É usada na artrite reumatoide e na doença de Crohn para manter a doença em remissão, devido a seus efeitos imunossupressores, além da atividade anti-inflamatória.

Tem boa absorção gastrintestinal e alta ligação às proteínas plasmáticas (99%). Sofre biotransformação hepática e sua excreção se dá pelas vias renal e fecal com meia-vida de eliminação entre 5 e 10 horas.

13.2 Grupos de medicamentos

13.2.1. Agentes biológicos na reumatologia

O progresso na compreensão da fisiopatologia das doenças reumáticas permitiu o desenvolvimento de medicações mais específicas e dirigidas contra elementos fundamentais da patologia das diferentes doenças. A artrite reumatoide e a doença de Crohn foram as primeiras a se beneficiar do uso dessa nova classe de medicamentos que são agentes biológicos (Capítulo 7.5). Embora não se disponha de cálculos precisos, mais de 30 mil pacientes no Brasil estão utilizando rotineiramente essas medicações apenas para as indicações reumatológicas.

Sua efetividade e larga utilização revolucionaram o tratamento das artropatias inflamatórias, particularmente da artrite reumatoide e de grande parte das doenças sistêmicas do âmbito de reumatologia.

Atualmente, consideram-se os medicamentos utilizados no tratamento da artrite reumatoide como capazes de modificar o curso da doença (DMCDs ou DMARDs – *disease modifying antirheumatic drugs*) e classificam-se em:

- csDMARDs ou DMARDs convencionais sintéticos – indicando os agentes imunossupressores clássicos, metotrexato, leflunomida, hidroxicloroquina, azatioprina e ciclosporina que são produtos sintéticos;
- tsDMARDs ou sintéticos dirigidos a um alvo (*targeted*) – são assim designados os novos produtos desenvolvidos para atingir uma estrutura molecular específica como uma determinada enzima, incluindo os recém-introduzidos tofacitinibe e baritinibe;
- bDMARDS ou agentes biológicos, em sua maioria anticorpos monoclonais com alvos específicos. Podem ser subdivididos, de acordo com seu mecanismo de ação, em inibidores do TNF, inibidores da IL-6, inibidor da IL-17, inibidor da IL-12 e da IL-23, inibidor da coestimulação, depletor de linfócitos B, inibidor de linfócito B.

Todos esses agentes biológicos são imunossupressores potentes (Capítulo 7.5) exigindo cuidados na seleção de pacientes, na exclusão de doenças infecciosas (particularmente doenças granulomatosas e tuberculose) e no acompanhamento regular dos pacientes. Sua efetividade justifica o uso na prática clínica, exigindo-se o conhecimento dos cuidados específicos para cada classe de medicamentos. Produtos da mesma classe ou de classes diferentes nunca podem ser administrados simultaneamente. Não podem ser associados.

Abatacepte

Proteína de fusão humana recombinante CTLA4-Ig, inibidor da coestimulação, indicada para tratamento da artrite reumatoide e da artrite idiopática juvenil; uso intravenoso a cada quatro semanas (após três doses na fase de indução – semana 0, 2 e 4) ou por via subcutânea semanal.

Adalimumabe

Anticorpo monoclonal totalmente humano anti-TNF, indicado para tratamento da artrite reumatoide e da artrite idiopática juvenil, psoríase em placas e artrite psoriásica, espondilite anquilosante, doença de Crohn e uveíte; uso subcutâneo a cada duas semanas.

Certolizumabe

Fragmento de união ao antígeno (Fab) de um anticorpo humanizado recombinante anti-TNF-α conjugado com polietilenoglicol (PEG), indicado para o tratamento da artrite reumatoide e para a doença de Crohn; uso subcutâneo a cada duas ou quatro semanas após três doses de indução (semanas 0, 2 e 4).

Etanercepte

Proteína de fusão formada pelo receptor solúvel do TNF e a região FC de uma IGg, indicado para artrite reumatoide, artrite psoriásica, espondilite anquilosante, psoríase em placas (adultos e crianças); uso subcutâneo semanal.

Golimumabe

Anticorpo monoclonal humano anti-TNF, indicado para o tratamento da artrite reumatoide, artrite psoriásica, espondilite anquilosante; uso subcutâneo mensal.

Infliximabe

Anticorpo monoclonal quimérico humano-murino anti--TNF, indicado para tratamento da artrite reumatoide, espondilite anquilosante, artrite psoriásica, psoríase em placas, doença de Crohn (adultos e crianças), retocolite ulcerativa (adultos e crianças); uso intravenoso a cada oito semanas após três doses de indução (semanas 0, 2 e 6).

Rituximabe

Anticorpo monoclonal quimérico humano-murino anti--CD20, antígeno presente na superfície de linfócitos B, causando depleção destas células, indicado para o tratamento de linfoma não Hodkin e da artrite reumatoide; uso intravenoso – duas infusões IV com 14 dias de intervalo; repetir após 6 a 12 meses. Existe outro anticorpo monoclonal humano que se liga especificamente ao BLyS, um estimulador de linfócitos B, que estimula a diferenciação dessas células em plasmócitos e a consequente produção de anticorpos. Trata-se do belimumabe, indicado como terapêutica adjuvante para pacientes com lúpus eritematoso sistêmico; uso intravenoso a cada quatro semanas após indução com três doses (semanas 0, 14 e 28).

Secuquinumabe

Anticorpo monoclonal totalmente humano anti-IL-17, indicado para psoríase em placas, artrite psoriásica, espondilite anquilosante; uso por via subcutânea, administração mensal após fase de indução de quatro doses semanais.

Ustequinumabe

Anticorpo monoclonal totalmente humano anti-unidade p40, comum às citocinas IL-12 e IL-23, indicado para psoríase em placas, artrite psoriásica; uso subcutâneo, administrado a cada 12 semanas após fase de indução de duas doses com quatro semanas de intervalo.

Tocilizumabe

Anticorpo monoclonal humanizado recombinante contra o receptor de IL-6, indicado para artrite reumatoide, artrite idiopática juvenil nas formas sistêmica e poliarticular; uso intravenoso mensal; para uso adulto existe o produto para aplicação via subcutânea semanal. Sarilumabe, outro anticorpo monoclonal humanizado contra o receptor de IL-6, está em fase final de análise para liberação comercial.

A Figura 5.2.5 mostra, de forma esquemática e simplificada, o mecanismo de ação dos agentes biológicos.

13.2.2. Antimaláricos

A hidroxicloroquina e o fosfato de cloroquina são eficazes no tratamento das moléstias do tecido conectivo.

O seu lugar na terapia da artrite reumatoide está reservado para casos mais leves ou em associação com outros medicamentos como metotrexato ou na chamada "tripla terapia", associação bem-sucedida de metotrexato, sulfassalazina e hidroxicloroquina. A sua utilidade no lúpus eritematoso sistêmico foi reconhecida como muito além do tratamento das lesões cutâneas. Estudos mais recentes têm demonstrado o papel estabilizador do antimalárico e mesmo protetor para órgãos-alvo da doença. O paciente em uso de cloroquina/hidroxicloroquina associada a outras medicações parece ter um curso de doença mais estável com um número menor de surtos de atividade.

Sua maior toxicidade é a coriorretinite subaguda ou crônica com um distúrbio pigmentar característico na retinoscopia. Outros efeitos tóxicos incluem erupções cutâneas e neuropatia. A hidroxicloroquina, como tem menor toxicidade ocular, tem sido preferencialmente utilizada.

13.2.3. Citotóxicos

Os agentes citotóxicos empregados no tratamento de moléstias inflamatórias incluem classicamente mostardas nitrogenadas, azatioprina, ciclofosfamida, ciclosporina, le-

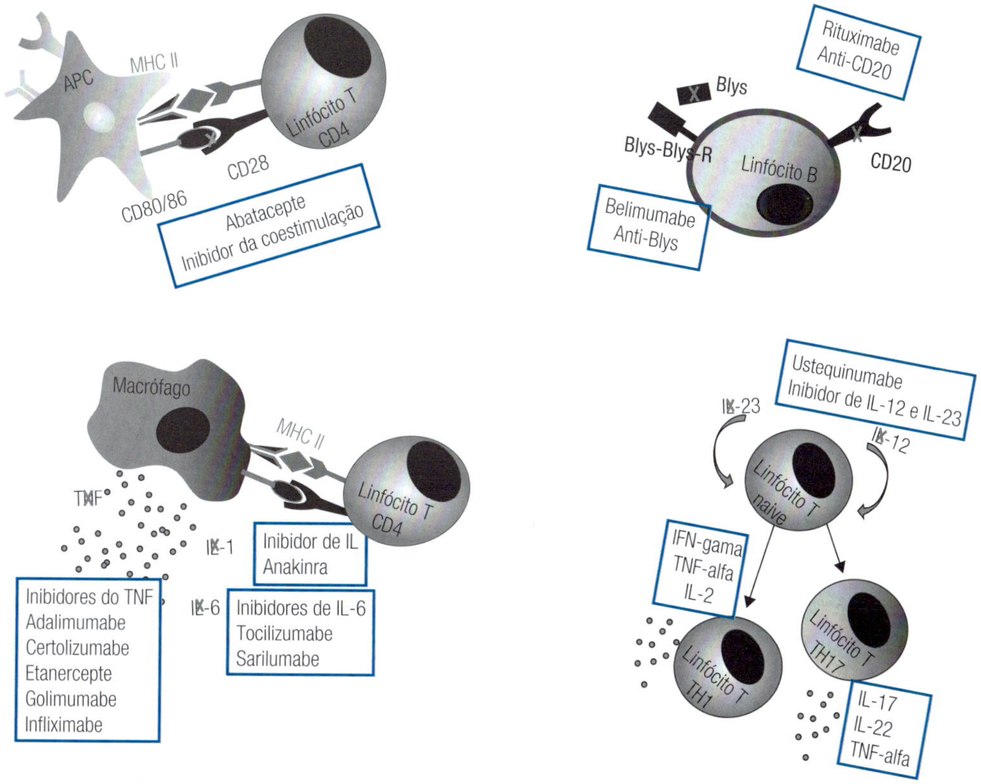

Figura 5.2.5. (Esquemática e simplificada). Mecanismo de ação dos agentes biológicos. Abatacepte (CTLA4-Ig) interfere com o segundo sinal coestimulatório da célula T (CD28-CD80/86), bloqueando a ativação do linfócito T e toda "a cascata inflamatória" subsequente. Os inibidores de TNF agem sobre esta citocina de forma específica, ligam-se ao TNF onde quer que esta citocina se encontre; anakinra (não disponível no Brasil) – antagonista do receptor de IL-1 se mostrou pouco efetivo na artrite reumatoide do adulto, melhor nas formas da infância e na doença Still do adulto, mas realmente excelente em outras doenças dependentes da ativação de IL-1(LI-1 inflamassoma); inibidores de IL-6, disponíveis até o momento antagonizam o receptor desta citocina. Rituximabe, um anticorpo monoclonal quimérico contra o antígeno de superfície CD20 presente nos linfócitos B, causa depleção dessas células e consequente redução das atividades pró-inflamatórias dependentes desses linfócitos. Belimumabe inibe um ativador ou estimulador dos linfócitos B, BLyS. Ustequinumabe inibe as citocinas IL-12 e IL-23, fundamentais para ativação de célula T H1 e TH17 e a consequente produção de citocinas pró-inflamatórias, como IL-17. IL-17, por sua vez, pode ser inibida por um anticorpo monoclonal específico secuquinumabe.

flunomida e metotrexato. Com exceção do metotrexato e leflunomida, os demais têm sido utilizados apenas em situações específicas, como determinadas vasculites e lúpus eritematoso sistêmico, ou em situações nas quais não se obteve resposta ao metotrexato e/ou prednisona ou quando existe contraindicação a outros agentes.

Leflunomida

É um inibidor da síntese de pirimidina com efeitos imunomoduladores sobre linfócitos B e T. Seu mecanismo de ação ainda não foi completamente estabelecido, postulando-se uma possível inibição do fator de transdução de sinal NFk-B. Sua eficácia é comparável a do metotrexato, bem como seu perfil de efeitos colaterais e necessidade de controles regulares. Diferentemente do MTX, alopecia e diarreia, e, mais raramente, neuropatia periférica são os efeitos colaterais mais frequentemente observados. Assim como o metotrexato, é teratogênico, sendo necessário um mínimo de dois anos para a eliminação do medicamento ou uso de colestiramina ou carvão ativado e aferição dos níveis plasmáticos.

Metotrexato (MTX)

É considerado o fármaco padrão-ouro no tratamento da artrite reumatoide. Em todos os algoritmos de tratamento é um medicamento de primeira linha; é o fármaco contra o qual todas as novas medicações são comparadas. Quando se emprega associação de medicamentos, MTX é quase sempre um dos incluídos. Sabe-se que seu mecanismo de ação na inflamação e, particularmente na artrite reumatoide, não é como antagonista do ácido fólico. Sua atividade não está relacionada à inibição da enzima de-hidrofolatoredutase. Inclusive, recomenda-se que deva ser utilizado com a administração simultânea de ácido fólico (1 a 3 mg/dia) ou folínico, que minimiza seus efeitos colaterais, particularmente aftas orais, anemia e intolerância gástrica, sem prejuízo da atividade anti-inflamatória do MTX. O mecanismo de ação do MTX ainda permanece em discussão, conhecendo-se sua capacidade de atuar sobre os mais diferentes aspectos do processo inflamatório.

A excreção do MTX é exclusivamente renal. Seus efeitos colaterais incluem desde sintomas gastrintestinais como os relacionados ao sistema nervoso central e fotossensibilidade. É um medicamento com potencial toxicidade hepática e hematológica, além de teratogenicidade. Com controles adequados (dosagem de enzimas hepáticas, hemograma, função renal) e regulares, tem se mostrado um medicamento eficaz e de fácil administração e tem sido amplamente utilizado. É o medicamento de escolha para início de tratamento em todas as recomendações das sociedades de reumatologia dos mais diferentes países. Pode ser administrado por via oral, subcutânea ou intramuscular, sempre uma vez por semana.

Novos medicamentos imunossupressores sintéticos

Recentemente, surgiram medicamentos sintéticos dirigidos a um alvo específico (*targeted*). São inibidores seletivos de enzimas da família tirosina quinase (JAK) envolvida na sinalização intracelular através da transdução do sinal de citocinas pela via de sinalização intracelular JAK-STAT. Foram chamados de "pequenas moléculas" também em oposição às grandes moléculas dos agentes biológicos com os quais compartilham o perfil de segurança.

Os cuidados na seleção de pacientes e monitorização de maneira geral são semelhantes aos dos agentes biológicos, acrescentando-se a atenção extra, necessária a uma nova classe de medicamentos recém-lançada no mercado. São produtos de uso oral, indicados para o tratamento da artrite reumatoide. O baricitinibe atravessa os últimos estágios de pesquisa e tofacitinibe está em uso.

13.2.4. Sais de ouro

Utilizam-se, particularmente, o tiomalato, a tioglicose e o ouro coloidal, administrados por via intramuscular. A auranofina permite a utilização da via oral. Esses produtos não estão disponíveis no mercado brasileiro.

Pouco se conhece sobre o mecanismo de ação desses fármacos na artrite reumatoide. Embora o ouro possa modificar muitos elementos da resposta inflamatória, incluindo a estabilidade da membrana lisossômica, a liberação de mediadores dos linfócitos sensibilizados e a atividade de hidrolases teciduais, os estudos controlados sobre a sua potência anti-inflamatória nas diferentes doenças reumáticas são limitados.

Na artrite reumatoide clássica, o efeito terapêutico ocorre em apenas 40% a 60% dos pacientes e não é eficaz na espondilite anquilosante nem artrite reativa. A resposta terapêutica quando ocorre é bastante completa, fato que tem mantido sua popularidade junto aos reumatologistas. Tais respostas indicam que os sais de ouro podem atuar num ponto da patogênese da moléstia que é mais fundamental que o estágio final da inflamação.

Desconhece-se por que alguns pacientes respondem e outros não aos sais de ouro. Parece não haver correlação com o seu nível sérico, sua distribuição ou quaisquer aspectos de sua biotransformação. Os seus efeitos colaterais são relativamente frequentes e potencialmente graves, incluindo granulocitopenia, trombocitopenia e nefrose, erupções pruríticas, lesões da membrana mucosa e ceratopatia.

14. MEDICAMENTOS USADOS NO TRATAMENTO DA GOTA

A moléstia inflamatória que envolve mecanismo bastante peculiar é a gota. Caracteriza-se pela precipitação ou deposição de cristais de ácido úrico nas articulações e em outros tecidos, particularmente os rins. A fagocitose dos cristais por neutrófilos, com liberação subsequente de enzimas no líquido articular, produz inflamação. Pacientes com gota apresentam hiperuricemia, podendo aumentar o nível sérico do ácido úrico até quatro vezes em relação ao normal.

O excessivo teor do ácido úrico, resultante do erro metabólico das purinas ou da glicina, ou a redução da sua excreção, leva à chamada gota primária. A crise gotosa induzida por certas doenças hematológicas e nefropatia ou por fármacos como pirazinamida e diuréticos sulfonamídicos é chamada gota secundária.

Existem outros medicamentos, mais recentes para uso em gota: febuxostate, um inibidor da xantinaoxidase que reduz a produção de ácido úrico, lesinurade, um inibidor da reabsorção do ácido úrico, e pegloticase, enzima uricase conjugada com mPEG, de uso intravenoso, recomendado apenas para casos refratários, graves não responsivos a outros tratamentos.

Alopurinol

O alopurinol, análogo estrutural da hipoxantina, foi introduzido na terapêutica em 1963, após constatar-se o seu efeito inibitório na oxidação da mercaptopurina, agente antineoplásico, a ácido 6-tioúrico. O alopurinol reduz o nível plasmático de ácido úrico. Assim, em contraste com os agentes uricosúricos que aumentam a excreção renal de uratos, o alopurinol, inibindo os últimos estágios da biossíntese do ácido úrico, pode ser empregado em associação com salicilatos e com uricosúricos e em pacientes com nefropatia gotosa ou com predisposição à formação de cálculos de ácido úrico.

O alopurinol e seu metabólito oxipurinol (aloxantina) atuam inibindo a xantina-oxidase, enzima que catalisa a oxidação da hipoxantina e desta a ácido úrico. O oxipurinol é inibidor não competitivo da xantina-oxidase. Igualmente, o alopurinol, em altas concentrações, é inibidor não competitivo; entretanto, em baixas concentrações, funciona como substrato e inibidor competitivo dessa enzima.

O alopurinol reduz a concentração plasmática de urato e a eliminação de ácido úrico. As oxipurinas precursoras – hipoxantina e xantina – não se acumulam no organismo. Durante o tratamento com alopurinol, a concentração plasmática de xantina não atinge o nível de saturação, o que exclui a possibilidade da formação de tofáceos de xantina. Isso, devido à alta depuração das oxipurinas, 6 a 16 vezes maior que o ácido úrico. Apesar desse aumento na depuração renal de oxipurinas, praticamente não há ocorrência de cálculos de xantina em pacientes com gota, provavelmente por duas razões: (a) diminuição da excreção total de purinas, como resultado da síntese diminuída de purinas, por um mecanismo de retroalimentação; (b) limite de solubilidade independente para cada um dos três metabólitos eliminados, hipoxantina, xantina e ácido úrico.

O alopurinol é administrado principalmente por via oral, sendo bem absorvido por essa via. Sofre rápida depuração plasmática, com meia-vida de 2 a 3 horas. É convertido a oxipurinol, que tem meia-vida de 18 a 30 horas. A baixa excreção de oxipurinol durante a administração prolongada de alopurinol contribui significantemente para os efeitos da droga na terapia de hiperuricemias. O alopurinol e seu metabólito oxipurinol não se combinam com as proteínas plasmáticas; distribuem-se na água total do organismo, com exceção do cérebro, onde mostraram baixas concentrações.

Quanto à excreção, cerca de 20% do alopurinol são eliminados pelas fezes em 48 a 72 horas, como fármaco não absorvido, e aproximadamente 10% a 30% pela urina, sob forma inalterada.

O alopurinol interage com a probenecida e outros uricosúricos, com a mercaptopurina e outros agentes antineoplásicos, e na inativação hepática de anticoagulantes orais. Embora não se conheça a influência exercida pelo alopurinol na mobilização e biotransformação do ferro, não se recomenda o uso concomitante dessas substâncias. É contraindicado a crianças e a lactantes.

Usos e efeitos colaterais

Embora os agentes uricosúricos sejam eficazes para controlar a hiperuricemia que ocorre na gota, o alopurinol tem utilidade destacada em condições particulares dessa moléstia, caracterizada por nefropatia gotosa, depósitos tofáceos, cálculos renais e insuficiências renais. É empregado, também, na terapia de hiperuricemia secundária resultante do uso de diuréticos tiazídicos, radiações ou agentes antineoplásicos em leucemias e linfomas, discrasias sanguíneas e para reduzir o nível plasmático de ácido na síndrome de Lesch-Nyhan.

Benziodarona

A benziodarona aumenta a excreção renal do ácido úrico e uratos, à semelhança do que se observa com a probenecida, a par de agir sobre o metabolismo das purinas, reduzindo a biossíntese do ácido úrico. A benziodarona foi sintetizada em 1957 e, inicialmente, introduzida no arsenal terapêutico como vasodilatador coronariano.

É indicada principalmente no tratamento da gota crônica, na dose de 200 a 300 mg/dia. Durante seu uso são válidas as mesmas precauções recomendadas para o caso de probenecida, referentes à boa hidratação do paciente e alcalinização da urina, a fim de se prevenir a litíase urinária. Eventualmente, podem aparecer efeitos colaterais do tipo náuseas, inapetência e vertigem.

Benzobromarona

A benzobromarona é um derivado do benzofurano com propriedades uricosúricas. Inibe a reabsorção tubular renal de ácido úrico, aumentando, consequentemente, a sua excreção urinária. É biotransformada pelo sistema microssômico hepático, originando dois metabólitos: benzarona e bromobenzarona. É indicada no tratamento de hiperuricemia e gota.

Colchicina

A colchicina (Figura 5.2.6), alcaloide obtido do cólchico, *Colchicum autumnale*, foi empregada, durante muitos séculos, para aliviar a dor de origem articular. Em 1763, vonStork introduziu-a na terapia da gota aguda e, posteriormente, em 1820, foi isolada por Pelletier & Caventou. A vantagem dessa droga em relação a outros agentes como indometacina e fenilbutazona reside na sua especificidade no tratamento da gota aguda.

Possui atividade seletiva nas artrites por deposição de cristais, gota (cristais de ácido úrico) e pseudogota ou condrocalcinose (doença por depósito de cristais de pirofosfato de cálcio) tanto durante as crises agudas quanto na prevenção de novas crises, assim como na artrite sarcoide, não mostrando eficácia em outras artralgias. Não é analgésico, aliviando apenas a dor que ocorre na gota.

A colchicina pode deter a divisão celular *in vivo* e *in vitro*, agindo igualmente sobre as células normais ou cancerosas. Outros efeitos indesejáveis incluem a depressão do centro respiratório, constrição dos vasos sanguíneos e hipertensão arterial por estímulo vasomotor central, modificação da função neuromuscular, aumento da sensibilidade a depressores centrais e aumento da atividade gastrintestinal por estímulo neurogênico e depressão por ação direta.

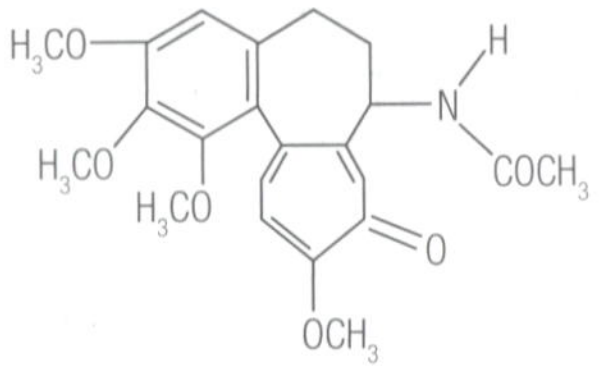

Figura 5.2.6. Estrutura química da colchicina.

Extensas investigações conduziram a uma melhor compreensão do mecanismo de ação da colchicina. A colchicina não interfere na biossíntese, excreção ou solubilidade de uratos. Estudos experimentais mostram que a colchicina reduz acentuadamente a resposta inflamatória aos microcristais de urato de sódio injetados intra-articularmente ou intradermicamente. A resposta inflamatória envolve a infiltração local de granulócitos que fagocitam os cristais de urato. No processo inflamatório, a intensa produção de ácido láctico tende a diminuir o pH local que, por sua vez, favorece a deposição do ácido úrico.

A colchicina bloqueia a migração de granulócitos para o tecido inflamado e, indiretamente, reduz a produção do ácido láctico que é associada ao fenômeno de fagocitose. Assim, a droga interrompe a deposição de urato responsável pela inflamação e crises agudas de gota.

A capacidade de ligação da colchicina aos heterodímeros de alfa-tubulina dos microtúbulos, componentes-chave do citoesqueleto, tem sido largamente estudada como um dos principais mecanismos de ação dessa medicação. Ligando-se às tubulinas, a colchicina bloqueia a polimerização dos microtúbulos. Os microtúbulos, por sua vez, participam da manutenção da forma celular, do tráfico intracelular, da secreção de citocinas e de quimiocinas, da migração celular e ainda da regulação dos canais iônicos e da divisão celular. A atividade antimitótica e o efeito antiflogístico da colchicina estariam assim interligados. A colchicina interfere na mitose celular, causa despolimerização e desaparecimento de microtúbulos fibrilares nos granulócitos e outras células móveis. Inibe a adesão, o rolamento e a quimiotaxia de neutrófilos, além de inibir a produção de superóxido, e a ativação do inflamassoma NALP3, bloqueando o processamento e liberação de IL-1 beta. A colchicina inibe também a liberação de histamina dos mastócitos assim como a secreção de insulina das células beta das ilhotas do pâncreas.

Administrada oralmente, a colchicina é rapidamente absorvida. Após administração intravenosa, a colchicina distribui-se rapidamente, atingindo altas concentrações nos rins, fígado, baço e trato intestinal; aparentemente, não se deposita no coração, músculo esquelético e cérebro. Apresenta uma permanência mínima de nove dias, após administração parenteral. A colchicina é parcialmente desacetilada no fígado e é eliminada principalmente pelas fezes, sob forma inalterada e metabolizada, sendo, em parte, reabsorvida no intestino, após excreção biliar, entrando no ciclo êntero-hepático. Observa-se, também, uma eliminação urinária de 10% a 20%, em indivíduos normais.

Usos e efeitos colaterais

A colchicina mostra especificidade no tratamento de artrite sarcoide e crises agudas de gota. Apresenta maior eficácia quando administrada na fase inicial de uma crise de gota. É de grande utilidade como agente profilático na gota crônica para prevenção de episódios agudos durante o período intercrítico assintomático. Apresenta efeito similar tanto nas crises agudas como na prevenção de novos episódios da artrite por cristais de pirofosfato de cálcio ou pseudogota. É bem tolerada na dose diária de 1 a 2 mg, porém deve-se tomar extremas precauções no seu uso, devido ao seu baixo índice terapêutico (dosagens superiores a 6 mg podem ser letais).

Quanto aos efeitos colaterais, há ocorrência de toxicidade gastrintestinal com náuseas, dores abdominais, vômito e diarreia. A injeção intravenosa do fármaco causa menores danos gastrintestinais, mas é pouco recomendada diante da possibilidade de toxicidade. A administração crônica de colchicina pode ocasionar neurite periférica, miopatia, anúria, alopecia, agranulocitose e anemia aplástica.

Probenecida

A probenecida, descoberta em 1951, não tem ação analgésica. Pequenas doses do fármaco bloqueiam a secreção tubular de urato, à semelhança de salicilatos e outros uricosúricos, enquanto doses terapêuticas inibem a reabsorção de urato. Embora bloqueie o transporte ativo de ácido úrico no túbulo renal, não tem efeito direto na velocidade de filtração glomerular ou na reabsorção tubular de constituintes urinários normais como ureia, fosfato, cloreto, glicose, sódio e potássio. A secreção tubular renal de certas substâncias ácidas, como indometacina, clorotiazida, sulfimpirazona, salicilatos e penicilinas, é inibida competitivamente pela probenecida.

A probenecida é bem absorvida pelo trato gastrintestinal, atingindo nível plasmático máximo em 2 a 4 horas. Combina-se com as proteínas plasmáticas, notadamente a albumina. Sua biotransformação e eliminação ocorrem lentamente, com meia-vida de 6 a 12 horas. É excretada principalmente na forma de metabólitos hidroxilados com atividade uricosúrica e uma pequena fração como droga inalterada.

As aplicações terapêuticas da probenecida residem principalmente na sua modificação da eliminação renal de penicilinas e do ácido úrico. A administração simultânea de probenecida e penicilinas resulta em elevação da concentração plasmática dos antibióticos e em aumento da duração do seu efeito.

A probenecida é particularmente mais eficaz em associação com o fármaco do tipo colchicina, que reduz a deposição de uratos nos tecidos.

No período de tratamento da gota com probenecida, devem-se adotar por normas certas medidas, como a manutenção de boa diurese e alcalinização da urina, para prevenir a precipitação de uratos nos túbulos renais.

Com relação aos efeitos colaterais, a probenecida pode, ocasionalmente, causar irritação gástrica e reações de hipersensibilidade de pequena intensidade.

15. BIBLIOGRAFIA

BHALA, N. *et al.* Coxib and traditional NSAID Trialists' (CNT) Collaboration. Vascular and upper gastrointestinal effects of non-steroidal anti-inflammatory drugs: meta-analyses of individual participant data from randomized trials. *Lancet.*, v. 382, n. 9894, p. 769-79, 2013.

BROWN, P.M.; PRATT, A.G.; ISAACS, J.D. Mechanism of action of methotrexate in rheumatoid arthritis, and the search for biomarkers. *Nat. Rev. Rheumatol.*, v. 12, n. 12, p. 731-742, 2016.

BURMESTER, G. *et al.* The appropriate use of non-steroidal anti-inflammatory drugs in rheumatic disease: opinions of a multidisciplinary European expert panel. *Ann. Rheum. Dis.*, v. 70, n. 5, p. 818-22, 2011.

CANNON, C.P. *et al.* Cardiovascular outcomes with etoricoxib and diclofenac in patients with osteoarthritis and rheumatoid arthritis in the Multinational Etoricoxib and Diclofenac Arthritis Long-term (MEDAL) programme: a randomized comparison. *Lancet*, v. 368, n. 9549, p. 1771-81, 2006.

CLISSOLD, S.P. Aspirin and related derivates of salicylic acid. *Drugs*, v. 32, p. 8-26, 1986.

FANGTHAM, M.; PETRI, M. 2013 update: Hopkins lupus cohort. *Curr. Rheumatol. Rep.*, v. 15, n. 9, p. 360, 2013.

FITZGERALD, G.A. COX-2 and beyond: Approaches to prostaglandin inhibition in human disease. *Nat. Rev. Drug Discov.*, v. 2, n. 11, p. 879-90, 2003.

FOSBOL, E.L. *et al.* Cause-specific cardiovascular risk associated with nonsteroidal anti-inflammatory drugs among healthy individuals. *Circ. Cardiovasc. Qual. Outcomes*, v. 3, p. 395-405, 2010.

GOTTLIEB, S. Warnings issued over COX-2 inhibitors in US and UK. *BMJ*, v. 330, n. 7481, p. 9, 2005.

HANADA, S.; OGA, S. Histamine release from rat mast cells induced by econazole. *Gen. Pharmacol.*, v. 22, p. 511-3, 1991.

HARRIS, S.G. *et al.* Prostaglandins as modulators of immunity. *TRENDS in Immunology*, v. 23, p. 144-150, 2002.

HAWKEY, C.J. Nonsteroidal anti-inflammatory drug and peptic ulcers: Facts and figures multiply, but do they add up? *Br. Med. J.*, v. 300, p. 278-84, 1990.

HER, M.; KAVANAUGH, A. Advances in use of immunomodulatory agents – A rheumatology perspective. *Nature Reviews Gastroenterology & Hepatology*, v. 12, p. 363-368, 2015.

KOROTKOVA, M.; JAKOBSSON, P.J. Persisting eicosanoid pathways in rheumatic diseases. *Nat. Rev. Rheumatol.*, v. 10, n. 4, p. 229-41, 2014.

LANZA, F.L. A guideline for the treatment and prevention of NSAID-induced ulcers. Members of the Ad Hoc Committee on Practice Parameters of the American College of Gastroenterology. *Am. J. Gastroenterol.*, v. 93, n. 11, p. 2037-46, 1998.

LEUNG, Y.Y.; YAO HUI, L.L.; KRAUS V.B. Colchicine-Update on mechanisms of action and therapeutic uses. *Semin. Arthritis. Rheum.*, v. 45, n. 3, p. 341-50, 2015.

LOPEZ-OLIVO, M.A. *et al.* Methotrexate for treating rheumatoid arthritis. *Cochrane Database Syst. Rev.*, v. 6, CD000957, 2014.

LOEW, D. *et al.* Pharmacology, toxicology and pharmacokinetics of mofebutazone. *Z. Rheumatol.*, v. 44, n. 4, p. 186-92, 1985.

MAMDANI, M. *et al.* Cyclooxygenase-2 inhibitors versus non-selective non-steroidal anti-inflammatory drugs and congestive heart failure outcomes in elderly patients: a population based cohort study. *Lancet*, v. 363, n. 9423, p. 1751-6, 2004.

MCINNES, I.B.; SCHETT, G. The Pathogenesis of Rheumatoid Arthritis. *N. Engl. J. Med.*, v. 365, p. 2205-19, 2011.

NISSEN, S.E. *et al.* Cardiovascular Safety of Celecoxib, Naproxen, or Ibuprofen for Arthritis. Precision Trial Investigators. *N. Engl. J. Med.*, v. 375, n. 26, p. 2519-29, 2016.

OGA, S. *et al.* Synthesis characterization and Biological Screening of a copper Flubiprofen Complex with anti-inflammatory effects. *J. Inorg. Biochem.*, v. 41, p. 45-52, 1991.

OGA, S.; HANADA, S.; BASILE. A.C. Estudo toxicológico não esteroide. *Rev. Bras. Med.*, v. 38, p. 176-89, 1981.

ORME, M.L.E. Plasma concentrations and therapeutic effect of anti-inflammatory and anti-rheumatic drugs. *Pharmacol. Ther.*, v. 16, p. 167-80, 1982.

PARKER, C.W. Lipid mediators produced through the lipoxigenase pathway. *Anna. Rev. Immunol.*, v. 5, p. 65-84, 1987.

PATRIGNANI, P.; PATRONO, C. Cyclooxygenase inhibitors: From pharmacology to clinical read-outs. *Biochim. Biophys. Acta*, v. 1851, n. 4, p. 422-32, 2015.

PORTER, R.S. Factors determining efficacy of NSAIDS. *Drug. Intell. Clin. Pharm.*, v. 18, p. 42-51, 1984.

PULLAR, T.; CAPELL, H.A. Interaction between oral anticoagulant drugs and non-steroidal anti-inflammatory agents: a review. *Scott. Med. J.*, v. 28, p. 42-7, 1983.

RANG, H.P. *et al.* RANG & DALE – Farmacologia. 8ª ed. Elsevier, 784 p. 2016.

RICHETTE, P. *et al.* 2016 updated EULAR evidence-based recommendations for the management of gout. *Ann. Rheum. Dis.*, v. 76, p. 29-42, 2017.

SALMON, J.A.; MGGS, G.A. Prostaglandins and leukotrienes inflammatory mediators. *Br. Med. Bull.*, v. 43, p. 285-96, 1987.

SAWAMURA, R. *et al.* Bio activation of loxoprofen to a pharmacologically active metabolite and its disposition kinetics in human skin. *Biopharm. Drug Dispos.*, v. 36, n. 6, p. 352-363, 2015.

SHAH, S.; MEHTA, V. Controversies and advances in non-steroidal anti-inflammatory drug (NSAID) analgesia in chronic pain management. *Postgrad. Med. J.*, v. 88, n. 1036, p. 73-8, 2012.

THE CANADIAN Hydroxychloroquine Study Group. A randomized trial of the effect of withdrawing hydroxychloroquine sulphate in systemic lupus erythematosus. *N. Engl. J. Med.*, v. 324, p. 150-4, 1991.

TRELLE, S. *et al.* Cardiovascular safety of non-steroidal anti-inflammatory drugs: network meta-analysis. *BMJ*, v. 342, c7086, 2011.

WEI, E.T.; THOMAS, H.A. Anti-inflammatory peptide agonists. *Annu. Rev. Pharmacol. Toxicol.*, v. 33, p. 91-108, 1993.

WORLD HEALTH ORGANIZATION Collaborating Centre for Drug Statistics Methodology (WHOCC). Guidelines for ATC classification and DDD assignment, 2017.

ZANINI, A.C.; BASILE, A; FOLLADOR, W.; OGA, S. Guia Zanini-Oga de Medicamentos, São Roque: IPEX Editora, SP, 2. Ed. 1180 páginas, 1997.

ZANINI, A.C.; WADT, M.; SPINA, D.; CARVALHO, M.F.; OGA, S. Guia Zanini-Oga de Medicamentos, Livro eletrônico, 2017.

5.3.

Opioides

Maria da Conceição Portugal Santana
Patrícia Portugal Santana Sofal

Sumário

Colaboradores nas edições anteriores: José Elias Murad e Maria da Conceição Portugal Santana.

1. INTRODUÇÃO

A dor é uma sensação complexa, percebida como desagradável na maioria dos indivíduos, e que se constitui em sintoma fundamental de defesa do organismo. A dor envolve reações mais ou menos padronizadas de medo, raiva, mal-estar e irritação, além de manifestações autonômicas como palidez, sudorese, taquicardia e outras. Por isso, o alívio da dor tem sido uma das principais preocupações do homem, desde os primórdios de sua existência. E o ópio, provavelmente, foi o primeiro recurso utilizado com essa finalidade.

Há pinturas dos antigos povos que habitavam a Mesopotâmia (sumerianos) de cerca de 4000 a.C. as quais se referem à obtenção do suco de fruto imaturo de papoula (*Papaver somniferum*). Escritos gregos do século III a.C. fazem referência ao uso da seiva da papoula, e a palavra *ópio*, de etimologia grega, significa *seiva*. Os gregos se referiam ao uso do ópio para aliviar as dores, combater a diarreia e levar ao esquecimento. Os árabes também utilizavam o produto extraído da papoula, sob a forma de bebida denominada láudano, e consta que Avicena, médico e filósofo árabe, faleceu devido a dose elevada de ópio, em 1037. No século XVI, o ópio era popular na Europa, mas seus efeitos eram pouco compreendidos. Em 1680, Sydenham escreveu:

"Dentre os remédios concedidos pelo todo poderoso Deus, no sentido de proporcionar ao homem alívio de seus sofrimentos, nenhum se mostra tão universal e tão eficaz quanto o ópio".

Foi principalmente depois dessa época que o hábito de fumar ópio se tornou popular, não pelo seu uso em medicina, como analgésico, mas principalmente por outros efeitos que provoca: a hipnose, o torpor, a sensação de euforia e de bem-estar e por produzir dependência física e psíquica. O abuso do ópio na China foi muito grande no século XIX, incentivado por interesses econômicos da Companhia das Índias, de origem inglesa, tornando-se sério problema para o país. Quando o imperador chinês proibiu a importação e o comércio do ópio, os interesses políticos e comerciais da Inglaterra, naquela época, originaram a Guerra do Ópio (1839-1842). Os ingleses obrigaram certos portos chineses a se manterem abertos ao comércio europeu, inclusive ao ópio, e obtiveram a cessão de Hong Kong. Somente no início do século XX (1906), um decreto imperial proibiu o cultivo da papoula e o uso do ópio na China. O problema do vício com o ópio, que atingiu também o Ocidente a partir da metade do século XIX, foi agravado com a purificação da morfina e a invenção da seringa e agulha hipodérmica.

O ópio contém cerca de 20 alcaloides farmacologicamente ativos. Destes, o principal responsável por seus efeitos foi isolado em 1806 por um farmacêutico alemão, Sertürner, que o denominou morfina, em homenagem a Morfeu, deus grego dos sonhos. Seguiu-se a identificação de outros alcaloides do ópio como a codeína, por Robiquet, em 1832, e a papaverina, por Merck, em 1848.

A utilização de morfina purificada por via parenteral colocou em destaque o seu poder de causar dependência e motivou a pesquisa para a produção de novos fármacos por meio de semissíntese e de síntese. Assim, em 1874, Wright produziu a diacetilmorfina (heroína), introduzida na terapêutica em 1898 como um produto seguro, isento dos efeitos indesejáveis da morfina e, inclusive, recomendada no tratamento dos dependentes de morfina: *"uma droga segura, não indutora de dependência e recomendada para o tratamento do morfinismo"*. Todavia, a heroína, além de potente analgésico, mostrou-se também potente nas demais propriedades da morfina, sendo muito euforizante e com alta capacidade de induzir a dependência grave. Por isso, deixou de ser utilizada em medicina e sua produção e uso foram proibidos por lei e por acordos internacionais.

A estrutura química da morfina, proposta em 1925, somente foi confirmada em 1952. Com o desenvolvimento da ciência, a partir da década de 1950, surgiram numerosas drogas com capacidade de mimetizar alguns efeitos da morfina. Foram obtidos também fármacos, como a nalorfina e a naloxona, capazes de antagonizar efeitos característicos da morfina.

O surgimento dessas substâncias, com propriedades agonistas e antagonistas, levou Martin (1967) a propor que a morfina atuava por meio de estimulação de receptores próprios. Ora, se tais receptores existiam, era lógico supor-se a existência de substâncias endógenas com propriedades farmacológicas semelhantes às da morfina. A "teoria da comporta espinhal", lançada por Melzack e Wall em 1965 para explicar o controle endógeno da dor, baseava-se na existência de substâncias endógenas com propriedades analgésicas, o que foi posteriormente confirmado.

Mais tarde, em 1973, três grupos de pesquisadores (Pert & Snyder; Simon, Hiller & Edelman; Terenius) demonstraram que substâncias opioides como morfina, nalorfina e naloxona ligam-se a locais específicos no sistema nervoso central (SNC) de mamíferos. Em 1975, o trabalho de Hughes e colaboradores levou ao isolamento de dois pentapeptídeos do cérebro de suínos que mimetizam os efeitos da morfina em várias preparações *in vitro*, sendo antagonizados pela naloxona. Esses pentapeptídeos foram denominados encefalinas (leucina-encefalina e metionina-encefalina). A partir daí, as pesquisas têm sido intensas na área de analgesia relacionada aos peptídeos opioides endógenos e seus receptores.

Já no século XXI, apesar de dezenas de medicamentos inspirados na morfina terem sido experimentados, com estrutura e ações semelhantes, poucos permaneceram na terapêutica. Evoluiu a ciência, mudaram-se os conceitos, mas até o momento ainda não se conseguiu nenhum medicamento que, sem induzir dependência, superasse os opioides no alívio da dor.

2. NOÇÕES BÁSICAS – DOR E ANALGESIA

2.1. A sensação dolorosa

A nocicepção é uma sensação especial que o ser humano é capaz de perceber. A resposta ao estímulo nociceptivo, ou seja, à dor, é complexa, variando de indivíduo para indivíduo e dependendo também da situação em que este se encontra. Assim, um estímulo que é doloroso para a pessoa em um dado momento pode não ser em outro momento, e nunca ser doloroso para outra pessoa.

É fácil compreender essa variabilidade de respostas, se for lembrado que a sensação dolorosa é complexa, constituída de um componente têmporo-espacial e, também, de um componente afetivo-motivacional. Este último a torna extremamente mutável e difícil de ser definida. No entanto, a nocicepção pode ser conceituada como a sensação associada à lesão tecidual e que leva à percepção da dor. Esta ocorrerá quando a integração dos estímulos nociceptivos em nível talâmico e cortical originar uma resposta com os dois componentes anteriormente citados. É preciso destacar que as vias nervosas relacionadas ao estímulo nociceptivo sofrem diversas influências, desde os níveis periférico e medular, continuando no tronco cerebral e culminando com importantes interações ao nível cortical.

A nocicepção é conduzida por dois tipos de fibras nervosas, que também transportam informação sobre tato e temperatura: fibras Aδ, pequenas, mielinizadas e fibras C, pequenas, não mielinizadas. Terminações nervosas livres parecem ser os principais transdutores da nocicepção induzida por substâncias químicas, inclusive endógenas, como a bradicinina, a histamina. As fibras aferentes da nocicepção Aδ e C levam o impulso à medula espinhal, onde a informação nociceptiva pode ser regulada pela atividade de inúmeras vias nervosas (Figura 5.3.1).

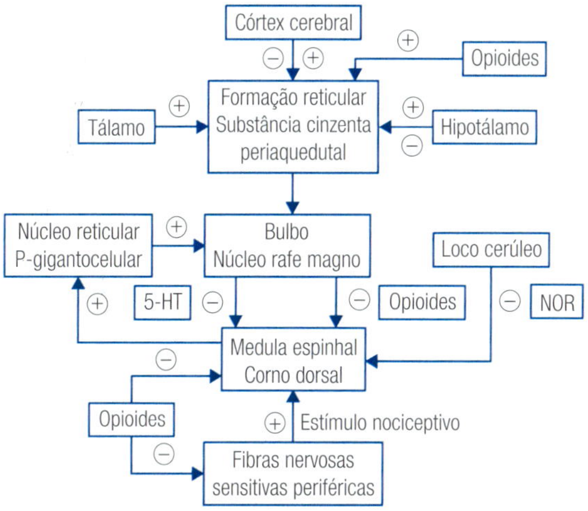

Figura 5.3.1. Representação esquemática simplificada de vias controladoras do estímulo doloroso, com destaque para a participação de substâncias opioides, 5-HT (5-hidroxitriptamina ou serotonina) e NOR (noradrenalina).

Em especial, a atividade de grandes fibras aferentes (Aβ), condutoras do tato, ativa provavelmente interneurônios, na substância gelatinosa, os quais inibem pré-sinapticamente as fibras aferentes nociceptivas. Esse mecanismo inibitório da dor, conhecido como *comporta espinhal*, tem pouca evidência direta devido ao pequeno tamanho e intricamento das fibras, mas justifica plenamente o efeito antinociceptivo obtido pelo fato, por exemplo, de se massagear o local dolorido. Além disso, tem-se identificado uma concentração muito grande de receptores opioidérgicos nas lâminas da substância gelatinosa, onde as fibras aferentes somatossensoriais fazem sinapse. Portanto, a medula espinhal é um provável local de atuação dos analgésicos opioides, inibindo a aferência do impulso nociceptivo.

A informação nociceptiva é transmitida desde a medula espinhal até o cérebro através de inúmeras vias que sofrem influências inibitórias ascendentes, em especial por mecanismos opioides, mas, também sofrem influências excitatórias, em especial, talâmicas. Nesse percurso, o impulso nervoso pode ser inibido por numerosas sinapses com a formação reticular do tronco cerebral. Duas regiões particularmente efetivas sob esse aspecto são a substância cinzenta periaquedutal e os núcleos da rafe, ambas ricas em peptídeos opioides. Pode-se supor, pois, que os analgésicos opioides tenham, como outro local de ação, a ativação desse mecanismo endógeno de controle da nocicepção, conhecido como sistema descendente de controle da dor. Neurônios serotoninérgicos (núcleo rafe magno) e noradrenérgicos (loco cerúleo) são também importantes inibidores do estímulo nociceptivo, contribuindo para o sistema descendente de controle da dor.

Substâncias opioides também causam analgesia se administradas perifericamente. Receptores opioides estão presentes na periferia e peptídeos opioides endógenos são liberados próximo aos nervos sensoriais por células imunológicas durante processos inflamatórios.

2.2. Peptídeos opioides endógenos

Os primeiros opioides conhecidos foram pentapeptídeos obtidos do cérebro do suíno, denominados encefalinas: a metionina-encefalina (tyr-gly-gly-phe-met) e a leucina-encefalina (tyr-gly-gly-phe-leu), que se comportam como potentes opiáceos em preparações isoladas de canal deferente de camundongo e íleo de cobaia, mas que têm apenas discreto efeito analgésico. Posteriormente, outros peptídeos endógenos foram isolados, admitindo-se a possibilidade da existência de peptídeos opioides endógenos.

Há evidências farmacológicas de que existam múltiplos receptores opioides, bem como há diversidade de efeitos induzidos por diferentes substâncias opioides e há possibilidade de inibição seletiva de alguns desses efeitos, mas não de outros, pelo uso de antagonistas. Três desses receptores parecem estar envolvidos nos principais efeitos opioidérgicos: *μ (mi)*, *κ (capa)* e *δ (delta)*. O receptor sigma, ao qual foram imputados os efeitos alucinação e disforia, na verdade não está relacionado aos opioides, mas é local de ligação da fenciclidina.

Esses receptores, e possivelmente outros ainda pouco estudados, ocorrem nos organismos de inúmeras espécies e a eles se ligam peptídeos endógenos que têm sido classificados em três famílias: encefalinas, endorfinas e dinorfinas, com precursores geneticamente distintos. Esses peptídeos podem funcionar como neurotransmissores moduladores da transmissão nervosa e como hormônios. Inúmeros efeitos têm sido relacionados a eles. A distribuição dos peptídeos opioides endógenos e seus receptores é ampla, sendo eles especialmente identificados na hipófise, em estruturas do sistema límbico, no hipotálamo, no bulbo, na substância gelatinosa da medula espinhal, nas células cromafínicas da medula adrenal, nos intestinos, no estômago e também na corrente sanguínea. A Tabela 5.3.1 relaciona as regiões do sistema nervoso que contêm receptores opioides.

Tal distribuição nos leva a afirmar que os peptídeos opioides endógenos interferem no processamento do estímulo doloroso, no comportamento afetivo, no controle motor, em funções neuroendócrinas e na regulação do sistema nervoso autônomo.

Tabela 5.3.1. Regiões do sistema nervoso que contêm receptores opioides, evidenciados por autorradiografia

Alta concentração	Média concentração	Baixa concentração
Lâminas I e II da medula espinhal	Área postrema	Lâminas III e IV da medula espinhal
Núcleo talâmico póstero-mediano	Rafe mediano	Núcleos vestibulares
Núcleo talâmico posterior	Substância cinzenta periaquedutal	Substância negra
Núcleo talâmico periventricular	Substância negra, zona compacta	Zona reticulada
Núcleo do trato solitário	Núcleos talâmicos ventrais	Globo pálido
Loco cerúleo	Núcleos talâmicos mediais	Estriado
Hipocampo (CA_1 CA_2)	Núcleos amigdaloides	Lâminas IV e VI do córtex cerebral

O papel fisiológico dessas substâncias tem sido pouco a pouco esclarecido, destacando-se a modulação do processo doloroso aos níveis cerebral, medular e periférico, as modulações da diurese, da respiração e da hemodinâmica, tendo sido comprovado também o importante papel que tem na manifestação do choque circulatório de diversas etiologias. Os opioides endógenos atuam também na antinocicepção durante o período pós-ictal, em ratos. A Tabela 5.3.2 mostra as concentrações de peptídeos opioides na medula adrenal e no estriado de diversas espécies.

É óbvio prever-se a importância do entendimento do modo de ação e efeitos dessas substâncias para a terapêutica. Atualmente, podemos citar como consequência prática desses estudos: 1) o uso local e intratecal de analgésicos opioides, com menor risco de efeitos indesejáveis; 2) a analgesia induzida por estresse; 3) a implicação da naloxona para reversão do choque circulatório; 4) o entendimento parcial do mecanismo de indução de analgesia por meios não farmacológicos como a massagem, a estimulação elétrica nervosa percutânea (TENS), a acupuntura e a estimulação elétrica de certas áreas do SNC.

Tabela 5.3.2. Peptídeos opioides na medula adrenal e no estriado de diversas espécies

Espécie	Medula Adrenal (nMol/g)	Estriado (nMol/g)
Rato	0,29 + 0,03	1,93 + 0,29
Hamster	0,50	-
Coelho	0,85 + 0,15	-
Gato	3,20 + 0,66	-
Homem	3,50	2,10 + 0,14
Cão	21,20	-

3. CONCEITO E CLASSIFICAÇÃO DAS SUBSTÂNCIAS OPIOIDES

3.1. Conceitos

Tradicionalmente, os termos hipnoanalgésico ou narcótico são utilizados para designar as substâncias naturais, semissintéticas e sintéticas, que são análogas às extraídas do ópio. A denominação se baseia em características marcantes do ópio, ou seja, a analgesia e a sonolência.

Entretanto, o avanço do conhecimento na área tem levado à identificação não só de substâncias que mimetizam os efeitos do ópio, como também daquelas que os antagonizam. Além disso, o estudo dos peptídeos opioides tem demonstrado que substâncias opioides interferem em um número muito maior de funções fisiológicas do que aquelas classicamente citadas como influenciadas pelo ópio.

Por isso, o termo opioide, mais genérico, é mais apropriado para designar o estudo farmacológico do grupo de substâncias que interferem com os receptores para os peptídeos endógenos, de mesma denominação.

3.2. O ópio e seus alcaloides

O ópio é um produto de origem vegetal, extraído da papoula *(Papaver somniferum)*. Incisões feitas no fruto imaturo dessa planta produzem a exsudação de um látex, que é deixado secar ao ar, obtendo-se o ópio bruto, de cor esverdeada. Este era utilizado para o preparo de uma bebida (láudano, popular entre os árabes), usado também como fumo em cachimbos especiais (chineses) ou ainda, como pó, era aspirado. O ópio ainda faz parte de preparações farmacêuticas (como o Elixir paregórico), mas é, principalmente, utilizado como matéria-prima para a obtenção de alcaloides purificados.

O ópio bruto possui cerca de vinte e cinco alcaloides farmacologicamente ativos e numerosas substâncias inertes. O principal alcaloide é a morfina, que não existe na papoula nem no látex recente, mas que aparece após a dessecação. Os alcaloides do ópio já isolados e estudados constituem cerca de 25% do látex seco. Os principais alcaloides naturais são a morfina, cuja porcentagem no ópio bruto é cerca de 10%; a codeína, encontrada em concentrações de 0,5% a 1%; e a papaverina, um alcaloide não narcótico, mas também de importância farmacológica, cujo teor varia de 0,5% a 2,5%.

Quimicamente, os alcaloides do ópio podem ser classificados em dois grupos:

a. Alcaloides de núcleo fenantrênico: morfina, codeína, tebaína.

b. Alcaloides de núcleo benzilisoquinolínico: papaverina, narcotina (noscapina), narceína, laudanosina.

A morfina é o principal analgésico encontrado no ópio e é o protótipo dos analgésicos opioides. Ela é uma substância sob rígido controle, não produzida no Brasil e sua obtenção e usos são regulados por acordos internacionais (Convenção Única de Entorpecentes, de Viena, 1961). Apesar de todas as dificuldades para seu uso, inclusive devido aos seus efeitos indesejáveis, a morfina tem um lugar importante na terapêutica, especialmente no controle de dores intensas. A Figura 5.3.2 mostra a semelhança estrutural de alguns opioides.

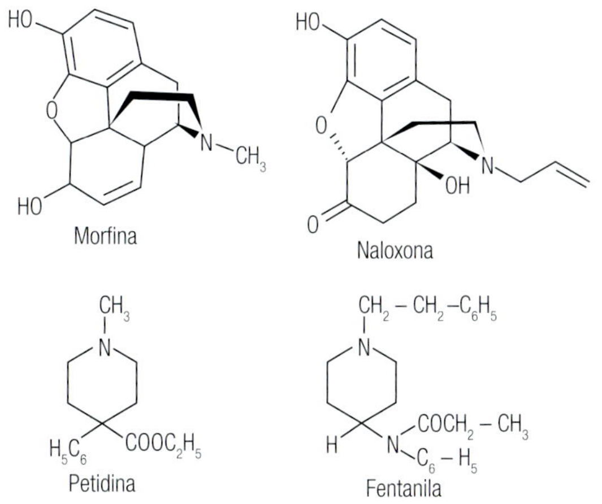

Figura 5.3.2. Estruturas químicas de quatro substâncias opioides. Observa-se a semelhança estrutural entre morfina (agonista) e naloxona (bloqueador de receptor); e entre petidina e fentanila, agonistas sintéticos. As diferenças estruturais apresentadas originam importantes propriedades farmacológicas.

3.3. Classificação dos opioides

Na tentativa de obtenção de substâncias mais específicas e com menor incidência dos efeitos indesejáveis da morfina, entre eles a depressão respiratória e a indução de dependência, surgiram numerosos opioides semissintéticos e sintéticos. Assim, com base na origem, as substâncias opioides podem ser classificadas em:

a. Naturais, de origem vegetal, encontradas no ópio (morfina, codeína, papaverina).
b. Naturais, de origem animal, que são peptídeos opioides endógenos identificáveis em muitas espécies animais, inclusive no homem (endorfinas, encefalinas, dinorfinas).
c. Substâncias semissintéticas obtidas a partir das substâncias extraídas do ópio (diacetilmorfina ou heroína, buprenorfina, etorfina, hidromorfona, oxicodona, naloxona, naltrexona).
d. Substâncias sintéticas (petidina, nalbufina, tramadol, metadona, dextropropoxifeno, fentanila, sufentanila, alfentanila, remifentanila, dextrometorfano, difenoxilato, loperamida).

As numerosas substâncias opioides obtidas por síntese ou semissíntese demonstraram efeitos farmacológicos diversos, do que resultou uma classificação de maior interesse médico, com base na comparação de atividade com a morfina:

a. Agonistas, que são compostos de ação semelhante à morfina (morfina, codeína, hidromorfona, dextropropoxifeno, oxicodona, tramadol, petidina, fentanila, alfentanila, remifentanila, sufentanila, metadona, heroína).
b. Antagonistas (naloxona, naltrexona).
c. Agonistas-antagonistas, que são substâncias opioides com propriedade de agonista parcial em determinado receptor e antagonista em outro (nalbufina, buprenorfina).

Dentre os opioides agonistas, muitos são analgésicos potentes, alguns são utilizados pela predominância de alguma propriedade específica mais intensa, como constipante (difenoxilato e loperamida) ou antitussígeno (dextrometorfano). Outros são analgésicos fracos, como o dextropropoxifeno e a codeína, mas conservam efeitos característicos do grupo, como a capacidade de induzir dependência, e são utilizados em associação com analgésicos que atuam por outros mecanismos.

Convém lembrar ainda que diversos alcaloides naturais têm atividade farmacológica bem diversa da morfina. O exemplo clássico é a papaverina, que tem a estrutura básica da isoquinolina e atua como relaxante de músculo liso, do que resultou seu uso terapêutico como antiespasmódico. A descrição de sua atividade farmacológica está no Capítulo 8.1, sobre aparelho digestivo.

Dentre os antagonistas, a naloxona é considerada antagonista clássico de receptores opioidérgicos, muitas vezes usada como critério para classificar uma droga ou receptor como opioide. Na verdade, tem essa característica marcante em relação ao receptor *mi*, sendo sua afinidade dez vezes menor para receptores *capa*.

Na busca de substâncias sintéticas com vantagens sobre a morfina, especialmente na atenuação de efeitos colaterais, o surgimento de agonistas parciais e de antagonistas da morfina evidenciou que essa atuava via receptores. Obviamente, a existência de tais receptores levou à identificação dos peptídeos opioides endógenos, causando imenso avanço do conhecimento no campo da fisiologia e da farmacologia da dor.

4. CARACTERÍSTICAS FARMACOCINÉTICAS

A morfina (e os opioides a ela relacionados) é bem absorvida por via oral, subcutânea e intramuscular, por via pulmonar ou através da mucosa nasal. Pode-se também usar a via epidural ou intratecal, a fim de se obter analgesia por atuação em receptores opioidérgicos situados na substância gelatinosa da medula espinhal.

Devido ao metabolismo hepático de primeira passagem, quando a morfina é administrada por via oral, a dose necessária para obtenção da analgesia pode ser o dobro e até o triplo daquela utilizada por via parenteral.

A distribuição periférica é ampla, mas a penetração da morfina no SNC é limitada pela sua baixa lipossolubilidade. Por outro lado, substâncias mais lipossolúveis como a heroína, a codeína e a petidina penetram com facilidade no SNC. A analgesia obtida com morfina por via oral dura em torno de 4 horas. No entanto, a administração de pequenas doses por via epidural induz intensa analgesia que permanece por 24 horas. No caso dessa via, o uso de medicamentos mais lipossolúveis proporciona melhor resultado, visto que a droga tenderá a se manter no local da administração, não se difundindo pelo liquor e, portanto, evitando efeitos encefálicos indesejáveis como as náuseas e vômitos, a depressão respiratória e efeitos sobre o comportamento.

No homem, o metabolismo da morfina se dá principalmente por conjugação com ácido glicurônico, e sua meia-vida plasmática é de duas horas e meia a três horas. A eliminação da morfina é principalmente renal, ocorrendo 90% nas primeiras vinte e quatro horas, predominantemente sob a forma de metabólitos.

Há grande variação individual da dose necessária para a analgesia, devendo, contudo, ser lembrado que os dependentes desenvolvem tolerância a grandes doses de morfina. Habitualmente, o efeito analgésico de morfina, por via subcutânea ou intramuscular, é obtido com 10 mg; por via oral, é o dobro, da ordem de 20 mg; por via venosa, a dose é menor, de 2,5 mg a 5,0 mg.

O intervalo entre as doses depende do opioide escolhido. Por exemplo, enquanto para a morfina ou a petidina o intervalo recomendado é de 4 a 6 horas para a fentanila, na anestesia balanceada ele é bem menor, de uma a duas horas.

A administração de opioides via epidural ou intratecal é uma alternativa para a obtenção de analgesia intensa e duradoura, com menor risco de depressão respiratória. Uma única administração de 5 mg, via epidural ou 0,2 mg, via intratecal pode induzir analgesia por até 24 horas. Por meio de cateter pode ser feita a infusão contínua através de bomba de infusão. Fármacos mais lipossolúveis levarão a um efeito mais localizado do que a morfina, a qual tenderá a se difundir no líquido cefalorraquidiano.

Os fármacos opioides estão também disponíveis por outras vias como a transdérmica, sob a forma de adesivos, sublingual e até mesmo em forma de pirulito contendo fentanila, indicado para medicação pré-anestésica em crianças.

5. FARMACODINÂMICA E EFEITOS FARMACOLÓGICOS

Como os efeitos farmacológicos do ópio se devem principalmente à morfina, ela é considerada como o protótipo dos analgésicos opioides, e as propriedades dos demais compostos, análogos ou antagonistas, são descritas em comparação com a morfina.

Os efeitos mais proeminentes da morfina ocorrem devido à sua atividade no SNC e na musculatura lisa, embora os estudos mais recentes, identificando a ampla distribuição de peptídeos opioides endógenos e seus receptores, alertem sobre outras possíveis ações da morfina.

Com o auxílio da biologia molecular, verificou-se que os receptores opioides são do tipo serpentina, acoplados à proteína G. A ativação desses receptores pelos agonistas opioides provoca alterações nos canais iônicos e fosforilação de proteínas, o que resulta em efeitos inibitórios sobre a transmissão nervosa (Figura 5.3.3).

Assim, a ativação desses receptores causa: a) aumento da saída de potássio do meio intracelular; b) redução da entrada de cálcio nos neurônios; c) diminuição da liberação de neurotransmissores excitatórios (substância P, acetilcolina, noradrenalina, serotonina) na fenda sináptica.

5.1. Sistema nervoso central

A morfina causa fenômenos de excitação e de depressão no SNC, sendo os efeitos mais característicos: analgesia, sonolência, obnubilação, náuseas e, às vezes, vômitos, além de alterações do humor. Existe variação individual dos efeitos observados: em alguns indivíduos, pode causar torpor, dificuldade de raciocínio e de visão; em outros, intensa euforia e sensação de bem-estar.

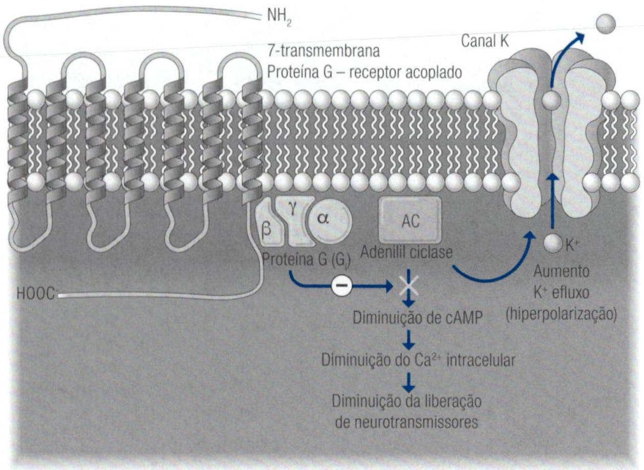

Figura 5.3.3. Representação esquemática do receptor opioide e os eventos celulares desencadeados por sua ativação. Fonte: Adaptada de: Gillen C.M., *et al.*, 1996.

5.1.1. Analgesia

O efeito analgésico induzido por substâncias opioides pode ser obtido sem alteração de outros sentidos como o tato, a visão e a audição. Frequentemente, os pacientes com dor e que usam a morfina relatam que ainda sentem o estímulo, mas que este não os incomoda. Isso porque os opioides alteram intensamente a resposta subjetiva ao estímulo doloroso, podendo não abolir o seu componente têmporo-espacial. Ou seja, o opioide aumenta a capacidade do indivíduo de suportar a dor, transformando essa sensação complexa (que tem um componente têmporo-espacial e um emocional) em uma sensação simples. O paciente sabe quando e onde está doendo, mas isso não mais o incomoda.

Por outro lado, os opioides podem deprimir não só a resposta ao estímulo doloroso, mas também suas vias aferentes. Há indicações de que o efeito analgésico opioide seja mediado por receptores *mi* e *capa*. Os primeiros, especialmente encefálicos, interfeririam na integração cortical e também comandariam vias descendentes inibitórias que atuariam ao nível espinhal. Por sua vez, os receptores *capa* são identificados no corno dorsal da medula, onde exercem seu efeito de inibição de liberação de mediadores do estímulo nociceptivo como a substância P. Esta é liberada na medula espinhal permitindo a passagem do impulso aferente periférico através da medula para o SNC. Portanto, o efeito inibidor de liberação de mediadores de dor, como a substância P, na medula, mediado especialmente por receptores *capa,* é um passo relevante no controle endógeno do processo doloroso e pode ser ativado por opioides exógenos, constituindo a medula um importante local de atuação dessas substâncias.

A obtenção de analgesia espinhal com opioides, por via epidural, restringe a ocorrência de efeitos colaterais. Por exemplo, evita a depressão respiratória do recém-nascido, durante a analgesia obstétrica.

5.1.2. Alterações comportamentais

Os agonistas opioides do tipo morfina induzem tranquilização, euforia, sensação de saciedade e outras sensações que funcionam como um reforço-incentivo para a autoadministração, podendo levar o indivíduo à dependência psicológica e fisiológica. No indivíduo dependente, ocorrem também alterações desagradáveis como a impotência funcional, perturbações digestivas e outras. Mesmo assim persiste estado de intensa dependência à droga, visto que esses efeitos adversos ocorrem mais tardiamente, enquanto os agradáveis são induzidos rapidamente, funcionando, pois, como reforço positivo para novas administrações.

O mecanismo de estimulação dos circuitos de recompensa por opioides, em parte, parece se dever à ativação de vias dopaminérgicas. Ao lado disso, os opioides inibem os disparos dos neurônios noradrenérgicos do loco cerúleo, os quais participam da reação de medo e desconforto diante de estímulos ameaçadores. Assim, a inibição desses estímulos, que funcionam como um reforço negativo, parece participar da sensação de indiferença e saciedade que os opioides causam, estimulando o comportamento de autoadministração e explicando a intensa e desagradável síndrome de abstinência induzida pelos opioides que, além dos sintomas físicos, caracteriza-se pelo profundo sofrimento psíquico. É interessante o fato de inibidores de transmissão noradrenérgica, como a clonidina, atenuarem os sintomas da síndrome de abstinência por opioides.

Os receptores *mi* estão envolvidos na dependência fisiológica, o que fica evidenciado pela precipitação da síndrome de abstinência quando agonistas *mi* são cronicamente administrados e posteriormente retirados. Por outro lado, agonistas *capa* induzem à autoadministração, mas sua retirada não precipita a crise de abstinência.

5.1.3. Alterações respiratórias

A morfina tem efeito depressor respiratório dose-dependente e mediado por receptores *mi,* que já é clinicamente evidente em doses terapêuticas utilizadas para a indução de analgesia.

Os opioides deprimem centros pontinos e bulbares responsáveis pelos movimentos respiratórios, diminuindo sua responsividade à pCO_2 e interferindo em todas as fases da respiração. A respiração tipo Cheyne-Stokes (fases de apneia intercaladas por hiperpneia) é característica da intoxicação por morfina. Mesmo consciente, o paciente permanece em apneia, a menos que se ordene que ele respire, indicando comprometimento do controle tanto autônomo quanto voluntário da respiração. A consequência mais grave na intoxicação por opioides é a morte devida à insuficiência respiratória.

A codeína, a morfina e outros opioides têm poderoso efeito antitussígeno, havendo indicação de que esse efeito possa ser dissociado do efeito analgésico e depressor respiratório. O efeito antitussígeno estaria relacionado a outro receptor que não o *mi.* Há substâncias opioides, como a codeína, que são potentes antitussígenos, fracos analgésicos e praticamente não induzem depressão respiratória.

Paradoxalmente, a morfina é capaz de aliviar a dispneia de qualquer origem, especialmente porque diminui a excitabilidade do centro respiratório. A morfina melhora a "sensação de falta de ar" (dispneia), mas diminui a ventilação pulmonar e suprime a tosse; por isso, tem indicação terapêutica na dispneia paroxística por insuficiência ventricular esquerda, com ou sem edema do pulmão.

A morfina pode causar intensa broncoconstrição por seu efeito espasmódico sobre a musculatura lisa e também mediante a liberação de histamina, via desgranulação de mastócitos.

5.1.4. Náuseas e vômitos

Os analgésicos opioides estimulam a zona quimiorreceptora desencadeadora bulbar, induzindo náuseas que podem ser seguidas de vômitos. Esse efeito parece ser secundário à estimulação dopaminérgica. Essa estimulação central não restringe o uso oral uma vez que a êmese não ocorre com todos os usuários.

5.2. Globo ocular

A miose, tão intensa que ocasiona pupila puntiforme, é sinal característico da intoxicação por opioide no homem. Essa miose é secundária à estimulação parassimpática, pois é inibida pela atropina. É interessante notar que não há desenvolvimento de tolerância a esse efeito, sendo, portanto, um sinal presente tanto da intoxicação aguda quanto crônica por opioide.

5.3. Efeitos endócrinos

Os opioides induzem alterações endócrinas importantes, sugerindo um papel tônico regulador dos peptídeos opioides endógenos sobre determinadas secreções. Notadamente, a morfina estimula a liberação de prolactina e inibe a secreção de gonadotrofinas, efeitos que surgem com dose inferior à analgésica.

O papel modulador exercido por opioides endógenos é também detectado sobre a diurese. É sabido que a morfina exerce efeito antidiurético em dose analgésica e tal efeito, pelo menos em parte, é devido ao aumento da secreção de vasopressina, mediado por receptores *mi.* Experimentalmente, no rato, baixas doses de morfina como também agonistas de receptores *capa* são capazes de induzir diurese. Portanto, é provável que um balanço entre a ativação de receptores *mi* e *capa* exerça efeito modulador sobre a secreção de vasopressina.

A morfina causa diminuição do metabolismo basal, o que constitui uma das justificativas de seu uso em medicação pré-anestésica. Pode também produzir hiperglicemia, embora essa manifestação seja inconstante.

Não se pode descartar a participação de mecanismos mediados em nível periférico nos efeitos induzidos pelos opioides, tendo em vista a ocorrência de peptídeos opioides e seus receptores em locais estratégicos, como a medula adrenal e intestinos.

5.4. Aparelho cardiovascular

Complexos efeitos podem surgir da atuação dos opioides sobre os reflexos cardiovasculares, tanto centrais quanto periféricos. Entretanto, se utilizados como analgésicos em pacientes sem problemas cardiovasculares, as alterações sobre pressão arterial e coração não são significativas.

A morfina e opioides relacionados tendem a causar vasodilatação, com consequente hipotensão ortostática, sem interferência importante na função cardíaca. A vasodilatação, em parte, é devida à ação da histamina liberada pelos opioides. A administração de morfina agrava o quadro de choque circulatório de diversas origens, sendo sabido que a naloxona é benéfica no quadro, confirmando o papel dos opioides endógenos na gênese da sintomatologia do choque circulatório.

A morfina se mostra muito útil no tratamento de pacientes coronariopatas, no quadro de edema pulmonar, e mesmo como efeito anestésico, em altas doses, em pacientes cardiopatas de alto risco, pois proporciona vasodilatação, analgesia e sedação, sem, contudo, causar depressão cardíaca. A ausência de depressão cardíaca por alguns opioides como morfina e buprenorfina, associada à vasodilatação e seus efeitos analgésico e sedativo, as recomenda para pacientes com coronariopatia, no quadro de edema pulmonar e mesmo para a obtenção de anestesia em pacientes de alto risco associado a cardiopatias.

No entanto, a morfina é contraindicada no *cor pulmonale* e em pacientes com elevada pressão intracraniana. A depressão respiratória, induzida pelos opioides, com consequente acúmulo de CO_2, resulta em vasodilatação e elevação da pressão do líquido cefalorraquidiano. Esse quadro pode ser corrigido por ventilação artificial.

5.5. Musculatura lisa

A morfina tem ação espasmogênica sobre a musculatura lisa do aparelho digestivo, ureteres, bexiga, útero e trato biliar, aumentando o tono, mas diminuindo a motilidade. Há também diminuição de secreções, o que causa retardo na digestão e inibição da transferência de líquidos e eletrólitos, contribuindo para o efeito antidiarreico. Essas ações sobre o músculo liso do intestino induzem a constipação intestinal, o que justifica o uso secular do ópio no controle da diarreia.

O aumento do tono no trato urinário e biliar causado pela morfina pode precipitar ou exacerbar cólicas renais e biliares. A micção pode ficar dificultada apesar da sensação de urgência para urinar.

Alguns opioides, entre eles a petidina, não apresentam efeito espasmogênico tão nítido quanto a morfina. Por outro lado, a loperamida e o difenoxilato são extremamente eficazes em relação a esse efeito.

5.6. Tolerância e dependência fisiológica

Há desenvolvimento de tolerância a vários efeitos dos opioides como analgesia, depressão respiratória e euforia. O dependente de opioides tolera grandes doses, mais de dez vezes superiores à dose medicamentosa habitual.

Quando em abstinência, a tolerância é parcialmente revertida. Se a um dependente, após período sem opioides, for administrada a dose à qual estava habituado, podem ocorrer sintomas de intoxicação, inclusive depressão respiratória e morte. Essa é a causa mais comum da morte por *overdose*, induzida por opioides.

No entanto, não há tolerância ao efeito espasmódico exercido sobre a musculatura lisa. No usuário crônico de morfina, é comum a miose, a constipação intestinal e a retenção urinária.

O mecanismo para o surgimento da tolerância no caso dos opioides não está completamente elucidado. É provável que haja uma subsensibilização dos receptores ocasionada pela sua ocupação contínua por substâncias exógenas, o que explica a tolerância cruzada entre diversas substâncias do grupo. Pode ser que ocorra a exacerbação de circuitos compensatórios levando à tolerância e também à dependência fisiológica, ou seja, uma vez retirado o opioide de um usuário crônico, ele apresenta sintomas que seriam a manifestação da exacerbação de processos compensatórios dos efeitos dos opioides, caracterizando a síndrome de abstinência. Para que esta não ocorra, o indivíduo se vê compelido a usar novamente a droga, ou seja, está fisicamente dependente da presença do opioide e essa dependência física é um reforço para a dependência psíquica.

6. PRINCIPAIS OPIOIDES

6.1. Agonistas analgésicos

O principal uso terapêutico da morfina e agonistas com atividade semelhante é para causar analgesia em presença de dores moderadas a severas, especialmente de origem visceral. Por induzirem analgesia e sonolência, os analgésicos opioides são denominados também de hipnoanalgésicos.

6.1.1. Analgésicos opioides naturais

A morfina é o principal fármaco extraído do ópio, ocorrendo nele na concentração aproximada de 10%. De utilização milenar, é o alcaloide mais bem estudado dos opioides naturais de origem vegetal.

A codeína é também encontrada no ópio e apresenta efeitos semelhantes aos da morfina. É um analgésico fraco, mas, se utilizado em associação com analgésicos do tipo AINE, tem seu efeito aumentado, com importante ação terapêutica. Convém lembrar que, embora raramente, pode causar dependência psíquica e física.

6.1.2. Analgésicos opioides semissintéticos

Os derivados semissintéticos são geralmente obtidos por transformação química feita na estrutura da morfina e da codeína, com finalidade de obter compostos tão ativos, mas menos tóxicos e, principalmente, desprovidos do efeito aditivo da morfina. Todavia, esse objetivo ainda não foi alcançado. Nesse grupo de substâncias estão a heroína, a buprenorfina e a etorfina.

A heroína é a 3,6-diacetilmorfina, obtida por acetilação das oxidrilas fenólica e alcoólica da molécula de morfina. O produto chegou mesmo a ser comercializado nos Estados Unidos, no início do século XX, como analgésico e antitussígeno inofensivo. Todavia, além de ter propriedades mais intensas que a morfina (mais analgésica e mais euforizante), a heroína é biotransformada por esterases que a hidrolisam facilmente, deslocando os grupos acetila e originando morfina.

A incidência de vício é maior, levando rapidamente o indivíduo a uma dependência grave e intensa. Por isso, sua produção foi proibida por órgãos controladores da Organização Mundial da Saúde. A que existe no mercado é de fabricação ilegal e, geralmente, impura.

A buprenorfina é um analgésico semissintético 25 a 50 vezes mais potente do que a morfina e os efeitos como depressão respiratória demoram mais a aparecer do que o efeito analgésico. Por isso, é mais segura e com menor capacidade de causar dependência, além de provocar uma crise de abstinência menos severa. Essa substância se comporta como agonista parcial do receptor *mi*, podendo precipitar crise de abstinência em dependentes de morfina, e pode ser útil na reversão de depressão respiratória induzida por opioides. Sua elevada potência deve estar relacionada a fatores farmacocinéticos, pois é muito lipossolúvel. É bem absorvida, inclusive por via sublingual, estando disponível também sob a forma de adesivos transdérmicos que exercem efeito prolongado.

A semissíntese de fármacos a partir da morfina originou um dos opioides mais potentes que se conhece, a etorfina. Essa substância se mostra até 10.000 vezes mais potente do que a morfina como analgésico, dependendo da espécie animal em que é utilizada. Seu uso se restringe à Medicina Veterinária, especialmente para imobilização de animais silvestres de grande porte, estando disponível para esse uso na África do Sul e Europa. A administração, feita através de dardo ou zarabatana, deve ocorrer em grande massa muscular, para evitar a absorção maciça da droga. A etorfina se constitui, pois, em verdadeira curiosidade farmacológica, devido à sua alta potência e seu uso na captura e manejo da fauna selvagem.

6.1.3. Analgésicos opioides de síntese

São produtos totalmente obtidos em laboratório, portanto não tendo origem a partir dos alcaloides do ópio. Dentre os numerosos compostos obtidos, destacam-se, pelo seu amplo uso em terapêutica: petidina, metadona, fentanila, sufentanila, remifentanila, alfentanila, nalbufina, tramadol e dextropropoxifeno.

A petidina é semelhante à morfina, embora cerca de cinco vezes menos ativa do que esta e com menor duração de efeito. A petidina é metabolizada rapidamente no organismo, em cerca de 5 horas, principalmente no hepatócito. Uma parte do composto sofre N-desmetilação dando norpetidina, enquanto outra parte é desesterificada por hidrólise, formando ácido petidínico. A norpetidina sofre também o mesmo fenômeno, dando ácido norpetidínico. Esses metabólicos se excretam, em parte, pela urina.

Menos sedativa do que a morfina, deprime tanto a respiração quanto esta, podendo também provocar a asfixia dos nascituros. Outras ações são semelhantes às da morfina e podem também levar à dependência, com certa facilidade. Administrada por via intravenosa, pode causar hipotensão, em parte pela liberação de histamina.

A metadona possui fórmula estrutural bem diferente da morfina, porém se assemelha a ela pela sua potência analgésica e por muitas outras propriedades. A metadona existe nas formas levógira e dextrógira, mas a encontrada no comércio é a racêmica (dl-metadona). A potência analgésica é devida principalmente ao levoisômero. A metadona tem capacidade analgésica mais ou menos igual à da morfina, com duração de ação um pouco maior, entre 4 a 6 horas, e sendo ativa por via oral. As ações emética e constipante são menores e também induzem depressão respiratória. Ao que parece, a tolerância se desenvolve com menor intensidade do que a da morfina, mas ela leva também à dependência.

Possui amplo uso como analgésico, por via oral, no alívio da dor em pacientes cancerosos, em fase terminal. Tem sido também empregada no tratamento de viciados em narcóticos ou, pelo menos, para diminuir o grau de dependência, como terapêutica de substituição.

A fentanila, quimicamente relacionada à petidina, é um potente agonista de receptor *mi*, sendo excelente analgésico, mas forte depressor respiratório. A potência analgésica da fentanila (cerca de 80 vezes maior do que a da morfina) permite que ela seja utilizada em procedimentos cirúrgicos, associada a sedativos como benzodiazepínicos e a anestésicos gerais. A grande vantagem do uso da fentanila é o indivíduo permanecer consciente, cooperativo, e não haver comprometimento cardiovascular. Por outro lado, a depressão respiratória inerente aos opioides, associada à necessidade do uso de relaxantes musculares quando há necessidade de bom relaxamento, exige cuidadosa monitoração da respiração do paciente. O efeito analgésico (e depressor respiratório) pode ser duradouro, dependendo da dose administrada.

A sufentanila é mais potente que a fentanila, sendo importante na prática anestésica, e a remifentanila possui a vantagem de ter início de seu efeito rápido e meia-vida curta.

O dextropropoxifeno é útil em dores leves e moderadas, por via oral ou parenteral, mas a ação analgésica, em termos de resposta clínica, é inferior à da codeína. Geralmente é associado a analgésicos antipiréticos como o ácido acetilsalicílico, resultando numa potenciação do efeito das drogas associadas. Existem duas variedades estereoisômeras: o levopropoxifeno, que possui atividade antitussígena, mas não analgésica, e o dextropropoxifeno, que é, sobretudo, analgésico. O produto injetável pode provocar dependência física. É agonista *mi*, estruturalmente relacionado à morfina, podendo causar, qualitativamente, os mesmos efeitos que esta.

O tramadol é uma substância sintética que, ao ser biotransformada, origina um metabólito desmetilado mais potente, ambos com atuação em receptores *mi*, sendo que a afinidade por esse receptor é muito menor que a da morfina, codeína ou dextropropoxifeno. No entanto, o tramadol é um eficiente analgésico, provavelmente porque atua também por meio de outros mecanismos, como a liberação de serotonina e a inibição de recaptação de noradrenalina. É relevante notar que seu efeito analgésico não é totalmente antagonizado por naloxona.

6.2. Agonistas antitussígenos

A codeína é caracterizada por sua eficácia antitussígena. É a 3-metilmorfina, isto é, a morfina metilada na posição 3 (Figura 5.3.4). Bem absorvida pelo trato gastrintestinal, no organismo uma parte da codeína é desmetilada oxidativamente pela ação do CYP-450, dando morfina. Outra porção se transforma em norcodeína e ambas são eliminadas pela urina, após sofrer processo de conjugação com o ácido glicurônico.

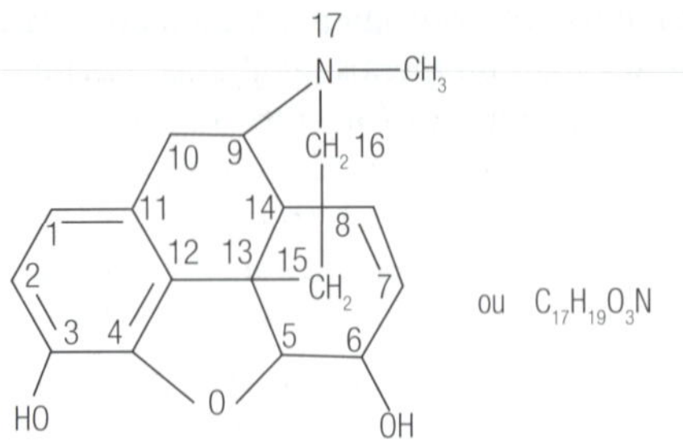

Figura 5.3.4. Estrutura química da morfina e algumas consequências causadas por modificações.

Possui, qualitativamente, as propriedades farmacológicas da morfina, mas não quantitativamente, pois é cerca de seis vezes menos analgésica do que esta última. A sua ação sobre os tratos gastrintestinal e urinário é também menor, causando menos náuseas e constipação. Deprime menos a respiração. O uso abusivo de xaropes que contêm codeína é comum entre os usuários de drogas. Devido à sua potência como antitussígeno, pode ser usada em doses que a tornam um fármaco de efeito bastante específico.

O dextrometorfano é uma substância sintética, praticamente desprovida de efeito analgésico ou depressor respiratório, quando utilizado como antitussígeno; apresenta potência semelhante à da codeína. A dissociação de efeitos opioidérgicos vista com o dextrometorfano e o fato de seu efeito antitussígeno não ser antagonizado pela naloxona são indícios de que a inibição do reflexo da tosse pode ser mediada por mecanismos diversos dos mediados por opioides. Em estudos, a naloxona não bloqueou o efeito antitussígeno da codeína em gatos, evidenciando outros prováveis mecanismos de ação desse opioide para causar o efeito antitussígeno.

6.3. Agonistas-antagonistas

Várias substâncias opioides apresentam afinidade por mais de um receptor, podendo ativar uns e bloquear outros. São denominados agonistas-antagonistas. Em outros casos, a atividade é baixa, ou seja, o fármaco é um agonista parcial, e a associação com outro de maior eficácia resulta em dualismo.

Durante muitos anos a nalorfina e o levalorfano, por serem agonistas parciais de receptores *mi*, foram utilizados como único recurso para reverter a depressão respiratória grave nos indivíduos intoxicados por opioide.

A nalbufina é um opioide sintético com atividade agonista-antagonista e possui potência analgésica semelhante à da morfina, principalmente por atuar como agonista de receptores *capa*. É agonista parcial de receptores *mi* e, quando utilizada em dependentes de morfina, precipita a crise de abstinência, caracterizando seu dualismo. Embora ocorra raramente, pode induzir dependência. Um procedimento útil para minimizar esse fato é intercalar a administração de nalbufina com a de analgésicos anti-inflamatórios não esteroides (AINEs), por exemplo, no pós-operatório que necessite de potente efeito analgésico.

Outra droga bastante utilizada, pertencente a esse grupo, é a buprenorfina.

6.4. Antagonistas

Fármacos como naloxona e naltrexona têm grande afinidade pelos receptores opioidérgicos e não apresentam atividade nestes, portanto, funcionam como antagonistas puros.

A naloxona é uma substância que apresenta grande semelhança estrutural com a morfina (Figura 5.3.4). Como bloqueador de receptores opioidérgicos, a naloxona reverte a ação depressora dos opioides. Apresenta afinidade dez vezes maior para os receptores *mi* do que para os receptores *capa*. Quando utilizada em indivíduos dependentes, precipita a crise de abstinência, mostrando caracteristicamente seu efeito inibitório sobre os receptores *mi*. Entretanto, em indivíduos normais, não causa nenhum efeito proeminente, a não ser que os sistemas opioidérgicos endógenos tenham sido ativados. Sendo assim, ela diminui a tolerância nos indivíduos com elevado limiar à dor, inibe parcialmente a analgesia induzida pelo exercício, pelo estresse, por estimulação elétrica e pela acupuntura e, experimentalmente, reverte os sintomas do choque circulatório de diversas etiologias.

Quando utilizada por via parenteral, a potência da naloxona é 100 vezes maior do que por via oral. Isso porque, apesar da boa absorção, o metabolismo hepático inativa grande parte do fármaco administrado por via oral. Por via intravenosa, suprime a euforia produzida por uma dose de heroína 10 vezes maior e o efeito dura em torno de 4 horas. A naloxona é útil nos casos de intoxicação aguda por agonistas opioides, na confirmação da dependência por essas mesmas drogas e potencialmente útil na reversão do quadro de choque circulatório de diversas etiologias. Vale lembrar que sua utilização em pacientes que sejam fisicamente dependentes de opioides precisa ser muito cautelosa devido ao risco de precipitar a crise de abstinência, quadro grave e potencialmente fatal.

A naltrexona é indicada como auxiliar no tratamento da dependência por opioides.

7. RELAÇÃO ESTRUTURA QUÍMICA E ATIVIDADE

A estrutura química da morfina (Figura 5.3.4) consta de um núcleo fenantrênico, um anel piperidínico com N terciário, duas hidroxilas (uma alcoólica e outra fenólica) e uma função eteróxido. Muitos opioides são variações dessa estrutura, com substituições no N e nas hidroxilas, principalmente:

a. A substituição do H por CH_3 feita na hidroxila fenólica (posição 3) atenua o efeito depressor central e aumenta o efeito antitussígeno.
b. A substituição do H por CH_3 na hidroxila alcoólica (posição 6) acentua os efeitos centrais, como também ocorre com o desaparecimento de dupla ligação na posição 7-8.
c. A substituição simultânea em ambas as hidroxilas do H por CH_3 reduz muito o efeito depressor, produzindo substâncias estimulantes como é o caso da tebaína, originada do ópio, um analgésico de pequena potência e que causa convulsões. Por outro lado, a tebaína é precursora de substâncias como a etorfina, analgésico 400 vezes mais potente que a morfina.
d. O aumento da cadeia alifática presa ao N (posição 17) diminui a eficácia, podendo se obter agonistas parciais e antagonistas (nalorfina e naloxona, respectivamente).

Tabela 5.3.3. Substâncias opioides quimicamente relacionadas à morfina.

Nome	Radicais e posições			
	3	6	17	Outras
Codeína	OCH_3	= 0	CH_3	-
Heroína	$OCOCH_3$	$OCOCH_3$	CH_3	-
Tebaína	OCH_3	OCH	-	Dupla entre C6 e C7
Nalorfina	OH	OH	$CH_2CH{=}CH_2$	Dupla entre C8 e C14
Naloxona	OH	= 0	$CH_2CH{=}CH_2$	2H em C7 e C8, OH em C14
Buprenorfina	OH	OCH_3	CH_2	2H em C7 e C8, OH em C14, endoenteno entre C6 e C14
Nalbufina	OH	OH	Ciclobutilmetil	2H em C7 e C8, OH em C14

8. INDICAÇÕES TERAPÊUTICAS

Os agonistas opioides têm indicações terapêuticas diversas, baseadas em seus efeitos farmacológicos sobre a sensação dolorosa, a tosse, a motilidade intestinal e o aparelho cardiovascular.

Sem dúvida, a principal indicação dos agonistas opioides é como analgésico nos casos de dores viscerais, muito intensas e/ou acompanhadas de agitação e angústia. Eles apresentam boa eficácia no tratamento da dor crônica oncológica e não oncológica, de intensidade moderada a severa.

Nessa indicação, o médico precisa obedecer a determinados princípios:

- Pesar a real necessidade de seu uso.
- Lembrar que o analgésico não fará desaparecer a causa da dor, mas poderá mascarar quadros agudos, dificultando a anamnese.
- Há o risco da ocorrência de tolerância e dependência psicológica e fisiológica. Portanto, o cuidado deve ser maior nos quadros que exigirão uso prolongado ou repetido. A escolha das doses, do intervalo entre elas e da via de administração são fatores importantes para que se obtenha o efeito terapêutico com menor risco de induzir à dependência.
- É importante manter o estado de analgesia, evitar picos de concentração plasmática e evitar a automedicação.
- É preciso lembrar que a dor é uma sensação complexa e que o componente emocional é de grande importância. Por isso, o médico que consegue dar apoio psicológico ao seu paciente poderá levá-lo a necessitar de doses menores de opioide. Além disso, a resposta individual à dor é muito diferente e, portanto, há necessidade de adequar a dose a cada paciente.
- Por fim, é válido o uso de métodos não ortodoxos de obtenção de analgesia como a acupuntura e a TENS (Estimulação Elétrica Nervosa Percutânea), os quais provavelmente mobilizam opioides endógenos.

Os opioides podem ser usados em procedimentos cirúrgicos em pacientes nos quais é conveniente evitar a depressão da função cardíaca induzida pelos anestésicos gerais. Nesse caso, normalmente associados a tranquilizantes e anestésicos, constituindo uma anestesia balanceada. Ao lado da profunda analgesia, o estado de torpor e sedação será desejável. Utilizados com frequência na medicação pré-anestésica, durante o procedimento cirúrgico e também na analgesia pós-cirúrgica.

Na obstetrícia, a sufentanila e a remifentanila têm grande utilização na anestesia peridural, em associação com anestésicos locais. A fentanila e sufentanila também são bastante eficazes no controle da dor pós-operatória, sendo utilizadas em associação com anestésicos locais de longa ação em bloqueio periférico, bloqueio peridural e subaracnóideo em analgesia controlada pelo paciente (ACP) por meio de bomba de infusão, apresentando menos efeitos colaterais para o paciente, como sedação, enjoos e prurido.

A morfina, a fentanila e o tramadol são amplamente utilizados na medicina veterinária como analgésicos e na anestesia balanceada, principalmente em cães e equinos.

A analgesia pelos opioides, inclusive como auxiliar em anestesia, implica sempre o risco de depressão respiratória. A propósito, a utilização desses fármacos na analgesia obstétrica traz o risco da depressão respiratória no neonato.

O dextropropoxifeno possui baixa potência analgésica, sendo utilizado frequentemente em associação com outros analgésicos. Seu uso abusivo, apesar de apresentar risco bem menor do que a morfina, também pode induzir dependência.

Um exemplo de contraindicação para morfina é a cólica renal. Seu efeito espasmódico sobre a musculatura lisa pode intensificar a dor. Nesse caso, a petidina é mais indicada. A morfina também é contraindicada em quadros patológicos em que há comprometimento da respiração. Entretanto, uma utilização terapêutica correta da morfina, à primeira vista paradoxal, é na dispneia secundária à insuficiência cardíaca. Na dispneia devida à insuficiência do ventrículo esquerdo e no edema pulmonar, vários efeitos da morfina são importantes: a vasodilatação induzindo à queda da resistência vascular e do retorno venoso, diminuindo a sobrecarga para o coração; a queda do consumo de O_2 pelo miocárdio; o efeito analgésico e sedativo, diminuindo o medo e a ansiedade; a diminuição da excitabilidade do centro respiratório e a supressão da tosse.

Os agonistas opioides apresentam efeito antitussígeno, o qual, de certa forma, é dissociado do efeito analgésico e depressor respiratório. A codeína, em doses nas quais provoca efeito antitussígeno por via oral, é praticamente destituída de ação analgésica e não causa dependência. Entretanto, em dose elevada, deprime o SNC. Vale lembrar que o dextrometorfano, opioide de síntese, é antitussígeno desprovido de efeito analgésico.

O efeito constipante do ópio constitui sua primeira utilização terapêutica e ainda hoje há preparações de ópio para essa finalidade (elixir paregórico). O efeito constipante da morfina se manifesta em dose menor que a necessária para promover analgesia, de tal modo que preparações de ópio, por via oral, são eficazes para tal finalidade. Atualmente, a tendência é que preparações de ópio sejam substituídas por substâncias opioides sintéticas utilizadas exclusivamente com finalidade constipante, como a loperamida e o difenoxilato. Ambos são pouco solúveis na água, penetram mal no

SNC e o efeito euforizante é praticamente inexistente. São usados por via oral e atuam por diminuir a motilidade e inibir as secreções, podendo causar cólicas espasmódicas.

Os antagonistas opioides como a naloxona têm indicação quando se deseja a reversão da depressão respiratória presente na intoxicação aguda por opioides. O uso deve ser cauteloso se o indivíduo for dependente de opioides, pois haverá a precipitação de crise de abstinência. Esse fato, aliás, pode ser utilizado como diagnóstico de dependência a opioides. A observação experimental de que a naloxona reverte o choque circulatório de diversas etiologias a faz potencialmente útil nesse quadro patológico.

9. TOXICIDADE AGUDA E DEPENDÊNCIA AOS OPIOIDES

9.1. Toxicidade aguda

A toxicidade aguda pela morfina e opioides análogos tem três sinais característicos: pupilas puntiformes, depressão respiratória e coma. Além desses sintomas, há secura da boca, analgesia, hipotensão arterial, hipotonia muscular, oligúria, respiração tipo Cheyne-Stokes, cianose.

A reversão do quadro é obtida com agonistas parciais ou com antagonistas de receptores *mi*, como a naloxona. Esta deve ser administrada por via venosa, em pequenas doses sucessivas. A melhora é tão nítida que confirma o diagnóstico.

Entretanto, caso o quadro de intoxicação aguda seja em usuário crônico de opioides, o uso da naloxona irá precipitar a síndrome de abstinência, que pode ser grave e que não será facilmente controlável em presença do antagonista.

9.2. Toxicidade crônica: dependência

A morfina, a heroína e outros opioides provocam dependência fisiológica e dependência psicológica, que surge pelo reforço positivo que é dado pela sensação de bem-estar, de euforia e de saciedade que aquelas substâncias induzem, bem como pelo quadro de desconforto físico provocado pela falta da droga (síndrome de abstinência).

A dependência psicológica à morfina e seus análogos é, principalmente, devida à sua capacidade de reduzir a sensibilidade tanto a estímulos psicológicos quanto a físicos, além da sensação de euforia inicial que produzem. Essas drogas obscurecem o medo, a tensão e a ansiedade. Sob a ação de morfina, o indivíduo se torna letárgico e indiferente aos estímulos do meio ambiente.

A sensação de saciedade, causada pela inibição de reflexos e impulsos, leva o indivíduo à indiferença, alheamento e passividade em relação às coisas e pessoas que o cercam, interessando-lhe apenas os meios para obter a droga, inclusive para evitar os sintomas que caracterizam a síndrome da abstinência, que é consequência da dependência fisiológica.

No indivíduo fisicamente dependente, ocorrem alterações desagradáveis como constipação intestinal, impotência sexual funcional, amenorreia, tremor muscular, insônia e agitação. A dependência física e a tolerância aos opioides se devem às alterações celulares importantes relacionadas à ativação frequente do receptor *mi*, causada pela presença do agonista.

A síndrome de abstinência se caracteriza por nervosismo, ansiedade, sonolência, bocejos, movimento dos olhos e nariz, sudorese, rinorreia, pele arrepiada ("pele de peru"), contrações musculares, dores intensas nas costas e nas pernas, "lampejos" de calor e frio, vômito, diarreia, taquipneia, aumento de pressão arterial e da temperatura, além de intenso sofrimento psicológico.

A intensidade e a duração dos sintomas citados dependem da droga e podem ser fatais. Em geral, os sintomas se iniciam 8 a 12 horas após a última dose, alcançam o pico entre 36 e 72 horas e duram 5 a 10 dias. Entretanto, fraqueza, insônia, nervosismo e dores musculares podem persistir por semanas.

O grau de dependência e a rapidez com que ela se instala variam de uma substância para outra, estando relacionados ao grau de euforia que a droga induz, à facilidade de penetração no SNC, à duração do efeito da droga, à intensidade dos sintomas desagradáveis da síndrome da retirada e também à variabilidade individual.

A dependência a opioides, em seu grau mais alto, é caracterizada, além da dependência física e psíquica, pela procura compulsiva da droga. O dependente perde noção das restrições sociais, valendo-se de qualquer meio para adquirir a droga, inclusive prostituição ou roubo.

Opioides de menor efeito euforizante e de efeito mais duradouro como a metadona e a buprenorfina são utilizados no tratamento da dependência ou intoxicação crônica pelas substâncias desse grupo, fazendo-se a substituição paulatina da droga causadora da dependência por estas. A metadona causa uma síndrome de abstinência menos desagradável e menos arriscada, quando retirada após o processo de substituição progressiva. O antagonista naltrexona, a clonidina (agonista α-2 adrenérgico) e a troca por opioides menos potentes são recomendados, além de psicoterapia e apoio psicossocial.

Como o uso de opioides como droga viciante é, geralmente, por via parenteral, é preciso acrescentar como efeitos prejudiciais da dependência os riscos de infecção, embolia, abscesso e esclerose. Com relação ao risco de o usuário crônico de opioides contrair uma infecção, é interessante lembrar que não só poderá haver contaminação pelo uso inadequado de seringas e agulhas, como também porque sua defesa orgânica estará comprometida pela má alimentação decorrente da indiferença, característica do dependente de opioides a tudo que o cerca, inclusive alimentação. Torna-se, por isso, presa fácil para doenças infecciosas.

A dependência a opioides ainda não pôde ser dissociada do efeito analgésico. Entretanto, o aprofundamento no conhecimento dos mecanismos responsáveis pela analgesia opioidérgica, inclusive com possibilidade de efeito mediado perifericamente, poderá levar à obtenção desse medicamento ideal, ou seja, um analgésico opioide que não cause dependência.

A menor incidência de ocorrência de dependência será obtida se essas drogas forem utilizadas apenas nos casos com real indicação, evitando-se as vias parenterais e doses excessivas para que não ocorram altos níveis plasmáticos, utilizando-se as drogas de efeito mais duradouro e evitando-se a autoadministração, que reforça psicologicamente o processo de utilização posterior.

Convém salientar que a droga é apenas um dos fatores que induzem à dependência e nem sempre o mais relevante. Avulta em importância o fator social. O abuso de drogas é geralmente múltiplo. Um mesmo indivíduo experimenta alucinógenos, estimulantes ou narcóticos, tendendo a ficar na dependência do que é disponível. A atividade de traficantes também influi no desenvolvimento de vários tipos de dependência.

Finalmente, é preciso salientar que as maiores distorções de conduta social e a dependência mais grave e com alto grau de procura compulsiva pela droga são provocadas por fármacos opioides como heroína e morfina.

10. BIBLIOGRAFIA

ADAMS, R.H. *Farmacologia e Terapêutica em Veterinária*. Rio de Janeiro: Guanabara-Koogan, 2003. p. 1048.

BALBANI, A.P.S. Tosse – Neurofisiologia, métodos de pesquisa, terapia farmacológica e fonoaudiológica. *Int. Arch. Otorrhinolaryngol.*, v. 16, n. 2, 2012.

BICCA, R.; CAMPOS, V.R.; ASSIS, F.F.; PULCHINELLI, A. *Abuso e Dependência dos Opioides e Opiáceos - Projeto Diretrizes.* Associação Médica Brasileira, 2012.

BRUNTON, L.L.; KNOLLMAN, B.C.; CHABNER, B.A. In: Goodman & Gilman. *As Bases Farmacológicas da Terapêutica*. 12 ed. Porto Alegre: Artmed, 2012. p. 2112.

CHAVES, A; ABIMUSSI, C.J.X. Contenção de Grandes Felinos. *Alm. Med. Vet. Zoo.*, v. 1, p. 6-15, 2015.

FANTONI, D.T. Anestesia e Controle da Dor. In: FANTONI, DT & CORTOPASSI, SR. Anestesia em Cães e Gatos. São Paulo: Roca, 2002. p. 389.

GILLEN, C.M., *et al.* Affinity, potency and efficacy of tramadol and its metabolites at the cloned human mu-opioid receptor. *Eur J Pharmacol.* v. 316, n. 2-3, p. 369-72, 1996.

HOLADAY, J. N. Cardiovascular consequences of endogenous opiate antagonism. *Biochem. Pharmacol.*, v. 32, n. 4, p. 573-85, 1983.

KRAYCHETE, D. Opioides. In: PENILDON, S. *Farmacologia*. 7 ed. Rio de Janeiro: Guanabara-Koogan, 2006. p. 1369.

KUTLESIC, M. Epidural analgesia in labor: Specific characteristics, dilemmas and controversies. *Med. Pregl.*, v. 65, n. 9-10, p. 441-7, 2012.

LUTTI, M.N. *et al.* Analgesia controlada pelo paciente com fentanil ou sufentanil no pós-operatório de reconstrução de ligamentos do joelho: Estudo comparativo. *Rev. Bras. Anestesiol.*, v. 52, n. 2, p. 166-74, 2002.

PORTUGAL SANTANA, M.C.; ASSUMPÇÃO, G.G.; GOES, S.; SANTANA, M.A. Clonidine-induced diuresis and its relation to endogenous opioid peptides. *Arq. Bras, Med. Vet. Zootec*, Belo Horizonte, v. 46, p. 7-12, 1994.

PORTUGAL-SANTANA, P.; DORETTO, M.C.; TATSUO, M.A.K.F.; DUARTE, I.D.G. Involvement of prolactin, vasopressin and opioids in post-ictal antinociception induced by electroshock in rats. *Brain Res.*, v. 1003, n. 1-2, p. 1-8, 2004.

RANG, H.P.; DALE, M.M.; RITTER, J.M.; FLOWER, R.J.; HENDERSON, G. Farmacologia. 7 ed. Rio de Janeiro: Elsevier Editora Ltda., 2011. p. 769.

Parte 6
Sistema Nervoso Central

6.1.

Regulação Central da Atividade Motora

Sergio Seibel
Leonardo F. Caixeta
Moysés de Paula Rodrigues Chaves
Waldir Rocha de Azevedo Neto
Eduardo Bernardo Chaves Neto

Sumário

Colaboradores nas edições anteriores: Rinaldo Poncio Mendes, Osiris Esteves Pinto, Armando Alves e Sonia Maria Bourg.

I. ANTIEPILÉPTICOS

1. INTRODUÇÃO

A epilepsia é uma síndrome clínica caracterizada pela recorrência de crises convulsivas. A Liga Internacional contra a Epilepsia (ILAE, 2014) propôs que o diagnóstico deve ser feito se qualquer dos critérios abaixo estiver presente:

1. Pelo menos duas crises epilépticas espontâneas (i.e. não provocadas) ocorrendo com mais de 24 horas de intervalo.
2. Uma crise não provocada e uma probabilidade de novas crises semelhantes ao risco geral de recorrência após duas crises espontâneas (cerca de 75% ou mais).
3. Pelo menos duas crises num contexto de epilepsia reflexa.

Os primeiros relatos de crises convulsivas remontam a textos de 4000 a.C. As várias formas de tratamento empregadas ao longo da história incluíram desde o uso de poções, óleos, unguentos, banhos em estâncias, amuletos, enemas, galvanismo, dietas alimentares e exorcismos, até as abordagens medicamentosas e cirúrgicas atuais.

Existem atualmente cerca de 50 milhões de pessoas com epilepsia no mundo. A incidência é de 4-10 casos/1.000 habitantes, chegando a 7-14/1.000 habitantes em países com renda média e baixa, onde estão aproximadamente 80% dos casos. Uma explicação para essa diferença poderia ser a comorbidade com outros fatores que podem gerar danos neurológicos como, por exemplo, neurocisticercose, malária, trauma cranioencefálico, tocotraumatismo.

No Brasil, estudos sobre a epidemiologia da epilepsia são ainda escassos e, dentre os poucos existentes, destaca-se o de Marino (1986) que, estudando a população da zona urbana de São Paulo, relata uma taxa de prevalência de 11,9/1.000. É um transtorno que pode ser tratado a um custo muito baixo, com medicações disponíveis pelo Sistema Único de Saúde (SUS), mas, apesar disso, respondeu por mais de 33.000 óbitos no Brasil entre 1980 e 2003.

As manifestações clínicas da epilepsia são bastante variadas, uma vez que há vários subtipos da doença, com manifestações diversas, desde a clássica perda total da consciência com abalos e contrações musculares em todo o corpo (forma tônico-clônico generalizada), até a perda de consciência sem atividade motora anômala, como nas crises de ausência, passando pelas crises focais, nas quais o paciente pode apresentar diversas alterações neurológicas (motoras ou não) sem perder a consciência. A classificação mais aceita atualmente, da Liga Internacional contra a Epilepsia (ILAE), foi publicada em 2010 e esta é a sua atualização mais recente (2016):

I. Crises Generalizadas

- Motoras
  - Tônico-clônicas (em qualquer combinação)
  - Tônica
  - Atônica
  - Mioclônica
  - Mioclônica atônica
  - Clônica
  - Clônica-tônico-clônica
  - Espasmos epilépticos
- Ausência
  - Típica
  - Atípica
  - Mioclônica
  - Mioclonias palpebrais

II. Crises Focais

- Motoras
- Tônicas
- Atônicas
  - Mioclônicas
  - Clônicas
  - Espasmos epilépticos
  - Hipermotoras
- Não motoras
  - Sensoriais
  - Cognitivas
  - Emocionais
  - Autonômicas

III. Crises epilépticas não classificadas ou de início desconhecido

Inclui todas as crises que não podem ser classificadas em razão de dados incompletos ou inadequados e aquelas que não se encaixam em nenhuma das categorias citadas.

Neurobiologia da epilepsia

A epilepsia é a manifestação exterior de uma condição clínica subjacente que pode ser herdada ou adquirida ao longo da vida. Deste modo, além das epilepsias ditas idiopáticas, há aquelas com etiologias mais claramente identificáveis, que incluem:

- Trauma cranioencefálico
- Infecções do sistema nervoso central
- Neurocirurgias
- Doença cerebrovascular
- Neoplasias cerebrais
- Doenças degenerativas
- Esclerose hipocampal
- Doenças tóxicas
- Doenças metabólicas

O conhecimento da fisiopatologia das crises epilépticas é extremamente importante, uma vez que é com base nela que se compreende o mecanismo de ação das diversas drogas antiepilépticas (DAE).

O eletroencefalograma (EEG), desenvolvido por Hans Berger em 1929, veio contribuir enormemente para o diagnóstico e acompanhamento da evolução da epilepsia, bem como para a melhor caracterização das diversas apresentações clínicas da síndrome, uma vez que estas se correlacionam mais ou menos acuradamente com manifestações eletroencefalográficas específicas.

Nas sinapses, a transmissão excitatória (predominantemente mediada, além da acetilcolina, pelo glutamato e outros aminoácidos excitatórios) é balanceada pela neurotransmissão inibitória mediada pelo ácido gama-aminobutírico (GABA) e glicina. Consequentemente, drogas efetivas contra as crises convulsivas podem ser (não exclusivamente) estimulantes da neurotransmissão inibitória ou inibidoras da neurotransmissão excitatória.

Drogas que interferem na atividade GABAérgica frequentemente atuam por meio de um dos seguintes mecanismos:

- Interferem na síntese e degradação metabólica do neurotransmissor.
- Afetam as propriedades de liberação, incluindo aquelas mediadas por autorreceptores pré-sinápticos.
- Bloqueiam a recaptação do GABA.
- Aumentam o efeito do GABA em receptores pós-sinápticos.

Uma crise convulsiva é caracterizada por despolarizações prolongadas de membrana em várias células. Estas excitam descargas de potenciais de ação de alta frequência. Em razão da alta frequência das descargas e das correntes iônicas subjacentes a estas, grande quantidade de íons move-se através da membrana neuronal. Desse modo, o microambiente extracelular altera sua constituição. A concentração de K^+ aumenta a níveis próximos a 12 mMol/L, enquanto a concentração de Ca^{2+} pode cair a níveis de cerca de 0,6 mMol/L. A concentração de Na^+ cai a 10-20 mMol/L e a de Mg^{2+} pode cair a 0,3 mMol/L. Como consequência de tais alterações iônicas, o espaço extracelular pode reduzir-se. A acidificação do meio extracelular, que tem início após o desencadeamento dos mecanismos supracitados, eventualmente leva à interrupção da convulsão.

Dentro da terapêutica medicamentosa da epilepsia, os sais de brometo, introduzidos em 1857, deram início a uma nova era na qual agentes inegavelmente efetivos passaram a ser pesquisados e amplamente utilizados na prática clínica diária.

2. FENOBARBITAL E PRIMIDONA

O fenobarbital (Figura 6.1.1) é um derivado do ácido barbitúrico que, por sua vez, provém da condensação de ácido malônico e ureia. Em 1922 o fenobarbital foi introduzido na prática clínica como um hipnótico e tranquilizante e, no mesmo ano, Hauptman descreveu uma redução importante na frequência de crises convulsivas em pacientes tratados com a nova droga. Inicialmente o fenobarbital (na dose de 200 a 300 mg) mostrou-se efetivo em pacientes resistentes aos sais de brometo ou que não podiam tolerar seus efeitos colaterais. A primidona é um barbitúrico que é metabolizado em feniletilmalonamida e fenobarbital e, em geral, possui características comparáveis a este.

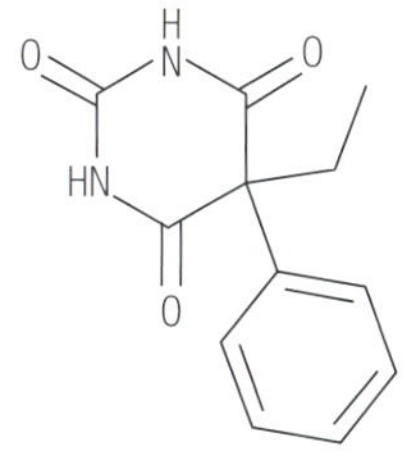

Figura 6.1.1. Estrutura química do fenobarbital.

2.1. Mecanismo de ação

A ação do fenobarbital é relativamente não seletiva e suas propriedades antiepilépticas provavelmente estão relacionadas à sua capacidade de limitar a propagação da atividade elétrica ictal, além de elevar o limiar convulsivo. Seu efeito antiepiléptico ocorre nas sinapses, tanto pela depressão da excitabilidade do glutamato quanto pelo aumento da inibição pós-sináptica GABAérgica.

2.2. Farmacocinética

A absorção do fenobarbital ocorre principalmente no intestino delgado, sendo variável após a administração oral dependendo de uma série de fatores, tais como: velocidade de esvaziamento gástrico, presença de alimentos ou outras drogas (o etanol, por exemplo, pode provocar um aumento importante na taxa de absorção).

A biodisponibilidade é alta, de cerca de 80% a 100% em adultos, independente da via de administração. A concentração plasmática máxima é atingida aproximadamente 2 horas após a administração por via oral e 4 horas após a injeção intramuscular.

As estimativas do volume de distribuição (VD) do fenobarbital variam consideravelmente. Em adultos, relataram-se VDs variando de 0,36-0,67 L/kg após administração intramuscular (IM), 0,42-0,75 L/kg após administração oral e 0,03 L/kg após administração endovenosa (EV) em voluntários adultos.

A distribuição do fenobarbital após a administração intravenosa (IV) parece ser bifásica. Inicialmente, o fármaco é rapidamente distribuído para órgãos de grande vascularização (p. ex., fígado, rim e coração). Durante a segunda fase, o fenobarbital alcança uma distribuição mais ou menos regular em todo o corpo, exceto no tecido adiposo. A droga penetra no cérebro de 12 a 60 minutos após a administração. A ligação proteica é relativamente baixa (45% a 60% à albumina). Logo, alterações na fração de ligação proteica no plasma pouco interferem na concentração de fenobarbital livre. O fenobarbital pode cruzar a placenta e é secretado no leite materno.

A meia-vida de eliminação do fenobarbital, a maior de todas as DAE, é de 24-140 horas e não é influenciada pela via de administração, mas sofre influências da taxa de fluxo e pH da urina, uma vez que a sua principal via de eliminação é renal. A eliminação obedece a uma cinética de primeira ordem e, portanto, independe da concentração sérica da droga.

No fígado, o fenobarbital é metabolizado em p-hidroxifenobarbital por uma reação de hidroxilação mediada por enzimas pertencentes ao sistema do citocromo P-450. Aproximadamente 8% a 34% da dose diária de fenobarbital são convertidos em p-hidroxifenobarbital, dos quais 6% a 87% são excretados sob a forma de conjugado glicuronado.

2.3. Terapêutica

Em países desenvolvidos, o uso do fenobarbital como DAE de primeira escolha é incomum devido aos efeitos adversos frequentes. Entretanto, em razão de sua eficácia comprovada e custo extremamente baixo, o fenobarbital ainda é droga de amplo uso no tratamento da epilepsia nos países em desenvolvimento.

Apresenta amplo espectro de ação, com eficácia na maior parte dos tipos de epilepsia. A posologia inicial para adultos é de 1-3 mg/kg/dia, com aumentos graduais até atingir-se uma dose de manutenção de 100-300 mg, que, devido a sua meia-vida longa, pode ser administrada uma vez à noite, em virtude de seu efeito sedativo.

2.4. Efeitos adversos

Déficits cognitivos e alterações comportamentais são as principais preocupações no uso do fenobarbital, principalmente em crianças. Pode ainda haver queixas de déficits de memória, sedação e dificuldade para concentrar-se. O uso crônico da droga pode cursar com alterações nas características faciais e contratura de Dupuytren. Outros efeitos adversos podem ocorrer, tais como: ataxia, astenia, *rash* cutâneo, hipofolatemia, agranulocitose, dermatite alérgica, síndrome de Stevens-Johnson, anemia aplásica, insuficiência hepática e trombocitopenia.

2.5. Interações medicamentosas

Barbitúricos em geral, quando associados ao álcool, podem elevar a duração e a intensidade da depressão do sistema nervoso central e respiratório. A dose letal de fenobarbital é 50% menor quando associado ao álcool.

Sabe-se que o fenobarbital, principalmente por indução de enzimas do grupo CYP3A4, pode reduzir o efeito de anticoagulantes, betabloqueadores, antipsicóticos (nestes, contudo, aumenta a sedação), alguns corticosteroides, digitoxina (mas não digoxina), lidocaína, nifedipino e anticoncepcionais hormonais orais.

O uso conjunto com benzodiazepínicos normalmente potencializa a sedação dessas drogas, porém pode haver um aumento no *clearance* dos diazepínicos por indução enzimática da CYP3A4.

O valproato de sódio pode aumentar as concentrações plasmáticas de fenobarbital em até 25%, potencializando a sedação e outros efeitos adversos.

Os antidepressivos tricíclicos (amitriptilina, imipramina, clomipramina) diminuem o limiar convulsivo e podem, dessa forma, antagonizar os efeitos anticonvulsivantes do fenobarbital.

3. FENITOÍNA

Sintetizada por Biltz em 1908, a fenitoína, um composto hidantoínico estruturalmente similar aos barbitúricos (Figura 6.1.2), foi introduzida na prática clínica em 1938, quando seu sucesso como DAE foi devido tanto à sua eficácia no controle de amplo espectro de crises convulsivas, quanto ao baixo nível de sedação que ela provoca.

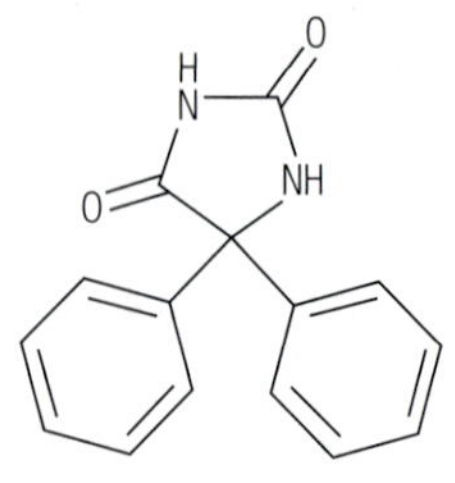

Figura 6.1.2. Estrutura química da fenitoína.

3.1. Mecanismo de ação

A fenitoína age inibindo a formação da atividade elétrica paroxística que caracteriza o foco epiléptico por bloqueio da potencialização pós-tetânica (que consiste no aumento dos potenciais de ação pós-sinápticos pela estimulação sináptica repetitiva). O efeito farmacológico da fenitoína ocorre pelo bloqueio de canais de membrana de sódio, impedindo a entrada deste íon no neurônio, bloqueando, assim, a despolarização.

3.2. Farmacocinética

A fenitoína, administrada por via oral ou IV, é pouco absorvida no estômago por ser relativamente insolúvel no suco gástrico. No duodeno e restante do intestino delgado, o pH mais alto (em torno de 7-7,5) permite que a fenitoína se dissolva e seja absorvida.

Após a absorção, 70% a 95% das moléculas de fenitoína ligam-se a proteínas plasmáticas. Poucos minutos após a infusão IV, a fenitoína alcança volume de distribuição de cerca de 0,8 L/kg. Os níveis de fenitoína no liquor e leite materno são iguais a sua fração livre. A fenitoína é metabolizada no fígado principalmente pelo sistema citocromo P-450. É importante ressaltar que, devido à sua cinética (de ordem zero), os níveis plasmáticos do fármaco elevam-se desproporcionalmente em relação aos aumentos na dose administrada.

Até 95% da fenitoína são excretados na forma de seus metabólitos, quais sejam, hidantoínas e di-hidrodiol. Menos de 2% são excretados inalterados na urina e menos de 1% no suor. A meia-vida de eliminação do fármaco varia de 10 a 40 horas, dependendo do nível plasmático.

3.3. Terapêutica

A fenitoína é indicada para o tratamento de crises focais e secundariamente generalizadas, porém não deve ser utilizada em epilepsias generalizadas.

Em pacientes virgens de tratamento, o estabelecimento da dose deve ser feito de maneira gradual, visando atingir concentrações plasmáticas de 10-15 mcg/ml. As doses iniciais podem ser de 5-10 mg/kg/dia divididas em até três tomadas. Em crianças, essa dose frequentemente deve ser maior, uma vez que o metabolismo do fármaco é mais rápido nestas em relação aos adultos.

3.4. Efeitos adversos

Todas as principais DAE podem causar prejuízos cognitivos, desse modo, pacientes em uso de fenitoína podem queixar-se de dificuldades de concentração e déficits de memória. Nistagmo e ataxia aparecem com níveis séricos de fenitoína acima de 30 mcg/mL (a faixa terapêutica é entre 10-30 mcg/mL). Disartria, letargia e alterações de comportamento ocorrem com níveis acima de 40 mcg/mL. Níveis acima de 60 mcg/mL geralmente cursam com estupor.

No início do tratamento pode aparecer um *rash* cutâneo morbiliforme ou escarlatiniforme independente da dosagem. O tratamento crônico pode cursar com o aparecimento de hiperplasia gengival, alterações dos traços faciais, hirsutismo e acne.

3.5. Interações medicamentosas

A fenitoína pode reduzir os níveis plasmáticos de haloperidol em 40% a 75%. As drogas antipsicóticas e os antidepressivos tricíclicos em geral reduzem o limiar convulsivo e podem antagonizar o efeito da fenitoína. O álcool geralmente reduz os níveis de fenitoína. Assim, doses maiores podem ser necessárias inicialmente em alcoolistas.

Fármacos que reduzem os níveis de fenitoína incluem: barbitúricos, carbamazepina, rifampicina, valproato e vigabatrina.

Amiodarona, benzodiazepínicos, isoniazida, cetoconazol e imipramina podem aumentar os níveis de fenitoína, levando à toxicidade.

Finalmente, a fenitoína reduz os níveis de diversos fármacos: corticosteroides, furosemida, bloqueadores neuromusculares, anticoncepcionais hormonais e varfarina.

4. CARBAMAZEPINA E OXCARBAZEPINA

Composto tricíclico iminoestilbeno de estrutura similar ao fenobarbital, fenitoína e clonazepam, a carbamazepina (CBZ) (Figura 6.1.3) foi sintetizada em 1953 dentro do programa de investigação de análogos da clorpromazina. A eficácia clínica da CBZ foi comprovada por diversos estudos controlados.

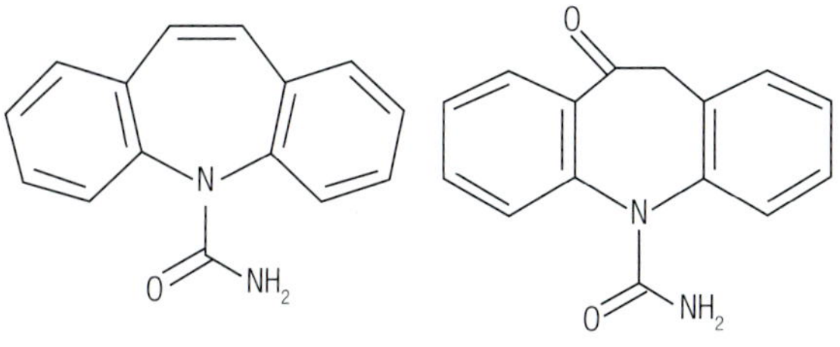

Figura 6.1.3. Estrutura química da carbamazepina e oxcarbazepina.

A oxcarbazepina, introduzida na Europa em 1990, é um derivado 10-ceto da CBZ com um perfil terapêutico semelhante, mas com as vantagens advindas de sua melhor tolerabilidade. Sua metabolização não oxidativa (por glicuronidação) permite que o fármaco possa ser utilizado quase independentemente de déficits na função renal ou hepática. As interações medicamentosas são menores do que com a CBZ.

4.1. Mecanismo de ação

A CBZ atua principalmente bloqueando canais de sódio, impedindo a despolarização neuronal de maneira a reduzir a frequência dos potenciais de ação repetitivos característicos das crises epilépticas. Também age aumentando as correntes de potássio em neurônios do córtex e hipocampo de ratos. Outros mecanismos de ação podem envolver a inibição da transmissão sináptica excitatória e a modulação das respostas dos receptores NMDA, purínicos e colinérgicos.

4.2. Farmacocinética

Após administração oral, a CBZ é absorvida no intestino delgado com uma disponibilidade oral de 75% a 85%. A concentração plasmática máxima é atingida de 4 a 10 horas após uma administração única. O volume de distribuição é de 0,8-1,2 L/kg e a ligação proteica, de 68% a 83% para a CBZ e 58% a 68% para seu derivado epóxido.

Os níveis liquóricos de CBZ são equiparáveis àqueles da fração plasmática livre, uma vez que a droga cruza a barreira hematoencefálica sem dificuldades. Podem-se detectar concentrações variadas da droga na saliva, na lágrima e no leite materno (a amamentação, entretanto, geralmente não é contraindicada).

A CBZ é metabolizada no fígado por reações de epoxidação e hidroxilação e o principal metabólito ativo é o 10,11-epóxido.

Nas primeiras semanas de tratamento, há uma tendência à queda dos níveis séricos da CBZ devido ao fenômeno de autoindução, o que pode exigir um ajuste posológico a fim de se manter o controle das convulsões. A autoindução envolve a formação do metabólito inativo trans-carbamazepina-diol.

A meia-vida de eliminação no início do tratamento pode ser de até 48 horas. Contudo, devido ao fenômeno de autoindução, esses valores tendem a cair significativamente no decorrer do tratamento, levando a meias-vidas de até 16 horas. A administração conjunta de CBZ e outros fármacos que induzem seu próprio metabolismo (p. ex., fenitoína) reduz ainda mais sua meia-vida.

4.3. Terapêutica

A CBZ deve seu sucesso não apenas à sua eficácia comprovada no controle de crises convulsivas, mas também à ampla gama de outras indicações que pode vir a ter no tratamento de distúrbios não epilépticos.

A CBZ é especialmente útil no controle de crises tônico-clônicas generalizadas e crises parciais com ou sem generalização secundária. É também indicada na epilepsia idiopática benigna da infância com pontas centrotemporais (epilepsia rolândica). Pacientes com crises de ausência, epilepsia mioclônica juvenil ou convulsões febris não respondem bem à CBZ.

A maior causa de falha terapêutica com CBZ é a falta de aderência ao tratamento devido aos efeitos colaterais que o fármaco pode provocar. É preferível iniciar com doses de 100 mg/dia em tomada única noturna em crianças e 100-200 mg uma ou duas vezes ao dia em adultos. As doses podem ser elevadas em até 100-200 mg/dia a cada semana. O intervalo posológico terapêutico é de 600-1.600 mg/dia divididos em duas a três tomadas.

Há mais de 30 anos a CBZ é o fármaco de escolha no tratamento da neuralgia trigeminal, uma causa comum de dor facial paroxística. Atualmente, utilizam-se doses iniciais de 200 mg/dia, divididos em duas tomadas, com incremento de 100 mg a cada dois a três dias, podendo atingir-se 600-1.200 mg/dia, de acordo com a resposta clínica e o grau de efeitos adversos experimentados pelo paciente. Assim como na terapêutica da epilepsia, é necessário um aumento na dose após cerca de três semanas de tratamento, a fim de manter seus níveis séricos eficazes.

Além da neuralgia trigeminal, outras síndromes dolorosas podem responder satisfatoriamente à CBZ, tais como: neuralgia pós-herpética, dor na neuropatia diabética, neuralgia pré-trigeminal, enxaqueca, cefaleia em salvas e síndromes dolorosas da esclerose múltipla.

Dentro da psiquiatria, a CBZ já foi mais amplamente explorada no tratamento do transtorno afetivo bipolar e da abstinência alcoólica. Contudo, atualmente, não é a primeira escolha nessas situações.

4.4. Efeitos adversos

Os efeitos adversos são transitórios e dose-dependentes. Todavia, cerca de 50% dos pacientes referem tais efeitos, sendo que, em uma fração significativa (5% a 10%), a terapia tem que ser descontinuada. Os efeitos adversos da CBZ são mais comuns nas associações com outras drogas e na terapêutica em idosos:

- SNC – sonolência, tontura, discinesia e alterações visuais (p. ex., diplopia).
- Pele – *rash* cutâneo ocorre em até 17% dos pacientes; outras manifestações de hipersensibilidade podem incluir linfadenopatia, hepatomegalia, esplenomegalia, pneumonite, vasculite, miocardite e nefrite intersticial.
- Sistema gastrintestinal – diarreia, principalmente; náuseas e vômitos também podem ocorrer.
- Sistema hematológico – leucopenia transitória, trombocitopenia, anemia aplástica.
- Sistema endócrino – hiponatremia, retenção hídrica (resultando em ganho de peso), redução dos níveis plasmáticos de hormônios tiroidianos.

4.5. Interações medicamentosas

A CBZ aumenta os níveis de furosemida, fluvoxamina e lítio, diminui os níveis de: haloperidol, nifedipino, corticosteroides, digitálicos, clozapina, nortriptilina, anticoncepcionais orais, varfarina e propranolol, dentre outros.

Os seguintes fármacos aumentam os níveis plasmáticos de CBZ: verapamil, isoniazida, haloperidol, fluoxetina, eritromicina, cimetidina, fluvoxamina e alopurinol. A cisaprida pode reduzir os níveis de CBZ.

5. VALPROATO DE SÓDIO

O valproato (VPA) foi sintetizado por Burton em 1882 e utilizado inicialmente como solvente orgânico. Em 1963, foram descritas suas propriedades antiepilépticas. Uma forma diversa de apresentação do valproato é o ácido valproico (Figura 6.1.4), um ácido graxo ramificado de fórmula $C_8H_{16}O_2$ e peso molecular 144,21.

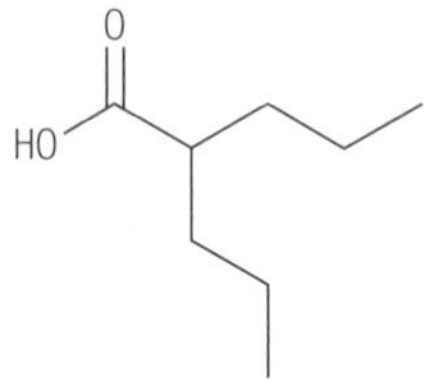

Figura 6.1.4. Estrutura química do ácido valproico.

5.1. Mecanismo de ação

É possível que o VPA possua múltiplos mecanismos de ação, contudo, acredita-se que um dos principais seja a potencialização da função do GABA, um efeito que só pode ser observado em altas concentrações. Outro mecanismo pode envolver a inibição de enzimas que degradam o GABA (p. ex., como a GABA-transaminase) ou promoção de um aumento na síntese desse neurotransmissor por ação da descarboxilase do ácido glutâmico. Especula-se ainda sobre o papel do VPA na potencialização da inibição pós-sináptica GABA-mediada.

5.2. Farmacocinética

O VPA atinge sua concentração plasmática máxima em 30 minutos a 2 horas após administração por via oral. Sua absorção rápida e sua passagem facilitada por membranas biológicas deve-se a sua estrutura química (ácido graxo) e à ausência de efeito de primeira passagem. A ligação proteica do ácido valproico é alta (85% a 95%), mas pode reduzir-se na vigência de patologias renais e hepáticas, em idosos, gestantes e quando da administração conjunta com outras drogas que ligam-se a proteínas. É importante notar que as outras DAE não interferem na ligação do VPA.

A distribuição se dá predominantemente no espaço extracelular. O volume de distribuição aparente varia de 0,15-0,42 L/kg (média de 0,23 L/kg). Altas concentrações podem ser detectadas no fígado, vesícula biliar e trato intestinal. O VPA cruza a placenta com relativa facilidade, penetra facilmente no liquor e é secretado em cerca de 10% no leite materno, o que não é suficiente para contraindicar a amamentação.

O metabolismo do VPA ocorre no fígado, predominantemente por beta-oxidação, mas pode ser metabolizado, parcialmente, por oxidação. Pelo menos 13 metabólitos do VPA são eliminados pela urina. A meia-vida plasmática do fármaco varia de 7 a 10 horas, o que leva à necessidade de uma posologia adequada (duas ou mais tomadas diárias).

5.3. Terapêutica

O VPA é indicado no tratamento de todos os tipos de crises epilépticas, possuindo, contudo, maior eficácia no controle de síndromes generalizadas. O VPA é tão efetivo quanto a etossuximida no tratamento das crises de ausência, podendo atingir um controle de 90% a 100% nos pacientes com a forma típica da doença. O VPA tem eficácia comparável à CBZ e fenitoína no tratamento de crises tônico-clônicas generalizadas. É a droga de escolha na epilepsia mioclônica juvenil e nas epilepsias fotossensíveis. Nas crises parciais, alguns estudos sugerem uma eficácia menor do VPA se comparado à CBZ e fenitoína, enquanto outros relatam uma eficácia semelhante. Nas convulsões febris, o VPA pode ser comparado ao fenobarbital, contudo, devido a seu potencial hepatotóxico, geralmente prefere-se diazepam via retal nesses casos. Há relatos de alguma resposta ao VPA nas síndromes de West e de Lennox-Gastaut.

Em geral, a dose inicial recomendada é de 400-500 mg/dia em adultos e cerca de 20 mg/kg/dia em crianças abaixo de 20 kg. A dose de manutenção pode variar de 500-2.500 mg/dia em adultos e até 40 mg/kg/dia em crianças, dividida em duas a três tomadas.

O VPA também tem sido utilizado no tratamento do transtorno afetivo bipolar, tanto na profilaxia quanto no controle da mania aguda, nos quais doses altas iniciais, alcançando níveis séricos adequados, podem produzir melhora significativa em períodos tão curtos quanto três dias. O perfil de pacientes bipolares com melhor resposta ao VPA inclui aqueles com ciclagem rápida, refratários ao lítio e em episódio misto.

5.4. Efeitos adversos

Dose-dependentes

- Sistema gastrintestinal: náuseas, vômitos, anorexia, ganho de peso, elevação das enzimas hepáticas.
- Pele e anexos: alopecia, *rash* (raramente).
- Sistema nervoso: sonolência, tremor fino de extremidades, distúrbios cognitivos, agressividade, astenia, encefalopatia.
- Sistema endócrino: irregularidades menstruais, amenorreia e síndrome de ovários policísticos (anovulia crônica).

Idiossincráticos

- Hematológicos: trombocitopenia, leucopenia, anemia aplástica.
- Sistema gastrintestinal: hepatotoxicidade fatal (pode ocorrer raramente, principalmente em crianças abaixo de 2 anos de idade em politerapia).
- Metabólicos: hiperamonemia arterial, hiperglicinemia, hiperglicinúria, hipercolesterolemia total e diminuição dos níveis de carnitina.

5.5. Interações medicamentosas

O VPA aumenta os níveis de fenobarbital, lamotrigina, fração livre de fenitoína, CBZ 10,11-epóxido e benzodiazepínicos. Pode reduzir os níveis de clozapina e a concentração total de fenitoína.

O efeito do VPA é reduzido por fenitoína, fenobarbital, CBZ, antidepressivos, antipsicóticos (que também reduzem o limiar convulsivo) e etossuximida.

Há uma potencialização no efeito do VPA em associação com ácido acetilsalicílico, eritromicina e fluoxetina.

6. ETOSSUXIMIDA

Introduzida na prática clínica em 1958, a etossuximida (ESM) ainda é um fármaco de escolha no tratamento da epilepsia generalizada primária do tipo ausência, apesar de o VPA assumir um papel de destaque cada vez maior no manejo dessas crises.

6.1. Mecanismo de ação

A ESM antagoniza a ação do γ-hidroxibutirato, um metabólito do GABA que existe naturalmente no cérebro de mamíferos. Não há efeitos diretos sobre a membrana de neurônios corticais ou sobre potenciais de ação. Além disso, a ESM reduz especificamente correntes de cálcio responsáveis pelas espículas de baixo limiar em neurônios talâmicos, o que sugere que oscilações talâmicas podem desempenhar um importante papel nas descargas nas crises de ausência.

6.2. Farmacocinética

A ESM é absorvida no trato gastrintestinal, atingindo concentrações máximas em 4 horas. A biodisponibilidade oral aproxima-se dos 100%.

O volume de distribuição aparente é de 0,65 L/kg. Praticamente não há ligação com proteínas plasmáticas. A concentração da ESM nos fluidos corpóreos é semelhante àquela do sangue. É eliminada por oxidação hepática por enzimas do subgrupo CYP3A com a produção de metabólitos conjugados inativos. A excreção destes se dá pela urina. A meia-vida de eliminação varia de 30 a 60 horas.

6.3. Terapêutica

A indicação básica da ESM é o tratamento das crises de ausência. Geralmente, utilizam-se doses iniciais de 10-15 mg/kg/dia em crianças, com um aumento gradual até atingir-se 20-40 mg/kg/dia. Em adultos, a dose inicial pode ser de 250 mg com um incremento progressivo, atingindo-se doses de 750-1.500 mg/dia. Os aumentos de doses podem ocorrer a cada 12 a 15 dias até que se consiga o controle das crises. A divisão da dose total em duas a três tomadas diárias pode ser adequada, a fim de minimizar os efeitos gastrintestinais da droga.

6.4. Efeitos adversos

Dose-dependentes

Geralmente são discretos e não justificam na maior parte das vezes a interrupção da droga. Podem ocorrer náuseas, desconforto abdominal, anorexia, soluços, sedação e cefaleia importante. Tais efeitos podem ser evitados por redução da dose, divisão em maior número de tomadas e administração da droga junto às refeições.

Idiossincráticos

Rash cutâneo, síndrome de Stevens-Johnson, eritema multiforme. Com menor frequência, podem ocorrer lúpus eritematoso sistêmico e discrasias sanguíneas.

6.5. Interações medicamentosas

A ESM praticamente não altera a ação de outros fármacos, tanto pela falta de indução enzimática hepática, quanto por sua ligação proteica que é praticamente nula.

Todavia, o VPA aumenta os níveis plasmáticos de ESM devido à inibição de seu metabolismo. Por outro lado, é sabido que a CBZ reduz os níveis plasmáticos de ESM por indução enzimática.

7. BENZODIAZEPÍNICOS

Os benzodiazepínicos (BDZ) foram utilizados primariamente como hipnóticos e ansiolíticos até 1965, quando Gastaut *et al.* descreveram a atividade anticonvulsivante do diazepam no estado de mal epiléptico. Atualmente, além das indicações tradicionais, os BDZ são empregados na terapia adjuvante com DAE propriamente ditas.

De maneira geral, os BDZ agem potencializando a neurotransmissão inibitória GABAérgica, promovendo aumento na frequência de abertura de canis de cloreto, o que se traduz em um aumento da intensidade do potencial pós-sináptico inibitório GABA-mediado.

As vantagens dos BDZ no tratamento agudo de crises convulsivas devem-se, basicamente, a seu rápido início de ação decorrente de sua alta lipofilidade e boa penetração no liquor e tecido cerebral. Entretanto, sua utilização em terapia a médio e longo prazo é limitada por sua ação sedativa e hipnótica que podem virtualmente impossibilitar o alcance de doses com eficácia anticonvulsiva na terapia crônica. Outra desvantagem digna de nota é o significativo potencial de desenvolvimento de tolerância, dependência e abstinência.

7.1. Clobazam

Mecanismo de ação

Sintetizado em 1972, o clobazam possui potência ansiolítica e hipnótica cinco a seis vezes menor do que o diazepam. Tem como indicações o tratamento adjuvante de crises de ausência, atônicas, mioclônicas, parciais e tônico-clônicas generalizadas.

O regime posológico habitual é de 10-20 mg/dia (adultos) divididos em uma a duas tomadas, sendo que doses maiores podem ser utilizadas. Em crianças de 3 a 12 anos, preconiza-se até metade da dose indicada para o adulto.

O clobazam age como agonista do receptor GABA-A, além de interferir na atividade de canais de sódio neuronais.

Farmacocinética

A biodisponibilidade oral é de cerca de 87%. O fármaco atinge concentrações plasmáticas máximas em 1 a 4 horas após a administração. Sua ligação proteica é de 83%. O clobazam é metabolizado por oxidação e conjugação hepática. Seu principal metabólito ativo é o N-desmetilclobazam. A meia-vida de eliminação é de 10 a 20 horas para o clobazam e de cerca de 50 horas para seu principal metabólito. Seu uso pode ser vantajoso em alguns pacientes resistentes a DAE de primeira linha, sendo mais bem tolerado do que outros BDZ. Entretanto, o desenvolvimento de tolerância em até 50% dos pacientes num prazo de semanas ou meses constitui sua principal desvantagem.

Terapêutica

A terapêutica com clobazam como adjuvante pode ser mais eficaz em pacientes com crises parciais sem generalização secundária, sem retardo mental e refratários a outras drogas.

Efeitos adversos

Com relação aos BDZ em geral, o clobazam tem poucos efeitos deletérios sobre o desempenho psicomotor, contudo há relatos de déficits leves na realização de certos testes cognitivos. Entre os pacientes, 20% a 85% referem algum efeito colateral, mas em apenas 5% a 15% dos casos esses efeitos são suficientemente importantes para justificar uma alteração de dose ou interrupção do tratamento. Na intoxicação, podem-se encontrar sedação, tontura, ataxia, visão borrada e diplopia.

Interações medicamentosas

O clobazam pode aumentar os níveis de VPA, fenitoína e fenobarbital. CBZ, fenobarbital, fenitoína e primidona podem, por sua vez, reduzir os níveis de clobazam e aumentar os de N-desmetilclobazam.

7.2. Clonazepam

Mecanismo de ação

Seu mecanismo de ação é o mesmo dos demais benzodiazepínicos, qual seja, atua como agonista dos receptores GABA-A, além de alterar a condutância dos canais de sódio.

Farmacocinética

O clonazepam é um benzodiazepínico derivado do nitrazepam cujo uso como DAE foi aprovado em 1975. Sua biodisponibilidade após administração por via oral é de aproximadamente 80% e a concentração plasmática máxima é atingida dentro de 1 a 4 horas. O clonazepam cruza a barreira hematoencefálica sem dificuldades e distribui-se rapidamente no tecido cerebral assim como todos os BDZ. Uma das causas de sua rápida distribuição parece ser sua alta lipossolubilidade. O volume de distribuição é de aproximadamente 2 L/kg.

O metabolismo é realizado pelas enzimas hepáticas do sistema citocromo P-450 3A4 e envolve duas fases, redução do grupamento nitro resultando no primeiro metabólito, o 7-aminoclonazepam e acetilação deste, produzindo 7-acetamidoclonazepam, o segundo metabólito. Nenhum desses, contudo, é farmacologicamente ativo.

A ligação proteica do clonazepam é de cerca de 86% e a meia-vida de eliminação varia de 20 a 80 horas.

Terapêutica

O clonazepam geralmente não é utilizado em monoterapia, mas sim em associação com outras DAE de primeira linha quando estas se mostram ineficazes no controle das convulsões. Nessa perspectiva, o clonazepam pode ser utilizado como terapêutica adjuvante em crises parciais e generalizadas (incluindo ausência e crises mioclônicas). Também pode ser utilizado nas síndromes de Lennox-Gastaut e West e no estado de mal epiléptico.

Sua indicação é ampla na psiquiatria, incluindo insônia, transtornos ansiosos de maneira geral, transtorno obsessivo-compulsivo, episódio maníaco do transtorno bipolar, entre outros.

Inicia-se com uma dose de 0,25 mg/dia, podendo-se atingir uma dose de manutenção de 0,5-4 mg/dia em adultos e 0,01-0,03 mg/kg/dia em crianças.

Efeitos adversos

Durante a terapia com clonazepam, os seguintes efeitos adversos podem surgir: sedação, ataxia, alterações de comportamento como hiperatividade, inquietação agressividade, sialorreia e leucopenia.

Interações medicamentosas

O clonazepam geralmente não altera os níveis de outros fármacos, mas tem seus níveis reduzidos pela CBZ e fenobarbital.

7.3. Outros benzodiazepínicos

7.3.1. Diazepam

Mecanismo de ação

Primeiro BDZ a ser utilizado no tratamento de crises convulsivas, o diazepam tem sido consagrado como fármaco de primeira escolha no manejo do estado de mal epiléptico. Seu mecanismo de ação é o mesmo dos demais benzodiazepínicos, qual seja, atua como agonista dos receptores GABA-A, além de alterar a condutância dos canais de sódio.

Farmacocinética

Devido a sua alta lipofilidade, o diazepam penetra rapidamente no tecido cerebral. Essa mesma propriedade, contudo, associada a sua alta taxa de ligação proteica (90% a 99%) justifica a rápida perda do seu efeito anticonvulsivo (20 a 30 minutos). O volume de distribuição da fração livre é de 132,7 L/kg.

A metabolização do diazepam se dá no fígado por reações de desmetilação e oxidação que produzem dois metabólitos ativos, desmetildiazepam (DMD) e oxazepam. Ambos são conjugados no fígado e excretados por via renal com uma meia-vida de eliminação de 24 a 48 horas.

Terapêutica

O diazepam é efetivo no controle de vários tipos de estado de mal epiléptico, com a eficácia relatada de 93% na ausência, 89% em convulsões generalizadas, 88% em crises motoras parciais simples e 75% no estado de mal epiléptico com crises parciais complexas. O diazepam também pode ser utilizado no tratamento agudo e profilático de convulsões febris, no qual a via retal pode ser utilizada.

Efeitos adversos

Durante a terapia com o diazepam, podem surgir sedação, amnésia, dificuldades de concentração, alteração da função muscular, fadiga, sonolência.

Interações medicamentosas

O diazepam aumenta a eliminação do fenobarbital e tem sua ligação proteica diminuída pelo valproato, o que leva a um aumento da fração livre do fármaco com uma sedação consequentemente maior.

7.3.2. Midazolam

Mecanismo de ação

Seu mecanismo de ação é o mesmo dos demais benzodiazepínicos, qual seja, atua como agonista dos receptores GABA-A, além de alterar a condutância dos canais de sódio.

Farmacocinética

Benzodiazepínico utilizado primariamente como indutor anestésico, o midazolam teve sua eficácia no tratamento do estado de mal epiléptico descrita no fim da década de 1980. Pode, também, ser utilizado em crises subintrantes. Possui biodisponibilidade oral de 44 ± 17%, ligação proteica plasmática de 95 ± 2%, volume de distribuição de 1,1 ± 0,6 L/kg, meia-vida de eliminação de 1,9 ± 6h e excreção urinária de 56 ± 26%.

Terapêutica

No manejo do estado de mal epiléptico, o midazolam pode ser administrado tanto por via IM quanto por via IV, em doses de 10-15 mg em adultos e 0,2 mg/kg em crianças.

Devido a sua baixa meia-vida de eliminação, o midazolam promove sedação por tempo menor após o uso, se comparado a outros BDZ.

Efeitos adversos

Durante a terapia com midazolam, podem surgir sedação, amnésia, hipotensão arterial, depressão respiratória.

Interações medicamentosas

O midazolam tem seus efeitos potencializados com a ingestão de álcool, cetoconazol e metoclopramida.

7.3.3. Lorazepam e nitrazepam

Estes fármacos podem ser utilizados como tratamento adjuvante a longo prazo de crises de ausência, atônicas, mioclônicas, parciais e tônico-clônico generalizadas. A dose do lorazepam é de 1-4 mg/dia e a do nitrazepam, de 5-10 mg/dia.

8. OUTROS MEDICAMENTOS

8.1. Vigabatrina

8.1.1. Mecanismo de ação

A vigabatrina (VGB) é um análogo estrutural do GABA que age inibindo seletiva e irreversivelmente a GABA--aminotransferase, uma enzima que atua convertendo o GABA em semialdeído succínico dos neurônios e células da glia. Assim, a VGB inibe a degradação do GABA, aumentando as reservas pré-sinápticas, o que resulta eventualmente em uma potencialização da atividade inibitória do GABA.

8.1.2. Farmacocinética

A absorção se dá no trato gastrintestinal, com concentrações plasmáticas máximas atingidas após 2 horas. A ligação proteica é praticamente nula. Menos de 5% do fármaco sofre metabolização hepática. Em consequência disso, a VGB é excretada na urina predominantemente em sua forma inalterada. A meia-vida de eliminação é de 5 a 7 horas, estando, juntamente com o tempo para se atingir o *steady state*, aumentada em indivíduos com déficits na função renal. O volume de distribuição é de 0,8 L/kg e a biodisponibilidade, próxima de 100%.

8.1.3. Terapêutica

A VGB é um medicamento eficaz no tratamento de espasmos epilépticos na infância e na síndrome de West. Em adultos, pode ser utilizada em crises parciais, mas não mostra a mesma eficácia no controle de crises tônico-clônicas generalizadas.

O regime posológico mais adequado envolve doses iniciais de 250-500 mg (adultos) e 40 mg/kg/dia (crianças) e doses de manutenção de 1.000-3.000 mg/dia e 80-100 mg/kg/dia em adultos e crianças, respectivamente, divididas em duas tomadas.

8.1.4. Efeitos adversos

Os efeitos adversos da vigabatrina incluem sedação, tontura, cefaleia, ataxia, parestesias, agitação, dismnésia, alterações de humor, depressão, psicose, agressividade, confusão mental, ganho de peso, alterações visuais e diarreia.

8.1.5. Interações medicamentosas

Uma das grandes vantagens da VGB é a virtual ausência de interações com outras DAE, com exceção da fenitoína, que tem seus níveis plasmáticos reduzidos em cerca de 25% quando se adiciona VGB ao tratamento.

8.2. Lamotrigina

8.2.1. Mecanismo de ação

Devido ao fato de certas DAE interferirem no metabolismo do folato reduzindo seus níveis, especulou-se que essa molécula poderia estar envolvida na patogênese das crises epilépticas. A descoberta de que o folato tem atividade convulsivante reforçou a busca por drogas que possuíssem um efeito antifolato. A lamotrigina (LMT) foi sintetizada dentro desse esforço. Entretanto, constatou-se que o mecanismo de ação da droga é independente desse efeito e consiste basicamente na inibição da liberação de neurotransmissores excitatórios (glutamato e aspartato). Isso ocorre devido ao bloqueio de canais de sódio voltagem-dependentes nas membranas neuronais pré-sinápticas, o que contribui para sua estabilização.

8.2.2. Farmacocinética

A LMT tem uma biodisponibilidade próxima de 100%, com concentrações plasmáticas máximas atingidas em 1 a 3 horas. Possui ligação proteica de 55% e um volume de distribuição de 0,9-1,3 L/kg. O metabolismo é hepático, por glicuronidação e a excreção se dá pela urina. A meia-vida de eliminação é de cerca de 29 horas em monoterapia, 15 horas em associação com indutores enzimáticos e 60 horas na associação com valproato.

8.2.3. Terapêutica

A LMT pode ser utilizada no tratamento de crises tônico--clônicas generalizadas, ausências, mioclonias e crises parciais (amplo espectro). Deve-se iniciar com doses de 12,5-25 mg/dia, com incrementos de 50-100 mg/dia a cada duas semanas até atingir-se uma dose de manutenção de 300-400 mg (no caso de monoterapia) ou 100-200 mg/dia (se associada com VPA), divididas em duas tomadas diárias.

8.2.4. Efeitos adversos

O principal efeito adverso relatado é o aparecimento de *rash* cutâneo maculopapular em até 10% dos pacientes. Outras reações menos frequentes podem ocorrer, tais como cefaleia, ataxia, astenia, diplopia, náuseas, vômitos, tontura, sonolência, irritabilidade e agressividade.

8.2.5. Interações medicamentosas

Os níveis de LMT são reduzidos pela fenitoína, CBZ, fenobarbital e outros indutores enzimáticos. Os níveis do fármaco são significativamente aumentados pelo valproato.

A LMT tem sido utilizada com sucesso em psiquiatria principalmente no tratamento da depressão em pacientes com transtorno afetivo bipolar, em associação com estabilizadores do humor (carbonato de lítio) ou antipsicóticos atípicos (quetiapina, olanzapina, aripiprazol).

8.3. Gabapentina

8.3.1. Mecanismo de ação

A gabapentina (GPT) é composta por uma porção análoga ao GABA associada a um anel ciclo-hexano que confere uma melhor difusão da estrutura através da barreira hematoencefálica.

Apesar de sua semelhança ao GABA, a GPT não exerce suas propriedades antiepilépticas por nenhum mecanismo GABAérgico conhecido (não se liga aos receptores GABA-A ou GABA-B e não é convertido em GABA). A síntese de GABA é aumentada, mas em áreas distantes dos focos epileptogênicos. Seu mecanismo de ação está relacionado a alterações nos canais de cálcio pré-sinápticos que resultam no bloqueio da liberação de glutamato.

8.3.2. Farmacocinética

A GPT é uma molécula hidrossolúvel com uma biodisponibilidade oral de aproximadamente 60% e concentrações plasmáticas máximas atingidas em 2 a 4 horas após a administração. Ao contrário do GABA, a GPT cruza a barreira hematoencefálica rapidamente. O volume de distribuição é de cerca de 0,9 L/kg. É excretada por via renal sem ser metabolizada. A meia-vida de eliminação é de 5 a 9 horas e praticamente não se liga às proteínas plasmáticas.

8.3.3. Terapêutica

A GPT pode ser utilizada como terapia adjuvante em adultos com epilepsia parcial ou secundariamente generalizada. As principais vantagens do uso da GPT são seu perfil farmacológico favorável devido à ausência de ligação proteica, metabolismo e interações medicamentosas e sua boa tolerabilidade.

Um regime posológico adequado deve ter doses iniciais de 300 mg aumentadas gradualmente até uma dose de manutenção de 900-3.600 mg, divididas em três tomadas diárias.

8.3.4. Efeitos adversos

Podem surgir os seguintes efeitos adversos na terapia com GPT: sonolência, tontura, ataxia, nistagmo, cefaleia, tremores, astenia, diplopia e, menos frequentemente, náuseas e vômitos. Contudo, tais sintomas são geralmente leves e insuficientes para justificar o abandono do tratamento.

8.3.5. Interações medicamentosas

Não há interações medicamentosas significativas com a GPT.

8.4. Topiramato

8.4.1. Mecanismo de ação

O topiramato é denominado, quimicamente, sulfamato de 2,3:4,5-di-O-isopropilideno-β-d-frutopiranose. O seu peso molecular é 339,36. Pode ser utilizado em crises tônico-clônicas generalizadas, ausências, espasmos, mioclonias e crises parciais (amplo espectro).

O mecanismo exato pelo qual o topiramato exerce seus efeitos anticonvulsivantes é desconhecido. Evidências eletrofisiológicas e bioquímicas sugerem que o topiramato, em concentrações farmacologicamente relevantes, bloqueia os canais de sódio voltagem-dependentes, aumenta a atividade do GABA em alguns subtipos do receptor GABA-A e antagoniza receptores de glutamato.

8.4.2. Farmacocinética

O topiramato possui rápida absorção e alcança os níveis terapêuticos em torno de 3 horas. Possui baixa ligação às proteínas plasmáticas e sua meia-vida é de aproximadamente 20 horas. A eliminação da maior parte do medicamento é por via renal, sendo a menor parte por via hepática.

8.4.3. Terapêutica

A dose inicial é de 25 mg/dia, com incrementos de 25 mg a cada duas semanas. A faixa terapêutica é de 200-600 mg/dia.

8.4.4. Efeitos adversos

A terapia com topiramato normalmente é bem tolerada, porém podem ocorrer alguns efeitos adversos, como cefaleia, dificuldade de concentração, perda de peso e déficit cognitivo.

8.4.5. Interações medicamentosas

A CBZ e a fenitoína diminuem o nível sérico do topiramato.

II. ANTIPARKINSONIANOS

1. CONSIDERAÇÕES GERAIS

A doença de Parkinson atinge 0,1% da população geral e 1% da população acima de 65 anos e sua incidência cresce com o envelhecimento. Estima-se que um a cada três idosos acima de 85 anos terá essa doença. A sobrevida após o surgimento da doença é, em média, de 9 a 12 anos e se trata de uma das principais causas de incapacidade da atividade motora em idosos. Esses dados já fornecem ao médico algumas informações sobre a abordagem farmacológica nessa doença: são pacientes predominantemente idosos e que deverão utilizar a medicação muitas vezes por mais de uma década.

Descrita inicialmente pelo médico britânico James Parkinson em 1817 como "Paralisia Agitante", a doença se caracteriza por uma tríade constituída por bradicinesia, rigidez e tremor. Outro sinal motor cardinal é a instabilidade postural.

O tremor característico da doença de Parkinson tem frequência entre 3 a 6 Hz, é distal, predominantemente de repouso (mais raramente, encontra-se também um tremor de ação) e lembra os movimentos de alguém que está contando dinheiro. A frequência do tremor entre os pacientes com doença de Parkinson varia de 76% a 100%, na dependência do estudo analisado.

A bradicinesia é caracterizada pela redução da amplitude e agilidade dos movimentos corporais. A marcha é iniciada com dificuldade (marcha "festinante", como nos desenhos animados em que uma personagem inicia a marcha como numa corrida, dando passos, porém, sem sair do lugar de pronto, sendo necessários alguns segundos até que consiga efetivamente se deslocar, após o que inicia desabalada deambulação), em pequenos passos (marcha do tipo *petit pas*) e com reduzido balanceio associado dos membros superiores e com o tronco geralmente curvado para frente. A escrita se torna também mais dificultosa e o tamanho da letra tende a diminuir, fenômeno denominado micrografia. Em torno de 77% a 98% dos pacientes com doença de Parkinson (dependendo dos estudos analisados) apresentam bradicinesia.

A rigidez se caracteriza pela hipertonia da musculatura estriada, é do tipo "plástica" e pode ser detectada quando se estira passivamente um músculo contraído, diante do que se observa uma queda da resistência que se dá em pequenos solavancos (sinal da roda denteada). Esse sintoma está presente em 89% a 99% dos pacientes com doença de Parkinson, na dependência do estudo analisado.

A instabilidade postural, apesar de ser considerada por vários autores um sintoma cardinal da doença de Parkinson, geralmente não ocorre nas fases mais precoces da doença.

A maior parte (75%, aproximadamente) dos pacientes portadores de doença de Parkinson idiopática inicia seus sintomas de forma assimétrica em um dos hemicorpos.

Além desses sintomas considerados fundamentais para o diagnóstico da doença de Parkinson, podem existir sialorreia e sudorese importante, fenômenos indicadores do aumento do tônus vagal periférico presente nessa doença. O blefaroespasmo, assim como alterações da fala, também podem acompanhar a constelação sintomatológica da doença. Entre os sintomas psiquiátricos, também muito frequentes na doença (presentes em 60% a 70% dos casos), a depressão está entre os mais comuns (presente em 40% dos casos), assim como os sintomas psicóticos (alucinações e delírios), ansiedade, apatia e distúrbios cognitivos.

Em termos patológicos, a doença de Parkinson se caracteriza pela degeneração dos neurônios dopaminérgicos e pela presença nestes de inclusões laminadas (Corpos de Lewy) principalmente na substância negra, mas também na área tegmentar ventral do mesencéfalo. A degeneração da via nigroestriatal resulta em concentrações reduzidas de dopamina no núcleo estriado (para onde se projetam fibras da substância negra), o que se reflete na produção dos sintomas motores característicos, como também redução da dopamina nas áreas límbicas e frontais (para onde se projetam fibras da área tegmentar ventral do mesencéfalo), fenômeno bioquímico este que se traduz em fenomenologia comportamental da doença de Parkinson (psicose, depressão, alterações cognitivas etc.). É necessária a perda de aproximadamente 60% da população neuronal da substância negra para que os sintomas motores cardinais da doença de Parkinson apareçam.

Na verdade, outras entidades nosológicas podem mimetizar a doença de Parkinson na medida em que compartilham muitas das características clínicas apontadas. Daí a utilização do termo doença de Parkinson idiopática ou Parkinsonismo primário para se referir à síndrome clássica descrita por J. Parkinson; Parkinsonismo secundário ou adquirido para se referir ao parkinsonismo resultante de condições mórbidas de etiologias variadas; e síndrome de Parkinson-plus para se referir àquelas condições em que uma síndrome parkinsoniana é acompanhada de outros sinais neurológicos.

1. Doença de Parkinson idiopática.
2. Parkinsonismo secundário ou adquirido:
   a. medicamentoso – secundário ao uso de neurolépticos, cinarizina, metoclopramida, reserpina, alfametildopa, medicações que promovem algum grau de bloqueio dopaminérgico D1 e/ou D2 no *estriatum*;
   b. tóxico – monóxido de carbono, MPTP (1-metil-4-fenil-1,2,3,6-tetraidropiridina), manganês;
   c. infeccioso – pós-encefalítico;
   d. traumático;
   e. vascular;
   f. tumoral.
3. Parkinsonismo-plus:
   a. paralisia supranuclear progressiva;
   b. atrofia de múltiplos sistemas;
   c. doença de Alzheimer;
   d. demência frontotemporal associada ao cromossomo;
   e. degeneração córtico-basal;
   f. doenças priônicas.

2. TIPOS DE FÁRMACOS ANTIPARKINSONIANOS

É extenso o leque de fármacos com alguma atuação antiparkinsoniana. Por razões didáticas, serão analisados aqueles de uso consagrado e de reconhecido valor terapêutico no contexto das síndromes parkinsonianas em geral e da doença de Parkinson idiopática em particular. Os mais utilizados são: levodopa, inibidores da catecol-O-metiltransferase (COMT), agonistas dopaminérgicos, inibidores da MAO-B, amantadina, anticolinérgicos e fenotiazinas.

Os inibidores da COMT não são propriamente uma alternativa para o tratamento da doença de Parkinson, como no caso dos outros grupos que podem ser usados em monoterapia, mas antes coadjuvantes na levodopaterapia. São utilizados em associação com a levodopa, posto que, sem ela, não apresentam atividade antiparkinsoniana.

2.1. Levodopa

A levodopa (isômero levógiro do aminoácido 3,4-di-hidroxifenilalanina), um homólogo dos aminoácidos essenciais, é, desde sua introdução no arsenal terapêutico da doença de Parkinson na década de 1960, o padrão-ouro no tratamento dessa doença. Tanto é assim que alguns autores colocam como condição fundamental para o diagnóstico da doença de Parkinson (provável ou possível) a boa resposta clínica diante da utilização dessa droga, uma forma de teste terapêutico. De acordo com diversos autores, 94% a 100% dos pacientes com Parkinson idiopático respondem à levodopa, que é, sem dúvida, a substância mais eficaz na monoterapia da doença de Parkinson idiopática.

O sintoma parkinsoniano mais dramaticamente beneficiado pela levodopaterapia é a acinesia. A ele seguem-se, em ordem decrescente de resposta, a rigidez e o tremor.

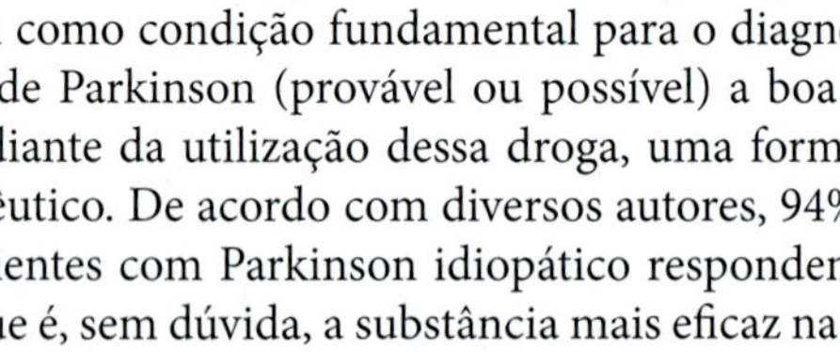

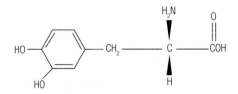

Figura 6.1.5. Estrutura química da levodopa.

Farmacocinética

A levodopa é absorvida predominantemente na região superior do intestino delgado. A concentração plasmática máxima é observada cerca de uma hora após sua ingestão. Nas preparações com liberação lenta, a concentração máxima ocorre em média três horas após sua ingestão. A via de eliminação é predominantemente renal.

A levodopa é metabolizada de forma abrangente na periferia por dois mecanismos principais, descarboxilação e O-metilação. Esses mecanismos são rápidos, o que resulta numa meia-vida de eliminação curta, em torno de 30 a 60 minutos. A levodopa é inerte sob essa forma e necessita ser transformada em dopamina pela ação da dopa-descarboxilase, para que tenha efeito antiparkinsoniano. Essa transformação ocorre em grande porcentagem na periferia, antes de o fármaco alcançar o Sistema Nervoso Central (SNC), a região-alvo para o tratamento em questão. Apenas 5% a 10% de suas moléculas têm acesso ao SNC. A maior parte se perde na metabolização periférica, o que acarreta, de um lado, o aumento dos efeitos colaterais resultantes da ação da dopamina na periferia do organismo e, de outro, a necessidade da administração de doses elevadas dessa droga (3 a 4 gramas ao dia) para que uma quantidade razoável dela tenha chance de atingir o SNC. Essa é a razão pela qual a levodopa atualmente é quase exclusivamente administrada em conjunto com um inibidor periférico da dopa-descarboxilase (a carbidopa ou a benserazida) que bloqueia a conversão de levodopa em dopamina fora do SNC (aumentando as chances de a levodopa alcançar as estruturas encefálicas alvo), mas não no SNC (deixando com que a levodopa inerte seja convertida em dopamina), uma vez que tais inibidores da dopa-descarboxilase geralmente não ultrapassam a barreira hematoencefálica. Dessa forma, a dose pôde ser reduzida para 1/5 da empregada anteriormente. Assim, a atividade antiparkinsoniana central é aumentada e os efeitos colaterais são reduzidos.

Essa reposição não fisiológica da dopamina através da levodopa não consegue, entretanto, imitar perfeitamente o funcionamento natural do sistema dopaminérgico central, que se baseia na presença de concentrações constantes de dopamina na fenda sináptica no decorrer do tempo. No máximo, a reposição farmacológica permite a oferta de dopamina em pequenos "pulsos" descontínuos na fenda sináptica. A oferta de dopamina é tanto mais descontínua quanto mais se aproxima do final de dose. A meia-vida curta da levodopa, sua rápida metabolização periférica e as flutuações na dose colaboram sobremaneira para a ocorrência dessas dificuldades na oferta estável de dopamina para o SNC. Tais constatações são importantes para se entender como se originam determinados fenômenos motores parasitas advindos da levodopaterapia (Tabela 6.1.1).

Tabela 6.1.1. Complicações motoras da levodopaterapia

Complicação motora	Mecanismo	Tratamento
Redução da duração do efeito da droga (reação tipo *wearing-off* ou efeito declinante)	Redução da capacidade de armazenamento da dopamina	Redução do intervalo das doses. Uso de preparações de liberação gradual
Períodos refratários	Redução da absorção intestinal ou retardo do esvaziamento gástrico	Dieta hipoproteica, uso da medicação dissolvida, uso da medicação em jejum
Discinesias tipo "pico de dose"	Picos plasmáticos, formação de metabólitos ativos	Redução ou fracionamento das doses, preparações de liberação gradual
Discinesias bifásicas	Sensibilização desigual dos diferentes tipos de receptores dopaminérgicos (D1 e D2)	Aumento da dose e/ou redução do intervalo entre as doses
Fenômeno *on-off* (flutuações erráticas dos efeitos)	Dessensibilização transitória do receptor. Formação de metabólitos ativos	Utilização de agonistas (alcaloides do ergot)
Distonia matinal	Níveis baixos de levodopa (efeito rebote)	Utilizar doses noturnas
Mioclonias	Desequilíbrio da relação dopamina/serotonina	Redução da dose

As complicações motoras surgem em média seis anos após o início da levodopaterapia e incidem em 28% a 84% dos pacientes.

Outros efeitos colaterais

Náuseas e vômitos podem ocorrer em metade dos pacientes usuários de levodopa e se relacionam aos efeitos periféricos da dopamina. Podem desaparecer espontaneamente, porém, nos casos mais persistentes existe a opção de associar-se a domperidona, um antagonista dopaminérgico de ação exclusivamente periférica.

Arritmias cardíacas (taquicardia sinusal, extrassístoles ventriculares, fibrilação atrial) podem ocorrer em virtude do efeito simpatomimético da dopamina sobre o coração, no entanto, são raras e geralmente controláveis com o uso de betabloqueadores.

Alterações efêmeras na pressão arterial também podem ocorrer em até 30% dos pacientes em início de tratamento, em virtude do efeito da dopamina no sistema circulatório. Entretanto a hipotensão ortostática existe numa parcela de pacientes com doença de Parkinson mesmo antes de se iniciar a levodopaterapia.

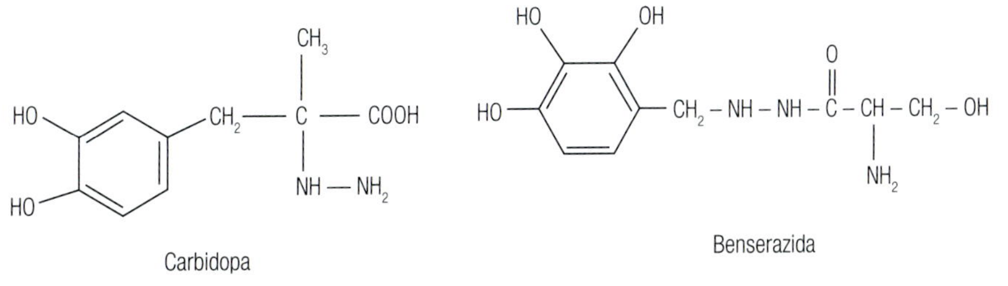

Figura 6.1.6. Estruturas químicas da carbidopa e da benserazida.

Não é rara a ocorrência de sintomas psiquiátricos como efeito colateral da levodopaterapia, entretanto são mais esperados: a) naqueles pacientes que já apresentavam sintomas psiquiátricos e/ou demência previamente à levodopaterapia, b) naqueles mais idosos, c) naqueles que usam concomitantemente outras drogas anticolinérgicas.

Uma abordagem para a correção dessa espécie de sintomas recai na descontinuação momentânea da levodopa ou utilização de antipsicóticos atípicos com baixa afinidade por receptores D1 e D2 estriatais (e, portanto, com pouca chance de piorar os sintomas extrapiramidais, como o fazem os neurolépticos clássicos), como é o caso da olanzapina, clozapina e quetiapina.

Dose terapêutica

As doses devem ser ajustadas gradualmente, respeitando-se a resposta terapêutica individual e tendo-se o cuidado de manter-se sempre na menor dose possível. Nas fases iniciais da doença de Parkinson, doses menores (200 mg/dia) divididas em três ou quatro tomadas durante as refeições podem render benefícios expressivos. Nas fases mais avançadas da doença, o dobro da dose pode ser necessário. As doses devem ser aumentadas, quando necessário, a cada semana até um máximo de 2 g de levodopa ao dia. A dose ótima geralmente se situa entre 400 a 800 mg de levodopa ao dia.

Estratégias terapêuticas

Uma questão central no tratamento da doença de Parkinson e que vem originando opiniões diversas entre os especialistas no assunto é referente ao estádio da doença em que se deve iniciar o tratamento com levodopa, uma vez que se sabe que tal fármaco produz complicações motoras transcorridos alguns anos de tratamento, além do que seu benefício terapêutico tende a se reduzir no decorrer do tempo. Alguns autores defendem que sua introdução deve ser protelada até que um comprometimento motor mais importante e incapacitante se instale no doente. Assim não se desperdiçaria a vida útil do fármaco, que é limitada, em estádios mais leves que poderiam ser controlados, ao menos parcialmente, com outros fármacos reconhecidamente menos eficazes que a levodopa, porém muito úteis quando bem indicados.

2.2. Inibidores da COMT

Apesar da inibição periférica da aminoácido-descarboxilase (AADC) conseguida com a associação já mencionada da levodopa com a carbidopa ou com a benserazida, a meia-vida da levodopa ainda permanece limitada, visto que a maioria do metabolismo desse fármaco fica deslocado para a O-metilação, que é catalisada pela catecol-O-metiltransferase (COMT). A 3-O-metildopa resultante é um metabólito inativo que não pode ser convertido em dopamina e, portanto, não tem utilidade terapêutica. A COMT metaboliza a levodopa na circulação sistêmica (periférica) e tanto a levodopa quanto a dopamina no SNC, reduzindo assim a biodisponibilidade dessas substâncias no cérebro. Logo, justifica-se o uso de fármacos que inibem a COMT como uma contribuição à terapia com levodopa com a otimização do perfil farmacocinético desta, bem como o incremento do seu acesso ao SNC.

Algumas situações clínicas, portanto, convidam ao uso desses agentes inibidores da COMT: a) pacientes que experimentam deterioração de fim de dose com a levodopa; b) pacientes com flutuações do tipo *on-off*.

Os principais representantes desse grupo são a tolcapona e a entacapona. Apenas esta última não atravessa a barreira hematoencefálica, agindo somente perifericamente, enquanto a primeira age tanto periférica quanto centralmente.

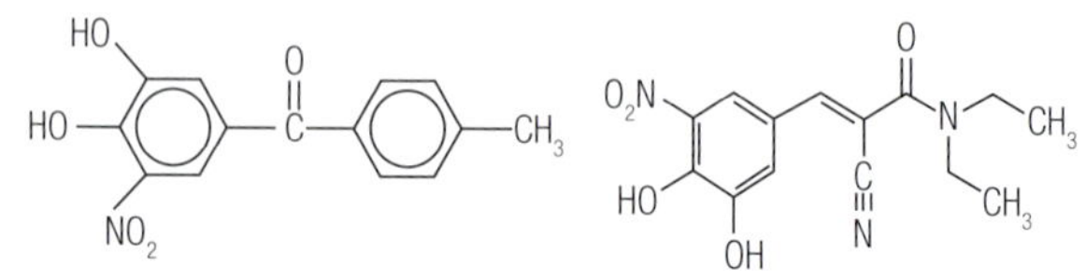

Figura 6.1.7. Estrutura química da tolcapona e da entacapona.

Farmacocinética

Tolcapona e entacapona podem ser administradas em jejum ou não. A biodisponibilidade absoluta após a administração oral é respectivamente de 65% e 35%. A tolcapona se liga fortemente às proteínas plasmáticas (> 99,9%), assim como a entacapona. Ligam-se exclusivamente à albumina sérica. Tolcapona é quase totalmente metabolizada antes da excreção de seus metabólitos pela urina (60%) e pelas fezes (40%). Estima-se que a entacapona seja excretada preferencialmente nas fezes (80% a 90%), porém esse dado ainda não foi confirmado em humanos. De qualquer forma, a eliminação se dá predominantemente por vias não renais (apenas 10% a 20% são excretados na urina).

Dose terapêutica e efeitos colaterais

A tolcapona é usada nas doses de 100 a 200 mg três vezes ao dia, sendo que a primeira dose diária deve ser administrada concomitantemente com a primeira dose de levodopa. A entacapona é administrada na dose de 200 mg junto com levodopa até a dose máxima de 2 g/dia. Os principais efeitos colaterais de ambas são: discinesias, náuseas, diarreia, distúrbios do sono e anorexia. Com a entacapona podem ser observadas ainda reduções leves da hemoglobina, do hematócrito e da contagem de eritrócitos. Podem surgir sintomas da síndrome neuroléptica maligna ou sinais de hepatite flutuante (este último apenas com a tolcapona), motivo pelo qual enzimas hepáticas devem ser avaliadas a cada 15 dias.

2.3. Agonistas dopaminérgicos

Este grupo de fármacos atua diretamente nos receptores dopaminérgicos estriatais pós-sinápticos (mais especificamente nos receptores dopaminérgicos tipo D2), produzindo efeitos farmacológicos similares aos da dopamina. Os agentes mais representativos desse grupo são derivados do ergot: a bromocriptina, a pergolida (que também atua no receptor dopaminérgico tipo D1) e a lisurida. Mais recentemente, foram introduzidos três novos fármacos: a cabergolina, o ropinirol e o pramipexol.

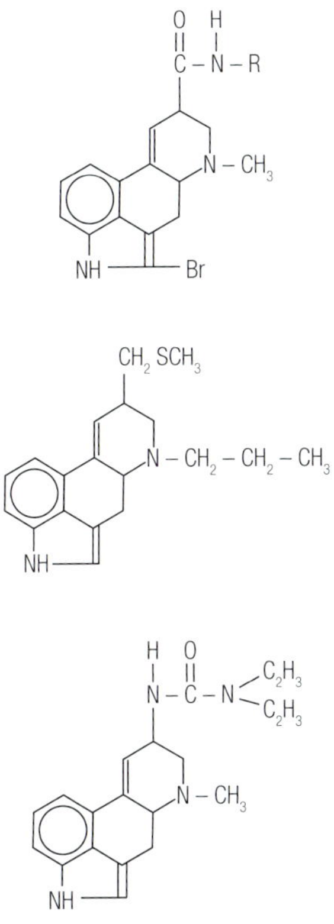

Figura 6.1.8. Estrutura química da bromocriptina, pergolida e lisurida.

Os agonistas dopaminérgicos foram desenhados para superar algumas das dificuldades relacionadas à levodopaterapia. Essas drogas têm, por exemplo, uma meia-vida mais longa do que a levodopa, o que se traduz numa estimulação mais constante (e, portanto, mais fisiológica) dos receptores dopaminérgicos, reduzindo a chance de aparecimento de complicações motoras (discinesias, flutuações motoras) relacionadas à estimulação intermitente como pode ser observada com a levodopaterapia. Outra vantagem é o fato de tais fármacos atuarem diretamente nos receptores dopaminérgicos estriatais, diferentemente da levodopa, que tem seu substrato de atuação nos neurônios dopaminérgicos nigrais, os quais estão em processo de degeneração na doença de Parkinson, o que leva à redução progressiva do efeito terapêutico da levodopa, já que esta passa a não ter substrato onde atuar. Outra vantagem vem do fato de que os agonistas dopaminérgicos não aumentam o *turnover* da dopamina (como ocorre com a levodopa), não gerando radicais livres (decorrentes do metabolismo da dopamina), para os quais se reputa importante papel na gênese do processo degenerativo dos neurônios nigrais na fisiopatologia da doença de Parkinson.

De qualquer modo, a utilização precoce desse grupo de fármacos na doença de Parkinson é estrategicamente interessante, uma vez que poderá retardar em até três anos o início inexorável da levodopaterapia ("inexorável" porque a eficácia da levodopa é muito maior do que a de qualquer outro grupo de drogas).

Particularidades inerentes a cada fármaco do grupo

A cabergolina tem meia-vida longa (> 24h) e, portanto, pode ser administrada em dose única diária. O ropinirol e o pramipexol, diferentemente dos demais agonistas dopaminérgicos, atuam mais nos receptores dopaminérgicos tipo D3 que no D2 e não são derivados do ergot, não sendo, portanto, observados efeitos colaterais típicos dessa classe de medicamentos: fibrose retroperitoneal, espessamento e derrame pleurais, eritromelalgia e vasoespasmo digital. Esses dois fármacos podem ocasionar, entretanto, sonolência irresistível de ocorrência imprevisível no decorrer do dia, efeito colateral não descrito entre os agonistas dopaminérgicos derivados de ergot. Tem sido imputado efeito antidepressivo ao pramipexol, bem como ação benéfica em sintomas negativos esquizofreniformes.

Tabela 6.1.2. Doses terapêuticas dos diversos agonistas dopaminérgicos

Fármaco	Dose mg/dia
Bromocriptina	5-40
Pergolida	0,75-5
Lisurida	2-4,5
Cabergolina	0,5-5
Pramipexol	1,5-4,5
Ropinirol	0,75-8

Efeitos colaterais

Os efeitos colaterais em grande parte são os mesmos encontrados com o uso de levodopa. Os mais relatados são: náuseas, vômitos, obstipação, cefaleia, sonolência, fadiga, hipotensão postural, discinesias, sintomas psiquiátricos (estes últimos principalmente em pacientes acima de 70 anos). São observados mais raramente: fibrose retroperitoneal, espessamento e derrame pleurais, eritromelalgia e vasoespasmo digital. Rigidez e hipertermia têm sido relacionadas com a descontinuação abrupta dessas medicações.

2.4. Inibidores da MAO-B

A selegilina (l-deprenil) é um inibidor seletivo e irreversível da enzima monoaminaoxidase tipo B. É um derivado das anfetaminas. Não se sabe se o seu benefício no tratamento da doença de Parkinson idiopática advém: 1) do aumento da transmissão dopaminérgica por inibição do catabolismo da dopamina ou 2) da redução na geração de radicais livres, ou, em outras palavras, por um mecanismo sintomático ou neuroprotetor. Tem sido sugerido que seu efeito sintomático pode resultar também da conversão do l-deprenil em anfetamina, muito embora seja convertido em l-anfetamina, que não é tão potente quanto na sua forma dextrógira.

A inibição da MAO-B pode também induzir a um acúmulo estriatal de 2-feniletilamina, uma monoamina endógena que atua como um modulador dos efeitos da dopamina. De qualquer forma, seu efeito sintomático na doença de Parkinson é leve. Com relação ao seu efeito neuroprotetor, tem se mostrado que a selegilina reduz o estresse oxidativo associado ao aumento do *turnover* da dopamina. Esse estresse oxidativo parece ter um papel na fisiopatologia da doença de Parkinson. Além disso, a selegilina potencializa a resposta neuronal à dopamina sem interferir nas concentrações de dopamina estriatais, bem como socorre neurônios lesionados mediante hipotética ativação de mecanismos tróficos.

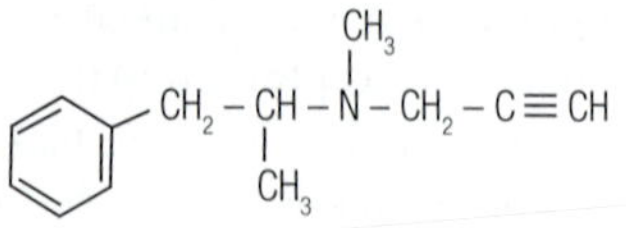

Figura 6.1.9. Estrutura química da selegilina.

O uso de selegilina nas fases iniciais da doença de Parkinson parece retardar o surgimento de incapacidades motoras que irão necessitar de levodopa e, portanto, seu uso faz protelar a entrada da levodopaterapia no cenário farmacoterápico. Além disso, selegilina parece ter um efeito sinérgico quando é precocemente combinada com baixas doses de levodopa.

Farmacocinética

A selegilina é rapidamente absorvida após administração oral, e seu pico plasmático máximo se dá após cerca de duas horas. Liga-se fortemente às proteínas plasmáticas (95%) e seus metabólitos (L-metanfetamina, L-anfetamina e N-desmetilselegilina) são excretados principalmente pela urina, de forma lenta.

Efeitos colaterais

Com relação aos demais antiparkinsonianos, a selegilina é praticamente desprovida de efeitos colaterais. Seus efeitos colaterais são observados principalmente quando associada à levodopa. Poderão surgir confusão mental, desorientação, insônia, hipotensão ortostática, vertigem, xerostomia, desconforto abdominal, arritmias cardíacas.

Dose terapêutica

Inicia-se gradualmente com a dose de 2,5 mg no desjejum, aumentando-se depois mais 2,5 mg no jantar, e podendo ainda ser ajustada até 10 mg/dia. Não foi comprovado acréscimo do benefício terapêutico em doses acima de 10 mg/dia.

2.5. Amantadina

A amantadina (triciclo-decan-1-amina) é uma amina primária originariamente utilizada como um agente antiviral e apenas, por acaso, descoberta sua ação antiparkinsoniana. Atualmente é um dos antiparkinsonianos mais utilizados. Sensivelmente menos eficaz que a levodopa (e por isso geralmente utilizada em associação com outros antiparkinsonianos), a amantadina, quando usada em monoterapia, produz algum benefício em pelo menos dois terços dos portadores da doença de Parkinson, sendo que, quanto mais avançada estiver a doença, menor será o benefício terapêutico, razão pela qual seu uso é advogado nas fases iniciais da doença de Parkinson.

Como a levodopa, atua predominantemente sobre a acinesia e a rigidez, e bem menos no tremor. Parece mais eficaz que os anticolinérgicos no tratamento da acinesia e da rigidez, porém menos eficaz no tratamento do tremor. Como no caso dos demais antiparkinsonianos, seu efeito tende a diminuir com o decorrer do tempo. Aconselha-se descontinuar o uso da amantadina e retomá-lo depois de "férias terapêuticas". A descontinuação deve ser sempre gradual para se evitar exacerbações agudas dos sintomas parkinsonianos.

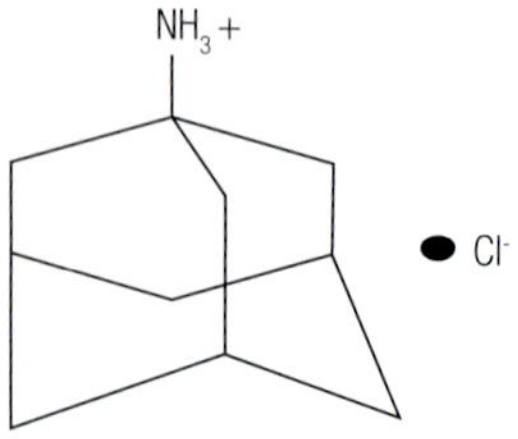

Figura 6.1.10. Estrutura química da amantadina.

A amantadina é um fármaco estimulante, deixando o paciente mais ativo, disposto e desperto, reduzindo, portanto, a apatia em alguns pacientes. Estranhamente, mesmo sendo um estimulante, leva à redução do tremor.

Ainda não foi estabelecido o principal mecanismo de ação da amantadina, mas sabe-se que:

1. Antagoniza os receptores do neurotransmissor N-Metil-D-Aspartato (NMDA), o qual parece apresentar um papel importante na fisiopatologia da doença de Parkinson.
2. Parece colaborar no aumento da oferta de dopamina endógena no estriato, seja pelo aumento de sua liberação ou pelo bloqueio de sua recaptação ou ainda pela estimulação direta dos receptores dopaminérgicos.
3. Parece ter propriedades anticolinérgicas periféricas.

Tais características podem explicar sua utilidade no parkinsonismo.

Farmacocinética

É bem absorvida no intestino quando administrada *per os*, alcançando seus níveis séricos máximos em 1 a 4 horas. Parece não sofrer metabolização, sendo que 92% da droga poderão ser encontrados inalterados na urina, o que sugere muita precaução no caso de pacientes com insuficiência renal. Sua meia-vida plasmática está entre 10 e 29 horas.

Efeitos colaterais

A amantadina apresenta um perfil de efeitos colaterais muito menos intensos quando comparada à levodopa e aos anticolinérgicos, o que constitui uma vantagem em relação aos demais antiparkinsonianos. Muitos dos efeitos colaterais são relacionados com o seu perfil estimulante do SNC. Assim, ansiedade, insônia, pesadelos, dificuldades de concentração, estados confusionais com alucinações e agitação psicomotora, inapetência, vertigens e desconforto abdominal estão entre os efeitos mais comuns. São também comuns hipotensão postural, edema periférico, livedos reticulares, náuseas e vômitos. Tais efeitos desaparecem progressivamente com a descontinuação do fármaco, além do que são na maior parte das vezes leves. Pode desencadear reações psicóticas agudas, quando utilizada em associação com anticolinérgicos. Quando associada à levodopa, pode colaborar para o aparecimento/agravamento das discinesias geralmente relacionadas àquela substância.

Dose terapêutica

A dose terapêutica varia diante da particularidade de cada caso, porém doses entre 100 e 300 mg divididas em duas tomadas diárias atendem bem a maioria dos casos. Doses acima de 400 mg/dia aumentam o risco de manifestações psiquiátricas, além de não evidenciarem benefício terapêutico adicional e acima de 800 mg/dia predispõem ao aparecimento de crises convulsivas.

2.6. Anticolinérgicos

Este grupo de substâncias está entre os agentes antiparkinsonianos mais fracos. A ação antiparkinsoniana se dá predominantemente sobre o tremor, um pouco menos sobre a rigidez e tem pouquíssimo efeito sobre a bradicinesia, além do que, pelo efeito atropínico, reduz a salivação. Sua indicação mais adequada é para as fases iniciais da doença de Parkinson, quando os pacientes possuem menos de 60 anos e nos quais o tremor de repouso constitui o sintoma predominante e mais incapacitante. São muito menos eficazes que a levodopa em pacientes com doença de Parkinson idiopática (atuam no máximo em 25% a 30% dos casos) e por isso são geralmente usados em associação com outros agentes antiparkinsonianos. Por outro lado, são muito úteis no controle dos efeitos colaterais extrapiramidais experimentados pelos pacientes psiquiátricos que usam neurolépticos mais potentes (p. ex., haloperidol).

O biperideno (3-piperidino-1-fenil-1-biciclo-heptenil-1--propanol) e o triexifenidil (cloridrato de 3-[1-piperidil)-fenilciclo-hexil-1-propanol) são os representantes deste grupo mais conhecidos e utilizados no Brasil (Figura 6.1.11).

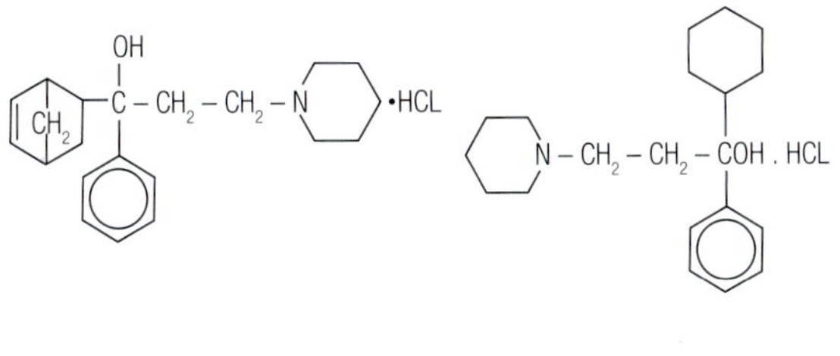

Figura 6.1.11. Estrutura química do biperideno e do triexifenidil.

Mecanismo de ação

O mecanismo de ação mais provável deste grupo de medicações é a inibição do neurônio colinérgico (que se segue imediatamente ao neurônio dopaminérgico originado na substância negra) que, no parkinsonismo, apesar de não estar estruturalmente lesado, está hiperfuncionante em resultado da redução da inibição que normalmente o neurônio dopaminérgico (este sim lesado na doença de Parkinson) faz sobre aquele neurônio.

A sintomatologia do parkinsonismo relaciona-se, portanto, a um desequilíbrio funcional entre os sistemas dopaminérgicos (hipofuncionantes) e colinérgicos (hiperfuncionantes). As drogas anticolinérgicas tentam reverter, ainda que parcialmente, tal desequilíbrio, reduzindo a hiperativação colinérgica e, consequentemente, diminuindo as consequências nefastas da lesão no neurônio dopaminérgico presente na doença de Parkinson.

Efeitos colaterais

Estão relacionados ao seu perfil atropínico. Assim, podem gerar xerostomia, xeroftalmia e visão embaçada com midríase, aumento da pressão intraocular, retenção urinária, constipação, sonolência, alucinações (principalmente quando a dose do biperideno ultrapassa 8 mg/dia em idosos), *delirium* anticolinérgico. Esses efeitos podem ser potencializados quando outras drogas com propriedades anticolinérgicas são utilizadas concomitantemente, como no caso dos antidepressivos tricíclicos, fenotiazínicos e anti-histamínicos.

Os idosos, grupo etário no qual a doença de Parkinson é mais frequente, são especialmente vulneráveis a tais efeitos, seja porque apresentam um maior leque de morbidades que constituem contraindicações relativas ou absolutas ao uso dessas drogas (glaucoma, prostatismo, megacólon, demência), seja porque o encéfalo, na medida em que "envelhece", vai se tornando progressivamente mais sensível a efeitos anticolinérgicos (predispondo à ocorrência de distúrbios cognitivos e *delirium* anticolinérgico), o que desencoraja o uso deste grupo de drogas nas síndromes parkinsonianas senis.

Dose terapêutica

O biperideno pode ser iniciado com 2 mg/dia e ajustado até obter-se uma resposta satisfatória. Doses acima de 8 mg/dia são geralmente intoleráveis para pacientes idosos e aumentam os riscos de distúrbios cognitivos e psiquiátricos, porém alguns pacientes eventualmente necessitarão de doses um pouco maiores. As doses deverão ser divididas em duas ou três tomadas diárias. Quando usado no tratamento de sintomas extrapiramidais que surgiram no contexto do uso de neurolépticos potentes (p. ex., uso de butirofenonas), as doses devem respeitar a particularidade e a sensibilidade de cada caso, sendo que existe a possibilidade do uso da apresentação injetável. Alguns autores defendem a estratégia de se usar o biperideno já desde o início do tratamento neuroléptico, de forma a prevenir o aparecimento dos efeitos colaterais extrapiramidais dessas medicações, em vez de utilizá-lo apenas na vigência dessa sintomatologia.

A dose ótima do triexifenidil está entre 6 e 8 mg/dia. O ajuste até essa dose deve ser gradual, sendo iniciado com 1 mg de 12 em 12 horas e aumentado a cada 4 dias até a dose ótima.

A descontinuação do uso deve ser gradual para se evitar exacerbação aguda dos sintomas parkinsonianos, mesmo nos pacientes aparentemente não responsivos ao tratamento.

2.7. Fenotiazinas

Alguns fármacos do grupo das fenotiazinas, não obstante o fato de pertencerem à família dos neurolépticos (podendo, portanto, causar sintomas extrapiramidais), carregam propriedades antiparkinsonianas, talvez pela ação anticolinérgica central que possuem. Os fármacos deste grupo apresentam também propriedades antimuscarínicas centrais. Atuam sobre o tremor e a rigidez.

Um dos principais representantes do grupo é a prometazina, um derivado etilamino da fenotiazina. A prometazina é utilizada principalmente no tratamento dos efeitos colaterais parkinsonianos experimentados pelos pacientes psiquiátricos em uso de neurolépticos, principalmente os neurolépticos que bloqueiam mais fortemente os receptores D1 e D2 estriatais, como é o caso das butirofenonas. Não é utilizada no tratamento da doença de Parkinson ou outras formas de parkinsonismo.

Farmacocinética

A prometazina é bem absorvida por via oral e parenteral. É eliminada por via renal e fecal de forma lenta, na forma de metabólitos inativos.

Efeitos colaterais

Podem ocorrer sedação, fotossensibilidade, pesadelos, excitação, irritabilidade, náuseas e vômitos.

Dose terapêutica

No caso de aparecimento agudo de sintomas extrapiramidais em pacientes que estejam usando neuroléptico, pode-se utilizar a apresentação injetável (50 mg) via intramuscular ou intravenosa. Quando se deseja prevenir o aparecimento de sintomas extrapiramidais, pode ser usado concomitantemente com neurolépticos. A dose neste caso irá depender do tipo e da dose do neuroléptico utilizado, bem como de particularidades inerentes a cada paciente.

3. PARKINSONISMO MEDICAMENTOSO

O parkinsonismo secundário à utilização de medicamentos não é raro, sobretudo se considerar a população de pacientes que recebem neuroléptico, 40% dos quais experimentam tais sintomas, principalmente nos primeiros dias de tratamento. Em alguns casos, observa-se a resolução espontânea dos sintomas passados algumas semanas ou meses, porém em outros os sintomas persistem, quando se torna necessário o uso de anticolinérgicos (p. ex. biperideno) ou fenotiazínicos (p. ex. prometazina).

Entre as medicações que podem causar o parkinsonismo medicamentoso, os neurolépticos clássicos se despontam como os mais notórios. Butirofenonas (haloperidol) e fenotiazinas (clorpromazina, levomepromazina) são alguns exemplos. Alguns antieméticos (metoclopramida), antivertiginosos (flunarizina, cinarizina), anti-hipertensivos (alfametildopa, reserpina) também podem gerar sintomas parkinsonianos, principalmente entre os idosos, grupo etário mais predisposto a esses sintomas.

3.1. Perspectivas e estratégias de tratamento do Parkinson idiopático

A doença de Parkinson constitui, atualmente, uma entidade tratável clinicamente, todavia tais tratamentos não são curativos. Os mesmos agem apenas retardando o curso deste mal, que ainda se apresenta deteriorante e inexorável à saúde do indivíduo que o porta. A descoberta da levodopa na década de 1960 trouxe um ganho real no tratamento da doença, porém trouxe também a falsa sensação de que o tratamento definitivo estaria muito próximo. As propostas farmacológicas que se seguiram podem ser definidas como complementares à levodopaterapia, mais do que alternativas terapêuticas reais. Em que pese a tentativa de muitos laboratórios de lançarem produtos com um mecanismo de ação que pretensamente atuaria interferindo na fisiopatologia da doença, muito desse empreendimento teórico não se revelou em termos de modificações substanciais no curso da doença. A introdução da selegilina, por exemplo, no arsenal terapêutico antiparkinsoniano na década de 1990 foi acompanhada de exagerado otimismo em relação ao seu superestimado potencial para retardar o curso da doença. O fato é que se dispõe, no momento, de drogas apenas para o tratamento sintomático do Parkinson.

O racional do tratamento do parkinsonismo se baseia na correção, o mais fisiológica possível, da carência de dopamina das vias nigroestriatais, seja por meio da oferta exógena desse neurotransmissor (como no caso da levodopa que é um precursor sintético desse neurotransmissor) ou por estimulação direta dos receptores dopaminérgicos estriatais (obtida com os agonistas dopaminérgicos). Outra via de abordagem, entretanto, pode se apoiar no controle da hiperativação colinérgica também existente no parkinsonismo, com o uso de drogas anticolinérgicas. Uma abordagem não exclui a outra, ainda que a monoterapia constitua meta ideal em qualquer tratamento farmacológico. Tais estratégias visam à obtenção do maior grau possível de controle da sintomatologia motora debilitante e, em última análise, a maior independência funcional possível do paciente.

O tratamento medicamentoso deve ser periodicamente reavaliado/atualizado, na medida em que:

1. A doença de Parkinson caminha com a degeneração progressiva dos neurônios dopaminérgicos da substância negra, o que se reflete na progressiva redução de resposta diante de estimulação farmacológica das vias nigroestriatais. Essa resposta é proporcional à população neuronal existente na substância negra, o que torna obsoleto o uso de determinadas medicações. Portanto, deverão ser descontinuadas, como é o caso dos neuroprotetores (selegilina) que só apresentam efeito nas fases iniciais da doença, quando a população neuronal nigroestriatal ainda não fora substancialmente dizimada.
2. Alguns efeitos colaterais da levodopaterapia surgem no decorrer do tempo de tratamento.

Nos estágios iniciais da doença de Parkinson, quando o paciente ainda não experimenta limitações motoras significativas, a ênfase tem sido em privilegiar o tratamento neuroprotetor com selegilina em vez de iniciar o tratamento sintomático com levodopa, até porque a vida terapêutica útil da levodopa é limitada a aproximadamente 8 anos e, portanto, deve ser reservada para o momento em que os sintomas parkinsonianos se tornem mais debilitantes, resultando em nítido prejuízo sócio-ocupacional para o paciente.

No estágio inicial da doença, quando existem acinesia ou rigidez de grau leve e quando o tremor não é marcante, pode-se utilizar a amantadina. Quando, ao contrário, o tremor constitui o elemento mais exuberante do cenário clínico, deve-se dar preferência à utilização de anticolinérgicos, porém seu uso deve ser desencorajado em pacientes com mais de 60 anos. A decisão de se iniciar ou não a levodopaterapia torna-se mais difícil, contudo, diante de um paciente ainda relativamente jovem (abaixo dos 50 anos), porém já com sintomas parkinsonianos debilitantes. Nesses casos, a maior parte dos autores defende o início da levodopaterapia, mesmo sabendo que esses pacientes experimentarão os efeitos deletérios da levodopaterapia ainda numa fase muito produtiva da vida, fase esta que certamente deixará de ser tão produtiva, seja pela presença da levodopa ou pela ausência dela.

III. BIBLIOGRAFIA

ALI, R. *et al.* Epilepsy: A Disruptive Force in History. *World Neurosurg.*, v. 90, p. 685-90, 2016.

ANDRÉ, E.S. Moléstia de Parkinson. *Revista Fisioterapia em Movimento, Curitiba*, v. 7, n. 1, p. 11-25, 2004.

BEN-ARI, Y. Seizures beget seizures: the quest for GABA as a key player. *Crit. Rev. Neurobiol.*, v. 18, n. 1-2, p. 135-44, 2006.

DE LAU, L.M.; BRETELER, M.M. Epidemiology of Parkinson's disease. *Lancet Neurol.*, v. 5, p. 525-35, 2006.

DELORENZO, R.T. Mechanisms of action. In: LEVY, R.H.; MATTSON, R.H.; MELDRUM, B.S. *Antiepileptic drugs*. 4th ed. New York: Raven Press; 1995. p. 271-82.

DIECKMAN, R.A. Rectal diazepam therapy for prehospital pediatric status epilepticus. *W. J. Med.*, v. 155, n. 3, p. 287-8, 1991.

DUTHIE, E.H.; KATZ, P.R. Geriatria Prática. 3 ed. Rio de Janeiro: Ed. Revinter, 2002.

FAHN, S. Therapy of Parkinson's disease: Four critical issues. *Neurology*, v. 44, s. 1, p. S4-S20, 1994.

FAHN, S. Tolcapone: COMT inhibition for the treatment of Parkinson's disease. *Neurology*, v. 50, s. 5, p. S1-59, 1998.

FERREIRA, I.L.M; SILVA, T.P.T. Mortalidade por epilepsia no Brasil, 1980-2003. *Ciência & Saúde Coletiva*, v. 14, n. 1, p. 89-94, 2009.

FINDLING, R.L.; GINSBERG, L.D. The safety and effectiveness of open-label extended-release carbamazepine in the treatment of children and adolescents with bipolar I disorder suffering from a manic or mixed episode. *Neuropsychiatr. Dis. Treat.*, v. 10, p. 1589-97, 2014.

GOETZ, C.G. Parkinson's disease diagnosis and clinical management. In: FACTOR, S.; WEINER, W. Parkinson's disease. New York: Demos Medical Publishing, 2002.

JANKOVIC, J. Parkinson disease and other movement disorders. In: DAROFF, R.B. *et al.* Bradley's Neurology in Clinical Practice. 7 ed. Philadelphia: Elsevier, 2016.

KECK, P.E.; MCELROY, S.L.; STRAKOWSKI, S.M. Anticonvulsants and antipsychotics in the treatment of bipolar disorder. *J. Clin. Psychiatry*, v. 59, s. 6, p. 74-81, 1998.

LAMÔNICA, D.A.C.; FUKUSHIRO, A.P.; MIGUEL, H.C. A importância do processo terapêutico fonoaudiológico em portador de Síndrome Parkinsoniana: estudo de caso. *Salusvita, Bauru*, v. 16, n. 1, p. 125-133, 1997.

MARINO JÚNIOR, R.; CUKIERT, A.; PINTO, E. Aspectos epidemiológicos da epilepsia em São Paulo: um estudo da prevalência. *Arq. Neuropsiquiatr.*, v. 44, n. 3, p. 243-254, 1986.

MATTSON, R.H. *et al.* A comparison of valproate with carbamazepine for the treatment of complex partial seizures and secondarily generalized tonic-clonic seizures in adults. *N. Engl. J. Med.*, v. 327, p. 765-771, 1992.

NORDBERG, A.; WAHLSTRÖM, G. Cholinergic mechanisms in physical dependence on barbiturates, ethanol and benzodiazepines. *J. Neural. Transm. Gen. Sect.*, v. 88, n. 3, p. 199-221, 1992.

NUTT, J.G.; WOOTEN, G.F. Clinical practice. Diagnosis and initial management of Parkinson's disease. *N. Engl. J. Med.*, v. 353, p. 1021-1027, 2005.

PEREIRA, J.S.; CARDOSO, S.R. Distúrbio Respiratório na Doença de Parkinson. *Rev. Fisioterapia Brasil*, v. 1, n. 1, p. 23-26, 2000.

REIS, T. Doença de Parkinson. Porto Alegre: Pallotti, 2004.

PERUCCA, E. Clinically relevant drug interactions with antiepileptic drugs. *Br. J. Clin. Pharmacol.*, v. 61, n. 3, p. 246-55, 2006 Mar.

PORTO, L.A.; SIQUEIRA, J.A.; SEIXAS, LN. Ion channels role in epilepsy and considers of the antiepileptic drugs - a short review. *J. Epilepsy Clin. Neurophysiol.*, v. 13, n. 4, p. 169-75, 2007.

PUTNAM, T.J.; MERRITT, H.H. Experimental determination of the anticonvulsant properties of some phenyl derivates. *Science*, v. 85, p. 525-6, 1937.

SCHEFFER, I.E. *et al.* Classification of the epilepsies: New concepts for discussion and debate - Special report of the ILAE Classification Task Force of the Commission for Classification and Terminology. *Epilepsia Open*, v. 1, n. 1, p. 37-44, 2016.

SILBERGLEIT, R. *et al.* Neurological Emergency Treatment Trials (NETT) Investigators. RAMPART (Rapid Anticonvulsant Medication Prior to Arrival Trial): a double-blind randomized clinical trial of the efficacy of intramuscular midazolam versus intravenous lorazepam in the pre-hospital treatment of status epilepticus by paramedics. *Epilepsia.*, v. 52, s. 8, p. 45-7, 2011.

SINGH, A.; TREVICK, S. The Epidemiology of Global Epilepsy. *Neurol. Clin.*, v. 34, n. 4, p. 837-47, 2016.

SMITH, Y. *et al.* Parkinson's Disease Therapeutics: New Developments and Challenges Since the Introduction of Levodopa. *Neuropsychopharmacology*, v. 37, n. 1, p. 213-246, 2012.

STACY, M. Medical treatment of Parkinson disease. *Neurol. Clin.*, v. 27, n. 3, p. 605-31, 2009.

STEPHEN, L.J.; BRODIE, M.J. Selection of antiepileptic drugs in adults. *Neurol. Clin.*, v. 27, p. 967-92, 2009.

THORNTON, N.; ROBERTSON, M. Epilepsy: an overview. *Axone*, v. 23, n. 3, p. 24, 2002.

TREVELYAN, A.J.; SCHEVON, C.A. How inhibition influences seizure propagation. *Neuropharmacology*, v. 69, p. 45-54, 2013.

UMPHRED, D.A. Reabilitação neurológica. 4 ed. Barueri: Manole, 2004.

US GABAPENTIN STUDY GROUP. Gabapentin therapy in refractory epilepsy: a double-blind, placebo controlled parallel group study. *Neurology*, v. 43, p. 2292-2298, 1993.

VIETA, E. *et al.* Treatment options for bipolar depression: a systematic review of randomized, controlled trials. *J. Clin. Psychopharmacol.*, v. 30, n. 5, p. 579-90, 2010.

WORLD HEALTH ORGANIZATION. Global burden of epilepsy and the need for coordinated action at the country level to address its health, social and public knowledge implications. Fourteenth meeting, 2 February 2015.

YAMATOGI, Y. *et al.* Single-blind comparative study of clobazam with clonazepam in intractable childhood epilepsies. *J. Japan Epilepsy Soc.*, v. 15, p. 110-21, 1997.

6.2.

Anestésicos Gerais

Fernando Bueno Pereira Leitão
Hermano Augusto Lobo

Sumário

Colaborador nas edições anteriores: Fernando Bueno Pereira Leitão.

1. INTRODUÇÃO

O anestesiologista moderno, diante de um paciente a ser submetido a um procedimento cirúrgico, é, ao mesmo tempo, o especialista em anestesia e o provedor de cuidados primários. O papel de especialista é apropriado porque o objetivo primário do anestesista - ver o paciente em segurança e confortavelmente durante o ato cirúrgico - geralmente dura somente pouco tempo (minutos ou horas). Entretanto, seu envolvimento e participação com os cuidados perioperatórios imediatos ao paciente (avaliação pré-operatória; planejamento) e realização da anestesia (pré-, intra- e pós-operatório, incluindo o manejo e controle da dor no período pós-operatório imediato e tardio) o classificam também como provedor de cuidados primários.

A prática da anestesia não está mais circunscrita aos limites dos centros cirúrgicos, tampouco limitada a controlar e manter os pacientes somente insensíveis à dor. Rotineiramente os anestesiologistas são chamados para monitorar, sedar e realizar anestesia geral ou locorregional fora dos centros cirúrgicos: para litotripsia, exames de imagem, fluoroscopia, convulsoterapia, cateterismo cardíaco, terapia e controle de dor, realizar acessos arteriais e venosos para monitorização invasiva, dentre outros.

1.1. Histórico

As antigas civilizações chinesa e grega já conheciam as propriedades do ópio, haxixe e mandrágora, a ponto de os utilizarem para fins anestésicos; outros povos empregaram métodos físicos, como o frio local e a asfixia. Entretanto, somente no início do século XIX é que se iniciou uma nova era da Medicina, caracterizada pela realização indolor dos mais diversos processos cirúrgicos por meio da inalação de agentes gasosos e líquidos anestésicos voláteis e drogas administradas por via venosa.

A anestesia por inalação iniciou-se pelo emprego do óxido nitroso (N_2O), descoberto em 1772 pelo químico inglês Joseph Priestley. Em 1844, Gardner Quincy Colton, um "cientista" ambulante, realizou uma demonstração com o N_2O, administrando-o a um paciente que, sob os efeitos do gás, apresentou um quadro de agitação e sofreu um ferimento na perna sem manifestações de dor. Tal fato despertou a atenção de Horace Wells, dentista que, em 1844, administrou-o a um paciente, com pouco êxito, provavelmente devido à maneira rudimentar de seu emprego.

William T. G. Morton, também dentista, estudou os efeitos anestésicos do éter etílico, cuja propriedade analgésica já havia sido descrita por Michael Faraday, em 1818. No dia 16 de outubro de 1846, posteriormente firmado como o Dia da Anestesia, realizou no Hospital de Massachusetts uma demonstração pública da anestesia pelo éter etílico, com enorme êxito. No ano seguinte, em 1847, foram introduzidos em anestesia novos líquidos voláteis: o clorofórmio (triclorometano - $CHCl_3$), descoberto pelo químico Justus von Liebig em 1831, foi utilizado com sucesso pelo obstetra escocês James Young Simpson para amenizar a dor do trabalho de parto, e as propriedades anestésicas do cloreto de etila foram referidas por Thorens.

Ainda no século XIX foram descritas as propriedades anestésicas de vários gases, mas seu uso eficaz somente se deu em meados de 1930, com o desenvolvimento de aparelhagem eficiente. Em 1864, Fisher descreveu as propriedades do tricloroetileno, empregado pela primeira vez como anestésico geral em 1934, por Jackson. Em 1865, foram descobertas as propriedades anestésicas do etileno, salientadas posteriormente, em 1923, por Luckhard e Lewis. Em 1882, Freud isolou o ciclopropano, introduzido na clínica anestesiológica em 1934 por Ralph & Schwindt.

Embora no tempo de Celsus, filósofo grego do século II d.C., a laringoscopia indireta já se tivesse constituindo em técnica que permitiu o melhor conhecimento da anatomia e da fisiologia da laringe, foi Andreas Vesalius (1514-1564) quem, em 1542, pela primeira vez, intubou um animal. Em 1827, J. Leroy mencionou o uso de intubação como técnica para assistir à ventilação pulmonar e o risco da ruptura alveolar pela superinsuflação. Em 1858, John Snow descreveu o uso da anestesia traqueal por meio de traqueostomia como meio de pesquisa para os efeitos do clorofórmio. Em 1871, Friedrich Trendelenburg realizou a anestesia por inalação por meio de um tubo por via endotraqueal e utilizou também um balonete insuflável para impedir a aspiração de sangue pela traqueia. Em 1895, Alfred Kirstein inventou o laringoscópio direto.

Em 1902, Kuhn publicou um trabalho a respeito da intubação nasal e, em 1903, em pacientes intubados, referiu-se às melhores condições cirúrgicas do abdome alto. Em 1912, Elsberg utilizou-se do laringoscópio de Chevalier Jackson para intubação traqueal e, em 1913, Chevalier Jackson chamou a atenção para a necessidade de se visualizar a laringe para a escolha de uma sonda de tamanho adequado. Durante o período de 1914 a 1920, Sir Ivan Magill e Stanley Rowbotham foram responsáveis pelo desenvolvimento da anestesia com intubação endotraqueal e, em 1924, Ralph Waters utilizou-se dos princípios de absorção de CO_2 na moderna técnica de intubação traqueal.

Um hiato de aproximadamente 80 anos separa a descoberta das propriedades anestésicas do N_2O, do éter etílico e do clorofórmio na década de 1840 e a introdução de outros agentes anestésicos inalatórios. Até meados do século XX, com exceção do N_2O, todos os anestésicos inalatórios utilizados eram inflamáveis ou potencialmente hepatotóxicos.

A década de 1950 foi um marco para a introdução de novos agentes halogenados como o halotano (sintetizado em 1951 por Suckling) lançado em 1956, o metoxiflurano (sintetizado em 1958 por Larsen) lançado em 1960, o enflurano (sintetizado em 1963 por Terrel) lançado em 1973, o isoflurano, um isômero do enflurano (sintetizado em 1965 e lançado em 1981). A procura do anestésico inalatório farmacologicamente "ideal" não terminou com a introdução e a difusão do uso do isoflurano. A descoberta de que a exclusão nas moléculas dos halogenados de todos os halogênios com exceção do flúor resultava em um líquido volátil, pouco lipossolúvel e extremamente resistente ao metabolismo, leva à introdução do desflurano em 1992, um metil-etil-éter totalmente fluorado, seguindo-se em 1995 com o lançamento do sevoflurano, um metil-isopropil-éter, também anestésico volátil totalmente fluorado.

A invenção da seringa hipodérmica e da agulha para a injeção por Alexander Wood em 1855 foi seguida mais tarde pelo uso da anestesia por via venosa. As tentativas anteriores não foram bem-sucedidas, como o uso venoso nas primeiras tentativas de Elsholtz (em 1665) ao misturar extrato de ópio com hidrato de cloral, do hidrato de cloral isoladamente (por Oré em 1872), bem como de outros agentes: a avertina (hidrato de amileno e tribromoetanol), do clorofórmio com éter etílico (Burkhardt em 1909) e da combinação de morfina com escopolamina (Bredenfeld em 1916). A anestesia por via venosa somente foi possível após o desenvolvimento de processos de antissepsia e técnicas de administração parenteral, a partir do século passado.

A partir da década de 1930, com a introdução dos barbitúricos e tiobarbitúricos, o uso da via venosa atingiu sua maturidade, seja como única via de administração para anestesia de curta duração, seja com o uso associado à inalação de líquidos voláteis ou gases em processos cirúrgicos de duração mais longa.

A síntese dos barbituratos ocorreu em 1903 por Fisher & von Mering. O primeiro barbiturato a ser usado para a indução de anestesia foi o barbital (ácido dietilbarbitúrico), mas o uso consagrado só aconteceu com o lançamento do hexobarbital em 1927. Em 1932, a síntese do tiopental por Volwiler & Tabern só teve sua primeira utilização clínica em 1934, por John Lundy & Ralph Waters. O meto-hexital foi usado pela primeira vez clinicamente em 1957 por V.K. Stoelting. Esses fármacos foram usados como os principais agentes de indução para anestesia até o surgimento do propofol (2,6 diisopropilfenol) em 1989, que, por suas características farmacocinéticas, pode também ser considerado um dos grandes avanços para a anestesia do paciente ambulatorial.

A cetamina, outro fármaco utilizado por via venosa, foi sintetizada em 1962 por Stevens e usada clinicamente pela primeira vez por Corssen & Domino em 1965, tendo sido liberada somente em 1970. Foi o primeiro agente intravenoso associado a mínimos efeitos depressivos sobre o coração e a função respiratória.

O etomidato foi sintetizado em 1964 e liberado em 1972 com características de poucos efeitos sobre os aparelhos circulatório e respiratório, embora tenham sido relatados alguns casos de supressão adrenal, mesmo após a administração de dose única.

As modernas anestesias locorregionais tiveram seu início com o oftalmologista Karl Koller, que usou a cocaína tópica em cirurgia ocular em 1884.

O alcaloide da "folha de coca" (*Erythroxylum coca*) denominado cocaína foi isolado por Friedrich Gaedke em 1855 e posteriormente purificado em 1860 por Albert Neimann.

O cirurgião William Halsted demonstrou em 1881 o uso da cocaína em infiltração intradérmica e em bloqueios nervosos (inclusive nervo facial, plexo braquial, nervo pudendo e nervo tibial posterior).

August Bier realizou a primeira injeção anestésica espinhal em 1898: aplicou uma injeção intratecal de 3 ml de cocaína a 0,5%. Foi também o primeiro a descrever a anestesia regional intravenosa em 1908 (Bloqueio de Bier).

A procaína foi sintetizada em 1904 por Alfred Einhorn e, no ano seguinte, Heinrich Braun a usou como anestésico local. Braun também foi o primeiro a usar a epinefrina para prolongar o efeito dos anestésicos locais.

Em 1901, Ferdinand Cathelin e Jean Sicard introduziram a técnica anestésica epidural caudal. A anestesia epidural lombar foi primeiro descrita em 1921 por Fidel Pages e, posteriormente em 1931, Achille Dogliotti demonstraria sua técnica de "perda de resistência" para acessar o espaço epidural lombar.

A adição de novos anestésicos locais, ocorrida mais tarde, inclui a dibucaína (1930), tetracaína (1932), lidocaína (1947), cloroprocaína (1955), mepivacaína (1957), prilocaína (1960), bupivacaína (1963), etidocaína (1972) e a ropivacaína (1988).

Os opioides começaram a ter grande destaque em anestesiologia a partir de 1950, graças aos trabalhos de Laborit, que, utilizando-se da petidina em associação com neurolépticos, clorpromazina e prometazina, criou o conceito de "*anestesia facilitada*", como a "*anestesia potencializada*", praticamente sinônimos de um mesmo conceito. Tais técnicas tiveram grande aceitação por permitirem o emprego de fármacos diversos, em doses muito aquém daquelas potencialmente tóxicas. Associadas a um agente anestésico pouco potente, como o N_2O, são capazes de produzir depressão do sistema nervoso, analgesia e neuroplegia.

A partir de 1960, com a síntese da fenoperidina (hipnoanalgésico) e do haloperidol (neuroléptico), novas perspectivas surgiram para anestesia, pois, por meio de opioides cada vez mais potentes, pela sua propriedade de provocar a hipnoanalgesia, passou-se a dar uma grande importância ao seu emprego. Assim, à fenoperidina seguiu-se a fentanila, enquanto o droperidol substituiu, praticamente, o haloperidol na prática anestésica.

A associação da fenoperidina e do haloperidol ao N_2O constituiu-se na chamada *neuroleptoanalgesia tipo I* (De Castro e Mundeleer, 1959), enquanto a associação da fentanila e do droperidol (diidrobenzoperidol) ao N_2O foi conceituada como *neuroleptoanalgesia tipo II* (De Castro e Mundeleer, 1962).

Outra grande contribuição da Farmacologia na área da Anestesiologia foi a síntese de diazepínicos, tanto por seus efeitos ansiolíticos como pela amnésia que são capazes de produzir. Desde a síntese do clordiazepóxido em 1957, os benzodiazepínicos – diazepam (1959), lorazepam (1971) e o midazolam (1976) – têm sido largamente utilizados na pré-medicação, indução, na suplementação da anestesia e na sedação por via intravenosa (IV). Nesse sentido, o midazolam continua sendo rotineiramente utilizado até nossos dias.

1.2. Noções básicas

Anestesia significa ausência de sensibilidade, entretanto, de maneira mais explícita, sua conceituação se interrelaciona com sua própria classificação em geral e locorregional. É uma especialidade fundamentada na clínica e na farmacologia. O aspecto clínico abrange a avaliação do doente, por meio da propedêutica, exames clínicos e complementares, independente do tipo de anestesia a ser realizada, sempre mantendo entendimento com a área cirúrgica, sob a perspectiva de três fases: a pré-anestésica, a anestesia propriamente dita e a recuperação pós-anestésica.

Há três décadas, o desenvolvimento do conhecimento de novas técnicas em diferentes áreas da medicina permitiu que intervenções com procedimentos de alta complexidade demandassem uma visão mais ampla sob os cuidados dos pacientes que eram submetidos a cirurgias. Essa tendência, a que se chamou de conceito perioperatório, vem ampliando dia a dia os campos de atuação dos envolvidos nas atividades multidisciplinares da atenção ao paciente cirúrgico.

As modernas técnicas anestésicas transformaram muitos dos procedimentos cirúrgicos, no passado executados como atos traumáticos, dolorosos e inseguros, em técnicas rotineiras, indolores, seguras e parte essencial da medicina moderna.

Em especial, o exercício da anestesiologia tem ido além do âmbito cirúrgico tradicional a outras áreas dos centros médicos hospitalares e ambulatoriais, expandindo a sua atuação nas fases pré-, intra- e pós-operatória. Assim, nos dias de hoje, sua atuação incorporou o tratamento de dor aguda e crônica, a medicina intensiva e os cuidados paliativos para ampliar a assistência perioperatória aos pacientes.

2. AVALIAÇÃO PRÉ-ANESTÉSICA

Diante do paciente que vai ser submetido a um procedimento cirúrgico com anestesia, um Plano Anestésico (Tabela 6.2.1) deverá ser realizado para o melhor conhecimento do seu estado de base fisiológico, incluindo: intercorrências prévias clínicas e cirúrgicas, detalhes do procedimento cirúrgico a ser realizado, sensibilidade a medicamentos, experiências anestésicas prévias e o perfil psicológico do paciente.

Tabela 6.2.1. Plano anestésico (Butterworth *et al.*)

1. Pré-medicação
2. Tipo de anestesia 2.1. Anestesia geral Controle da via aérea Indução Manutenção Relaxamento muscular 2.2. Anestesia locorregional Técnica Agente anestésico Cuidados anestésicos monitorados O_2 suplementar Sedação
3. Manutenção intraoperatória Monitorização Posicionamento Manejo de fluidos Técnicas especiais
4. Manutenção pós-operatória Controle da dor Cuidados intensivos Monitorização hemodinâmica Assistência ventilatória pós-operatória

A rotina de avaliação pré-anestésica (Tabela 6.2.2) deverá incluir:

Tabela 6.2.2. Rotina de avaliação pré-anestésica (Butterworth *et al.*)

I. História clínica completa (HCC) 1. Problema atual 2. Outros problemas conhecidos 3. Histórico de medicações 3.1. Alergias 3.2. Intolerância a medicamentos 3.3. Medicações em uso – prescritas ou não prescritas (automedicação, fitoterápicos) 3.4. Hábitos e vícios – álcool, fumo, drogas de uso ilícito 4. Anestesias prévias, cirurgias e partos 5. Histórico familial 6. Revisão de sistemas orgânicos Geral (incluindo o nível de atividade), respiratório, cardiovascular, renal, gastrintestinal, hematológico, neurológico, endócrino, psiquiátrico, ortopédico, dermatológico 7. Horário da última ingestão de alimentos
II. Exame físico Sinais vitais, avaliação da dor, vias aéreas, coração, pulmões, extremidades, exame neurológico
III. Avaliação laboratorial
IV. Classificação ASA (*American Society of Anesthesiologists*)

2.1. História clínica completa

A história clínica completa (HCC), inclusive com a revisão do prontuário médico, deverá investigar problemas que poderão interferir com o plano cirúrgico, terapêutico ou diagnóstico do procedimento. A presença e a gravidade de problemas médicos também deverão ser investigadas com prioridade. Pela possibilidade de interação de medicamentos com a anestesia, a completa história de medicamentos consumidos deverá incluir fitoterápicos. Deverá também constar desta lista o uso de tabaco, álcool, medicamentos controlados e substâncias de uso ilícito como: maconha, cocaína, "*crack*" e heroína. Atenção especial deverá distinguir a alergia a medicações (dispneia e "*rashes*" cutâneos) e intolerância a medicações (desarranjos intestinais). Dados sobre cirurgias prévias poderão revelar complicações anestésicas anteriores. História familial de complicação anestésica poderá predizer um caso de hipertermia maligna. A revisão geral de sistemas e órgãos poderá identificar problema médico não diagnosticado. Um questionário dirigido deverá enfocar as funções cardiovasculares, pulmonares, endócrinas, hepáticas, renais e neurológicas. Qualquer alteração deverá ser prontamente detalhada para esclarecer a extensão do comprometimento do órgão. A avaliação de pacientes com complicações poderá exigir consultas a outras especialidades médicas.

2.2. Exame físico

O exame físico (EF) e a HCC são complementares. Dessa forma, a HCC ajuda a detectar anormalidades não aparentes e dirige o foco do EF para o sistema ou órgão que deveriam ser examinados mais detalhadamente.

A avaliação de pacientes saudáveis e assintomáticos poderá ser complementada pela tomada dos sinais vitais (pressão arterial – PA; frequência cardíaca – FC; frequência respiratória – FR, saturação de oxigênio pela oximetria – SaO_2; e a medida da temperatura – T) e avaliação das vias aéreas, coração, pulmões e extremidades usando as técnicas padrão de inspeção, palpação, percussão e ausculta. Caso seja considerada a prática de anestesia regional, um breve e objetivo exame neurológico servirá para documentar qualquer déficit preexistente. A anatomia deverá ser especificamente avaliada quando procedimentos como bloqueio de nervos, anestesia regional ou procedimento invasivo de monitorização forem planejados. A constatação de processo infeccioso no local ou próximo do sítio de punção ou qualquer anormalidade anatômica nesses locais deverá contraindicar esses procedimentos.

A dentição deverá ser inspecionada para avaliação de eventual perda ou fratura de elementos dentários e presença de próteses (jaquetas, pontes ou dentaduras). A pouca adaptação das máscaras anestésicas em pacientes edentados ou com importantes anormalidades faciais é bastante comum. A micrognácia (pequena distância entre o queixo e o osso hioide), dentes incisivos superiores proeminentes, macroglossia, limitação da amplitude de abertura da boca, pouca mobilidade da coluna cervical ou pescoço curto sugerem dificuldade para a intubação traqueal.

2.3. Exames laboratoriais

Os exames laboratoriais são sempre importantes mesmo em pacientes aparentemente saudáveis e assintomáticos, pois a prevalência de uma doença varia com a população testada e frequentemente depende do sexo, da idade, de fatores genéticos e do estilo de vida. Os exames laboratoriais mostram-se mais efetivos quando a solicitação é proveniente de indicação dirigida por uma consistente avaliação clínica. A natureza do procedimento também deverá ser sempre levada em consideração.

Um exemplo de rotina para avaliação laboratorial de pacientes assintomáticos clinicamente saudáveis que irão submeter-se à anestesia é mostrado na Tabela 6.2.3.

Tabela 6.2.3. Rotina de avaliação laboratorial de pacientes assintomáticos, clinicamente saudáveis, que irão submeter-se à anestesia (Butterworth *et al.*)

1.	Concentração de hemoglobina e hematócrito Todas as mulheres em período menstrual Todos os pacientes acima de 60 anos de idade Todos os pacientes com esperada perda de sangue e que podem precisar de transfusão
2.	Glicemia e concentração de ureia/creatinina Todos os pacientes acima de 60 anos de idade
3.	Eletrocardiograma Todos os pacientes com idade ≥ 60 anos
4.	Radiografia de tórax Todos os pacientes acima de 60 anos de idade
5.	Exame de urina tipo I quando houver queixa referente ao aparelho urinário

Os testes de gravidez (detecção de gonadotrofina coriônica na urina ou no soro) em pacientes em idade fértil são justificáveis pelo potencial efeito teratogênico dos agentes anestésicos no feto.

2.4. Classificação ASA

A classificação ASA (*American Society of Anesthesiologists*) é um sistema de avaliação de pacientes a serem submetidos às cirurgias com anestesia (Tabela 6.2.4).

Tabela 6.2.4. Classificação do estado físico pré-operatório de pacientes segundo a ASA (Butterworth *et al.*)

Classe	Definição
1	Paciente normal saudável
2	Paciente com doença sistêmica leve e sem limitações funcionais
3	Paciente com doença sistêmica grave com alguma limitação funcional
4	Paciente com doença sistêmica grave que é ameaça constante à vida e com incapacidade funcional
5	Paciente moribundo sem expectativa de sobreviver à cirurgia
6	Paciente com morte cerebral cujos órgãos serão captados para doação
E	Se o procedimento é uma emergência, o estado físico é seguido da letra "E" ("2E", por exemplo)

Atualização da ASA *Task Force on Preanesthesia Evaluation* (Anesthesiology, 2012;116:512).

Até hoje esse sistema que classifica o estado físico dos pacientes a serem anestesiados permanece sendo um instrumento bastante usado no planejamento anestésico, particularmente na indicação das técnicas a serem utilizadas.

3. MEDICAÇÃO PRÉ-ANESTÉSICA

A medicação pré-anestésica (MPA) é feita por intermédio da administração de medicamentos antes do início da anestesia com a finalidade de diminuir ou, mesmo, abolir qualquer tipo de dor, como a decorrente da condição clínica do doente; bloquear as reações colinérgicas, como a secreção das vias aéreas e bradicardia; promover a sedação física e psíquica com amnésia e potencializar os efeitos dos anestésicos gerais. Dessa forma, as finalidades da MPA incluem diminuição da ansiedade, sedação, amnésia, analgesia, prevenção dos reflexos autonômicos, redução das secreções das vias aéreas, diminuição do volume do conteúdo gástrico e aumento do seu pH, efeito antiemético, diminuição do consumo de anestésicos, indução suave da anestesia e profilaxia de reações alérgicas. Essas finalidades explicam a necessidade de se associarem produtos pertencentes a diferentes grupos farmacológicos para obter, com boa margem de segurança, os efeitos desejáveis. Assim, há vários grupos de medicamentos que vêm sendo utilizados como MPA.

3.1. Benzodiazepínicos – BZD

Os benzodiazepínicos são os fármacos de uso mais difundido em MPA, pois, atuando predominantemente na substância reticular, apresentam perfil farmacodinâmico que atende a muitos quesitos de finalidade pré-anestésica: ansiolítico, sedativo, anticonvulsivante, bloqueador neuromuscular, além de diminuírem a incidência de náuseas e vômitos pós-operatórios (NVPO). Além disso, nas dosagens adequadas para agirem como MPA, não produzem depressão ventilatória e do sistema cardiovascular. Não tem efeito analgésico e podem eventualmente produzir agitação psicomotora. Podem ser usados para atenuar os efeitos psicomiméticos da cetamina. Os mais utilizados são: diazepam, lorazepam e o midazolam.

O primeiro antagonista dos BZD aprovado para uso clínico foi o flumazenil, um antagonista competitivo dos receptores de benzodiazepínicos que induz um antagonismo reversível e superável. Sua atividade agonista é mínima no ser humano, significativamente menor que a obtida pelos agonistas clínicos (Tabela 6.2.5).

Tabela 6.2.5. Indicações e doses do flumazenil (Miller *et al.*)

Indicação	Dose
Reversão do efeito de benzodiazepínicos	0,2 mg repetidos (cada 1-2 minutos até nível desejado) – máx. 3 mg
Diagnóstico de coma	0,5 mg repetidos até 1 mg

Diazepam

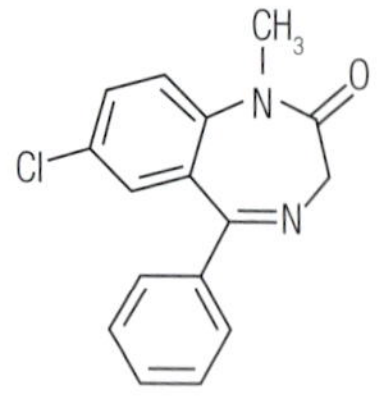

Figura 6.2.1. Estrutura química do diazepam.

Esta medicação é usada como referência de comparação com outros benzodiazepínicos. Sua insolubilidade em água faz com que seja veiculada em solventes orgânicos e, com frequência, pode causar dor e flebite quando da administração por via intramuscular (IM) ou venosa. Apresenta grande afinidade por proteínas plasmáticas e, em pacientes com hipoalbuminemia, como cirróticos e nefropatas, pode ter um efeito ampliado. Quando administrada por via oral (VO), mais de 90% da medicação ingerida são absorvidos (o efeito ansiolítico é alcançado após 1 hora da ingestão), enquanto por via IM a absorção é imprevisível. Por elevar o limiar convulsivo, pode ser usado para a proteção de convulsões causadas por anestésicos locais (anestesia locorregional). Diminui a concentração alveolar mínima (CAM) do halotano, o que significa potencializar a ação desse anestésico inalatório. A dose preconizada é de 0,1 a 0,2 mg/kg por via IM ou VO. Apesar de ser segura a utilização de doses relativamente altas por via IV, há relatos de parada respiratória com dose de 2,5 mg por essa via. A depressão ventilatória pode ser consequente à associação com outras medicações depressoras, como os opioides. Como o efeito dos benzodiazepínicos aumenta com a idade, a dose a ser administrada deverá ser corrigida em 10% a menos por década de vida.

Lorazepam

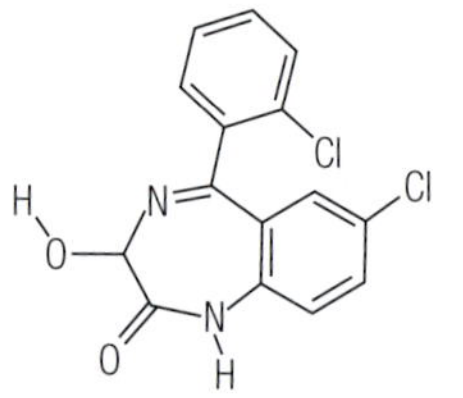

Figura 6.2.2. Estrutura química do lorazepam.

O lorazepam propicia alívio da ansiedade, sedação prolongada e profunda amnésia. Existe boa absorção quando administrado por vias IM, VO e sublingual (SL). Ocorre efeito máximo 30 a 40 minutos após administração IV e 2 a 4 horas após a administração VO. A dose usual é de 0,025 a 0,050 mg/kg por via IM – administrada 90 minutos antes de o paciente ser encaminhado para o bloco cirúrgico; ou quando por via IV – administrada 30 minutos antes de o paciente ser encaminhado para o bloco cirúrgico, não ultrapassando a dose de 4 mg para um adulto.

Midazolam

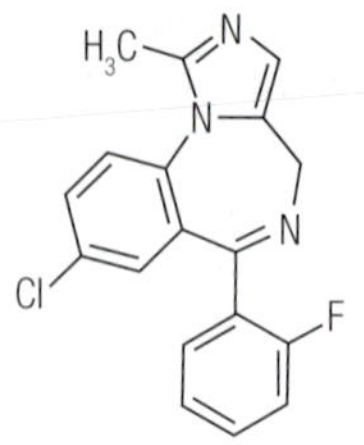

Figura 6.2.3. Estrutura química do midazolam.

O midazolam é considerado o sedativo de escolha dos anestesiologistas. É o benzodiazepínico (BZD) de maior lipossolubilidade *in vivo* de todos os utilizados na prática clínica e, quando formulado em meio ácido tamponado (pH 3,5), também é hidrossolúvel devido à dependência do pH de sua solubilidade. O anel imidazólico da sua fórmula é o responsável por sua estabilidade em solução e sua lipofilia, uma vez que se fecha com rapidez em pH fisiológico. O rápido efeito obtido no sistema nervoso central (SNC) e os volumes de distribuição relativamente elevados desses fármacos derivam de sua alta lipofilia. Por isso, em administração IV não produz irritação ou flebite, sendo utilizado como medicação pré-anestésica em adultos e crianças. Sua metabolização ocorre no fígado pelo citocromo CYP3A4.

Apresenta maior ação amnésica do que o diazepam e a amnésia é anterógrada. Quando associado ao uso de outros depressores da ventilação, poderá apresentar sedação e depressão ventilatória, principalmente em idosos e/ou portadores de doença pulmonar obstrutiva crônica (DPOC).

Em uso intravenoso, o rápido início de ação e recuperação o torna ideal para procedimentos de curta duração. A administração deverá ser lenta para evitar o aparecimento de soluço.

Por via IM, o início de ação ocorre em 5 a 10 minutos após a injeção e o efeito máximo em 30 a 60 minutos, podendo haver dor à injeção. A dose habitual por essa via de administração é de 0,05 a 0,1 mg/kg.

O uso VO poderá ter início de ação e recuperação prolongados.

Em pacientes pediátricos, pode-se utilizar por:

- Via oral (VO): 0,25 a 0,75 mg/kg (máximo 20 mg em solução de glicose – solução comercial a 2 mg/mL) – 30 a 60 minutos antes da sala de operações (SO).
- Via sublingual (SL): 0,2 a 0,3 mg/kg.
- Via retal (VR): 0,35 mg/kg (em 5 mL de solução fisiológica) – pode ter início de ação prolongado.
- Via nasal (VN): 0,2 mg/kg instilado nas narinas através de seringa sem agulha ou spray (não ultrapassar volume total de 1 mL = dose 5 mg – risco de transporte do medicamento por conexões neurais da mucosa nasal, via nervos olfatórios, até o SNC, causando efeitos neurotóxicos) – início de ação em 10 a 20 minutos.
- Via venosa (IV): efeito sedativo de aproximadamente 45 minutos.
- Crianças de 6 meses a 5 anos de idade – 0,05 a 0,1 mg/kg – início de ação em 2 a 3 minutos.

- Crianças > 5 anos de idade – 0,025 a 0,5 mg/kg – início de ação em 2 a 3 minutos.

3.2. Barbitúricos

Os barbitúricos possuem efeitos hipnóticos e sedativos, embora na presença de dor possa produzir agitação. Este grupo farmacológico tem a propriedade de antagonizar as crises convulsivas, sendo por esse motivo habitualmente empregado como MPA em crianças. Nas doses para MPA, a depressão cardiorrespiratória é pequena. A porfiria aguda e intermitente é uma contraindicação para o seu uso.

Dosagens

Adultos:

- Secobarbital (50 a 200 mg) – VO;
- Pentobarbital (50 a 200 mg) – VO ou IM (5 a 7 mg/kg).

Pacientes pediátricos:

- Metoexital (20 a 30 mg/kg) de solução a 10% – via retal (VR).

3.3. Outros medicamentos sedativos

Hidroxizina

É um tranquilizante não fenotiazínico com ações sedativa, ansiolítica, anti-histamínica e antiemética. A dose é de 1 a 2 mg/kg por via IM.

Difenidramina

É um antagonista do receptor de histamina H_1 com efeitos sedativo, anticolinérgico e antiemético. A dose é de 50 mg ou 0,5 a 1 mg/kg, VO. Tem sido usada com cimetidina (anti-H_2), esteroides e outros medicamentos na profilaxia de reações alérgicas.

Fenotiazínicos

A prometazina, também um antagonista do receptor de histamina H_1, tem efeitos sedativo, anticolinérgico e antiemético. A dose é de 0,5 mg/kg a 1 mg/kg por via IM.

Hidrato de cloral

Pode ser usado na dose de 0,5 a 1 g VO.

3.4. Opioides

Os opioides, morfina e meperidina, tiveram lugar de destaque em MPA devido ao poder analgésico e à possibilidade de induzir o sono. Apesar de produzir depressão respiratória, foram historicamente os mais usados por via IM como medicação pré-operatória, no tempo em que os pacientes de cirurgias eletivas eram admitidos na noite anterior à cirurgia. Por causarem aumento da pressão intracraniana decorrente de vasodilatação cerebral, são contraindicados em neurocirurgia.

Atualmente, quando é necessária analgesia pré-operatória, a administração de fentanila por via IV, com seu rápido início de ação e curta duração, tem sido a opção mais usada pelos anestesistas, exigindo uma grande atenção quanto ao risco de depressão respiratória.

Os opioides diminuem as necessidades de anestésicos, mas não são os medicamentos de escolha para aliviar a apreensão, produzir sedação ou amnésia. Podem provocar hipotensão postural (o paciente deverá ser mantido deitado após sua administração), depressão ventilatória (com aumento da pressão intracraniana), náuseas e vômitos, espasmo do esfíncter de Oddi e prurido. Os idosos frequentemente exibem menor sensibilidade à dor e maior resposta analgésica aos opioides.

O uso de opioides como MPA deve ser reservado a pacientes com possibilidade de apresentar dor antes da indução da anestesia. Naqueles sem a presença de dor, essa medicação pode causar disforia (estado de desconforto ou insatisfação), com consequente aumento da ansiedade.

A dose comumente usada de fentanila como MPA é de 1 a 2 mcg/kg administrada por via IV. Não causa depressão miocárdica nem liberação de histamina, mas pode estar associada à depressão ventilatória e bradicardia. A depressão respiratória apresenta como característica um quadro de apneia, embora o paciente continue consciente: é o chamado "*oublie respiratoire*" caracterizado pela resposta do paciente a uma ordem para que respire!

Idosos e pacientes debilitados são mais sensíveis a esses efeitos. Efeitos sinérgicos com uso associado a benzodiazepínicos requerem cuidados quando administrados no período pré-operatório. Nos Estados Unidos, a fentanila está também disponível em "pirulitos" para uso pediátrico, na dose de 10 a 15 mcg/kg. Essa via de administração é conhecida como via transmucosa.

A sufentanila na dose de 1 a 3 mcg/kg pode ser usada em pacientes pediátricos por via nasal.

Pacientes usuários de metadona ou outros opioides, quando da suspensão abrupta desses medicamentos, poderão desenvolver abstinência no período pré-operatório. No caso da metadona, deve-se tentar mantê-la com doses usuais do fármaco. Quanto ao uso de outros opioides, substituí-los por doses equivalentes de metadona.

O anestesiologista deverá estar atento para o uso de medicamentos opioides agonistas-antagonistas, como o butorfanol e a nalbufina, em pacientes que já estejam recebendo outros opioides mais potentes no período pré-operatório, uma vez que a associação de tais substâncias poderá precipitar síndrome de abstinência.

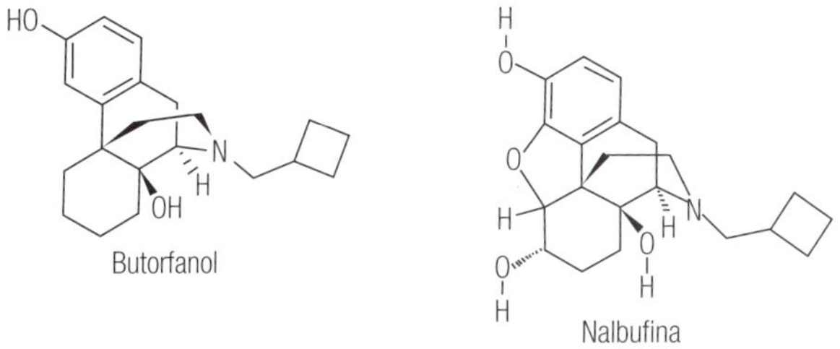

Figura 6.2.4. Estruturas químicas do butorfanol e da nalbufina.

3.5. Anticolinérgicos

Os anticolinérgicos foram principalmente usados para bloquear as secreções do trato respiratório, digestivo e a bradicardia decorrentes de agentes anestésicos. O surgimento dos agentes inalatórios halogenados diminuiu a necessidade da rotina de uso das medicações anticolinérgicas como medicação pré-anestésica.

As indicações específicas para o uso de anticolinérgicos antes da cirurgia são:

Efeito antissialagogo

O cirurgião pode solicitar um antissialagogo nas cirurgias da cavidade oral. O glicopirrolato é o mais potente, com menor probabilidade de aumento da frequência cardíaca do que a atropina, pois, sendo uma amina quaternária, não atravessa facilmente a barreira hematoencefálica e não induz sedação.

Efeito de sedação e amnésia

Historicamente, a escopolamina foi muito usada por via IM em combinação com a morfina em medicação pré-anestésica. A escopolamina não produz amnésia em todos os pacientes e não pode ser comparada em eficiência ao midazolam, ao lorazepam ou ao diazepam na prevenção de lembranças desagradáveis do período intraoperatório, tendo um efeito amnésico aditivo quando associada a benzodiazepínicos, o que pode ser útil em pacientes instáveis que não têm indicação para receber anestesia geral.

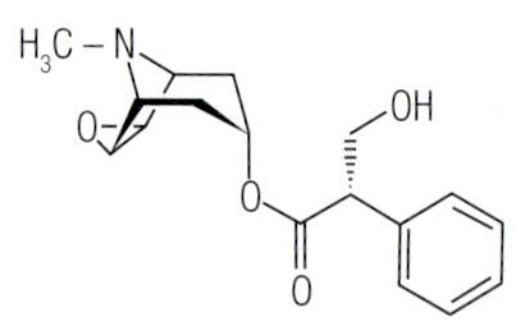

Figura 6.2.5. Estrutura química da escopolamina.

Efeito vagolítico

A ação vagolítica das medicações anticolinérgicas é produzida por intermédio de bloqueio dos efeitos da acetilcolina no nódulo sinoatrial.

A atropina administrada por via IV é mais potente que o glicopirrolato em produzir aumento da frequência cardíaca. A ação vagolítica das medicações anticolinérgicas também é útil na prevenção dos reflexos geradores de bradicardia resultantes da tração de músculos extraoculares ou de vísceras abdominais, de estímulo nos seios carotídeos ou da administração de repetidas doses de acetilcolina. Como esses eventos bradicárdicos costumam ocorrer na sala cirúrgica, é mais efetivo administrar esses fármacos durante a anestesia.

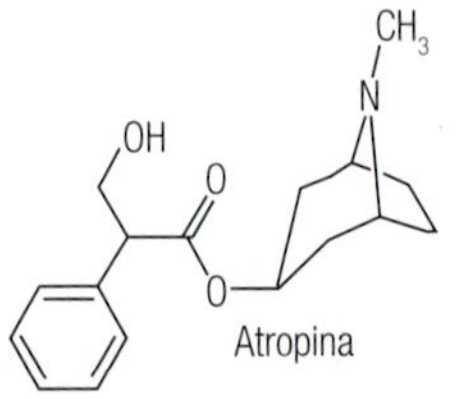

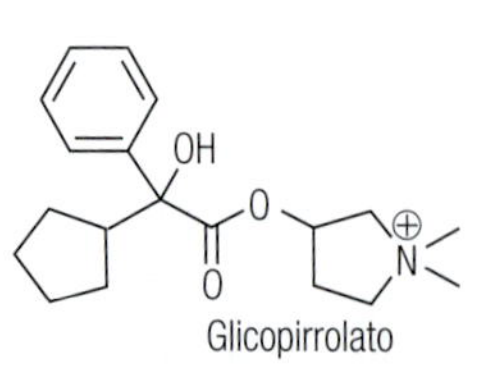

Figura 6.2.6. Estruturas químicas da atropina e do glicopirrolato.

3.5.1. Efeitos colaterais dos anticolinérgicos

Toxicidade para o sistema nervoso central (SNC)

A atropina, apesar do efeito colateral estimulante do SNC, é o medicamento mais empregado. A escopolamina, cuja ação sobre o sistema nervoso é de depressão, apresenta ação anticolinérgica menor do que a atropina.

A escopolamina e a atropina (aminas terciárias) podem ser tóxicas para o SNC, causando a chamada síndrome anticolinérgica central, que costuma ocorrer com mais frequência após a administração da escopolamina, mas pode ocorrer também após a administração de altas doses de atropina. Os sintomas da síndrome anticolinérgica central incluem delírio, inquietação, confusão mental e obnubilação. Pacientes idosos e pacientes com dor parecem ser mais suscetíveis, e essa síndrome parece ser potencializada pelos anestésicos inalatórios. A administração de 1 a 2 mg por via IV de fisostigmina (um parassimpatomimético de ação indireta – age com inibição da acetilcolinesterase) pode tratar com sucesso essa síndrome.

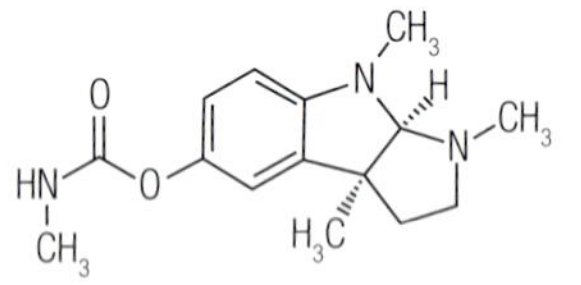

Figura 6.2.7. Estrutura química da fisostigmina.

Pressão intraocular

Midríase e cicloplegia causadas por medicações anticolinérgicas podem colocar pacientes com glaucoma em risco pelo aumento da pressão intraocular. A atropina e o glicopirrolato causam menos aumento da pressão intraocular que a escopolamina. Em pacientes com glaucoma, os anestesistas sentem-se mais seguros mantendo as medicações de tratamento do glaucoma até a cirurgia e usar atropina ou glicopirrolato quando necessário.

Hipertermia

As glândulas sudoríparas do nosso corpo são inervadas pelo sistema nervoso simpático, mas usam acetilcolina como transmissor. Entretanto, a administração de agentes anticolinérgicos interfere com o mecanismo do suor, que pode causar aumento da temperatura do corpo, especialmente quando aparelhos aquecedores ativos são usados nas salas cirúrgicas. Os pacientes tornam-se quentes e desidratados. As crianças respondem prontamente com aumento de temperatura que conduz à taquicardia.

3.6. Neurolépticos

Os neurolépticos agem em diferentes níveis do sistema nervoso – córtex, tálamo, hipotálamo, sistema límbico, gânglios basais, tronco cerebral, zona *trigger* do vômito e medula espinhal – produzem uma tríade denominada *"síndrome neuroléptica"*, caracterizada por indiferença psíquica, hipomotilidade e sedação, e poderão ser utilizados como adjuvantes na MPA. Dentre eles a clorpromazina, por suas diversas propriedades, tem seu nome comercial Amplictil® assim justificado (amplo uso).

O fármaco deste grupo mais utilizado atualmente é o de-hidrobenzoperidol (droperidol), um sedativo com pequeno risco de depressão cardiorrespiratória. É efetivo em acalmar pacientes com *delirium*. Produz efeito sedativo e antipsicótico, bloqueando receptores dopaminérgicos D_2 no SNC, reduz a atividade motora e promove um estado de indiferença ao meio externo.

4. ANESTESIA GERAL

A anestesia geral é um estado fisiológico alterado caracterizado por perda de consciência, analgesia, amnésia e certo grau de relaxamento muscular. Seu emprego teve início com o uso de agentes inalatórios, mas atualmente ela pode ser induzida e mantida com medicações que são administradas ao paciente por diferentes vias: oral, retal, transdérmica, transmucosa, intramuscular ou intravenosa, com o propósito de produzir ou incrementar um estado de anestesia.

São inúmeras as substâncias capazes de produzir anestesia geral, tais como: elementos inertes (xenônio), compostos inorgânicos simples (N_2O), hidrocarbonetos halogenados (halotano), éteres (isoflurano, sevoflurano, desflurano) e estruturas orgânicas complexas, como o agente venoso propofol.

4.1. Anestesia geral por via inalatória

4.1.1. Farmacocinética dos agentes inalatórios

A farmacocinética dos agentes inalatórios descreve a trajetória desses anestésicos desde a administração pelas vias aéreas, a sua absorção nos alvéolos pulmonares, sua passagem para os capilares dos pulmões (também chamada de captação), a distribuição entre os diversos tecidos do organismo, seu metabolismo e, finalmente, sua excreção, que ocorre principalmente pela via pulmonar. Ela pode ser influenciada por fatores como a idade do paciente, a quantidade de massa magra e a quantidade de massa gordurosa corporal.

Para que esses agentes atinjam seu local de ação no SNC, há necessidade de que transponham várias barreiras (alvéolos, capilares, membranas celulares) durante as fases de captação e de distribuição, inicialmente dependentes de um gradiente de pressão parcial gerado entre o sistema ventilatório do aparelho de anestesia e os alvéolos, seguidos de diferentes gradientes entre o sangue e os tecidos até chegar ao SNC.

O principal objetivo da anestesia inalatória é atingir uma pressão parcial cerebral (Pbr) constante e efetiva para aquele agente administrado. O cérebro e todos os outros tecidos terão uma pressão parcial do agente anestésico inalatório equilibrada por meio do sangue arterial que transportará esse agente nele dissolvido com uma pressão parcial arterial (Pa). Da mesma forma, o sangue arterial levará o agente inalatório até os alvéolos, onde também haverá um equilíbrio de pressão parcial alveolar (P_A) do agente anestésico. Pode-se deduzir que, após o equilíbrio das pressões parciais, a P_A do anestésico inalatório (PA) reflete a Pbr. Essa é a razão pela qual a P_A é usada como índice de profundidade da anestesia, recuperação da anestesia e potência anestésica, também medida pela CAM.

A P_A de um agente inalatório (PA) e, consequentemente, a cerebral (Pbr) são determinadas pela diferença entre a quantidade de anestésico que chega até o alvéolo e a que passa do alvéolo para o sangue arterial, dependendo da pressão administrada no fluxo de gases (fração inspirada), ventilação alveolar e as características do sistema ventilatório utilizado. A quantidade de anestésico que passa do alvéolo para o sangue arterial depende da capacidade residual funcional, do coeficiente de partição sangue-gás (λl), do débito cardíaco e da diferença de pressão parcial alveolovenosa.

O impacto da pressão parcial inalada (PI) na razão do aumento da P_A de um anestésico inalatório é conhecido como efeito concentração (quanto maior for a PI de um anestésico, mais rapidamente a P_A se aproximará da PI). Isso ocorre durante a indução anestésica, quando se deseja uma indução mais rápida.

Alguns fatores poderão influenciar no processo de equalização das pressões parciais entre os diferentes compartimentos percorridos pelos agentes anestésicos inalatórios. Dentre eles, podem-se citar o volume do sistema ventilatório, a solubilidade do agente nos componentes de borracha ou plástico, o fluxo de gases administrados e a ventilação alveolar.

A solubilidade dos agentes anestésicos inalatórios no sangue e nos tecidos é representada pelo coeficiente de partição. Esse coeficiente descreve como o agente inalatório se distribui entre duas fases distintas em equilíbrio (apresentam pressões parciais iguais em ambas as fases) e pode ser interpretado como sendo a capacidade relativa de cada uma delas em aceitar o anestésico. Portanto, quanto mais elevado for o coeficiente de partição sangue/gás de um anestésico inalatório, maior será sua solubilidade no sangue; e ele tenderá a passar mais rapidamente para a fase sangue, deixando os alvéolos em grande quantidade. Dessa forma, levará mais tempo para atingir a P_A de equilíbrio e, consequentemente, a indução anestésica será mais lenta. Os coeficientes de partição tecido/sangue determinam a captação do anestésico pelos tecidos e o tempo necessário para o equilíbrio dos tecidos com a Pa. A estimativa do tempo necessário para que o equilíbrio seja estabelecido é realizada por meio de cálculo que usa uma constante de tempo (quantidade do anestésico inalado que pode ser dissolvido no tecido dividido pelo fluxo sanguíneo tecidual).

A Tabela 6.2.6 estabelece a comparação da solubilidade dos anestésicos inalatórios por meio dos diferentes coeficientes de partição.

Tabela 6.2.6. Comparação da solubilidade dos anestésicos inalatórios (Flood *et al.*)

	Sangue/gás	Cérebro/sangue	Músculo/sangue	Gordura/sangue	Óleo/gás
Solúvel					
Metoxiflurano	12	2	1,3	48,8	970
Solubilidade intermediária					
Halotano	2,54	1,9	3,4	51,1	224
Enflurano	1,90	1,5	1,7	36,2	98
Isoflurano	1,46	1,6	2,9	44,9	98
Pouca solubilidade					
Óxido nitroso	0,46	1,1	1,2	2,3	1,4
Desflurano	0,42	1,3	2.0	27,2	18,7
Sevoflurano	0,69	1,7	3,1	47,5	55
Xenônio	0,115				

O débito cardíaco (fluxo sanguíneo pulmonar) também interfere na captação do agente utilizado e, por consequência, na P_A. Um débito cardíaco aumentado resulta em captação mais rápida, elevando o tempo de equilíbrio e retardando a indução anestésica.

A eliminação dos agentes voláteis e do N_2O acontece principalmente pelos pulmões.

4.1.2. Farmacodinâmica dos agentes inalatórios

A farmacodinâmica dos agentes inalatórios estuda como agem esses anestésicos no organismo. Alguns conceitos importantes foram criados no sentido de melhor avaliar o comportamento de cada agente e trazer uniformidade nas dosagens que são administradas para se obterem os efeitos desejados.

O mais importante desses conceitos é o de CAM de um anestésico inalatório, definido como a concentração alveolar do agente, em pressão de 1 atmosfera, que previne a contração de músculos esqueléticos em 50% de pacientes submetidos à anestesia, em resposta a um estímulo doloroso padronizado (incisão cirúrgica na pele). O conceito da CAM corresponde ao conceito de dose efetiva em 50% dos pacientes (DE_{50}) e o conceito de DE_{95} - a CAM que inibe a resposta motora em 95% dos pacientes corresponde a 1,3 CAM. Além disso, a CAM está entre os conceitos mais úteis da farmacologia dos anestésicos porque espelha a Pbr, permite comparações de potência entre agentes anestésicos - quanto maior for a CAM, menos potente será o anestésico e, ainda, pode fornecer padrões para avaliações experimentais. A CAM também é usada para fornecer uniformidade em dosagens dos anestésicos inalatórios, bem como estabelecer quantidades relativas dos agentes para alcançar fins específicos, como, por exemplo, a CAM *awake* - concentração do anestésico que impede o estado de consciência em 50% dos pacientes. No entanto, deveria ser ressaltado que se trata de um valor mediano com utilização limitada no manejo de pacientes, particularmente durante períodos de rápida mudança da concentração alveolar (durante a indução da anestesia, por exemplo).

A Tabela 6.2.7 descreve a CAM para os diferentes agentes inalatórios, entre as idades de 30 a 55 anos, temperatura de 37ºC, sob pressão barométrica de 1 atmosfera.

Tabela 6.2.7. Comparação da CAM de diferentes agentes inalatórios (Flood *et al.*)

Agentes inalatórios	CAM
Óxido nitroso*	104
Halotano	0,75
Enflurano	1,63
Isoflurano	1,17
Desflurano	6,6
Sevoflurano	1,8
Xenônio	63 - 71

* Determinada em câmara hiperbárica em homens de 21 a 55 anos.

Os anestésicos inalatórios atuam em humanos de forma bastante uniforme, mas sofrem algumas interferências, principalmente quanto à idade e à temperatura corporal, dentre outras. A CAM permite análises quantitativas desses efeitos fisiológicos ou psicológicos.

A Tabela 6.2.8 relaciona o impacto dos fatores fisiológicos e psicológicos sobre a CAM.

Tabela 6.2.8. Impacto dos fatores fisiológicos e psicológicos sobre a CAM (Flood *et al.*)

Fatores que aumentam a CAM
Hipertermia
Excesso de produção de feomelanina (cabelos ruivos)
Níveis aumentados de catecolaminas no SNC induzidos por medicamentos
Ciclosporina
Hipernatremia
Fatores que diminuem a CAM
Hipotermia
Idade aumentada – CAM diminui 6% por década de vida
Medicação pré-operatória
Níveis diminuídos de catecolaminas no SNC induzidos por medicamentos
$Alfa_2$-agonistas
Ingestão aguda de álcool
Gestação
Pós-parto (retorno ao normal em 24-72 horas)
Lítio
Opioide em neuroeixo (?)
Cetanserina
$PaO_2 < 38$ mmHg
Pressão sanguínea média < 40 mmHg
Bypass cardiopulmonar
Hiponatremia
Fatores que não influenciam a CAM
Metabolismo anestésico
Alcoolismo
Gênero
Duração da anestesia (?)
$PaO_2 > 38$ mmHg
Pressão sanguínea média > 40 mmHg
Hiperpotassemia ou hipopotassemia
Disfunção da glândula tireoide

4.1.3. Características dos agentes inalatórios atualmente em uso

A anestesia geral por inalação engloba o uso de agentes gasosos como o N_2O (protóxido de azoto), o xenônio (Xe) e líquidos voláteis, dentre os quais o éter etílico, muito usado antigamente e, mais recentemente, os halogenados, como o halotano, o isoflurano, o sevoflurano e o desflurano.

Óxido nitroso

O N_2O é um gás não inflamável, de odor suave, com baixa potência anestésica (CAM 104%) e pouco solúvel no sangue (coeficiente de partição sangue/gás 0,46). Por isso, é comumente administrado como um anestésico adjuvante em combinação com opioides ou anestésicos voláteis durante a anestesia. Na temperatura da sala de cirurgia é um gás, com ponto de ebulição de 88,48ºC. O N_2O é armazenado em cilindros e condensado a 50 atm (atmosfera), na pressão de 735 psi (*pound square inch* - libra por polegada quadrada).

Embora não inflamável, o N_2O alimenta a combustão. Ao contrário dos anestésicos voláteis potentes em uso, o N_2O não produz importante relaxamento da musculatura esquelética, mas tem efeito analgésico.

Exposições repetidas e prolongadas com N_2O podem causar eritropoiese megaloblástica, alterações neuronais e da medula óssea.

A mistura N_2O/O_2 – 50% é usada para prover analgesia durante o trabalho de parto, em vítimas de trauma, em tratamentos odontológicos e outras situações de emergência.

É clinicamente relevante a característica do N_2O de expandir espaços aerados devido a sua maior solubilidade no sangue (34 vezes maior) quando comparada ao nitrogênio, uma vez que existem espaços fechados com ar no ouvido médio e nas alças intestinais, que poderiam explicar o aumento de vômitos no pós-operatório (PONV – *post operative nausea and vomiting*) após o emprego do N_2O. Exemplos de condições nas quais o uso do N_2O pode ser arriscado: embolismo gasoso venoso ou arterial, pneumotórax, obstrução intestinal aguda com distensão de alça intestinal, pneumoencéfalo, cisto pulmonar gasoso, bolha gasosa intraocular, enxerto da membrana timpânica. A administração de N_2O a 75% pode expandir um pneumotórax até duas a três vezes do seu volume em 10 a 30 minutos. Os *cuffs* aerados de cateteres intravasculares e dos tubos endotraqueais também se expandem com o uso do N_2O, podendo causar lesões teciduais pelo aumento de pressão e, consequente isquemia, na artéria pulmonar e na traqueia. A acumulação de N_2O no ouvido médio poderá diminuir a audição no pós-operatório e está contraindicado nas cirurgias de timpanoplastias, porque o aumento da pressão poderá deslocar a prótese timpânica.

A eliminação do N_2O é feita por exalação na forma em que o gás foi administrado. Somente uma pequena parte poderá ser eliminada através da pele ou excretada na urina.

É importante lembrar que o N_2O é também conhecido como gás hilariante, efeito raramente observado, mas apenas quando usado isoladamente.

Halotano

O halotano (2-bromo-2-cloro-1,1,1-trifluoroetano) é um alcano halogenado compatível com indução anestésica inalatória porque não apresenta características irritantes em mucosa das vias respiratórias. Seu uso está associado com o mais baixo risco de náusea e vômito entre os agentes fluorados metil etil éter. Suas principais limitações incluem a sensibilização do miocárdio às arritmias ventriculares induzidas pelas catecolaminas exógenas e endógenas, e a necrose hepática. No sistema circulatório causa ainda redução da pressão arterial por reduzir a contratilidade miocárdica e a resistência vascular periférica. Em pacientes pediátricos pode causar bradiarritmias.

Isoflurano

O isoflurano (1-cloro-2,2,2 trifluorometil éter) é um halogenado metil etil éter que, na temperatura da sala de cirurgia, apresenta-se como um líquido claro, não inflamável e irritante de mucosas. Atualmente, é o mais potente agente anestésico volátil em uso clínico. Foi considerado o anestésico inalatório "padrão-ouro" desde que foi lançado na década de 1970. É pouco metabolizado pelo fígado (taxas inferiores a 0,2%) e não há descrição de efeitos tóxicos neste órgão.

Após o lançamento do anestésico, houve um período de controvérsias em relação ao uso do isoflurano em coronariopatas devido à possibilidade de baixo fluxo coronariano ("*coronary steal*") decorrente da potente ação vasodilatadora do isoflurano nos vasos coronarianos. Entretanto, em uso clínico, essa ocorrência tem sido rara.

Sevoflurano

O sevoflurano (fluorometil 2,2,3-trifluoro-1-[trifluorometil] etil éter), um metil, isopropil éter fluorado, é um agente anestésico inalatório volátil de odor adocicado, que tem uma pressão de vapor de aproximadamente ¼ do valor da pressão de vapor do desflurano e, por esse motivo, pode ser usado em vaporizadores convencionais. Assim como os demais halogenados, há participação da isoenzima 2E1 do citocromo P-450 para o seu metabolismo, apresentando taxa de metabolismo hepático de 5%, superior ao isoflurano e ao enflurano. Como a sua metabolização não inclui ligação de metabólitos reativos com lipídios ou proteínas, a probabilidade do desenvolvimento de hepatite é menor. O coeficiente de solubilidade sangue/gás do sevoflurano (0,69) é um pouco maior que o do desflurano (0,42) e sua potência analgésica é aproximadamente a metade do isoflurano.

As características de não ser irritante de mucosas, de ter odor suave e de ser um potente broncodilatador fazem a administração de sevoflurano por meio de máscara facial, em pacientes adultos e pediátricos, uma boa alternativa aos anestésicos venosos na indução da anestesia.

O metabolismo do sevoflurano produz flúor inorgânico, porém, o aumento do flúor no plasma após administração do anestésico não tem sido associado com alterações renais de concentração.

Como vasodilatador coronariano, o sevoflurano apresenta metade da potência do isoflurano, mas é 10 a 20 vezes mais suscetível ao metabolismo que esse agente. Ao contrário dos outros anestésicos voláteis potentes, o sevoflurano não é metabolizado a trifluoroacetato, ao contrário, é desdobrado em fluoretos orgânicos, inorgânicos e hexafluoroisopropanol (um acil-haleto), que são excretados pela bile e como íons fluoreto na urina, não estimulando a formação de anticorpos associados à hepatite.

O sevoflurano também poderá formar monóxido de carbono – CO durante a exposição a filtros de absorção de CO_2 (cal baritada ou cal sodada) extremamente secos, assim como vir a gerar fogo no *canister* devido à reação exotérmica no absorvente desidratado.

Desflurano

O desflurano (1,2,2,2-tetrafluoretil-difluor-metil éter) é um metil, etil éter fluorado que difere do isoflurano apenas por um átomo: um dos átomos de flúor da molécula do desflurano é substituído por um átomo de cloro na porção alfa-etil. O processo de fluoração completo da molécula de éter diminui a solubilidade no sangue e nos tecidos (a solubilidade sangue/gás é equivalente à do N_2O), resultando na sua perda de potência. Isso também resulta em um aumento da pressão de vapor devido à diminuída atração intermolecular, o que exige o emprego de vaporizador aquecido e pressurizado.

É o mais irritante dos anestésicos voláteis e, quando administrado por meio de máscara anestésica facial, podendo provocar tosse, salivação excessiva, espasmo respiratório e laringoespasmo. Com o uso de filtros de absorção de CO_2 (cal baritada ou cal sodada) extremamente secos, o desflurano (e em menor extensão o isoflurano, o enflurano e o sevoflurano) se decompõe para formar o monóxido de carbono - CO, um gás tóxico com a mais baixa solubilidade sangue/gás. Sua lipossolubilidade é aproximadamente a metade da dos outros anestésicos voláteis. Assim, ele requer poucas titulações com concentrações menores em cirurgias de longa duração pelo fato de apresentar saturação tecidual diminuída, podendo ser particularmente vantajoso seu uso em pacientes obesos.

O desflurano tem sido associado a taquicardia, hipertensão arterial e, em casos especiais, a isquemia miocárdica quando usado em concentrações elevadas ou quando houver um rápido aumento da concentração inspirada (com uso concomitante de opioide).

Xenônio

O xenônio (Xe) é um gás inerte que ocorre naturalmente no ar atmosférico na proporção de 0,05 partes por milhão (ppm). O Xe tem recebido bastante interesse nos últimos anos porque apresenta muitas características que o aproximam do "anestésico inalatório ideal". Ele apresenta uma indução e recuperação rápidas, efeitos mínimos sobre os sistemas cardiovascular e neurológico, e não é gatilho para a hipertermia maligna. Além disso, não é poluente nem apresenta risco ocupacional e não contribui para o aquecimento global ou efeito estufa. Seu coeficiente de partição sangue/gás é 0,115 e oferece um certo grau de analgesia. Sua ação provavelmente é devida à inibição do receptor NMDA. A CAM do Xe em humanos é de 71%, o que parece ser uma limitação, embora seja menor que a CAM do N_2O. Não tem odor, não é explosivo nem irritante de mucosas, o que o torna um agente com boa aceitação ao ser inalado. Além disso, não produz depressão miocárdica significante nem altera o fluxo sanguíneo coronariano. Pela sua escassez e elevado custo, um novo sistema de anestesia está sendo desenvolvido para promover sua reciclagem.

4.1.4. Teorias de ação dos anestésicos inalatórios

Com os conhecimentos atuais seria quase inconcebível apenas uma teoria para unificar e explicar a ação dos anestésicos de forma a acomodar a grande diversidade de estruturas envolvidas nesse complexo fenômeno. De fato, os vários agentes provavelmente produzem anestesia por meio de diferentes conjuntos de mecanismos moleculares.

Os agentes inalatórios interagem com inúmeros canais iônicos presentes no SNC e no sistema nervoso periférico (SNP). O N_2O e o xenônio são tidos como inibidores dos receptores de N-metil-D-aspartato (NMDA), que são excitatórios no cérebro. Outros agentes inalatórios interagem com receptores diversos como, por exemplo, do ácido γ-aminobutírico [GABA] - canal de condutância ativada de íons cloreto, provocando efeitos anestésicos. Adicionalmente, alguns estudos sugerem que os agentes anestésicos continuariam a agir de maneira não específica, assim alterando a membrana molecular de duas camadas.

É possível que anestésicos inalatórios tenham sua ação em receptores proteicos múltiplos que bloqueariam os canais excitatórios e, dessa forma, promoveriam a atividade dos canais inibitórios que modificariam a atividade neuronal, bem como por algum efeito inespecífico dessa membrana molecular de duas camadas. Esse não parece ser o único sítio de ação macroscópico que é compartilhado por todos os agentes inalatórios. Áreas específicas do cérebro ocupadas por vários anestésicos incluem o sistema ativado reticular, o córtex cerebral, o núcleo cuneiforme, o córtex olfatório e o hipocampo; entretanto, é possível afirmar que os anestésicos gerais podem acoplar-se em todo o SNC.

Tem sido demonstrado que os anestésicos inalatórios deprimem a transmissão excitatória na medula espinal, particularmente no nível dos interneurônios do corno dorsal, que também estão envolvidos na transmissão dos impulsos dolorosos. Aspectos diferentes da anestesia poderão estar relacionados a distintos sítios da ação anestésica. Por exemplo, inconsciência e amnésia são provavelmente mediadas por ação anestésica cortical, considerando que a supressão da retirada proposital de um seguimento ao receber um estímulo álgico (incisão cirúrgica) foi causada pela dor e estaria relacionada a estruturas subcorticais, tais como a medula espinal e o tronco cerebral. Outro exemplo, as medidas da CAM no homem e em animais de laboratório são dependentes de efeitos anestésicos na medula espinal.

Já houve tendência em identificar-se uma hipótese unitária para explicar os efeitos anestésicos. Essa hipótese propôs que todos os agentes anestésicos compartilhem o mesmo mecanismo de ação. A regra de Meyer-Overton se relaciona ao mecanismo de ação dos anestésicos gerais, baseando-se no coeficiente de partição óleo-água e procurando justificar a atividade de tais agentes na dependência de sua solubilidade em lipídios, largamente difundidos no sistema nervoso. O efeito anestésico resultaria de moléculas do agente dissolvidas em sítios lipofílicos específicos.

As membranas moleculares de duas camadas fosfolipídicas dos neurônios contêm inúmeros sítios hidrofóbicos. As ligações dos anestésicos a esses sítios poderiam expandir essas membranas além de sua capacidade, causando alteração na função dessas membranas (hipótese do volume crítico). Embora essa teoria seja quase certamente uma simplificação, ela explica um fenômeno interessante: a reversão da anestesia pelo aumento da pressão atmosférica. Animais de laboratório submetidos a elevada pressão hidrostática desenvolvem resistência aos efeitos anestésicos. Talvez a pressão tenha deslocado um certo número de moléculas da membrana ou modificado a ligação do anestésico nos sítios, aumentando a necessidade de anestésico. Entretanto, estudos realizados na década de 1980 demonstraram a capacidade para inibir ações das proteínas, mudando a atenção para os numerosos canais de íons que deveriam interferir na transmissão neuronal e bem distantes da hipótese do volume crítico.

A ação dos anestésicos gerais pode ser devida a alterações em qualquer um (ou a combinação) dos muitos sistemas celulares, incluindo "*voltage-gated ion channels*", "*ligand-gated ion channels*", funções segundo mensageiro em receptores neurotransmissores. Muitos anestésicos aumentam a inibição GABAérgica no SNC. Agonistas do receptor GABA parecem intensificar a anestesia, pois os antagonistas do GABA revertem alguns efeitos anestésicos. Assim, a ação anestésica pode estar relacionada a ligações em domínios relativamente hidrofóbicos nos canais proteicos (receptores GABA). A modulação da função GABA pode ser o principal mecanismo de ação para muitos agentes anestésicos.

O receptor alfa1-subunidade de glicina, cuja função está aumentada pela inalação de anestésicos, é outro potencial sítio de ação anestésica.

A estrutura terciária e quaternária dos aminoácidos quando da ligação do anestésico com seu receptor poderia ser modificada por agentes inalatórios, perturbando esse receptor ou indiretamente produzindo um efeito a distância em outro sítio.

Outro receptor ionotrópico – "*ligand-gated ion channel*" – cuja modulação pode atuar na ação dos anestésicos inalatórios inclui receptores colinérgicos nicotínicos e receptores NMDA.

4.2. Anestesia geral por via venosa

No passado, os agentes venosos potencialmente anestésicos eram utilizados com tal finalidade no início das anestesias ou em intervenções de curta duração. O uso isolado destes por longo tempo era desaconselhado, porque à época os medicamentos conhecidos eram de metabolização e eliminação relativamente lentas. Assim, a manutenção prolongada de níveis séricos compatíveis com o estado de anestesia geral implicava sempre depressão pós-cirúrgica intensa e persistente.

Atualmente, o conhecimento da farmacocinética e da farmacodinâmica de novos agentes venosos como os sedativos hipnóticos, os analgésicos opioides e não opioides, os neurolépticos e os bloqueadores neuromusculares de ação periférica passou a ser essencial para o emprego adequado da via venosa.

4.2.1. Farmacocinética dos agentes venosos

A prática da anestesia por via venosa requer a aplicação de princípios básicos de farmacocinética, como o de volume (v) e o de *clearance* (cl). Após infusão de uma dose de um fármaco no organismo, pode-se notar que a concentração plasmática do fármaco é proporcional à quantidade injetada.

$$\text{Concentração} = \text{dose} \times \text{volume}^{-1}$$

O volume de distribuição (Vd) é inferido como sendo o volume em que a dose do fármaco administrada deveria ser diluída para se obter a concentração medida no plasma.

O *clearance* (cl) é o potencial que o organismo tem para retirar o medicamento administrado do sangue ou do plasma. Corresponde a uma capacidade intrínseca do organismo e, para substâncias de comportamento farmacocinético linear, funciona como uma constante de proporcionalidade que relaciona a velocidade de remoção do fármaco com a concentração plasmática.

$$\text{Velocidade de remoção do fármaco} = \textit{clearance}\ (\text{cl}) \times \text{concentração plasmática}$$

Dessa forma, quando se infunde continuamente um agente pela veia objetivando seu nível plasmático que proporcione uma concentração apropriada no sítio de ação, deve-se lembrar de três fatores importantes:

1. O sítio de ação dos fármacos venosos não é o plasma, e sim o cérebro.
2. Para atingir esse sítio de ação, o agente tem que ser redistribuído do sangue para o cérebro.
3. Os fármacos são redistribuídos, concomitantemente, para outros tecidos do organismo.

Modelos farmacocinéticos

Os modelos farmacocinéticos são modelos matemáticos criados com a finalidade de estimar a concentração plasmática de um agente venoso após a infusão de uma dose de bólus ou durante infusão. Esses modelos são classificados pelo número de compartimentos nos quais os agentes deverão transitar até o sítio de ação, descrevem seus volumes respectivos, a taxa de eliminação e as taxas de transferência do medicamento entre os compartimentos (Capítulo 1.4. Farmacocinética).

Janela terapêutica

Os agentes anestésicos venosos, pelas suas características farmacocinéticas e farmacodinâmicas, devem ser administrados em anestesia com muita precisão, conhecimento e segurança. Assim, o conceito farmacológico da janela terapêutica corrobora a atenção prevalente em todo ato anestésico-cirúrgico ao defini-la como a variação da concentração plasmática de um agente administrado situada entre a concentração plasmática na qual o fármaco exerce sua função em 50% dos casos (Cp50) e a concentração plasmática na qual o fármaco exerce sua função em 95% dos casos (Cp95). O conhecimento e a aplicabilidade desse conceito permitem que, na prática clínica da anestesia geral venosa, seja possível a utilização de hipnóticos e opioides (fármacos com efeitos sinérgicos) e a condução de forma segura de combinações variadas desses grupos farmacológicos:

- Concentração elevada de hipnótico + concentração baixa de opioide.
- Concentração média de hipnótico e de opioide (efeito sinérgico máximo entre ambos).
- Concentração baixa de hipnótico + concentração elevada de opioide.

4.2.2. Farmacodinâmica dos agentes venosos

A farmacodinâmica é o estudo da sensibilidade intrínseca do organismo ou da capacidade de resposta do organismo às medicações e os mecanismos pelos quais esses efeitos ocorrem.

É por meio desta área do conhecimento que se pode determinar e quantificar a atividade farmacológica resultante da administração de uma substância, como a intensidade da depressão sensorial após a infusão de um hipnótico ou a repercussão hemodinâmica após o uso de um opioide. As análises dos efeitos produzidos pelos diferentes fármacos no organismo estabelecem suas características próprias, tais como: a eficácia da medicação, sua potência e o índice terapêutico.

Mecanismo de ação dos anestésicos venosos

O uso dos agentes anestésicos venosos tem como objetivo produzir um estado clínico com múltiplos efeitos necessários à realização da anestesia e que são produzidos por estruturas diversas, razão pela qual se justifica o uso concomitante de fármacos de diferentes grupos farmacológicos, como sedativos, opiáceos, neurolépticos, relaxantes musculares de ação periférica em associação até com agentes por inalação.

No entanto, há evidências de que algumas proteínas localizadas nas membranas celulares do SNC possuem sítios de ligação que interagem concomitantemente com muitos dos agentes anestésicos usados atualmente. Quando os medicamentos agem modificando a atividade funcional do SNC, exercem a ação diretamente no axônio ou na sinapse nervosa, alterando a passagem do impulso nervoso para o neurônio seguinte.

A principal mediação da ação dos agentes venosos é feita pelos canais iônicos, por meio de ionóforos (nos receptores GABA) ou pelas proteínas G (nos receptores opioides).

As sinapses do SNC podem ser classificadas de forma didática em dois grupos: excitatórios e inibitórios.

Os principais neurotransmissores excitatórios nas sinapses do SNC conhecidos são a acetilcolina e os aminoácidos. Os receptores N-metil-D-aspartato (NMDA) são os mais estudados receptores de aminoácidos. São encontrados em áreas pré-sinápticas, pós-sinápticas e extrassinápticas, principalmente, na região do córtex cerebral e na medula espinhal.

Os principais neurotransmissores inibitórios nas sinapses do SNC são o ácido gama-aminobutírico (GABA) e a glicina. O ácido gama-aminobutírico (GABA) é o mais abundante neurotransmissor inibitório encontrado no cérebro. A molécula do GABA interage com dois tipos de receptores: o $GABA_A$ e o $GABA_B$. Os receptores tipo $GABA_A$ encontram-se largamente dispersos pelo SNC onde regulam a excitabilidade neuronal. O complexo $GABA_A$ é composto de duas subunidades denominadas alfa e beta. Quando esse complexo é ativado, ocorre o aumento da condutância ao íon cloro para o interior da célula por diferença do gradiente de concentração. Assim, existe aumento da carga negativa em relação à superfície externa da membrana, onde ocorre a hiperpolarização. Algumas substâncias podem agir como agonistas, antagonistas ou como moderadoras ao se unirem aos receptores tipo $GABA_A$ (Figura 6.2.8).

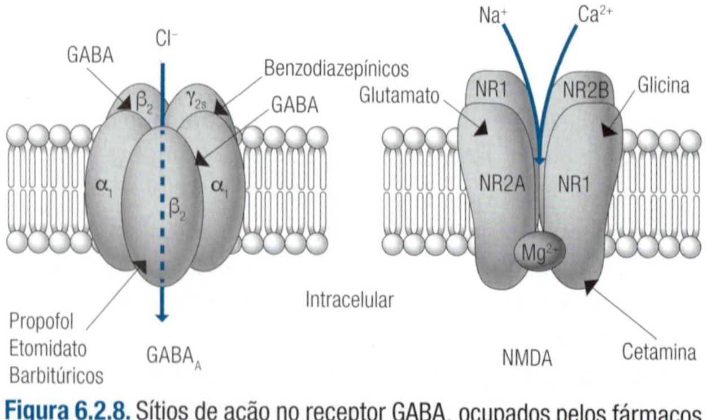

Figura 6.2.8. Sítios de ação no receptor $GABA_A$ ocupados pelos fármacos benzodiazepínicos, barbitúricos, etomidato, propofol e no receptor NMDA ocupados pelo glutamato, glicina e cetamina (Hemmings e Egan).

4.3. Fármacos utilizados em anestesia por via venosa

4.3.1. Opioides

Fentanila

A fentanila é um agente opioide sintético agonista dos receptores μ e relacionado às fenilpiperidinas. Sua ação é similar a de outros fármacos congêneres (sufentanila, remifentanila e alfentanila). É muito utilizado na prática anestésica por apresentar tempo de início de ação relativamente curto, regressão dos efeitos em pouco espaço de tempo quando administrado em pequenos bólus, pouca ação sobre o miocárdio e capacidade de reduzir o consumo de agentes anestésicos inalatórios. É metabolizado no fígado por N-desalquilação em norfentanila, metabólito que é inativado pela hidroxilação. O sistema CYP3A4 é a via de metabolismo predominante da fentanila. Como sua taxa de remoção no fígado é muito alta, sua eliminação depende, principalmente, do fluxo sanguíneo hepático. Contudo, estudos demonstraram que o ritonavir, o fluconazol e o voriconazol (inibidores de CYP3A4) reduziram a eliminação de fentanila em voluntários.

A fentanila é aproximadamente 100 vezes mais potente e 600 vezes mais lipossolúvel que a morfina e captado mais rapidamente pelo SNC. Pode ser usado pelas vias intravenosa, epidural e intratecal. Administrado pela via peridural costuma ser usado em associação com anestésicos locais para infusão por meio de dispositivo para o controle de dor, cuja técnica é denominada "analgesia controlada pelo paciente" – ACP, do inglês PCA – "*patient controlled analgesia*".

A fentanila não provoca liberação de histamina, é menos propensa a reduzir a pressão arterial, não sofre acúmulo na insuficiência renal, sendo, por isso, preferível à morfina no paciente com instabilidade hemodinâmica.

Remifentanila

A remifentanila é um agente opioide agonista dos receptores μ com características peculiares. Em razão de sua lipossolubilidade e maior dificuldade para se ligar às proteínas plasmáticas e da alta afinidade pelo receptor, com início de ação rápido, volume de distribuição extremamente pequeno, virtualmente restrito ao compartimento central, apenas 5% das moléculas infundidas chegam ao terceiro compartimento. Assim, ele difunde-se muito pouco pelo organismo. Após o início de uma infusão contínua, atinge concentração estável muito mais rapidamente que os outros opioides em uso clínico. Após cerca de quatro minutos de sua interrupção, já ocorre redução de 50% da concentração que vinha sendo mantida no plasma e na biofase.

Suas características de latência curta, simplificado manejo de titulação de efeito e amplificada previsibilidade fazem o seu uso clínico muito confortável e absolutamente adequado ao regime cirúrgico ambulatorial.

Quando associado ao propofol, a remifentanila apresenta a maior sinergia entre os opioides, podendo ter sua taxa de infusão reduzida em até 50%. Pelo seu pequeno volume de distribuição, explicável por ficar praticamente restrito ao compartimento central, tem sua farmacocinética pouco influenciada pelas modificações orgânicas das estruturas corporais, advindas da idade. Todavia, como o compartimento central é maior em crianças, há necessidade de se elevar a dose utilizada em até 100%, principalmente durante o primeiro ano de vida. Não apresentando efeito residual, também não promove analgesia pós-operatória.

Sufentanila

A sufentanila tem a maior taxa de ligação a proteínas plasmáticas entre os opioides usados atualmente e, por isso, o seu volume de distribuição e sua deposição em gorduras são menores. Sua lipossolubilidade é duas vezes maior que a da fentanila, o segundo opioide mais lipossolúvel em uso clínico e o seu *clearance* hepático é maior que o da fentanila. Então, ao contrário da fentanila, o menor volume de distribuição e o maior *clearance* conferem à sufentanila características adequadas para que seja utilizada em infusão venosa contínua, ao fazerem o seu tempo de meia-vida contexto-dependente relativamente pequeno, sem inviabilizar a administração contínua por horas, para a manutenção da anestesia.

Na indução de anestesia geral, utilizam-se doses de 0,5 a 1 mcg/kg, de acordo com as características do paciente, do porte da cirurgia e da duração do procedimento.

Morfina

A morfina é um agente opioide agonista dos receptores μ, que, pelas características físico-químicas, apresenta baixa biodisponibilidade, por cruzar a barreira hematoencefálica com dificuldade. Alcança a concentração máxima após 6 minutos da administração venosa. Tem baixa lipossolubilidade, alta afinidade de ligação com proteínas plasmáticas, baixo grau de ionização no pH plasmático, onde é rapidamente desmetilada e conjugada com o ácido glicurônico.

A biotransformação ocorre principalmente no fígado, dando origem ao seu mais importante metabólito ativo – a morfina-6-glicuronídeo, responsável pelo efeito analgésico e pela depressão respiratória.

A excreção dos metabólitos da morfina é realizada principalmente pelos rins (somente 1% a 2% da morfina administrada são excretados na forma inalterada), seguida pelas vias biliares, que se responsabilizam por 7% a 10% da excreção.

Metadona

A metadona é um opioide agonista sintético de longa duração dos receptores μ, com propriedades farmacológicas similares à morfina.

Os usos mais comuns da metadona incluem o tratamento de dor crônica, dor aguda ou crônica com componente neuropático e síndromes de abstinência causadas pela suspensão do uso de opioides. A habilidade desse medicamento para tratar dor aguda com componente neuropático fez com que a metadona viesse a ser usada em dor aguda pós-operatória, como alternativa à morfina, com a vantagem de apresentar menor incidência de náuseas, vômitos e prurido, além de oferecer efeito mais prolongado. Possui meia-vida de eliminação superior à duração do efeito, com grande variação na população – entre 12 horas e mais de 120 horas. Recomenda-se que seja administrada cerca de 1 hora antes do momento previsto do despertar da anestesia, de maneira que haja tempo para a adequada analgesia de transição (tempo de latência maior que a morfina).

A metadona pode ser usada para prevenir eventual efeito hiperalgésico produzido pelo emprego da remifentanila na manutenção de anestesia venosa total para cirurgia prolongada. Essa ação se deve ao fato do isômero dextrógiro da metadona ligar-se ao receptor NMDA. Para que isso ocorra, a metadona deverá ser administrada uma hora antes do início da anestesia, para que se obtenha o efeito de ocupar os receptores NMDA durante a infusão de remifentanila.

Ao contrário dos outros opioides, a metadona está associada à síndrome do QT prolongado. O fármaco apresenta efeito aditivo quando em uso concomitante com agentes que conhecidamente prolongam o intervalo QT no eletrocardiograma. Arritmias cardíacas graves incluindo "*torsades de pointes*" têm sido observadas durante o tratamento com metadona.

Tramadol

O tramadol é um opioide sintético análogo da codeína com propriedades agonistas fracas dos receptores μ. Parte do seu efeito analgésico é produzido pela inibição da captação da noradrenalina e da serotonina. No tratamento da dor leve a moderada, o tramadol é tão efetivo quanto a morfina. Entretanto, para o tratamento de dor forte ou dor crônica, ele é menos efetivo. A afinidade do tramadol pelo receptor opioide μ é de somente 1/6.000 da morfina. O seu metabólito primário O-desmetilado é duas a quatro vezes mais potente do que o fármaco original, sendo o responsável por parte do efeito analgésico do tramadol.

Os efeitos adversos mais comuns encontrados com o uso do tramadol incluem náusea, vômito, tontura, sialosquiese, sedação e cefaleia. Embora a analgesia induzida pelo tramadol não seja totalmente revertida pela naloxona, a depressão respiratória induzida por esse fármaco é revertida pela naloxona.

Naloxona

A naloxona é um antagonista puro dos receptores delta (δ), kappa (κ) e mü (μ). Ao ser administrada, produz efeito de reversão não só da depressão respiratória, mas também da analgesia, tornando difícil a titulação de sua ação, bem como o de prever o seu efeito final.

O efeito máximo é obtido em cerca de 2 minutos após a administração por via IV. Entretanto, a duração de ação do fármaco está entre 30 e 45 minutos, que pode ser inferior ao tempo de ação de alguns agentes agonistas. Isso torna obrigatória a vigilância prolongada com atenta observação e uso de monitorização no período de recuperação pós-anestésica, com o intuito de interceptar qualquer recorrência de depressão respiratória.

Outro efeito adverso do uso da naloxona é o risco de ocorrer a reversão abrupta dos efeitos simpaticolíticos dos opioides, que causam aumento da pressão arterial sistêmica, taquicardia, com consequente aumento do trabalho cardíaco e do consumo de oxigênio, fatores predisponentes de isquemia miocárdica e de edema agudo de pulmão.

4.3.2. Hipnóticos

Considerados como medicamentos capazes de induzir um sono semelhante ao sono fisiológico, caracterizam-se pela propriedade de, em doses altas, induzir um estado de inconsciência e ausência de todos os tipos de sensibilidade, isto é, de anestesia geral, preservando os processos vitais.

Em geral são produtos com alta lipossolubilidade, capazes de penetrar no SNC imediatamente após sua administração IV. Em anestesia, são frequentemente utilizados hipnóticos barbitúricos, derivados da malonilureia.

4.3.3. Barbitúricos

Os barbitúricos, como o tiopental sódico, pela capacidade de bloquear a substância reticular (principalmente o sistema ativador ascendente), produzem inconsciência. Em concentrações clínicas, os barbitúricos afetam de forma mais potente a função das sinapses do que dos axônios. Acredita-se que seu mecanismo de ação primário seja por meio de ligação ao receptor $GABA_A$. Os barbitúricos potencializam a ação do GABA em aumentar a duração de aberturas do canal iônico específico de cloro.

A exposição crônica aos barbitúricos tem efeitos opostos na biotransformação do fármaco. A indução de enzimas hepáticas aumenta a taxa de metabolismo de algumas medicações, considerando que a ligação dos barbitúricos ao sistema enzimático do citocromo P-450 interfere com a biotransformação de outros medicamentos (p. ex., antidepressivos tricíclicos). Os barbitúricos incrementam a sintetase do ácido aminolevulínico, que irá estimular a formação da porfirina (intermediária na síntese do grupo heme). Isso pode precipitar um quadro agudo de porfiria intermitente ou mesmo a porfiria em pacientes suscetíveis.

Embora a função hepática não seja significativamente influenciada em condições normais, quando previamente alterada, o seu emprego deverá ser muito criterioso, pois não só o próprio fígado será sobrecarregado devido à metabolização do medicamento, bem como a própria metabolização previamente comprometida resultaria em uma duração maior dos efeitos do barbitúrico.

O etanol, opioides, anti-histamínicos e outros depressores do SNC potencializam os efeitos sedativos dos barbitúricos.

Não são capazes de produzir analgesia profunda, razão pela qual, quando foram mais utilizados em anestesia geral, eram comumente associados a outros agentes. Entretanto, foi importante o seu uso isolado quando para induzir e manter um estado de anestesia cirúrgica de curta duração, capaz de permitir a realização de intervenções como as drenagens de abscesso ou as reduções de fratura.

4.3.4. Etomidato

O etomidato deprime o sistema reticular ativado e mimetiza os efeitos inibidores do GABA. De forma específica, particularmente o isômero R (+) parece ligar-se à subunidade do receptor $GABA_A$, aumentando a afinidade do receptor pelo GABA. Diferente dos barbitúricos, o etomidato pode ter efeitos não inibitórios em partes do sistema nervoso que controlam a atividade motora extrapiramidal. Esse efeito poderia explicar a incidência de 30% a 60% de mioclonias por facilitação de reflexo monossináptico com o uso de etomidato nas induções anestésicas. A origem é provavelmente medular, pois não há correlação evidente com o eletroencefalograma.

O aumento do nível plasmático e a meia-vida de eliminação do etomidato ocorrem na concomitância do uso de fentanila. Os opioides diminuem as mioclonias características da indução com etomidato.

O etomidato produz hipnose em 4 a 5 minutos após administração por via venosa. Age no SNC, induzindo o sono de modo rápido, porém de curta duração. Além disso, diminui a pressão intracraniana e o fluxo sanguíneo cerebral.

A frequência cardíaca, o volume sistólico, a pressão venosa central (PVC), o débito cardíaco, a pressão arterial (sistólica, diastólica e média) e a resistência vascular periférica mantêm-se praticamente estáveis, sob os efeitos de dose única (0,3 mg/kg).

Doses clínicas produzem depressão respiratória de pequena intensidade, porém, na sua vigência é obrigatória a ventilação assistida com o oxigênio a 100%. Tromboflebites têm sido relatadas, quando administrado por veias de pequeno calibre.

4.3.5. Propofol

O propofol (2,6-di-isopropilfenol) é um hipnótico mais potente que o tiopental, com a característica de induzir rapidamente o sono, como consequência de sua grande solubilidade em lipídios. A indução lenta é agradável, desde que o propofol seja administrado em veia de grande calibre; caso contrário, pode haver risco de dor, consequente à irritação do endotélio venoso.

A indução anestésica com propofol pode estar envolvida com a facilitação de neurotransmissão inibitória mediada pela ligação ao receptor $GABA_A$. Aumenta a afinidade de ligação do GABA ao receptor $GABA_A$. Este receptor está acoplado ao canal iônico de cloro e a sua ativação leva à hiperpolarização da membrana do nervo. O propofol, como a maioria dos anestésicos gerais, se liga a múltiplos canais iônicos e receptores.

A ação do propofol não é revertida pelo antagonista específico de benzodiazepínicos – o flumazenil.

Apresenta curva de distribuição em duas fases, sendo uma mais rápida, com meia-vida entre 2 a 8 minutos, e outra mais lenta, entre 30 e 60 minutos. É metabolizado no fígado e os metabólitos inativos são excretados pelo rim. Quando administrado isoladamente, propicia rápida recuperação da consciência.

Com relação ao aparelho cardiocirculatório, pode ocorrer diminuição das pressões sistólica, diastólica e média, sem alteração significativa da frequência cardíaca, em geral relacionadas com a dose e velocidade da administração. Em consequência da diminuição da resistência periférica, há redução do débito cardíaco. Esses efeitos apontam para a necessidade de doses menores durante a indução em indivíduos com comprometimento cardíaco, a fim de que a perfusão coronariana e o suprimento de oxigênio não sejam prejudicados.

Em pacientes geriátricos, doses menores de indução são recomendadas pelo menor volume de distribuição apresentado nessa faixa etária. A idade é também fator-chave na determinação das concentrações requeridas de propofol quando utilizada nas bombas de infusão alvo-controladas usadas na técnica chamada de anestesia intravenosa total (TIVA). O anestesista deve fornecer à bomba de infusão a idade, o peso do paciente e a concentração alvo desejada. Com esses dados o aparelho, que é um sistema computadorizado, usa parâmetros farmacocinéticos da medicação e calcula as doses a serem infundidas.

4.3.6. Bloqueadores neuromusculares em anestesia

Os bloqueadores neuromusculares (BNM) ou simplesmente relaxantes musculares de ação periférica são fármacos que bloqueiam a transmissão neuromuscular (TNM), por agirem principalmente nos receptores nicotínicos musculares na placa motora.

Na prática clínica são utilizados para facilitar a intubação traqueal, assegurar a imobilidade, o relaxamento muscular e diminuir o consumo de agentes anestésicos durante o ato cirúrgico.

4.3.7. Fármacos adjuvantes em anestesia venosa

Os agentes anestésicos venosos atuam em diversos receptores, principalmente naqueles relacionados à ativação dos receptores GABA (inibitórios) e à inibição dos de glutamato (excitatórios).

A utilização dos fármacos adjuvantes em anestesia venosa visa aumentar a ação dos agentes venosos por meio de interações desses fármacos com receptores.

Agonistas dos receptores alfa$_2$-adrenérgicos

Os fármacos mais utilizados em anestesiologia são a clonidina e a dexmedetomidina.

A clonidina é um agonista parcial com uma relação alfa$_2$ /alfa$_1$ de aproximadamente 200:1. A estimulação dos receptores alfa$_2$ pré-sinápticos resulta na inibição da liberação de noradrenalina pelo neurônio pré-sináptico, induzindo à sedação por meio do *locus coeruleus* e produzindo redução da dor pela ação no corno dorsal da medula. Tem absorção oral rápida e quase completa. A meia-vida de eliminação é de 9 a 12 horas e 50% do fármaco são metabolizados no fígado em metabólitos inativos, sendo o restante excretado inalterado na urina. A dose de 0,5 a 2,0 mcg/kg é a mais utilizada em anestesia por via venosa. Pode ser utilizada como adjuvante em anestesia locorregional para potencializar o efeito dos anestésicos locais.

A dexmedetomidina é um agonista alfa$_2$ altamente seletivo e possui uma relação alfa$_2$ /alfa$_1$ de aproximadamente 1.600:1; possui rápida fase de distribuição, com meia-vida de distribuição de 6 minutos e meia-vida de eliminação de 2 horas. Sua eliminação é feita preponderantemente através de metabólitos e possui taxa de ligação proteica próxima de 94%. A dose sugerida em infusão contínua é de 1,0 mcg/kg durante 10 minutos, seguida de infusão de manutenção de 0,2 a 0,7 mcg/kg/hora.

Efeitos clínicos:

- Efeito sedativo dose-dependente – age no *locus coeruleus*, principal região responsável por esse efeito. Possui rápido início de ação.
- Ansiólise – diminui a ansiedade e tem ação sinérgica com benzodiazepínicos. É usada como pré-anestésico.
- Analgesia – reduz as necessidades anestésicas (agentes anestésicos venosos e inalatórios).

Antagonistas dos receptores NMDA

1. Cetamina

É um agente anestésico venoso que age como um antagonista não competitivo dos receptores NMDA, sendo utilizado para indução e manutenção de anestesia geral. Possui diversas indicações clínicas, como no estado de choque, instabilidade hemodinâmica, hiperreatividade de vias aéreas, pacientes queimados, cardiopatias congênitas, sedação em anestesia regional. O seu uso como agente anestésico isolado induz um estado anestésico dissociativo, gerando um desligamento cataléptico do paciente do ambiente ao seu redor. Produz ainda uma estimulação simpática central e, com isso, favorece o aumento da pressão sanguínea, da frequência cardíaca e do fluxo sanguíneo cerebral.

É lipossolúvel com baixa ligação proteica, o que implica um elevado volume de distribuição (100 a 400 L). O paciente torna-se inconsciente em 20 a 60 segundos após dose venosa de 2,0 mg/kg e tem o despertar em 10 a 15 minutos. A cetamina é metabolizada no fígado e somente 4% dela são eliminados inalterados na urina e nas fezes. A norcetamina é o seu principal metabólito e possui uma potência entre 1/3 e 1/10 do fármaco administrado.

Como efeito colateral, o paciente pode apresentar delírios e alucinações durante a fase de recuperação. Recomenda-se que o uso da cetamina como agente anestésico seja sempre associado com benzodiazepínicos para evitar esse efeito adverso.

2. Sulfato de magnésio – $MgSO_4$

O íon magnésio participa como cofator em mais de 300 reações enzimáticas conhecidas envolvendo o metabolismo energético e a síntese de ácidos nucleicos. Atua como fármaco inibidor não competitivo do receptor NMDA, modulando vias nociceptivas, sedativas, anticonvulsivantes e anti-inflamatórias.

O magnésio é um íon intracelular e sua concentração plasmática normal varia de 1,5 a 2,5 mEq/L. Quando seu nível supera 4 mEq/L, os reflexos dos tendões são primeiramente reduzidos e desaparecem quando esses níveis se aproximam de 10 mEq/L, podendo, então, ocorrer paralisia respiratória e parada cardíaca. É eliminado principalmente pelos rins.

O magnésio também age perifericamente produzindo vasodilatação. Com baixas doses ocorrem apenas rubor e sudorese, porém, em doses maiores, causam queda da pressão arterial.

Os efeitos centrais e periféricos resultantes do envenenamento por magnésio são antagonizados, em certa medida, pela administração por via IV de cálcio.

Corticosteroides

São fármacos bastante utilizados para reduzir o processo inflamatório das lesões teciduais, além de possuir propriedades antieméticas. São empregados na prevenção de náuseas e vômitos no pós-operatório, antes da indução anestésica (início de ação - 1 a 2 horas).

A dexametasona é um glicocorticoide que apresenta alta potência anti-inflamatória, tem metabolismo hepático, meia-vida de eliminação de 3,5 a 5 horas e duração de ação entre 36 a 54 horas. Apresenta efeitos adversos comuns aos da administração crônica de corticosteroides. A administração em dose única perioperatória não demonstrou aumento do risco de infecção ou no tempo para a cicatrização de feridas. Houve efeito dose-dependente de elevação da glicemia no primeiro dia de pós-operatório.

5. ANESTESIA LOCORREGIONAL

A anestesia locorregional é a perda temporária das sensações dolorosas de uma parte do corpo por efeito da ação dos fármacos anestésicos locais sobre a transmissão nervosa. Esses fármacos são empregados para interromper a transmissão dos impulsos nervosos da região anestesiada até as conexões do SNC. Os bloqueios produzidos pela anestesia locorregional, além de proporcionar a anestesia para cirurgias em determinadas regiões do organismo, são também utilizados como adjuvantes em técnicas combinadas com anestesia geral (inalatória e venosa) e para promover o controle da dor pós-operatória.

Esses bloqueios podem ser realizados por meio de diferentes técnicas, em diferentes locais, com o emprego de diferentes agentes anestésicos locais e em diferentes concentrações. Pode-se, dessa forma, elencar as diferentes técnicas utilizadas.

- Anestesia tópica: aplicada sobre a pele ou mucosas. A ação do agente anestésico ocorre nas terminações nervosas cutâneas ou no epitélio mucoso.
- Anestesia infiltrativa: aplicada por injeção subcutânea. Atua sobre as terminações nervosas do tecido celular subcutâneo.
- Anestesia de campo: quando a infiltração ocorre em diversos planos (musculares e aponeuróticos), atingindo vários nervos e/ou terminações nervosas.
- Anestesia troncular: quando o anestésico local é aplicado diretamente sobre um nervo que inerva uma zona específica do corpo.
- Anestesia de plexo: quando o anestésico local é aplicado diretamente sobre um conjunto de troncos nervosos que formam os plexos.
- Anestesia paravertebral: quando o anestésico local é aplicado no nervo raquídeo, próximo de sua emergência no forâmen de conjugação.
- Anestesia central: quando o fármaco é administrado no interior do canal raquídeo, seja no espaço peridural (anestesia peridural) ou no espaço subaracnóideo (raquianestesia).

Para a realização dos bloqueios regionais é fundamental que se conheça a inervação do local a ser anestesiado e as técnicas para os bloqueios dos nervos que suprem aquela região. Em algumas técnicas, a injeção do anestésico local (AL) em um determinado ponto proporcionará anestesia em toda a região que se deseja, já, em outras, há necessidade de bloquear dois ou mais nervos para que se obtenha analgesia de determinada região. Podem ser citadas, como exemplo, as anestesias no neuroeixo que promovem analgesia em áreas extensas (torácicas, abdominais e de membros inferiores). Por outro lado, para obter-se analgesia das pálpebras superiores, é necessário anestesiar os nervos supraorbitário, supratroclear, lacrimal e zigomático. No entanto, isso não implica realizar quatro punções, pois com uma única punção é possível bloquear os nervos supraorbitário e supratroclear devido à proximidade anatômica desses dois nervos.

Há algum tempo passado valia-se tão somente das técnicas orientadas por referências anatômicas, mas com o surgimento do uso do estimulador elétrico de nervos periféricos e, posteriormente da ultrassonografia, foi possível determinar com mais precisão o local da injeção da solução de AL.

Para proceder um bloqueio anestésico, podem-se utilizar recursos técnicos que irão facilitar a localização da estrutura nervosa para a deposição do AL:

- Técnicas orientadas somente por referências anatômicas.
- Técnicas orientadas por estimulador elétrico de nervo periférico.
- Técnicas guiadas por ultrassonografia.
- Técnicas combinadas (referências anatômicas, estimulador de nervo periférico e ultrassom).

Técnicas orientadas somente por referências anatômicas

Quando os bloqueios são realizados somente por referências anatômicas, os pontos norteadores são identificados por palpação de estruturas, que permitem localizar o ponto de inserção da agulha de punção, em busca ou não de parestesia (sinal que a estrutura nervosa foi atingida pela agulha).

As estruturas denominadas de referência podem ser ósseas, musculares, ligamentares e vasculares. As técnicas clássicas de bloqueio regional utilizavam esses pontos para a realização das punções.

Técnicas orientadas por estimulador de nervo periférico

As técnicas realizadas com o estimulador de nervos periféricos também utilizam os pontos de referência anatômicos.

A eletroestimulação de nervos periféricos permite localizar as estruturas nervosas, identificadas por respostas motoras decorrentes da estimulação, o que tem sido utilizado para a localização de plexos e grandes estruturas nervosas. Ela permite identificar a vizinhança da estrutura nervosa por meio da reação motora esperada, independentemente da reação subjetiva do paciente. Com o uso do neuroestimulador é possível evitar a injeção intraneural, quando as reações motoras são obtidas com correntes menores (0,3-0,2 mA), denotando a proximidade da ponta da agulha com o nervo.

Técnicas guiadas por ultrassonografia

O uso da ultrassonografia para a realização de bloqueios anestésicos permitiu a visualização da agulha de punção, a identificação precisa das estruturas anatômicas de referência, bem como a visualização da dispersão do anestésico em tempo real. O desenvolvimento da tecnologia de fabricação dos aparelhos, com portabilidade e com transdutores que produzem alta definição de imagens, tem facilitado a execução com precisão e segurança de inúmeros bloqueios anestésicos. Dentre as muitas vantagens em realizar-se bloqueios anestésicos ecoguiados, podem-se destacar a diminuição do tempo de latência para a instalação do bloqueio, diminuição da incidência de falhas, redução das doses de AL, aumento da segurança e prevenção de acidentes anestésicos.

A realização dos bloqueios guiados por ultrassonografia (US) requer treinamento adequado por parte do anestesiologista e incluem conhecimentos de princípios teóricos relativos à US, a familiarização com a tecnologia do aparelho e a identificação das imagens produzidas de estruturas anatômicas.

Técnicas combinadas

As técnicas guiadas por US podem ser associadas às referências anatômicas e ao uso do neuroestimulador. Nesses casos, há uma complementação de informações, que a critério de quem esteja realizando o bloqueio poderá ser útil para aumentar a segurança e facilitar a realização deste. Assim, os pontos de referência poderão ser úteis para o melhor posicionamento do transdutor ao buscar-se uma imagem mais adequada para a realização do bloqueio, bem como a US permite visualizar a posição da agulha do neuroestimulador (agulha especial que é conectada à seringa contendo AL e que permite a injeção deste assim que esteja em posição adequada), que, ao estimular o nervo com uma corrente elétrica de características predeterminadas, produzirá uma resposta motora no grupo muscular inervado pelo ramo a ser bloqueado. Em decorrência, a proximidade da ponta da agulha com a estrutura do nervo poderá produzir resposta motora de intensidade maior com correntes menores (< 0,3 mA), o que sinaliza a proximidade da agulha com o nervo ou até um posicionamento intraneural. O recuo da agulha e nova estimulação indicarão o local correto para a injeção do AL.

6. BIBLIOGRAFIA

BARASH, P.G. *et al. Clinical anesthesia.* 7 ed. Philadelphia: Wolters Kluwer, 2013.

BRUNTON, L.L.; CHABNER, B.A.; KNOLLMANN, B.C. *Goodman & Gilman's the pharmacological basis of therapeutics.* 12 ed. New York: McGraw-Hill; 2011.

BUTTERWORTH, J.; Mackey, D.C.; WASNICK, J. *Morgan and Mikhail's clinical anesthesiology.* 5 ed. New York: McGraw-Hill; 2013.

CARNEIRO, A.F.; ALBUQUERQUE, M.A.C.; NUNES, R.R. *Bases da anestesia venosa.* Rio de Janeiro: SBA; 2016.

CORBET, C.E. *Farmacodinâmica.* 6 ed. Rio de Janeiro: Guanabara Koogan, 1982.

DUARTE, N.M.C. *et al. Anestesia venosa total.* Rio de Janeiro: SBA, 2011.

FLOOD, P.; RATHMELL, J.P.; SHAFER, S.L. *Stoelting's pharmacology and physiology in anesthetic practice.* 5 ed. Philadelphia: Wolters Kluwer, 2015.

FRUMIN, M.J.; HEREKAR, V.R.; JARVIK, M.E. *Amnesic actions of diazepam and scopolamine in man.* Anesthesiology, v. 45, p. 406, 1976.

HEMMINGS JR, H.C.; EGAN, T.D. *Pharmacology and physiology for anesthesia.* Philadelphia: Elsevier, 2013.

LEITÃO, F.B.P. *Anestesia e Reanimação.* Barueri, SP: Manole, 2009. p. 448.

LEITÃO, F.B.P. Anestésicos gerais. In: Zanini, A.C.; Oga, S. (Org.). *Farmacologia Aplicada.* 5 ed. São Paulo: Atheneu, 1994.

MAGALHÃES, E. *et al. Anestesia inalatória.* Rio de Janeiro: SBA, 2010.

McKAY, R.E. *et al.* Effect of increased body mass index and anesthetics duration on recovery of protective airway reflexes after sevoflurane vs desflurane. *Br. J. Anaesth.*, v. 104, p. 175-182, 2010.

MILLER, R.D. *et al.* Miller's anesthesia. 8 ed. Philadelphia: Saunders, 2014.

ROMERO, F.E.; TARDELLI, M.A. Anestesia venosa. In: AMARAL, J.L.G. *et al. Anestesiologia e medicina intensiva: guia de medicina ambulatorial e hospitalar da Unifesp-EPM.* São Paulo: Manole, 2001, cap. 4.

SCHWING, D.A. Adrenoceptors as models for G protein-coupled receptors: structure, function and regulation. *Br. J. Anaesth.*, v. 71, p. 77-85, 1993.

6.3.

Psicofármacos

Alexandre Pinto de Azevedo
Teng Chei Tung
Eduardo Teixeira Martins de Oliveira
Daniel Guilherme Suzuki Borges
Valentim Gentil Filho

Sumário

Colaboradores nas edições anteriores: Clarice Gorenstein, Márcio Antonini Bernik, Moacyr Luiz Aizenstein, Rywka Bandktaider Sznelwar, Wilma P. Bastos Ramos e Valentim Gentil Filho.

1. INTRODUÇÃO

A psicofarmacologia como campo de estudo científico de interesse da psiquiatria, da neurologia e das neurociências desenvolveu-se grandemente nas últimas duas décadas. Jean Jacques Moreau (de Tours) foi um dos primeiros a estudar sistematicamente os efeitos de um psicofármaco, o hashish, sobre o comportamento e o psiquismo humano. Seu livro *Du Haschich et de L'Aliénation Mentale* (1875) é uma obra-prima de observação psiquiátrica e psicofarmacológica. Emil Kraepelin, com seu trabalho *A influência de vários medicamentos sobre processos psíquicos simples* (1892), tem sido apontado como o precursor da moderna psicofarmacologia, pois tanto sua formação (psicologia, farmacologia e psiquiatria) quanto seus métodos de trabalho (testes psicológicos para avaliar alterações produzidas pelos medicamentos) são semelhantes aos que se encontram nos centros de pesquisas psicofarmacológicas mais desenvolvidos. Sigmund Freud (1885) reconheceu os efeitos da cocaína sobre os estados depressivos e sobre a ansiedade, logo no início de sua carreira profissional.

Desde o começo do século XX, os barbitúricos e outros depressores gerais do sistema nervoso central foram utilizados para induzir sono, tratar síndrome de abstinência à morfina, sedar pacientes com agitação psicomotora ou epilepsia. Eles também eram usados no tratamento de ansiedade, mas tinham efeitos indesejáveis como intensa sedação, dependência física, e podiam ser letais se ingeridos em excesso. Ansiolíticos mais seletivos somente apareceram em 1946 com a mefenesina, cuja ação fugaz e potente efeito relaxante muscular limitavam a sua aplicação psiquiátrica. Seu derivado, o meprobamato, e os mais recentes benzodiazepínicos (1961) vieram preencher essa lacuna.

A partir de 1936 tentou-se utilizar as anfetaminas no tratamento das depressões, mas seus efeitos eram inconsistentes e geralmente acompanhados de sensação de irritabilidade, inquietação, angústia e grande tendência à dependência psíquica. Até o surgimento dos primeiros antidepressivos, na década de 1950, o único tratamento comprovadamente eficaz para as formas graves de depressão era a eletroconvulsoterapia.

Enquanto no Ocidente as psicoses eram tratadas com as chamadas curas somáticas (insulinoterapia, malarioterapia e/ou eletroconvulsoterapia) ou com sedação inespecífica, em geral de eficácia não comprovada, na Índia utilizavam-se para esse fim, desde a antiguidade, os extratos de *Rauwolfia serpentina*. Em 1943, Gupta e colaboradores publicaram um trabalho científico descrevendo os claros efeitos antipsicóticos desses extratos. Entretanto, essa publicação só foi conhecida no ocidente em meados da década de 1950, após a síntese da reserpina (1952) e seu uso com sucesso nos Estados Unidos por Nathan Kline, em 1957.

O maior avanço nas terapêuticas medicamentosas em Psiquiatria foi a descoberta dos efeitos antipsicóticos da clorpromazina por Delay e Deniker (1952). Esse fármaco estava sendo testado em anestesia por Laborit e colaboradores no chamado "coquetel lítico" (clorpromazina, meperidina e prometazina) que produzia um alheamento ao ambiente chamado de "indiferença afetiva". Delay e Deniker e vários outros autores comprovaram sua eficácia na redução de alucinações, ideias delirantes e agitação psicomotora. Isso era possível sem que ocorresse excessiva sedação, mas geralmente era acompanhada de uma síndrome neurológica extrapiramidal semelhante à doença de Parkinson. Delay e Deniker cunharam o termo neuroléptico para descrever as drogas que tinham essas características e que hoje incluem as fenotiazinas, a reserpina, as butirofenonas e compostos afins. Nas décadas seguintes que se passaram desde a descoberta da clorpromazina pouco de substancialmente diferente foi introduzido no campo dos antipsicóticos, como a descoberta da clozapina, que não produz efeitos adversos extrapiramidais. Porém, muito foi feito para torná-los mais bem tolerados, mais eficientes e seus mecanismos de ação foram bastante explorados. Eles contribuíram, de forma significativa, para a redução da permanência hospitalar de pacientes psicóticos e facilitaram bastante a reabilitação de pacientes crônicos.

O advento dos neurolépticos e a grande quantidade de trabalho e dinheiro investidos na pesquisa de seus derivados tiveram também uma repercussão negativa para a psiquiatria, pois foi um dos maiores responsáveis pelo atraso para o reconhecimento dos efeitos terapêuticos dos sais de lítio nos transtornos do humor. Em 1948, Cade, psiquiatra australiano sem evidência nos meios internacionais, descobriu que a urina de pacientes maníacos era mais tóxica para cobaias do que a urina de outros pacientes e tentou potencializar esses efeitos com a administração de um sal de ácido úrico, o urato de lítio. O efeito resultante foi o inverso, isto é, o urato de lítio parecia proteger as cobaias dos efeitos tóxicos da urina. Além disso, esses animais tornaram-se mais calmos e respondiam menos à estimulação externa. Logo ficou aparente que outros sais de lítio produziam o mesmo efeito e Cade passou a usar carbonato e citrato de lítio em pacientes maníacos, esquizofrênicos e deprimidos. Os resultados foram excelentes nos surtos maníacos e publicados em 1949. Lentamente, a partir daí, foram surgindo trabalhos que, em sua maioria, comprovaram o efeito antimaníaco do lítio. Hoje, após centenas de publicações, sabe-se que, quando corretamente utilizados, os sais de lítio são eficazes na mania e na profilaxia da antiga psicose maníaco-depressiva, atualmente classificada como transtorno afetivo bipolar, e do transtorno depressivo recorrente. Devido a seu baixo custo e pouco interesse comercial, aliado ao medo de seu potencial tóxico quando em doses altas, apenas no início da década de 1970 os sais de lítio foram comercializados nos Estados Unidos e no Brasil.

Outro grande avanço na psicofarmacologia foi a descoberta, em meados da década de 1950, dos efeitos antidepressivos da iproniazida e seus derivados, e da imipramina e seus derivados. Os efeitos da iproniazida sobre o humor foram descobertos acidentalmente quando era utilizada para o tratamento de tuberculose. Sabia-se que ela era um potente inibidor da monoaminoxidase (MAO), o que foi um dos esteios das modernas hipóteses bioquímicas sobre os distúrbios afetivos. A imipramina foi o primeiro dos chamados antidepressivos tricíclicos; seus efeitos também foram descobertos por acaso, pois, devido à sua semelhança estrutural com os fenotiazínicos, ela estava sendo testada como neuroléptico. Felizmente, quando poderia ser abandonada por ineficácia antipsicótica, Kuhn observou seus efeitos em um grupo de pacientes psiquiátricos e constatou seus efeitos excelentes nos deprimidos.

O último grande grupo a ser descoberto foi o dos benzodiazepínicos, no início dos anos 1960. Seu efeito quase imediato e bastante seletivo sobre a ansiedade, aliado a ampla margem de segurança, surgiu no momento em que a ansiedade, provocada pelos novos rumos da sociedade humana, alcançava intensidade e prevalência nunca atingidas. No início da última década eles foram prescritos em maior quantidade do que nos últimos anos, chegando a 70 milhões de prescrições de um único produto nos Estados Unidos em 1972. No Brasil são vendidas de 30 a 40 milhões de unidades de benzodiazepínicos por ano e estima-se que 10% a 15% da população adulta em geral, no mundo inteiro, tome um benzodiazepínico pelo menos em algum período de um dado ano. Isso os coloca, juntamente com o álcool e o tabaco, entre as drogas mais utilizadas no momento para produzir alterações do psiquismo.

Com a descoberta nos últimos anos de drogas capazes de reduzir a sintomatologia das psicoses maiores sem produzir significante efeito sedativo, ou seja, sem produzir uma ação depressora geral no sistema nervoso, começou-se a vislumbrar possíveis sítios de lesões biológicas nos pacientes psiquiátricos. De fato, grande parte das teorias bioquímicas sobre esquizofrenia e distúrbios afetivos é baseada nas descobertas laboratoriais sobre as ações farmacológicas dos neurolépticos e antidepressivos. Espera-se que os tratamentos se tornem cada vez mais específicos e, quem sabe, etiológicos. Por isso, de uma fase inicial onde mecanismo, transmissão sináptica, alterações de monoaminas cerebrais e farmacológicas eram de interesse apenas dos pesquisadores de laboratório, torna-se cada vez mais necessário levar em consideração esses dados para bem prescrever um psicofármaco.

2. CONCEITOS E CLASSIFICAÇÃO

2.1. Conceitos

Psicofármacos são drogas cujo uso principal é para modificar funções psíquicas normais ou alteradas. Diversas outras drogas atuam indiretamente no psiquismo, ou promovem melhora de quadros mentais, sem que elas apresentem, por si mesmas, ações psicofarmacológicas. Por exemplo, a penicilina pode ser utilizada para tratar a paralisia geral progressiva devida à sífilis, antitérmicos melhoram quadros convulsionais secundários a estados febris ou mesmo diversos medicamentos com efeitos anticolinérgicos podem produzir psicose tóxica. Nem por isso essas drogas são classificadas como psicofármacos.

Psicofarmacologia é o ramo da farmacologia em que são estudados os fármacos que atuam seletivamente no psiquismo. Ela representa como método de trabalho técnicas farmacológicas, bioquímicas, comportamentais, psicológicas, psicofisiológicas e clínicas. Os psicofármacos são muito utilizados pelo clínico geral e outros especialistas como uma forma de intervir no psiquismo por meio do medicamento. Quando são indicados, esses medicamentos devem ser utilizados em dose e posologia adequadas, pois somente assim terão alguma utilidade eficaz. O uso de doses inferiores às eficazes pode ser tão nocivo quanto às dosagens excessivas, pois expõe os pacientes aos riscos de efeitos colaterais e idiossincrasias, sem o benefício dos esperados efeitos terapêuticos.

Querer conhecer cada droga em particular em vez de estudar os princípios gerais comuns aos grupos é um engano frequente no método do estudo da terapêutica. Sendo um psicofármaco essencialmente semelhante aos demais compostos de seu grupo, vale a pena aprender os princípios gerais de ação, eficácia, efeitos colaterais e mecanismos de ação das drogas padrão de cada grupo para depois se dedicar às particularidades. Com isso, é possível prever a maioria dos efeitos dos demais integrantes do grupo. Para saber a que grupo pertence uma nova droga basta, em geral, saber qual seu grupo químico e qual seu efeito.

Os conhecimentos necessários para a moderna terapêutica psicofarmacológica são apresentados neste capítulo de forma simples e objetiva.

2.2. Classificação

Diversas classificações foram propostas desde os primórdios das classificações dos psicofármacos, mas muitas delas deixam lacunas em suas especificações. Para fins didáticos e por sua funcionalidade será apresentada a classificação mais moderna, agrupando os psicofármacos em cinco grandes grupos, de acordo com suas indicações clínicas:

1) **Antidepressivos** – Classe de psicofármacos inicialmente utilizada para o tratamento de quadros depressivos unipolares, podendo também estar indicada na depressão bipolar, nos quadros ansiosos, nos transtornos do espectro obsessivo-compulsivo, nos transtornos do sono, nos transtornos alimentares, entre outros. Desta classe fazem parte inúmeros antidepressivos subclassificados conforme seu mecanismo de ação neuroquímico.
2) **Ansiolíticos** – Classe de psicofármacos originalmente indicada para o tratamento de quadros de ansiedade, mas também utilizada em transtornos do sono. Por sua ação depressora do SNC, incluir-se-ão os agentes hipnóticos por sua ação também no receptor benzodiazepínico.
3) **Estabilizadores do humor** – Classe de psicofármacos em sua grande maioria de ação anticonvulsivante, indicada para o tratamento do transtorno afetivo bipolar (transtorno bipolar do humor) e com evidências mais recentes para tratamento do transtorno depressivo recorrente, transtornos do impulso, dependência de substâncias e transtornos alimentares, entre outros.
4) **Antipsicóticos** – Classe de psicofármacos originalmente indicada para tratamento dos quadros psicóticos, mas com evidências científicas de qualidade que autorizam sua indicação nos transtornos de humor, mesmo na ausência de sintomatologia psicótica, alguns deles com alguma ação antidepressiva e ansiolítica também.
5) **Psicoestimulantes** – Classe de psicofármacos indicada no tratamento do transtorno de déficit de atenção e hiperatividade, porém mais recentemente com indicação no tratamento de transtornos do sono, em especial a narcolepsia, e transtorno da compulsão alimentar.

3. FUNDAMENTOS DA CINÉTICA DOS PSICOFÁRMACOS

Para atuar no cérebro e finalmente promover sua ação no psiquismo, a droga e/ou seus metabólitos precisam atravessar a barreira hematoencefálica e atingir o sistema nervoso central (SNC). Apesar de sua ação específica no SNC, os psicofármacos, assim como outras drogas, distribuem-se por diversos compartimentos orgânicos desde o momento de sua administração até a eliminação; diferentes classes de psicofármacos apresentam particulares características farmacocinéticas.

Embora também seja distribuída por várias regiões do cérebro, a maioria dos psicofármacos age seletivamente em algumas estruturas principais do tronco cerebral, hipotálamo e sistema límbico, ao contrário, por exemplo, dos barbitúricos, que são depressores gerais do sistema nervoso. As evidências indicam que seus mecanismos de ação estão intimamente ligados às suas ações sobre os mediadores sinápticos (neurotransmissores), sendo os mais frequentes a noradrenalina, dopamina, serotonina, acetilcolina e GABA. Alguns psicofármacos atuam também modificando a polarização da membrana dos neurônios, promovendo alterações, por consequência, na atividade de neurotransmissão pré-sináptica. Algumas drogas possuem receptores específicos (p. ex. benzodiazepínicos), enquanto outras têm sítios de ligação com reconhecimento específico sem serem receptores propriamente ditos, além de atuarem simultaneamente em diferentes vias de neurotransmissão. A Figura 6.3.1 mostra um esquema dos mecanismos de ação mais comuns dos principais psicofármacos.

4. PSICOLÉPTICOS

4.1. Ansiolíticos e hipnóticos

Boa parte das drogas classificadas como ansiolíticas também tem ação hipnótica, motivo pelo qual serão apresentadas neste mesmo item. Os ansiolíticos são psicofármacos formalmente indicados para redução e tratamento da ansiedade. Hipnóticos são fármacos indicados especificamente para a indução do sono. Devido a alguns agentes da classe possuir propriedades farmacológicas específicas, também são utilizados para efeitos miorrelaxantes e anticonvulsivantes. A Tabela 6.3.1 traz um resumo com as principais drogas desta classe e suas características farmacológicas.

4.1.1. Psicofármacos da classe

Benzodiazepínicos (BDZs)

Classe medicamentosa mais efetiva e utilizada na redução de sintomas ansiosos e de ação fortemente hipnótica. Por décadas os benzodiazepínicos são consagrados pela sua alta tolerabilidade e segurança. Possuem rápido início de ação sobre os sintomas ansiosos, efeito sedativo, hipnótico e miorrelaxante. Devem ser utilizados por curto período de tempo e não como forma de manutenção. São altamente associados com riscos de tolerância e dependência física e psicológica. O uso em longo prazo tem sido associado a prejuízo mnêmico permanente, porém, quando bem empregado, tem sua utilidade realmente reconhecida. Além disso, evidenciam-se o baixo custo e o fato de possuírem o flumazenil como antagonista em casos de intoxicação.

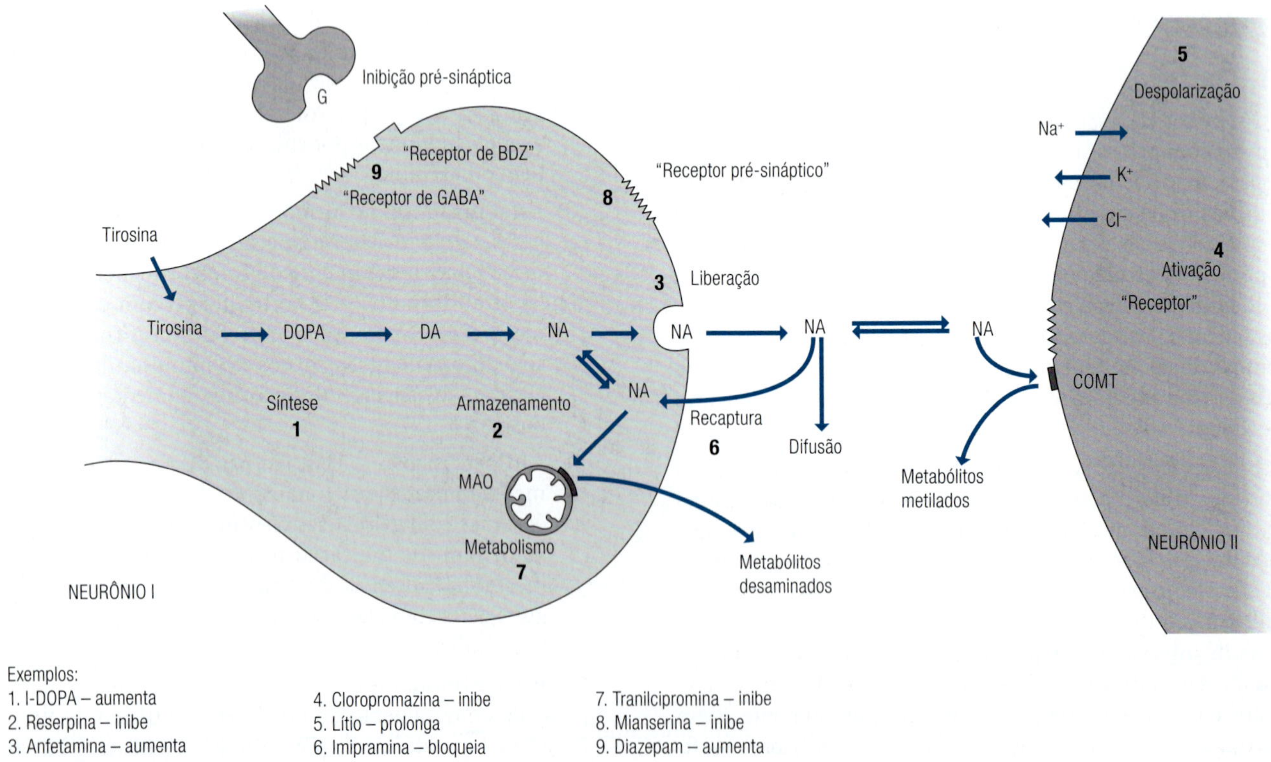

Figura 6.3.1. Exemplos de ação farmacodinâmica de alguns psicofármacos.

Existem inúmeras apresentações farmacológicas nesta classe, com destaque para o clonazepam, diazepam, midazolam, bromazepam, lorazepam e alprazolam. Existem características individuais que os tornam mais adequados para serem utilizados em determinadas situações, tais como tempo de início de ação, duração do efeito e meia-vida.

Azapironas

Grupo exclusivamente ansiolítico e representado principalmente pela buspirona, agente eficaz para alguns casos de transtornos de ansiedade, com rápido início de ação e perfil mínimo de efeitos colaterais. Atua como agonista de receptores serotoninérgicos 5HT-1A. Não aparenta causar dependência ou sintomas de abstinência.

Hipnóticos não benzodiazepínicos, atípicos ou "drogas Z"

Fármacos de ação unicamente hipnótica. Apesar de não possuírem efeito ansiolítico ou miorrelaxante, foram incluídos neste capítulo devido a ação sobre receptores benzodiazepínicos. São representados principalmente pelo zolpidem e zopiclona, medicamentos eficazes na indução de sono.

4.1.2. Farmacocinética

Todos os BZDs, exceto o clorazepato, são completamente absorvidos após administração oral e atingem o pico de seus níveis séricos em 30 minutos a 2 horas. Os BZDs são lipossolúveis e possuem forte ligação a proteínas plasmáticas. As meias-vidas de eliminação dos BZDs diferem significativamente, mas são essenciais para determinar o modo como podem ser utilizados. O diazepam, clordiazepóxido e o clonazepam têm meias-vidas plasmáticas de 30 a mais de 100 horas e são tecnicamente descritos como BZDs de longa duração. Lorazepam e estazolam têm meias-vidas de 8 a 30 horas e o alprazolam, de 10 a 15 horas. As vantagens dos medicamentos de meia-vida curta sobre os de meia-vida longa incluem ausência de acúmulo do medicamento e menos sedação diurna. As desvantagens envolvem doses mais frequentes e síndromes de abstinência mais precoces e graves. A insônia de rebote e a amnésia anterógrada são consideradas mais problemáticas com os agentes de meia-vida curta do que com os de meia-vida longa. Tolerância, dependência e abstinência são as maiores preocupações em relação aos BZDs. A descontinuação desses medicamentos pode ser desagradável e acompanhada de sintomas de abstinência como ansiedade, insônia, tremores e mais raramente convulsões. Agentes com meia-vida mais longa são menos propensos a causar dependência, pois permitem que a densidade de receptores retorne aos níveis prévios à administração do medicamento antes da eliminação total.

O lorazepam, midazolam e diazepam estão disponíveis para administração parenteral, forma em que o início de ação é rápido (minutos). Entretanto, o diazepam não deve ser administrado por via intramuscular devido absorção errática. Pacientes que utilizam álcool regularmente têm resistência significativa aos BZDs caracterizada por tolerância, ou seja, necessitam de doses maiores para atingirem o mesmo efeito em comparação a indivíduos saudáveis.

4.1.3. Mecanismo de ação (farmacodinâmica)

O mecanismo de ação ansiolítico assim como o mecanismo de ação hipnótico para as drogas benzodiazepínicas são similares, atuando nos receptores GABAérgicos.

O ácido gama-aminobutírico (GABA) é o principal neurotransmissor inibitório do sistema nervoso central. O receptor GABA é o complexo molecular receptor – ben-

Tabela 6.3.1. Principais agentes da classe dos ansiolíticos e hipnóticos (Azevedo, 2004)

Fármaco	Grupo farmacológico	Meia-vida (horas)	Tempo para ação (minutos)	Dose adultos (mg)	Metabólitos ativos
Zolpidem	Imidazopiridina	1,5 - 2,5	20 - 30	5 - 10	Não
Zaleplona	Pirazolopirimidina	1,5 - 3	20 - 30	10 - 20	Não
Zopiclona	Ciclopirrolona	4 - 6	20 - 30	3,75 - 7,5	Sim
Eszopiclona	Ciclopirrolona	1 - 5	20 - 30	3,75 - 7,5	Sim
Triazolam	BZD	0,5 - 2	20 - 30	0,25 - 0,5	Não
Midazolam	BZD	1,5 - 2,5	30 - 90	7,5 - 15	Sim
Estazolam	BZD	10 - 24	15 - 30	1 - 2	Não
Flunitrazepam	BZD	10 - 20	20 - 30	0,5 - 1	Sim
Flurazepam	BZD	70 - 100	15 - 30	7,5 - 15	Não
Diazepam	BZD	20 - 40	20 - 30	5 - 10	Sim
Temazepam	BZD	10 - 24	60 - 120	15 - 30	Não
Lormetazepam	BZD	8 - 24	30 - 60	1 - 4	Não
Oxazepam	BZD	3 - 6	30 - 60	15 - 30	Não
Quazepam	BZD	15 - 40	25 - 45	7,5 - 15	Sim
Nitrazepam	BZD	25 - 35	20 - 40	5 - 10	Sim
Alprazolam	BZD	6 - 20	20 - 40	0,25 - 3	Sim
Bromazepam	BZD	10 - 12	30 - 40	3 - 6	Sim
Cloxazolam	BZD	18 - 20	20 - 30	18 - 20	Sim
Clonazepam	BZD	20 - 60	20 - 30	0,5 - 2	Sim

zodiazepínico – ácido gama-aminobutírico do tipo A ou GABA-A, sendo que este receptor contém uma região específica de ligação para os benzodiazepínicos (BZDs) e para outras moléculas como os barbitúricos e álcool. A ligação do GABA e de seus agonistas ao receptor GABA-A produz uma modificação estrutural com abertura dos canais de cloro aumentando o influxo celular deste íon, gerando uma inibição sináptica rápida e hiperpolarização de membrana celular (Figura 6.3.2). Esse complexo macromolecular, representado pelo receptor de GABA, receptor de BDZ, e o ionóforo de cloro, poderia ainda envolver peptídeos moduladores inibitórios (p. ex., GABA-modulina, diazepam *binding inhibitor*), que seriam deslocados pelos BDZ, aumentando a afinidade dos receptores pelo GABA.

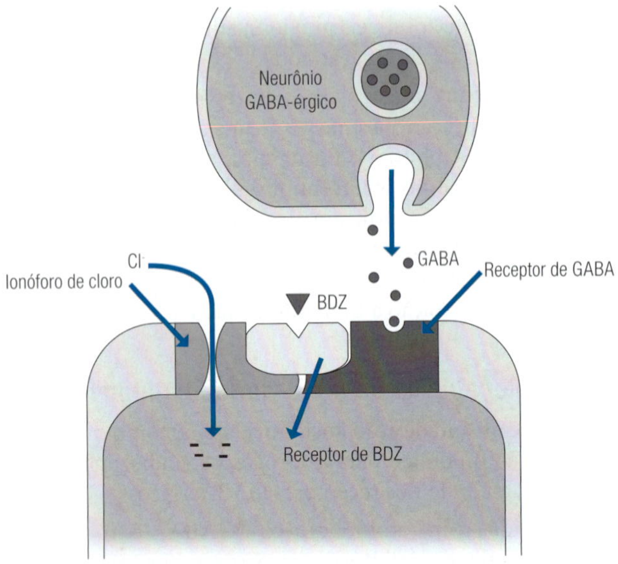

Figura 6.3.2. Modelo de interação entre receptor de GABA/receptor de BDZ e ionóforo de cloro (Gorenstein & Gentil, 1987).

Existem dois tipos de sub-receptores que fazem parte do complexo GABA-A, o sub-receptor ômega tipo 1, relacionado com efeitos hipnóticos e cognitivos, e o sub-receptor ômega tipo 2, relacionado com cognição, psicomotricidade, efeitos ansiolíticos, limiar convulsivo, depressão respiratória, relaxamento muscular e potencialização dos efeitos do etanol. Drogas agonistas GABA-A ômega 1 e 2 exercem efeitos farmacológicos ansiolíticos, antiepilépticos, relaxante muscular e hipnóticos. Agonistas seletivos GABA-A ômega 1 exerceriam um efeito hipnótico seletivo e efeitos cognitivos negativos. Os benzodiazepínicos e barbitúricos ligam-se inespecificamente nas subunidades ômega 1 e 2 do GABA-A. O desenvolvimento de agonistas específicos dessas subunidades poderia resultar em compostos com efeitos farmacológicos hipnóticos dissociados de efeitos indesejáveis, minimizando o potencial de tolerância, abuso, dependência e abstinência. Contudo, existem outros agentes indutores do sono não benzodiazepínicos específicos como zaleplona e zolpidem que apresentam eficácia hipnótica similar aos benzodiazepínicos com menor potencial de efeitos colaterais. Alguns efeitos colaterais em comum aos BZDs, como prejuízo sobre a memória e habilidades psicomotoras, insônia rebote e sintomas de abstinência (baixo potencial de dependência e tolerância), são menos frequentes nessas drogas. Por outro lado, os hipnóticos não benzodiazepínicos não possuem ação ansiolítica ou miorrelaxante. Esses agentes hipnóticos específicos atuam preferencialmente sobre sub-receptores GABA ômega 1.

Além da especificidade por determinados sub-receptores, agentes agonistas GABA-A podem agir especificamente em determinados sítios anatômicos relacionados com os mecanismos do sono produzindo maior especificidade hipnótica e menor potencial de efeitos colaterais.

4.1.4. Interações medicamentosas

As interações mais comuns e potencialmente mais perigosas ocorrem quando os BDZs ou as "drogas Z" são administrados concomitantemente com outros depressores do SNC, como álcool, barbitúricos, antidepressivos tricíclicos, opioides e anti-histamínicos, podendo causar sedação excessiva e depressão respiratória.

A cimetidina, o dissulfiram, a isoniazida, os estrógenos e os anticoncepcionais orais aumentam as concentrações plasmáticas de diazepam, clordiazepóxido, clorazepato e flurazepam. Os antiácidos e os alimentos podem reduzir a absorção dos BDZs pelo trato intestinal. Indutores enzimáticos do CYP450, tais como carbamazepina, fenitoína e fenobarbital, podem reduzir as concentrações plasmáticas dos BDZs. Inibidores do CYP450 3A, como fluoxetina, fluvoxamina e nefazodona, podem reduzir a eliminação do alprazolam e aumentar seus níveis séricos.

4.1.5. Indicações clínicas

Os BDZs de ação ansiolítica e hipnótica são formalmente indicados para os transtornos de ansiedade ou quadros de ansiedade associados a outros transtornos mentais, ou mesmo em transtornos do sono. São eles:

a. Transtorno de ansiedade generalizada (TAG).
b. Transtorno de pânico.
c. Transtorno de ansiedade social.
d. Transtorno de estresse pós-traumático (TEPT).
e. Transtorno obsessivo-compulsivo (TOC).
f. Sintomas de ansiedade associada a transtornos depressivos.
g. Sonambulismo.
h. Transtorno comportamental do sono REM.
i. Epilepsia.

Também possuem indicação em situações específicas para obtenção de efeito imediato e de uso provisório, como, por exemplo:

a. Procedimentos clínico-cirúrgicos: os BDZs podem ser utilizados para sedação e são vantajosos em procedimentos clinicamente desconfortáveis, já que o paciente ainda é capaz de obedecer a instruções e não retém a memória posteriormente.
b. Agitação psicomotora: havendo necessidade de sedação de urgência.
c. Insônia: apesar de possuírem efeito hipnótico, os BDZs não são a primeira escolha no manejo da insô-

nia, mas, se forem utilizados, deve-se dar preferência aos de meia-vida curta devido a menor incidência de sedação diurna. As "drogas Z", como o zolpidem, têm a vantagem de um início de ação rápido, uma ação de curta duração, um risco mínimo de tolerância, dependência e insônia de rebote ao cessar o uso.

d. Quadro convulsivo agudo: em apresentações de uso endovenoso.
e. Síndrome de abstinência alcóolica: os BDZs são tratamento de primeira linha para abstinência alcóolica e *delirium tremens*.
f. Síndromes catatônicas.
g. Acatisia.

Efeitos do BDZ sobre o EEG no sono

A administração de um BDZ resulta em alterações típicas no traçado eletroencefalográfico, que dependem das doses e da via de administração empregadas. Doses orais usadas em ansiedade ou insônia resultam em redução de atividade lenta e aumento na potência da banda beta (125-32 Hz), que persiste por várias horas após uma única administração. Doses altas por via intravenosa, como as usadas em anestesia, provocam alterações imediatas no EEG, com nítido aumento de atividade rápida e redução de atividade alfa. Os BDZ diminuem a latência para o início, melhoram a qualidade e aumentam a duração do sono. A partir dos registros poligráficos padronizados que permitiram definir mais precisamente os efeitos desses fármacos, evidenciou-se que os BDZ diminuem acentuadamente as fases 3 e 4 e moderadamente o sono REM, e aumentam a duração da fase 2. Esse aumento da fase 2 tem sido considerado uma compensação para a supressão das outras fases. De fato, estudos utilizando análise espectral de EEG durante o sono encontraram aumento de atividade delta durante a fase 2, com manutenção da potência da banda delta durante o tempo total de sono.

4.1.6. Efeitos colaterais comuns

a. Amnésia: prejuízo de memória anterógrada. Entretanto, pode ser desejada em procedimentos médicos.
b. Depressão respiratória: geralmente em altas doses e pode levar a acidose respiratória, particularmente em pacientes com doença pulmonar obstrutiva crônica (DPOC).
c. Alterações cardiovasculares: redução de pressão arterial e aumento de frequência cardíaca geralmente ocorrem em altas doses e são provavelmente causados por redução de resistência vascular periférica (midazolam) e débito cardíaco (diazepam).
d. Sedação diurna: a duração da sedação reflete a meia-vida do BZD em uso e sua frequência de administração. Pode ser um efeito desejado ou não.
e. Efeito paradoxal de desinibição: quadro de agitação e de desorganização comportamental, com impulsividade associada, usualmente encontrada em pacientes portadores de quadro mental orgânico-cerebral.
f. Tolerância: está bem estabelecido que os BDZ podem induzir adaptação ou tolerância aos seus efeitos farmacodinâmicos durante a administração contínua, ou mesmo após doses únicas. Em humanos a tolerância para os efeitos sedativos dos BDZ desenvolve-se muito mais rapidamente do que para os efeitos ansiolíticos. Em animais a tolerância é evidente e rápida para o efeito sedativo, intermediária para o efeito anticonvulsivante e inexistente ou protraída para o efeito ansiolítico. Esse fenômeno é conhecido como "tolerância diferencial". Diferentemente do que se observa com barbitúricos, a tolerância crônica aos BDZ não depende fundamentalmente de indução das enzimas responsáveis por seu metabolismo, ou seja, essa tolerância não é do tipo disposicional (farmacocinética), mas sim funcional (farmacodinâmica e comportamental). Os mecanismos farmacodinâmicos propostos para explicar a tolerância funcional aos BDZ incluem alterações de número ou sensibilidade de receptores de BDZ, modificações no acoplamento do GABA ao seu receptor, ou mudanças na neurotransmissão noradrenérgica ou serotonérgica em sistemas inibidos por GABA.
g. Dependência: sabe-se que esta classe de medicamentos pode promover dependência, ocorrendo sintomas claros de síndrome de abstinência após o uso prolongado e/ou de doses superiores às terapêuticas. Os sintomas de abstinência são, em geral, mais graves após a interrupção abrupta do que gradual do fármaco. A velocidade de redução necessária para evitar sintomas varia com o paciente, a dose, a meia-vida de eliminação e a duração da administração. Com BDZ de meia-vida curta, a incidência de dependência é maior, desenvolve-se mais rapidamente e os sintomas de abstinências são mais precoces e intensos, ocorrendo logo após a suspensão do tratamento.

4.2. Neurolépticos ou antipsicóticos

4.2.1. Considerações iniciais e classificação

Reúnem um grupo de substâncias com propriedades terapêuticas e farmacológicas específicas, em especial sua eficácia no tratamento de psicoses, incluindo a esquizofrenia, fases maníacas do transtorno afetivo bipolar e quadros psicóticos variados relacionados aos transtornos de humor, uso nocivo de substâncias e alterações comportamentais associados a distúrbios clínicos e neurológicos (*delirium* e outros transtornos mentais orgânicos).

O termo neuroléptico foi utilizado por Delay e Deniker no início da década de 1950 para designar drogas que, como a clorpromazina, fossem capazes de produzir indiferença afetiva e tivessem ação antipsicótica, o que era atribuído a uma diminuição na atividade neuronal, e associado ao efeito de "impregnação" das estruturas cerebrais, "detectado" pela presença de uma síndrome extrapiramidal semelhante à do mal de Parkinson.

Nessa época foi também sugerido o termo antipsicótico para designar o mesmo grupo de drogas, embora existam outros compostos com ação em psicoses como os antidepressivos e os sais de lítio, que não têm o mesmo perfil de ação dos neurolépticos. Antipsicóticos e neurolépticos também são conhecidos como tranquilizantes maiores.

O advento dos antipsicóticos tornou possível promover a remissão de sintomas psicóticos (alucinações, ideias delirantes, agitação psicomotora, autismo, catatonia etc.), abortando processos tendentes à cronificação e permitindo a ressocialização e alta hospitalar de um grande número de pacientes. Estudos prospectivos evidenciaram diferenças estatisticamente significativas entre os índices de recidiva de pacientes tratados com neurolépticos e procedimentos socioterápicos, o que indica que esses procedimentos socioterápicos não devem ser utilizados sem o apoio das drogas. Os antipsicóticos, entretanto, não sendo agentes curativos, mas apenas sintomáticos, não impedem que pacientes saídos dos hospitais sejam reinternados.

O sucesso obtido na década de 1950 com a clorpromazina e a reserpina levou a um grande esforço no sentido de desenvolver medicamentos mais eficazes e mais bem tolerados. Diversas substâncias de classes farmacológicas distintas como os fenotiazínicos, os tioxantenos e as butirofenonas se comprovaram eficazes nos modelos animais e na prática clínica, porém apresentavam muitos efeitos colaterais indesejáveis, como síndromes extrapiramidais e outros transtornos motores, e pioravam os chamados sintomas negativos como a apatia, a falta de iniciativa, o isolamento social e diversos prejuízos cognitivos.

Com o estudo seminal que comprovou a eficácia superior da clozapina em comparação à clorpromazina em pacientes refratários ao haloperidol, especialmente na melhora dos sintomas negativos, uma nova geração de antipsicóticos foi desenvolvida com o intuito de obter ganhos na melhor resposta aos sintomas positivos como delírios e alucinações como também nos sintomas negativos observados pela clozapina, aliado a um menor perfil de efeitos colaterais e menor risco de eventos adversos graves, uma vez que a clozapina é associada a maior risco de agranulocitose, uma condição potencialmente fatal. Atualmente, os antipsicóticos são classificados em dois grandes grupos: os antipsicóticos "típicos", também chamados de convencionais ou de primeira geração, que têm como ícones o haloperidol e a clorpromazina, e os antipsicóticos "atípicos", também chamados de segunda geração, que têm como representante inaugural a clozapina, seguidos de diversos fármacos de diferentes características farmacológicas, porém com ação relevante tanto nos sintomas ditos positivos das psicoses (alucinações e delírios) quanto nos sintomas negativos, como apatia, isolamento social, distúrbios da volição (falta de iniciativa), embotamento afetivo (afeto "engessado") e distúrbios cognitivos (falhas na concentração, memória e raciocínio lógico).

Além da eficácia em reduzir os sintomas psicóticos, essa classe de psicofármacos também possui eficácia comprovada em outros transtornos psiquiátricos, especialmente nos transtornos afetivos ou do humor, como nos episódios de mania do transtorno bipolar e nos quadros de depressão psicótica. Alguns antipsicóticos atípicos também apresentaram eficácia antidepressiva, como a quetiapina para depressão bipolar e aripiprazol como potencializador no tratamento da depressão unipolar. Os antipsicóticos também se mostraram úteis no tratamento de outros diagnósticos, como no transtorno obsessivo-compulsivo, tornando o termo "antipsicótico" ou "neuroléptico" menos representativo do seu potencial terapêutico real, porém esses termos se mantêm atualmente em pleno uso pela tradição e popularidade. Por conveniência, o termo que será utilizado para designar a classe será antipsicóticos, independente da ação farmacodinâmica ou outras possíveis indicações dos diversos fármacos incluídos neste capítulo.

Os antipsicóticos típicos mais utilizados, sua classificação, doses usuais em adultos e equivalência de dosagem em relação a 100 mg de clorpromazina são apresentados na Tabela 6.3.2.

Tabela 6.3.2. Exemplos, dose-equivalência, dose usual média dos antipsicóticos típicos ou de primeira geração para adultos (De Lúcia & Gentil Filho, 1983).

Grupo	Nome	Equivalência (mg)	Dose média (mg/dia)
Fenotiazinas	Clorpromazina	100	600
	Levomepromazina	25	150
	Tioridazina	100	600
	Propericiazina (periciazina)	8	50
	Trifluoperazina	5	30
	Flufenazina	1,7	10
	Flufenazina (enantato)	0,7	4 (56 mg 15/15 dias)
	Pipotiazina (palmitato)	0,55	3,3 (100 mg 30/30 dias)
Butirofenonas	Haloperidol	2	12
	Triperidol	0,5	3
Outros	Tiotixeno	4,2	25
	Pimozida	0,7	4
	Penfluridol	0,95	5,7 (40 mg 7/7 dias)
	Sulpirida	100	600
	Zuclopentixol		10 - 50

Os antipsicóticos atípicos mais utilizados, doses usuais em adultos, meia-vida e via de metabolização são apresentados na Tabela 6.3.3.

Tabela 6.3.3. Exemplos, meia-vida, dose terapêutica e via de metabolização dos antipsicóticos atípicos ou de segunda geração para adultos (Minatogawa-Change e Wang, 2011).

Nome	Dose terapêutica (mg)	Meia-vida (horas)	Via de metabolização
Aripiprazol	10 a 30	75	CYP 2D6; CYP 3A4
Clozapina	150 a 600	150	CYP 1A2; CYP 2C19; CYP 2D6; CYP 3A4
Olanzapina	10 a 30	33	CYP 1A2; CYP 2D6
Quetiapina	300 a 800	6	CYP 3A4
Risperidona	2 a 8	24	CYP 2D6; CYP 3A4
Ziprasidona	120 a 200	7	CYP 3A4; CYP 1A2
Amissulprida	600 a 1200	12 a 19	Metabolismo hepático mínimo
Paliperidona	3 a 12	23	CYP 2D6
Iloperidona	12 a 24	18 a 32	CYP 1A2; CYP 2E1; CYP 3A4
Asenapina	10 a 20	18 a 32	CYP 1A2; CYP 2D6; CYP 3A4

4.2.2. Aspectos farmacológicos e mecanismos de ação

Os antipsicóticos englobam um conjunto de substâncias farmacologicamente heterogêneas, tanto nas suas características farmacocinéticas como farmacodinâmicas. O que essas substâncias têm em comum é sua capacidade de modular receptores pós-sinápticos de dopamina, especialmente o receptor D2, na maioria das vezes diminuindo sua capacidade de ser estimulado pela dopamina. Os antipsicóticos atípicos também compartilham dessa característica, porém eles também possuem outra característica específica, que é bloquear outro receptor pós-sináptico, desta vez de serotonina, especificamente o receptor 5HT2A.

De forma geral, os antipsicóticos são substâncias muito lipossolúveis, o que garante boa absorção oral e uma distribuição eficaz principalmente para o órgão-alvo, que é o cérebro. Também é regra que os antipsicóticos tenham alta ligação a proteínas plasmáticas e são amplamente metabolizados pelo fígado, com excreção em taxas variáveis pelo fígado e rim. A maioria dos antipsicóticos é metabolizada no fígado pelo sistema citocromo P-450 (CYP), especialmente nas frações 2D6, 3A3/4 e 1A2.

Verificou-se que, para que as fenotiazinas e os tioxantenos exerçam ação antipsicótica, é fundamental a existência de três átomos de carbono entre o N do núcleo e o N da cadeia lateral (Figura 6.3.3). Assim, a prometazina, que possui apenas dois carbonos, é desprovida dessa ação, embora seja um anti-histamínico como as demais fenotiazinas.

Esses grupos de fármacos apresentam em comum a capacidade de bloquear receptores de dopamina D2 no sistema nervoso central. Acredita-se que isso se deva à semelhança estrutural entre parte de sua molécula e a de dopamina, evidenciada por estudos de conformação preferencial por meio de técnicas de difração de raios-X.

Dessa forma, podem-se interpretar alguns efeitos desses antipsicóticos como decorrentes do bloqueio de vias dopaminérgicas específicas:

a. A via nigroestriada, que parte da área A_{10} na substância negra, envia terminações para o estriado. Quando bloqueada, levaria aos fenômenos extrapiramidais semelhantes aos da doença de Parkinson (como se sabe, esta é devida a uma lesão neuronal na substância negra com consequente deficiência de dopamina e predomínio de acetilcolina no estriado).
b. A via túbero-infundibular, uma via curta que liga o túber cinéreo ao infundíbulo da hipófise, onde libera o fator inibidor de prolactina e fatores liberadores de FSH e LH. O bloqueio dessa via resulta em lactação e amenorreia, frequentemente encontradas em pacientes tratados com neurolépticos.
c. Via mesolímbica, que parte da área A_9 no tronco cerebral e envia fibras para estruturas límbicas.
d. Via mesocortical, que são projeções e correm em paralelo às vias noradrenérgicas e modulam funções do córtex pré-frontal.

Supõe-se que a ação antipsicótica, enquanto dependente desse bloqueio de receptores dopaminérgicos, esteja relacionada ao bloqueio dos receptores dopaminérgicos nas duas últimas vias descritas, a mesolímbica e a mesocortical (Figura 6.3.4).

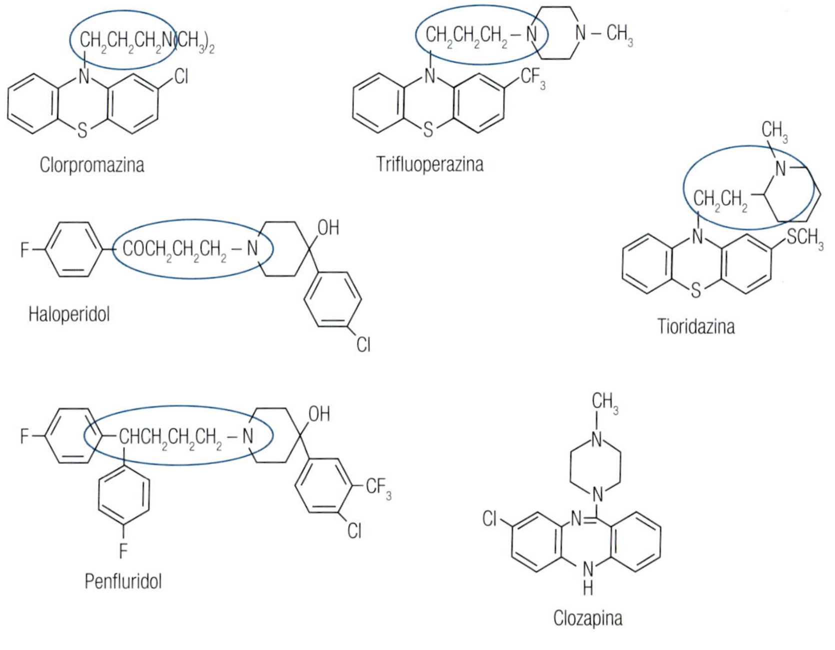

Figura 6.3.3. Antipsicóticos típicos. A presença de três átomos de carbono entre dois núcleos de nitrogênio confere efeito antipsicótico às moléculas, com exceção neste exemplo em relação à clozapina.

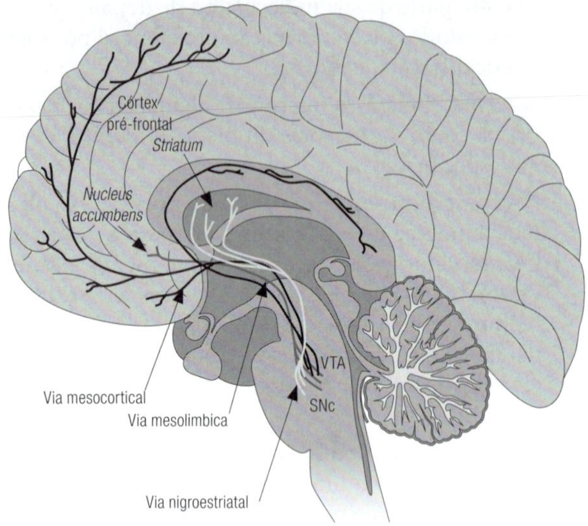

Figura 6.3.4. Vias dopaminérgicas.
SNc: substância nigra; VTA: área tegmental ventral (ventral tegmental área).

4.2.3. Antipsicóticos atípicos ou de segunda geração: mecanismos de ação

Além do bloqueio de receptores D2, os antipsicóticos atípicos estão associados a várias ações farmacológicas distintas, mas um dos efeitos em comum é a ação no bloqueio dos receptores pós-sinápticos de serotonina 5HT2A.

O bloqueio dos receptores de serotonina 5HT2A, dentre várias ações conhecidas, consegue modular o sistema dopaminérgico, aumentando a liberação de dopamina no *striatum*, o que pode minimizar os efeitos extrapiramidais do bloqueio de receptores D2 nesta área cerebral. Alguns antipsicóticos atípicos também podem ter ação em outro receptor de serotonina, o 5HT1A, cuja ativação nas áreas do núcleo da rafe e no córtex pré-frontal pode também aumentar a liberação de dopamina no *striatum*, potencializando esse efeito antiparkinsoniano. As ações de bloqueios desses receptores de serotonina parecem não afetar as vias mesolímbicas e mesocorticais, não prejudicando o efeito antipsicótico desejado.

Alguns antipsicóticos atípicos também possuem efeitos em outros receptores de serotonina, que podem contribuir na eficácia do tratamento dos sintomas psicóticos, tanto positivos quanto negativos, conforme resumidos na Tabela 6.3.4.

Outro mecanismo de ação de antipsicóticos atípicos é o agonismo parcial no receptor D2, cujo único representante disponível no nosso meio é o aripiprazol. O aripiprazol se liga ao receptor D2 e o ativa parcialmente, com uma potência menor que a própria dopamina. Neste caso, teria um efeito de diminuir a ativação do conjunto dos receptores de dopamina, porém em níveis bem menos intensos que antipsicóticos típicos, promovendo menos efeitos extrapiramidais e de aumento de prolactina, com exceção da acatisia.

A amissulprida possui um efeito único que é bloquear receptores pré-sinápticos, cujo efeito principal é aumentar a liberação de dopamina. Em doses baixas, o efeito de liberação de dopamina muitas vezes supera sua capacidade de bloquear os receptores pós-sinápticos, prevalecendo um efeito de estimulação, que lembra um efeito antidepressivo. Em doses antipsicóticas, o efeito de estimulação consegue minimizar efeitos parkinsonianos, porém ocorre com frequência aumento de prolactina significativo.

4.2.4. Indicações e manejo clínico

Todos os antipsicóticos podem ser usados para o tratamento da esquizofrenia e de outros transtornos psicóticos, como os transtornos delirantes persistentes, transtornos psicóticos agudos transitórios e os transtornos esquizoafetivos, além de algumas condições psicóticas e delirantes decorrentes de doenças, disfunções e lesões cerebrais. Na grande maioria dos casos, o uso por via oral é suficiente para controlar os casos tanto nas fases agudas, quanto nas fases de manutenção e prevenção de recaída.

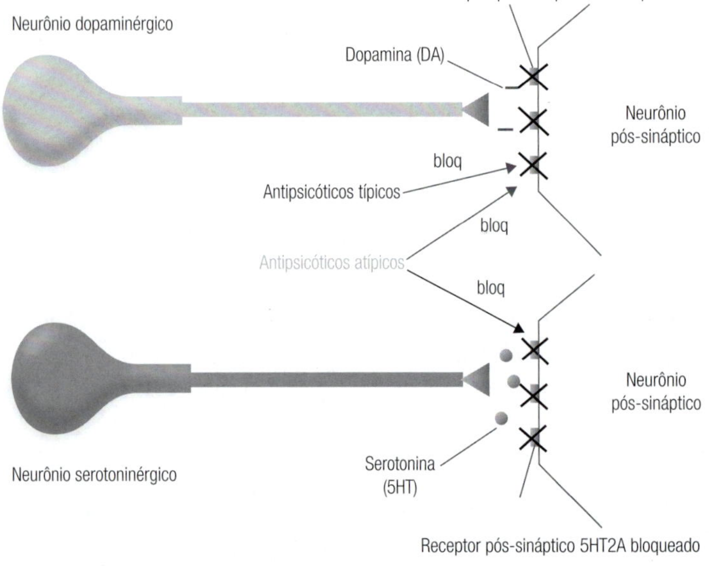

Figura 6.3.5. Mecanismos de ação principais dos antipsicóticos típicos e atípicos.

Tabela 6.3.4. Antipsicóticos atípicos (AA) e sua ação em receptores de serotonina (5HT)

Receptor de serotonina	Tipo de ação do AA	Efeito desejado	AAs que possuem ação relevante
5HT1B/D	Bloqueio (autorreceptor pré-sináptico)	Aumento de serotonina (antidepressivo/sintomas negativos)	Ziprasidona, asenapina, olanzapina, quetiapina, aripiprazol
5HT2C	Bloqueio de receptor pós-sináptico	Aumenta liberação de dopamina e noradrenalina do córtex pré-frontal – ação antidepressiva e melhora de sintomas negativos	Quetiapina, olanzapina, asenapina
5HT3	Bloqueio de receptor pós-sináptico	Efeitos antináusea, aumento de liberação de serotonina, noradrenalina, dopamina, acetilcolina e histamina no córtex – efeitos antidepressivos, pró-cognitivos e melhora de sintomas negativos	Clozapina
5HT6	Bloqueio de receptor pós-sináptico	Efeitos pró-cognitivos – melhora de sintomas negativos	Clozapina, olanzapina, asenapina
5HT7	Bloqueio de receptor pós-sináptico	Aumento de liberação de serotonina – potencializa efeito antidepressivo – melhora de sintomas negativos	Clozapina, quetiapina, asenapina, risperidona, paliperidona, ziprasidona, aripiprazol

Todos os antipsicóticos têm eficácia para os sintomas positivos (alucinações, delírios, vivências persecutórias), porém os antipsicóticos atípicos são, em geral, superiores nos sintomas ditos negativos, tanto nos aspectos afetivos (embotamento afetivo, humor depressivo) quanto nos sintomas cognitivos (capacidade de realizar tarefas, motivação, coerência lógica).

É importante adequar o uso do antipsicótico com as características do quadro clínico do paciente, considerando os efeitos principais de cada antipsicótico e os sintomas que mais prejudicam o paciente. Por exemplo, se o paciente estiver com muita insônia e ansiedade, seria importante indicar antipsicóticos que tenham características sedativas, como a olanzapina ou a clorpromazina. Aos pacientes que já apresentam aumento de peso significativo com síndrome metabólica (tendência a *diabetes mellitus*, aumento de colesterol e triglicérides e hipertensão arterial sistêmica), é importante indicar medicamentos menos associados ao aumento de peso e à síndrome metabólica, como o haloperidol, a trifluoperazina, a ziprasidona e o aripiprazol.

O problema da adesão ao tratamento é muito importante e muito comum. Nas fases agudas, o paciente psicótico tipicamente não possui crítica do seu estado mórbido e é muito comum rejeitar tratamento de qualquer natureza. Nesses casos, é indicado o uso de medicamentos por via intramuscular, que evita o metabolismo hepático de primeira passagem, possibilitando o uso de doses menores para se ter o mesmo efeito quando comparados com os efeitos por via oral, e viabiliza a administração do fármaco em pacientes que se recusam a tomá-lo, mesmo tendo indicação precisa. No nosso meio, está disponível apenas o haloperidol 5 mg/amp, a clorpromazina 25 mg/amp, e o zuclopentixol 50 mg/amp.

Problemas de adesão ao tratamento também são muito importantes nas fases de manutenção, pois a falta de adesão ao tratamento é um dos principais fatores de recaída dos pacientes psicóticos. O uso de formulações de depósito, por via intramuscular, permite a aplicação do antipsicótico em intervalos de duas a quatro semanas, facilitando a adesão e melhorando a evolução clínica do paciente (Tabela 6.3.5). Essa

Tabela 6.3.5. Farmacocinética dos antipsicóticos de depósito (Minatogawa-Chang e Wang, 2011)

Antipsicóticos injetáveis de depósito	Apresentação	Dose terapêutica (mg/dia)	Duração de ação (semanas)	Pico (dias)	Meia-vida (dias)	Tempo até o equilíbrio (semanas)
Decanoato de haloperidol	1 ampola 1 ml = 50 mg	150 a 200	4	3 a 9	18 a 21	10 a 12
Palmitato de pipotiazina	1 ampola 4 ml = 100 mg	100	4	9 a 10	14 a 21	8 a 12
Decanoato de zuclopentixol	Ampolas de 200 mg	200 a 400	2 a 4	4 a 9	17 a 21	10 a 12
Enantato de flufenazina	1 ampola 1 ml = 25 mg	25 mg a cada 15 dias	2 a 5	1	7 a 14	8
Risperidona injetável de ação prolongada	Ampolas (2ml) de 25 e 37,5 mg	25 a 50 mg a cada 15 dias	2	28	3 a 6	6
Pamoato de olanzapina	Pó para suspensão de 210, 300 e 405 mg	150 a 300 mg a cada 15 dias	2 a 4	2 a 4	14 a 28	8 a 12
Palmitato de paliperidona	Seringas de 39, 78, 117, 156 e 234 mg	39 a 234 mg a cada 30 dias	4	13	25 a 49	

forma farmacêutica não deve ser utilizada nas fases agudas, pois, em geral, não é conhecido o padrão de efeitos adversos e de riscos daquela medicação naquele paciente e, uma vez aplicado, o medicamento só será inteiramente eliminado após mais de quatro a seis semanas, prolongando o período de exposição a efeitos adversos e quadros de alto risco clínico, como a síndrome neuroléptica maligna. A introdução deve ser feita com o paciente já utilizando uma dose estável da mesma medicação na sua versão por via oral. A estabilização da dose de depósito costuma ser após a terceira aplicação.

4.2.5. Efeitos colaterais

Os antipsicóticos apresentam alguns efeitos colaterais que merecem destaque. Conforme sua estrutura química, eles são mais ou menos propensos a interferir com o sistema nervoso autônomo: (i) bloqueando receptores α-adrenérgicos e causando hipotensão arterial ortostática; (ii) apresentando efeitos anticolinérgicos que podem resultar em boca seca e obstipação intestinal. Ainda podem interferir com o hipotálamo eventualmente causando lactação, amenorreia e alterações na termorregulação. Toxicidade cardíaca também pode ocorrer, principalmente o aumento de intervalo QT, que é um parâmetro eletrocardiográfico associado a arritmias cardíacas graves. Esse risco pode estar aumentado principalmente em doses altas ou supraterapêuticas de alguns antipsicóticos típicos e da ziprasidona. Outros efeitos colaterais e idiossincrasias incluem dermatites por fotossensibilização, icterícia tipo obstrutiva, pigmentação da retina, córnea e cristalino, discrasias sanguíneas, aparecimento de células LE etc. (Tabela 6.3.6).

Quanto ao sistema nervoso central, além dos efeitos extrapiramidais, eles podem abaixar o limiar convulsígeno, aumentando a frequência de crises em epilépticos.

Nos antipsicóticos típicos, os efeitos extrapiramidais são muito frequentes e seu tratamento é feito, em geral, com os anticolinérgicos centrais, como biperideno (2 a 6 mg/dia) ou prometazina (25 a 75 mg/dia). Os anticolinérgicos (antiparkinsonianos) não devem ser utilizados profilaticamente, pois induzem enzimas microssômicas e facilitam o aparecimento de complicação neurológica mais grave, que é a chamada "discinesia tardia". Essa discinesia (buco-línguo-mastigatória) às vezes é acompanhada de discinesias em outros grupos musculares, com movimentos coreiformes/atetoides, repetitivos e involuntários, em cerca de 65% das vezes irreversível. É provavelmente consequência do bloqueio prolongado de receptores, gerando em alguns pacientes suscetíveis provavelmente uma hipersensibilidade dos receptores de dopamina; em indivíduos mais sensíveis ainda, o fenômeno pode tornar-se irreversível. É aconselhável suspender temporariamente os antipsicóticos de pacientes crônicos a cada seis meses para desmascarar possíveis discinesias. Diagnosticadas precocemente, elas tendem a reverter com a suspensão do tratamento.

Diversos outros efeitos colaterais estão associados à ação de bloqueio dos receptores de dopamina D2. Além dos efeitos parkinsonianos (extrapiramidais) como rigidez, marcha em bloco, tremores, hipomimia facial e lentificação, podem ocorrer aumentos significativos de prolactina, acatisia (inquietação psicomotora subjetiva) e distonias agudas (contrações involuntárias tônicas principalmente dos músculos faciais e da cintura escapular). Outro quadro raro associado é a síndrome neuroléptica maligna, que corresponde à tríade de rigidez muscular-hipertermia-instabilidade autonômica (taquicardia e hipertensão), de evolução grave, com risco de rabdomiólise (morte das células musculares), aumento de creatina fosfatase quinase (CPK) e insuficiência renal, muitas vezes exigindo tratamento em unidade de terapia intensiva, com risco de letalidade relevante.

Um efeito importante é o risco aumentado de ganho de peso, associado ou não à indução de hiperglicemia, *diabetes mellitus*, e aumentos de colesterol e triglicérides, que no conjunto vem sendo chamado de síndrome metabólica. Diversos antipsicóticos típicos e atípicos estão associados a esse quadro, que pode gerar maiores riscos de morte súbita, eventos cardiovasculares e diminuição da expectativa de vida. O paciente e os familiares que receberem antipsicóticos devem ser orientados sobre esse risco, e também devem ser orientados a assumir estratégias para evitar o aumento de peso, como uma vigilância em relação à qualidade e à quantidade de alimentos ingeridos, e o estímulo à atividade física regular de intensidade moderada. Avaliações rotineiras de peso corporal, cintura abdominal, pressão arterial, colesterol e triglicérides devem fazer parte do seguimento ambulatorial padrão.

Tabela 6.3.6. Principais efeitos colaterais dos antipsicóticos, antipsicóticos relacionados e manejo clínico

Efeitos colaterais principais	Principais antipsicóticos relacionados	Manejo clínico do efeito colateral
Sintomas extrapiramidais (rigidez muscular, tremores, distonia aguda, acatisia, lentificação, acatisia)	Haloperidol, trifluoperazina, flufenazina, zuclopentixol	Biperideno 2-6 mg/dia, amantadina 100-300 mg/dia, prometazina 25-75 mg/dia. Para distonias agudas, uso de biperideno 2 mg IM, prometazina 25 mg IM, difenidramina 50 mg IM. Para acatisia, reduzir dose, mudar para outro agente, propranolol 30 a 120 mg/dia, lorazepam 2 a 6 mg/dia
Prolactina alta	Risperidona, amissulprida, sulpirida, pimozida, haloperidol, flufenazina	Diminuir dose; bromocriptina 5-7 mg/dia, ou amantadina 100 a 300 mg/dia
Prolongamento de intervalo QT	Ziprasidona, tioridazina, pimozida, clorpromazina, levomepromazina	Diminuir a dose; mudar para outro agente
Aumento de peso, hiperglicemia, *diabetes mellitus*, colesterol, triglicérides (síndrome metabólica)	Clorpromazina, olanzapina, clozapina, quetiapina, risperidona	Dieta hipocalórica, hipoglicemiante e atividade física. Metformina 1.500-2.000 mg/dia
Catarata	Clorpromazina, levomepromazina, periciazina, tioridazina	Avaliação oftalmológica regular (anual)

5. ANTIDEPRESSIVOS

São psicofármacos indicados inicialmente para o tratamento da depressão, baseado na ação regulatória da neurotransmissão monoaminérgica (serotonina, noradrenalina, dopamina), mas que, com o passar das décadas, foi ganhando espaço na indicação para outros transtornos psiquiátricos, incluindo-se os transtornos de ansiedade e alimentares, entre outros. Além disso, as drogas mais recentes vêm ampliando seu mecanismo de ação, não mais restringindo-se às antigas vias de neurotransmissão.

5.1. Psicofármacos da classe

Há diferentes classes de antidepressivos de acordo com seu mecanismo farmacodinâmico de atuação:

1. Inibidores da monoaminoxidase (IMAO): moclobemida (apresentações de 150 e 300 mg) – a dose recomendada varia de 300 a 600 mg em duas a três tomadas após refeições; tranilcipromina (apresentação de 10 mg) – dose inicial 20 mg/dia, em duas tomadas.
2. Antidepressivos tricíclicos e tetracíclicos (ADT) – Tabela 6.3.7.
3. Inibidores seletivos de recaptação de serotonina (ISRS) – Tabela 6.3.8.
4. Inibidores de recaptação de serotonina e noradrenalina ou dual (IRSN) – Tabela 6.3.9.
5. Inibidor da recaptação de dopamina e noradrenalina (IRDN): bupropiona (apresentações de 150 e 300 mg) – doses máximas recomendadas de 300 mg/dia (há apresentações de liberação prolongada).
6. Outros antidepressivos: mirtazapina (apresentações em comprimidos revestidos com 30 e 45 mg, em comprimidos orodispersíveis com 15, 30 e 45 mg) – doses máximas recomendadas de 60 mg/dia; trazodona (apresentações de 50 e 100 mg, e 150 mg *retard*) – doses máximas recomendadas entre 400 e 600 mg/dia; agomelatina (apresentações de 25 mg) – doses recomendadas até 50 mg/dia.

Tabela 6.3.7. Medicamentos antidepressivos tricíclicos

Antidepressivo tricíclico	Apresentações	Dose recomendada
Imipramina	25 mg, 75 mg, 150 mg	Até 300 mg/dia em duas doses diárias
Amitriptilina	25 mg, 75 mg	Até 300 mg/dia em duas doses diárias
Nortriptilina	10 mg, 25 mg, 50 mg, 75 mg	Até 300 mg/dia em duas doses diárias
Clomipramina	25 mg, 75 mg (liberação prolongada)	Até 250 mg/dia em duas doses diárias
Doxepina	Formulações manipuladas	Até 300 mg/dia em duas doses diárias
Maprotilina	25 mg, 75 mg	Até 300 mg/dia em duas doses diárias

Tabela 6.3.8. Medicamentos antidepressivos ISRS

Antidepressivo ISRS	Apresentações	Dose recomendada
Fluoxetina	10 mg, 20 mg, 20 mg/ml	Até 80 mg/dia
Sertralina	25 mg, 50 mg, 100 mg	Até 200 mg/dia
Paroxetina	10 mg, 12,5 mg, 20 mg, 25 mg, 30 mg	Até 60 mg/dia
Fluvoxamina	50 mg, 100 mg	Até 300 mg/dia
Citalopram	20 mg, 40 mg	Até 40 mg/dia
Escitalopram	10 mg, 20 mg, 20 mg/ml	Até 20 mg/dia
Vortioxetina	10 mg	Até 20 mg/dia

Tabela 6.3.9. Medicamentos antidepressivos IRSN

Antidepressivo IRSN	Apresentações	Dose recomendada
Venlafaxina	37,5 mg, 75 mg, 150 mg (liberação prolongada)	Até 225 mg/dia
Desvenlafaxina	50 mg, 100 mg	Até 200 mg/dia
Duloxetina	30 mg, 60 mg	Até 60 mg/dia doses fracionadas

5.2. Farmacocinética

IMAO

De maneira geral, os IMAOs são quase totalmente absorvidos pelo trato gastrintestinal (95%) e 50% ligados a proteínas plasmáticas. Pico de ação 0,5-3,5 horas. Tempo de meia-vida: 1,5h (4h em cirróticos). A moclobemida é metabolizada pelo citocromo P-450 (CYP) 2C19 (principal) e 2D6. Inibe: MAO-A, CYP1A2 (fraco), CYP2C19 (moderado), CYP2D6 (fraco).

ADT

Conforme Tabela 6.3.10.

ISRS

Conforme Tabela 6.3.11.

IRSN

Venlafaxina – possui metabólito ativo, a O-desmetilvenlafaxina (ou desvenlafaxina). Quase totalmente absorvida pelo trato gastrintestinal, liga-se em 27% (venlafaxina) a 30% (desvenlafaxina) a proteínas plasmáticas. Pico de ação: 2h (liberação imediata) a 5,5h (liberação prolongada). Tempo de meia-vida: Venlafaxina 3-7h, 9-13h para seu metabólito ativo. Metabolizado, principalmente, pelo CYP2D6 e 3A4, em menor grau pelos CYP2C9 e 2C19. Inibe fracamente CYP2D6. A desvenlafaxina é formada por meio da ação do CYP2D6.

Desvenlafaxina – quase totalmente absorvida pelo trato gastrintestinal, liga-se pouco (30%) às proteínas plasmáticas. Pico de ação: 7,5h. Tempo de meia-vida: 10-11h. Metabolizado, principalmente, por conjugação, em menor grau por oxidação via CYP3A4.

Duloxetina – quase totalmente absorvida pelo trato gastrintestinal, liga-se em cerca de 90% a proteínas plasmáticas. Pico de ação: 6-10h. Tempo de meia-vida: 8-17h. Metabolizado principalmente por CYP1A2, em menor grau por CYP2D6. Inibe moderadamente CYP2D6.

Tabela 6.3.10. Farmacocinética dos ADTs

Antidepressivo	Absorção	Ligação a proteínas plasmáticas	Pico de ação	Meia-vida	Metabolização
Imipramina	Quase totalmente pelo trato GI	Quase totalmente	2 - 6 h	16 h	Principalmente pelos CYP 2C19 e 2D6, em menor grau pelos CYP 1A2, 2B6 e 3A4. Inibe: CYP 1A2 (fraco), CYP 2C19 (fraco), CYP 2E1 (fraco). Metabólito ativo: desipramina, meia-vida 18h
Amitriptilina	Quase totalmente pelo trato GI	60% - 96%	2 - 12 h	10 - 50 h média - 15 h	Principalmente pelo CYP 2D6, em menor grau por CYP 1A2, 2B6, 2C19, 2C9 e 3A4. Inibe fracamente: CYP 1A2, 2C19, 2C9 e 2E1. Metabólito ativo: nortriptilina
Clomipramina	Bem absorvida pelo trato GI	Quase totalmente	2 - 6 h média - 4,7 h	19 - 37 h média - 32 h	Principalmente, pelo CYP 1A2, 2C19, 2D6, em menor grau pelo CYP 3A4. Metabólito ativo, meia-vida 54 - 77h
Nortriptilina	Bem absorvida pelo trato GI	Quase totalmente	7 - 8,5 h	16 - 90 h	Principalmente, pelo CYP 2D6, em menor grau pelo CYP 1A2, C19, 3A4. Inibe fracamente CYP 2E1
Maprotilina	Lentamente e totalmente absorvida pelo trato GI	88%	8 - 24 h	27 - 58 h média - 51 h	Pelo CYP 2C19 e 2D6. Não se conhecem inibições de CYP-450 clinicamente significativas
Doxepina	Bem absorvida pelo trato GI	80%	3,5 h	15 h	Principalmente pelo CYP 2D6, em menor grau pelo CYP 1A2, 2C19 e 3A4. Metabólito ativo: desmetildoxepina, meia-vida 31h

Tabela 6.3.11. Farmacocinética dos ISRS

Antidepressivo	Absorção	Ligação a proteínas plasmáticas	Pico de ação	Meia-vida	Metabolização
Fluoxetina	Quase totalmente pelo trato GI	Quase totalmente	6 - 8h	4 - 5 dias	Principalmente, pelo CYP2D6 e 2C9, em menor grau pelos CYP1A2, 2B6, 2C19, 2E1 e 3A4. Inibe fortemente CYP2D6, moderadamente CYP2C19, em menor grau CYP1A2 e 2C9. Metabólito ativo: norfluoxetina, meia-vida 3 - 15 dias.
Sertralina	Rapidamente pelo trato GI (≥ 44%)	Quase totalmente, biodisponibilidade aumentada se ingerida com alimentos	4 - 8h	24 - 26h	Pelo CYP2B6 (principal), em menor grau por CYP 2C19, 2C9, 2D6 e 3A4. Inibe moderadamente CYP 2C19, em menor grau CYP 1A2, 3A4, 2C8, 2C9 e 2D6.
Paroxetina	Lentamente e totalmente pelo trato GI	Quase totalmente	5 - 8h	21 - 24h	Pelo CYP2D6. Inibe: CYP2D6 (forte), CYP1A2 (fraco), CYP2C19 (fraco), CYP2C9 (fraco).
Fluvoxamina	Totalmente pelo trato GI	77% - 80%	3 - 8h	14 - 26h	Pelo CYP1A2 e 2D6. Inibe CYP1A2 (forte), CYP2C19 (forte), CYP2C9 (fraco), CYP3A4 (fraco).
Citalopram	Rapidamente e bem absorvido pelo trato GI	80%	4h	35h	Principalmente pelo CYP 2C19 e 3A4. Inibição fraca dos CYP 1A2, 2C19 e 2D6.
Escitalopram	Rapidamente e bem absorvido pelo trato GI	56 %	3 - 5h	27 - 32h	Principalmente pelo CYP 2C19 e 3A4. Inibição fraca de 2D6.
Vortioxetina	Bem absorvida pelo trato GI	Quase totalmente	7 - 11h	66h	Principalmente pelo CYP 2D6 e 3A4, em menor grau CYP 2A6, 2B6, 2C19, 2C8 e 2C9.

GI: gastrintestinal.

IRDN

Bupropiona – rapidamente absorvida pelo trato gastrintestinal, liga-se em 84% a proteínas plasmáticas. Pico de ação: 2h (liberação imediata), 3h (liberação lenta), 5h (liberação prolongada). Tempo de meia-vida: liberação imediata – 8 a 24h (média 21h em uso crônico), liberação prolongada – 12 a 28h. Metabolizado, principalmente, pelo CYP2B6, em menor grau pelos CYP1A2, 2A6, 2C9, 2D6, 2E1, 3A4. Inibe moderadamente CYP2D6.

Outros antidepressivos

Mirtazapina – apresenta absorção rápida e completa pelo trato gastrintestinal, liga-se 85% a proteínas plasmáticas. Pico de ação: 2h. Tempo de meia-vida: 20-40 minutos. Metabolizado principalmente por CYP1A2, 2D6 e 3A4, em menor grau CYP2C19. Inibidor fraco de CYP1A2.

Trazodona – apresenta absorção rápida e quase completa pelo trato gastrintestinal, liga-se em 85-95% a proteínas plasmáticas. Pico de ação: liberação imediata 30-100 min (retardado se consumido com alimentos, até 2,5h), liberação controlada 9h (não afetada por alimentos). Tempo de meia-vida: liberação imediata 5-9h, liberação controlada 12h. Metabolizado principalmente por CYP3A4, em menor grau por CYP2D6.

Agomelatina – biodisponibilidade < 5%; pico de ação: 1-2h; tempo de meia-vida: <2h; metabolizado principalmente por CYP1A2 (90%), em menor grau por CYP2D6 (10%).

5.3. Mecanismo de ação

IMAO

A moclobemida promove inibição seletiva e reversível da MAO-A, prevenindo a degradação de NA, DA e 5-HT e aumentando, consequentemente, a neurotransmissão noradrenérgica, dopaminérgica e serotoninérgica. Por não atuar na MAO-B, teoricamente diminui a chance de ocorrência de crises hipertensivas na ingestão de alimentos ricos em tiramina, mas em altas doses pode inibir também essa isoenzima. A tranilcipromina promove inibição não seletiva e irreversível da MAO, prevenindo a degradação de NA, DA e 5-HT e aumentando, consequentemente, a neurotransmissão noradrenérgica, dopaminérgica e serotoninérgica. Apresenta estrutura química relacionada a anfetamina, por isso, pode ter atividade psicoestimulante devido a liberação e inibição de recaptação de monoaminas.

ADT

Apesar de pertencer ao mesmo grupo de antidepressivos, cada fármaco apresenta algumas particularidades em ação e afinidades de receptores. Essas características estão resumidas na Tabela 6.3.12.

Tabela 6.3.12. Características farmacodinâmicas dos ADT (APA, 1998)

	Inibição de recaptação		Afinidade receptor			
Antidepressivo	NA	5-HT	α1	α2	H1	M
Imipramina	+	+	++	0	+	++
Amitriptilina	+/-	++	+++	+/-	++++	++++
Nortriptilina	++	+/-	+	0	+	++
Clomipramina	+	+++	++	0	+	++
Doxepina	++	+	++	0	+++	++
Maprotilina	++	0	+	0	++	+

Imipramina/Amitriptilina/Clomipramina/Doxepina – promovem a inibição da recaptação dos transportadores de 5-HT e NA, aumentando, consequentemente, a neurotransmissão serotoninérgica e noradrenérgica. Promovem também aumento da neurotransmissão dopaminérgica no lobo frontal pela inibição do transportador de recaptação de NA que também promove a recaptação de DA. Possuem ainda antagonismo α1-adrenérgico, histaminérgico H1 e muscarínico, que conferem efeitos adversos.

Nortriptilina/Maprotilina – promovem preferencialmente a inibição da recaptação dos transportadores de NA, aumentando, consequentemente, a neurotransmissão noradrenérgica. Em altas doses, pode inibir a recaptação de 5-HT, aumentando a neurotransmissão serotoninérgica.

ISRS

De forma geral, todos os antidepressivos desta classe atuam promovendo inibição dos transportadores de 5-HT pré-sinápticos, inibindo a recaptação de 5-HT. Além disso, possuem fraca inibição da recaptação de NA e, junto com antagonismo de receptores 5HT2C, promovem aumento da disponibilidade de 5-HT, NA e DA na fenda sináptica.

O agonismo de 5HT2C promove a inibição da liberação de DA e NA. A sertralina possui fraca inibição dos transportadores de DA, porém, não se sabe ao certo se pode conferir melhora clinicamente significativa, além de possuir ainda agonismo de receptores sigma-1, embora em menor potência quando comparada à fluvoxamina, e pode ter efeitos ansiolíticos e antipsicóticos. A paroxetina possui fraca inibição dos transportadores de NA e ação anticolinérgica mais fraca em relação aos ADTs e é ainda antagonista da enzima óxido nítrico sintetase, contribuindo para disfunção sexual masculina.

A vortioxetina, fármaco mais recentemente lançado desta classe, promove inibição dos transportadores de 5-HT pré-sinápticos, inibindo a recaptação de 5-HT e, portanto, aumento da disponibilidade de 5-HT na fenda sináptica. Apresenta ainda ação multimodal com ação em outros receptores: antagonismo de 5-HT3, 5-HT7 e 5-HT1D, agonismo parcial de 5-HT1B e agonismo de 5-HT1. O antagonismo de 5-HT3 pode explicar em parte a ação na melhora de múltiplos domínios cognitivos por meio da inibição de interneurônios que expressam receptores 5-HT3, sendo que seu bloqueio promove a desinibição da liberação de noradrenalina e acetilcolina (com possível melhora cognitiva), mas possivelmente também serotonina, histamina e dopamina. O antagonismo de 5-HT7 pode contribuir teoricamente para o efeito antidepressivo e pró-cognitivo, assim como reduzir insônia induzida pela recaptação de serotonina. O agonismo parcial 5-HT1B pode aumentar não somente a liberação de serotonina, como também a de histamina e acetilcolina, enquanto o antagonismo de 5-HT1D, além de aumentar a liberação de serotonina, pode mediar a liberação de outros neurotransmissores pró-cognitivos.

IRSN

Os medicamentos dessa classe possuem em comum a característica de promover, principalmente, a inibição dos transportadores de 5-HT e NA pré-sinápticos, com isso, aumentar a disponibilidade de 5-HT e NA na fenda sináptica e, consequentemente, aumentar a neurotransmissão serotoninérgica e noradrenérgica, conferindo efeito antidepressivo. Além disso, a inibição dos transportadores de NA no córtex pré-frontal promove aumento indireto de DA no córtex pré-frontal e inibição dos transportadores de 5-HT e NA pré-sinápticos, inibindo sua recaptação e, consequentemente, o aumento da disponibilidade de 5-HT, NA e DA na fenda sináptica direta ou indiretamente. A inibição de 5-HT é mais proeminente que a de NA, sendo relativamente mais noradrenérgica em doses mais altas.

IRDN

Bupropiona – promove bloqueio dos transportadores de DA e NA pré-sinápticos, inibindo sua recaptação e, consequentemente, o aumento da disponibilidade de DA e NA na fenda sináptica. A inibição da receptação de NA promove também recaptação de DA no córtex pré-frontal indiretamente. Apresenta diversos metabólitos ativos, como a hidroxibupropiona, eritro-hidrobupropiona e a treo-hidrobupropiona, que podem possuir algum grau de inibição de recaptação de NA, porém, incerto.

Outros antidepressivos

Mirtazapina – é um tetracíclico cujo principal mecanismo de ação terapêutico é o antagonismo de receptores α2 pré-sináptico. A função desse receptor é a inibição pré-sináptica da liberação de 5-HT e NA, e seu bloqueio aumenta a disponibilidade desses neurotransmissores, promovendo efeito antidepressivo. Além disso, promove também antagonismo de receptores 5-HT2A, 5HT2C e 5-HT3, contribuindo para efeitos ansiolíticos e a relativa falta de efeitos colaterais sexuais da medicação. Adicionalmente, promove também o bloqueio de receptores histaminérgicos H-1, conferindo efeito sedativo, aumento de apetite e de peso, principalmente, em doses mais baixas.

Trazodona – seu mecanismo antidepressivo reside no antagonismo de 5-HT2A e 5HT2C e na inibição da receptação de 5-HT no transportador pré-sináptico. No entanto, são necessárias doses relativamente altas de trazodona para promover inibição desses para que sejam clinicamente significativos como antidepressivos. Doses baixas exercem antagonismo nos receptores 5-HT2A, anti-H1 e α1-adrenérgicos. O antagonismo de receptores 5-HT2 e 5HT2C pode contribuir para o efeito ansiolítico e a relativa falta de efeitos colaterais sexuais da medicação. Apresenta um metabólito, a clorofenilpiperazina, o qual parece exercer agonismo 5-HT2C e favorecer a liberação de 5-HT pré-sináptica.

Agomelatina – possui molécula estruturalmente relacionada à melatonina. Tem como principal mecanismo de ação o agonismo de receptores melatonérgicos MT1 e MT2. Além disso, apresenta antagonismo de receptor 5HT2C, funcionando como desinibidor da liberação de DA e NA na fenda sináptica. O agonismo de MT1 e MT2 possui propriedade positiva na mudança de fase circadiana, ajudando na sua ressincronização e provendo benefícios em indivíduos com distúrbios do sono.

5.4. Interações medicamentosas

IMAO

- Com antidepressivos, sibutramina, tramadol e outras medicações que aumentam recaptação de 5-HT: risco de síndrome serotoninérgica, medicações não devem ser introduzidas antes de 4 a 5 semanas após suspensão do IMAO.
- Drogas simpatomiméticas: risco de crise hipertensiva com cefaleia e sangramento cerebral e morte.
- Metildopa, levodopa, L-triptofano, fenilalanina: risco de crise hipertensiva com cefaleia e sangramento cerebral e morte.
- Álcool: aumento da sedação em dose alta de IMAO.
- Anestesia espinhal: risco de hipotensão.
- Depressores do SNC: aumento da sedação e hipotensão.
- Cimetidina: aumento dos níveis de moclobemida.
- AINEs: aumento dos efeitos dos anti-inflamatórios e de efeitos adversos.

A ingestão de alimentos ricos em tiramina (queijo, vinhos, laticínios) em indivíduo fazendo uso de IMAO pode provocar um quadro clínico grave com picos hipertensivos, cefaleia pulsátil severa e risco de hemorragia intracraniana. A tiramina é também degradada pela monoaminoxidase no intestino e no fígado e, quando a atividade dessa enzima encontra-se inibida, os níveis de tiramina aumentam causando efeitos simpaticomiméticos. Dessa forma, esses alimentos devem ser evitados em pacientes tratados com IMAO, como chope, cerveja coreana, vermute, pão de fermentação natural, pães e biscoitos contendo queijos envelhecidos; todos os queijos envelhecidos são absolutamente proibidos (p. ex.: brie, gorgonzola, camembert, gouda, cheddar, gruyère, provolone, roquefort, suíço etc.); carne vermelha, suína, aves ou de peixe, envelhecidas, curadas, defumadas e em conserva são absolutamente proibidas (p. ex.: bacon, salsicha envelhecida ou seca, salame, mortadela etc.); fígado, proteína de soja, fava e sua vagem, chucrute, ervilha, soja e seus produtos, pasta de feijão, abacate, banana ou quaisquer frutas amadurecidas demais, casca de banana, frutas desidratadas, sopas, molhos, guisados, pizzas que contêm queijo envelhecido; sopas ou ensopados com extratos aromatizantes de carne (p. ex.: cubos de caldo sabor carne), sopa de missoshiru, favas e suas vagens, tofu, molho shoyu, molho teriyaki e extratos de levedura.

ADT

As interações comuns a este grupo são:

- Álcool e depressores SNC: potencializa efeito depressor SNC.
- Tramadol: aumenta risco de convulsões.
- Drogas anticolinérgicas: risco de íleo paralítico e hipertermia.
- Inibidores de CYP 2D6 (fluoxetina, paroxetina, duloxetina): podem aumentar os níveis de ADTs.
- Fluvoxamina (inibidor CYP 1A2): diminui a conversão de imipramina em desipramina, com consequente aumento do nível de imipramina.
- Cimetidina: aumenta nível de ADT e sintomas anticolinérgicos.
- Haloperidol e fenotiazínicos: aumenta o nível de ADT.
- Anti-hipertensivos: podem diminuir o efeito anti-hipertensivo, como clonidina e alfametildopa. Simpatomiméticos: podem aumentar atividade simpática.
- Metilfenidato: pode aumentar nível ADT.
- IMAO: risco de síndrome serotoninérgica.

ISRS

As interações medicamentosas comuns são:

- Tramadol: aumenta o risco de convulsões.
- IMAO: risco de síndrome serotoninérgica.
- Triptanas: risco de fraqueza, hiper-reflexia e incoordenação.
- Fluoxetina e outros ISRS: aumento do nível de vortioxetina (via inibição CYP2D6 e 3A4).
- Ondansetrona: risco de síndrome serotoninérgica pela inibição de 5HT3.
- Quinino: aumenta o nível de vortioxetina via inibição de CYP2D6.
- Carbamazepina: diminui o nível de vortioxetina via indução de CYP3A4.

IRSN

Fármacos desta classe costumam interagir com:

- Tramadol: aumenta risco de convulsões.
- ADT: aumento do nível sérico dos tricíclicos.
- IMAO: risco de síndrome serotoninérgica.
- Triptanas: risco de fraqueza, hiper-reflexia e incoordenação.
- Inibidores CYP1A2: a fluvoxamina pode aumentar o nível de duloxetina em 460%, mirtazapina em 300% a 400% e agomelatina em até 60 vezes. Diminuem o *clearance* de teofilina e clozapina.
- Cigarro: é um indutor de CYP1A2 e pode diminuir os níveis de duloxetina.
- Inibidores CYP2D6: por exemplo, paroxetina, fluoxetina e quinidina podem aumentar os níveis de duloxetina. Interferem na analgesia da codeína, aumentam o nível plasmático de alguns betabloqueadores, tioridazina (aumenta o risco de arritmias graves), risperidona (com aumento de sintomas extrapiramidais). Diminuição da eficácia do tamoxifeno (diminuição da formação de seu metabólito ativo).
- Varfarina: aumenta o risco de sangramento por seu deslocamento de ligação a proteínas plasmáticas.

IRDN

- Tramadol: aumenta o risco de convulsões.
- IMAO: risco de síndrome serotoninérgica.
- ADT: pode aumentar nível sérico dos ADTs.
- Triptanas: risco de fraqueza, hiper-reflexia e incoordenação.
- Inibição de CYP2D6: interfere no efeito analgésico da codeína, aumenta, por exemplo, os níveis de alguns bloqueadores, tioridazina (risco de arritmias cardíacas perigosas), diazepam, trazodona, nortriptilina, venlafaxina. Diminui a eficácia terapêutica do tamoxifeno, pela diminuição da conversão em seu metabólito ativo.
- Carbamazepina, rifampicina, ritonavir: diminuem o nível de bupropiona (via indução de CYP2B6).
- Clopidogrel: redução do nível da hidroxibupropiona, com consequente aumento de bupropiona (via inibição CYP2B6).

Outros antidepressivos

Mirtazapina – poucas interações clinicamente significativas:

- Tramadol: aumenta risco de convulsões, da síndrome das pernas inquietas, junto com agentes bloqueadores dopaminérgicos (mecanismo desconhecido).
- IMAO: risco de síndrome serotoninérgica.
- Triptanas: risco de fraqueza, hiper-reflexia e incoordenação.
- Cimetidina: aumenta o nível de mirtazapina (via inibição CYP2D6).
- Fluvoxamina: aumenta o nível de mirtazapina (300-400%), risco de síndrome serotoninérgica (inibição CYP1A2 e 3A4).

Trazodona

- Tramadol: aumenta o risco de convulsões.
- IMAO: risco de síndrome serotoninérgica.
- Triptanas: risco de fraqueza, hiper-reflexia e incoordenação.
- Fluoxetina e outros ISRS: aumento do nível de trazodona (via inibição CYP2D6 e 3A4). Pode diminuir efeito hipotensivo de anti-hipertensivos, por exemplo, clonidina. Digoxina e fenitoína: aumento de nível desses.
- Varfarina: aumento ou diminuição do INR.

Agomelatina – há aparentemente pouca evidência de interações medicamentosas com esta droga. São elas:

- Inibidores CYP1A2: aumentam o nível de agomelatina (p. ex.: fluvoxamina, amiodarona, ciprofloxacino).
- Nicotina é indutor CYP1A2 e diminui os níveis de agomelatina.
- Álcool: aumenta sedação e depressão SNC.

5.5. Indicações clínicas

IMAO

- *On-label*: Anvisa – TDM (adultos); *Food and Drug Administration* (FDA)– não aprovado.
- *Off-label*: transtorno do pânico, fobia social, fibromialgia, sialorreia secundária à clozapina.

ADT

- *Indicações gerais para a classe*: transtorno depressivo maior, transtorno do pânico, dor crônica, enurese noturna (crianças acima de 5 anos).
- *Indicações on-label específicas*: clomipramina (Anvisa) – transtorno obsessivo-compulsivo, fobias, transtor-

no do pânico, cataplexia associada a narcolepsia, dor crônica, ejaculação precoce; doxepina (FDA) - insônia (em doses muito baixas entre 3 a 6 mg/dia).

ISRS

- *Indicações gerais on-label para a classe*: transtorno depressivo maior, transtorno obsessivo-compulsivo (TOC), transtorno de estresse pós-traumático (TEPT), transtorno disfórico pré-menstrual (TDPM).
- *Indicações on-label específicas*: fluoxetina (Anvisa) - bulimia nervosa.

IRSN

- *Indicações gerais on-label para a classe*: transtorno depressivo maior, transtorno de ansiedade generalizada, transtorno do pânico e fobia social.
- *Indicações on-label específicas*: duloxetina - fibromialgia, neuropatia diabética, dor crônica associada a dor lombar, dor crônica associada a osteoartrite.

IRDN

- *On-label*: Anvisa - TDM, tabagismo (adultos); FDA - TDM, transtorno afetivo sazonal, tabagismo (adultos).
- *Off-label*: transtorno do déficit de atenção com hiperatividade (TDAH) em adultos e crianças, depressão bipolar, perda de peso.

Outros antidepressivos

Mirtazapina

- *On-label*: Anvisa - TDM (adultos); FDA - TDM (adultos).
- *Off-label*: insônia, transtorno do pânico, transtorno do estresse pós-traumático, transtorno de ansiedade generalizada, fobia social.

Trazodona

- *On-label*: Anvisa - TDM (adultos), dor crônica associada ou não a neuropatia diabética.
- *Off-label*: insônia, ansiedade.

Agomelatina

- *On-label*: Anvisa - TDM (adultos).
- *Off-label*: transtorno do ritmo circadiano.

6. NORMALIZADORES PSÍQUICOS

Os principais tratamentos farmacológicos aprovados para o TDAH são os psicoestimulantes, drogas noradrenérgicas e agonistas α-adrenérgicos α2a. No Brasil, as principais substâncias disponíveis são o metilfenidato, em diferentes formulações que alteram a farmacocinética da droga com impacto relevante na ação clínica, e a lisdexanfetamina, uma pró-droga cujo metabólito ativo é a própria dexanfetamina. Tanto o metilfenidato quanto a dexanfetamina aumentam a ação de noradrenalina e dopamina nas áreas cerebrais de interesse, porém formulações que aumentem a meia-vida e diminuam a intensidade dos picos plasmáticos máximos melhoram a adequação da estimulação de noradrenalina e dopamina, privilegiando o padrão de disparos neuronais tônicos e minimizando disparos fásicos, estes associados a sintomas de euforia, impulsividade e propensão à dependência de drogas.

As doses terapêuticas do metilfenidato estão entre 20 e 80 mg/dia, divididos em duas tomadas na versão de liberação imediata, com meia-vida de 1 a 4 horas. O mecanismo de ação se assemelha ao dos antidepressivos, ao bloquear as proteínas transportadoras de noradrenalina e dopamina, aumentam esses neurotransmissores na fenda sináptica. A lisdexanfetamina é uma pró-droga, que precisa ser metabolizada nos eritrócitos, com meia-vida que chega a 12 horas, e pico plasmático em 3,5 horas, com doses diárias entre 30 e 70 mg. O seu mecanismo de ação é idêntico ao de todas as anfetaminas, com inibição competitiva das proteínas transportadoras de noradrenalina e dopamina, prejudicando sua função e aumentando a concentração desses neurotransmissores na fenda sináptica, além de funcionarem como pseudosubstrato, mimetizando dopamina e noradrenalina, se concentrando nas vesículas, e forçando a liberação dos neurotransmissores no citoplasma, com liberação maciça desses neurotransmissores do citoplasma para a fenda sináptica, podendo, em doses altas, gerar inclusive lesão e até destruição da própria sinapse.

Os efeitos adversos são principalmente irritação, perda de peso (retardo do crescimento em crianças), aumento da ansiedade e insônia. Como o efeito dos psicoestimulantes é o oposto da ação de antipsicóticos, podem piorar sintomas psicóticos e maníacos. Esses medicamentos estão sendo usados de forma inadequada como substâncias para aumentar o desempenho escolar e profissional (drogas de desempenho) em indivíduos sem patologia psiquiátrica prévia. Além de se exporem ao risco dos efeitos adversos, os efeitos cognitivos benéficos são discretos e pouco sustentados, com risco de exaustão do sistema dopaminérgico e noradrenérgico com uma eventual dosagem excessiva, e consequente indução de sintomas de sonolência excessiva, desânimo e outros sintomas depressivos.

6.1. Psicoestimulantes e moduladores de atenção

São drogas capazes de estimular a atividade, a vigília e a atenção e são indicadas, portanto, para essas finalidades principais. Atualmente, sabe-se que estados de desregulação dopaminérgica e noradrenérgica (principalmente diminuição, porém também aumento excessivo) estão associados à dificuldade de filtrar estímulos inadequados (ruídos) e selecionar estímulos relevantes, ações relacionadas ao córtex pré-frontal dorsolateral.

6.1.1. Psicofármacos da classe

Metilfenidato

Apresentações no mercado brasileiro em formulação de liberação imediata e formulação de liberação bimodal. As doses recomendadas para o metilfenidato de liberação imediata variam em média entre 20 e 60 mg/dia, em horários fracionados ao longo do dia, com a última dose não recomendada após às 18 horas.

Modafinila

São disponíveis apresentações 100 e 200 mg. As doses recomendadas variam entre 100 a 400 mg/dia, em dose única pela manhã.

Lisdexanfetamina

São disponíveis apresentações de 30, 50 e 70 mg. As doses recomendadas variam de 30 a 70 mg/dia, em dose única pela manhã.

6.1.2. Farmacocinética

Metilfenidato

Possui rápida absorção por via oral, não sofrendo influência na quantidade absorvida do medicamento pela ingestão simultânea de alimentos. O pico plasmático ocorre em media após 2 horas da administração e sua meia-vida é de aproximadamente 2 horas, na apresentação de liberação imediata. Esse fármaco sofre efeito de primeira passagem hepática e sua metabolização se dá no sistema microssômico. Sua eliminação se dá quase completamente por via urinária, sendo que apenas 3% são eliminados pelas fezes. Há ligação com proteínas plasmáticas e tem rápida passagem pela barreira hematoencefálica. Na apresentação de liberação imediata, os efeitos clínicos duram até 4 horas, em média, dependendo da capacidade de metabolização hepática. As apresentações de liberação bimodal (em dois picos ao longo dia) permitem um tempo de ação terapêutico mais prolongado mesmo em dose única.

Modafinila

A modafinila é absorvida via oral e com uma farmacocinética linear, que tem início de efeito em até no máximo duas horas. A ingestão alimentar retarda a absorção intestinal em cerca de uma hora. A modafinila possui meia-vida de 9 a 14 horas e atinge seu estado estável em dois a quatro dias de uso. Noventa por cento de sua metabolização ocorrem no citocromo P-450 sem liberação de metabólitos ativos no SNC. A taxa de eliminação renal se reduz em até 20% para idades acima de 65 anos. As doses de modafinila devem ser reduzidas à metade nos casos de insuficiência hepática e renal.

Lisdexanfetamina

Após administração oral, o dimesilato de lisdexanfetamina é rapidamente absorvido pelo trato gastrintestinal, acreditando-se ser mediado pelo transportador de alta capacidade PEPT1. Não ocorre acúmulo de dextroanfetamina no estado estacionário (*steady state*) em pacientes adultos e não há acúmulo após dose única diária por sete dias consecutivos. A lisdexanfetamina é convertida em dextroanfetamina e L-lisina, provavelmente por metabolismo de primeira passagem intestinal ou hepática. As células vermelhas do sangue têm alta capacidade de metabolizar a lisdexanfetamina, conforme demonstram dados *in vitro*, em que hidrólise substancial ocorre mesmo em baixos níveis de hematócrito. A lisdexanfetamina não é metabolizada pelas isoenzimas do citocromo P-450. A eliminação ocorre quase exclusivamente pela urina. As concentrações plasmáticas de lisdexanfetamina não convertida são baixas e transitórias, tornando-se, em geral, não quantificáveis em 8 horas após a administração.

6.1.3. Mecanismo de ação (farmacodinâmica)

Metilfenidato

O metilfenidato inibe a recaptação de dopamina e noradrenalina, aumentando a disponibilidade desses neurotransmissores na fenda sináptica. Também apresenta ação liberadora da dopamina nos neurônios pré-sinápticos. Possui ação estimulante sobre diversas regiões do SNC, incluindo o sistema reticular ativador ascendente, promovendo um aumento do estado de alerta.

Modafinila

A modafinila é classificada como estimulante atípico em função de sua estrutura química, seus mecanismos de ação farmacodinâmicos e pelos seus efeitos neurocomportamentais distintos dos estimulantes tradicionais. Os mecanismos celulares primários da modafinila na neurotransmissão no SNC são: 1) bloqueio da proteína transportadora da recaptação da dopamina (DAT), aumentando a neurotransmissão dopaminérgica D1-D2 meso-córtico-límbica; 2) aumento da sincronização elétrica via *gap-junctions* da neurotransmissão gabaérgica da população de células situadas no núcleo colinérgico pedúnculo pontino, liberando a atividade excitatória colinérgica e glutamatérgica sobre os demais núcleos e córtex cerebral; 3) aumento indireto da neurotransmissão histaminérgica do núcleo túbero-mamilar hipotalâmico posterior.

6.1.4. Principais interações medicamentosas

Metilfenidato

Pode diminuir a efetividade de medicamentos utilizados para o tratamento da hipertensão e deve ser utilizado com cautela em pacientes tratados com medicamentos que aumentam a pressão sanguínea, incluindo os inibidores da MAO. Como inibidor da recaptação da dopamina, o metilfenidato pode estar associado com interações farmacodinâmicas quando coadministrado com agonistas dopaminérgicos diretos e indiretos (incluindo DOPA e antidepressivos tricíclicos), assim como os antagonistas dopaminérgicos (antipsicóticos, p. ex., haloperidol). A coadministração de metilfenidato com antipsicóticos não é recomendada devido ao mecanismo de ação contrário.

Casos relatados sugeriram uma interação potencial do metilfenidato com anticoagulantes cumarínicos, alguns anticonvulsivantes (p. ex.: fenobarbital, fenitoína, primidona), fenilbutazona e antidepressivos tricíclicos, mas interações farmacocinéticas não foram confirmadas quando estudadas em amostras maiores. Pode ser necessária a redução da dose desses fármacos. O metilfenidato não é metabolizado pelo citocromo P-450 em extensão clinicamente relevante. Não se espera que indutores ou inibidores do citocromo P-450 tenham qualquer impacto importante na farmacocinética do metilfenidato. Inversamente, o d- e l- enantiômeros do metilfenidato não inibem de forma relevante o citocromo P-450.

Modafinila

A modafinila inibe reversivelmente a isoenzima CYP2C19 do citocromo P-450 prolongando a meia-vida e elevando a concentração de antagonistas do canal de cálcio, estatinas, omeprazol, clomipramina, clozapina, inibidores seletivos de recaptação de serotonina (ISRS), buspirona, midazolam, diazepam, propranolol, fenitoína e varfarina, esta última requerendo controle de tempo de protrombina. A modafinila induz as isoenzimas responsáveis pelo metabolismo do etinilestradiol, causando redução da concentração plasmática de estradiol por até um mês após sua suspensão. Recomenda-se uma dose adicional de ao menos 50 microgramas durante o uso do anticoncepcional ou por dois meses após a retirada da modafinila. A coadministração de indutores das isoenzimas P-450, como carbamazepina, fenobarbital e rifampicina, ou inibidores como cetoconazol, podem alterar a concentração plasmática de modafinila.

A modafinila em doses terapêuticas pode ser usada com segurança com inibidores da monoaminoxidase (IMAOs) e antidepressivos de todas as classes. Estudos com voluntários saudáveis demonstram não haver interação entre dextroanfetamina, metilfenidato e anfetaminas com a modafinila administrada de forma aguda. Da mesma forma, em indivíduos dependentes de cocaína, não houve interação entre cocaína e modafinila produzindo riscos de efeitos autonômicos. Não existem estudos de interação da modafinila com álcool.

Lisdexanfetamina

O dimesilato de lisdexanfetamina não demonstrou inibição *in vitro* das principais isoformas da CYP450 humana (CYP1A2, CYP2A6, CYP2B6, CYP2C8, CYP2C9, CYP2C19, CYP2D6, e CYP3A4) em suspensões microssômicas hepáticas humanas, nem indução da CYP1A2, CYP2B6 ou CYP3A4/5 em cultura de hepatócitos frescos humanos. O dimesilato de lisdexanfetamina não é um substrato *in vitro* da glicoproteína P (P-gp) em células MDCKII (*Madin Darby Canine Kidney*), nem inibidor da P-gp em células Caco-2 (adenocarcinoma de cólon humano), portanto, é pouco provável que haja interações com fármacos transportados pela bomba P-gp.

Um estudo *in vivo* humano do dimesilato de lisdexanfetamina não resultou em nenhum efeito clinicamente significativo na farmacocinética de fármacos metabolizados pela CYP1A2, CYP2D6, CYP2C19 ou CYP3A.

6.1.5. Indicações clínicas

Metilfenidato

- *On-label:* TDAH.
- *Off-label:* narcolepsia, depressão refratária (coadjuvante).

Modafinila

- *On-label:* narcolepsia.
- *Off-label:* hipersonia idiopática, quadros que se apresentam com sonolência excessiva, diurna e incapacitante.

Lisdexanfetamina

- *On-label:* TDAH.
- *Off-label:* transtorno de compulsão alimentar, obesidade.

6.2. Fármacos pró-cognitivos – anticolinesterásicos e moduladores glutamatérgicos

Comprometimento da memória e outras funções intelectuais ocorrem principalmente nos processos orgânicos cerebrais e na senilidade, com os quadros mais graves relacionados às demências, das quais se destaca a doença de Alzheimer, que se caracteriza por perda inicial de memória recente, e evolução lenta e gradual de degeneração e incapacitação. Uma série de tratamentos tem sido proposta para corrigir ou atenuar distúrbios de memória e outros distúrbios cognitivos, mas infelizmente, em sua maioria, não tem eficácia comprovada. Já na doença de Alzheimer, algumas substâncias têm apresentado eficácia em melhorar parcialmente os prejuízos cognitivos, com algum poder de retardo da progressão da neurodegeneração por alguns meses, e melhora do quadro clínico, utilizando estratégias de aumento da disponibilidade de acetilcolina em neurônios colinérgicos e outros neurônios, e modulando a atividade do glutamato nos neurônios glutamatérgicos. Esses tratamentos não conseguem mudar a evolução clínica no longo prazo. Diversas estratégias terapêuticas estão em estudo para a aplicação precoce em pacientes com alto risco de desenvolver a doença de Alzheimer, no intuito de prevenção, porém sem sucesso até o momento.

O aumento da acetilcolina nas vias colinérgicas centrais visa compensar os prejuízos funcionais causados por alguns peptídeos (Aβ) residuais tóxicos produzidos em excesso na doença de Alzheimer. Esses peptídeos, na forma de oligômeros, atuam nos receptores colinérgicos de neurônios ainda vivos e viáveis, bloqueando-os. Portanto, a ação de aumentar a disponibilidade de acetilcolina teria mais sentido nas fases iniciais da doença de Alzheimer, quando ainda existem muitos neurônios viáveis, com pouca perspectiva de resultados adequados em pacientes com Alzheimer avançado. As substâncias mais eficazes para se obter esse efeito no SNC são os anticolinesterásicos, que inibem as enzimas acetilcolinesterase e butinil-colinesterase. Alguns medicamentos estão aprovados para o uso na doença de Alzheimer, como a donepezila, a rivastigmina e a galantamina. Esses medicamentos podem provocar efeitos adversos, como distúrbios gastrintestinais, que podem ser parcialmente contornados com uso de vias de administração que evite o trato gastrintestinal, como a versão em adesivo cutâneo de rivastigmina.

A estratégia de modular o sistema glutamatérgico reside na hipótese de ocorrer hiperatividade glutamatérgica como uma reação à proliferação de substâncias neurotóxicas como radicais livres e outras substâncias. O uso de substâncias que bloqueiem intensamente ou totalmente os receptores glutamatérgicos costuma gerar efeitos adversos complexos, como sintomas de desrealização (alteração da percepção da realidade, com vivência de estranheza) e alucinações visuais/auditivas, podendo até piorar os sintomas cognitivos. Existe um medicamento, a memantina, que é um antagonista parcial fraco do receptor glutamatérgico NMDA (N-metil-D-aspartato), e que consegue bloquear o receptor em momentos de excesso de atividade, mas que permite a ação do glutamato quando o sistema não está hiperativado, permitindo uma ação ajustada e equilibrada do sistema glutamatérgico. A memantina costuma ser associada a um anticolinesterásico, pode ter efeito em quadros moderados e até em alguns casos mais graves, melhorando aspectos comportamentais sem alterar a evolução de neurodegeneração progressiva. A memantina apresenta poucos efeitos adversos como tontura e cefaleia.

6.3. Eutímicos ou estabilizadores do humor

Eutímicos ou estabilizadores do humor são substâncias que estão associadas ao tratamento dos transtornos do humor, mais especificamente do transtorno afetivo bipolar. Seriam substâncias que conseguiriam:

1. Tratar tanto os episódios depressivos, maníacos (eufóricos) e mistos.
2. Diminuir a intensidade e a frequência de novos episódios.
3. Evitar que um episódio de uma polaridade (p. ex.: depressão) evolua para outra polaridade (p. ex.: mania).

Não existe nenhuma medicação que seja completa, ou seja, que consiga cumprir com todos esses requisitos de forma plena, e sim medicações que possuem melhor capacidade de tratar e prevenir episódios maníacos, e outras medicações que conseguem tratar e prevenir melhor episódios depressivos. Os estabilizadores de humor clássicos são os sais de lítio, sendo incluídos também alguns anticonvulsivantes como o divalproato de sódio e a carbamazepina. Diversos antipsicóticos também poderiam ser enquadrados nessa definição, sendo a quetiapina a substância mais completa por essa definição, por conseguir tratar episódios depressivos e maníacos, e prevenindo-os no médio e longo prazo.

6.3.1. Lítio – Indicações e ação terapêutica

Os sais de lítio foram os primeiros medicamentos comprovadamente capazes de impedir ou atenuar as flutuações extremas de humor encontradas nos distúrbios afetivos. O carbonato de lítio é o sal mais utilizado, por ser estável e de fácil manipulação, embora tanto o cloreto quanto o citrato de lítio sejam igualmente eficazes.

Os efeitos benéficos do lítio no tratamento de doenças mentais eram obtidos inadvertidamente desde a antiguidade. Constatou-se, por exemplo, que algumas estações hidrominerais romanas, para onde eram enviados pacientes necessitando de repouso e tratamento, eram muito ricas em lítio. Na era atual, devemos a Cade, em fins da década de 1940, a descoberta dos efeitos dos sais de lítio na mania e como profiláticos nos distúrbios afetivos.

Os sais de lítio são produtos naturais de baixo custo e fácil exploração e oferecem pouco interesse comercial. Esse fato e a ocorrência de efeitos tóxicos, que são frequentes com doses altas, fizeram com que a utilização desses sais encontrasse restrições importantes na medicina. Aliado a isso esteve o descrédito com que foram acolhidas as afirmações de Cade e depois de Schou e outros, quanto aos excelentes resultados obtidos com um elemento tão simples, resultados esses não superados pelos caros produtos da ciência farmacêutica moderna.

O lítio bloqueia concomitantemente o componente motor e a atividade psíquica, o que não ocorre com os antipsicóticos cujos efeitos foram comparados a uma "camisa de força química". Promovendo uma redução conjunta da atividade psicomotora sem promover sedação, sua ação parece estar mais próxima do distúrbio causador e é também mais seletiva, interferindo menos com outros sistemas neuronais. Entretanto, ocorre uma latência para o efeito de cerca de duas a três semanas até que sua atividade farmacológica seja claramente manifesta, principalmente no tratamento dos episódios maníacos.

Na ação profilática do lítio, impedindo o aparecimento das fases maníacas do transtorno afetivo bipolar e atenuando muito as fases de depressão, reside seu maior valor médico. Quando o lítio é administrado na vigência de quadro de mania, é necessário o emprego simultâneo de um antipsicótico durante pelo menos uma a duas semanas, para se obter um resultado mais rápido. O lítio é menos ativo no tratamento das depressões do que nas fases maníacas. As depressões dos pacientes com história de fases maníacas (formas bipolares) parecem ser mais suscetíveis de tratamento com lítio do que as depressões recorrentes (formas unipolares).

O lítio também possui eficácia na prevenção de suicídio em pacientes com transtorno afetivo bipolar, e nas depressões recorrentes, com efeitos mais claros após uso prolongado, acima de dois anos. Alguns estudos epidemiológicos demonstraram que concentrações maiores de lítio na água estavam associadas a menores taxas de suicídio, mesmo sendo esses níveis de lítio na água de várias ordens de grandeza menores do que o necessário para se obter níveis séricos detectáveis nos indivíduos expostos. Ainda não há explicação clínica plausível para essa observação.

Para se iniciar o tratamento com lítio, é necessário realizar exame físico completo, acompanhado de exames subsidiários para avaliação do hemograma e eletrólitos, além das funções cardíacas, renais e endócrinas, especialmente as tireóideas, pois o lítio está associado à indução de hipotireoidismo em pacientes suscetíveis. Além dessas avaliações, os níveis séricos de lítio devem ser avaliados uma semana após cada alteração da dosagem oral, até se atingir os níveis terapêuticos (entre 0,6 e 1,5 mEq/L), sendo que a litemia deve ser repetida a cada três a seis meses.

6.3.2. Lítio – Mecanismo de ação e efeitos colaterais

Apesar da farta experiência clínica de mais de 60 anos de uso de lítio, os mecanismos de ação ainda são pouco claros. Os principais candidatos fisiológicos que poderiam explicar a ação estabilizadora de humor do lítio seriam diversos sítios de transdução de sinal intracelular, que incluem segundos mensageiros como o sistema fosfatidil-inositol, no qual o lítio inibe a enzima-chave inositol-monofosfatase; modulação de proteínas G; e interação em cascatas de transdução intracelular, como a inibição de GSK-3 (glicogênio sintase quinase 3), e proteína quinase C. A inibição destes últimos está associada à regulação da expressão gênica de fatores de neuroproteção e de indução de neuroplasticidade neuronal.

Consequentes às diversas ações farmacológicas do lítio, observam-se diversos efeitos indesejáveis, alguns deles ocorrendo independentemente de sua concentração plasmática, conforme a maior ou menor suscetibilidade dos pacientes, e outros diretamente relacionados aos níveis plasmáticos. Altos níveis plasmáticos podem provocar efeitos tóxicos, com risco de vida para o paciente se não forem identificados e tratados a tempo.

Na tireoide, o lítio parece interferir com a ação do hormônio tireoide estimulante, por bloquear a adenilciclase e, portanto, a formação de AMP cíclico, e também diminui a liberação de T_3 e T_4 levando ao hipertireoidismo em cerca de 5% dos casos. Isso é mais provável em pacientes predispostos, e a suplementação com hormônios de tireoide pode se tornar necessária. É importante contar com acompanhamento endocrinológico em pacientes com alterações de T_3, T_4, TSH ou anticorpos antiperoxidase, mesmo que assintomáticos.

A poliúria é um efeito colateral comum que pode levar a perdas desproporcionais de lítio e à necessidade de administrar altas doses para manter níveis séricos terapêuticos. No caso mais intenso, quando a poliúria é devida ao *diabetes insipidus* nefrogênico, pode ser útil saber a quantidade de lítio excretada na urina para avaliar a conveniência e os efeitos da introdução de medidas como redução do volume de água ingerida ou diuréticos. De fato, sendo reabsorvido nos túbulos contornados proximais, a perda de lítio pode ser tratada com diuréticos tiazídicos. Promovendo diminuição da reabsorção de sódio e potássio nos túbulos contornados distais, esses acarretam aumento compensatório da reabsorção proximal e, consequentemente, maior reabsorção de lítio. O resultado pode ser um aumento muito grande das concentrações séricas de lítio e o aparecimento de efeitos colaterais e fenômenos de intoxicação.

A intoxicação pelo lítio deve ser diagnosticada o mais rapidamente possível. Ela se estabelece gradualmente e pode passar despercebida até atingir intensidade grave. Os sinais prodrômicos são diarreia, vômitos frequentes, tremores, sonolência, vertigens e disartria. Comprometimento do nível de consciência e coma, hipertonia muscular, assimetria de reflexos, crises convulsivas, hipotensão e choque podem ocorrer nos casos mais graves, levando à morte se não tratados.

O tratamento da intoxicação visa restaurar o balanço hidroeletrolítico e medidas gerais de manutenção associada à remoção do lítio em excesso no organismo. Inicialmente, tenta-se aumentar a diurese com solução fisiológica intravenosa. Hemodiálise ou diálise peritoneal tem que ser usadas quando a eliminação urinária é lenta ou insuficiente.

6.3.3. Lítio - Absorção e destino, monitoração do tratamento

O íon lítio é bem absorvido por via oral e se distribui por toda a água corpórea. Devido ao seu diminuto tamanho, atravessa todas as barreiras orgânicas, atingindo facilmente o cérebro. Distribui-se facilmente por todos os tecidos, sendo eliminado rapidamente pelo rim; todavia, por ser difícil sua saída do meio intracelular, na sua curva de eliminação predominam duas fases: a primeira, de eliminação rápida, nas primeiras 6 horas, e a segunda, de eliminação lenta, superior a 24 horas. Dessa forma, recomenda-se a administração dos sais de lítio duas vezes ao dia. Depois da estabilização do nível sérico, é possível utilizar dose única diária, sem perda de eficácia clínica. Preparações de lítio de ação prolongada, submetidas a estudo de biodisponibilidade, evidenciaram perfis plasmáticos semelhantes aos obtidos com preparações convencionais, porém aparentam induzir menores taxas de indisposição gástrica.

A ação farmacológica útil do lítio se manifesta no organismo, dentro de níveis bastante estreitos e próximos de concentrações tóxicas. Embora se tenha conhecimento dos níveis necessários para atingir bons resultados terapêuticos, não existe relação uniforme entre dose administrada e concentração sérica, havendo grande variação individual.

Obviamente, supõe-se que a concentração relevante para o efeito terapêutico seja aquela do interior de neurônio. Entretanto, verificou-se na prática que a monitorização da concentração plasmática reflete bem o que acontece nas células; as ações terapêuticas do lítio se manifestam em estreita faixa entre 0,6 e 1,5 mEq/L. Estudos com o líquido cefalorraquiano mostraram concentrações diretamente proporcionais às do plasma.

Na prática, prescrevem-se doses iniciais a partir de 300 mg/dia de carbonato de lítio. Mantém-se essa dose até completar a primeira semana, quando a concentração do lítio é determinada pela primeira vez. Em função desse resultado, eleva-se ou não a dose administrada, até atingir a faixa terapêutica útil.

Mesmo na vigência do tratamento adequado com lítio podem ocorrer "escapes" com recidivas, o que não significa que o tratamento de manutenção é ineficaz: sabe-se que a frequência de recidivas com placebo é muito maior. Nesses casos o lítio pode ser associado por curto prazo a outros estabilizadores de humor, antipsicóticos ou antidepressivos.

6.3.4. Outros estabilizadores de humor

Ácido valproico

O ácido valproico é um anticonvulsivante com eficácia comprovada para episódios maníacos agudos, evidências de eficácia para episódios mistos, e eficácia observada, porém discreta em episódios depressivos. Sua capacidade de prevenir novos episódios afetivos não foi comprovada, porém é de uso corrente e amplamente aceito como profilático do transtorno afetivo bipolar. Sua associação com lítio, carbamazepina ou antipsicóticos parece aumentar a eficácia em pacientes bipolares mais refratários ao tratamento. É um ácido graxo de cadeia curta, que age em canais de sódio voltagem-dependente, além de aumentar a ação do neurotransmissor inibitório GABA (ácido gama-aminobutírico). O mecanismo de ação no transtorno afetivo bipolar ainda é incerto.

O ácido valproico é facilmente absorvido por via oral, sendo que formulações com valproato de sódio ou complexos ácido valproico/valproato de sódio podem trazer menos efeitos adversos gástricos. Tem forte ligação a proteínas plasmáticas e é metabolizado pelo fígado. Apresenta algum risco de alterações de enzimas hepáticas, que muitas vezes é transitório. Pode também induzir trombocitopenia, muitas vezes assintomática. Pode interagir com anticoncepcionais orais, diminuindo o efeito destes. Como é um fármaco reconhecidamente teratogênico, sugere-se o uso concomitante de ácido fólico em mulheres em fase fértil, para diminuir o risco de teratogenicidade neurológica. O ácido valproico está associado ao quadro raro de hepatite fulminante (incidência de 1:50.000), que pode ser fatal. Os principais efeitos colaterais são aumento de peso, gastrite, queda e alteração da qualidade do cabelo e ovário policístico.

Carbamazepina

A carbamazepina é um anticonvulsivante clássico que possui evidências no tratamento de episódios maníacos agudos, ciclagem rápida e episódios mistos. Pode ser usada associada ao lítio e outros estabilizadores de humor. Seu mecanismo de ação no transtorno afetivo bipolar é incerto. Sua principal característica farmacológica é a capacidade de induzir a maioria das enzimas hepáticas, com importante interação com a maior parte dos fármacos de metabolização hepática, aumentando a metabolização destes e diminuindo suas concentrações fisiológicas e, portanto, sua eficácia. Está associada com frequência a alterações dermatológicas ("*rash*" cutâneo), hematológicas (leucopenia), hepáticas (hepatite medicamentosa) e neurológicas (diplopia). Quando associado a anticoncepcionais, diminui a concentração e eficácia destes. É teratogênica. Uma vantagem clínica da carbamazepina é que ela não está associada a aumento de peso.

Lamotrigina

A lamotrigina é outro anticonvulsivante que possui evidências bem estabelecidas de eficácia na profilaxia de episódios depressivos em transtorno afetivo bipolar. Não possui evidência de eficácia para mania e pode ser um adjuvante útil em episódios mistos e ciclagem rápida, desde que associado a outro estabilizador de humor. Pode ser indicada para uso em episódios depressivos agudos, porém a necessidade de aumento lento da sua dose pode atrasar seu efeito clínico. Seu mecanismo de ação provável para a eficácia nos episódios depressivos parece ser a sua ação antiglutamatérgica. É um dos anticonvulsivantes mais associados a reações dermatológicas graves, como a síndrome de Stevens-Johnson, que pode ser fatal. O aumento lento da dosagem parece diminuir muito esse risco. É muito bem tolerada e parece ter pouca interação medicamentosa, com exceção de outros anticonvulsivantes como o ácido valproico (que aumenta rapidamente sua concentração) e a carbamazepina (que diminui sua concentração). Não está associada a aumento de peso.

6.3.5. Antipsicóticos como estabilizadores de humor

A maioria dos antipsicóticos, em especial os atípicos, possui evidências fortes de eficácia para o tratamento dos episódios maníacos, e alguns possuem evidência para a profilaxia destes no médio e longo prazo. Seu uso é disseminado, pelo efeito mais rápido nas fases agudas de mania, e quase sempre associado com outro estabilizador de humor. O único antipsicótico que possui evidências também para o tratamento agudo e profilático de episódios depressivos no transtorno bipolar é a quetiapina, em doses plenas (300 a 600 mg/dia). O aripiprazol possui evidências como potencializador de antidepressivos inibidores seletivos de recaptação de serotonina no tratamento do transtorno depressivo recorrente, em doses mais baixas que as usadas para episódios maníacos (2 a 10 mg/dia). As evidências do aripiprazol para depressão bipolar são negativas, talvez pelo uso de doses mais altas nos estudos clínicos. A associação de antipsicóticos com antidepressivos inibidores de recaptação de serotonina também possui evidência de eficácia no tratamento dos episódios depressivos bipolares, com estudos consistentes utilizando a associação olanzapina e fluoxetina.

7. PSICODISLÉPTICOS

O uso terapêutico desses fármacos é limitado e geralmente não são utilizados para outros fins que não o de produzir modificação do psiquismo, com exceção dos opiáceos, que são utilizados como hipnoanalgésicos em diversas situações de dor intensa ou crônica refratárias. Várias dessas substâncias são usadas experimentalmente em humanos ou em animais. Por exemplo, pesquisam-se derivados da *Cannabis* (canabidiol) para o tratamento de náusea em pacientes com câncer e epilepsia refratária. Está surgindo um interesse renovado na pesquisa clínica de alucinógenos agonistas de receptor de serotonina como o LSD_{25} como adjuvante de psicoterapias ou no tratamento de fases finais de câncer, tentando replicar estudos antigos com metodologia modernizada.

Esses usos, porém, não são estabelecidos ou oficialmente aceitos como terapêuticos por agências regulatórias nacionais.

Em vista disso, convém apenas abordar aspectos gerais das principais drogas de cada grupo.

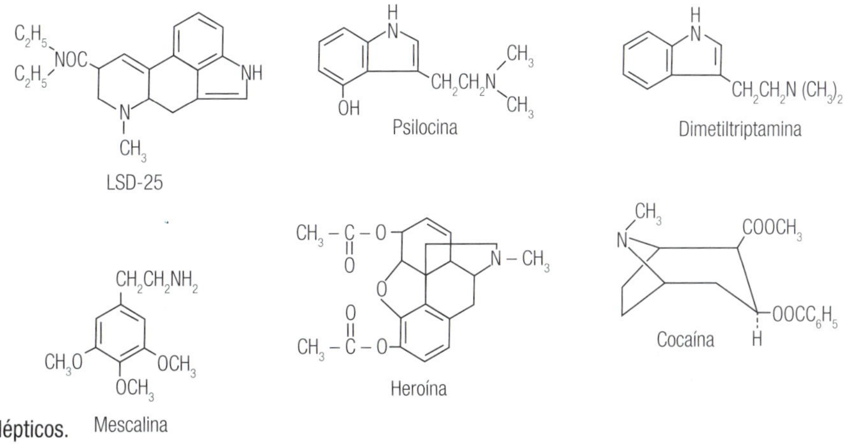

Figura 6.3.6. Psicodislépticos.

7.1. Euforizantes

7.1.1. Álcool etílico

Depressor geral do sistema nervoso central em baixas doses deprime o sistema reticular liberando o córtex e promovendo euforia e desinibição comportamental, sedação e, com o aumento da dose, hipnose. Embora altas doses possam provocar coma e morte, geralmente a própria hipnose e incoordenação motora são fatores limitantes que impedem a ingestão de dose letal.

O conjunto das ações sedativa, desinibidora e hipnótica, aliado à facilidade de obtenção, torna as bebidas alcoólicas excelentes mascaradores ou contemporizadores de situações de tensão emocional. A par do uso em reuniões sociais, sua ingestão é frequente após situações de grande tensão, bem como para indução do sono.

A prevalência mundial de transtornos relacionados ao álcool está em torno de 10-12%. No Brasil, a prevalência de abuso e dependência de álcool é de cerca de 13% da população, observada em um estudo epidemiológico da cidade de São Paulo, com predomínio no sexo masculino (22% *vs.* 5% nas mulheres). Metade dos casos de cirrose hepática no mundo e 60% dos casos de cirrose na Europa e nos Estados Unidos são atribuídos ao álcool.

A dependência ao álcool é diagnosticada quando ocorre consumo excessivo, ou com frequência ou em situações consideradas impróprias para os padrões culturais do indivíduo, ou ainda quando esse consumo é suficientemente grande para comprometer sua saúde ou seu funcionamento social.

A síndrome de abstinência ao álcool pode chegar ao *delirium tremens*, que é uma síndrome constituída por desorientação, agitação, febre alta, alucinações visuais e táteis, tremores, distúrbios hidroeletrolíticos e que, se não tratada, pode ser letal. Essa síndrome caracteristicamente desaparece após administração de álcool, mas o tratamento oficial consiste em cuidados gerais e doses altas de psicolépticos, especialmente o diazepam ou clordiazepóxido.

O tratamento do alcoolismo crônico é multidisciplinar e envolve desintoxicação, restabelecimento das condições nutritivas e metabólicas, ansiolíticos, e uma série de procedimentos psico- e socioterápicos visando intervir nas condições emocionais, familiares e sociais predisponentes.

Entre os medicamentos utilizados na manutenção do ex-alcoólatra, encontram-se drogas que interferem com a aldeído desidrogenase como o dissulfiram e o metronidazol. Este último diz-se que altera o paladar e o impulso para beber. Com o uso dessas drogas, a ingestão de álcool resulta em intoxicação por aldeído acético (vasodilatação, hipotensão etc.), que pode ser grave. Daí a necessidade de evitar seu uso em pacientes que não sabem de seus efeitos ou não concordam com o tratamento.

Outro tratamento aprovado é o uso de naltrexona (50 mg/dia), um antagonista opioide cujo objetivo seria diminuir a ingestão de álcool em pacientes alcoolistas ainda em uso de álcool. Seu mecanismo de ação seria de diminuir os efeitos de reforço do álcool, via inibição da ação de beta-endorfina. Tem como efeitos colaterais principais os gastrintestinais (náuseas, vômitos, dores abdominais, constipação, azia e elevação de enzimas hepáticas), musculoesqueléticos (dores musculares e articulares) e neurológicos (nervosismo, agitação, cefaleia, insônia, sonolência). Pela metabolização hepática, a naltrexona é contraindicada para uso em pacientes em insuficiência hepática.

7.1.2. Cocaína e outros psicoestimulantes

Obtida da *Erythroxylum coca*, planta nativa dos altiplanos andinos, este alcaloide corresponde a 0,5 a 1,5% do peso da folha de coca. Há séculos as folhas de coca são mascadas com limo pelos nativos com a finalidade de produzir sensações de bem-estar e alívio da fadiga. Esses efeitos (da "cocada") duram cerca de 40 minutos.

A cocaína foi identificada e isolada em 1858 por Niemann, usada por Freud em 1884, teve seu efeito anestésico local descoberto por Köller e logo em seguida começou a ser utilizada em medicina oficial e doméstica e vendida em farmácias e quitandas da Europa para várias finalidades, especialmente como tônico revitalizante. Até 1906 ela existia em certos refrigerantes. A partir de 1914 seu uso, juntamente com o de opiáceos, foi proibido nos Estados Unidos e, em geral, a "cocainomania" tinha poucos seguidores. Todavia nas últimas décadas o uso da cocaína vem crescendo intensamente.

A cocaína pura é um pó branco com forte propriedade vasoconstritora e anestésica local. Apesar de utilizada há séculos pelos índios por via oral, até recentemente se supunha ser a cocaína inativada por hidrólise no tubo gastrintestinal. Seu uso mais frequente é por inalação nasal ou fumado na forma de "*crack*" (coca-base). Entretanto, foi demonstrado que doses iguais de cocaína por via oral e nasal resultam em concentrações plasmáticas e em efeitos subjetivos semelhantes. Uso repetido por via nasal resulta em perturbações tróficas da mucosa com possível perfuração do septo nasal e anosmia. O uso intravenoso é perigoso e o efeito é fugaz, levando à administração a intervalos de até 10 minutos. O uso de "*crack*", por via inalatória pulmonar, também apresenta padrão semelhante de ação e de riscos do intravenoso.

Os efeitos subjetivos consistem na sensação de grande força muscular e alerta mental, euforia e também podem ocorrer ideias persecutórias, alucinações visuais, auditivas e táteis, que, em conjunto, podem contribuir para o comportamento agressivo e atos antissociais. O uso repetido causa distúrbios digestivos, anorexia, emagrecimento, insônia e ocasionalmente convulsões. É frequente o aparecimento de depressão após a euforia e, para atenuá-la, os viciados associam heroína ou morfina cujos efeitos são mais prolongados.

Diferente do que ocorre com as anfetaminas, não se desenvolve tolerância para cocaína. Ao contrário, pode ocorrer sensibilização em doses repetidas.

Seu mecanismo de ação mais conhecido é o bloqueio da recaptura de neurotransmissores, semelhante ao dos antidepressivos tricíclicos. Entretanto, talvez pela fugacidade de seus efeitos e também por liberar catecolaminas e promover excitação, a cocaína não é eficaz como antidepressivo.

Apesar de o uso legal das anfetaminas no Brasil estar praticamente restrito às drogas aprovadas para o tratamento de TDAH, ainda são vendidos de forma ilícita ou de forma muito restrita como tratamento para obesidade e como drogas de desempenho para estudantes e motoristas profissionais (principalmente de caminhões, os chamados "rebites"). Seu uso excessivo tanto em episódios agudos como em tempo prolongado estão associados aos mesmos efeitos clínicos deletérios da cocaína.

7.1.3. Opiáceos

O ópio é extraído das cápsulas verdes da papoula (*Papaver somniferum*). Seu principal alcaloide, a morfina, tem intensa ação hipnoanalgésica. Com seu isolamento e a invenção da agulha hipodérmica em fins do século XIX, a par de seu emprego terapêutico, surgiu uma das formas mais graves de farmacodependência.

A heroína (diacetilmorfina) é semissintética e tem efeitos centrais mais intensos que os da morfina. Curiosamente ela foi introduzida inicialmente para o tratamento da dependência à morfina.

Tolerância e dependência podem se desenvolver já após as primeiras doses dessas drogas e aumentam de intensidade em proporção direta com o aumento das doses e a frequência de administrações. Dessa forma, a dependência aos opiáceos pode ocorrer com o uso de doses terapêuticas, no que difere então dos outros grupos de drogas como o álcool ou os barbitúricos, em que doses muito acima das usuais são associadas com fenômenos de dependência.

O efeito dos opiáceos é variável com a droga, a via de administração, a dose e a sensibilidade individual. Quando administrada em dose suficiente, geralmente por via intravenosa, a morfina e a heroína produzem uma intensa sensação de prazer, descrita como equivalente a um orgasmo medicamentoso.

O efeito mais duradouro é o estado de satisfação de todos os impulsos e desejos, geralmente com a sensação de estar flutuando e de que tudo está bem.

Ao observador, o indivíduo sob ação de um opiáceo parece apático, letárgico, com respiração superficial, hipotensão ortostática, vasodilatação, miose, apresentando ainda diminuição da motilidade intestinal e obstipação.

Como o efeito persiste por poucas horas e a síndrome de abstinência é muito desagradável, o dependente usa várias doses em um dia e permanece drogado a maior parte de tempo. Com isso sua produtividade social cai e, a não ser que ele seja de classe social alta, acaba se envolvendo em atividade ilícita ou criminosa para poder sustentar seu consumo de drogas. Alie-se a isso o fato de que essas drogas só são obtidas por meio de tráfico ilegal e percebem-se as implicações sociais do uso de opiáceos.

Supõe-se que as primeiras doses são tomadas por curiosidade ou para obter efeitos euforizantes, sendo que a partir da quarta ou quinta dose a finalidade principal das administrações repetidas seria evitar o intenso desconforto da síndrome de abstinência.

Essa síndrome inclui alterações em todas as áreas mais importantes da atividade nervosa: alterações comportamentais (ansiedade, inquietação, insônia, anorexia, perda de peso), alterações autonômicas (lacrimejamento, rinorreia, sudorese, midríase, piloereção, ondas de calor, náuseas, vômitos, diarreia, hipertermia, taquipneia, hipotensão), alterações somáticas (dores corporais generalizadas, câimbras musculares, desidratação, caquexia).

Essa síndrome pode ser provocada em viciados, pelos antagonistas da morfina (nalorfina, naloxona) e pode também ser condicionada em animais, pareando-se o antagonista com um estímulo condicionado, o que sugere haver uma interação entre fatores farmacológicos e psicológicos em sua produção.

Em 2010, foi estimada a prevalência de cerca 15,5 milhões de viciados em narcóticos no mundo. Seu tratamento é problemático, havendo um alto índice de recidivas. No Brasil, o número estimado é muito pequeno, mas tem ocorrido abuso de morfina, meperidina, codeína, propoxifeno e drogas semelhantes, geralmente por pacientes com dor crônica que ficam dependentes dos opioides, ou profissionais de saúde como médicos e profissionais de enfermagem, pela facilidade de acesso. O tratamento consiste inicialmente de desintoxicação por metadona. A metadona é sintética, ativa por via oral e seus efeitos têm duração prolongada. A própria metadona causa dependência física, porém de menor intensidade que a heroína ou a morfina.

A manutenção do ex-viciado é mais problemática e existem vários programas de tratamento, inclusive com prescrição de metadona em pequenas doses diárias. Experimentalmente, tenta-se intervir preventivamente na coletividade aos primeiros sinais de uma "epidemia" de uso de narcóticos, utilizando ex-viciados em trabalho de campo com os indivíduos em risco. Individualmente, tentam-se utilizar técnicas comportamentais para extinção de comportamentos condicionados que se supõe predispor o paciente a voltar a consumir essas drogas. Outra opção mais recente é a buprenorfina, que é um agonista-antagonista opiáceo misto, de meia-vida longa, podendo ser administrada a cada dois dias. Tem leve efeito euforizante e síndrome de abstinência leve.

7.1.4. Nicotina

Certamente, a nicotina é a substância que tem maior probabilidade de induzir dependência com apenas um uso, ou pouco uso. Seus efeitos levemente estimulantes, com diminuição discreta do apetite e sua possível melhora na capacidade de focar, além da sua quase total ausência de alteração de aspectos comportamentais, torna seu uso pontualmente inofensivo, porém o quadro de abstinência rápida leva a níveis intensos de dependência, com os prejuízos já amplamente conhecidos de maior risco de desenvolvimento de cânceres de diversas naturezas, doenças pulmonares crônicas e doenças cardiovasculares, dentre outras. Seu uso é aumentado em pacientes psiquiátricos com esquizofrenia, transtorno afetivo bipolar e TDAH, e também está associado a pior evolução dessas patologias no longo prazo.

A nicotina age diretamente nos receptores nicotínicos colinérgicos do sistema de recompensa, principalmente nos receptores nicotínicos pós-sinápticos $\alpha 4\beta 2$ nos neurônios dopaminérgicos, levando à maior liberação de dopamina no núcleo acumbens, e receptor $\alpha 7$ pré-sinápticos em neurônios glutamatérgicos, aumentando a liberação de glutamato e, indiretamente, reforçando o efeito dopaminérgico. Esse processo de estimulação da nicotina leva a uma tolerância muito rápida, com um ciclo de perda de sensibilidade à nicotina, suspensão de nicotina e ressensibilização durando aproximadamente de 30 a 60 minutos (em torno do tempo de se usar um cigarro inteiro e começar outro).

O tratamento da dependência de nicotina não é fácil, pois cerca de dois terços dos fumantes desejam parar, um terço chega a tentar, mas apenas 2% a 3% conseguem ficar totalmente abstinentes. Um dos tratamentos que pode ser usado seria a própria nicotina em outras formas de uso (adesivos, gomas de mascar) para se obter níveis regulares contínuos sem o uso de cigarros. Essa estratégia tem a vantagem de evitar a síndrome de abstinência, porém não é bem-sucedida com frequência, o que se justifica pela memória química da dependência, que pode durar a vida toda, mesmo em indivíduos que estão há anos sem fumar. Outra estratégia é usar um antidepressivo que aumenta a disponibilidade de dopamina, que é a bupropiona. Esta diminui a "fissura" pelo cigarro, aumentando o período entre cada cigarro. Por fim, uma substância aprovada mais recentemente chamada vareniclina, um agonista parcial de receptor colinérgico nicotínico $\alpha 4\beta 2$ específico, se mostrou superior ao placebo em aumentar as taxas de abstinência de cigarro, porém os resultados finais podem ser frustrantes, pois apenas cerca de 10% dos pacientes se mantêm abstinentes após 1 ano.

7.2. Psicotogênicos

7.2.1. *Cannabis* (maconha)

Os derivados da *Cannabis sativa* têm seus efeitos psicoativos graças aos canabinóis, dos quais o mais importante é o (-) Δ^9-trans-tetraidrocanabinol (Δ^9-THC). A quantidade de canabinóis depende de características genéticas da planta, do local e condições de cultivo, do tipo de preparação, do tempo decorrido após a colheita e das condições de estocagem.

De acordo com o material usado para a preparação, ela recebe diferentes nomes:

a. Maconha (*marihuana, bhang, Kif* ou *dagga*) composta de folhas e flores.
b. Ganja – composta apenas de flores, é mais potente que a anterior.
c. Hashish (chatas) – composta da resina obtida da planta, é a mais potente das preparações de *Cannabis.*

Usualmente as preparações de *Cannabis* são fumadas (inaladas), mas podem ser ingeridas com alimentos ou bebidas. Os efeitos são mais rápidos e mais intensos com uma dose inalada do que ingerida. Eles dependem da dose, do ambiente, da expectativa, das condições físicas e da personalidade de quem a usa. Os efeitos, em geral, obtidos com doses pequenas e moderadas são descritos como euforia, alterações de sensopercepção, diminuição do senso de identidade, desrealização e, algumas vezes, alucinações visuais e mais raramente auditivas. Os sinais mais frequentes do uso crônico de *Cannabis* são conjuntivas congestas, diminuição da força muscular, taquicardia, seguidos de sedação e sono.

Com altas doses ocorre um estado de intoxicação aguda com ideação paranoide, ideias delirantes, despersonalização, confusão, inquietação, excitação e alucinações.

Algumas vezes pode ocorrer *delirium* com obnubilação da consciência e desorientação semelhante a uma psicose tóxica. Em outras ocasiões, podem surgir reações de pânico. Essas reações agudas usualmente desaparecem em 1 a 3 dias, mas podem persistir por mais de uma semana e podem ocorrer após pequenas doses em pessoas não acostumadas com seu uso.

Quando usadas cronicamente, essas drogas podem produzir alterações somáticas ainda pouco estabelecidas e que incluiriam uveíte, bronquite e suspeita de lesões no córtex cerebral.

Do ponto de vista psicológico o uso prolongado de derivados de *Cannabis* pode levar a uma síndrome caracterizada por desinteresse, apatia, falta de iniciativa, de crítica e de satisfação (síndrome amotivacional). Existem também descrições de uma psicose paranoide atribuída a essas drogas ("psicose canábica"), ou a precipitação de psicoses crônicas semelhantes à esquizofrenia.

Apesar de as evidências em relação aos prejuízos causados pela *Cannabis* serem menores que outras substâncias que causam dependências, como álcool e opiáceos, a *Cannabis* está associada a um maior risco de precipitar esquizofrenia, lesões por acidentes de trânsito, e risco aumentado de associação com câncer de pulmão e doença pulmonar obstrutiva crônica quando ocorre comorbidade com dependência de tabaco, em relação à dependência de tabaco isolada.

7.2.2. Alucinógenos

São drogas cuja característica principal é produzir alterações de sensopercepção. Foram e ainda são utilizadas em rituais religiosos por vários grupos com o objetivo de produzir experiências místicas e visões extáticas.

O mais potente alucinógeno conhecido é a dietilamida do ácido lisérgico (LSD_{25}), que é um derivado semissintético da ergometrina. Os alcaloides do ergot são encontrados em um fungo que cresce no centeio (o chamado esporão do centeio). O LSD_{25} é um derivado indólico que, em doses de apenas 25 mcg por via oral, já começa a produzir efeitos que perduram por cerca de 6 horas.

A dimetiltriptamina (DMT) é obtida pela metilação da triptamina, outra indolamina relacionada à serotonina (5-hidroxitriptamina). Quando administrada, produz efeitos semelhantes aos do LSD_{25} e das outras drogas deste grupo. Seu interesse principal foi ligado a relatos de ser encontrada no plasma e urina de esquizofrênicos, onde se supôs que haveria uma relação entre sua presença no organismo e os fenômenos alucinatórios da esquizofrenia. Entretanto, as alucinações por ela produzidas são mais visuais que auditivas, o que é o oposto da sintomatologia esquizofrênica. Além disso, estudos recentes têm evidenciado sua presença em indivíduos normais sem alterações de sensopercepção e em outros grupos de pacientes psiquiátricos.

A mescalina é a principal substância ativa do cactus *Lophophora williamsii* (peiote, mescal). Ela era e ainda é usada em cerimônias religiosas de indígenas da América do Norte, sendo seu uso regulamentado e aprovado para cerimônias da *Native American Church.*

A ayahuasca, as sementes da *Ipomoea violacea* alguns cogumelos encontrados no Brasil e em outros países também possuem alcaloides alucinógenos que se comportam como as demais drogas deste grupo.

Diferente dos outros tipos de psicolépticos, o uso dessas drogas é periódico e não contínuo. Isso se deve, em parte, ao fato de rapidamente se desenvolver tolerância, que também desaparece prontamente, e à ausência de dependência física, não requerendo administrações repetidas para impedir sintomas de abstinência. Provavelmente existe também o temor de que o uso prolongado possa resultar em alterações psicóticas mais permanentes.

Os efeitos incluem alterações de humor com euforia e depressão, ansiedade, distorção na percepção de tempo, espaço, forma e cores, alucinações visuais algumas vezes bastante elaboradas e do tipo onírico, ideias delirantes de grandeza ou perseguição, despersonalização, midríase, hipertermia e aumento da pressão arterial.

Dependência psicológica ocorre numa minoria de pessoas. A tolerância rapidamente aparece e desaparece com LSD_{25} e psilocibina e menos rapidamente para mescalina, observando-se também tolerância cruzada.

Os maiores riscos estão nas "viagens más" (*bad trips*), com reações de pânico a experiências de despersonalização, perda de identidade e dissolução do ego, e que podem levar ao suicídio. Seu tratamento se faz com apoio psicológico, clorpromazina ou benzodiazepínicos. Esses são preferidos quando a procedência do alucinógeno é desconhecida e pode conter contaminações por convulsígenos como a estricnina.

Os *flashbacks*, que consistem em reexperimentar alterações de sensopercepção, muito tempo após a ingestão de um alucinógeno, parecem ocorrer em 5% dos casos e não têm explicação científica aceita.

O mecanismo de ação dos alucinógenos está associado à ativação de um receptor específico de serotonina, o 5HT2A. Cada alucinógeno pode ter outros efeitos no sistema serotoninérgico, e em outros sistemas de neurotransmissão, como o dopaminérgico e noradrenérgico, específicos de cada molécula.

7.2.3. Antiglutamatérgicos

A cetamina e a fenciclidina são substâncias desenvolvidas para serem anestésicos que agem nas sinapses glutamatérgicas dentro do sistema de recompensa, como antagonistas de receptores glutamatérgicos NMDA. A fenciclidina possui efeitos alucinógenos, principalmente com alucinações e ilusões visuais, e a indução de quadros paranoides, distúrbios cognitivos e desorganização comportamental com perda de juízo que simulam um quadro esquizofrênico, servindo como modelo farmacológico de esquizofrenia em estudos pré-clínicos (com animais). A cetamina apresenta ações alucinógenas e psicotizantes bem menos acentuadas que a fenciclidina, porém tem sido usada como droga de abuso, conhecida como "*special K*" ou anestésico de cavalo. Doses subanestésicas de cetamina possuem propriedades antidepressivas e de diminuição de ideação suicida em pacientes com depressão bipolar. A superdose ("*overdose*") dessas substâncias pode induzir coma, hipertermia e rabdomiólise, muitas vezes fatais.

8. BIBLIOGRAFIA

ARIAS-CARRIÓN, O. *et al.* Dopaminergic reward system: a short integrative review. *International Archives of Medicine*, v. 3, p. 24, 2010.

AZEVEDO, A.P.; ALÓE, F.; HASAN, R. Hipnóticos. *Revista Neurociências*, v. 12, n. 4, p. 198-208, 2004.

BARDAL, S.K.; WAECHTER, J.E.; MARTIN, D.S. *Applied pharmacology*. 1. Ed. St. Louis: Saunders, 2011.

CARVALHO, A.P.L. Tratamento farmacológico da dependência química. Em: Psicofarmacologia Aplicada, Eds TENG, C.T.; DEMETRIO, F.N. São Paulo: Editora Atheneu, 2011, p. 29-43.

CORDIOLI, A.V. *et al.* Psicofármacos: Consulta Rápida. 5. Ed. Porto Alegre: Artmed, 2015.

DAHL, S.C.; STRANDJORD, R.E. Pharmacokinetic of chlorpromazine after single and chronic dosage. *Clin. Pharmacol. Ther*, v. 21. p. 437-8, 1977.

DAVIS, M.P. Cannabinoids for Symptom Management and Cancer Therapy: The Evidence. *J. Natl. Compr. Canc. Netw.*, v. 14, n. 7, p. 915-22, 2016.

DE LUCIA, R.; GENTIL FILHO, V. Padrões de custo e prescrições em Psicofarmacoterapia. Análises das Variações num período de 5 anos. *Rev. Ass. Med. Bras.*, v. 29, p. 191-4, 1983.

DEGENHARDT, L. *et al.* The global epidemiology and burden of opioid dependence: results from the global burden of disease 2010 study. *Addiction*, v. 109, n. 8, p. 1320-33, 2014.

ENNA, S.J.; BOWERY, N.G. The GABA receptors. 2. Ed. New York: Springer, 1997.

FAVA, M.; PAPAKOSTAS, G.I. Antidepressants. In: STERN, T.A. *et al.* Massachussets General Hospital – Comprehensive Clinical Psychiatry. 1. Ed. Boston: Elsevier, 2008. Cap. 43.

FENTON, G.W. Clinical disorders of sleep. *Br. J. Hosp. Med.*, v. 14, p. 120-5, 1975.

GASSER, P. *et al.* Safety and efficacy of lysergic acid diethylamide-assisted psychotherapy for anxiety associated with life-threatening diseases. *J. Nerv. Ment. Dis.*, v. 202, n. 7, p. 513-20, 2014.

GUPTA, D.; PRABHAKAR, V.; RADHAKRISHNAN, M. 5HT3 receptors: Target for new antidepressant drugs. *Neuroscience and Biobehavioral Reviews*, v. 64, p. 311-325, 2016.

HORDERN, A. Psychopharmacology: some historical considerations. In: JOYCE, C.R.B. *Psychopharmacology: dimensions and perspectives*. London: Tavistock, 1968. p. 95-148.

IMTIAZ, S. *et al.* The burden of disease attributable to cannabis use in Canada in 2012. *Addiction*, v. 111, n. 4, p. 653-62, 2016.

IVERSEN, L.L. The role of central neurotransmitter amines in the mechanism of action of antidepressant drugs. In: VOSSENAAR, T. *Depressive illness and experiences with a new antidepressant drug GB-94*. Amsterdam: Excerpta Medica, 1975. p. 55-67.

JOHNSON, F.N.; CADE, J.F.J. The historical background to lithium research and therapy. In: JOHNSON, F.N. *Lithium research and therapy*. London: Academic Press. 1975. p. 9-22.

KANE, J. *et al.* Clozapine for the treatment-resistant schizophrenic. A double-blind comparison with chlorpromazine. *Arch. Gen. Psychiatry*, v. 45, n. 9, p. 789-96, 1988.

KELLY, D. Neurosurgical treatment of psychiatric disorders. In: GRANVILLEGROSSMAN, K. *Recent advances in clinical psychiatry*. London: Churchill, 1976, p. 227-61.

KENDELL, R.E. The classification of Depression: A review of Contemporary confusion. *Br. J. Psychiatry*, v.129, p.25-28, 1976.

KRAMER, J.F.; CAMERON, D.C. *A manual on drug dependence*. Genebra: WHO, 1975. p. 107.

LADER, M. Leg medicaments anxiolytiques. *Rev. Ther.*, v. 32, p. 478-85, 1975.

MINATOGAWA-CHANG, T.M.; WANG, Y.P. Psicofarmacologia dos transtornos psicóticos. Em: Psicofarmacologia Aplicada, Eds TENG, C.T.; DEMETRIO, F.N. São Paulo: Editora Atheneu, 2011, p. 45-84.

OSTACHER, M.J. *et al.* Evidence-based pharmacotherapy of major depressive disorder. In: STEIN, D.J.; LERER B.; STAHL, S.M. Evidence-based Psychophamacology. New York: Cambridge University Press, 2005. Cap 1.

REDDY, D.S. The Utility of Cannabidiol in the Treatment of Refractory Epilepsy. *Clin Pharmacol Ther*. v. 101, p. 182-4, 2017.

REITE, M.; RUDDY J.; NAGEL K.; Transtornos do sono. 3. Ed. Porto Alegre: Artmed, 2004.

SADOCK, B.; SADOCK, V.A.; SUSSMAN, N. Manual de Farmacologia Psiquiátrica de Kaplan & Sadock. 5. ed. Porto Alegre: Artmed, 2013.

SCHATZBERG, A.F.; NEMEROFF, C.B. Textbook of Psychopharmacology. 2. Ed. Washington: American Psychiatric Press, 1998.

SHEPHERD, M. The classification of psychotropic drugs. *Psychol. Med.*, v. 2; p. 96-110, 1972.

SNYDER, S.H.; YAMAMURA, H.I. Antidepressants and the muscarine acetylcholine receptor. *Arch. Gen. Psychiatry*, v. 34, p. 326-9, 1977.

SPINA, E. TRIFIRÒ, G.; CARACI, F. Clinically Significant Drug Interactions with Newer Antidepressants. *CNS Drugs*, v. 26, n. 1, p. 39-67, 2012.

STAHL, S.M. Antidepressivos. In: Psicofamarmacologia - Bases Neurocientíficas e Aplicações práticas. 4. Ed. Rio de Janeiro: Guanabara Koogan, 2014. Cap. 7.

STAHL, S.M. Antipsychotic agents. In.: Essential Psychopharmacology. Neuroscientific Basis and Practical Application 4th edition. Cambridge: University Press, 2013, p. 129-236.

STAHL, S.M. Psicofarmacologia Bases: bases neurocientíficas e aplicações práticas. 3. Ed. Rio de Janeiro: Guanabara Koogan, 2013.

STAHL, S.M. Stahl's essential psychopharmacology: prescriber's guide. 5. Ed. New York: Cambridge University Press, 2014.

STEIN, E. *et al.* Heavy daily alcohol intake at the population level predicts the weight of alcohol in cirrhosis burden worldwide. *J. Hepatol.*, v. 65, p. 998-1005, 2016.

SUGRUE, M.F. Do antidepressants possess a common mechanism of action? *Biochem. Pharmacol.*, v. 32, p. 1811-17, 1983.

TAYLOR, D.; PATON, C.; KAPUR, S. Depression and Anxiety. In: The Maudley Prescribing Guidelines in Psychiatry. 10. Ed. Londres: Informa Healthcare, 2009.

U.S. National Library of Medicine. Pubchem - Open Chemistry Database. Disponível em: <https://pubchem.ncbi.nlm.nih.gov/>. Acessado em: 16/08/2016.

US Food and Drug Administration (FDA). FDA approved drugs products. Disponível em: <http://www.accessdata.fda.gov/scripts/cder/drugsatfda/index.cfm>. Acessado em: 16/08/2016.

VAN DYKE, C. *et al.* Oral cocaine plasma concentrations and central effects. *Science*, v. 200, p. 211-3, 1978.

VAUGHAN, C.E.; LEFF, J.P. The influence of family and social factors on the course of psychiatry illness. *Br. J. Psychiatry*, v. 129, n. 2, p. 125-37, 1976.

VIANA, M.C.; ANDRADE, L.H. Lifetime Prevalence, age and gender distribution and age-of-onset of psychiatric disorders in the São Paulo Metropolitan Area, Brazil: results from the São Paulo Megacity Mental Health Survey. *Rev. Bras. Psiquiatr.*, v. 34, n. 3, p. 249-60, 2012.

6.4.

Etanol

André Malbergier

Sumário

Colaborador nas edições anteriores: Valentim Gentil Filho.

1. ASPECTOS GERAIS

O etanol ou álcool etílico é um depressor do sistema nervoso central (SNC) e, em doses altas, também um agente anestésico.

O etanol é encontrado nas bebidas alcoólicas, nos produtos de limpeza domésticos e em combustíveis para automóveis. Qualquer produto que contenha uma quantidade considerável de carboidratos (açúcares) constitui-se em matéria-prima para obtenção de álcool. No processo de fabricação de bebidas alcoólicas por fermentação, pode-se alcançar concentrações de etanol de 10% a 15%. Concentrações maiores são obtidas por destilação, processo descoberto pelo químico persa Rhases no ano 800.

A história da relação do homem com o álcool é muito antiga. As bebidas alcoólicas são consumidas desde o início da história, com os primeiros relatos datados de cerca de 6.000 anos atrás, no antigo Egito e na Babilônia. As bebidas alcoólicas mais antigas eram fermentadas e de baixo teor alcoólico. Na Idade Média, para evitar o consumo de água contaminada por microrganismos, até mesmo crianças e enfermos usavam vinhos e cervejas. Acreditava-se que o álcool era um elixir da vida, um remédio para quase todas as doenças, como pode ser percebido pela origem gaélica do termo *whisky*, que significa "água da vida".

O consumo do etanol pelos seres humanos visa diminuir ansiedade, obter prazer e desinibição. Ele também provoca retardo do tempo de reação, prejuízos na coordenação motora e no julgamento. Em doses muito elevadas, o álcool pode levar a perda de consciência. O uso episódico excessivo frequentemente produz náuseas e vômitos e possível ressaca no dia seguinte.

Mesmo sendo aceito socialmente, o consumo de álcool sofreu restrições que tentavam controlar ou prevenir o uso indevido. Entre as restrições destacam-se as políticas que visam dificultar o acesso ao álcool com a limitação da oferta, restrição de locais de venda, idade mínima para compra e consumo, alta taxação dos produtos alcoólicos, restrições a propagandas e patrocínios de eventos pelas indústrias produtoras, entre outras.

Ainda assim, o seu uso continua sendo o mais elevado entre todas as substâncias psicoativas, assim como as consequências desse uso, tais como acidentes de trânsito ou de trabalho, hepatopatias e também os quadros de dependência. Segundo o Levantamento Nacional de Álcool e Drogas (LENAD), realizado pela Universidade Federal de São Paulo, em 2012, 64% dos homens e 39% das mulheres relataram fazer uso de álcool pelo menos uma vez por semana. Ainda segundo esse estudo, 10,5% dos homens e 3,6% das mulheres são dependentes de álcool. O consumo de álcool pode variar de acordo com o grupo estudado, atingindo 60% de frequência de uso nos últimos 30 dias entre universitários brasileiros, segundo pesquisa realizada pela Universidade de São Paulo em uma amostra nacional de estudantes. Ainda, segundo essa pesquisa, apesar da venda proibida para menores de 18 anos no Brasil, a média de início do consumo de álcool nessa amostra foi de 15 anos. Quase um terço dos universitários do sexo masculino e um quinto dos do sexo feminino beberam em forma de "*binge*" (beber episódico excessivo – uso de cinco doses ou mais para homens e quatro doses ou mais para mulheres em um curto período de tempo).

Os problemas associados ao consumo de álcool são muito comuns e graves. Se pensarmos nos piores assassinos do mundo, pode ser que não nos lembremos do álcool. Ainda assim, ele mata mais de 2,5 milhões de pessoas por ano, mais que AIDS, malária ou tuberculose.

Em países de renda média, que constituem metade da população mundial, o álcool é o maior fator de risco para a saúde: pior que a obesidade, a inatividade e o tabagismo.

2. FARMACOCINÉTICA

2.1. Absorção e distribuição

O etanol (CH_3CH_2OH) é uma substância de baixo peso molecular, hidrossolúvel, sendo rapidamente absorvido no estômago (20%) e intestino delgado (80%). As concentrações máximas de álcool são obtidas em pessoas em jejum entre 30 minutos e 2 horas (média de 0,75 - 1,35 hora, dependendo da dose e hora da última refeição). Pessoas que não estão em jejum apresentam concentrações máximas de álcool no sangue entre 1 e 4 horas (média de 1,06 - 2,12 horas).

A absorção de álcool é rápida no início do uso e declina posteriormente, mesmo que a concentração no estômago ainda esteja alta. Vários fatores podem influenciar a absorção, sendo que o tempo de esvaziamento gástrico e o início da absorção intestinal podem ser considerados os principais fatores determinantes das diferentes taxas de absorção encontradas em diferentes indivíduos ou circunstâncias. Se o tempo de esvaziamento gástrico é retardado, por exemplo, pela presença de alimentos, particularmente os com alto teor de gordura, a absorção intestinal também o será. Esta é a razão para o fato de as pessoas sentirem mais os efeitos das bebidas quando a usam em jejum. Uma vez no intestino delgado, o etanol é absorvido rápida e completamente, através da difusão para o sangue, independente da presença de alimentos no intestino ou no estômago. Altas concentrações de etanol inibem sua própria absorção por ação irritante sobre a mucosa gástrica.

A distribuição do etanol absorvido também é rápida. Por ser hidrossolúvel, o etanol distribui-se por praticamente todos os tecidos, intra- ou extracelularmente, variando de acordo com a composição hídrica destes. A maior concentração ocorre, em ordem decrescente, no sangue, cérebro, rins, pulmões, coração, paredes intestinais, músculos estriados e fígado, com níveis bastante baixos nos ossos e no tecido adiposo. Em uma pessoa de 70 quilogramas, o volume de distribuição é de cerca de 50 litros.

O etanol se difunde rapidamente através das barreiras hematoencefálica e placentária. Como consequência, as concentrações no SNC e na circulação fetal são similares às do sangue. É possível estabelecer uma relação entre níveis plasmáticos e efeitos comportamentais, que é mais visível quando a alcoolemia está em ascensão, sendo menos evidente na fase de declínio.

As mulheres absorvem e metabolizam o álcool de forma diferente do que os homens. Em geral, as mulheres têm menos água no corpo do que os homens de peso corporal semelhante. Dessa forma, as mulheres atingem maiores concentrações de álcool no sangue depois de beber quantidades equivalentes de álcool.

Em geral, quanto menor o peso mais o indivíduo vai ser afetado por determinada quantidade de álcool. Como descrito anteriormente, o álcool tem elevada afinidade pela água. Assim, quando comparamos dois indivíduos com composições corporais semelhantes e pesos diferentes, o mais leve irá alcançar maior concentração de álcool do que o mais pesado se ambos ingerirem a mesma quantidade. Para as pessoas com o mesmo peso, um indivíduo mais musculoso será menos afetado do que alguém com uma maior percentagem de gordura, já que o tecido adiposo não contém muita água.

A velocidade de ingestão do álcool também influencia as concentrações sanguíneas deste. Quanto mais rápida for a ingestão, maiores o nível sanguíneo e o efeito do álcool.

2.2. Biotransformação e excreção

O álcool é eliminado do corpo por várias vias metabólicas. As principais enzimas envolvidas são a álcool desidrogenase (ADH), aldeído desidrogenase (ALDH), as enzimas da família citocromo P-450 (CYP2E1) e a catalase. As consequências do metabolismo do álcool incluem déficits de oxigênio (isto é, hipóxia) no fígado, interação entre subprodutos do metabolismo do álcool e outros componentes celulares que resultam na formação de compostos nocivos, danos aos tecidos, dano fetal, prejuízo a outros processos metabólicos, câncer e interações com medicamentos.

Variações nos genes para essas enzimas (aumentando ou diminuindo as taxas de metabolização) podem influenciar o consumo de álcool, os danos aos tecidos e a dependência. Deficiências enzimáticas genéticas das enzimas ADH e ALDH, diabetes, hipertensão, deficiência de tiamina e outros problemas de saúde podem diminuir a capacidade do organismo para processar o álcool e, portanto, gerar maiores riscos à saúde. Por outro lado, a baixa metabolização do álcool pode ser um fator protetor para o desenvolvimento da dependência, especialmente nos primeiros contatos com a bebida. Nesse caso, a baixa metabolização gera mal-estar e desconforto, sensações que podem levar o indivíduo a evitar a bebida.

O fígado é responsável pela metabolização – por oxidação – de 95% do álcool ingerido. O restante do álcool é eliminado por excreção na respiração, urina, suor, fezes, leite e saliva.

Como regra geral, uma pessoa vai metabolizar uma quantidade média de 10 a 15 g de álcool por hora. Esse volume é o presente em um drinque-padrão: 1 taça de vinho, 1 lata de cerveja ou 1 dose de 40 ml de destilado. Vários fatores influenciam essa taxa. A taxa de eliminação tende a ser mais elevada quando a concentração de álcool no sangue é muito alta. Também alcoólicos crônicos podem (dependendo da integridade do fígado) metabolizar o álcool a uma taxa significativamente mais elevada do que a média. Finalmente, a capacidade do organismo para metabolizar álcool tende a diminuir com a idade.

O metabolismo do álcool inicia-se com sua oxidação pela enzima ADH, gerando acetaldeído, que é posteriormente oxidado para acetato sob ação da enzima ALDH. Em humanos, existem pelo menos oito isoenzimas de ADH e quatro de ALDH. ADH é uma família de enzimas citosólicas presentes principalmente no fígado, mas também no trato gastrintestinal, rim, mucosa nasal, testículo e útero. Elas são classificadas em cinco classes (ADH1-5) que diferem em suas características estruturais e cinéticas. ADH1 desempenha o principal papel no metabolismo do etanol no fígado. O acetaldeído é o responsável por algumas das manifestações desagradáveis do uso do etanol (rubor facial, náuseas e ressaca) e, possivelmente, por algumas de suas ações tóxicas nos tecidos. Normalmente o acetaldeído é convertido em acetil-CoA, que é usada como substrato em diversas vias metabólicas.

A Figura 6.4.1 apresenta esquematicamente o metabolismo do álcool no fígado.

Substâncias que interferem com o sistema oxidativo hepático (p. ex. barbitúricos), assim como fatores hormonais e metabólicos (glicemia e insulinemia), podem interferir com a velocidade de biotransformação do etanol.

A excreção do etanol não metabolizado não é significativa, ficando normalmente em torno de 2% do total ingerido. O restante é utilizado como substrato em diversas vias metabólicas (via acetil-CoA).

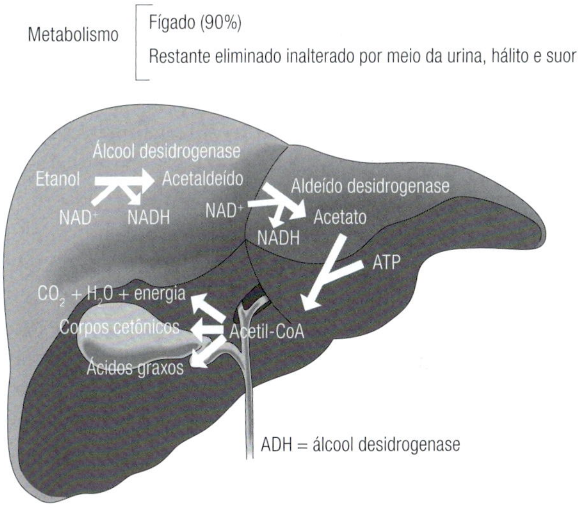

Figura 6.4.1. Metabolização do etanol no fígado. Fonte: www2.iq.usp.br/docente/henning/metabolismo_do_etanol_1.pdf.

3. MODO DE AÇÃO

O álcool age diretamente nos componentes das membranas celulares, alterando seu funcionamento. Apesar de ser considerada uma droga inespecífica na sua ação no cérebro, um dos seus principais efeitos parece ser seu papel de agonista de receptores GABAARs (principal neurotransmissor inibitório no cérebro dos mamíferos). Tal hipótese é corroborada pela inibição dos efeitos do álcool pela ligação da imidazobenzodiazepina Ro15-4513 a esse receptor. Este último é considerado, por vários autores, como o antagonista do álcool.

O etanol diminui a liberação de neurotransmissores na fenda sináptica. Isso parece decorrer de alterações induzidas na estrutura e fluidez da membrana neuronal, com consequente interferência com as trocas iônicas e propagação do impulso nervoso. As estruturas polissinápticas do sistema reticular ativador ascendente (SARA) e de certas regiões do córtex são particularmente afetadas.

Outro modo de atuação do etanol no SNC é indireto, pela deficiência do estado nutricional do indivíduo. Os dependentes de etanol costumam apresentar algum grau de deficiência nutritiva, especialmente vitamínica, prejudicando o funcionamento do sistema nervoso, pois o cérebro (responsável por 25% a 30% do metabolismo basal do indivíduo) depende de afluxo constante e ininterrupto de O_2 e nutrientes. Em dependentes, em geral, há deficiência de reserva nutricional.

4. EFEITOS FARMACOLÓGICOS

4.1. Aspectos gerais

O etanol exerce efeito em todos os sistemas orgânicos, interferindo com o funcionamento da membrana, respiração e metabolismo energético celular. Além da ação direta do álcool, o seu metabolismo é considerado fator predominante do dano tecidual associado à substância.

Como resultado de sua natureza eletrofílica, o acetaldeído pode formar adutos (do latim *adductus*, "atraído"), que são produtos da adição direta de duas ou mais moléculas diferentes, resultando em um único produto de reação contendo todos os átomos componentes iniciais, mas considerado uma espécie molecular distinta. Esses adutos são largamente patogênicos porque alteram a homeostase celular e a estrutura de proteínas e promovem danos ao DNA e mutações.

As proteínas mais suscetíveis aos efeitos tóxicos do acetaldeído são as proteínas encontradas nas membranas que envolvem os eritrócitos; as lipoproteínas que são constituídas por uma proteína e um componente de gordura e que estão associadas com o risco de doença cardíaca; a tubulina, uma proteína encontrada em estruturas celulares chamadas microtúbulos que são essenciais para a divisão celular e o transporte de proteínas dentro das células; a hemoglobina; a albumina e o colágeno.

Além dos efeitos associados ao acetaldeído, o metabolismo do álcool também pode gerar um acúmulo de NADH e a consequente redução da fração NAD^+/NADH. Essa redução tem um efeito significativo em várias vias bioquímicas importantes, tais como glicólise, ciclo do ácido cítrico, oxidação de ácidos graxos e glicogênese. O NADH é reoxidado principalmente em NAD^+ por transferência de elétrons. Durante a transferência de elétrons para o oxigênio, diferentes espécies reativas de oxigênio (EROs), tais como o ânion superóxido ($O_2^-\cdot$), peróxido de hidrogênio (H_2O_2) e o radical hidroxila ($OH\cdot$), são formadas. EROs são moléculas contendo oxigênio, altamente reativas que, como o acetaldeído, podem danificar outros componentes celulares e interagir com os aminoácidos associados à formação de proteínas, provocando alterações nocivas em vários sistemas do organismo. Elas atuam "roubando" os átomos de hidrogênio de outras moléculas, convertendo-as em radicais livres altamente reativos. Alternativamente, EROs também podem combinar-se com moléculas estáveis para formar radicais livres. Embora a maioria desses EROs é convertida em água antes de danificarem as células, elas estão associadas a carcinogênese, aterosclerose, diabetes, inflamação, envelhecimento e outros processos patológicos.

Como o metabolismo do etanol pelas enzimas ADH e ALDH ocorre principalmente no fígado, os efeitos adversos associados a esse metabolismo e à produção de EROs afetam primariamente esse órgão.

O álcool pode afetar quase todos os órgãos e sistemas do corpo.

4.2. Sistema nervoso central e periférico

Usado com moderação, o álcool pode desinibir, aumentar a socialização e provocar euforia. Tais efeitos são considerados prazerosos e são os desejados pelas pessoas que bebem. O efeito euforizante da embriaguez inicial é classicamente atribuído à inibição da atividade dos sistemas inibitórios. Com o aumento da alcoolemia, o efeito depressor do SNC fica evidente.

O SNC é o sistema mais acometido na intoxicação aguda. Os sintomas incluem euforia, rubor da pele e diminuição da inibição social. Com doses maiores, aparecem alterações de equilíbrio, coordenação motora (ataxia) e prejuízos na capacidade de julgamento e decisão, podendo gerar comportamentos violentos ou erráticos. Também aparecem náuseas e/ou vômitos devidos ao efeito perturbador do álcool sobre os canais semicirculares do ouvido interno e irritação química da mucosa gástrica. Níveis altos de álcool podem causar coma e morte devido aos efeitos depressivos do álcool sobre o SNC.

A gravidade da intoxicação é proporcional ao grau de tolerância do indivíduo e à alcoolemia. Uma escala relacionando os vários graus de intoxicação às respectivas alcoolemias de indivíduos não tolerantes é descrita de acordo com a graduação apresentada na Tabela 6.4.1.

A relação nível sérico/efeito não é, entretanto, estável, devido ao rápido desenvolvimento de tolerância.

No uso crônico, o álcool está associado a várias síndromes psiquiátricas e quadros neurológicos.

Usuários crônicos de altas doses de álcool tendem a apresentar importantes alterações cognitivas, principalmente das funções mnemônicas, atencionais e executivas (planejamento, memória operacional e controle de impulsos). As alterações no córtex pré-frontal, área comumente afetada pelo álcool e associada às funções executivas, tendem a prejudicar o processo de tomada de decisões e prejudicar a adesão e o sucesso do tratamento.

Os cérebros de alcoolistas tendem a ser menores, com redução volumétrica do parênquima e alargamento dos sulcos cerebrais. Tais achados são observados nos exames de tomografia, ressonância magnética e tomografia por emissão de fótons. Também as necropsias de alcoolistas mostram essas alterações.

Além do córtex, várias regiões do cérebro podem ser acometidas pelo uso crônico do álcool. Destacam-se o hipocampo, área associada à memória, e o cerebelo, que, com o córtex motor, controla o movimento, o equilíbrio e as funções motoras complexas.

Tabela 6.4.1. Efeitos do consumo de álcool em um indivíduo que não desenvolveu tolerância

Concentração de álcool no sangue (g/l)	Efeitos
0,2	Atingido aproximadamente depois de um drinque; usuários leves ou moderados sentem alguns efeitos: sensação de calor e relaxamento.
0,4	Maioria das pessoas sentem-se relaxadas, alegres e falantes; a pele pode se tornar ruborizada.
0,5	Primeiras alterações significativas começam a ocorrer; despreocupação, vertigem, desinibição e menor controle dos pensamentos podem ser sentidos; o autocontrole e a capacidade de julgamento estão diminuídos; a coordenação pode estar levemente comprometida.
0,6	Julgamento e crítica encontram-se prejudicados; a avaliação das capacidades individuais e o processo de tomada de decisões racionais são afetados (ex.: ser capaz de dirigir).
0,8	Comprometimento evidente da coordenação motora e diminuição da velocidade dos reflexos; capacidade para dirigir torna-se suspeita; sensação de dormência das bochechas e lábios; mãos, braços e pernas começam a formigar até ficarem dormentes (este nível é considerado legalmente como incapacitante no Canadá e em alguns estados dos Estados Unidos).
1,0	Discurso vago, indistinto, com dificuldade na articulação das palavras; desaceleração dos reflexos e deterioração do controle dos movimentos voluntários tornam-se evidentes (este nível é considerado como embriaguez na maioria dos estados dos EUA).
1,5	Prejuízo definitivo do equilíbrio e do movimento.
2,0	Centros de controle motor e emocional são consideravelmente afetados; fala pastosa, cambaleante, perda do equilíbrio (quedas são frequentes) e visão dupla podem ocorrer.
3,0	Dificuldade de entendimento do que é visto ou ouvido; indivíduos ficam confusos ou em estupor e pode ocorrer perda da consciência.
4,0	Geralmente o indivíduo está inconsciente; a pele torna-se fria e úmida.
4,5	Frequência respiratória diminui, podendo ocorrer apneia.
5,0	Morte por depressão do centro respiratório.

Tabela baseada em H. Tomas Milhorn Jr. CNS Depressants: Alcohol. In: *Chemical Dependence – Diagnosis Treatment and Prevention.* New York: Springer-Verlag, 1990, p. 128.

Alterações nas funções executivas como memória, atenção, planejamento, entre outras, podem ser diagnosticadas por testagens neuropsicológicas que tendem a mostrar alterações em até 50% a 70% da população de alcoolistas. Muitas dessas alterações de imagem e clínicas podem ser reversíveis com abstinência prolongada.

Distúrbios do sono são observados durante o uso de etanol e após a abstinência. A normalização do sono pode demorar alguns anos e, quanto mais grave for, maior chance de recaída.

Crianças e adolescentes apresentam cérebros em fase de maturação e os prejuízos causados pelo álcool tendem a ser mais extensos e graves.

Além do SNC, o sistema nervoso periférico também sofre alterações pelo uso crônico do álcool. Pessoas que bebem muito podem apresentar dor e formigamento nos membros. Isso é conhecido como neuropatia alcoólica. Em pessoas com neuropatia alcoólica, os nervos periféricos foram danificados pelo álcool. A toxicidade do álcool é potencializada pelas carências de nutrientes como tiamina, folato, niacina, vitaminas B_6 e B_{12} e vitamina E, necessários para o funcionamento adequado dos nervos periféricos.

4.3. Aparelho cardiovascular

Após a ingestão aguda de álcool, ocorre vasodilatação com aquecimento e ruborização da pele. Essa situação gera perda de calor corpóreo, sendo este um dos mecanismos implicados na hipotermia de alcoolistas. Esse efeito deve-se às ações central e direta nos vasos periféricos. Em países com invernos rigorosos, essa é uma causa importante de morte de alcoolistas expostos ao frio.

No uso prolongado de pequenas doses de álcool em adultos (1 a 2 doses por dia), há uma associação entre esse consumo e benefícios cardiovasculares. Pessoas que bebem poucas doses por dia tendem a ter menos eventos cardiovasculares como infarto agudo do miocárdio e acidente vascular cerebral do que abstêmios. Tal associação parece ser devida ao aumento das taxas do HDL (lipoproteína de alta densidade) sanguíneo e/ou diminuição da agregação plaquetária causadas pelo álcool.

Esse efeito benéfico desaparece com o aumento da quantidade ingerida de álcool. O uso crônico e intenso de álcool está associado à miocardiopatia e à insuficiência cardíaca. A membrana mitocondrial parece ser o sítio principal da ação tóxica do álcool na célula cardíaca. A competição de produtos do metabolismo do etanol pelas vias oxidativas mitocondriais leva à queda da oxidação de ácidos graxos, da metabolização aeróbica da glicose e da produção de ATP. Como consequência, há um desarranjo no transporte de Ca^{++} para dentro da célula e na sua captação, pós-contração muscular, para dentro do retículo sarcoplasmático.

Embora o uso isolado de álcool possa provocar hipotensão, o uso crônico está associado à hipertensão arterial. O uso de álcool representa de 10% a 30% dos casos de hipertensão. Os aumentos da atividade simpática e do cálcio intracelular da musculatura lisa são os mecanismos mais prováveis para explicar essa associação.

Na síndrome de abstinência do álcool, podem ocorrer picos hipertensivos graves que precisam ser tratados para se evitar complicações cardiovasculares.

4.4. Aparelho digestivo

O uso moderado de etanol pode estimular o apetite devido ao aumento das secreções gástricas por estimulação reflexa. Esta pode ser uma das explicações do uso do álcool como "aperitivo" antes das refeições. Concentrações gástricas de etanol em torno de 10% resultam em secreção rica em ácido e pobre em pepsina. Níveis maiores, em torno de 20%, inibem a secreção gástrica, a atividade péptica e a mobilidade gástrica. Níveis ao redor de 40% ou mais levam a um processo inflamatório da mucosa. Devido à estimulação da secreção ácida no estômago e à irritação da mucosa gástrica, a gastrite erosiva crônica é encontrada em muitos alcoolistas.

O etanol também produz aumento dos níveis plasmáticos de secretina e consequente estímulo da produção proteica pancreática.

A principal via de metabolismo do álcool gera NADH. O NADH, em seguida, é oxidado por uma série de reações químicas na mitocôndria, resultando na transferência de elétrons para o oxigênio molecular (O_2), o qual, em seguida, ligam-se prótons (H^+) para gerar água (H_2O). Para ter oxigênio suficiente para aceitar os elétrons, os hepatócitos devem retirar do sangue mais oxigênio do que o normal. Os hepatócitos localizados mais perto da artéria acabam utilizando maiores quantidades de oxigênio, prejudicando seu consumo pelos hepatócitos restantes. De fato, fortes evidências sugerem que o consumo de álcool resulta em hipóxia significativa nos hepatócitos que estão localizados perto da veia (isto é, nos hepatócitos perivenosos). Estes são os primeiros a mostrarem sinais de danos pelo consumo crônico de álcool.

Álcool e doença hepática estão diretamente relacionados; 8% dos alcoolistas desenvolvem cirrose hepática e cerca de 80% das cirroses têm etiologia alcoólica. A lesão hepática é resultante do estado hipermetabólico do hepatócito associado à hipertensão portal. As alterações morfológicas no início são mitocondriais, evoluindo para esteatose hepática, hepatite alcoólica e cirrose. A irreversibilidade ocorre em algum ponto entre a esteatose e a fibrose instalada.

O fígado gorduroso (esteatose) é resultado do acúmulo de triglicerídeos e outras gorduras nas células do fígado. Alguns mecanismos têm sido associados à deposição de gordura no fígado. A elevação dos níveis hepáticos de glicerol 3-fosfato (3-GP) após a ingestão de etanol aumenta a esterificação de ácidos graxos. O aumento dos ácidos graxos livres também foi incriminado na patogênese. Grandes quantidades de álcool aumentam a lipólise mediante estimulação direta do eixo adrenal-pituitário. Além disso, a ingestão de álcool cronicamente inibe a oxidação dos ácidos graxos no fígado e a liberação de VLDL no sangue. A deficiência ou a resistência aos efeitos da leptina (hormônio produzido principalmente nos adipócitos) pode também desempenhar um papel importante na patogênese da esteatose.

Em alguns pacientes, o fígado gorduroso pode ser acompanhado por inflamação hepática e morte de células (esteato-hepatite).

A hepatite alcoólica é uma inflamação do fígado causada pelo consumo excessivo e crônico de álcool. A quantidade de ingestão de álcool necessária para desenvolver hepatite alcoólica não é conhecida. Todavia, a maioria das pessoas com a doença bebeu mais de 100 gramas – o equivalente a sete copos de vinho, sete cervejas ou sete *drinks* de destilados – por dia durante pelo menos 20 anos. Todavia, a doença pode ocorrer também em pessoas que bebem moderadamente.

Outros fatores de risco incluem: hepatite C; desnutrição; sexo – as mulheres parecem ter um maior risco de desenvolver hepatite alcoólica, possivelmente devido a diferenças no metabolismo do álcool em relação aos homens; obesidade – bebedores pesados que estão com sobrepeso podem ser mais propensos a desenvolver hepatite alcoólica e cirrose; fatores genéticos – estudos sugerem que pode haver um componente genético na determinação da vulnerabilidade a doenças do fígado induzidas por álcool.

O metabolismo do álcool gera produtos químicos altamente tóxicos. Essas substâncias desencadeiam inflamação que destrói as células do fígado. Ao longo do tempo, cicatrizes substituem o tecido hepático saudável, interferindo na sua função. Essas cicatrizes irreversíveis (cirrose) representam a fase final da doença hepática alcoólica.

Entre 10% e 20% dos bebedores pesados de álcool irão desenvolver cirrose. A cirrose hepática é a forma mais avançada de doença hepática relacionada ao consumo de álcool. Em geral, a doença hepática começa pela esteatose, progride para a hepatite alcoólica, e, em seguida, para a cirrose. No entanto, é possível que uma pessoa possa desenvolver cirrose hepática sem nunca ter tido hepatite alcoólica.

Os sintomas de cirrose hepática aparecem, em geral, entre 30 e 40 anos de idade. Os sintomas incluem: astenia, icterícia, hipertensão portal, prurido, ascite, aranhas vasculares, problemas na coagulação.

Além do fígado, o consumo crônico de álcool pode resultar em danos progressivos e irreversíveis para o pâncreas. Inicialmente ocorre uma inflamação neste órgão que pode evoluir para sua atrofia e fibrose com insuficiências endócrina e exócrina. Alguns indivíduos podem desenvolver essa condição com ingestão relativamente baixa de álcool como 20 g/dia; outros podem precisar mais de 200 g/dia para desenvolver a doença; outros nunca desenvolvem, não importando o quanto bebem ou por quanto tempo. Em indivíduos suscetíveis, quanto maior o tempo de uso, maior o risco de desenvolver pancreatite.

A pancreatite relacionada ao álcool pode ser aguda ou crônica.

No quadro agudo, o indivíduo apresenta intensa dor abdominal, náuseas e vômitos. Em alguns casos graves, podem ocorrer alterações metabólicas graves e colapso circulatório. Esses episódios agudos podem ser recorrentes, muitas vezes precipitados por um aumento na ingestão de álcool. Complicações como estreitamento do ducto biliar, vazamento da bile, insuficiências exócrina e endócrina podem resultar em icterícia, formação de pseudocistos, má absorção e diabetes. Em alguns indivíduos, contudo, o curso clínico pode ser insidioso, com progressão para insuficiência pancreática sem episódios inflamatórios agudos.

As principais características clínicas da pancreatite crônica são dor abdominal, juntamente com má absorção/má digestão e diabetes.

4.5. Aparelho geniturinário

O efeito afrodisíaco do álcool parece resultar do seu efeito ansiolítico associado ao comportamento desinibido. Tal efeito parece ser mais uma sensação subjetiva, não se acompanhando de alterações fisiológicas. Tal desinibição causada pelo álcool tem sido fortemente associada ao sexo desprotegido. Pessoas sob efeito de álcool têm prejuízos no seu julgamento e na tomada de decisões, aumentando as chances de violência sexual, sexo indesejado e maior risco de não usar preservativos. Vários estudos associam o uso de álcool ao aumento do risco de contrair doenças sexualmente transmissíveis como sífilis, hepatite B e AIDS.

Por outro lado, o uso crônico tende a diminuir o desejo sexual e aumentar as chances de desenvolver impotência sexual. Tais efeitos parecem ser devidos à inibição da produção de testosterona nos testículos. Essa diminuição é causada pelo metabolismo do álcool que gera a redução da fração $NAD^+/NADH$, tanto no fígado como nos testículos. Uma vez que a síntese de testosterona requer NAD^+, a redução deste tende a diminuir sua produção.

Como a testosterona é crítica para a libido e ereção, o álcool tende a ter efeitos deletérios sobre o desempenho sexual masculino. O álcool também pode aumentar a dificuldade em atingir o orgasmo.

O etanol apresenta um efeito diurético. Tal efeito resulta da inibição da secreção de hormônio antidiurético pela hipófise, com menor reabsorção tubular renal de água e aumento de depuração de água livre.

4.6. Sistema endócrino e metabolismo

A secreção de cortisol aumenta durante a síndrome de abstinência, mas não em uso ocasional. Além disso, em geral, há uma resposta atenuada da secreção de TSH (hormônio estimulante da tiroide) após estímulo pelo TRH (hormônio liberador de tireotrofina).

O etanol inibe a neoglicogênese. Assim, acumulam-se precursores, tais como o lactato, que inibe a secreção de insulina, podendo levar à cetose. A hipoglicemia induzida pelo etanol em geral aparece após consumo intenso, quando os depósitos de glicogênio estão depletados em indivíduos que não se alimentam por um ou mais dias. A hipoglicemia pode ser grave e a mortalidade, nesses casos, está por volta de 10%.

O etanol também potencializa as ações hipoglicêmicas de outros fármacos. Quando combinado à ingestão de sacarose, pode produzir hiperinsulinismo e hipoglicemia pós-prandial.

O metabolismo de lípides também é afetado. Há um aumento da síntese de colesterol após ingestão de etanol. A administração aguda oral ou intravenosa de etanol produz um aumento de lipoproteínas, principalmente as lipoproteínas de densidade muito baixa (VLDL). Por outro lado, o consumo crônico de álcool em baixas doses está associado ao aumento de lipoproteínas de alta densidade (HDL). De acordo com experimentos em animais, o mecanismo primário da hiperlipidemia alcoólica parece ser uma produção hepática aumentada de VLDL.

4.7. Câncer

Um nexo de causalidade foi estabelecido entre o consumo de álcool e diversos tipos de câncer: cavidade oral, faringe, esôfago, fígado, cólon, reto, e, em mulheres, mama. Uma síntese do tema pode ser vista na Tabela 6.4.2.

Tabela 6.4.2. Possíveis mecanismos de carcinogenicidade das bebidas alcoólicas

Mecanismos	Câncer
Danos no DNA pelo acetaldeído	Cabeça e pescoço, esôfago e fígado
Aumento da concentração de estrogênio	Mama
Álcool como solvente para outras substâncias cancerígenas	Cabeça e pescoço e esôfago
Alterações no metabolismo do folato	Cólon, reto, mama e outros
Deficiências nutricionais (por exemplo, vitamina A)	Cabeça e pescoço e outros
Alterações imunológicas	Fígado e outros

Fonte: BOFFETTA, P.; HASHIBE, M. Alcohol and cancer. *Lancet Oncol.*, v. 7, p. 149-56, 2006.

4.8. Sistema imunológico

Pacientes dependentes de álcool têm, muitas vezes, níveis de imunoglobulinas IgA, IgG e IgM aumentados no sangue. A IgA está elevada no sangue de alcoólicos com e sem doença hepática, enquanto IgG e IgM estão elevadas em pessoas com doença hepática. Apesar do aumento das imunoglobulinas, os alcoólatras são frequentemente imunodeficientes. Esses níveis de anticorpos mais elevados podem ser devidos à regulação anormal da produção de anticorpos ou à manifestação autoimune.

Prejuízos na imunidade mediada por células em alcoólatras incluem resposta reduzida à tuberculina e testes para detecção de fungos na pele.

Alcoolistas sem doença hepática têm tipicamente números normais de linfócitos no sangue periférico, enquanto aqueles com doença hepática têm uma vasta gama de anomalias. Em pacientes com hepatite alcoólica, há uma leve redução no número de linfócitos, contudo, pacientes com cirrose alcoólica podem apresentar linfopenia grave.

Na hepatite alcoólica, há muitas vezes um aumento do número de neutrófilos no sangue, e o exame microscópico do fígado mostra infiltração por essas células que liberam enzimas que podem causar danos ao órgão.

Em fases avançadas da doença, o número de neutrófilos no sangue pode estar significativamente reduzido, provavelmente por causa da supressão da medula óssea, situação que contribui para a imunossupressão.

4.9. Hematopoiese

O achado de anemia e trombocitopenia em alcoolistas é muito comum. O aumento do volume corpuscular médio dos eritrócitos (VCM) também é frequente no alcoolismo e parece estar relacionado à ação direta do etanol sobre a medula óssea e às alterações na função hepática. Porém, a anemia megaloblástica ocorre somente nos indivíduos com carência nutricional de folato.

A ação direta do etanol sobre a medula óssea e sua ação sobre outros sistemas orgânicos (p. ex. fígado) podem estar envolvidas na patogênese de outras alterações hematológicas, tais como leucopenia, alterações da resposta imunológica e da hemostasia. A abstinência do etanol e a administração de folato revertem essas manifestações, com crise reticulocitária em uma semana e aumento do número de glóbulos brancos e plaquetas.

4.10. Etanol na gravidez

O álcool atravessa a barreira placentária e atinge o feto durante a gravidez. Alguns recém-nascidos expostos ao álcool durante a gravidez podem apresentar vários problemas, entre os quais a síndrome alcoólica fetal (SAF) (Tabela 6.4.3). Esta se caracteriza por dificuldades de aprendizagem, disfunção executiva, fala prejudicada, problemas motores e de comportamento, além de alterações físicas, especialmente nas características faciais, como fissuras palpebrais pequenas, fácies plana, hipoplasia maxilar, nariz curto, filtro nasal longo e hipoplásico e lábio superior fino.

No Brasil, cerca de 50 mil bebês por ano são vítimas da SAF. No mundo, anualmente, esse número chega a um milhão. A doença é a primeira causa da deficiência mental e pode ser evitada com a abstinência de álcool durante a gestação.

O álcool tem efeitos neurotóxicos e teratogênicos devastadores no cérebro em desenvolvimento. O álcool prejudica a função dos neurônios e das células da glia, levando a morte neuronal, alterações na migração celular e diferenciação das células da glia (astrócitos e oligodendrócitos).

Tabela 6.4.3. Síndromes relacionadas ao consumo materno de álcool na gravidez

Síndrome alcoólica fetal (SAF)	Caracterizada por retardo do crescimento e alterações dos traços faciais, que se tornam menos evidentes com o passar do tempo. Somam-se a esses alterações globais do funcionamento intelectual, em especial déficits de aprendizado, memória, atenção, além de dificuldades para a resolução de problemas e socialização.
Distúrbios neurodesenvolvimentais relacionados ao álcool	Apresentam os mesmos distúrbios mentais observados na SAF. Não há, no entanto, retardo no processo de crescimento, tampouco alterações faciais.
Defeitos congênitos relacionados ao álcool	Abrangem as alterações da constituição esquelética e de outros órgãos decorrentes da exposição do feto ao álcool durante a gravidez.

Fonte: http://www.scielo.br/pdf/eins/v8n3/pt_1679-4508-eins-8-3-0368.pdf.

5. INTERAÇÕES FARMACOLÓGICAS

O uso de álcool é comum em praticamente todos os países. Muitos dos indivíduos que bebem também usam medicações para problemas de saúde que podem interagir com a bebida, gerando riscos como intoxicações pelo álcool ou pela medicação, danos hepáticos ou problemas cardíacos.

Existem dois tipos de interações álcool-medicação: farmacodinâmicas e farmacocinéticas. O primeiro tipo altera os efeitos das substâncias (álcool ou medicação) no organismo, especialmente no SNC, enquanto o último interfere nos metabolismos das duas substâncias (álcool e medicações). Interações farmacodinâmicas aumentam o risco de quedas, acidentes de trânsito e intoxicação pelo álcool e pelas medicações. As interações farmacocinéticas podem alterar o metabolismo do álcool, do medicamento ou de ambos. Por exemplo, antagonistas dos receptores H_2 da histamina usados para tratar úlceras e dispepsias podem diminuir o metabolismo de primeira passagem do álcool e gerar níveis mais altos da bebida no sangue. Da mesma forma, alguns antibióticos, analgésicos, medicamentos para o coração e para tratamento da diabetes podem interferir com o metabolismo do acetaldeído, um produto do metabolismo do álcool, gerando reações tóxicas que incluem rubor, náusea e vômitos após consumo de álcool. O álcool também pode aumentar o tempo de coagulação em indivíduos que recebem terapia anticoagulante.

6. TOLERÂNCIA E DEPENDÊNCIA

O uso crônico de álcool promove uma resposta adaptativa do cérebro, levando ao desenvolvimento de tolerância aos efeitos tóxicos da substância. Tais indivíduos podem parecer sóbrios em concentrações de álcool no sangue que levariam à embriaguez indivíduos não tolerantes. A tolerância é causada pelas respostas farmacodinâmica e farmacocinética adaptativas do SNC e das vias metabólicas.

Com o desenvolvimento da tolerância, a dependência começa a se instalar. A dependência caracteriza-se por uma relação patológica do indivíduo com o álcool. No DSM-5 (Manual Diagnóstico e Estatístico de Transtornos Mentais, 5ª edição), manual desenvolvido pela Associação Americana de Psiquiatria, o abuso e a dependência foram reunidos sob a denominação de transtornos relacionados ao uso de substâncias (TUS). A Tabela 6.4.4 apresenta os critérios diagnósticos para o transtorno associado ao uso de álcool.

Tabela 6.4.4. Critérios diagnósticos para o transtorno associado ao uso de álcool – DSM-5.

Um padrão mal adaptativo de uso de álcool levando ao prejuízo ou sofrimento clinicamente significativo, manifestado por dois (ou mais) dos seguintes critérios, ocorrendo a qualquer momento no mesmo período de 12 meses:
1. O álcool é frequentemente consumido em maiores quantidades ou por um período mais longo que o pretendido. 2. Existe um desejo persistente ou esforços malsucedidos no sentido de reduzir ou controlar o uso do álcool. 3. Muito tempo é gasto em atividades necessárias para obtenção do álcool, na utilização do álcool ou na recuperação de seus efeitos. 4. Fissura ou desejo intenso ou urgência em consumir álcool ("*craving*"). 5. Uso recorrente do álcool resultando em fracasso em cumprir obrigações importantes relativas a seu papel no trabalho, na escola ou em casa. 6. O uso do álcool continua, apesar dos problemas sociais ou interpessoais persistentes ou recorrentes causados ou exacerbados pelo efeito do álcool. 7. Importantes atividades sociais, ocupacionais ou recreativas são abandonadas ou reduzidas em virtude do uso de álcool. 8. Uso de álcool recorrente em situações nas quais isso representa perigo físico. 9. O uso do álcool continua, apesar da consciência de ter um problema físico ou psicológico persistente ou recorrente que tende a ser causado ou exacerbado pelo álcool. 10. Tolerância, definida por qualquer um dos seguintes aspectos: a) necessidade de quantidades progressivamente maiores de álcool para adquirir a intoxicação ou efeito desejado; b) acentuada redução do efeito com o uso continuado da mesma quantidade de álcool. 11. Abstinência, manifestada por qualquer dos seguintes aspectos: a) síndrome de abstinência característica para a substância; b) o álcool (ou uma substância estreitamente relacionada, como benzodiazepínicos) é consumido para aliviar ou evitar sintomas de abstinência.
A classificação da gravidade do transtorno baseia-se na quantidade de critérios acima preenchidos pelo indivíduo, sendo: Leve: presença de 2 a 3 sintomas. Moderada: presença de 4 a 5 sintomas. Grave: presença de 6 ou mais sintomas.

Fonte: http://www.cisa.org.br/artigo/4010/-que-alcoolismo.php.

Os mecanismos associados ao desenvolvimento da tolerância e dependência ainda não são completamente entendidos. Alguns estudos identificaram alterações no receptor

GABA-A e/ou em subunidades do receptor NMDA em dependentes de álcool. Esses achados sugerem que as alterações adaptativas desses dois alvos principais da ação aguda da substância possam ter um importante papel no desenvolvimento de tolerância/dependência. Essas alterações serão importantes para explicar o uso de benzodiazepínicos (GABA) no tratamento da síndrome de abstinência e a hiperexcitabilidade (NMDA) observada nesta situação.

7. TRATAMENTO

Como toda doença crônica, o tratamento do alcoolismo inicia-se com o estabelecimento de uma boa relação médico ou profissional de saúde-paciente.

A motivação para o tratamento é fator decisivo para a eficácia terapêutica. O profissional deve avaliar a motivação do paciente logo na primeira consulta e discuti-la antes de propor as estratégias de promoção de abstinência. Várias técnicas motivacionais já foram estudadas e mostraram-se eficazes para o tratamento do alcoolismo. O profissional de saúde deve ser empático, evitar julgamentos e preconceitos, tolerar recaídas e estimular a sensação de autoeficácia do paciente.

No primeiro momento, o profissional auxilia o paciente a atingir a abstinência. Pelo risco do desenvolvimento de uma síndrome de abstinência (SA), a interrupção do álcool deve ser monitorada em casa em quadros leves ou em hospitais em quadros moderados a graves.

Os sintomas de abstinência geralmente iniciam-se 6 a 8 horas após a última dose, alcançam o pico entre 24 e 28 horas e tendem a remitir em até sete dias. A abstinência do álcool tem quadro clínico bastante variado, cuja gravidade de sintomas pode ser associada a fatores como tempo de consumo, quantidades de álcool ingeridas, associação com o consumo de outras substâncias e existência de condições clínicas comórbidas associadas. O *delirium tremens* (DT), que aparece em quadros graves de abstinência (5% dos pacientes), caracteriza-se por confusão mental e mortalidade de até 20% quando não tratado. O DT deve ser considerado uma indicação de internação.

Os sintomas da síndrome de abstinência incluem manifestações psíquicas e físicas. As alterações psíquicas mais comuns são: ansiedade, irritabilidade, agressividade, insônia, julgamento prejudicado, desorientação auto- e alopsíquica e alterações de sensopercepção. As alterações físicas mais comuns são: sudorese, tremores de extremidades, perda de coordenação motora, alterações da fala, hipertensão arterial e, em quadros graves, nistagmo, convulsões, coma e morte. Distúrbios metabólicos também podem ocorrer.

Os sintomas e sinais da SA são devidos à alteração súbita dos padrões de neurotransmissão no SNC após a redução ou interrupção do consumo do álcool. Diversos sistemas neurotransmissores são implicados, mas predominam as alterações nos sistemas GABA e glutamato (NMDA). O sistema hipotalâmico-pituitário-adrenal (circuito de estresse) também é normalmente ativado na abstinência das drogas psicoativas e se relaciona a estados aversivos e ansiosos. Na ocorrência da abstinência, encontramos um aumento de corticosterona, hormônio adrenocorticotrófico e fator liberador de corticotropina (CRF) na amígdala.

O tratamento farmacológico da abstinência do álcool deve ser realizado com benzodiazepínicos (BZD), drogas consideradas de primeira escolha nessa situação. Os BZDs mais utilizados são o clordiazepóxido e o diazepam. Se houver suspeita de insuficiência hepática, o lorazepam deve ser indicado, pois seu metabolismo não depende da integridade hepática. Os BZDs devem ser ministrados por via oral a cada hora até a melhora de alguns parâmetros (ansiedade, agitação, insônia, tremores de extremidades, taquicardia e hipertensão arterial) e continuados por cerca de dez dias em doses decrescentes. É importante ressaltar que a manutenção dos BZDs por períodos longos pode ser associada ao desenvolvimento de dependência, não sendo, por essa razão, recomendada.

Na SA, recomenda-se a reposição de tiamina (vitamina B1) intramuscular nos primeiros dias para a correção da possível carência dessa vitamina. Se não tratada, aumentam-se as chances do desenvolvimento da síndrome de Wernicke-Korsaskoff – alterações neurológicas como nistagmo, ataxia e oftalmoplegia (Wernicke) associadas à amnésia retrógrada e anterógrada persistentes (Korsakoff). É importante a monitoração dos níveis de magnésio, pois este íon é um cofator para o metabolismo da tiamina.

Investigação de alterações metabólicas, nutricionais, hepáticas, pancreáticas, infecciosas e neurológicas pode ser necessária de acordo com cada caso.

Após a fase de tratamento da SA, inicia-se o processo de prevenção de recaídas (tratamento de longo prazo). Esse processo inclui estratégias farmacológicas e psicoterápicas.

As duas medicações para esse fim disponíveis no Brasil, na atualidade, são o dissulfiram e a naltrexona.

Dissulfiram

O dissulfiram é um inibidor irreversível e inespecífico da enzima ALDH, responsável pela metabolização do acetaldeído. Uma vez que o indivíduo ingere álcool e há uma inibição dessa enzima, ocorre um acúmulo de acetaldeído gerando uma série de sinais e sintomas desagradáveis, como mal-estar, náusea, taquicardia, rubor facial, sudorese e hipotensão. Dentre as contraindicações para seu uso destacam-se cirrose hepática com hipertensão portal, mulheres grávidas devido ao risco de anomalias congênitas, doenças cardiovasculares e síndrome mental orgânica. Os pacientes não devem consumir nenhuma dose de álcool e ter um completo entendimento sobre os riscos.

O dissulfiram também bloqueia a dopamina beta-hidroxilase no SNC, aumentando os níveis de dopamina e reduzindo os de noradrenalina, o que pode contribuir para os efeitos clínicos tanto na dependência do álcool quanto da cocaína. Os pacientes devem abster-se totalmente do álcool e estar abstinentes há pelo menos 24 horas para iniciar o tratamento com dissulfiram. O profissional, antes de fazer a prescrição, deve assegurar-se de que o paciente e familiares entenderam os riscos quanto ao uso da medicação e os princípios do tratamento. O uso deve ser supervisionado por familiar ou membro da equipe de tratamento. No caso de não haver confiança do profissional quanto à capacidade de o paciente se manter abstinente, o dissulfiram deve ser evitado. A hepatite é um efeito adverso raro, que ocorre principalmente nos primeiros meses de tratamento. Por esse motivo, deve-se monitorar a função hepática do paciente a cada duas semanas no primeiro mês e a cada três meses na fase de manutenção. A dose habitual é de 250 a 500 mg por dia em dose única diária. Devido ao efeito prolongado da ação do dissulfiram, o uso irregular (perda de doses) não impede sua indicação e efetividade.

Em decorrência da inibição irreversível da ALDH, o paciente deverá aguardar até 14 dias após a parada da medicação para voltar a beber sem os efeitos indesejáveis da reação dissulfiram-álcool.

Naltrexona

A naltrexona é um antagonista não seletivo de receptores opioides. Os receptores opioides estão envolvidos na regulação da liberação da dopamina em circuitos cerebrais associados aos efeitos prazerosos e desenvolvimento da dependência. A naltrexona reduz a estimulação dopaminérgica do álcool e, consequentemente, seus efeitos prazerosos, além de auxiliar no controle da impulsividade. A posologia recomendada é de 50 a 150 mg por dia. O esquema terapêutico consiste na prescrição de 25 mg por dia inicialmente e aumento gradativo de acordo com a tolerância do paciente. Deve-se realizar a monitoração mensal dos valores da bilirrubina total e frações e das transaminases séricas nos três primeiros meses. A naltrexona deve ser suspensa se houver elevação das transaminases de maneira persistente. É contraindicada em doenças hepáticas agudas e crônicas. O principal efeito adverso desse medicamento é a náusea, que geralmente coincide com os níveis plasmáticos atingidos num período de até 90 minutos após a ingestão do medicamento. A naltrexona reduz as taxas de recaída e a quantidade ingerida de álcool nos dias que o paciente bebe.

Tratamento psicoterápico

O tratamento farmacológico deve ser sempre associado ao tratamento psicoterápico. O modelo mais estudado de psicoterapia para dependência de álcool é a terapia cognitivo-comportamental/prevenção de recaídas. Os princípios norteadores desse modelo terapêutico são:

a. Reconhecimento do problema por parte do paciente. A discussão sobre benefícios e prejuízos associados ao uso de álcool é um dos métodos para ajudar o paciente a reconhecer seu problema. O paciente deve pesar os prós e contras do seu comportamento associado ao beber. Esse processo chama-se "balança decisória". O paciente é estimulado a refletir e perceber que os benefícios tendem a ser fugazes e as desvantagens e prejuízos duradouros e associados a intenso sofrimento pessoal e familiar.
b. O profissional deve estimular e não impor ao seu paciente as mudanças necessárias na sua vida para evitar o uso de álcool. Essas mudanças incluem evitar locais de risco, evitar pessoas que estão associadas ao consumo da substância, encorajar o paciente a buscar novas situações de prazer que sejam incompatíveis com o álcool. O paciente deve ser incentivado a pedir ajuda quando se sentir em risco de recaída.
c. As orientações dos profissionais devem ser discutidas e aceitas pelo paciente. As orientações impostas tendem a ser menos eficazes.
d. Os pacientes devem ser estimulados a desenvolver habilidades para lidar com a "fissura" (desejo intenso) pelo álcool. Devido à grande pressão social para o uso, os pacientes deverão treinar comportamentos e discursos para evitar o uso nas situações de risco.
e. O paciente é estimulado a elaborar um plano de ação que o ajudará a se guiar e sedimentar as mudanças discutidas com o profissional.
f. O plano deverá conter as metas e as dificuldades para se atingi-las. Em função da dinamicidade do processo, esse plano pode ser modificado continuamente.

A família deve ser estimulada a se envolver no tratamento, já que os conflitos familiares são muito comuns.

Grupos de autoajuda, como os Alcoólatras Anônimos (AA), podem ser muito eficazes para um grupo de pacientes que se adapta ao modelo de 12 passos.

A avaliação do tratamento deve ser vista como um processo multifatorial que envolve a abstinência e também a reabilitação psicossocial do paciente.

8. BIBLIOGRAFIA

ARAÚJO, A.C.; LOTUFO NETO, F. A Nova Classificação Americana para os Transtornos Mentais – o DSM-5. *Rev. Bras. Ter. Comp. Cogn.*, v. 16, n. 1, p. 67-82, 2014.

BARBOSA, K.B.F. *et al.* Estresse oxidativo: conceito, implicações e fatores modulatórios. *Rev. Nutr.*, v. 23, n. 4, p. 629-43, 2010.

BOFFETTA, P.; HASHIBE, M. Alcohol and cancer. *Lancet Oncol.*, v. 7, p. 149-56, 2006.

BRESLOW, R.A.; DONG, C.; WHITE, A. Prevalence of Alcohol-Interactive Prescription Medication Use among Current Drinkers: United States, 1999-2010. *Alcohol Clin. Exp. Res.*, v. 39, n. 2, p. 371-9, 2015.

CENI, E.; MELLO, T.; GALLI, A. Pathogenesis of alcoholic liver disease: Role of oxidative metabolism. *World J. Gastroenterol.*, v. 20, n. 47, p. 17756-72, 2014.

COSTIN, B.N.; MILES, M.F. Molecular and neurologic responses to chronic alcohol use. *Handb. Clin. Neurol.*, v. 125, p. 157-71, 2014.

EDELMAN, E.J.; FIELLIN, D.A. Alcohol use in the clinic. *Ann. Intern. Med.*, v. 164, n. 1, p. 1-16, 2016.

JUNGERMAN, F.S. *et al.* Prevenção de recaída. In: FIGLIE, N.; BORDIM, S.; LARANJEIRA, R. (Org.). *Aconselhamento em dependência química.* 3 ed. São Paulo: Roca, 2015.

MALBERGIER, A.; OLIVEIRA JR, H.P. Transtorno relacionado ao uso do álcool. In: FORLENZA, O.V.; MIGUEL, E.C. (Org.). *Clínica Psiquiátrica de Bolso.* 1 ed. São Paulo: Editora Manole, v. 1, 304-22, 2014.

MALBERGIER, A.; PILEGGI, A.; SCIVOLETTO, S. Etanol. *Fundamentos da toxicologia.* 4 ed. São Paulo: Atheneu Editora, v. 1, 399-410, 2014.

MONTE, S.M.; KRIL, J.J. Human alcohol-related neuropathology. *Acta Neuropathol.*, v. 127, n. 1, p. 71-90, 2014.

MUGGLI, E. *et al.* "Did you ever drink more?" A detailed description of pregnant women's drinking patterns. *BMC Public Health.*, v. 16, p. 683, 2016.

SZABO, G.; SAHA, B. Alcohol's Effect on Host Defense. *Alcohol Res.*, v. 37, n. 2, p. 159-70, 2015.

WALL, T.L.; LUCZAK, S.E., HILLER-STURMHÖFEL, S. Biology, Genetics, and Environment: Underlying Factors Influencing Alcohol Metabolism. *Alcohol Res.*, v. 38, n. 1, p. 59-68, 2016.

WALLNER, M.; OLSEN, R.W. Physiology and pharmacology of alcohol: the imidazobenzodiazepine alcohol antagonist site on subtypes of GABAA receptors as an opportunity for drug development? *Brit. J. Pharma.*, v. 154, p. 288-98, 2008.

Parte 7

Quimioterápicos e Biofármacos

7.1.

Antiparasitários

PARASITOSES INTESTINAIS E MALÁRIA

Jeanine Giarolla Vargas
Elizabeth Igne Ferreira
Seizi Oga

DOENÇA DE CHAGAS

Priscila Longhin Bosquesi
Jean Leandro dos Santos
Chung Man Chin

Sumário

Colaboradores nas edições anteriores: Seizi Oga e Elizabeth Igne Ferreira.

1. INTRODUÇÃO

As parasitoses são doenças que acometem homens e animais com maior frequência em países tropicais, favorecidas pelas condições climáticas. No Brasil, à semelhança de outros países em desenvolvimento, sua disseminação é ainda aumentada por condições socioeconômicas, principalmente baixo nível de escolaridade e falta de educação sanitária. Em numerosas localidades, as parasitoses têm caráter endêmico.

Os parasitas, por mecanismos diversos, prejudicam a saúde do hospedeiro. Reduzindo a resistência do organismo, predispõem às outras infecções e, na população infantil particularmente, o parasitismo pode constituir-se num fator agravante da subnutrição. O baixo rendimento de aprendizagem, entre os escolares, assim como de trabalho, entre os operários, pode ser consequência da indisposição natural advinda de moléstias parasitárias.

A infestação em animais de criação, como suínos e bovinos, outrossim, acarreta perdas consideráveis pela redução na produção da carne e leite.

A terapêutica das parasitoses evoluiu muito nos últimos anos, com o desenvolvimento de modernas técnicas de testes biológicos e novos conhecimentos da bioquímica. Ao lado de fármacos de ação direta sobre a musculatura dos vermes, hoje aparecem, no arsenal terapêutico, outros, que atuam por meio de mecanismos puramente bioquímicos.

Apesar de numerosos fármacos terem sido sintetizados e testados em diferentes parasitas, ainda são poucos os que, na prática, apresentam propriedades que, realmente, os aproximam daqueles ditos medicamentos ideais, ou seja, de ação múltipla sobre diversos parasitas, ou de ação seletiva sobre determinados parasitas, sem toxicidade ao hospedeiro, de baixo custo e de fácil esquema posológico. Estas últimas características são importantes para que possibilitem o tratamento aos indivíduos carentes de recursos financeiros e facilitem a instituição de terapia coletiva de forma cômoda e econômica.

Nos últimos anos, muitos fármacos, de eficácia comprovadamente melhor, vieram a substituir os medicamentos tradicionalmente utilizados que eram, quase sempre, dotados de elevada potência tóxica. Alguns desses fármacos são considerados polivalentes, qualidade extremamente útil no tratamento de pacientes infectados por mais de um parasita.

Diversas associações medicamentosas são comercializadas, no intuito de combater o multiparasitismo. Tais associações aumentam o custo do produto e risco de efeitos colaterais, sendo, portanto, preferível o uso de medicamentos contendo apenas um fármaco.

O sucesso terapêutico em moléstias parasitárias depende essencialmente do diagnóstico correto, mediante reconhecimento do agente ou agentes etiológicos, e da aplicação do medicamento específico dentro de esquema posológico apropriado.

Aliado a esse procedimento, a orientação pertinente à higiene pessoal e ao saneamento ambiental constitui a medida de maior valia para evitar-se a reinfestação e para efetivar a erradicação da doença.

2. ANTIPARASITÁRIOS INTESTINAIS

2.1. Conceito e classificação

O termo antiparasitário indica, genericamente, fármacos que atuam sobre parasitas humanos e em animais, provocando expulsão ou morte, sem lesar de forma grave o seu hospedeiro.

Anti-helmínticos são fármacos usados, particularmente, no tratamento de doenças causadas por vermes parasitas, incluindo platelmintos, nematelmintos e anelídeos.

Os antiparasitários intestinais podem ser classificados conforme seguem.

Fármacos que atuam sobre:

a) Nematelmintos

Ascaris lumbricoides – Os fármacos de escolha são mebendazol e embonato de pirantel, e os fármacos secundários, citrato de piperazina e albendazol.

Ancylostoma duodenale – Os fármacos de escolha são mebendazol e embonato de pirantel, e o fármaco secundário, albendazol.

Enterobius vermicularis – Os fármacos de escolha são embonato de pirantel e mebendazol, e os fármacos secundários, citrato de piperazina e albendazol.

Necator americanus – Os fármacos de escolha são mebendazol e embonato de pirantel, e o fármaco secundário, albendazol.

Strongyloides stercoralis – O fármaco de escolha é o tiabendazol, e o fármaco secundário, albendazol.

Trichuris trichiura – O fármaco de escolha é o mebendazol, e o fármaco secundário, albendazol.

b) Platelmintos

Cestódeos

Taenia solium, Taenia saginata – Os fármacos de escolha são niclosamida e praziquantel, e o fármaco secundário, albendazol.

Trematódeos

Schistosoma mansoni – O fármaco de escolha é o praziquantel, e o fármaco secundário, oxamniquina.

c) Protozoários

Entamoeba histolytica – 4-aminoquinolinas (amodiaquina, cloroquina), antibióticos (eritromicina, oxitetraciclina, tetraciclina), haloacetamidas (etofamida e teclozana), 8-hidroxiquinolinas e 5-nitroimidazóis.

Giardia lamblia – O fármaco de escolha é o metronidazol; outros derivados com atividade antiprotozoária são benzoilmetronidazol, nimorazol, ornidazol, tinidazol, amodiaquina, furazolidona e nitazoxanida.

2.2. Ascaridíase

Ascaridíase é uma infestação causada pelo *Ascaris lumbricoides* (nematoide), vulgarmente conhecido como lombriga. Sem dúvida, a ascaridíase é a doença parasitária de maior frequência e ocorre principalmente nas regiões tropicais e entre as crianças de classes econômicas pouco favorecidas. A transmissão no homem se faz através de ovos férteis, os quais, uma vez ingeridos, liberam as larvas que medem cerca de 0,25 mm no intestino. As larvas atravessam a mucosa intestinal e alcançam o sistema porta e, daí, vão para o fígado; do fígado passam para os pulmões, bronquíolos, brônquios, traqueia e faringe. Na faringe, as larvas são deglutidas e voltam para o intestino, onde se desenvolvem e se tornam adultos. Esse ciclo evolutivo, desde a infecção até o estado adulto, leva aproximadamente oito semanas.

Nos pulmões, as larvas podem causar micro-hemorragias e reações histopatológicas semelhantes às da pneumonia.

Normalmente, os vermes vivem livres no intestino delgado e, entre as manifestações clínicas mais frequentes, têm-se: dores abdominais com cólicas, anorexia, náuseas, vômitos, diarreia, febre, sudorese, anemia secundária, perda de peso e irritação.

Eventualmente, os vermes se deslocam e provocam complicações, às vezes graves, tais como: oclusão da luz intestinal, oclusão do colédoco, invasão do parênquima hepático, perfuração da parede intestinal, ocorrendo obstrução intestinal, icterícia obstrutiva ou peritonite.

O diagnóstico é feito pelo exame de fezes, sendo positivo quando é constatada a presença de ovos ou do verme adulto, que mede de 15 a 35 cm de comprimento.

Dentre os fármacos mais utilizados, atualmente, no tratamento da ascaridíase, têm-se o albendazol, mebendazol, levamisol e isômero (-) correspondente (tetramisol), piperazina e pirantel (Figura 7.1.1).

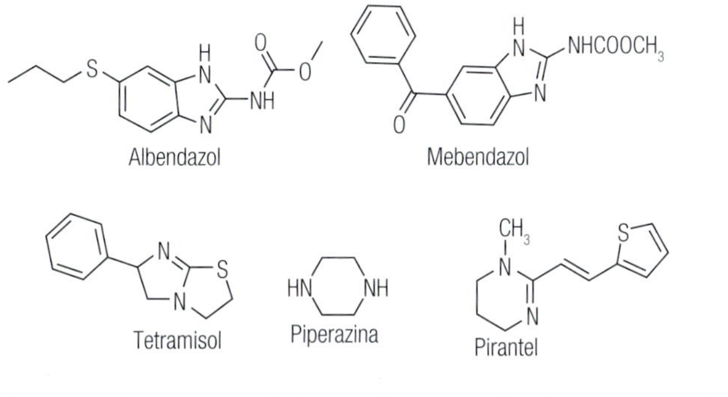

Figura 7.1.1. Estruturas químicas de fármacos utilizados no tratamento de ascaridíase.

2.2.1. Piperazina

Os sais de piperazina foram os primeiros fármacos eficientes, de baixa toxicidade, que apareceram para o tratamento da ascaridíase. Essa posição, aliás, permaneceu por muitos anos, até aparecerem outros compostos mais eficientes e de esquema posológico mais simples.

Mecanismo de ação

Os sais de piperazina paralisam a musculatura do *Ascaris* e facilitam sua expulsão. A paralisação do verme induzida pela piperazina é atribuível a dois mecanismos: (a) estabilização de membrana do parasita, tornando-a inexcitável, por ação semelhante à do curare na junção neuromuscular. Sua função seria de causar hiperpolarização da membrana, portanto, contrária à da acetilcolina; (b) inibição da reação redutiva do fumarato, que resulta na formação do ácido succínico. Essa reação fornece energia de contração muscular e se realiza, provavelmente, nas mitocôndrias, pela ação do difosfopiridinonucleotídeo reduzido, acoplado à fosforilação.

Farmacocinética

Todas as preparações de piperazina são de uso oral. A piperazina é facilmente absorvida pelo trato gastrintestinal e parcialmente metabolizada no organismo (aproximadamente 25%). A excreção ocorre principalmente por via renal (cerca de 20% na forma inalterada).

Doses e efeitos adversos

A dose recomendada de piperazina hexaidratada para adultos é de 3,5 g, em dose única, por dois dias, por via oral. As crianças devem tomar 75 mg/kg em dose única, por dois dias (não excedendo a quantidade máxima de 3,5 g).

Em enterobíase, recomenda-se para adultos e crianças 65 mg/kg (máximo de 2,5 g). A dose é repetida durante sete dias e deve-se reiniciar o esquema terapêutico após 1 semana.

Como efeitos adversos têm-se, por exemplo, náusea, vômito, diarreia, dores abdominais, urticária, vertigem, cefaleia.

2.2.2. Tetramisol

Quimicamente, o tetramisol é o cloridrato de 2,3,5,6-tetraidro-6-fenilimidazol (2,1-b) tiazol racêmico. Seu isômero denominado levamisol é mais ativo do que a mistura racêmica.

Mecanismo de ação

À semelhança da piperazina, o tetramisol produz uma paralisia da musculatura do *Ascaris*. Essa paralisia muscular está associada com pronunciada redução da síntese do ácido succínico, produto metabólico do verme, por inibição da fumarato redutase.

O bloqueio neuromuscular do tetramisol é do tipo despolarizante, inibindo, paralelamente, as colinesterases.

Doses e efeitos adversos

Uma dose única de 150 mg para adultos, 80 mg para crianças de 1 a 7 anos e 40 mg para lactentes exibe efeito curativo na ascaridíase. Sua eficácia é comprovada também na medicina veterinária. Na ancilostomíase grave pode ser administrada uma segunda dose, igual à primeira, uma semana depois.

Há estudo mostrando a capacidade do levamisol em aumentar a imunidade do paciente por estimular a produção de linfócitos.

A tolerância por parte do paciente a esse fármaco é satisfatória. Ocasionalmente, aparecem desconforto gastrintestinal, cefaleia e tontura.

2.2.3. Pirantel

O pirantel constitui-se em alternativa no tratamento da ascaridíase, com vantagem de atuar também no combate a ancilostomíase, enterobíase e necatoríase.

Mecanismo de ação

O pirantel bloqueia a transmissão neuromuscular do verme por despolarização, causando-lhe uma paralisia espástica. Como o tetramisol, o pirantel inibe as colinesterases. Na junção neuromuscular, o pirantel e a piperazina exercem ações mutuamente antagônicas.

Farmacocinética

O pirantel é pouco e incompletamente absorvido no trato gastrintestinal. Cerca de 50% da dose são eliminados sem modificações pelas fezes. Aproximadamente 15% são eliminados pelos rins, na forma inalterada e também como metabólitos.

Doses e efeitos adversos

Por via oral, recomendam-se, para adultos e crianças, 11 mg/kg/dia (máximo de 1 g). Na ascaridíase e enterobíase, a dose é única; na ancilostomíase e necatoríase, o esquema terapêutico tem duração de três dias.

O fármaco, por via oral, demonstra boa tolerância. Raramente ocorrem distúrbios gastrintestinais, cefaleia e vertigem. Contudo, é contraindicado para mulheres grávidas e para crianças com menos de um ano de idade.

2.2.4. Mebendazol

O mebendazol, derivado benzimidazólico, é dotado de alta eficácia no combate a diversas doenças parasitárias.

Mecanismo de ação

O mebendazol possui ação vermicida. Os parasitas são imobilizados e morrem lentamente, em consequência do bloqueio do aproveitamento da glicose causado pelo fármaco e redução do nível de ATP.

Farmacocinética

Administrado por via oral, apenas uma pequena parte é absorvida no trato gastrintestinal (5% a 10%). A absorção é favorecida na presença de alimentos gordurosos. No organismo, o mebendazol é metabolizado, formando metabólitos inativos, por exemplo, o 2-amino-5-benzoilbenzimidazol. A meia-vida plasmática oscila entre 2,5 e 9 horas ou mais, quando há comprometimento da função hepática. Sua excreção se faz principalmente com as fezes (95%), na forma não metabolizada, ou 2% a 5% pela urina.

Doses e efeitos adversos

A dose do mebendazol é de 100 mg por via oral, para adultos e crianças. Para enterobíase, uma dose única é suficiente, enquanto para ascaridíase, tricuríase e ancilostomíase são necessárias duas doses diárias por três dias, com repetição do ciclo ou uma dose única de 600 mg após três semanas.

A administração oral do mebendazol não exibe efeito tóxico sistêmico de importância. Dores abdominais e diarreia são observadas em alguns casos.

Como medida de segurança, não se indica a mulheres grávidas, pelo menos nos primeiros 3 meses de gestação, e a pessoas que tenham anteriormente mostrado reações alérgicas ao fármaco.

2.2.5. Albendazol

Albendazol é um derivado benzimidazólico que, à semelhança do mebendazol, bloqueia a absorção de glicose em muitos nematódeos intestinais e teciduais e em alguns cestódeos. É considerado vermicida, larvicida e ovicida.

Farmacocinética

O fármaco é pouco absorvido no trato gastrintestinal (5%) e sofre rápida metabolização no fígado. O metabólito principal é o sulfóxido, o qual apresenta meia-vida plasmática de 8 a 9 horas, sendo eliminado pela urina.

Doses e efeitos adversos

Por via oral, em adultos e crianças com mais de 2 anos, recomendam-se 400 mg em dose única. Em casos de enterobíase, o tratamento envolve dose única de 100 mg para crianças acima de 2 anos. Teníase e estrongiloidíase necessitam de três dias de tratamento. Se o helminto não for eliminado, sugere-se a repetição do esquema após três semanas.

Albendazol pode causar distúrbios gastrintestinais transitórios e cefaleia. Efeitos teratogênicos podem ser observados em ratos, razão pela qual não é indicado para mulheres grávidas.

2.3. Ancilostomíase

Ancilostomíase é causada por duas espécies de nematoides, *Necator americanus* e *Ancylostoma duodenale*. O primeiro se distribui na região intertropical, enquanto o segundo, mais nas regiões temperadas. No Brasil, onde a infestação por *N. americanus* é mais comum, a doença é conhecida como amarelão.

A infestação pelas larvas filarioides desse nematoide se faz por via cutânea e por via oral. No primeiro caso, os filarioides atravessam a pele e os tecidos subcutâneos, caindo na circulação venosa e, juntamente com o sangue, são transportados para os pulmões, os bronquíolos e a faringe. Sendo deglutidos, alcançam o duodeno, onde se desenvolvem até o estado adulto em três a quatro semanas após a infestação. Por via oral, os filarioides se desenvolvem diretamente, sem passar pela fase pulmonar.

A patogenia da ancilostomíase consiste, inicialmente, em distúrbios cutâneos, caracterizados por prurido, pápulas e mesmo lesões eczematoides.

No trato gastrintestinal, ocorrem ulcerações decorrentes da fixação local dos vermes através da cápsula bucal. Essas lesões aumentam as secreções de muco e causam pequenas hemorragias. Os vermes sugam sangue dos pontos de fixação, acarretando anemia no hospedeiro.

O indivíduo portador da doença mostra-se pálido, com sintomas cardíacos decorrentes da anóxia do miocárdio, cansaço, cefaleia e adinamia.

O diagnóstico da doença é feito pela presença de ovos e larvas nas fezes.

Em face das características da doença, incluem-se no seu tratamento, além da quimioterapia apropriada, medidas que visem a melhorar o estado geral do paciente, oferecendo-lhe alimentação adequada, suplementação de proteínas, vitaminas, sais de ferro e até mesmo transfusões de sangue.

Os ancilóstomos são particularmente sensíveis aos seguintes fármacos: hidroxinaftoato de befênio, albendazol, mebendazol e pirantel (Figura 7.1.2).

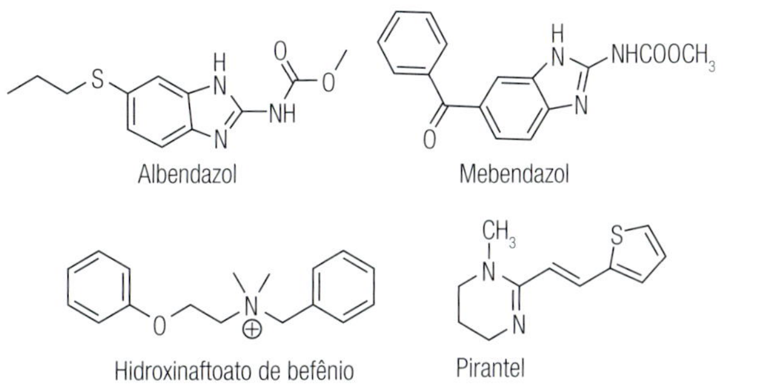

Figura 7.1.2. Estruturas químicas de fármacos utilizados no tratamento de ancilostomíase.

2.3.1. Hidroxinaftoato de befênio

O befênio é um composto de amônio quaternário eficaz na terapêutica de ascaridíase e ancilostomíase, em especial, quando há infecção mista por esses parasitas.

Mecanismo de ação

Atua nos músculos dos vermes, bloqueando a passagem do estímulo nervoso para as fibras musculares.

Doses e efeitos adversos

Para adultos e crianças acima de 22,5 kg, recomendam-se 5 g, duas vezes ao dia. Metade da dose é utilizada para crianças com peso inferior a 22,5 kg. Para *A. duodenale*, o tratamento deve ser feito em 1 dia. Já para o *N. americanus*, sugerem-se três dias.

A toxicidade do befênio é baixa, determinando, às vezes, náusea, dores abdominais e vômito. Ele é contraindicado para pacientes portadores de distúrbios gastrintestinais e para hipertensos.

2.4. Enterobíase

Enterobíase é a verminose causada pelo nematoide *Enterobius vermicularis*. É também chamada oxiuríase.

A maior incidência dessa parasitose é constatada nas regiões de climas temperados e frios, principalmente, em crianças. No Brasil, sua ocorrência é maior nos Estados do Sul do que nos do Norte, contrariamente do que acontece com outras parasitoses, como ascaridíase e ancilostomíase.

Os vermes adultos, medindo entre 3 e 15 mm (machos) e entre 8 e 13 mm (fêmeas) de comprimento, localizam-se na porção terminal do íleo, no ceco e no apêndice. A postura de ovos é feita nas regiões perianal e perineal, pelas fêmeas que migram espontaneamente e atravessam o esfíncter causando prurido local.

Os ovos são ingeridos, ao serem transportados à boca pelas mãos contaminadas (geralmente no ato de coçar) pelos alimentos ou pelas poeiras. Tal tipo de transmissão favorece a infestação e reinfestação entre os membros da família. Uma vez deglutidos, os ovos liberam as larvas que se dirigem às porções distais do íleo, onde se desenvolvem. Os vermes tornam-se adultos em três a oito semanas.

É interessante observar que muitos indivíduos albergam os vermes sem apresentar qualquer sintomatologia. Nas crianças, em particular, as toxinas secretadas pelos vermes podem provocar nervosismo, insônia, pesadelos, vertigem e até mesmo convulsões. As ulcerações causadas nas mucosas intestinais pelos vermes, para sua fixação, podem facilitar a penetração de bactérias patogênicas e a formação de abscessos e inflamações locais. A presença de vermes na região anal é marcada pela acentuada coceira e dor.

O melhor método de diagnosticar a doença é a identificação dos ovos de *Enterobius* pelo método de "*swab* anal" com fita adesiva. O exame das fezes é pouco eficiente, pois somente em 5% dos pacientes portadores da doença há evidenciação de ovos.

Os vermes são sensíveis a diversos agentes quimioterápicos: albendazol, mebendazol, embonato de pirvínio, piperazina, pirantel (Figura 7.1.3).

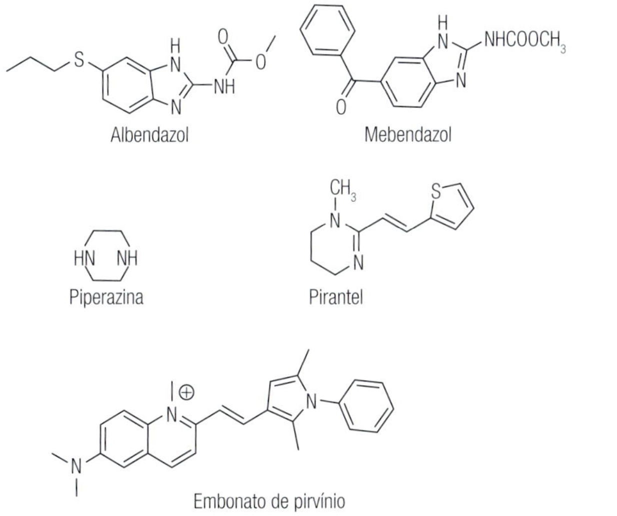

Figura 7.1.3. Estruturas químicas dos fármacos utilizados no tratamento de enterobíase.

2.4.1. Embonato de pirvínio

A atividade anti-helmíntica do embonato de pirvínio é conhecida há muitos anos. Administrado por via oral, praticamente não é absorvido pelo trato gastrintestinal, por ser pouco solúvel em água.

Mecanismo de ação

Seu mecanismo de ação está relacionado com a inibição respiratória, por interferência nos sistemas enzimáticos dos vermes. A atuação desse composto sobre o organismo do hospedeiro não produz efeito bioquímico significativo.

Doses e efeitos adversos

Uma dose única de 5 mg/kg de base de pirvínio (máximo de 350 mg) para crianças e adultos mostra resultado satisfatório no combate à oxiuríase. A mesma dose é repetida após duas semanas ou três semanas, para eliminar os vermes que se desenvolvem de ovos ingeridos após o tratamento.

O fármaco é bem tolerado. Em alguns pacientes tratados são constatados náusea, vômito, cólicas, reação de hipersensibilidade, fotossensibilização e coloração vermelha brilhante nas fezes.

2.5. Estrongiloidíase

A estrongiloidíase é a doença parasitária causada pelo nematoide *Strongyloides stercoralis*. A sua distribuição geográfica é semelhante à de ancilostomíase, isto é, são frequentes nas regiões de clima quente.

Os estrongiloides adultos são normalmente encontrados no intestino delgado, onde as fêmeas, mediante processo partenogenético, se reproduzem e põem ovos. Os ovos são incubados e eclodidos no próprio intestino do hospedeiro.

O exame das fezes, portanto, mostra somente as larvas do verme, chamadas rabditoides. Essas larvas se desenvolvem de duas maneiras: (a) ciclo direto, no qual as larvas expelidas, juntamente com as fezes, crescem no solo e se transformam em larvas filarioides infectantes. Elas penetram pela pele e seguem o mesmo caminho já descrito para as larvas do *Ascaris*. Aproximadamente 17 a 25 dias após a penetração das larvas no organismo, encontram-se fêmeas adultas (2 mm de comprimento) prontas para expelir ovos; (b) ciclo indireto onde as larvas rabditoides evoluem, rapidamente, para adultos de vida livre, machos e fêmeas. Os vermes de vida livre podem, repentinamente, dar origem a larvas filarioides infectantes.

A estrongiloidíase se caracteriza por causar dores abdominais, náuseas, vômitos, crises diarreicas, alternando-se com períodos de constipação intestinal, meteorismo e desconforto abdominal. Há, ainda, descrição do quadro de toxemia com elevada eosinofilia, broncopneumonia, com micro-hemorragia.

Nas infecções maciças, pode ocorrer obstrução do intestino delgado, a par de alterações profundas da mucosa, até mesmo com risco de morte ao hospedeiro.

O exame de fezes, de indivíduos portadores da doença, mostra a presença de larvas rabditoides e, ocasionalmente, os ovos.

Os estrongiloides são efetivamente combatidos com o albendazol, cambendazol, mebendazol, tiabendazol, ivermectina (B1a e B1b) (Figura 7.1.4).

2.5.1. Cambendazol

Mecanismo de ação

Trata-se de um derivado do tiabendazol.

Doses e efeitos adversos

Para adultos e crianças acima de 12 anos, recomendam-se 360 mg em dose única. Para crianças com 7 a 12 anos, deve-se administrar 90 a 180 mg. No caso de suspensão como forma farmacêutica, para crianças entre 2 e 6 anos, sugerem-se 60 mg (10 mL); entre 7 e 12 anos, 120 mg (20 mL). O tratamento deve ser repetido após 10 dias.

Dentre os efeitos adversos observam-se tontura, náuseas, cólicas abdominais, cefaleia e vômito.

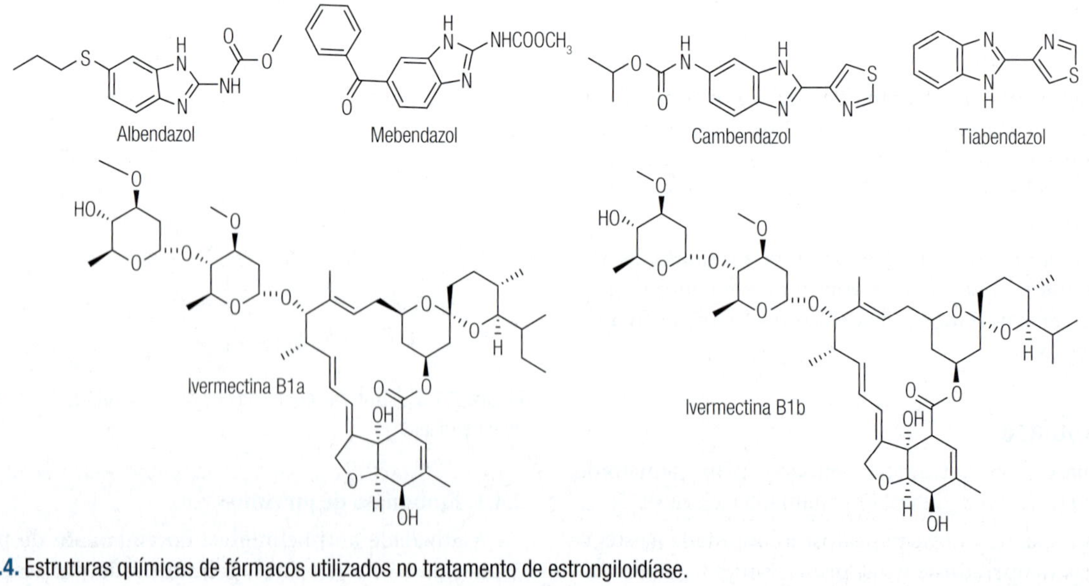

Figura 7.1.4. Estruturas químicas de fármacos utilizados no tratamento de estrongiloidíase.

2.5.2. Tiabendazol

Tiabendazol é um composto de largo espectro de ação no combate à parasitose veterinária e humana.

Mecanismo de ação

O mecanismo de ação do tiabendazol é ainda desconhecido. Contudo, foi demonstrada sua ação sobre a fumarato redutase, especificamente, dos parasitas.

Farmacocinética

O tiabendazol é facilmente absorvido no trato gastrintestinal. No organismo, sofre hidroxilação, formando o derivado 5-hidroxitiabendazol, seguida de conjugação com o sulfato ou ácido glicurônico. Seus metabólitos são excretados com a urina, enquanto apenas 5% do fármaco são encontrados nas fezes. A meia-vida do fármaco situa-se na faixa de 0,9 a 2 horas. Já o derivado hidroxilado possui meia-vida entre 1h24min e 2 horas.

Doses e efeitos adversos

O tiabendazol é especialmente útil nas infestações mistas, por *Ascaris, Enterobius, Strongyloides* e *Trichuris*, graças à multiplicidade de ação.

O tratamento efetuado por dois dias, com 25 mg/kg (máximo 1,5 g) cada 12 horas, por via oral, proporciona bom índice de cura na maioria das infecções por nematoides.

A administração tópica deve acontecer duas vezes ao dia e pode ser utilizada junto com o fármaco via oral.

Sua única desvantagem é a relativa hepatotoxicidade e indução de frequentes efeitos colaterais, tais como anorexia, náusea, vômito e vertigem. Em pacientes mais sensíveis, ocorrem diarreia, dor abdominal, cefaleia, zumbido e outros.

2.5.3. Ivermectina

Quimicamente, a ivermectina consiste em uma lactona macrolídica semissintética, obtida a partir do *Streptomyces avermitilis*. É utilizada no tratamento de estrongiloidíase, filariose, oncocercose, pediculose e larva migrans cutânea. É importante ressaltar que, em 2015, os cientistas William Campbell e Satoshi Omura receberam o prêmio Nobel de Fisiologia ou Medicina por descobrirem a ivermectina a partir da avermectina.

Mecanismo de ação

Atua aumentando a liberação do GABA. Como consequência, ocorre o bloqueio do impulso nervoso. O aumento do cloro leva, também, à hiperpolarização das células musculares, causando, em última instância, a morte do parasita.

Farmacocinética

O composto é absorvido quando administrado por via oral. Possui meia-vida plasmática de, aproximadamente, 56 horas. A eliminação ocorre pelas fezes (98%) e urina (1%).

Doses e efeitos adversos

Recomendam-se as seguintes doses:

- estrongiloidíase, escabiose ou pediculose – 200 mcg/kg;
- oncocercose – 150 mcg/kg;
- filariose linfática – 400 mcg/kg.

Efeitos adversos comuns são, por exemplo, febre, tontura, prurido, diarreia, náuseas, vômitos e encefalopatia.

2.6. Tricuríase

A tricuríase ou tricocefalíase é a verminose causada pelo nematoide *Trichocephalus trichiurus* denominado também *Trichuris trichiura*.

É verminose encontrada no mundo inteiro, predominantemente nas regiões quentes, à semelhança do que ocorre com a ascaridíase.

O verme, que mede de 3 a 5 cm de comprimento, vive fixo à parede intestinal, principalmente do ceco, através de sua porção anterior afilada do corpo.

A infestação pelo *T. trichiura* se dá pela ingestão de ovos embrionados. Os embriões se formam dentro dos ovos, após a expulsão destes juntamente com as fezes. Seu desenvolvimento depende primordialmente das condições externas de unidade e tempo; desde que elas sejam favoráveis, dá-se em 15 dias. Os ovos, uma vez ingeridos, sofrem digestão no intestino delgado e as larvas migram para o ceco, onde se desenvolvem em cerca de três meses.

Dentre as manifestações clínicas mais comuns, constatam-se nervosismo, perda de apetite, insônia, diarreia, dor na fossa ilíaca direta e tenesmo, em decorrência à lesão traumática causada na mucosa intestinal e da ação tóxica do verme.

O diagnóstico dessa verminose é feito pelo exame de fezes, sendo positivo quando são encontrados ovos característicos.

O mebendazol e o albendazol são recomendados para o tratamento da tricuríase (Figura 7.1.5).

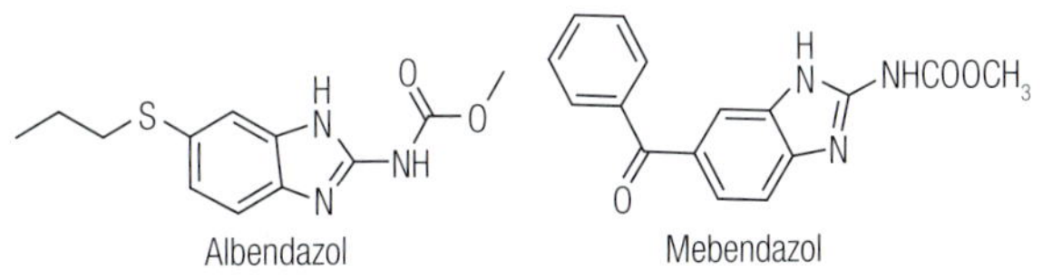

Figura 7.1.5. Estruturas químicas de fármacos utilizados no tratamento de tricuríase.

2.7. Teníase

A teníase é causada principalmente por duas espécies de platelmintos, *Taenia saginata* e *Taenia solium*.

A transmissão da *T. saginata* é feita por ingestão de carne bovina, enquanto a da *T. solium*, por ingestão de carne suína.

O escolex se fixa na parede do intestino delgado e dá origem a novos segmentos, em sequência, podendo atingir comprimento superior a 10 metros.

Na infestação da *T. solium*, com a maceração e digestão dos segmentos, grande número de ovos é lançado. Alguns desses ovos penetram na mucosa, entram na circulação e dão origem à cisticercose, sendo a cisticercose cerebral a manifestação mais grave da doença.

A *T. saginata* pode não determinar nenhum sintoma significativo; às vezes, porém, causa dores abdominais, perda de peso, eosinofilia e outras consequências. Nessa infestação não ocorre a cisticercose.

Albendazol, praziquantel e niclosamida são fármacos utilizados no tratamento (Figura 7.1.6).

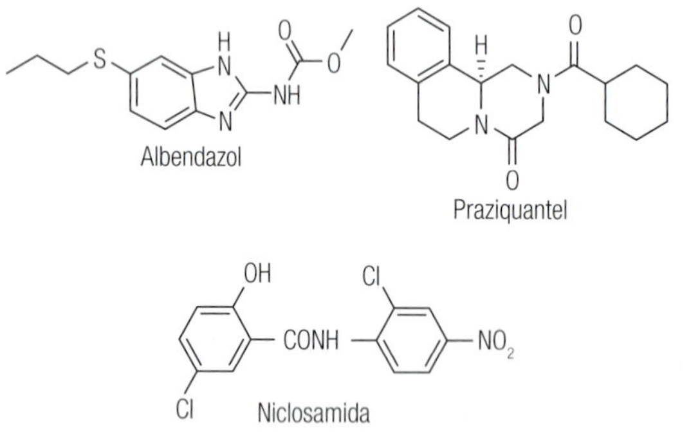

Figura 7.1.6. Estruturas químicas de fármacos utilizados no tratamento de teníase.

2.7.1. Niclosamida

A niclosamida, ou clorossalicilamida, é um eficaz vermicida sobre *T. solium* e *T. saginata*. Não é ativa contra a forma larvária de *T. solium* (cisticercos).

Farmacocinética

A niclosamida, insolúvel em água, é administrada por via oral e não é absorvida pelo trato gastrintestinal.

Doses e efeitos adversos

No tratamento da teníase causada por *T. solium* e *T. saginata*, administra-se uma dose única de 2 g, tanto para adultos quanto para crianças acima de 8 anos, uma vez que o fármaco tem absorção insignificante. Para crianças de 2 a 8 anos, recomenda-se 1 g. Deve-se administrar após a refeição principal. A niclosamida é também eficaz em difilobotríase e dipilidíase.

O fármaco é bem tolerado, mas, ocasionalmente, pode determinar desconforto e dores abdominais passageiras.

2.7.2. Praziquantel

É um derivado isoquinolínico ativo, altamente eficaz contra grande variedade de cestódeos (*T. solium*, *T. saginata*, *Hymenolepis nana* e *Diphyllobothrium latum*, entre outros) e trematódeos (*Schistosoma mansoni*, *Schistosoma haematobium* e *Schistosoma japonicum*, entre outros), atuando sobre os vermes adultos e larvas. O praziquantel tem especial importância no tratamento da cisticercose cerebral. Todavia, mesmo sendo eficaz, como o diagnóstico dessa afecção é geralmente tardio, com cisticercos calcificados, a influência sobre o quadro clínico do paciente é variável.

Mecanismo de ação

O mecanismo bioquímico exato de ação não é conhecido. Observa-se contração tetânica quase imediata da musculatura do helminto e, após alguns minutos, vacuolização e rompimento do tegumento apical do sincício.

Farmacocinética

No homem, o fármaco é quase totalmente absorvido do trato gastrintestinal (80%) e atravessa facilmente as barreiras hematoencefálica e placentária. A concentração plasmática máxima é atingida por volta de 1 a 3 horas. A meia-vida plasmática do praziquantel e seus metabólitos em animais é de apenas algumas horas, quando dado por via intravenosa ou oral, permanecendo traços do fármaco no sangue depois de 24 horas. A biotransformação ocorre no fígado, por meio do efeito de primeira passagem após sua administração oral. No tratamento da infecção por *S. haematobium* (que vive no plexo venoso vesicular) a eficácia de praziquantel é maior por via intramuscular do que por via oral.

Seus metabólitos são excretados principalmente por via renal, embora pequena fração (15% após administração por via oral e 37% após administração intravascular) seja encontrada na bile e cerca de 10% são secretados pela mucosa intestinal. Fármacos como fenobarbital, fenitoína e carbamazepina podem interferir no metabolismo do praziquantel.

Doses e efeitos adversos

Na teníase intestinal, em adultos, o praziquantel é administrado por via oral na dose de 600 mg em dose única. Crianças de 6 a 12 anos devem receber 300 mg em dose única. Já para as de 2 a 6 anos, devem-se administrar 150 mg em dose única.

Em himenolepíase, a dose para adultos é de 900 mg em dose única; para crianças de 6 a 12 anos, 600 mg em dose única; e para crianças de 2 a 6 anos, 300 mg em dose única (via oral).

Em esquistossomíase, recomendam-se 20 mg/kg, três vezes, em um dia de tratamento. O intervalo entre as doses deve ser de, no mínimo, 4 horas e, no máximo, de 6 horas (via oral). No *S. mansoni*, o fármaco causa despolarização da membrana tegumentar, além de reduzir a atividade ATPase, o nível do ATP e a captura da glicose. O praziquantel inibe, em baixas concentrações, a produção de ovos pelos parasitas fêmeas.

Ainda, o praziquantel pode ser utilizado em casos de cisticercose (cutânea e muscular), com a dose de 30 mg/kg/dia, em três tomadas diárias, por sete dias. Para a neurocisticercose, sugere-se administração, em hospital (em razão do risco de ocorrência de edema pericístico), de 50 mg/kg/dia, em três tomadas diárias, por 15 a 21 dias. O uso concomitante de corticoides é recomendado.

O praziquantel é, geralmente, bem tolerado nas doses usuais recomendadas. No tratamento da neurocisticercose, podem aparecer efeitos como convulsão, aracnoidite, meningismo, hipertermia e hipertensão craniana. Esses efeitos são, possivelmente, decorrentes de resposta inflamatória à destruição das larvas. Além desses, podem ser observados efeitos do tipo desconforto epigástrico, náusea, cefaleia e efeitos hematológicos, entre outros.

2.8. Esquistossomíase

A esquistossomíase é uma doença parasitária causada por várias espécies da família *Schistosomatidae*: *S. haematobium*, *S. mansoni*, *S. japonicum*, *Schistosoma mekongi* e *Schistosoma intercalatum*.

As espécies *S. haematobium* e *S. intercalatum* são largamente disseminadas na África e, em particular, no Egito, de onde se espalhou para o mundo todo, enquanto o *S. japonicum* é encontrado, principalmente, na China, no Japão, em Formosa (Taiwan) e nas Ilhas Filipinas.

No Brasil, a infestação ocorre principalmente com o *S. mansoni* e predominantemente nas zonas quentes e úmidas do Nordeste e Leste do País.

O *S. mansoni*, que vive normalmente no intestino delgado ou no ceco, faz sua postura na altura da alça sigmoide e do reto. Os ovos são eliminados pelos hospedeiros, juntamente com as fezes, e, encontrando condições favoráveis de temperatura, luz e água, liberam os embriões ou miracídios, fenômeno este designado ecdíase. Após deixarem os ovos, os miracídios nadam na água à procura de hospedeiro e, não o encontrando, morrem em menos de 24 horas.

O hospedeiro intermediário é o molusco pertencente à família *Planorbidae*. O miracídio, após sua penetração no molusco, transforma-se em esporocisto primário ou esporocisto materno, que gera numerosos esporocistos filhos. Os esporocistos filhos, em seguida, deixam o esporocisto materno e migram para espaços linfáticos, que cercam as glândulas digestivas, onde, à custa de abundante suco alimentar ali existente, transformam-se em cercárias. Os caramujos infestados expulsam massa de cercárias todos os dias, durante semanas e até meses. As cercárias livres têm cerca de 60 horas de oportunidade para penetrar nos hospedeiros definitivos, através da pele ou das mucosas.

A infestação no homem ocorre por contato com águas contaminadas. Aparece inicialmente a fase toxêmica da esquistossomíase, que consiste nas manifestações cutâneas do tipo urticária, bem como febre, manifestações pulmonares e alérgicas. Segue-se a evolução para as formas intestinal e hepatointestinal e pode surgir diarreia, com ou sem expulsão de fezes mucossanguinolentas, e dor abdominal, enquanto o fígado mostra-se notadamente aumentado de volume, causado pela deposição dos ovos do parasita e reações inflamatória e cicatricial, com progressiva perda de função. Na forma hepatoesplênica, o fígado está grande e o baço é palpável. Nos casos graves, a interrupção do sistema circulatório porta pode produzir ascite e surgimento de varizes esofágicas e seu rompimento causar morte do paciente.

Embora todas as espécies de esquistossoma sejam suscetíveis a medicamentos semelhantes, a lesão hepática causada pelo *S. mansoni* altera o metabolismo de fármacos.

O tratamento de esquistossomíase é feito com oxamniquina ou praziquantel (Figura 7.1.7).

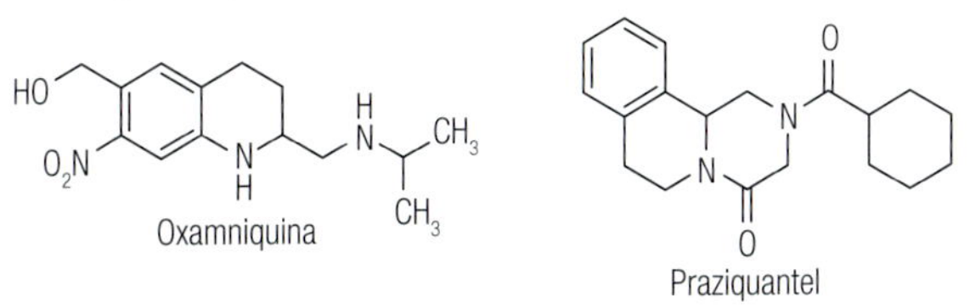

Figura 7.1.7. Estruturas químicas de fármacos utilizados no tratamento de esquistossomíase.

2.8.1. Oxamniquina

A oxamniquina é um derivado quinolínico com atividade terapêutica contra o *S. mansoni*, embora as diferentes linhagens apresentem suscetibilidade variável. Já existem relatos da resistência de *Schistosoma* em relação a esse fármaco.

O fármaco é efetivo contra vermes imaturos e maduros de *S. mansoni*. A forma (+) dextroisômero é mais eficaz do que a mistura racêmica.

Mecanismo de ação

A oxamniquina é ativada no organismo, formando um éster. Este, por sua vez, é prontamente dissociado em um eletrófilo, que é capaz de alquilar o DNA do parasito. A morte é consequência da inibição do metabolismo de ácido nucleico.

Farmacocinética

A oxamniquina é bem absorvida após administração oral. O pico de concentração plasmática é alcançado após 60 a 90 minutos e a sua meia-vida plasmática é de 1 a 2,5 horas. A maioria dos metabólitos é excretada com a urina, dentro de 12 horas, sendo cerca de 40% a 70% metabolizados em ácido 6-carboxílico (que é inativo terapeuticamente), reação esta que parece ocorrer na própria parede intestinal. Menos de 2% é eliminado inalterado.

Doses e efeitos adversos

No tratamento de esquistossomíase por *S. mansoni*, a dose recomendada é de 15 mg/kg, via oral, em administração única, no adulto e crianças acima de 30 kg. Em crianças com peso inferior a 30 kg, são necessárias duas doses de 10 mg/kg administradas com intervalo de 3 a 8 horas. Crianças requerem maiores doses do que os adultos, provavelmente por causa da metabolização mais rápida do agente no fígado.

O fármaco é mais bem tolerado quando administrado com alimento, embora este diminua sua absorção. Em geral, 15 a 20 mg/kg, em dose oral única, curam 80% a 90% dos pacientes infestados por linhagem sul-americana de *S. mansoni*.

Os efeitos colaterais mais importantes da oxamniquina são as convulsões epileptiformes, particularmente em pacientes com a história prévia de desordens convulsionais. Frequentemente ocorrem cefaleias e hipertermia. Pode ocorrer também alteração da coloração da urina. No sangue, pode causar aumento de transaminase, glutamiltranspeptidase e fosfatase alcalina.

2.8.2. Praziquantel

O praziquantel atua sobre todas as espécies de *Schistosoma* patogênico ao homem. Sua utilização é particularmente importante em: a) esquistossomíase intestinal por *S. japonicum*, *S. intercalatum* e *S. mekongi*, que não são sensíveis à oxamniquina; b) infestações por *S. mansoni* resistente à oxamniquina; c) infestações simultâneas por *S. haematobium* e *S. mansoni*, que, alternativamente, pode ser tratada com metrifonato e oxamniquina.

2.9. Amebíase

A amebíase é a doença causada pelo protozoário *Entamoeba histolytica*. Sua infestação dá-se, geralmente, ingerindo cistos, uma das formas do parasita, juntamente com a água ou legumes mal lavados. Esses cistos liberam as formas móveis do parasita, denominados trofozoítos, que podem atravessar o intestino e alcançar outros órgãos como o fígado e, mais raramente, o baço, o cérebro e os pulmões.

Conforme o estágio do desenvolvimento da ameba e sua localização no hospedeiro, a amebíase apresenta diferentes formas: (a) disentérica ou diarreica; (b) crônica, não disentérica; (c) extraintestinal.

Os sintomas disentéricos caracterizam-se pelas dores abdominais e eliminação de fezes contendo muco e sangue, acompanhados, ou não, de náuseas, vômitos e cefaleia. Em casos mais graves, denominados disenterias amebianas gangrenosas ou fulminantes, pode haver hemorragia intestinal, tenesmo retal extremo, febre e até morte.

Na forma crônica da amebíase, ocorre, geralmente, constipação intestinal, intercalada de diarreia com fezes contendo muco e sangue. Corresponde à fase de latência da doença.

A amebíase extraintestinal mais frequente é aquela que afeta o fígado, causando necrose, comumente chamada abscesso amebiano do fígado.

No Brasil, os fármacos utilizados para o tratamento de amebíase são: metronidazol, benzoilmetronidazol (pró-fármaco do metronidazol), haloacetamidas (etofamida e teclozana), secnidazol, tinidazol e nimorazol (Figura 7.1.8).

2.9.1. Metronidazol

O metronidazol é ativo contra todas as formas de infestação por *E. histolytica*.

Farmacocinética

Após administração por via oral, o fármaco é rapidamente absorvido e bem distribuído. A biotransformação hepática origina diferentes metabólitos, tais como o 1-(2-hidroxietil)-2-hidroximetil-5-nitroimidazol (ativo) e ácido 2-metil-5-nitroimidazol-1-il acético. A meia-vida plasmática é de 6 a 12 horas, diferente da observada para o 2-hidroximetil derivado (15 horas). A eliminação acontece principalmente pela urina.

Doses e efeitos adversos

Em amebíase, a dose indicada é de 750 mg, três vezes ao dia, durante 5 a 10 dias; as crianças devem receber 35 a 50 mg/kg/dia, em três administrações, por 10 dias.

Em infecções por *Giardia lamblia*, recomendam-se doses diferentes para adultos e crianças. Adultos devem receber 250 a 500 mg, três vezes ao dia, por cinco a sete dias ou 2 g/dia, por três dias. Para as crianças, devem-se administrar 5 mg/kg, três vezes ao dia, por cinco a sete dias.

Frequentemente, aparecem cefaleia, náusea, vômito e gosto metálico na boca, após ingestão do metronidazol em altas doses.

Requer, ainda, especial cuidado com as bebidas alcoólicas, durante o tratamento com o metronidazol, visto que este exibe um efeito semelhante ao do dissulfiram, inibidor da aldeído desidrogenase.

O fármaco é ativo também em tricomoníase, infecções bacterianas anaeróbias graves, balantidíase, giardíase e vaginite por *Gardnerella vaginalis*.

2.9.2. Haloacetamidas

Teclozana

Sua eficácia é comprovada nas formas crônicas, não disentéricas da amebíase.

Os esquemas terapêuticos variam em adultos e crianças. Em adultos, sugerem-se: (1) 100 mg, três vezes ao dia, por cinco dias; (2) 500 mg a cada 12 horas (3 doses). Para as crianças com menos de 7 anos, devem ser administrados 250 mg por 8 horas, por cinco dias. Na forma farmacêutica

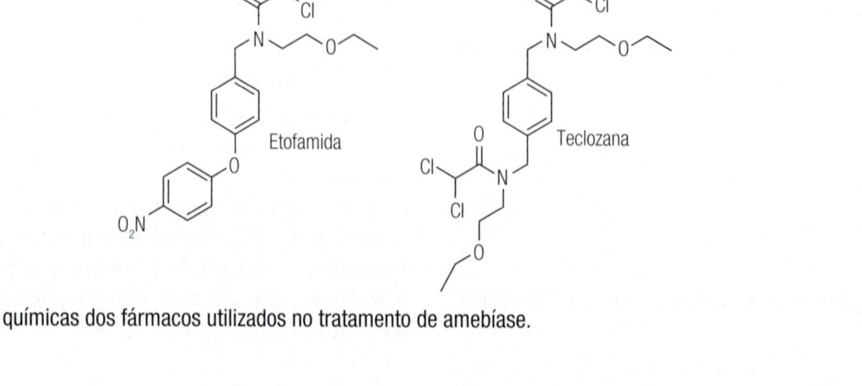

Figura 7.1.8. Estruturas químicas dos fármacos utilizados no tratamento de amebíase.

suspensão, para crianças de: (1) 1 a 3 anos, sugerem-se 2 mL, três vezes ao dia; (2) 4 a 7 anos, 4 mL, três vezes ao dia; (3) 8 a 12 anos, 5 mL, três vezes ao dia; (4) acima de 12 anos, 10 mL, três vezes ao dia. Deve-se administrar de 8 em 8 horas, em total de cinco dias.

Etofamida

A etofamida é ativa contra a forma intestinal. Recomenda-se por via oral, em adultos, 1 g/dia, por três dias; as crianças devem receber suspensão a 2%, 1 colher de sobremesa, três vezes ao dia, por três dias.

2.9.3. Secnidazol

Farmacocinética

Após administração por via oral, o fármaco é rapidamente absorvido. A meia-vida é de aproximadamente 20 horas. A eliminação é, principalmente, pela urina. Cuidados devem ser tomados com gestantes, uma vez que o fármaco atravessa a barreira placentária. Além disso, pode ser excretado no leite materno.

Doses e efeitos adversos

A dose indicada para adultos é de 2 g/dose única. Para as crianças, recomendam-se 30 mg/kg/dia, em dose única. Em casos de infecções no fígado, a dose é de 1,5 g em três administrações, por cinco a sete dias. Em crianças, devem-se utilizar 30 mg/kg/dia, cinco a sete dias.

2.9.4. Tinidazol

Farmacocinética

Após administração por via oral, o fármaco é rapidamente absorvido, distribuindo-se pelo organismo. A meia-vida é de aproximadamente 10 a 12 horas. A biotransformação hepática origina metabólitos ativos e inativos. A eliminação ocorre, principalmente, pela urina. Pode ser excretado no leite materno, além de atravessar a barreira placentária.

Doses e efeitos adversos

A dose indicada para adultos em casos de amebíase é de 2 g/dose única, em dois dias. Para amebíase extraintestinal, recomendam-se 2 g/dia, por três dias.

Em casos de giardíase e tricomoníase, indica-se única dose de 2 g. Sugere-se administrar durante ou após as refeições.

2.9.5. Nimorazol

Farmacocinética

O fármaco é rapidamente absorvido. A biotransformação é hepática e origina metabólitos ativos. A eliminação ocorre, principalmente, pela urina. Pode ser excretado no leite materno.

Doses e efeitos adversos

A dose indicada para amebíase é de 2 g/dose única (não fracionada) ou dose dividida no seguinte esquema: 1 g à noite, 1 g pela manhã e 1 g à noite novamente, sempre após as refeições.

Em casos de giardíase, recomendam-se, para adultos, 500 mg, duas vezes ao dia, por dois dias ou 1 g, duas vezes ao dia.

2.10. Giardíase

A giardíase é causada por *G. lamblia*, protozoário flagelado, que infesta com maior frequência as crianças, predominantemente das regiões de clima temperado. No Brasil, a incidência da giardíase é maior nos estados do Sul do que nos do Nordeste.

A transmissão dessa doença dá-se por ingestão de cistos do flagelado, via de regra, com alimentos ou água contaminada. Os cistos ingeridos liberam os flagelados que, normalmente, se localizam na parte alta do intestino delgado. Eventualmente, o parasita pode atravessar a mucosa intestinal e colonizar a submucosa; raras vezes, os trofozoítos são encontrados na vesícula biliar.

Clinicamente, a parasitose caracteriza-se por apresentar dor abdominal, azia, náuseas e diarreia, eliminando fezes de consistência mole, fétida e, às vezes, de cor esverdeada.

O tratamento da giardíase pode ser feito com o metronidazol, nimorazol, tinidazol, furazolidona, nitazoxanida (Figura 7.1.9).

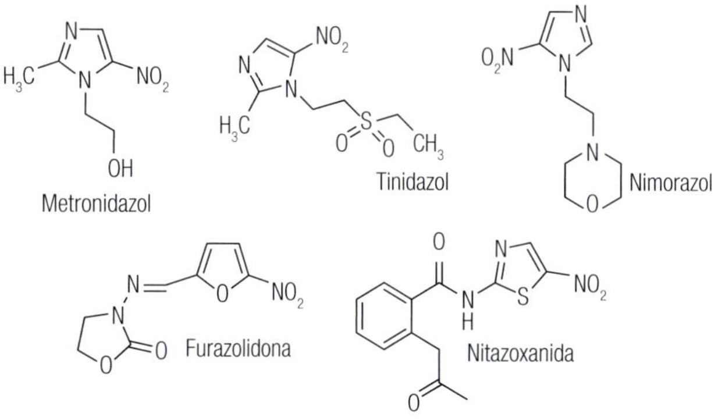

Figura 7.1.9. Estruturas químicas dos fármacos utilizados no tratamento de giardíase.

2.10.1. Furazolidona (ou Furoxona)

Introduzida em 1958, a par de sua ação contra a giárdia e as tricomonas, a furazolidona é eficaz no tratamento de infecções intestinais causadas por *Salmonella*, *Shigella*, *Proteus*, estreptococos e estafilococos.

Mecanismo de ação

O mecanismo de ação compreende redução do grupo nitro, gerando espécies reativas capazes de causar danos no parasito.

Farmacocinética

O fármaco é pouco absorvido pelo trato gastrintestinal. A biotransformação ocorre no intestino, originado metabólitos inativos. A eliminação ocorre pela urina (5%) e pelas fezes (2%).

Doses e efeitos adversos

Na giardíase, a furazolidona é administrada por via oral na dose de 200 mg por dia, parcelada em duas vezes, durante sete dias. Para crianças (7 a 12 anos), a dose é calculada na base de 100 mg, duas vezes ao dia, por sete dias. Na faixa até 6 anos, recomenda-se suspensão como forma farmacêutica e 50 mg, duas vezes ao dia, por sete dias. Deve-se administrar em jejum (manhã) ou ao deitar (noite).

Os efeitos adversos observados compreendem hipotensão, urticária, náusea, vômito, sonolência, colite, prurido anal, entre outros.

2.10.2. Nitazoxanida

Trata-se de composto sintético de amplo espectro em parasitos. Apresenta ação em: *G. lamblia, Cryptosporidium parvum, A. duodenale, A. lumbricoides, Balantidium coli, E. histolytica, E. vermicularis, T. saginata, T. trichiura*, entre outros. Pertence à classe química dos tiazolidínicos. O mecanismo de ação é pouco conhecido, mas parece estar relacionado com as enzimas piruvato-ferredoxina oxidorredutase em *Trichomonas vaginalis, G. lamblia, Cryptosporidium perfringens.*

Farmacocinética

O fármaco é absorvido por via oral, na forma de comprimidos e suspensão. A biotransformação por hidrólise forma a desacetil-nitazoxanida (ativo). A eliminação se dá pelas fezes (66%) e pela urina (33%).

Doses e efeitos adversos

Em casos de giardíase, recomendam-se 500 mg, de 12 em 12 horas, por três dias (adultos e adolescentes). Para crianças de 12 a 47 meses, infectadas com *G. lamblia* ou *C. parvum*, ou outras espécies de parasitos, a dose indicada para idade entre 12 a 47 meses é de 100 mg, a cada 12 horas, em um período de três dias. Às que estão no intervalo de 4 a 11 anos, sugerem-se 200 mg, a cada 12 horas, também por três dias. Em todos os esquemas terapêuticos a via de administração é oral.

Dentre os efeitos adversos relatados, encontram-se, por exemplo, dor abdominal, diarreia, vômitos, tontura, cefaleia, prurido, rinite, sudorese e aumento das glândulas salivares.

3. Malária

3.1. Introdução

Malária, também conhecida como paludismo, maleita, sezão e febre palustre, entre outras denominações, é considerada uma das mais disseminadas doenças endêmicas nas áreas tropicais e subtropicais. Aproximadamente 95 países vivem sob o risco de contrair a parasitose, envolvendo 3,2 bilhões de pessoas. Em 2015, registraram-se 212 milhões de casos e 429 mil mortes em todas as idades. Segundo dados da Organização Mundial da Saúde (OMS), a maioria das infecções ocorreu em regiões do continente Africano (88%), Sudeste Asiático (10%) e região oriental do Mediterrâneo (2%). No Brasil, em 2013, a incidência da parasitose foi de 178.613 casos. Destes, 169.570 (94,9%) ocorreram na Região Amazônica.

Apesar de não se situarem na região tropical, Europa e Estados Unidos veem-se ante a contingência da presença de número considerável de casos importados. Segundo o *Centers for Disease Control and Prevention* (CDC), em 2013, os Estados Unidos registraram 1.727 casos de malária. A cada ano, turistas e executivos americanos se dirigem para regiões em que a malária é endêmica, bem como militares e estrangeiros dessas áreas visitam o país. Por outro lado, surtos epidêmicos têm sido registrados na Europa.

A preocupação da parasitose no plano mundial está relacionada, sobretudo, com a elevada disseminação de cepas de plasmódios resistentes ou multirresistentes.

A malária é causada por protozoários do gênero *Plasmodium*. São quatro as espécies de importância para a infecção humana: *P. falciparum, P. vivax, P. ovale* e *P. malariae.* O *P. knowlesi* consiste na quinta espécie, que infecta animais, mas pode infectar humanos, embora não se tenha clareza acerca da forma de transmissão. De acordo com o período de tempo entre um ataque malárico - caracterizado pela tríade de sintomas, calafrio, calor e suor - e outro, recebe denominações diversas: *terçã*, quando decorrem períodos de, em média, 48 horas entre um ataque e outro, e *quartã*, para períodos de 72 horas entre os ataques. A terçã pode ser *benigna*, referindo-se à provocada por *P. vivax e P. ovale, e maligna*, causada por *P. falciparum*. Quartã *benigna* é a denominação dada à parasitose por *P. malariae.*

O *P. falciparum* é responsável pela forma mais insidiosa e fatal da malária, sendo o *P. vivax* o mais disseminado. O *P. malariae* é o mais persistente, podendo ser identificado no organismo anos após a infecção. Já o *P. ovale* não é encontrado no Brasil. Recentemente, detectaram-se cepas diferentes de *P. vivax*, que, provavelmente, respondem de modo diverso ao tratamento. Constituem o "complexo vivax", como é denominado.

A infecção principia com a transferência de esporozoítos da glândula salivar de fêmeas do *Anopheles*, durante o repasto sanguíneo. Estas formas infectantes dirigem-se rapidamente ao fígado, onde se origina *a fase exoeritrocítica* da parasitose. Após cerca de uma semana, há a liberação de merozoítos para a circulação sanguínea. Estes invadem os eritrócitos, dando início à *fase eritrocítica.* Quando se trata de infecções por *P. vivax* e *P. ovale*, algumas das formas hepáticas, os hipnozoítos, permanecem latentes por longos períodos de tempo: meses ou semanas após o ataque inicial. Uma vez ativados, continuam o desenvolvimento, liberando, ao final, merozoítos para o sangue e provocando as recaídas, que caracterizam a infecção causada pelos referidos protozoários.

Nos eritrócitos, os merozoítos alimentam-se de hemoglobina, desenvolvem-se e sofrem processo de replicação assexuada, a esquizogonia. Evoluem da forma inicial em anel para o estágio de trofozoítos e depois para esquizontes. Destes, resultam novos merozoítos, que rompem as hemácias onde estão alojados, invadindo outras não infectadas. Estima-se que cerca de 10 merozoítos resultem de cada merozoíto que inicia a fase eritrocítica. Alguns merozoítos dão origem a gametócitos femininos e masculinos. Ingeridas pelos anofelinos, essas células sexuadas sofrem processo de fertilização no estômago dos insetos, resultando, ao final, em esporozoítos, que migram para as suas glândulas salivares. Completa-se, dessa forma, o ciclo evolutivo da malária. A Figura 7.1.10 mostra o ciclo biológico do *Plasmodium* sp.

3.2. Classificação

Os quimioterápicos antimaláricos podem ser classificados de acordo com o estágio do ciclo evolutivo do plasmódio em que atuam. Dessa forma, dividem-se em:

Esquizonticidas teciduais

Fármacos que agem nos esquizontes teciduais, no fígado. Há os que atuam no estágio exoeritrocítico primário, como primaquina, atovaquona/proguanil e pirimetamina. Primaquina e pirimetamina inibem, também, o ciclo secundário.

Esquizonticidas sanguíneos

Fármacos que destroem os esquizontes da corrente sanguínea, ou estágio eritrocítico. São eles amodiaquina, cloroquina, hidroxicloroquina, quinina, mefloquina, halofantrina, artemisinina e derivados, todos de ação rápida. Tetraciclinas, atovaquona/proguanil, pirimetamina, sulfas e sulfonas são esquizonticidas sanguíneos de ação lenta.

Gametociticidas

Fármacos que exterminam as formas sexuadas sanguíneas, os gametócitos. Cloroquina, primaquina, pirimetamina e, provavelmente, artemisinina apresentam essa atividade.

Esporonticidas

Fármacos que, mediante ação nos gametócitos, podem bloquear a esporogonia no mosquito. Atovaquona/proguanil, primaquina e pirimetamina exercem tal efeito.

A aplicação dos tipos de fármacos mencionados permite alcançar:

- *Cura clínica*, que consiste na eliminação dos sintomas, logo após o acesso malárico, sem, contudo, se conseguir eliminar completamente o parasito, a menos que se trate de malária provocada por *P. falciparum*, em que não se observam recaídas.
- *Cura radical*, que compreende a eliminação completa dos parasitos da corrente sanguínea e das formas hepáticas remanescentes, impedindo o aparecimento de recaídas, casos do *P. vivax, P. ovale* e, provavelmente, do *P. malariae.*
- *Cura supressiva*, que corresponde à eliminação completa do parasito, por meio de tratamento supressivo contínuo.

Alguns quimioterápicos utilizados com vistas ao tratamento da malária podem ser, também, empregados na quimioprofilaxia da parasitose, embora não se aconselhe, em geral, esta prática, sobretudo diante da grande disseminação de cepas resistentes de plasmódios. A escolha de um esquema quimioprofilático homogêneo e amplamente aceitável é difícil, uma vez que depende da região em que grassa a parasitose.

Especialmente em regiões de *P. falciparum* multirresistentes, aconselha-se aos viajantes não fazer uso de agentes quimioprofiláticos. Ao contrário, a recomendação tem sido

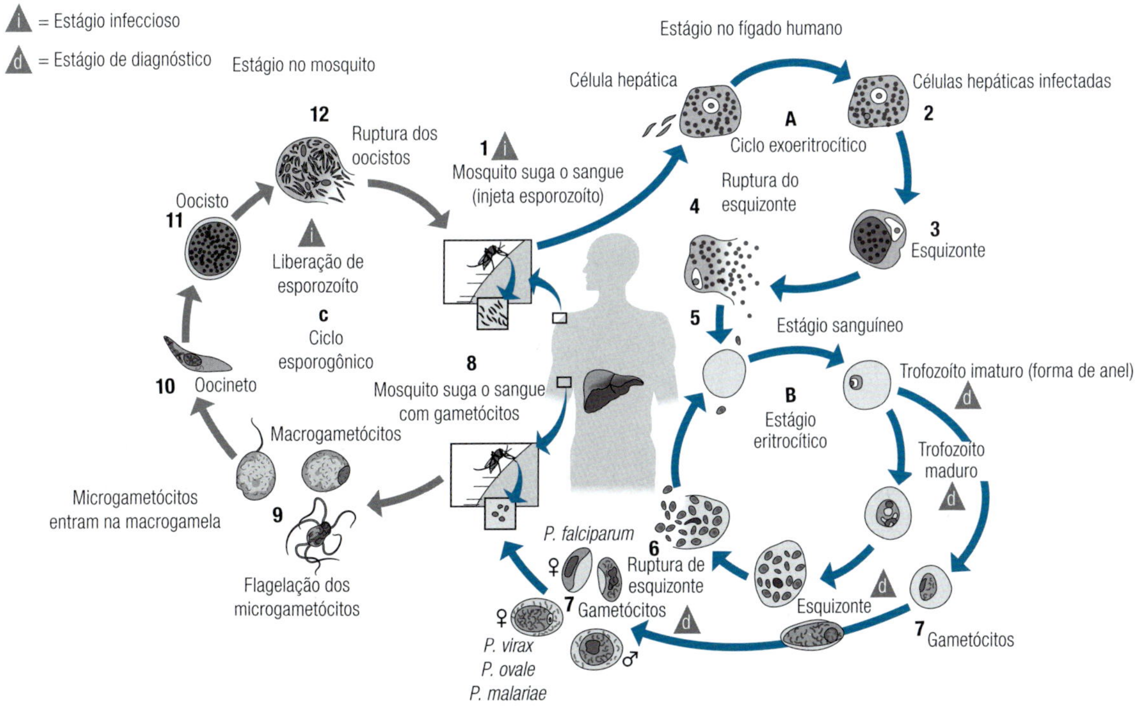

Figura 7.1.10. Ciclo biológico do *Plasmodium* sp. Fonte: Adaptada de CDC. Disponível em: https://www.cdc.gov/malaria/about/biology/.

manter-se longe dos locais de risco, ficar atento às picadas de mosquito e fazer uso de medidas de proteção simples e, de certa forma, óbvias. No entanto, alguns especialistas ainda consideram a possibilidade de proteção com o uso de quimioprofilaxia. Algumas práticas adicionais compreendem a ingestão de tiamina e de alimentos, como o alho, que funcionam como repelentes, em razão do odor que é exalado com a transpiração de quem os consome.

Na verdade, a profilaxia verdadeira seria alcançada com o uso de vacinas. Muitos avanços têm sido feitos nesse campo, no entanto, ainda não se dispõe de produto totalmente eficaz. Uma das primeiras vacinas sintéticas desenvolvidas, a SPF66, antimerozoíta, foi produzida a partir de modelos peptídicos de *P. falciparum* e desenvolvida por Patarroyo. A OMS vem investindo grandes esforços nesse campo. A despeito desses resultados, muitos pesquisadores continuam a procurar por vacina de multiestágio, o que, certamente, levará muito tempo. Porém os progressos nesta área, nos últimos anos, têm sido significativos. Estudos clínicos em fase 3 de um protótipo foram concluídos. Embora tenha apresentado eficácia, esta foi considerada como "não ótima". Esses resultados mostram, portanto, o interesse da comunidade científica em vencer esse grande desafio.

3.2.1. Alcaloides da quina

3.2.1.1. Quinina

No começo deste século, a quinina (Figura 7.1.11), extraída da casca de *Cinchona,* por dois farmacêuticos, Pelletier e Caventou, em 1820, era o único antimalárico disponível tanto para a profilaxia quanto para a quimioterapia da malária. Após a introdução de derivados sintéticos, esse alcaloide foi abandonado. No entanto, em face do grave problema da resistência e da falta de alternativas úteis, foi reintroduzido para o tratamento de infecções por *P. falciparum* resistente e de casos graves da parasitose.

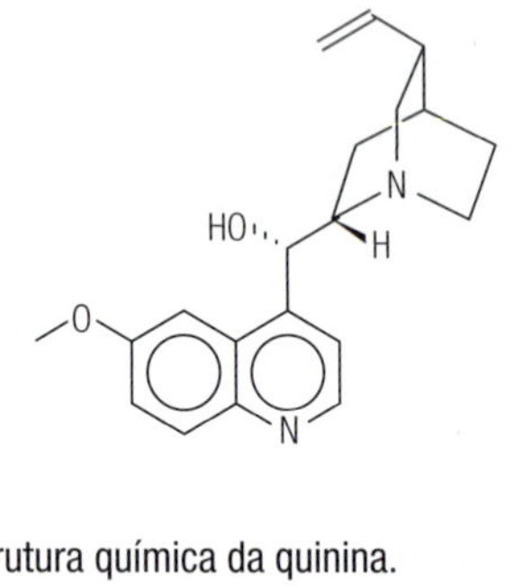

Figura 7.1.11. Estrutura química da quinina.

A quinina é um derivado quinolinometanólico e um dos alcaloides da quina, córtex de espécies do gênero *Cinchona,* como *C. calisaya, C. succirubra, C. officinalis, C. ledgeriana.* É utilizada principalmente sob forma de dicloridrato e sulfato; o primeiro, de administração intravenosa, e o segundo, de administração oral.

A quinina tem ação esquizonticida sanguínea rápida. No plano molecular, o mecanismo não se encontra completamente elucidado, acreditando-se ter o mesmo modo de ação da cloroquina. Cogita-se a possibilidade do composto, na ausência de transportadores que facilitam a sua entrada na célula, de se concentrar nas vesículas ácidas do parasito como bases fracas monopróticas, provocando elevação do pH no interior dessas organelas. Assim, o alcaloide é capaz de se ligar ao heme, interferindo no processo de desintoxicação do parasito. Portanto, falhas na inativação do heme, bem como o aumento de produtos tóxicos derivados do heme (hematina), podem acarretar na morte do *Plasmodium.*

A quinina é rapidamente absorvida, quando administrada por via oral, atingindo níveis plasmáticos máximos após 1 a 3 horas; é lentamente absorvida pelas vias intramuscular e subcutânea. A meia-vida plasmática é de aproximadamente 8,5 horas (5 a 16 horas). Liga-se fortemente às proteínas plasmáticas (70%). Distribui-se extensamente em órgãos como fígado, pulmões, rins e baço. Sofre biotransformação hepática e é excretada principalmente na urina, sendo apenas 10% na forma inalterada. A excreção urinária é facilitada, mormente quando o pH é ácido.

Usos e efeitos colaterais

É utilizada em malária *falciparum* resistente à cloroquina e em malária grave, como esquema alternativo em casos de os derivados de artemisinina não se encontrarem disponíveis.

No *primeiro caso,* emprega-se o sulfato de quinina, por via oral, nas doses (1) 650 mg a cada 8 horas, no mínimo por três dias, associado a 25 mg de pirimetamina, duas vezes ao dia, durante os três primeiros dias, e 2 g de sulfadiazina ao dia, durante cinco dias; (2) 650 mg a cada 8 horas, durante, pelo menos, três dias com coadministração de 250 mg de tetraciclina a cada 6 horas por 10 dias; (3) 650 mg a cada 8 horas, por, pelo menos, três dias, juntamente com 1,5 g de sulfadoxina e 75 mg de pirimetamina em dose única. O esquema terapêutico em crianças inclui dose de 25 mg/kg/dia, a cada 8 horas, por 7 a 10 dias, embora haja, também, referência a 10 mg/kg/dia. Em casos de *malária grave,* tratando-se de adultos, emprega-se o dicloridrato de quinina, por via intravenosa, na dose de 10 mg/kg/dia, em 300 mL de cloreto de sódio a 0,9%, em infusão lenta a cada 6 a 8 horas. Em crianças, recomendam-se 12,5 mg/kg, em infusão lenta, repetida a cada 6 a 8 horas.

Cinchonismo é o conjunto de sintomas que caracteriza a toxicidade da quinina: cefaleia, zumbido, alteração da acuidade auditiva, obnubilação, náusea e diarreia. Podem ser observadas, também, alterações no sangue, como hemólise aguda, hipoprotrombinemia, púrpura trombocitopênica e agranulocitose. A febre hemoglobinúrica pode sobrevir como resultado da administração da quinina. No entanto, o mecanismo não está completamente elucidado. Tais efeitos, incluindo manifestações de hipersensibilidade, e mais hipotensão e insuficiência circulatória aguda, podem ser observados com a administração intravenosa de dicloridrato de quinina, o que implica necessidade de se administrar lentamente a solução.

3.2.1.2. Quinidina

A quinidina (Figura 7.1.12) é o estereoisômero da quinina e, igualmente, um dos alcaloides extraídos da casca de quina. Tem sido utilizada há muito tempo como antiarrítmico e a *Food and Drug Administration* (FDA), nos Estados

Unidos, aprovou sua indicação como antimalárico, na forma de gliconato, para administração intravenosa.

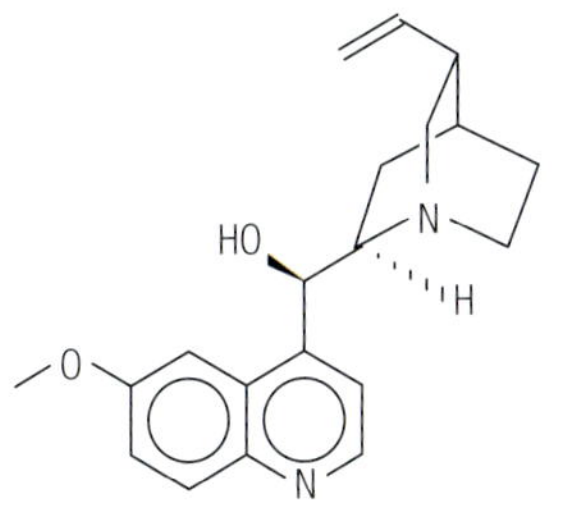

Figura 7.1.12. Estrutura química da quinidina.

Trata-se de esquizonticida sanguíneo de ação rápida, com pouca eficácia como esquizonticida tecidual, e esporonticida. É, igualmente, gametociticida para *P. vivax, P. ovale e P. malariae* e para gametócitos imaturos de *P. falciparum*. O mecanismo de ação no plano molecular, por analogia com a quinina, não está completamente elucidado. Tomando como base a elevação do pH proposta, a quinidina teria efeito adicional nessa alteração.

A farmacocinética da quinidina tem sido bem estudada em razão do seu uso como antiarrítmico. No geral, absorção, biotransformação e excreção da quinidina não apresentam diferenças significativas em relação à quinina.

Usos e efeitos colaterais

É empregada em pacientes com malária *falciparum* grave, quando a administração parenteral é necessária, em alternativa à quinina, quando esta última não está disponível, caso dos Estados Unidos. É administrada em soluções de glicose a 5%, devendo-se acompanhar os sinais vitais e o eletrocardiograma, de preferência em unidades de terapia intensiva. Embora existam outros regimes, o esquema mais utilizado, nos Estados Unidos, compreende dose de 10 mg/kg de peso, administrada por infusão em período de 1 a 2 horas, seguido por infusão contínua de 0,02 mg/kg/min. A velocidade de infusão pode ser modificada, caso sobrevenham alterações hemodinâmicas ou eletrocardiográficas.

As reações tóxicas provocadas pela quinidina são semelhantes àquelas observadas com a administração de quinina, com exceção da cardiotoxicidade. Dessa forma, recomenda-se o acompanhamento cardíaco sempre que se empregar o fármaco por via parenteral.

3.2.2. Artemisinina e derivados

A artemisinina é uma lactona sesquiterpênica, extraída da *Artemisia annua* L. No entanto, era muito conhecida entre os chineses que já a utilizavam há cerca de um milênio. Em razão da baixa biodisponibilidade que apresenta, sintetizaram-se derivados lipossolúveis, como o arteméter e derivados hidrossolúveis, como o artesunato de sódio. Este último, no entanto, apesar de 5,2 vezes mais ativo que o antimalárico de origem e menos tóxico que o arteméter, é altamente instável, tanto na formulação quanto no organismo. Outros derivados vêm sendo sintetizados com o objetivo de melhorar a biodisponibilidade, sendo o arteter o mais promissor deles (Figura 7.1.13). Em 2015, o Prêmio Nobel de Medicina e Fisiologia foi concedido para a chinesa YouYou Tu, pelo descobrimento da artemisinina muitos anos antes.

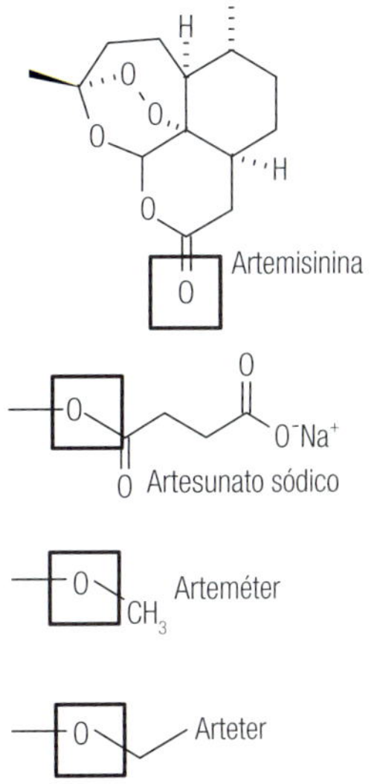

Figura 7.1.13. Estrutura química da artemisina e derivados.

Essa lactona sesquiterpênica tem ação esquizonticida sanguínea rápida. Atua por meio da formação de radicais livres, como resultado da ativação da ponte endoperóxido. Essa ativação ocorre por meio de duas etapas: uma mediada pela mitocôndria, e outra, pela degradação do heme. A primeira etapa corresponde à lipoperoxidação, que leva à citotoxicidade, relacionada à geração de formação de espécies reativas de oxigênio e à despolarização das membranas plasmática e mitocondrial. Na segunda, há hipótese de existência de duas etapas, ambas resultando na geração de radical de carbono. O heme representa papel mais importante que o Fe^{2+} na ativação da artemisinina, segundo estudos mais recentes, embora esse íon, independentemente do heme, se ligue à artemisinina, ativando-a. Além desse mecanismo, há cinco alvos enzimáticos potencialmente envolvidos na atividade da artemisinina, quais sejam: ornitina aminotransferase, piruvato quinase, L-lactato desidrogenase, espermidina sintase e S-adenosilmetionina sintetase. O fármaco se liga covalentemente a essas enzimas e, portanto, causa inibição irreversível destas.

Parâmetros farmacocinéticos variam de acordo com a via de administração. Os derivados podem ser administrados por via oral (diidroartemisinina, artesunato e arteméter), intramuscular (artesunato e arteméter), intravenosa (artesunato) e retal (artesunato). Considerando a via oral, a biodisponibilidade é ≤ 30%. Já para a intravenosa, soluções oleosas de arteméter atingem picos de concentração em 2 a 6 horas. A ligação em proteínas plasmáticas varia de 43% a 82% para o artesunato e arteméter, respectivamente. Estes derivados são, também, extensivamente metabolizados, originando a diidroartemisinina, que também apresenta atividade antimalárica. Artemisinina e artesunato podem induzir as enzimas do citocromo P-450, portanto, é importante avaliar possíveis interações medicamentosas. Derivados de artemisinina não devem ser administrados em monoterapia.

Usos e efeitos colaterais

A artemisinina, bem como seus derivados, é utilizada principalmente no tratamento de infecções intensas por *P. falciparum*, sobretudo nas formas resistentes à cloroquina. É empregada nos casos de malária grave, em que a negativação rápida da parasitemia é fundamental. Na forma de artesunato, por via oral, em adultos, os esquemas são de: (1) primeiro dia, 200 mg a cada 12 horas; (2) segundo ao quinto dia: 100 mg a cada 12 horas. Para crianças entre 2 e 4 anos, recomenda-se ¼ da dose de adulto; 5 a 8 anos, ½ dose de adulto; 9 a 15 anos, ¾ da dose de adulto. Pode-se administrar, também, por via retal e, neste caso, em adultos e crianças são utilizados 200 mg pela manhã e 200 mg à noite, por dois dias.

Os efeitos colaterais do artesunato incluem náuseas, vômitos, neurotoxicidade, diminuição de reticulócitos e taquicardia. Não é indicado para gestantes e lactantes.

3.2.3. Derivados sintéticos

3.2.3.1. Cloroquina

A cloroquina (Figura 7.1.14), derivado 4-aminoquinolínico, sintetizada por pesquisadores alemães com o nome de Resochin®, foi redescoberta pelos americanos, durante o programa de triagem empírica racionalmente dirigida, desenvolvido por ocasião da Segunda Guerra Mundial. Esse importante esquizonticida sanguíneo tem sua eficácia diminuída ante a alta incidência de cepas de *P. falciparum* resistentes.

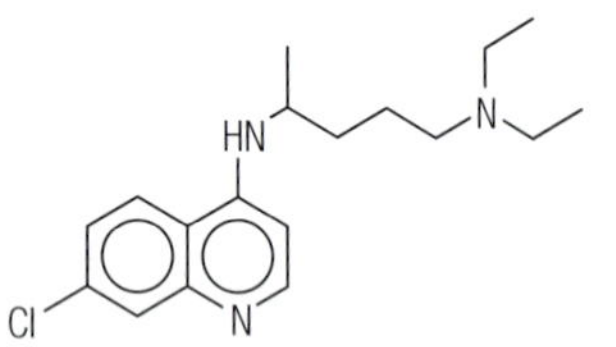

Figura 7.1.14. Estrutura química da cloroquina.

O mecanismo antigamente descrito para explicar a ação esquizonticida sanguínea rápida da cloroquina referia-se à intercalação entre os pares de bases guanina-citosina do DNA, que, dessa forma, não poderia funcionar como molde para as polimerases. No entanto, esse mecanismo não explica a capacidade do antimalárico em matar os parasitos em concentração três vezes menor do que aquela considerada tóxica para as células humanas. O fato de esta 4-aminoquinolina ser ativa somente nos estágios intraeritrocíticos em que o parasito degrada ativamente a hemoglobina levou os pesquisadores a aventar a hipótese sobre sua interferência no processo alimentar, por meio de acúmulo no vacúolo alimentar ácido dos parasitos. A hipótese mais estudada é a da ligação do derivado aminoquinolínico ao heme, grupo prostético da hemoglobina, formando complexos tóxicos no interior do parasito. A polimerização do heme, formando hemozoína, seria, pois, inibida, resultando em toxicidade com seus próprios produtos catabólicos. O mecanismo de inibição envolveria, provavelmente, competição com o heme, substrato da heme polimerase, embora haja evidências de que a cloroquina pode, também, impedir o alongamento de polímeros de hemozoína e provocar a despolimerização de complexos pré-formados. Trabalhos demonstraram, também, que a cloroquina é potente inibidor da catalase, sugerindo outra proposta para explicar o mecanismo de ação do antimalárico. A formação dos complexos heme-cloroquina no vacúolo alimentar poderia inibir a atividade catalase do heme, aumentando a permanência de H_2O_2 produzido como resultado da oxidação do ferro do grupo prostético da hemoglobina. Tal efeito provocaria peroxidação de proteínas e lipídios do parasito.

A absorção por via oral é rápida e quase completa. A concentração sérica máxima é atingida em 1 a 2 horas; a meia-vida é de 70 a 120 horas. Acumula-se nos rins, fígado, pulmão, baço; deposita-se nos olhos e pele, mediante forte ligação à melanina. Sofre biotransformação hepática, principalmente mediante desalquilação. Contudo, diversos outros metabólitos foram identificados, o que denota mecanismo de biotransformação complexo. É excretada lentamente, em especial na forma inalterada, pelos rins, sobretudo com a acidificação da urina, onde pode ser detectada meses após interrupção da terapia.

Usos e efeitos colaterais

A cloroquina, nas formas de fosfato, sulfato e cloridrato, é empregada no tratamento de ataques agudos de malária causada por *P. vivax, P. malariae, P. ovale* e *P. falciparum* sensíveis. Reserva-se a forma de cloridrato para os casos em que a administração oral não é viável.

Para administração oral de crises de malária, em adultos, utilizam-se doses de fosfato de cloroquina na sequência: 1 g de fosfato, seguida de 500 mg após 6 horas e 500 mg por dois dias. Para crianças, iniciar com 10 mg/kg. Em seguida, administrar 5 mg/kg após 6 horas e 5 mg/kg por mais dois dias.

Para a administração parenteral via intramuscular, administra-se o cloridrato de cloroquina: para adultos, 3 mg/kg de peso, repetindo-se, se necessário, em intervalos de seis horas, não devendo exceder 900 mg em 24 horas. A dose comum corresponde a 200 mg/6 horas, por três dias. Para crianças, a dose é de 2 a 3 mg/kg de peso, a cada 6 horas, caso necessário, não devendo exceder 5 mg/kg de peso por 24 horas. Num e noutro caso, deve-se substituir prontamente por fosfato de cloroquina, de administração oral, tão logo haja melhoria do paciente. Quando se utiliza a via intravenosa, doses de 3 mg/kg de peso, diluídos em 500 mL de salina, administrados em 1 hora, são recomendadas para adultos. Em se tratando de crianças com menos de 7 anos de idade, essa via não é recomendada.

Na profilaxia, sob forma de fosfato, a cloroquina tem utilidade nas regiões onde só existe malária por *P. vivax*. A dose recomendada é de 500 mg de fosfato por semana, iniciando-se a administração uma semana antes da viagem e mantendo por até oito semanas após regresso da área. Quando se trata de exposição alta e por período de tempo grande, pode-se utilizar primaquina em associação à cloroquina, após deixar a região endêmica.

Reações comuns, como cefaleia, prurido, estímulo psíquico, erupções pleomórficas da pele, bem como efeitos gastrintestinais – anorexia, vômitos, dores epigástricas e cólicas abdominais – podem ser observadas em decorrência da aplicação da 4-aminoquinolina. Manifestações hematológicas também podem ser identificadas, como leucopenia, anemia hemolítica, sobretudo em deficientes de glicose-6-fosfato desidrogenase, e metemoglobinemia, em deficientes de NAD metemoglobina redutase. Ademais, podem surgir hipotensão, mudanças eletrocardiográficas e obnubilação. As alterações da córnea são, em geral, transitórias, e as da retina, normalmente irreversíveis em doses acima de 250 mg diários.

3.2.3.2. Amodiaquina

A amodiaquina (Figura 7.1.15) é uma 4-aminoquinolina, que surgiu em 1946, como resultado do estudo da atividade promissora de cresóis básicos por Burckhalter e colaboradores. Foi utilizada por muitos anos na profilaxia e na terapêutica da malária. Seu uso foi estimulado na década de 1980, como resultado de necessidade de alternativas para os casos de resistência à cloroquina.

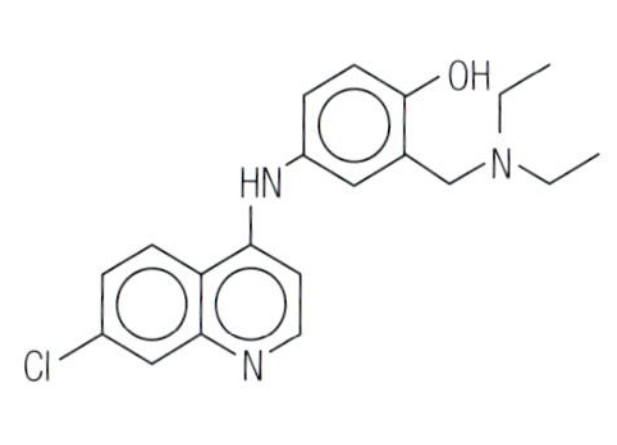

Figura 7.1.15. Estrutura química da amodiaquina.

Analogamente à cloroquina, a amodiaquina liga-se ao heme e inibe a sua polimerização *in vitro* com eficiência semelhante à da cloroquina. Por ser base mais fraca que a cloroquina, esperar-se-ia menor acúmulo no vacúolo alimentar dos parasitos. No entanto, observa-se o oposto, o que sugere a existência de mecanismo adicional de captação por parte da célula, em relação à cloroquina. Há, pois, necessidade de mais estudos para a elucidação do mecanismo de ação desta 4-aminoquinolina.

A amodiaquina é prontamente absorvida pelo trato gastrintestinal, quando administrada por via oral. Sofre biotransformação hepática, resultando no metabólito menos ativo monodesalquilado. O fármaco tem meia-vida plasmática próxima de 3 horas. Já o metabólito possui meia-vida variando entre 9 e 18 dias.

Usos e efeitos colaterais

A amodiaquina é esquizonticida sanguíneo de ação rápida. Seu uso continuado como profilático não é recomendado em razão de efeitos adversos graves, como agranulocitose e hepatite. Também, o aumento da resistência de parasitos a esse antimalárico desabona o seu emprego. As doses empregadas para o tratamento de infecção com *P. falciparum* não complicado devem ser de até 35 mg/kg, durante três dias.

Outros efeitos adversos menos graves são análogos aos observados com a cloroquina. Com uso prolongado, entretanto, a toxicidade à retina parece ser menor do que a provocada por aquele antimalárico.

3.2.3.3. Mefloquina

A mefloquina (Figura 7.1.16) é um 4-quinolinometanol, que se originou do programa de triagem de 250 mil compostos, desenvolvido pelo exército norte-americano e subvencionado pela OMS, no período de 1963 a 1976.

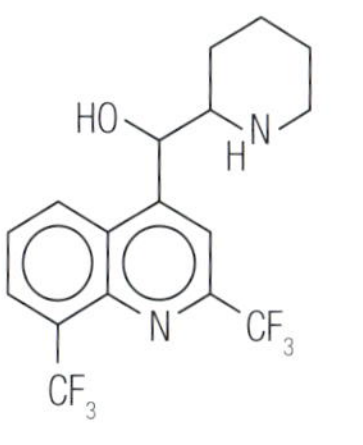

Figura 7.1.16. Estrutura química da mefloquina.

Trata-se de esquizonticida sanguíneo, cujo mecanismo de ação não se encontra completamente elucidado. No entanto, sabe-se que, ao contrário da quinina, do qual é análogo estrutural, o fármaco não se intercala entre os pares de bases do DNA. A concentração atingida pelo fármaco no vacúolo alimentar do parasito é menor que aquela atingida pela cloroquina, em razão da mais baixa basicidade do primeiro. A mefloquina promove alterações morfológicas no vacúolo alimentar dos plasmódios, como a cloroquina. No entanto, causa desgranulação da hemozoína, em vez da aglomeração provocada por aquela. Apesar de a hipótese aventada por vários pesquisadores considerar que o fármaco atua por mecanismo semelhante ao sugerido para a cloroquina, qual seja, o de formação de complexo com o heme, com subsequente destruição do parasito, outros alvos parecem estar envolvidos na ação antimalárica do quinolinometanol. Um deles pode ser o homólogo 1 da glicoproteína P, que estaria envolvida na resistência de plasmódios ao fármaco. Vários estudos estão em curso com o objetivo de esclarecer o mecanismo de ação desse antimalárico. Recentemente, reportou-se, também, que a mefloquina poderia causar a morte do parasito pela formação de espécies reativas de oxigênio ou por ativar, de modo direto, a enzima metacaspase.

A mefloquina é bem absorvida no trato gastrintestinal, atingindo concentração plasmática máxima em poucas horas, após o que haverá redução gradativa dos níveis sanguíneos, que permanecem por vários dias. Apresenta taxa elevada de ligação a proteínas plasmáticas (98%). Distribui-se amplamente por vários órgãos e tecidos, concentrando-se, por sua vez, em eritrócitos. As circulações êntero-hepática e gástrica são contínuas. É biotransformada em vários metabólitos, que são excretados junto ao fármaco inalterado, principalmente nas fezes. A meia-vida varia de 13 a 24 dias.

Usos e efeitos adversos

A mefloquina é esquizonticida sanguíneo altamente eficaz e útil em infecções por *P. falciparum* sensível e resistente à cloroquina e multirresistentes. É empregada, também, em infecções por *P. vivax* e *P. malariae.* Tanto no tratamento quanto na profilaxia da malária é utilizada em dose única. Tem sido o fármaco de escolha para o tratamento e a profilaxia em áreas onde há coexistência de *P. falciparum* resistentes à cloroquina e à pirimetamina/sulfadoxina, por exemplo, no Brasil. Deve-se, porém, chamar a atenção para o fato de que, na quimioprofilaxia, apesar da eficácia, a mefloquina pode falhar, representando ameaça no que respeita à disseminação de resistência.

Por via oral, a dose para adultos e para crianças é de 1,25 g de base e 25 mg/kg de peso, em dose única, respectivamente. Na profilaxia, a dose para adultos é de 250 mg por semana, durante quatro semanas e, em seguida, a cada duas semanas. A dose pediátrica é seguida, a cada duas semanas, e varia com o peso: de 15 a 19 kg, 1/4 do comprimido por semana; de 20 a 30 kg, 1/2 comprimido por semana, e de 31 a 40 kg, 3/4 de comprimido por semana. Em se tratando de casos prováveis de indivíduos que se dirigem à área de resistência à cloroquina, a dose única para adultos é de 750 mg e a dose única para crianças é de 15 mg/kg de peso.

Reações comuns, como náuseas, vômitos, vertigem e disforia, dependentes da dose empregada, são observadas com a administração de mefloquina. Psicose é frequentemente observada após a segunda semana de tratamento ou começo da profilaxia. Embora observada com um único paciente, a possibilidade de efeitos dermatológicos graves, como erupções disseminadas com subsequente descamação, de difícil tratamento, deve merecer atenção. Em razão de não se conhecerem adequadamente os efeitos, deve-se evitar o seu emprego em mulheres em idade de procriação, lactentes e crianças.

3.2.3.4. Primaquina

A primaquina (Figura 7.1.17) é um derivado 8-aminoquinolínico, sintetizado em 1946, por Elderfield e colaboradores, como resultado da modificação molecular da pamaquina, o primeiro derivado antimalárico sintético de utilidade. Na verdade, a primaquina é o resultado de meio século de pesquisa intensa, que associou muitos países, Estados Unidos, Reino Unido, Alemanha, França e, à época, União Soviética.

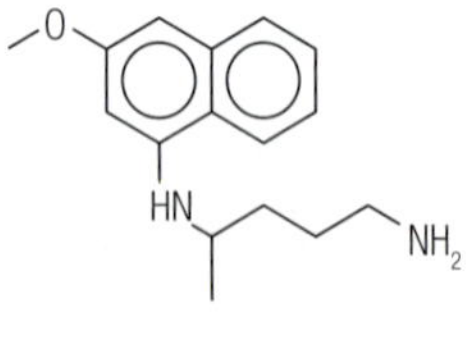

Figura 7.1.17. Estrutura química da primaquina.

O mecanismo de ação da primaquina parece bem distinto daquele das 4-aminoquinolinas, mas, como aquele, carece de elucidação. Parece envolver interferência na função mitocondrial, inibindo o complexo citocromo bc1 da cadeia respiratória dos parasitos, o que provoca o colapso do potencial de membrana da organela. Os metabólitos ativos sofrem ação do sistema redox dos eritrócitos, provocando estresse oxidativo.

A primaquina é rapidamente absorvida, quando administrada por via oral, atingindo níveis séricos máximos em 1 a 2 horas, decaindo, logo em seguida. Sofre biotransformação em metabólitos ativos: 5-hidroxiprimaquina, 5-hidroxidesetil-primaquina, além de *N*-acetilprimaquina e do derivado desaminocarboxílico. O derivado atóxico carboxiprimaquina, além de ser o mais encontrado em plasma humano, é o eliminado mais lentamente. É excretado pela urina, em 24 horas, principalmente na forma dos metabólitos mencionados. A meia-vida varia em torno de 3 a 6 horas, o que requer a administração de doses divididas em períodos longos de tempo.

Usos e efeitos colaterais

A primaquina é o único esquizonticida tecidual empregado na quimioterapia da malária. Por erradicar os hipnozoítos do fígado, é utilizada em infecções por *P. vivax* e *P. ovale*, para impedir recaídas. Em infecções por *P. falciparum*, é desnecessária como esquizonticida tecidual, uma vez que essa espécie não apresenta ciclo secundário hepático. Pode, no entanto, ser empregada nesse tipo de malária não grave devido ao seu efeito gametociticida, em dose única de 45 mg, para adultos. A profilaxia com esse antimalárico não é mais recomendada, em razão dos efeitos adversos graves relacionados, especialmente a anemia hemolítica em pacientes com deficiência em glicose-6-fosfato desidrogenase, devido ao estresse oxidativo que provoca.

A dose, para a prevenção de recaídas, em infecções por *P. ovale* e *P. vivax*, em se tratando de adultos, é de 15 mg da base livre (0,25 mg/kg/dia) e de 0,3 mg de base/kg de peso, no caso de crianças com mais de seis meses de idade. Não se recomenda a administração a gestantes. Essas doses devem ser administradas durante 14 dias seguidos. Há, no entanto, possibilidade de falha terapêutica, de 8% a 24% nos casos brasileiros, o que provoca recaídas. A administração da primaquina deve ser simultânea ou consecutiva a uma 4-aminoquinolina, como cloroquina, hidroxicloroquina ou amodiaquina, nos três primeiros dias do ataque agudo.

Efeitos adversos comuns, como náusea, vômitos, cefaleia, dores epigástricas, cólicas abdominais, bem como alteração da acomodação visual, podem ser observados. O efeito mais grave, no entanto, é a hemólise intravascular, mormente nos pacientes com deficiência em glicose-6-fosfato desidrogenase. Nestes casos, há que se determinar o tipo de deficiência, por exemplo, variante africana, caucasiana ou oriental, pois deste depende a posologia indicada. Outras hemoglobinopatias também podem provocar hemólise reversível e a deficiência em NADH metemoglobina redutase pode resultar em metemoglobinúria. Alterações hematológicas, como leucopenia e agranulocitose, são raramente registradas.

3.2.3.5. Pirimetamina

O estudo das 2,4-diaminopirimidinas, da qual faz parte a pirimetamina (Figura 7.1.18), foi iniciado nos Estados Unidos, nos Laboratórios Wellcome, em paralelo com o trabalho desenvolvido na Inglaterra. Esse estudo culminou com a introdução do antimalárico, por Hitchings, em 1949.

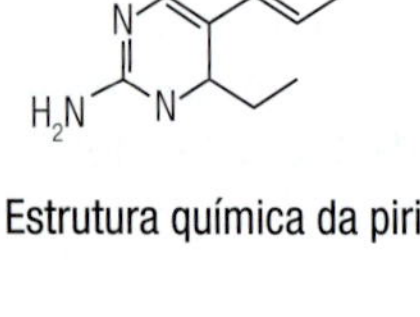

Figura 7.1.18. Estrutura química da pirimetamina.

A pirimetamina inibe, com seletividade relativa – liga-se mais fortemente à enzima do plasmódio que à do hospedeiro – a diidrofolato redutase, que participa da biossíntese do ácido fólico nos parasitos.

Administrada por via oral é lenta e completamente absorvida no trato gastrintestinal atingindo níveis séricos máximos em 2 a 6 horas. É amplamente distribuída, concentrando-se, principalmente, nos rins, fígado, pulmões, baço e nas células sanguíneas. A ligação à proteína é elevada (90%) e, quando biotransformada, dá origem a diversos metabólitos, dos quais as propriedades antimaláricas não foram completamente elucidadas. A excreção se dá, especialmente, na urina. Baixa quantidade é encontrada nas fezes, podendo, também, ser identificada no leite materno. A meia-vida é de 85 a 100 horas.

Usos e efeitos colaterais

Pirimetamina é esquizonticida sanguíneo de ação lenta. Seu uso isolado não é recomendado em se tratando de infecções por *P. falciparum,* em razão da rápida emergência de cepas resistentes. Embora seu uso como quimioprofilático deva ser evitado, especialmente, por serem necessárias múltiplas doses, há esquemas para a profilaxia para adultos e crianças. Em algumas regiões pode ser usada em associação com sulfadoxina, especialmente em malária *P. falciparum* resistente à cloroquina. Contudo, essa associação é muito tóxica – reações cutâneas graves, como necrólise epidêmica, podem ser provocadas pela combinação – e a OMS recomenda que se restrinja seu emprego a infecções resistentes em que não há alternativas eficazes. É importante mencionar que, apesar de útil, no início, a associação perdeu rapidamente a eficácia, em razão do surgimento de cepas de *P. falciparum* a ela resistentes.

Para profilaxia em adultos e crianças acima de 10 anos, recomendam-se 25 mg/semana, por via oral. Em crianças entre 3 e 10 anos, o esquema terapêutico inclui 12,5 a 25 mg/semana. Já para os menores de 2 anos, a dose é de 5,25 a 12,5 mg/semana. A administração deve iniciar 1 dia antes da viagem e continuar até seis a oito semanas após o retorno.

A toxicidade da pirimetamina nas doses normais é relativamente baixa. Reações gastrintestinais comuns, como vômitos e anorexia, podem estar presentes. No entanto, a administração às refeições reduz esses efeitos. Alterações hematológicas, como anemia megaloblástica, leucopenia, trombocitopenia e pancitopenia, podem sobrevir ao emprego de doses elevadas, por tempo prolongado. Recomenda-se, nesses casos, a suspensão do tratamento, com administração de leucovorina (ácido folínico) intramuscular – 3 a 9 mg – até normalização do hemograma. Pode-se, também, administrar essa dose paralelamente ao tratamento, sem comprometimento da atividade antimalárica. Observa-se, também, alteração ou perda de paladar, irritação da língua e garganta. Pacientes com deficiência em glicose-6-fosfato devem ser monitorados.

3.2.4. Associações

Associações de antimaláricos são empregadas com base no princípio, amplamente usado em quimioterapia, de que a combinação de fármacos com mecanismos de ação diversos permite o aumento da eficácia, quando há, sobretudo, sinergismo e diminuição do aparecimento de resistência.

Para infecções com *P. falciparum* não complicadas, a OMS recomenda terapias combinadas à base de artemisinina (do inglês *artemisinin-combination therapies* – ACTs). Atualmente, essas combinações são as formas mais eficientes de tratamentos. Arteméter-lumefantrina, por exemplo, é amplamente utilizado. Já arteméter-mefloquina é empregado com menor frequência. Entretanto, relatos na literatura mostraram a eficácia e a segurança desta última combinação no tratamento de crianças africanas com infecções não complicadas.

Quando sensíveis, as infecções por *P. vivax* devem ser tratadas com cloroquina. Nas áreas onde existe relato de resistência à cloroquina, recomenda-se terapia combinada à base de artemisinina, além de outro composto com meia-vida longa. A primaquina deve ser incluída no esquema terapêutico para prevenir recidiva. Neste caso, deve-se monitorar a 6-glicose fosfato desidrogenase do paciente.

A concepção da associação pirimetamina-sulfadoxina teve como base os seguintes fatos: possibilidade de se obter maior eficácia em caso de malária resistente a um dos componentes; mecanismo de ação complementar entre os dois componentes e meias-vidas muito semelhantes. A pirimetamina atua inibindo a diidrofolato redutase dos plasmódios e a sulfadoxina age, por antagonismo metabólico, na diidropteroato sintase. A combinação desses dois mecanismos possibilita efeito sinérgico em via metabólica vital para os parasitos.

Absorção, metabolismo e excreção da associação são muito semelhantes àqueles relatados para os constituintes individualmente. O derivado diaminopirimidínico da associação tem meia-vida de 80 a 90 horas e meia-vida média de 123 horas, e faixa entre 79 e 200 horas tem sido observada para a sulfadoxina.

Associações de pirimetamina com cloroquina são, também, comercializadas. Nesses casos, além de os antimaláricos atuarem em fases diferentes do metabolismo do plasmódio, respectivamente, síntese do ácido fólico e, possivelmente, degradação do heme, o primeiro é de ação lenta e o segundo, de ação rápida.

3.2.5. Outros

Há outros fármacos que apresentam atividade antimalárica (Figura 7.1.19). As 9-aminoacridinas são esquizonticidas sanguíneos de ação rápida. O principal representante da classe é a mepacrina. Esse antimalárico tem hoje interesse apenas histórico, uma vez que se dispõe de quimioterápicos mais eficazes contra a parasitose. Pode ser empregada, também, em teníase, leishmaniose, sendo fármaco de escolha em giardíase grave.

Biguanidinas e triazinas constituem-se em esquizonticidas sanguíneos de ação lenta, não sendo adequadas na fase aguda da malária. Ambas as classes atuam na diidrofolato redutase, ligando-se mais fortemente à enzima do parasito do que à do hospedeiro. As biguanidinas foram desenvolvidas na década de 1940, na suposição de que, utilizando núcleos comuns ao organismo, como o pirimidínico, seriam obtidos derivados mais eficazes e menos tóxicos. O composto mais representativo da série é o proguanil, cuja atividade antimalárica se deve ao seu metabólito cicloguanil derivado triazínico. O proguanil é comercializado como cloridrato. É eficaz contra *P. falciparum*. Apresenta, também, atividade em malária aguda por *P. vivax*, porém não atua nas formas latentes. No primeiro caso, por não haver formas secundárias, pode-se atingir cura radical. Pode ser associado a sulfonamidas ou sulfonas de ação antimalárica. No entanto, apesar da facilidade de administração, toxicidade reduzida e do baixo custo, é substituída por outros antimaláricos mais eficazes, uma vez que suscita, rapidamente, o aparecimento de cepas de plasmódios resistentes. O metabólito ativo do proguanil, o cicloguanil, é, na forma de embonato, pró-fármaco de ação prolongada. Apesar da toxicidade relativamente baixa, a rápida emergência de resistência desaconselha o seu emprego.

Além da sulfadoxina, outras sulfonamidas apresentam atividade antimalárica. A maior parte delas surgiu como fruto do programa de triagem empírica desenvolvido por ocasião da Segunda Guerra Mundial. Sulfadiazina, sulfapirazina, sulfametoxipiridazina, sulfadimetoxina, sulfalena, sulfametoxazol e sulfisoxazol são também eficazes como antimaláricos. Entre as sulfonas, a dapsona, ensaiada pela primeira vez, em 1943, merece realce. Sulfonamidas e sulfonas são esquizonticidas sanguíneos de ação lenta e empregadas, geralmente, em associação com outros fármacos, especialmente, pirimetamina.

O emprego de antibióticos na quimioterapia da malária é bastante antigo e surgiu da necessidade de se encontrar alternativas para o tratamento de infecções resistentes à cloroquina. Seu uso deve se restringir a infecções resistentes, uma vez que essa prática pode conduzir ao aumento de bactérias resistentes. Tetraciclina, doxiciclina, clindamicina e lincosamida têm sido utilizadas em malária não complicada ou grave provocada por *P. falciparum*. Nesses casos, ambas as classes de antibióticos – tetraciclinas e lincosamídicos – podem ser administradas em sequência ou conjuntamente a quinina, quinidina ou artesunato. A clindamicina, contrariamente às tetraciclinas, pode ser utilizada em crianças e em grávidas. A azitromicina, derivado macrolídico, vem mostrando atividade antimalárica.

A halofantrina é um derivado fenantreno metanólico mais eficaz e, em geral, mais bem tolerado que outros antimaláricos. A principal indicação desse quimioterápico é no tratamento de casos de malária *P. falciparum* sensíveis. A biodisponibilidade variável em seguida à administração oral e a resistência cruzada com a mefloquina constituem-se em problemas para sua utilização. Somam-se a esses o problema de não se poder empregá-la em mulheres grávidas, além de causar toxicidade cardíaca. Não deve ser utilizada em quimioprofilaxia.

A atovaquona, hidroxinaftoquinona, mostrou níveis inaceitáveis de recrudescência da parasitemia, nos ensaios preliminares. Contudo, associada ao cloridrato de proguanil, em dose fixa de 250 mg de atovaquona com 100 mg de cloridrato de proguanil, mostrou-se eficaz, estando disponível em vários países para o tratamento de casos agudos de malária não complicados (leve a moderado) provocada por *P. falciparum* resistente à cloroquina ou sulfadoxina-pirimetamina. Atovaquona-proguanil pode ser usada como quimioprofilaxia em adultos e crianças com peso ≥ 11 kg.

Nova 8-aminoquinolina, a tafenoquina, encontra-se em fase clínica III, desenvolvida com a GlaxoSmithKline, no consórcio MMV, *Medicines for Malaria Venture*. Esse composto está sendo investigado quanto ao seu potencial de prevenir as recaídas pelo *P. vivax*. Prevê-se a submissão ao FDA, em 2017. Se for bem-sucedido o ensaio, esse será o primeiro esquizonticida tecidual descoberto em 60 anos, considerando-se que, até o momento, só se dispõe de primaquina nessa categoria. Em associação com esquizonticida sanguíneo, pode promover a cura da malária *vivax* e impedir as recaídas.

Um novo composto sintético, o artefenomel (OZ439), mostrou propriedades farmacocinéticas melhoradas em relação aos derivados de artemisinina. Verificou-se, também, atividade em pacientes infectados tanto com *P. falciparum* quanto com o *P. vivax*. Possui meia-vida longa, o que permitiria a utilização com outros antimaláricos. Por outro lado, relataram-se, por exemplo, que não foi comprovada a atividade na forma hepática do parasito, pode causar danos no embrião e não se sabe se o composto tem o mesmo mecanismo de resistência que a artemisinina.

É importante ressaltar o *Malaria Box*, construído pelo Consórcio MMV, para a descoberta de novos inibidores de beta-hematina. Trata-se de um conjunto de 400 compostos de estrutura diversa, disponíveis comercialmente, que apresentam atividade contra as formas eritrocíticas do *P. falciparum*.

3.3. Resistência aos antimaláricos

O maior obstáculo ao tratamento e à profilaxia da malária tem sido a disseminação de cepas de plasmódios resistentes ou multirresistentes a fármacos. Atualmente, observa-se resistência em *P. falciparum*, *P. vivax* e *P. malariae*, três das cinco espécies de *Plasmodium* causadores de infecções em seres humanos. A maior parte das regiões em que se registra o *P. falciparum* se caracteriza por elevado grau de resistência.

Segundo a OMS, a terapia combinada à base de artemisinina é, atualmente, a preconizada para o tratamento de malária não complicada por *P. falciparum*. Por essa razão, o desenvolvimento de resistência para esses derivados é uma preocupação mundial. Entretanto, já existem relatos de precursores de resistência em relação ao *P. falciparum*, em regiões como Camboja e Tailândia.

A resistência à cloroquina constitui-se no maior problema nas infecções por *P. falciparum*. Esta levou cerca de 20 anos para se desenvolver, apesar do uso disseminado do antimalárico, sugerindo que vários genes foram necessários para produzir o fenótipo da resistência. Depois de produzido, o fenótipo parece estável, persistindo mesmo na ausência de pressão do fármaco. Há várias hipóteses para explicar o mecanismo de resistência à cloroquina, entre elas a que se baseia no MDR (*multi-drug resistance*), anteriormente definido para explicar a resistência de tumores a antineoplásicos. Por esse mecanismo, a glicoproteína P estaria envolvida no efluxo aumentado do antimalárico do parasito.

O primeiro registro de caso de diminuição de sensibilidade à quinina data de 1910, no Brasil. Contudo, em razão do menor emprego em relação à cloroquina, sua eficácia foi mantida. A despeito desse fato, há registros de diminuição de eficácia em níveis abaixo de 50% no Sudeste da Ásia. A resistência à mefloquina foi detectada desde a sua introdução, na década de 1970, e parece estar, também, associada, em parte, à atividade da glicoproteína P-homólogo 1. O mesmo mecanismo é preconizado para outros quinolinometanóis, como quinina, e fenantrenometanóis, como a halofantrina.

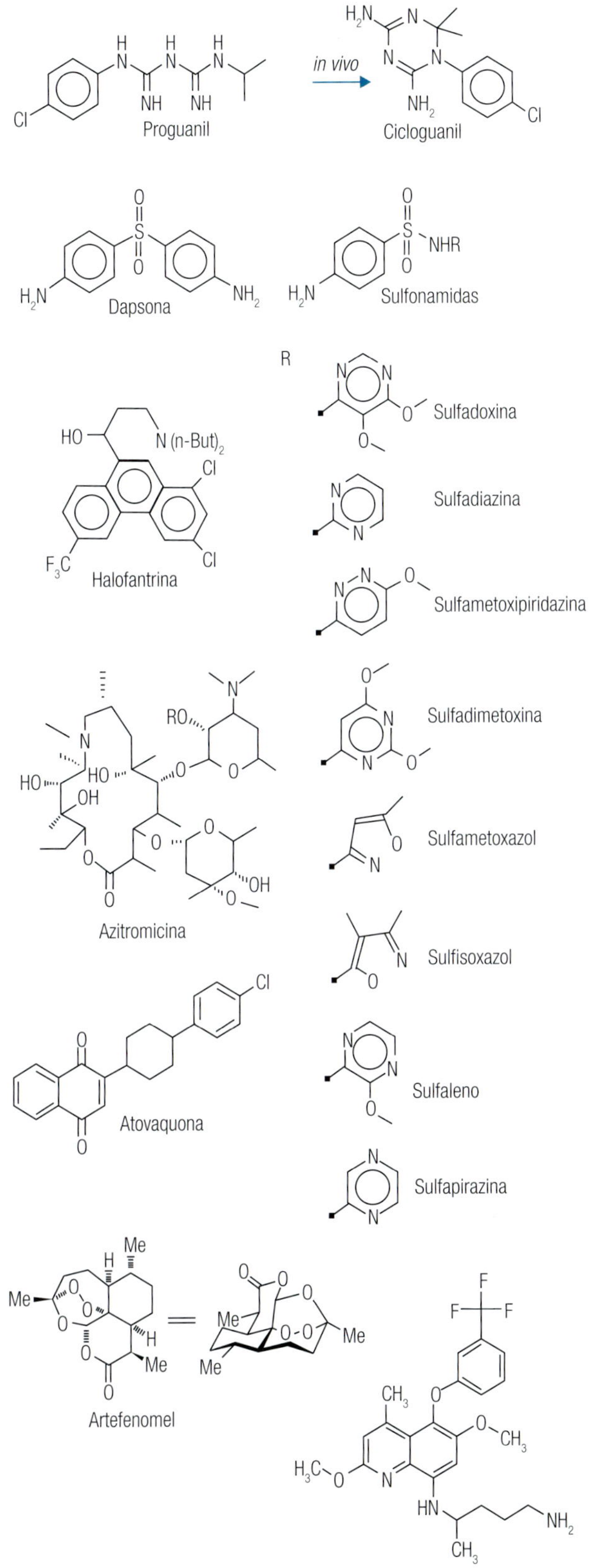

Figura 7.1.19. Estruturas químicas de outros antimaláricos.

Há fortes evidências acerca da resistência cruzada entre cloroquina e amodiaquina, assim como entre quinina, mefloquina e halofantrina. Esse tipo de efeito é aspecto importante no que se refere à eficácia dos tratamentos existentes. Os estudos realizados a respeito sugerem que o desenvolvimento do alto nível de resistência à cloroquina torna os parasitos mais sensíveis aos derivados quinolinometanólicos.

4. DOENÇA DE CHAGAS

4.1. Introdução

Quando não há opções de tratamento, ou quando as opções existentes são inadequadas e não há interesse da indústria no desenvolvimento de novos fármacos, uma doença pode ser considerada "negligenciada" ou até "extremamente negligenciada" em alguns casos. As doenças tropicais constituem um bom exemplo de doenças negligenciadas.

Segundo a OMS, as doenças negligenciadas caracterizam-se por um conjunto de doenças associadas à situação de pobreza, às precárias condições de vida e às iniquidades em saúde. Nos últimos anos, as estatísticas indicam que mais de um bilhão de pessoas, cerca de um sexto da população mundial, são afetadas por doenças tropicais. A OMS possui programas específicos para doenças negligenciadas e reconhece um total de 17 doenças como tropicais negligenciadas, entre elas a doença de Chagas, considerada como doença extremamente negligenciada.

A doença de Chagas, ou tripanossomíase americana, foi descrita em 1909, pelo pesquisador brasileiro Carlos Chagas. Tem como agente causal o *Trypanosoma cruzi e* representa um dos mais sérios problemas médico-sanitários da América Latina.

De acordo com a Organização Pan-Americana da Saúde (OPAS), foram atestados avanços significativos na interrupção da transmissão pelo principal vetor, *Triatoma infestans*, no Uruguai em 1997, Chile em 1999 e no Brasil em 2006. Entretanto, embora a transmissão por *Triatoma infestans* tenha sido interrompida no Brasil, ainda não houve a eliminação de sua infestação domiciliar. A transmissão oral da doença de Chagas para seres humanos e outros mamíferos está demonstrada experimental, clínica e epidemiologicamente, significando hoje uma importante via de transmissão. Apresentam importância epidemiológica as transmissões transfusional e congênita; a congênita, por sua vez, ocorre em uma proporção de 1% a 11% entre as mães chagásicas. Há, ainda, relatos de contaminação durante transplantes de órgãos e infecção por ingestão do protozoário em alimentos contaminados.

Clinicamente, a doença humana transcorre numa fase inicial aguda, caracterizada por febre, muitos parasitas circulantes e poucas semanas de duração, uma fase intermediária, seguindo-se uma fase crônica, afebril, com poucos parasitas no sangue e causadora de importantes alterações cardíacas em cerca de 30% dos casos e digestivas (danos principalmente no esôfago e intestino grosso), neurológicas e alterações mistas em aproximadamente 10% dos pacientes.

4.2. Etiologia

As espécies que afetam o homem são *Trypanosoma cruzi, Trypanosoma brucei gambiense, Trypanosoma brucei rhode-*

siense e *Trypanosoma rangeli*, este último sem importância clínica.

Várias outras espécies de tripanossomas infectam apenas animais. *Trypanosoma brucei brucei*, apesar de não ser infectante para o homem, provoca enfermidade crônica no gado, denominada nagana, de considerável efeito indireto sobre a alimentação do ser humano.

No Brasil, entre 2007 e 2011, foram registrados mais de 770.000 triatomíneos capturados por meio da vigilância entomológica passiva ou ativa dos Estados. Dentre as 62 espécies distribuídas entre o intradomicílio e peridomicílio em todo território brasileiro destacam-se as seguintes espécies de importância epidemiológica: *Panstrongylus geniculatus*, *Panstrongylus lutzi*, *Panstrongylus megistus*, *Rhodnius nasutus*, *Rhodnius neglectus*, *Rhodnius robustus*, *Rhodnius pictipes*, *Triatoma infestans*, *Triatoma brasiliensis*, *Triatoma maculata*, *Triatoma pseudomaculata*, *Triatoma rubrovaria*, *Triatoma rubrofasciata*, *Triatoma sordida* e *Triatoma vitticeps*. Destes, foram examinados para identificação da infecção por *T. cruzi* 76,8% dos capturados, resultando numa taxa de infecção natural total de 2,7%. As espécies *T. vitticeps*, *R. robustus* e *P. lutzi* apresentaram as maiores taxas de infecção natural, 52,0%, 33,3% e 29,4%, respectivamente. Enquanto o primeiro se apresenta com maior frequência nos estados da região Sudeste (Minas Gerais e Espírito Santo), o segundo tem sua área de distribuição na região Norte (Tocantins, Amazonas, Acre e Rondônia) e o último no Nordeste (Piauí, Bahia, Sergipe, Alagoas, Paraíba, Rio Grande do Norte, Ceará e Pernambuco). Persistiram focos de *T. infestans* em quatro municípios do estado da Bahia e em 12 municípios do Rio Grande do Sul.

Há mais de um século de sua descrição, a doença de Chagas continua sendo um dos maiores problemas de Saúde Pública. A infecção humana se estende por todo o continente Americano, desde o Norte do México à Argentina até o Sul do Chile, afetando 21 países da América Latina. Dados da OMS e *Drugs for Neglected Diseases initiative* (DNDi), estimam que 6 a 7 milhões de pessoas estejam infectadas com *T. cruzi* com índices de 7.000 mortes por ano e cerca de 70 milhões de indivíduos expostos ao risco de infecção.

No Brasil, a área endêmica atinge cerca de 3.600.000 km^2, 44,5% da área do País, incluindo 2.400 municípios dos estados de Alagoas, Bahia, Ceará, Espírito Santo, Goiás, Maranhão, Mato Grosso do Sul, Minas Gerais, Paraíba, Paraná, Pernambuco, Piauí, Rio de Janeiro, Rio Grande do Norte, Rio Grande do Sul, São Paulo, Sergipe e o Distrito Federal.

4.3. Transmissão

A transmissão ocorre por meio de contato com as fezes contaminadas dos triatomíneos ou "barbeiros". Foram descritas mais de 120 espécies de triatomíneos capazes de albergar e transmitir o *T. cruzi*. No Brasil, com cerca de 40 espécies, o *T. infestans*, *P. megistus* e *T. brasiliensis* são os mais importantes. O *T. sordida* e o *T. pseudomaculata* são espécies secundárias, mais restritas ao peridomicílio e ninhos de aves.

A probabilidade de infecção por *T. cruzi* está associada com as condições socioeconômicas e habitações precárias, uma vez que os triatomíneos encontram um ambiente favorável nas frestas de casas rurais (Figura 7.1.20), conhecidas

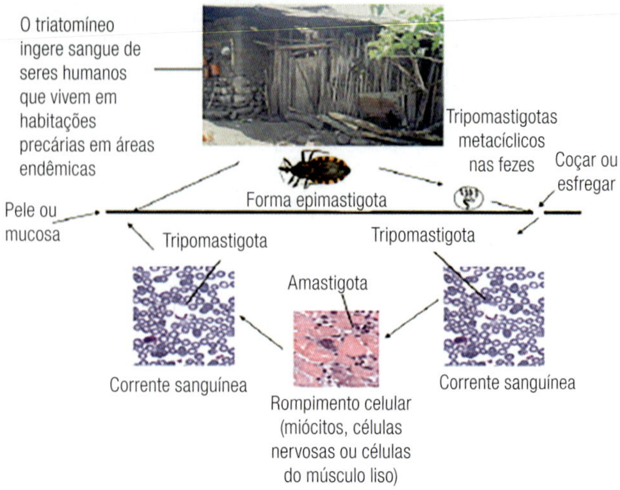

Figura 7.1.20. Ciclo de transmissão de *T. cruzi* (adaptada de Franco--Paredes *et al.*, 2007).

como pau a pique em áreas pobres, sem infraestrutura nem saneamento básico.

A transmissão oral da doença de Chagas para seres humanos e outros mamíferos tem sido demonstrada experimental, clínica e epidemiologicamente, significando uma importante via de transmissão. Esse tipo de transmissão possui caráter habitual no ciclo endêmico primitivo desse parasita, por meio da ingestão, por mamíferos suscetíveis, de vetores e reservatórios infectados.

No caso do homem, essa transmissão ocorre de maneira circunstancial, por meio de alimentos (cana-de-açúcar, banana, milho, suco de açaí e feijão) contaminados com o parasita, principalmente a partir de triatomíneos ou de suas dejeções. Também, por ingestão de carne crua ou malcozida de animais infectados, ou ainda, de alimentos contaminados por urina ou secreção anal de marsupiais infectados. Admite-se que, no ciclo silvestre, a transmissão oral continuará sendo uma forma habitual e frequente de circulação do parasita, independentemente das ações de controle do vetor domiciliado.

Em 2007, foram divulgadas quatro notas técnicas relatando casos de surtos ocorridos na Região Amazônica pela Secretaria de Vigilância em Saúde. De janeiro a outubro de 2007 foram notificados 100 casos de doença de Chagas aguda (DCA), com quatro óbitos (letalidade de 4,0%) relacionados a surtos ocorridos em 11 municípios da região Norte, sendo um município do estado do Amazonas, um município do estado do Amapá e nove municípios do estado do Pará, sendo o açaí o alimento mais frequentemente envolvido.

Em 2005, casos da doença de Chagas relacionados ao consumo de caldo de cana foram detectados no estado de Santa Catarina, sendo que, das 24 pessoas infectadas, três evoluíram para óbito. No ano de 2006, a forma oral foi identificada como de potencial risco para a Saúde Pública. Dos 115 casos de DCA confirmados na região Norte e Nordeste, 94 casos foram decorrentes à transmissão por via oral, devido ao consumo, na maioria dos casos, de açaí contaminado. Registrou-se ainda neste período casos pela ingestão de bacaba e caldo de cana-de-açúcar.

Além da propagação da doença de Chagas por dejeções de triatomíneos infectados pelo protozoário, outras vias de contaminação são conhecidas como a transfusão sanguínea e a transmissão congênita.

O risco de um receptor se infectar via transfusão a partir de doador chagásico varia de 12,5% a 27%. Estudos indicam que há cerca de 1% de prevalência da doença de Chagas entre os doadores de sangue. Esse dado reforça a importância de ensaios sorológicos na detecção dos parasitas em bancos de sangue no país.

A infecção congênita com *T. cruzi* é um problema global, ocorrendo em média em 5% das crianças nascidas de mães infectadas cronicamente em áreas endêmicas. No Brasil, o estudo realizado pelo Ministério da Saúde no período de 2000 a 2013 demonstrou que, de 1.570 casos confirmados da doença de Chagas, a prevalência de transmissão vertical foi de 0,4%, sendo que 50% dos registros ocorreram no estado do Rio Grande do Sul.

A interrupção da transmissão vetorial e transfusional já obteve êxito em países endêmicos como Brasil, Chile e Uruguai. No Brasil, atualmente, predominam os casos crônicos decorrentes da infecção por via vetorial em décadas passadas. O último inquérito nacional realizado entre 2001 e 2008 em crianças menores de cinco anos, residentes em área rural, apontou uma prevalência da infecção de 0,03%. Destas, cerca de 0,02% apresentou positividade materna concomitante, sugerindo transmissão vertical. Apenas 0,01% demonstrou positividade somente na criança, indicando provável transmissão vetorial. Esse dado demonstra o êxito no controle da transmissão da doença por via vetorial sustentada no país, atestada pela certificação da interrupção da transmissão vetorial pelo *T. infestans*, concedida pela OPAS em 2006. No México, a transmissão da doença ainda ocorre quando pele ou mucosas entram em contato com fezes e urina de insetos hematófagos de espécies triatomíneas infectados por *T. cruzi*.

Com a globalização, a facilidade de migração populacional deslocou para áreas não endêmicas indivíduos chagásicos. A Figura 7.1.21 mostra a rota migratória a partir da América Latina e número estimado de indivíduos infectados em países não endêmicos, que antes não possuíam em suas estatísticas essa doença tropical, como a América do Norte (Estados Unidos e Canadá), oeste da Região Pacífica (Japão e Austrália), Europa (principalmente Bélgica, Espanha, França, Itália, Reino Unido e Suíça e em menor extensão Alemanha,

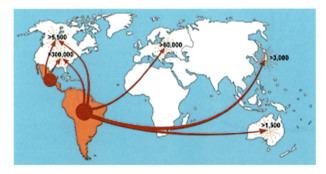

Figura 7.1.21. Rota migratória a partir da América Latina e número estimado de indivíduos infectados em países não endêmicos (Coura; Viñas, 2010).

Áustria, Croácia, Dinamarca, Holanda, Luxemburgo, Noruega, Portugal, Romênia e Suécia). Estima-se que os indivíduos doentes são em torno de 300.000 nos Estados Unidos, 5.500 no Canadá, 80.000 na Europa, 3.000 no Japão e 1.500 na Austrália.

Mediante esses números, é possível observar que a doença de Chagas deve ser encarada com mais seriedade pelas autoridades mundiais, deixando de ser doença meramente tropical e negligenciada. Caso esse alerta não seja levado em consideração, o mundo estará diante de um grave problema de saúde mundial, em longo prazo.

4.4. Ciclo de vida

O ciclo de vida do *T. cruzi* compreende três estágios (no vetor e hospedeiro) ou formas principais, dotadas de características morfológicas e biológicas distintas como mostrado na Figura 7.1.22. São elas as seguintes formas evolutivas: epimastigota (encontrada no tubo digestivo do vetor), tripomastigota (encontrada no vetor e no sangue e espaço intercelular do hospedeiro vertebrado) e amastigota (encontrada no interior de células do hospedeiro vertebrado) definidas com base na forma geral da célula (esférica, piriforme, alongada), na posição relativa entre o núcleo e o cinetoplasto (anterior, lateral e posterior) e na maneira da saída do flagelo da bolsa flagelar (central ou lateral).

O ciclo biológico de *T. cruzi* no hospedeiro invertebrado se inicia quando o sangue de animais infectados é ingerido durante o repasto sanguíneo. Ao chegar ao estômago, a forma tripomastigota transforma-se gradualmente em formas arredondadas, algumas com um longo flagelo colado ao corpo e outras com um curto flagelo, chamadas de esferomastigotas e epimastigotas, respectivamente. Em seguida, os parasitas migram para o intestino, onde se multiplicam como formas epimastigotas, o que pode ser observado cerca de 25 horas após o repasto sanguíneo. Em seguida, migram para a parte mais posterior, atingindo o reto, e se transformam em tripomastigotas metacíclicos, que são eliminados junto com as fezes do triatomíneo (Figura 7.1.23).

A infecção por *T. cruzi* no hospedeiro vertebrado se inicia quando os parasitas eliminados pelo inseto na forma tripomastigota metacíclico são inoculados na pele ou mucosas do vertebrado. A maneira mais comum é a vetorial, pela picada do barbeiro, que, durante o processo de ingestão do sangue, deposita suas fezes próximas ao local da picada. Uma vez dentro do organismo, os tripomastigotas entram em variedade de células, dentro das quais se transformam em amastigotas.

O hospedeiro apresenta hipersensibilidade no local de entrada como resultado de intensa destruição celular local. Nesse ponto, alguns amastigotas, com a morte celular, transformam-se em tripomastigotas, que são liberados nos vasos periféricos e estarão aptos para infectar novas células em outros pontos do organismo, como músculo e tecido nervoso, de forma que a transformação de amastigotas para tripomastigotas possa ocorrer em outros pontos do organismo e o ciclo de infecção continue.

A doença é caracterizada por fases aguda e crônica, separadas por estágio assintomático, chamado de fase indetermi-

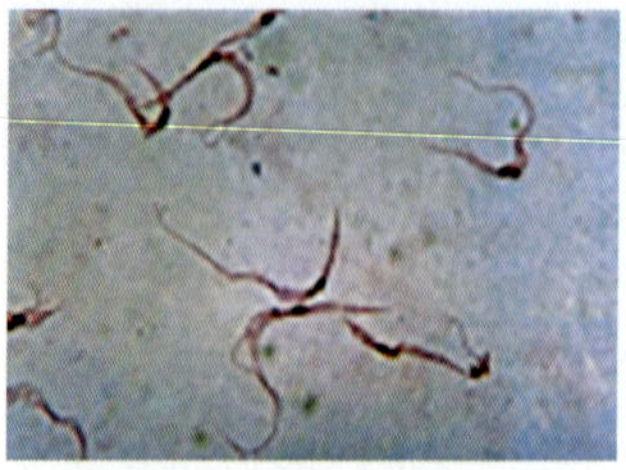

Forma epimastigota

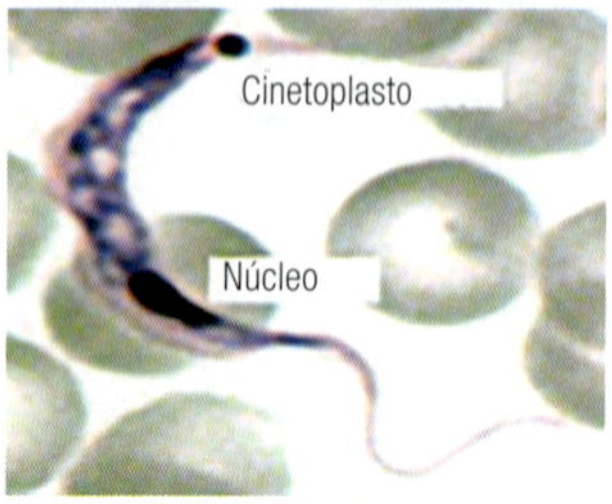

Forma tripomastigota

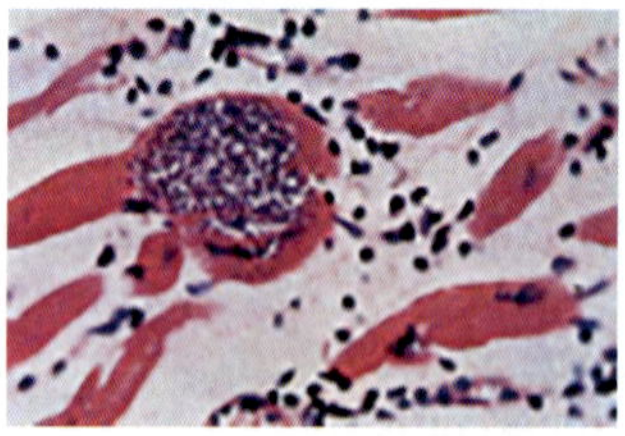

Forma amastigota

Figura 7.1.22. Formas evolutivas de *T. cruzi.* (Extraída de: http://www.stanford.edu/class/humbio103/ParaSites2004/Trypanosomiasis/morphology.htm)

nada. Quinze a vinte anos ou mais podem se passar desde a contaminação até o aparecimento dos sintomas da fase crônica que, em adultos, se caracterizam por cardiopatia, megacólon e megaesôfago fatal.

4.5. Manifestações clínicas

A infecção chagásica humana é caracterizada por uma fase inicial ou aguda que dura em média dois meses, sendo sucedida por uma fase crônica que tipicamente se prolonga por toda a vida do hospedeiro. Na maioria dos casos, a fase aguda da doença é oligossintomática, principalmente em adultos, não sendo valorizada pelo paciente ou pelo agente de saúde. Pode ainda não haver instalação de uma fase aguda clássica, uma vez que está relacionada diretamente com o número de parasitas inoculados. Quando esta se manifesta, apresenta um quadro febril ou outras manifestações clínicas, tais como adenopatia generalizada, edema, hepatoesplenomegalia, miocardite, alterações eletrocardiográficas e linfadenopatia. A fase aguda sintomática ocorre principalmente em crianças, na primeira década de vida, podendo levar à morte devido a complicações decorrentes de insuficiência cardíaca e processos inflamatórios que envolvem o cérebro (meningoencefalite).

No local de entrada do parasita ocorre um processo inflamatório, o que nem sempre é visível. No entanto, em infecções pela mucosa ocular, observa-se um sinal característico da fase aguda da doença de Chagas, denominado sinal de Romaña, que consiste no inchaço de ambas as pálpebras do olho infectado.

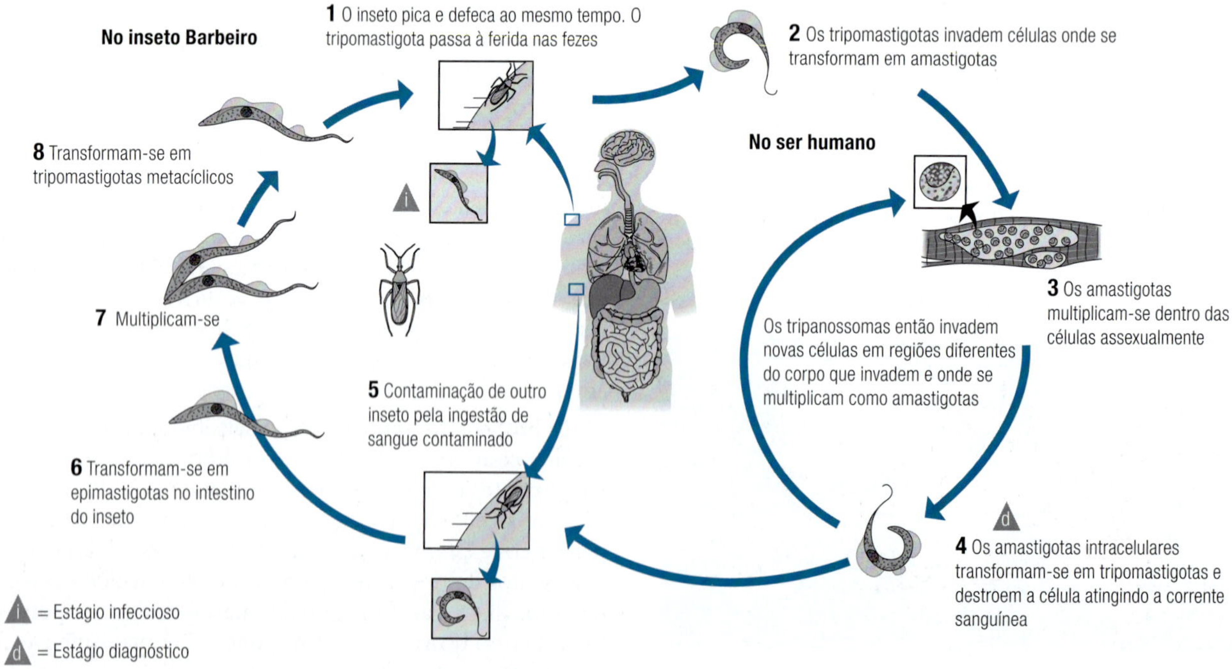

Figura 7.1.23. Ciclo evolutivo do *T. cruzi.* (Adaptada de *Centers for Disease Control and Prevention* (CDC). In: http://www.cdc.gov/parasites/chagas/biology.html, 2015.)

À medida que os níveis de parasitemia e as lesões inflamatórias da fase aguda diminuem em intensidade, uma miocardite focal se instala durante a fase indeterminada da doença, podendo em muitos casos evoluir em magnitude e abrangência, com a destruição de fibras cardíacas e aumento da fibrose.

Após a fase aguda, a maioria dos pacientes evolui durante uma ou duas décadas nesta forma indeterminada, na qual, embora exista a infecção ativa, praticamente não há lesões clinicamente demonstráveis e os órgãos e sistemas se encontram preservados em sua anatomia e sua reserva funcional.

Cerca de um terço dos casos agudos da doença de Chagas evolui para a fase crônica. A fase crônica da doença em alguns casos segue imediatamente o período agudo; em outros, instala-se depois de um intervalo assintomático de duração variável. Entre os indivíduos, 39,9% são assintomáticos, 52,1% apresentam doença cardíaca e 14,3%, as formas digestivas de megaesôfago e megacólon (incluindo 6,3% que apresentam ambas as formas, cardíaca e digestiva).

A importância do parasita como agente patogênico na forma crônica da doença de Chagas tomou grande impulso nas últimas décadas. A forma crônica da doença de Chagas é representada por diversas formas clínicas, afetando um ou mais órgãos de forma irreversível, destacando-se as alterações cardíacas como as principais. A cardiopatia crônica e o aparecimento de megaesôfago e megacólon representam formas clínicas de considerável gravidade. A Figura 7.1.24 mostra as fases aguda e crônica da doença.

A forma cardíaca apresenta como principais sintomas a arritmia, a insuficiência cardíaca e o tromboembolismo. As manifestações digestivas ocorrem pelo comprometimento das funções do órgão afetado. No caso do megaesôfago, observam-se o aumento do diâmetro do órgão e as alterações na motilidade, além de sintomas como dores epigástricas, regurgitação e hipertrofia das glândulas salivares. O megacólon apresenta como principal característica a obstipação do órgão, que pode durar semanas.

4.6. Tratamento

Segundo o documento intitulado Desequilíbrio Fatal, produzido pela organização Médicos Sem Fronteiras (MSF) e pelo DNDi, dos 1.556 novos fármacos descobertos entre 1975 e 2004, apenas 21 destinaram-se a doenças negligenciadas. Esse número representa 1,3% do total de fármacos. O DNDi ressalta ainda que, dos 850 novos produtos terapêuticos aprovados entre 2000 e 2011, apenas 4% foram indicados para doenças negligenciadas, embora essas doenças sejam responsáveis por 12% das enfermidades mundiais.

Apesar dessa realidade, as respostas farmacológicas contra a doença de Chagas permanecem ainda insuficientes. Os fármacos disponíveis (nitrofuranos e nitroimidazóis) para o tratamento da doença de Chagas, desenvolvidos aproximadamente há três décadas são insatisfatórios principalmente pelo fato de apresentarem efeitos colaterais tóxicos e, além disso, serem ineficientes para o tratamento da forma crônica da doença.

Do ponto de vista terapêutico, desde a década de 1970 até os dias de hoje, apenas dois fármacos estão disponíveis no mercado mundial para o tratamento da doença de Chagas: o benznidazol e o nifurtimox.

O nifurtimox apresenta boa ação sobre as formas sanguícolas e amastigotas intracelulares de *T. cruzi*. Os resultados da sua utilização na Argentina e no Chile são satisfatórios, especialmente em casos agudos, com redução total da parasitemia e negativação dos exames. No Brasil, a utilização do nifurtimox promoveu diminuição dos níveis de parasitemia, mas foi identificado que as cepas brasileiras de *T. cruzi* apresentam resistência ao fármaco. Por essa razão, esse medicamento foi retirado do mercado brasileiro, apresentando, portanto, como única opção terapêutica o benznidazol.

A grande limitação da terapia atual é que, além do reduzido arsenal terapêutico, ambos os fármacos (benznidazol e nifurtimox) são ativos apenas na fase aguda da doença.

4.6.1. Benznidazol

O benznidazol, *N*-benzil-2-(2-nitro-1*H*-imidazol-1-il) acetamida, é um derivado nitroimidazólico (Figura 7.1.25). Acredita-se que o mecanismo de ação do benznidazol seja múltiplo e envolva: a) diminuição da síntese de proteínas; b) incorporação dos precursores de RNA; c) incorporação da timidina em DNA e d) capacidade de realizar ligação covalente a vários componentes celulares como DNA, proteínas e lipídios após seu metabolismo a intermediários nitrorreduzidos pela ação pelas nitrorredutases, provocando assim a inibição de vias essenciais para sobrevivência do parasita. Foi demonstrado também que o benznidazol melhora a fagocitose e aumenta a atividade do interferon gama (IFN-γ) contra o parasito, além de inibir a enzima NADH-fumarato redutase do *T. cruzi*.

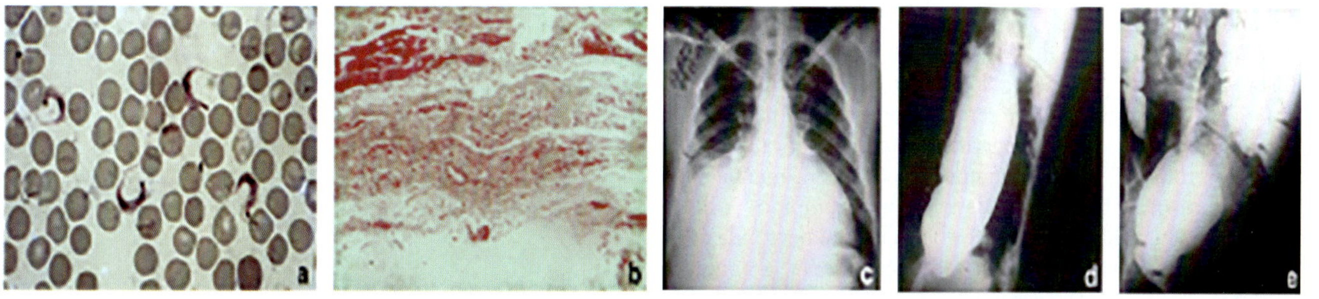

Figura 7.1.24. Fase aguda e crônica da doença de Chagas. (**a**) *T. cruzi* no sangue na fase aguda (**b**) tecido cardíaco em fase crônica, (**c**) dilatação do coração, (**d**) esôfago e (**e**) cólon, na fase crônica (Coura, Viñas, 2010).

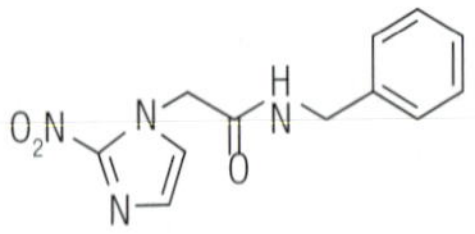

Figura 7.1.25. Estrutura química do benznidazol.

Após a administração por via oral, o fármaco é rapidamente absorvido pelo trato gastrintestinal e a ligação às proteínas plasmáticas é da ordem de 44%. A concentração plasmática máxima (2,22 a 2,81 mcg/mL) é alcançada em 2 a 4 horas. A meia-vida de eliminação é de aproximadamente 12 horas. Sofre metabolização hepática e seus metabólitos são eliminados, principalmente, na urina.

Usos e efeitos colaterais

O benznidazol é apresentado na forma de comprimidos de 100 mg e utilizado no tratamento da fase aguda da doença de Chagas. É administrado por via oral, duas ou três vezes por dia, durante 60 dias. A dose varia de acordo com a idade e o peso do paciente, sendo indicado na dose de 5 mg/kg ao dia.

Em 2011, a agência reguladora de medicamentos do Brasil concedeu o registro da formulação em dose pediátrica do benznidazol.

Essa formulação representa um tratamento mais simples e mais seguro, com doses precisas para recém-nascidos e crianças de até 2 anos de idade (20 kg). Segundo o DNDi, as principais vantagens do benznidazol pediátrico incluem o tratamento imediato de recém-nascidos de forma segura, sem risco de dosagem errada. Os comprimidos de 12,5 mg foram adaptados para uso em crianças e bebês e são facilmente dispersíveis em líquido (água ou suco) para facilitar a administração sem necessidade de fracionamento (a não ser para crianças que nasceram prematuras com menos de 2,5 kg de peso corporal). Além disso, a administração é simples e segura e não requer preparação complexa, podendo ser realizada em casa, mesmo durante o longo período de tratamento (duas vezes ao dia por 60 dias).

As reações adversas mais frequentes são: dermopatia, neuropatia, distúrbios gastrintestinais como náuseas, vômitos, cefaleia, vertigem, fadiga e diarreia. Essas reações ocorrem em aproximadamente 10% dos casos e devem receber tratamento clínico sintomático. A neuropatia periférica ocorre em menos de 1% dos casos, após a quinta semana de tratamento, sendo indicada a interrupção do tratamento até a melhora dos sintomas. Na ocorrência de dermopatia de grau leve (< 20% dos casos), o tratamento deve ser continuado; naquelas de grau moderado (≤ 5%), recomendam-se interrupção temporária do tratamento e prescrição de anti-histamínicos ou corticoides. Nos quadros de grau acentuado (< 1%), o tratamento deve ser interrompido e o paciente, hospitalizado. Nos casos de aparecimento de ageusia (perda parcial ou total do paladar) que pode ocorrer em menos de 0,5% dos casos, o tratamento deve ser interrompido. A hipoplasia medular não é frequente com o uso do benznidazol (< 1%). No entanto, a constatação de leucopenia, granulocitopenia, neutropenia, agranulocitose e/ou plaquetopenia (< 50.000 plaquetas/mm^3) é sugestiva de hipoplasia de medula e tem como recomendação a suspensão do uso do fármaco.

O seu uso é contraindicado em indivíduos com insuficiência renal ou hepática, afecções neurológicas, distúrbios da crase sanguínea e durante a gravidez, sendo o álcool capaz de potencializar os efeitos adversos.

4.6.2. Nifurtimox

O nifurtimox corresponde ao 3-metil-4 {(5-nitrofurfurilideno) amino} tiomorfolina-1,1-dióxido (Figura 7.1.26).

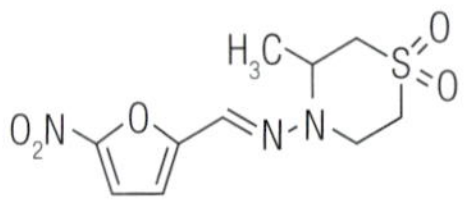

Figura 7.1.26. Estrutura química do nifurtimox.

Alguns derivados de 5-nitrofurano, além de possuírem propriedades antibacterianas e antifúngicas, apresentam atividade antiprotozoária, como é o caso do nifurtimox, usado no tratamento da tripanossomíase e leishmaniose.

O mecanismo de ação do nifurtimox envolve o radical ânion superóxido, causando a produção de compostos de oxigênio (superóxido, o peróxido de hidrogênio e radicais de hidroxila) altamente tóxicos ao parasita. O mecanismo de ação deriva de sua ativação por uma nitrorredutase mitocondrial dependente de NADH, levando à geração intracelular de radicais nitroaniônicos, que são tidos como responsáveis pelos efeitos tripanossomicidas. Os radicais nitroaniônicos gerados estabelecem ligações covalentes com macromoléculas, levando a lesões celulares que incluem a peroxidação dos lipídios, lesão da membrana, inativação enzimática e lesão do DNA.

Esses compostos contêm um grupamento nitro na posição 5 do anel furano e exercem atividade por mecanismo citotóxico, o qual inicialmente envolve uma ou mais reações de redução do grupo nitro, seguido da inibição de várias enzimas necessárias para a célula do parasita requerer energia. A completa redução envolve a adição de 6 elétrons para formar a amina via o intermediário nitroso (2e-) e hidroxilamínico (4e-), entretanto alguns fármacos não procedem além da formação da hidroxilamina. A Figura 7.1.27 mostra a redução desses compostos. O grupo nitro presente na molécula é o responsável pela atividade, sendo considerado como parasitóforo. Apresentam atividade antibacteriana, que se deve à redução enzimática do grupo nitro *in vivo*, produzindo espécies tóxicas que, subsequentemente, causam danos ao DNA das bactérias, atuando ainda contra alguns protozoários e fungos.

Quando administrado por via oral, o fármaco é bem absorvido pelo trato gastrintestinal e sofre uma rápida biotransformação, provavelmente por meio do efeito de primeira passagem pré-sistêmico. É observado o pico de seus níveis plasmáticos após, aproximadamente, 3,5 horas. Menos de 0,5% da dose é excretada na urina. A meia-vida de eliminação é de cerca de 3 horas.

Usos e efeitos colaterais

O nifurtimox é utilizado no tratamento da doença de Chagas, principalmente nos estágios agudos da doença, não

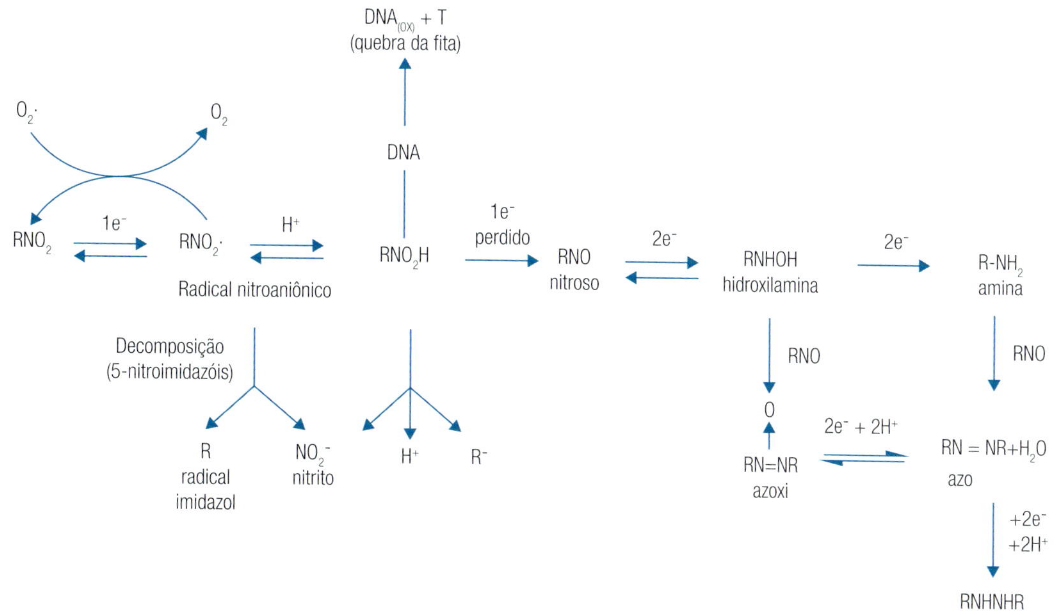

Figura 7.1.27. Ativação por redução de compostos nitroaromáticos (TOCHER, 1997).

estando disponível comercialmente no Brasil. Cepas argentinas e chilenas de *T. cruzi* são mais suscetíveis a esse fármaco que as cepas brasileiras. A dose indicada está relacionada à idade e ao peso do paciente, sendo administrado por via oral na dose diária de 8 a 10 mg/kg/dia, fracionados em três a quatro doses durante 90 a 120 dias.

Podem ocorrer reações cerebrais, incluindo convulsões, vertigens, excitação, distúrbio do equilíbrio, desorientação, psicose, depressão, insônia e vômitos. Entretanto, o principal efeito adverso é a anorexia provocada pelo fármaco durante o tratamento. Há evidências de que o nifurtimox pode reduzir a tolerância do indivíduo a altas concentrações de álcool.

5. BIBLIOGRAFIA

Antiparasitários intestinais

BRUTON, L.L.; CHABNER, B.A.; KNOLLMANN, B.C. Goodman & Gilman's: The Pharmacological Basis of Therapeutics. 12th ed, China: McGrawHill, 2011. Section VII, Chapters, 48, 49, 50.

CAMPBELL, W.C. Ivermectin: an update. *Parasitol. Today*, v.1, p. 10-16, 1985.

CHANDY, M.L. *et al.* Understanding molecular mechanisms in multivariant actions of levamisole as an anti-helminthic, anti-inflammatory, antioxidant, anti-neoplastic and immunomodulatory drug. *J. Oral Maxillofac. Surg. Med. Pathol.*, v. 28, p. 354-7, 2016.

ECKARDT, K. *et al.* Relative potency of albendazole and its sulfoxide metabolite in two in vitro tests for developmental toxicity: the rat whole embryo culture and the mouse embryonic stem cell test. *Reprod. Toxicol.*, v. 34, p. 378-84, 2012.

LEMKE, T.L. Antiparasitic agents. In: LEMKE, T.L. *et al.* Principles of Medicinal Chemistry, 7th ed., Baltimore: Lippincott Williams and Wilkins, 2013, p. 1125-57.

Mc.CARTHY, J.; LOUKAS, A.; HOTEZ, P.J. Chemotherapy of helminth infections. In: Goodman and Gilman's. The pharmacological basis of therapeutics. China: Mc Graw Hill, 2011, p. 1443-62.

NASH, T.E. Unraveling how Giardia infections cause disease. *J. Clin. Invest.*, v. 123, p. 2346-7, 2013.

NEVES, D.P. Parasitologia Humana, 13ª ed, Rio de Janeiro: Atheneu, 2016.

KOROLKOVAS, A. *Dicionário Terapêutico Guanabara*, Ed. 2014/2015, Rio de Janeiro: Guanabara Koogan, 2015.

RANJBAR, R. *et al.* Effect of erythromycin on albendazole teratogenicity in pregnant rat. *Zahedan. J. Res. Med. Sci.*, v. 15, p. 43-6, 2013.

REY, L. *Parasitologia Médica.* 4a. ed., Rio de Janeiro: Guanabara Koogan, 2008.

ROMO, M.L.; CARPIO, A.; KELVIN, E.A. Routine drug and food interactions during antihelminthic treatment of neurocysticercosis: a reason for the variable efficacy of albendazole and praziquantel? *J. Clin. Pharmacol.*, v. 54, p. 361-7, 2014.

SOMVANSHI, V.S. *et al.* Nitazoxanide: nematicidal mode of action and drug combination studies. *Mol. Biochem. Parasitol.*, v. 193, p. 1-8, 2014.

STEVENSON, H.C. *et al.* Levamisole: known effects on the immune system, clinical results, and future applications to the treatment of cancer. *J. Clin. Oncol.*, v. 9, p. 2052-66, 1991.

TAMBO, E. *et al.* Nobel prize for the artemisinin and ivermectin discoveries: a great boost towards elimination of the global infectious diseases of poverty. *Infect. Dis. Poverty.*, v. 4, p. 58-66, 2015.

TANWAR, J. *et al.* Multidrug resistance: an emerging crisis. *Interdiscip. Perspect. Infect. Dis.*, v. 2014, p. 1-7, 2014.

VALENTIM, C.L. *et al.* Genetic and molecular basis of drug resistance and species-specific drug action in schistosome parasites. *Science*, v. 342, p. 1385-9, 2013.

Antimaláricos

BASILE, A.C., ZANINI, A.C. Dicionário de medicamentos genéricos Zanini-Oga. São Roque: Ipex Editora, 1999.

BJORKMAN, A.; PHILLIPS-HOWARD, P.A. Adverse reactions to sulfa drugs: implications for malaria chemotherapy. *Bull. WHO*, Geneva, v. 69, p. 297-304, 1991.

BRUTON, L.; CHABNER, B.; KNOLLMAN, B. *Chemotherapy of malaria. In: Goodman and Gilman's. The pharmacological basis of therapeutics.* China: Mc Graw Hill, 2011, p.1383-418.

BRYSON, H.M., GOA, K.L. Halofantrine. A review of its antimalarial activity, pharmacokinetic properties and therapeutic potential. *Drugs, Auckland*, v. 43, p. 236-58, 1994.

CALLAWAY, E.; CYRANOSKI, D. China celebrates first Nobel. *Nature*, v. 526, p. 174-5, 2015.

CENTERS FOR DISEASE CONTROL AND PREVENTION (CDC). Malaria Surveillance - United States, v. 65, p. 1-22, 2016.

DeLUCIA, R. *et al.* Antimaláricos. In: *Farmacologia integrada.* Rio de Janeiro: Revinter, 2007, p. 542-52.

DI SANTI, S.M., BOULOS, M. Protozoários-malária. In: CIMERMAN, B., CIMERMAN, S. *Parasitologia humana e seus fundamentos gerais*. 2ª. Ed. São Paulo: Atheneu, 2002. p.139-55.

FERREIRA, E.L. Malária: aspectos gerais e quimioterapia. São Paulo: Atheneu-EDUSP, 1981.

FERREIRA, E.I. Trends in the research for new antimalarial agents. *Rev. Farm. Bioquím. Univ. S. Paulo*, v. 29, p. 1-15, 1993.

FOLEY, M., TILLEY, L. Quinoline antimalarials: mechanisms action and resistance and prospects for new agents. *Pharmacol. Ther.*, v. 70, p. 55-87, 1998.

FONG, K.Y.; SANDLIN, R.D.; WRIGHT, D.W. Identification of beta-hematin inhibitors in the MMV Malaria Box. *Int. J. Parasitology: Drugs Drug Res.*, v. 5, p. 84-91, 2015.

LEMKE, T.L. Antiparasitic agents. In: LEMKE, T.L. *et al.* Principles of Medicinal Chemistry, 7th ed., Baltimore: Lippincott Williams and Wilkins, 2013, p. 1125-57.

GUNJAN, S. *et al.* Mefloquine induces ROS mediated programmed cell death in malaria parasite: Plasmodium. *Apoptosis*, v. 21, p. 955-64, 2016.

HIEN, T.T., WHITE, N.J. Qinghaosu. *Lancet*, London, v. 341, p. 603-8, 1993.

HOFFMAN, S.L. *et al.* The march toward malaria vaccines. *Am. J. Prev. Med.*, v. 49, p. S319-S333, 2015.

KARBWANG, J.; WHITE, N.J. Clinical pharmacokinetics of mefloquine. *Clin. Pharmacokinet.*, Auckland, v. 19, p. 264-79,1990.

KLEIN, E.Y. Antimalarial drug resistance: a review of the biology and strategies to delay emergence and spread. *Int. J. Antimicrob. Agents*, v. 41, p. 311-17, 2013.

KOROLKOVAS, A. *Essentials of Medicinal Chemistry.* 2. ed., New York: Wiley-lnterscience, 1988.

KOROLKOVAS, A. *Dicionário Terapêutico Guanabara.* Ed. 2014/2015, Rio de Janeiro: Guanabara Koogan, 2015.

KOZARSKY, P.; EATON, K. Use of mefloquine for malarial chemoprophylaxy its first year of availability in the United States. *J. Inf. Dis.*, Chicago, v. 41, p. 185-6, 1993.

LOOAREESUWAN, S. *et al.* Malarone (atovaquone and proguanil hydrochloride): a review of its clinical development for treatment of malaria. *Am. J. Trop. Med. Hyg.*, v. 60, p. 533-41, 1999.

MEDICINES for Malaria Venture. In: <http://www.mmv.org/related-story-type/tafenoquine?page=1>. Acesso em: 23/12/2016.

MINISTÉRIO DA SAÚDE. Situação epidemiológica da malária no Brasil, 2012 e 2013, v. 43, p. 1-17, 2015.

MITA, T.; TANABE, K.; KITA, K. Spread and evolution of Plasmodium falciparum drug resistance. *Parasitol. Int.*, v. 58, p. 201-9, 2009.

MUANGPHROM, P. *et al.* Artemisinin-based antimalarial research: application of biotechnology to the production of artemisinin, its mode of action, and the mechanism of resistance of Plasmodium parasites. *J. Nat. Med.*, v. 70, p. 318-34, 2016.

NABARRO, L.B.E. *et al.* Increased incidence of nitroimidazole-refractory giardiasis at the Hospital for Tropical Diseases, London: 2008-2013. *Clin. Microbiol. Infect.*, v. 21, p. 791-6, 2015.

PHYO, A.P. *et al.* Antimalarial activity of artefenomel (OZ439), a novel synthetic antimalarial endoperoxide, in patients with Plasmodium falciparum and Plasmodium vivax malaria: an open-label phase 2 trial. *The Lancet*, v. 16, p. 61-9, 2016.

SIRIMA, S.B. *et al.* Comparison of artesunate–mefloquine and artemether–lumefantrine fixed-dose combinations for treatment of uncomplicated Plasmodium falciparum malaria in children younger than 5 years in sub-Saharan Africa: a randomised, multicentre, phase 4 trial. *The Lancet*, v. 16, p. 1123-33, 2016.

ROSENTHAL, P.J. Artefenomel: a promising new antimalarial drug. *Lancet*, v. 16, p. 6-8, 2016.

ROSENTHAL, P.J. *Antiprotozoal drugs. In: Basic and Clinical Pharmacology*. United States of America: Mc Graw Hill Medical, 2012. p. 915-36.

ROSENTHAL, P.J. *et al.* Availability of intravenous quinidine for falciparum malaria. *N. Eng. J. Med.*, v. 335, p. 138, 1996.

SHAPIRO, T.A. *et al.* Prophylactic activity of atovaquone agaisnt Plasmodium falciparum in humans. *Am. J. Trop. Med. Hyg.*, v. 60, p. 831-6, 1999.

SRIVASTAVA, I.K.; VAIDYA, A.B. A mechanism for the synergistic antimalarial action of atovaquone and proguanil. *Antimicrob. Agents. Chemother.*, v. 43, p. 1224-9, 1999.

THOMÉ, R. *et al.* Chloroquine: modes of action of an undervalued drug. *Immunol. Lett.*, v. 153, p. 50-7, 2013.

WHITE, N.J. Antimalarial drug resistance and combination chemotherapy. *Philos. Trans. R. Soc. Lond. B. Biol. Sci.*, London, v. 354, p. 739-49, 1999.

WITKOWSKI, B.; BERRY, A.; BENOIT-VICAL, F. Resistance to antimalarial compounds: Methods and applications. *Drug Res. Updates*, v. 12, p. 42-50, 2009.

WORLD HEALTH ORGANIZATION - World Malaria Report 2016, Geneva, 2016.

WORLD HEALTH ORGANIZATION - Overview of malaria treatment. In: <http://www.who.int/malaria/areas/treatment/overview/en/>. Acesso em: 8/12/2016.

WORLD HEALTH ORGANIZATION - Antimalarial drug resistance. In: <http://www.who.int/malaria/areas/drug_resistance/overview/en/>. Acesso em: 8/12/2016.

ZANINI, A.C.; BASILE, A.C.; FOLLADOR, W.; OGA, S. Guia Zanini-Oga de Medicamentos, São Paulo: Atheneu Editora, 1995.

Doença de Chagas

ANANDAN, J.V. Parasitic disease. In: DIPIRO, J.T. (Ed.). *Pharmacotherapy: a pathophysiologic approach.* 3rd ed. London: Appleton & Lange, 1997. p. 2161-2172.

ANVISA. Gerenciamento do Risco Sanitário na Transmissão de Doença de Chagas Aguda por Alimentos. Agência Nacional de Vigilância Sanitária. *Informe técnico*, n. 35, 2008.

BLACK, J.G. Microbiologia: fundamentos e perspectivas. 4ªed. Rio de Janeiro: Guanabara Koogan, 2002. p. 657

BOIANI, M. *et al.* 2H-Benzimidazole 1,3-Dioxide Derivatives: a new family of water-soluble anti-trypanosomatid agents. *J. Med. Chem.*, v. 49, n. 11, p. 3215-24, 2006.

BRENER, Z.; CANÇADO, J.R. Terapêutica. In: BRENER, Z.; ANDRADE, Z.A. Trypanosoma cruzi e Doença de Chagas. Rio de Janeiro: Guanabara Koogan, 1979. p. 362-424.

CAPOBIANCO-PEREZ, M.; CORDERO DE TROCONIS, M.I. Diseño racional de compuestos antibacterianos derivados del 5-nitrofurano usando modelado molecular. *Bol. Soc. Chil. Quím.*, v. 46, n. 2, p. 113-9, 2001.

CARLIER, Y. *et al.* Congenital Chagas disease: an update. *Mem. Inst. Oswaldo Cruz*, v. 110, n. 3, p. 363-8, 2015.

CASTRO, C.; PRATA, A.; MACÊDO, V. Influência da parasitemia na evolução da doença de Chagas crônica. *Rev. Soc. Brasi. Med. Trop.*, v. 38, n. 1, p. 1-6, 2005.

CAZZULO, J.J.; STOKA, V.; TURK, V. The major cysteine proteinase of Trypanosoma cruzi: a valid target for chemoterapy of Chagas Disease. *Curr. Pharm. Des.*, v. 7, p. 1143-56, 2001.

CHUNG, M.C. Interações medicamentosas no planejamento de novos fármacos. Tese Livre Docência. Araraquara: Faculdade de Ciências Farmacêuticas, Universidade Estadual Paulista, 2012.

COURA, J.R, VIÑAS, P.A. Chagas disease: a new worldwide challenge. *Nat.*, v. 465, p. S6-S7, 2010.

COURA, J.R.; CASTRO, S.L. A critical review on Chagas disease chemotherapy. *Mem. Inst. Oswaldo Cruz*, v. 97, n. 1, p. 3-24, 2002.

COURA, J.R. Chagas disease: what is known and what is needed. A background article. *Mem. Inst. Oswaldo Cruz*, v. 102 (suppl. I), p. 113-22, 2007.

DIAS, J.C.P. Doença de Chagas: clínica e terapêutica. Brasília-DF, Ministério da Saúde, SUCAM, 1990.

DIAS, J.C.P. Doença de Chagas. In: CIMERMAN, B.; CIMERMAN, S. Parasitologia humana e seus fundamentos gerais. 2ª ed. Rio de Janeiro: Atheneu, 2001. p 81-91.

DIAS, L.C. *et al.* Quimioterapia da doença de Chagas: estado da arte e perspectivas no desenvolvimento de novos fármacos. *Quim. Nova*, p. 1-14, 2009.

DIAS DE TORANZO, E.G.D. *et al.* Interaction of benznidazole reactive metabolites with nuclear and kinetoplastic DNA, proteins and lipids from Trypanosoma cruzi. *Experimentia*, v. 44, n. 10, p. 880-881, 1988.

DIAS, JCP. Doença de Chagas no século XXI. In: 1 er Simposio Virtual de Enfermedad de Chagas. FAC – Federação Argentina de Cardiologia. Disponível em: <http://www.fac.org.ar/fec/chagas/c12pinto/c12pinto.htm>. Acesso em: 06/03/2012.

DNDi - Drugs for Neglected Disease initiative. Disponível em: <http://www.dndi.org>. Acesso em: setembro de 2016a

DNDi - Drugs for Neglected Disease initiative. About Chagas disease. Disponível em: <http://www.dndi.org/diseases-projects/chagas. Acesso em: setembro de 2016b.

DNDi – Drugs for Neglected Disease initiative. Benznidazol pediátrico. Disponível em: http://www.dndial.org/pt/tratamentos/benznidazol-pediatrico.html. Acesso em: setembro de 2016c.

DOCAMPO, R. *et al.* Mechanism of nifurtimox toxity in different forms of Trypanosoma cruzi. *Biochem. Pharmacol.*, v. 30, p. 1947-51, 1981.

FERREIRA, I.L.M.; SILVA, T.P.T. Eliminação da transmissão da doença de Chagas pelo Triatoma infestans no Brasil: um fato histórico. *Rev. Soc. Bras. Med. Trop.*, v. 39, n. 5, p. 507-9, 2006.

FONSECA, A.L. Quimioterápicos na clínica diária. 1ªed. Rio de Janeiro: EPUB, 1999. p. 27, 28.

FRANCO-PAREDES, C *et al.* Chagas disease: an impediment in achieving the Millennium Development Goals in Latin America. *BMC Int Health Hum Rights*, v. 7, n. 1, p. 7, 2007.

HILAL-DANDAN, R.; BRUNTON, L.L. *Manual de farmacologia e terapêutica de Goodman & Gilman*. 2 ed. Porto Alegre: AMGH, 2015, p. 1204.

GUERRA, W. *et al.* Síntese e caracterização de novos complexos de platina (II) com ligantes derivados do furano e nitrofurano. *Quím. Nova*, v. 28, n. 5, 2005.

GRINGAUZ, A. *Introduction to Medicinal Chemistry: how drugs act and why*. New York: Willey-VCH, 1997. p. 273.

KOROLKOVAS, A. *Dicionário Terapêutico Guanabara*. Ed. 2014/2015. Rio de Janeiro: Guanabara Koogan, 2014.

MAYA, J.D. *et al.* Mode of action of natural and synthetic drugs against Trypanosoma cruzi and their interaction with the mammalian host. *Comparative Biochemistry and Physiology*. Part A, v. 146, n. 4, p. 601- 20, 2007.

MINISTÉRIO DA SAÚDE. Fundação Oswaldo Cruz. Disponível em: <http://www.fiocruz.br/chagas/cgi/cgilua.exe/sys/start.htm?sid=25>. Acesso em: maio de 2009.

MINISTÉRIO DA SAÚDE. Secretaria de Vigilância em Saúde. Doença de Chagas aguda no Brasil: série histórica de 2000 a 2013. *Boletim Epidemiológico*, v. 46, n. 21, p. 1-9, 2015.

MONCAYO, A. Chagas disease: current epidemiological trends after the interruption of vectorial and transfusional transmission in the Southern Cone Countries. *Mem. Inst. Oswaldo Cruz*, v. 98, n. 5, p. 577-91, 2003.

NEVES, C.F.C.; SCHWARTZMAN, M.M.A.M. Técnicas para seleção de variáveis aplicadas à separação de gases. *Quím. Nova*, v. 25, n. 2, p. 327-329, 2002.

NÓBREGA, A.A. *et al.* Oral transmission of Chagas Disease by consumption of açaí palm fruit, Brazil. *Emerging Infect. Dis.*, v. 15, p. 653-5, 2009.

OPAS/OMS – Organização Pan-Americana da Saúde. Organização Mundial da Saúde. Guia para vigilância, prevenção, controle e manejo clínico da doença de Chagas aguda transmitida por alimentos. Rio de Janeiro: PANAFTOSA-VP/OPAS/OMS, 2009. p. 92.

PEREZ-GUTIERREZ, E. *et al.* Consulta técnica em epidemiologia, prevenção e manejo da transmissão da doença de Chagas como doença transmitida por alimentos. *Rev. Soc. Bras. Med. Trop.*, v. 39, p. 512-4, 2006.

REY, L. *Parasitologia: Parasitos e doenças parasitárias do homem nas Américas e na África*. 3ª ed. Rio de Janeiro: Guanabara Koogan, 2001. p. 151, 171.

SCHMUNIS, G.A. Epidemiology of Chagas disease in non-endemic countries: the role of international migration. *Mem. Inst. Oswaldo Cruz*, v. 102, p. 75-85, 2007.

SDR – Strategic Direction for Research, WHO, 2002. Disponível em: <http://www.who.int./tdr/diseases/chagas/directions.htm>. Acesso em: 14 fev. 2008.

SOBRINHO, J.L.S. *et al.* Delineamento de alternativas terapêuticas para o tratamento da doença de chagas. *Rev. Patol. Trop.*, v. 36, n. 2, p. 103-18, 2007.

SOUZA, W.O. parasita e sua interação com os hospedeiros. In: BRENER, Z. *et al. Trypanosoma cruzi e doença de Chagas*. Rio de Janeiro: Guanabara Koogan, 1999. p. 88-123.

SZAJNMAN, S.H. *et al.* Design and Synthesis of Aryloxythyl Thiocyanate Derivatives as Potent Inhibitors of trypanosoma cruzi Proliferation. *J. Med Chem.*, v. 43, p. 1826-40, 2000.

TARTAROTTI, E.; OLIVEIRA, M.T.V.A.; CERON, C.R. Problemática vetorial da doença de Chagas. *Arquivos de Ciências da Saúde*, v. 11, n. 1, p. 44-47, 2004.

TOCHER, J.H. Reductive activation of nitroheterocyclic compounds. *Gen. Pharmacol.*, v. 28, n. 4, p. 485-7, 1997.

TRACY, J.W.; WEBSTER JR., T. Chemoterapy of parasitic infections. In: HARDMAN, J.G.; LIMBIRD, L.E.; GILMAN, A.G. (Ed.). *Goodman & Gilman's the pharmacological basis of therapeutics*. 10th ed. New York: McGraw Hill, 2001.

TROUILLER, P. *et al.* "Neglected diseases and pharmaceuticals: between deficient market and publics health failure". *Lancet*, v. 359, n. 9324, p. 2188-94, 2002.

URBINA, J.A. Chemotherapy of Chagas Disease. *Curr. Pharm. Des.*, v. 8, n. 4, p. 287-95, 2002.

URBINA, J.A. *et al.* Cure of short- and long-term experimental Chagas' disease using DO 870. *Science*, v. 273, n. 5277, p. 969-971, 2003.

WENDEL, S. Historical aspects. In: WENDEL, S.; BRENER, Z.; CAMARGO, M.E.; RASSI. A. Chagas disease (American Trypanosomiasis): its impact on transfusión and clinical medicine. Rio de Janeiro: Sociedade Brasileira de Hematologia e Hemoterapia, 1992.

WHO. Chagas disease (American trypanosomiasis). Disponível em: <http://www.who.int/mediacentre/factsheets/fs340/en/index.html>. Acesso em: setembro de 2016.

7.2.

Antimicrobianos

Joel Tedesco

Sumário

Colaboradores nas edições anteriores: Jayme A. A. Sertié, Aulus C. Basile, Antonio Carlos G. da Silva.

1. INTRODUÇÃO

A história da quimioterapia antimicrobiana inicia-se com Pasteur, em 1877, com a observação de que o crescimento de uma espécie bacteriana, em meio de cultura, pode ser afetado se, ao mesmo tempo, crescer nesse meio outra bactéria. Anos após, foi identificado o primeiro "antibiótico", a piocianase, extraída de *Pseudomonas aeruginosa* por Emmerich & Low em 1899. Esses autores notaram que bactérias patogênicas eram regularmente destruídas no meio onde crescia a *P. aeruginosa.*

Em 1929, o bacteriologista inglês Fleming, trabalhando no St. Mary's hospital, isolou de um fungo da família *Penicillium* um material bruto, ao qual denominou de penicilina, que era capaz de destruir colônias de *Staphylococcus aureus.*

Em 1933, Dubos conseguiu isolar, de amostra de solo, um microrganismo (*B. brevis*) que produzia uma substância a que chamou tirotricina, capaz de destruir a cápsula de polissacarídeos que envolvem os pneumococos, tornando-os mais facilmente vulneráveis.

Na clínica, a quimioterapia antimicrobiana somente foi iniciada em meados de 1935 com o conhecimento dos compostos sulfurados. Nesse ano Gerhard Domagk relatou o controle de infecções estreptocócicas em camundongos pela para-sulfamidocrisoidina (Prontosil Rubrum®), um corante azoico, observando também que essa atividade só ocorreria *in vivo.*

Ainda em 1935 e no ano seguinte, pesquisadores franceses e ingleses confirmaram os trabalhos de Domagk, sendo esclarecido, pelos franceses, que o corante era cindido no organismo pela quebra da ligação azoica, originando a para-aminobenzenosulfonamida (sulfanilamida), responsável pela ação antimicrobiana.

Essa substância já havia sido sintetizada em 1908 por Gelmo, químico austríaco interessado na obtenção de corantes sintéticos. Este fato facilitou a pesquisa de novos compostos antimicrobianos, obtidos pela introdução de grupos na molécula da sulfanilamida, em substituição aos hidrogênios dos grupos amino e sulfonamídico, conforme Fourneau *et al.* (1936) já haviam mostrado.

Foi somente no início da década de 1940 que a antibioticoterapia começou a ter impulso. A penicilina bruta amorfa contendo cerca de 10% de substância pura, testada em animais de laboratório com infecções estreptocócicas, determinou excelentes efeitos. Ensaios realizados em pacientes portadores de infecções estreptocócicas e estafilocócicas, igualmente, mostraram grande sucesso. A partir de 1943, a penicilina começou a ser industrializada em larga escala.

A penicilina deu início à era dos antibióticos. A partir de então cresceu de modo impressionante o número de novos antibióticos descobertos: estreptomicina (1944), cefalosporina (1945), polimixinas (1947), eritromicina (1952), canamicina (1955), oleandomicina (1954) e rifampicina (1962), entre outros.

A partir de 1947, começaram a surgir os antibióticos de amplo espectro; Ehrlich *et al.* e Carter *et al.*, quase simultaneamente, isolaram de culturas de *Streptomyces venezuelae* o cloranfenicol. Em 1948 Duggar, a partir de culturas de *Streptomyces aureofaciens*, isolou a clortetraciclina. Dois anos mais tarde Finley isolou a oxitetraciclina de culturas de *Streptomyces rimosus*. Em 1957 foi patenteada a desmetilclortetraciclina (demeclociclina), que no mesmo ano foi estudada por *McCormick* e introduzida em clínica em 1959. Em 1966 foi introduzida a doxiciclina (Fabre *et al.*), a qual foi relatada ser 50 vezes mais lipossolúvel que a oxitetraciclina e, consequentemente, mais bem absorvida por via oral e atingindo maiores níveis teciduais.

Os compostos sulfonamídicos antimicrobianos, precursores da era antibiótica, tiveram larga aceitação e uso, seguindo-se sua progressiva limitação, pelo relato crescente de efeitos adversos, pela resistência microbiana que determinaram, ou insucesso pela má indicação. Durante a década de 1960, praticamente apenas as sulfonas, utilizadas no tratamento da hanseníase, eram indicadas dentre os quimioterápicos de maior importância.

Na década de 1970, com a descoberta da trimetoprima potencializando a ação dos sulfonamídicos, estes renasceram para o uso terapêutico habitual. As sulfonas e a associação sulfametoxazol + trimetoprima constituem medicamentos de primeira indicação em determinadas infecções; outras sulfas, embora em menor escala, são também muito úteis em terapêutica, quer para uso sistêmico quer em preparações para uso tópico.

Historicamente, o grupo de antibióticos do cloranfenicol e o grupo das tetraciclinas, em que pese sua diferente estrutura, trazem juntos uma série de características que marcaram a era dos antibióticos. Tanto o cloranfenicol quanto a tetraciclina foram obtidos de culturas em meados de 1950, lançados no mercado como antibióticos de amplo ou de largo espectro, representando os primeiros antibióticos administrados a intervalos de 6 horas.

Antibióticos bacteriostáticos foram largamente utilizados até meados de 1965, quando se iniciou a era das penicilinas semissintéticas administradas por via oral. Essa época marca, também, a proximidade do fim de vigência de patente dessas drogas, o aparecimento de resistência e a insistência de relatos de efeitos colaterais.

Para o cloranfenicol, foi enfatizada a possibilidade da ocorrência de anemia aplástica ou agranulocitose em pacientes submetidos a tratamento por tempo superior a 10 dias. Para a tetraciclina, foi enfatizado o aparecimento de manchas na dentição, praticamente sendo contraindicado para crianças. Ambos mostram grande desvantagem por serem bacteriostáticos.

O cloranfenicol e as primeiras tetraciclinas têm a vantagem de poder ser comercializados a preços bastante baixos, de dez a vinte vezes menores que os novos antibióticos. As vantagens advindas da relação benefício/risco/custo conservaram ainda grande uso desses antibióticos, por isso considerados como medicamentos essenciais de grande importância.

Entre as décadas de 1960 e 1980 foram desenvolvidos antibióticos semissintéticos análogos às substâncias naturais como derivados aminoglicosídeos (amicacina, gentamicina, tobramicina) e derivados β-lactâmicos (ácido clavulânico, aztreonam). Nos anos 1980, a partir do ácido nalidíxico, foram desenvolvidas as fluoroquinolonas sintéticas.

Em 1978, surgiram as oxazolidinonas halogenadas, apresentadas por DuPont, com ação contra bactérias em plantas, porém os compostos se mostraram altamente tóxicos. Apenas em 1996 foram sintetizadas as oxazolidinonas não tóxicas, eperezolida e linezolida, aprovadas pelo *Food and Drug Administration* (FDA) em 2000.

Na prescrição de quimioterápicos, especialmente em ambulatório, é importante considerar o acesso ao medicamento. Medicamentos de alto custo, embora possam ser mais eficazes em relação a outros mais baratos, podem não ser adquiridos pelo paciente comprometendo o tratamento. Deve-se sempre considerar a relação benefício/risco/custo.

2. CONCEITOS GERAIS

Baseado no uso habitual dos termos quimioterápico e antibiótico, este capítulo adota os seguintes conceitos:

- *quimioterápico* é toda substância que apresenta propriedade antimicrobiana ou antiblástica (inibe multiplicação celular);
- *antibiótico* é o quimioterápico produzido por organismos (microrganismos, vegetais superiores ou animais) ou cuja porção fundamental da molécula tenha sido obtida a partir de produtos de organismo vivos. São considerados antibióticos as substâncias semissintéticas a partir de substâncias obtidas de organismos, não importando o fato de virem a ser totalmente sintetizadas posteriormente.

O quimioterápico é substância química definida que age de modo seletivo sobre o causador da infecção, comportando-se da forma mais inócua possível para o organismo afetado.

A finalidade básica da quimioterapia antimicrobiana é a erradicação de microrganismos patogênicos dos tecidos doentes, pelo fornecimento de quantidade suficiente do fármaco no local da invasão microbiana, no menor espaço de tempo possível e com um mínimo de efeitos adversos para o paciente.

Uma das características essenciais de um quimioterápico, que possibilita seu emprego na clínica médica, é o elevado grau de "*toxicidade seletiva*", isto é, o agente deve atuar sobre os microrganismos invasores, preservando o bem-estar do paciente. Esse efeito inibidor seletivo depende fundamentalmente da atuação do antibiótico sobre pelo menos um mecanismo vital da célula microbiana.

Entende-se por antibiótico semissintético aquele que é obtido por meio de trabalho de síntese para modificação de estrutura de uma substância cuja estrutura fundamental é produzida por microrganismo; dentre os primeiros antibióticos semissintéticos, podem-se citar diversas penicilinas, por exemplo, a ampicilina e a carbenicilina.

O termo *fitobiótico* ou *fitoncida* refere-se à substância com ação antimicrobiana, antineoplásica ou antiblástica, produzida por vegetais superiores.

Na prática médica, todavia, o termo antibiótico é utilizado abrangendo todos os antibióticos, antibióticos semissintéticos e fitobióticos; o termo quimioterápico é geralmente reservado apenas para as substâncias obtidas somente por meio de síntese.

3. PRINCÍPIOS GERAIS DA QUIMIOTERAPIA

O emprego clínico de agentes antimicrobianos, e em particular dos antibióticos, deve-se fundamentar nos seguintes fatos:

1. Tanto quanto possível, a terapia apropriada para cada caso só deve ser iniciada depois de perfeita caracterização do tipo e da natureza da infecção; no entanto, diante de infecções agudas, pode-se iniciar o tratamento baseado em diagnóstico presuntivo.
2. Após o conhecimento de resultados de cultura e sensibilidade, deve-se fazer uma análise de qual dos antibióticos é o mais bem indicado para o paciente. Se o diagnóstico presuntivo não foi adequado ou se a terapia não surtiu os efeitos desejados, a terapia inicial deve ser modificada de acordo com o resultado da etiologia e da gravidade da infecção aliada ao teste de sensibilidade.
3. É comum, em certos casos, a resposta terapêutica inicial ser satisfatória; nestes casos, a troca do antibiótico revelado pelo antibiograma como sendo o mais adequado não deve ser processada, pois, deve-se ter em mente que é o paciente que está sendo tratado e não o antibiograma.
4. No âmbito hospitalar é imprescindível que se conheça previamente o comportamento de vários microrganismos em relação aos antibióticos, pois, dependendo do hospital, é frequente certas cepas bacterianas serem resistentes a grande número de antibióticos.
5. Em infecções graves, como septicemias e endocardites, para que bons resultados possam ser alcançados, são necessários testes de sensibilidade quantitativos.
6. Fatores ligados aos pacientes, tais como exposição anterior a antimicrobiano, idade, função renal e hepática, local da infecção, administração concomitante de outras drogas possíveis de interagir com o quimioterápico, gravidez e comprometimento do sistema imune, devem ser considerados.

A seleção de um antibiótico torna-se bem mais fácil quando o raciocínio é feito em termos de grupos de agentes. Desde que as características químicas, as indicações clínicas, o espectro antimicrobiano e os efeitos tóxicos sejam os mais semelhantes possíveis no mesmo grupo, o uso clínico e a experiência adquirida com um ou dois de cada grupo são de grande valia na prática médica.

O uso indiscriminado tem trazido vários problemas médicos, principalmente quanto ao aumento do número de tipos de bactérias que se tornam resistentes a esses fármacos. A literatura é farta em exemplos e dados que motivam sérias preocupações quanto ao futuro da terapia de muitas doenças infecciosas.

4. CLASSIFICAÇÃO DOS QUIMIOTERÁPICOS

Os agentes antimicrobianos podem ser classificados:

- Segundo sua *ação predominante* (Gram-positivos, Gram-negativos). Todavia, a classificação por espectro torna-se confusa, pois pequenas modificações na molécula mudam a ação do antimicrobiano.

- Segundo seu *espectro de ação* (amplo, médio e pequeno espectro) ou mesmo de acordo com sua origem química.
- Segundo sua *estrutura química*.

A Organização Mundial da Saúde adotou a classificação dos antimicrobianos pela estrutura química e terapêutica, por isso conhecida como "ATC" (*Anatomical Therapeutic Chemical*), a qual, com pequenas alterações, constitui o modelo padrão adotado pela indústria e por muitos países, como o Brasil. Essa classificação é que norteou a estrutura deste capítulo de quimioterápicos.

Seguem-se alguns exemplos:

4.1. De acordo com a ação predominante

a. Ação contra germes Gram-positivos: penicilinas, cefalosporinas, eritromicina, oleandomicina, espiramicina, vancomicina, novobiocina, tirotricina, bacitracina, ristocetina.
b. Ação sobre germes Gram-negativos: neomicina, aztreonam, polimixina B, estreptomicina, gentamicina, tobramicina.
c. Amplo espectro de ação: cloranfenicol, tetraciclinas, carbapenéns, fluoroquinolonas, furazolidona.
d. Amplo sobre micobactérias: isoniazida, estreptomicina, etambutol, rifampicina.
e. Ação antimicótica: nistatina, griseofulvina, anfotericina B.
f. Ação antiblástica: bleomicina, daunorrubicina, antramicina, azasserina, doxorrubicina.

Do ponto de vista da prática médica, a classificação de maior interesse é a relacionada à ação predominante, a qual é frequentemente subdividida em grupos, obedecendo agora os aspectos relacionados à estrutura química.

4.2. De acordo com a estrutura química

a. Sulfonamidas: sulfadiazina, sulfametoxazol.
b. Penicilinas (derivados do ácido 6-aminopenicilânico): ampicilina, amoxicilina, fenoximetilpenicilina.
c. Cefalosporinas: cefalexina, ceftriaxona, cefaclor.
d. Carbapenéns: imipeném, meropeném, ertapeném.
e. Monobactans: aztreonam.
f. Glicopeptídeos: vancomicina, teicoplanina.
g. Tetraciclinas: tetraciclina, doxiciclina, minociclina.
h. Anfenicóis (derivados do 2-amino-1, 3-propanodiol): cloranfenicol.
i. Heterosídeos macrolídicos: eritromicina, oleandomicina, espiramicina.
j. Derivados do grisano: griseofulvina.
k. Derivados aminoglicosídicos: neomicina, estreptomicina, gentamicina, tobramicina.
l. Fluoroquinolonas: ciprofloxacino, levofloxacino, norfloxacino.
m. Oxazolidinonas: linezolida, furazolidona.
n. Estreptograminas: dalfopristina, micamicina, quinupristina.
o. Antibióticos poliênicos: fumagilina, nistatina, anfotericina B.
p. Antibióticos polipeptídicos: tirotricina, bacitracina, polimixina.
q. Antibióticos esteroides: ácido fusídico.

4.3. De acordo com o mecanismo de ação

a. Antibióticos que afetam a parede celular: penicilina, cefalosporinas, glicopeptídeos (vancomicina), ciclosserina, bacitracina.
b. Antibióticos que afetam a membrana celular: polimixinas (colistina e polimixina B), fumagilina, nistatina, anfotericina B, estreptomicina.
c. Antibióticos que afetam a síntese proteica: cloranfenicol, linezolida, derivados aminoglicosídicos, heterosídeos macrolídicos, estreptograminas.
d. Antibióticos que afetam a biossíntese e a estrutura dos ácidos nucleicos: rifampicina (impede a síntese do RNA), quinolonas como o ciprofloxacino (inibem a síntese de DNA).
e. Antibióticos que afetam a biossíntese das bases purínicas: azasserina.

5. MECANISMO DE AÇÃO DOS ANTIMICROBIANOS

O mecanismo de ação de qualquer antimicrobiano é condicionado, em parte, pela anatomia bacteriana e seus constituintes químicos, independentemente do microrganismo ser Gram-positivo ou Gram-negativo; baseado neste fato torna-se importante esquematizar as principais diferenças existentes entre esses dois grupos de bactérias.

Os cocos Gram-positivos possuem uma parede celular espessa, composta de aproximadamente 60% de mucopolissacarídeos, sendo esta recoberta por uma camada de ácido teicoico e ribonucleato de magnésio; a pressão osmótica no interior de seu citoplasma é cerca de 20 a 30 atmosferas. Quanto aos bacilos Gram-negativos, a parede celular é mais delgada, sendo que a camada de mucopolissacarídeos ocupa uma fração de aproximadamente 10% do total, enquanto a pressão osmótica no interior de seu citoplasma oscila entre 5 e 10 atmosferas; tais bacilos não apresentam em sua constituição o ácido teicoico e o ribonucleato de magnésio (Figura 7.2.1).

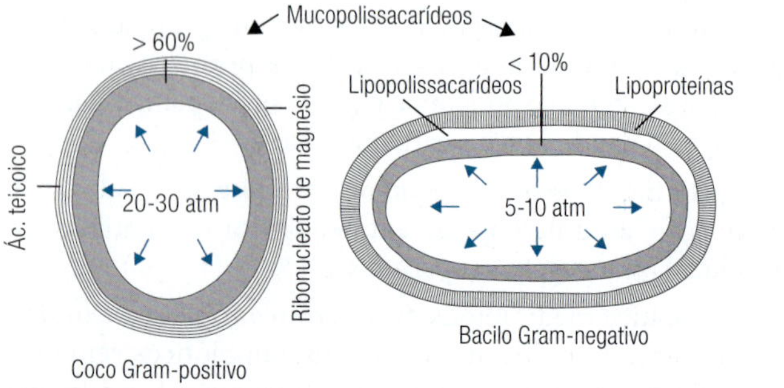

Figura 7.2.1. Estrutura dos cocos Gram-positivos e bacilos Gram-negativos.

O ponto de ação dos antibióticos pode estar localizado na parede celular, na membrana ou mesmo no interior do citoplasma da célula bacteriana e torna-se de fundamental importância o fato de a bactéria ser Gram-positiva ou Gram-negativa, pois a capacidade de penetração dessas drogas através das estruturas microbianas pode variar. Assim, por exemplo, a polimixina é inativa em bactérias Gram-positivas, que apresentam em sua constituição o ribonucleato de magnésio; este último, ao combinar-se com o antibiótico, impede que ele atinja seu local de ação; no entanto, a polimixina é bastante ativa em bactérias Gram-negativas, nas quais esse sal está ausente.

Os antibióticos apresentam geralmente um modo principal de ação, interferindo secundariamente em outras áreas anatômicas ou fisiológicas do microrganismo. Em pequenas doses tal efeito é mais ou menos restrito, porém, em concentrações mais elevadas, múltiplas funções vitais da célula bacteriana podem ser afetadas.

São exemplos dos antibióticos que atuam na parede celular as penicilinas, as cefalosporinas, a ciclosserina, a bacitracina, a vancomicina e a novobiocina. As polimixinas e a estreptomicina atuam na membrana citoplasmática, enquanto a tetraciclina, o cloranfenicol, os heterosídeos macrolídicos (eritromicina, oleandomicina, espiramicina), os aminoglicosídeos (amicacina, neomicina, estreptomicina, gentamicina e canamicina) e a lincomicina atuam no citoplasma. O ácido nalidíxico e a rifampicina agem sobre o DNA e o RNA, respectivamente.

5.1. Fármacos que interferem na síntese ou na ação do folato

Derivados da para-amino-benzenosulfonamida, como as sulfonamidas e outras substâncias cuja estrutura tem certa semelhança com o anel pteridínico do ácido fólico, como a trimetoprima (Figura 7.2.2), são dotados de atividade antimicrobiana, por interferirem na síntese ou na ação do folato.

Esses quimioterápicos são bacteriostáticos, por interferirem com nutrientes essenciais dos microrganismos. São bactericidas somente em altas concentrações e capazes de determinar reações adversas no hospedeiro.

Agem por antagonismo competitivo com o ácido p-aminobenzoico (PABA), substância essencial para a síntese de ácido fólico ou pteroilglutâmico. Portanto, são sensíveis aos sulfamídicos apenas os microrganismos que não conseguem utilizar ácido fólico pré-formado. Como se trata de antagonismo competitivo, a alta concentração de um deles desloca o outro. Assim, o PABA ou substâncias que lhe dão origem podem competir com as sulfas, diminuindo sua eficácia.

O uso de sulfonamídicos ganhou importante impulso, decorrente da associação com a trimetoprima, agente antifolínico. Essa substância impede a ação da redutase que catalisa a passagem de ácido di-hidrofólico para o ácido tetraidrofólico, importante estágio da formação das purinas, necessárias para a síntese de DNA. A associação sulfamídico-trimetoprima, além de aumentar a eficácia da sulfa, permite a redução das suas doses, com diminuição do risco de ocorrência de efeitos indesejáveis.

A primeira sulfa utilizada na associação é o sulfametoxazol, pela similitude com a trimetoprima quanto aos tempos de absorção e eliminação do sangue, após administração por via oral.

Alguns autores admitem a atividade bactericida, mesmo nas doses em que se encontram associados, as quais são inferiores às necessárias para a obtenção do mesmo efeito quando cada um deles é usado isoladamente.

Como se tornava imperiosa a obtenção de medicamentos capazes de atuar nas infecções causadas por vários microrganismos, o ritmo das pesquisas foi acelerado, conduzindo à descoberta de inúmeros compostos, dentre os quais alguns sem propriedades antimicrobianas, mas relacionadas a outros campos terapêuticos. Assim é que são conhecidos sulfonamídicos com as seguintes atividades:

a. Inibidores das funções tubulares renais – o ácido p-(benzilsulfonamido) benzoico, que dificulta a eliminação urinária da penicilina, contribuindo para manter o teor plasmático do antibiótico por maior período; a probenecida, que inibe a excreção do ácido para-aminossalicílico (PAS) e a reabsorção de uratos; logo, relacionam-se à atividade antimicrobiana e antiuricêmica de outros compostos.
b. Inibidores da anidrase carbônica – como exemplos podem ser citados: o ácido p-sulfonamidobenzoico, a acetazolamida e a clorotiazida; estes dois últimos são diuréticos, embora a inibição da anidrase carbônica não seja o mecanismo principal da ação diurética da clorotiazida.
c. Hipoglicemiantes – a carbamida, a tolbutamida e a clorpropamida são exemplos de sulfonamídicos utilizados no tratamento do diabetes melito, por reduzirem a glicemia.

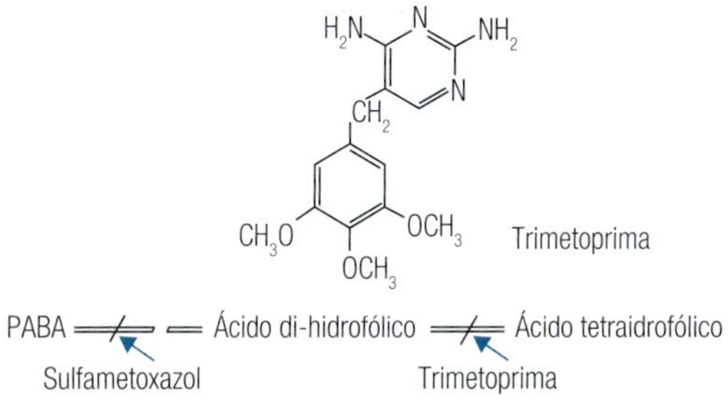

Figura 7.2.2. Trimetoprima e seu mecanismo de ação.

5.2. Fármacos que agem na parede celular

A parede celular protege a célula bacteriana contra traumas de origem mecânica e variações de pressão osmótica que porventura possam ocorrer no interior do seu citoplasma; é constituída por uma complexa estrutura de heteropolímeros.

Os mecanismos de ação das penicilinas, cefalosporinas, ciclosserina, vancomicina, bacitracina, novobiocina e aztreonam estão ilustrados na Figura 7.2.3. Quando a célula encontra-se em processo de divisão, a síntese de substâncias está acelerada, acarretando, consequentemente, um aumento de pressão osmótica no interior do citoplasma.

Em células normais em crescimento, sob a ação de enzimas específicas, existe um equilíbrio entre a síntese da parede celular e sua lise.

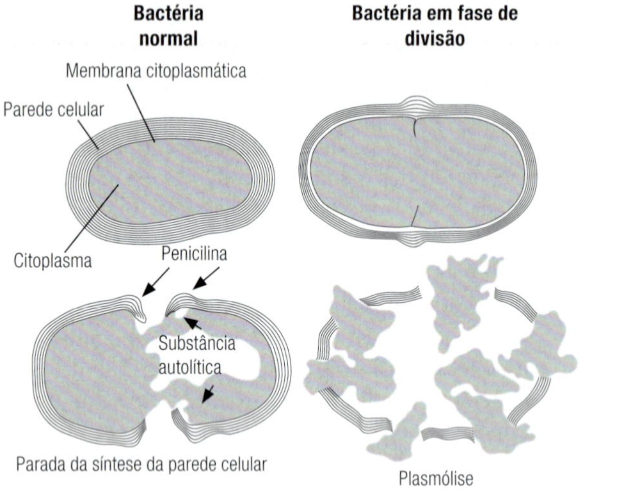

Figura 7.2.3. Mecanismo de ação dos antibióticos que agem na parece celular.

Os antibióticos anteriormente citados ligam-se, em maior proporção, à fração mucopolissacarídica da parede celular dos microrganismos sensíveis que se preparam para dividir; eles provocam a inibição da síntese do mucopolissacarídeo, porém, sem interferir com as enzimas responsáveis pela lise. Dessa forma, essa rígida camada vai se tornando cada vez mais delgada. Ao mesmo tempo, o aumento da pressão osmótica faz com que a parede lisada não a suporte mais, provocando sua ruptura em alguns pontos, acarretando, portanto, a morte da bactéria.

Esses antibióticos, em pequenas concentrações, são mais eficazes contra bactérias Gram-positivas, pois nelas, além de a camada de mucopolissacarídeos apresentar-se em maior proporção (cerca de 60%), a pressão osmótica no interior de seu citoplasma é maior (20 a 30 atmosferas).

As penicilinas de amplo espectro (ampicilina e amoxicilina) também agem em bactérias Gram-negativas, pois provavelmente elas também apresentam afinidades pelas camadas de lipopolissacarídeos e lipoproteínas presentes nesses microrganismos e ausentes nos Gram-positivos.

A vancomicina, bacitracina e novobiocina agem inibindo competitivamente as enzimas alanina-racemase e alanina-ligase, responsáveis pela formação da D-alanina, fundamental na síntese da parede bacteriana. Também impedem que os mucopolissacarídeos se fixem ao fosfolipídio da membrana. A griseofulvina parece também interferir nesta fase.

A ciclosserina, por apresentar estrutura análoga à D-alanina, impede a incorporação desse aminoácido aos outros precursores que participam na formação de mucopolissacarídeo.

Já no meio extracelular os precursores da camada basal, sob a ação da enzima transpeptidase, dão origem ao mucopolissacarídeo. As penicilinas e cefalosporinas agem inibindo a transpeptidação por antagonismo competitivo com a transpeptidase.

Com base no mecanismo de ação desses agentes antimicrobianos, torna-se fácil compreender a elevada toxicidade seletiva das penicilinas e cefalosporinas, justamente por atuarem em local não existente nas células dos mamíferos; contudo, essa característica não pode ser generalizada aos demais componentes do grupo, pois a vancomicina, bacitracina e novobiocina agem também na membrana citoplasmática, e a elevada toxicidade da ciclosserina deve-se à analogia de sua estrutura com a D-alanina, daí redundando sua ação sobre outras enzimas do metabolismo proteico celular.

5.3. Fármacos que agem na membrana citoplasmática

A membrana citoplasmática é uma película de natureza lipoproteica que recobre o citoplasma de todas as células, mantendo sua integridade e controlando as trocas entre os meios intra e extracelular por mecanismo de transporte ativo e passivo de substâncias, além de fornecer elasticidade e resistência mecânica, funcionando, dessa forma, como uma barreira osmótica.

A membrana celular bacteriana apresenta elevada concentração lipídica (25% a 30%), sendo a maior parte representada por fosfolípides e proteínas (40% a 50%), além de carboidratos (manose e beta-glucosil-glicerida) e glicolipídios, sendo também sítio de ação de determinadas enzimas específicas denominadas permeases, que respondem pelo mecanismo de transporte ativo de açúcares e aminoácidos para o interior da célula.

Ela desempenha ainda papel relevante no transporte eletrônico, na síntese da parede celular, podendo ainda estar envolvida na síntese proteica.

De acordo com seu modo de ação, os antibióticos que agem na membrana celular podem ser divididos em dois grupos:

1. Antibióticos que promovem desorganização e ruptura da membrana, dos quais se destacam os antibióticos hidrofóbicos como as polimixinas, colistina, tirotricina e antifúngicos poliênicos (anfotericinas, nistatina, pimaricina, candicidina);
2. Antibióticos que alteram a permeabilidade da membrana, por modificarem a distribuição iônica, denominados também antibióticos ionóforos, destacando-se a gramicidina, valinomicina, antimicina A e estreptomicina.

Os antibióticos ciclopeptídicos (polimixinas, colistina, tirotricina) apresentam em sua constituição o ácido metiloctanoico, que lhes confere propriedades lipofílicas, e os aminoácidos, que se orientam junto aos grupos hidrofílicos e lipofílicos da membrana celular. Dessa forma, esses antibióticos atuam como detergentes, desorganizando sua estrutura e promovendo modificações irreversíveis na sua função de barreira osmótica, com consequente liberação de aminoácidos e bases nitrogenadas (Figura 7.2.4).

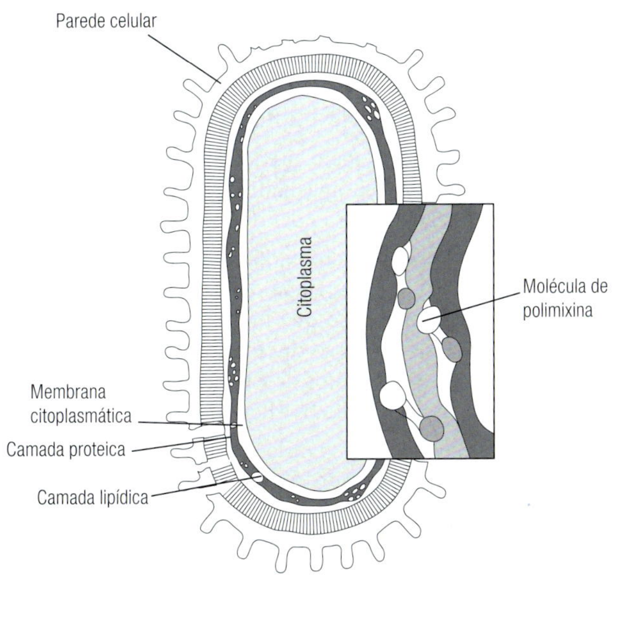

Figura 7.2.4. Ação da polimixina na célula bacteriana.

A maior especificidade desse antibiótico em relação às bactérias Gram-negativas prende-se ao fato de que a membrana celular desses microrganismos é bem mais rica em lipídios do que a dos Gram-positivos. Ao contrário dos antibióticos que inibem a síntese da parede celular, seu efeito é imediato, não dependendo da fase de pré-divisão celular, não sendo ainda antagonizado em meios de elevada pressão osmótica ou por certos antibióticos como o cloranfenicol e as tetraciclinas.

Os antibióticos poliênicos (anfotericinas, nistatina, pimaricina, candicidina) produzidos por várias espécies de *Streptomyces* agem fundamentalmente ligando-se aos esteroides existentes na membrana dos fungos, resultando em alterações irreversíveis na permeabilidade da membrana, com consequente saída do citoplasma celular de íons potássio e de açúcares. Sua ação seletiva contra fungos justifica-se pelo fato de a camada esteroidal existir unicamente nestes, estando normalmente ausente nas bactérias. Algumas manifestações tóxicas desses antifúngicos, como a anemia hemolítica, devem-se à existência de esteroides na membrana dos eritrócitos.

Os antibióticos ionóforos como a gramicidina, valinomicina, antimicina e, provavelmente, a estreptomicina, além de desorganizarem a estrutura funcional da membrana, inibem ainda a entrada de íons e radicais fosfatos para o citoplasma, o que provocará desacoplamento da fosforilação oxidativa e inibição da cadeia respiratória. Convém destacar que, com exceção da estreptomicina, os antibióticos deste grupo são desprovidos de uso clínico; seu interesse recai em estudos experimentais de respiração celular e reações fotossintéticas.

A antimicina A, droga de ação antifúngica, parece bloquear a cadeia de transporte eletrônico, não só na membrana, como também entre os citocromos *b* e *c*. Acredita-se que esse antibiótico não só inibe a reoxidação da coenzima Q, como também a fotofosforilação cíclica em bactérias cromatóforas.

Os antibióticos cujo mecanismo de ação restringe-se à membrana celular apresentam efeito bactericida independente da atividade proliferativa por parte da bactéria. São também, de modo geral, bastante tóxicos para as células de mamíferos. Com efeito, a tirotricina e a gramicidina têm uso exclusivamente tópico e as polimixinas ainda são usadas sistemicamente em ocasiões muito especiais. Com relação aos antifúngicos poliênicos, seu uso é exclusivamente tópico, à exceção da anfotericina B, pois ela, apesar de sua grande toxicidade, constitui-se ainda no único recurso terapêutico disponível para o tratamento de micoses profundas.

5.4. Fármacos que agem no citoplasma da célula

Muitos antibióticos de amplo espectro (cloranfenicol e tetraciclinas), assim como os derivados dos aminoglicosídeos e heterosídeos macrolídicos, interferem na síntese proteica da bactéria.

A síntese proteica é comandada pelo DNA de origem nuclear. No processo de divisão celular o DNA é transcrito ao RNA mensageiro (mRNA). Os aminoácidos citoplasmáticos são ativados por sistemas enzimáticos e complexam-se aos RNAs transportadores (tRNA). No ribossomo sofrem a ação do mRNA, que, além de romper esse complexo (na fração 30S), seleciona de acordo com o código que lhe é enviado, os aminoácidos necessários para a síntese dos polipeptídeos (Figura 7.2.5).

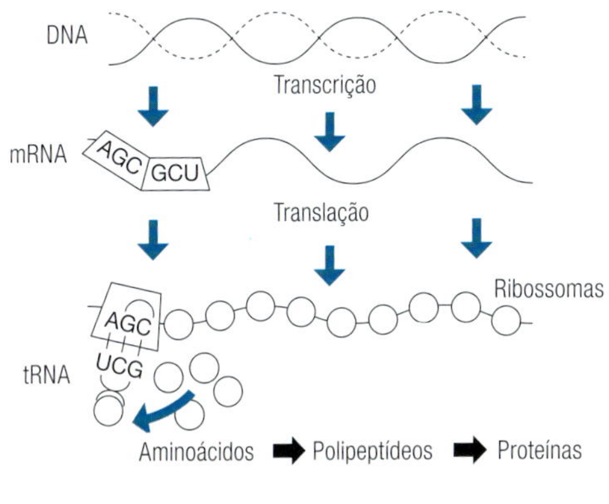

Figura 7.2.5. Síntese de polipeptídeos.

Os antibióticos do grupo das tetraciclinas e os heterosídeos macrolídicos agem, provavelmente, no tRNA, impedindo que o complexo tRNA-aminoácido seja formado; desse modo, não há aminoácidos disponíveis para que o mRNA possa sintetizar as moléculas de polipeptídeos.

O cloranfenicol bloqueia a incorporação de novos aminoácidos à cadeia polipeptídica; existem algumas evidências de que esse antibiótico impede a ação seletiva do mRNA.

Portanto, o cloranfenicol e as tetraciclinas interrompem a síntese proteica sem, contudo, provocar qualquer alteração irreversível à célula bacteriana; assim, se os antibióticos forem eliminados as bactérias continuam a se reproduzir, fato que parece não ocorrer com o uso dos derivados dos heterosídeos macrolídicos.

Os antibióticos derivados dos aminoglicosídeos e dos heterosídeos macrolídicos interferem com a ação do tRNA, fazendo com que ele perca sua capacidade de selecionar os aminoácidos codificados no mRNA; prossegue em sua atividade, porém de formação distorcida, sintetizando polipeptídeos anômalos às bactérias, que fatalmente provocarão sua morte (Figura 7.2.6). Embora esses antibióticos sejam bactericidas, o mecanismo causador da morte da bactéria ainda não é perfeitamente conhecido.

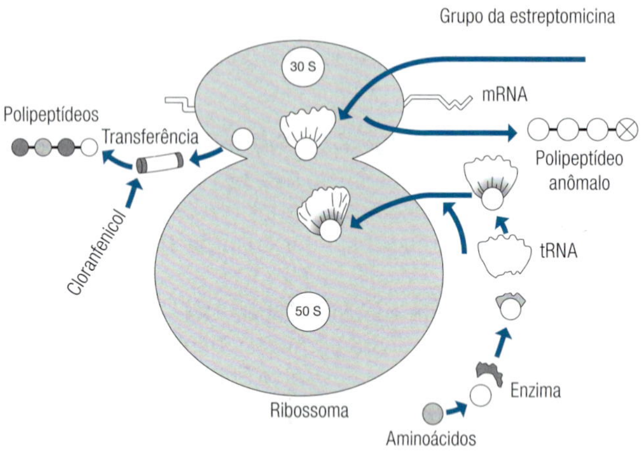

Figura 7.2.6. Interrupção da síntese proteica.

Algumas implicações de ordem prática podem agora ser esclarecidas com base no mecanismo de ação dessas drogas. Assim, alguns antibióticos para agirem têm forçosamente que atravessar determinadas estruturas do microrganismo e um dos mecanismos de resistência aos antibióticos é o provocado por alterações na permeabilidade dessas estruturas.

Os efeitos sinérgicos e antagônicos de vários antibióticos associados podem ser explicados por meio do mecanismo de ação. A penicilina é antagonizada pelas drogas que interrompem a síntese proteica; se o citoplasma não pode crescer, a inibição da síntese da parede celular torna-se sem efeito. A estreptomicina apresenta efeito sinérgico com a penicilina, pelo fato de ela não interromper a síntese proteica (provoca o aparecimento de proteínas anômalas) aliado ainda ao fato de a penicilina, inibindo a síntese da parede celular, facilitar a penetração da estreptomicina no interior do citoplasma.

A rifampicina age inibindo a enzima RNA-polimerase, formando um complexo estável, dessa forma a célula bacteriana deixa de sintetizar o t-RNA, não conseguindo, por conseguinte, sintetizar as proteínas necessárias; sua ação bactericida está na dependência da fase proliferativa do microrganismo. Destaca-se, ainda, o fato de seu tempo de latência ser relativamente longo, pois ela só começará a agir quando os estoques de t-RNA estiverem depletados.

A azasserina, mitomicina e porfirinomicina, por atuarem em estrutura vital para todos os seres vivos, são altamente tóxicas, dessa forma não são utilizadas clinicamente como antibacterianos, mas sim como antineoplásicos; são, de modo geral, bacteriostáticos e inibem a síntese do DNA por interferirem na ação da enzima DNA-polimerase, impedindo a replicação do DNA das bactérias e também do hospedeiro.

A actinomicina e a daunomicina são agentes dotados de elevada toxicidade, sendo seu uso restrito unicamente como antineoplásicos; estudos parecem indicar que esses quimioterápicos formam um complexo estável com a guanina, estabilizando o DNA e impedindo-o de transmitir o código genético da célula ao mRNA.

5.5. Ação bactericida e bacteriostática

Os antibióticos que agem predominantemente na parede celular e membrana citoplasmática provocam a morte das bactérias a eles sensíveis e são denominados bactericidas.

Outros agentes antimicrobianos, ao contrário, afetam a síntese proteica ou alguma etapa do metabolismo intermediário do microrganismo, o que na maioria das vezes acarreta uma parada no processo de divisão celular da bactéria; tais antibióticos são chamados de bacteriostáticos (não se incluem aqui os aminoglicosídeos e heterosídeos macrolídicos).

Na prática médica há grande importância em se saber quando deve ser empregado um agente bacteriostático ou bactericida, pois, para a grande maioria das infecções tratadas em clínica, a utilização de antibióticos bacteriostáticos mobiliza as defesas orgânicas. No entanto, frequentemente dá-se preferência aos agentes bactericidas, por exemplo:

a. Na endocardite bacteriana;
b. No tratamento da septicemia estafilocócica;
c. Nos portadores crônicos de *Salmonella typhi*;
d. Em infecções severas e em pacientes cujas defesas orgânicas estejam diminuídas quer naturalmente, quer provocadas por medicamentos (agamaglobulinêmicos, pacientes com agranulocitose, doença granulomatosa da infância etc.).

É importante considerar que um antibiótico tido como bacteriostático, na dependência de maiores concentrações e da sensibilidade da bactéria, pode determinar ação bactericida.

6. ANTIBACTERIANOS

6.1. Sulfonamidas

6.1.1. Classificação

Conforme sua estrutura química as sulfas podem ser classificadas em:

- N_1 *derivados* – a substituição se faz em um dos hidrogênios do grupo sulfonamídico. É o grupo que reúne maior número de compostos, dentre os quais podem ser citados: acetilsulfanilamida (sulfacetamida); sulfapirimidina; sulfamerazina; sulfametazina; sulfadimetoxina; sulfadoxina; sulformetoxina; sulfatiazol; sulfisoxazol; sulfametoxazol.
- N_4 *derivados* – a substituição ocorre em um ou dois dos hidrogênios do grupo amínico. O principal composto é o Prontosil Rubrum® pela sua participação histórica. É ele o 2,4-diaminoazobenzeno-4-sulfonamida (para-sulfamidocrisoidina). Citam-se também: p-succinilsulfanilamida, p-benzilsulfanilamida e sulfasomidina.
- N_1, N_4 *derivados* – decorrem da substituição dos hidrogênios de ambos os grupos. São conhecidos como sulfas intestinais, pelo seu uso restrito à luz do tubo

digestivo, por serem pouco absorvidas. São elas: sulfassuxidina; sulfatalidina; ftalamida; p-nitrosulfatiazol; azulfidina (sulfassalazina).

A Figura 7.2.7. mostra a estrutura química da sulfanilamida, de alguns de seus derivados e do ácido p-aminobenzoico.

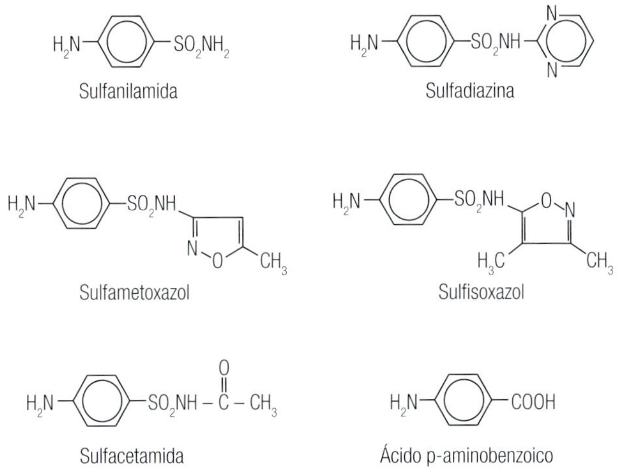

Figura 7.2.7. Estrutura da sulfanilamida, de alguns de seus derivados e do ácido p-aminobenzoico.

De acordo com o grau de absorção pelo trato gastrintestinal e a duração do efeito, as sulfas podem ser classificadas em três grupos:

1. *Sulfonamídicos de curta duração* – incluem-se a sulfadiazina, a sulfamerazina, a sulfametazina e o sulfisoxazol, que têm absorção e excreção rápidas, exigindo esquemas terapêuticos com curtos intervalos de administração.
2. *Sulfonamídicos de ação longa e ultralonga* – são exemplos do 1º grupo a sulfadimetoxina, o sulfametoxazol e a sulfametoxipiridazina e do 2º grupo a sulfadoxina e a sulfametopirazina, que são absorvidas rapidamente e eliminadas lentamente.
3. *Sulfonamídicos mal absorvidos* – exclusivamente usados em infecções intestinais, dentre os quais se encontram a sulfaguanidina, a sulfassuxidina, a sulfatalidina e a ftalamida.

6.1.2. Absorção e destino

A via de administração dos sulfonamídicos é a oral. A maioria deles é muito bem absorvida no trato gastrintestinal, porém os N_1, N_4 derivados e a sulfaguanidina, N_1 derivada, são mal absorvidos por essa via.

A velocidade de absorção, no entanto, varia quando se consideram os diferentes compostos do grupo. Assim, a sulfanilamida, o sulfisoxazol, a sulfamerazina, a sulfaisomidina e a sulfacetamida são mais rapidamente absorvidas que a sulfadiazina e o sulfametoxazol, embora a absorção de todas essas drogas ocorra em períodos relativamente curtos.

Distribuem-se por todos os tecidos e fluidos do organismo, atingindo concentrações antimicrobianas eficazes, inclusive no sistema nervoso central, fato indicativo da passagem através de barreira hemoliquórica, que ocorre principalmente quando da inflamação das meninges. A esse respeito, Morzaria *et al.* (1969) relatam o sucesso do tratamento de meningite neonatal por *E. coli* com a associação sulfametoxazol-trimetoprima. Atravessam a placenta, permitindo concentrações fetais próximas às das plasmáticas maternas e estão presentes nas secreções.

As sulfonamidas conjugam-se a proteínas plasmáticas em proporções diferentes, de acordo com o sulfonamídico. A sulfadimetoxina, a sulfamerazina e o sulfatiazol ligam-se à albumina do plasma em maiores percentagens que outros compostos. A fração livre é a responsável pela atividade antimicrobiana, isto é, a ação bacteriostática dependerá da concentração plasmática do fármaco não ligado às proteínas plasmáticas.

Os compostos sulfonamídicos são metabolizados nos tecidos, principalmente do fígado, por acetilação e por oxidação. A acetilação se faz no grupo amina ligado ao carbono 4 do núcleo benzênico, resultando o N_4 acetil derivado, inativo e com a propriedade de se precipitar nos túbulos renais, com maior facilidade que os compostos ativos. As sulfas sofrem acetilação em diversos graus, com porcentagens mais baixas para a sulfaisomidina e a sulfadimetoxina. A oxidação forma produtos tidos como principais responsáveis pelas reações tóxicas que os derivados da sulfanilamida podem causar.

A eliminação se faz por via renal, por filtração glomerular, embora possa participar também a secreção tubular. Algumas sulfas sofrem reabsorção tubular, como a sulfadiazina, o que não impede concentrações urinárias maiores que as plasmáticas. Isso é importante pela facilidade com que esses compostos se precipitam nas vias urinárias, principalmente os acetil derivados, assinalando-se que essa propriedade diminui em pH alcalino.

A eliminação pelas fezes, pela bile, pelo leite ou por outras secreções é de menor importância, pois apenas pequenas quantidades são detectadas nesses produtos. Como exemplo, pode ser citada a sulfadoxina, de eliminação ultralenta, com 8% nas fezes em 6 dias, contra 78% na urina.

A presença de insuficiência renal retarda a excreção, enquanto a hepática permite níveis sanguíneos mais duradouros da forma livre, pela diminuição da biotransformação do medicamento.

Com respeito à trimetoprima, sabe-se que é rapidamente absorvida atingindo o pico da concentração plasmática em 2 a 4 horas após a administração, mantendo-se por cerca de 7 horas, com mais de 50% sob a forma livre. É amplamente distribuída, suas concentrações teciduais excedendo a do plasma (em camundongos, 10 a 17 vezes maiores nos rins e pulmões), sendo 80% eliminados pela urina sob forma livre.

6.1.3. Usos

Desde a verificação inicial de Domagk sobre a ação antiestreptocócica dos compostos sulfonamídicos, sua aplicação ampliou-se enormemente, chegando a serem usados contra inúmeros microrganismos.

Passada a fase de euforia, ofuscados pelas descobertas dos antibióticos em número sempre crescente, e registrados os casos de resistência microbiana, foram relegados a um plano secundário. Com a associação à trimetoprima, retornaram a um lugar de relativo destaque no arsenal terapêutico antimicrobiano. As sulfas são reservadas a algumas indicações para as quais não se conhecem agentes mais eficientes, ou no tratamento de doenças em que substâncias de primeira escolha não podem ser usadas.

Deve-se ter em mente o seu poder bacteriostático, que implica a adequação do medicamento ao germe responsável pela infecção, bem como o esquema posológico a ser usado.

As sulfonamidas são usadas no tratamento das infecções do trato urinário por germes sensíveis, especialmente por *E. coli*; nas meningites por meningococos e pelo *H. influenzae*, embora não sejam de eleição e já existam cepas resistentes; na toxoplasmose e na nocardiose.

As doses usuais dessas substâncias são esquematizadas conforme suas propriedades físico-químicas, que controlam o nível plasmático. As sulfas de ação curta, cujo exemplo é a sulfadiazina, são administradas a intervalos de 6 ou 4 horas.

As sulfas de ação longa e ultralonga compreendem fármacos que seguem três esquemas diferentes de administração:

a. O sulfametoxazol, associado ou não a trimetoprima, deve ser administrado a intervalos de cerca de 12 horas.
b. A sulfametoxipiridazina e a sulfadimetoxina devem ser administradas a intervalos de 24 horas, com dose inicial em dobro da dose de manutenção.
c. A sulfametopirazina e a sulfadoxina têm doses semelhantes às do subgrupo anterior, mas com intervalos de 7 dias.

As sulfas mal absorvidas, também chamadas de sulfas intestinais em virtude de ação restrita à luz do tubo digestivo, têm esquemas de administração semelhantes aos de ação curta.

6.1.4. Reações adversas

Em decorrência do amplo e já prolongado uso dos compostos sulfonamídicos, inúmeros efeitos indesejáveis estão registrados na literatura médica, a maioria deles causada por doses habituais. Os efeitos adversos mais frequentes são os seguintes:

Reações alérgicas

São as de ocorrência mais frequente e as que, muitas vezes, assumem formas extremamente graves, podendo colocar em risco a vida do paciente.

As manifestações mais frequentes situam-se na pele, representadas por formas variadas, desde simples eritemas até a coexistência de todas as modalidades de lesões cutâneas, incluindo as bolhas. Assim, exantemas, eritema pigmentar fixo, urticária, angioedema e eritema polimorfo podem aparecer por ingestão do fármaco, com fotossensibilização ou não, isto é, dependendo ou não de exposição à luz solar para eclosão dos sinais e sintomas. A mais grave delas é a síndrome de Stevens-Johnson em razão do extenso comprometimento cutâneo-mucoso, às vezes, pode ser fatal. Alguns pacientes haviam apresentado dermatite de contato, como manifestação precedente à síndrome de Stevens-Johnson. As sulfas de eliminação mais lenta são potencialmente mais predispostas para causar essa síndrome.

Pode ocorrer ainda o eritema nodoso, caracterizado por nódulos dolorosos principalmente na face de extensão dos membros inferiores e manifestações tipo doença do soro, tardia quanto ao início dos sintomas, sinais tais como febre, artralgia, urticária e adenopatia. Já as reações anafiláticas agudas, como hipotensão e choque, são bastante raras, assim como o é a asma brônquica.

Alterações nos componentes do sangue

Existe a formação de um pigmento responsável pelo aspecto cianótico que o paciente apresenta. No entanto, não se trata de cianose, pois não desaparece com a administração de oxigênio. A par dessa manifestação, embora pouco importante para a saúde do paciente, pode ocorrer a formação de hemoglobina reduzida ou de sulfemoglobina, ambas em virtude de alterações do anel tetrapirrólico, prejudiciais à hematose.

Quanto aos glóbulos vermelhos, já foram constatadas a anemia aguda hemolítica e a anemia aplástica, reações de natureza grave, nos primeiros dias de tratamento sulfonamídico. A hipótese de reação de hipersensibilidade não está confirmada; em alguns casos são relacionados a deficiência hemática de glicose-6-fosfato-desidrogenase.

Têm sido descritas neutropenia e agranulocitose, de ocorrência tardia, pois iniciam-se entre 15 a 25 dias de tratamento. A leucopenia é mais frequente, porém de menor significado clínico.

As plaquetas também podem ser comprometidas, tanto isoladamente quanto em conjunto com outras células produzidas na medula óssea, por diminuição do seu número total. A concomitância de púrpura torna o prognóstico mais grave.

Quando do uso da associação sulfa-trimetoprima, a possibilidade de efeitos colaterais nas células do sangue aumenta, que é explicada pela ação antifólica das sulfas. Assim são citados casos de agranulocitose, púrpura trombocitopênica, trombocitopenia e agranulocitose, e alterações da medula óssea. Essas situações ocorrem quando da administração prolongada das sulfas, sendo mais suscetíveis os pacientes idosos e os desnutridos.

Com respeito ao acompanhamento dos pacientes submetidos à sulfamidoterapia, impõe-se a necessidade do controle hematológico enquanto perdurar o esquema terapêutico, principalmente os de longa duração.

Aparelho urinário

A propriedade dos compostos sulfonamídicos e seus acetil derivados de se depositarem em cristais nas vias urinárias, sendo responsável pela formação de cálculos nos túbulos renais, aumenta com a diminuição do pH da urina. Com a introdução de sulfas mais solúveis e menos acetiladas esse risco diminui.

Procedimentos relativamente simples, que se resumem a certos cuidados paralelos à administração dessas substâncias, dificultam o aparecimento desse efeito. São eles: a hidratação do paciente para mantê-lo em boas condições de diurese; a elevação do pH urinário para níveis próximo da neutralidade pela ingestão de sais sódicos, tais como bicarbonato, citrato, acetato ou lactato; a escolha do sulfonamídico, preferindo-se os que são menos acetilados e os que dissolvem numa faixa mais ampla de pH.

Sistema nervoso central

Manifestações de menor importância são relativamente frequentes, as quais não implicam necessariamente a interrupção da sulfamidoterapia, mas apenas exigem a observação de alguns princípios, no sentido de minimizar os efeitos centrais. Resumem-se a mal-estar, prostração, zumbido, tonturas, irritabilidade, confusão mental, retardo das reações psicomotoras e alterações sensoriais, psíquicas, da fala ou da visão.

Entre as manifestações de caráter benigno, estão as náuseas e vômitos, pela ação central do medicamento.

Outros efeitos como febre, cefaleia, neurites, mielites ou encefalites (estas duas últimas quando da aplicação raqueana das sulfas) envolvem comprometimentos mais sérios, com risco de danos irreversíveis ao sistema nervoso central, obrigando à interrupção imediata da sulfamidoterapia.

Aparelho digestivo

As náuseas e os vômitos podem também ter origem na irritação gástrica provocada por esses compostos. A incidência de hepatite, felizmente muito rara, é uma complicação grave.

6.1.5. Principais sulfas

Sulfadiazina

É uma sulfa de uso oral e de duração de ação intermediária. É usada em combinação com a pirimetamina no tratamento da toxoplasmose. É pouco solúvel na urina e causa cristalúria mais frequentemente do que as outras sulfonamidas. Por causa disso, a sulfadiazina é reservada para o tratamento de infecções mais graves.

Tem ação bactericida inibindo a enzima di-hidropteroatosintetase pelo mecanismo competitivo dos locais de ligação com o ácido p-aminobenzoico (PABA), que é um precursor necessário para síntese do ácido fólico (ácido pteroilglutâmico) da bactéria. A interferência na síntese do ácido fólico bacteriano inibe seu crescimento.

As sulfonamidas não interferem na formação da parede celular bacteriana ou dos mamíferos que usam o ácido fólico pré-formado ou seu precursor.

As sulfonamidas têm um amplo espectro contra bactérias Gram-negativas e Gram-positivas, incluindo *Enterobacter* sp., *Escherichia coli, Haemophilus ducreyi, Haemophilus influenzae, Klebsiella* sp., *Neisseria meningitidis, Proteus mirabilis, Proteus vulgaris* e *Staphylococcus aureus*. Também é ativa contra *Actinomyces* sp., *Chlamydia trachomatis, Nocardia* sp., *Paracoccidioides brasiliensis, Plasmodium falciparum* e *Toxoplasma gondii*.

Sulfadoxina

A sulfadoxina tem ação idêntica à sulfadiazina. Foi utilizada antigamente em combinação com a pirimetamina em um composto de uso oral para profilaxia da malária. Devido ao relato de casos associando o emprego dessa associação à necrólise epidermoide tóxica, não é mais utilizada.

Cotrimoxazol

É uma combinação da trimetoprima e do sulfametoxazol numa proporção fixa de 1:5. Esta dose produz uma concentração sanguínea de 1:20, que é ideal para a atividade contra vários microrganismos.

Ambos componentes são antagonistas da síntese do ácido fólico individualmente.

O cotrimoxazol foi inicialmente utilizado para o tratamento de infecções do trato urinário, mas que se tornou útil também no tratamento de ampla gama de infecções e é bastante utilizado na prevenção e tratamento de pneumonias causadas por *Pneumocystis*. Tem o mesmo mecanismo de ação das sulfas.

Distribui-se bem por todos os tecidos e órgãos do organismo, incluindo peritônio, líquido sinovial, pleura e fluidos oculares, assim como no leite materno. Penetra na bile, no humor aquoso e na medula óssea e atravessa a barreira placentária.

As concentrações no líquido cefalorraquidiano correspondem entre 30% e 50% das concentrações séricas. Altas concentrações são observadas no tecido prostático, no fluido prostático, na urina, no fluido vaginal e nos tecidos pulmonares.

Tanto o fígado quanto o rim desempenham papel importante na eliminação desses compostos.

Cotrimoxazol é rapidamente absorvido quando ingerido por via oral. Pode ser administrado igualmente por via intravenosa.

É ativo contra *Enterobacter* sp., *Escherichia coli, Haemophilus influenzae* (betalactamase negativo e positivo), *Klebsiella* sp., *Morganella morganii, Pneumocystis jirovecii* (*Pneumocystis carinii*), *Proteus mirabilis, Proteus* sp., *Proteus vulgaris, Shigella flexneri, Shigella sonnei, Streptococcus pneumoniae*.

6.2. Penicilinas

6.2.1. Química e atividade

As penicilinas possuem um núcleo básico derivado do ácido 6-aminopenicilânico, ao qual se encontra ligado um grupo prostético designado por (R) (Figura 7.2.8).

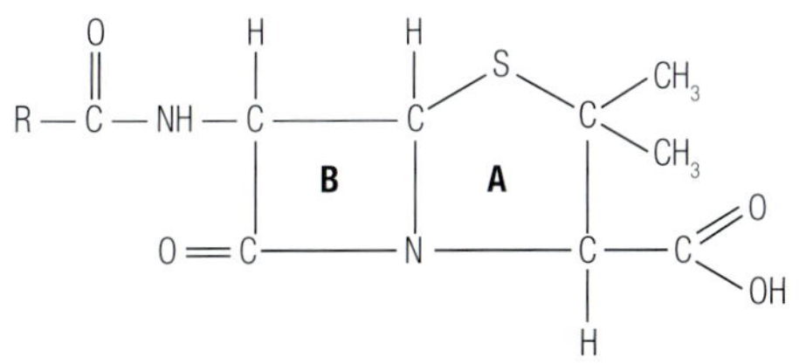

Figura 7.2.8. Estrutura química das penicilinas.

O núcleo comum é constituído por um anel tiadiazólico (A) ligado a um anel betalactâmico (B). O grupo prostético (R) é o responsável por muitas das características farmacológicas e antibacterianas de cada tipo de penicilina. As penicilinas obtidas por processos naturais são designadas pelas letras F, G, K, O e X, das quais as únicas empregadas em clínica são a penicilina G (benzilpenicilina) e a penicilina V (fenoximetilpenicilina), esta última também obtida por síntese parcial.

Apesar de sua enorme utilidade terapêutica, a penicilina G apresenta três grandes desvantagens:

a. É degradada pelo suco ácido do estômago, o que impede sua utilização por via oral.
b. É destruída pela β-lactamase (penicilinase), o que a torna ineficaz no tratamento de infecções por estafilococos produtores dessa enzima.
c. Seu emprego clínico é frequentemente acompanhado de manifestações de hipersensibilidade.

Esses três fatores levaram vários pesquisadores a estudar e desenvolver de forma espetacular o grupo das penicilinas por meio de modificações estruturais na formação da penicilina G e do núcleo do ácido 6-aminopenicilânico, surgindo assim a era das penicilinas semissintéticas.

A descoberta das penicilinas semissintéticas, isto é, obtidas pela combinação dos processos de fermentação (que fornece o ácido 6-aminopenicilâmico) e o químico (com a colocação de radicais ou grupos prostéticos a esse núcleo), representou avanço de grande importância na obtenção de derivados com ações específicas próprias.

6.2.2. Reações adversas

Dentre os inúmeros antibióticos de uso corrente na clínica médica, as penicilinas, tanto de origem natural como semissintética, ocupam posição de destaque como causadoras das reações mais severas, assim como do maior número de casos fatais relatados em literatura.

Tal diferença não repousa tanto sobre seu potencial tóxico, mas sim pela extensão de seu uso. A esse emprego em larga escala alia-se ainda o fato de que as penicilinas provocam, em alto grau, reações de hipersensibilidade, estimando-se que aproximadamente 10% da população são sensíveis a elas. Com exceção de tais reações, as penicilinas podem ser consideradas atóxicas pelo fato de atuarem em estruturas não existentes nas células humanas. Estimam-se entre 2% e 15% a frequência de reações secundárias às penicilinas.

Torna-se importante destacar que existe sensibilização cruzada entre as diferentes penicilinas, e que tais reações podem ser desencadeadas após uma administração por qualquer via, sendo, no entanto, mais grave pela via parenteral.

As penicilinas, quando comparadas com outros antibióticos, apresentam poucos efeitos colaterais. Os já conhecidos, porém, não tão frequentes são:

Alterações gastrintestinais

São representadas principalmente por náuseas, vômitos e diarreias, sendo mais frequentes com o uso da ampicilina, quando administrada por via oral. Os derivados das fenoxipenicilinas podem também provocar essas alterações, porém somente quando administrados em doses elevadas.

Injeções dolorosas

Em geral, a administração intramuscular das penicilinas é dolorosa, destacando-se particularmente a penicilina G benzatina e a carbenicilina, e em menor grau a meticilina; a carbenicilina é também dolorosa quando aplicada por via intravenosa, podendo provocar flebite em alguns casos.

Alterações hepáticas

A ampicilina e a carbenicilina podem provocar aumento das transaminases, especialmente a ALT (alanina amino transferase), no entanto sem qualquer evidência de hepatotoxicidade; tal alteração, contudo, somente tem sido evidenciada em aplicações intramusculares, levando a crer que essa elevação provavelmente se deva a uma ação tóxica sobre o tecido muscular.

Alterações neurológicas

Limitam-se apenas a pacientes com disfunção renal. Tais pacientes podem apresentar hiperreflexia, confusão mental, irritabilidade muscular e mioclonias multifocais, podendo levar, em casos mais graves, à convulsão generalizada com encefalopatia fatal. Essas alterações podem ocorrer com a penicilina G procaína em doses geralmente superiores a 20 milhões de UI, não tendo sido relatadas com as penicilinas semissintéticas.

Hipersensibilidade

As mais graves reações de hipersensibilidade devidas às penicilinas são: angioedema, doença do soro, anafilaxia e fenômeno de Arthus (hipersensibilidade local imediata com edema, hemorragia e necrose).

Essas reações alérgicas são menos frequentes com o uso de penicilinas semissintéticas do que com as naturais, assim como também são menos frequentes em crianças do que em adultos.

As reações às penicilinas podem ser imediatas e tardias. As imediatas aparecem até 20 minutos após a administração, sendo anafilaxia a forma mais séria. A maioria das reações tardias consiste em erupções cutâneas benignas, as quais, de modo geral, aparecem com mais frequência com o uso das penicilinas semissintéticas.

6.2.3. Penicilina G (benzilpenicilina)

A penicilina G é obtida industrialmente por fermentação a partir de cepas de *Penicillium notatum* (*Penicillium chrysogenum*). A penicilina G é dosada em unidades internacionais (UI), sendo 1 UI equivalente a 0,6 mcg de penicilina G sódica cristalina USP.

Entre os microrganismos sensíveis à penicilina G incluem-se cocos Gram-positivos, com exceção de estafilococos produtores de penicilinase (betalactamase), cocos Gram-negativos, embora alguns gonococos já se tenham tornado resistentes, e bacilos Gram-negativos (*Clostridium*,

Corynebacterium, Listeria). Os espiroquetídeos são sensíveis à penicilina G; em relação a fungos sua ação é limitada ao agente causador da actinomicose.

A penicilina G e seus derivados não são bem absorvidos quando administrados por via oral; estima-se que cerca de 1/3 da dose ingerida é absorvida pelo trato intestinal, assim mesmo somente em condições extremamente favoráveis (elevação do pH gástrico). A má absorção por essa via decorre do fato de que a penicilina G é instável em meio ácido, sendo, portanto, destruída no estômago; dessa forma, a dose oral a ser administrada deveria ser quatro ou cinco vezes mais elevada do que a intramuscular para que se possam obter níveis plasmáticos equivalentes e terapeuticamente eficazes.

A penicilina G é bem distribuída pelo organismo, se bem que ocorram variações em sua concentração em vários fluidos e tecidos orgânicos. Níveis baixos são encontrados principalmente no tecido ocular, tecido pleural, no cérebro, na medula óssea, nos músculos esqueléticos e cardíacos, no pâncreas, na adrenal e no baço. Concentrações bastante elevadas são encontradas no sangue, fígado, bile, sêmen, rins e intestino. O antibiótico também é encontrado em concentrações significativas na placenta, sangue fetal e líquido amniótico. A sua administração por via parenteral provoca o aparecimento de níveis elevados e prolongados no fluido linfático.

A maior parte da penicilina administrada é eliminada sob forma não biotransformada.

Em pacientes com função renal normal a penicilina G é rapidamente eliminada do organismo, principalmente pelos rins, e em menor proporção pela bile, leite e saliva. Cerca de 70% a 90% da dose administrada pela via intramuscular é eliminada pela urina, sendo a maior parte nas primeiras três horas; desse total aproximadamente 10% são eliminados por filtração glomerular e 90%, por secreção tubular.

Benzilpenicilina cristalina

A benzilpenicilina cristalina é disponível em formulação aquosa para ser administrada por via intramuscular, subcutânea, intravenosa e intratecal. A formulação aquosa permite a obtenção de níveis séricos elevados, rapidamente após a injeção parenteral. Após a sua administração ela é rapidamente eliminada do organismo, com meia-vida muito curta e concentração baixa após 2 a 4 horas.

Preparada sob a forma de sais de sódio, não é administrada por via oral por ser inativada pelo suco gástrico.

Benzilpenicilina procaína

A penicilina G procaína é lentamente absorvida, assim como também lentamente eliminada e mantém níveis terapêuticos por 24 horas após a administração. Sua via de administração é intramuscular, sendo comumente comercializada em associação com a benzilpenicilina cristalina. Essa associação foi muito utilizada no passado, sendo seu uso atual mais raro.

Benzilpenicilina benzatina

É um composto de penicilina conhecido também como penicilina benzatina. É útil no tratamento de inúmeras infecções bacterianas. Faz parte da lista de medicamentos essenciais da Organização Mundial da Saúde e é um dos antibióticos mais empregados na assistência básica de saúde.

É absorvida lentamente até a circulação sistêmica depois da injeção intramuscular, sendo hidrolisada para benzilpenicilina *in vivo*.

É um medicamento de escolha quando se deseja uma baixa concentração sérica durante longo tempo, permitindo uma ação prolongada durante duas a quatro semanas depois de uma única injeção intramuscular.

Sua via de administração é a intramuscular, provocando injeção muito dolorosa.

Reserva-se o uso da penicilina G benzatina às seguintes situações:

a. Quando se pretende obter efeito profilático prolongado, como na febre reumática.
b. Doenças em que se deseja atividade prolongada e nas quais níveis baixos do antibiótico são eficazes, como na sífilis e bouba.
c. Na erradicação do estreptococo beta-hemolítico das vias áreas superiores, como nas faringites e amigdalites.

6.2.4. Penicilinas ácido-resistentes

As fenoxipenicilinas são ácido-resistentes, mas betalactamase sensíveis, podendo ser administradas por via oral. Pode-se citar como exemplo a penicilina V (fenoximetilpenicilina), que é obtida industrialmente adicionando-se precursores ao meio nutritivo do *Penicillium*.

Seu espectro de ação e sua farmacocinética são semelhantes às da penicilina G; no entanto, sua potência é sensivelmente menor que esta, o que limita seu uso a infecções leves provocadas por germes sensíveis (estreptococos e pneumococos), principalmente faringites e amigdalites.

Alguns autores preconizam o emprego da penicilina V como alternativa na profilaxia da febre reumática, no entanto deve-se ter em mente que sua ação é inferior à da penicilina G.

Fenoximetilpenicilina

A fenoximetilpenicilina (penicilina V) é um antibiótico de espectro limitado utilizado para o tratamento de infecções moderadamente graves causadas por organismos suscetíveis. É uma penicilina natural administrada por via oral. Usa-se eventualmente como profilático contra organismos suscetíveis.

Tem ação contra microrganismos aeróbios Gram-positivos, tais como *Streptococcus pneumoniae*, estreptococos do grupo A, B, C e G, estreptococos não enterococos do grupo D, *Streptococcus viridans* e estafilococos não produtores de penicilinase.

Os aminoglicosídeos podem ser adicionados para agir sinergicamente contra os estreptococos do grupo B (*S. agalactiae*), *S. viridans* e *Enterococcus faecalis*.

Agem pelo mecanismo de ligação às proteínas das penicilinas (PBPs) localizadas no interior da parede bacteriana.

A penicilina V inibe a terceira e última etapa da síntese da parede celular bacteriana.

Oxacilina

A oxacilina é uma penicilina semissintética antiestafilocócica. É estável contra a penicilinase produzida pelo *S. aureus*. Portanto, seu principal emprego é no tratamento das infecções causadas por esse organismo, incluindo bacteremias, infecções da pele e tecidos moles, infecções do trato respiratório, ósseas, das articulações e do trato urinário.

A oxacilina é bactericida e age como as demais penicilinas. Age bem contra o *Staphylococcus aureus* produtor de penicilinase e contra algumas cepas de *Staphylococcus epidermidis*. Não age contra os estafilococos meticilino-resistentes.

As penicilinas antiestafilocócicas têm atividade limitada contra as bactérias Gram-negativas e contra as anaeróbias e não são recomendadas para infecções causadas por esses agentes.

A oxacilina é administrada por via oral, intravenosa e intramuscular. Distribui-se bem nos pulmões, ossos, bile, escarro, pleura, pericárdio, peritônio e líquido sinovial. Não penetra bem no líquido cefalorraquidiano, porém, atinge concentrações mais elevadas quando as meninges estão inflamadas. É eliminada em elevada proporção pelos rins.

6.2.5. Penicilinas resistentes à betalactamase

Neste grupo destaca-se a meticilina, que é betalactamase resistente, porém, vem sendo substituída pela vancomicina em virtude do surgimento de resistência. Por ser ácido-sensível, não deve ser administrada por via oral. É indicada no combate às cepas de estafilococos resistentes à ação das penicilinas G.

As vias de administração são a intramuscular e a intravenosa, em doses fracionadas a cada 4 a 6 horas. Seu espectro de ação assim como sua farmacocinética são idênticos ao da penicilina G, no entanto sua potência é sensivelmente menor que esta.

6.2.6. Penicilinas betalactamase e ácido-resistentes

As penicilinas que compõem esse grupo são a oxacilina, cloxacilina, dicloxacilina e nafcilina; são muito bem absorvidas tanto por via oral quanto por parenteral, alcançando níveis séricos terapêuticos em aproximadamente 30 minutos e detectáveis até 6 horas após dose única. Nas doses habituais são bastante eficazes contra estafilococos, estreptococos beta-hemolíticos e pneumococos. Deste grupo, a mais ativa é dicloxacilina devido ao fato de possuir dois átomos de cloro ligados ao anel fenílico da oxacilina.

É importante destacar que as penicilinas desse grupo, embora resistentes à ação da penicilinase, são em menor grau que a meticilina, sendo, no entanto, mais ativas que esta em relação aos germes suscetíveis.

A indicação principal dessas penicilinas é no tratamento de infecções por estafilococos resistentes à penicilina G; contudo, elas têm se mostrado altamente eficientes no tratamento de infecções mistas por estafilococos beta-hemolíticos do grupo A, ou pneumococos e estafilococos produtores de penicilinase (por exemplo, *Staphylococcus aureus*).

Deve ser lembrado que a utilidade dessas penicilinas é quase exclusivamente no tratamento de infecções severas produzidas por estafilococos secretores de penicilinase, não possuindo atividade em enterococos ou Gram-negativos da flora entérica. Quanto à sua farmacocinética, são em tudo semelhante à penicilina G (Tabela 7.2.1).

6.2.7. Penicilinas de amplo espectro

As penicilinas se caracterizam pela sua alta eficácia contra cocos Gram-positivos e reduzida atividade contra bacilos Gram-negativos; a introdução de um grupo na fórmula da benzilpenicilina fez com que surgissem as penicilinas de amplo espectro, das quais se destacam a ampicilina e a amoxicilina, que são ácido-resistentes, podendo, portanto, ser administradas por via oral. No entanto, são destruídas pela penicilinase.

Modificações da estrutura molecular levaram ao desenvolvimento de penicilinas com grande atividade em germes Gram-negativos, embora com perda ainda maior de sua atividade sobre Gram-positivos. Assim, a carbenicilina age contra enterobactérias do gênero *Proteus* e *Pseudomonas*.

A carbenicilina corresponde quimicamente à alfa-carboxifenilpenicilina e é caracterizada pela presença de uma cadeia lateral com grupo carboxílico ligado ao núcleo comum a todas as penicilinas; a carbenicilina é ácido-sensível, não podendo, pois, ser administrada por via oral; no entanto, um de seus derivados, a indanil-carbenicilina, não sofre destruição no pH ácido do estômago.

A ampicilina e seus derivados são ativos contra cocos Gram-positivos (enterococos, pneumococos e estafilococos não produtores de penicilinase), agem também contra cocos Gram-negativos (gonococos e meningococos) e bacilos Gram-negativos (*Escherichia coli*, *Proteus mirabilis*, *Haemophilus influenzae*, shigelas e salmonelas). Não apresenta atividade em *Proteus vulgaris*, *Proteus rettgeri*, *Proteus morganii*, *Klebsiella-Aerobacter*, *Serratia* e *Pseudomonas*.

Reserva-se o uso da ampicilina às seguintes situações:

a. Otite média e aguda;
b. Infecções respiratórias;
c. Meningites;
d. Blenorragia (uso restrito atualmente devido ao aparecimento de resistência);
e. Infecções intrauterinas;
f. Infecções urinárias;
g. Febre tifoide, paratifoide e outras salmoneloses;
h. Shigeloses;
i. Amigdalites e faringites.

A carbenicilina e seus derivados são ativos em estreptococos piogênicos, pneumococos e estafilococos não produtores de betalactamase. Com relação a Gram-negativos mostram-se ativos contra *Proteus* indol-negativos (*Proteus mirabilis*), *Proteus* indol-positivos (*Proteus rettgeri*, *vulgaris* e *morganii*). Não apresentam ação, mesmo em doses elevadas, em *Klebsiella*.

Reserva-se o uso de carbenicilina às seguintes situações:

a. Infecções por *Pseudomonas*;
b. Infecções por *Proteus* indol-positivos;
c. Infecções por *Escherichia coli*;
d. Infecções graves por bactérias Gram-negativas não identificadas;
e. Infecções urinárias provocadas por *Proteus*, *Pseudomonas* e *E. coli*.

A dose total deve ser subdividida e aplicada em intervalos que variam de 1 a 6 horas, de acordo com a natureza e a localização da infecção.

A sua farmacocinética é semelhante à das demais penicilinas; no entanto, a carbenicilina alcança níveis séricos mais elevados quando em comparação com a penicilina G e a ampicilina. A metabolização da carbenicilina é mais lenta que a da ampicilina e da penicilina G (Tabela 7.2.1).

Ampicilina

A ampicilina é um antibiótico semissintético derivado da penicilina. É absorvida moderadamente bem pela via oral, mas seu nível sérico máximo é rebaixado e mais tardio quando a ingestão se dá com alimentos. Seu nível sérico é aumentado pela administração de probenecida.

A ampicilina passa pela circulação êntero-hepática permitindo atingir elevados níveis de concentração na bile e nas fezes. Os níveis urinários atingidos também são elevados mesmo em presença de importante redução da função renal. A diálise peritoneal não remove o medicamento da corrente sanguínea, mas este é removido pela hemodiálise.

Após a administração parenteral, a ampicilina distribui-se por todos os compartimentos atingindo concentrações terapêuticas no fluido cerebrospinal, pleura, articulações e fluido peritoneal. Seu mecanismo de ação é igual ao de todos os membros deste grupo.

É indicada para o tratamento de infecções causadas por organismos Gram-positivos do trato respiratório, trato gastrintestinal e para o tratamento de meningites devido a *E. coli, P. mirabilis*, enterococos, *Shigella, S. typhosa* e outras salmonelas, *N. gonorrhoeae* não produtora de penicilinase, *H. influenzae*, estreptococos e estafilococos.

In vitro é ativa contra bactérias Gram-positivas e Gram-negativas aeróbias e anaeróbias. É estável à hidrólise por algumas betalactamases incluindo penicilinases, cefalosporinases e betalactamases de espectro estendido.

Amoxicilina

A amoxicilina é um antibiótico betalactâmico, bactericida, derivado semissintético da ampicilina, com amplo espectro de ação contra microrganismos Gram-positivos e Gram-negativos. É considerado como um dos tratamentos de primeira linha em infecções respiratórias, faringite, endocardite e outras afecções; é ativa contra *H. influenzae, N. gonorrhoeae*, pneumococos, estreptococos, *E. coli* e alguns tipos de estafilococos.

É ácido-resistente, sendo melhor absorvida no estômago que a ampicilina, pois tem em sua estrutura química o grupo amino ionizável. Tem a vantagem de começar a agir no trato gastrintestinal. O efeito máximo é alcançado entre 1 e 2 horas após administração oral. Distribui-se na expectoração, na bile, no liquor (somente com inflamação nas meninges), na vesícula biliar, no fígado, no pulmão e no líquido pleural.

Foi desenvolvida na década de 1960 na Inglaterra e tornou-se disponível no mercado em 1972. Posteriormente, a partir de 1979, foi associada com o ácido clavulânico, com o objetivo de combater resistência, uma vez que este inibe a betalactamase, enzima que inativa a amoxicilina. Administrado isoladamente, o ácido clavulânico não tem ação antimicrobiana.

Também tem uso em associação com o sulbactam, agente inibidor das betalactamases cuja associação com diferentes antibióticos betalactâmicos (ampicilina, amoxicilina, cefoperazona) permite o tratamento de infecções causadas por diferentes microrganismos Gram-positivos e Gram-negativos produtores da enzima hidrolítica e inativadora das aminopenicilinas.

Tanto a amoxicilina como as associações com clavulanato ou sulbactam podem ser utilizadas por via oral, intramuscular ou intravenosa.

As reações mais comuns são diarreia, náusea, vômito e enjoo. Podem ocorrer erupções ou *rash* cutâneo. Reações alérgicas graves podem ocorrer em pessoas sensíveis às penicilinas.

Tabela 7.2.1. Dados relativos à farmacocinética de algumas penicilinas*

Antibióticos	Níveis plasmáticos máximos pela infusão de 500 mg/hora (mcg/ml)	Depuração renal	Meia-vida em indivíduos normais (horas)	Meia-vida em indivíduos urêmicos (horas)	Excreção renal (%)	Ligação às proteínas plasmáticas
Carbenicilina	73	86	1,0	15,0	84	50
Ampicilina	29	210	0,8	0,8	80	20
Dicloxacilina	25	114	0,7	1,0	73	96
Penicilina G	16	386	0,5	3,0	80	65
Cloxacilina	15	162	0,6	0,8	62	94
Oxacilina	10	190	0,4	1,0	47	92

* Standiford *et al.*: Clinical Pharmacology of carbenicillin compared with others penicillins. *J. Infect. Dis.*, v. 122, p. 9-13, 1970.

6.2.8. Outros derivados das penicilinas

A partir dos anos 1990 foram introduzidos no arsenal terapêutico novos derivados das carboxipenicilinas, mais potentes e com espectro de ação mais abrangente que as penicilinas de amplo espectro até então conhecidas, destacando-se, dentre outras, a ticarcilina, azlocilina, mezlocilina e piperacilina. Esses novos compostos apresentam atividade duas vezes mais potentes que a carbenicilina em infecções provocadas por *Pseudomonas aeruginosa*, *Staphylococcus aureus*, *Proteus* sp., *Klebsiella-Aerobacter*, *Escherichia coli*, *Streptococcus pyogenes*, *N. meningitidis* e *Enterococcus* sp.

Piperacilina

É um antibiótico betalactâmico semissintético, derivado da ampicilina, com amplo espectro de ação, indicado para o tratamento de infecções por *Pseudomonas*. Geralmente é utilizado em combinação com outros antibióticos. Seu mecanismo de ação é idêntico ao da fenoximetilpenicilina.

O espectro de ação abrange os organismos Gram-positivos. *In vitro*, tem ação contra microrganismos Gram-positivos e Gram-negativos aeróbios e anaeróbios.

Ticarcilina

É um antibiótico do grupo carboxipenicilina de espectro estendido, usado para tratar infecções moderadas a graves causadas por organismos suscetíveis, bastante semelhante à carbenicilina.

Seu mecanismo de ação está ligado ao fato de evitar a ligação cruzada dos peptideoglicanos durante a síntese proteica da parede bacteriana. Quando o microrganismo tenta se dividir, causa a sua morte.

É usado para o tratamento de infecções causadas por agentes Gram-positivos e Gram-negativos aeróbios e anaeróbios, sendo apropriada, por seu espectro estendido, para o tratamento da *Pseudomonas aeruginosa*. Age também contra algumas espécies de *Enterobacter* e *Proteus*.

A ticarcilina age também contra a maioria dos agentes que são sensíveis naturalmente às penicilinas, porém, é menos ativa. A ticarcilina é resistente à inativação pela maioria, mas não todas as betalactamases. Atualmente é usada quase sempre em combinação com o ácido clavulânico para aumentar a eficácia contra as betalactamases das bactérias penicilinas-resistentes.

6.3. Cefalosporinas

6.3.1. Química e atividade

As cefalosporinas estão estruturalmente relacionadas com as penicilinas; ambas possuem praticamente o mesmo espectro de ação. O núcleo básico das cefalosporinas é o ácido 7-aminocefalosporânico, semelhante ao do ácido 6-aminopenicilâmico (Figura 7.2.9).

As cefalosporinas são obtidas de culturas de *Cephalosporium acremonium*, sendo identificados nos seus líquidos nutritivos três compostos:

a. Cefalosporina P – assim denominada por ser ativa contra bactérias Gram-positivas.

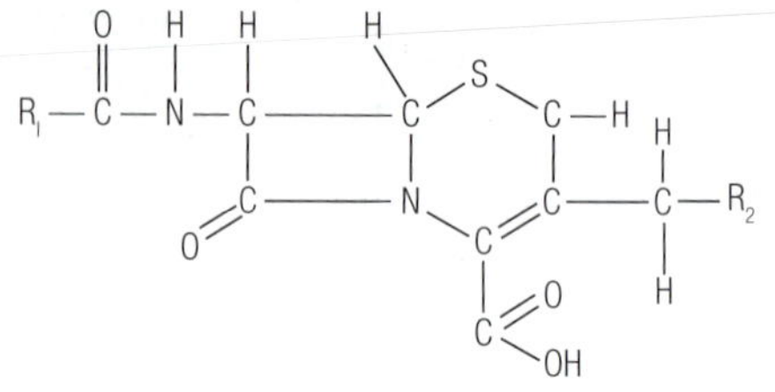

Figura 7.2.9. Ácido 7-aminocefalosporânico.

b. Cefalosporina N – assim denominada por ser ativa contra bactérias Gram-negativas.

c. Cefalosporina C – a mais importante, pois a partir desta se obteve o ácido 7-aminocefalosporâmico, que é o núcleo básico para a obtenção das cefalosporinas semissintéticas.

A cefalosporina C, praticamente, possui atividade antimicrobiana reduzida, porém numerosos derivados semissintéticos são preparados a partir da sua molécula.

As cefalosporinas são tidas como antibióticos de médio espectro, agindo tanto em cocos Gram-positivos como em bacilos Gram-negativos. Os estafilococos (incluindo os penicilinase resistentes), meningococos e estreptococos são sensíveis às cefalosporinas, com exceção do *Streptococcus faecalis*. Com relação aos bacilos Gram-negativos, são sensíveis a maioria das cepas de *Escherichia coli*, *Klebsiella pneumoniae*, *Proteus mirabilis* e algumas cepas de *Enterobacter aerogenes*. Não possuem ação contra *Pseudomonas aeruginosa*, *Proteus* indol-positivos, *Serratia* e *Enterobacter cloacae*. Na Tabela 7.2.2 estão esquematizadas as características das principais cefalosporinas.

Utilizadas desde meados de 1964, as cefalosporinas são usualmente divididas em "gerações" (Tabela 7.2.3).

As de primeira geração têm espectro semelhante, agem bem em bactérias Gram-positivas e são indicadas quando houver história de alergia à penicilina ou toxicidade, que exclui o uso de outro antibiótico como a penicilina. São consideradas de primeira geração a cefadroxila, cefalexina e a cefradina (que podem ser utilizadas por via oral), cefalotina, cefapirina e cefazolina (utilizadas apenas por via parenteral).

As de segunda geração têm maior resistência contra betalactamases produzidas por bactérias aeróbias e anaeróbias Gram-negativas e Gram-positivas. São consideradas de segunda geração: cefaclor, cefprozila, cefuroxima e loracarbefe (que podem ser usadas por via oral), cefamandol e cefonicida (utilizadas apenas por via parenteral).

As cefamicinas (cefmetazol, cefotetana e cefoxitina) são incluídas entre as cefalosporinas de segunda geração. Elas têm atividade adicional contra as bactérias Gram-negativas anaeróbias, tais como as *Bacteroides* sp.

As de terceira geração têm amplo espectro de ação e pertencem a esse grupo a cefixima, que pode ser utilizada por via oral, a cefoperazona, cefotaxima, ceftazidima, ceftizoxima e ceftriaxona, utilizadas apenas por via parenteral.

Tabela 7.2.2. Derivados do ácido 7-aminocefalosporânico

R_1	R_2	Nome genérico	Resistência à betalactamase	Resistência à cefalosporinase	Absorção intestinal	Espectro	Atividade antimicrobiana	
							Primeira escolha	Segunda escolha
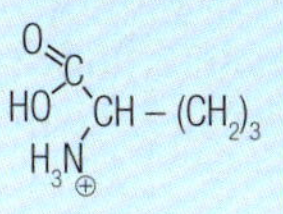	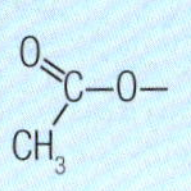	Cefalosporina C	Boa	Baixa	Nula	Médio	Contra *Klebsiella sp.* *E. coli* *Proteus mirabilis* *Serratia sp.*	Como substituto das penicilinas em pacientes alérgicos e para estafilococos produtores de betalactamase
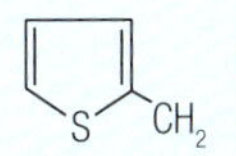	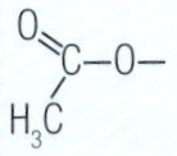	Cefalotina	Boa	Boa	Irregular			
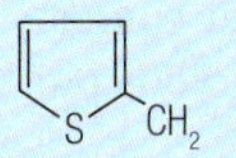	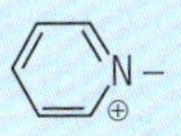	Cefaloridina	Baixa	Boa	Irregular			
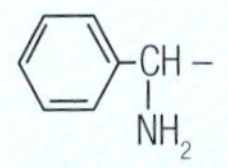	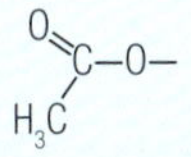	Cefaloglicina	Boa	Boa	Boa			
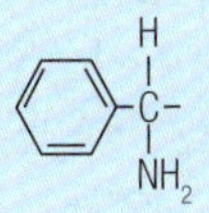	$-CH_3$	Cefalexina	Boa	Boa	Boa			

Tabela 7.2.3. Classificação das cefalosporinas orais e parenterais

Primeira geração	Segunda geração	Cefamicinas	Terceira geração	Quarta geração	Quinta geração (Ativos contra MRSA)
Cefalosporinas parenterais					
Cefazolina Cefalotina Cefapirina Cefradina	Cefamandol Cefonicida Cefuroxima	Cefmetazol Cefotetana Cefoxitina	Cefoperazona Cefotaxima Ceftazidima Ceftizoxima Ceftriaxona	Cefepima Cefpiroma	Ceftarolina Ceftobiprol
Cefalosporinas orais					
Cefadroxila Cefalexina Cefradina	Cefaclor Cefprozila Cefuroxima-axetil Loracarbefe		Cefdinir Cefditoren Cefixima Cefpodoxima Ceftibuteno		

Em geral, reserva-se o uso de cefalosporinas às seguintes situações:

a. Infecções estafilocócicas;
b. Endocardite por Streptococcus viridans (medicação de segunda escolha);
c. Infecções por pneumococos ou estreptococos do grupo A (menos potente que as penicilinas);
d. Infecções por *Klebsiella*;
e. Infecções urinárias.

6.3.2. Absorção e destino

As cefalosporinas que não são absorvidas por via oral são: a cefalotina, cefazolina, cefapirina e cefradina.

Embora ocorram variações conforme o composto empregado, as cefalosporinas, de modo geral, difundem-se bem para todo o organismo, com exceção do líquido cefalorraquidiano, atingindo níveis terapeuticamente eficazes na placenta e no feto.

Algumas cefalosporinas são metabolizadas no fígado sofrendo desacetilação da cadeia lateral acetoximetil, sendo exemplos: cefotaxima, cefalotina e a cefapirina. O metabólito desacetilado conserva atividade microbiológica modesta. A maioria (70%) das demais cefalosporinas é excretada na urina por secreção tubular. A probenecida inibe a secreção tubular das cefalosporinas e prolonga a sua meia-vida.

6.3.3. Reações adversas

As cefalosporinas produzem reações colaterais semelhantes às penicilinas e choque anafilático tem sido raramente relatado. Às vezes nota-se discreta eosinofilia no curso do tratamento e, muito raramente, neutropenia.

6.4. Carbapenéns

Os carbapenéns podem ser classificados em três grupos:

- Grupo 1 – inclui os carbapenéns que têm atividade limitada contra os bacilos Gram-negativos não fermentativos, sendo indicados para o tratamento das infecções de origem na comunidade (ex., ertapeném).
- Grupo 2 – inclui os carbapenéns com atividade contra os bacilos Gram-negativos não fermentativos, porém o seu uso é feito para infecções hospitalares (ex., imipeném e meropeném).
- Grupo 3 – inclui os carbapenéns com atividade contra *Staphylococcus aureus* meticilino-resistente.

6.4.1. Química e atividade

Os carbapenéns (imipeném, meropeném, biapeném, ertapeném e doripeném) são agentes antimicrobianos betalactâmicos, sendo o imipeném o primeiro a ser desenvolvido.

Seu espectro de ação é bastante amplo, sendo usado para o tratamento de infecções por bactérias Gram-negativas e Gram-positivas. São utilizados como último recurso nas infecções graves. Devido a seu uso muito amplo, o surgimento de patógenos resistentes aos carbapenéns tem sido motivo de grande preocupação. A Figura 7.2.10 mostra as estruturas químicas dos principais carbapenéns.

Os carbapenéns penetram na parede celular da bactéria por meio da ligação com as proteínas externas da membrana celular chamadas de porinas. Atravessam o espaço periplasmático e acetilam permanentemente as proteínas ligadoras de penicilina (PBP). As PBP são enzimas (transglicolase, transpeptidase e carboxipeptidases) que catalisam a formação de peptideoglicanos na parede celular da bactéria. O ponto-chave para que os carbapenéns exerçam sua ação é a capacidade de ligar-se a diferentes PBPs. Dessa maneira, as ligações de peptideoglicanos se enfraquecem e a célula explode devido ao aumento da pressão osmótica.

Apresentam um espectro antimicrobiano mais amplo *in vitro* do que as penicilinas, as cefalosporinas e as associações de betalactâmicos com inibidores das betalactamases. O imipeném tem potente atividade contra as bactérias Gram-negativas, e o meropeném, biapeném, ertapeném e doripeném são ligeiramente mais eficientes. Os carbapenéns podem ser associados a outros antibióticos para o tratamento de infecções graves.

6.4.2. Absorção e destino

Os carbapenéns têm baixa biodisponibilidade quando administrados por via oral, sendo, portanto, usados quase exclusivamente por via intravenosa. A associação imipeném/cilastatina e o ertapeném podem ser administrados por via intramuscular além da via intravenosa.

6.4.3. Reações adversas

Existem relatos de nefrotoxicidade, neurotoxicidade e imunomodulação com a administração dos carbapenéns. Podem, da mesma maneira, alterar a flora intestinal propiciando a seleção de organismos resistentes aos carbapenéns.

6.4.4. Principais antibióticos do grupo

Imipeném/cilastatina

O imipeném é um antibiótico betalactâmico derivado da tienamicina e foi o primeiro antibiótico classificado no grupo dos carbapenéns.

A cilastatina é acrescentada como um inibidor da deidropeptidase-1, uma enzima encontrada na borda do túbulo renal que metaboliza o imipeném. Sem a cilastatina o imipeném é rapidamente metabolizado e causa toxicidade ao túbulo renal. A cilastatina não tem atividade antibacteriana.

O imipeném tem ação bactericida, inibindo a síntese da parede celular da bactéria. É altamente estável na presen-

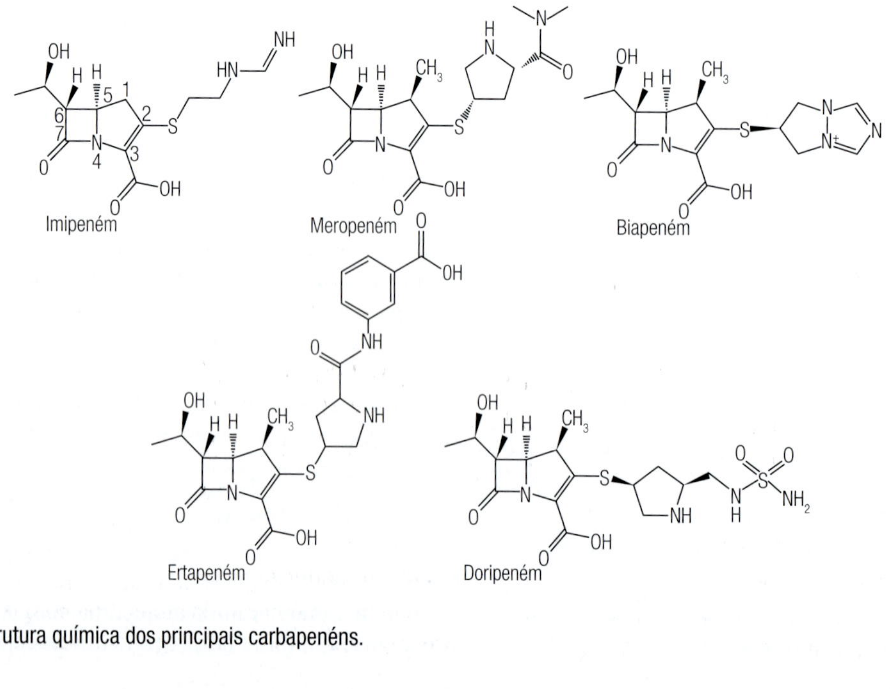

Figura 7.2.10. Estrutura química dos principais carbapenéns.

ça das betalactamases, incluindo as penicilinases e as cefalosporinases produzidas por bactérias Gram-negativas e Gram-positivas.

Meropeném

O meropeném é um antibiótico semissintético do grupo dos carbapenéns, administrado por via intravenosa. É similar ao imipeném.

É usado no tratamento de infecções intra-abdominais complicadas e das infecções da pele e das estruturas da pele de adultos e crianças e também para o tratamento da meningite bacteriana em crianças. Seu espectro de ação é bastante semelhante ao do imipeném, embora seja mais ativo contra *Enterobacteriaceae, Haemophilus influenzae,* gonococo e *Pseudomonas aeruginosa.* O meropeném também tem menos efeitos colaterais do que o imipeném.

O meropeném inibe a formação da parede celular bacteriana levando à lise celular e por isso é considerado um antibiótico bactericida. O meropeném penetra rapidamente na parede celular bacteriana.

Ertapeném

Ertapeném é um 1-beta-metil-carbapeném estruturalmente relacionado aos antibióticos betalactâmicos. É muito estável contra as betalactamases e é ativo contra uma grande variedade de Gram-positivos, Gram-negativos e anaeróbios, mas não tem atividade contra a *Pseudomonas aeruginosa.*

É administrado por via intravenosa ou intramuscular uma vez ao dia, para tratamento das infecções complicadas do trato urinário, infecções da pele e de suas estruturas, infecções pélvicas, pneumonia comunitária e infecções intra-abdominais.

É utilizado também na profilaxia cirúrgica nos procedimentos colorretais.

Ertapeném tem ação bactericida devido à capacidade de inibir a síntese da parede celular. É eliminado no leite materno e atravessa a barreira placentária.

6.5. Monobactans

6.5.1. Química e atividade

Monobactam é um agente antimicrobiano sintético que tem em sua estrutura química somente um anel betalactâmico, em contraste com outros agentes betalactâmicos que possuem mais de um anel. A Figura 7.2.11 mostra a estrutura química do aztreonam.

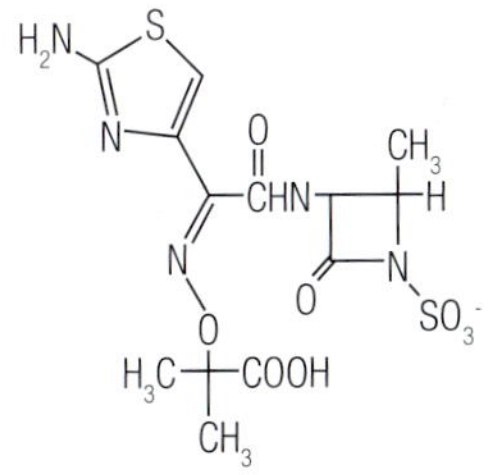

Figura 7.2.11. Estrutura química do aztreonan.

O monobactam tem atividade antimicrobiana similar à gentamicina, tobramicina e aos aminoglicosídeos. O primeiro monobactam a ser comercializado foi o aztreonam, que é o principal representante e praticamente o único membro disponível.

6.5.2. Absorção e destino

É usado por via intramuscular ou intravenosa. A absorção por via oral é muito pequena. A via de eliminação principal é a renal, por onde é eliminado inalterado. Distribui-se bem em todos os tecidos e fluidos.

6.5.3. Reações adversas

O efeito colateral mais frequentemente relatado está relacionado a alterações na coagulação.

6.5.4. Principais antibióticos do grupo

Aztreonam

É um antibiótico betalactâmico monocíclico isolado originalmente de *Chromobacterium violaceum.* É resistente às betalactamases e usado no tratamento de infecções por Gram-negativos especialmente das meninges, bexiga urinária e rins. É empregado também nas infecções do trato respiratório inferior, septicemia, pele, infecções ginecológicas e intra-abdominais. Pode causar, entretanto, superinfecções por organismos Gram-positivos.

É um antibiótico bactericida cuja atividade resulta da inibição da síntese da parede celular pela ligação à proteína ligadora de penicilina 3 (PBP3). Inibe a terceira e última etapa da síntese da parede bacteriana. É pouco absorvido por via oral e completamente absorvido em administração intramuscular.

6.6. Inibidores de betalactamases usados em associações

Ácido clavulânico/clavulanato

É um inibidor da betalactamase que, isoladamente, tem fraca atividade antibacteriana, mas que, em combinação com outros antibacterianos como a ticarcilina, a ampicilina e a amoxicilina, expande o espectro destes para incluir a ação contra os organismos produtores de betalactamases.

O clavulanato age por meio da inibição competitiva das betalactamases bacterianas. Ele se liga ao local de acoplamento da betalactamase, impedindo a inativação do antibiótico. Por outro lado, o próprio clavulanato é inativado por esse processo, o que lhe valeu o título de inibidor suicida. Inibe as betalactamases intracelulares e extracelulares e não altera a ação dos antibióticos betalactâmicos.

O clavulanato se distribui bem nos pulmões, urina e no líquido pleural e peritoneal. É eliminado pela metabolização extensa, embora os detalhes desse processo não sejam de todo conhecido. É eliminado também pelos rins via filtração glomerular.

Sulbactam/ampicilina

É uma combinação da ampicilina com o sulbactam para uso parenteral, intravenoso ou intramuscular. O sulbactam é um inibidor irreversível das betalactamases. Isoladamente tem fraca ação antibacteriana, porém, nesta combinação, o espectro da ampicilina fica ampliado e inclui os organismos produtores de betalactamases. Tem um mecanismo de ação idêntico ao do ácido clavulânico.

Esta associação é empregada no tratamento de infecções de moderadas a graves intra-abdominais, ginecológicas e da pele e suas estruturas, causadas por bactérias sensíveis. Não é usada para o tratamento da meningite.

Sultamicilina

É um éster duplo no qual a ampicilina e o sulbactam são combinados por meio de uma ligação metileno. Quimicamente, sultamicilina é o éster sulfona oximetilpenicilinato da ampicilina. Quando administrada por via oral, é hidrolisada nos dois componentes ativos.

Tem indicação nas infecções causadas por germes sensíveis das vias aéreas superiores incluindo sinusite, otite média e amigdalite. Usado também nas infecções do trato respiratório inferior, incluindo as pneumonias bacterianas e as bronquites. É empregado nas infecções do trato urinário e pielonefrite, pele, infecções intra-abdominais e ginecológicas.

Não é recomendado seu uso durante a lactação, pois foi verificada a presença de ampicilina e sulbactam no leite materno.

A sultamicilina é um inibidor irreversível das mais importantes betalactamases que ocorrem nos organismos penicilino-resistentes.

A sultamicilina é ativa contra bactérias Gram-positivas e Gram-negativas: *Staphylococcus aureus* e *S. epidermidis* (incluindo os penicilino-resistentes e alguns meticilino-resistentes), *Streptococcus pneumoniae, Streptococcus faecalis, Haemophilus influenzae* e *H. parainfluenzae* (tanto os produtores de betalactamases quanto os não produtores), *Moraxella catarrhalis, Bacteroides fragilis, Escherichia coli, Klebsiella, Proteus, Enterobacter, Morganella morganii, Citrobacter, Neisseria meningitidis* e *Neisseria gonorrhoeae.*

Tazobactam/piperacilina

O tazobactam e a piperacilina são combinados em uma única formulação com a finalidade de conferir amplo espectro de atividade. Esta associação é comumente utilizada para o tratamento de infecções graves hospitalares e geralmente por várias bactérias. A piperacilina é uma penicilina de espectro ampliado. O tazobactam é um inibidor irreversível da betalactamase evitando que esta inative a piperacilina. A piperacilina e o tazobactam numa proporção de 8 para 1 é eficaz no tratamento de infecções polimicrobianas moderadas a graves, incluindo as intra-abdominais, pele, tecido conjuntivo e infecções do trato respiratório inferior.

A piperacilina, sendo um antibiótico betalactâmico, é basicamente bactericida, inibindo a síntese da parede celular bacteriana.

O tazobactam protege a piperacilina contra as betalactamases Richmond e Sykes tipos II, III, IV e V e contra as betalactamases produzidas pelos estafilococos.

Esta associação é administrada por infusão intravenosa.

6.7. Glicopeptídeos

6.7.1. Química e atividade

Os principais glicopeptídeos são a vancomicina, teicoplanina, telavancina, oritavancina e dalbavancina (Figura 7.2.12).

Estes antibióticos são usados para tratar infecções graves com risco de morte por organismos Gram-positivos multirresistentes, tais como o *S. aureus, Enterococcus* sp. e *Clostridium difficile.* São medicações usadas como último recurso especialmente para o tratamento do estafilococo multirresistente (MRSA). Agem pouco contra anaeróbios e quase nada contra Gram-negativos.

Os glicopeptídeos agem inibindo a formação da parede celular que, por fim, leva à ruptura desta devido à elevada pressão osmótica de dentro da célula. A vancomicina é bacteriostática contra o enterococo, mas torna-se bactericida quando combinada com um aminoglicosídeo.

Habitualmente, a vancomicina e a teicoplanina são reservadas para uso como medicações de segunda linha em virtude da sua excelente atividade contra estafilococos e estreptococos.

6.7.2. Absorção e destino

Os dois principais representantes deste grupo de antibióticos são a vancomicina e a teicoplanina.

São pouco absorvidos pelo trato gastrintestinal e eliminados em alta concentração nas fezes. Em pacientes neutropênicos ou com a mucosa gastrintestinal alterada devido à denudação, pode ocorrer uma absorção importante de vancomicina e uma soma de doses se o paciente estiver recebendo concomitantemente a medicação por via venosa em alta dose.

Exceto para o tratamento da enterocolite por estafilococo e da colite pseudomembranosa, os glicopeptídeos são administrados por via intravenosa. A vancomicina pode ser administrada por via intratecal para tratar a superinfecção dos "*shunts*" ventrículo-peritoneais infectados.

A excreção é principalmente renal com 80% a 90% da dose administrada, sendo eliminada em 24 horas. Apenas pequena quantidade da dose administrada pode ser vista nas fezes e na bile depois da administração intravenosa.

A teicoplanina tem uma meia-vida mais prolongada (50 horas) do que a vancomicina e isso a torna útil para o tratamento domiciliar.

6.7.3. Reações adversas

A vancomicina sempre foi considerada como potencialmente tóxica. Porém, seu amplo uso atesta seu perfil razoavelmente seguro.

A reação adversa mais importante da vancomicina é a "síndrome vermelha" relacionada à dose e à velocidade de infusão da vancomicina. É caracterizada pelo fenômeno de dramática liberação de histamina com rubor da cabeça, pescoço e várias partes do tórax. Pode estar associada a prurido, hipotensão, taquicardia e aperto no peito.

Já houve relato de parada cardíaca após a infusão intravenosa em bólus.

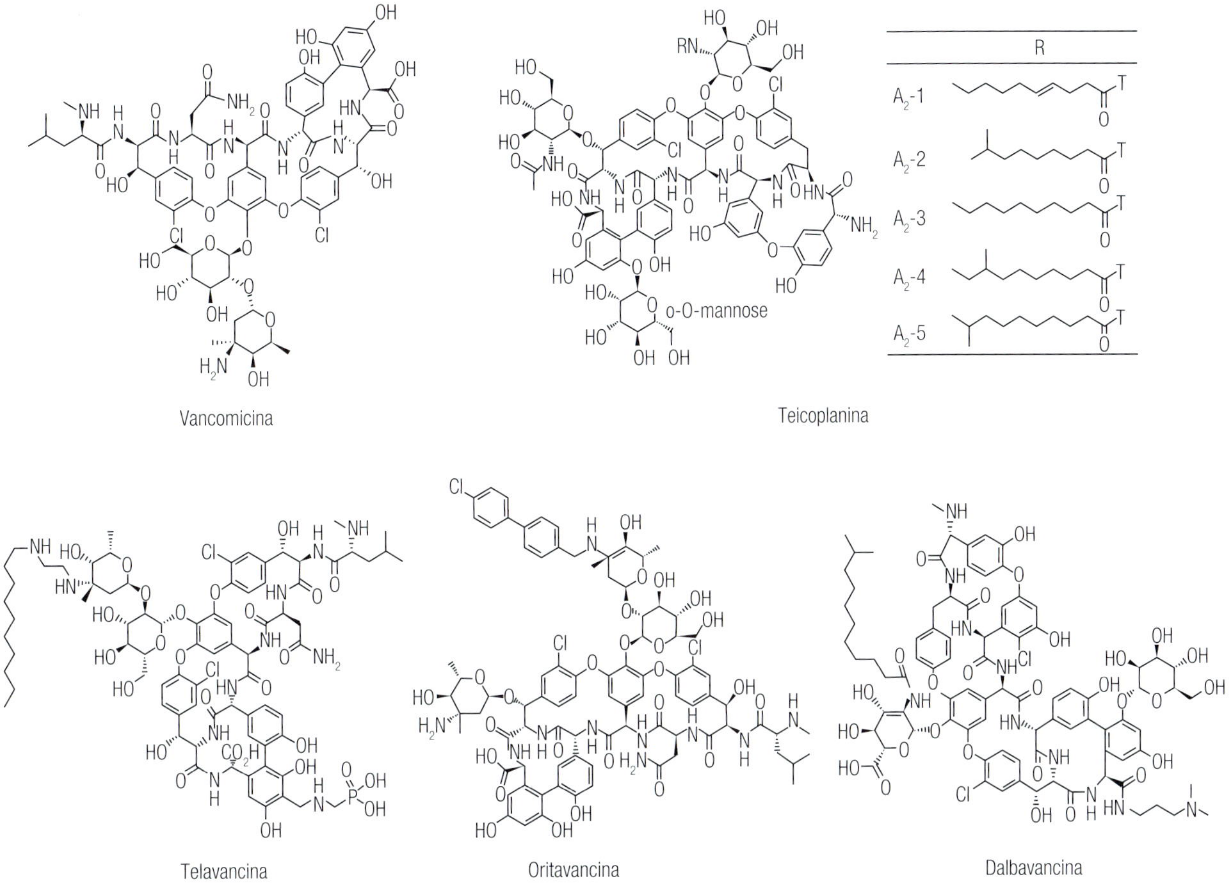

Figura 7.2.12. Estrutura química dos glicopeptídeos.

6.7.4. Principais antibióticos do grupo

Vancomicina

A vancomicina foi o primeiro glicopeptídeo desenvolvido para uso clínico e foi isolada do *Amycolatopsis orientalis* encontrado no solo de Bornéu em 1950. Em 1958 foi introduzida na prática clínica. A vancomicina é um glicopeptídeo tricíclico complexo.

A principal ação da vancomicina se faz nas infecções provocadas por bactérias Gram-positivas, sendo eficaz mesmo quando presente em pequenas concentrações; fato importante a ser observado é que a vancomicina não provoca o aparecimento de resistência em subculturas de estafilococos, não ocorrendo também resistência cruzada com nenhum outro antibiótico.

A vancomicina é principalmente indicada para infecções estafilocócicas graves em que houve falha de tratamento com outros antibióticos; não deve ser utilizada em infecções estafilocócicas de leve ou média gravidade, nem em infecções provocadas por cocos patogênicos. Sua administração por via oral reserva-se para enterocolites estafilocócicas.

Um uso excepcional e não habitual é sua utilização como medicação tópica em infecções da cavidade bucal e na prevenção de cáries.

Teicoplanina

A teicoplanina foi isolada do *Actinoplanes teichomyceticus* isolado no solo da Índia em 1978. Atualmente, a teicoplanina é uma mistura de glicopeptídeos análogos e relacionados contendo a mesma estrutura química básica.

A teicoplanina tem o mecanismo de ação semelhante ao descrito para a vancomicina, embora existam algumas diferenças na atividade antimicrobiana. É utilizada mais frequentemente para o tratamento de infecções da pele e de tecidos frouxos por organismos suscetíveis.

6.8. Tetraciclinas

6.8.1. Química e atividade

As primeiras tetraciclinas introduzidas na clínica foram a clortetraciclina, a tetraciclina (Figura 7.2.13) e a oxitetraciclina, seguindo-se muitos anos após a dimetilclortetraciclina, a metaciclina, a doxiciclina, a demeclociclina e outras de menor importância farmacológica.

Embora já se tenha conseguido a síntese do núcleo da tetraciclina, sua produção não é economicamente vantajosa e todas as tetraciclinas são ainda obtidas por processos naturais de fermentação ou processo semissintético, a partir de produtos de obtenção natural.

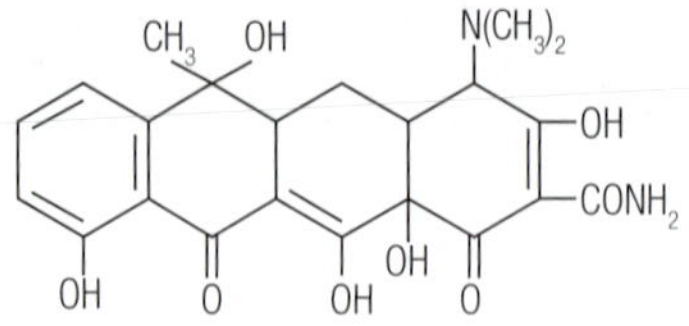

Figura 7.2.13. Tetraciclina.

São grandes as diferenças de propriedades farmacocinéticas dos diversos derivados tetraciclínicos, mas o espectro é relativamente semelhante: agem em infecções por grandes vírus (linfogranuloma venéreo, tracoma, ornitose, psitacose), riquetsioses, micoplasma, amebíase, espiroquetose, bactérias Gram-positivas e Gram-negativas.

As tetraciclinas têm ainda boa indicação em infecção respiratória por estreptococos beta-hemolíticos, pneumococos e em grandes vírus (grupo das bedsônias). São indicadas em bacteremias por Gram-negativos, quando ainda não sabemos a etiologia do processo. Indicações clínicas das tetraciclinas, com sentido profilático, têm sido válidas em pacientes portadores de bronquite crônica e bronquiectasias com surtos repetidos de infecções.

6.8.2. Absorção e destino

A absorção das tetraciclinas varia largamente, desde cerca de 20% para as primeiras representantes do grupo (tetraciclina, clortetraciclina e oxitetraciclina) até cerca de 90% para a doxiciclina. O pico sérico é alcançado em 2 a 4 horas.

A ligação das tetraciclinas com o íon cálcio é variável, desde cerca de 70% para a desmetilclortetraciclina até 20% para a doxiciclina: a ingestão de leite, hidróxido de alumínio e certos metais (cálcio, magnésio e manganês) pode diminuir a absorção das tetraciclinas pela formação de quelatos.

Todas as tetraciclinas são removidas do sangue para o fígado, onde são concentradas e excretadas; passam em seguida para o intestino através da bile e são parcialmente reabsorvidas. A esse processo peculiar de excreção e reabsorção dá-se o nome de ciclo êntero-hepático, devido ao qual esses antibióticos podem permanecer por longo período na circulação, mesmo após interrupção da sua administração.

Níveis biliares das tetraciclinas são de cinco a dez vezes superiores aos níveis séricos, dentre elas, a clortetraciclina é aquela que mais depende da excreção biliar para sua eliminação do organismo.

A distribuição das tetraciclinas para os tecidos e fluidos do organismo varia com sua lipossolubilidade, por exemplo, mais de 100 vezes maior para a doxiciclina em relação à tetraciclina. Assim, a doxiciclina é a que alcança maiores níveis teciduais e sua excreção urinária é desprezível, pois, após ser filtrada, é reabsorvida pelos túbulos renais. Verifica-se também uma tendência a se localizar nos dentes e nos ossos.

As tetraciclinas atravessam a barreira placentária, atingindo no cordão umbilical cerca de 60% da concentração sanguínea da mãe.

A ligação proteica no sangue é também variável, cerca de 80% a 90% para a metaciclina e cerca de 20% para a oxitetraciclina.

As diferentes propriedades farmacocinéticas das tetraciclinas implicam diferentes esquemas de administração, desde intervalos de 6 horas para a tetraciclina, oxitetraciclina e clortetraciclina, até intervalos de 12 horas para a desmetilclortetraciclina ou de 24 horas para a doxiciclina.

6.8.3. Reações adversas

Os derivados tetraciclínicos podem provocar lesões hepáticas, principalmente, quando administrados em doses superiores a 2 g/dia.

As reações fototóxicas, caracterizadas por reações leves ou mesmo severas na pele, são comuns em pacientes tratados com doses superiores a 600 mg/dia e expostas aos raios solares.

Como o cloranfenicol, podem provocar a destruição da flora bacteriana normal do aparelho digestivo, levando ao aparecimento de superinfecções, especialmente por *Candida albicans*, ou mesmo podendo levar a quadros hemorrágicos graves, como consequência da inibição da flora produtora de vitamina K, normalmente presente no intestino.

As tetraciclinas devem ser administradas com extrema cautela durante a gravidez, sobretudo se a gestante for portadora de pielonefrite. Sua administração a crianças prematuras deve ser evitada, a menos que não exista outro medicamento capaz de extinguir a infecção; a mesma limitação é imposta a pacientes portadores de insuficiência renal ou hepática.

Como a absorção das tetraciclinas é diminuída pelo leite, sais de cálcio, magnésio, alumínio e álcalis, desaconselha-se seu uso concomitantemente com os antiácidos, que contenham aqueles elementos.

As tetraciclinas podem causar um depósito estável de cálcio no tecido ósseo em formação com retardo no crescimento. Na fase de desenvolvimento da dentição (último trimestre da gravidez, período imediatamente após o parto e 1ª infância), pode ainda afetar a coloração dos dentes.

6.8.4. Principais tetraciclinas

Tetraciclina

A tetraciclina é produzida por semissíntese a partir da clortetraciclina, que é derivada de culturas de *Streptomyces aureofaciens*. É classificada como uma tetraciclina de ação curta, embora isso não seja totalmente verdadeiro.

Tem um espectro de ação amplo tanto para Gram-negativos como para Gram-positivos, porém é inativa contra vírus e fungos.

Os usos mais comuns da tetraciclina são para o tratamento da *Chlamydia*, *Mycoplasma pneumoniae* e infecções por riquétsias. É usada também em combinação com sais de bismuto, metronidazol e inibidores da secreção ácida do estômago no tratamento do *Helicobacter pylori*.

A tetraciclina está disponível na forma oral e tópica inclusive para uso oftalmológico. Também pode ser utilizada no tratamento da periodontite.

A tetraciclina tem ação bacteriostática contra a maioria dos microrganismos, mas pode ser bactericida quando usada em altas concentrações. A ação bacteriostática parece depender de sua ligação com subunidades ribossômicas do organismo sensível, inibindo a síntese proteica. A tetraciclina liga-se à subunidade 30S do ribossomo bloqueando a ligação do RNA transportador ao RNA mensageiro, interferindo na síntese proteica. Somente os microrganismos que estão ativamente se multiplicando é que são sensíveis. Geralmente os Gram-positivos são mais sensíveis do que os Gram-negativos.

Distribui-se bem em quase todos os tecidos e fluidos orgânicos incluindo o líquido cefalorraquidiano. Tende a se concentrar nos ossos, fígado, tumores, baço e no dente. Atravessa a barreira placentária e está presente no leite materno. Passa pelo ciclo êntero-hepático, sendo eliminada nas fezes pela excreção na bile.

Oxitetraciclina

É um antibiótico de uso oral ou parenteral. É usada para o tratamento da acne, bronquite, brucelose, infecções por clamídias, incluindo a conjuntivite por *Chlamydia trachomatis* (tracoma, conjuntivite de inclusão), gonorreia, doença de Lyme, uretrite não gonocócica, infecções por riquétsias, sífilis, diarreia do viajante e infecções do trato urinário. Devido ao surgimento de microrganismos resistentes, recomendam-se a cultura e os testes de sensibilidade.

A oxitetraciclina foi aprovada em 1950 pela *Food and Drug Administration*. Seu uso nos Estados Unidos foi descontinuado no final de 2003.

É contraindicada na insuficiência renal e para pacientes com hipersensibilidade ao sulfito. Não é recomendada para crianças abaixo de 8 anos.

Seus principais efeitos colaterais são a pustulose exantemática generalizada, anorexia, azotemia, diarreia, tontura, elevação das enzimas hepáticas, desconforto gástrico, exantema, úlcera esofágica etc.

Doxiciclina

A doxiciclina é um derivado da oxitetraciclina e é classificada como uma tetraciclina de longa ação, embora essa classificação não seja totalmente correta porque as tetraciclinas classificadas como de curta ação podem ser administradas a intervalos longos na prática clínica. Foi aprovada para uso clínico em 1967.

A doxiciclina é uma das tetraciclinas mais prescritas e pode ser administrada tanto em jejum como com o estômago cheio. Tem ação bacteriostática para uma grande variedade de microrganismos, tanto Gram-positivos como Gram-negativos. A doxiciclina é usada para o tratamento das uretrites e cervicites não gonocócicas e das exacerbações da bronquite em pacientes com doença pulmonar obstrutiva crônica. Também é usada no tratamento da acne. O *Center for Disease Control* americano considera a doxiciclina como medicação alternativa ao ciprofloxacino para o tratamento do antraz.

A doxiciclina é usada para o tratamento da periodontite por causa de um mecanismo diferente de ação, inibindo a colagenase. A colagenase danifica o colágeno, resultando na separação da gengiva do dente.

A doxiciclina pode ser administrada por via oral, intravenosa e subgengival. A principal via de excreção é pelas fezes, com mínima eliminação renal. O fármaco passa pela circulação êntero-hepática e é considerada a tetraciclina de escolha nos pacientes com função renal reduzida por causa de seu pequeno *clearance* renal.

A doxiciclina bloqueia a ligação aminoacil do RNA transportador com o RNA mensageiro, inibindo assim a síntese proteica, sendo esse o mecanismo responsável pela ação antibacteriana. A resistência das bactérias contra o fármaco aparece quando a célula e a parede celular bacteriana ficam menos permeáveis a esse antibiótico.

Altas concentrações nas células dos mamíferos também interferem na síntese proteica, mas essas células não têm o mesmo sistema de transporte encontrado nas bactérias.

Minociclina

É uma tetraciclina com atividade contra muitos organismos Gram-negativos e Gram-positivos, mas não contra vírus e fungos. É a mais lipossolúvel das tetraciclinas e é considerada a mais ativa do grupo. É considerada uma tetraciclina de longa ação. Por causa da sua lipossolubilidade, atinge níveis na lágrima e na saliva suficientes para erradicar o estado de portador do meningococo. Recentemente foi observado que a minociclina pode ser usada no tratamento da artrite reumatoide, mas não é usada com frequência.

A minociclina é bacteriostática para a maioria dos microrganismos, embora em altas concentrações possa ser bactericida. A ação bacteriostática se deve à inibição da síntese proteica. Somente as bactérias que estão ativamente se dividindo é que são sensíveis.

A minociclina pode ser administrada por via oral ou parenteral. Distribui-se bem em órgãos e tecidos, mas penetra pouco no líquido cefalorraquidiano. A absorção é de 90% a 100% quando administrada por via oral. A absorção da minociclina pelo trato gastrintestinal não é afetada pela ingestão de alimentos, assim como ocorre com as outras tetraciclinas.

6.9. Anfenicóis

6.9.1. Química e atividade

O cloranfenicol e o seu análogo tianfenicol constituem um grupo de substâncias quimioterápicas obtidas por síntese, com propriedades antimicrobianas, farmacocinética e efeitos colaterais semelhantes.

Todavia, seu uso oral é formalmente contraindicado em períodos maiores que 10 dias devido ao grave risco de ocorrer agranulocitose, com morte do paciente. Todo tratamento superior a dez dias deve ser contraindicado. Em raros casos em que seja necessário, deve obrigatoriamente ser acompanhado de exames hematológicos.

O cloranfenicol é bastante eficaz para o tratamento de grande variedade de infecções provocadas por bactérias

Gram-positivas e Gram-negativas, além de ser excelente agente anti-riquétsias.

Apesar da sua alta eficácia contra diversas infecções, pode ser substituído por outros antimicrobianos tão ou mais eficazes e menos tóxicos.

6.9.2. Absorção e destino

O cloranfenicol e o tianfenicol administrados por via oral são rapidamente absorvidos. O cloranfenicol atinge apreciáveis níveis séricos em cerca de 30 minutos, pico máximo de concentração sérica em 1 a 3 horas e é rapidamente biotransformado e excretado. Níveis plasmáticos terapêuticos são obtidos com administração a intervalos de 6 horas.

O cloranfenicol difunde-se rapidamente em todos os tecidos e fluidos do organismo, inclusive o tecido cérebro-espinhal e liquor. No sangue, liga-se às proteínas em proporção aproximada de 60%. Atravessa a barreira placentária e a concentração no sangue fetal é 30% a 80% da quantidade encontrada no sangue materno.

Antes de ser excretado, a maior parte do cloranfenicol é inativada ou por conjugação com o ácido glicurônico no fígado ou por redução a arilamida. Nos processos de biotransformação a molécula de cloranfenicol mostra três pontos vulneráveis: (1) redução para arilamida derivada, (2) hidrólise fornecendo ácido dicloroacético ou dicloroacetato e (3) conjugação hepática com o ácido glicurônico (Figura 7.2.14).

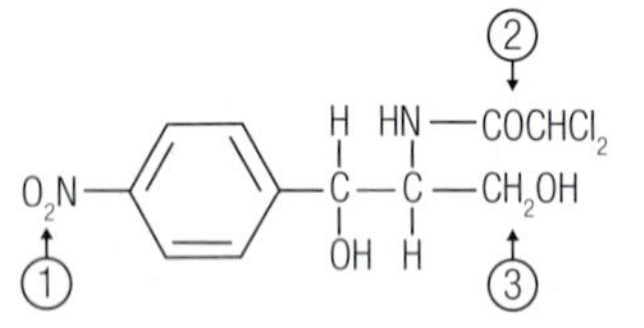

Figura 7.2.14. Cloranfenicol.

A quantidade de cloranfenicol excretada pela urina na forma ativa é bastante baixa; tal fato, no entanto, não impede que apresente atividade em infecções urinárias.

O tianfenicol, diferentemente do cloranfenicol, não é transformado pela ação da UDP-glicuroniltransferase, assim como a amidase responsável pela cisão hidrolítica da molécula, portanto, a biotransformação do tianfenicol é mais lenta que a do cloranfenicol, permitindo alcançar concentrações mais elevadas na urina e na bile.

6.9.3. Reações adversas

Embora rara, a aplasia da medula óssea é manifestação tóxica grave provocada pelo cloranfenicol. É caracterizada por sintomas de palidez e púrpura, e o exame hematológico revela deficiência de todas as células sanguíneas, inclusive as plaquetas, podendo levar o paciente a uma anemia aplástica.

É contraindicado em gestantes e recém-nascidos. Em prematuros e recém-nascidos o cloranfenicol pode provocar a *síndrome cinzenta*, que é caracterizada por vômitos, distensão abdominal, manchas na pele, sudorese, respiração irregular, cianose progressiva e choque seguido de morte. Atribui-se tal sintomatologia à falta de biotransformação hepática do cloranfenicol, consequente à presença de pequena quantidade de enzimas no fígado, própria do recém-nascido.

In vitro, o cloranfenicol retarda o crescimento de células teciduais.

O cloranfenicol pode provocar neurite óptica, com distúrbios ou mesmo perda temporária da visão, especialmente em pacientes medicados por tempo prolongado. Se a medicação não for interrompida, há risco de cegueira permanente.

A destruição da flora normal do aparelho digestivo, a exemplo do que ocorre com todos os antibióticos de amplo espectro, provoca o aparecimento de superinfecções, isto é, infecções instaladas na vigência de terapia antibiótica de amplo espectro. É especialmente frequente a proliferação de *Candida albicans*, que provoca desde sabor amargo até estomatite, glossite, colite e irritação retal.

Quanto à toxicidade, o tianfenicol, pela ausência na sua molécula do nitrogrupo, não sofre a ação da nitrorredutase, responsável pela formação de produtos de redução considerados, por alguns autores, como sendo os diretamente responsáveis pela anemia aplástica.

6.10. Macrolídeos e poliênicos

6.10.1. Química e atividade

Os antibióticos macrolídeos (eritromicina, azitromicina, claritromicina) e os antibióticos do grupo da lincosamida (lincomicina e clindamicina) possuem muitas propriedades biológicas semelhantes como mecanismo de ação, mecanismo de resistência, atividade antimicrobiana e farmacologia, porém não são quimicamente relacionados.

Os macrolídeos inibem a síntese proteica dependente de RNA da bactéria. Ligam-se ao domínio V do rRNA 23S, que é um subcomponente da subunidade 50S do ribossomo bacteriano.

A eritromicina é o antimicrobiano mais antigo e ainda é de primeira escolha em muitas ocasiões especialmente como alternativa para a penicilina G e outros.

Azitromicina e claritromicina têm vantagens sobre a eritromicina em relação à atividade antimicrobiana e a farmacocinética, tendo também menos efeitos colaterais no trato gastrintestinal. Embora mais caras, têm substituído o uso da eritromicina na clínica.

A azitromicina é a que menos apresenta interações medicamentosas.

Todos os macrolídeos podem induzir arritmias cardíacas incluindo "torsade de pointes" e arritmias ventriculares.

A clindamicina é usada com restrição devido a sua associação com a colite por *Clostridium difficile*.

Os antibióticos cetolídeos representam uma classe de agentes semissintéticos derivados da eritromicina. Seu principal representante é a telitromicina. Este grupo apresenta maior estabilidade em meio ácido e uma atividade antibacteriana maior para as bactérias resistentes aos macrolídeos.

6.10.2. Absorção e destino

Todos os antibióticos de ação em bactérias Gram--positivas utilizados atualmente são bem absorvidos por via oral, com exceção da lincomicina e da vancomicina, que são administradas somente por via parenteral.

Embora a eritromicina seja parcialmente inativada pelo pH ácido do suco gástrico, ela pode ser administrada por via oral, desde que seja revestida pelas denominadas cápsulas ácido-resistentes, que somente se desintegram no intestino. Um de seus derivados, o estolato de eritromicina, é menos suscetível à degradação em pH ácido.

De todos os antibióticos desse grupo é a eritromicina que alcança níveis plasmáticos mais elevados e mais prontamente (em aproximadamente 30 minutos); no entanto, é a lincomicina que mantém níveis plasmáticos eficazes por tempo mais prolongado (cerca de 12 horas).

Apresentam distribuição mais ou menos generalizada pelos fluidos e tecidos orgânicos, a espiramicina e a vancomicina com a propriedade de alcançarem altas concentrações no liquor e a rifampicina e a espiramicina alcançado maiores concentrações no fígado e na bile.

6.10.3. Reações adversas

Os macrolídeos (Figura 7.2.15), assim como a rifampicina, lincomicina e a vancomicina, podem ocasionar, em maior ou menor grau, mal-estar, febre, náuseas, dor epigástrica, diarreia, reações de hipersensibilidade, eosinofilia ou leucopenia; superinfecções por Gram-negativos e fungos podem surgir no decurso do tratamento. Podem ainda provocar elevação das transaminases e icterícia, devendo, portanto, ser administrados com cautela em hepatopatas.

São contraindicados em recém-nascidos, pois podem provocar hepatite colestática.

A lincomicina pode ainda causar trombocitopenia, angioedema, doença do soro, anafilaxia e reações fototóxicas; por outro lado, a vancomicina pode provocar flebite, sendo ainda nefrotóxica e ototóxica.

6.10.4. Principais antibióticos do grupo

Eritromicina

O espectro de ação da eritromicina abrange cocos Gram--positivos, estreptococos, pneumococos, estafilococos e cocos Gram-negativos – *Neisseria*. Com relação aos bacilos Gram-positivos apresenta atividade contra *C. diphtheriae* e *Clostridium*; quanto aos bacilos Gram-negativos, são sensíveis *H. pertussis* e *H. influenzae*. A eritromicina também é eficaz em relação ao *Treponema pallidum*, *M. pneumonia* e grandes vírus.

O uso clínico da eritromicina constitui-se em alternativa às penicilinas, como medicação de segunda escolha quando aquelas não podem ser usadas, especialmente nas infecções por Gram-positivos, profilaxia da febre reumática, profilaxia e tratamento de tétano, sífilis, difteria, coqueluche, blenorragia, amebíase e infecções da vesícula biliar.

A ocorrência de efeitos colaterais com a administração de eritromicina é relativamente baixa, contudo, o estolato de eritromicina pode desencadear reações alérgicas, sobretudo hepatite colestática, quando em uso por tempo superior a dez dias.

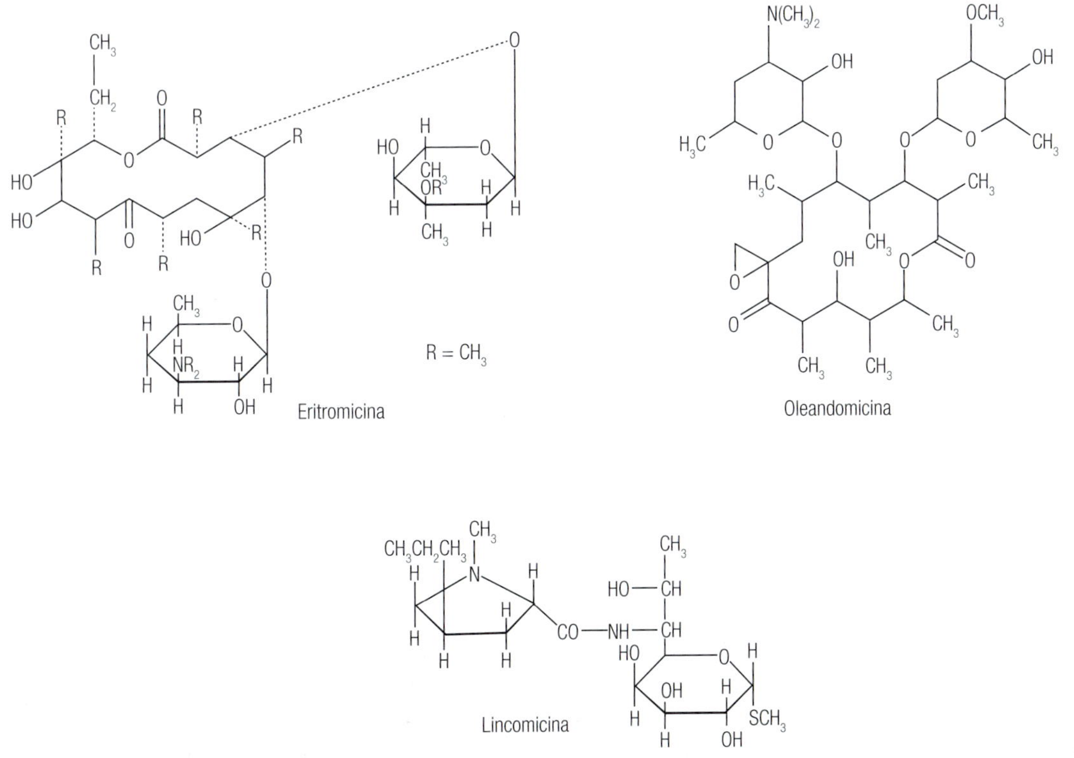

Figura 7.2.15. Estrutura química da eritromicina, oleandomicina e lincomicina.

Azitromicina e claritromicina

A azitromicina e a claritromicina, como os demais antibióticos macrolídeos, inibem o crescimento bacteriano pela interferência com a cadeia de reações de formação de proteínas. Ligam-se à subunidade 50S do ribossomo do microrganismo sensível e inibem a síntese de proteínas. A síntese de ácidos nucleicos não sofre ação ou interferência. Como a síntese de proteínas nas células humanas é diferente da síntese proteica das bactérias, não ocorre interferência nesse processo dentro das células humanas.

Existem poucos estudos sugerindo que a azitromicina e a claritromicina ligam-se ao mesmo receptor da subunidade 50S do ribossomo bacteriano e inibem a síntese de proteínas dependente de RNA como mecanismo de ação.

Espiramicina

Espiramicina é um macrolídeo isolado do *Streptomyces ambofaciens*. Embora seu espectro de ação seja semelhante ao dos demais antibióticos macrolídeos como a eritromicina, seu principal uso é no tratamento de infecções pelo *Toxoplasma gondii* na gravidez ou quando o antibiótico de primeira linha para o tratamento da toxoplasmose não puder ser utilizado.

Seu mecanismo de ação ainda não está completamente definido, mas acredita-se que iniba a síntese proteica ligando-se à subunidade 50S do ribossomo bacteriano. Assim como os demais macrolídeos, a espiramicina tem ação bacteriostática.

Oleandomicina, triacetiloleandomicina e carbomicina

A triacetiloleandomicina é obtida pela esterificação dos três radicais alcoólicos da oleandomicina com o ácido acético. Tal modificação faz com que o produto se torne insolúvel e passível de ser administrado por via oral (ao contrário da oleandomicina).

Seu espectro de ação é semelhante ao da eritromicina; reserva-se seu emprego clínico em infecções por cocos Gram-positivos, como alternativa para a eritromicina, nos casos em que essa não possa ser usada.

Lincomicina e clindamicina

A lincomicina foi isolada em 1962 do *Streptomyces lincolnensis*. Modificações químicas resultaram na clindamicina com poder antimicrobiano aumentado e de absorção oral. Não existem vantagens terapêuticas entre esses dois antibióticos e, portanto, as informações que se seguem referem-se à clindamicina, que é preferida em relação à lincomicina.

A clindamicina é um dos mais potentes antibióticos disponíveis para o tratamento do *B. fragilis*. Porém, a resistência bacteriana a esse antibiótico vem aumentando ultimamente.

Seu espectro de ação é idêntico ao da eritromicina, com a qual pode apresentar resistência cruzada. Nos germes suscetíveis, é tão eficaz quanto a penicilina G, constituindo-se em boa alternativa quando esta não puder ser empregada.

A clindamicina é bastante ativa contra o pneumococo e os estreptococos do grupo A. A clindamicina continua a ter boa atividade contra o *S. aureus* meticilina-resistente.

Seu uso clínico está reservado às seguintes situações (a) infecções por Gram-positivos; (b) faringites e amigdalites estreptocócicas; (c) otite média e pneumonia lobar, (d) osteomielite crônica estafilocócica (principal indicação).

6.11. Aminoglicosídeos

6.11.1. Química e atividade

Os aminoglicosídeos, representados pela amicacina, neomicina, estreptomicina, canamicina e gentamicina, apresentam um núcleo fundamental comum, a desoxiestreptomina (Figura 7.2.16).

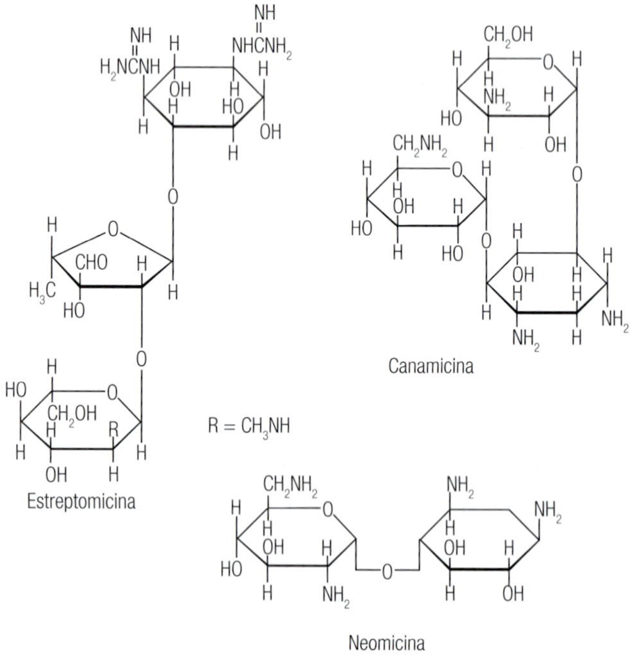

Figura 7.2.16. Estrutura química da estreptomicina, canamicina e neomicina.

Os aminoglicosídeos constituem os antibióticos mais poderosos no combate a infecções provocadas por bacilos Gram-negativos, cuja resistência é muito grande em pacientes hospitalizados. Estima-se que 70% a 80% das infecções por Gram-negativos são determinadas por *Pseudomonas*, *E. coli*, *Klebsiella* e *Enterobacter*, que são sensíveis a esse grupo de antibióticos.

É interessante observar que existe resistência cruzada entre a neomicina e a canamicina. Por outro lado, bactérias resistentes à canamicina são também resistentes à estreptomicina, não sendo comum ocorrer o contrário.

Os aminoglicosídeos são bactericidas e seu mecanismo de ação se dá por inibição da síntese proteica bacteriana, ligando-se irreversivelmente à subunidade 30S do ribossomo bacteriano. Como resultado, são formadas proteínas anormais e não funcionais pela leitura imprecisa do DNA.

Contra os bacilos aeróbios Gram-negativos, os aminoglicosídeos exibem efeito dependente de concentração e efeito retardado. O efeito dependente de concentração manifesta-se com o aumento de sua eficácia à medida que aumenta a concentração. O efeito retardado se manifesta pela supressão do crescimento bacteriano mesmo depois que a concentração do antibiótico caia abaixo da concentração inibitória mínima bacteriana.

Este efeito retardado é mais curto para os organismos Gram-positivos (< 2 horas) e mais prolongado para os organismos Gram-negativos (2 a 4 horas).

Mais recentemente os aminoglicosídeos foram enriquecidos com o surgimento de arbecacina, que apresenta amplo espectro de ação, sendo particularmente indicada em infecções provocadas por bactérias resistentes à gentamicina.

6.11.2. Absorção e destino

Os aminoglicosídeos praticamente não são absorvidos por via oral (em média menos de 5%). Após aplicação pela via intramuscular a absorção é rápida, ocorrendo níveis séricos elevados entre 30 minutos e 3 horas; altas concentrações séricas podem ser observadas durante 12 horas com dose de 0,5 g. A absorção é também bastante intensa quando aplicados sobre as serosas.

Os aminoglicosídeos após absorvidos são bem distribuídos, difundindo-se especialmente para as serosas (pleura, peritônio) e bile, chegando a atingir concentrações 25% a 50% inferiores à sanguínea: difundem-se também para o liquor, porém em menores proporções.

Os antibióticos aminoglicosídicos praticamente não são biotransformados no organismo, sendo eliminados principalmente pela urina na forma inalterada; cerca de 50% da dose injetada são eliminados pela urina nas primeiras 14 horas, principalmente por filtração glomerular, resultando em elevados e eficientes níveis urinários que oscilam entre 20 a 200 mcg/ml.

O fato de não serem absorvidos nem por pele nem por mucosas é vantajoso, sendo os antibióticos mais utilizados em produtos para uso tópico, em pele ou mucosas, especialmente a neomicina. Conservam sua atividade antimicrobiana quando administrados por essa via, servindo, pois para o tratamento de infecções do tubo digestivo.

6.11.3. Reações adversas

Os aminoglicosídicos podem provocar em maior ou menor grau reações de hipersensibilidade, assim como reações ototóxicas e nefrotóxicas. A via intravenosa aumenta o risco do aparecimento de tais reações, devendo ser empregada somente em casos excepcionais. Os componentes do grupo podem também ser utilizados topicamente, com pouco risco de fenômenos de sensibilização.

Deve-se ter em mente que a toxicidade dos antibióticos do grupo é somatória, nunca devendo substituir-se um pelo outro, nem associá-los.

Os aminoglicosídeos podem também determinar efeitos curarizantes na junção neuromuscular, propriedade que exige maior atenção no pós-operatório de pacientes que foram curarizados durante a cirurgia. A possibilidade do aparecimento de efeitos curarizantes deve também ser levada em conta em lactentes, pessoas idosas, nefropatas, pacientes com hipóxia, miastenia grave e nos pacientes que estejam sob medicação com miorrelaxantes, sedativos e narcóticos.

6.11.4. Principais aminoglicosídeos

Estreptomicina

Foi o primeiro aminoglicosídeo a ser isolado e usado terapeuticamente. O seu principal emprego clínico é contra bacilos Gram-negativos, especialmente *Mycobacterium*, embora cocos e bacilos Gram-positivos, bem como *Neisseria*, sejam modernamente sensíveis à estreptomicina.

Reserva-se o uso da estreptomicina às seguintes situações; (a) tuberculose (indicação principal); (b) endocardite bacteriana por *Streptococcus viridans*; (c) brucelose; (d) cancro mole e granuloma inguinal; (e) peste; (f) tularemia; (g) infecções gastrintestinais.

Gentamicina

A gentamicina é o antibiótico mais potente do grupo. Embora contra cocos Gram-positivos possua ação superior à da canamicina, seu maior uso clínico é em infecções provocadas por bacilos Gram-negativos como *Enterobacter*, *E. coli*, *Klebsiella*, *Salmonella*, *Proteus* indol-positivos, sendo altamente específica em *Pseudomonas*.

Reserva-se o uso da gentamicina às seguintes situações: (a) infecções por *Pseudomonas aeruginosa* (principal indicação); (b) infecções por *Klebsiella pneumoniae*; (c) infecções por *Proteus mirabilis*; (d) infecções graves por bacilos Gram-negativos; (e) meningites purulentas; (f) infecções por estafilococos; (g) uso tópico (oftalmologia e dermatologia).

Neomicina

Por não ser absorvida pela pele ou mucosas, é muito utilizada em medicamentos de uso tópico.

A neomicina não é absorvida por via oral, daí seu emprego no tratamento de infecções intestinais (*Escherichia*, *Salmonella*, *Shigella* etc.). No entanto, tal emprego clínico não se torna muito aconselhável pelo fato de as bactérias desenvolverem rápida resistência.

Tobramicina

Assim como a amicacina, a tobramicina é mais ativa contra bacilos Gram-negativos aeróbios e é usada em combinação com outros antibióticos contra *Staphylococcus aureus* e certas espécies de estreptococos. A tobramicina, assim como outros aminoglicosídeos, é usada em combinação com a penicilina para o tratamento da endocardite. Tem atividade também contra espécies de *Mycobacterium*.

A tobramicina pode ser administrada pelas vias intravenosa, oral, inalatória e oftálmica. Sua penetração no sistema nervoso central é precária e por isso é usada por via intratecal ou intraventricular em associação à via parenteral para tratar infecções do sistema nervoso central.

A tobramicina não é metabolizada, sendo eliminada quase exclusivamente por filtração glomerular. Sua excreção renal depende da função desse órgão.

Amicacina

É mais ativa contra bacilos Gram-negativos aeróbios e usada em combinação com outros antibióticos contra *Staphylococcus aureus* e certas espécies de estreptococos. Tem atividade também contra espécies de *Mycobacterium*. A amicacina não é ativa contra bactérias anaeróbias. A amicacina não é absorvida por via oral.

A tabela 7.2.4 apresenta as doses de gentamicina, tobramicina e amicacina na insuficiência renal.

Tabela 7.2.4. Doses de gentamicina, tobramicina e amicacina na insuficiência renal

Clearance de creatinina estimado (mL/min)	Dose (mg/kg)		Intervalo das doses (h)
	Gentamicina, Tobramicina	Amicacina	
100	7	20	24
90	7	20	24
80	7	20	24
70	5	15	24
60	5	15	24
50	4	12	24
40	4	12	24
30	5	15	48
20	4	12	48
10	3	10	48
<10	2,5	7,5	48

Modificada de GILBERT, D.N.; BENNETT, W.M. Use of antimicrobial agents in renal failure. *Infect. Dis. Clin. North. Am.*, v. 3, p. 517-31, 1989.

6.12. Quinolonas

6.12.1. Química e atividade

O primeiro membro deste grupo foi o ácido nalidíxico, identificado por Lesher e associados em 1962 e introduzido na clínica médica, especialmente para o tratamento de infecções provocadas por bactérias Gram-negativas do trato urinário. Como sua concentração no sangue e nos fluidos e tecidos orgânicos é bastante reduzida, o ácido nalidíxico não é indicado para o tratamento de infecções sistêmicas.

Mais tarde foram introduzidos em terapêutica os derivados fluoroquinolônicos, com amplo espectro de ação contra organismos Gram-negativos e Gram-positivos e que atingem elevadas concentrações no sangue.

As quinolonas agem pela rápida inibição da síntese de DNA, que é logo seguida da morte bacteriana. Inibem a ação de duas enzimas: DNA girase e topoisomerase IV, promovendo a quebra do DNA. A resistência bacteriana ocorre pela mutação cromossômica dos alvos enzimáticos das quinolonas.

6.12.2. Absorção e destino

As quinolonas são bem absorvidas pelo trato gastrintestinal. Os níveis séricos são semelhantes com administração intravenosa e por via oral. O pico sérico ocorre entre 1 e 3 horas após a administração, sua meia-vida é 1,5 a 16 horas e os alimentos não reduzem a sua absorção.

As concentrações das quinolonas nos rins, urina, pulmões, próstata, fezes, bile, macrófagos e neutrófilos são maiores do que as atingidas no sangue. As concentrações no líquido cefalorraquidiano, ossos e líquido prostático são menores do que as do sangue.

Os níveis do pefloxacino e do ofloxacino no líquido ascítico ficam próximos das concentrações séricas, enquanto o ciprofloxacino, ofloxacino e pefloxacino foram detectados no leite materno.

6.12.3. Reações adversas

Os principais efeitos adversos são náusea, vômitos, diarreia e dor abdominal. A colite pseudomembranosa é rara. Podem ocasionar reações cutâneas, mas a hipersensibilidade é rara. Podem elevar os níveis das enzimas hepáticas eventualmente. Há relatos de cefaleia, insônia, alterações do humor, alucinações, delírios e convulsão. Prolongam o intervalo QT (especialmente o sarafloxacino) e podem causar hipo ou hiperglicemia (gatifloxacino). Outros efeitos adversos incluem tendinites e rupturas de tendão, especialmente em idosos.

6.12.4. Principais antibióticos do grupo

Ácido nalidíxico

O ácido nalidíxico (Figura 7.2.17) é droga sintética derivada da 1,8-naftiridina, sendo, portanto, um quimioterápico e atua contra muitas bactérias Gram-negativas, como *Escherichia*, *Aerobacter*, *Klebsiella* e *Proteus*.

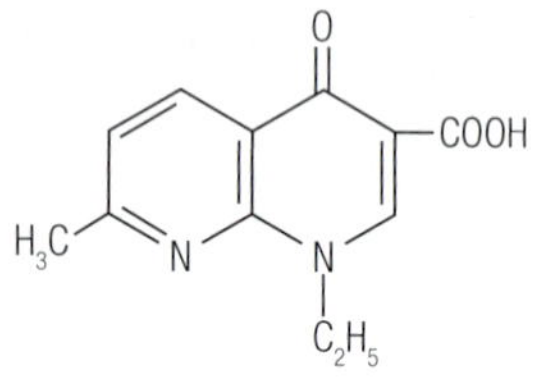

Figura 7.2.17. Ácido nalidíxico.

Administrado por via oral, é eliminado principalmente pela urina na forma ativa. Por isso, é especialmente indicado para o tratamento de infecções do trato urinário, tanto agudas como crônicas; no entanto, a eficácia do medicamento é bastante comprometida pelo desenvolvimento da resistência, que pode começar a surgir 48 horas após o início do tratamento.

A dose preconizada de ácido nalidíxico é, para adultos, da ordem de 4 g/dia fracionadas em quatro vezes, com duração do tratamento de uma a duas semanas. Para crianças, recomenda-se 10 mg/kg/dia.

A administração do ácido nalidíxico pode causar náuseas, vômitos, fototoxicidade, erupções cutâneas, tonturas, distúrbios visuais e, ocasionalmente, icterícia e discrasias sanguíneas. Não deve ser usado no primeiro trimestre da gravidez e deve ser administrado com cautela em pacientes com doença hepática, epilepsia, arteriosclerose e disfunção renal.

Fluoroquinolonas

Ciprofloxacino, gemifloxacino, levofloxacino, lomefloxacino, norfloxacino e ofloxacino são as principais fluoroquinolonas, ativas contra uma grande variedade de organismos Gram-negativos e Gram-positivos. São bactericidas, por ação intracelular, inibindo a DNAgirase, que é uma enzima bacteriana crítica na catálise da duplicação, transcrição e reparo do DNA bacteriano.

São ativos *in vitro* contra a maioria das enterobactérias, incluindo *Citrobacter* sp., *Enterobacter* sp. (inclusive *E. cloacae* e *E. aerogenes*), *Escherichia coli*, *Klebsiella* sp., *Morganella morganii*, *Proteus* sp. (inclusive *P. mirabilis* e *P. vulgaris*), *Salmonella*, *Shigella*, *Vibrio* sp. e *Yersinia enterocolitica*. Todos os fluoroquinolônicos têm indicação no tratamento da gonorreia pela *Neisseria gonorrhoeae*. Também são ativos contra *Mycobacterium tuberculosis*, *Mycobacterium fortuitum*, *Mycobacterium kansasii* e algumas cepas de *Mycobacterium chelonae*.

Administrados por via oral, são rapidamente absorvidos e amplamente distribuídos no organismo, inclusive no liquido cefalorraquiano. Parte é eliminada pelos rins, na forma ativa, e parte excretada após sofrer biotransformação hepática. Podem provocar inibição competitiva com outros fármacos nos sítios de ligação do citocromo P-450, causando aumento dos níveis desses fármacos, por exemplo, cafeína e teofilina.

Como as fluoroquinolonas são eliminadas pelo leite materno, o seu uso é contraindicado em mulheres durante a amamentação, a não ser que o aleitamento seja suspenso.

Foi relatada a ocorrência de artropatia com erosão de cartilagem e derrame não inflamatório nas juntas que sustentam o peso de animais jovens que receberam quinolonas. Por esse motivo, elas não são recomendadas para o uso pediátrico.

Os efeitos colaterais mais frequentes são a toxicidade no sistema nervoso central (tontura, dor de cabeça, nervosismo, enjoo, insônia) e reações gastrintestinais (náusea, vômitos, desconforto ou dor de estômago, diarreia). Recomenda-se ingerir o quimioterápico com bastante líquido e manter adequada ingestão de fluidos. Mais raramente, pode ocorrer fotossensibilidade; esta reação é mais comum com o lomefloxacino. Há relatos de tendinite com início súbito de dor, inchaço e sinais flogísticos em adultos que recebem quinolonas.

O lomefloxacino tem meia-vida mais longa, permitindo a administração apenas uma vez ao dia.

6.13. Oxazolidinonas

6.13.1. Química e atividade

Oxazolidinonas são compostos cíclicos de cinco membros constituídos por um átomo de nitrogênio, um átomo de oxigênio e um grupo carbonila em sua estrutura (Figura 7.2.18).

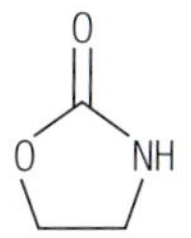

Figura 7.2.18. Estrutura básica das oxazolidinonas.

Até recentemente, a principal aplicação das oxazolidinonas era como auxiliador quiral em síntese assimétrica. No entanto, atualmente, diversas oxazolidinonas têm sido estudadas no tratamento de infecções bacterianas.

A linezolida foi a oxazolidinona que apresentou os melhores e os mais promissores resultados, sendo segura e eficaz contra diversos tipos de infecções bacterianas.

As oxazolidinonas atuam inibindo a síntese de proteínas bacterianas em um estágio inicial, apresentando um mecanismo de ação completamente diferente dos demais antibióticos, que em sua maioria atuam em fases mais avançadas da proliferação bacteriana. A inibição da síntese proteica bacteriana pelas oxazolidinonas é baseada no bloqueio da formação do complexo de iniciação (processo de translação bacteriana). Assim sendo, essa classe de fármacos liga-se diretamente à subunidade 50S do ribossoma, distorcendo assim o local de ligação do tRNAfMet (formil-metionil-tRNA) e o sítio de interface com a subunidade 30S, inibindo, desse modo, a síntese de proteínas bacterianas pelo impedimento da formação do complexo de iniciação 70S.

A linezolida é ativa contra as bactérias Gram-positivas aeróbicas, algumas bactérias Gram-negativas e microrganismos anaeróbicos.

Como o mecanismo de ação da linezolida difere das outras classes de antibióticos como quinolonas, rifamicinas, tetraciclinas e cloranfenicol, não existe resistência cruzada entre a linezolida e esses fármacos. A linezolida é ativa contra patógenos que são sensíveis ou resistentes a esses antibióticos.

6.13.2. Absorção e destino

A administração da linezolida é na forma oral, rapidamente absorvida e não afetada pela ingestão de alimentos. As concentrações plasmáticas máximas são atingidas após 2 horas e a biodisponibilidade é de aproximadamente 100%. A metabolização da linezolida produz vários compostos. A oxidação do anel da morfolina resulta primariamente em dois derivados inativos do ácido carboxílico de anel aberto. A hidroxietilglicina (A) é o metabólito predominante e se forma por um processo não enzimático. O metabólito ácido aminoetoxiacético (B) é menos abundante. A linezolida é excretada na urina principalmente como metabólito A (40%), como fármaco inalterado (30-35%) e como metabólito B (10%). Devido ao metabolismo formado não ser enzimático, a farmacocinética da linezolida não é alterada em pacientes com insuficiência hepática leve a moderada. Até o presente momento, não foram feitos estudos em pacientes com insuficiência grave.

6.13.3. Reações adversas

Não se dispõe de dados adequados do uso da linezolida em gestantes. Os estudos em animais demonstraram efeitos no sistema reprodutor, mas o risco potencial para humanos é desconhecido. Assim sendo, não se recomenda o seu uso durante a gravidez.

Mielossupressão reversível (anemia, trombocitopenia, leucopenia e pancitopenia) foi relatada em alguns pacientes recebendo linezolida, que pode ser dependente da duração da terapia com linezolida. Foi relatada diarreia associada ao *Clostridium difficile*.

6.13.4. Principais antibióticos do grupo

Furazolidona

A furazolidona é um antibiótico oral derivado do nitrofurano e membro da classe das oxazolidinonas. É ativa contra um amplo espectro de bactérias Gram-positivas e Gram-negativas, assim como contra protozoários como a *Giardia lamblia*. O seu uso é indicado no tratamento das enterites e das diarreias causadas por bactérias ou protozoários. É útil no tratamento das diarreias agudas infantis, diarreia do viajante, cólera, febre tifoide, giardíase e salmoneloses bacterêmicas. A furazolidona é estruturalmente semelhante aos inibidores da monoaminoxidase e exibe atividade inibidora não seletiva dessa enzima.

Sua atividade resulta da inibição de vários sistemas enzimáticos da bactéria, especialmente os que envolvem o ciclo de Krebs. Esse modo de ação minimiza o desenvolvimento de organismos resistentes. A furazolidona não altera significativamente a flora bacteriana intestinal, diminuindo a chance de crescimento excessivo ou a superinfecção por outras bactérias ou fungos.

Os seguintes organismos são geralmente considerados sensíveis *in vitro*: *Bacteroides* sp., *Enterobacter* sp., *Giardia lamblia, Klebsiella* sp., *Vibrio parahaemolyticus, Vibrio cholerae, Salmonella* sp., *Shigella* sp., *Escherichia coli* enteropatogênica, *Campylobacter jejuni, Proteus* sp., *Yersinia enterocolitica* e tricomonas. É administrada por via oral.

Linezolida

A linezolida é um antibiótico sintético do grupo das oxazolidinonas. O seu uso é indicado para o tratamento de infecções por Gram-positivos, para o tratamento de pneumonias bacterianas, infecções da pele e suas estruturas, bacteremias por organismos sensíveis e para o tratamento de infecções por enterococos resistentes à vancomicina.

A linezolida é uma alternativa para a vancomicina, todavia, seu uso indiscriminado levou ao crescente aparecimento de resistência bacteriana. A linezolida não está aprovada para o tratamento de infecções causadas por bactérias Gram-negativas.

A linezolida é um inibidor não seletivo da monoaminoxidase, o que implica riscos de interações medicamentosas potencialmente nocivas.

A linezolida inibe a síntese proteica pela interferência na translocação. Liga-se a um local da subunidade 50S do RNA do ribossomo bacteriano.

Tem ação bacteriostática para estafilococos e enterococos e bactericida para a maioria dos estreptococos.

A linezolida é administrada por via oral ou por infusão intravenosa. É eliminada pela metabolização via oxidação do anel de morfolina, resultando em dois metabólitos inativos: ácido aminoetoxiacético e hidroxietilglicina.

6.14. Estreptograminas

São macromoléculas da mesma família dos macrolídeos e lincosaminas, que, embora não possuam relação química, apresentam algumas propriedades semelhantes, como mecanismo de ação, espectro antimicrobiano, características farmacocinéticas e farmacodinâmicas e indicações clínicas.

A quinupristina e dalfopristina são derivados da pristinamicina IA e IIB, respectivamente. Cada derivado tem atividade antibacteriana limitada, mas em conjunto apresentam um marcado aumento desta atividade, sendo, portanto, sinérgicos, sobretudo na razão de 30/70 (quinupristina e dalfopristina), respectivamente.

6.14.1. Química e atividade

Está relacionado à inibição da síntese proteica bacteriana por ligarem-se a vários sítios da fração 50S dos ribossomos, formando um complexo quinupristina-ribossomo-dalfopristina. Especificamente, a quinupristina inibe o alongamento da cadeia peptídica por inibir a translocação do mRNA durante o passo de alongamento da cadeia peptídica e a dalfopristina interfere com a enzima peptidil transferase. Ambos os compostos inibem a formação de pontes peptídicas, resultando na formação de cadeias proteicas incompletas.

As estreptograminas têm seu uso restrito às infecções causadas por estafilococos resistentes à oxacilina e mais recentemente aos estafilococos com sensibilidade diminuída ou resistentes à vancomicina; no tratamento das infecções por enterococos só está indicada nas causadas por *E. faecium* resistentes à vancomicina, já que o *E. faecalis* é intrinsecamente resistente.

6.14.2. Absorção e destino

Devem ser obrigatoriamente administradas por via intravenosa central, geralmente a cada 8 ou 12 horas, na dose de 7,5 mg/kg de peso. A infusão deve ser lenta, no mínimo em 1 hora, e a diluição deve ser feita obrigatoriamente em soro glicosado a 5%.

A meia-vida é de 1 a 2 horas. Não é necessário ajuste de dose em pacientes idosos, obesos, pediátricos ou com insuficiência renal (conservadora ou em diálise). Necessitam de ajuste de dose na vigência de insuficiência hepática, pois a sua metabolização ocorre predominantemente no fígado (63%) e a eliminação é por via biliar. A excreção renal ocorre apenas em 15% a 19% dos casos.

A ligação proteica é de 90% e apresentam altas concentrações em macrófagos, atingido níveis 30 a 50 vezes superiores às plasmáticas. Não atravessam a barreira hematoencefálica e a barreira placentária.

6.14.3. Reações adversas

Quando infundida por veia periférica, produz intensa dor, inflamação e graves flebites, por isso recomenda-se a sua administração por veia central.

Também podem ocorrer náuseas, vômitos e diarreia. Artralgia e mialgia são bastante comuns e ocorrem em até 30% dos pacientes que fazem uso desses antimicrobianos. Também são relatados perda de força muscular, "*rash*" cutâneo e prurido.

As alterações laboratoriais mais observadas são: elevação de creatinina, trombocitopenia, anemia, eosinofilia, aumento de gama glutamiltransferase, hipercalemia, hiperfosfatemia, hipocloremia e hiponatremia.

6.14.4. Principais antibióticos do grupo

As principais estreptograminas são a quinupristina, a virginiamicina, a pristinamicina, a micamicina e a quinupristina-dalfopristina.

São ativas contra a maioria dos organismos Gram-negativos e Gram-positivos (exceto o *Enterococcus faecalis*). São predominantemente bacteriostáticas, embora para alguns organismos possam ser bactericidas. A dalfopristina tem ação bacteriostática contra os estafilococos e estreptococos, porém tem ação bactericida contra os enterococos.

Quando os agentes deste grupo são administrados em combinação com alguns outros antibióticos, eles agem sinergicamente contra as bactérias sensíveis.

O mecanismo de ação das estreptograminas se dá na síntese proteica bacteriana, por ligar-se a vários sítios da subunidade 50S dos ribossomos, inibindo a formação de pontes peptídicas, o que impede, assim, a translocação do mRNA bacteriano durante o alongamento da cadeia peptídica, formando cadeias proteicas incompletas.

A virginiamicina é produzida pelo *Streptomyces virginiae*, sendo utilizada em veterinária como estimulante do crescimento. A pristinamicina é uma mistura natural produzida pelo *Streptomyces pristinaespiralis*. A quinupristina-dalfopristina é uma combinação na proporção de 30 para 70, apropriada para a infusão intravenosa. A quinupristina é derivada da pristinamicina IA e a dalfopristina é derivada da pristinamicina IIB.

A dalfopristina é administrada por infusão intravenosa. Ela é metabolizada produzindo vários metabólitos ativos. A principal via de eliminação é a excreção dos metabólitos nas fezes.

6.15. Outros antibióticos

6.15.1. Bacitracina

A bacitracina é um antibiótico de uso oral e parenteral isolado inicialmente do *Bacillus subtilis* em 1943. Consiste em três componentes: bacitracina A (o componente principal); bacitracina B e bacitracina C. Por ser ativa principalmente contra bactérias Gram-positivas, a bacitracina é usada em combinação com a neomicina e as polimixinas que são ativas contra as bactérias Gram-negativas.

A bacitracina parenteral raramente é utilizada em virtude dos riscos altos de nefrotoxicidade. Seu uso habitual é sob a forma tópica para prevenir infecções superficiais dos olhos e da pele após ferimentos leves.

A bacitracina tem ação bacteriostática contra a maioria dos organismos Gram-positivos e contra alguns Gram-negativos. É ativa também contra os protoplastos (células desprovidas de parede celular).

Em seu espectro de ação estão incluídos: estafilococos (incluindo algumas cepas resistentes à penicilina G), estreptococos, cocos anaeróbios, clostrídios e corinebactérias. O gonococo, meningococo e a fusobactéria são Gram-negativos sensíveis à bacitracina. Outros organismos sensíveis são: *Treponema pallidum; T. vincentii* e *Actinomyces israelii.*

Dentre as infecções sistêmicas, somente aquelas causadas por estafilococos são passíveis de tratamento com a bacitracina. A bacitracina é administrada comumente por via tópica ou oftálmica, mas pode ser administrada por via intramuscular. Não é absorvida por via oral.

Após a administração intramuscular a bacitracina se distribui bem na maioria dos órgãos, incluindo líquido ascítico e pleural, mas não penetra no líquido cefalorraquidiano a não ser quando as meninges estão inflamadas. É excretada por filtração glomerular após a administração intramuscular. Quando ingerida por via oral, é excretada nas fezes.

6.15.2. Daptomicina

É um antibiótico lipopeptídico cíclico de uso intravenoso derivado da fermentação do *Streptomyces roseosporus*, com amplo espectro de ação contra Gram-positivos, administrado por via intravenosa.

Os antibióticos lipopeptídicos representam uma nova classe de antibióticos com um espectro de ação similar ao da vancomicina. A daptomicina é o primeiro antibiótico desta classe a ser estudado clinicamente.

Os antibióticos deste grupo, como a daptomicina, interferem com a integridade da parede celular das bactérias Gram-positivas, ligando-se às membranas e causando uma rápida despolarização do potencial elétrico transmembrana (não penetram no citoplasma bacteriano).

A daptomicina é inativada pelo surfactante dos alvéolos pulmonares. O seu metabolismo ainda não está esclarecido.

6.15.3. Fosfomicina

É um antibiótico de uso oral para o tratamento de infecções não complicadas do trato urinário causadas por *E. coli* ou *Enterococcus faecalis*. Diferentemente dos betalactâmicos, a fosfomicina bloqueia a formação dos precursores da parede celular bacteriana em vez de bloquear a ligação cruzada destes.

A combinação de um betalactâmico mais a fosfomicina pode ter uma ação sinérgica.

Como a fosfomicina mantém níveis urinários adequados por mais de três dias, ela é indicada em dose única para o tratamento das infecções simples do trato urinário. No entanto, a sua eficácia quando tomada em dose única parece ser menor do que a eficácia das fluoroquinolonas e do cotrimoxazol quando igualmente utilizados em única dose.

A fosfomicina se distribui bem nos rins, parede da bexiga, próstata e vesícula seminal. A fosfomicina atravessa a barreira placentária. Não é metabolizada, sendo excretada inalterada pela urina e pelas fezes.

6.15.4. Polimixinas

As polimixinas formam um grupo de polipeptídeos cíclicos derivados do *Paenibacillus polymyxa*. A polimixina E (colistina) foi usada para o tratamento de infecções por *Pseudomonas* sp. antes do advento dos novos antibióticos.

A polimixina B é utilizada primariamente em formulações para uso tópico nas infecções oculares. Seu mecanismo de ação envolve a interação com os fosfolipídios da membrana celular bacteriana, aumentando sua permeabilidade e alterando a integridade osmótica. Este processo resulta no vazamento do conteúdo celular bacteriano, levando-o à morte.

Age contra a maioria dos bacilos Gram-negativos, especialmente *Pseudomonas* sp., *Serratia* sp., *Proteus* sp. e *Providencia* sp. Cocos Gram-negativos, incluindo *Neisseria* sp., são geralmente resistentes, assim como os organismos Gram-positivos. As polimixinas podem ser administradas por via oral, parenteral e tópica.

6.15.5. Retapamulina

A retapamulina é um antibiótico derivado do composto pleuromutilin, que é isolado pelo processo de fermentação do *Clitopilus passeckerianus*. A retapamulina é usada topicamente no tratamento do impetigo causado pelo *Staphylococcus aureus* e *Streptococcus pyogenes*. A retapamulina aplicada duas vezes durante cinco dias é tão eficiente quanto a administração via oral de cefalexina duas vezes ao dia durante 10 dias para o tratamento da superinfecção de lesões traumáticas da pele.

A retapamulina tem ação bacteriostática em baixa concentração e bactericida em alta concentração. Seu mecanismo de ação se expressa pela ligação à subunidade 50S do ribossomo, inibindo a síntese proteica.

6.15.6. Tigeciclina

É um antibiótico de uso intravenoso do grupo das glicilciclinas, usado para o tratamento de infecções complicadas da pele e de suas estruturas e também para o tratamento de infecções intra-abdominais. É um derivado da minociclina e foi desenvolvida com o objetivo de superar o mecanismo de resistência.

O espectro de ação é semelhante ao das tetraciclinas, todavia, a tigeciclina tem atividade contra organismos resistentes às tetraciclinas. O espectro de ação inclui Gram-positivos, Gram-negativos, microrganismos atípicos e anaeróbios.

Em 2005, a *Food and Drug Administration* aprovou o uso da tigeciclina para infecções intra-abdominais e da pele e suas estruturas, devido a organismos Gram-positivos, Gram-negativos e anaeróbios, tanto para *Staphylococcus aureus* meticilino-resistentes como sensíveis. Em março de 2009, essa instituição aprovou o uso da tigeciclina para o tratamento de pneumonia da comunidade. Também tem ação contra o *Streptococcus epidermidis* meticilino-resistente, contra o *Streptococcus pneumoniae* penicilino-resistente e contra o enterococo vancomicino-resistente e contra os organismos multirresistentes.

Não se tem relato de resistência cruzada entre a tigeciclina e outros antibióticos. Os efeitos colaterais da tigeciclina são semelhantes aos das tetraciclinas.

A tigeciclina geralmente é bacteriostática. Como membro do grupo das tetraciclinas ela se une à subunidade 30S do ribossomo dos organismos sensíveis interferindo com a síntese proteica. A tigeciclina é administrada por infusão intravenosa e metabolizada parcialmente.

6.15.7. Tinidazol

O tinidazol é um agente antiparasitário similar ao metronidazol. Ele é tão eficiente quanto este para o tratamento de infestações com *Trichomonas vaginalis, Entamoeba histolytica* e *Giardia duodenalis* (*Giardia lamblia*) com uma duração de tratamento mais curta. Assim como o metronidazol, o tinidazol é um dos mais eficazes medicamentos para tratar as infecções por bactérias anaeróbias. O tinidazol tem sido utilizado clinicamente para a profilaxia e tratamento das infecções por anaeróbios.

O tinidazol está sendo estudado para o tratamento da gengivite ulcerativa aguda, para o tratamento de infecções por *Bacteroides* sp., *Fusobacterium* sp., peptoestreptococo, clostrídios, eubactérias, *Veillonella* e também para a prevenção de infecções no pós-operatório, devido a agentes anaeróbios.

Seu mecanismo de ação é semelhante ao do metronidazol, sendo bactericida e tricomonicida. O tinidazol lesa a estrutura helicoidal do DNA inibindo a síntese dos ácidos nucleicos, o que resulta na morte bacteriana.

O tinidazol é administrado por via oral, sendo rápida e completamente absorvido. É bem distribuído em todos os tecidos e fluidos orgânicos. Cruza a barreira hematoencefálica, a placenta e é excretado no leite materno. Sofre intensa metabolização, sendo excretado pelo fígado e rim. Afeta as isoenzimas do citocromo P-450 (CYP3A4).

6.15.8. Trimetoprima

A trimetoprima é um antibiótico sintético com ação tanto para bactérias Gram-negativas quanto para Gram-positivas. É habitualmente usada no tratamento e na profilaxia de infecções não complicadas do trato urinário, para o tratamento da diarreia do viajante e, combinado com sulfametoxazol ou dapsona, para a profilaxia e o tratamento das infecções por inúmeros microrganismos, inclusive *Pneumocystis*.

A trimetoprima apareceu pela primeira vez em combinação com o sulfametoxazol em 1973. Interfere com a síntese de folato nas bactérias sensíveis. Tem afinidade aproximadamente 50.000 vezes maior para a deidrofolato redutase da bactéria do que para a mesma enzima humana.

Outros inibidores da deidrofolato redutase incluem a pirimetamina, o metotrexato e o trimetrexato, que são mais potentes do que a trimetoprima.

As sulfonamidas, por sua vez, inibem a deidrofolato sintetase bacteriana, assim a combinação com a trimetoprima confere ação sinérgica a essa associação.

A trimetoprima é usada para o tratamento das infecções urinárias causadas por *Escherichia coli, Proteus mirabilis, Klebsiella pneumoniae, Enterobacter* sp., e as espécies coagulase negativas dos *Staphylococcus*, incluindo *S. saprophyticus*. É ativa também contra *Pneumocystis* e a maioria das cepas de *Haemophilus influenzae*. A trimetoprima não é eficiente no tratamento de infecções por *Pseudomonas aeruginosa*, sendo habitualmente inativa contra bactérias anaeróbias.

A trimetoprima é administrada por via oral. Distribui-se muito bem em todos os tecidos e líquidos, incluindo o líquido cefalorraquidiano e o ouvido médio.

A excreção da medicação não metabolizada se faz principalmente pela via renal por meio da filtração glomerular e da secreção tubular. A urina ácida aumenta a excreção, enquanto a urina alcalina diminui a sua excreção.

A trimetoprima afeta o grupo das isoenzimas citocromo P-450 e dos transportadores hepáticos.

7. ASPECTOS RELACIONADOS AO USO TÓPICO DE ANTIBIÓTICOS

A seleção de um antibiótico para uso tópico fundamenta-se, principalmente, no seu espectro de ação, na etiologia do processo infeccioso e na possibilidade de determinar reações irritantes primárias ou de sensibilização. Contudo, é importante frisar que a antibioticoterapia tópica apresenta certas restrições que podem limitar suas indicações, tais como:

- *Reações de sensibilização*: a absorção de pequenas quantidades de antibióticos através da pele pode sensibilizar o paciente, determinando reações do tipo eczema, eritematosas com ou sem edema, localizadas e, mais raramente, disseminadas.
- *Desenvolvimento de germes resistentes (superinfecção)*: decorrente da elevada concentração que o antibiótico atinge quando usado localmente, pode provocar extermínio das cepas bacterianas ali existentes, deixando em seu lugar uma flora altamente resistente, que pode se disseminar.

As principais indicações para o uso tópico dos antibióticos são:

a. Em infecções da superfície cutânea nos locais que não possibilitam níveis terapêuticos do antibiótico quando usado por via sistêmica.
b. Em infecções provocadas por queimaduras, principalmente com a finalidade de prevenir ou tratar aquelas capazes de produzir septicemias ou prejudicar a "pega" de enxertos, principalmente nas temíveis complicações infecciosas por *Pseudomonas aeruginosa*.
c. Infecções da boca, da vagina e da pele por *Candida albicans*.

Antibióticos de uso preferencial

Neomicina, bacitracina, gramicidina e polimixina B: não são absorvidos pela pele e provocam relativamente pouca irritação local. A gramicidina é uma mistura de três antimicrobianos (gramicidina A, B e C) produzida por cepas do *Bacillus brevis*. Estes antimicrobianos não são indicados na gravidez e no aleitamento, pois não existem estudos que comprovem a sua segurança nesses pacientes. Seu uso deve ser criterioso e de acordo com a relação risco/benefício.

Antibióticos de uso esporádico

Tetraciclina, cloranfenicol, espiramicina, colistina, canamicina, gentamicina e rifampicina: podem levar ao aparecimento de resistência, são eficazes quando usados topicamente, mas devem ser reservados quando ocorre falha com outro antibiótico, devido ao seu uso sistêmico.

Antibióticos de uso condenado

Penicilinas e estreptomicinas: apresentam alto potencial de sensibilidade cutânea, espectro de ação relativamente pequeno e as bactérias desenvolvem resistência em tempo curto.

8. QUIMIOTERAPIA DA TUBERCULOSE E DA HANSENÍASE

A tuberculose e a hanseníase provocadas por micobactérias, respectivamente pelo *Mycobacterium tuberculosis* e *Mycobacterium leprae*, microrganismos ácido-resistentes, constituem doenças infecciosas graves de caráter crônico e de elevada incidência.

A tuberculose pode atingir praticamente todo o organismo, sendo a mais frequente a pulmonar, dando-se sua transmissão por contágio direto ou indireto.

A hanseníase apresenta tropismo acentuado pela pele e pelo sistema nervoso periférico, sendo transmitida por contágio direto e prolongado, principalmente no ambiente familiar. A hanseníase compreende três tipos: virchoviano ou lepromatoso, tuberculoide e indeterminado, todas respondendo ao mesmo tipo de tratamento.

As dificuldades no tratamento assim como a própria cura das infecções provocadas por micobactérias têm como principais causas: (a) as características bioquímicas e metabólicas das micobactérias (b) a falta de especificidade das reservas imunitárias do paciente; (c) a elevada toxicidade desses fármacos, que limita a dose; (d) o desenvolvimento de resistência bacteriana.

8.1. Fármacos usados no tratamento da tuberculose

8.1.1. Classificação

Os fármacos empregados no tratamento da tuberculose podem ser classificados em dois grupos principais:

a. Fármacos de primeira linha ou primários (isoniazida, rifampicina).
b. Fármacos de segunda linha ou secundários (estreptomicina, etambutol, etionamida, pirazinamida).

Os critérios norteadores dessa classificação são as propriedades e os efeitos apresentados pelos fármacos que são a eficácia (potencialidade de ações micobactericida e micobacteriostática tanto nos bacilos intracelulares quanto nos extracelulares), a toxicidade, a incidência de resistência bacteriana e a intolerância ou não aceitação por certos pacientes.

Os fármacos primários, quando em associação, são potencialmente eficazes quanto à ação micobactericida. Os fármacos secundários, de modo geral, apresentam ação micobacteriostática, são mais tóxicos, apresentam maior incidência de resistência bacteriana e de intolerância; no entanto, a importância desses últimos é potencializar o efeito farmacológico dos fármacos primários, principalmente durante a fase inicial da quimioterapia.

8.1.2. Atividade, mecanismo de ação e farmacocinética

Isoniazida (INH)

A isoniazida é usada no tratamento das infecções por micobactérias. É quimicamente relacionada à isoproniazida que foi utilizada na década de 1950 para o tratamento da tuberculose, mas que também possuía atividade sobre a monoaminoxidase. Devido ao seu baixo custo, é considerada medicação de primeira linha para o tratamento do *M. tuberculosis* sensível. A isoniazida parece ser mais eficaz e menos tóxica do que as outras medicações que agem contra o bacilo da tuberculose como a capreomicina, o ácido aminossalicílico, a ciclosserina, a etionamida e a canamicina. A isoniazida foi aprovada para uso clínico em 1952.

Seu mecanismo de ação compreende a inibição de várias enzimas. Nas células das micobactérias, a isoniazida parece interferir na síntese do ácido micólico prejudicando a síntese da parece celular. O mecanismo de ação exato, no entanto, não é conhecido. A isoniazida inibe a monoaminoxidase do plasma, mas não a da mitocôndria. Inibe a diaminoxidase da micobactéria e também a mesma enzima presente nos mamíferos, o que interfere com o metabolismo da histamina e da tiramina. A toxicidade para humanos deriva da indução de citotoxicidade por meio de apoptose.

A isoniazida é bactericida para os organismos que se dividem rapidamente, como os encontrados nas lesões extracavitárias extracelulares, porém, é bacteriostática contra organismos dentro das lesões caseosas, dentro dos macrófagos e que se dividem lentamente.

Os seguintes organismos são geralmente sensíveis à isoniazida: *M. tuberculosis; M. bovis* e algumas cepas de *M. kansasii.*

A isoniazida é captada pelos bacilos suscetíveis por processo ativo e depende fundamentalmente de sua atividade metabólica, levando a crer que ela age inibindo a síntese de fosfolipídios, lipoproteínas e polissacarídeos, com consequente diminuição da formação do ácido micólico, o que provoca em última análise a perda da ácido-resistência da micobactéria.

A isoniazida é administrada por via oral, é bem absorvida pelo trato gastrintestinal, atingindo níveis plasmáticos máximos 1 a 2 horas após a administração por via oral. Também pode ser usada por via intramuscular. Distribui-se em todos os líquidos e tecidos, penetra na meninge inflamada e atinge níveis terapêuticos no líquido cefalorraquidiano. Atravessa a barreira placentária e está presente no leite materno. É metabolizada no fígado via acetilação e é um potente inibidor da isoenzima CYP2C19 do complexo enzimático do citocromo P-450. Sua principal via de excreção é a renal. A resistência cruzada com as demais medicações antituberculose não foi relatada.

Em concentrações mínimas de 0,025 a 0,05 mcg/ml é tuberculostática, *in vitro*, e em doses mais elevadas age como tuberculocida unicamente para bacilos em crescimento ativo (fase de multiplicação rápida).

Rifamicina

A rifamicina foi isolada em 1959 como uma mistura de cinco substâncias da fermentação de culturas de organismos hoje classificados como *Amycolatopsis mediterranei*, que pertencem à família *Actinomycetaceae.*

Foi usada a primeira vez em 1963 e substituída em 1968 pela rifampicina, devido à maior biodisponibilidade e maior atividade contra bactérias Gram-positivas e Gram-negativas, especialmente o *Mycobacterium tuberculosis.*

A rifamicina vem sendo utilizada com bastante frequência como adjunto no tratamento de infecções associadas à produção de biofilme, em combinação com outros antibióticos para o tratamento de infecções por bacilos Gram-negativos multirresistentes e no tratamento de infecções por patógenos intracelulares. Também é empregada para o tratamento de infecções pelo *Clostridium difficile.*

Seu mecanismo de ação está relacionado com sua alta afinidade pela RNA polimerase dependente do DNA e a consequente inibição da síntese de RNA.

Embora comumente utilizada no tratamento da tuberculose, a rifamicina possui amplo espectro de ação. É mais potente contra bactérias Gram-positivas, incluindo o *Staphylococcus aureus,* estafilococos coagulase negativos, *Streptococcus pyogenes, Streptococcus pneumoniae, Streptococcus viridans, C. difficile* e *Listeria monocytogenes.*

É ativa também contra as seguintes bactérias Gram-negativas: *Haemophilus influenzae, Neisseria meningitidis* e *Helicobacter pylori.* Os organismos intracelulares contra os quais a rifamicina é ativa incluem: *Chlamydia, Legionella, Brucella* e *Bartonella.*

É administrada por via oral, sua absorção é aumentada com o estômago vazio, e por via intravenosa.

Distribui-se bem na maioria dos tecidos e fluidos incluindo o líquido cefalorraquidiano. Atravessa a barreira placentária e está presente no leite materno. É eliminada na bile e pelos rins.

Rifampicina

A rifampicina é um antibiótico semissintético, derivado da rifamicina SV, sendo o primeiro de uma série de derivados que são bem absorvidos por via oral.

Embora com espectro de ação relativamente amplo, o uso da rifampicina é aconselhável apenas para o tratamento da tuberculose e da hanseníase, considerando-se principalmente que a vulgarização de seu uso resultaria em perda de eficácia no tratamento dessas infecções, onde é altamente eficaz e colocado nos esquemas de tratamento de primeira linha.

A rifampicina é considerada como medicação de escolha para o tratamento da tuberculose. É utilizada também para o tratamento de portadores assintomáticos da *Neisseria meningitidis*, como profilático contra o *Haemophilus influenzae* tipo B e no tratamento da doença de Hansen (lepra).

Tem ação bactericida ou bacteriostática, dependendo da concentração alcançada no local da infecção e da sensibilidade do organismo. É eficaz nos bacilos que se multiplicam rapidamente nas lesões cavitárias, mas age igualmente nos microrganismos que se multiplicam mais lentamente como os que se alojam nas lesões caseosas e nos macrófagos.

Concentrações inibitórias mínimas, *in vitro*, para o *M. tuberculosis* estão entre 0,1 a 0,2 mcg/ml. Evidencia-se um sinergismo da ação antimicrobiana *in vitro* quando é associada à isoniazida.

A rifampicina apresenta boa absorção pelo trato gastrintestinal, atingindo níveis plasmáticos máximos em torno de 7,0 mcg/ml, três horas após administração oral de uma dose única de 600 mg. Distribui-se por todo o organismo apresentando concentrações de 10 a 11,3 mcg/g no tecido pulmonar infectado. Sofre desacetilação por ação das enzimas microssômicas do fígado, cujo principal metabólito é o 25-desacetilrifampicina, também com atividade antimicrobiana. Sua excreção se dá igualmente por vias biliar e renal.

Age pelo mecanismo de inibição da síntese do RNA das bactérias e das micobactérias. Liga-se à subunidade beta da RNA polimerase dependente de DNA bloqueando a transcrição do RNA. A rifampicina não se liga a essa enzima nas células eucarióticas, assim sendo, a síntese de RNA nas células humanas não é afetada.

Os seguintes microrganismos são sensíveis: *Mycobacterium tuberculosis; M. bovis; M. kansasii; M. marinum; M. leprae* e algumas cepas de *M. avium, M. intracellulare* e *M. fortuitum*. A rifampicina é muito ativa contra *Neisseria meningitidis, Staphylococcus aureus, Haemophilus influenzae* e *Legionella pneumophila*. Em altas concentrações, tem atividade também contra *Chlamydia trachomatis*, poxvírus e adenovírus.

Pode ser administrada por via oral e intravenosa. A concentração sérica varia muito entre pacientes. Distribui-se bem na maioria dos tecidos e fluidos incluindo pulmões, fígado, ossos, saliva, líquidos pleurais e peritoneal. Seu metabolismo é hepático e induz significativamente a ação de inúmeras isoenzimas do complexo citocromo P-450. Sua excreção se dá igualmente pelas vias biliar e renal.

Estreptomicina

Antibiótico aminoglicosídico com ação predominante sobre Gram-negativos principalmente em *M. tuberculosis*. Apresenta efeito tuberculostático em concentrações mínimas de 0,4 a 10 mcg/ml e efeito tuberculocida em concentrações maiores, ambos *in vitro*. Sua atividade bem como sua farmacocinética e mecanismo de ação foram abordados anteriormente neste capítulo.

Etambutol

O etambutol é usado no tratamento das infecções por micobactérias incluindo a tuberculose e as infecções por micobactérias atípicas. É considerada medicação de primeira linha contra a tuberculose, sendo usado em combinação com isoniazida, pirazinamida, rifampicina e estreptomicina, quando existe resistência.

O etambutol parece ser mais eficaz e menos tóxico do que as outras medicações antituberculose. Geralmente os seguintes microrganismos são sensíveis ao etambutol: *M. tuberculosis; M. bovis; M. marinum;* algumas cepas de *M. kansasii, M. fortuitum* e *M. intracellulare.*

Seu mecanismo de ação é primariamente bacteriostático, embora em doses altas possa ser bactericida. O mecanismo exato de ação é desconhecido. Parece inibir a síntese de RNA resultando no comprometimento do metabolismo e da multiplicação celular. O etambutol é ativo somente contra os bacilos que estão ativamente se dividindo. Não foi observada a resistência cruzada entre o etambutol e as demais medicações antituberculose.

O etambutol é administrado por via oral, distribui-se bem atingindo elevados níveis nos rins, pulmões e saliva. Penetra na meninge inflamada e atinge níveis terapêuticos no líquido cefalorraquidiano. Atravessa a barreira placentária, podendo atingir a concentração sérica fetal de 30% da materna. Está no leite materno quase nas mesmas concentrações presentes no sangue materno. Sua principal via de excreção é a renal.

Etionamida

A etionamida tem uma estrutura química análoga à isoniazida, sendo considerada como medicação de segunda linha para o tratamento da tuberculose. A etionamida é usada em combinação com pelo menos mais uma medicação antituberculose, no tratamento dos bacilos resistentes à rifampicina e/ou isoniazida ou para pacientes intolerantes a essas duas medicações.

O mecanismo exato de ação da etionamida não é conhecido. No entanto, parece que age semelhantemente à isoniazida inibindo a síntese do ácido micólico e impedindo a formação da parede celular da micobactéria.

As cepas sensíveis de *Mycobacterium* convertem a etionamida para um metabólito (S-óxido), que é o responsável pela sua atividade. A etionamida é bactericida ou bacteriostática dependendo da concentração atingida no tecido infectado e da sensibilidade do organismo. Existe resistência cruzada entre a etionamida e a isoniazida nas cepas multirresistentes de *M. tuberculosis*.

A etionamida apresenta boa absorção pelo trato gastrintestinal, atingindo níveis plasmáticos máximos em torno de 20,0 mcg/ml três horas após administração oral de uma dose única de 1.000 mg. É bem distribuída pelo organismo e sua excreção é renal.

A etionamida atravessa a barreira placentária, mas não se sabe se tem distribuição no leite materno. Distribui-se bem em todos os líquidos e tecidos incluindo o líquido cefalorraquidiano. Os níveis plasmáticos e teciduais são equivalentes.

A etionamida é metabolizada quase completamente no fígado, produzindo metabólito ativo e inativo e sua excreção é renal.

Pirazinamida

A pirazinamida foi aprovada para uso clínico em 1955 e também é considerada medicação de primeira linha para o tratamento da tuberculose. Parece ser menos tóxica do que as demais medicações, no entanto, a função hepática deve ser monitorada com cuidado durante o seu uso. As micobactérias atípicas são resistentes à pirazinamida, exceto o complexo *M. avium* intracelular.

Embora a pirazinamida tenha sido utilizada em combinação com a rifampicina como tratamento alternativo para a tuberculose latente, essa recomendação deixou de ser feita para essa indicação.

O seu mecanismo exato de ação não é conhecido. As cepas sensíveis de *M. tuberculosis* produzem a pirazinamidase, que converte a pirazinamida em ácido pirazinoico, o que parece ser responsável por sua atividade antimicobacteriana.

A pirazinamida tem ação bacteriostática ou bactericida dependendo da concentração no local infectado e a sensibilidade do microrganismo. Exerce sua ação mais acentuadamente no espaço intracelular, onde o *M. tuberculosis* cresce mais lentamente, como acontece nos macrófagos. Seu efeito é maior nos estágios iniciais do tratamento talvez porque haja menor concentração de microrganismos intracelulares.

É administrada por via oral e distribui-se bem em todos os tecidos e fluidos, inclusive no leite materno. Penetra na meninge inflamada e atinge níveis terapêuticos no líquido cefalorraquidiano.

É metabolizada principalmente no fígado e excretada rapidamente, inalterada ou como metabólitos, pelos rins.

A pirazinamida inibe a secreção tubular renal de ácido úrico.

8.1.3. Reações adversas

Na Tabela 7.2.5 acham-se esquematizados os principais efeitos adversos provocados pelos quimioterápicos e antibióticos empregados no tratamento da tuberculose.

Tabela 7.2.5. Principais efeitos adversos dos fármacos usados na tuberculose

Estreptomicina	Vertigem, zumbido, surdez, parestesia.
Isoniazida	Neurite periférica, hepatite e euforia.
Rifampicina	Icterícia, leucopenia, trombocitopenia e fadiga.
Estreptomicina	Vertigem, zumbido, surdez, parestesia, bloqueio da JNM, eosinofilia, agranulocitose, trombocitopenia e anemia aplástica.
Etambutol	Neurite óptica, visão reduzida, dificuldade na identificação das cores e artralgia.
Etionamida	Hipotensão postural, hepatite, irritação gástrica, ginecomastia, menorragia, alopecia, depressão e vertigem.
Pirazinamida	Lesão hepática, icterícia, gota e artralgia.

8.1.4. Associações medicamentosas e quimioterapia

Um dos problemas mais sérios no que se refere à quimioterapia da tuberculose é a resistência desenvolvida pelo *M. tuberculosis* frente aos medicamentos empregados. Procura-se abolir esse problema aplicando esquemas terapêuticos constituídos de associações de fármacos. No tratamento da tuberculose, a associação medicamentosa é vantajosa e necessária.

Ademais, é importante a rigorosa observação da dose, do esquema posológico e do período de tratamento. Associação medicamentosa atua sobre as populações bacilares intra e extracelulares e em diferentes estágios de crescimento e proliferação, por diferentes mecanismos de ação. Esse fato propicia a eficácia tuberculocida e tuberculostática, diminuindo significativamente a incidência de resistência bacteriana.

O controle da eficácia farmacológica da associação medicamentosa empregada, bem como da melhora clínica do paciente, é feito por meio de exames periódicos radiológicos, baciloscópicos e de cultura bacteriológica para novos testes de sensibilidade. Na eventualidade do aparecimento de resistência bacilar, sinais tóxicos, intolerância ou sensibilidade do paciente, o esquema terapêutico é alterado por substituição de fármacos, de doses e de posologia.

Até o início da década de 1970, o tempo de tratamento da tuberculose era de dezoito a vinte e quatro meses. A partir de 1970, os esquemas terapêuticos foram sendo alterados quanto às associações medicamentosas e tempo de tratamento, a quimioterapia denominada "de curta duração".

Basicamente consiste de duas fases de tratamento: uma fase inicial intensiva, com duração de dois a três meses, associação de quatro ou cinco fármacos com doses administradas diariamente; a segunda fase com duração de quatro a sete meses, associação de dois a três fármacos, administrados diariamente ou de forma intermitente, duas vezes por semana.

A associação com isoniazida, rifampicina e pirazinamida, por exemplo, pode causar sinergismo do efeito tuberculocida; as ações da isoniazida e da rifampicina nas fases de multiplicação rápida e intermitente, tanto nos bacilos intra como extracelulares, e a ação da pirazinamida na fase latente do crescimento, onde ocorre grande atividade metabólica bacilar.

8.2. Fármacos usados no tratamento da hanseníase

8.2.1. Classificação

Os fármacos empregados no tratamento da hanseníase podem ser classificados em dois grupos principais:

a. Fármacos de primeira linha ou primários: dapsona (diaminodifenilsulfona, DDS) e acedapsona.
b. Fármacos de segunda linha ou secundários: rifampicina, clofazimina, talidomida.

Os critérios de distinção entre esses fármacos são os mesmos estabelecidos para a tuberculose: eficácia, resistência, toxicidade e intolerância.

8.2.2. Atividade, mecanismo de ação e farmacocinética

Dapsona, diaminodifenilsulfona, DDS

A dapsona é uma sulfona sintética quimicamente semelhante às sulfonamidas. É usada como agente anti-infeccioso (hanseníase, pneumonia por *Pneumocystis*, profilaxia da malária) e como agente imunossupressor (na policondrite recidivante e no lúpus eritematoso sistêmico). Também é usada no tratamento de várias condições dermatológicas como o micetoma actinomicótico, a dermatite herpetiforme, o penfigoide, a dermatose pustular subcórnea, o glaucoma anular e o pioderma gangrenoso. Além disso, a dapsona é usada no tratamento da picada pela aranha *Loxosceles reclusa*.

Foi utilizada por muitos anos como medicamento de escolha para tratar a hanseníase (*Mycobacterium leprae*), mas, devido ao seu uso prolongado durante anos, acabou por encontrar resistência entre numerosas cepas desse organismo. A dapsona ainda é o medicamento de escolha para o tratamento de todas as formas de hanseníase, a menos que o organismo seja resistente.

A dapsona pode também ser usada para a profilaxia da pneumonia por *Pneumocystis* isoladamente ou combinada com a pirimetamina. Em combinação com a trimetoprima, ela é efetiva para o tratamento da pneumonia por *Pneumocystis*. Em combinação com a pirimetamina, é eficaz na prevenção da toxoplasmose em pacientes com AIDS.

Um composto tópico na concentração de 5% foi aprovado em 1995 para o tratamento da acne vulgar e, em julho de 2005, foi aprovada uma concentração um pouco maior de 7,5%.

Seu mecanismo de ação é semelhante às sulfonamidas antibacterianas: antagonismo bioquímico competitivo com o ácido p-aminobenzoico na síntese do ácido fólico, substância nutriente essencial para o crescimento bacilar.

Além de agir como quimioterápico, admite-se exercer ação nas células de Virchow, estruturas celulares características da hanseníase virchoviana e onde se alojam os bacilos em forma de globias. A dapsona altera a morfologia destas células, dando como consequência a liberação do *M. leprae* e expondo-o à ação inibitória de substâncias presentes no fluido extracelular e ao mecanismo de defesa do paciente.

A dapsona apresenta boa absorção pelo trato gastrintestinal, atingindo níveis plasmáticos máximos 1 a 3 horas após administração por via oral. Distribui-se por todos os tecidos do organismo, permanecendo por mais tempo na pele, músculos, fígado e rins. No líquido cefalorraquidiano, as concentrações atingidas são baixas.

Mesmo tendo sido suspensa sua administração, o fármaco pode ser identificado cerca de 35 dias após, indicando o seu acúmulo no organismo. Estudos feitos com o fármaco marcado com enxofre radiativo – S^{35} – evidenciaram que sua concentração na pele do hanseniano, especialmente nas áreas lesadas, é cerca de dez vezes maior do que na pele normal.

Sofre o ciclo êntero-hepático, sendo, pois, reabsorvida no intestino, fato que contribui para sua longa permanência na circulação. A dapsona é biotransformada por acetilação, sulfatação e glicuronilação e a principal via de excreção é a renal.

São necessárias interrupções periódicas na administração para evitar exacerbações de efeitos tóxicos advindos do acúmulo do fármaco.

Acedapsona

A acedapsona é a dapsona diacetilada. Sua via de administração é intramuscular, uma vez que não é absorvida pelo trato gastrintestinal.

A acedapsona é considerada uma sulfa de depósito, praticamente desprovida de atividade antimicrobiana *in vitro*. Após sofrer desacetilação pelo processo de biotransformação por microssomos hepáticos, *in vitro*, dá origem ao metabólito ativo (dapsona), com ação hansenostática.

Rifampicina

Antibiótico com ação micobacteriostática e micobactericida contra o *M. tuberculosis* e também o é contra o *M. leprae*. Seu mecanismo de ação, farmacocinética, toxicidade e efeitos colaterais foram vistos anteriormente, no item de tratamento da tuberculose.

Clofazimina

A clofazimina, fármaco secundário em hanseníase, exerce ação hansenostática sobre o *M. leprae*, inclusive sobre bacilos resistentes à dapsona. Seu mecanismo de ação, embora ainda não inteiramente elucidado, parece basear-se na formação de complexos com ácidos nucleicos e com o mRNA, bloqueando o crescimento bacilar. Exibe também ação anti-inflamatória.

A clofazimina apresenta boa absorção pelo trato gastrintestinal, atingindo maiores concentrações na pele, no fígado, nos pulmões e nos tecidos ricos em lipídios.

Devido a esse acúmulo no organismo, à semelhança do que ocorre com a dapsona, são necessárias interrupções na administração, a fim de evitar o aparecimento dos efeitos colaterais. Sua via de excreção é a renal.

Talidomida

Na vigência da quimioterapia, pela própria evolução da hanseníase, podem ocorrer estágios críticos reacionários como fenômeno do eritema nodoso, caracterizados por lesões dérmicas de aspecto ulcerativo acompanhadas de processo inflamatório, neurite, febre e cefaleia. O processo provavelmente é desencadeado pela ativação imunitária do paciente diante da presença de bacilos e seus metabólitos.

O uso da talidomida é restrito ao combate dos estágios reacionários da hanseníase; exerce efeito anti-inflamatório e imunossupressor, amenizando a síndrome da reação hanseniana por impedir a liberação de histamina através do bloqueio dos lisossomas e por interferir na formação de complexos antígeno-anticorpo. Os corticoides (prednisona) também são usados na reação hanseniana com os mesmos objetivos.

8.2.3. Reações adversas

Na Tabela 7.2.6 acham-se esquematizados os principais efeitos adversos provocados pelos quimioterápicos e antibióticos empregados no tratamento da hanseníase. Os efeitos adversos da rifampicina já foram mencionados na Tabela 7.2.5.

Tabela 7.2.6. Efeitos adversos dos fármacos usados na hanseníase

DDS, Acedapsona	Metemoglobinemia, anemia hemolítica, dermatite, hepatite, neurite, parestesia e psicose.
Clofazimina	Pigmentação cutânea avermelhada e progressiva, descamação da epiderme.
Talidomida	Teratogenia.

8.2.4. Associações medicamentosas e quimioterapia

A quimioterapia da hanseníase, a exemplo da tuberculose, deve ser constituída de associações de fármacos e de esquemas terapêuticos, principalmente na hanseníase virchowiana. Os objetivos, evidentemente, são de potencializar as ações leprocida e leprostática, bem como de tornar a incidência de resistência bacteriana a menor possível.

As sulfonas, em particular a DDS, estão presentes em todas as associações medicamentosas e esquemas terapêuticos. Após a fase inicial de quimioterapia associada, é comum o uso prolongado e até indefinido da DDS, isoladamente, a fim de manter a melhora clínica e a negativação baciloscópica, uma vez que a facilidade de administração, a boa eficácia terapêutica e a ausência de efeitos adversos são conseguidas por meio de doses e posologia adequadas e eficientes.

Exemplos de associações medicamentosas e esquemas terapêuticos evidenciam melhor eficácia farmacológica e diminuição de efeitos adversos no tratamento da hanseníase em adultos. São exemplos de associações: DDS + rifampicina, DDS + clofazimina, acedapsona + rifampicina, DDS + acedapsona.

Durante o tratamento, quando surgir a reação hanseniana por ativação imunitária, administra-se a talidomida durante oito a dez dias ou a prednisona durante quatro a seis dias e, após esse período, reduzir gradualmente as doses até o seu término.

9. ANTIFÚNGICOS

9.1. Introdução

Com o aumento do uso de fármacos imunossupressores e maior número de pacientes imunocomprometidos, aumentou também os registros de infecções fúngicas oportunistas e consequente necessidade de antifúngicos.

Numerosos quimioterápicos atuam *in vitro* e *in vivo* como antifúngicos, sendo alguns deles bastante antigos, como a violeta de genciana.

Os primeiros marcos na história dos antifúngicos foram a descoberta da atividade antifúngica da griseofulvina em 1939 por Oxford e do primeiro azol (benzimidazol) por Wooley em 1944. Em 1955 foi descoberta a anfotericina B, que logo em seguida foi empregada para o tratamento de casos graves de blastomicose, em 1957. A introdução da griseofulvina oral e do clormidazol em 1958 deu início à era moderna da terapia antifúngica.

O domínio da síntese química permitiu a obtenção de derivados com estrutura básica semelhante, como por exemplo, os antimicóticos poliênicos (anfotericina B, nistatina), os derivados azólicos (butaconazol, cetoconazol, clotrimazol, econazol, fluconazol, miconazol, terconazol, tioconazol) e outros com propriedades mais específicas, como griseofulvina, flucitosina e cicloexamida.

A maioria dos produtos disponíveis destina-se ao tratamento das micoses externas, com aplicação tópica (candidíase, tinhas, paroníquia fúngica, *Microsporum* sp.), sendo menor o número de fármacos utilizados para o tratamento de micoses internas (blastomicose, coccidioidomicose, criptococose, micetoma, septicemia fúngica).

Numerosos antimicóticos com ação local vêm sendo utilizados na terapêutica, tais como a carbol-fuccina, ciclopirox, clioquinol, haloprogina, naftifina, natamicina e tolnaftato. A mafenida e a sulfadiazina de prata, além da ação antifúngica, têm também ação antibacteriana. Nas últimas décadas, surgiram numerosos derivados azólicos, com indicação na candidíase e diversas formas de tinhas.

Alguns critérios devem ser seguidos no tratamento de infecções fúngicas sistêmicas, como remoção do cateter quando a infecção fúngica estiver associada ao uso de cateteres, debridamento da lesão com abscesso ou necrose; cuidados com a presença de infecções múltiplas concomitantes por fungos e o quadro micológico atípico nos tecidos ou órgãos, com detecção em hemocultura de espécies unicelulares de *Fusarium, Paecilomyces, Acremonium, Scedosporium* e outras.

9.2. Locais de ação dos antifúngicos

A maioria dos agentes antifúngicos disponíveis para uso sistêmico atua diretamente (polienos) ou indiretamente (azóis) no ergosterol presente na membrana plasmática dos fungos.

Os antifúngicos conhecidos agem em três locais: a) nos esteróis da membrana plasmática; b) na síntese do ácido nucleico, c) nos constituintes da parede celular (quitina, β1,3 glucana sintetase e nanoproteínas).

Os antifúngicos que agem na parede celular, do grupo das equinocandinas de ação sistêmica, exploram o alvo único da β1,3 glucana sintetase. É um novo caminho de pesquisas para o desenvolvimento de agentes antifúngicos menos tóxicos e mais potentes.

A Tabela 7.2.7 relaciona os antifúngicos aprovados para o tratamento das micoses sistêmicas.

Tabela 7.2.7. Antifúngicos aprovados para o tratamento das micoses sistêmicas.

Classe	Mecanismo de ação	Nome genérico	Uso
Polienos	Desestabilizam a membrana celular do fungo ligando-se ao ergosterol.	Anfotericina B desoxicolato	Intravenoso e oral
		Anfotericina B – complexo lipídico	Intravenoso
		Anfotericina B dispersão coloidal	Intravenoso
		Anfotericina B lipossomal	Intravenoso
Pirimidina	Transportada para dentro da célula via citosina permease é convertida para 5-fluorouridina trifosfato que se incorpora ao RNA.	Flucitosina (5FC)	Oral
Azóis	Interferem com a síntese dos esteróis via inibição do CYP – dependente C-14α demetilase.	Cetoconazol	Oral
		Fluconazol	Intravenoso e oral
		Itraconazol	Oral
		Voriconazol	Intravenoso e oral
		Posaconazol	Oral
Equinocandinas	Inibem a síntese de β1,3-glucana sintetase.	Caspofungina	Intravenoso
		Micafungina	Intravenoso
		Anidulafungina	Intravenoso

5FC: 5-fluorocitosina; CYP: citocromo P-450.

9.3. Principais antifúngicos

9.3.1. Anfotericina B e derivados

Anfotericina B

A anfotericina B é um antifúngico poliênico obtido por fermentação, em culturas de *Streptomyces nodosus*, que é um actinomiceto do solo. A anfotericina B é o mais antigo dos polienos e tem estrutura química similar à nistatina.

Embora tenha vários efeitos colaterais conhecidos e certa toxicidade, a anfotericina B ainda é uma medicação de escolha para o tratamento de muitas infecções fúngicas sistêmicas, como blastomicose, aspergilose, endocardite fúngica, histoplasmose e esporotricose disseminada.

A anfotericina B se liga ao ergosterol, que é o principal esterol primário da membrana dos fungos sensíveis, abrindo poros na membrana com extravasamento de constituintes celulares e finalmente levando à morte celular. Tem afinidade maior para o esterol da membrana celular dos fungos do que para o colesterol da membrana celular das células humanas, o que permite seu uso sistêmico. Tem ação fungistática, mas pode ser fungicida, dependendo da concentração e da sensibilidade do fungo.

Quanto à toxicidade, podem ocorrer febre, calafrios, anemia, náuseas, vômitos, flebites, hipocalemia, hipomagnesemia e insuficiência renal, sendo este o principal fator limitante para seu uso.

Administrada por via intravenosa, pode provocar reações graves como tromboflebite, disfunção renal, polineuropatia e distúrbios gastrintestinais. Os principais efeitos colaterais são perda de eletrólitos e nefrotoxicidade. O mecanismo exato de sua nefrotoxicidade não está de todo esclarecido. A anemia por ela causada é devido à inibição da produção da eritropoietina ou à toxicidade renal direta. Sua administração deve ser sempre feita sob cuidadosa supervisão médica.

A anfotericina B pode ser administrada por via oral, inalatória e intravenosa. Sua distribuição é do tipo multicompartimental. Atinge baixos níveis no humor aquoso, pleura, pericárdio, peritônio e líquido sinovial. Liga-se às lipoproteínas séricas a taxas entre 90% e 95%. Seu metabolismo é desconhecido. A anfotericina B não afeta o grupo de isoenzimas do citocromo P-450. Pequena quantidade é excretada pelo sistema biliar.

Desoxicolato de anfotericina B

É um antibiótico de amplo espectro contra micélios e leveduras. É indicado para uso endovenoso na maioria das infecções fúngicas graves por *Candida* sp. e *Aspergillus*, ressaltando-se a resistência de fungos oportunistas tais como *Pseudoallescheria e Fusarium.*

A administração deve ser vagarosa, injetando os primeiros 10 ml da solução a uma concentração de no máximo 0,1 mg/ml em soro glicosado a 5%, em 1 hora. Não ocorrendo reações adversas nesse período, pode-se continuar a infusão até a dose total desejada num período de 2 a 6 horas com a monitorização frequente dos sinais vitais do paciente. Hipercalemia e taquicardia ventricular são causadas por infusão rápida.

Efeitos colaterais relativos à infusão são os mais comuns: febre, calafrios, náuseas e vômitos. Costuma-se acrescentar 25 a 50 mg de hidrocortisona com a anfotericina B. A dipirona pode ser usada associada ao corticoide para a prevenção desses sintomas.

Alterações na resistência renovascular são relacionadas à diminuição da função renal e no final da terapêutica, à lesão glomerular com acidose tubular renal, perda de potássio e magnésio. Deve-se sempre proceder à reposição de eletrólitos.

Preparações lipídicas de anfotericina B

Os seguintes tipos de preparações lipídicas têm sido estudados: complexo lipídico (ABLC), dispersão coloidal (ABCD) e preparação lipossomal. Doses de 5 mg/kg/dia de complexo lipídico ou lipossomal, ou 4 a 6 mg/kg/dia de ABCD parecem equivaler-se a 0,5 a 1,0 mg/kg/dia de desoxicolato.

A nefrotoxicidade é menor que a observada com a anfotericina B, podendo haver hipocalemia e alterações discretas de enzimas hepáticas.

O complexo lipídico e a dispersão coloidal estão licenciados nos Estados Unidos para tratamento de aspergilose (ABCD) ou qualquer micose invasiva (ABLC), quando não houver sucesso terapêutico com o tratamento convencional. A grande dificuldade é o custo, além da falta de comprovação de uma maior eficácia em relação ao desoxicolato de anfotericina B.

O uso de mistura de desoxicolato de anfotericina B em emulsão lipídica, embora de menor custo, representa risco de eventos pulmonares ou de menor dose de anfotericina, a última se o sistema de filtro for utilizado.

9.3.2. Nistatina

A nistatina é um agente antifúngico poliênico de uso tópico e tem a estrutura química semelhante à da anfotericina B. A nistatina não é empregada para o tratamento de infecções fúngicas sistêmicas devido a sua insignificante absorção pelo trato gastrintestinal.

A nistatina é provavelmente o antimicótico mais utilizado na terapêutica das micoses externas. Liga-se aos esteroides da membrana citoplasmática fúngica, resultando na alteração de sua permeabilidade seletiva e permitindo a perda de nutrientes essenciais ao fungo. Não sofre absorção oral, não é absorvida pela pele ou mucosa intacta. Tem indicação na terapêutica de diversas micoses tópicas, em especial na candidíase (orofaríngea, mucocutânea ou vulvovaginal) e tinha da barba.

É relativamente comum o uso da nistatina por via oral, com a finalidade principal de atuar na candidíase do trato intestinal, pois praticamente não é absorvida e é excretada com as fezes.

Age pela ligação com os esteróis das membranas celulares dos fungos. Em decorrência dessa ligação, a integridade da membrana é destruída causando o extravasamento do potássio e de outros elementos intracelulares. *In vitro* tem ação fungicida. Como as bactérias não têm esterol em sua parede celular, a nistatina é desprovida de ação nestes organismos.

9.3.3. Derivados azólicos

Os derivados azólicos agem como fungistáticos e são considerados de amplo espectro. Inibem a biossíntese do ergosterol e de outros esteroides, danificando e alterando a permeabilidade seletiva da membrana celular fúngica e resultando na perda de substâncias essenciais intracelulares. Os azólicos inibem, também, a biossíntese de triglicérides e fosfolipídios fúngicos, e as atividades enzimáticas oxidativas e peroxidativas, resultando no incremento de concentrações tóxicas de peróxido de hidrogênio, o que contribui para a deterioração de organelas e necrose celular. Na *Candida albicans*, os imidazólicos inibem a transformação dos blastosporos em formas micelares invasivas.

O mecanismo de ação dos derivados azólicos consiste em inibir preferencialmente as enzimas do citocromo P-450 no organismo dos fungos. A principal enzima inibida é responsável pela conversão do lanosterol em ergosterol, que é o componente mais importante da célula fúngica. A interferência da síntese do ergosterol leva à produção de uma membrana defeituosa com permeabilidade alterada.

Cetoconazol

É um antifúngico imidazólico disponível para uso oral e tópico. Há relatos de hepatotoxicidade fatal, supressão adrenal e interações medicamentosas perigosas com o uso do cetoconazol oral, por isso deve ser reservado somente para o tratamento de infecções graves como a blastomicose, histoplasmose, coccidioidomicose, paracoccidioidomicose e cromomicose, quando não existir outra medicação disponível.

As formulações tópicas são indicadas para o tratamento da *tinea corporis*, *tinea cruris*, *tinea pedis*, *tinea versicolor*, candidíase mucocutânea, dermatite seborreica e caspa.

O cetoconazol inibe a síntese de esterol em humanos incluindo a síntese de aldosterona, cortisol e testosterona.

O cetoconazol distribui-se bem por todos os fluidos, embora a penetração no líquido cefalorraquidiano seja mínima e imprevisível. Atravessa a barreira placentária e é eliminado no leite materno.

A biodisponibilidade do cetoconazol depende do pH gástrico. É necessário um pH ácido para a sua melhor absorção. A ingestão junto com alimentos aumenta a sua absorção.

Podem ocorrer náuseas, vômitos, prurido e hepatotoxicidade usualmente de padrão hepatocelular e elevação transitória de transaminases em 10%. O cetoconazol é um inibidor de isoenzimas do citocromo P-450.

O cetoconazol tópico não é significantemente absorvido quando usado topicamente. A aplicação repetida do xampu pode causar a absorção do mesmo na queratina do cabelo. O cetoconazol por via vaginal pode ser absorvido sistemicamente.

Miconazol

O miconazol é um agente fungicida da classe dos imidazólicos. Quando foi aprovado para uso clínico pensou-se que fosse substituir a anfotericina B como agente antifúngico. Depois, descobriu-se que o miconazol não tinha a mesma eficácia da anfotericina e, além disso, tinha efeito tóxico quando administrado por via intravenosa. É usado por via tópica e vaginal para o tratamento de infecções por fungos.

O miconazol já teve uso por via intravenosa; todavia, para atingir concentrações fungicidas no liquor, no tratamento da meningite fúngica, a infusão intravenosa devia ser complementada pela administração intratecal. A formulação intravenosa não está mais disponível em nosso meio. Encontram-se somente as formulações tópicas, cápsulas adesivas orais e por via intravesical.

Como o cetoconazol, o miconazol inibe as isoenzimas do citocromo P-450.

Fluconazol

O fluconazol é um derivado triazólico, com ação fungistática. Interfere com a atividade do citocromo P-450, impedindo a reação de desmetilação do 14-alfa-metilesterol para o ergosterol, o principal componente esteroide da membrana celular fúngica. O espectro de ação do fluconazol é mais amplo do que o espectro dos agentes antifúngicos da classe dos imidazólicos. Este fármaco não parece agir sobre a síntese do colesterol em humanos.

Apresenta excelente absorção por via oral, principalmente em jejum, penetração liquórica que chega a 50% a 90% da concentração plasmática, boa tolerabilidade e alterações transitórias de transaminases em cerca de 3%. Diferentemente do cetoconazol, a acidez gástrica não interfere na absorção do fluconazol.

Tem ampla distribuição orgânica, com boa penetração no sistema nervoso central. Tem indicação para o tratamento de inúmeras infecções fúngicas causadas por *Candida*, principalmente na candidíase disseminada e para o tratamento da meningite por *Cryptococcus neoformans*, sendo que, neste caso, é preferível a utilização da via intravenosa. Não é ativo, entretanto, contra *Aspergillus*.

O fluconazol é indicado para uso nos pacientes que receberam transplante de medula óssea ou que recebem quimioterapia e/ou radioterapia, para diminuir a incidência de candidíase.

É tão eficiente quanto a anfotericina no tratamento da candidemia em pacientes não neutropênicos (embora se tenha notado o isolamento mais frequente de *Candida krusei* em pacientes com transplante de medula óssea e uso de fluconazol). Há relatos de resistência ao fluconazol nas espécies de *Candida*.

As doses devem ser reduzidas em 80% na presença de insuficiência renal. Em caso de hemodiálise, uma dose deve ser ministrada após cada episódio de diálise. Em diálise peritonial, são preconizadas doses totais a cada 48 horas.

As reações adversas, pouco frequentes, incluem distúrbios gastrintestinais, cefaleias ou, mais raramente, esfoliação epidérmica, incluindo a síndrome de Stevens-Johnson (bolha, descamação, vermelhidão e frouxidão da pele), hepatotoxicidade, trombocitopenia. Estudos em animais mostraram aborto, prolongamento do parto e anormalidades fetais.

A eliminação é feita principalmente pelos rins quando administrado por via oral ou intravenosa. O fluconazol inibe as isoenzimas do citocromo P-450.

Voriconazol

O voriconazol é um agente antifúngico do grupo dos azóis e derivado da estrutura do fluconazol, produzido com o objetivo de aumentar a potência e o espectro de atividade do fluconazol. Ao contrário do fluconazol, o voriconazol possui atividade contra o *Aspergillus*.

Em maio de 2002 o seu uso foi aprovado para o tratamento de aspergilose invasiva assim como medicação de último recurso para a terapia de infecções devidas ao *Scedosporium* sp. (*Scedosporium apiospermum*) ou por *Fusarium* sp. em pacientes refratários ou intolerantes a outras terapias antifúngicas. Outras indicações são o uso na candidíase esofágica e a candidemia em pacientes não neutropênicos e também para as infecções de tecidos profundos pela *Candida*.

Ele age como os demais derivados azólicos, alterando a permeabilidade da membrana celular fúngica e inibindo a síntese do ergosterol. Existe, porém, a possibilidade de resistência cruzada com outros membros do grupo.

In vitro a atividade do voriconazol foi sessenta vezes superior à do fluconazol. Também foi observada, ainda *in vitro*, a ação do voriconazol contra a *Candida albicans* resistente ao fluconazol. Demonstrou ser mais ativo do que anfotericina ou 5-fluorocitosina para as espécies de *Candida*, excetuando a *Candida glabrata*. É ativo também contra cepas de *Clostridium neoformans*, tanto sensíveis quanto resistentes ao fluconazol.

A atividade do voriconazol foi maior do que a do itraconazol para *Aspergillus fumigatus* e *Fusarium* sp. O voriconazol mostrou ser fungicida contra o *Aspergillus fumigatus* e fungistático para a maioria dos outros fungos. Mostrou atividade *in vitro* contra zigomicetos e *Sporothrix schenckii*.

O voriconazol é administrado por via oral, intravenosa e oftálmica. Distribui-se bem em todos os líquidos e tecidos orgânicos. Atinge concentrações no líquido cefalorraquidiano, variando entre 40% e 70% da concentração sérica.

Afeta as isoenzimas do citocromo P-450 e exibe um grande número de interações medicamentosas.

Itraconazol

O itraconazol é um agente antifúngico sintético do grupo dos triazólicos e relacionado ao cetoconazol, mas que parece ter menos efeitos colaterais. O itraconazol é ativo contra muitos fungos sensíveis ao cetoconazol e fluconazol, mas tem maior atividade contra o *Aspergillus*.

O seu uso é aprovado para o tratamento de infecções por *Blastomyces dermatitidis* e *Histoplasma capsulatum*, na aspergilose e onicomicose que não respondem ao tratamento com anfotericina B, e na candidíase orofaríngea, entre outras infecções.

O itraconazol pode ser administrado por via oral ou intravenosa. Distribui-se extensivamente nos tecidos lipofílicos e muito pouco naqueles aquosos. A concentração nos pulmões, rins, fígado, osso, estômago, baço e músculos é duas a três vezes maior do que a concentração sérica, e na queratina é quatro vezes maior. O itraconazol se acumula no estrato córneo e esse acúmulo tende a ser maior com a administração em pulsos. Podem-se detectar níveis do itraconazol na unha seis a nove meses depois de ter sido administrado.

O itraconazol apresenta manifestações gastrintestinais e hepáticas em menor frequência, podendo ocorrer impotência e ginecomastia, principalmente naqueles em uso de altas doses.

O itraconazol é excretado no leite materno. A concentração no líquido cefalorraquidiano é baixa. Seu metabolismo é feito principalmente pelo fígado. Seu principal metabólito é o hidróxi-itraconazol que tem atividade antifúngica *in vitro* igual à do itraconazol não metabolizado. É excretado minimamente pelos rins. Afeta as isoenzimas do grupo do citocromo P-450.

Posaconazol

É um agente antifúngico de amplo espectro do grupo dos triazólicos e estruturalmente semelhante ao itraconazol. Posaconazol é mais eficaz do que o itraconazol contra os fungos incluindo *Aspergillus* e *Fusarium* sp. É eficaz também contra o *Cryptococcus neoformans* e *Scedosporium apiospermum*.

O posaconazol é o primeiro agente aprovado para a profilaxia da infecção por *Aspergillus* e *Candida* em adultos e adolescentes gravemente imunocomprometidos, e também para o seu tratamento. Pode, entretanto, existir resistência cruzada com outros membros do grupo.

O posaconazol é administrado por via oral na forma de suspensão ou na forma de cápsulas de liberação lenta ou ainda por infusão intravenosa. Tem uma boa penetração nos tecidos orgânicos. É eliminado principalmente pelas fezes e em menor quantidade pelos rins. O posaconazol afeta as isoenzimas do citocromo P-450.

9.3.4. Flucitosina

A flucitosina é um antifúngico sintético, derivado pirimidínico fluorado, que penetra no fungo com o metabolismo das pirimidinas e interrompe a síntese proteica e de ácidos nucleicos. As células do hospedeiro (paciente) não sofrem a ação da flucitosina devido à toxicidade seletiva do medicamento. Bem absorvido por via oral, difunde-se amplamente no organismo, atingindo, no liquor, 60% a 90% da concentração plasmática. Tem indicação em infecções fúngicas, tais como na endocardite, meningite, pneumonia, septicemia e infecções fúngicas do trato urinário. Atividade contra *Cryptococcus neoformans*, *Candida* sp. e outros fungos tem sido registrada, sendo geralmente administrada em conjunto à anfotericina B ou fluconazol.

As reações adversas mais frequentes com a flucitosina são distúrbios gastrintestinais, hepatite ou icterícia, leucopenia e trombocitopenia, hipersensibilidade. Ocasionalmente, pode ser observada fotossensibilidade, cefaleia, tontura, sonolência, confusão mental ou mesmo alucinação. Estudos em animais mostraram que a flucitosina é teratogênica. As doses devem ser reajustadas em casos de insuficiência renal.

9.3.5. Equinocandinas

São antifúngicos lipopeptídicos semissintéticos com ação potente e de amplo espectro. Agem inibindo a síntese de β-glicanos, resultando em lesão da parede e morte celular.

Micafungina

A micafungina é um agente antifúngico de uso intravenoso da classe das equinocandinas com atividade *in vitro* contra *Candida albicans, Candida glabrata, Candida guilliermondii, Candida krusei, Candida parapsilosis* e *Candida tropicalis.*

A micafungina é um lipopeptídeo semissintético derivado de um produto da fermentação do *Coleophoma empetri.*

Foi aprovada para uso em adultos e em pacientes pediátricos com quatro anos ou mais, para o tratamento da candidíase esofágica, candidemia, candidíase aguda disseminada, peritonites e abscessos por *Candida* e também para a profilaxia de infecções por *Candida* em pacientes submetidos a transplantes de células tronco-hematopoiéticas.

Tem ação fungicida dependente da concentração contra *Candida* sp. A resistência fúngica à micafungina e aos outros membros da classe das equinocandinas é rara.

A micafungina é administrada por infusão intravenosa. Distribui-se bem por todo compartimento aquoso do organismo, mas penetra minimamente no líquido cefalorraquidiano. Pela via oral, tem biodisponibilidade limitada.

Anidulafungina

A anidulafungina é um agente antifúngico da classe das equinocandinas, de uso intravenoso, derivada da equinocandina B, que é um produto da fermentação do *Aspergillus nidulans.*

É ativa *in vitro* contra *Candida albicans, C. glabrata, C. parapsilosis* e *C. tropicalis.* Tem sido investigada também para uso combinado com a anfotericina B lipossomal para o tratamento da aspergilose invasiva.

Em 2006, foi aprovada para uso no tratamento da candidemia e outras infecções por *Candida* (intra-abdominal, peritonite) e candidíase esofágica.

A anidulafungina age inibindo a glucano sintetase, que é uma enzima importante na formação do beta (1,3)-D-glucano, um componente maior da membrana celular fúngica. A glucano sintetase não existe nas células dos mamíferos e, portanto, a anidulafungina não age nestas células. A inibição da glucano sintetase resulta em alterações morfológicas na membrana celular do fungo, que leva a instabilidade osmótica e morte celular.

É administrada por infusão intravenosa. É metabolizada por meio de uma degradação química lenta. Os produtos de degradação são, por sua vez, degradados mais uma vez e eliminados. Aproximadamente 30% da dose administrada é eliminada nas fezes durante nove dias. A anidulafungina não afeta as isoenzimas do citocromo P-450.

Caspofungina

A caspofungina é um agente antifúngico de uso intravenoso da classe das equinocandinas. Tem ação fungicida para espécies de *Candida* e hifas de *Aspergillus.* Mostrou ser ativa *in vitro* para a maioria das cepas de *Aspergillus fumigatus, Aspergillus flavus, Aspergillus terreus, Candida albicans, Candida glabrata, Candida guilliermondii, Candida krusei, Candida parapsilosis* e *Candida tropicalis.*

É administrada por infusão intravenosa lenta e os efeitos adversos conhecidos da caspofungina são febre e toxicidade relacionadas à infusão. Distribui-se segundo o padrão de três compartimentos no organismo. A caspofungina não interfere com as isoenzimas do citocromo P-450.

9.3.6. Griseofulvina

A griseofulvina é um antibiótico antifúngico aprovado para uso clínico em 1959, produzido por certas espécies de *Penicillium.* É usada para o tratamento de tinhas e outras infecções fúngicas incluindo as onicomicoses.

É comercializada em diversas formulações orais com a finalidade de aumentar a biodisponibilidade e minimizar a intolerância gastrintestinal.

Age pela interferência com o eixo mitótico da célula do fungo provocando a paralisação da metáfase da divisão celular. O resultado é semelhante àquele causado pelo efeito da colchicina na mitose, embora por meio de um mecanismo de ação diferente. A griseofulvina produz também um DNA defeituoso que não é capaz de replicar.

É eficaz no tratamento de infecções por dermatófitos superficiais porque se deposita nas células precursoras da queratina, criando um ambiente desfavorável para a infecção por fungos. A pele, as células e o cabelo infectado são lentamente substituídos pelos tecidos não infectados.

A griseofulvina é administrada por via oral e se concentra na pele, cabelo, unhas, gordura e músculo esquelético. Liga-se às células precursoras da queratina e à queratina recém-formada. A griseofulvina tem um efeito vasodilatador direto.

A griseofulvina sofre metabolização hepática e seu metabólito principal é inativo. Afeta a isoenzima CYP3A4 do citocromo P-450.

9.3.7. Terbinafina

A terbinafina é um agente antifúngico administrado por via oral ou tópica, do grupo das alilaminas. Farmacologicamente é semelhante à naftidina. A terbinafina oral é muito eficaz no tratamento das onicomicoses devido à sua ação fungicida e a sua característica de se concentrar na unha. Mostrou ser superior à griseofulvina e ao itraconazol no tratamento das onicomicoses.

A terbinafina tem ação fungicida para dermatófitos. É menos ativa, no entanto, contra *Candida* sp. Existem estudos direcionados na tentativa de verificar o uso da terbinafina em outras infecções fúngicas.

Os membros do grupo das alilaminas agem inibindo a enzima esqualenomonoxigenase, que é uma enzima-chave na biossíntese do esterol do fungo. A inibição dessa enzima cria uma deficiência de ergosterol, que é um componente da membrana celular do fungo necessário para o seu crescimento normal.

Pode ser administrada por via oral ou tópica distribuindo-se bem por todos os líquidos e tecidos orgânicos, incluindo sistema nervoso central, cabelo e leito ungueal. É detectada no estrato córneo nas primeiras 24 horas depois da sua ingestão oral e permanece na pele por um período de até três meses.

A terbinafina é metabolizada quase totalmente pelo fígado e interage com as isoenzimas do citocromo P-450.

9.3.8. Iodeto de potássio

O uso do iodeto de potássio no tratamento da esporotricose cutânea linfática (*Sporothrix schenckii*) é antigo, mas ainda acontece normalmente em doses habituais de 2 a 6 g/dia. O seu modo de ação não é claro. O seu uso deve ser evitado em pacientes com insuficiência renal e é contraindicado em gestantes, nutrizes, nas deficiências imunológicas e nas tireoidopatias.

10. BIBLIOGRAFIA

ALMEIDA NETO, E. Tratamento da lepra. *An. Bras. Dermatol.*, v. 51, n. 4, p. 305-39, 1976.

ANGEL, J.H.; SOMERA, R.; CITRON, K.M. Six-moth regimes in pulmonary tuberculosis. In: International Congress of Chemotherapy, 12, Florence, 1981.

AZULAY, R.D. *et al.* Personal experience with clofazimine in treatment of leprosy. *Lepr. Rev.*, v. 46, s. 2, p. 99-103, 1975.

BALL, P. Future of the Quinolones. *Seminars in respiratory infections*, v. 16, p. 215-24, 2001.

BATES, J.H. Treatment of tuberculosis. *Adv. Intern. Med.*, v. 20, p. 121, 1975.

BEERMAN, T.A. *et al.* Molecular basis of actions cytotoxic antibiotics. *Adv. Enzyme. Regul.*, v. 14, p. 207-25, 1976.

BIGS, J.T.; LEVY, L. Binding of dapsona and monoacetyldapsone by human plasma proteins. *Proc. Soc. Exp. Biol. Med.*, v. 137, n. 2, p. 692-5, 1971.

BOHNI, E. *et al.* Comparative toxicological, chemotherapeutic and pharmacokinetic studies with sulfadimethoxine and other sulphonamides in animals and man. *Chemotherapy*, v. 14, n. 4, p. 195-226, 1969.

BOZDOGAN, B.; APPELBAUM, P.C. Oxazolidinones: Activity, Mode of Action, and Mechanism of Resistance. *International Journal of Antimicrobial Agents.*, v. 23, p. 113-19, 2004.

BRASIL. Ministério da Saúde. Secretaria de Ciência, Tecnologia e Insumos Estratégicos. Departamento de Assistência Farmacêutica e Insumos Estratégicos. Relação Nacional de Medicamentos Essenciais: Rename. 7. Ed. Brasília: Ministério da Saúde, 2010.

BRICKNER, S.J. *et al.* Synthesis and Antibacterial Activity of U-100592 and U-100766, Two Oxazolidinone Antibacterial Agents for the Potential Treatment of Multidrug-Resistant GramPositive Bacterial Infections. *Journal of Medicinal Chemistry*, v. 39, p. 673-9, 1996.

BRISTISH THORACIC ASSOCIATION. A controlled trial of six months chemotherapy in pulmonary tuberculosis. First report: results during chemotherapy. *Br. J. Dis.*, v. 75, p. 141-53, 1981.

BRITISH MEDICAL ASSOCIATION AND ROYAL PHARMACEUTICAL SOCIETY OF GREAT BRITAIN. British National Formulary. 57. Ed. London: BMJ Publishing Group and APS Publishing, 2009.

BRITISH MEDICAL RESEARCH COUNCIL. East African controlled clinical trial of four short-course (6 months) regimens of chemotherapy for treatment of pulmonary tuberculosis. *Lancet*, v. 1, p. 1331, 1973.

CALVO, E.; MUCKTER, H. Sur le mecanisme d'action de la talidomide et autres imides cycliques dans la reaction lepresuse. *Acta Leprologia*, v. 48-9, p. 7-9, 1972.

CHOPRA, I.; ROBERTS, M. Tetracycline Antibiotics: Mode of Action, Applications, Molecular Biology, and Epidemiology of Bacterial Resistance. Microbiology and Molecular Biology Reviews. *American Society for Microbiology Journal*, v. 65, p. 232-60, 2001.

COCHRANE, R.G.; DAVEY, T.F. Leprosy in theory and practice. 2. Ed. Bristol: John Wright & Sons, 1964.

CROFTON, J.; DOUGLAS, A. Respiratory diseases. 2. Ed. Oxford: Blackawell, 1975.

CURRENT CHEMOTHERAPY AND IMMUNOTHERAPY. Proceedings. Washington, American Society for Microbiology, v. 2, p. 999-1000, 1982.

CURRENT CHEMOTHERAPY AND IMMUNOTHERAPY. Proceedings. Washington, American Society of Mircrobiology, 1982, v. l. p. 41-45.

DARREBELL, J.H.; GARROD, L.P., WATERWORTH, P.M. Trimethoprin: Laboratory and clinical studies. *J. Clin. Pathol.*, v. 21, p. 202, 1968.

DUBOS, R.J. Studies on bactericidal agent extracted from a solid bacillus. *J. Exp. Med.*, v. 70, p. 118, 1939.

DULONG, D.I.; ROSNAY, H.L. Comparative *in vitro* activity of tobramycin, gentamicin, kanamicin, colistin, carbenicilin and ticarcollin and clinical isolates of *Pseudomonas aeruginosa*: epidemiological and therapeutic implications. *J Infect. Dis.*, v. 134, p. 550-6, 1976.

EVANS, D.I.; TELL, R. Agranulocytosis after trimethoprim and sulfametoxazole in enteric fevers. *Brit. Med. J.*, v. 1, p. 578, 1969.

FABRE J. *et al.* Le comportement de la doxycycline chez l'homme. *Chemoterapy*, v. 13, p. 3-87, 1968.

FLEMING, A. On the antimicrobial actions of cultivars of a *B. influenzae*. *Br. J. Exp. Pathol.*, v. 10, p. 226-36, 1929.

FORNEAU, E. *et al.* Chimiotherapie des infections streptococcique par les dérives du p-aminophenylsulfamide. *C. R. Séanc. Soc. Biol.*, v. 122, p. 562, 1936.

FOX, W.; MITCHISON, D.A. Quimioterapia de la tuberculosis. Organización Panamericana de la Salud, n. 310, 1975.

GATTI, J.C. Combined therapy in leprosy. Leprosy. *Lpr. Rev.*, v. 46, p. 155-60, 1975.

GOLDBERG, I. Mode of action of antibiotics. II. Drugs affecting nucleic acid and protein synthesis. *Am. J. Med.*, v. 39, p. 22-52, 1965.

GONÇALVES, A.J.R.; SUZUKI, L.E.; MOREIRA, A.S. Antibioticoterapia: princípios gerais, principais antibióticos, suas indicações e seus efeitos colaterais. *Hospital*, v. 78, p. 83-98, 1971.

GRAHAM, M. Adverse effects of dapsone. *Int. J. Dermat.*, v. 14, p. 494-500, 1975.

GUIA DE UTILIZAÇÃO de Anti-Infecciosos e Recomendações para Prevenção de Infecções Hospitalares. Hospital das Clínicas da Faculdade de Medicina da Universidade de São Paulo, 2007 - 2008.

GUIMARÃES OD, MOMESSO LS; PUPO TM. Antibióticos: importância terapêutica e perspectivas para a descoberta e desenvolvimento de novos agentes. *Quím. Nova São Paulo*, v. 33, n. 3, p. 667-679, 2010.

KAJI, A. Mode of actions of antibiotics on various steps of protein synthesis. *Adv. Cytopharmacol.*, v. 1, p. 99-111, 1971.

KENKINS, G.C.; HUGHES, D.T.D.; HALL, P.C. A hematological study of patients receiving long-term treatment with trimethoprin and sulphonamide. *J. Clin. Pathol.*, v. 23, p. 392, 1970.

KERSTEN, H. Inhibitions of nucleic acid synthesis biophysical and biochemical aspects. *Mol. Biol. Biochem. Biophys.*, v. 18, p. 1-184, 1974.

KLEEBERG, H.; GRASSI, C. New trends in the management of tuberculosis In: *International Congress Of Chemotherapy*, 12, Florence, 1981.

KUNIN, C.M.; FINLAND, M. Clinical pharmacology of tetracycline antibiotics. *Clin. Pharmacol. Ther.*, v. 2, p. 51-69, 1961.

LACAZ, C.S. Antibióticos. São Paulo: Procienx, 1965.

LARDY, H. Antibiotic inhibitors of mitochondriae ATP synthesis. *Fed. Proc.*, v. 34, p. 1707-10, 1975.

LEIKER, L.D. Chemotherapy of leprosy. *Int. J. Leprosy*, v. 39, p. 462-6, 1975.

LLARRULL, L.I. *et al.* The future of the β-lactams. *Current Opinion in Microbiology*, v. 13, p. 551-7, 2010.

LORIAN, V. The mode of action of antibiotics on gram-negative bacilli. *Arch. Intern. Med.*, v. 128, p. 623-32, 1971.

MACHADO, A.R.L. Aminoglicosídeos. In: FUCHS, F.D.; WANNMACHER, L.; FERREIRA, M.B.C. *Farmacologia clínica:*

fundamentos da terapêutica racional. 3. Ed. Rio de Janeiro: Guanabara Koogan, 2006. p.377-381.

MANDELL, G.L.; PETRI, W.A. Antimicrobial agents: penicillins, cephalosporins, and other beta-lactam antibiotics. In: *Goodman and Gilman's The Pharmacological Basis of Therapeutics.* 9. Ed. New York: McGraw-Hill, 1996.

MINGÓIA, Q. Química Farmacêutica. São Paulo: Melhoramentos, 1967.

MOELLERING JR, R.C. The aminoglycoside antibiotics: currents status and future developments. *J. S. C. Med. Assoc.*, v. 72, p. 256-9, 1976.

MOHR, W. Thalidomide in leprosy therapy. *Int J Lepr Other Mycobact Dis.*, v. 39, n. 2, p. 598-9, 1971.

NUERNBERGER, E. *New chemotherapeutic strategies for tuberculosis.* Program and abstracts of the 45th Interscience Conference on Antimicrobial Agents and Chemotherapy; December 16-19, 2005; Washington, DC. Abstract 380.

OPROMOLLA, D.V.A. Terapêutica da Hanseníase. *Medicina, Ribeirão Preto*, v. 30, p. 345-50, 1997.

PASSOS FILHO, M.C.R. *Quimioterapia da tuberculose.* São Paulo, Inst. de Saúde, 1970. (publ. 3; série C).

PERRY, C.M.; JARVIS, B. *Linezolid: A Review of its Use in the Management of serious Gram-positive Infections. Drugs*, v. 61, p. 525-51, 2001.

PRADO, F.C.; VALLE, J.R.; RAMOS, O.L. *Atualização Terapêutica: Diagnóstico e Tratamento.* 25. Ed. São Paulo: Artes Médicas, 2014.

REESE, R.E.; BETTS, R.F. Antibiotic uses. In: BETTS, R. F.; CHAPMAN, S. W.; PENN, R. L. (Eds.). *Reese and Betts A practical approach to infectious diseases.* 5. Ed. Philadelphia: Lippincott Williams & Wilkins, 2003. p. 969-1153.

REYNOLDS, J.E. (Ed). *Martindale - The Extra Pharmacopeiae.* 36. Ed. London: The Pharmaceutical Press, 2009.

SAERENS, J.E. The use of rifampicin in the treatment of leprosy. *Lepr. Rev.*, v. 46, p. 125-8, 1975.

SANFORD, J.P.; GILBERT, D.N.; SANDLE, M.A. *Guide to Antimicrobial Therapy.* 25. Ed. Dallas: Antimicrobial Therapy Inc., 1995.

SCHOLAR, E.M.; PRATT, W.B. *The antimicrobial Drugs.* Oxford: University Press, 2000, p.87-90.

SCHWARTZ, S.N. *et al.* Antifungal properties of polymyxin B and its potentiation of tetracycline as an antifungal agent. *Antimicrol. Agents. Chemother.*, v. 2, p. 36-9, 1972.

SCOY, R.E. Antituberculosis agents – isoniazida, rifampicina, streptomycin, etambutol. *Mayo Clinic Proc.*, v. 52, p. 694-7, 1977.

SHAH, P.M.; ISAACS, R.D. Ertapenem, the first of a new group of carbapenems. *Journal of Antimicrobial Chemotherapy*, v. 52, p. 538-542, 2003.

TAKETOMO, C.K.; HODDING, J.H.; KRAUS, D.M. Pediatric Dosage Handbook. 17. Ed. Ohio: Lexi-Comp, 2010-2011.

TINTINALLI, J.E.; KELEN, G.D.; STAPCZYNSKI, J.S. *Emergency Medicine.* 5. Int. Ed. McGraw-Hill, 2000.

WALSH, C. *Antibiotics: actions, origins, resistance.* Washington DC: American Society for Microbiology Press, 2003. 335 p.

WELLS, B.G. *et al. Manual de Farmacoterapia.* 9. Ed. Porto Alegre: AMGH, 2016.

7.3.

Antivirais

Joel Tedesco
Debora Spina
Antonio Carlos Zanini

Sumário

Colaborador nas edições anteriores: Vicente Amato Neto e Joel Tedesco.

1. INTRODUÇÃO

Diferentemente dos antimicrobianos, a medicina demorou mais tempo até desenvolver os primeiros fármacos com ação antiviral.

Os primeiros passos na luta contra os vírus foram dados com o desenvolvimento das vacinas. Assim foi com a vacina contra raiva, a vacina contra a varíola e com muitas outras vacinas conhecidas nos dias atuais. O sucesso da vacinação antivariólica resultou na famosa declaração feita pela Organização Mundial da Saúde quando considerou essa doença erradicada do planeta, pela intervenção do homem, com o emprego da vacina antivariólica.

Vários caminhos foram seguidos com o objetivo de controlar algumas doenças causadas por vírus. Alguns, como o isolamento do paciente infectado e o controle dos agentes transmissores (vetores), contribuíram muito para a diminuição da incidência de diversas doenças virais. O combate ao mosquito *Aedes aegypti*, vetor da febre amarela e da dengue, por exemplo, resultou em sensível diminuição da incidência dessas viroses nas áreas onde eram endêmicas.

Por outro lado, a pesquisa e o desenvolvimento de medicamentos ativos diretamente contra os vírus são relativamente recentes; comparados aos agentes antimicrobianos e antifúngicos, o número de fármacos antivirais conhecidos ainda é muito pequeno. Um dos motivos principais que dificulta o desenvolvimento dos antivirais é o fato de o ciclo de multiplicação e formação de novas partículas virais dentro da célula infectada estar intrinsecamente relacionado com as funções metabólicas das células humanas. Dessa maneira, tem sido grande a dificuldade de se encontrar agentes que interfiram no ciclo de multiplicação e formação das partículas virais sem causar interferências no metabolismo das células infectadas ou nas células que não estão infectadas.

Muitos vírus apresentam a capacidade de mudarem frequentemente sua estrutura genética (variação ou mutação antigênica) e, consequentemente, mudam sua estrutura arquitetônica externa. Dessa maneira, conseguem escapar da ação dos antivirais aos quais eram sensíveis anteriormente. Outros vírus conseguem permanecer sob forma latente dentro das células (especialmente as células nervosas) e reativam-se periodicamente.

O diagnóstico das infecções virais é, em geral, muito mais difícil de ser feito do que o diagnóstico das infecções bacterianas. O quadro clínico é bastante semelhante entre as doenças virais. Além disso, a caracterização dos vírus é uma tarefa realizada somente em laboratórios especializados. Os rigorosos regulamentos governamentais que disciplinam as pesquisas experimentais no desenvolvimento de novos compostos medicamentosos também dificultam o estudo dos antivirais.

As vacinas, por sua vez, necessitam de longo período de tempo desde a identificação e isolamento de um componente antigênico apropriado no vírus até a liberação da vacina para uso em larga escala em seres humanos. Esse lapso de tempo pode ser suficiente para que o vírus sofra uma ou mais mutações na sua estrutura genética e estrutural e não seja mais neutralizado pelos anticorpos preparados com o antígeno inicialmente isolado.

Ilustrando essas dificuldades, devem ser lembradas algumas patologias que ainda desafiam a terapia antiviral nos dias de hoje: 1) as infecções das vias aéreas superiores (vulgarmente conhecidas como gripes e resfriados); 2) os vírus do grupo Herpes (herpes-vírus) causador do herpes labial e genital.

Os vírus podem ser divididos em dois grandes grupos com base no seu material genético. Os vírus cujo material genético é constituído por DNA são chamados DNA-vírus, e os vírus cujo material genético é constituído por RNA são chamados de RNA-vírus ou retrovírus. Os retrovírus precisam transformar seu material genético constituído de RNA para DNA, só assim conseguem se multiplicar dentro da célula infectada. Esse processo é catalisado geralmente pela enzima chamada transcriptase reversa.

O progresso no estudo das medicações antirretrovirais (contra os RNA-vírus) aumentou dramaticamente o conhecimento sobre tais substâncias, especialmente durante as últimas décadas. Com a eclosão dos casos de AIDS (causada por um retrovírus) na década de 1980, a necessidade urgente de uma medicação que fosse ativa contra os retrovírus justificou o investimento de recursos financeiros extraordinários e a grande mobilização da comunidade científica. Os conhecimentos advindos das pesquisas com os antirretrovirais contribuíram também para o avanço no estudo dos demais agentes antivirais. Os estudos dos agentes antirretrovirais nos pacientes com HIV foram agilizados pela compressão das fases que compõem o processo de pesquisa e desenvolvimento de remédios em geral, abreviando-se, assim, as etapas normalmente seguidas até a autorização definitiva para uso clínico. A didanosina, por exemplo, foi aprovada pelo *Food and Drug Administration* (FDA), mesmo sem evidência definitiva de benefício clínico.

Com o uso crescente e a expansão das indicações dos antivirais, o desenvolvimento de resistência a esses agentes também tem sido encontrado com crescente frequência.

Dentre os antivirais mais antigos, ainda em uso atualmente, somente a amantadina estava disponível há algumas décadas. O aciclovir, ganciclovir, ribavirina e zidovudina são produtos da década de 1980. O interferon alfa-2b tem, por enquanto, uso restrito em algumas infecções virais específicas.

2. CLASSIFICAÇÕES

As classificações dos antivirais diferem da maioria de outros grupos de fármacos, onde existe alguma correspondência entre estrutura química, mecanismo de ação e uso terapêutico. Diferem também porque a tendência clínica é utilizar associações de antivirais onde se busca somatória de efeitos, utilizando diferenças do mecanismo de ação.

Essas condições resultam em constantes e frequentes modificações do uso, o que torna o texto de livro didático, logo após seu lançamento, pouco útil, pois as informações tendem a refletir o estado da arte no momento da edição. Assim, em vez de buscar detalhes de classificação dos antivirais, procurou-se expor a descrição de cada fármaco com base no uso terapêutico, com função primordial como consulta a cada um deles.

2.1. Mecanismo de ação

Conforme seu mecanismo de ação, os antivirais podem ser classificados em:

- interferência na adesão e penetração celular.
- interferência nos processos de transcrição e tradução:
  - inibição da DNA polimerase;
  - interferência na ação da ribonucleotídeo redutase;
  - inibição da transcriptase reversa;
  - inibição das proteases;
- interferência nos mecanismos de resistência;
- inibidores da proteína Tat;
- terapias baseadas no CD4.

2.2. Classificação terapêutica

Sob o ponto de vista de aplicação dos conhecimentos da farmacologia à quimioterapia antiviral, esta é a classificação mais conveniente.

Na prática, a terapêutica visa sempre tratar alguma doença. No caso dos antivirais, onde é rara a competição entre medicamentos devido ao seu mecanismo de ação, a tendência científica é sempre tentar associar dois ou mais antivirais. Isso leva a uma constante modificação das indicações do fármaco e, não raro, a indicação implica o uso combinado de outros fármacos.

Assim, sob o ponto de vista didático, optou-se por classificar os antivirais listando-os em ordem alfabética e agrupados conforme seu principal uso terapêutico. Isso não implica que seja seu único uso, mas apenas sua indicação mais comum. Podem ser usados em outras indicações, de modo isolado ou associados.

Sob o ponto de vista de aprendizado da farmacologia, o estudo desses fármacos torna-se relativamente enfadonho, porém a apresentação de suas propriedades é feita na seguinte ordem: estrutura ou classificação química, histórico, mecanismo de ação, cinética, uso terapêutico e reações adversas.

A classificação adotada neste livro será baseada principalmente em usos terapêuticos principais dos fármacos.

1. *Agentes anti-HIV*: abacavir, amprenavir, darunavir, didanosina, dolutegravir, efavirenz, entricitabina, estavudina, etravirina, fosamprenavir, indinavir, lamivudina, maraviroque, nevirapina, raltegravir, ritonavir, tenofovir, zalcitabina, zidovudina, terapia combinada da AIDS.
2. *Agentes contra os vírus da hepatite*: adefovir, boceprevir, entecavir, simeprevir, sofosbuvir, telaprevir, telbivudina, uso combinado – dasabuvir, ombitasvir, paritaprevir, ritonavir.
3. *Agentes contra os vírus do herpes simples e zóster*: aciclovir, fanciclovir, penciclovir, valaciclovir.
4. *Agentes contra os vírus da gripe*: amantadina, oseltamivir, rimantadina, zanamivir.
5. *Antivirais para outras infecções*: foscarnete, ganciclovir, idoxuridina, interferons, peginterferonas, ribavirina, trifluridina, vidarabina.

3. MECANISMO DE AÇÃO

Assim como os agentes antimicrobianos, o alvo da terapia antiviral é a inibição ou a eliminação da atividade do vírus com um mínimo de interferência nas funções metabólicas das células humanas.

Os vírus são obrigatoriamente parasitas intracelulares, têm dimensões submicroscópicas e subcelulares, com estrutura muito primitiva consistindo de um genoma de ácido nucleico (DNA ou RNA) e um envoltório de proteína. Alguns grupos de vírus têm um envoltório de lipoproteínas. Os vírus não podem multiplicar-se da mesma forma como fazem as bactérias; estas, ao atingirem um determinado tamanho crítico, iniciam o processo de divisão. Os vírus têm poucas ou até mesmo nenhuma enzima biossintética. A multiplicação dos vírus requer uma participação ativa da célula infectada. A "máquina" metabólica da célula infectada é que produzirá todos os elementos estruturais para a nova partícula viral.

Quando penetra em uma célula suscetível, o vírus perde o seu envoltório proteico. Seu ácido nucleico é liberado integrando-se e interagindo com o genoma da célula infectada. Essa estratégia irá fazer com que a célula infectada passe a produzir as proteínas necessárias para a completa formação do vírus. Usando as enzimas da célula infectada e também as suas próprias, o vírus promove a replicação do ácido nucleico formando uma nova partícula viral.

Esses passos na replicação viral representam possíveis alvos de ação para os medicamentos antivirais. Os antivirais podem agir na:

- inibição da adesão do vírus sobre a membrana celular da célula a ser infectada e o consequente bloqueio da penetração do vírus na célula;
- inibição do processo de transcrição e tradução do material genético viral;
- inibição da DNA polimerase, que é a enzima responsável pela cópia do DNA viral;
- inibição da ribonucleotídeo redutase, que é a enzima responsável pela conversão dos ribonucleotídeos para desoxirribonucleotídeos;
- inibição da transcriptase reversa, que faz a cópia reversa transformando o RNA para DNA viral;
- inibição da protease que quebra as longas cadeias peptídicas precursoras das proteínas estruturais e das enzimas virais que derivam dessas cadeias longas;
- estimulando a defesa celular antiviral mediada por citocinas.

A Figura 7.3.1. mostra o esquema de penetração e multiplicação de um retrovírus na célula hospedeira com os possíveis locais de ação dos antivirais atualmente conhecidos.

A Figura 7.3.2 mostra a fosfatação da zidovudina e da timidina para suas formas trifosfatadas. A conversão do monofosfato para o difosfato parece ser o passo limitante da velocidade da conversão. As zidovudinas mono e difosfatada inibem competitivamente a conversão das timidinas mono e difosfato para a sua forma timidina-trifosfato.

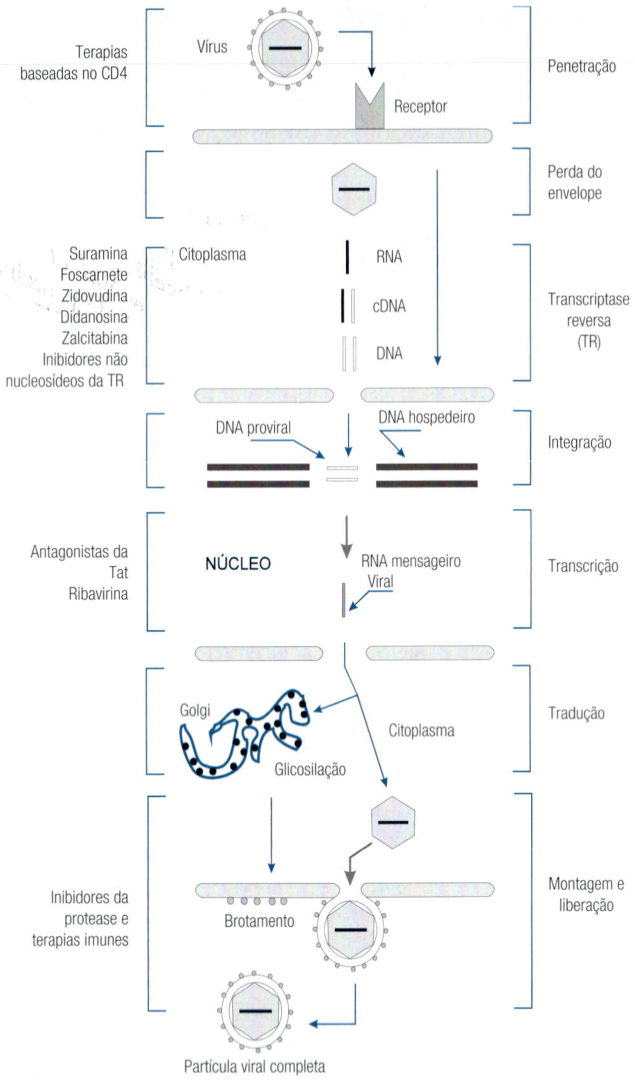

Figura 7.3.1. Esquema de penetração e multiplicação de um retrovírus na célula hospedeira.

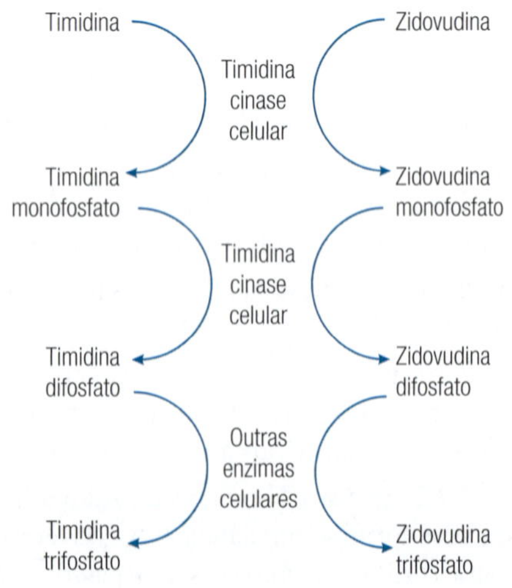

Figura 7.3.2. Fosfatação da zidovudina e da timidina para suas formas trifosfatadas.

Os agentes antivirais disponíveis até o momento são virustático. Eles inibem passos específicos no processo de formação viral. Não se conhece nenhum agente antiviral que seja ativo contra os vírus que estejam sob forma latente.

Muitos agentes antivirais atuam por mais de um mecanismo combinadamente na inibição da formação de novas partículas, porém, nem sempre é possível definir qual é o principal mecanismo responsável pela ação antiviral.

Outro importante conceito, com crescente aceitação a partir da década de 1980, foi o uso de medicamentos na forma de pró-fármaco (derivado do termo inglês *pro-drug*). O pró-fármaco é uma substância inativa na forma em que é administrada, mas quando atinge o tecido ou célula alvo o pró-fármaco é transformado em substância ativa.

Para a maioria dos antivirais administrados como pró-fármaco, a reação de fosforilação constitui-se no processo de ativação mais comumente encontrado. Nessa reação participam tanto as enzimas presentes em condições normais na célula infectada quanto enzimas sintetizadas durante a replicação viral. Por exemplo, a enzima timidino quinase pode ser produzida pela célula infectada por indução do vírus, porém, se essa célula já possuir a referida enzima, sua indução pode ser dispensada e o processo de replicação viral continuará normalmente.

O pró-fármaco traz duas grandes vantagens:

(i) A ação da medicação ocorre apenas nos tecidos e células alvos sobre os quais se pretende que atue (células infectadas).

(ii) A medicação não é ativada em todos os locais onde é distribuída. Isso diminui a possibilidade de aparecimento de reações adversas.

Na verdade, no meio científico, espera-se que, futuramente, seja cada vez maior o número de medicamentos que serão usados sob a forma "pró-fármaco". Além disso, estuda-se o desenvolvimento de sistemas de liberação de medicação direcionados para manter os níveis máximos da substância ativa apenas nos locais onde se deseja que exerçam sua ação.

3.1. Interferência na adesão e penetração celular

A amantadina e a rimantadina têm mecanismos de ação semelhantes. Esses agentes parecem bloquear a perda do envelope depois que o vírus penetra na célula inibindo o processo de desencapsulação do genoma viral. Os estágios anteriores de aderência à superfície da célula e de endocitose (penetração na célula) não são afetados. Embora os detalhes exatos ainda não tenham sido esclarecidos, parece que esses fármacos inibem o início da transcrição do material genético viral impedindo a síntese do RNA específico do vírus.

3.2. Interferência nos processos de transcrição e tradução

3.2.1. Inibição da DNA polimerase

A inibição da enzima DNA polimerase é um dos mecanismos de ação mais encontrados entre os vários agentes antivirais. Dentre eles citam-se os análogos dos nucleosídeos, o aciclovir, o ganciclovir e a idoxuridina. Destes, a idoxuridina foi a primeira substância antiviral a ser sintetizada (1959). A enzima DNA polimerase, necessária para a replicação do vírus, faz a incorporação de nucleosídeos trifosfatados na cadeia de DNA do genoma viral em formação.

O aciclovir é o protótipo deste grupo de medicamentos. O aciclovir é administrado como pró-fármaco (inativo), e, depois de penetrar na célula infectada, é fosforilado para uma forma monofosfatada (inativa) catalisada por uma timidino quinase específica do vírus; a segunda fosforilação ocorre utilizando a timidino quinase da célula infectada formando o derivado trifosfatado (forma ativa), que então inibe a enzima DNA polimerase viral. O aciclovir liga-se 200 vezes mais avidamente à timidina quinase viral do que à timidina quinase da célula e é fosforilado um milhão de vezes mais rapidamente pela timidina quinase viral do que pela timidina quinase da célula. A quantidade de aciclovir trifosfato produzido na célula infectada é 40 a 100 vezes maior do que a quantidade produzida nas células não infectadas (onde não existe timidina quinase viral). Alguns tipos de vírus, como o citomegalovírus (CMV), não têm timidina quinase; os medicamentos sob a forma de "pró-fármaco", como o aciclovir, não são convertidos para sua forma ativa em quantidade suficiente na célula infectada e, portanto, têm atividade limitada contra esses tipos de vírus.

A Figura 7.3.3 mostra o mecanismo de ação da zidovudina no HIV. A transformação do RNA do vírus para DNA é realizada pela transcriptase reversa. No momento em que a forma trifosfatada de zidovudina substitui a timidina trifosfato na cadeia de DNA em formação, o processo de cópia é bloqueado. A RNA-ase vai seccionando os nucleotídeos do RNA viral após terem sido traduzidos para os correspondentes nucleosídeos da cópia de DNA.

O aciclovir trifosfato (ativo) inibe a formação da cadeia de DNA do vírus. A formação dessa cadeia de DNA viral é catalisada pela enzima DNA polimerase viral. O aciclovir trifosfato substitui a desoxiguanosina trifosfato que representa o substrato correto da DNA polimerase viral. A progressão da formação da cadeia de DNA do vírus e, consequentemente, sua replicação ficam inibidas pela adição do aciclovir trifosfato em vez da desoxiguanosina trifosfato. O aciclovir trifosfato é muito mais potente para inibir a DNA polimerase viral do que é para inibir a DNA polimerase celular e, dessa maneira, pouco interfere na formação das cadeias de DNA da célula.

O ganciclovir também é um pró-fármaco que inibe a DNA polimerase, porém, ao contrário do aciclovir, ele não é dependente da timidina quinase específica do vírus para sua fosforilação. Dessa forma ele atinge concentração adequada para interferir na produção de partículas do CMV.

Na célula infectada pelo CMV, o ganciclovir (inativo) é fosforilado a ganciclovir trifosfato (ativo) por quinases da célula hospedeira; inicialmente, o ganciclovir é fosforilado para um derivado monofosfatado pela quinase celular desoxiguanosina; em seguida, é fosforilado para um derivado trifosfatado. Ele é fosforilado 10 vezes mais rapidamente nas células infectadas pelo CMV do que nas células não infectadas. O ganciclovir trifosfato substitui a desoxiguanosina trifosfato, que é o substrato correto da enzima DNA polimerase. Dessa maneira, a continuidade da formação da cadeia de DNA viral é interrompida. A forma ativa do ganciclovir, o ganciclovir trifosfato, é um inibidor mais potente da DNA polimerase viral do que da DNA polimerase celular.

Na infecção pelo vírus *Herpes simples* e pelo vírus da varicela-zóster também ocorre o mesmo mecanismo de indução das quinases nas células infectadas.

3.2.2. Interferência na ribonucleotídeo redutase

A replicação viral pode ser inibida por interferência na ação da enzima ribonucleotídeo redutase.

Todos os vírus que são membros da família dos herpes-vírus humanos, exceto o herpes-vírus 6, têm genes codificadores da formação da enzima ribonucleotídeo redutase. Durante o processo de divisão celular nos organismos do reino animal, o primeiro passo na síntese das cópias do DNA que passará para a célula filha é realizado pela enzima ribonucleotídeo redutase, que converte os ribonucleosídeos

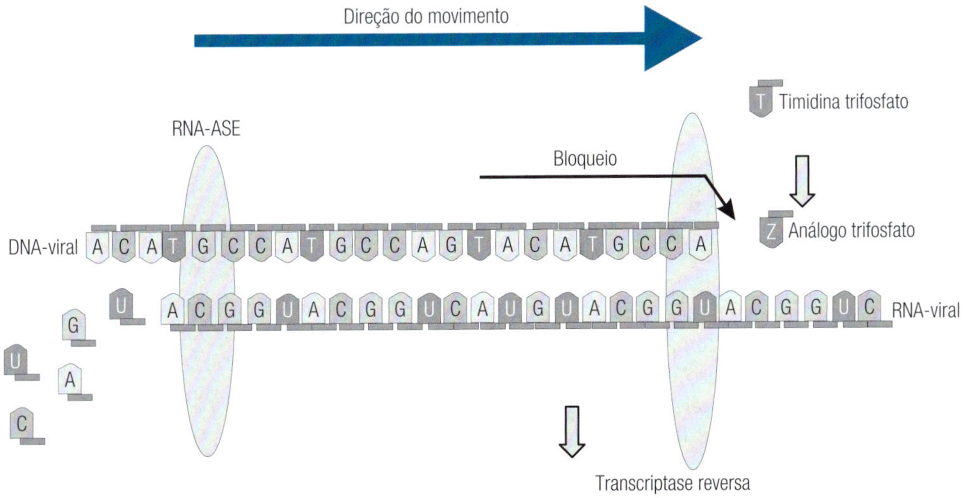

Figura 7.3.3. Mecanismo de ação da zidovudina no HIV.

transformando-os em desoxirribonucleosídeos. Assim, essa enzima desempenha um papel fundamental nas células que estão em processo de divisão.

A enzima ribonucleotídeo redutase parece existir universalmente no reino animal e foi caracterizada em muitas células incluindo *E. coli*, células de mamíferos, células cancerosas, nos herpes-vírus e em células de certos crustáceos marinhos. Na maioria dos sistemas estudados, a ribonucleotídeo redutase requer o ferro inorgânico como um cofator. Essa enzima é composta de duas subunidades; uma maior e outra menor. Certas cepas de herpes-vírus que sofreram mutação no gene codificador dessa enzima não conseguem replicar-se, sugerindo que a ribonucleotídeo redutase é uma enzima essencial para a replicação viral.

Para que a enzima funcione adequadamente há a necessidade de que as duas subunidades (maior e menor) formem uma estrutura única, dimérica. Um polipeptídeo de 9 aminoácidos bloqueia a formação desse complexo dimérico e impede a replicação viral inibindo a ação da enzima ribonucleotídeo redutase. Esse polipeptídeo e alguns de seus derivados podem potencializar a ação do aciclovir e, associado a ele para uso tópico, apresentam efeitos sinérgicos. Esses compostos, no entanto, são tóxicos para as células que estão se dividindo, mas merecem futuros estudos em experimentos clínicos.

3.2.3. Inibição da transcriptase reversa

A inibição da transcriptase reversa, impedindo a timidina trifosfato (nucleosídeo natural) de ser corretamente incorporada ao DNA viral em formação (a partir do RNA viral) no processo de transcrição do material genético viral, é um dos mecanismos de ação de antivirais.

Por exemplo, a zidovudina (pró-fármaco) é um potente inibidor da transcriptase reversa. É um didesoxinucleosídeo e, como o ganciclovir, deve ser fosforilada à zidovudina trifosfato pelas quinases celulares para exercer sua ação. A didesoxiinosina e a didesoxicitidina agem por mecanismos semelhantes, porém requerem enzimas diferentes para a sua fosforilação. Esse fato tem implicação clínica muito importante com respeito ao desenvolvimento de resistência, possível atividade sinérgica e efeitos adversos.

O foscarnete é um análogo inorgânico do pirofosfato e, portanto, não precisa ser fosforilado por enzimas virais ou celulares para se transformar na substância ativa. Ele age por inibição seletiva da DNA polimerase viral e da transcriptase reversa, sem interferir apreciavelmente nas enzimas da célula hospedeira.

3.2.4. Inibição de proteases

A protease do HIV (também conhecida como proteinase) é uma enzima proteica essencial na clivagem das proteínas virais de cadeias peptídicas longas para produzir vários componentes proteicos do vírus. Ela secciona a poliproteína precursora Gag-Pol, produzindo as proteínas derivadas, incluindo ela própria, a transcriptase reversa, a integrase e outras. Quando a protease é bloqueada por um inibidor, a poliproteína não é clivada adequadamente e as proteínas derivadas deixam de ser produzidas, não se completando a formação das partículas virais.

Por exemplo, a pepsatina, uma inibidora específica das proteinases aspárticas, inibe a proteinase do herpes-vírus tipo 1. Sua utilidade clínica ainda não foi mais bem estudada em virtude de sua ação somente aparecer quando usada em altas concentrações. O saquinavir é uma substância com esse mecanismo de ação.

A ribavirina é uma substância sinteticamente análoga da guanosina. Ela tem um mecanismo ainda desconhecido. Três possíveis mecanismos têm sido propostos:

1. inibição competitiva das enzimas do hospedeiro que catalisam a fosforilação do pró-fármaco com a resultante diminuição nas concentrações intracelulares de guanosina trifosfato (forma ativa) e diminuição da síntese de DNA;
2. a síntese de proteínas virais é reduzida pela inibição do complexo RNA polimerase do vírus;
3. inibição da formação do RNA mensageiro. Na verdade, todos esses mecanismos podem estar presentes concomitantemente e contribuir, cada um isoladamente, para a atividade antiviral.

A ribavirina também requer a fosforilação seriada, passando pelas formas de monofosfato, difosfato e trifosfato, pelas quinases da célula do hospedeiro para então transformar-se em fármaco ativo.

A Figura 7.3.4 mostra cinco análogos de nucleotídeos usados como agentes antivirais (à esquerda) e estes podem ser contrastados com os quatro nucleosídeos utilizados na formação da cadeia de DNA (à direita).

3.3. Interferência nos mecanismos de resistência

O desenvolvimento de resistência aos agentes antivirais é um dos principais problemas da terapia medicamentosa antiviral. Com o aumento da população de indivíduos imunocomprometidos e o aumento do uso dos agentes antivirais, a questão da resistência tem assumido maior importância.

Por exemplo, a alfainterferona é produzida por células infectadas por vírus. Ela induz alterações na célula infectada que promovem a proteção dessa célula contra a invasão de outros vírus. Dessa forma, não pode ser considerada como sendo diretamente viruscida ou virustática.

As interferonas são moléculas de polipeptídeos derivados da célula hospedeira (infectada) com um amplo espectro de atividade antiviral, além de outros efeitos não antivirais. As interferonas são liberadas pelas células em resposta a uma infecção ou outro estímulo. Elas são espécie-específicas e, quando em contato com células não infectadas, induzem nestas um estado de proteção antiviral temporário. Além disso, participam da modulação das respostas imunológicas.

A interferona liga-se a um receptor apropriado existente na membrana celular. A partir daí, é transportada para o interior da célula e nela induz várias enzimas que irão promover o estado de proteção antiviral. Dentre essas atividades estão:

a) A produção de proteínas que inibem a síntese de RNA;
b) A promoção de enzimas que quebram o DNA tanto celular quanto viral;

c) A inibição do RNA mensageiro;

d) A alteração da membrana celular impedindo a liberação dos vírions que, por ventura, tenham conseguido se replicar.

Existem três classes de interferonas: 1) Alfainterferona, antigamente conhecida como interferona do leucócito; 2) Betainterferona, antigamente conhecida como interferona do fibroblasto e 3) Gamainterferona, antigamente conhecida como a interferona dos linfócitos T.

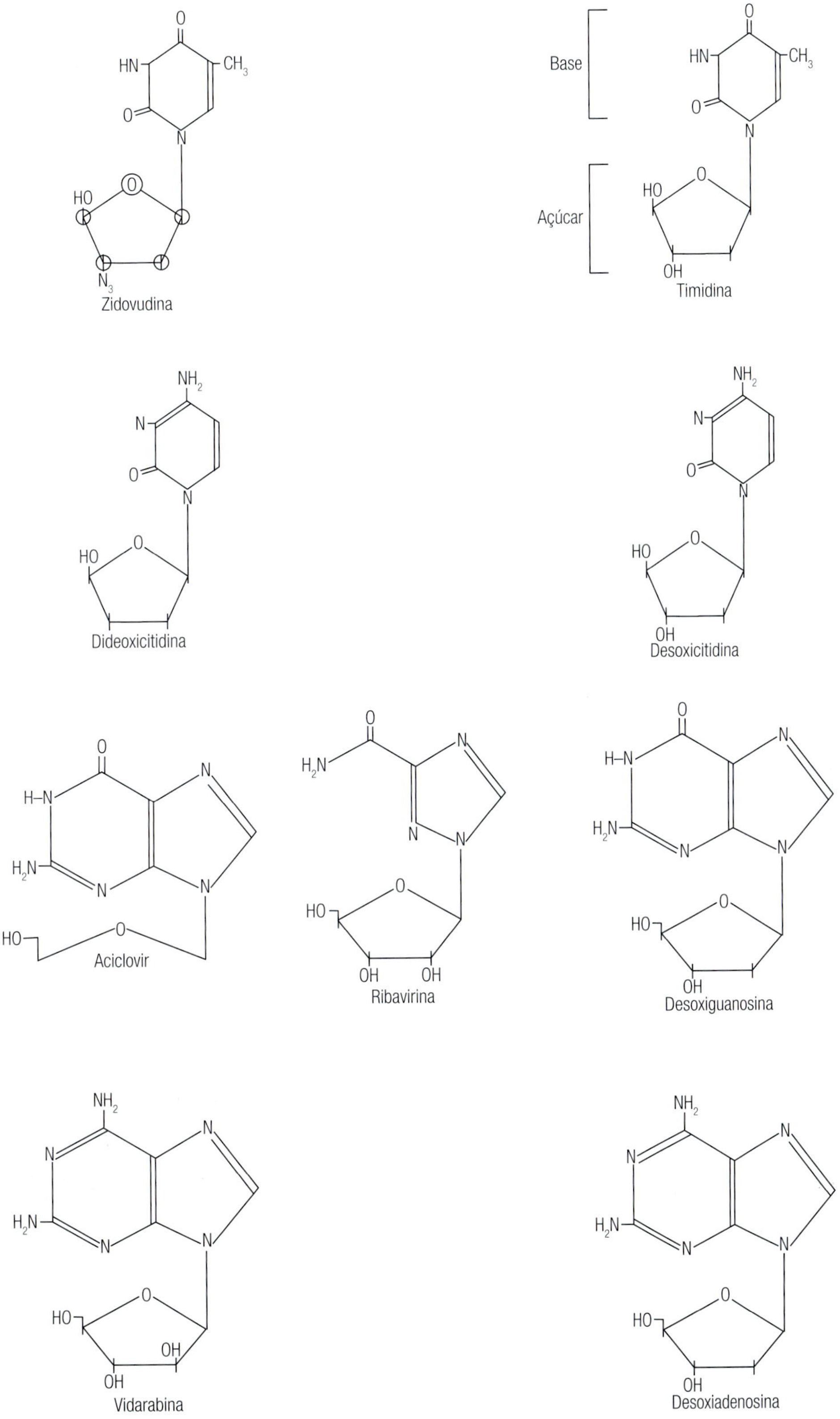

Figura 7.3.4. Análogos de nucleotídeos.

Depois de estudos extensivos sobre a resistência ao aciclovir desenvolvida por cepas de vírus herpes simplex, três mecanismos prováveis de resistência aos antivirais foram descritos:

(i) O mecanismo de resistência mais comum é uma alteração ou deleção no gene da timidina quinase. Na ausência desta enzima, o aciclovir não é fosforilado para a forma ativa. Esse tipo de resistência é encontrado geralmente em pacientes imunocomprometidos que têm recebido tratamento prolongado com aciclovir tanto para tratamento quanto profilaticamente;

(ii) Uma alteração da DNA polimerase foi descrita em estudos de laboratório que induzia o aparecimento de resistência aos antivirais. Já existem relatos de cepas de vírus, isolados de material obtido de pacientes, que apresentam esse mesmo mecanismo de resistência. Essas cepas parecem ter a mesma virulência que as cepas não resistentes ao aciclovir e são resistentes também ao foscarnete;

(iii) Um terceiro mecanismo de resistência envolve a alteração da especificidade ao substrato da timidina quinase que é induzida pelo vírus. Esse mecanismo parece não ser muito frequente nos vírus isolados de material clínico.

A resistência ao ganciclovir em cepas de CMV tem sido encontrada em pacientes com imunocomprometimento grave e com doença progressiva pelo CMV. O mecanismo exato postulado como responsável pela resistência parece ser uma diminuição na rapidez da fosforilação do ganciclovir. A resistência a diversos outros agentes antivirais tem sido descrita, tanto na clínica como no laboratório.

Embora há décadas tenha sido descrito resistência em cepas de vírus do herpes simples ao aciclovir *in vitro*, o tratamento com esse medicamento não foi comprometido nesses pacientes e a ameaça de resistência ao aciclovir ou a outros agentes antivirais não pareceu representar problema de importância.

3.4. Inibidores da proteína Tat

Depois que o pró-vírus HIV é integrado ao DNA da célula hospedeira, vários fatores, tanto virais quanto celulares, ajudam no controle da subsequente expressão viral. O gene Tat codifica uma pequena proteína, chamada Tat, que é um forte regulador positivo da expressão do gene viral. A proteína Tat liga-se a uma sequência RNA específica do HIV-1, chamada Tar, estabilizando e estimulando a transcrição. Na ausência da interação Tat-Tar, pouca ou nenhuma proteína viral é produzida; as proteínas da célula hospedeira também podem ser afetadas pelo efeito da proteína Tat.

3.5. Terapias baseadas no CD4

O receptor mais importante para o HIV na superfície dos linfócitos é a molécula CD4. Uma forma solúvel dessa molécula, produzida por recombinação genética (rsCD4), mostrou ser um potente inibidor, não citotóxico, da ligação de cepas de HIV-1 ao receptor CD4 celular, *in vitro*. Infelizmente, muitas cepas de HIV-1 não são suscetíveis a essa inibição.

Estratégias que usam o receptor CD4 das células infectadas como locais de ligação para drogas citotóxicas que destruam essas células hospedeiras do vírus estão sendo investigadas. Uma dessas estratégias usa a forma solúvel de CD4 alterada que é ligada a uma substância citotóxica derivada de uma toxina da *Pseudomonas*. O acoplamento com outras toxinas, como a ricina, também tem sido testado.

4. ANTIVIRAIS – USO TERAPÊUTICO

Conforme referido em classificação por uso terapêutico, o uso combinado de antivirais é muito comum. A experiência clínica leva a frequentes modificações nas combinações propostas para quimioterapia. Para fins didáticos, nesse livro os antivirais são citados e descritos em ordem alfabética.

4.1. Agentes anti-HIV

A AIDS é causada pelo vírus da imunodeficiência adquirida (HIV, antigamente HTLV-III/LAV), um retrovírus. O HIV requer a transcriptase reversa para a replicação viral.

Vários agentes que inibem a transcriptase reversa, ou outros passos na replicação viral, estão sendo estudados para verificar a sua eficácia, e muitas outras substâncias com atividade anti-HIV *in vitro* são conhecidas:

- Exemplos de medicações que afetam a ligação e a penetração do HIV para dentro da célula são o AL 721, a anfotericina B, o peptídeo T e a tunicamicina.
- A perda do envelope viral é afetada pelos imunomoduladores como a interferona.
- A transcrição do HIV pela sua transcriptase reversa é inibida pela zidovudina (AZT), ribavirina, dideoxicitidina, foscarnete, suramina, oligonucleotídeos, rifamicinas (incluindo a ansamicina), actinomicina D, daunomicina e ara-CTP.
- A translocação é inibida pelas interferonas e os chamados oligômeros antisenso;
- A montagem viral é afetada pelas interferonas e inibidores glicosilados, como a tunicamicina.
- A inibição do brotamento do vírus a partir da membrana celular do hospedeiro está sendo estudada.

Abacavir

O abacavir é um inibidor nucleotídico (guanosina) sintético da transcriptase reversa, potente e de uso oral, em uso desde 2004. Tem como mecanismo de ação a inibição da enzima transcriptase reversa. Dentro da célula do hospedeiro deve ser convertido para o metabólito ativo trifosfato por ação enzimática.

Tem rápida absorção gastrintestinal, biodisponibilidade absoluta de 83% e sua ligação às proteínas plasmáticas é em torno de 50%. A biotransformação é hepática e a excreção é em sua maioria renal (67%) e em menor grau nas fezes (16%). A meia-vida de eliminação está entre 50 minutos e 2 horas.

Apresenta reações de hipersensibilidade de importância como febre, exantema, fadiga, sintomas gastrintestinais e respiratórios. Em alguns pacientes esses efeitos podem ser fatais. Quando não se encontram explicações para reações de hipersensibilidade em vigência do tratamento com abacavir, este deve ser suspenso.

Amprenavir

Amprenavir é um inibidor da protease similar ao indinavir e ao ritonavir. Foi aprovado em 1999 para uso em adultos e crianças, porém, em 2000 seu uso passou a ser contraindicado para crianças com menos de 4 anos, mulheres grávidas, pacientes com insuficiência hepática ou renal e pacientes tomando metronidazol ou dissulfiram.

É administrado por via oral e age inibindo competitivamente a protease do HIV tipo 1, ligando-se ao seu sítio inativo e resultando em partículas virais imaturas e não infecciosas.

Tem rápida absorção gastrintestinal, sua ligação às proteínas plasmáticas chega a 90% e sua biotransformação é hepática, eliminando 75% por via fecal e cerca de 14% pela via renal. A meia-vida de eliminação está entre 7 e 10,6 horas.

Entre as reações adversas mais frequentes estão os distúrbios gastrintestinais, parestesia bucal e hiperglicemia.

Darunavir

O darunavir é um antirretroviral inibidor da protease. Deve ser associado com outros antirretrovirais e combinado com um potencializador (cobicistat ou baixa dose de ritonavir), com uso em medicina desde 2008.

Age inibindo a dimerização e a atividade catalítica da protease do HIV tipo 1 e prevenindo a formação de partículas virais infecciosas maduras. Mostra resistência aos efeitos das mutações associadas com resistência a inibidores de protease.

É administrado por via oral. A administração conjunta com ritonavir assim como a ingestão conjunta de alimentos aumenta a sua biodisponibilidade. Em geral, a concentração plasmática máxima é atingida entre 2,5 e 4 horas e a ligação às proteínas plasmáticas chega a 95%, principalmente à glicoproteína ácida alfa-1. O metabolismo ocorre extensivamente pela enzima CYP3A4. A eliminação ocorre por via fecal (maior quantidade) e por via renal e a meia-vida de eliminação é aproximadamente de 15 horas (combinado a ritonavir).

Entre as reações adversas mais frequentes estão cefaleia, insônia, tontura, fadiga, alterações nas enzimas hepáticas e transtornos gastrintestinais.

Didanosina

A didanosina é um agente antirretroviral nucleotídico inibidor da transcriptase reversa. É um derivado purínico e similar a zidovudina, zalcitabina e estavudina, aprovada para uso clínico em 1991.

A descoberta da ação da didesoxiadenosina (ddA) contra o HIV foi feita na mesma época em que se observou a ação da zidovudina (1986); embora fosse menos potente em base molar e menos tóxica *in vitro* a ddA era nefrotóxica quando ingerida por via oral. A partir desses estudos foi desenvolvida a didanosina (ddI ou didesoxiinosina), que é um derivado da ddA e não apresenta a toxicidade desta. Da mesma forma como ocorre com a zidovudina, a didanosina deve ser trifosfatada para tornar-se a substância ativa contra o HIV.

O mecanismo de ação conhecido é semelhante ao da zidovudina, ou seja, a didanosina ocupa o lugar do nucleosídeo normal da cadeia de DNA impedindo a continuidade da formação do DNA viral catalisado pela transcriptase reversa do vírus. A inibição da transcriptase reversa impede a gênese de cópias do DNA derivada do RNA do vírus necessário para a síntese de um novo vírus. Os vírus HIV resistentes à zidovudina permanecem suscetíveis à didanosina e o uso combinado dessas duas medicações pode resultar em efeitos sinérgicos sobre os vírus HIV resistentes à zidovudina. A atividade da didanosina depende da conversão intracelular desta para a sua forma ativa trifosforilada e a velocidade dessa conversão e fosforilação varia entre as células.

Deve ser administrada junto com antiácidos e em jejum, ao contrário de muitos medicamentos, pois é degradada em meio ácido e sua absorção é reduzida pelos alimentos. As formas em comprimido e em pó para solução oral contêm agentes alcalinizantes que causam várias interferências medicamentosas: a forma de liberação lenta contém um envoltório que se dissolve depois que entra no intestino delgado. Essa formulação está associada a um número menor de interações medicamentosas e não contém agentes alcalinizantes.

A biodisponibilidade da didanosina é de aproximadamente 40% da dose oral, com uma variação interindividual muito grande. A meia-vida plasmática é de cerca de 1 hora, porém a forma ativa trifosfatada didesoxiadenosina trifosfato (ddATP) tem uma meia-vida intracelular em torno de 12 horas.

A didanosina é metabolizada e transformada em ácido úrico. Aproximadamente 35% a 60% da didanosina administrada são eliminados na urina sem sofrer alterações. A concentração da didanosina no líquido cefalorraquidiano foi estimada em cerca de 20% da concentração plasmática.

A didanosina parece causar apenas certo desconforto no início do tratamento e, num período mais tardio, aparecem as complicações mais sérias e mais graves, sendo estas piores do que as complicações causadas pela zidovudina e pela zalcitabina.

O período inicial de sintomas adversos com a didanosina está relacionado principalmente com o aparelho gastrintestinal. A diarreia é o sintoma mais frequente. As complicações mais tardias são a pancreatite e a neuropatia periférica. Outras complicações observadas foram hepatite, boca seca, convulsões, excitação e depressão, insuficiência cardíaca e hipocalemia.

Dolutegravir

O dolutegravir é um agente inibidor da integrase indicado para o tratamento da infecção pelo vírus HIV tipo 1 em pacientes virgens ou não de tratamento anterior que tenham mais do que 30 kg.

O dolutegravir inibe a atividade catalítica da integrase do HIV necessária para a replicação viral. A atividade antiviral do dolutegravir não antagoniza a ação do raltegravir, maraviroque, enfuvirtida, dos inibidores da transcriptase reversa não nucleotídeos (efavirenz e nevirapina), dos inibidores da transcriptase reversa nucleotídeos (abacavir e estavudina), inibidores da protease (amprenavir e lopinavir), adenofovir ou ribavirina.

É administrado por via oral e a presença de alimentos pode aumentar a quantidade absorvida e diminuir a velocidade de absorção, mesmo assim, não há restrição para que seja ingerido acompanhado ou não de alimentos. A concentração máxima é atingida cerca de 3 horas após a ingestão e o estado de equilíbrio é alcançado em 5 dias. A ligação às proteínas plasmáticas passa dos 99% e é substrato da glicoproteína-P *in vitro*.

As principais reações adversas são transtornos gastrintestinais, tontura, cefaleia, insônia, fadiga e alterações nas enzimas hepáticas.

Efavirenz

O efavirenz é um inibidor não nucleotídico da transcriptase reversa indicado no tratamento da infecção pelo vírus HIV-1 em associação com outros antirretrovirais para adultos e crianças com mais de 3 meses de idade, aprovado em 1998.

O efavirenz liga-se diretamente ao sítio da transcriptase reversa que está próximo, porém, diferente daquele que os inibidores nucleotídeos se ligam. Essa ligação causa a inativação da enzima bloqueando a atividade da polimerase RNA e DNA dependente. O HIV-2 é intrinsecamente resistente ao efavirenz e, portanto, não deve ser utilizado para o tratamento desse vírus.

O efavirenz é de uso oral e deve ser ingerido apenas uma vez ao dia e, na presença de alimentos gordurosos, sua absorção é aumentada. A concentração máxima é atingida entre 3 e 5 horas e a ligação às proteínas plasmáticas é maior que 99%. Tem uma boa penetração no líquido cefalorraquidiano. Sofre biotransformação hepática via citocromo P-450, a excreção é em torno de 24% renal e 37% fecal e a meia-vida de eliminação é em torno de 45 horas (doses múltiplas).

As principais reações adversas são transtornos gastrintestinais, cefaleia, tontura, insônia e fadiga.

Entricitabina

A entricitabina (também conhecida como FTC) é um nucleosídeo análogo à citosina, inibidor da transcriptase reversa e pertence ao mesmo grupo da lamivudina. Todavia, comparado com a lamivudina, a entricitabina é muito mais potente *in vitro* contra o HIV. Como são dois medicamentos muito parecidos, a entricitabina não é eficaz quando existe resistência à lamivudina.

Aprovada em 2003, é muito semelhante à lamivudina embora a sua ação seja aproximadamente quatro a dez vezes maior do que a lamivudina. Esse aumento da potência pode ser devido a uma maior afinidade e uma incorporação mais eficaz no DNA viral. A entricitabina é administrada em uma única tomada ao dia e, quando dada em combinação medicamentosa que inclua o efavirenz, reduz substancialmente os níveis do RNA-HIV.

Embora a entricitabina iniba o vírus da hepatite B *in vitro*, esse agente ainda não está liberado para o tratamento dessa infecção. É contraindicada no tratamento de pacientes infectados pelo vírus da hepatite B e do HIV, pois foram observadas exacerbações agudas da hepatite B assim que a entricitabina foi suspensa.

Sua administração é por via oral e a presença de alimentos não interfere na sua absorção.

Estavudina

É um antirretroviral nucleotídico de uso oral, inibidor da transcriptase reversa, liberado para uso em 1994. É um nucleosídeo sintético análogo à timidina usado em combinação com outros agentes para o tratamento de pacientes infectados pelo vírus HIV. Não deve ser usada isoladamente e o uso concomitante com didanosídeos deve ser evitado devido à potencialização dos efeitos colaterais. Já o uso com a zidovudina igualmente deve ser evitado por causa do potencial antagonismo virológico.

A atividade antirretroviral depende da fosforilação pelas quinases celulares da estavudina para o metabólito ativo estavudina trifosfato. Esse composto inibe a transcriptase reversa pelo mecanismo de competição com a deoxitimidina trifosfato, que é o substrato natural, incorporando-se ao DNA e causando o término do alongamento do DNA.

A estavudina é administrada por via oral, distribui-se bem pelo plasma e eritrócitos, cruza a barreira hematoencefálica e se distribui no líquido cefalorraquidiano. A ligação às proteínas plasmáticas é mínima e a concentração sanguínea máxima é atingida entre 0,5 e 1,5 horas.

O metabolismo é responsável por apenas uma pequena parte do processo de eliminação. Aproximadamente 95% do componente ativo e 74% do composto original são eliminados na urina. A meia-vida de eliminação está em torno de 1 a 1,6 horas.

Dentre as reações adversas mais frequentes estão cefaleia, febre, transtornos gastrintestinais, insônia e neuropatia periférica.

Etravirina

A etravirina é um inibidor da transcriptase reversa não nucleosídeo do HIV tipo 1, aprovada para uso em 2008 e posteriormente, em 2012, aprovada para uso pediátrico com mais de 6 anos. É indicada para uso combinado com outros agentes antirretrovirais em pacientes que já foram submetidos a tratamento prévio e desenvolveram resistência aos outros antirretrovirais. O HIV-2 é intrinsecamente resistente a etravirina, portanto esta não deve ser utilizada para o tratamento de pacientes infectados por esse agente.

A etravirina é administrada por via oral de preferência junto com a ingestão de alimentos para melhorar a absorção. A ligação às proteínas plasmáticas chega a 99,9%, principalmente à albumina e à glicoproteína ácida α1. Sofre metabolismo hepático pelo CYP3A4 e CYP2C e é eliminada nas fezes. A meia-vida de eliminação está entre 30 e 40 horas. Está associada à reação adversa importante, até mesmo fatal, um exantema que geralmente ocorre nas primeiras 6 semanas de terapia. Exantemas leves a moderados desaparecem em 1 a 2 semanas com a continuação do tratamento. Nos casos mais graves recomenda-se a interrupção do tratamento.

Fosamprenavir

Pró-fármaco do amprenavir, que é inibidor da protease usado no tratamento de pacientes infectados pelo HIV-1, o fosamprenavir tem uma melhor solubilidade do que o amprenavir, o que contribui também para uma dosagem menor. Após administração oral, o fosamprenavir é rapidamente convertido para amprenavir pelas fosfatases celulares.

O amprenavir inibe a enzima aspartato protease do HIV-1, mas na forma de fosamprenavir não tem atividade antiviral *in vitro*. Pode ser administrado por via oral na forma de comprimido ou suspensão e a concentração plasmática máxima é alcançada em aproximadamente 2 horas. O volume de distribuição de amprenavir após a administração de fosamprenavir é de 430 L, o metabolismo do amprenavir é por via hepática (CYP3A4) e a via de eliminação são as fezes. A meia-vida de eliminação do amprenavir é cerca de 7 horas.

Indinavir

É um inibidor de protease usado na prevenção (casos de exposição) e tratamento da infecção pelo vírus da imunodeficiência adquirida – HIV. Aprovado em 1996, age inibindo competitivamente a protease do HIV (1 e 2), uma enzima envolvida na replicação do vírus, tornando o vírus não infectante.

A resistência que se desenvolve contra o indinavir tem origem nas mutações genéticas do vírus. As mutações causam substituições de aminoácidos na protease viral alterando os alvos dos inibidores de proteases.

O indinavir é administrado por via oral, tem rápida absorção gastrintestinal, porém na presença de alimentos gordurosos e proteicos pode haver redução na absorção em até 84%. Tem moderada ligação às proteínas plasmáticas (cerca de 60%) e sua biotransformação é hepática através do CYP3A4. A meia-vida de eliminação está em torno de 1,8 hora e a excreção se dá pelas vias fecal (83%) e renal (19%).

Seu potencial de causar nefrolitíase e a preocupação com seu emprego isolado limitam sua utilização mais ampla.

Lamivudina

A lamivudina (também conhecida como 3TC) é um análogo sintético inibidor glicosídico da transcriptase reversa usada no tratamento antiviral do HIV (1 e 2) e da hepatite B. Sua estrutura é semelhante aos outros análogos nucleotídeos como a zidovudina, zalcitabina e didanosina.

Embora a lamivudina seja eficaz como monoterapia no início do tratamento, o aparecimento de resistência é rápido e por isso deve ser usada em combinação com outros agentes, preferencialmente em regimes com três medicações associadas.

Foi aprovada para uso clínico desde a década de 1990, com formulação contendo dose mais baixa para o tratamento da hepatite B crônica com evidência de replicação viral ativa e sinais de inflamação hepática.

Para exercer sua ação, precisa ser fosforilada no meio intracelular, sendo convertida para o metabólito trifosfatado (L-TP), o qual inibe potentemente a transcriptase reversa e também a DNA polimerase intracelular.

A lamivudina é administrada por via oral, tem rápida absorção gastrintestinal e se distribui nos espaços extravasculares. Atravessa as barreiras hematoencefálica e placentária, o que gera concentrações no sangue do cordão umbilical do feto semelhantes às concentrações do sangue materno. A concentração máxima pode ser atingida em 1 hora quando ingerida em jejum ou em até 3,2 horas se ingerida com alimentos. A ligação às proteínas plasmáticas é baixa (36 %) e a biotransformação está em torno de 80% a 86% em adultos e 66% a 68% em crianças. Tem meia-vida de eliminação entre 2 a 11 horas em adultos e entre 1 e 2 horas em crianças. A excreção é renal.

Maraviroque

O maraviroque é um agente antirretroviral para o tratamento do HIV com tropismo para CCR5. Aprovado em 2008, é o primeiro em uma nova classe de antirretrovirais que bloqueiam a entrada do HIV na célula humana pela via do receptor CCR5.

Existem dois correceptores que facilitam a entrada do vírus HIV nas células CD4: CCR5 e CXCR4. É eficaz somente nos pacientes infectados pela cepa que usa a via CCR5. Não é eficaz contra as cepas que se utilizam do correceptor CXCR4 e tem ação limitada contra as cepas de HIV que usam ambos os correceptores.

As cepas trópicas para o CXC44 e as cepas trópicas para ambos correceptores são comuns em pacientes infectados por muitos anos, portanto, é necessário usar exames específicos para identificar o tropismo do vírus HIV antes da administração do maraviroque.

Age por interferência no processo de penetração do vírus para dentro da célula impedindo a fusão do vírus na membrana celular. Para que o HIV-1 entre e infecte a célula é necessário que a glicoproteína da superfície viral gp120 ligue-se ao $CD4^{+}$ da célula do hospedeiro e aos correceptores CCR5 ou CXCR4, ambos expressos nos linfócitos e monócitos. A seguir, a glicoproteína da superfície viral gp41 sofre modificações morfológicas que facilitam a fusão das membranas celulares do vírus e da célula. O maraviroque bloqueia o receptor CCR5 e impede o processo de ligação do vírus à membrana celular.

O maraviroque é administrado por via oral e tem absorção variável com múltiplos picos, sendo o pico médio da concentração atingido em 2 horas. A biodisponibilidade absoluta com uma dose de 100 mg é de 23%, porém, como a farmacocinética do maraviroque oral não é proporcional à variação de dose, estima-se que a biodisponibilidade de uma dose de 300 mg seja de 33%. Sua ligação às proteínas plasmáticas é de aproximadamente 76% com afinidade moderada pela albumina e pela alfa-1 glicoproteína ácida. Seu volume de distribuição é aproximadamente 194 L. A principal via de metabolismo do maraviroque é pela CYP3A4, a excreção se dá pelas vias fecal e renal com meia-vida de eliminação entre 14 e 18 horas.

O maraviroque aumenta o risco de eventos cardiovasculares incluindo isquemia e infarto miocárdico e pode causar hepatotoxicidade e reações alérgicas sistêmicas.

Nevirapina

A nevirapina é um inibidor da transcriptase reversa não nucleotídeo, em uso desde 1996. Diferentemente dos análogos de nucleotídeo que inibem a transcriptase reversa, a nevirapina não necessita da fosforilação para exercer sua ação. Tem uso em combinação com outros agentes antirretrovirais na infecção pelo vírus da imunodeficiência humana (tipo 1). Não deve ser usada isoladamente e o HIV-2 é resistente a nevirapina.

Quando a nevirapina é administrada isoladamente, há o surgimento rápido de resistência viral. A associação de nevirapina e zidovudina não modifica a taxa de aparecimento de resistência à nevirapina, porém, a associação condiciona um padrão diferente de mutação. A importância clínica desse achado ainda não foi estabelecida.

A nevirapina liga-se diretamente à transcriptase reversa. Essa ligação causa alteração do sítio catalisador da enzima, bloqueando a atividade da DNA polimerase RNA e DNA dependentes. A nevirapina não compete com nucleotídeos trifosfatados e o mecanismo é diferente daquele observado nos inibidores análogos de nucleotídeo.

A nevirapina é administrada por via oral com rápida absorção gastrintestinal, é lipossolúvel, atravessa a barreira placentária e hematoencefálica, distribui-se muito bem por todos os tecidos orgânicos e atinge concentração de 45% do nível sérico no líquido cefalorraquidiano. A concentração máxima é atingida em 4 horas, a biodisponibilidade gira em torno de 93% e a ligação às proteínas plasmáticas é moderada (cerca de 60%). Tem biotransformação hepática e a excreção é em sua maior parte renal (81%) e em menor grau pela via fecal (10%), com meia-vida de eliminação de 45 horas.

Pacientes do sexo feminino com contagem de células CD4 elevadas no início do tratamento têm risco aumentado de hepatotoxicidade. Apesar desse efeito colateral, a nevirapina é um importante agente no tratamento da infecção pelo HIV em todo o mundo.

Raltegravir

Raltegravir é um agente antirretroviral para o tratamento da infecção pelo HIV aprovado em 2007, o primeiro de uma classe de agentes antirretrovirais chamados de inibidores da integrase transferidora de cadeia do HIV que bloqueia a multiplicação viral. Sua eficácia em estudos clínicos mostrou ser bastante superior quando usado em associação com os esquemas terapêuticos até agora conhecidos em comparação com os esquemas terapêuticos sem raltegravir.

Age inibindo a atividade catalítica da integrase do HIV que é necessária para a replicação viral. A inibição da integrase evita a inserção ou integração covalente do genoma do HIV no genoma da célula hospedeira durante a fase inicial da infecção. Os genomas do HIV que não conseguem se integrar, não conseguem dirigir a produção de novas partículas infecciosas virais e, dessa forma, a inibição da integração impede a propagação da infecção viral.

O raltegravir é administrado por via oral e rapidamente absorvido em jejum com concentração máxima atingida em 3 horas, porém a administração na presença de alimentos gordurosos diminui a velocidade de absorção e a concentração máxima em até 34%. O estado de equilíbrio é atingido em 2 dias, penetra bem no líquido cefalorraquidiano e a concentração máxima aumenta proporcionalmente à dose. A biotransformação ocorre por glucoronidação e a meia-vida de eliminação está em torno de 5 a 11 horas.

Dentre as reações adversas mais frequentes com o uso de raltegravir estão insônia, tonturas, dor de cabeça, perturbações gastrintestinais, fraqueza e aumento das enzimas hepáticas.

Ritonavir

Agente antirretroviral inibidor da protease é o mais usado como agente farmacocinético reforçador quando associado a outros inibidores da protease no tratamento da infecção pelo HIV. Raramente é utilizado como inibidor de protease primário na terapia combinada.

O ritonavir inibe competitivamente a protease do HIV tipos 1 e 2, tornando as enzimas incapazes de agir na clivagem proteolítica da poliproteína precursora e resultando na formação de partículas virais imaturas não infecciosas.

É administrado por via oral em forma de comprimido, cápsula ou solução e sua absorção é aumentada em 15% quando ingerido com alimentos. A concentração máxima é atingida entre 2 e 4 horas, tem alta ligação às proteínas plasmáticas (99%) e sua biotransformação é hepática sob ação do citocromo P-450. A excreção ocorre pelas vias fecal (86%) e renal (11%) com meia-vida de eliminação entre 3 e 5 horas.

Tenofovir

O tenofovir, também conhecido como PMPA, é análogo nucleotídeo acíclico disponível na forma éster como pró-fármaco. Tem atividade contra o vírus da hepatite B e ao HIV-1 com sensibilidade reduzida aos inibidores da transcriptase reversa, inibidores de proteases e inibidores não nucleotídeos da transcriptase reversa. Sua atividade é aditiva ou sinérgica quando combinado com outros agentes antirretrovirais.

O fumarato disoproxil de tenofovir (tenovir DF) é um nucleosídeo fosfatado acíclico análogo à adenosina monofosfato. Necessita da hidrólise inicial para ser convertido em tenofovir. O tenofovir é levado para dentro da célula, onde sofre fosforilação para formar o tenofovir difosfato. Esse composto inibe competitivamente a transcriptase reversa e interrompe a cadeia de DNA.

É administrado por via oral com rápida absorção gastrintestinal e concentração máxima atingida em 1 hora quando ingerido em jejum e em 2 horas se ingerido na presença de alimentos. A biodisponibilidade está em torno de 25% e pode ser aumentada se o fármaco for ingerido com alimentos ricos em lipídios. Sua biotransformação ocorre através do citocromo P-450 e sua eliminação se dá por via renal.

Zalcitabina

A ação antirretroviral da zalcitabina foi descoberta ao mesmo tempo em que os medicamentos anteriores, porém seu desenvolvimento foi prejudicado pela frequência do aparecimento de polineuropatia, limitando seu uso clínico. Seu uso foi considerado somente após a constatação das limitações existentes com a zidovudina.

Seu mecanismo de ação é o mesmo da zidovudina, isto é, fosforilação até a formação do composto trifosfatado e, a seguir, a inibição da transcriptase reversa e o bloqueio da formação da cadeia de DNA proviral.

A zalcitabina é rapidamente absorvida por via oral com uma biodisponibilidade próxima de 90% em adultos, porém, apresenta uma grande variação interindividual. Em crianças, a biodisponibilidade é bem menor, da ordem de 50%. A administração concomitante com alimentos diminui a biodisponibilidade.

A meia-vida da zalcitabina no plasma de adultos é de aproximadamente 1 a 2 horas. A meia-vida intracelular da forma trifosfatada é bifásica com meia-vida aproximada de 4 horas. É eliminada basicamente pelo rim sem sofrer metabolização. Cerca de 70% da medicação são eliminados pela urina e 7%, pelas fezes. A concentração no líquido cefalorraquidiano é de aproximadamente 20% da concentração plasmática após 2 a 3,5 horas de uma infusão intravenosa.

A toxicidade da zalcitabina impede o seu uso como fármaco único, pois as concentrações plasmáticas adequadas dificilmente podem ser mantidas. O que se usa é a concentração máxima tolerada de 0,01 mg/kg ou 0,75 mg a cada 8 horas. A combinação com a zidovudina torna sinérgico o efeito das duas medicações e essa dose passa a ser adequada. Em tratamentos com alternância do uso entre zidovudina e zalcitabina, doses mais altas podem ser empregadas. Não parece haver toxicidade sinérgica entre a zalcitabina e a zidovudina. Em consequência, nos Estados Unidos, em 1992, a zalcitabina foi aprovada para uso somente em combinação com a zidovudina.

Além da neuropatia periférica, a zalcitabina pode provocar uma síndrome mucocutânea que pode limitar seu uso. Em cerca de 15% dos pacientes que recebem as doses habituais pode ocorrer um complexo sintomático constituído por febre, mal-estar, exantema e acometimento esofágico, mas esse complexo geralmente não limita o tratamento. A pancreatite também pode ocorrer com a zalcitabina da mesma maneira como ocorre com a didanosina.

Zidovudina

A zidovudina, inicialmente chamada de azidotimidina (AZT), é um agente antirretroviral nucleosídeo inibidor da transcriptase reversa, análogo a timidina, usado em 1964 como um medicamento anticâncer; em 1974 foi descoberta sua atividade antirretroviral contra o vírus da leucemia murina e, em 1985, contra o vírus HIV. É ativa contra o HIV-1 e também contra outros retrovírus e também contra algumas bactérias, mas a sua indicação é somente para o tratamento do HIV em adultos e crianças.

Inicialmente, o uso de zidovudina foi indicado para pacientes em estado avançado da doença pelo HIV, porém, logo seu uso foi estendido para pacientes com contagem de $CD4^+$ abaixo de 200 células por mm^3 e, mais tarde, para pacientes com contagens de $CD4^+$ entre 200 a 500 células por mm^3. Em outros estudos, os benefícios do uso da zidovudina foram observados também em pacientes com contagens de $CD4^+$ maiores que 500 células por mm^3.

Cabem algumas considerações sobre as doses recomendadas do produto, principalmente pelas diferenças observadas durante seu emprego. Nos primeiros estudos, os pacientes recebiam 1.500 mg/dia de zidovudina, logo depois a dose foi modificada para 1.200 mg/dia na época do registro da medicação nos órgãos competentes. Outros estudos indicam que doses de 300 mg/dia podem ser tão eficazes quanto as doses mais altas. O intervalo das doses era inicialmente de 4 horas baseado na meia-vida no plasma. Com a observação de que a vida média da forma trifosfatada intracelular é de 3 a 4 horas, alguns estudos dividiram a dose diária em cinco a seis tomadas por dia.

A zidovudina pode ser combinada, de maneira segura, com os demais tratamentos requeridos pelo paciente com HIV. Assim, o tratamento citostático para o sarcoma de Kaposi e o tratamento das micobactérias não causam interferência nos mecanismos de ação desses fármacos. No entanto, é quase sempre impossível usar a zidovudina em conjunto com o ganciclovir para a infecção pelo citomegalovírus. É ativa também contra o vírus Epstein-Barr e o vírus da hepatite B e exerce alguma atividade contra as Enterobacteriaceas, porém, rapidamente, as bactérias Gram-negativas desenvolvem resistência.

O fator estimulante da colônia de granulócitos e macrófagos, usado para tentar aumentar a série granulocítica e os macrófagos nos pacientes com HIV, parece estimular também o crescimento do vírus HIV que se encontra no interior da célula. Porém, na presença da zidovudina, esse efeito não é observado. Ao contrário, parece que essa associação é segura e pode ser usada quando existe neutropenia induzida pela zidovudina. Esta representa até uma tentativa de minimizar a mielotoxicidade causada pela zidovudina. A eritropoietina (eritropoietina recombinante humana), que estimula o crescimento da série vermelha sanguínea, não estimula a replicação do HIV e também pode ser usada nos pacientes que apresentam anemia induzida pela zidovudina.

A resistência à zidovudina geralmente aparece após 1 ano de tratamento, mas geralmente não confere resistência aos outros inibidores da transcriptase reversa ou aos outros didanosídeos (no entanto, parece haver uma diminuição da resposta ao uso dos didanosídeos). O HIV permanece sensível à zidovudina por dois a três anos de terapia. Devido ao aparecimento de resistência, a zidovudina não deve ser administrada como monoterapia exceto quando empregada para evitar a transmissão do HIV para o feto durante a gravidez.

Sua ação é exercida por interrupção da síntese de DNA viral. A zidovudina (pró-fármaco) é fosforilada até sua forma ativa trifosfatada por uma série de enzimas celulares. A forma trifosfatada é incorporada na cadeia de DNA do vírus em formação, catalisada pela enzima transcriptase reversa, causando a interrupção da continuidade do processo de elongação do DNA. Sua ação é específica contra a transcriptase reversa do vírus HIV e é 100 vezes mais ativa contra a transcriptase reversa viral do que contra as DNA polimerases da célula infectada. A DNA polimerase mitocondrial pode ser mais facilmente afetada do que a DNA polimerase do núcleo da célula.

A rapidez com que a zidovudina é fosforilada parece ser menor em algumas células, particularmente os monócitos e macrófagos inativos, o que pode justificar os resultados variáveis de ação antirretroviral nessas células. A zidovudina monofosfato representa a forma fosfatada dentro da célula presente em concentração muito maior do que as demais formas fosfatadas (difosfatada ou trifosfatada) e foi verificado que essa forma monofosfatada pode também inibir a ribonuclease H. Este representaria mais um mecanismo de ação da zidovudina.

A zidovudina consegue apenas inibir a infecção de novas células, enquanto a produção de novos vírus e de produtos imunossupressores não é alterada. Mesmo essa inibição da infecção de novas células pode ser suprimida *in vitro* durante o uso prolongado em culturas, por um mecanismo diferente da resistência viral à zidovudina. O efeito da zidovudina sobre os marcadores da doença, como a contagem de $CD4^+$, antígeno p24 e a microglobulina b2, nos casos avançados, dura aproximadamente 6 a 12 meses.

A zidovudina é bem absorvida após administração oral, com biodisponibilidade no sangue de 60% da dose oral, podendo ser utilizada também por via intravenosa. É metabolizada no fígado pelo mecanismo de glicuronidação e assim como seus metabólitos é excretada pelos rins por filtração e secreção glomerular. A meia-vida plasmática é de aproximadamente 1 hora, mas a meia-vida da forma trifosfatada intracelular é de 3 a 4 horas. Penetra no líquido cefalorraquidiano e atravessa as barreiras hematoencefálica e placentária.

O uso concomitante de outra substância citotóxica terá efeito aditivo sobre a medula óssea. O paracetamol, usado concomitantemente, aumenta o risco de granulocitopenia. Outras medicações que afetem a glucuronilação hepática, a excreção renal ou o fluxo sanguíneo hepático podem diminuir o metabolismo e destruição natural da zidovudina, aumentando sua toxicidade (probenecida, cimetidina, lorazepam, indometacina). A hepatotoxicidade é mínima.

Náusea e cefaleia são encontradas frequentemente no início da terapia com zidovudina. Uma miopatia característica pode ser induzida pela zidovudina e pode coexistir com a miopatia causada pelo HIV.

A depressão da medula óssea é o mais grave efeito colateral. A anemia, que parece ser dose-dependente, ocorre em 25% dos pacientes tomando zidovudina. A granulocitopenia, trombocitopenia ou trombocitose também podem ocorrer; todavia, alguns pacientes têm sido tratados por mais de 1 ano sem sofrerem mielossupressão. A deficiência de folato e vitamina B_{12} podem aumentar o efeito mielossupressivo da zidovudina. Cefaleia, agitação e insônia podem ocorrer.

Não parece haver toxicidade aditiva com o uso concomitante de outros didanosídeos (didanosina e zalcitabina). *In vitro*, parece ser mais difícil o aparecimento de resistência viral aos didanosídeos quando a zidovudina é associada à didanosina.

Terapia combinada da AIDS

Por causa de problemas relacionados com a falha das medicações, resistência viral e toxicidade, maior ênfase tem sido dada na combinação de duas medicações para tratar a infecção pelo HIV. O efeito sinérgico poderá permitir o emprego de doses mais baixas de cada uma das medicações usadas. A combinação poderá agir em diferentes tipos celulares (linfócitos ou macrófagos) ou em diferentes tecidos (cérebro ou sistema linfoide). Além disso, a emergência de variantes resistentes poderá ser limitada.

4.2. Agentes contra os vírus da hepatite

Adefovir

O adefovir dipivoxil (bis-POM PMEA) é um análogo nucleosídeo acíclico inibidor da transcriptase reversa utilizado por via oral para o tratamento da hepatite B e é ineficaz contra o HIV-1. Pertence à classe dos compostos orgânicos conhecidos como 6-aminopurinas.

Está indicado para o tratamento da hepatite B crônica em pacientes adultos nos quais haja evidência de replicação viral e elevação persistente das aminotransferases séricas (AST ou ALT) ou doença histologicamente ativa. A combinação com lamivudina mostrou atividade aditiva para o vírus da hepatite B.

O adefovir inibe a DNA polimerase do vírus da hepatite B (transcriptase reversa) pelo mecanismo de competição com o substrato natural desoxiadenosina trifosfato, causando o término da cadeia de DNA depois da sua incorporação ao DNA viral.

A biodisponibilidade após a ingestão oral é de 59%. O pico de concentração sérica varia de 1 a 4 horas após a dose e os alimentos não alteram a absorção do adefovir. O metabolismo se segue rapidamente e o adefovir dipivoxil é convertido para adefovir; cerca de 45% da dose são eliminados na urina por filtração glomerular e por secreção tubular em 24 horas após uma dose de 10 mg. O adefovir não interfere com as isoenzimas do complexo P-450.

A reação adversa mais preocupante com o uso do adefovir é a nefrotoxicidade, que limita o emprego de doses mais elevadas.

Boceprevir

É um antiviral inibidor da protease, pertencente ao grupo de compostos orgânicos conhecidos como peptídeos híbridos. É utilizado no tratamento da hepatite C causada pelo genótipo 1 em pacientes com função hepática preservada e que não foram tratados previamente ou cujo tratamento com peginterferona e ribavirina falhou.

O boceprevir inibe a replicação do vírus da hepatite C ligando-se reversivelmente à proteína não estrutural 3/4a (NS3 e NS4A, respectivamente).

É administrado por via oral e os alimentos melhoram sua biodisponibilidade em até 65%. Sua biotransformação é hepática com a enzima aldo-cetoredutase que o transforma em um metabólito inativo via redução enzimática e é eliminado inalterado também nas fezes e nos rins.

Dentre as reações adversas mais frequentes estão alterações das células sanguíneas, infecções, instabilidade emocional, ansiedade, agitação e insônia.

Entecavir

É um agente antiviral usado por via oral no tratamento da hepatite B, análogo da guanina e que inibe os três estágios do processo de replicação viral. Pertence à classe dos nucleosídeos e análogos de nucleotídeos, tem atividade seletiva sobre o vírus da hepatite B e é mais eficiente do que a lamivudina contra esse vírus.

Competindo com a desoxiguanosina trifosfato, que é o substrato natural, o entecavir inibe as três atividades da polimerase do vírus da hepatite B (transcriptase reversa): a) preparo da base; b) transcrição reversa do segmento negativo do genoma do RNA mensageiro; c) síntese do segmento positivo do DNA do vírus da hepatite B. Depois da ativação por enzimas quinases, a droga pode ser incorporada no DNA, que leva por fim à inibição da atividade da polimerase do vírus.

Após a absorção, o entecavir é fosforilado eficientemente para a forma trifosfato ativa. Não afeta as isoenzimas do complexo P-450 e seus efeitos colaterais são mínimos e quase desprezíveis.

Simeprevir

É um inibidor da protease NS3/4A, aprovado em 2013 para o tratamento da infecção crônica pelo vírus da hepatite C dos genótipos 1 e 4 em adultos maiores de 18 anos. Para garantir a eficácia, esta medicação deve ser associada com sofosbuvir ou a um regime contendo alfapeginterferona mais ribavirina (a monoterapia não é recomendada).

Não há contraindicação conhecida para o simeprevir, porém, como deve ser administrado em associação com outras medicações antivirais, devem-se tomar as precauções aplicáveis a esses medicamentos. Já há descrição do aparecimento de resistência ao simeprevir.

O simeprevir impede a replicação do vírus da hepatite C por meio do bloqueio da atividade proteolítica da protease NS3/4A do vírus da hepatite C.

É administrado por via oral, metabolizado no fígado e sua principal via de excreção é a bile. A biodisponibilidade está em torno de 62% após a dose oral.

Sofosbuvir

É um nucleotídeo análogo inibidor da polimerase NS5B, aprovado em 2013 para o tratamento da infecção crônica pelo vírus da hepatite C dos genótipos 1, 2, 3 e 4 em adultos com função hepática compensada. Foi aprovado também para uso em pacientes com carcinoma hepatocelular que estão esperando por um transplante de fígado e para pacientes com hepatite C coinfectados pelo vírus do HIV.

Em alguns pacientes, o sofosbuvir pode dispensar o uso associado de interferona no tratamento, no entanto, a monoterapia não é recomendada. Dependendo do genótipo viral, o sofosbuvir deve ser administrado em combinação com daclatasvir (genótipo 3), ribavirina (genótipo 2 e 3) ou alfapeginterferona/ribavirina (genótipo 1 e 4).

O sofosbuvir é um nucleotídeo em forma de pró-fármaco que bloqueia a replicação do vírus da hepatite C, inibindo a atividade da NS5B RNA polimerase do vírus. Sofre metabolização para o composto GS-461203, análogo trifosfato da uridina, que é o agente ativo. O vírus da hepatite C incorpora esse metabólito no RNA viral onde ele age como terminal da cadeia. O GS-461203 não inibe a polimerase humana, não agindo no RNA nem no DNA e também não agindo na polimerase do RNA mitocondrial.

É administrado por via oral na forma inativa; o metabólito ativo é formado nos hepatócitos e não é observado no plasma. A concentração máxima do sofosbuvir é atingida de 30 minutos a 2 horas e de seu metabólito ativo, de 2 a 4 horas após administração. Tem ligação às proteínas plasmáticas na ordem de 85%. Sofre metabolização hepática e tem eliminação nas fezes, urina e ar expirado com meia-vida de eliminação entre 30 minutos e 27 horas.

Sofosbuvir pode ter seu efeito reduzido por medicamentos que induzem a glicoproteína-P (também conhecida como P-gp, é um grupo de glicoproteínas da membrana celular que bombeia várias substâncias estranhas para fora da célula).

Telaprevir

O telaprevir é um potente e altamente seletivo inibidor da protease NS3-4A do vírus da hepatite C, pertencente à classe dos inibidores de proteases. É a primeira medicação com atividade em pacientes que não responderam às terapias anteriores.

Está indicado para o tratamento da hepatite C causada pelo vírus genótipo 1 em pacientes com a função hepática compensada (devido a doenças hepáticas como a cirrose), que são virgens de tratamento ou que não responderam ao tratamento com interferonas (tanto os não respondentes como os com resposta parcial ou com recaídas).

O telaprevir age diretamente no vírus da hepatite C inibindo a atividade proteolítica da protease NS3.

É administrado por via oral e absorvido em sua maior parte no intestino delgado. A concentração máxima ocorre entre 4 e 5 horas depois da ingestão. Penetra extensivamente em todos os tecidos orgânicos, sendo metabolizado pelo fígado quase completamente envolvendo hidrólise, oxidação e redução. Vários metabólitos são detectados nas fezes, plasma e urina.

Em doses muito maiores do que as recomendadas, os efeitos colaterais observados foram: náusea, cefaleia, diarreia, diminuição do apetite, disgeusia (perda do paladar) e vômito. Os efeitos adversos mais importantes que justificaram a interrupção do tratamento foram anemia e exantema.

Telbivudina

É um análogo sintético do nucleotídeo timidina com atividade específica para o vírus da hepatite B.

A telbivudina é indicada para o tratamento da hepatite B em adultos e adolescentes maiores de 16 anos de idade, com evidência de replicação viral e elevações persistentes dos níveis séricos das aminotransferases (AST, ALT) ou doença ativa histologicamente.

Necessita ser fosforilada dentro da célula do hospedeiro para a forma trifosfatada para exercer a sua ação de inibir a transcriptase reversa (DNA polimerase) pelo mecanismo de competição com o substrato natural dessa enzima, a timidina trifosfato, inibindo a replicação viral.

É administrada por via oral, com boa tolerância e quase ausência de toxicidade e sem limite de dose por causa de efeito colateral. Não sofre influência na absorção pela presença de alimentos. Não passa por metabolização e não influi nas isoenzimas do complexo P-450. Sua eliminação se dá por excreção renal sem alterações químicas.

Pacientes que chegaram a tomar doses elevadas de telbivudina não apresentaram efeitos adversos.

Uso combinado: dasabuvir, ombitasvir, paritaprevir, ritonavir

Esta combinação foi aprovada em 2014 para o tratamento de adultos infectados cronicamente pelo vírus C da hepatite do genótipo 1a e 1b, incluindo pacientes com ou sem cirrose compensada (Child-Pugh A). É contraindicada em pacientes com doença hepática moderada ou grave (Child-pugh B e C).

Esta combinação tem três agentes antivirais, com perfis de resistência diferentes, que agem diretamente no vírus da hepatite C em vários passos do ciclo de vida por meio de diferentes mecanismos de ação. Esta combinação também usa o ritonavir, que é um potente inibidor da CYP3A que atua como adjunto aumentando os níveis séricos e o tempo de exposição ao paritaprevir.

A esta combinação é acrescentada a ribavirina para o tratamento do vírus da hepatite C do tipo 1a. A ribavirina não é necessária no tratamento do vírus da hepatite C do tipo 1b.

O dasabuvir é um inibidor não nucleotídico da RNA polimerase do vírus da hepatite C, essencial no processo de replicação viral. O ombitasvir é um inibidor da HCV NS5A, essencial na replicação viral e na formação do vírion (partícula viral infecciosa). O paritaprevir é um inibidor da protease HCV NS3/4ª, necessária para a clivagem proteolítica do vírus e essencial na replicação viral.

Cada um dos componentes desta associação sofre efeito próprio com relação aos níveis séricos em pacientes com graus variados de insuficiência renal. A associação tem interação medicamentosa com grande número de outros medicamentos, alguns deles usados rotineiramente e está contraindicada para pacientes que estejam amamentando, com doença hepática, para pacientes com coinfecção pelo vírus do HIV e para grávidas.

4.3. Agentes contra os vírus do Herpes simples e zóster

Aciclovir

O aciclovir (9-[(2-hidroxietoxi)metil]guanina), análogo acíclico da guanosina (purina), é um pró-fármaco. Ele é ativado para aciclovir monofosfato pela timidino quinase específica do vírus. A seguir, a timidino quinase da célula infectada completa a fosfatação até a forma trifosfatada. Essa age inibindo a DNA polimerase viral bloqueando a formação do material genético do vírus infectante.

Um segundo mecanismo de ação do aciclovir tem sido considerado para explicar a ação desse medicamento contra o vírus Epstein-Barr (EBV). Esse vírus não tem uma timidina quinase específica; neste caso, ele não é fosforilado nas células infectadas e parece ter uma ação direta sobre a DNA polimerase viral do EBV.

O aciclovir é especialmente ativo contra o grupo herpesvírus. Ele é bastante ativo *in vitro* contra o vírus herpes simples tipo 1 e tipo 2, contra o vírus da varicela-zóster. O herpes-vírus humano 6 é relativamente resistente ao aciclovir.

A replicação do vírus Epstein-Barr é inibida *in vitro* pelo aciclovir, mas o papel do aciclovir no tratamento clínico deste vírus não está estabelecido. Altas concentrações desse medicamento inibem o citomegalovírus (CMV) *in vitro*, mas os trabalhos clínicos não têm demonstrado benefícios no tratamento da infecção pelo CMV.

No tratamento de episódios primários e recorrentes do herpes simples genital e para suprimir a recorrência muito frequente, o aciclovir tem se demonstrado altamente eficaz. Administrado cinco vezes ao dia por 10 dias, diminui a duração da fase de eliminação do vírus, diminui o tempo de formação de crostas da lesão, diminui a duração dos sintomas e a formação de novas lesões no tratamento da infecção primária. A infecção recorrente também responde ao tratamento com aciclovir.

A administração oral constitui-se no tratamento de escolha para o herpes genital primário, pois produz melhor resultado do que a aplicação do preparado para uso tópico.

O FDA aprovou, para as infecções recorrentes muito frequentes (mais de 6 por ano), o uso do aciclovir por um período de 1 ano. Após esse período, o tratamento deve ser suspenso para que se reavalie a frequência das recorrências. Estudos clínicos mostraram que a terapia prolongada por até 4 anos parece ser bastante segura e eficaz.

No herpes orolabial em pacientes imunocompetentes, o aciclovir oferece benefício clínico modesto e seu uso rotineiro não é recomendado. Ao contrário, entre os pacientes imunocomprometidos, a administração (v.o. ou i.v.) é altamente eficaz para o tratamento das lesões mucocutâneas. O aciclovir também é eficaz, nos imunocomprometidos, quando usado de modo profilático, para prevenir a infecção pelo herpes simples nas formas mucocutânea e disseminada.

Representa a medicação de escolha na encefalite causada pelo herpes simplex. O tratamento será de máxima eficácia se iniciado antes que o nível de consciência do paciente se deteriore substancialmente. O tratamento deve ser realizado por administração intravenosa durante 10 dias. Quando ocorrem recaídas, que são mais comuns entre os neonatos imunocomprometidos, raramente ocorrendo entre adultos sadios, o tratamento pode ser feito por um período mais prolongado.

Não existe consenso a respeito do uso de aciclovir por via oral no tratamento do herpes-zóster em indivíduos normais. Os benefícios da terapia, principalmente na melhora da dor crônica (neuralgia pós-herpética), devem ser pesados contra os riscos potenciais (como toxicidade e/ou o desenvolvimento de resistência) e o alto custo da medicação. Em pacientes imunocompetentes idosos, que têm maior probabilidade para desenvolverem dor de longa duração, o tratamento oral deve ser considerado. No herpes-zóster oftálmico, a administração oral diminui claramente a frequência das complicações oculares. Em pacientes imunocomprometidos, vários estudos têm demonstrado que o aciclovir i.v. bloqueia a progressão e previne a disseminação da infecção. Embora o benefício do tratamento seja mais pronunciado quando iniciado dentro dos primeiros três dias após a erupção, a terapia iniciada um pouco mais tarde também traz boa resposta.

Nos pacientes que receberam transplante de medula óssea ou de rim, o aciclovir, quando usado profilaticamente, mostrou diminuir a frequência da reativação do herpes simples e de reduzir a frequência e intensidade da infecção por citomegalovírus. Ele também produz a regressão da leucoplaquia relacionada ao vírus Epstein-Barr.

A administração de altas doses de aciclovir, por via oral, tem demonstrado ser eficaz no tratamento da varicela não complicada em crianças. As doses altas parecem ser bem toleradas e não causam sérios efeitos colaterais. Embora os dados ainda sejam limitados, a administração intravenosa de aciclovir (500 mg/m^2 da área corpórea por 7 dias) tem sido recomendada para o tratamento da pneumonia associada à varicela.

O medicamento é bem tolerado pela maioria dos pacientes. A toxicidade renal é reversível e pode ocorrer em 5% a 10% dos pacientes que fazem uso pela via intravenosa. Essa toxicidade é mais comum com o uso de doses elevadas administradas sob a forma de *bolus* intravenoso em pacientes desidratados e naqueles com lesão renal prévia. A toxicidade renal é causada habitualmente pela precipitação e cristalização do aciclovir nos túbulos renais e pode ser prevenida com a adequada hidratação intravenosa. Essa toxicidade renal não parece ocorrer com a administração pela via oral, exceto, no entanto, com o emprego de doses excessivamente elevadas.

Sintomas neurológicos como confusão, delírio, letargia, tremores e convulsões têm sido observados em 1% dos pacientes. A toxicidade renal e neurológica correlaciona-se com a concentração sérica da substância e ocorre mais frequentemente quando ela excede 25 mg/ml. A administração intravenosa do aciclovir pode causar inflamação ou flebite no local da infusão. Outros efeitos colaterais incluem náusea, vômito, diaforese, exantema e vertigem.

Fanciclovir e penciclovir

Fanciclovir é um antiviral análogo e pró-fármaco do penciclovir. Tem espectro de ação semelhante ao do aciclovir, tendo duração de ação mais longa devido a meia-vida mais longa intracelular. São ativos contra os tipos 1 e 2 do herpes simples e contra o vírus da varicela-zóster.

Podem ser administrados em doses menos frequentes do que o aciclovir. A dose de duas tomadas ao dia mostrou ser eficiente na supressão do herpes simples em pacientes soropositivos para HIV. Apesar da melhor biodisponibilidade do fanciclovir/penciclovir, o aciclovir tem uma afinidade maior para a enzima-alvo de ação do que o penciclovir.

O fanciclovir é indicado para o tratamento do herpes-zóster, para o tratamento ou supressão do herpes genital recorrente em pacientes imunocompetentes, para o tratamento do herpes labial recorrente em pacientes imunocompetentes e para o tratamento do herpes simples mucocutâneo recorrente em pacientes infectados pelo vírus HIV.

O penciclovir é o produto ativo produzido pela biotransformação do fanciclovir que age pela inibição da síntese de DNA da célula infectada inibindo a replicação viral. A síntese do DNA da célula humana não é afetada. O grau de atividade antiviral depende de vários fatores, entre os quais o intervalo de tempo entre a infecção e o tratamento.

O fanciclovir é administrado por via oral com boa absorção gastrintestinal, sendo rapidamente convertido ao metabólito ativo, penciclovir. Tem biodisponibilidade de 77% e baixa ligação às proteínas plasmáticas (20 a 25%); sua concentração máxima é atingida em menos de 1 hora. A sua excreção é principalmente por via renal (até 65%) e em menor grau pela via biliar (27%), com meia-vida de eliminação entre 2 e 3 horas. O sistema enzimático do citocromo P-450 parece ter participação mínima no metabolismo do fanciclovir.

Valaciclovir

Éster do aciclovir, o valaciclovir é o resultado da melhora da biodisponibilidade do aciclovir. Uma boa biodisponibilidade significa menor frequência de tomadas, o que é especialmente benéfica na terapia de manutenção.

Em 1995, o valaciclovir foi indicado para o tratamento do herpes-zóster em pacientes imunocompetentes. De lá para cá recebeu aprovação para ser usado no tratamento do herpes genital recorrente e também no primeiro episódio de herpes genital e empregado igualmente no tratamento do herpes labial.

O valaciclovir está disponível para uso oral na forma de cápsulas e após a absorção é rapidamente convertido em aciclovir.

4.4. Agentes contra os vírus da gripe

Amantadina

A amantadina (1-adamantanamina hidrocloreto) é um agente antiviral que parece inibir a fase da perda do envelope viral. Parece que age também inibindo o início da transcrição do material genético viral em algum ponto entre a perda do envelope e o início da síntese do RNA específico do vírus.

Tem espectro de atividade estreito agindo apenas contra o vírus da influenza A (não tem atividade contra o vírus da influenza do tipo B). Se a terapia for iniciada dentro das 48 horas iniciais após os sintomas, a amantadina diminui a duração dos sintomas e da febre em 50% dos casos. A amantadina é efetiva no tratamento e na profilaxia da infecção pelo vírus da influenza A. Pode ser usada em pacientes com alto risco de contágio ou como um complemento da vacinação contra o vírus da influenza A.

A amantadina é um agente bem tolerado e tem baixo nível de toxicidade. Os efeitos colaterais envolvem principalmente o sistema nervoso central e incluem o nervosismo, a ansiedade e a sensação de cabeça leve. A confusão mental e a insônia podem limitar a dose necessária, especialmente em pacientes idosos. Outros efeitos colaterais incluem náusea, anorexia, retenção urinária e exantema.

Oseltamivir

Agente pertencente à classe de compostos orgânicos conhecidos como aminoácidos e derivados. São aminoácidos que têm o grupo -NH_2 ligado ao átomo gama de carbono. O oseltamivir é um agente antiviral inibidor da neuraminidase usado para o tratamento e para a profilaxia da influenza A e influenza B. Está indicado para o tratamento da infecção pelo vírus da influenza não complicada e aguda em pacientes com mais de 1 ano de idade que apresentem sintomatologia por não mais do que dois dias. É usado também para a profilaxia da influenza em pacientes adultos e adolescentes com mais de 13 anos.

Pró-fármaco, habitualmente administrado na forma de fosfato, é hidrolisado no fígado resultando em seu metabólito ativo, carboxilato de oseltamivir. O mecanismo de ação proposto é a inibição da neuraminidase com a consequente alteração da agregação da partícula viral e sua liberação.

É rapidamente absorvido no trato gastrintestinal com uma biodisponibilidade de 75%; a concentração máxima é atingida entre 2 e 3 horas após a administração oral. É eliminado via filtração glomerular e excreção tubular renal com meia-vida de eliminação de 6 a 10 horas.

O oseltamivir pode causar náuseas e vômitos, principalmente após o emprego de doses mais altas.

Rimantadina

A rimantadina (α-metil-1-adamantano metilamina hidrocloreto) é relacionada à amantadina e tem mecanismo de ação e espectro de atividade semelhantes.

Os efeitos colaterais também são semelhantes aos da amantadina, apresentando maior incidência de efeitos sobre o trato gastrintestinal, com uma importante exceção – a toxicidade no sistema nervoso central ocorre menos frequentemente do que com a amantadina. Esse fato tem uma vantagem considerável nos pacientes idosos, nos quais tal toxicidade pode limitar a dose que pode ser administrada. Além disso, não há a necessidade de ajuste de dose em pacientes com comprometimento da função renal, exceto quando esta atingiu níveis muito pequenos ou terminais. Sua meia-vida plasmática é de aproximadamente 28 horas.

A rimantadina mostrou ser tão eficiente quanto a amantadina na prevenção da influenza A. Como a amantadina, a rimantadina não tem efeito sobre o vírus da influenza B.

Zanamivir

É um inibidor da neuraminidase usado em pacientes pediátricos com mais de 7 anos e que apresentem sintomas da infecção por influenza (tipos A e B) por não mais de dois dias. O zanamivir pertence ao grupo dos aminoácidos piranoides e derivados.

O zanamivir exerce ação igualmente sobre as sialidases humanas NEU2 e NEU3 em concentrações muito baixas (micromolar), o que explica alguns de seus efeitos colaterais.

O mecanismo de ação proposto é o de inibição da neuraminidase do vírus da influenza A e B e possivelmente alteração da agregação e da liberação viral. Inibindo a proteína neuraminidase, esse medicamento impede que o vírus saia da célula e infecte outras células.

A absorção por via oral é muito baixa, dando uma biodisponibilidade de apenas 4% a 17%. A administração por inalação oral causa absorção sistêmica de 10% a 20% da dose com absorção máxima em até duas horas, é distribuído por todo o trato respiratório, sendo então fornecido no local da infecção do vírus influenza. Não sofre metabolização e é eliminado inalterado na urina. Depois de uma dose, é totalmente eliminado em 24 horas. A medicação não absorvida é excretada nas fezes.

4.5. Antivirais para outras infecções

Foscarnete

O foscarnete (fosfonoformato trissódico hexahidrato) é um agente antiviral que foi sintetizado em 1924 e sua ação antiviral foi relatada em 1978, especialmente contra vários herpes-vírus. É um análogo inorgânico do pirofosfato e, consequentemente, não tem que ser fosforilado para a forma ativa pelas enzimas celulares hospedeiras. A atividade *in vitro* foi demonstrada contra o HIV, todos os herpes-vírus humanos, incluindo o herpes-vírus humano 6 e o vírus da hepatite B. Como os demais agentes antivírus, ele é virustático.

A toxicidade renal tem sido o principal efeito colateral da terapia com o foscarnete, ocorrendo em mais de 25% dos pacientes. Essa nefrotoxicidade parece ser reversível e pode ser minimizada pelo uso intermitente em vez da infusão contínua, ajustando-se a dose em pacientes com comprometimento da função renal, mantendo uma hidratação adequada e evitando a administração concomitante de outros agentes nefrotóxicos. Outros efeitos adversos incluem anemia, hiperfosfatemia e hipofosfatemia, hipercalcemia e hipocalcemia, náusea, vômito e convulsões.

O foscarnete demonstrou ser efetivo no tratamento da retinite pelo CMV no paciente com AIDS. Embora nenhum estudo comparativo tenha sido feito entre o foscarnete e o ganciclovir para tratar essa condição, parece que o foscarnete oferece vantagens sobre o ganciclovir. O efeito antirretroviral do foscarnete pode ajudar a prolongar a sobrevida de pacientes com AIDS que tenham retinite pelo CMV. Além disso, a supressão da medula óssea que limita a dose de ganciclovir em pacientes que recebem outra medicação antirretroviral parece não ocorrer com o foscarnete; assim, a terapia supressiva contínua com um agente antirretroviral, nestes pacientes, pode ser possível, fazendo-se a substituição do ganciclovir pelo foscarnete.

O foscarnete também é eficaz no tratamento da doença mucocutânea causada por cepas de vírus herpes simples e da varicela-zóster, resistentes ao aciclovir, em pacientes com AIDS.

Ganciclovir

Ganciclovir (9-[(1,3-dihidroxi-2-propoxi)metil]guanina) é um análogo acíclico da guanina nucleosídeo, porém a ação do ganciclovir não é dependente da timidino quinase viral. Embora também seja um pró-fármaco, sua ativação depende de quinases da célula infectada.

O ganciclovir é o único antiviral com a característica de ser um potente inibidor da replicação do citomegalovírus (CMV). *In vitro*, o ganciclovir é 10 vezes mais potente do que o aciclovir na inibição do CMV e do vírus Epstein-Barr. Como o aciclovir, o ganciclovir tem atividade antiviral específica para o grupo dos herpes-vírus. Sua ação é considerada igual quando comparada com a ação do aciclovir na inibição do vírus do herpes simples e da varicela-zóster. Ele também é ativo contra o herpes-vírus humano tipo 6, mas é inativo contra os RNA vírus.

A única indicação aprovada para o ganciclovir é o tratamento da retinite ocular pelo CMV em pacientes imunocomprometidos, incluindo pacientes com AIDS e utilizando-se a via venosa. Em pacientes que não toleram a administração intravenosa do ganciclovir, a administração intravítrea é usada com sucesso. Por causa do seu elevado pH, ele não pode ser administrado por via intramuscular ou subcutânea.

O efeito adverso mais comum é a neutropenia e a trombocitopenia. Na neutropenia, contagens menores do que 1.000 neutrófilos/mm^3 ocorrem em cerca de 40% dos pacientes; a neutropenia muito grave (menos do que 500 células/mm^3)) ocorre em mais de 15% dos pacientes. A trombocitopenia grave tem sido referida em menos do que 10% dos pacientes. A neutropenia tende a ocorrer durante a segunda semana de terapia e é reversível, geralmente, depois que a dose é diminuída ou o tratamento é interrompido. Pode ocorrer, também, a inibição da espermatogênese.

Na maioria dos pacientes que tomam ganciclovir e zidovudina, uma grave toxicidade hematológica pode desenvolver-se; assim, extremo cuidado deve ser tomado quando esses dois agentes são administrados em conjunto. As contagens de neutrófilos e de plaquetas devem ser monitorizadas cuidadosamente durante o tratamento.

Outros efeitos adversos são mais raros, relatados em menos de 2% dos pacientes, tais como febre, exantema, anemia, discreto aumento das enzimas hepáticas. Náusea, vômitos, eosinofilia, aumento dos níveis de creatinina ou da ureia sérica e toxicidade do sistema nervoso central têm sido relatados menos frequentemente.

A meia-vida plasmática é de 3,6 horas; se a função renal estiver comprometida, sua meia-vida plasmática pode chegar a 9 horas. Tem boa penetração no pulmão e no fígado. No sistema nervoso central atinge níveis de 38% da concentração sanguínea.

O ganciclovir é excretado inalterado pelo rim na porcentagem de 78%.

O aparecimento da infecção pelo citomegalovírus em pacientes que recebem transplante de órgãos sólidos é muito comum. Na tentativa de minimizar essa complicação pós-transplante, muitos estudos não controlados têm relatado a melhora da infecção pelo CMV depois do tratamento com ganciclovir, existindo crescente interesse no seu uso como um agente profilático na prevenção da doença por CMV depois de transplantes.

Idoxuridina

A idoxuridina (5-iodo-2'-desoxiuridina) é um análogo iodado da timidina que inibe a replicação de vários DNA vírus, especialmente herpes-vírus e poxvírus. Seu mecanismo de ação ainda não está completamente esclarecido, porém, o derivado fosforilado interfere com vários sistemas enzimáticos e a forma trifosfatada inibe a síntese do DNA viral.

O efeito benéfico do uso da idoxuridina depende do local da infecção e do veículo de sua administração. Nos Estados Unidos, o FDA aprovou o uso da idoxuridina somente sob a forma tópica no tratamento da ceratite pelo vírus herpes simples. A aplicação tópica de idoxuridina dissolvida em dimetilsulfóxido (DMSO) pode diminuir a duração da eliminação viral tanto nas infecções primárias quanto recorrentes do herpes simples genital, porém, não diminui a duração dos sintomas ou o tempo de cura.

A idoxuridina é ineficaz no herpes labial recorrente, varicela ou herpes localizado. Por via parenteral causa toxicidade hepática e na medula óssea. É teratogênica, mutagênica e imunossupressiva em alguns sistemas experimentais. Ligeira queimação local, depois da aplicação tópica dissolvida em DMSO, é muito comum. Cefaleia, tonturas, sedação, náusea e dermatite localizadas ou generalizadas já foram relatadas. O DMSO é teratogênico e pode causar efeitos colaterais oculares em animais de laboratório. As reações adversas podem incluir a dor, prurido, inflação ou edema de olhos e pálpebras. Raramente ocorrem reações alérgicas.

Interferonas e peginterferonas

Dentre as três maiores classes de interferonas humanos (alfainterferona, betainterferona e gamainterferona), somente a alfainterferona 2b foi aprovada para uso no tratamento de infecção viral específica. As demais classes de interferons têm sido estudadas menos extensivamente no tratamento de infecções virais.

A alfainterferona 2b recombinante é utilizada para tratar o condiloma acuminato (verruga genital) causado pelo papilomavírus humano. Em um estudo controlado, a injeção intralesional de interferona três vezes por semana durante três semanas resultou em uma diminuição significante da área média da verruga depois de 1 semana de terapia e diminuiu a área média da verruga 13 semanas após o término da terapia.

A injeção subcutânea de alfainterferona 2b é indicada para o tratamento de hepatite C crônica. Dentre os pacientes tratados com 3 milhões de unidades subcutâneas três vezes por semana por 24 semanas, 46% tiveram a normalização ou quase normalização dos níveis de alanina aminotransferase em comparação com 28% tratados com 1 milhão de unidades três vezes por semana e 8% de indivíduos não tratados. Em pacientes que receberam as mais altas doses, a melhora histológica foi evidenciada na biópsia, com diminuição da inflamação lobular em metade dos casos. Depois de seis meses de a terapia ter sido encerrada, mais de 50% dos pacientes tiveram recaída.

A maioria dos pacientes tolera a injeção subcutânea de interferona sem maiores problemas. Os efeitos adversos incluem febre, mialgia, cefaleia, diarreia e alopecia.

A interferona mostrou ser útil em outras infecções virais, como na hepatite B crônica, embora quase dois terços dos pacientes não tenham respondido ao tratamento. A alfainterferona 2b mostrou ter uma atividade antirretroviral em pacientes infectados pelo vírus HIV.

Alfapeginterferona 2b é um conjugado covalente da alfainterferona 2b com o monometoxi glicol polietileno (PEG). Está indicado para o tratamento da hepatite C crônica e para o tratamento como coadjuvante do melanoma. Tem meia-vida mais longa do que o interferon alfa 2b tradicional, o que impede a replicação viral entre as doses.

A alfapeginterferona 2b consegue uma resposta virológica sustentada maior do que a alfainterferona 2b, mas tem o mesmo perfil de reações adversas. Pode ser usada em combinação com ribavirina ou com ribavirina mais um inibidor da protease para o tratamento da hepatite C crônica.

Foi aprovada inicialmente em 2001 como monoterapia para a hepatite C, sendo posteriormente utilizada em combinação com a ribavirina crônica pelo vírus de genótipo 1. Em 2011, foi aprovada como adjuvante no tratamento do melanoma.

Embora seu mecanismo de ação não esteja completamente estudado, exerce sua ação antiviral por meio do estímulo da liberação e produção de enzimas específicas que inibem a replicação viral.

Uma ampla gama de vírus é suscetível à alfapeginterferona 2b, especialmente os RNA vírus. São ativos *in vitro* contra adenovírus, coronavírus, vírus da encefalomiocardite, vírus da hepatite B, vírus da hepatite C, vírus da hepatite D, vírus herpes simples tipo 1 e 2, HIV, papilomavírus, poliovírus, rinovírus, vaccínia vírus, varicela-zóster vírus, vírus da estomatite vesicular e HTLV-I vírus.

A atividade antineoplásica parece resultar do efeito antiproliferativo sobre a célula tumoral ou por induzir uma resposta imunológica no hospedeiro contra a célula tumoral. A ação antiproliferativa não é bem conhecida.

Interferonas em geral aumentam a proporção das células *natural killers* (NK) e aumentam também o seu potencial citotóxico contra vírus e células tumorais. Estimulam igualmente a produção de citocinas.

A alfapeginterferona 2b é administrada por via subcutânea. Sua meia-vida de eliminação é de aproximadamente 40 horas (entre 22 e 60 horas) em pacientes com infecção pelo vírus da hepatite C.

Ribavirina

A ribavirina é uma análoga do nucleosídeo purina (1-b--D-ribofuranosyl-1H-1,2,4-triazole-3-carboxamida). Tem um amplo espectro de ação antiviral tanto para os RNA-vírus quanto para os DNA-vírus.

Dados de estudos *in vitro* mostram que ribavirina promove a inibição da replicação do vírus da parainfluenza, da caxumba, do sarampo, do herpes simplex, togavírus, bunyavírus, adenovírus, coxsackievírus e muitos outros. Há relatos de alguma eficácia contra a infecção pelos vírus da influenza A e B, contra a infecção pelo vírus sincicial respiratório e pela febre de Lassa. Porém, seu uso está aprovado somente para o tratamento da doença grave causada pelo vírus sincicial respiratório.

A ribavirina tem potencial teratogênico e mutagênico, e é embriotóxica e gonadotóxica em pequenos animais. Assim, seu uso está contraindicado durante a gestação. Os estudos realizados em primatas não têm demonstrado uma toxicidade dessa natureza.

Com o uso prolongado intravenoso, a ribavirina produz uma anemia dose-dependente na maioria dos pacientes. Pode ocorrer aumento na concentração da bilirrubina sérica e do ácido úrico. Além disso, náusea, cefaleia e letargia podem ocorrer com a administração por via oral. A anemia não foi observada quando se usa a forma aerolizada.

O emprego da ribavirina para tratar ou evitar o vírus sincicial respiratório deve ser considerado em crianças portadoras de patologias cardíacas crônicas, doenças pulmonares crônicas, doenças imunossupressivas ou para aquelas em estado muito grave. Além disso, a Academia Americana de Pediatria recomenda que se considere o uso de ribavirina para crianças hospitalizadas com infecção das vias aéreas inferiores e que tenham risco de desenvolver uma doença mais grave (o que é comum em crianças com menos de seis semanas de idade). Essa mesma recomendação é feita quando se tratar de crianças portadoras de doenças prolongadas associadas a uma morbidade excessiva como, por exemplo, naquelas crianças com defeitos congênitos ou desordens metabólicas ou neurológicas. Todavia, os dados publicados até o presente momento não demonstram que o tratamento com a ribavirina modifique a mortalidade associada com a infecção pelo vírus sincicial respiratório.

A ribavirina é a medicação de escolha para o tratamento da febre de Lassa e é usada também na profilaxia das pessoas expostas a pacientes com essa moléstia. Outro estudo sugere que a ribavirina pode ser útil no tratamento de outras febres hemorrágicas. Seu uso no tratamento da influenza A e B não está estabelecido.

Trifluridina

A trifluridina (5-trifluorometil-2'-desoxiuridina) é um análogo da pirimidina nucleosídeo. Ela é usada apenas topicamente no tratamento da infecção ocular pelo vírus do herpes simplex. *In vitro*, ela tem ação contra herpes simples tipo 1 e 2, o CMV, vaccínia e alguns adenovírus.

Vidarabina

A vidarabina (9-b-D-arabinofuranosiladenina) é um análogo da purina nucleosídeo. As enzimas celulares convertem a vidarabina para adenina arabinosídeo trifosfato, que inibe diretamente a DNA polimerase do vírus do herpes simplex.

Não é medicação de escolha para nenhuma infecção viral, embora tenha sido demonstrada atividade *in vitro* contra o herpes simples tipo 1 e 2, varicela-zoster, Epstein-Barr, influenza e alguns RNA vírus. Sua ação contra o CMV é variável.

A vidarabina é relativamente insolúvel em água e é administrada por via intravenosa com grandes volumes de líquidos.

Embora a vidarabina seja eficaz no tratamento da encefalite pelo herpes simples, infecção neonatal pelo herpes simples, infecção mucocutânea pelo herpes simples em pacientes imunocomprometidos e erupções pelo vírus da varicela-zóster em pacientes imunocomprometidos, o aciclovir tem maior eficácia, está associado com menor número de efeitos colaterais e é mais fácil de ser administrado. Os efeitos colaterais mais importantes associados à vidarabina são a toxicidade gastrintestinal, supressão da medula óssea e várias toxicidades neurológicas incluindo a neuropatia periférica, alteração do estado mental, agitação e, ocasionalmente, coma e convulsões.

5. BIBLIOGRAFIA

BARON, S. *et al.* The Interferons. Mechanisms of Action and Clincial Applications. *JAMA*, v. 166, p. 1375-88, 1991.

BRODER, S. Dideoxycytidine (ddC): A Potent Antiretroviral Agent for Human Immunodeficiency Virus Infection. *Am. J. Med.*, v. 88, s. 5B, p. 5B-1S-5B-33S, 1990.

BUIRA, E. *et al.* Influence of Treatment with Zidovudine (ZDV) on the Long-Term Survival of AIDS Patients. *J. Acqu. Imm. Def. Syn.*, v. 5, p. 773-42, 1992.

COOLEY, T.P. *et al.* Once-Daily Administration of 2',3'-Dideoxyinosine (ddI) in Patients with the Acquired Immunodeficiency Syndrome or Aids-Related Comlex. Results of a Phase I Trial. *N. Engl. J. Med.*, v. 332, n. 19, p. 1341-5, 1990.

CRUMPACKER, C.S. Molecular Targets of Antiviral Therapy. *N. Engl. J. Med.*, v. 321, n. 3, p. 163-172, 1989.

DAY, J.J. *et al.* Incidence of AIDS Dementia in a Two-Year Follow-up of AIDS and ARC Patients on an Initial Phase II AZT Placebo-Controlled Study: San Diego Cohort. *J. Neuropsychol.*, v. 4, p. 15-20, 1992.

HATA, K. *et al.* Limited inhibitory effects of oseltamivir and zanamivir on human sialidases. *Antimicrob. Agents Chemother.*, v. 52, n. 10, p. 3484-91, 2008.

HIRSCH, M.S. Chemotherapy of Human Immunodeficiency Virus Infections: Current Practice and Future Prospects. *J. Infect. Dis.*, v. 161, p. 845-57, 1990.

HIRSCH, M.S.; D'AQUILA, T. Therapy for Human Immunodeficiency Virus Infection. *N. Engl. J. Med.*, v. 328, n. 23, p. 686-95, 1993.

IMMING, P.; SINNING, C.; MEYER, A: Drugs, their targets and the nature and number of drug targets. *Nat. Rev. Drug Discov.*, v. 5, n. 10, p. 821-34, 2006.

KAHN, J.O. *et al.* A Controled Trial Comparing Continued Zidovudine with Diadanosine in Human Immunodeficiency Virus infection. *N. Engl. J. Med.*, v. 327, n. 9, p. 581-7, 1992.

KEATING, M.R. Antiviral Agents. *Mayo Clin. Proc.*, v. 67, p. 160-78, 1992.

LAMBERT, J.S. *et al.* 2',3'-Dideoxyinosine (ddI) in Patients with the Acquired Immunodeficiency Syndrome of Aids-Related Complex. A Pahse I Trial. *N. Engl. J. Med.*, v. 322, n. 19, p. 1334-40, 1990.

LANGTRY, H.D.; CAMPOLIRICHARDS, D.M. Zidovudine, A Review of Its Pharmacodynamic and Pharmacokinetic Properties, and Therapeutic Efficacy. *Drugs*, v. 37, p. 408-50, 1989.

McGOWAN J.J. *et al.* Overview of the Preclinical Development of an Antiretroviral Drug, 2', 3'-dideox-yinosine. *Rev. Infect. Dis.*, v. 12, s. 5, p. S513-S521, 1990.

McLEOD, G.X. *et al.* Treatment of HIV Infection: The Antiretroviral Nucleoside Analogues. *Hospital Practice*, v. 27, s. 2, p. 3-36, 1992.

MERIGAN, T.C.: Treatment of Aids with Combinations of Antiretroviral Agents. *Am. J. Med.*, v. 90, s. 4A, p. 8S-17S, 1991.

OVERINGTON, J.P.; AL-LAZIKANI, B.; HOPKINS, A.L. How many drug targets are there? *Nat. Rev. Drug. Discov.*, v. 5, n. 12, p. 993-6, 2006.

REINES, E.D.; GROSS P.A.: Antiviral Agents. *Med. Clin. North. Am.*, v. 72, n. 3, p. 691-715, 1988.

SANDSTRÖN, E; ÖBERG, B. Antiviral Therapy in Human Immunodeficiency Virus Infections. Current Status (Part I). *Drugs*, v. 45, n. 4, p. 488-508, 1993.

SUGAYA, N. *et al.* Comparison of the clinical effectiveness of oseltamivir and zanamivir against influenza virus infection in children. *Clin. Infect. Dis.*, v. 47, n. 3, p. 339-45, 2008.

TREITEL, M. *et al.* Single-dose pharmacokinetics of boceprevir in subjects with impaired hepatic or renal function. *Clin. Pharmacokinet.*, v. 51, n. 9, p. 619-28, 2012.

WILBY, K.J. *et al.* Review of boceprevir and telaprevir for the treatment of chronic hepatitis C. *Can. J. Gastroenterol.*, v. 26, n. 4, p. 205-10, 2012.

WU, A.W. *et al.* Quality of Life in a Placebo-Controlled Trial of Zidovudine in Patients with AIDS and AIDS-Related Complex. *J. Acqu. Imm. Def. Syn.*, v. 3, p. 683-90, 1990.

YARCHOAN, R. *et al.* Long-Term Toxicity/Activity Profile of 2', 3'-Dideoxyinosine in Aids or Aids-Related Complex. *Lancet*, v. 336, p. 526-9, 1990.

ZANINI, A.C.; WADT, M.; SPINA, D.; CARVALHO, M.F.; OGA, S. Guia Zanini-Oga de Medicamentos, Livro eletrônico, 2017.

7.4.

Antineoplásicos

Manassés Claudino Fonteles
Cristiane S. R. Fonteles

Sumário

Colaboradores nas edições anteriores: Manassés Claudino Fonteles e Manuel Odorico de Moraes Filho.

1. INTRODUÇÃO

A medicina diagnóstica tem proporcionado, nos últimos anos, um grande avanço no conhecimento da patologia dos tumores malignos. Assim, muitas lesões malignas puderam ser mais bem definidas, classificadas e avaliadas do ponto de vista da imuno-histopatologia, permitindo iniciar o tratamento com maior antecedência e com maior possibilidade de cura. Enquanto os tumores benignos, com bordas bem definidas e não recidivantes, são, em geral, eliminados após tratamento cirúrgico adequado, tem-se observado que várias lesões aparentemente benignas ou simplesmente pré-malignas puderam ser mais bem estudadas e tratadas com eficácia.

As lesões malignas se caracterizam pela sua capacidade infiltrativa nos tecidos vizinhos, e algumas de suas células localizam-se em outros pontos do organismo, gerando novos tumores de aspecto histológico idêntico (metástases). Disso resultou a denominação de "câncer", pela ideia que traz o caranguejo de um corpo central e múltiplas ramificações.

Apesar do desenvolvimento da imuno-histoquímica, utilizando a microscopia confocal e outros métodos de imagem, ou mesmo estudando essas lesões malignas com instrumentos microscópicos de maior potência e, por conseguinte, com maior certeza das classificações tumorais, os tratamentos de sucesso tiveram uma evolução pequena nessas duas últimas décadas. Entre as neoplasias malignas de crescimento rápido e fulminante como, por exemplo, o melanoma e as neoplasias benignas, existem numerosos tipos de tumores, com grande variação no aspecto histológico e na velocidade de crescimento, sendo por vezes difícil estabelecer-se um limite exato entre o que é benigno e o que é maligno. Todavia, nas fases adiantadas, o tumor maligno causa efeitos intensos e dramáticos, tornando-se fácil o seu diagnóstico.

Paradoxalmente, embora o diagnóstico seja hoje muito mais fácil, ainda é difícil trabalhar com firmeza no estadiamento, na classificação e na melhor escolha do tratamento. Os medicamentos conhecidos são relativamente inespecíficos, agindo indistintamente no tumor e nos tecidos normais de proliferação mais rápida, como o sistema hematopoiético, o que obriga à interrupção periódica do tratamento, para a recuperação do paciente.

Os tumores como os da próstata, do pâncreas, do útero e do ovário são exemplos de como ainda temos um longo caminho a percorrer na quimioterapia, mesmo quando ela vem associada aos enormes progressos na remoção cirúrgica dessas lesões e as modernas técnicas de radioterapia.

O conjunto de tratamentos disponíveis aumentou em muito a sobrevida de pacientes com neoplasias malignas de natureza hematológica e linfoide, sendo admitidos vários casos de cura de doenças como o coriocarcinoma, o tumor de Wilms e de formas menos agressivas da doença de Hodgkin. Decorridos mais de 20 anos desde a última edição deste livro, nota-se grande progresso nos âmbitos laboratorial e clínico. Houve, nesse período, afastamento de muitos agentes poluentes do meio ambiente, assim como a retirada da aplicação clínica de muitos compostos, que eram adjuvantes de diversos esquemas terapêuticos, mas identificados como substâncias pouco eficazes ou até cocarginogênicos.

Deve-se destacar o grande progresso observado, nesta última década, em várias partes do mundo, no controle da poluição ambiental, por exemplo, causada por cigarros, em ambientes fechados de aviões, *shopping centers*, restaurantes. A medida tem contribuído muito para o decréscimo do aparecimento de câncer pulmonar nas grandes metrópoles. Igualmente, o controle das armas atômicas por meio de diversos tratados internacionais e os cuidados cada vez maiores com agentes cancerígenos contidos em adjuvantes farmacológicos e aditivos alimentares vem reduzindo sensivelmente o contato de pessoas com esses agentes nocivos.

Do ponto de vista etiológico, a neoplasia é uma mutação celular espontânea ou induzida por vírus, ou ainda por ação de alguma substância química. As radiações ionizantes provocam também neoplasias conforme se comprovou nos sobreviventes das explosões nucleares de Hiroshima e Nagasaki. Admite-se, ainda, a predisposição hereditária, pelo menos para certas formas de tumores, que podem ser desencadeados em função de fatores ambientais.

As entidades governamentais de diversos países e indústrias farmacêuticas continuam investindo grandes somas em pesquisa nos campos da carcinogênese, imuno-histoquímica celular e quimioterapia dirigida de tumores. Um dos objetivos é a identificação de herança genética, sobretudo em face dos conhecimentos recentes de proteínas e peptídeos regulatórios que interferem nos mecanismos de sinalização e controle da biossíntese de novas proteínas.

2. CONCEITOS GERAIS E CLASSIFICAÇÃO

A quimioterapia do câncer é bem mais inespecífica do que a quimioterapia antifúngica, antibacteriana e antivirótica. Em poucas instâncias, os fármacos atualmente conhecidos são dirigidos somente contra células neoplásicas (Figura 7.4.1); na maioria dos casos, células normais são atingidas pelo efeito deletério desses compostos. O uso dos medicamentos antineoplásicos atualmente requer, portanto, um conhecimento muito mais aprofundado do que aquele obtido de formulações farmacêuticas disponíveis há 30 anos. A Figura 7.4.2 mostra os mecanismos de ação e os processos bioquímicos dos antineoplásicos.

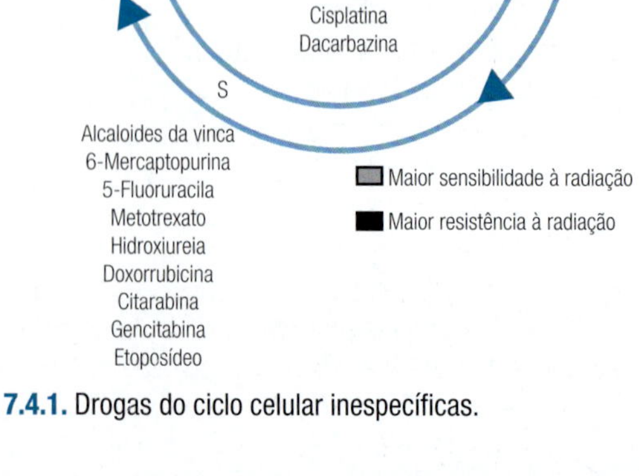

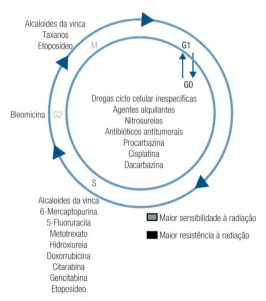

Figura 7.4.1. Drogas do ciclo celular inespecíficas.

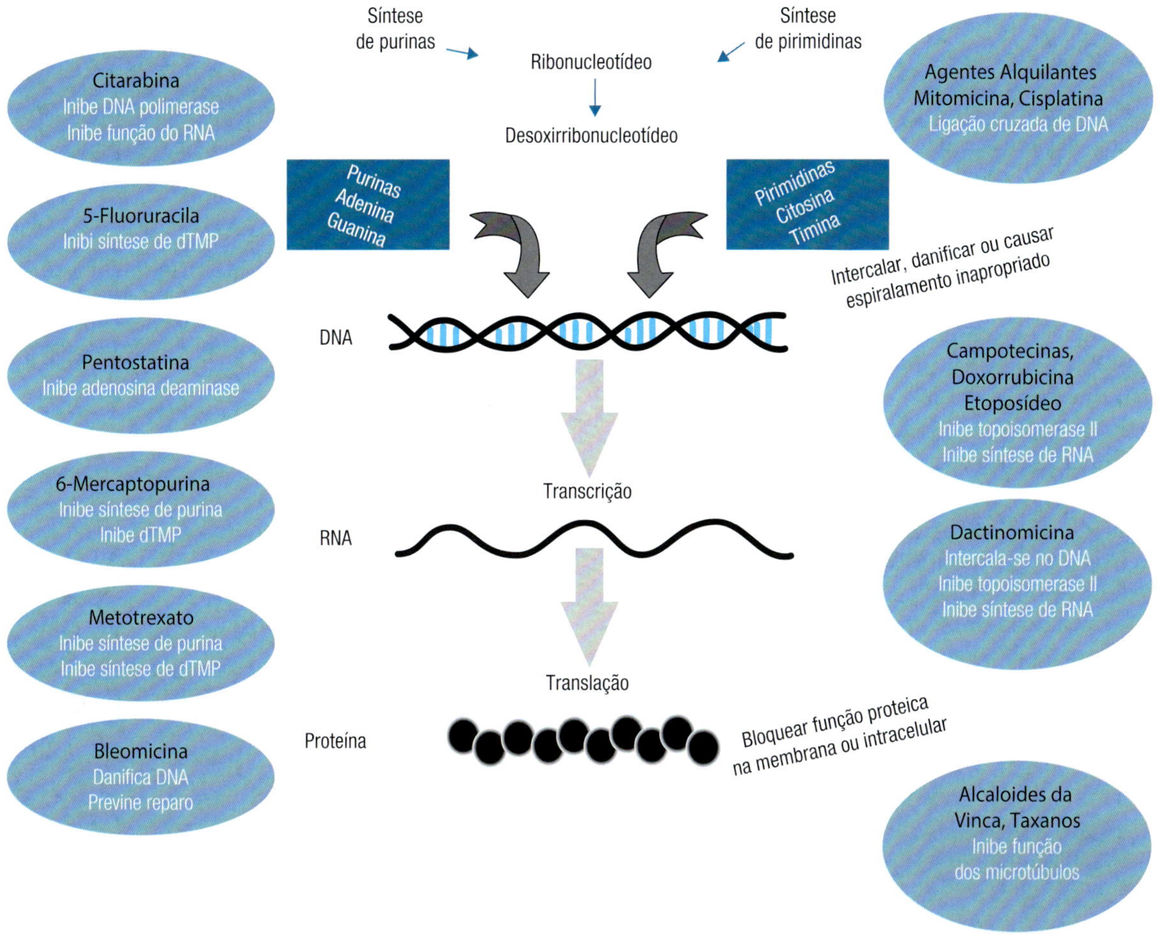

Figura 7.4.2. Mecanismos de ação dos medicamentos antineoplásicos. dTMP: desoxitimidina monofosfato.

A maioria dos medicamentos antineoplásicos inibe a mitose, interfere com o metabolismo dos ácidos nucleicos ou promove distúrbios específicos de processos bioquímicos, como inibição de certas reações enzimáticas. Por outro lado, alterações hormonais podem também regular ou influenciar o crescimento de células neoplásicas, o que pode ser utilizado favoravelmente como na destruição de linfócitos, com caráter benéfico para os pacientes portadores de leucemia linfocítica crônica ou portadores de leucemia aguda. Pelo seu modo de ação, os quimioterápicos utilizados na atualidade podem ser classificados em alquilantes, antimetabólitos, medicamentos oriundos de produtos naturais, como antibióticos ou alcaloides e fito-hormônios.

A imunoterapia das neoplasias ganhou destaque animador na medida em que anticorpos que comandam e identificam várias proteínas regulatórias podem agora ser usados de maneira mais seletiva para que algumas dessas estruturas de sinalização possam ser neutralizadas ou silenciadas por vários desses anticorpos, alguns deles construídos em laboratórios. Por exemplo, um fármaco citotóxico destrói uma porção constante de células malignas, mas ao mesmo tempo a massa de agentes tumorais que escapou dos efeitos do antineoplásico, às vezes, ainda é muito grande ensejando em poucas semanas que aquelas células que não foram destruídas voltem a crescer de maneira exponencial, produzindo um número muito grande de células que ou ficaram resistentes ou voltam a crescer com maior intensidade. Os fármacos citotóxicos começaram a ser usados a partir dos agentes alquilantes e substâncias afins mais modernas, fruto de alterações moleculares que formam ligações covalentes com o DNA e assim impedem sua replicação.

3. AGENTES ALQUILANTES

A história dos agentes alquilantes começa com a descoberta das mostardas nitrogenadas, após a primeira grande guerra quando se verificou que essas substâncias eram capazes de promover a alquilação de estruturas que se ligariam à cadeia dos ácidos nucleicos. Destas, a ciclofosfamida ainda é o agente alquilante mais usado. Citam-se também dentre os derivados das mostardas nitrogenadas a mecloretamina, a ciclofosfamida, a ifosfamida, a clorambucila e a melfalana; outros fármacos incluem o bussulfano, a procarbazina, a dacarbazina, a carmustina, a estreptozocina, a lomustina e as nitrosureias. A maioria das nitrosureias apresenta efeito cumulativo e severa depressão da medula óssea. Nos últimos anos, têm sido usados agentes complexos de coordenação plana, dentre eles a cisplatina, tendo como átomo central a platina que se liga a dois átomos de cloro e dois grupos de amônia. Esses agentes têm efeito pronunciado sobre os linfócitos, onde são também aplicados como imunossupressores durante a rejeição de órgãos após transplante. Produzem náuseas intensas e vômito, depressão da medula óssea, mucosite e cistite hemorrágica.

Os derivados da mostarda, com efeito quase imediato após sua administração intravenosa, têm lugar de destaque no tratamento da doença de Hodgkin disseminada e outros linfomas, sendo frequente sua associação com outros fármacos como a vincristina, procarbazina, prednisona ou dexametasona.

A melfalana, com espectro de ação semelhante à de outros agentes alquilantes, tem a vantagem de ser administrada também por via oral, usada em dose única pela manhã. É muito útil no tratamento de tumores de mama, útero e ovário, uma vez que com o uso deste fármaco a alopecia é infrequente. Em geral, é utilizada em pulsos de quatro dias, seguidos de intervalos de quatro a seis semanas.

A clorambucila, também utilizada por via oral, tem início de efeito lento quando comparada a outros agentes alquilantes, sendo também a menos tóxica das mostardas nitrogenadas. Ademais, é um agente alquilante de muito fácil emprego, justificando o seu maior uso durante o período de remissão.

Já a ciclofosfamida tem uma posição intermediária entre a ação rápida da clorometina e a lenta, da clorambucila. Além dos efeitos tóxicos comuns às mostardas nitrogenadas, destaca-se a frequente observação de alopecia, bem como teratogenia e inibição da espermatogênese.

O bussulfano, bem absorvido por via oral, tem intensa ação farmacológica na supressão da atividade da medula óssea. Dentre outros efeitos adversos do medicamento, citam-se a ocorrência de fibrose pulmonar e a hiperuricemia, sendo frequente a associação com alopurinol para evitar danos renais pela precipitação de uratos.

A dacarbazina, embora seja um análogo estrutural das purinas, tem como principal mecanismo de ação a atividade alquilante. Administrada por via oral, torna-se ativa após biotransformação hepática. Apresenta efeitos adversos graves que incluem a disfunção hepática, calafrios, rubor facial e síndrome de disfunção cerebral.

A lomustina é um agente alquilante do grupo das nitrosureias (no qual se incluem também a carmustina e semustina), que apresentam como característica principal alta lipossolubilidade. Portanto, atravessam a barreira hematoencefálica, sendo muito úteis no tratamento de tumores cerebrais. A lomustina, também utilizada em melanomas e linfomas, pode rapidamente provocar efeitos tóxicos que vão desde a dermatite e alopecia a outros mais graves, como a disfunção renal e fibrose pulmonar.

3.1. Mostardas nitrogenadas

O mecanismo de ação das mostardas nitrogenadas se dá por ligações cruzadas com o DNA.

3.1.1. Mecloretamina

Indicações

Leucemia linfocítica aguda e crônica; doença de Hodgkin e outros linfomas; mieloma múltiplo; *mycosis fungoides*; câncer de pulmão.

Posologia

Em dose única de 0,4 mg/kg ou dividida em doses de 0,1 a 0,2 mg/kg por dia, por via i.v.; 0,4 mg/kg por vias intrapleural e intraperitoneal e 0,2 mg/kg por via intrapericárdica.

3.1.2. Ciclofosfamida

Indicações

Leucemia linfocítica aguda e crônica; doença de Hodgkin e outros linfomas; mieloma múltiplo; *mycosis fungoides* em estágio avançado; neuroblastoma; adenocarcinoma do ovário; retinoblastoma; carcinoma de mama; câncer de pulmão.

Posologia

Na terapia única a dose inicial, i.v., para pacientes sem deficiência hematológica é de 40 a 50 mg/kg usualmente em doses divididas por um período de dois a cinco dias. Alternativamente, administrar 10 a 15 mg/kg a cada sete a dez dias ou 3 a 5 mg/kg duas vezes por semana. Entre 1 e 8 mg/kg/dia, p.o., para dose inicial e de manutenção.

3.1.3. Ifosfamida

Indicações

Tumores cervicais; tumores testiculares.

Posologia

Tumores cervicais: em geral usado em terapia de combinação, 5.000 mg/m^2, i.v., durante 24 horas no segundo dia, ou 2.000 mg/m^2, i.v., do primeiro ao terceiro dia. Repetir ciclo a cada 21 dias.

Tumores testiculares: 1,2 g/m^2, diluído a 50 mg/mL i.v., durante 30 minutos uma vez ao dia. Geralmente administrado durante cinco dias, com repetição de ciclo a cada três ou quatro semanas, ou após recuperação da toxicidade hematológica.

3.1.4. Melfalana (L-sarcolisina)

Indicações

Mieloma múltiplo; carcinoma epitelial de ovário.

Posologia

16 mg/m^2 em infusão única, i.v., durante 15 a 20 minutos, em intervalos de duas semanas para quatro doses. Posteriormente, em intervalos de quatro semanas, 6 mg, uma vez ao dia, p.o. Após duas a três semanas descontinuar terapia por até quatro semanas.

3.1.5. Clorambucila

Indicações

Leucemia linfocítica crônica; linfoma de Hodgkin e linfoma não Hodgkin.

Posologia

0,1 a 0,2 mg/kg, p.o., diariamente por três a seis semanas (aproximadamente 4 a 10 mg/dia). A dose diária total pode ser administrada uma vez ao dia. Dose inicial alternativa em caso de terapia combinada – 10 mg, p.o., em dose única diária durante sete dentre 21 dias.

3.2. Derivados metil-hidrazínicos

3.2.1. Procarbazina (N-metil-hidrazina)

Indicações

Linfoma de Hodgkin em estágio avançado; astrocitoma anaplásico; glioblastoma multiforme.

Posologia

Como terapia única: inicialmente, dose única ou dividida de 2 a 4 mg/kg/dia na primeira semana. Manter doses de 4 a 6 mg/kg/dia até obtenção de resposta máxima ou quando leucócitos caírem abaixo de 4.000 ou plaquetas abaixo de 100.000. Em seguida, reduzir para 1 a 2 mg/kg/dia. Como terapia combinada para astrocitoma e glioblastoma – 60 mg/m^2, p.o., em dose única diária do oitavo ao 21º dia.

3.3. Sulfonato de alquila

3.3.1. Bussulfano

Indicações

Leucemia mielogênica crônica; transplante de medula óssea.

Posologia

Dose inicial: 60 mcg/kg ou 1,8 mg/m^2, i.v., em dose única diária. Dose usual para induzir remissão é de 4 a 8 mg/dia.

3.4. Nitrosureias

3.4.1. Lomustina

Indicações

Tumores cerebrais primários ou metastáticos; linfoma de Hodgkin.

Posologia

Como terapia única em pacientes não tratados: 130 mg/m^2, p.o., em dose única a cada seis semanas. Pacientes com comprometimento medular: 100 mg/m^2 seguindo o mesmo protocolo.

3.4.2. Carmustina

Indicações

Tumores cerebrais; mieloma múltiplo; linfoma de Hodgkin e linfoma não Hodgkin.

Posologia

Como terapia única em pacientes não tratados: 150-200 mg/m^2, i.v., a cada seis semanas. Essa dose pode ser administrada como uma única injeção ou injeções diárias divididas (75 a 100 mg/m^2 em dois dias consecutivos).

3.4.3. Estreptozocina (estreptozotocina)

Indicações

Insulinoma maligno.

Posologia

Posologia diária: 500 mg/m^2 i.v. (com albumina bovina sérica, BSA) por injeção rápida ou infusão curta/prolongada em dose única diária por cinco dias consecutivos a cada seis semanas.

Posologia semanal: dose inicial – 1.000 mg/m^2, mesmo protocolo, em intervalos semanais pelos primeiros dois cursos; doses podem ser escaladas em pacientes sem resposta terapêutica. Dose máxima: dose única de 1.500 mg/m^2 com BSA.

3.5. Triazenos

3.5.1. Dacarbazina

Indicações

Linfoma de Hodgkin; melanoma.

Posologia

Melanoma: 2 a 4,5 mg/kg, i.v., em dose única diária por 10 dias, repetir a cada quatro semanas ou 250 mg/m^2, i.v., em dose única diária por cinco dias, repetir a cada três semanas.

Linfoma de Hodgkin: 150 mg/m^2, i.v., em dose única diária por cinco dias, repetir a cada quatro semanas ou 375 mg/m^2, i.v., em dose única, repetidas a cada 15 dias em terapia de combinação.

3.6. Complexos de coordenação da platina

3.6.1. Cisplatina

Indicações

Cânceres de bexiga, ovário, testículo, pulmão; neuroblastoma; sarcoma osteogênico; tumor cerebral.

Posologia

Bexiga: 50 a 70 mg/m^2, i.v., a cada três a quatro semanas (terapia única em pacientes sem história prévia de rádio ou quimioterapia).

Ovário: 75 a 100 mg/m^2, i.v., a cada quatro semanas (combinada a ciclofosfamida para câncer metastático de ovário).

Testículo: 20 mg/m^2, i.v., em dose única diária por cinco dias por ciclo (terapia combinada).

Pulmão: 60 a 100 mg/m^2, i.v., no primeiro dia a cada 21 dias (terapia de combinação).

Neuroblastoma e sarcoma osteogênico: 60 a 100 mg/m^2 a cada três a quatro semanas.

Tumor cerebral: 60 mg/m^2 dose única diária por dois dias consecutivos, a cada três a quatro semanas.

3.6.2. Carboplatina

Indicações

Câncer de ovário; câncer cervical.

Posologia

Terapia única no tratamento de câncer de ovário recorrente: 360 mg/m², i.v., no primeiro dia a cada quatro semanas.

Câncer cervical (terapia de combinação): 200 mg/m², i.v., no primeiro dia. Repetir o ciclo a cada 21 dias.

3.6.3. Oxaliplatina

Indicações

Câncer colorretal; câncer de colón estágio 3.

Posologia

Terapia de combinação com leucovorina e fluoruracila: 200 mg/m² de oxaliplatina, i.v., no primeiro dia. Repetir o ciclo a cada 21 dias.

4. ANTIMETABÓLITOS

Os antimetabólitos são análogos estruturais de substâncias naturais do organismo; interferem com a biossíntese das purinas e pirimidinas, inibindo a produção de precursores normais e privam, portanto, a célula neoplásica de substratos ou cofatores essenciais necessários para a síntese do DNA ou são incorporados como falsos precursores. Em geral, os agentes antimetabólitos atuam na célula que se encontra no período S do ciclo celular. A maioria dos agentes citotóxicos é de origem microbiana, que evitam a divisão celular dos mamíferos; muitos deles são também derivados de plantas, como os taxanos, as campotecinas, e os agentes alcaloides da vinca rósea e outras variedades. Outros agentes atuam sobre microtúbulos e, por conseguinte, interferem na mitose. O tratamento antineoplásico, embora possua o objetivo de curar utilizando diversas estratégias para prolongar a vida, diminui a sua invasividade, ou pode interferir na regulação interna dos processos neoplásicos. O controle da neoformação de vasos é comandado pelos próprios tecidos tumorais que, à medida que são transferidos para outros sítios de implantação de massas tumorais, levam consigo a capacidade de produzir a sua própria rede de capilares e assim multiplica em muito a capacidade de sobrevivência fora do seu sítio de origem.

As principais substâncias deste grupo são representadas por um análogo do ácido fólico, o metotrexato (Figura 7.4.3), análogos da pirimidina (fluoruracila, citarabina, pemetrexede, capecitabina, gencitabina) e análogos da purina (mercaptopurina, pentostatina, cladribina e fludarabina).

O principal antagonista do folato é o metotrexato, um dos mais utilizados na quimioterapia do câncer. Os folatos e seus derivados são essenciais para a síntese de nucleotídeos purínicos e interagem com a timidilato sintetase, que, por sua vez, é importante também na síntese de DNA e divisão celular. Os antagonistas do folato são exemplificados aqui pelos derivados da timina. Os principais efeitos adversos dos antagonistas dos folatos consistem na depressão da medula óssea e nos ataques celulares à medula óssea e ao epitélio gastrintestinal.

Os análogos da pirimidina também interferem na síntese da diidrofolato redutase de forma indireta, resultando na inibição do DNA, mas não interfere na síntese proteica, enquanto os análogos das purinas inibem adenosina desaminase. O raltitrexede inibe a timidilato sintetase, e o temetrexede a timidilato transferase. A citarabina é um nucleotídeo de ocorrência natural que interfere com a DNA polimerase. A fluoruracila (5-FU) e a capecitabina são usadas no tratamento dos cânceres de mama, cólon, reto, esôfago, estômago, pâncreas, cabeça e pescoço. A fluoruracila tem sido usada no tratamento das lesões malignas e pré-malignas da pele, enquanto o pemetrexede tem sido usado preferencialmente no tratamento de câncer de pulmão de não pequenas células que foram resistentes a outros medicamentos.

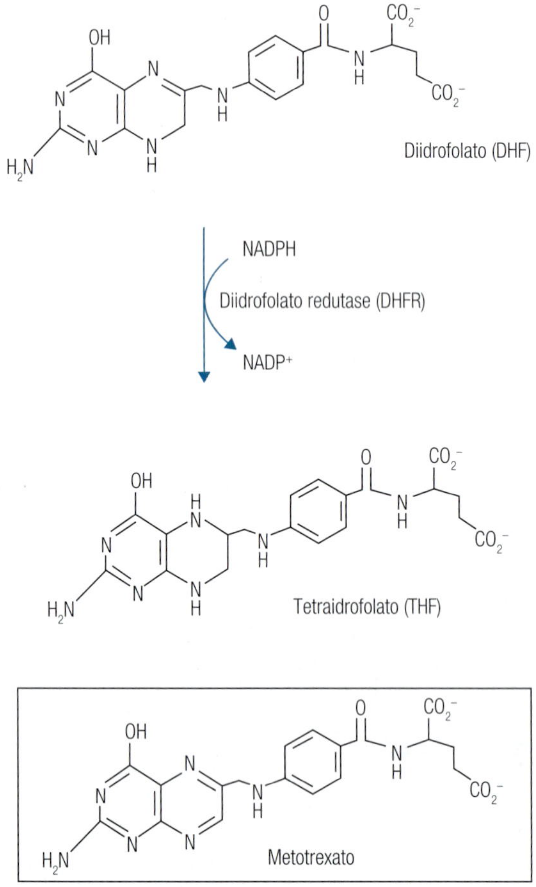

Figura 7.4.3. Análogo dos folatos.

4.1. Análogos do ácido fólico

4.1.1. Metotrexato

Mecanismo de ação

Inibe a diidrofolato redutase; inibe nucleotídeos purínicos e a síntese de timidilato; inibe a síntese de DNA e RNA.

Indicações

Leucemia linfoblástica aguda; linfoma não Hodgkin; cânceres de mama, cabeça e pescoço, pulmão; osteosarcoma; *mycosis fungoides*.

Posologia

Leucemia linfoblástica aguda: indução – 3,3 mg/m²/dia, p.o., ou i.m., (combinada à prednisona) diariamente. Manutenção – 15 mg/m², i.m., ou duas vezes por semana, p.o.

Linfoma (tumor de Burkitt estágios I e II): 10 a 25 mg, p.o., dose única diária por quatro a oito dias; linfoma maligno estágio III – 0,625 a 2,5 mg/kg, p.o., diariamente (terapia de combinação).

Mama: 40 mg/m^2, i.v., em dose única no primeiro e oitavo dias de cada ciclo (terapia adjuvante).

Osteossarcoma: dose inicial de 12 g/m^2, i.v., infusão de quatro horas (terapia de combinação), dose pode ser aumentada para 15 g/m^2, i.v.

Mycosis fungoides: dose estágios iniciais – 5 a 50 mg uma vez por semana até 15 a 37,5 mg duas vezes por semana.

4.1.2. Pemetrexede

Mecanismo de ação

Inibe a enzima timidilato sintetase.

Indicações

Mesotelioma maligno de pleura; câncer de pulmão de não pequenas células.

Posologia

500 mg/m^2, i.v., durante 10 minutos no primeiro dia de cada 21 dias de ciclo combinado à cisplatina.

4.2. Análogos da pirimidina

4.2.1. Fluoruracila (5-fluoruracila, 5-FU)

Mecanismo de ação

Metabólitos inibem processamento do RNA (F-UMP), crescimento celular, timidilato sintase (F-dUMP).

Indicações

Cânceres de mama, colorretal, gástrico, pâncreas.

Posologia

Dose inicial de 12 mg/kg, i.v., dose única diária por quatro dias consecutivos. Dose máxima: 800 mg/dia. Repetir a dose do primeiro ciclo 30 dias após o último dia do ciclo prévio. Toxicidade requer ajuste de dose na manutenção.

4.2.2. Citarabina (citosina arabinosídeo)

Mecanismo de ação

Faz cessar replicação do DNA (na fase S); inibe DNA polimerase.

Indicações

Leucemia linfoblástica aguda, leucemia mieloide aguda e crônica, linfoma não Hodgkin.

Posologia

Leucemias: indução – 100 a 200 mg/m^2/dia ou 2 a 6 mg/kg/dia infusão i.v. contínua por 24 horas ou em doses divididas, injeção rápida por cinco a dez dias. Repetir curso a cada duas semanas. Linfoma não Hodgkin refratário e leucemia mieloide aguda: 2 a 3 g/m^2, i.v., a cada 12 horas, máximo de 12 doses.

4.2.3. Gencitabina

Mecanismo de ação

Inibe ribonucleotídeo redutase; reduz o *pool* de deoxinucleotídeos disponíveis para síntese de DNA; apoptose.

Indicações

Cânceres de mama, ovário e pâncreas; câncer de pulmão de não pequenas células.

Posologia

Pâncreas: 1.000 mg/m^2, i.v., uma vez durante 30 minutos. Semanas 1 a 8: dose semanal nas primeiras sete semanas, seguida de uma semana de repouso. Após semana 8: dose semanal no primeiro, oitavo e décimo quinto dia de 1 ciclo de 28 dias.

Mama: 1.250 mg/m^2, i.v., durante 30 minutos no primeiro e oitavo dia de ciclo de 21 dias com inclusão de paclitaxel.

Ovário: 1.000 mg/m^2, i.v., durante 30 minutos no primeiro e oitavo dia de ciclo de 21 dias (carboplatina no dia 1).

Pulmão: quatro semanas – 1.000 mg/m^2, i.v., durante 30 minutos no primeiro, oitavo e décimo quinto dia associado à cisplatina.

4.3. Análogos da purina e inibidores relacionados

4.3.1. Mercaptopurina (6-mercaptopurina, 6-MP)

Mecanismo de ação

Inibe interconversão de nucleotídeo e síntese *de novo* de purina; inibe a formação de nucleotídeos purínicos e inibe síntese de DNA.

Indicações

Leucemia linfoblástica aguda.

Posologia

Dose inicial: 2,5 mg/kg/dia (100 a 200 mg no adulto médio), p.o. A dose pode ser continuada por várias semanas. Na ausência de melhora clínica em quatro semanas, a dose pode ser aumentada para 5 mg/kg/dia.

4.3.2. Pentostatina (2-deoxicoformicina)

Mecanismo de ação

Inibe a enzima adenosina deaminase, podendo gerar morte celular; inibe síntese de RNA, rompe o filamento de DNA.

Indicações

Leucemia de células pilosas.

Posologia

4 mg/m^2 em semanas alternadas (doses maiores não são recomendadas).

4.3.3. Cladribina

Mecanismo de ação

Metabólito fosforilado é incorporado ao DNA; gera rompimento do filamento único de DNA; apoptose.

Indicações

Leucemia de células pilosas.

Posologia

0,09 mg/kg/dia, infusão contínua i.v., por sete dias.

4.3.4. Fludarabina

Mecanismo de ação

Inibe DNA polimerase alfa, ribonucleotídeo redutase.

Indicações

Leucemia linfocítica crônica; linfoma não Hodgkin.

Posologia

Leucemia: 25 mg/m^2, i.v., durante 30 minutos ou 40 mg/m^2, p.o., uma vez ao dia por cinco dias a cada 28 dias. Diante de resposta máxima, recomendam-se três ciclos adicionais.

Linfoma: 25 mg/m^2/dia por cinco dias a cada 28 dias.

5. PRODUTOS NATURAIS E SEMISSINTÉTICOS

Muitas substâncias oriundas de plantas e microrganismos possuem atividade antineoplásica. Do grande esforço dispendido em testes farmacológicos em tumores experimentais, obtiveram-se alguns citostáticos do tipo vincristina e vimblastina, extraídos de plantas. Incluem-se aqui alguns antibióticos ainda em uso.

Os alcaloides da vinca, *Catharanthus roseus*, a vincristina e a vimblastina, embora com grande semelhança na estrutura química e no aspecto de atividade clínica, apresentam algumas diferenças importantes no tratamento de diferentes cânceres. A vincristina e a vimblastina são semelhantes também no que diz respeito à administração por via intravenosa e mecanismos de ação, ligando-se a proteínas componentes dos microtúbulos celulares. Isso interfere com a formação do fuso cromático, o que leva à paralisação da divisão na metáfase mitótica. Além de outros efeitos adversos, são frequentes a arreflexia, fraqueza muscular e neurite periférica. Mais detalhes sobre essas substâncias e seus derivados estão expressos na Tabela 7.4.1.

Dentre diferenças entre a vincristina e a vimblastina citam-se a maior incidência de alopecia promovida pela vincristina, sempre reversível ao cessar a terapia, e a maior citotoxicidade da vimblastina. A propósito, a vincristina é relativamente diferente dos demais antineoplásicos nesse ponto, sendo a quimioterapia indicada na presença da depressão da função normal da medula. No que diz respeito às indicações, não há sinais de resistência cruzada entre esses dois alcaloides da vinca. A vincristina é empregada na leucemia aguda, linfomas de Hodgkin e não Hodgkin, mieloma múltiplo, neuroblastoma, rabdomiossarcoma e tumor de Wilms. A vimblastina é indicada na doença de Hodgkin, outros linfomas, no carcinoma da mama, coriocarcinoma, *mycosis fungoides* e como parte de esquema de tratamento de tumores testiculares. Entretanto, a vinorelbina é um dos fármacos de escolha no tratamento do câncer de pulmão de não pequenas células. O uso de um ou outro alcaloide nos tumores citados e, em outros tipos, depende de diversos fatores, inclusive o estado da doença e a conveniência de associação com outros antineoplásicos.

Paclitaxel foi primeiro isolado da casca do caule de plantas do gênero *Taxus* encontradas no oeste americano. Docetaxel, um congênere semissintético do paclitaxel, exibe ações farmacológicas contra alguns tumores de difícil tratamento, como os cânceres da próstata, estômago e pulmão. Essas substâncias agem inibindo a despolimerização da tubulina, resultando na parada do ciclo celular na fase G2/M, provocando morte celular. Os principais efeitos adversos do paclitaxel incluem náusea e vômito, artralgia, hipotensão, mialgia, alopecia, diarreia, hipersensibilidade, mucosite, erupções cutâneas, anormalidades eletrocardiográficas, aumento dos níveis de fosfatase alcalina e aspartato-aminotransferases, reação no local de infusão, neuropatia periférica e vermelhidão. O docetaxel apresenta alguns efeitos colaterais em comum, além de neutropenia, leucopenia e trombocitopenia severas, infecção, anemia, astenia, sensação de queimação, disestesia, edema, febre, dor, parestesia, edema periférico, estomatite, ganho ponderal, hiperpigmentação das unhas.

A doxorrubicina é um antibiótico do grupo das antracidinas, quimicamente semelhante à daunorrubicina (também denominada daunomicina ou rubidomicina), diferindo apenas pela presença de uma hidroxila no carbono 14. Ambos os fármacos, administrados por via intravenosa, não atravessam a barreira hematoencefálica e apresentam uma curva bifásica de níveis plasmáticos, inicialmente por redistribuição a tecidos, com queda rápida dos níveis na primeira hora, seguindo-se uma queda bem mais lenta, com metabolização hepática e significante excreção biliar. Os efeitos adversos mais comuns são estomatites, alterações gastrintestinais, alopecia e intensa cardiotoxicidade, efeito relativamente raro dentre os quimioterápicos antineoplásicos, que requer exames eletrocardiográficos periódicos.

O mecanismo de ação da doxorrubicina e daunorrubicina é fundamentalmente por combinação com o DNA, intercalando-se entre os pares de bases adjacentes de um filamento. Isso leva a hélice do DNA a desenrolar-se, alongar-se e afinar-se, o que prejudica o DNA na sua função de matriz na formação de polipeptídios. A exemplo de outros antiblásticos, observa-se o desenvolvimento de resistência cruzada completa entre a doxorrubicina e a daunorrubicina. A dactinomicina ou actinomicina D é um antibiótico potente e muito tóxico. A sua administração intravenosa tem indicação no sarcoma de Ewing, rabdomiossarcoma, tumores sólidos, câncer de testículos e tumor de Wilms. Os efeitos tóxicos incluem presença de sangue na urina e nas fezes, tosse e rouquidão com febre e calafrios, diarreia, disfagia, sangramento, cansaço, dentre outros. Admite-se que atue por meio de ligação à guanina do DNA, impedindo a formação do RNA mensageiro. O uso da dactinomicina no tratamento do câncer de testículo é feito mediante terapia de combinação com a ciclofosfamida, bleomicina, vimblastina e cisplatina.

A bleomicina é um antibiótico originado de bactérias Gram-positivas do gênero *Streptomyces*, sendo que, de 13 frações extraídas, a mais ativa provavelmente é a fração A2. Administrada habitualmente por via intravenosa, não exerce ação significante sobre células do sistema hematopoiético, sendo por isso indicada em carcinoma de células escamosas, linfomas e câncer de testículo. Dentre os efeitos mais frequentes, citam-se febre e calafrios, que se manifestam cerca de 3 a 6 horas após a administração inicial, e fibrose pulmonar. Admite-se que as bleomicinas agem formando complexos com o ferro, reduzindo oxigênio molecular à superóxido e radicais hidroxila, causando quebras nos filamentos simples e duplos de DNA.

A mitomicina C é um antibiótico antineoplásico isolado de cepas de *Streptomyces caespitosus* e outros *Streptomyces*. A forma biorreduzida desse composto gera alquilação do DNA e produz ligações cruzadas entre suas fitas, inibindo a síntese de DNA, na fase preparatória da mitose. Sua principal indicação tem sido no tratamento de câncer gástrico e adenocarcinoma de pâncreas em estágio avançado ou metastatizado. Ademais, a inibição do RNA e da síntese proteica é um efeito farmacológico observado em doses mais elevadas desse antibiótico.

A enzima L-asparaginase recombinante obtida da *Erwinia chrysanthemi* é aprovada pelo *Food and Drug Administration* (FDA) americano para uso na leucemia linfoblástica aguda, principalmente em pacientes que manifestaram reações de hipersensibilidade à L-asparaginase, oriunda da *Escherichia coli*. Células leucêmicas não possuem a capacidade de síntese da asparagina. A L-asparaginase depleta as células leucêmicas desse aminoácido, efetivamente bloqueando proliferação tumoral na fase G1 do ciclo celular. A indução de apoptose é um efeito secundário observado. Os efeitos colaterais mais comumente associados ao uso dessa enzima são tosse, disfagia, tontura, taquicardia, febre, erupção cutânea, prurido, rouquidão e irritação, podendo produzir reações hepáticas e pancreáticas.

5.1. Alcaloides da vinca

5.1.1. Vimblastina

Mecanismo de ação

Interfere na formação e função do microtúbulo durante mitose e no metabolismo do ácido glutâmico.

Indicações

Cânceres de mama, testículos; coriocarcinoma; linfomas de Hodgkin e não Hodgkin; sarcoma de Kaposi; *mycosis fungoides*.

Posologia

Dose inicial: 3,7 mg/m^2, i.v., durante 1 minuto, em 1 dose. Frequência: um a cada sete dias. Terapia continuada: 5,5 mg/m^2 (segunda dose), 7,4 mg/m^2 (terceira dose), 9,25 mg/m^2 (quarta dose), 11,1 mg/m^2 (quinta dose). Dose máxima 18,5 mg/m^2.

5.1.2. Vinorelbina

Mecanismo de ação

Inibe polimerização da tubulina nos microtúbulos e formação de fuso; apoptose.

Indicações

Câncer de pulmão de não pequenas células.

Posologia

30 mg/m^2, i.v., durante 6 a 10 minutos, semanalmente como terapia única; ou 25 mg/m^2 semanalmente combinada à cisplatina.

5.1.3. Vincristina

Mecanismo de ação

Interfere na formação do fuso mitótico, paralisando células tumorais na metáfase; interfere na biossíntese de ácido nucleico e biossíntese lipídica.

Indicações

Leucemia aguda; linfomas de Hodgkin e não Hodgkin; mieloma múltiplo; neuroblastoma; rabdomiossarcoma; tumor de Wilms.

Posologia

Dose padrão: 1,4 mg/m^2, i.v., 1 única vez, durante 1 minuto, semanalmente.

Mieloma: 0,4 mg/dia, i.v., infusão contínua, dias 1 a 4; ou 0,03 mg/dia, i.v., no primeiro dia. (terapia de combinação).

5.2. Taxanos

5.2.1. Paclitaxel

Mecanismo de ação

Inibe divisão celular; induz apoptose.

Indicações

Sarcoma de Kaposi; cânceres de mama, ovário; câncer de pulmão de não pequenas células.

Posologia

Sarcoma: 135 mg/m^2, i.v., durante 3 horas a cada três semanas ou 100 mg/m^2, i.v., durante 3 horas a cada duas semanas.

Ovário: 175 mg/m^2, i.v., durante 3 horas.

Mama: 175 mg/m^2, i.v., durante 3 horas a cada três semanas (terapia única ou adjuvante).

Pulmão: 135 mg/m², i.v., durante 24 horas a cada três semanas (com cisplatina).

5.2.2. Docetaxel

Mecanismo de ação

Inibe a despolimerização da tubulina, resultando na parada do ciclo celular (fase G2/M).

Indicações

Cânceres de mama, próstata, estômago, cabeça e pescoço, câncer de pulmão de não pequenas células.

Posologia

Mama: 60 mg/m² a 100 mg/m², i.v., durante 1 hora a cada três semanas (terapia única); 75 mg/m², i.v., durante 1 hora (com doxorrubicina e ciclofosfamida), repetir tratamento a cada três semanas por seis ciclos.

Próstata: 75 mg/m², i.v., durante 1 hora a cada três semanas (com prednisona).

Estômago/cabeça e pescoço (quimiorradioterapia): 75 mg/m², i.v., durante 1 hora (com cisplatina e fluoruracila), repetir a cada três semanas.

Pulmão: terapia única após falha dos complexos da platina – 75 mg/m², i.v., durante 1 hora a cada três semanas.

5.3. Epipodofilotoxinas

5.3.1. Etoposídeo

Mecanismo de ação

Inibe a topoisomerase II, acumulando fitas simples e duplas de DNA, resultando na inibição da replicação de DNA, transcrição e apoptose.

Indicações

Câncer de testículo; câncer de pulmão de células pequenas.

Posologia

Testículo: 50 a 100 mg/m², i.v., uma vez ao dia, nos dias 1 a 5; a 100 mg/m², i.v., uma vez ao dia, nos dias 1, 3, 5 (terapia de combinação).

Pulmão: 35 mg/m², i.v., uma vez ao dia por quatro dias, a 50 mg/m², i.v., uma vez ao dia por cinco dias (terapia de combinação).

5.3.2. Teniposídeo

Mecanismo de ação

Inibe a topoisomerase II. Age no final das fases S ou G2, impedindo as células de entrarem em mitose.

Indicações

Leucemia linfocítica aguda; linfoma não Hodgkin.

Posologia

Leucemia: pacientes que falharam na terapia de indução com a citarabina: 165 mg/m² por infusão, i.v., lenta (terapia de combinação).

Linfoma: 30 mg/m²/dia durante 10 dias, ou 50 a 100 mg/m², i.v., lenta uma vez por semana (terapia única), ou 60 a 70 mg/m²/dia, i.v., lenta uma vez por semana (terapia de combinação).

5.4. Campotecinas

5.4.1. Topotecana

Mecanismo de ação

Estabilizador do complexo DNA-topoisomerase I, produzindo quebras fatais nas fitas duplas de DNA.

Indicações

Câncer de ovário; câncer cervical; câncer de pulmão de células pequenas.

Posologia

Ovário/Pulmão: 1,5 mg/m², i.v., durante 30 minutos uma vez ao dia por cinco dias consecutivos, começando no 1º dia de um curso de 21 dias.

Cervical: 0,75 mg/m², i.v., durante 30 minutos nos dias 1, 2 e 3 de cada ciclo de 21 dias.

Pulmão: 2,3 mg/m², p.o., uma vez ao dia por cinco dias consecutivos, começando no primeiro dia de um curso 21 dias.

5.4.2. Irinotecano

Mecanismo de ação

Inibe a topoisomerase I, resultando na quebra de DNA que inibe replicação; apoptose.

Indicações

Câncer colorretal.

Posologia

Terapia de combinação: 125 mg/m², i.v., durante 90 minutos, uma vez por semana, quatro doses, ou 180 mg/m², i.v., durante 90 minutos, semanas alternadas, três doses.

Terapia única: 350 mg/m², i.v., durante 90 minutos, a cada três semanas.

5.5. Antibióticos

5.5.1. Dactinomicina (actinomicina D)

Mecanismo de ação

Bloqueia transcrição do DNA pela RNA polimerase; quebra na fita de DNA.

Indicações

Sarcoma de Ewing; rabdomiossarcoma; tumores sólidos; câncer de testículos; tumor de Wilms.

Posologia

Sarcoma de Ewing/rabdomiossarcoma/Wilms: 15 mcg/kg/dia ou 400 a 600 mcg/m²/dia, i.v., por cinco dias (terapia de combinação). Pode-se repetir dose a cada três a seis semanas.

Testículos: 1.000 mcg/m², i.v., no dia 1 (terapia de combinação).

5.5.2. Daunorrubicina (daunomicina, rubidomicina)

Mecanismo de ação

Interage com o DNA através da topoisomerase, inibindo replicação e reparo de DNA.

Indicações

Leucemia linfocítica aguda; leucemia não linfocítica aguda.

Posologia

45 mg/m², i.v., durante 2 a 5 minutos, uma vez ao dia nos dias 1, 2, e 3 (primeiro curso), e dias 1 e 2 nos cursos subsequentes (terapia de combinação).

5.5.3. Doxorrubicina

Mecanismo de ação

Previne a replicação de DNA inibindo a síntese proteica e a topoisomerase II.

Indicações

Cânceres de mama, ovário, estômago, tireoide, bexiga; neuroblastoma; linfoma de Hodgkin; tumor de Wilms; leucemia linfoblástica aguda; leucemia mieloblástica aguda; osteossarcoma; carcinoma broncogênico; sarcoma de tecido mole; mieloma múltiplo.

Posologia

Dose mais usada: 40 a 60 mg/m², i.v., a cada 21 a 28 dias; ou 60 a 75 mg/m², i.v., uma vez a cada 21 dias.

Mieloma múltiplo: 9 mg/m²/dia em infusão contínua, i.v., nos dias 1 a 4.

5.6. Antracenedionas

5.6.1. Mitoxantrona

Mecanismo de ação

Intercala-se nas ligações cruzadas de DNA, interrompendo a replicação do DNA e RNA. Liga-se à topoisomerase II.

Indicações

Leucemia mieloide aguda; câncer de próstata.

Posologia

LMA: Primeira indução: 12 mg/m², i.v., nos dias 1 a 3 (terapia de combinação). Segunda indução e consolidação (quatro semanas após a primeira): 12 mg/m², i.v., nos dias 1 e 2 (terapia de combinação).

Próstata: 12 a 14 mg/m² infusão i.v. curta a cada 21 dias (combinada a corticosteroides).

5.6.2. Bleomicina

Mecanismo de ação

Causa quebras nos filamentos de DNA.

Indicações

Carcinoma de células escamosas; linfomas Hodgkin e não Hodgkin; câncer de testículo.

Posologia

0,25 a 0,50 unidades/kg (10 a 20 unidades/m²) i.v., i.m. ou s.c., uma ou duas vezes por semana.

5.6.3. Mitomicina (mitomicina C)

Mecanismo de ação

Produz ligações cruzadas entre os filamentos de DNA, inibindo a síntese de DNA.

Indicações

Cânceres de estômago, pâncreas e bexiga.

Posologia

Estômago/pâncreas: 20 mg/m², i.v., em dose única via cateter, em intervalo de seis a oito semanas.

Bexiga: 40 mg por meio intravesical.

6. HORMÔNIOS E ANTAGONISTAS

6.1. Supressores adrenocorticais

6.1.1. Mitotano

Mecanismo de ação

Mecanismo exato desconhecido.

Indicações

Carcinoma adrenocortical.

Posologia

Dose inicial: 2 a 6 g/dia, p.o., três a quatro doses. Manutenção: 9 a 10 g/dia, p.o. divididos em três a quatro doses. Dose máxima: Até 16 g/dia p.o., três a quatro doses, se tolerado.

6.1.2. Aminoglutetimida

Mecanismo de ação

Bloqueia a produção de glicocorticoides, mineralocorticoides, estrógenos e andrógenos.

Indicações

Cânceres de mama, próstata.

Posologia

250 mg, p.o., duas vezes ao dia. Dose pode ser aumentada após duas semanas para 250 mg, p.o., quatro vezes ao dia. Limite de dose: 250 a 1.000 mg/dia.

6.2. Adrenocorticosteroides

6.2.1. Prednisona

Mecanismo de ação

Entra no núcleo, se liga e ativa receptores específicos, alterando a expressão gênica e inibindo a produção de citocina pró-inflamatória; reduz número de linfócitos.

Indicações

Leucemia linfoblástica aguda; leucemia linfocítica crônica; linfomas de Hodgkin e não Hodgkin; *mycosis fungoides*; câncer de mama.

Posologia

Terapia única ou de combinação no tratamento paliativo de doenças neoplásicas do sistema linfático (leucemias e linfomas).

Mama: reservados para quadros não responsivos.

6.3. Antiestrogênicos

6.3.1. Tamoxifeno

Mecanismo de ação

Inibição competitiva da ligação do estradiol aos receptores estrogênicos, prevenindo a ligação do receptor ao elemento de resposta estrogênica no DNA.

Indicações

Câncer de mama.

Posologia

20 a 40 mg, p.o. Doses maiores que 20 mg devem ser divididas (manhã e noite).

6.4. Antiestrogênicos inibidores da aromatase

6.4.1. Toremifeno

Mecanismo de ação

Liga-se competitivamente aos receptores estrogênicos, interferindo na atividade estrogênica.

Indicações

Câncer de mama metastático.

Posologia

60 mg, p.o., uma vez ao dia.

6.4.2. Anastrozol

Mecanismo de ação

Inibição da aromatase, do complexo enzimático citocromo P-450 encontrado em ovário pré-menopausal, fígado e mama.

Indicações

Câncer de mama.

Posologia

Dose inicial: 1 mg, p.o., uma vez ao dia.

6.4.3. Letrozol

Mecanismo de ação

Inibição da aromatase, inibindo crescimento de células mamárias cancerosas dependentes de estrogênio.

Indicações

Câncer de mama.

Posologia

2,5 mg, p.o., uma vez ao dia.

6.4.4. Exemestano

Mecanismo de ação

Inibição da aromatase, bloqueando a conversão do colesterol em pregnenolona e a aromatização dos precursores androgênicos em estrógenos.

Indicações

Câncer de mama.

Posologia

25 mg, p.o., uma vez ao dia, após as refeições.

6.5. Antiandrogênicos

6.5.1. Flutamida

Mecanismo de ação

Bloqueia ligação da di-hidrotestosterona aos receptores androgênicos, formando complexos inativos que não podem ser translocados para dentro do núcleo.

Indicações

Câncer de próstata.

Posologia

250 mg, p.o., a cada 8 horas.

6.5.2. Bicalutamida

Mecanismo de ação

Liga-se aos receptores androgênicos no citosol em tecidos-alvo, bloqueando seus efeitos.

Indicações

Câncer de próstata.

Posologia

50 mg, p.o., uma vez ao dia, no mesmo horário.

6.6. Análogo do GnRH

6.6.1. Leuprolida

Mecanismo de ação

Liga-se a receptores de GnRH e age como um potente inibidor de secreção de gonadotrofina.

Indicações

Câncer de próstata.

Posologia

Injeção, s.c., de 1 mg uma vez ao dia, ou 7,5 mg, i.m., na forma *depot*, ou s.c. na forma *depot* uma vez por mês, ou 22,5 mg *depot*, i.m., um a cada três meses, ou 30 mg *depot*, i.m., um a cada quatro meses, ou injeção, s.c., de 45 mg a cada seis meses, ou implantes, sc., de 65 mg a cada 12 meses.

7. AGENTES DIVERSOS

7.1. Agente de substituição da ureia

7.1.1. Hidroxiureia

Mecanismo de ação

Inibe a ribonucleosídeo difosfato redutase prevenindo as células de saírem da fase G1/S.

Indicações

Leucemia mieloide crônica; carcinoma de células escamosas de cabeça e de pescoço.

Posologia

5 mg/kg/dia, p.o.

7.2. Agentes de diferenciação

7.2.1. Tretinoína

Mecanismo de ação

Mecanismo de ação no câncer é desconhecido.

Indicações

Leucemia promielocítica aguda.

Posologia

45 mg/m^2/dia, p.o., em duas doses igualmente divididas até ocorrer remissão.

7.2.2. Trióxido de arsênio

Mecanismo de ação

Causa dano ou degradação da proteína da leucemia promielocítica/proteína de fusão do receptor do ácido retinoico (PML/RARa); induz apoptose.

Indicações

Leucemia promielocítica aguda.

Posologia

Indução: infusão i.v., de 0.15 mg/kg durante 1 a 2 horas uma vez ao dia até remissão.

Dose máxima (indução): não exceder 60 doses.

7.3. Inibidores de tirosina quinase

7.3.1. Imatinibe

Mecanismo de ação

Liga-se à tirosina quinase, prevenindo fosforilação e ativação dos receptores de crescimento; reduz proliferação e aumenta apoptose.

Indicações

Leucemia mieloide crônica (LMC); tumor de estroma gastrintestinal (GIST); leucemia linfoblástica aguda (LLA); leucemia eosinofílica crônica (LEC).

Posologia

LMC: fase crônica – 400 mg, p.o., uma vez ao dia; fase acelerada – 600 mg, p.o., uma vez ao dia.

LLA: 600 mg/dia. LEC/GIST: 400 mg/dia.

7.3.2. Gefitinibe

Mecanismo de ação

Inibe a atividade catalítica de várias tirosina quinases; inibe crescimento tumoral.

Indicações

Câncer de pulmão de células não pequenas.

Posologia

250 mg, p.o., uma vez ao dia.

7.3.3. Erlotinibe

Mecanismo de ação

Inibe a fosforilação do receptor do fator de crescimento epidérmico (EGFR); bloqueia a transdução e os efeitos tumorigênicos associados à ativação do EGFR.

Indicações

Câncer de pulmão de células não pequenas; câncer de pâncreas.

Posologia

Pulmão: 150 mg, p.o, uma vez ao dia.

Pâncreas: 100 mg, p.o., uma vez ao dia.

7.3.4. Sunitinibe

Mecanismo de ação

Bloqueia a atividade da tirosina quinase, do receptor do fator de crescimento endotelial 2 (VEGFR2), do receptor do fator de crescimento plaquetário b (PDGFRb) e c-kit, inibindo a angiogênese e a proliferação celular.

Indicações

Tumor de estroma gastrintestinal (GIST); cânceres de pâncreas e rins.

Posologia

Rim/GIST: 50 mg, p.o., uma vez ao dia, alternando quatro semanas de tratamento com duas semanas de suspensão.

Pâncreas: 37,5 mg, p.o., uma vez ao dia.

7.4. Inibidor de proteassoma

7.4.1. Bortezomibe

Mecanismo de ação

Liga-se à proteasoma 26S; interrompe vias de sinalização celular, suspende o ciclo celular, causa apoptose e inibe a angiogênese.

Indicações

Mieloma múltiplo; linfoma de células do manto.

Posologia

1,3 mg/m^2 em bólus, i.v., duas vezes por semana (terapia de combinação).

7.5. Modificadores de resposta biológica

7.5.1. Alfainterferona 2b

Mecanismo de ação

Liga-se a receptores de superfície celular, causando transcrição e translação de genes, cujos produtos proteicos medeiam efeitos antivirais, antiproliferativos, anticâncer, e imunomoduladores.

Indicações

Sarcoma de Kaposi; leucemia de células pilosas; linfoma não Hodgkin; melanoma.

Posologia

Sarcoma de Kaposi: 30 milhões de unidades internacionais/m^2 i.m. ou s.c. três vezes por semana por até 16 semanas.

Leucemia: 2 milhões de unidades internacionais/m^2 i.m. ou s.c. três vezes por semana por até seis meses.

Linfoma: 5 milhões de unidades internacionais/m^2 s.c. três vezes por semana por até 18 meses.

Melanoma: 20 milhões de unidades internacionais/m^2/dia i.v. (20 minutos de infusão), cinco dias consecutivos por semana, por quatro semanas.

7.5.2. Aldesleucina

Mecanismo de ação

Aumenta a mitogênese de linfócitos e a atividade de células *natural killer* (NK); induz a expressão de gamainterferona.

Indicações

Melanoma; carcinoma renal.

Posologia

0,037 mg/kg (600.000 UI/kg) a cada 8 horas, i.v., em infusão de 15 minutos, máximo de 14 doses; repetir após nove dias de descanso.

8. FARMACOLOGIA CLÍNICA

A indicação e o emprego adequado de medicação específica contra neoplasias são apenas parte do conjunto de difíceis atribuições do especialista em oncologia, principalmente a partir da década de 1980, onde eram raros ainda os tumores considerados "curados", em que pese o grande aumento da sobrevida média de muitos pacientes, principalmente pelo emprego da quimioterapia mais avançada e das modernas tecnologias radioterápicas e isotópicas.

A maior atenção, sem dúvida, ainda reside no diagnóstico precoce da doença, pois, quanto mais cedo ele ocorre, maiores são as oportunidades de sucesso terapêutico. Paralelamente, o diagnóstico orienta o tratamento e permite a avaliação periódica com resultados muito mais efetivos, com avanços notáveis da farmacologia clínica. Impõe-se, também, a avaliação psicológica do paciente e de seus familiares, não só pelo amparo psíquico, mas para que se obtenha adequada e indispensável cooperação no tratamento adicional pelo emprego de alimentação parenteral e pelas modernas tecnologias de infusão prolongada dos medicamentos, assim como de modernas técnicas de radiação, que, sendo menos agressivas, passaram a usar equipamentos acoplados a computadores com *softwares* capazes de atingir os tumores com maior precisão com mínima destruição dos tecidos normais adjacentes. Alia-se a isso outros grupos de medicamentos associados de alto rendimento no controle de reações como náuseas e vômitos. Mesmo porque muitos são os novos agentes farmacológicos que podem ser empregados com grande sucesso, como os compostos imunoterápicos que funcionam como adjuvantes, tratando e prevenindo infecções, já que, devido à imunodepressão de muitos dos tratamentos quimioterápicos, é comum o aparecimento de infecções secundárias, sejam fúngicas ou bacterianas.

Dentro da farmacoterapia antiblástica são utilizados os quimioterápicos antineoplásicos específicos, imunoterápicos e medicamentos de outros grupos farmacológicos, geralmente em doses altas, como é o caso dos hormônios. A propósito, não constituirá surpresa se o emprego em doses altas de medicamentos indicados para outras infecções, tal como aconteceu com o levamisol, venha a trazer importante contribuição na terapêutica antineoplásica.

A terapêutica sintomática é também fundamental e é representada principalmente pelo uso de ansiolíticos e antidepressivos, quando nos hipnóticos ou psicolépticos, acompanhada, nas fases mais adiantadas da doença, de hipnoanalgésicos e, a seguir, nas fases terminais, até os opioides de última geração. A terapia de suporte, incluindo dieta, hiperalimentação oral e parenteral, transfusões e controle do equilíbrio hidroeletrolítico, prolonga a sobrevida do paciente com carcinoma avançado. Em certos casos, a terapia de suporte pode ser programada, por exemplo, com homotransplante de medula, onde se retira e se conserva o tecido hemopoiético, antes da agressão dos quimioterápicos antineoplásicos.

A posologia dos medicamentos antineoplásicos é frequentemente avaliada em termos de superfície corporal e tem ganho maior validação científica.

9. NOVAS PERSPECTIVAS

O principal objetivo a ser atingido na pesquisa e no desenvolvimento de drogas antineoplásicas é a descoberta de características moleculares específicas e o conhecimento da biologia celular mais específica e menos agressiva. Embora já se possa atribuir cura a alguns tipos de tumores, a grande maioria permanece refratária aos diversos tipos de tratamentos. O desenvolvimento de novos inibidores das aromatases, nos últimos 30 anos, tem ampliado em muito a sobrevida de pacientes com câncer da mama, com queda da mortalidade de cerca de 3% por ano. Outro grande progresso tem sido o uso de biomarcadores tumorais, como os tumores pancreáticos, da próstata e da mama. O estudo dos oncogenes tem permitido a descoberta de sequências de ácidos nucleicos, dos quais podem ser construídos anticorpos capazes de identificá-los, destruí-los ou neutralizá-los.

Outro ângulo da questão tem sido abordado com o estudo dos mecanismos envolvidos na diferenciação celular e na identificação de prováveis "fatores diferenciadores" dos tecidos tumorais e substâncias de ação similar. Alguns desses fatores já identificados e seus congêneres estão sendo ativamente pesquisados e testados como indutores de diferenciação nas células tumorais. Essa nova concepção de terapia do câncer tem apresentado estimulantes resultados.

No início dos anos 1970 o médico Judah Folkman fez uma descoberta extraordinária no campo da oncologia, inicialmente comentada em um dos números do *New England Journal of Medicine* (1971). O Prof. Folkman dedicou grande parte de sua vida procurando desvendar como a tumorigênese e a angiogênese seriam capazes de criar novos vasos para alimentar metabolicamente as implantações de novos tumores. Isso gerou uma corrida por novos fármacos, alguns dos quais já estão em uso tanto no tratamento das neoplasias, quanto em outros processos vasoproliferativos, como aqueles observados na retinopatia diabética. Essa nova perspectiva fez com que inúmeros laboratórios passassem a es-

Tabela 7.4.1. Antineoplásicos aprovados nos Estados Unidos da América pelo *Food and Drug Administration* (FDA) para uso no câncer no ano de 2016

Fármacos	Indicações	Mecanismo
Cabozantinibe	Carcinoma avançado de células renais	Inibidor de quinase
Pembrolizumabe	Carcinoma de células escamosas de cabeça e pescoço	Anticorpo monoclonal que bloqueia receptor de morte programada (PD-1)
Olaratumabe	Sarcoma de tecidos moles	Anticorpo monoclonal IgG1 que se liga a PDGFRα e bloqueia PDGF-AA, PDGF-BB, e PDGF-CC de se ligarem a receptores
Lenvatinibe	Carcinoma avançado de células renais	Inibidor de tirosina quinase que afeta múltiplos receptores
Nivolumabe	Linfoma Hodgkin Carcinoma de células escamosas de cabeça e pescoço	Anticorpo monoclonal humano que bloqueia a interação entre PD-1 e seus ligantes
Atezolizumabe	Carcinoma urotelial Câncer de pulmão de não pequenas células	Bloqueia ligante de morte programada 1 (PD-L1)
Venetoclax	Leucemia linfocítica crônica com deleção 17p	Inibe a proteína antiapoptótica BCL-2
Alectinibe	Câncer de pulmão de não pequenas células metastático, ALK-positivo	Inibidor de quinase cujos alvos são a quinase anaplástica de linfomas (ALK) e RET
Cobimetinibe	Melanoma com mutações BRAF V600E ou V600K	Inibidor de quinase
Daratumumabe	Mieloma múltiplo	Anticorpo monoclonal que induz apoptose
Elotuzumabe	Mieloma múltiplo	Anticorpo imunoestimulatório anti-SLAMF7
Panobinostate	Mieloma múltiplo	Inibidor de histona deacetilase
Palbociclibe	Câncer de mama ER-positivo, HER2-negativo	Inibidor de quinase dependente de ciclina derivada de pirido pirimidina (CDK).
Talimogene laherparepvec	Melanoma recorrente não ressectável	Terapia viral oncolítica geneticamente modificada
Pembrolizumabe	Melanoma não ressectável ou metastático	Anticorpo monoclonal que se liga ao receptor PD-1

tudar os fatores pró-angiogênicos, como VEGF e PDGFs de uma maneira geral, vindo a esclarecer que as implantações de novas metástases subexistem graças aos novos vasos que acompanham os sítios de implantação destas. Existe uma forte correlação entre esses vasos tumorais e células endoteliais adjacentes. A angiogênese é regulada por inúmeras citocinas, muitas das quais são também ligadas a fatores de crescimento de origem endotelial, como a angiopoetina, os fatores de crescimento de fibroblastos e fatores de crescimento semelhantes àqueles encontrados nos tecidos placentários. É possível que outros fatores de crescimento derivados de plaquetas possam também estar envolvidos nesses processos.

Outro campo promissor de pesquisa na área das neoplasias tem sido o uso de inibidores de fosforilação intracelular, assim como alguns anticorpos de uso corrente no câncer. O uso de anticorpos específicos contra determinados fatores de crescimento, incluindo VEGFA (fator de crescimento endotelial vascular), e os PDGF (fatores de crescimento derivados de plaquetas), é uma arma promissora no combate a vários tumores de difícil tratamento. A esse respeito, uma das substâncias de maior sucesso atualmente é o bevacizumabe, que é considerado o único com efeitos confirmados na antiangiogênese, se apresentando como armamento eficaz no tratamento do câncer metastático colorretal e no câncer de mama. Essa substância tem demonstrado eficácia e impacto definitivo na sobrevivência desses pacientes. Outras substâncias que têm se distinguido também no campo da antiangiogênese é a talidomida e a interleucina-12. Lembrando que a talidomida durante anos permaneceu como uma droga proscrita devido a sua teratogenicidade, inicialmente indicada para tratar a hiperêmese gravídica, que provocou grande quantidade de deformações fetais que levaram a tocomelia, focomelia e polimelia de fetos expostos a esse fármaco.

Terapia viral é outro conceito em evolução, envolvendo o uso de vírus oncolíticos, que crescem seletivamente em células tumorais para tratar o câncer. Certos vírus têm afinidade por tecidos tumorais e, ao mesmo tempo, podem despertar uma resposta imune ao tumor. Assim, supressores tumorais são alvos centrais para deter o processo da doença por inativação de oncogenes; os fármacos-alvo podem ser carreados pelo vírus para o interior do tumor e causarem a destruição tumoral. Neste caso, o vírus funciona como um carreador. Atualmente, várias avaliações clínicas estão sendo feitas com essa tecnologia, utilizando o picornavírus (vírus do Seneca Valley), o vírus do herpes simples, o paramixovírus (sarampo) e outros vírus como o adenovírus e o vírus da vaccínia. Existem algumas limitações no uso de vírus em tumores diante da quantidade de células que adensam os tecidos tumorais.

10. BIBLIOGRAFIA

ARORA, A.; Scholar, E.M. Role of Tyrosine Kinase Inhibitors in Cancer Therapy. *The Journal of Pharmacology and Experimental Therapeutics*, v. 315, n. 3, p. 971-9, 2005.

ASHWORTH, A.; LORD, C.J.; REIS-FILHO, J.S. Genetic Interactions in Cancer Progression and Treatment. *Cell*, v. 145, p. 30-8, 2011.

BROWN, C. An elusive cancer target. *Nature*, v. 537, p. S106-S108, 2016.

BRUNTON L. *et al. Chemotherapy of Neoplastic Diseases*. In.: Goodman & Gilman's Manual of Pharmacology and Therapeutics. 2. ed. New York: The McGraw-Hill Companies, Inc., 2014.

DUTTA, U.; PANT, K. Aromatase inhibitors: past, present and future in breast cancer therapy. *Med. Oncol.*, v. 25, p. 113-24, 2008.

FDA Approved Drugs (2017). Disponível em: http://www.centerwatch.com/drug-information/fda-approved-drugs/, Acesso em: 01/03/2017.

FOLKMAN, J. Tumor angiogenesis: therapeutic implications. *N. Engl. J. Med.*, v. 285, n. 21, p. 1182-6, 1971.

FOLKMAN, J.; INGBER, D. Inhibition of angiogenesis. *Semin. Cancer Biol.*, v. 3, n. 2, p. 89-96, 1992.

NIH - National Cancer Institute. A to Z List of Cancer Drugs. Disponível em: <https://www.cancer.gov/about-cancer/treatment/drugs>. Acesso em: 01/03/2017.

NUSSBAUMERA, S. *et al.* Analysis of anticancer drugs: A review. *Talanta*, v. 85, p. 2265-89, 2011.

RANG, H.P. *et al.* Rang & Dale. Farmacologia. 6. ed. Rio de Janeiro: Elsevier, 2007, p. 829.

URRUTICOECHEA, A. *et al.* Recent Advances in Cancer Therapy: An Overview. *Current Pharmaceutical Design*, v. 16, p. 3-10, 2010.

7.5.

Fármacos Obtidos de Anticorpos Monoclonais

Mario Hiroyuki Hirata
Thiago Dominguez Crespo Hirata
Rosario Dominguez Crespo Hirata

Sumário

1. INTRODUÇÃO

A utilização de anticorpos como medicamentos data de há mais de um século. Essa estratégia ocasionou uma revolução na terapia de infecções quando o soro de pessoas infectadas por um agente microbiano foi usado para o tratamento de outros doentes. A partir dessa descoberta importante houve muitos avanços tecnológicos que proporcionaram melhoria dos processos de obtenção, purificação e conservação de anticorpos. Entretanto, um dos inconvenientes enfrentados no uso de anticorpos é uma resposta imunológica conhecida como febre do soro. A pesquisa para resolver esse problema tem avançado principalmente após a descoberta da fusão celular, essencial para obtenção de anticorpos monoclonais.

A tecnologia de DNA recombinante também revolucionou a produção de anticorpos. Essa técnica científica permitiu de forma gradativa aprimorar os anticorpos, tornando-os mais humanizados (sequência de DNA de imunoglobulinas humanas), chegando próximo de cem por cento. Outra contribuição significativa no uso de anticorpos na terapêutica foi a conjugação de anticorpos monoclonais com quimioterápicos, radiofármacos, toxinas, entre outros compostos. O aumento da atividade terapêutica de anticorpos e a redução de efeitos colaterais também foram alcançados com avanços na tecnologia de formulação farmacêutica, como imunolipossomas e nanopartículas, para ajustar parâmetros farmacocinéticos e farmacodinâmicos dessa classe terapêutica.

Apesar do avanço vertical no desenvolvimento de terapias por anticorpos, a produção ainda é onerosa e consequentemente sua aplicação em larga escala é restrita. A produção em grande escala utiliza processos *in vitro* em condições muito restritivas e exige um investimento elevado, o que leva a morosidade no processo de aprimoramento. Somado a isso, o conhecimento da farmacocinética e farmacodinâmica tem sido esclarecido de forma lenta por estudos pré-clínicos e clínicos. Esses estudos introduzem variáveis de difícil controle e dependem de conhecimentos multidisciplinares. Apesar dessas dificuldades, atualmente a imunoterapia é aplicada de forma bastante ampla, incluindo as doenças infectocontagiosas, metabólicas, neoplásicas e degenerativas, como a doença autoimune.

Neste capítulo, será apresentado um breve histórico do uso da imunoterapia, aspectos das tecnologias de produção de anticorpos recombinantes e aplicações de anticorpos monoclonais no tratamento de doenças humanas.

2. HISTÓRICO

A descoberta pioneira no uso de soroterapia foi descrita em 1890 por Kitasato Shibasaburō e Emil von Behring. Eles descreveram que o soro derivado de pacientes ou cavalos que haviam se recuperado de uma doença infecciosa poderia ser utilizado para prevenir ou tratar a doença, em humanos ou animais. A soroterapia surgiu dos resultados de estudos realizados por cientistas de renome como Robert Koch, Paul Ehrlich, Erich Wernicke, além de Emil von Behring e Kitasato Shibasaburō.

Behring observou que o sangue de ratos resistentes à infecção por antraz foi capaz de matar a bactéria *in vitro*. Em parceria com Wernicke, Behring descreveu o primeiro trabalho de soroterapia para difteria. Descreveram que a transferência do soro de uma cobaia de laboratório imunizada com a toxina da difteria foi capaz de proteger outra cobaia da toxina. Posteriormente, em parceria com Kitasato, conseguiu isolar o bacilo que causa o tétano e descobriu a toxina envolvida na patogênese da doença. Kitasato e Behring também obtiveram antissoro contra toxina tetânica, demonstrando a aplicabilidade do princípio da imunoterapia.

A soroterapia contra a difteria produzida por Behring e Wernicke foi testada clinicamente, no Hospital Charite, Berlin, em 1891. No ano seguinte, Behring iniciou uma parceria com a indústria farmacêutica Farbwerke Hoechst para desenvolver a soroterapia para difteria. Em 1894, a Hoechst lançou o primeiro imunobiológico antidiftérico para combater a epidemia de difteria, que levava a óbito mais de 50 mil crianças por ano somente na Alemanha. Essa nova classe terapêutica diminuiu a mortalidade em Paris de 52% para 25%. Por essa fantástica descoberta, Behring foi laureado com o Prêmio Nobel de Medicina e Fisiologia, em 1901.

Em 1904, Behring estabeleceu a companhia Novartis (Chiron) Behring, um bom exemplo da aplicação de capital na área de biotecnologia com sucesso. Com o uso clínico da soroterapia, verificou-se que o produto bruto derivado do soro de animais como cavalo e coelhos causava o fenômeno denominado "doença do soro". Dessa forma, teve início outra fase de estudos para resolver esse problema, e Behring rapidamente identificou a necessidade da purificação do soro. Simultaneamente Ehrlich, membro da equipe inicial, realizou estudos de padronização da soroterapia e de procedimentos para quantificação dos efeitos terapêuticos, incluindo o conceito importante da DL50.

A soroterapia foi muito utilizada para o tratamento de infecções com bactérias causadoras de difteria, meningite e pneumonia, até o início da segunda guerra mundial. No final da década de 1930, no hospital da cidade de Boston, Estados Unidos, 86% do tratamento para pneumonia causada por *estreptococos* tipo I foi realizado por soroterapia.

Outro marco histórico foi o uso de anticorpos naturais isolados de indivíduos vacinados ou não para o tratamento de pacientes com imunodeficiência primária.

Em 1975, os pesquisadores Cesar Milstein e Georges Köhler do laboratório de Biologia Molecular do *Molecular Research Council* (MRC) da Universidade de Cambridge, Inglaterra, estudando tecnologia de hibridoma, estabeleceram a nova era da oncologia aplicada. Eles estudaram a diversidade dos anticorpos e descreveram as estruturas químicas e o mecanismo de diferenciação, em células de mieloma múltiplo de camundongos. Utilizando os procedimentos descritos por Potter, eles estabeleceram a cultura de células tumorais de crescimento rápido que produziam imunoglobulinas (anticorpos). As células de mieloma foram fusionadas com células T derivadas de baço de camundongo produtora de anticorpos. As células fusionadas (hibridoma) foram expandidas em placas de cultura e os anticorpos do sobrenadante foram avaliados. Dessa forma, pela primeira vez foram produzidos anticorpos específicos contra um único antígeno, denominados anticorpos monoclonais. O sucesso desse procedimento foi decorrente da utilização de células de mieloma deficientes da enzima hipoxantina fosforribosil transferase (HFT). Essas células não sobrevivem em meio com hipoxantina, aminopterina e timidina, enquanto a célula fusionada (híbrida) sobrevive por conter o gene da enzima HFT oriundo das células B isoladas do baço de camundongos. A produção dos anticorpos pode ser observada pelo ensaio de placa hemolítica desenvolvida por Jerne.

A tecnologia de anticorpos monoclonais proposta por Köhler e Milstein se baseia em três princípios: (i) cada célula B produz somente um tipo de anticorpo; (ii) células B usadas para a fusão são derivadas de doadores que foram sensibilizados com um imunógeno específico; (iii) células B podem ser imortalizadas *in vitro* em linhagens produtoras de imunoglobulinas.

Por suas descobertas, Köhler, Milstein e Jerne receberam o prêmio Nobel em Medicina e Fisiologia, em 1984. Curiosamente os autores não patentearam essa descoberta, permitindo o livre acesso da tecnologia de hibridoma para pesquisadores e indústrias farmacêuticas. Com o avanço dos estudos, foram geradas células de mielomas que expressam somente uma cadeia endógena ou que falham em expressar determinadas imunoglobulinas de tal forma que as células fusionadas produzem anticorpos com a especificidade desejada.

A descoberta da tecnologia de hibridomas resolveu vários problemas do uso de anticorpos na terapia. O primeiro anticorpo monoclonal (MAb) com aplicação terapêutica foi o muromonabe (Orthoclone OKT3®), um anti-CD3 de linfócitos T, utilizado no tratamento de pacientes com rejeição aguda a transplantes. O processo de produção industrial foi lento pela necessidade de desenvolver processos para a humanização de anticorpos monoclonais murinos. Os processos de humanização reduziram a antigenicidade das imunoglobulinas e potencializaram a aplicabilidade da terapia de MAbs, tornando-os agentes terapêuticos muito valiosos.

O advento da tecnologia de DNA recombinante, na década de 1970, mudou o curso da Biotecnologia e da Medicina. Essa tecnologia possibilitou a manipulação da molécula de DNA, de forma a isolar e clonar genes e expressá-los em sistemas heterólogos para produzir grandes quantidades de proteínas específicas. A manipulação do DNA foi possível pelo uso de enzimas de restrição que clivam sequências de DNA em sítios específicos e de enzimas ligases que permitem incorporar o segmento de DNA em um vetor de DNA. Essa tecnologia teve uma rápida evolução pela facilidade de manipular genes, assim como conhecer os mecanismos de regulação, estabelecer relações entre as sequências de nucleotídeos e funções biológicas das proteínas codificadas, e permitir a identificação de variantes genéticas relacionadas com várias doenças.

Com a tecnologia de DNA recombinante foi possível criar sequências artificiais e inserir no DNA de uma célula mudando sua fisiologia, assim como induzir a produção de proteína específica e de forma controlada. Nesse processo, um gene pode ser isolado e inserido (clonado) em um vetor de DNA (por exemplo, um plasmídeo) para o estudo de sua sequência e função *in vitro*. O vetor contendo o gene clonado pode ser transferido para outra célula com características conhecidas (por exemplo, *Escherichia coli*) para produzir a proteína recombinante.

É importante destacar a diferença entre a clonagem gênica e a clonagem de um organismo. A clonagem de um organismo é a cópia exata do genoma total que se transfere de uma célula para outra. Isso pode ser realizado de duas maneiras: (i) Embrião artificial idêntico; (ii) Transferência nuclear para uma célula somática.

Os avanços científicos foram acelerados após sequenciamento do genoma humano e de muitos organismos procariotos e eucariotos, com contribuição relevante para a Biotecnologia relacionada com a saúde humana, animal e vegetal. A tecnologia de DNA recombinante teve grande avanço pelo acesso livre a sequências gênicas depositadas em banco de dados genômicos, e por descobertas de sistemas de amplificação de DNA *in vitro* e aperfeiçoamento das estratégias de clonagem.

A descoberta da Reação em Cadeia pela Polimerase (PCR) por Mullis e colaboradores tornou possível obter sequências de genes de forma rápida e abundante, permitindo a partir de então a produção de proteínas recombinantes em vários sistemas de culturas celulares (como em bactérias, leveduras e células mamíferas) ou em plantas.

A tecnologia de DNA recombinante resultou em rápida expansão na área de produção de imunobiológicos que passaram a ter melhor qualidade (pureza) e especificidade (alvos terapêuticos bem definidos). Na área de diagnóstico laboratorial, foi possível obter antígenos mais puros e produzir anticorpos mais específicos para os imunoensaios. Na área de farmacoterapia, foi possível produzir proteínas recombinantes em larga escala, como hormônios proteicos, enzimas, fatores de coagulação, anticorpos para a imunoterapia e outras. Na área de prevenção de doenças infecciosas, foi possível obter vacinas recombinantes mais específicas e eficazes.

3. TECNOLOGIA DE ANTICORPOS RECOMBINANTES

A escolha do sistema de recombinação para a produção de uma proteína recombinante depende das características da proteína a ser produzida. Para peptídeos lineares e pequenos (massa molecular inferior a 30 KDa) podem ser utilizados sistemas de clonagem e expressão em procariotos (classicamente em *Escherichia coli*). Para peptídeos com estruturas mais complexas (terciárias ou quaternárias), proteínas com alta massa molecular (superior a 100 KDa), proteínas que requerem modificações pós-traducionais (glicosilação) ou proteínas quiméricas é recomendável o uso de sistemas eucariotos. Os sistemas de clonagem e expressão em eucariotos podem ser leveduras (*Pichia pastoris, Saccharomyces cerevisae*), células de ovário de cobaia chinês (CHO), células de inseto, células de rim de cobaia recém-nascida (BHK), células de mieloma de camundongo (NS0 ou SP2/0), células de rim de macaco verde africano (COS) e células de rim de embrião humano (HEK 293).

Para produção de proteínas são utilizados os seguintes componentes: (i) Carreador: sistema de vetor plasmidial sintético ou semissintético, ou vírus modificado e inativado; (ii) Sequência do gene interesse: segmento de DNA que codifica um peptídeo ou proteína, a ser clonado ou recombinado no sistema carreador; (iii) Célula receptora: célula que recebe o sistema carreador por transfecção, réplica e expressa o gene/DNA inserido, e produz a proteína recombinante. A escolha da célula receptora depende do sistema carreador utilizado na clonagem do gene de interesse.

As tecnologias de anticorpos recombinantes possibilitaram o aumento da produção de anticorpos para diferentes aplicações e, por conseguinte, também a necessidade de sistemas de produção eficientes. As imunoglobulinas são moléculas complexas com duas cadeias pesadas e duas leves que estão unidas por ligações bissulfídricas. As imunoglobulinas têm um domínio do fragmento constante (Fc) e um domínio de ligação ao antígeno, compreendendo o fragmento variável (Fv) e o fragmento da região de ligação ao anticorpo (Fab). Dessa forma, suas propriedades estruturais requerem um sistema com processo pós-traducional complexo, características que não estão disponíveis em alguns sistemas de expressão e dificultam a produção eficiente de IgGs.

Os MAbs e fragmentos de anticorpos representam os produtos biotecnológicos mais importantes atualmente com aplicações terapêuticas. Como os anticorpos completos são glicosilados, as células de mamíferos, que permitem N-glicosilação semelhante à humana, são os sistemas de expressão mais utilizados atualmente na produção de MAbs. No entanto, as células de mamíferos têm vários inconvenientes quando se trata de bioprocessamento e escalonamento (*scale-up*), resultando em tempos de processamento longos e de custo elevado. Por outro lado, os fragmentos de anticorpos recombinantes, que não são glicosilados, mas ainda exibem propriedades de ligação ao antígeno, podem ser produzidos em bactérias que são mais fáceis de manipular e cultivar.

Os fragmentos de anticorpos recombinantes, por exemplo, fragmentos de anticorpos monovalentes (Fab – *fragment antigen-binding*, scFv – *single-chain variable fragment*), de domínio único (V_H – *heavy chain variable domain* e V_L – *light chain variable domain*) e variantes modificadas (*minibodies*, *diabodies* e *tretrabodies*) (Figura 7.5.1) conservam a especificidade de direcionamento de MAbs inteiros para uma variedade de aplicações terapêuticas. São empregados na produção de biofármacos e de reagentes para pesquisa científica (p. ex. análise proteômica para descoberta de novos biomarcadores), assim como para diagnóstico laboratorial ou por imagem (p. ex. radionuclídeos, toxinas, enzimas, lipossomas, vírus).

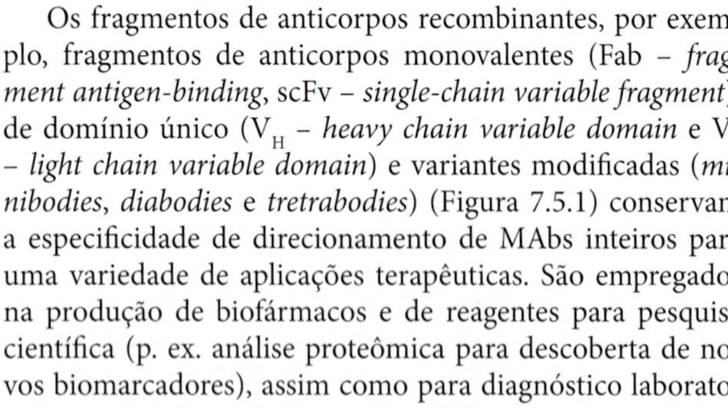

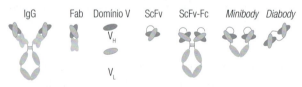

* ScFv-Fc – fusão de cadeia única Fv (scFv) com IgG humano (regiões Fc).

Figura 7.5.1. Formas de anticorpos recombinantes. Modificado de Holliger e Hudson (2005).

3.1. Produção de anticorpos recombinantes em *E. coli*

Os sistemas bacterianos não são capazes de produzir anticorpos glicosilados inteiros, mas são úteis para a produção de fragmentos de anticorpos. Anticorpos completos podem ser expressos em leveduras, mas contêm alto teor de manose e têm função efetora defeituosa, como a lise mediada por complemento. Os anticorpos produzidos por sistema de células de insetos/baculovírus ou por plantas transgênicas contêm estruturas de carboidratos diferentes das produzidas por células de mamíferos.

A maioria dos anticorpos terapêuticos é produzida em células de mamíferos para reduzir a imunogenicidade induzida pelo padrão de glicosilação diferenciado de outros sistemas. Entretanto, os avanços na tecnologia de organismos geneticamente modificados (OGMs) têm permitido a produção de anticorpos recombinantes com padrão de glicosilação similar ao humano, em células de leveduras, células de insetos e plantas transgênicas.

O sistema de produção mais importante para proteínas recombinantes com alto rendimento e produção extracelular utiliza principalmente a bactéria *E. coli* modificada geneticamente. Para a produção de fragmentos de anticorpos funcionais é preciso que ambas as cadeias da região variável sejam secretadas no compartimento periplásmico da *E. coli*, no qual o ambiente oxidativo permite a formação correta de ligações dissulfídricas e a montagem do fragmento Fv funcional. A coexpressão com isomerases auxilia no dobramento eficiente dos fragmentos de anticorpos produzidos. Ajustes nas condições de cultivo e densidade celular também podem ser feitos para obter alto rendimento dos fragmentos de anticorpos funcionais.

3.2. Produção de anticorpos recombinantes em *P. pastoris*

As leveduras têm capacidade de realizar modificações pós-traducionais e dobramento complexos da proteína e possuem aparelho secretor que aumenta a produção de anticorpos, incluindo a capacidade de secretar imunoglobulinas inteiras. Possuem capacidade de crescimento rápido, flexibilidade genética, necessidade de meios de cultura mais simples e são amplamente utilizadas no processo de fermentação de alimentos.

A *P. pastoris* é a principal levedura utilizada para a produção de anticorpos recombinantes porque tem capacidade global ótima para produzir e secretar proteínas heterólogas sem secretar grande quantidade de suas próprias proteínas, o que simplifica o processamento posterior; consome o metanol como única fonte de carbono, utiliza o crescimento respiratório que resulta em alta densidade celular e tem alto rendimento de produção (até 8 g/L de scFv funcional, em condições otimizadas).

A integração do gene do anticorpo no genoma de *P. pastoris* é imprescindível para garantir a reprodutibilidade e a estabilidade do sistema de expressão. No entanto a *P. pastoris* tem um grau substancial de recombinação não homóloga, o que foi solucionado pela inativação dessa via em uma cepa geneticamente modificada. Outro aspecto é que a *P. pastoris* utiliza o metabolismo respiratório em detrimento do fermentativo, que permite a cultura em densidades celulares muito elevadas (p. ex. 160 g peso seco por lote) sem o risco de acúmulo de etanol.

A produção de anticorpos completos é possível em leveduras porque tem capacidade de modificações pós-traducionais complexas, entretanto, o padrão de N-glicosilação é diferente do humano. A glicoengenharia de *P. pastoris* foi intensivamente estudada com a finalidade de humanizar seu mecanismo de glicosilação, que alcançou sucesso com a produção de uma IgG com estrutura similar à humana e com alto rendimento. A IgG produzida pela cepa de *P. pastoris* modificada apresentou desempenho similar ao do MAb produzido por células de mamífero, em um estudo pré-clínico de Lee e Jeong, em 2015.

P. pastoris é também considerado um sistema bem estabelecido para a produção de fragmentos de anticorpos. Dois fragmentos de anticorpos recombinantes terapêuticos são comercializados: (i) *Nanobody* ALX0061 (vobarilizumabe), que é um antirreceptor de interleucina 6 recombinante (IL6R) utilizado para o tratamento da artrite reumatoide; (ii) *Nanobody* 1 ALX00171, um fragmento de anticorpo recombinante utilizado para o tratamento da infecção pelo vírus sincicial respiratório (RSV).

3.3. Produção de anticorpos recombinantes em células de inseto

As células de inseto representam um sistema de expressão eucariótico muito versátil porque podem ser eficientemente transfectadas com vírus específicos de insetos como o baculovírus, considerado seguro para humanos, mamíferos e plantas.

A flexibilidade do envelope viral permite o empacotamento/montagem de sequências de genes heterólogos grandes (mais de 20 kb), e o forte promotor poliedrina possibilita a expressão de até 50% do total de proteínas das células de inseto. Possui padrão de glicosilação diferente das células de mamíferos, mas foram introduzidas modificações para obter padrões de glicosilação comparável.

Modificações no padrão de glicosilação permitem gerar anticorpos com estrutura e conformação similar à de células de mamíferos e a coexpressão com isomerases e chaperoninas possibilitam a produção de imunoglobulinas ativas com alto rendimento. A IgG produzida por sistema de células de inseto/baculovírus mostrou ter atividade funcional como a de ligação ao complemento. O anticorpo anti-Rhesus D produzido em células de inseto da linhagem Sf-9 medeia a lise de eritrócitos no ensaio de citotoxicidade celular dependente de anticorpo (ADCC).

3.4. Produção de anticorpos recombinantes em células de mamíferos

As células de mamíferos são utilizadas na produção de mais de 70% das proteínas recombinantes para uso farmacêutico, incluindo 95% dos anticorpos terapêuticos aprovados para comercialização, apesar de o manejo difícil e de o custo de produção ser relativamente alto. Porém, o processo de dobramento complexo, o sistema avançado de pós-tradução e a secreção são capazes de produzir anticorpos indistinguíveis daqueles do corpo humano com menor efeito imunogênico. Além disso, são altamente eficientes para a secreção de imunoglobulinas grandes e complexas e, em combinação com o controle refinado pós-traducional e o dobramento proteico, resultam em um produto de alta qualidade, o que diminui esforços e custos nas etapas de processamento. A utilização de meios de cultura suplementados sem a necessidade de adição de componentes do soro animal, seguindo as boas práticas de fabricação (GMPs), elimina o risco de contaminação por patógenos e príons. A produção de IgGs por células CHO chega a 12 g/L com o avanço do processo de cultivo e produção industrial (otimização de meio de cultura, taxa de expressão e densidade celular).

Os sistemas de expressão em linhagens de células de mieloma têm sido utilizados para produção de diferentes anticorpos recombinantes úteis como produtos diagnósticos e principalmente terapêuticos. O uso das células de mieloma para a produção de anticorpos recombinantes é vantajoso porque são células secretoras de imunoglobulinas e são capazes de realizar modificações pós-traducionais adequadas, que são importantes para a função dos anticorpos.

Avanços nas tecnologias de engenharia genética e de biologia molecular tornaram possível isolar, clonar e expressar regiões variáveis de imunoglobulinas humanas e de camundongos com qualquer especificidade desejável. Células de mieloma podem ser transfectadas com um vetor de expressão que contém os genes da imunoglobulina e da glutamina sintase e são cultivadas em meio isento de glutamina. A amplificação do número de cópias do vetor é induzida por um inibidor específico de glutamina sintase, a metionina sulfoximina. Anticorpos e variantes de anticorpos produzidos em células de mieloma são muito úteis para elucidar os resíduos de aminoácidos e as sequências estruturais que contribuem para a função de anticorpos. Além disso, imunoligantes que resultam da fusão de anticorpos com sequências não imunoglobulínicas, assim como a IgA secretória, foram produzidas em células de mieloma.

A produção de MAbs totalmente humanizados pode ser feita pela aplicação da tecnologia de recombinação *in vitro* com uso de fagos (*phage display*) para geração de várias estirpes de camundongos que expressam domínios variáveis de anticorpos humanos.

A tecnologia de clonagem com vetores de fagemídio (fago carreador de sequência de DNA de imunoglobulinas) permitiu modificações importantes na construção de bibliotecas de genes, com a finalidade de produzir MAbs para fins terapêuticos. Esse processo permite seleção de sequências de genes de imunoglobulinas (por exemplo, scFv/Fab) de alta especificidade e afinidade por alvos moleculares. O sucesso da tecnologia depende da escolha do sistema de clonagem, do tipo de vetor fagemídio, e das células que irão carrear os genes e expressar os MAbs.

3.5. Produção de anticorpos recombinantes em animais transgênicos

A produção de anticorpos humanos em animais transgênicos tem aumentado progressivamente. Anticorpos monoclonais e policlonais humanos podem ser produzidos no leite de camundongos e cabras, e em ovos de galinhas transgênicas. Entretanto, ainda há vários desafios e limitações para seu uso na terapia. Por um lado, a produção de anticorpos humanizados por tecnologia de hibridoma é ainda laboriosa e demorada e requer a seleção e caracterização dos produtos gerados. Por outro lado, os anticorpos derivados de camundongos ou ratos podem desencadear a resposta imune em humanos.

A primeira geração de anticorpos humanos produzidos por imunização, em animais, foi feita por transferência de uma sequência da região variável de imunoglobulina humana para um modelo de camundongo. Nessa construção, 4% dos linfócitos B de camundongo expressaram anticorpos humanos.

A imunização de animais de maior porte contendo *loci* cromossômicos de imunoglobulinas humanas tornou possível produzir maior quantidade de anticorpos. Um exemplo foi a construção de gado transgênico portador de *locus* de cadeia pesada de IgG e cadeia leve *kappa* humanas para imunização contra o antígeno de antraz. A mistura de anticorpos policlonais resultantes consistiu de imunoglobulinas inteiramente humanas e quiméricas que mostraram alta atividade em modelos de camundongo *in vivo*. Gado e coelhos foram usados para expressão de um scFv biespecífico dirigido contra o proteoglicano associado com melanoma e à molécula CD28 de células T humanas. O uso de diferentes animais para geração de anticorpos policlonais humanos requer que o *locus* gênico da imunoglobulina seja bloqueado no animal transgênico.

3.6. Produção de anticorpos recombinantes em plantas transgênicas

Os sistemas de plantas transgênicas são capazes de produzir anticorpos recombinantes com propriedades muito semelhantes às imunoglobulinas originais em larga escala e baixo custo. O escalonamento (*scale-up*) desse sistema de produção pode ser alcançado de forma mais fácil que o do sistema de células de mamíferos, no qual o escalonamento do processo de fermentação aumenta o custo de produção. Hipoteticamente, o custo da produção de uma IgA expressa em plantas é de até 10% menor comparado com o de células de hibridoma. Apesar da facilidade de cultivo e o alto rendimento de produção de anticorpos recombinantes, o padrão de glicosilação difere do sistema de mamíferos. Essa limitação tem sido superada por modificações nas plantas transgênicas que possibilitam a coexpressão de genes de mamíferos que promovem um padrão de glicosilação similar ao humano. Também foram produzidos anticorpos não glicosilados para testar a proteção contra a inalação de esporos de antraz em não primatas e a atividade antitumoral em camundongos.

A maioria dos anticorpos produzidos em plantas (*plantibodies*) é expressa na planta do tabaco, mas há outros sistemas de produção, como o arroz, lentilha, milho, alfafa, alface, semente de arabidopsis (*A. thaliana*). Anticorpos produzidos por ervilhas se mostraram úteis no diagnóstico e terapia de neoplasias humanas.

Anticorpos neutralizantes de HIV-1 produzidos no endosperma do milho e nas folhas de tabaco apresentaram propriedades neutralizantes similares às produzidas em células CHO ou HEK-293 (*human embryonic kidney*). Dois anticorpos derivados de plantas foram testados em ensaios clínicos para fins terapêuticos, um produzido na planta do tabaco que se liga a antígenos estreptocócicos I/II de *Streptococcus mutans*, o principal agente causador da perda de dente por infecção bacteriana e o outro contra linfoma não Hodgkin.

4. ANTICORPOS COMO FÁRMACOS

O uso terapêutico de anticorpos aumentou expressivamente a partir da aprovação do estudo clínico do OKT3, em 1986, para tratamento de rejeição aguda ao transplante renal. Até 2009, foram iniciados estudos clínicos de pelo menos dois anticorpos por ano. Atualmente há aproximadamente 2.500 estudos clínicos sobre uso terapêutico de anticorpos em andamento, e mais de 50 no Brasil (Figura 7.5.2).

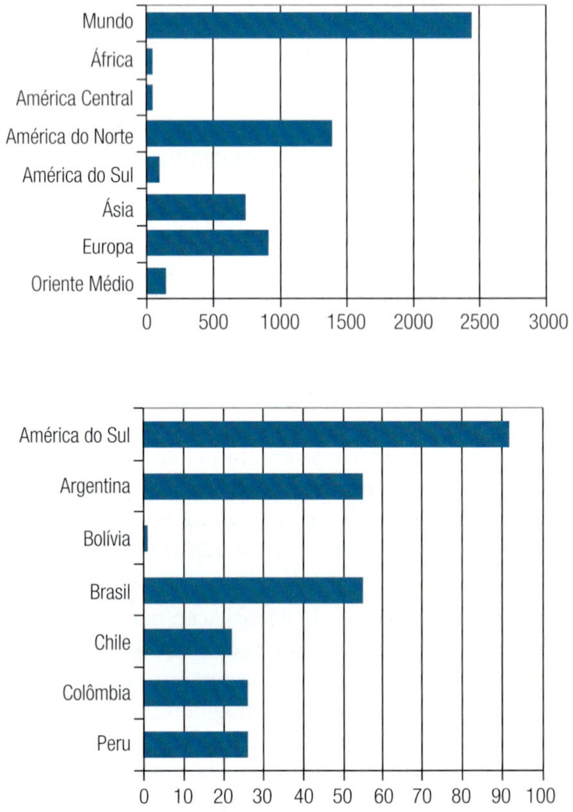

Figura 7.5.2. Número de estudos clínicos de aplicação terapêutica de anticorpos monoclonais em andamento. Fonte: https://ClinicalTrials.gov.

A resposta ao tratamento com anticorpos depende de aspectos farmacocinéticos (absorção, distribuição, biotransformação e excreção) e farmacodinâmicos (interação com a molécula-alvo). Apesar do aumento do uso de MAbs na terapia de várias doenças, principalmente para o câncer, ainda não estão muito bem esclarecidos os fatores que afetam esses parâmetros farmacológicos dos MAbs. A distribuição alvo-mediada explica em parte a característica farmacocinética linear dos anticorpos.

4.1. Farmacocinética dos anticorpos

A farmacocinética de anticorpos poli- e monoclonais é mais complexa do que a de outros fármacos de menor tamanho molecular. A meia-vida das imunoglobulinas IgG1, IgG2 e IgG4 humanas é de aproximadamente 21 dias, enquanto a IgG3 tem meia-vida de 7 dias. Essas diferenças são atribuídas a diferenças de afinidade dos tipos de imunoglobulinas com os alvos farmacológicos.

Os MAbs de origem murina têm meia-vida de 1,5 dia, os quiméricos de 10 dias, os humanizados de 12 a 20 dias, e os totalmente humanizados de 15 a 20 dias. A meia-vida menor dos MAbs murinos foi atribuída a não ligação deste IgG ao receptor Fc e a geração de anticorpo anticamundongo (HAMA – *human anti-mouse antibody*).

A eliminação (excreção) de anticorpos terapêuticos é complexa e depende de processos multifatoriais como catabolismo proteico, interação com receptor Fc, imunogenicidade, degradação proteolítica, glicosilação e eliminação alvo-mediada.

4.2. Farmacodinâmica dos anticorpos

As bases moleculares da especificidade de interação de anticorpos com seus alvos estão relacionadas com sua estrutura física determinada por cristalografia e difração de raios X. Thinh e colaboradores estabeleceram a estrutura do complexo antígeno anticorpo utilizando modelo de ligação de anticorpos contra hormônios esteroides. Esses autores mostram que especificidade fina dessa interação é mediada pelo rearranjo da molécula de anticorpo organizada na água e a alteração conformacional de uma única ligação de ponte de hidrogênio. A interação entre o anticorpo e um antígeno proteico ou peptídico é diferente e de maior complexidade do que a com moléculas pequenas. O mecanismo da interação do complexo proteína/proteína foi conhecido por estudos de mutação nos genes das cadeias pesada e leve das imunoglobulinas.

Vários fatores parecem influenciar a farmacodinâmica dos anticorpos, tais como: variabilidade interindividual da expressão da molécula-alvo, geração de resposta imunológica contra o anticorpo administrado, estado de saúde ou estado nutricional do paciente, uso concomitante de outros medicamentos, além de fatores genéticos e epigenéticos da molécula-alvo.

4.3. Efeitos adversos do uso terapêutico de anticorpos

A imunoterapia é uma opção de tratamento para muitas doenças imunomediadas crônicas e doenças oncológicas.

O uso terapêutico de uma proteína com características diferentes (heteróloga) da produzida naturalmente induz uma resposta imune no organismo que ocasiona a eliminação ou a inativação da proteína heteróloga. Esse efeito adverso é difícil de ser resolvido, mas avanços científicos na tecnologia de produção de MAbs têm contribuído para resolução do problema com resultados satisfatórios.

Outros efeitos adversos causados pelo uso de MAbs murinos são reações alérgicas, indução de anticorpos anti-MAbs e outros. Para solucionar esse problema, Morrison e colaboradores desenvolveram, em 1984, um anticorpo quimérico camundongo-humano pela inserção do domínio constante da imunoglobulina humana, no domínio antígeno-específico da imunoglobulina murina.

Anos depois, foi descrito o rituximabe, um MAb quimérico camundongo-humano direcionado contra as linhagens de células B que expressam CD20. Esse marcador é expresso em mais de 90% de neoplasias de células B e de células no estágio pré-B, que são diferenciadas no sangue periférico. O rituximabe causa a depleção das células B neoplásicas e normais, que é normalizada, em seis meses a um ano. O mecanismo de ação envolve a dependência citotóxica do anticorpo, citotoxicidade dependente de complemento, e quimio e radiossensibilização das células tumorais.

O rituximabe foi o primeiro MAb quimérico aprovado pelo *Food and Drug Administration* (FDA) americano, em 1997, para o tratamento de neoplasias de células B, tais como: leucemia linfocítica, vários tipos de linfoma e macroglobulinemia de Waldenstrom. A aplicação terapêutica de MAbs foi possível com as descobertas e os avanços na quimerização e humanização de anticorpos realizadas por recombinação de DNA.

A partir da aprovação do rituximabe para uso terapêutico, muitos MAbs foram liberados para tratamentos de doenças oncológicas, doenças hematológicas e doenças crônicas imunomediadas. Estratégias tecnológicas vêm sendo desenvolvidas para melhorar a eficácia e a segurança de MAbs, de forma a diminuir a resposta imune celular e humoral a esses agentes terapêuticos.

5. ANTICORPOS MONOCLONAIS COM AÇÃO ANTITUMORAL

A utilização de anticorpos na Oncologia tem sido estabelecida tanto preventivamente, sob a forma de vacinas, como medicamentos específicos para determinados tumores malignos, com resultados muito eficientes e, para outros, bem promissor. A terapia antitumoral por MAbs tem sido mais aplicada no tratamento de neoplasias hematológicas e melanomas, principalmente para pacientes portadores de células neoplásicas que expressam CD20, receptor do fator de crescimento epidermal (EFGR). No entanto, os anticorpos têm menor eficácia terapêutica contra outros tipos de células tumorais. Para superar essa limitação, os anticorpos são conjugados a moléculas que induzem a morte celular. Essas moléculas efetoras são toxinas de bactérias e plantas ou radiofármacos que, quando conjugadas a anticorpos, são captadas, interiorizadas e têm ação citotóxica.

Os MAbs mais estudados são: anti-CD20, anti-CD33, anti-EFGR e anti-fator de crescimento endotelial vascular (VEGF). Para os tumores como melanoma, a inibição do antígeno-4 de linfócitos T citotóxicos (CTLA-4) e do receptor transmembrana de apoptose PD-1 (*programmed death-1 receptor*) tem mostrado resultados promissores.

O anticorpo humanizado anti-CD33 é uma IgG4 direcionada contra um receptor de glicoproteína expressa em células mielomonocíticas progenitoras e maduras e em blastos de leucemia mieloide. O anti-CD33 foi conjugado com a caliqueamicina, uma imunotoxina (antibiótico citotóxico) para formar o gentuzumabe ozogamicina (Mylotarg®). Em 2000, este produto foi aprovado pelo FDA para utilização no tratamento de leucemia mieloide aguda. No entanto, foi retirado do mercado em 2010, por não apresentar a eficácia terapêutica esperada proposta pelo estudo clínico.

O alentuzumabe é um MAb humanizado anti-CD52, uma glicoproteína de superfície celular expressa em linfócitos B e T normais e malignos. Em 2001, foi aprovado pelo FDA para a terapia de pacientes com leucemia linfocítica crônica resistente ao tratamento. O alentuzumabe pode induzir morte celular tumoral por citotoxicidade dependente do anticorpo e citotoxicidade complemento dependente.

Os anticorpos também são propostos para depletar células que induzem a rejeição de transplantes alogênicos, em pacientes com neoplasias hematológicas.

O trastuzumabe e o cetuximabe são IgG1 quiméricas anti-EFGR produzidas por recombinação. Atuam como ligantes do domínio extracelular do receptor HER-2/neu humano e HER-1, respectivamente (HER – *human epidermal growth factor receptor*).

O trastuzumabe induz a expressão de fatores antiangiogênicos e suprime os fatores pró-angiogênicos, e medeia a citotoxicidade dependente de anticorpos. Foi aprovado, em 1998, para uso no tratamento de câncer de mama metastático com superexpressão de Her-2 de pior prognóstico.

O cetuximabe foi aprovado em 2004 para o tratamento de carcinoma colorretal. Também foi avaliado para a possível utilização no tratamento do tumor de cabeça e pescoço, que superexpressa o EGFR. Experimentalmente se verificou também que esse anticorpo inibe a proliferação celular e bloqueia a produção de fatores angiogênicos.

Estratégias com uso de agentes antiangiogênicos (anti-VEGF) foram também sugeridas, como o bevacizumabe, um anticorpo monoclonal contra VEGF165 humanizado. Os testes clínicos realizados permitiram a aprovação pelo FDA, em 2004.

O bevacizumabe foi utilizado em combinação com irinotecano, 5-fluoruracila e ácido folínico, que são quimioterápicos de primeira linha para tratamento de câncer colorretal metastático. Foi também utilizado em combinação com a quimioterapia convencional ou como agente antineoplásico no tratamento de leucemia mieloide aguda, mieloma múltiplo, carcinoma de células escamosas de cabeça e pescoço, câncer de mama, melanoma, carcinoma hepatocelular, câncer de pâncreas, carcinoma de ovário e de próstata. Outro anticorpo anti-VEGF, o ranibizumabe, foi aprovado pelo FDA em 2006 para o tratamento da degeneração neovascular macular relacionada à idade.

Em 2009, foram desenvolvidos MAbs biespecíficos que interagem com dois antígenos-alvo. O catumaxomabe foi um dos primeiros anticorpos biespecíficos a ser produzido. Tem o CD3 e a molécula de adesão de célula epitelial como alvos e é indicado no tratamento de ascite maligna.

Vários anticorpos totalmente humanizados foram produzidos e avaliados. Alguns exemplos importantes são ipilimumabe, tremelimumabe e nivolumabe (MDX-1106). O ipilimumabe é um MAb IgG1 humanizado anti-CTLA4 que inibe a ação de células T auxiliadoras e o desenvolvimento de tolerância imune periférica e também foi aprovado para tratamento de melanoma.

O tremelimumabe é um MAb IgG2 humanizado anti-CTLA4 que foi avaliado em fases I e II para o tratamento de melanoma e carcinoma renal metastático.

Foi também desenvolvido um MAb IgG4 totalmente humanizado, o nivolumabe, que atua na morte celular programada (PD1), um receptor transmembrana que medeia a função imunossupressora das células T. Esse anticorpo também foi avaliado em estudos clínicos fase I e II em vários tipos de tumores sólidos.

Camundongos transgênicos também foram utilizados para produzir imunoglobulinas totalmente humanizadas. No processo, o camundongo deixa de produzir sua própria imunoglobulina e passa a produzir imunoglobulinas humanas. Os transgenes são formados de fragmentos de regiões variáveis da linha germinativa, facilitando a capacidade para recombinar os anticorpos humanos. O primeiro MAb IgG2 humanizado produzido por tecnologia de camundongos Abgenix Xeno foi o panitumumabe, em 2006, para uso no tratamento do câncer colorretal metastático.

Apesar de resultados promissores dos estudos com MAbs para o tratamento de doenças oncológicas, cabe lembrar que as células neoplásicas apresentam grande variabilidade fenotípica. Dessa forma, a imunoterapia ainda não é efetiva para muitos tipos de câncer. Recentemente foram investigados alvos moleculares envolvidos no crescimento celular e inibidores de efetores da ativação de células T, como TIM-3 (*T cell immunoglobulin and mucin protein-3*) e LAG-3 (*lymphocyte activation gene-3*).

A LAG-3 é coexpressa com PD-1 nos linfócitos T, o que a torna um bom candidato para uma estratégia combinatória com MAbs anti-PD1. MAbs anti-TIM3 e anti-LAG3 estão sendo estudados em modelo de melanoma e outros tipos de câncer, com resultados iniciais de eficácia promissores.

Outros alvos imunes estão sendo avaliados pré-clinicamente, os quais incluem os inibidores como IDO1, B7-H3, B7-H4, Vista, ICOS, KIR e TIGIT e outras moléculas estimuladoras como a OX40, 4-1BB e GITR.

6. ANTICORPOS MONOCLONAIS COMO VACINAS CONTRA O CÂNCER

Algumas vacinas contra viroses podem prevenir e reduzir significativamente alguns tipos de cânceres como o da hepatite B e do papilomavírus (HPV, alguns subtipos específicos como HPV 16 e 18), que reduzem a ocorrência de hepatoma e câncer cervical, orofaringe e de células escamosas da cabeça e pescoço, respectivamente.

Além de vacinas preventivas, vacinas terapêuticas contra antígenos expressos pelos tumores fornecem estratégias potencialmente promissoras para a imunoterapia. As vacinas têm sido manipuladas contra antígenos específicos de tumores e associados a tumores. Dessa forma, a resposta imune contra o tumor pode persistir por muito tempo, após a administração da vacina pela geração de células de memória imunológica.

A primeira e única vacina terapêutica contra o câncer aprovada nos Estados Unidos foi para o câncer de próstata avançado, denominada *Sipuleucel-T*. Os linfócitos autólogos do paciente eram obtidos e incubados *in vitro* com fosfatase ácida prostática (PAP) e GM-CSF (*granulocyte-macrophage colony-stimulating factor*) conjugado e, em seguida, eram reinfundidos no paciente. Essas células imunes diferenciadas (dendríticas) são capazes de apresentar antígenos PAP (que é encontrado em 95% de células da próstata) para células T em nódulos linfáticos para gerar a resposta imune contra o tumor. O uso de *Sipuleucel-T* aumentou a sobrevida global por quatro meses em pacientes com câncer de próstata resistente, bem como melhorou as taxas de sobrevida de três anos em comparação com grupos de controle.

Outras vacinas estão em estudo, tais como a contra gp100 associada com IL-2, anti-PD-1 associado ao STING (gene estimulador de interferona).

A GVAX é uma vacina derivada de duas linhagens celulares neoplásicas modificadas para expressar GM-CSF usada para a prevenção do câncer pancreático. Estudos preliminares mostram que a GVAX não melhorou a sobrevivência global, mas, quando combinado com SRC-207, uma vacina de mesotelina expressa em *Listeria monocytogenes*, o efeito sinérgico melhorou globalmente a sobrevida de pacientes com câncer metastático de pâncreas. No entanto, o fracasso de muitas monoterapias vacinais demonstra que os tumores escapam do sistema imune, o que faz necessário a terapia combinada. Tem-se, porém, que considerar os benefícios clínicos obtidos com as vacinas terapêuticas, assim como avaliar as vacinas baseadas no genoma e transcriptoma utilizando como alvo os antígenos específicos de cada tumor, aumentando a especificidade e eficácia.

7. ANTICORPOS MONOCLONAIS COM AÇÃO EM DOENÇAS AUTOIMUNES

Anticorpos monoclonais também são utilizados no tratamento de doenças autoimunes incluindo artrite reumatoide, doenças intestinais inflamatórias, esclerose múltipla, lúpus eritematoso, assim como outros grupos de doenças humanas. Dentre esses anticorpos os mais comumente utilizados são contra as citocinas como os TNF-alfa, anti-CD20 e anti-CD25.

O eculizumabe é um anticorpo anticomplemento C5 totalmente humanizado que também foi descrito para o tratamento de hemoglobinúria paroxística noturna, uma doença genética ligada ao cromossoma X causada por alteração do gene *PIGA*. Esta alteração leva à ausência do controle do complemento causando produção de eritrócitos anormais. O anti-C5 impede a geração do complexo C5b-C9 que tem atividade hemolítica. Esse mecanismo de ação também torna este MAb potencial para tratamento de nefrite lúpica, causada por ação do complexo C5b-C9 na lesão dos podócitos e da membrana glomerular basal. O eculizumabe está na fase final do estudo clínico e estará disponível em breve.

Anticorpos antirreceptores de IL-1 (IL1R) e de anti-IL-6 (IL6R) também foram indicados para artrite reumatoide, destruição de cartilagem, e reabsorção óssea. O anticorpo anti-IL6R está sendo avaliado em estudos clínicos e resultados preliminares mostraram efetividade. Entretanto, sua utilização em lúpus causa alguns efeitos indesejáveis como a neutropenia grave e queratite. Foram também produzidos anticorpos anti-IL10, anti-IL18, anti-CD40L que ainda não estão disponíveis até o momento.

O MAb anti-TNF-alfa infliximabe, que é uma IgG quimérica humano e camundongo, foi proposto para tratamento de algumas doenças autoimunes como a artrite reumatoide, doença de Crohn, colite ulcerativa, psoríase e espondilite anquilosante. O mecanismo de ação do infliximabe está relacionado com a inibição da ligação do TNF-alfa com os receptores transmembrana ou receptores solúveis. Os efeitos adversos são aumento da suscetibilidade à tuberculose, infecções oportunistas e, em alguns casos, a falha cardíaca.

Outros anticorpos anti-TNF-alfa, com maior ou menor grau de humanização, foram produzidos por diversos sistemas de recombinação, como adalimumabe e etanercepte. O adalimumabe é utilizado no tratamento de artrite reumatoide. O uso desse anticorpo mostrou redução na concentração plasmática de proteína C, fibrinogênio e citocinas em pacientes com artrite reumatoide. Observou-se que até 5% dos pacientes desenvolveram resposta imune contra esse anticorpo.

Um MAb IgG1 anti-IL12 e anti-IL23 totalmente humanizado foi produzido por tecnologia, em camundongos transgênicos, com resultados promissores. Foi aprovado pelo FDA, em 2009, para uso subcutâneo com doses mensais. Esse anticorpo pode ser utilizado no tratamento de artrite psoriática ativa, espondilite anquilosante ativa e artrite reumatoide grave e moderada.

8. ANTICORPOS MONOCLONAIS COM AÇÃO EM DOENÇAS INFECCIOSAS

O vírus sincicial respiratório (RSV) causa uma virose que é responsável por muitas mortes por infecção respiratória nas crianças de até um ano de idade. Também atinge crianças de até 2 anos de idade. Trata-se de um vírus da família *Paramyxoviridae* do gênero *Pneumovirus*. Anticorpos humanizados contra a proteína F do RSV no sítio antigênico A foram produzidos por um anticorpo murino selecionado e observou-se a meia-vida de 17 dias. O palivizumabe foi o primeiro MAb utilizado para tratamento de infecção das vias respiratórias por vírus.

Outras infecções virais, como herpes, hepatite B, raiva e influenza, são fortes candidatas para tratamento com MAbs, apesar de já serem de uso corrente vacinas recombinantes de forma satisfatória.

Anticorpos monoclonais também foram produzidos para tratamento de infecções causadas por bactérias e principalmente as resistentes a antibióticos. No estudo de Jafet, o adalimumabe mostrou resultados melhores que o placebo no tratamento de uveíte, com menor evolução para perda visual, embora tenha apresentado alguns efeitos adversos. O estudo de Ngyen mostrou que o adalimumabe tem grande potencial terapêutico e boa tolerabilidade no tratamento da uveíte controlada por corticosteroides.

9. ANTICORPOS MONOCLONAIS COM AÇÃO EM DISLIPIDEMIAS

A grande contribuição das estatinas no tratamento das dislipidemias, principalmente na hipercolesterolemia, determinou redução significativa na morbidade e mortalidade por doenças cardiovasculares, principalmente as coronarianas. No entanto, uma grande porcentagem de indivíduos da nossa população tem mostrado intolerância ao tratamento e com efeitos colaterais significativos, apesar da redução da dose das estatinas e as associações com outros fármacos. Isso consequentemente mantém esses indivíduos mais suscetíveis a eventos cardiovasculares. O risco cardiovascular é também grande para os indivíduos com dislipidemias graves monozigóticas, como a hipercolesterolemia familial (HF). A HF é uma doença autossômica dominante e os portadores de HF podem ter mutações nos genes do receptor de lipoproteína de baixa densidade (RLDL), da apolipoproteína B (ApoB, ligante do RLDL), da enzima pró-proteína convertase subtilisina/quexina tipo 9 (PCSK9), e de transportadores de membrana de colesterol (ABCG5/G8 - *ATP-binding cassette sub-family G member 5/8*).

A PCSK9 é uma enzima proteolítica com ação sobre os RLDL e regula a concentração intracelular destes. Dessa forma, mutações no gene da PCSK9 com ganho de função aumentam o catabolismo dos RLDL e diminuem a sua disponibilidade para captar partículas de LDL via ApoB, causando a hipercolesterolemia.

A descoberta da função da PCSK9 foi essencial para os estudos de novos alvos terapêuticos para o tratamento da HF e outras formas de hipercolesterolemia resistentes ao tratamento usual. Assim, foi proposta produção de anticorpos monoclonais anti-PCSK9 que inibem a sua atividade e aumentam a disponibilidade dos LDLR e consequentemente diminuem a colesterolemia.

Mais de 20 estudos clínicos avaliaram a eficácia dos MAbs inibidores de PCSK9 (evolocumabe, alirocumabe e outros), em mais de 10 mil pacientes, e verificaram a redução de até 50% de mortalidade comparados com tratamento com placebo ou ezetimiba. Alguns efeitos adversos foram sugeridos em uma pequena porcentagem de pacientes (entre 0,1% a 0,6%) como problemas neurocognitivos que foram considerados preocupantes. O FDA dos Estados Unidos sugeriu um estudo mais prolongado com o uso de anti-PCSK9. Em vários países os MAbs anti-PCSK9 estão disponíveis comercialmente, incluindo o Brasil.

10. CONSIDERAÇÕES FINAIS

Os anticorpos monoclonais vêm sendo utilizados no tratamento de doenças oncológicas, doenças autoimunes, doenças infecciosas, transplantes, alergia, asma, e doenças metabólicas como a dislipidemia. A tecnologia de produção de MAbs é conhecida no meio científico e de difusão pública e bem estabelecida, em várias áreas de pesquisa em saúde. Os MAbs produzidos e os aprovados para uso terapêutico têm gerado resultados significativos com valor agregado de milhões de dólares, tornando-se um grande potencial econômico.

É importante destacar a personalização do tratamento na imunoterapia. A análise em larga escala do genoma do paciente oncológico, por exemplo, pode elucidar os fatores genéticos e não genéticos (epigenéticos) envolvidos na resposta terapêutica. A relação entre o fenótipo do tumor e a resposta ao tratamento poderá direcionar de forma personalizada a imunoterapia com base em marcadores expressos por células neoplásicas.

11. BIBLIOGRAFIA

ABIFADEL, M. *et al.* Mutations in PCSK9 cause autosomal dominant hypercholesterolemia. *Nat. Genet.*, v. 34, p. 154-6, 2003.

ACHARYA, U.H.; JETER, J.M. Use of ipilimumab in the treatment of melanoma. *Clin. Pharmacol.*, v. 5, s. 1, p. 21-7, 2013.

AGABITI-ROSEI, E.; SALVETTI, M. Management of Hypercholesterolemia, Appropriateness of Therapeutic Approaches and New Drugs in Patients with High Cardiovascular Risk. *High Blood Press Cardiovasc. Prev.*, v. 23, n. 3, p. 217-30, 2016.

BENSON, J.M. *et al.* Discovery and mechanism of ustekinumab: a human monoclonal antibody targeting interleukin-12 and interleukin-23 for treatment of immune-mediated disorders. *MAbs.*, v.3, n. 6, p. 535-45, 2011.

BRAHMER, J.R. *et al.* Phase I study of single-agent anti-programmed death-1 (MDX-1106) in refractory solid tumors: safety, clinical activity, pharmacodynamics and immunologic correlates. *J. Clin. Oncol.*, v. 28, p. 3167-75, 2010.

BRUGGEMANN. M. *et al.* Human antibody production in transgenic mice: expression from 100 kb of the human IgH locus. *Eur. J. Immunol.*, v. 21, p. 1323-6, 1991.

CAMACHO, L.H. *et al.* Phase I/II trial of tremelimumab in patients with metastatic melanoma. *J. Clin. Oncol.*, v. 27, p. 1075-81, 2009.

DOMBRET, H.; GARDIN, C. An update of current treatments for adult acute myeloide leucemia. *Blood*, v. 127, p. 53-61, 2016.

EISENBEIS, C.F.; CALIGIURI, M.S.; BYRD, J.C. Rituximabconvergin mechanism of action in non-Hodgkin´s lymphoma? *Clinc. Cancer Res.*, v. 9, p. 5810-2, 2003.

FEINSTEIN, M.J.; LLOYD-JONES, D.M. Monoclonal antibodies for lipid management. *Curr. Atheroscler. Rep.*, v. 18, p. 39, 2016.

FRENZEL, A.; HUST, M.; SCHIRRMANN, T. Expression of recombinant antibodies. *Front Immunol.*, v. 4, p. 217, 2013.

GALIZIA, G. *et al.* Cetuximab, a chimeric human mouse anti epidermal grow factor receptor monoclonal antibody, in the treatment of human coloretal cancer. *Oncogene*, v. 26, p. 3654-60, 2007.

GELETKA, R.C.; ST CLAIR, E.W. Infliximab for the treatment of early rheumatoid arthritis. *Expert Opin. Biol. Ther.*, v. 5, p. 405-17, 2005.

HAGEMEYER, C.E. *et al.* Single-chain antibodies as diagnostic tools and therapeutic agents. *Thromb. Haemost.*, v. 101, p. 1012-9, 2009.

HILLMEN, P. *et al.* The complement inhibitor eculizumab in paroxysmal nocturnal hemoglobinúria. *N. Engl. J. Med.*, v. 355, n. 12, p. 1233-43, 2006.

HOLLIGER, P.; HUDSON, P.J. Engineered antibody fragments and the rise of single domains. *Nat. Biotechnol.*, v. 23, p. 1126-36, 2005.

HUANG, K.; WU, H. Prevention of Respiratory Syncytial Virus Infection: From Vaccine to Antibody. *Microbiol. Spectr.*, v. 2, n. 4, AID-0014, 2014.

HUDIS, C.A. Trastuzumab-mechanism of action and use in clinical practice. *New Engl. J. Med.*, v. 357, p. 39-51, 2007.

JAFFE, G.J. *et al.* Adalimumab in Patients with Active Noninfectious Uveitis. *N. Engl. J. Med.*, v. 375, p. 932-43, 2016.

JERNE, N.K.; NORDIN A.A. Plaque formation in agar by single antibody-producing cells. *Science*, v. 140, p. 405, 1963.

KAMENARSKA, Z.G. *et al.* Monoclonal antibody drugs for sistemic lupus erythematosus. *Folia Medica*, v. 572, p. 89-92, 2015.

KANTOFF, P.W. *et al.* IMPACT Study Investigators. Sipuleucel-T immunotherapy for castration-resistant prostate câncer. *N. Engl. J. Med.*, v. 363, n. 5, p. 411-22, 2010.

KIM, K.J. *et al.* Inhibition of vascular endothelial growth factor-induced angiogenesis suppresses tumour growth in vivo. *Nature*, v. 362, n. 6423, p. 841-4, 1993.

KLINE, J.; GAJEWSKI, T.F. Clinical development of mAbs to block the PD1 pathways an immunotherapy or cancer. *Curr. Opin. Invest. Drugs*, v. 11, p. 1354-9, 2010.

KNIGHT, D.M. *et al.* Construction and initial characterization of a mouse-human chimeric anti-TNF antibody. *Mol. Immunol.*, v. 30, p. 1443-53, 1993.

KÖHLER, G.; MILSTEIN, C. Continuous cultures of fused cells secreting antibodies of predefined specificity. *Nature*, v. 256, p. 495-97, 1975.

LAMBOUR, J. *et al.* Converting monoclonal antibody-based immunotherapies from passive to active: bringing immune complexes into play. *Emerg. Microbes Infect.*, v. 5, n. 8, p. e92, 2016.

LEE, Y.J.; JEONG, K.J. Challenges to production of antibodies in bacteria and yeast. *J. Biosci. Bioeng.*, v. 120, n. 5, p. 483-90, 2015.

LEGENDRE, C.M. *et al.* Terminal complement inhibitor eculizumab in atypical hemolytic-uremic syndrome. *N. Engl. J. Med.*, v. 368, n. 23, p. 2169-81, 2013.

LINKE, R.; KLEIN, A.; SEIMETZ, D. Catumaxomab: clinical development and future directions. *MAbs*, v. 2, p. 129-36, 2010.

MANDAL, R.; CHAN, T.A. Personalized oncology meets immunology: the path toward precision immunotherapy. *Cancer Discov.*, v. 6, p. 703-13, 2016.

MATUCCI, A. *et al.* An overview on safety of monoclonal antibodies. *Curr. Opin. Allergy Clin. Immunol.*, v. 16, n. 6, p. 576-81, 2016.

MORRISON, S.L. *et al.* Chimeric human antibody molecules: mouse antigen-binding domains with human constant region domain. *Proc. Natl. Acad. Sci, USA*, v. 81, p. 6851-5, 1984.

MUDDULURU, B.M. *et al.* TNF-alpha antagonist induced lupus on three different agents. *Postgrad. Med.*, 2016, Oct 17 (in press).

MULLER, D.; KONTERMANN, R.E. Bispecific antibodies for cancer immunotherapy: current perspectives. *Bio. Drugs*, v. 24, p. 89-98, 2010.

MULLIS, K. *et al.* Specific enzymatic amplification of DNA in vitro: the polymerase chain reaction. *Cold Spring Harb. Symp. Quant. Biol.*, v. 51, pt 1, p. 263-73, 1986.

NAPARSTEK, E. *et al.* Engraftment of marrow allografts treated with Campath-1 monoclonal antibodies. *Exp. Hematol.*, v. 27, p. 1210-8, 1999.

NGUYEN, Q.D. *et al.* Adalimumab for prevention of uveitic flare in patients with inactive non-infectious uveitis controlled by corticosteroids (VISUAL II): a multicentre, double-masked, randomised, placebo-controlled phase 3 trial. *Lancet*, v. 388, n. 10.050, p. 1183-92, 2016.

PAGANO, L. *et al.* The role of Gemtuzumab Ozogamicin in the treatment of acute myeloid leukemia patients. *Oncogene*, v. 26, p. 3679-90, 2007.

PENNOCK, G.K.; CHOW, L.Q. The Evolving Role of Immune Checkpoint Inhibitors in Cancer Treatment. *Oncologist.*, v. 20, n. 7, p. 812-22, 2015.

PERRIN, Y. *et al.* Transgenic pea seeds as bioreactors for the production of a single-chain Fv fragment (scFV) antibody used in cancer diagnosis and therapy. *Mol. Breed*, v. 6, p. 345-52, 2000.

RIBATTI, D. From the discovery of monoclonal antibodies to their therapeutic application: An historical reappraisal. *Immunol. Lett.*, v. 161, p. 96-99, 2014.

RINI, B.I. *et al.* Phase dose-escalation trial of tremelimumab plus sunitinib in patients with metastatic renal cell carcinoma. *Cancer*, v. 117, p. 758-67, 2011.

ROSENBERG, Y. *et al.* Rapid high-level production of functional HIV broadly neutralizing monoclonal antibodies in transient plant expression systems. *PLoS One*, v. 8, e. 58724, 2013.

SPADIUT, O. *et al.* Microbials for the production of monoclonal antibodies and antibody fragments. *Trends Biotechnol.*, v. 32, n. 1, p. 54-60, 2014.

SWIGER, K.J.; MARTIN, S.S. PCSK9 inhibitors and neurocognitive adverse events: exploring the FDA directive and a proposal for N-of-1trials. *Drug Saf.*, v. 38, p. 519-26, 2015.

TANSEY, E.M.; CATTERALL, P.P. Monoclonal antibodies: a witness seminar in contemporary medical history. *Med. Hist.*, v. 38, p. 322-7, 1994.

TERNANT, D.; PAINTAUD, G. Pharmacokinetic and concentration–effect relationship of therapeutics monoclonal antibodies and fusion proteins. *Expert. Opin. Biol. Ther.*, v. 5, S37-47, 2005.

THINH, C.H. *et al.* Antibody fragments fv4155 bound to two closely related steroid hormones: strutural basis of fine specificity. *Structure*, v. 5, p. 937-48, 1997.

TSIATAS, M.; MOUNTZIOS, G.; CURIGLIANO, G. Future perspectives in cancer immunotherapy. *Ann. Transl. Med.*, v. 4, n. 14, p. 273, 2016.

ULLRICH, K.K.; HISS, M.; RENSING, S.A. Means to optimize protein expression in transgenic plants. *Curr. Opin. Biotechnol.*, v. 32, p. 61-7, 2015.

VAN OERS, M.M.; PIJLMAN, G.P.; VLAK, J.M. Thirty years of baculovirus-insect cell protein expression: from dark horse to mainstream technology. *J. Gen. Virol.*, v. 96, Pt 1, p. 6-23, 2015.

VIGNERON, N. Human tumor antigens and cancer immunotherapy. *Biomed. Res. Intern.*, Article ID 948501, 17p, 2015.

WANG, W. *et al.* PD1 blockade reverses the suppression of melanoma antigen-specific CTL by CD4+CD25(Hi) regulatory T cells. *Int. Immunol.*, v. 21, p. 1065-77, 2009.

YAMADA, T. Therapeutic Monoclonal Antibodies. *Keio J. Med.*, v. 60, p. 37-46, 2011.

YAMAJI, H. Suitability and perspectives on using recombinant insect cells for the production of virus-like particles. *Appl. Microbiol. Biotechnol.*, v. 98, n. 5, 1963-70, 2014.

YOO, E.M. *et al.* Myeloma expression systems. *J. Immunol. Meth.*, v. 261. p. 1-20, 2002.

Parte 8

Outros Sistemas

8.1.

Aparelho Digestivo

Caroline Marcantonio Ferreira
Paula Midori Castelo
Fernando Augusto de Oliveira

Sumário

Colaboradores nas edições anteriores: Paulina Sannomiya e Roberto de Lúcia.

1. INTRODUÇÃO

A harmonia das funções digestivas está sob controle de mecanismos neuronais, hormonais e da microbiota intestinal. O conhecimento desses mecanismos ao longo dos diferentes segmentos do tubo digestivo é fundamental para compreender a ação de medicamentos, pois eles podem atuar diretamente sobre o sistema nervoso autônomo ou sobre os receptores dos órgãos efetores e ainda modificar a ação dos hormônios que são liberados ao longo do tubo digestivo.

No que tange às secreções, pode-se dizer que, de maneira geral, os estímulos transmitidos pelas fibras do sistema nervoso autônomo são responsáveis pelo controle dos órgãos situados nas extremidades proximal e distal do tubo digestivo. Entretanto, nas vísceras localizadas na parte intermediária – estômago, intestino delgado, vesícula biliar, fígado e pâncreas – ocorre o controle do sistema neuronal e hormonal. Dessa maneira, a estimulação do sistema nervoso autônomo parassimpático e simpático é máxima sobre as glândulas salivares, moderada sobre as secreções gástrica e pancreática e praticamente ineficaz sobre as secreções biliar e intestinal.

Torna-se, pois, fácil compreender que há órgãos cujas funções podem ser estimuladas ou bloqueadas por fármacos que atuam no sistema nervoso autônomo, enquanto em outros órgãos predomina a resposta à ação hormonal.

As variações no pH e na osmolaridade, bem como na atividade das enzimas digestivas, poderão influenciar as funções digestivas.

A motilidade pode sofrer a influência de fármacos de ação autonômica, fármacos que atuam diretamente na musculatura lisa intestinal ou substâncias que provocam alterações grandes de volume do conteúdo intestinal, por não serem absorvidas.

Atualmente, sabe-se que as funções do trato gastrintestinal sofrem grande influência da microbiota intestinal. A microbiota intestinal é uma coleção de microrganismos composta em sua maior parte por bactérias, mas também por vírus e fungos. A maioria das espécies bacterianas no intestino humano pertence aos filos Bacteroidetes e Firmicutes, mas filos bacterianos menos abundantes, tais como Actinobacterias, Proteobacteria e Verrucomicrobia, bem como Archaea metanogênicas, principalmente *Methanobrevibacter smithii*, também estão presentes.

A composição da microbiota é influenciada por fatores ambientais, tipo de parto (vaginal ou cesariano), dieta (amamentação ou fórmula, fibra ou gordura), uso de antibióticos, exposição ambiental a microrganismos e também pela genética do hospedeiro. Além disso, pode variar de acordo com sexo, idade e origem geográfica dos indivíduos.

Um crescimento excessivo de colônias de microrganismos provoca um desequilíbrio conhecido como disbiose. Antibioticoterapia, uso indevido de álcool e dieta inadequada são fatores que podem levar a disbiose. A disbiose tem sido associada a diversas doenças, como inflamatórias intestinais, alérgicas, obesidade e autismo. Devido à grande importância da microbiota na saúde e doença, tanto do trato gastrintestinal como em órgãos distantes do intestino, estratégias terapêuticas que afetam a microbiota intestinal, como o consumo de probióticos (microrganismos vivos que ingeridos em quantidades suficientes conferem benefícios à saúde do hospedeiro), prebióticos (alimento que quando fermentado pela microbiota intestinal induz mudanças na composição da microbiota ou benefícios à saúde) e simbióticos (produto que combina probiótico e prebiótico), têm sido crescentemente utilizados. Os probióticos foram inicialmente utilizados para aliviar a constipação intestinal, mas hoje já se sabe que eles podem atuar no controle ou resolução de doenças inflamatórias intestinais.

2. CONCEITOS

A função do aparelho digestivo pode ser modificada de diversas formas, quer por ação direta em estruturas orgânicas ligadas a essa função, quer por mecanismos indiretos que contribuem para o bom funcionamento da digestão como, por exemplo, hidratação, pressão arterial e fenômeno reflexos.

De modo geral, pode-se interferir de três maneiras no aparelho digestivo: (i) alterando, em quantidade ou qualidade, as diversas secreções digestivas; (ii) interferindo com a motilidade das estruturas ligadas à função digestiva, tradicionalmente apenas estômago e intestinos; (iii) administrando, juntamente com os alimentos, substâncias denominadas digestivas que substituem as secreções normais atuando diretamente sobre os alimentos ingeridos.

A ação de drogas que atuam de qualquer um dos modos citados está relacionada a qualidade e quantidade dos alimentos ingeridos e de certa forma depende da higidez do aparelho digestivo, às vezes bastante alterada em certas moléstias orgânicas, em infecções e em infestações. No presente capítulo, todavia, não serão desenvolvidos os aspectos ligados ao tratamento etiológico das alterações das funções digestivas, nem alteração de funções por alteração da microbiota. Será estudada apenas a farmacologia das drogas que interferem, em tempo relativamente precoce, com a digestão dos alimentos e as funções do aparelho digestivo.

3. SECREÇÕES

3.1. Secreção salivar

3.1.1. Noções básicas

A saliva é produzida pelas glândulas salivares maiores (parótidas, submandibulares e sublinguais em pares) e as glândulas menores (linguais, bucais e palatinas), as quais, por sua vez, são constituídas por diferentes células efetoras relacionadas com a síntese e secreção da saliva: as células acinares e as células ductais, responsáveis pela produção da saliva, e as células mioepiteliais, implicadas na secreção da saliva.

A saliva tem função protetora, além de desempenhar um papel importante na fonoarticulação, gustação, mastigação, deglutição e digestão; tem como principais constituintes a água, eletrólitos como os cátions Na^+ e K^+ e ânions HCO_3^- e Cl^-, proteínas e glicoproteínas. A amilase salivar (ou ptialina) é uma proteína catalítica responsável pela digestão inicial do amido, mantendo sua ação até o bolo alimentar atingir o estômago, onde é inativada pelo ácido clorídrico.

A secreção salivar é controlada por ambos os segmentos do sistema nervoso autônomo, simpático e parassimpático, de forma sinérgica; a estimulação parassimpática estimula a secreção de água, eletrólitos e proteínas, enquanto a estimulação simpática estimula a secreção proteica e, em menor quantidade, de água e eletrólitos (Figura 8.1.1). A saliva secretada pelas células acinares é propelida pelos ductos por meio da ação das células mioepiteliais, via receptores muscarínicos e α-1 adrenérgicos, onde será modificada para chegar à cavidade bucal hipotônica e rica em bicarbonato, onde exerce também efeito tamponante.

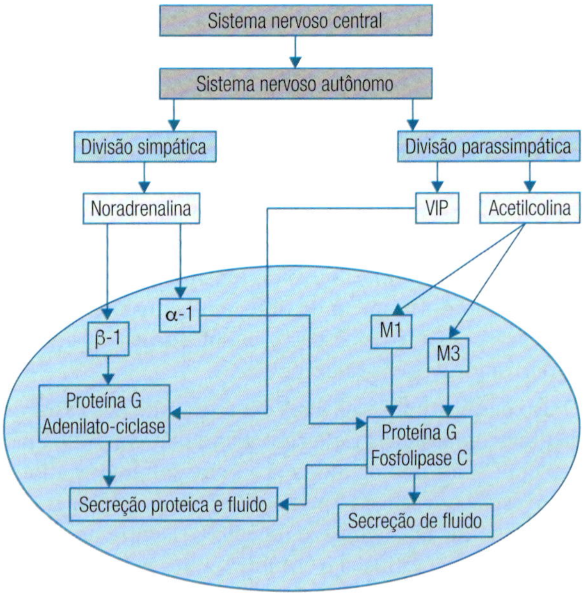

Figura 8.1.1. Controle da secreção salivar pelo sistema nervoso autônomo, mostrando o sinergismo da atuação das divisões simpática e parassimpática.
VIP: peptídeo vasoativo intestinal.

Por meio de estudos em humanos e animais, observou-se que as fibras simpáticas do gânglio cervical superior chegam às glândulas maiores e menores. As fibras parassimpáticas que inervam as glândulas submandibulares e sublinguais trafegam via nervo corda do tímpano e as que inervam as glândulas parótidas trafegam pelo nervo glossofaríngeo e, em animais, pelo nervo facial. Um rico fluxo sanguíneo é importante para a composição da saliva, sendo que a atividade parassimpática promove vasodilatação, fornecendo assim a quantidade de água necessária para sua produção. Em estudos animais, observou-se que a desnervação pós-ganglionar parassimpática provoca uma importante perda de massa da glândula salivar, enquanto na desnervação simpática a perda é menos acentuada.

A estimulação neural reflexa evocada pela mastigação ou por estímulos gustatórios, olfativos e visuais (sabor, odor e visão dos alimentos, respectivamente) resulta em uma saliva mais abundante, também chamada de saliva estimulada que, em termos de quantidade e composição, difere marcadamente da saliva secretada no repouso, também chamada saliva não estimulada.

Enquanto estudos recentes não mostraram evidências quanto à participação de eferências dopaminérgicas, serotoninérgicas ou histaminérgicas na inervação das glândulas salivares, a participação de hormônios sexuais esteroides (estrogênio, progesterona e testosterona) e hormônios gastrintestinais em sua função tem sido documentada. Dessa forma, o funcionamento das glândulas salivares durante a digestão seria regulado não só durante a fase cefálica (neural), mas também na fase gástrica (gastrina) e intestinal (colecistoquinina e melatonina).

As alterações na secreção salivar, associadas a estados patológicos, podem envolver tanto um aumento como uma redução do fluxo salivar. A hipersalivação (sialorreia) é o aumento do fluxo salivar que ultrapassa a margem da boca, de forma involuntária e passiva, devido a uma inabilidade de retenção da saliva na cavidade bucal. Pode ocorrer na presença de lesões da mucosa bucal como nas estomatites, intoxicações, doenças neurológicas e neuromusculares, entre outras. Por outro lado, uma redução temporária ou permanente da secreção salivar (hipossalivação) pode ocorrer em diversas circunstâncias, como, por exemplo, em estados emocionais de medo ou ansiedade, estados febris, desidratação, hemorragia, alcoolismo, tabagismo, polifarmácia e na síndrome de Sjögren. Importante ressaltar que nem sempre a xerostomia (sensação de "boca seca") está acompanhada da hipossalivação; estas são consideradas como duas condições diferentes, mas que podem estar associadas.

Os medicamentos empregados na modulação do fluxo salivar podem ser classificados como sialogogos ou antissialogogos.

3.1.2. Sialogogos

A estimulação da secreção salivar pode se dar pela estimulação sensorial oral (via aferente) ou por ação direta sobre o sistema nervoso autônomo (via eferente). Na via aferente estão os estímulos gustatórios e mastigatórios, enquanto na via eferente o estímulo salivar é medicamentoso e, consequentemente, apresenta mais efeitos adversos.

Os sialogogos são medicamentos que estimulam a secreção da saliva e podem ser empregados quando da presença de hipossalivação. Os agonistas muscarínicos são os mais utilizados, em especial a pilocarpina, um parassimpatomimético não específico, indicado nos casos de xerostomia e hipossalivação. Entretanto, seus efeitos sistêmicos e os diversos efeitos adversos, como cefaleia, aumento da frequência urinária e em particular a sudorese, fazem com que seu uso seja muito restrito. Além disso, a pilocarpina é contraindicada em pacientes portadores de glaucoma, arritmia ou asma.

A cevimelina é também um agonista colinérgico com seletividade para M3 e, portanto, apresenta menos efeitos adversos. Outro fármaco estudado é o cloreto de betanecol, fármaco parassimpatomimético análogo da acetilcolina e resistente à ação das colinesterases, com atividade muscarínica. São medicamentos sintomáticos, ingeridos três vezes ao dia para alívio do desconforto.

Efeito sialogogo pode ser também obtido com o uso de adrenérgicos como norepinefrina, epinefrina e isoproterenol, embora não haja indicação para uso clínico. A utilização de agonistas α2-adrenérgicos para aumentar a secreção salivar em casos de xerostomia induzida por medicamentos também foi relatada na literatura, embora seja uma terapia limitada nos casos em que os receptores já se encontram bloqueados.

O uso tópico de inibidores da enzima acetilcolinesterase como a fisostigmina (eserina), que são absorvidos rapidamente pela mucosa, foi relatado na literatura internacional; esses fármacos estimulam a secreção das glândulas salivares menores por reduzir a degradação da acetilcolina secretada pelos nervos parassimpáticos e pertencem ao grupo de medicamentos utilizados no controle da doença de Alzheimer e possibilitam um alívio nos sintomas da xerostomia por duas a três horas, sem efeitos sistêmicos.

Substâncias amargas, como a genciana, quássia, brucina ou outras, utilizadas sob a forma de tinturas, agem por mecanismo reflexo aumentando as secreções salivares e digestivas, podendo ser utilizadas como "aperitivos" de refeições.

Substâncias ácidas, como os ácidos ascórbico, málico e cítrico, estimulam a secreção por mecanismo semelhante às substâncias amargas, mas seu uso terapêutico não é indicado por predispor o paciente a irritações na mucosa e desmineralização do esmalte dentário. O ácido cítrico é empregado na sialografia funcional de glândulas salivares e na coleta de saliva estimulada.

3.1.3. Antissialogogos

A sialorreia ocorre normalmente até os dois anos, sendo considerada patológica quando persiste após essa idade. Nos casos patológicos, como nas doenças neurológicas ou neuromusculares, provoca um impacto importante na qualidade de vida do indivíduo, afetando sua vida social, a higiene, respiração e alimentação. Os antissialogogos que bloqueiam a secreção salivar têm amplo uso clínico, em especial os agentes parassimpatolíticos, cuja ação inibitória é relativamente inespecífica para a secreção salivar e secreções digestivas e do trato respiratório, apresentando muitos efeitos adversos.

A atropina e a escopolamina provocam importante redução da secreção salivar, razão pela qual também são empregadas nas sialorreias causadas por intoxicação e na medicação pré-anestésica, por diminuírem as secreções da boca, garganta e brônquios. No tratamento da sialorreia, atuam geralmente aliviando os sintomas, sendo que as causas devem ser tratadas com outros medicamentos específicos.

O uso da toxina botulínica tipo A foi relatado na literatura como eficaz para o tratamento da sialorreia em pacientes com paralisia cerebral, embora mais estudos são necessários para avaliar a melhor dosagem e a segurança do tratamento.

3.1.4. Disfunção das glândulas salivares induzida por fármacos

A saliva tem papel importante na homeostasia da saúde bucal. A interferência de fármacos nos mecanismos de secreção salivar tem sido investigada em estudos clínicos e experimentais numa tentativa de se determinar seus potenciais efeitos adversos e os riscos no desenvolvimento de doenças bucais quando do uso crônico de medicamentos xerogênicos. As doenças mais comuns consequentes da hipossalivação são a candidíase, cárie dentária e doenças periodontais.

Os fármacos capazes de causar xerostomia e/ou hipossalivação podem atuar no sistema nervoso central e/ou na junção neuroglandular, em receptores muscarínicos, α e β-adrenérgicos e alguns receptores peptídicos. Os tipos de medicação mais comumente relacionados com disfunções na secreção salivar são aqueles que agem nos sistemas nervoso, cardiovascular, genitourinário, musculoesquelético e respiratório, que podem provocar alterações tanto na quantidade quanto na qualidade da saliva.

O mecanismo específico de ação desses fármacos sobre a secreção salivar e seus efeitos colaterais são difíceis de determinar, uma vez que podem interagir em diversos locais, são dose-dependentes, interagem com outros fármacos. Em adição, seu efeito pode ser confundido com o efeito da própria doença da qual o paciente é portador. Quanto maior o número de medicamentos utilizados, maior o risco de o paciente sofrer de hipossalivação/xerostomia.

Dentre os fármacos que causam hipossalivação/xerostomia estão os antidepressivos (sertralina, escitalopram, fluoxetina), analgésicos (tramadol), anticolinérgicos, antieméticos (prometazina), anti-hipertensivos (propranolol), broncodilatadores (brometo de tiotrópio), anti-histamínicos (loratadina), preparações nasais (pseudoefedrina) e psicolépticos (derivados de benzodiazepínicos).

O uso de substitutos salivares é interessante nos casos de perda grave ou ausência de tecido glandular, como nos pacientes com síndrome de Sjögren ou que sofreram radioterapia em região de cabeça e pescoço, além dos pacientes que fazem uso de medicamentos xerogênicos. Dentre os substitutos estão a saliva artificial e os lubrificantes que promovem melhora da sintomatologia. O seu uso é indicado antes das refeições, antes de dormir e durante a noite, quando o fluxo salivar é bastante diminuído, podendo ser usado diversas vezes ao dia. A saliva artificial é composta de carboximetilcelulose ou mucina e é bem tolerada, promovendo alívio momentâneo àqueles pacientes em que o tratamento medicamentoso não foi eficaz ou àqueles pacientes que apresentam contraindicações ao uso de sialogogos.

3.2. Secreção gástrica

3.2.1. Noções básicas

As secreções de várias glândulas gástricas formam o suco gástrico que é constituído de ácido clorídrico, muco, enzimas como a pepsina, lipase, urease e outras, eletrólitos como cloreto, fosfato, sódio, potássio e cálcio e fator intrínseco.

Do ponto de vista clínico, o ácido clorídrico e a pepsina são os componentes do suco gástrico que têm maior importância na etiopatogenia das afecções gastroduodenais como a úlcera e, possivelmente as gastrites. Aos demais constituintes do suco gástrico não tem sido atribuído um papel importante na gênese das afecções gastroduodenais, com exceção do fator intrínseco que forma um complexo com a vitamina B_{12} na parede intestinal, cuja absorção se dá preferencialmente no íleo. Em casos de anemia megaloblástica, denominada anemia perniciosa, existe deficiência do fator intrínseco e, portanto, absorção inadequada da vitamina B_{12}. A pepsina é secretada pelas células parietais a partir do pepsinogênio.

Uma das funções do ácido clorídrico é a de manter o pH ótimo entre 2 e 4 para transformar o pepsinogênio em pepsina.

Grandes avanços científicos nos últimos 50 anos sobre os mecanismos da secreção gástrica proporcionaram o desenvolvimento de medicamentos importantes (antagonistas do receptor de H_2 e inibidores da bomba de prótons) para as doenças como úlcera péptica e refluxo gatroesofágico.

As células parietais produzem HCl através de muitas reações. Os íons H^+ são gerados dentro da célula parietal pela dissociação da água. Os íons OH^- formados neste processo combinam-se rapidamente com o CO_2 para formar o íon bicarbonato $(HCO_3)^-$ que é proveniente da dissociação do ácido carbônico (H_2CO_3); essa reação é catalisada pela anidrase carbônica. O bicarbonato é transportado para fora da membrana basolateral em troca de cloreto. A saída de bicarbonato no sangue resulta numa ligeira elevação do pH do sangue.

Este processo serve para manter o pH intracelular na célula parietal. Íons cloreto (Cl^-) e potássio (K^+) são transportados para dentro do lúmen por canais de condutância, e tal é necessário para a secreção de ácido. Íons de hidrogênio são bombeados para fora da célula (secretados), no lúmen, em troca de potássio, para isso é necessária uma proteína-chave, a H^+-K^+-ATPase (ou bomba de prótons). Esta proteína é expressa na membrana apical das células parietais e utiliza a energia derivada da hidrólise de ATP para bombear íons de hidrogênio no lúmen em troca de íons de potássio (Figura 8.1.2).

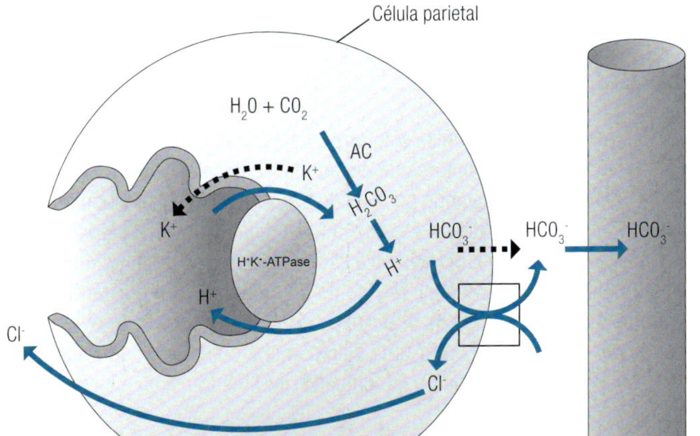

Figura 8.1.2. Esquema da secreção de ácido clorídrico pela célula parietal gástrica. A produção de HCl envolve a bomba de prótons e transportadores de K^+ e Cl^-.
AC: anidrase carbônica.

A estimulação da secreção de ácido envolve a translocação de H^+-K^+-ATPase na membrana apical da célula parietal. Quando a célula está em repouso (não estimulada), H^+-K^+-ATPase estão localizados em vesículas dentro da célula. Quando a célula é estimulada, essas vesículas fundem-se com a membrana plasmática, aumentando desse modo a área de superfície da membrana plasmática com bombas de prótons. A acumulação de íons de hidrogênio osmoticamente ativo nos canalículos gera um gradiente osmótico através da membrana, que resulta em difusão de água para o exterior, formando o ácido clorídrico (HCl).

Normalmente, o conteúdo do suco gástrico que passa para o intestino é neutralizado pelo HCO_3^- das secreções pancreática e biliar, de maneira que não ocorrem alterações no pH do fluido extracelular, ou seja, são mantidas as condições de equilíbrio ácido-básico do organismo.

Os principais estimulantes da secreção ácida são (1) histamina, liberada das células parácrinas, enterocromafim-símiles (ECS); (2) gastrina, liberadas das células G (hormonal); e (3) acetilcolina, liberada dos neurônios entéricos pós-ganglionares. Há também uma molécula reguladora que inibe a produção do ácido gástrico que é a somatostatina, secretada por células endócrinas do epitélio gástrico (células D) que pode ter uma ação parácrina ou hormonal. A Figura 8.1.3 apresenta esquematicamente como os estímulos positivos e negativos interagem para estimular a secreção do HCl. Nessa figura, pode-se observar que a gastrina estimula a secreção de ácido, estimulando a liberação de histamina a partir de células ECS. Além disso, a gastrina também estimula diretamente as células parietais. A somatostatina possui um efeito negativo porque, quando o pH do estômago fica muito baixo, ela inibe a secreção de ácido diretamente nas células parietais e também a liberação de histamina e gastrina. Abaixo estão descritos os principais mediadores que controlam a produção do ácido.

Histamina

A histamina é liberada pelas células ECS e estimula a célula parietal por meio da ligação com os receptores H_2 que são acoplados à ativação da adenilato-ciclase e geração de adenosina 3',5'-monofosfato cíclico (AMPc). A histamina também estimula a secreção de ácido indiretamente por ligação aos receptores H_3 acoplados à inibição da somatostatina. A gastrina, peptídeo intestinal vasoativo (VIP), e a grelina estimulam a secreção de histamina. Porém, a somatostatina, peptídeo relacionado ao gene calcitonina (CGRP – *calcitonin gene related peptide*), as prostaglandinas e o peptídeo YY (PYY) inibem a gastrina, inibindo por sua vez a secreção de histamina. A acetilcolina não tem efeito direto sobre a secreção de histamina. A descoberta em 1979 de que antagonistas dos receptores H_2 inibem não apenas a histamina, mas também secreção de ácido e a gastrina, sugeriu que a histamina desempenha um papel central na secreção do ácido gástrico.

Gastrina

A gastrina é o principal estimulador do ácido gástrico quando o alimento está sendo ingerido. As células G que sintetizam a gastrina estão localizadas no antro gástrico e também em quantidades menores e variáveis na parte proximal do intestino delgado, cólon e pâncreas. Após sintetizada, a gastrina é secretada no sangue da veia porta. A gastrina liberada atua nos receptores de gastrina/colecistoquinina (CCK_2), que aumentam o Ca^{2+} intracelular. A gastrina regula a secreção e síntese de histamina de uma forma bifásica. A primeira fase envolve a liberação da histamina armazenada. A segunda refere-se à fase de reposição de estoques de histamina. A gastrina estimula a secreção de histamina e a síntese

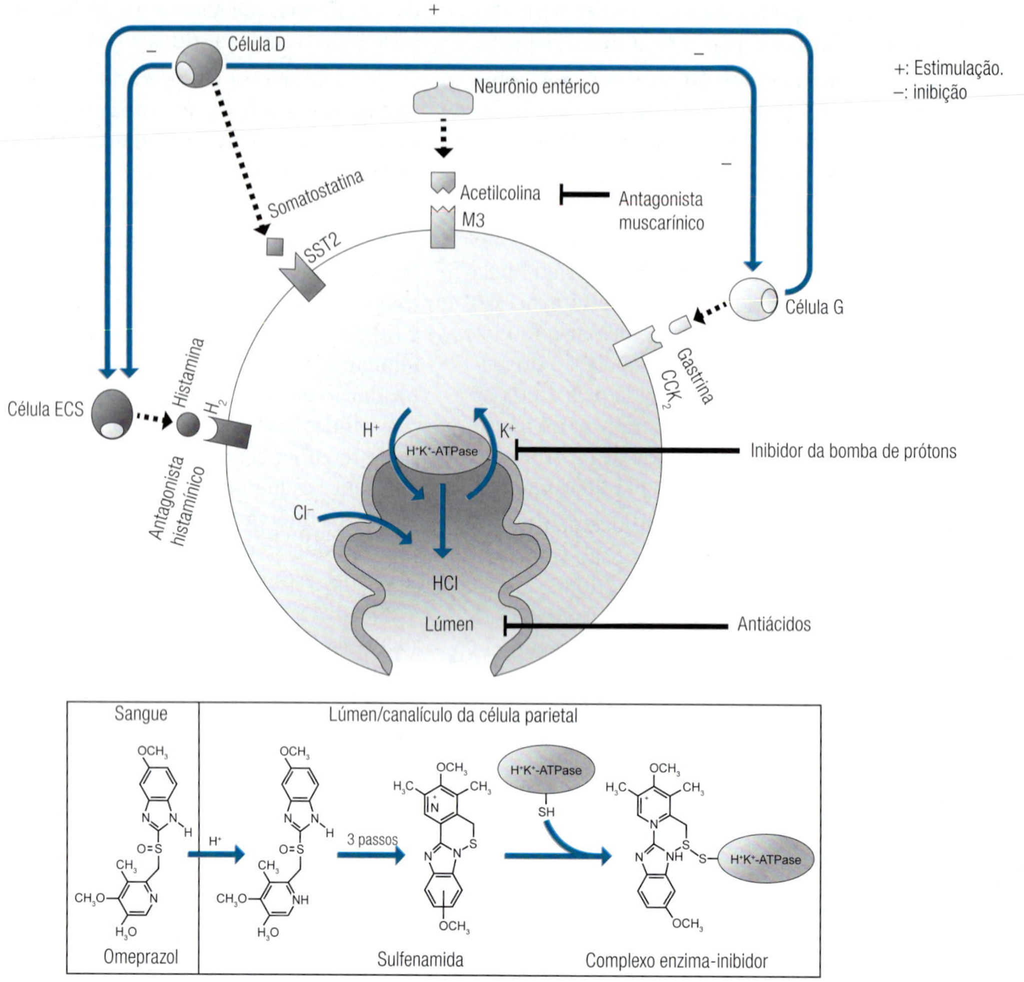

Figura 8.1.3. a) Regulação do ácido clorídrico e sítio de ação de fármacos. O ácido gástrico é segretado pelas células parietais do estômago em resposta a estímulos, tais como a presença de alimentos no estômago. Os estímulos induzem a ativação de receptores de histamina, acetilcolina ou gastrina (receptores H2, M3 e CCK2, respectivamente), localizados na membrana basolateral da célula parietal ativando por vias de transdução de sinal a bomba de prótons, H^+-K^+-ATPase, o passo final da secreção de ácido. A inibição da bomba de prótons tem a vantagem de reduzir a secreção de ácido independentemente de como a secreção é estimulada (a inibição da secreção ácida por antagonistas H_2 pode ser superada pela estimulação induzida por alimentos, da secreção ácida através de receptores de gastrina ou de acetilcolina). b) Inibidores da bomba de prótons, tais como o omeprazol, são pró-fármacos que são convertidos para a sua forma ativa quando em ambientes ácidos. O omeprazol é uma base fraca, e assim se concentra especificamente nos canalículos secretores da célula parietal, onde é ativado por um processo catalisado por prótons para gerar uma sulfenamida, que reage de forma covalente com uma ou mais cisteínas no domínio extracelular da H^+-K^+-ATPase, inibindo a atividade da bomba (Modificado de Olbe, Carlsson e Lindberg).

nas células ECS, via receptores CCK_2, e leva também à liberação de histamina que estimula as células parietais a produzirem HCl, via ação nos receptores H_2. Acetilcolina, CGRP, secretina, agonistas β-adrenérgicos, cálcio, aminoácidos aromáticos e bebidas alcoólicas produzidas por fermentação estimulam a secreção de gastrina. Por outro lado, a somatostatina, galanina e adenosina inibem a secreção de gastrina.

Acetilcolina

Aceticolina é um neurotransmissor que estimula as células parietais diretamente via receptores muscarínicos, subtipo 3 (M_3). Os receptores M_3 são acoplados à ativação da fosfolipase C com geração de inositol trifosfato e liberação intracelular de cálcio. Bebidas alcoólicas produzidas por fermentação estimulam a secreção de ácido gástrico e os efeitos podem ser mediados via ativação do receptor M_3. A aceltilcolina também pode se ligar a receptores M_2 e M_4 acoplados à inibição da somatostatina e, então, estimular a secreção de histamina e gastrina.

Somatostatina

A somatostatina (SST), um hormônio peptídico que regula várias funções fisiológicas no trato gastrintestinal, previne principalmente o excesso de ácido. Quando o pH gástrico é de 2,5, ocorre a liberação de SST no plasma, a qual, por sua vez, bloqueia a secreção da gastrina. Esse peptídeo é sintetizado e secretado pelas células D e inibe a secreção ácida por meio de um efeito inibidor tônico em ambas as células parietais e ECS pela ativação de receptores SST2 acoplados à proteína G.

3.2.2. Estimulantes de secreção gástrica

A secreção gástrica pode ser estudada por meio de várias técnicas que empregam diferentes substâncias estimulantes:

a. Teste Kay (fosfato de histamina) é empregado para avaliar a capacidade secretora máxima das células parietais para a produção de HCl. Administra-se histamina por via subcutânea em doses altas (0,04 mg/kg de peso corporal). Os efeitos colaterais intoleráveis da histamina são antagonizados pela administração prévia de anti-histamínicos. O efeito máximo é observado pela coleta do suco gástrico em intervalos de tempo de 15 minutos durante 1 hora.

b. Histalog (cloridrato de betazol), isômero da histamina que estimula mais seletivamente a secreção ácida do estômago sem provocar os efeitos intoleráveis da histamina. O efeito máximo do betazol é mais lento do que o da histamina, porém a ação é mais prolongada e com vantagem de ser eficaz por via oral.

c. A pentagastrina é administrada subcutaneamente e serve para avaliar a capacidade secretora das células parietais de modo semelhante ao betazol.

Essas técnicas podem ser utilizadas no diagnóstico da verdadeira acloridria, a qual se baseia na ausência de uma resposta secretora aos estímulos da histamina e substâncias análogas.

3.2.3. Supressores ou neutralizadores da secreção gástrica

Doenças como a úlcera péptica podem ser tratadas com compostos que reduzam a secreção de ácido. A úlcera péptica inclui tanto a úlcera gástrica quanto a duodenal, doenças com alta mortalidade e morbidade no mundo. Atualmente, a etiologia da úlcera péptica não está completamente esclarecida. No entanto, sabe-se que a principal causa é uma bactéria, Gram-negativa, *Helicobacter pylori*, capaz de colonizar o estômago. Em 2005, Marshall e Warren ganharam o prêmio Nobel por mostrarem cientificamente que o *H. pylori* tinha um papel na gastrite e na úlcera péptica. Estudos epidemiológicos revelam uma forte associação entre *H. pylori* e úlcera péptica. Mais da metade da população do mundo possui a mucosa gastroduodenal infectada pelo *H. pylori*, e apenas 5% a 10% desenvolvem úlceras. Alguns fatores podem determinar se a infecção irá propiciar o desenvolvimento da doença. Fatores genéticos, integridade da mucosa e secreção de ácido são fatores ligados ao risco de se desenvolver a doença. Os anti-inflamatórios não esteroides também induzem úlcera e isso ocorre devido à supressão da síntese de prostaglandina, importante para integridade da mucosa.

O tratamento da úlcera péptica baseia-se em sua patogenia. Geralmente, o tratamento envolve a eliminação do *H. pylori* e eliminar ou reduzir o uso de medicamentos para dor, como o ácido acetilsalicílico. Os principais fármacos utilizados no tratamento são os antagonistas dos receptores de H_2, inibidores da bomba de prótons e antibióticos para erradicar o *H. pylori*. Os antiácidos promovem alívio temporário por neutralizar a acidez e aliviar a dor, mas não fornecem um tratamento eficaz para doença. Os probióticos e prebióticos têm sido, também, utilizados para tratar a úlcera péptica. Espécies de *Lactobacillus* e *Bifidobacterium* exercem efeitos bactericidas.

3.2.4. Inibidores da bomba de prótons

O conhecimento de que a bomba de prótons constitui um elemento-chave na etapa final da secreção ácida levou ao desenvolvimento de uma classe de fármacos conhecidos como inibidores da bomba de prótons (IBPs). O primeiro inibidor foi introduzido em terapêutica em 1989. Estudos clínicos mostram que os IBPs são considerados, no momento, um dos mais potentes pela sua ação inibitória e irreversível da secreção gástrica via bomba H^+/K^+-ATPase. Esses inibidores entram na célula parietal, a partir do sangue, e se acumulam nos canalículos secretores de ácidos. Todos os inibidores da bomba de prótons são "pró-fármacos" que necessitam ser ativados no meio ácido, se convertem em ácidos sulfenilo ou sulfenamidas, que reagem de forma covalente com uma ou mais cisteínas acessíveis a partir da superfície luminal da ATPase. Por causa da ligação covalente, os seus efeitos inibitórios duram muito mais do que a sua meia-vida plasmática. Atualmente, sete inibidores da bomba de prótons são disponíveis: omeprazol, lansoprazol, pantoprazol, esomeprazol, rabeprazol, dexlansoprazol e tenatoprazol. Os IBPs são instáveis quando expostos ao meio ácido, como do estômago, portanto, são formulados com revestimento entérico quando administrados em comprimidos. Além de administrados em comprimidos são também disponibilizados na forma injetável. A estrutura química desses inibidores pode ser observada na Figura 8.1.4.

Todos esses inibidores induzem excelente cicatrização de úlceras pépticas e também bons resultados na esofagite de refluxo. Geralmente, os IBPs são combinados com antibióticos para erradicar o *H. pylori*.

Os efeitos adversos são raros, geralmente bem tolerados pelos pacientes, mas podem induzir cefaleia, ginecomastia, diarreia, tontura, sonolência, confusão mental e dores musculares e articulares.

3.2.5. Bloqueadores de receptores H_2

A partir de 1972 começou o desenvolvimento de uma nova classe de anti-histamínicos, os bloqueadores de receptores H_2, os quais antagonizam seletivamente a ação da histamina na secreção gástrica (Figura 8.1.5). Os anti-histamínicos tradicionais, como prometazina, bloqueiam todas as ações da histamina, com exceção do aumento da secreção gástrica e da motilidade uterina.

O ponto de partida foi a síntese da burimamida por modificação estrutural na molécula da histamina, pela introdução de um grupo neutro, a metiltioureia, com posterior aumento da cadeia lateral pela adição do grupo metileno. Devido à baixa potência da burimamida e também pela sua relativa ineficácia quando administrada por via oral, estudaram-se outras modificações estruturais na molécula da burimamida que resultaram em outro composto mais potente, a metiamida. Este último apresenta, na cadeia lateral, um átomo de enxofre em substituição ao grupo metileno e adição de um grupo metil no núcleo. A burimamida e a metiamida são potentes inibidores da secreção gástrica estimulada pela histamina e pentagastrina. Quanto ao mecanismo de ação desses agentes, estudos *in vitro* sugerem que a burimamida inibe a estimulação da histamina sobre a adenilciclase mais seletivamente que os anti-histamínicos H_1, agindo nos receptores denominados H_2.

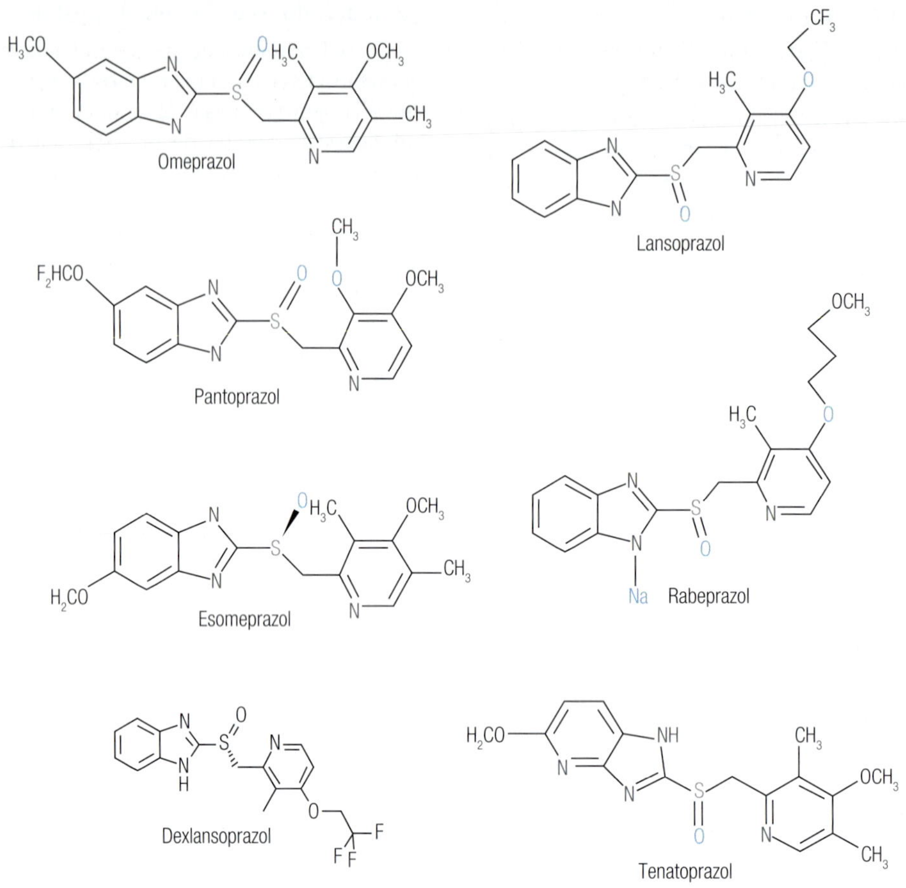

Figura 8.1.4. Estrutura química dos inibidores da bomba de prótons.

Estudos clínicos feitos com a metiamida, em pacientes portadores de úlcera péptica, mostraram sua eficácia na redução da secreção ácida, porém durante o curso desses estudos observou-se a ocorrência de granulocitopenia em cerca de 1% dos pacientes. A identificação do grupo químico responsável pela granulocitopenia incriminava o grupo tioureia, fato que sugeriu a incorporação do grupo guanidina na cadeia lateral da metiamida, disso resultando um novo composto, a cimetidina. A cimetidina tem grande eficácia clínica no tratamento da úlcera péptica, sendo comumente administrada por via oral. Administrada por via parenteral, chega a interromper o sangramento de úlceras hemorrágicas. Apresenta relativamente baixa toxicidade, mas, devido ao seu efeito antiandrogênico, pode provocar ginecomastia após uso prolongado.

A ranitidina é também bloqueador seletivo de receptores H_2, com efeitos de instalação rápida e de longa duração. A ranitidina é bem absorvida após administração oral, sendo excretada principalmente por via renal, inalterada. Apresenta elevada eficácia clínica no tratamento da úlcera gástrica e duodenal. Os efeitos adversos são mínimos, sendo a diarreia, vertigem e erupções os mais frequentes. O fármaco é contraindicado em portadores de discrasias sanguíneas, bem como pela impossibilidade de experimentação clínica, para mulheres grávidas. A par de sua utilização no tratamento da úlcera, é também indicada no tratamento de gastrite e na prevenção da úlcera de estresse.

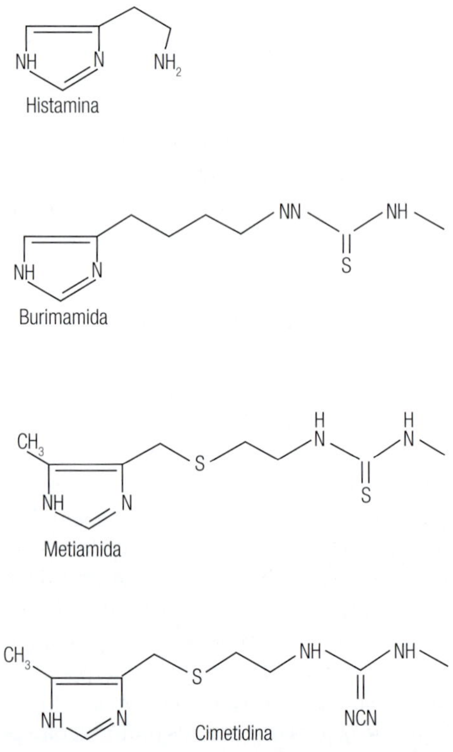

Figura 8.1.5. Estrutura química da histamina, burimamida, metiamida e cimetidina.

Atualmente, são utilizados os seguintes fármacos inibidores do receptor H_2 de histamina: cimetidina, ranitidina, famotidina e nizatidina. Todos esses fármacos atuam seletivamente nos receptores H_2 do estômago, dos vasos sanguíneos e de outros locais.

Os efeitos adversos são raros e há relatos de diarreia, tontura, alopecia e dores musculares. Em homens, a cimetidina ocasionalmente provoca ginecomastia e raramente disfunção sexual.

3.2.6. Anticolinérgicos

Sabe-se que o nervo vago desempenha importante papel no controle da secreção e da motilidade gastroduodenal. Entretanto, a atropina e análogos são apenas parcialmente eficientes para impedir a secreção ácida do estômago, por isso não são atualmente utilizados.

As drogas anticolinérgicas compreendem os compostos de amônio terciário, que antagonizam a atividade muscarínica, e os compostos de amônio além da ação antimuscarínica têm ação bloqueadora ganglionar, como a metantelina e a propantelina.

Os anticolinérgicos apresentam, frequentemente, efeitos colaterais tais como xerostomia, falta de acomodação visual ou retenção urinária. São contraindicados no glaucoma, uropatia obstrutiva, doença obstrutiva do trato gastrintestinal (estenose piloro duodenal), íleo paralítico, colite ulcerativa severa e miastenia grave.

São exemplos as aminas terciárias (atropina, escopolamina, oxifenciclimina) e os compostos de amônio quaternário (metantelina, propantelina).

3.2.7. Antiácidos

Os antiácidos são agentes destinados a neutralizar e remover o excesso de acidez do conteúdo gástrico. Devem ser empregados criteriosamente em casos de hipercloridria e no tratamento da úlcera péptica.

Antiácidos não sistêmicos

Os antiácidos não sistêmicos são aqueles cujo componente catiônico forma compostos alcalinos praticamente inabsorvidos no intestino. Quando ocorre a absorção é mínima, não chegando a provocar efeitos sistêmicos.

O carbonato de cálcio ($CaCO_3$) é bom exemplo de antiácido não sistêmico que neutraliza o ácido clorídrico do conteúdo gástrico. No estômago ocorre a reação: $CaCO_3 + 2HCl \rightarrow CaCl_2 + H_2O + CO_2$. No intestino, os íons cálcio são precipitados pelo $NaHCO_3$ endógeno das secreções intestinais. No intestino, os íons cálcio são também precipitados pelos ácidos graxos formando sabões de cálcio e fosfatos de cálcio insolúveis que são eliminados pelas fezes. Dessa forma, os sabões insolúveis de cálcio e os fosfatos de cálcio insolúveis contribuem para as suas propriedades antiácidas.

Outros antiácidos não sistêmicos, como o hidróxido de magnésio, apresentam mecanismo similar. O $MgCO_3$ formado após a neutralização do HCl é mais solúvel que o $CaCO_3$ e praticamente não é absorvido. No intestino, os sais de magnésio exercem ação purgativa e os de cálcio, ação constipante.

As resinas de troca-iônica agem por mecanismo físico-químico que consiste na remoção de íons H^+ do conteúdo gástrico, formando compostos de natureza ácida, pouco ionizáveis, que são liberados no intestino. Substâncias como o hidróxido de alumínio e o trissilicato de magnésio agem por dois mecanismos.

O hidróxido de alumínio é constipante intestinal e, por esse motivo, é frequentemente associado aos sais de magnésio.

Antiácidos sistêmicos

Os antiácidos sistêmicos são compostos capazes de alterar o pH do fluido extracelular, produzindo alcalose em consequência do seu componente catiônico, pois formam compostos solúveis facilmente absorvíveis no intestino.

Quando se administra um antiácido sistêmico como o bicarbonato de sódio ($NaHCO_3$) para neutralizar o ácido clorídrico do conteúdo gástrico, o ácido clorídrico deixa de ser neutralizado pelo equivalente de $NaHCO_3$ endógeno das secreções intestinais quando passa para o intestino.

O cloreto de sódio é composto solúvel que contém a parte catiônica que não é capaz de neutralizar o bicarbonato, reabsorvido intacto para a circulação, aumentando a reserva alcalina do plasma. O excesso de $NaHCO_3$ do sangue é eliminado pelos rins para que o equilíbrio ácido-básico dos fluidos orgânicos seja restaurado, de tal forma que ocorre uma compensação pela formação de urina alcalina. Em caso de insuficiência renal, o mecanismo de eliminação de $NaHCO_3$ está prejudicado, levando à retenção deste e ao quadro de alcalose persistente.

As características dos principais antiácidos estão relacionadas na Tabela 8.1.1.

3.2.8. Análogos de prostaglandinas

No trato gastrintestinal, as prostaglandinas (PGs) inibem a secreção ácida e estimulam a secreção gástrica e duodenal de bicarbonato, a produção e a liberação de glicoproteínas do muco, podendo ter efeitos tróficos sobre a mucosa gástrica. As PGs parecem ser capazes de mobilizar todos os fatores de defesa da mucosa. Essa propriedade protetora da mucosa gástrica contra agentes necrotizantes como o ácido acetilsalicílico, a indometacina e o etanol é denominada de citoproteção, a qual é independente do efeito inibitório das PGs na secreção ácida. A citoproteção pode estar relacionada com a produção de uma barreira bicarbonato-muco ou por outros mecanismos ainda não identificados.

Devido à importância da inibição da secreção ácida no tratamento tradicional da úlcera péptica, foram ensaiados vários análogos metilados das PGE_2 ($MePGE_2$), que se mostraram efetivos quando administrados por via oral ou intravenosa. No homem, a administração oral da $MePGE_2$ inibe a secreção ácida basal de forma dose-dependente e a secreção de ácido e pepsina em resposta a vários estimulantes. Esse efeito foi demonstrado em pesquisa após refeições de prova, em voluntários sadios e em pacientes portadores de úlcera duodenal ou síndrome de Zollinger-Ellison.

Tabela 8.1.1. Características dos principais antiácidos

Nome químico	Potência antiácida g ou ml	Mecanismo de ação	Vantagens	Desvantagens
Hidróxido de magnésio	1 ml/2,7 mEq de HCl	Neutralização	Compostos insolúveis Ação rápida e prolongada	Ação purgativa Distúrbios neurológicos e neuromusculares podem ocorrer devido à absorção de íon magnésio
Óxido de magnésio	1 g/14 mEq de HCl	Neutralização		
Trissilicato de magnésio	1 g/14 mEq de HCl	Adsorção	Propriedades absorventes e demulcentes Ação prolongada	Diarreia Cálculos renais de sílica com o uso prolongado
Hidróxido de alumínio	1 g/25 mEq de HCl	Neutralização e adsorção	Neutralização lenta e prolongada devido à insolubilidade. Inativação da pepsina pela ação adstringente dos íons alumínio	Constipação, náuseas e vômitos devido à ação adstringente
Carbonato de cálcio	1 g/20 mEq de HCl	Neutralização	Grande capacidade neutralizante, ação rápida e prolongada	Constipação, paladar desagradável. Síndrome Milk--Alcali, com os seguintes sintomas: cefaleia, vômitos e alcalose
Bicarbonato de sódio	1 g/13 mEq de HCl	Neutralização	Ação rápida e paladar agradável	Alcalose, ação curta, provoca efeito rebote do ácido

A atuação da MePGE$_2$ parece ser local sobre a mucosa gástrica, pois não requer a absorção sistêmica para inibir a secreção ácida. No homem, o efeito antissecretório ácido da MePGE$_2$ se reduz à metade quando o composto é administrado na primeira parte do jejuno e desaparece completamente logo após sua administração na parte média do jejuno. Entretanto, observa-se forte supressão logo após infusão intravenosa.

O derivado de prostaglandinas mais comumente empregado na clínica é o misoprostol, análogo da PGE. Vários estudos clínicos têm mostrado uma boa eficácia desse composto no tratamento da úlcera péptica, porém este é menos eficaz que os inibidores H$_2$ e inibidores da bomba de prótons. Os derivados de prostaglandinas são eficazes no tratamento de pacientes com úlcera péptica, que em cerca de 20% dos casos não respondem aos bloqueadores H$_2$, incluindo também os casos de gastrite, úlcera de estresse e gastrite por refluxo. Esses fatos os recomendam como medicamentos de primeira escolha em muitos pacientes. Os efeitos adversos são mínimos, sendo diarreia e cólicas os mais frequentes. O misoprostol não deve ser usado durante a gestação, pois provoca contrações uterinas. Não foram descritos efeitos tóxicos quando utilizados em doses terapêuticas.

3.2.9. Modificadores da secreção de muco gástrico

Esses fármacos são citoprotetores e aumentam a proteção da mucosa, proporcionando uma barreira física sobre o local da úlcera.

O sucralfato tem ação antiulcerosa por formar uma barreira viscosa, aderente à superfície da mucosa intacta do estômago e duodeno, protegendo contra a penetração de ácido clorídrico, pepsina e ácidos biliares. Mesmo não tendo efeito antiácido, favorece a cicatrização da úlcera péptica (forma um complexo com albumina e fibrinogênio, que se fixa na região lesada). O sucralfato, sal de alumínio de um dissacarídeo sulfatado, é excretado pelas fezes e pequena fração absorvida (2% a 5%) é excretada pelos rins. Para ação do sucralfato, é necessário um pH ácido, por isso não deve ser administrado com fármacos que diminuam a acidez. É indicado em tratamento de curto prazo da úlcera duodenal ou gástrica, ou como auxiliar para alívio de sintomas gastrintestinais ou tratamento da artrite reumatoide. Pode ocasionar constipação intestinal.

Outra opção dentro dessa categoria é o subsalicilato de bismuto. Esse fármaco diminui a acidez por inibir a atividade da pepsina. Além disso, possui ação antimicrobiana e aumenta secreção de muco. Os efeitos adversos incluem náuseas, vômito, escurecimento da língua e fezes.

4. MOTILIDADE

As funções de digestão e absorção do sistema gastrintestinal dependem, ao lado dos vários mecanismos representados pelas enzimas digestivas e bile, da atividade do músculo liso intestinal, do funcionamento de reflexos viscerais e da ação dos hormônios gastrintestinais.

O trato gastrintestinal é ricamente inervado por nervos sensoriais, sendo que informações químicas ou mecânicas detectadas por receptores são transmitidas ao sistema nervoso central por vias aferentes primárias ou por aquelas que passam por gânglios simpáticos ou intramurais.

A resposta do sistema nervoso central é transmitida por neurônios eferentes, os quais são neurônios pré-ganglionares simpáticos e/ou parassimpáticos. No gânglio há sinapse com neurônios pós-ganglionares, sendo que as do simpático se localizam nos gânglios simpáticos e as do parassimpático nos plexos intramurais.

A estimulação, tanto do simpático como do parassimpático, produz efeitos variáveis no estômago e no esfíncter pilórico. Admite-se que o vago seja excitador da musculatura gástrica em geral, e do esfíncter pilórico em particular, e que o simpático tenha ação oposta. A secção dos nervos vagos torna mais lento o esvaziamento gástrico, podendo causar distensão e atonia gástricas. A influência do simpático e do parassimpático depende ainda do tônus inicial da musculatura gástrica. O esfíncter pilórico se mantém normalmente relaxado quando o estômago está vazio, embora apresente algumas contrações rítmicas. Quando são ingeridos somente líquidos ou substâncias semilíquidas, o esvaziamento gástrico começa e termina em pouco tempo, mas se a alimentação se constitui de substâncias sólidas, estas permanecem no estômago até que sejam convertidas em pasta semilíquida por ação do suco gástrico e dos movimentos estomacais, em tempo médio de 3 a 4 horas e meia.

O tônus e os movimentos peristálticos são profundamente influenciados por reflexos que se originam no duodeno. Sua distensão, irritação mecânica, presença de soluções ácidas, soluções hipertônicas ou hipotônicas constituem mecanismos controladores da atividade contrátil do estômago e, portanto, do esvaziamento gástrico. As gorduras, os hidratos de carbono ou produtos da digestão de proteínas também controlam essa atividade motriz por um mecanismo misto, neuronal e hormonal. A secretina, hormônio produzido pela mucosa duodenal, é liberada na presença de gorduras, ácidos graxos e açúcares. Através da circulação vai atuar no estômago, onde inibe não somente a secreção como a motilidade gástrica.

Substâncias como a cafeína e o álcool aumentam a motilidade gástrica, enquanto outras, tais como as drogas anticolinérgicas, a deprimem.

A presença do ácido na porção superior do intestino diminui a motilidade do estômago e, consequentemente, o esvaziamento gástrico. Esse mecanismo é denominado reflexo enterogástrico e desaparece após a extirpação do gânglio celíaco.

Atualmente, tem se provado que prebióticos, probióticos e simbióticos podem aumentar a motilidade do trato gastrintestinal, sem efeitos colaterais importantes. A manipulação da microbiota intestinal e/ou o incentivo do crescimento da microbiota com o uso de prebióticos pode ser um tratamento em potencial para restaurar a saúde gastrintestinal. Entre os distúrbios gastrintestinais, já foi observado o uso de probióticos na prevenção e tratamento da diarreia, doença inflamatória do intestino, síndrome do intestino irritável e doenças hepáticas.

Os movimentos do intestino delgado podem ser agrupados em quatro tipos distintos: (a) movimentos de segmentação rítmica; (b) movimentos peristálticos; (c) movimentos pendulares e (d) modificação do tônus.

Movimentos da segmentação rítmica, de origem miogênica, dividem o intestino em pequenos segmentos ovoides, que ocorrem a intervalos regulares; não têm movimento translatório, isto é, os alimentos permanecem no mesmo setor do intestino, mas favorecem a mistura do conteúdo intestinal com os sucos intestinais e facilitam o seu contato com as vilosidades da mucosa intestinal.

Movimentos peristálticos são ondas contráteis de dois tipos: (a) ondas lentas que ocorrem na razão de 1-2 cm/min, e (b) ondas rápidas que ocorrem na razão de 25 cm/seg. Em consequência desses movimentos há progressão do bolo alimentar.

Os movimentos peristálticos parecem ser de origem reflexa, com a intervenção do plexo mioentérico. O plexo mioentérico (também conhecido como plexo Auerbach) está localizado entre as duas capas musculares do intestino delgado (longitudinal e circular); contém numerosos gânglios e tem amplas conexões nervosas com o plexo submucoso, situado na submucosa (também conhecido como plexo de Meissner). A estimulação do nervo vago, cujas terminações fazem contato com as células ganglionares do plexo mioentérico, produz um aumento do tônus e do peristaltismo intestinal; sua secção determina uma diminuição do tônus sem modificação do peristaltismo, indicando que a sua influência não é contínua sobre esse tipo de movimento.

As fibras pós-ganglionares que inervam o intestino delgado são provenientes dos gânglios celíaco e mesentérico superior. A sua estimulação ou a administração de adrenalina produz inibição dos movimentos peristálticos e diminuição do tônus do intestino delgado. Os movimentos peristálticos surgem ainda em função da administração de líquidos ou do ato da deglutição.

Os movimentos pendulares e outros tipos de movimentos constituem-se em alargamentos e encurtamentos rítmicos de curtos segmentos do intestino, com a frequência de cerca de 10 a 20 vezes por minuto; não promovem a progressão do conteúdo intestinal, mas favorecem a mistura com os sucos digestivos e o contato com as vilosidades intestinais.

Os medicamentos que interferem na motilidade gastrintestinal podem ser classificados em: (a) estimulantes, (b) antiespasmódicos, (c) eméticos, (d) antieméticos, (e) catárticos e (f) constipantes.

4.1. Estimulantes

Entre os estimulantes, podem-se apontar as drogas colinérgicas que aumentam o peristaltismo e elevam o tônus do trato gastrintestinal. Ésteres da colina como o betanecol e a metacolina, de efeitos mais prolongados e de menor ação nicotínica, e úteis em casos de atonia intestinal.

A histamina contrai a musculatura lisa intestinal; tal efeito é comumente demonstrado no íleo isolado de cobaia. A serotonina é um poderoso estimulante da musculatura lisa do aparelho digestivo, sendo que os polipeptídeos possuem atividade notável sobre essa musculatura, agindo em concentração diminuta. Substâncias do grupo da calidina também são estimulantes da musculatura lisa.

O trato gastrintestinal é particularmente sensível à ação dos anticolinesterásicos. Pequenas doses já produzem aumento da contratilidade rítmica e do tônus do estômago e do intestino; doses maiores provocam contrações intestinais espásticas. Tais efeitos são mais eficazes quando obtidos com a neostigmina, que é a droga preferida nos casos de atonia intestinal, principalmente após intervenção cirúrgica, em doses de 0,5 a 2 mg por via subcutânea. Podem surgir efeitos colaterais como salivação, náusea, vômito, dispneia e hipersecreção brônquica; com doses maiores, tremor e contrações fasciculares dos músculos das pálpebras e da face.

A domperidona, que acelera o esvaziamento gástrico e aumenta a motilidade gastrintestinal, tem ação antidopaminérgica. O mecanismo de ação é desconhecido, mas sabe-se que ela aumenta a pressão no esfíncter esofágico inferior e também aumenta o peristaltismo no duodeno e o esvaziamento gástrico. Além disso, há também a metoclopramida, a qual é um bloqueador dopaminérgico, que estimula a motilidade gastrintestinal. Ambos os fármacos são eficientes no esvaziamento gástrico e no refluxo gastroesofágico, no entanto, a metoclopramida é ineficaz no íleo paralítico.

4.2. Antiespasmódicos

Os anticolinérgicos de síntese diminuem o tônus e a peristalse gastroduodenal. Seu efeito é particularmente acentuado quando existe o espasmo, sendo úteis no combate à dor das afecções gastroduodenais. Têm indicação em distúrbios diversos (piloroespasmo, contração do esfíncter de Oddi etc.) e inibem a motilidade espontânea gástrica e intestinal.

O retardo no esvaziamento gástrico é fator de extrema importância no tratamento da úlcera péptica duodenal, sendo que os antiespasmódicos são usados no programa terapêutico no intuito de fazer com que os antiácidos permaneçam por mais tempo no estômago, permitindo que a neutralização do HCl seja mais duradoura. São menos indicados no tratamento de úlcera gástrica, considerando que neste caso o esvaziamento gástrico é normal ou está diminuído e a hipersecreção não constitui ocorrência comum, tanto que as quantidades de antiácidos prescritas são menores do que aquelas necessárias para o tratamento da úlcera péptica duodenal.

As respostas dos esfíncteres à atropina parecem depender do seu tônus inicial. Tanto a excitação do vago quanto do simpático podem relaxar o esfíncter hipertônico e contrair o esfíncter hipotônico. Mesmo assim a atropina é indicada nos espasmos da cárdia e do piloro.

4.3. Eméticos

São fármacos ou recursos que iniciam o reflexo do vômito. O vômito é um ato que resulta na expulsão do conteúdo gástrico, precedido por uma sensação de náusea e intensa secreção de saliva; simultaneamente ocorrem palidez, suores frios e alterações da respiração.

O reflexo do vômito pode ter origem em diversas regiões do corpo, provocado por estimulação mecânica do glossofaríngeo; irritação do estômago por alimentos ou drogas; irritação, distensão ou compressão das vísceras abdominais ou por estimulação direta da zona quimiorreceptora, localizada no bulbo.

Os impulsos que se transmitem pelas vias aferentes atingem os centros nervosos localizados no bulbo, que controlam o reflexo do vômito. A excitabilidade do centro emético varia para cada indivíduo, mostrando-se aumentada em certas circunstâncias como em determinados estados psíquicos, em situações de fadiga ou como resultado da ação de algumas drogas. A contração do diafragma e dos músculos abdominais resulta no aumento da pressão intra-abdominal, promovendo a compressão do estômago, cuja participação no ato reflexo do vômito é passiva. Todos esses atos devem coincidir com o relaxamento da cárdia e do esôfago, fatores fundamentais para a expulsão do conteúdo gástrico.

O emprego clínico das drogas eméticas se torna necessário em casos de envenenamento agudo ou outras circunstâncias especiais, onde o esvaziamento gástrico deve preceder qualquer outra iniciativa. Entre os recursos mais seguros, encontram-se o estímulo digital na base da língua, faringe ou úvula e a ingestão de água morna que tem a vantagem de promover uma lavagem gástrica parcial. Dentre as drogas, utilizam-se a ipeca, o sulfato de cobre ou zinco, a mostarda e a apomorfina.

Ipeca

É obtida da raiz ou rizoma seco da planta *Cephaelis ipecacuanha* ou *C. acuminata* (plantas naturais do Brasil e da América Central). As principais substâncias ativas dessas plantas são a emetina e a cefalina, ambas dotadas de poder amebicida. A ipeca foi usada durante muito tempo pelos índios brasileiros no tratamento da diarreia, tendo o seu uso se generalizado na Europa no início do século XVII. Hoje é raramente usada na terapêutica da amebíase, por ser irritante da mucosa gástrica, promovendo vômitos, por ações central e periférica. O efeito emético da ipeca é muito lento, exigindo uma espera de 15 a 30 minutos ou mais para se tornar evidente. Também é usada como expectorante.

Sulfato de cobre, sulfato de zinco e mostarda

Estas substâncias provocam o vômito por irritação da mucosa gástrica. O efeito emético do sulfato de cobre é de rápida instalação, tendo indicação em casos de envenenamento por ingestão de fósforo, porque também age como antídoto, reagindo com o fósforo que ainda não foi absorvido. A ação emética do sulfato de zinco é semelhante. A mostarda libera um óleo volátil e é ele que promove a irritação da mucosa do estômago.

Apomorfina

É obtida pelo tratamento da molécula da morfina com ácidos minerais fortes. Estimula a zona quimiorreceptora produzindo uma combinação de depressão e excitação do sistema nervoso central. Isso significa que a apomorfina deprime o centro do vômito, de modo que, se não provocar o vômito logo no início, não há possibilidade de que outras doses subsequentes possam fazê-lo. Seu uso deve ser cuidadoso devido à depressão do sistema nervoso central. A dose emética usual é de 0,1 mg/kg; doses maiores, e ocasionalmente mesmo doses menores, podem provocar hipnose, euforia, agitação e tremores, podendo ocorrer ainda depressão intensa, coma, colapso e morte.

4.4. Antieméticos

São drogas ou recursos eficazes contra o vômito. As causas determinantes do vômito são várias: estado emotivo, nervosismo, depressão, início de gravidez (em geral, todos os fármacos devem ser evitados durante os três primeiros meses de gravidez), cinetose, presença de tumores encefálicos ou ainda efeito colateral de muitos medicamentos.

A maioria dos antieméticos empregados tem como mecanismo de ação a depressão do centro de vômito.

Antagonistas dos receptores H_1

Os anti-histamínicos são fármacos eficazes contra alguns tipos de vômito, devendo ser administrados cerca de 30 minutos antes da condição determinante do vômito, como cinetoses. São exemplos mais comumente empregados a cinarizina, ciclizina e prometazina. Entre os efeitos colaterais citam-se a ocorrência de diversas formas de discrasias sanguíneas e, ainda que de ocorrências raras, tonturas, falta de concentração para atividades que requerem a atenção, alteração na coordenação etc.

Antagonistas dos receptores muscarínicos

A hioscina, também conhecida como escopolamina, pode ser empregada na profilaxia e tratamento da cinetose. Sua via de administração é oral ou transdérmica (adesivos). Devido a sua baixa penetração no sistema nervoso central, este fármaco apresenta efeitos mais brandos do que os anti-histamínicos, causando como efeitos colaterais boca seca, visão embaçada e sonolência.

Antagonistas dos receptores de serotonina ($5\text{-}HT_3$)

São usados para o tratamento de vômitos e náuseas (em menor proporção), geralmente em decorrência de pós-operatório, radioterapia ou administração de citotóxicos (cisplatina). Seu sítio de ação é a zona gatilho quimiorreceptora, sendo administrados por via oral ou parenteral. Dentre esses fármacos, podem ser citados: dolasetrona, granisetrona, palonosetrona, tropisetrona e ondansetrona. Os efeitos colaterais são infrequentes, mas, se presentes, mostram-se como cefaleia e comprometimento gastrintestinal.

Antagonistas dos receptores de dopamina

Dentre os fenotiazínicos, o principal representante é a clorpromazina. Atua na zona quimiorreceptora do vômito impedindo que agentes químicos determinantes dos estados nauseantes exerçam sua ação. Entre muitas manifestações de hipersensibilidade, citam-se colestase intra-hepática, dermatites, fotossensibilidade e agranulocitose. Outros fenotiazínicos incluem: perfenazina, proclorperazina e trifluoperazina.

Os fenotiazínicos podem ser administrados por via oral, intravenosa ou retal (supositório), atuando principalmente nos receptores tipo 2 de dopamina na zona gatilho quimiorreceptora. No entanto, vale a pena ressaltar que esses fármacos também bloqueiam receptores de histamina e muscarínicos. Os principais efeitos colaterais são sedação, hipotensão e sintomas extrapiramidais (distonias e discinesia tardia).

Especial atenção deve ser dada aos fenotiazínicos metoclopramida e domperidona. Esses fármacos, além de atuar centralmente na zona gatilho quimiorreceptora, também aceleram o esvaziamento gastroduodenal, o que se constitui em vantagem para a ação emética. No entanto, a metoclopramida, por bloquear receptores de dopamina, causa efeitos colaterais como: distúrbios do movimento, cansaço, inquietação motora, torcicolo espasmódico, crises oculógiras, estimulação da liberação de prolactina (causando galactorreia) e distúrbios menstruais. Esses problemas já não ocorrem com a domperidona, pois esse fármaco é retido pela barreira hematoencefálica, assim reduzindo seus efeitos colaterais. Ambos os fármacos são administrados por via oral com meia-vida de aproximadamente 4 horas e eliminação pela urina.

Antagonistas dos receptores NK_1

NK_1 são receptores para a substância P. Esses receptores se encontram na zona gatilho quimiorreceptora. O aprepitanto age nesses receptores, controlando a fase tardia da êmese (ação de vomitar). Uma das suas vantagens é produzir poucos efeitos adversos e ser administrado por via oral.

Encontra-se também disponível o fosaprepitanto dimeglumina, que é um fármaco precursor do aprepitanto, para administração por via intravenosa.

Outros antieméticos

Há relatos na literatura de que canabinoides (nabilona) e glicocorticoides podem atuar como antieméticos, sendo que os canabinoides impediriam o mecanismo estimulatório da zona gatilho quimiorreceptora, causado por outras drogas. Já o mecanismo de ação dos glicocorticoides ainda é incerto.

Alguns antieméticos agem diminuindo ou mesmo evitando o estímulo visceral que pode, por vias nervosas aferentes, determinar o reflexo do vômito. Atuam assim o gelo picado, alimentação fria, soluções ou xaropes de anestésicos locais (xilocaína), anticolinérgicos e citrato de sódio a 5%. Têm como finalidade única diminuir a sensibilidade das mucosas ou diminuir o peristaltismo. A piridoxina (vitamina B_6) tem indicação em casos de vômitos na gravidez e crises labirínticas. Seu mecanismo de ação ainda não está esclarecido.

4.5. Catárticos

São fármacos que auxiliam o trânsito do conteúdo intestinal, facilitando a evacuação. Estas drogas são classificadas como: (1) laxantes quando as fezes apresentam consistência normal e (2) purgantes quando causam a eliminação de fezes com consistência diarreica.

Quando uma dose excessiva de certos laxantes é administrada, estes podem causar efeito purgante, enquanto purgantes, em doses baixas, podem causar efeito laxante. No entanto, existem laxantes e purgantes que apresentam efeito exclusivo, independentemente da dose administrada.

A constipação intestinal pode ocasionar fezes infrequentes e duras, aumentando o esforço durante a defecação. Além disso, a constipação intestinal pode levar a fezes muito pequenas ou sensação de defecação incompleta. É comum em crianças e idosos. Pode surgir em decorrência de alterações na dieta, de estado febril, como resultado de operações abdominais ou anais, ou ainda devido a lesões orgânicas da parede do intestino, principalmente na região do sigmoide e no reto. O que ocorre ainda é a perda do reflexo condicionado de evacuação (disquesia) normalmente iniciado por distensão do reto, por falta de resposta aos estímulos percebidos nesta região.

O objetivo terapêutico se baseia em: (a) medidas que visem corrigir a constipação intestinal por meio do uso de dietas que contenham muito líquido e alimentos ricos em fibras indigeríveis, para alterar o peristaltismo; (b) medidas baseadas em planos de reeducação intestinal. Destaca-se ainda a importância da existência de problemas emocionais implicados na gênese dessa patologia. Assim, a maioria dos casos de constipação intestinal não exige tratamento especial, procurando-se sempre evitar o emprego indiscriminado de drogas indicadas para a terapêutica de situações mais complicadas.

Segundo o seu mecanismo de ação, os catárticos podem ser classificados em: (a) formadores de massa (b) emolientes (c) osmóticos e (d) estimulantes.

4.5.1. Catárticos formadores de massa

Estimulam a motilidade intestinal, melhorando o peristaltismo, pelo aumento do bolo fecal, e formando uma massa volumosa e hidratada na luz do intestino. São medicamentos representados principalmente por plantas, extratos de plantas ou gomas naturais indigeríveis e com propriedades hidrófilas. Exercem efeito laxativo e são os catárticos de maior indicação por agirem de modo semelhante ao fisiológico, sem efeitos colaterais sistêmicos e sem dano à mucosa intestinal, no entanto podem levar vários dias para induzir os efeitos desejados.

Os catárticos formadores de volume incluem coloides hidrófilos semissintéticos como a metilcelulose. Além disso, extratos de algas como o Ágar-ágar e de plantas como sterculia, farelo e palha ispaghula também são usados.

Essas substâncias têm efeito anorexígeno, pela repleção gástrica, podendo ser utilizadas no tratamento da obesidade. Recomenda-se ingestão com líquidos, pois, embora apenas excepcionalmente, podem ocorrer casos de obstrução intestinal ou esofagiana quando são deglutidos a seco.

4.5.2. Catárticos emolientes

Lubrificam e amolecem as fezes, impedindo a sua dessecação, e diminuem a tensão superficial das fezes. Portanto, os catárticos emolientes facilitam a defecção simplesmente porque amolecem as fezes sem estimular o peristaltismo direta ou reflexamente. Não são considerados verdadeiros catárticos, uma vez que não excitam a peristalse intestinal. Facilitam a penetração de água e gordura no material fecal endurecido.

O dioctilsulfossuccinato de sódio é um detergente aniônico e promove amolecimento das fezes dentro de 12 a 48 horas, reduzindo a tensão superficial e permitindo a penetração mais fácil da água e de gorduras no bolo fecal. Outros catárticos emolientes incluem o óleo de amendoim e a parafina líquida (raramente usada na atualidade).

Além disso, outros óleos vegetais tais como de oliva, de semente de algodão e de milho podem ser usados como catárticos lubrificantes.

4.5.3. Catárticos osmóticos

São solutos pouco absorvidos, ou seja, são substâncias que aumentam o volume de água na luz intestinal e que, por sua vez, aumentam o volume do bolo fecal. Esse aumento estimula o peristaltismo do trato gastrintestinal. Encontramos neste grupo os sais de magnésio, vários fosfatos, sulfatos e a lactulose.

São usados o sulfato de magnésio ($MgSO_4$), hidróxido de magnésio ($[Mg(OH)_2]$ – leite de magnésia), o óxido de magnésio (MgO) e o carbonato de magnésio ($MgCO_3$). O sulfato de magnésio é um dos catárticos osmóticos mais usados, enquanto os outros três são mais usados como antiácidos do que propriamente como catárticos. O sulfato de sódio (Na_2SO_4), o sulfato de magnésio ($MgSO_4.7H_2O$) e o citrato de magnésio $[Mg(C_6H_5O_7)_2.14H_2O]$, que servem de base para a limonada purgativa, exercem ação rápida.

Constituem efeitos colaterais a depressão central provocada pelo íon magnésio, principalmente quando a sua eliminação está comprometida como em casos de insuficiência renal, e os efeitos sistêmicos do íon sódio na presença de edema.

A lactulose (dissacarídeo semissintético de frutose) e o macrogol (polímero inerte do etilenoglicol) são pouco absorvidos e, portanto, produzem efeito semelhante aos catárticos osmóticos. O tempo para seu efeito é de aproximadamente três dias, tendo como principais efeitos: flatulência, cólica, diarreia e desbalanço eletrolítico.

4.5.4. Catárticos estimulantes

São fármacos que estimulam diretamente a motilidade do intestino. Eles atuam aumentando a secreção de eletrólitos pela mucosa e aumentando o peristaltismo (possivelmente por estimulação dos nervos entéricos). Cólicas abdominais podem estar presentes com o uso desses fármacos.

Há fármacos que atuam como catárticos estimulantes, derivados antraquinônicos de glicosídeos extraídos de diversas espécies de plantas, tais como sene (*Cassia acutifolia*), aloe (*Aloe ferox*, *Aloe barbadensis*), ruibarbo (*Rheum officinale*), cáscara sagrada (*Rhamnus purshiana*, *Rhamnus frangula*) e ainda a dantrona (agente possivelmente cancerígeno). O efeito laxante depende da liberação dos compostos antraquinônicos ativos a partir da hidrólise de ligações glicosídicas. Esses compostos estimulam diretamente o plexo mioentérico causando aumento do peristaltismo e, consequentemente, a defecação.

A cáscara sagrada também denominada casca sagrada foi usada como purgativo por índios da Califórnia. O sene foi usado pelos árabes desde o século IX. A cáscara sagrada geralmente não provoca cólicas, enquanto o sene é mais ativo e pode provocar cólicas, observando-se efeito laxante 6 horas após a sua administração. A razão dessa latência relativamente grande está associada ao fato de os laxantes antraquinônicos exercerem sua ação, sobretudo no intestino grosso. Poderão causar perturbações intestinais em crianças, durante o período de amamentação, pois esses compostos podem ser eliminados no leite.

O óleo de rícino, obtido das sementes de *Ricinus communis*, também produz efeito laxante no intestino, por ação do ácido ricinoleico.

Dentre os derivados de difenilmetano, são disponíveis o picossulfato de sódio (picossulfol) e o bisacodil. O bisacodil pode ser administrado por via oral (até 5% de uma dose oral de bisacodil podem ser absorvidos no homem), mas comumente é utilizado como supositório. Se administrado como supositório irá estimular a mucosa retal, provocando a defecação em 15 a 30 minutos após o uso.

O picossulfol difere do bisacodil por conter, em lugar das acetilas, dois grupos SO_3Na, embora atue com dose semelhante. A presença desses radicais torna o produto hidrossolúvel e administrável em solução. Sua ação assemelha-se a do docusato de sódio, ou seja, é um composto tensoativo.

Outro laxante muito usado no passado foi a fenolftaleína, no entanto essa substância foi proibida por risco de carcinogenicidade.

4.6. Constipantes

Denominados antidiarreicos ou antiperistálticos, são fármacos capazes de interromper a diarreia. Retardam o trânsito intestinal diminuindo o conteúdo hídrico do intestino (portanto ajudam na retenção de água) e protegendo, ao mesmo tempo, a mucosa intestinal.

Na grande maioria dos casos, independente da sua causa, a diarreia se caracteriza por aumento do trânsito gastrintestinal, diminuição acentuada do tônus, grande atividade do peristaltismo, aumento do conteúdo líquido (com consequente perda de água e eletrólitos, principalmente Na^+), ao qual se juntam restos de alimentos e grande quantidade de células descamadas, muco e sangue. Entre as causas mais comuns estão as alterações de digestão, absorção, motilidade intestinal, evacuação, flora intestinal e estados decorrentes da modificação na estrutura da parede intestinal.

O objetivo terapêutico é corrigir esses fatores, o que pode ser alcançado de diversas maneiras, incluindo regimes alimentares e tratamento medicamentoso. A medida inicial, e geralmente obrigatória, é a manutenção do equilíbrio hidroeletrolítico por reidratação oral. Formulações de glicose e cloreto de sódio dissolvidas em água podem ser administradas por via oral e apresentam efeito extremamente eficaz e benéfico.

Na maioria das vezes a intervenção por drogas constipantes não se faz necessária após medidas para manutenção do equilíbrio hidroeletrolítico. Contudo, se necessária, a intervenção é feita por fármacos que são classificados em: (a) depressores da motilidade, (b) protetores e (c) adstringentes.

4.6.1. Depressores da motilidade intestinal

A motilidade do trato gastrintestinal pode ser deprimida de duas formas principais:

- Diminuindo o tônus da musculatura lisa.
- Diminuindo a motilidade pelo uso de antidiarreicos.

A motilidade intestinal pode ser deprimida por fármacos de ação antiespasmódica, como os anticolinérgicos e os depressores da musculatura lisa, ou por fármacos que provoquem contração espasmódica da musculatura, impedindo o peristaltismo, como a morfina e o difenoxilato.

São muito utilizados, principalmente em crianças, os agentes anticolinérgicos como a atropina, que é um composto com amônio terciário. Na clínica, todavia, tem-se impressão que os compostos de amônio quaternário, tanto os derivados dos alcaloides da beladona – metilbrometo de homatropina – como os compostos de amônio quaternário sintéticos – propantelina e metantelina – são mais ativos. Tal ação se deveria ao bloqueio ganglionar que se soma à ação anticolinérgica.

Depressores da musculatura lisa por ação direta, como a papaverina, são frequentemente utilizados, em geral associados a anticolinérgicos. É clássico e ainda atual o uso de alcaloides do ópio, sob a forma de tintura de ópio (elixir paregórico) ou o fosfato de codeína no tratamento de diarreias. O elixir paregórico contém cerca de 0,4% de ópio e atua principalmente pela presença da morfina; ocorre espasmo da musculatura lisa e constrição dos esfíncteres, diminuindo o trânsito intestinal. Como efeitos colaterais citam-se sonolência, euforia, podendo ocorrer dependência durante tratamentos prolongados.

O difenoxilato é uma amina terciária sintética análoga à morfina, com propriedades farmacológicas gerais semelhantes. O difenoxilato é frequentemente associado à atropina, esta última com a finalidade principal de impedir, pelos efeitos desagradáveis, a ingestão de altas doses de difenoxilato por dependentes em potencial. Tal prática, muito difundida, talvez seja exagerada no que diz respeito à probabilidade de farmacodependência pelo difenoxilato. A loperamida é outra amina terciária com ação antidiarreica potente e prolongada, utilizada no controle de diarreias agudas e crônicas. Age diretamente na parede gastrintestinal e pode interagir com os mecanismos colinérgicos locais envolvidos no reflexo peristáltico.

O uso de antidiarreicos é frequentemente contraindicado, em especial nas fases iniciais da afecção, pois a diarreia pode ser encarada como uma defesa do organismo para a eliminação de toxinas.

4.6.2. Protetores e adsorventes

São drogas que, por adsorção, impedem a ação nociva de substâncias irritantes e das bactérias causadoras da moléstia. Entre os muitos exemplos conhecidos citam-se o carvão ativado, o subcarbonato de bismuto, o silicato de alumínio hidratado (caulim) e a pectina (carboidrato não digerível oriundo da maçã). Os adsorventes são menos eficazes que os fármacos antimotilidade, podendo interferir na absorção de outros fármacos, por isso são mais utilizados no tratamento sintomático da diarreia e costumam ser administrados em combinação, por exemplo, caulim e morfina (depressor da motilidade).

4.6.3. Adstringentes

São substâncias capazes de precipitar as proteínas do muco formando, sobre a mucosa inflamada, uma capa protetora insolúvel que impede a ação de substâncias irritantes. Os adstringentes, como o tanino, diminuem as secreções e a absorção de toxinas; no entanto, seu uso está praticamente abandonado.

5. DIGESTIVOS

5.1. Coleréticos

São substâncias que estimulam a produção da bile pelo fígado. Esta propriedade é obtida por certos ácidos biliares, por exemplo, o ácido desidrocólico, extratos de plantas e alguns produtos sintéticos.

A bile é constituída de várias substâncias (sais biliares, pigmentos biliares, colesterol e lecitina), tem a função de emulsificar as gorduras e facilitar sua absorção, assim como de vitaminas lipossolúveis A, D, E e K. Na deficiência da bile a absorção dos alimentos é prejudicada, ocorrendo a diarreia gordurosa ou esteatorreia.

Os ácidos biliares são derivados do ácido colânico, cujo núcleo fundamental é o ciclopentanoperidrofenantreno ($C_{17}H_{28}$). Os principais ácidos são: cólico; desoxicólico e chenodesoxicólico. A maior parte dos ácidos biliares está conjugada com aminoácidos (taurina, glicina), sendo secretados como sais de sódio desses conjugados (glicocolato de sódio, taurocolato de sódio, glicodesoxicolato de sódio etc.).

As preparações empregadas na terapêutica contêm muitas vezes derivados sintéticos dos ácidos biliares, sendo que o mais importante é o ácido desidrocólico.

Os ácidos e os sais biliares são os verdadeiros coleréticos. Os coleréticos de origem vegetal são representados pelo boldo e a alcachofra, cujos princípios ativos são respectivamente a boldina e a cinarina.

Coleréticos semissintéticos

Sabe-se que a atividade do ácido cólico é aumentada por oxidação das três hidroxilas alcoólicas, dando origem ao ácido desidrocólico tricetônico; o desaparecimento da hidroxila (ácido desoxicólico) e a conjugação do ácido cólico diminuem a ação colerética.

5.2. Colagogos

São agentes gastrintestinais que estimulam o fluxo da bile para dentro do duodeno, ou seja, atuam no esvaziamento da vesícula biliar. Esse efeito é conseguido por estimular o relaxamento do esfíncter de Oddi e/ou pela estimulação da contração da vesícula.

Os colagogos podem agir diretamente (peptona ou sulfato de magnésio) ou indiretamente (gorduras), as quais induzem a liberação de colecistoquinina. A colecistoquinina é capaz de contrair a vesícula biliar, determinando a drenagem da bile para a luz do intestino.

Entre os alimentos que agem como colagogos, estão a gema do ovo e o creme de leite. Entre os fármacos colagogos, citam-se o sulfato de magnésio (sal amargo, sal de Epson, sal inglês) e o sorbitol (quando usado em altas doses).

6. BIBLIOGRAFIA

AURES, D.; JOHOSON, L.R,; WAY, L.W. Gastrin: obligatory intermediate for activation of gastric histidine decarboxilase activity in the rat. *Am. J. Psysiol.*, v. 219, p, 214-6, 1970.

BIECK, P.R. *et al.* Cyclic AMP in the regulation of gastric secretion in dogs and humans. *Am. J. Physicol.*, v. 224, p. 158-64, 1973.

CODE, C.F. Histamine and gastric secretion: a later book, 1955-1965. *Fed. Proc.*, v. 24, p. 1311-21, 1965.

DHAR, P.; NG, G.Z.; SUTTON, P. How host regulation of Helicobacter pylori-induced gastritis protects against peptic ulcer disease and gastric cancer. *Am. J. Physiol. Gastrointes. Liver Physiol.*, v. 311, p. G514-G520, 2016.

EMMELIN, N. Control of salivary glands. In: EMMELIN, N. & ZOTTERMAN, I. *Oral physiology*: proceedings of the International Symposium held in Wenner-Gren Center, Stockholm, Aug. 1971. Oxford: Pergamon, 1972.

GREGORY, R.A.; TRACY, H.J. The preparation and properties of gastrin. *J. Phisiol. (Lond.)*, v. 156, p. 523-43, 1961.

GROSSMAN, M.I. Gastrin, cholecystokinin, and secretin act on one receptor. *Lancet*, v.1, p. 1088-9, 1970.

HOLTZ, S. Drug action on digestive system. *Ann. Rev. Pharmacol.*, v. 8, p. 171-86, 1968.

INDRIO, F. *et al.* Prebiotics improve gastric motility and gastric electrical activity in preterm newborns. *J. Pediatr. Gastroenterol. Nutr.*, v. 49, n. 2, p. 258-61, 2009.

KONTUREK, S.J. Antagonism of histamine H-2-receoptors and gastric secretion. *Scand J. Gastroenterol.*, v. 8, p. 687-98, 1973.

LIN T.M. Possible relation of gastrin and histamine receptors in gastric hydrochloric acid secretion. *Med. Clin. N. Am.*, v. 58, p. 1247-75, 1974.

OLBE, L.; CARLSSON, E.; LINDBERG, P. *Nature Reviews Drugs Discovey*, v. 2, p. 132-139, 2003.

PATEL, P.J. *et al.* The aging gut and the role of prebiotics, probiotics, and synbiotics: A review. *J. Clin. Ger. Geriat.*, v. 5, n. 1, p. 3-6, 2014.

RINGEL, Y.; QUIGLEY, E.; LIN, H.C. Using Probiotics in Gastrointestinal Disorders. *Am. J. Gastroenterol. Suppl.*, v. 1, p. 34-40, 2012.

SACHS, G. *et al.* Action of antagonists on acid secretion and adenyl cyclase in vitro. In: International Symposium on Histamine H-2 Receptor Antagonists, London: Ed Clive J. Smith Kline & French Lab. 1973, p. 331-4.

SUNG, G.P. *et al.* Adenyl and guanil cyclase in rabbit gastric mucosa. *Am. J. Physiol.*, v. 225, p. 1359-63, 1973.

TRACY, H.A.; GREGORY, R.A. Physiological properties of a series of synthetic peptides structurally related to Gastrin I. *Nature*, v. 204, p. 935-8, 1964.

VILLA, A. *et al.* World Workshop on Oral Medicine VI: a systematic review of medication-induced salivary gland dysfunction. *Oral Dis.*, v. 22, n. 5, p. 365-82, 2016.

WRIGHT, C.F.; HIRSCHOWUTZ, B.I. Gastric acid secretion. *Am. J. Dig. Dis.*, v. 21, p. 409-18, 1976.

8.2.

Aparelho Respiratório

Bruno Guedes Baldi
Rogério Souza
Maria Cecília Nieves Maiorano de Nucci
Alexandre Franco Amaral
Carlos Roberto Ribeiro Carvalho

Sumário

Colaboradores nas edições anteriores: Paulo Afonso Pinto Saraiva, Moacyr L. Aizenstein e Antonio Carlos Zanini.

1. INTRODUÇÃO

O sistema respiratório é responsável pelas trocas gasosas entre o organismo e o ambiente, que é produto do consumo de oxigênio (O_2) e produção de gás carbônico (CO_2). Para que isso ocorra, é necessária a movimentação dos gases entre os alvéolos e o meio exterior, garantida pela ventilação pulmonar ou volume-minuto (V_E) [V_E = f (frequência respiratória) x V_T (volume corrente)], que é habitualmente um mecanismo involuntário. As trocas gasosas também são fundamentalmente passivas e dependentes dos gradientes de difusão entre o ar alveolar e o sangue dos capilares pulmonares, através da membrana alveolocapilar que os separa.

Em modelo simplificado, reconhecem-se as diferentes etapas do ciclo respiratório:

1. Ventilação e distribuição do gás respirado.
2. Difusão dos alvéolos para o sangue.
3. Perfusão capilar pulmonar.
4. Transporte dos gases pelo sangue.

Embora a função do aparelho respiratório seja principalmente a troca gasosa, ela é consequente a uma série de eventos: (1) movimentos da musculatura respiratória coordenados pelo sistema nervoso central; (2) transporte do ar pelas vias aéreas e ácinos pulmonares; (3) mecanismos de defesa das vias aéreas e ácinos pulmonares; (4) estado funcional das membranas onde se processam as trocas gasosas; (5) adequada extensão da superfície de troca e correspondente perfusão do sangue capilar (proporcional ao débito cardíaco).

Adicionalmente, deve-se observar que os movimentos da respiração têm influência no sistema circulatório, principalmente através da pressão negativa criada no tórax durante a inspiração e que favorece o retorno venoso e a perfusão capilar.

As diversas doenças ou agressões que acometem o aparelho respiratório podem alterar uma ou mais dessas diferentes etapas. No estudo da farmacologia do aparelho respiratório, são incluídos numerosos medicamentos, que atuam de diferentes modos em um ou diversos locais, como por exemplo:

- O sistema nervoso central coordena a ação dos músculos respiratórios que executam o trabalho necessário para a V_E vencendo as resistências determinadas pelas vias aéreas, pelos componentes elásticos e viscosos dos diferentes tecidos e equilibradas pela ação do surfactante pulmonar;
- O controle da respiração pelo sistema nervoso central é modulado por diferentes estímulos: pH, PO_2, PCO_2, de pressão arterial, da pressão venosa, da distensão pulmonar, da tensão muscular, de temperatura, do córtex cerebral, de estímulos psíquico e hormonal, além dos estímulos visuais, entre outros;
- A respiração depende da função normal da musculatura estriada intercostal e diafragma, podendo ser interrompida por bloqueadores neuromusculares;
- O calibre das vias aéreas pode ser alterado por drogas com ação adrenérgica ou anticolinérgica;
- A tosse é importante mecanismo de defesa das vias aéreas, mas eventualmente pode se constituir em reação exagerada e desconfortável;
- Processos inflamatórios de origem alérgica, irritativa ou infecciosa podem envolver as vias aéreas, como a rinite, a asma, a traqueobronquite e as bronquiolites e os corticosteroides inalatórios ou sistêmicos podem atuar nesses processos.

No presente capítulo, são descritas propriedades farmacológicas de diversos medicamentos, com ênfase na ação que exercem sobre o aparelho respiratório.

2. BRONCODILATADORES

As drogas broncodilatadoras mais utilizadas são os anticolinérgicos de curta e longa ação, os beta-2 agonistas de curta, longa e ultralonga ação e as associações desses broncodilatadores, que são utilizados preferencialmente por via inalatória, sendo a via parenteral reservada para situações de emergência. Relaxantes da musculatura lisa também têm seu papel como broncodilatadores, sendo as xantinas o principal representante.

A resposta aos broncodilatadores pode ser avaliada principalmente pela medida do *peak flow* (pico de fluxo expiratório) e pela espirometria (principalmente pela medida do volume expiratório forçado no primeiro segundo).

2.1. Agonistas beta-adrenérgicos

A estimulação dos receptores beta-adrenérgicos determina relaxamento da musculatura lisa dos brônquios. O grupo dos agonistas beta-adrenérgicos tem crescido rapidamente com o aparecimento de novos fármacos, visando à redução dos efeitos secundários e aumentando o tempo útil de seu efeito. São empregados preferencialmente por via inalatória, já que dessa maneira o efeito da droga é garantido com redução significativa dos efeitos colaterais. Os novos inaladores com dose predeterminada permitem doses mensuradas e repetidas. Os agonistas beta-adrenérgicos podem ser utilizados na asma (associados aos corticosteroides inalatórios), na doença pulmonar obstrutiva crônica (DPOC), nas bronquiolites e nas bronquiectasias.

O grupo dos broncodilatadores de ação curta, também chamados de broncodilatadores de resgate ou alívio, inclui o salbutamol, o fenoterol e a terbutalina. O salbutamol e o fenoterol podem ser utilizados em solução de nebulização ou aerossol dosimetrado (*spray*), enquanto a terbutalina é utilizada por via parenteral ou inalatória. Em média, seu efeito broncodilatador, quando administrados pela via inalatória, tem início em poucos minutos e dura de 4 a 6 horas. São recomendados para o alívio imediato de sintomas agudos e quando utilizados por via inalatória são seguros, produzindo poucos efeitos colaterais. Os efeitos adversos mais comuns são tremores e taquicardia, que costumam ser transitórios e de pouca intensidade.

O grupo dos broncodilatadores de longa ação (LABA) é composto por formoterol e salmeterol. O salmeterol (50 mcg por dose) pode ser utilizado como inalador de pó seco (*diskus*) ou aerossol dosimetrado (*spray*), enquanto o formoterol (6 ou 12 mcg por dose) é utilizado como pó seco (*turbuhaler* ou cápsulas para inalação). O efeito broncodilatador dos LABA dura aproximadamente 12 horas, sendo necessárias duas doses ao dia, porém o início de ação do formoterol é mais rápido que o do salmeterol (início de ação em aproximadamente 1 minuto).

O indacaterol, o vilanterol e o olodaterol são beta-2 agonistas inalados de ação ultralonga, com rápido início de ação (5 minutos) e 24 horas de duração, com necessidade de dose única diária, o que facilita a adesão ao tratamento. São utilizados no tratamento de manutenção da DPOC e na asma, na forma de pó seco. As doses diárias do indacaterol, vilanterol e olodaterol são, respectivamente, 150 mcg, 100 ou 200 mcg e 5 mcg.

2.2. Anticolinérgicos

No sistema motor parassimpático regulador do tônus broncomotor, a estimulação dos receptores muscarínicos M1 e M3 medeia o efeito broncoconstritor, enquanto a estimulação do receptor muscarínico M2 antagoniza esse efeito. Assim, um medicamento antimuscarínico ideal para o tratamento de doenças pulmonares obstrutivas deveria inibir os receptores M1 e M3, sem agir sobre o M2.

Os antagonistas muscarínicos, ou anticolinérgicos inalatórios, são os brometos de ipratrópio e de tiotrópio, que têm por objetivo principal reduzir o tônus colinérgico, determinando inibição da broncoconstrição. Podem ser usados na asma, na DPOC, na bronquiolite e nas bronquiectasias.

O brometo de ipratrópio é um antagonista não seletivo dos receptores M1, M2 e M3, disponível em aerossol dosimetrado (*spray*) ou solução de nebulização. O ipratrópio tem rápido início de ação e curta duração (4 a 6 horas), podendo ser utilizado em exacerbações agudas.

O brometo de tiotrópio tem longa duração (até 24 horas) e afinidade prolongada pelos receptores M1 (14,6 h de inibição) e M3 (34 h de inibição) e se dissocia rapidamente do receptor M2 (4 h). Assim, ele pode ser considerado um inibidor seletivo M1 e M3 de longa duração. A dose diária recomendada é de 5 mcg (2 doses de 2,5 mcg em tomada única).

Os anticolinérgicos têm poucos e infrequentes efeitos adversos sistêmicos, incluindo boca seca, retenção urinária e cefaleia.

2.3. Xantinas

As xantinas, ou alcaloides xantínicos, cafeína, teofilina, aminofilina e bamifilina são derivados metilados da xantina capazes de determinar relaxamento dos brônquios. A teofilina e seu derivado, a aminofilina, e a bamifilina têm sido usadas, principalmente em associação com os beta-agonistas, na asma e na DPOC.

A cafeína é conhecida há mais tempo e tem origem legendária: parece ter sido utilizada a partir de frutos do café, pelo prior de um convento, para manter despertos os adeptos durante as cerimônias religiosas. Este costume da utilização do café continua até os dias atuais e é atestado pelo grande consumo de bebidas xantínicas: café (*Coffea arabica*), chá (*Thea sinensis*), cacau ou chocolate (*Theobroma cacao*). Além da ocorrência natural, a cafeína é sintetizada em larga escala principalmente para ser adicionada a refrigerantes e outras bebidas.

As xantinas podem ser utilizadas por via venosa ou oral, não sendo recomendadas por inalação em virtude da irritação que produzem na mucosa. A aminofilina é utilizada na dose de 100 a 200 mg a cada 6 ou 8 horas, a teofilina de liberação lenta na dose de 200 a 300 mg a cada 12 horas e a bamifilina na dose de 300 mg a cada 12 horas.

Os derivados xantínicos são rápida e completamente absorvidos pelo trato gastrintestinal. A via oral é a mais utilizada, apesar dos potenciais efeitos irritantes para o aparelho digestivo.

Os limites de eficiência são estreitos, e o controle de níveis séricos da teofilina é de grande valia para obtenção de melhores resultados terapêuticos. Como referido, agem diretamente sobre a musculatura lisa bronquiolar, provocando relaxamento.

As xantinas agem primeiramente sobre o córtex cerebral, a seguir sobre o bulbo e finalmente sobre a medula espinhal. No córtex, a ação se verifica especialmente sobre as funções psíquicas, melhorando a fadiga mental e o estado de vigília. Estimulam os centros bulbares, principalmente quando estão deprimidos (centros respiratórios, vasomotor e vagal). Na medula, provocam excitabilidade reflexa, podendo em doses altas ocasionar o aparecimento de convulsões clônicas. Adicionalmente, aumentam o metabolismo celular intensificando a glicogenólise. As xantinas inibem a fosfodiesterase, que catalisa a degradação do 3,5 AMPc, provocando maior concentração da fosforilase ativa e, consequentemente, o aumento da glicogenólise. Esse aumento do metabolismo está relacionado com as ações farmacológicas cardíaca, broncodilatadora e musculotrópica das xantinas.

Sobre o sistema cardiovascular, as xantinas exercem uma estimulação direta sobre o miocárdio, provocando um aumento no rendimento cardíaco, na força de contração e frequência. No entanto, por sua ação sobre o núcleo vagal tendem a produzir uma diminuição da frequência cardíaca. Em consequência dessas ações opostas, poderá haver uma ligeira bradicardia, uma taquicardia ou nenhuma modificação na frequência cardíaca.

As drogas agem também sobre a musculatura esquelética (estriada), fortalecendo a contração dos músculos estriados e aumentando a capacidade para o trabalho muscular. Essa ação está intimamente relacionada com o aumento do metabolismo provocado pelas xantinas. Adicionalmente, aumentam a secreção gástrica do ácido clorídrico e da pepsina, com risco de ocorrência de sintomas dispépticos.

A baixa margem terapêutica (relação dose broncodilatadora/dose tóxica) fez com que as metilxantinas ocupassem uma posição secundária na terapêutica da DPOC e na asma, tanto a longo prazo quanto em crises agudas, embora pacientes mais graves possam se beneficiar do uso dessa classe de medicamentos em associação com outros broncodilatadores. A bamifilina parece ter maior margem terapêutica quando comparada às outras xantinas.

Os efeitos colaterais são taquiarritmias, náuseas, vômitos, cefaleia, insônia, agitação, pirose, azia e crises convulsivas. Recomenda-se dosagem sérica para ajuste de dose. Há interação medicamentosa com anticonvulsivantes, rifampicina, eritromicina, quinolonas e cimetidina. O uso dessa classe de medicamentos deve ser evitado em pacientes com antecedente de arritmias, convulsões e intolerância gástrica.

3. ANTIASMÁTICOS

A broncodilatação pode ser conseguida com medicamentos cuja ação principal se faz sobre a patogenia da asma, controlando a inflamação. São disponíveis diversas classes de medicamentos com diferentes mecanismos de ação, cujo objetivo em comum é o controle da doença.

3.1. Corticosteroides inalatórios

Os corticosteroides inalatórios (CI) constituem a principal classe de medicamentos utilizados no tratamento de controle da asma. Nas exacerbações, as vias oral e parenteral podem ser utilizadas. O tratamento de manutenção com CI reduz a frequência e a gravidade das exacerbações da doença, com menor risco de eventos adversos significativos em comparação aos corticosteroides sistêmicos. Deve-se lembrar ainda que os CI podem ser utilizados em pacientes portadores de DPOC com maior gravidade, especialmente para reduzir a frequência de exacerbações.

Dentre os CI disponíveis no mercado atualmente, pode-se citar a beclometasona, fluticasona, budesonida, mometasona e a ciclesonida. A ciclesonida pertence a uma nova classe de CI não halogenados com ativação em território pulmonar. Todos os CI têm o mesmo mecanismo de ação, o que difere é a potência de cada um. A beclometasona pode ser utilizada como aerossol dosimetrado, inalador de pó seco e nebulizador de jato ou ultrassônico. A budesonida é formulada principalmente como aerossol dosimetrado e inalador de pó seco, incluindo *turbuhaler*. A fluticasona é formulada como aerossol dosimetrado e inalador de pó seco, incluindo *diskus*. A ciclesonida é formulada como aerossol dosimetrado e a mometasona como inalador de pó seco.

Os efeitos adversos mais frequentes são os locais e incluem: candidíase oral, disfonia, tosse e irritação na garganta. Os efeitos colaterais sistêmicos dos CI podem ocorrer com a utilização de doses altas por tempo prolongado e incluem perda de massa óssea, catarata, inibição do eixo hipotálamo-hipófise-adrenal, afilamento da pele e déficit de crescimento.

3.2. Antagonistas de leucotrienos

Os leucotrienos (LTs) constituem uma família de mediadores lipídicos pró-inflamatórios que induzem broncoconstrição, inflamação, remodelamento, produção de muco e hiper-reatividade de vias aéreas. Os antagonistas dos receptores de leucotrienos como montelucaste e zafirlucaste são medicamentos eficazes na inibição da broncoconstrição e hiper-responsividade. O zafirlucaste e o montelucaste bloqueiam a ação dos leucotrienos cisteinílicos LTC4, LTD4 e LTE4 sobre o receptor CysLT1. O zafirlucaste é utilizado na dose de 20 mg duas vezes ao dia e o montelucaste em dose única diária de 10 mg, ambos por via oral.

A associação dos anti-LTs à terapia com corticosteroides inalados promove uma melhora dos sintomas nos pacientes asmáticos e pode reduzir a dose de corticosteroide necessária para o controle da doença e nota-se uma grande variabilidade na resposta dos pacientes aos modificadores de LTs. Os anti-LTs são reconhecidamente menos eficientes e mais caros que os corticosteroides inalados e apresentam poucos efeitos adversos, incluindo eosinofilia sistêmica, vasculite eosinofílica, elevação de transaminases, cefaleia, alterações de comportamento e sintomas gastrintestinais.

3.3. Cromoglicato dissódico

O efeito anti-inflamatório do cromoglicato dissódico se deve à sua ação direta sobre mastócitos, impedindo a liberação de histamina e de outros mediadores inflamatórios, incluindo eicosanoides. O mecanismo de ação do cromoglicato dissódico ainda é pouco conhecido, mas parece improvável que o efeito antiasmático observado tenha o mastócito como único alvo. O tratamento com cromoglicato dissódico inibe a inflamação e os mecanismos neurogênicos associados à hiper-reatividade das vias aéreas na asma, provavelmente devido à depressão de reflexos neuronais. Os efeitos colaterais do cromoglicato dissódico são reduzidos, sendo restritos à irritação das vias aéreas superiores. Sua eficiência é considerada menor do que aquela obtida com baixas doses de corticosteroides inalatórios, provavelmente devido ao reduzido tempo de ação dessas substâncias. O cromoglicato dissódico não é utilizado rotineiramente na asma e, devido ao seu curto tempo de ação, as cromonas inaladas devem ser administradas quatro vezes ao dia, um regime inconveniente, sobretudo para o tratamento de longo prazo.

3.4. Omalizumabe

O omalizumabe é um anticorpo monoclonal humanizado recombinante derivado de DNA recombinante (imunoterapia específica anti-IgE) indicada para pacientes com asma alérgica persistente moderada a grave, cujos sintomas não podem ser controlados com corticosteroides inalatórios. Está indicado principalmente para os pacientes com níveis de IgE entre 30 e 700 UI/mL. O principal objetivo do seu uso é a redução na incidência de exacerbações da doença. O fármaco é administrado por via subcutânea a cada 2 ou 4 semanas.

Reações adversas potenciais incluem alterações no local de aplicação (dor, edema, eritema e prurido), reação anafilática e cefaleia.

4. CORTICOSTEROIDES NASAIS

Os corticosteroides nasais são as principais medicações de manutenção utilizadas no tratamento da rinite alérgica e se apresentam principalmente na forma de aerossol (*spray*). Os corticosteroides nasais disponíveis incluem beclometasona, budesonida, triancinolona, ciclesonida, fluticasona e mometasona.

Cada dose de beclometasona contém 50 mcg e a posologia utilizada é de 1 a 2 jatos em cada narina de 12 em 12 horas. A budesonida se apresenta com 32, 50 ou 64 mcg por dose e a posologia recomendada é de 1 a 2 jatos em cada narina de 12 em 12 horas. Cada dose de triancinolona contém 55 mcg e a posologia é de 1 a 2 jatos em cada narina em dose única. A ciclesonida tem apresentação de 50 mcg por dose e a posologia utilizada é de 1 a 2 jatos em cada narina em dose única diária. Cada dose de fluticasona contém 27,5 mcg e a posologia recomendada é de 1 a 2 jatos em cada narina em dose única diária. Cada dose de mometasona contém 50 mcg e a posologia recomendada varia de 1 a 4 jatos (50 a 200 mcg) em cada narina, em dose única.

Os corticosteroides nasais são drogas seguras, com mínimo risco de eventos adversos sistêmicos, principalmente em relação a fluticasona, mometasona e ciclesonida, que apresentam menor biodisponibilidade sistêmica. Há ainda o risco de infecções locais, incluindo candidíase, ressecamento e irritação da cavidade nasal, epistaxe, disfonia e reações alérgicas locais.

5. MUCOLÍTICOS E EXPECTORANTES

Mucolíticos são substâncias capazes de modificar a produção e secreção, enquanto os expectorantes favorecem a eliminação de muco das vias aéreas. Não existe respaldo para a utilização contínua dessas medicações, mas podem ser consideradas por curtos períodos. Deve-se lembrar que, além da utilização dos expectorantes e mucolíticos para controle do excesso de secreção, é fundamental que a patologia de base seja tratada. Adicionalmente, é muito difícil a avaliação do efeito do medicamento, pois muitas vezes o critério é essencialmente subjetivo, quer por parte dos médicos, quer por parte dos pacientes.

Apesar de não haver base científica para uma maior ingestão de líquidos, a água pode ser importante no aumento da fluidificação das secreções pulmonares, especialmente nos pacientes desidratados e hipersecretivos. A inalação de solução salina hipertônica pode diminuir a viscosidade do escarro em pacientes com fibrose cística, mas ainda não há evidência para sua utilização em outras doenças.

A acetilcisteína é um agente mucolítico que atua por meio do grupo sulfidrila, modificando a estrutura do muco, rompendo-o e deixando-o menos viscoso. É um fármaco seguro com poucos efeitos adversos relevantes, mas frequentemente relacionados ao trato gastrintestinal, como náuseas, vômitos e redução do apetite, além do risco de desencadear broncoespasmo.

A DNAase recombinante é administrada por via inalatória, reduz o tamanho de mucoproteínas e outras substâncias liberadas por neutrófilos degenerados, promovendo redução da viscosidade do muco. Está indicada em pacientes com fibrose cística.

A bromexina determina redução da viscosidade do muco e aumenta a atividade ciliar, com poucos efeitos adversos, principalmente náuseas. O ambroxol é um metabólito da bromexina, com ação semelhante.

Outras substâncias menos utilizadas como mucolíticos incluem a terpina, o guaco, o guaiacol, o sulfoguaiacol, a carbocisteína e a *Hedera helix*.

Outro ponto importante nos pacientes hipersecretivos é a drenagem postural. Da mesma forma, nos pacientes acamados, a mudança de decúbito frequente impede o acúmulo de secreções localizadas, sendo medida profilática de grande importância para evitar infecções pulmonares.

6. INIBIDORES DA FOSFODIESTERASE

Os inibidores de fosfodiesterase (PDE) podem ser uma alternativa interessante para tratar a inflamação pulmonar. Em função da sua ampla distribuição em células do sistema imune, a PDE4 é considerada um alvo terapêutico seletivo e importante no controle de doenças inflamatórias pulmonares crônicas. Os inibidores de PDE4, como o roflumilaste, têm efeitos anti-inflamatórios por inibição de células T, eosinófilos, mastócitos, células musculares lisas das vias aéreas, células epiteliais e nervosas. O roflumilaste é utilizado por via oral na dose única diária de 500 mcg.

No entanto, o roflumilaste determina efeitos adversos como náusea, cefaleia, insônia, diarreia e perda de peso, que limitam sua utilização. Essa classe de medicamentos está indicada para pacientes portadores de DPOC com perfil exacerbador.

7. ANTITUSSÍGENOS

A tosse é um reflexo de defesa do aparelho respiratório e visa à eliminação de substâncias estranhas que se apresentem nas vias aéreas. Caracteriza-se por uma expiração explosiva, desencadeada pela abertura da glote após uma fase em que há grande aumento da pressão das vias aéreas. Evidentemente, esse reflexo de defesa não deveria ser deprimido quando o ato de tosse é produtivo, isto é, quando se acompanha da eliminação de secreções.

Algumas vezes, o ato de tosse não é produtivo, não se acompanhando de aumento da secreção, e torna-se extenuante e incoercível, incomodando muito o paciente, podendo ocorrer por irritação da mucosa das vias aéreas e por estímulo neural. Nessas condições, pode ser necessária inibição do reflexo da tosse. Deve-se lembrar que causas frequentes e potenciais de tosse devem ser excluídas e tratadas de modo específico quando estiverem presentes, como o refluxo gastroesofágico e infecções respiratórias.

A depressão do reflexo da tosse geralmente é conseguida com os derivados da morfina, principalmente a codeína, que é administrada por via oral. A dose recomendada varia de 10 a 30 mg a cada 4 ou 6 horas. Efeitos adversos potenciais associados à codeína incluem constipação intestinal, retenção urinária, náuseas e vômitos, sonolência, confusão mental, boca seca e reações alérgicas.

A levodropropizina é um antitussígeno de ação periférica, que reduz a irritabilidade sobre os receptores do trato respiratório. A droga é administrada por via oral (xarope) e a dose recomendada é de 30 a 60 mg três vezes ao dia. Reações adversas que podem ocorrer incluem náuseas, dor abdominal, diarreia, astenia, tontura, sonolência, cefaleia e processos alérgicos.

O dextrometorfano também é um antitussígeno administrado por via oral e determina alívio da tosse por ação direta no centro da tosse no tronco cerebral. A cloperastina é um antitussígeno administrado por via oral (xarope ou gotas) que apresenta ação central. Outras medicações antitussígenas também administradas por via oral incluem o clobutinol (ação central), a pentoxiverina (ação periférica), dropropizina (ação periférica) e a oxeladina (ação central).

8. DROGAS ANTIFIBRÓTICAS

Garantir as funções primordiais dos pulmões de ventilação e trocas gasosas envolve um complexo sistema de interação dinâmica entre diversos compartimentos: estruturas musculares, que provocam a expansão da caixa torácica, agindo indiretamente sobre a superfície de revestimento pulmonar por intermédio da pleura (a "capa" do pulmão), o que cria a diferença de pressão responsável pela geração de fluxo aéreo; "tubos" de transporte do ar até os alvéolos (traqueia, brônquios e suas inúmeras ramificações); e uma grande superfície alveolar (correspondente a aproximadamente 100 a 130 m^2 de área suspensa) apropriada para trocas gasosas, devido sua mínima espessura, em interação direta com os capilares sanguíneos. Esse verdadeiro desafio arquitetônico só é possível graças a um intrincado sistema de fibras de tecido conjuntivo que formam um *continuum* envolvendo desde os brônquios principais até os septos alveolares e a região subpleural, formando o chamado interstício pulmonar.

Algumas doenças pulmonares acometem, preferencialmente, ou às vezes de maneira bastante específica, o interstício pulmonar. A mais emblemática das doenças pulmonares intersticiais é a fibrose pulmonar idiopática (FPI), uma doença de etiologia ainda desconhecida, caracterizada por declínio progressivo da função pulmonar e alta letalidade. Acredita-se que sua patogênese envolva a sinalização e o funcionamento anormais de pneumócitos e fibroblastos, com um ciclo de lesão epitelial e reparação celular, que tem como consequência o remodelamento do tecido pulmonar à custa de proliferação desenfreada de tecido fibroso.

Nos últimos anos, muitos avanços foram obtidos em relação ao tratamento da FPI, com estudos que demonstraram a eficácia de dois novos agentes (pirfenidona e nintedanibe) em reduzir o declínio funcional da doença, principalmente para pacientes com doença leve a moderada. Ambos os fármacos já estão aprovados no Brasil para o tratamento da FPI. Estudos promissores estão em andamento para testar a eficácia desses fármacos também em outras doenças pulmonares intersticiais ditas "fibrosantes".

8.1. Pirfenidona

A pirfenidona (5-metil-1-fenil-2-[1H]-piridona) é um composto sintético da piridona aprovado para o tratamento da FPI em diversos países – ela já vinha sendo usada há alguns anos no Japão e na Europa antes de sua recente aprovação nos Estados Unidos pela agência reguladora norte-americana (*Food and Drug Admnistration* ou FDA).

Seu mecanismo de ação na doença ainda não é completamente compreendido, mas estudos conduzidos tanto *in vitro* quanto em modelos animais sugerem que sua ação decorra de diferentes propriedades:

- antifibróticas, com redução de várias citocinas e fatores de crescimento, incluindo a diminuição na produção do fator de crescimento transformador beta (TGF-β1), amplamente implicado na diferenciação de fibroblastos e miofibroblastos, responsáveis pela síntese de colágeno e deposição de matriz extracelular – em última análise, formadores da fibrose;
- anti-inflamatórias, inibindo a liberação de citocinas inflamatórias – como as interleucinas IL-1β, IL-6, o fator de necrose tumoral (TNF-α) e o fator de crescimento derivado de plaquetas (PDGF), sendo os dois últimos também considerados citocinas pró-fibróticas, além de reduzir o recrutamento de diversas células inflamatórias (incluindo macrófagos, linfócitos e neutrófilos em modelos animais);
- antioxidantes, agindo sobre vias de estresse oxidativo, ao neutralizar espécies reativas de oxigênio, impedindo dano alveolar e peroxidação lipídica, estímulos conhecidos à síntese de colágeno.

É usada por via oral, em três tomadas diárias (nove comprimidos no total ao dia – 2.403 mg/dia). Cada cápsula contém 267 mg, devendo-se iniciar uma cápsula três vezes ao dia; após sete dias, aumenta-se a dose para duas cápsulas três vezes ao dia; e após sete dias, a dose deve ser aumentada para três cápsulas três vezes ao dia. O pico de concentração ocorre em aproximadamente três horas e meia, sendo sua absorção reduzida quando administrada de forma concomitante aos alimentos. Sua excreção ocorre predominantemente por via renal (cerca de 80%), quase exclusivamente sob a forma de seu metabólito primário 5-carboxi-pirfenidona.

Sua metabolização se dá sob ação do citocromo P-450 (CYP), principalmente CYP1A2, ocorrendo potenciais interações com outros fármacos indutores ou inibidores dessa via – por exemplo, o ciprofloxacino, antibiótico do grupo das quinolonas comumente utilizado no tratamento de infecções de trato urinário, é um moderado inibidor dessa via, aumentando a exposição do organismo à pirfenidona. Por sua vez, tabagismo, rifampicina (utilizada no tratamento de tuberculose) e omeprazol (frequentemente empregado no tratamento de doença do refluxo gastroesofágico, que tem prevalência aumentada nessa população) se comportam como indutores dessa via, potencialmente reduzindo a ação do medicamento.

Os eventos adversos mais comuns são cutâneos, incluindo fotossensibilidade e o surgimento de *rash* cutâneo predominante em região torácica superior e membros superiores, além de sintomas gastrintestinais, como náuseas, vômitos, dor abdominal, dispepsia e redução do apetite. Pode haver elevação das enzimas hepáticas. Em geral, os eventos adversos são de intensidade leve a moderada, transitórios, sem necessidade da interrupção da medicação e tendem a ocorrer no início do tratamento.

8.2. Nintedanibe

O nintedanibe (inicialmente conhecido como BIBF 1120) é um derivado da família das indolinonas, que age como triplo inibidor de receptores dependentes da ação de tirosina quinases. Originalmente foi desenvolvido para o tratamento de neoplasias sólidas (é empregado, inclusive, como adjuvante no tratamento de câncer de pulmão avançado) por suas propriedades antiangiogênicas.

Seu mecanismo de ação na FPI decorre do bloqueio na sinalização intracelular, por inibição competitiva ao sítio de ligação do ATP em receptores de tirosina quinases, que ocorre em três vias distintas: no receptor do fator de crescimento de endotélio vascular (VEGFR, na sigla em inglês); receptores do fator de crescimento derivado de plaquetas (PDGFR) α e β; e receptores de fator de crescimento de fibroblastos (FGFR). Acredita-se que a ativação dessas vias de sinalização (especialmente as duas últimas) esteja envolvida no recrutamento, migração e proliferação de células epiteliais, fibroblastos e miofibroblastos. A droga age impedindo, assim, a formação de fibrose no tecido pulmonar.

O medicamento deve ser administrado por via oral, em duas tomadas diárias, atingindo sua concentração plasmática máxima em duas a quatro horas após a ingestão. Existem cápsulas de 100 e 150 mg e a dose ideal e com maior eficácia terapêutica é 300 mg/dia. Recomenda-se iniciar com 150 mg ao dia e após sete dias a dose deve ser aumentada para 150 mg duas vezes ao dia. Sua eliminação é predominantemente por via biliar/fecal, devendo-se atentar ao potencial risco de hepatotoxicidade.

As reações adversas mais comuns associadas ao nintedanibe são no trato gastrintestinal, principalmente diarreia (que ocorre em mais de metade dos pacientes), náuseas, vômitos, redução do apetite e perda de peso. Existe também risco aumentado de sangramentos (decorrente de sua ação sobre o VEGFR), embora hemorragias graves sejam incomuns. Geralmente os eventos adversos são de intensidade leve a moderada, transitórios, sem necessidade de interrupção da medicação e ocorrem mais comumente no início do tratamento.

Possíveis interações medicamentosas envolvem fármacos indutores (como rifampicina ou carbamazepina) ou inibidores (como cetoconazol) da glicoproteína-P, sua via de metabolização principal.

9. SIROLIMO

A linfangioleiomiomatose (LAM) é uma doença cística pulmonar rara, que afeta predominantemente mulheres jovens, de forma esporádica ou associada à esclerose tuberosa. Considerada, atualmente, uma neoplasia maligna de baixo grau, caracteriza-se pela proliferação no pulmão de "células LAM", grupamento de células epitelioides que expressam actina de músculo liso e glicoproteína-100 melanocítica (HMB-45), levando a obstrução ao fluxo aéreo, oclusão vascular e destruição celular.

As mutações nos genes responsáveis pela expressão das proteínas do complexo esclerose tuberosa TSC-1 e, principalmente, TSC-2 foram implicadas diretamente em sua etiologia. As alterações proteicas decorrentes dessas mutações provocam ativação da via intracelular da proteína alvo da rapamicina em mamíferos (mTOR – do inglês *mechanistic target of rapamycin*), gerando descontrole da proliferação, crescimento, migração e sobrevivência celulares.

O sirolimo (ou rapamicina) é uma lactona macrocíclica, produto de fermentação fúngica do *Streptomyces hygroscopicus*, pertencente à classe dos imunossupressores que agem inibindo a via mTOR por intermédio de sua ligação com uma proteína reguladora (raptor – *regulatory-associated protein of mTOR* ou FK 12) dentro do complexo mTORC1. Antes de ser aprovado e empregado no tratamento da LAM, ele já era utilizado na prevenção de rejeição de transplantes de órgãos sólidos (principalmente renal). A medicação atua sobre as manifestações pulmonares, incluindo melhora do declínio funcional, e extrapulmonares, como angiomiolipoma renal e linfangioleiomiomas abdominais e pélvicos, associadas à LAM.

Sua concentração máxima é atingida em cerca de três horas. A excreção renal da droga é mínima, sendo eliminado principalmente nas fezes. Sua metabolização ocorre tanto pela via do citocromo P-450 (CYP3A4), como pela glicoproteína-P (P-gp), recomendando-se cautela na administração concomitante com potentes inibidores (como antifúngicos imidazólicos, p. ex., cetoconazol, e bloqueadores de canal de cálcio, p. ex., diltiazem) ou indutores (como a rifampicina e anticonvulsivantes como o fenobarbital e a fenitoína) dessas vias. Existem ensaios disponíveis para determinar sua concentração plasmática, sendo recomendada a manutenção de níveis séricos entre 5 e 15 ng/mL.

A dose utilizada em pacientes com LAM é variável, recomendando-se iniciar geralmente 1 a 2 mg ao dia, com ajuste periódico pelo nível sérico.

Eventos adversos conhecidos e frequentes, que devem ser ativamente monitorados, incluem: dificuldade na cicatrização de feridas, com eventual deiscência de anastomoses e suturas; efeitos gastrintestinais, incluindo diarreia, náuseas e mucosites; *rash* cutâneo acneiforme; dislipidemia, hiperglicemia, hipocalemia e hipofosfatemia; mielotoxicidade, podendo se manifestar com trombocitopenia, anemia ou leucopenia; infecções (não se esquecendo de que se trata de um agente imunossupressor); distúrbios menstruais (como menorragia ou amenorreia); elevação de enzimas hepáticas ou hepatotoxicidade; proteinúria; risco de desenvolvimento de neoplasias, especialmente linfomas e câncer de pele; edema periférico, artralgia e cefaleia.

10. DROGAS PARA TRATAMENTO DA HIPERTENSÃO ARTERIAL PULMONAR

A hipertensão arterial pulmonar (HAP) é uma situação clínica que pode ser decorrente de várias doenças sistêmicas ou resultante de um acometimento primário do sistema vascular pulmonar. Ela é caracterizada pela elevação das pressões no compartimento arterial pulmonar, na ausência de disfunções ventriculares esquerdas, doenças do parênquima pulmonar ou ainda de tromboembolia pulmonar crônica. Seu diagnóstico é altamente dependente da realização do cateterismo cardíaco direito, não apenas para comprovar a elevação da pressão média da artéria pulmonar a valores maiores ou iguais a 25 mmHg, mas também para comprovar que o compartimento arterial é o mais acometido, diferenciando assim com outras formas de hipertensão pulmonar. Atualmente, o arsenal terapêutico existente para o tratamento da HAP não mostrou benefício para o manejo de outras formas de hipertensão pulmonar, reforçando ainda mais o papel da avaliação hemodinâmica invasiva antes do início de qualquer tratamento específico.

De forma geral, após a realização do cateterismo cardíaco direito, estabelecido o diagnóstico definitivo de HAP, os pacientes devem receber orientações gerais, como: não realizar atividade física extenuante; necessidade de vacinação anual anti-influenza; vacinação antipneumocócica; contracepção a mulheres em idade fértil, uma vez que a gestação é contraindicada nesta população de pacientes; oxigenoterapia para pacientes com PaO_2 menor que 60 mmHg. Além dessas orientações gerais, considera-se o uso de anticoagulantes e de bloqueadores de canal de cálcio.

Anticoagulantes

Faltam estudos randomizados para esclarecer a importância da anticoagulação plena na HAP, podendo ter efeito benéfico em pacientes com HAP idiopática e potencial efeito deletério nos pacientes com HAP associada à colagenose. Na maior parte dos pacientes estudados, o anticoagulante é a varfarina, não havendo informações suficientes ainda quanto ao papel dos novos anticoagulantes.

Bloqueadores do canal de cálcio

Recomendados apenas para um subgrupo de pacientes com HAP em que, durante o cateterismo cardíaco direito, existe resposta aguda à administração de vasodilatador pulmonar seletivo (em geral, óxido nítrico inalatório). Para os pacientes não respondedores durante o teste de vasorreatividade (cerca de 92% dos pacientes), os bloqueadores de canal de cálcio não devem ser considerados como parte do tratamento pelo risco de efeito deletério no débito cardíaco. Dessa forma, o uso de bloqueadores de canal de cálcio é reservado para o subgrupo respondedor, não devendo ser utilizado sem a realização do teste de vasorreatividade ou no caso de resposta negativa durante este.

Passada a avaliação inicial da vasorreatividade pulmonar, tem início o tratamento específico da HAP, com medicações mais seletivas que visam atuar diretamente no sistema vascular pulmonar. As classes de medicamentos atualmente disponíveis são:

10.1. Inibidores dos receptores de endotelina

Esta foi a primeira classe de medicamentos administrados por via oral desenvolvidos para o tratamento da HAP. Atualmente, existem três medicamentos desta classe farmacológica:

- Ambrisentana – é um inibidor seletivo dos receptores de endotelina do tipo A que demonstrou melhora significativa nos sintomas, na capacidade de exercício, na hemodinâmica e no tempo até piora clínica, não tendo apresentado hepatotoxicidade significativa.
- Bosentana – é um inibidor dos receptores A e B de endotelina que demonstrou melhora significativa na capacidade de exercício, na classe funcional, na hemodinâmica, no ecocardiograma e no tempo até piora clínica. Seu principal efeito colateral é a hepatotoxicidade, o que torna necessária a monitorização mensal do perfil de enzimas hepáticas.
- Macitentana – também é um inibidor dos receptores A e B da endotelina, com maior penetração tecidual que apresentou melhora em um desfecho composto de morbimortalidade; tem como principal efeito colateral a anemia e também não apresenta hepatotoxicidade significativa.

10.2. Inibidores da fosfodiesterase tipo 5

Também de administração via oral, o uso dos inibidores da fosfodiesterase tipo 5 possibilitou o uso combinado de diferentes classes de medicamentos como estratégia terapêutica, inicialmente para os casos mais graves e atualmente mesmo para casos menos sintomáticos. São medicamentos dessa classe:

- Sildenafila – demonstrou melhora significativa nos sintomas, na capacidade de exercício e na hemodinâmica. A dose aprovada é de 20 mg três vezes por dia, embora doses maiores também tenham sido descritas. Os principais efeitos colaterais são relacionados à vasodilatação (cefaleia, *flushing*, epistaxe);
- Tadalafila – tem como sua principal vantagem sua posologia de uma vez por dia. Demonstrou melhora significativa nos sintomas, na capacidade de exercício, na hemodinâmica e no tempo até piora clínica. Apresenta efeitos colaterais semelhantes à sildenafila.

10.3. Estimulador da guanilato ciclase solúvel

Esta nova classe de medicamentos age na via do óxido nítrico (como os inibidores de fosfodiesterase) e é representada pelo riociguate, que demonstrou melhora significativa na capacidade de exercício, na hemodinâmica, na classe funcional, e no tempo até piora clínica, em pacientes com HAP. O principal efeito colateral é a hipotensão. Pelo potencial efeito adverso aditivo, não pode ser utilizado em combinação com os inibidores de fosfodiesterase 5.

10.4. Análogos da prostaciclina

Esta foi a primeira classe a ser aprovada para o tratamento específico de HAP, havendo medicamentos disponíveis para administração intravenosa, subcutânea, inalatória e oral:

- Beraprosta – análogo para administração oral aprovado para uso apenas no Japão. Os resultados dos estudos clínicos são contraditórios, questionando a manutenção do efeito a médio prazo, mesmo na melhora do teste de caminhada.
- Epoprostenol – medicamento de uso intravenoso através de administração contínua, não está disponível no Brasil, foi o primeiro fármaco desenvolvido para o tratamento específico da HAP e é o único com recomendação A para pacientes em classe funcional IV, que evidenciou diminuição da mortalidade em estudo prospectivo randomizado.
- Iloprosta – é um análogo de prostaciclina de uso inalatório; embora registrado para uso no Brasil, não está disponível comercialmente. Seu uso exige de 6 a 9 inalações por dia, o que acaba comprometendo a aderência ao tratamento. Existe também a possibilidade de uso intravenoso, apesar de esse uso ser considerado *off-label*.
- Treprostinila – é um outro análogo da prostaciclina com meia-vida mais longa, desenvolvido inicialmente para administração subcutânea. Posteriormente, tornou-se possível a utilização intravenosa contínua

e, mais recentemente, foi desenvolvida uma formulação oral. A magnitude do efeito terapêutico é diferente nas várias formulações, não estando disponíveis nem registradas no Brasil.

De forma geral, o desenvolvimento dessas classes farmacológicas para o tratamento específico da HAP mudou consideravelmente o manejo dos pacientes. Seu uso, tanto isolado quanto combinando drogas de diferentes classes terapêuticas, levou à melhora da qualidade de vida, da capacidade funcional e mesmo da sobrevida desses pacientes.

11. OXIGENOTERAPIA DOMICILIAR PROLONGADA

A hipoxemia determina alterações em diversos pontos do aparelho respiratório com o objetivo de limitar os efeitos secundários e preservar os níveis da pressão parcial de oxigênio no sangue arterial (PaO_2), mas que a longo prazo pode determinar repercussões deletérias ao organismo. A hipoxemia determina vasoconstrição pulmonar na tentativa de manutenção da relação ventilação-perfusão, ou seja, para reduzir o fluxo de sangue para as áreas menos ventiladas, o que pode determinar aumento da resistência vascular pulmonar e hipertensão pulmonar. Adicionalmente, pode haver aumento da eritrocitose e do hematócrito a longo prazo.

Os principais estudos que avaliaram a utilização de oxigenoterapia domiciliar prolongada (ODP) foram realizados em portadores de DPOC, observando-se maior sobrevida nos pacientes que utilizam oxigênio por pelo menos 18 horas ao dia. As indicações da ODP para outras doenças respiratórias crônicas são extrapoladas a partir dos estudos realizados em pacientes com DPOC e também seguem as mesmas recomendações. Recomenda-se a ODP na presença de: 1) $PaO_2 <$ 55 mmHg ou $SpO_2 <$ 88%; 2) PaO_2 56 a 59 mmHg ou $SpO_2 =$ 89% se *cor pulmonale* e/ou hematócrito > 55%.

Os pacientes devem manter a suplementação de oxigênio por pelo menos 18 horas ao dia, devendo-se titular o fluxo para se manter a SpO_2 entre 90% e 94%, com necessidade de reavaliação a cada três meses.

A suplementação de oxigênio pode ser realizada com a utilização dos seguintes sistemas: concentrador de oxigênio, cilindros de oxigênio, que se apresentam em vários tamanhos, e oxigênio líquido (maior custo e menos disponível).

12. BIBLIOGRAFIA

BADDINI-MARTINEZ, J. *et al.* Update on diagnosis and treatment of idiopathic pulmonary fibrosis. *J. Bras. Pneumol.*, v. 41, n. 5, p. 454-66, 2015.

BARNES, P.J. Glucocorticosteroids: current and future directions. *Br. J. Pharmacol.*, v. 163, p. 29-43, 2011.

BARNES, P.J. New drugs for asthma. *Nat. Rev. Drug. Discov.*, v. 3, p. 831-44, 2004.

BULA DO Profissional do medicamento RAPAMUNE®. Disponível em: <www.anvisa.gov.br>, Acesso em: 4 out. 2016.

CAMPOS, H.S.; CAMARGOS, P.A.M. Bronchodilators. *Pulmão RJ*, v. 21, n. 2, p. 60-64, 2012.

COWARD, W.R.; SAINI, G.; JENKINS, G. The pathogenesis of idiopathic pulmonary fibrosis. *Ther. Adv. Respir. Dis.*, v. 4, p. 367-88, 2010.

WEIBEL, E.R. "It Takes More than Cells to Make a Good Lung". *Am. J. Respir. Crit. Care Med.*, v. 187, n. 4, p. 342-6, 2013.

JOHNSON, S.R.; TAVEIRA-DASILVA, A.M.; MOSS, J. Lymphangioleiomyomatosis. *Clin. Chest. Med.*, v. 37, n. 3, p. 389-403, 2016.

KIM, E.S.; KEATING, G.M. Pirfenidone: a review of its use in idiopathic pulmonary fibrosis. *Drugs*, v. 75, n. 2, p. 219-30, 2015.

KING Jr, T.E. *et al.* A phase 3 trial of pirfenidone in patients with idiopathic pulmonary fibrosis. *N. Engl. J. Med.*, v. 370, n. 22, p. 2083-92. Erratum in: *N. Engl. J. Med.*, v. 371, n. 12, p. 1172, 2014.

McCORMACK, F.X. *et al.* National Institutes of Health Rare Lung Diseases Consortium. MILES Trial Group. Efficacy and safety of sirolimus in lymphangioleiomyomatosis. *N. Engl. J. Med.*, v. 364, n. 17, p. 1595-606, 2011.

MIRAVITLLES, M. *et al.* Pharmacological strategies to reduce exacerbation risk in COPD: a narrative review. *Respir. Res.*, v. 17, n. 1, p. 112, 2016.

MITROUSKA, I.; TZANAKIS, N.; SIAFAKAS, N.M. Oxygen therapy in chronic obstructive pulmonary disease. *Eur. Respir. Mon.*, v. 38, p. 302-12, 2006.

MOIR, L.M. Lymphangioleiomyomatosis: Current understanding and potential treatments. *Pharmacol. Ther.*, v. 158, p. 114-24, 2016.

MONTUSCHI, P.; PETERS-GOLDEN, M.L. Leukotriene modifiers for asthma treatment. *Clin. Exp. Allergy*, v. 40, p. 1732-41, 2010.

NERY, L.E.; FERNANDES, A.L.G.; PERFEITO, J.A.J. *Guias de Medicina Ambulatorial e Hospitalar.* UNIFESP – Escola Paulista de Medicina. Pneumologia. São Paulo: Ed Manole, 2006.

PEREIRA, C.A.C.; HOLANDA, M.A. Medicina Respiratória, Volume 1, Rio de Janeiro: Atheneu, 2014.

RAGHU, G. *et al.* An official ATS/ERS/JRS/ALAT statement – idiopathic pulmonary fibrosis: evidence-based guidelines for diagnosis and management. *Am. J. Respir. Crit. Care Med.*, v. 183, p. 788-824, 2011.

RICHELDI, L. *et al.* Efficacy and safety of nintedanib in idiopathic pulmonary fibrosis. *N. Engl. J. Med.*, v. 370, n. 22, p. 2071-82, 2014.

STORMS, W.; KALINER, M.A. Cromolyn sodium: fitting an old friend into current asthma treatment. *J. Asthma*, v. 42, p. 79-89, 2005.

TANIGUCHI, H. *et al.* Pirfenidone in idiopathic pulmonary fibrosis. *Eur. Respir. J.*, v. 35, n. 4, p. 821-9, 2010.

YUE. M. *et al.* Evidence Supporting a Lymphatic Endothelium Origin for Angiomyolipoma, a TSC2(-) Tumor Related to Lymphangioleiomyomatosis. *Am. J. Pathol.*, v. 186, n. 7, p. 1825-36, 2016.

IV DIRETRIZES Brasileiras para o Manejo da Asma. *J. Bras. Pneumol.*, v. 32, s. 7, p. S447-74, 2006.

8.3.

Sistema Hematológico

Antonio Carlos Zanini
Debora Spina
Therezinha Verrastro de Almeida

Sumário

Colaboradora nas edições anteriores: Therezinha Verrastro de Almeida.

1. INTRODUÇÃO

O estudo da circulação sanguínea foi descrito com precisão pela primeira vez por Harvey, no século XVII (1628). Com o progredir da ciência, os conhecimentos sobre o sangue, suas funções no organismo e seus elementos, afecções e terapias, fármacos que atuam sobre o sangue, foram se ampliando muito, tornando seu estudo extremamente complexo. Para fins didáticos, procurou-se resumir, neste capítulo, apenas alguns pontos principais sobre medicamentos que interferem na formação do sangue, na coagulação (estimulando ou inibindo) e a possibilidade do uso de substitutos do sangue.

A interrupção do sangramento despertou desde cedo a curiosidade dos cientistas. Em 1731, com Petit, apareceu a primeira hipótese de que a hemorragia cessava pela coagulação do sangue. Em 1904, Morawitz, Fuld & Spiro, com apoio nos trabalhos de Buchanan (1835), Schmidt (1872) e Hammardten (1899), apresentaram a primeira teoria sobre coagulação, a qual permanece nos nossos dias em sua estrutura básica.

O estudo da hemostasia, contudo, revelou-se bem complexo, pois depende de muitos fatores, que atuam conjuntamente e que incluem a vasoconstrição, a modificação de proteínas plasmáticas e a presença de plaquetas.

As plaquetas são fundamentais para hemostasia, pois aderem à superfície endotelial danificada, e possuem a propriedade de se agregarem em resposta a vários estímulos e à secreção de fatores de coagulação. Formam o trombo plaquetário, com auxílio do fibrinogênio. Alterações do endotélio, por exemplo, na aterosclerose, também desencadeiam trombos no sistema arterial. Na ausência de plaquetas não se forma o tampão.

A teoria clássica sobre coagulação propõe a interação de pelo menos quatro fatores que, no organismo, ficam inativos. Com a lesão de tecidos haveria liberação e ativação do fator tromboplastina que agiria sobre a protrombina (fator circulante), que na presença de íons cálcio transformar-se-ia em trombina. Esta, por sua vez, reagiria com o fibrinogênio (também circulante) formando a fibrina. Os demais fatores bioquímicos no processo de coagulação foram amplamente descobertos no século XX, frequentemente associados a fatores deficientes em pacientes com sangramento inato (hemofilia):

- Na década de 1930, Phole & Taylor (1937) identificaram um elemento cuja deficiência provocava a Hemofilia A. Estudos posteriores identificaram essa globulina anti-hemofílica, cuja aplicação corrigia a doença, hoje conhecida como Fator VIII;
- Biggs e colaboradores, em 1952, descreveram outro fator em um paciente (Stephen Christmas), cuja deficiência é responsável pela Hemofilia B. Ao fator, hoje conhecido como Fator IX, deram o nome de Fator Christmas;
- Um ano mais tarde, Rosenthal descreveu mais um Fator que interferia na formação de tromboplastina, a globulina anti-hemofílica C ou antecedente tromboplástico do plasma, hoje conhecido como Fator XI;
- Ratnoff & Colopy, em 1955, estudaram um caso curioso com tempo de coagulação prolongado, porém sem quadro hemorrágico. Identificaram o fator responsável pela alteração sanguínea em um paciente (John Hageman) e deram-lhe o nome do paciente, Fator Hageman, hoje conhecido como Fator XII;
- Outro fator foi descrito por Koller, em 1954, por Telfer, Denson e Wright, em 1956, e Hougie em 1957, que foi denominado Fator Stuart-Prower (nomes de dois pacientes com a deficiência desse fator) que, agindo sobre o coágulo já formado, torna-o insolúvel; posteriormente, foi denominado Fator X.

A sinonímia empregada trouxe muita confusão na interpretação dos fatores relacionados com os diferentes fatores e doenças hemorrágicas descobertas. Em 1954, foi instituído um Comitê internacional que decidiu nomear os fatores na ordem do descobrimento, por algarismos romanos, em vez de epônimos ou outras designações sistemáticas e traçou normas para os fatores que pudessem vir a ser descobertos, como seguem: (I) fibrinogênio; (II) protrombina; (III) tromboplastina, extrato tecidual; (IV) cálcio; (V) Fator lábil, ac-globulina, pró-acelerina; (VI) acelerina (Fator V ativado); (VII) proconvertina, Fator estável; (VIII) globulina anti-hemofílica A; (IX) Fator Christmas, Fator anti-hemofílico B; (X) Fator Stuart-Prower; (XI) antecedente tromboplástico do plasma, Fator anti-hemofílico C; (XII) Fator Hageman, Fator contato e (XIII) Fator estabilizador da fibrina, fibrinase, Fator de Lorand-Laki. A atribuição de números cessou em 1963 após a nomeação do Fator XIII.

A visão de que o processo de coagulação é uma "cascata" ou "cachoeira" foi enunciada quase simultaneamente, em 1964, por MacFarlane no Reino Unido e por Davie e Ratnoff nos Estados Unidos.

Posteriormente, outros fatores foram identificados, influindo na via endógena da coagulação. A descoberta da alteração do tempo de tromboplastina parcial ativada, em pacientes com níveis normais de todos os fatores conhecidos, foi a indicação de que outros fatores até então não identificados estariam envolvidos no mecanismo hemostático. Assim foi reconhecida uma forma de cininogênio de alto peso molecular (Saito *et al.*, 1975) conhecido como Fator Fitzgerald, Fator Williams, Fator Flaujeac ou Fator Reid (Lutcher, 1976). O nível da pré-calicreína associada com deficiência do cininogênio de alto peso molecular é variável. A deficiência desses fatores tem um caráter autossômico recessivo; os pacientes com deficiência do cininogênio de alto peso molecular são assintomáticos.

Enquanto a medicina progredia, de um lado, para estudos da hemostasia, a identificação de trombos intravasculares levou ao estudo de meios de impedi-los, pelo estudo de antiagregantes plaquetários e anticoagulantes.

O primeiro anticoagulante foi descoberto por McLean, em 1916, quando fazia extração de substância tromboplástica de vários tecidos e foi denominado heparina para indicar sua origem no fígado. Posteriormente, Howrl & Holt, em 1918, descreveram suas características como anticoagulante e outros autores mostraram a presença de heparina em vários tecidos, como pulmão. Só em 1936, Charles & Scott administraram a heparina ao homem e, em 1937, Crafoord indicou-a na profilaxia da trombose.

O conhecimento dos anticoagulantes orais iniciou-se em meados de 1922 a 1924, quando Schofield descreveu a "doença do trevo doce", doença hemorrágica do gado em Dakota do Norte (Estados Unidos) e no Canadá, sugerindo a presença de uma substância tóxica que interferia no mecanismo da coagulação. Em 1934, Link & Campbell isolaram, identificaram e sintetizaram o princípio ativo que chamaram dicumarina. Em 1940, foi empregada pela primeira vez no homem, após ensaios clínicos satisfatórios.

Paralelamente à descoberta dos anticoagulantes, os cientistas tentaram desenvolver métodos de avaliar o estado do paciente. As primeiras observações foram por meio dos importantes estudos de Quick, o qual, em 1935, apresentou um teste que permitia quantificar a protrombina, chamado tempo de protrombina.

Utilizando tromboplastina do cérebro de coelho e excesso de cálcio, determinava-se o tempo de coagulação do plasma relacionando-o com a quantidade de protrombina que possuía. Surgiram depois numerosos trabalhos, como os de Warner, Brinkhous e Smith em 1936 introduzindo outro método para avaliar a protrombina. Os primeiros ensaios foram feitos em 1940 e, nessa época, o teste de Quick foi divulgado como o teste ideal para o controle dos níveis terapêuticos do fármaco. Com algumas melhorias, o teste é muito usado até hoje. Posteriormente, foram identificados fatores que podiam influenciar o tempo de protrombina como, por exemplo, o Fator lábil (V).

Desde o século passado, muito cuidado tem sido tomado para evitar situações como "*insuficiência*" de elementos do sangue, decorrente de anemias por parasitoses ou outras causas, como a anemia falciforme e a reposição de minerais (p. ex., ferro) e vitaminas indispensáveis à formação do sangue.

O progresso da medicina, especialmente na Hematologia, sofre vertiginoso avanço em diversas áreas, como no tratamento de hemorragias graves com sangue e substitutos do sangue, no tratamento de doenças malignas, como a leucemia, onde são utilizados derivados, além do sangue, produtos como o plasma ou concentrado de plaquetas. Na recuperação dos transplantados, são utilizados estimulantes da hematopoiese.

2. CLASSIFICAÇÃO E MECANISMO DE AÇÃO

Nas últimas décadas, com o aumento da idade média da população, com a descoberta de numerosos fatores que intervêm na coagulação sanguínea, paralelamente ao avanço da medicina no tratamento de anemias e doenças do sistema hematológico, surgiram numerosos medicamentos, dificultando sua classificação e estudo.

Apesar da diversidade de modo de ação dos fármacos, os objetivos da terapêutica são claros, por exemplo, impedir hemorragias ou prevenir a formação de trombos intravasculares.

2.1. Hemostáticos

Coagulantes de ação sistêmica

A hemostasia, em indivíduos com presença normal de plaquetas, faz-se no sentido de corrigir a deficiência de um ou mais fatores que participam da cascata de coagulação. Sendo a deficiência consequente ao fator genético, a terapia deve ser específica, contando com diversos medicamentos e Fatores (Figura 8.3.1).

A hemorragia pode também ser decorrente de outros fatores, como, por exemplo, a deficiência de vitamina K, que foi descoberta como o resultado da doença hemorrágica do gado criado em pastagens contendo antimetabólitos de vitamina K. Como ela é sintetizada pela flora intestinal, pode haver deficiência de vitamina K onde existe alteração da flora, por exemplo, após o uso de antibióticos. Por essa razão, essa vitamina (talvez até impropriamente) é classificada como "coagulante de ação sistêmica".

Coagulantes de ação local

Em certas circunstâncias, como durante cirurgias de hemorroidas e varizes, é necessário ativar ou obter a hemostasia local, mediante colocação de fibrina, trombina ou outros fármacos no local de sangramento.

No caso das varizes, busca-se sua cura por remoção ou por injeção de substâncias irritantes para promoverem a formação de trombos que evoluem para a cicatrização.

Outros coagulantes

Outras substâncias, como, por exemplo, os venenos ofídicos foram desenvolvidas ou identificadas na natureza, mas estudos preliminares afastaram seu uso clínico porque a relação risco/benefício foi desfavorável.

2.2. Anticoagulantes

Antiplaquetários

A formação de trombos intravasculares consequentes à lesão vascular pela aterosclerose é hoje uma das afecções mais temidas pela humanidade. Como o principal fator é a agregação plaquetária, inibidores desse fenômeno passaram a ter uso crônico contínuo na maioria dos idosos.

Alguns desses, por causarem inibição irreversível de algum fator de agregação (ácido acetilsalicílico) ou por terem meia-vida muito longa (ticlopidina), devem ser suspensos antes de qualquer tipo de cirurgia pelo menos uma semana antes do procedimento. Seu uso também é perigoso quando ocorre diminuição do número de plaquetas, como na dengue.

Heparinoides

Esse grupo inclui a heparina e alguns fármacos anticoagulantes sintetizados, chamados de substâncias heparinoides, devido à sua semelhança com grupos ou complexos de ácidos polissulfúricos, estrutura da heparina.

A heparina é essencialmente antitrombina e exerce intensa ação anticoagulante. É utilizada por via intravenosa em todas as cirurgias onde é necessário evitar a coagulação do sangue, como, por exemplo, na circulação extracorpórea. É rápida e completamente antagonizada pela protamina, o que a torna muito segura. É considerada ainda o anticoagulante mais eficiente.

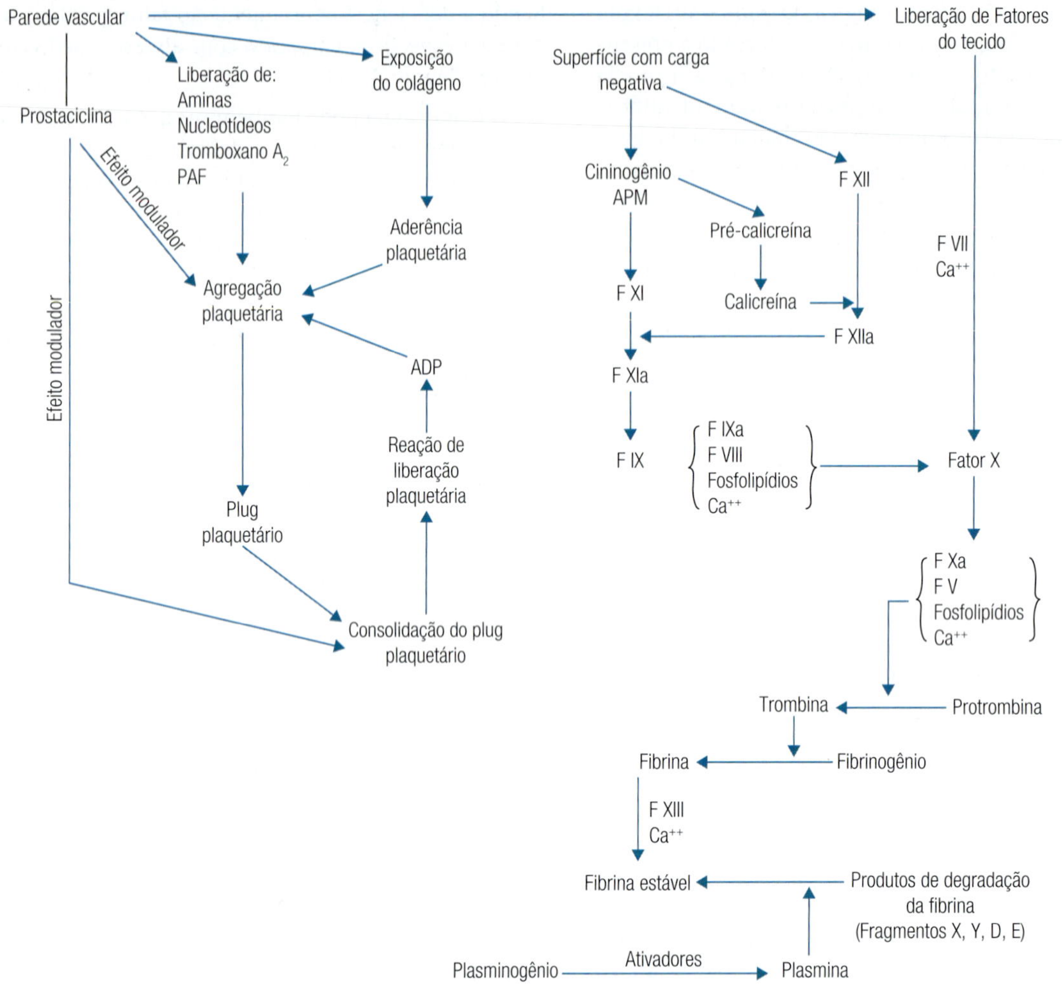

Figura 8.3.1. Esquema da hemostasia. PAF: fator de agregação plaquetária; APM: alto peso molecular.

Diversos heparinoides foram sintetizados, como a enoxaparina de baixo peso molecular, utilizada por via subcutânea. O efeito máximo da enoxaparina é rapidamente atingido (entre 3 e 5 horas) e a duração de efeito é de cerca de um dia (até 24 horas). Essa cinética permite que o paciente, tratado diariamente, esteja facilmente livre da ação anticoagulante no dia seguinte, diminuindo muito o risco de hemorragias.

Fármacos antivitamina K

São derivados cumarínicos e indandiônicos que atuam sobre os fatores de coagulação, diminuindo a sua formação por inibição da vitamina K, podendo ser citado como modelo do grupo a varfarina. A ação anticoagulante é indireta e somente *in vivo*, porque impede a formação das formas ativas de fatores da coagulação no fígado.

O efeito máximo só é atingido em 4 a 7 dias, porque a ação anticoagulante se manifesta após os fatores de coagulação terem sido removidos, o que ocorre em tempo variável para cada fator.

O efeito anticoagulante dura cerca de uma semana. Disso decorre o maior risco desse grupo, pois na ocorrência de hemorragias, apesar da administração de vitamina K, por via parenteral, é difícil de conseguir a hemostasia.

Foram os mais utilizados desde a década de 1940, por serem eficientes na prevenção de tromboses, como, por exemplo, em pacientes com fibrilação atrial, e por ser possível controlar o nível de seu efeito, por meio do exame de tempo de protrombina.

A grande vantagem desse grupo é a possibilidade de manter um nível de anticoagulação estável, medido pelo tempo de protrombina, pela INR (Razão Internacional Normatizada). O INR é o tempo de protrombina corrigido a padrões mundiais e é obtido pelo quociente entre o nível dosado para o paciente e um padrão internacional. Em geral, é recomendado manter o INR entre 2 e 3 para prevenção de doenças tromboembólicas como fibrilação atrial ou entre 3 e 4, no caso de pacientes com alto risco. Valores maiores que 4 levam ao risco de hemorragia.

Os anticoagulantes que tiveram seu uso diminuído face aos novos heparinoides de baixo peso molecular, inibidores do Fator Xa de coagulação e inibidores diretos da trombina tornaram a ter seu uso priorizado em função da relativa facilidade em manter um nível estável e controlado da anticoagulação do sangue.

Anticoagulantes inibidores do Fator Xa de coagulação

Esse grupo, que tem como exemplo a apixabana, caracteriza-se pela administração por via oral, uma ou duas vezes por dia, e eliminação rápida, com as mesmas vantagens e riscos dos heparinoides de baixo peso molecular, porque o "nível" de anticoagulação varia durante o dia e não existem métodos laboratoriais de controle de dose.

Anticoagulantes inibidores da trombina

Esse grupo, que tem como exemplo a dabigatrana, é similar ao grupo anterior, pelos mesmos benefícios e riscos, quais sejam administração por via oral, diária, eliminação no mesmo dia, mas sem método laboratorial de controle de dose.

Enzimas fibrinolíticas

As enzimas fibrinolíticas, como, por exemplo, a estreptoquinase, se utilizadas adequadamente, permitem salvar muitas vidas, como na trombose da artéria coronariana, onde a recanalização pode ocorrer em menos de 1 hora. Podem ser utilizadas, também, em outros tipos de trombose, sendo seu efeito tanto mais efetivo quanto mais rápido o paciente puder ser tratado. Em uso tópico, as enzimas fibrinolíticas auxiliam o debridamento de feridas.

Outros anticoagulantes

São ainda utilizados diversos outros fármacos com ação anticoagulante, em geral com aplicação tópica, por exemplo, para remoção de hematomas. Apesar de não serem eficientes como outros, são muito utilizados em produtos de dispensação sem receita.

Outras substâncias têm sido usadas e novos fármacos testados, na anticoagulação, na hemodiálise (em terapias contínuas de substituição renal), em cirurgia extracorpórea e outros procedimentos.

2.3. Antianêmicos

A formação de elementos figurados do sangue e da hemoglobina depende da presença de minerais e vitaminas como, por exemplo, o ferro e o ácido fólico. Seu uso é especialmente importante nas anemias e outras circunstâncias em que ocorre a redução das células sanguíneas. Esses agentes são habitualmente associados aos produtos polivitamínicos e suplementos alimentares.

A descrição desses fármacos pode ser encontrada no Capítulo 4.2 deste livro.

2.4. Estimulantes da hematopoiese

Em certas circunstâncias, mesmo na presença de todos os componentes necessários à formação do sangue, o organismo pode necessitar de estimulantes da eritropoiese como, por exemplo, o ácido folínico e o filgrastim.

Essa necessidade é especialmente evidente na recuperação dos transplantes de medula, onde o uso de quimioterápicos é necessário para anular a atividade da medula doentia antes do transplante. O paciente transplantado depende desses estimulantes da hematopoiese para sua recuperação.

2.5. Substitutos do sangue

Em caso de perdas de grande volume de sangue, a situação ideal é a reposição do sangue por meio de doadores compatíveis. Em certas situações, pode-se preferir a transfusão de componentes do sangue, como de albumina ou de plaquetas.

Em outras situações ou quando não existe o sangue disponível, pode ser necessário contemporizar a deficiência ou empregar soluções de outras substâncias denominadas *expansores plasmáticos*, que incluem as soluções de dextranas, amidos e gelatinas.

3. FÁRMACOS HEMOSTÁTICOS

3.1. Coagulantes de ação sistêmica

Ácido tranexâmico

É um anti-hemorrágico usado no tratamento de pacientes com coagulopatias congênitas e de outras causas, a serem submetidos a processos cirúrgicos. O ácido tranexâmico inibe, por competição, a ativação do plasminogênio, reduzindo a conversão deste à plasmina (fibrinolisina), enzima que degrada o coágulo de fibrina; também inibe o fibrinogênio e outras proteínas plasmáticas incluindo os Fatores V e VIII da coagulação. O ácido tranexâmico inibe diretamente a atividade da plasmina, mas somente doses altas conseguem inibir a formação de plasmina.

Administrado pela via oral tem absorção gastrintestinal entre 30% e 50%, com ou sem a presença de alimentos. Também é utilizado pela via intravenosa. Possui ligação proteica baixa ao plasminogênio (menor do que 3%), mas não se liga à albumina. A concentração sanguínea máxima é atingida em 3 horas, por via oral; após injeção intravenosa de 1 g de ácido tranexâmico, mais de 95% da dose são excretados na forma inalterada pelos rins, com meia-vida de eliminação de 2 horas.

Em pacientes com angioedema hereditário, a inibição da formação e da atividade da plasmina pelo ácido tranexâmico previne o ataque do angioedema pela diminuição do primeiro complemento proteico induzido pela plasmina (C1).

Complexo protrombínico – Fator II de coagulação (protrombina), Fator VII de coagulação, Fator IX de coagulação e Fator X de coagulação

É uma associação de fatores da coagulação extraídos de plasma humano, usada por via parenteral para conter ou tratar hemorragias e para reversão imediata dos efeitos dos anticoagulantes dicumarínicos.

Na hemofilia A, o mecanismo de ação não está definido; atribui-se aos fatores da coagulação K-dependentes presentes no complexo protrombínico concentrado, ação deslocatória ou inibitória dos inibidores do Fator VIII e ação ativadora direta no Fator X. Na deficiência do Fator VII, corrige a sua deficiência, normaliza a coagulação e previne a hemorragia. O Fator VIIa, em associação com o Fator tecidual, ativa os Fatores IX e X.

Na hemorragia induzida por anticoagulantes orais, aumenta a concentração plasmática desses Fatores (II, VII, IX e X) em níveis capazes de superar o efeito dos anticoagulantes.

Eltrombopag olamina

É anti-hemorrágico sistêmico, agonista do receptor de trombopoietina, com uso por via oral na trombocitopenia. Sua dose é individualizada conforme a contagem de plaquetas do paciente.

Baseado em estudos feitos em animais, eltrombopag olamina não é recomendado para pacientes grávidas ou durante a amamentação.

Fator II de coagulação (protrombina)

A protrombina é o Fator II da coagulação humana e é usada por via parenteral na prevenção e no tratamento de desordens da coagulação sanguínea que causam hemorragia.

O Fator IIa ativado é a trombina, que tem uso como coagulante de ação local.

Fator VII de coagulação

O alfaeptacogue é o Fator VIIa (ativado), usado por via intravenosa em hemorragia associada à cirurgia em hemofílicos ou na doença de von Willebrand. Estruturalmente semelhante ao Fator VII humano endógeno, promove hemostasia por ativação da cascata de coagulação.

Fator VIII de coagulação (fator anti-hemofílico da coagulação)

É um anti-hemofílico usado por via intravenosa na doença de von Willebrand. O Fator VIII é obtido do plasma humano, do plasma purificado de suínos ou produzido por tecnologia de DNA recombinante. A concentração e a purificação são realizadas por métodos cromatográficos (impregnação por gel, troca iônica ou imunoafinidade, utilizando-se anticorpos monoclonais murínicos para o Fator VIII).

O Fator VIII (*antihemophilic factor* – AHF ou FAH) é responsável pela clivagem do Fator X por ativação do Fator IX. O Fator VIII natural consiste de uma cadeia leve em um complexo cátion-dependente com cadeia pesada. O Fator VIII está presente no plasma como um complexo não covalente com o Fator de von Willebrand (FvW).

O Fator VIII é uma glicoproteína necessária para os fatores sanguíneos e para a hemostasia; na hemofilia A (hemofilia clássica), há deficiência desse Fator, que por isso é também conhecido como FHA (Fator anti-hemofílico A). A atividade plasmática média do Fator VIII é designada como 100% e, mesmo em concentrações menores, promove hemostasia (mínimo de 25%). Na hemofilia grave, a concentração do Fator VIII é menor que 1% do normal e frequentemente há hemorragia na ausência de traumas. A concentração do Fator VIII entre 1% e 5% (hemofilia moderada) causa menos hemorragia e, nas concentrações acima de 5% (hemofilia branda), a hemorragia só ocorre com traumas. O Fator VIII aumenta os fatores de coagulação a fim de corrigir ou prevenir a hemorragia. Devido seu uso na hemofilia A, ficou conhecido como globulina anti-hemofílica A.

Após administração, o efeito anticoagulante máximo é atingido entre 1 e 2 horas. A meia-vida de eliminação está entre 8,4 e 19,3 horas, porém é significativamente diminuída na presença de anticorpos inibidores ou durante o dispêndio ativo dos fatores da coagulação.

Fator IX de coagulação

O Fator IX é isolado de plasma humano e isento de outros fatores e de proteínas estranhas, sendo purificado por imunoafinidade cromatográfica com anticorpos monoclonais murínicos. É uma fração proteica do sangue humano, vital para a coagulação sanguínea, deficiente nos hemofílicos.

O alfaeftrenonacogue, forma recombinante do Fator IX de coagulação, é usado para tratamento e prevenção de hemorragias em pacientes com hemofilia B. O Fator IX ativado mais o Fator VIII ativado ativam o Fator X, resultando na conversão da protrombina em trombina que irá converter o fibrinogênio em fibrina, formando-se assim o coágulo.

A administração intravenosa do Fator IX na hemofilia B (deficiência do Fator IX) corrige a sua deficiência, normaliza a coagulação e previne a hemorragia. É convertido na forma ativada (Fator IXa) pelo antecedente tromboplástico do plasma ou Fator anti-hemofílico ativado (Fator XIa) na presença de íons cálcio (Fator IV). O Fator IXa em associação com a globulina anti-hemofílica A ativada (Fator VIIIa), com o Fator IV e fosfolipídios converte o Fator X na sua forma ativada (Fator Xa) e, conjuntamente, convertem a protrombina em trombina formando a fibrina coagulável. Por ser usado na hemofilia B, ficou conhecido como globulina anti-hemofílica B.

Na hemofilia A e em hemorragias causadas por anticoagulantes antivitamina K, o Fator IX de coagulação é usado em forma de complexo protrombínico associado a outros Fatores da coagulação (II, VII e X).

Alguns pacientes hemofílicos apresentam inibidores do Fator VIII; em episódios de sangramento nesses pacientes, pode ser utilizado o "concentrado de Fator IX ativado" por via parenteral. Embora com uso eventual e raro, em diversos pacientes não foi possível assegurar a eficácia do Fator.

O efeito coagulante é atingido entre 10 e 30 minutos após a administração i.v. e a meia-vida de eliminação está entre 18 e 32 horas.

Fator X de coagulação

Glicoproteína plasmática dependente de vitamina K, com papel fundamental na cascata de coagulação, é a primeira enzima da via final comum de formação da trombina. O Fator X é também conhecido como Fator Stuart-Prower.

A deficiência congênita do Fator X é uma doença autossômica recessiva, identificada no final da década de 1950, em um homem com sobrenome Stuart, na Carolina do Norte. Uma mulher, de sobrenome Prower, com sangramento anormal, também foi diagnosticada com a falta desse mesmo Fator. Foi então denominado, em 1962, Fator de "Stuart-Prower".

A deficiência de Fator X é considerada uma das mais graves coagulopatias, manifestando-se tipicamente como hemartroses, hematomas, sangramento umbilical, gastrintestinal e do sistema nervoso central.

A classificação de pacientes conforme a gravidade da doença baseia-se na mensuração de atividade do Fator X. Dessa forma, pacientes com Fator X inferior a 1% são classificados como graves, Fator X entre 1% e 5%, moderados, e entre 5% e 10%, leves. Os pacientes com níveis superiores a 20% raramente apresentam sangramento e os indivíduos heterozigotos são assintomáticos do ponto de vista clínico.

O Fator X é ativado pela interação entre o Fator IX, o Fator VIII ativado e os fosfolipídios plaquetários, e promove, em conjunto com o Fator V, a formação do ativador da protrombina. É usado por via intravenosa.

Fator XIII de coagulação

É usado como terapia de reposição na deficiência genética do Fator XIII de coagulação e no tratamento de outros problemas na coagulação, por via parenteral.

Inibidores da fibrinólise

A aprotinina é uma substância de tecido pulmonar, com ação inibidora sobre a fibrinólise, idêntica ao inibidor da tripsina encontrada no tecido pancreático. Inibe também a ativação dos Fatores XI e XII da coagulação. É indicada em endotoxemias, septicemias por germes Gram-negativos e na púrpura gangrenosa.

O ácido aminocaproico, ou ácido épsilon-aminocaproico (EACA), inibe a ativação do plasminogênio. É um hemostático eficaz em pacientes que se submetem à prostatectomia, nas extrações dentárias em hemofílicos e na menorragia essencial.

Terlipressina

A terlipressina é usada por via parenteral no tratamento de hemorragias digestivas por ruptura de varizes esofageanas.

Diminui a hipertensão portal, reduzindo a circulação na zona vascular portal e contraindo os músculos esofágicos sob compressão das varizes esofágicas. O agente bioativo lisina-vasopressina é liberado pela terlipressina, permanecendo a concentração dentro da faixa terapêutica por um período entre 4 e 6 horas devido à eliminação metabólica da lisina-vasopressina que ocorre em paralelo com a liberação.

A terlipressina possui pouca atividade farmacológica. O metabólito farmacológico ativo lisina-vasopressina é liberado da terlipressina por protease, após a injeção intravenosa, atingindo pico de concentração aos 120 minutos. Após uma injeção em *bolus*, a terlipressina é eliminada de acordo com a cinética de segunda ordem. A meia-vida plasmática está em torno de 12 minutos. Apenas 1% da terlipressina injetada pode ser detectada na urina. Isso indica uma degradação quase completa pelas endo e exopeptidases do fígado e do rim.

Vitamina K (ou análogos)

Vitamina K é uma denominação geral representando vários derivados naftoquinônicos que agem na bioativação de proteínas envolvidas na hemostasia. Promove a formação hepática da protrombina (Fator II), proconvertina (Fator VII), tromboplastina plasmática ou Fator de Christmas (Fator IX) e Fator de Stuart-Prower (Fator X), essenciais para a coagulação do sangue.

Diferentes substâncias, com atividade semelhante, formam o grupo de vitaminas K e análogos, caracterizado por terem um anel quinona e variando quanto ao comprimento e saturação de cadeias laterais. Embora haja diferença quanto a propriedades físico-químicas e cinéticas, todas agem de forma semelhante no organismo. A vitamina K natural, lipossolúvel, é normalmente sintetizada pela flora intestinal, que supre com sobra as necessidades orgânicas, agindo como cofator para a gama-glutamilcarboxilase.

As menaquinonas (vitamina K_2) são a principal forma de armazenamento da vitamina K em animais. É encontrada em produtos fermentados, como o queijo, e na carne vermelha, especialmente no fígado.

A vitamina K_1 (filoquinona, fitomenadiona), também lipossolúvel, é largamente encontrada nas folhas de vegetais como brócolis, espinafre, couve e repolho. Não deve ser administrada por via intramuscular, pois essa via tem características de armazenamento e a contínua liberação de fitomenadiona pode dificultar a reinstituição de terapia anticoagulante. É indicada na hipoprotrombinemia atribuída à deficiência de vitamina K.

A absorção gastrintestinal (duodeno) das vitaminas K é rápida, mas a fitomenadiona requer a presença de sais biliares. Por via oral, a fitomenadiona tem início do efeito entre 6 e 12 horas. Após a biotransformação hepática, é excretada pela urina (menos de 10% sob forma inalterada) e pela bile.

A fitomenadiona por via parenteral é utilizada em casos de hemorragia por falta de vitamina K, em pacientes que tomam anticoagulantes orais. O início do efeito por essa via está entre 1 e 2 horas. Concentrações normais de protrombina são atingidas entre 12 e 14 horas.

A vitamina K_3 (menadiona) inclui diversas substâncias com atividade semelhante, sendo a principal derivada sintética do grupo utilizada como suplemento nos casos de deficiência de vitamina K no organismo. É um composto sintético que pode ser convertido em K_2 no trato intestinal. A absorção gastrintestinal (duodeno) é rápida, mas a fitomenadiona requer a presença de sais biliares. O início do efeito, por via parenteral, está entre 1 e 2 horas para a fitomenadiona (em casos de hemorragia esta é controlada entre 3 e 6 horas); concentrações normais de protrombina são atingidas entre 12 e 14 horas. Por via oral, a fitomenadiona tem início do efeito entre 6 e 12 horas. Após a biotransformação hepática, é excretada pela urina (menos de 10% sob forma inalterada) e pela bile.

A vitamina K_4 ou menadiol é um derivado da p-hidroxiquinona, intermediário na síntese da vitamina. Solúvel em água, é convertida no organismo a menadiona (vitamina K_3).

3.2. Coagulantes de ação local

Adrenocromo

É produto de oxidação da epinefrina, sem efeito sistêmico, mas conservando a ação vasoconstritora. É discutível a validade de seu uso clínico.

Agentes esclerosantes

São fármacos que apresentam ação irritante sobre a parte interna dos vasos, provocando coagulação no interior destes e ocluindo o seu lúmen; posteriormente ocorrem organização e fibrose no local.

Está indicado para tratamento de varicosidades. O mais usado é o morruato de sódio, sendo úteis também o ricinoleato de sódio e o linoleato de sódio, todos em solução a 5%.

Aminaftona

A aminaftona possui ação sobre os vasos, reduzindo o tempo e a intensidade da hemorragia capilar, sem exercer efeito direto ou indireto sobre a coagulação; de fato, não modifica o tempo de coagulação nem o de protrombina, não tem efeito sobre a agregação plaquetária nem sobre o traçado tromboelastográfico e também não tem ação vitamínica K.

É citado que normaliza a permeabilidade, aumentando a resistência capilar, reduzindo a estase venosa, com ação demonstrada pelo prolongamento do tempo de passagem do azul de tripano e desaparecimento dos sinais de fragilidade capilar, com as provas de Rumpel-Leede ou com a do torniquete, protegendo os tecidos da ação danosa dos radicais livres e toxinas do sangue.

Celulose oxidada

É uma preparação de algodão e gazes cirúrgicas tratadas por dióxido de nitrogênio, usadas localmente quando se deseja uma ação hemostática. Tornam-se elásticas quando se umedecem no suco tecidual; são reabsorvidas após 1 a 6 semanas.

Colágeno

Preparado de pele bovina ou de fibrilas colágenas de equinos, tem sido usado em cirurgia cardiovascular, para estancar o sangramento em volta das anastomoses arteriais. É um material de fácil manuseio, não imunogênico e completamente absorvível. Também tem sido empregado em cirurgias ortopédicas, vasculares, úlceras atônicas, queimaduras e ruptura de fígado.

Epinefrina e soluções hemostáticas

A epinefrina, aminas simpatomiméticas e soluções adstringentes de alúmen a 10%, antipirina (10%), ferropirina (10%), tanino e água oxigenada também apresentam ação hemostática quando usadas localmente. Algumas apresentam ação vasoconstritora como a epinefrina e aminas simpatomiméticas, enquanto as outras também agem com a precipitação das proteínas.

Etansilato

É uma substância que aumenta a aderência das plaquetas *in vitro*, diminui a fragilidade capilar e reduz o tempo de sangramento. Tem atividade anti-hialuronidase, retardando o catabolismo dos mucopolissacarídios. Tem uso também pelas vias oral, intramuscular ou venosa.

Extratos teciduais

É uma suspensão de fosfolipídios extraídos do cérebro de animais, com ação coagulante *in vitro*. *In vivo*, quando administrado lentamente, reduz o tempo de coagulação. Na terapêutica hemostática não tem demonstrado ação efetiva.

Fibrina

É usada como hemostático tópico em cirurgias. Obtida do plasma humano (ou bovino), é depois desidratada e conservada em placas ou espuma; desidratada é usada em associação com a trombina no controle de hemorragias durante cirurgias. Age como uma rede, não permitindo a saída do sangue. Pode ser usada umedecida com trombina, tornando-se hemostático mais ativo.

Gelatina

É um preparado poroso de gelatina, que usado localmente apresenta ação hemostática. Também pode ser usado embebido em trombina, tornado-se mais ativo. Pode ser usado em úlceras pépticas sangrantes, em cirurgias ou sobre lesões cutâneas ou de mucosas sangrantes. O material é facilmente absorvível em três a cinco semanas.

Trombina (Fator IIa)

A trombina é o Fator IIa (Fator de coagulação II ativado) ou protrombina ativada. É agente hemostático eficaz, em diferentes tipos de sangramentos (viscoso, fluido ou jato), especialmente quando o sangramento é ativo ou quando os anticoagulantes ou procedimentos cirúrgicos, como "*bypass*" cardiopulmonar, alteram o sistema de coagulação do paciente.

É o Fator coagulante que age sobre o fibrinogênio formando a fibrina. Pode ser obtida do plasma humano ou bovino. O produto comercial é obtido do plasma bovino e usado apenas para aplicação tópica, não deve ser injetado.

A trombina é uma proteína formada por duas cadeias desiguais de aminoácidos, ligadas por uma ponte de sulfato. A cadeia A contém 45 aminoácidos e a B contém 225. O preparado de trombina é padronizado em unidades, sendo que 1 unidade (padrão do *National Institute of Health*) é a quantidade que coagula 1 mL de uma solução padrão de fibrinogênio em 15 segundos.

A indicação da trombina se faz quando há necessidade de se parar um sangramento externo (pele, mucosas) em pacientes com fibrinogênio normal. Usa-se a solução de 1.000 UI por mL.

Em casos de sangramento intenso do tubo digestivo como na úlcera péptica, a trombina pode ser introduzida por sonda dissolvida em solução salina tamponada para neutralizar a acidez gástrica, que impede sua ação.

Tromboplastina

É um hemostático tópico, com uso frequente em distúrbios anorretais.

3.3. Outros coagulantes

Ácido aminocaproico

O ácido aminocaproico inibe, competitivamente, a ativação do plasminogênio, reduzindo a conversão a plasmina (fibrinolisina), enzima que degrada a fibrina, o fibrinogênio e outras proteínas, inclusive os Fatores V e VII; age também inibindo diretamente a atividade da plasmina, porém somente em doses altas. Como medicamento órfão, é usado no tratamento local de hifema ocular.

É usado pelas vias oral e intravenosa. A absorção gastrintestinal é boa, atingindo concentração sanguínea máxima em 2 horas, com dose única oral. Sua excreção é renal, principalmente na forma inalterada.

Deve ser evitado na gravidez, principalmente nos primeiros seis meses devido ao risco de reações adversas graves no feto.

Aprotinina

Hemostático, isolado de pulmão bovino, inibidor das proteases e antifibrinolítico, foi usada na prevenção de hemorragias em cirurgias com circulação extracorpórea e outras condições. O mecanismo de ação antifibrinolítico da aprotinina não foi bem elucidado, mas preserva a função das plaquetas, previne a fibrinólise devido às inibições da plasmina e calicreína. Também inibe a fase inicial das reações de ativação em cascata dos fatores da coagulação sanguínea devido à inibição da calicreína, que, por sua vez, inibe a ativação do Fator XII (Hageman).

A aprotinina foi retirada do mercado em 2007, pelo risco de reação adversa grave, anafilaxia (choque e insuficiência circulatória), podendo causar também reações alérgicas (erupções cutâneas, comichão, dificuldade de respirar, náusea, taquicardia, hipotensão, broncoespasmo).

Carbazocromo

É um hemostático usado por via oral ou parenteral. Embora quimicamente relacionado à adrenalina, o carbazocromo não tem efeitos simpatomiméticos, não altera os componentes do sangue, não modifica a pressão sanguínea nem o volume cardíaco. Controla a hemorragia, diminuindo a permeabilidade capilar e provocando a retração dos capilares lesionados. Atua mantendo a integridade capilar, por ação direta sobre o cimento intercelular.

O adrenocromo, um dos principais produtos de oxidação da adrenalina, em contraposição, é vascularmente inativo, não interferindo na pressão arterial, pulso e volume cardíaco, mas atua em relação à resistência capilar. Sob ação de uma molécula de oxigênio, a adrenalina transforma-se numa ortoquinona, a adrenalinoquinona, a qual cicliza-se imediatamente para formar o adrenocromo. Como o adrenocromo é instável, foi obtida a monossemicarbazona do adrenocromo, o carbazocromo.

Estrógenos

Os estrógenos não têm uso terapêutico atual como coagulantes, embora no passado tenham sido comercializados com essa finalidade. Todavia, com o largo uso de anticoncepcionais hormonais contendo estrógenos, tem sido relatado aumento da incidência de acidentes tromboembólicos (efeito colateral). Os anticoncepcionais com pequenas doses de estrógeno têm menor potencial de risco.

Os estrógenos conjugados quando administrados a cães provocam aumento dos Fatores II e V, facilitando a coagulação do sangue. A injeção de estrógenos conjugados em experimentação clínica não demonstrou resultados satisfatórios.

Os estrógenos naturais, mistura de esteroides conjugados e de ésteres de derivados estrogênios (derivados da urina de éguas prenhes), não demonstraram diferença com placebo, em estudo duplo-cego, em pacientes com sangramento nasal. É referido que tem o efeito de aumentar o grau de polimerização de mucopolissacarídeos, não influenciando a coagulação ou fibrinólise.

Os estrógenos sintéticos inibem a hialuronidase, enzima que cataboliza os mucopolissacarídeos da matriz capilar.

Etansilato

É um anti-hemorrágico usado pelas vias oral, intramuscular ou venosa na prevenção e no controle de hemorragias de pequenos vasos.

Fibrinogênio

É um anti-hemorrágico, Fator I de coagulação, usado no controle de hemorragia associada à baixa concentração plasmática de fibrinogênio na fibrinogenia ou hipofibrinogenia e na coagulação intravascular disseminada. O fibrinogênio marcado com rádio isótopo é usado como traçador para diagnóstico. É usado por via intravenosa ou uso tópico.

Venenos ofídicos

Apresentam uma fração coagulante, que é empregada para melhorar a hemostasia pela ação sobre a protrombina e trombina. É discutível a validade de seu uso clínico.

4. FÁRMACOS ANTICOAGULANTES

4.1. Antiplaquetários

Adesividade plaquetária é a propriedade que tem as plaquetas de aderirem ao vaso sanguíneo para dar início à formação do "tampão plaquetário", uma estrutura com a função de rolha que impede o sangramento. Essa atividade é iniciada pelo colágeno e pela trombina, consequente à lesão vascular. Entre as substâncias liberadas pela ruptura dos vasos, a mais importante é a molécula de adenosina difosfato (ADP); rapidamente ocorre uma sequência de fenômenos que fazem parte dessa função, que é a agregação plaquetária.

Agregação plaquetária é a propriedade que tem as plaquetas de se unirem, bloqueando totalmente o vaso sanguíneo. Nessa fase, é requerida a presença do ácido araquidônico, gerando o tromboxano A_2.

Diversas glicoproteínas ativam a função plaquetária através de receptores, como a GPIIb, GPIIIa, GPLa e outras. A integrina GPIIb/IIIa, também conhecida como receptor de fibrinogênio da plaqueta, é a proteína da membrana que medeia a agregação. A GPIIb/IIIa nas plaquetas ativadas é conhecida por ligar quatro proteínas contendo RGD solúveis, denominadas fibrinogênio, Fator de von Willebrand, fibronectina e vitronectina (o termo "RGD" refere-se à sequência de aminoácidos Arg-Gly-Asp). Inibidores do receptor GPIIb (integrina) agem como anticoagulantes.

Como a ligação do fibrinogênio e do Fator de von Willebrand com a GPIIb/IIIa provoca agregação das plaquetas, os antagonistas de GPIIb/IIIa representam importante avanço para a terapia antiplaquetas no tratamento de desordens tromboembólicas.

Ácido acetilsalicílico

O ácido acetilsalicílico altera a agregação plaquetária, mesmo em pequenas doses, quer *in vivo* como *in vitro*, inibindo a enzima cicloxigenase com diminuição da síntese de precursores de prostaglandinas e tromboxanos no sistema nervoso central e periférico.

A inibição da formação de tromboxano A_2 é irreversível. Portanto, em casos de cirurgias e procedimentos eletivos invasivos, o ácido acetilsalicílico precisa ser suspenso uma semana antes para que a coagulação se recomponha e não haja risco de hemorragias.

O esquema posológico é uma vez ao dia por via oral, com doses inferiores às usadas como analgésico e antitérmico, tendo início do efeito antiplaquetário entre 1 e 7,5 minutos após ingestão.

Devido sua ação sobre as plaquetas sanguíneas, o ácido acetilsalicílico não deve ser usado na febre e dor causadas pela dengue, pois agrava as doenças que causam diminuição no índice de plaquetas.

Abciximabe

Derivado de anticorpo monoclonal de imunoglobulina G1 murídeo (m7E3), é uma fração (Fab – *fragment antigen-binding*) do anticorpo monoclonal humano-murídeo quimérico. Inibe a agregação plaquetária por complexação com receptores de glicoproteína GPIIb/IIIa, impedindo a complexação de fibrinogênio, Fator de von Willebrand, vitronectina e de outras moléculas adesivas ao receptor GPIIb/IIIa.

Administrado por via intravenosa, tem duração de efeito (até recuperação da função plaquetária) de 48 horas; a permanência de níveis baixos de receptores de glicoproteína GPIIb/IIIa bloqueados perdura até 10 dias após a suspensão da infusão. É excretado por via renal com meia-vida de eliminação de 30 minutos.

Bronfenaco

Inibe a síntese das prostaglandinas por diminuir a atividade da cicloxigenase, prolonga o tempo de hemorragia (esse efeito desaparece em 24 horas) sem alterar o número de plaquetas, o tempo de protrombina e o tempo de tromboplastina parcial.

O bronfenaco é usado por via oral e deve ser ingerido com o estômago vazio, pois a presença de alimentos gordurosos pode reduzir sua concentração máxima em 75%.

Cangrelor

Cangrelor é um inibidor da agregação plaquetária, de curta duração, agindo no receptor P2Y12, prevenindo a trombose arterial através do caminho enzimático conhecido como ADP. É utilizado por via intravenosa.

Carafibana

É um anticoagulante, antagonista de receptor de fibrinogênio da plaqueta (antagonista de receptor GPIIb/IIIa).

Cilostazol

É um antiagregante plaquetário com uso em DAOP (doença arterial obstrutiva periférica), para melhorar a dor e na prevenção de recorrência de acidente vascular cerebral (AVC). Inibe a ação da fosfodiesterase III e suprime a degradação da adenosina monofosfato (AMP) cíclica, com o consequente aumento de sua concentração nas plaquetas e nos vasos sanguíneos, produzindo inibição da agregação plaquetária e vasodilatação.

O cilostazol é bem absorvido após administração oral e a presença de alimentos gordurosos aumenta sua absorção. É extensivamente metabolizado pelas enzimas hepáticas do citocromo P-450, principalmente a 3A4, e em uma extensão menor pela 2C19, com os metabólitos basicamente excretados pela urina. Dois metabólitos são ativos, com um metabólito apresentando mínimo de 50% da atividade farmacológica após administração do cilostazol. Seu perfil farmacocinético é aproximadamente dose-proporcional.

Clopidogrel

Usado na prevenção e redução de trombos, o clopidogrel é um pró-fármaco. Seu metabólito ativo bloqueia os receptores do fosfato de adenosina, que impedem a ligação do fibrinogênio, e reduz a agregação e adesão plaquetária.

Administrado por via oral, uma vez ao dia, tem absorção gastrintestinal boa e rápida com concentração máxima atingida em torno de 1 hora. Seu efeito antiplaquetário máximo é alcançado entre 3 e 7 dias. Tem biotransformação hepática originando metabólito ativo (tiol derivado) e excreção renal e biliar com meia-vida de eliminação de 8 horas.

Dextrano

É usado como profilático da trombose. Reduz a adesividade das plaquetas *in vivo*, além de inibir o primeiro estágio da coagulação. A desvantagem do dextrano é que só pode ser usado pela via venosa, em grande quantidade e diariamente. Precisa ser usado com muita cautela em pacientes cardíacos por causa do aumento do volume circulatório.

Devido à sua ação no início da trombose, não é indicado quando já se tem o trombo formado. Sua indicação é como profilático da trombose no pós-operatório. É recomendado no tratamento profilático durante a gestação, pois não atravessa a placenta. Pode ser indicado o emprego combinado com os anticoagulantes orais e heparina.

Dipiridamol

É um antiagregante plaquetário com mecanismo de ação pouco elucidado. Provavelmente aumenta a concentração endógena de adenosina, que é vasodilatadora coronariana e inibidora da agregação plaquetária. Esse aumento se dá por inibição da atividade da adenosina desaminase. Dessa forma, o dipiridamol inibe o metabolismo da adenosina e impede a sua captação pelos eritrócitos e pelas células endoteliais. A adenosina estimula a atividade da adenilciclase, permitindo o aumento da síntese de adenosina monofosfato cíclica (AMPc) e, consequentemente, reduzindo a função das plaquetas.

Como adjuvante profilático do tromboembolismo, o dipiridamol atua inibindo a agregação plaquetária. Há evidências de que pode ser mais eficaz na prevenção de depósito de plaquetas em superfícies artificiais (válvulas cardíacas protéticas) do que em superfícies naturais.

É usado por via oral ou intravenosa, tem absorção gastrintestinal lenta com concentração máxima atingida entre 0,5 e 2,5 horas, biodisponibilidade (via oral) entre 37% e 66%, o volume de distribuição aparente chega a 3,38 L/kg e sua ligação proteica é de 99%. Efeito máximo é alcançado entre 3,8 e 8,7 minutos após o início da infusão i.v. de 0,56 mg/kg. Tem biotransformação hepática e excreção renal (mínima) com meia-vida de eliminação de 10 horas (via oral) e de 1 a 4 horas (via intraperitoneal).

Elarofibana

É um inibidor de agregação plaquetária, antagonista de GPIIb/IIIa.

Epoprostenol

Usado em pacientes com insuficiência cardíaca congestiva refratária, o epoprostenol é um potente vasodilatador e antiagregante plaquetário devido à ativação da adenilato ciclase intracelular e aumento do monofosfato cíclico de adenosina no interior das plaquetas, diminuindo a trombogênese e a formação de grumos de plaquetas no pulmão.

Administrado por infusão intravenosa, atinge o equilíbrio farmacocinético (*steady state*) em cerca de 15 minutos com a infusão contínua. Tem biotransformação sanguínea (hidrólise em pH neutro) e a excreção é 12% urinária na forma inalterada com meia-vida de eliminação entre 2,7 e 6 minutos. O seu uso é contraindicado na gravidez, pelo alto risco de malformação do feto.

Eptifibatida

Inibe a agregação plaquetária devido à complexação reversível com o receptor GPIIb/IIIa da plaqueta humana. Este complexo impede a ligação do fibrinogênio, do Fator de von Willebrand e outros. É usado para prevenção da isquemia cardíaca aguda.

É administrado por via intravenosa, com início de ação imediato. O equilíbrio farmacocinético (*steady state*) é atingido entre 4 e 6 horas, tem baixa ligação às proteínas plasmáticas (25%) e sua excreção é renal, com uma meia-vida de eliminação de aproximadamente 2,5 horas.

Indobufeno

É um antiagregante plaquetário que bloqueia reversivelmente a cicloxigenase das plaquetas, inibindo assim a biossíntese do tromboxano A_2, sem alterar a síntese de prostaciclina na parede vascular. Não interfere com os parâmetros de coagulação sanguínea, o aumento do tempo de sangramento é moderado e rapidamente reversível ao interromper o tratamento.

Lotrafibana

É anticoagulante oral, antagonista de receptor de fibrinogênio da plaqueta (antagonista de receptor GPIIb/IIa).

Pentoxifilina (oxpentifilina)

A pentoxifilina é um derivado sintético da dimetilxantina, estruturalmente relacionada com a teofilina e cafeína, usada na prevenção e redução de trombos. Reduz a viscosidade sanguínea, aumenta a flexibilidade dos eritrócitos, a microcirculação e a concentração de oxigênio tecidual pela inibição da fosfodiesterase e aumenta o AMP cíclico nas hemácias. Esse aumento permite a membrana do eritrócito manter sua integridade e ficar mais resistente a deformações. Reduz a viscosidade sanguínea, diminuindo a concentração plasmática de fibrinogênio e inibindo a agregação eritrocitária e plaquetária.

Tem uso oral (duas a três vezes/dia), intramuscular, intravenoso ou intra-arterial. A concentração sérica máxima por via oral com liberação prolongada é atingida entre 2 e 4 horas; por via i.v., em minutos. O início do efeito na claudicação intermitente se dá entre duas e quatro semanas.

Distribui-se no plasma, no leite materno, e liga-se na membrana dos eritrócitos. A biotransformação principal é hepática, originando os metabólitos ativos carboxipropildimetilxantina (M-V) e hidroxiexildimetilxantina (M-1). A excreção principal é renal (95%) e a excreção secundária é fecal (4%), com meia-vida de eliminação entre 0,4 e 1 hora.

Prasugrel

Membro da classe das tienopiridinas, a mesma da ticlopidina e clopidogrel, o prasugrel é um pró-fármaco inibidor da ativação e agregação plaquetária mediante ligação irreversível do seu metabólito ativo aos receptores plaquetários de ADP de classe P2Y12. Como as plaquetas participam na gênese e na evolução das complicações trombóticas da doença aterosclerótica, a inibição da função plaquetária pode resultar na redução da taxa de acontecimentos cardiovasculares, tais como morte, infarto do miocárdio ou acidente vascular cerebral.

Administrado por via oral uma vez ao dia, é rapidamente absorvido, com concentração plasmática máxima de seu metabólito ativo atingida em aproximadamente 30 minutos. A ligação do metabólito ativo à albumina sérica humana está em torno de 98%. Prasugrel pode ser administrado independentemente da ingestão de alimentos, contudo, a administração de uma dose em jejum pode proporcionar um início de ação mais rápido.

O prasugrel não é detectado no plasma após administração oral. Sofre ativação em duas etapas: no intestino, é rapidamente hidrolisado numa tiolactona, que, por sua vez, é convertida em metabólito ativo no citocromo P-450 (principalmente CYP3A4 e CYP2B6). Este é depois metabolizado em dois compostos inativos por S-metilação ou por conjugação com cisteína. Sofre excreção renal e fecal com meia-vida de eliminação de aproximadamente 7,4 horas (variação entre 2 a 15 horas).

Roxifibana

Anticoagulante oral, antagonista de receptor de fibrinogênio da plaqueta (antagonista de receptor GPIIb/IIIa), a roxifibana é um pró-fármaco, requerendo hidrólise *in vivo* para sua ativação.

Ticagrelor

Ticagrelor é membro da classe química ciclopentiltriazolopirimidinas (CPTP), antagonista da ADP (adenosina difosfato), seletivo ao receptor ADP P2Y12 e pode prevenir a ativação e agregação plaquetária mediada por ADP. Não interage com o local de ligação ADP por si mesmo, mas interage com o receptor plaquetário ADP P2Y12 para prevenir a transdução do sinal.

Administrado por via oral, uma ou duas vezes ao dia, tem absorção rápida com concentração máxima atingida em 1,5 hora. Ticagrelor e seu metabólito ativo ligam-se extensamente às proteínas plasmáticas humanas (> 99,7%).

Ticagrelor, assim como o metabólito ativo, são substratos da glicoproteína-P (P-gp). A CYP3A4 é a principal enzima responsável pelo seu metabolismo e pela formação do metabólito ativo. A via de eliminação mais provável é a biliar/fecal, com meia-vida de eliminação de 7 horas para ticagrelor e 8,5 horas para seu metabólito ativo.

Ticlopidina

A ticlopidina é um derivado tienopiridínico, inibidor da agregação plaquetária, com mecanismo de ação ainda não bem definido. Inibe o difosfato de adenosina que induz a ligação de fibrinogênio à membrana celular da plaqueta em receptores específicos (complexo GPIIb-IIIa); a liberação de grânulos plaquetários, a interação plaqueta-plaqueta e a adesão no endotélio e na placa ateromatosa são inibidos. Reduz a concentração de fibrinogênio, diminui a viscosidade do sangue e aumenta a velocidade de filtrabilidade do sangue total e de hemácias, o que contribui beneficamente na doença vascular.

Não tem efeito inibitório significante em outras substâncias endógenas conhecidas da função de agregação plaquetária. A ticlopidina não interfere na síntese ou atividade da cicloxigenase, da fosfodiesterase ou no monofosfato de adenosina cíclica plaquetária nem na captação de adenosina e não altera a mobilização ou influxo de íons cálcio.

Administrada por via oral, tem absorção gastrintestinal boa e rápida que aumenta na presença de alimentos, atinge a concentração máxima após 2 horas e tem início de efeito após dois dias. Sua ligação proteica é de 98% e seu efeito máximo é alcançado entre oito e onze dias. Sua biotransformação é hepática e a excreção principal é renal (60%) e biliar/fecal (23%) com meia-vida de eliminação de quatro dias.

Tem longa duração do efeito anticoagulante, entre uma e duas semanas após a suspensão do uso. Portanto, o paciente deve suspender a ticlopidina 10 a 14 dias antes de intervenções cirúrgicas médicas ou odontológicas.

Tirofibana

É inibidor da agregação plaquetária com uso na angina instável e infarto, para prevenção e redução de trombos. A tirofibana inibe a agregação plaquetária devido à ligação reversível ao receptor GPIIb/IIIa da plaqueta, o que bloqueia a ligação do fibrinogênio.

É administrada por via intravenosa com efeito anticoagulante máximo em 30 minutos. Tem baixa ligação às proteínas plasmáticas, sua biotransformação é limitada e a excreção acontece pelas vias renal (65%) e fecal (25%), com meia-vida de eliminação de 2 horas.

Não deve ser utilizada durante cirurgia de revascularização miocárdica em associação com a heparina pelo risco de morte.

Trapidil

Inibe a síntese da fosfodiasterase e de tromboxanos (estimulantes da síntese de prostaciclina). Esta ação antiagregante plaquetária pode ser eficaz na trombose e melhorar a microcirculação e o diâmetro de vasos pós-estenoicos. O trapidil inibe também o fator de crescimento derivado da plaqueta (FCDP). Como esse fator está envolvido no desenvolvimento inicial da aterosclerose, o trapidil pode ser eficaz na prevenção da aterosclerose.

É administrado pelas vias oral ou intravenosa, com início de ação em 3 minutos (i.v.) e concentração máxima atingida entre 0,5 e 2 horas (via oral). Tem alta ligação proteica (80%), sua biotransformação é hepática e a excreção é renal, com meia-vida de eliminação entre 2 e 4 horas.

Triflusal

É potente inibidor da agregação plaquetária induzida por agentes como ADP, adrenalina e colágeno, que possui atividade antitrombótica, demonstrada por experiência clínica e farmacológica. Em estudos de farmacodinâmica, o triflusal inibiu de forma irreversível a cicloxigenase plaquetária, de forma similar ao ácido acetilsalicílico, por outro lado, produz uma mínima inibição da cicloxigenase endotelial, preservando a síntese de prostaciclina. Após ingestão oral, a inibição da agregação plaquetária ocorre em 24 horas. O triflusal é extensivamente metabolizado no fígado e tem meia-vida de eliminação de 0,8 hora.

Outros antiagregantes plaquetários

Outros antiagregantes plaquetários estão disponíveis no mercado, como o etersalato e a gantofibrana, para uso oral, e a intrifibana para uso intravenoso.

Associações medicamentosas

O ácido acetilsalicílico e dipiridamol são componentes de diversas associações medicamentosas, utilizadas de modo crônico, tais como clopidogrel e ácido acetilsalicílico, que potencializam a ação antiplaquetária, nifedipino e ácido acetilsalicílico e diversas outras que aliam o antiagregante plaquetário com medicamentos de uso crônico para tratamentos de distúrbios cardiovasculares.

4.2. Heparinoides

Heparina

É um ácido mucoitin polissulfúrico cujo peso molecular varia de 6.000 a 20.000 com as duas hexoses medianas em quantidades equimolares; difere dos outros mucopolissacarídeos, pois apresenta grupos sulfato ligados a grupos amino, formando ligações sulfamínicas, um tipo raro de ligação. Carrega uma forte carga elétrica, pois contém ácido sulfúrico esterificado em alta proporção. Os grupos fortemente ácidos reagem com os compostos básicos como protamina, quinina, azul de toluidina, perdendo a atividade anticoagulante.

Os tecidos mais ricos em heparina são o fígado e pulmões e é provável que tenha origem nos mastócitos. A unidade de heparina definida por técnicas biológicas é a unidade Toronto: corresponde à atividade de 0,1 mg do sal de bário da heparina pura; 1 mg desse mesmo sal deve manter incoagulável por 24 horas, a 0°C, 500 mL de sangue de gato. Uma Unidade Internacional padrão de heparina contém exatamente 130 U/mg.

Mecanismo de ação

A heparina age indiretamente em vários locais do sistema de coagulação sanguínea, potencializando a ação inibitória da antitrombina III (cofator da heparina) em vários fatores ativados da coagulação, incluindo a trombina (IIa) e os Fatores IXa, Xa, XIa e XIIa, formando complexos e induzindo a alteração conformacional na molécula da antitrombina III.

É essencialmente uma antitrombina e sua ação anticoagulante se faz por dois mecanismos: (a) promove a adsorção da trombina pela fibrina; (b) associada à fração globulina do plasma combina-se com a trombina. Essa combinação da heparina com a trombina reduz a ação desta sobre o fibrinogênio. A heparina associada ao cofator plasmático é um inibidor poderoso do Fator Xa. A inibição do Fator Xa interfere com a geração da trombina, inibindo também várias ações da trombina na coagulação. A heparina acelera a formação do complexo antitrombina III-trombina, inativando a trombina e prevenindo a conversão do fibrinogênio em fibrina: essa ação previne a formação e a existência do trombo. Doses altas de heparina são necessárias para inativar a trombina; para inativar a sua formação são necessárias doses menores. A heparina previne a formação de fibrina coagulada estável devido à inibição da ativação do fator estabilizante da fibrina pela trombina. Não possui atividade fibrinolítica.

Outra ação da heparina na circulação é como ativador da lipase, clareando o plasma, sendo que a lipase hidrolisa os triglicerídeos ligados às proteínas. Essa ação da heparina só se verifica *in vivo* e é importante na terapêutica antitrombótica.

A heparina só é ativa quando administrada pela via parenteral, pois, administrada por via oral, não é absorvida pelo tubo digestivo. Sofre um processo de degradação *in vivo* à custa da heparinase, enzima hepática. Quando a heparina é administrada em altas doses, aparece na urina sob a forma de uro-heparina, que tem fraca ação anticoagulante.

Em altas concentrações no sangue, inibe a ação da trombina sobre o fibrinogênio. Em baixas concentrações inibe a interação dos Fatores IXa, VII e PF3 (Fator plaquetário 3).

A heparina inibe as funções plaquetárias com a liberação de serotonina.

Uso clínico

A heparina é mais frequentemente empregada por via venosa, podendo ser usada de forma contínua ou intermitente. Quando usada por infusão intermitente, a duração do efeito anticoagulante se faz 5 a 10 minutos após a injeção e permanece aumentando por mais ou menos 3 horas; as injeções são repetidas cada 4 a 6 horas.

Pode-se usar a via subcutânea, na dose de 0,25 mL (5.000 U) cada 8 horas. A via intramuscular não é recomendada, pois, no local da injeção, há risco de acúmulo, sufusão hemorrágica e dor.

A protamina, antídoto da heparina, pode ser administrada na forma de cloridrato. A inibição se faz em doses equivalentes, isto é, 1 mg de heparina é inibida por cerca de 1 mg de protamina, podendo-se avaliar a inibição pelo tempo de coagulação *in vitro* normal ou acelerado. A protamina age ligando-se à heparina e, formando um complexo inativo, não tem ação coagulante.

Efeitos colaterais

As reações de hipersensibilidade são raras, mas podem ocorrer e então serem alarmantes e fatais. As reações mais comuns são de prurido, urticária, rinite, febre, dor precordial e dificuldade respiratória. Em pacientes com suspeita de alergia, deve-se fazer o teste inicial de sensibilidade. Após o uso prolongado da heparina pode ocorrer alopecia (em geral, depois de três a quatro meses de uso).

Deve-se evitar o uso de heparina em pacientes com história de diáteses hemorrágicas, endocardite bacteriana, lesões ulcerosas (de pele ou mucosas) hipersensibilidade à heparina e em pacientes chocados.

As outras contraindicações de heparina que devem ser conhecidas são as lesões gastrintestinais, como varizes de esôfago e estômago, úlceras pépticas em atividade, hérnia de hiato sintomática, pólipos ou divertículos do cólon, tumores sangrantes, insuficiência hepática e renal graves, ateromatose cerebral avançada, aneurismas cerebrais, primeiro trimestre de gravidez, aleitamento, hemorroidas sangrantes.

Antitrombina III

É um inibidor da coagulação sanguínea, pela atividade antitrombínica, usado na terapia de reposição da deficiência congênita de antitrombina III, na prevenção e no tratamento de trombose e embolia pulmonar, em administrações intravenosas.

Inibe a coagulação sanguínea, suprindo, aproximadamente, 75% da atividade da antitrombina do sangue; liga-se na proporção molar de 1:1 com a serina protease ativada, da coagulação intrínseca: primeiramente trombina (Fator IIa) e Fator Xa e, em menor extensão, aos Fatores IXa, XIa e XIIa, para formar complexos inativos.

A antitrombina III (ATIII), isolada de plasma humano, é uma glicoproteína (alfa-2-globulina) que contém 425 aminoácidos que formam uma cadeia polipeptídica simples. É sintetizada no fígado e nas células endoteliais. Sua meia-vida de eliminação está entre dois e três dias e pode diminuir com o uso concomitante da heparina durante cirurgias e na presença de coagulação intravascular disseminada.

Dalteparina

Anticoagulante com atividade antitrombótica, do grupo das heparinas de baixo peso molecular, é obtida por despolimerização da heparina sódica originária da mucosa intestinal. Aumenta a inibição do Fator Xa da coagulação e a inibição da trombina pela antitrombina, sem alterar a agregação plaquetária, a fibrinólise, a lipase, os tempos de protrombina, trombina e ativação parcial da tromboplastina.

Administrada por via subcutânea, atinge a concentração máxima sanguínea em 4 horas (91% a 93%). Sua excreção é renal com meia-vida de eliminação entre 3 e 5 horas. Em casos excepcionais de superdose, a protamina pode ser usada para inativar a dalteparina.

Danaparoide

O danaparoide, isolado da mucosa intestinal suína, é uma mistura despolimerizada de glicosaminoglicanas sulfatadas de baixo peso molecular, aproximadamente 84% de sulfato de heparina, 12% de sulfato de dermatana e 4% de sulfato de condroitina. Previne a formação de fibrina no processo de coagulação por inibição da geração de trombina (Fator IIa), potencializa a inibição do Fator Xa da coagulação na razão de 22:1 (atividade do antifator Xa: atividade do antifator IIa). Exerce pequenos efeitos no tempo de protrombina, tempo parcial de tromboplastina e tempo de sangramento.

Administrado por via subcutânea, tem absorção de 100%, alcançando a concentração sérica máxima entre 2 e 5 horas. Sua excreção é renal com meia-vida de eliminação de aproximadamente 24 horas.

Enoxaparina

É anticoagulante com atividade antitrombótica, do grupo das heparinas de baixo peso molecular, derivado do éster benzílico da heparina da mucosa intestinal de suínos. Tem ação relativamente curta (12 a 24 horas) - comparado aos anticoagulantes antivitamina K. Por isso, embora não possa ser administrado por via oral, é muito útil na prevenção e redução de trombos.

Administrada por via subcutânea, tem absorção de 90%, com efeito máximo atingido entre 3 e 5 horas e duração de efeito de até 24 horas. Sua biotransformação é hepática e a excreção é renal, com meia-vida de eliminação entre 3 e 6 horas (aumenta na insuficiência renal).

Aumenta a inibição mediada pela tromboplastina (antitrombina III) na formação e atividade do Fator Xa, reduzindo a síntese de trombina e, consequentemente, diminuindo a conversão de fibrinogênio em fibrina. A enoxaparina possui relação de atividade antitrombótica (antifator Xa e antifator IIa) de 3 para 1 aproximadamente, significando que seu efeito antitrombótico seja equivalente ao da heparina não fracionada (relação de 1 para 1) e com risco de hemorragia menor, embora não consistentemente comprovado. Há, em menor extensão, a diminuição da função plaquetária e bloqueio da permeabilidade vascular.

Flenoxaparina

É um anticoagulante com atividade antitrombótica, do grupo das heparinas de baixo peso molecular, usado por via subcutânea.

Fondaparinux

Fondaparinux é um inibidor sintético e específico do Fator X ativado (Xa) com uma sequência de sacarídeos similar à sequência encontrada na heparina. A atividade antitrombótica é o resultado da inibição seletiva do Fator Xa mediada pela antitrombina III (ATIII). Por meio de ligação seletiva à ATIII, fondaparinux potencializa em cerca de 300 vezes a neutralização fisiológica do Fator Xa pela ATIII, interrompendo a cascata da coagulação sanguínea e inibindo a formação de trombina e o desenvolvimento do trombo.

Administrado uma vez ao dia por via subcutânea, fondaparinux é completa e rapidamente absorvido, com uma biodisponibilidade absoluta de 100% e concentração plasmática máxima obtida 2 horas após a sua administração. O estado de equilíbrio farmacocinético é obtido após três a quatro dias de tratamento. A ligação às proteínas plasmáticas se restringe à antitrombina III (97% a 98,6%), com volume de distribuição limitado (7 a 11 litros).

Fondaparinux é excretado na urina (64 a 77%) como um composto inalterado, com meia-vida de eliminação de cerca de 17 horas (jovens) e cerca de 20 horas (idosos saudáveis).

Livaraparina, nadroparina, reviparina, tinzaparina

São anticoagulantes com atividade antitrombótica, do grupo das heparinas de baixo peso molecular. A nadroparina inibe a coagulação por potencializar a ação da antitrombina III sobre diversos fatores da coagulação com ação curta (12 a 24 horas). É administrada uma vez ao dia por via subcutânea para prevenção de doença tromboembólica.

4.3. Anticoagulantes antivitamina K

Acenocumarol

É um anticoagulante oral que interfere na síntese hepática de fatores de coagulação dependentes da vitamina K

(II, VII, IX, X), com uso na profilaxia e no tratamento da trombose venosa. Necessita de monitoramento e individualização da dose por meio de testes de tempo de protrombina ou seu derivado INR. O seu uso é contraindicado na gravidez, pelo risco de malformações do feto.

Anisindiona

Derivado indandiônico com ação anticoagulante indireta, somente *in vivo*, previne a formação de proteínas precursoras dos Fatores da coagulação (II, VII, IX e X) no fígado pela inibição da gama-carboxilação, mediada pela vitamina K.

Administrada por via oral, tem boa absorção gastrintestinal, com início de efeito entre dois e três dias e duração de efeito entre um e três dias; sua ligação proteica é alta (99%), sua biotransformação é hepática e a excreção é renal, com meia-vida entre três e cinco dias.

É indicada na profilaxia do tromboembolismo associado a distúrbios cardiovasculares (fibrilação atrial crônica, infarto do miocárdio, cardioversão da fibrilação atrial crônica, válvulas cardíacas protéticas), tromboembolismo cerebral recorrente, reinfarto do miocárdio.

A dose é individualizada de acordo com os testes de tempo de protrombina que devem ser monitorados constantemente. O seu uso é contraindicado na gravidez, pelo alto risco de malformação do feto.

Dicumarol

Derivado cumarínico com ação anticoagulante indireta, somente *in vivo*, previne a formação das formas ativas dos Fatores da coagulação (II, VII, IX, X) no fígado pela inibição da gama-carboxilação, mediada pela vitamina K. Assim como a anisindiona, é indicado para profilaxia do tromboembolismo associado a distúrbios cardiovasculares, tromboembolismo cerebral recorrente, reinfartação miocárdica.

A dose deve ser individualizada e monitorada de acordo com as determinações do tempo de protrombina. Administrado por via oral, sua absorção gastrintestinal é lenta e incompleta, com início do efeito entre um e cinco dias e a duração do efeito está entre dois e dez dias; a ligação proteica é muito alta (99%); a biotransformação é hepática e a excreção é renal, sofrendo o ciclo êntero-hepático, com meia-vida de eliminação entre um e quatro dias.

Femprocumona

Anticoagulante cumarínico de ação longa (vários dias), inibe a coagulação sanguínea de forma específica, antagonizando a vitamina K nos sistemas enzimáticos que atuam no fígado durante a formação de vários Fatores de coagulação (II, VII, IX e X). Diferentemente da heparina, seu efeito não é imediato.

Sua dose deve ser individualizada e monitorada por meio de testes de tempo de protrombina. Administrada por via oral, é rapidamente absorvida pelo trato gastrintestinal. Cerca de 99% da femprocumona estão ligados às proteínas plasmáticas, principalmente albumina, o que lhe confere uma função de depósito; apenas uma pequena fração se mantém livre promovendo efeito. Devido à permanência prolongada ligada às proteínas plasmáticas no organismo, o estado de equilíbrio só é alcançado alguns dias após a dose de manutenção ser modificada.

Doses excessivas podem causar efeito tóxico capilar com edema cerebral, prolongar o tempo de sangramento, podendo causar hemorragias, sangue nas fezes e estados de confusão que podem causar desmaios. A inconsciência pode significar hemorragia cerebral, o que requer atendimento médico emergencial. A vitamina K pode ser usada como antídoto.

É metabolizada principalmente pelo citocromo P-450 isoenzimas 2C9 e 3A4; a femprocumona livre é hidroxilada no fígado, produzindo metabólitos praticamente inativos, que são eliminados por via renal, com meia-vida de eliminação entre cinco e seis dias.

A femprocumona não deve ser utilizada durante a gestação (mesmo no início), pois pode provocar graves problemas ao feto. Durante a terapêutica, deve-se evitar a gravidez.

Fenindiona

É um anticoagulante oral, derivado indandiônico, pouco usado devido à alta incidência de reações adversas, com efeitos semelhantes à varfarina sódica.

Varfarina

A varfarina é um derivado cumarínico com ação anticoagulante indireta, somente *in vivo*. Previne a formação das formas ativas dos Fatores da coagulação (II, VII, IX, X) no fígado pela inibição da gama-carboxilação, mediada pela vitamina K.

A ação anticoagulante somente se manifesta após os fatores de coagulação terem sido removidos, o que ocorre em tempos variáveis para cada Fator. Embora o tempo de protrombina possa ser prolongado quando o Fator VII é removido, acredita-se que o efeito antitrombótico máximo não é atingido até que todos os fatores sejam removidos. Sua atividade é influenciada por fatores que aumentam ou diminuem a oferta de vitamina K.

É administrada por via oral, intramuscular ou intravenosa, com dose individualizada por meio de testes de tempo de protrombina que devem ser constantemente monitorados. Doses excessivas provocam sangramento, cujo maior risco é o sangramento interno (abdômen, rins, articulações). O sangramento inicial das gengivas, do nariz (epistaxe), sangramento longo de cortes, hematomas e sangramento menstrual exagerado são sinais iniciais da baixa coagulabilidade, indicando necessidade urgente de verificação do tempo de coagulação.

A varfarina é muito influenciada pelo tipo de alimentação (oferta de vitamina K) e por numerosos medicamentos, bem como condições que provocam variação da hemoconcentração (voos longos, por exemplo). São habitualmente citadas mais de 200 interações.

Sua absorção gastrintestinal é boa, porém pode ser retardada, mas não diminuída, pela presença de alimentos. Tem início de efeito entre 12 horas e três dias e o efeito pode durar entre dois e cinco dias. Tem alta ligação com a albumina (99%), o que implica em interações medicamentosas com outros fármacos que podem deslocá-la dessa ligação, aumentando a fração livre no plasma. A biotransformação é hepática e a excreção renal com meia-vida de eliminação, entre 1,5 e 2,5 dias.

O seu uso é contraindicado na gravidez, pelo risco de malformação do feto, e durante o aleitamento, pois é excretado no leite humano e pode causar reações indesejáveis no bebê.

4.4. Inibidores do Fator Xa de coagulação

Apixabana

A apixabana é um inibidor potente, oral, reversível, direto e altamente seletivo para o local ativo do Fator Xa de coagulação com ação curta (um dia). Não tem efeito direto na agregação plaquetária, mas, indiretamente, inibe a agregação plaquetária induzida pela trombina. Não necessita de antitrombina III para a atividade antitrombótica, inibe o Fator Xa livre e ligado ao coágulo e a atividade protrombinase, prevenindo a formação de trombina e o desenvolvimento do trombo.

É rapidamente absorvida, atingindo a concentração máxima 3 a 4 horas após a administração oral, com ou sem alimentos. A biodisponibilidade é de 50% e a ligação às proteínas plasmáticas é de aproximadamente 87%. A apixabana é metabolizada principalmente pela CYP3A4/5 e também é um substrato de proteínas de transporte como a glicoproteína-P (P-gp). A excreção renal de apixabana é aproximadamente 27% da depuração total. Foram observadas contribuições adicionais da excreção biliar e excreção intestinal direta, em estudos clínicos e não clínicos, respectivamente. A meia-vida é de aproximadamente 12 horas.

Devido à rápida absorção e curta meia-vida, o efeito anticoagulante aumenta e diminui rapidamente ao longo do dia; portanto, não existe teste específico para controle do nível de anticoagulação.

O esquema posológico é duas vezes ao dia por via oral. A dispensa de testes laboratoriais pode ser considerada como vantagem, porém a falta de controle expõe o paciente ao risco de hemorragias, levando muitos médicos a preferirem terapias tradicionais, por exemplo medicamentos anti-vitamina K onde é possível um satisfatório controle da dose e estabilidade da anticoagulação.

Ensaios anti-FXa (permitindo saber o nível de exposição à apixabana) podem ser úteis em situações excepcionais, por exemplo cirurgias de emergência.

Rivaroxabana

É um anticoagulante inibidor do Fator Xa altamente seletivo, com ação curta (um dia). A inibição do Fator Xa interrompe a cascata de coagulação sanguínea, inibindo a formação de trombina e o desenvolvimento de trombos. A rivaroxabana não inibe a trombina (Fator II ativado) e não foram demonstrados efeitos sobre as plaquetas.

O esquema posológico é de uma vez ao dia por via oral. Da mesma forma que a apixabana, não existe teste específico para o controle da anticoagulação.

A rivaroxabana é rapidamente absorvida e atinge as concentrações máximas 2 a 4 horas após a administração oral, com ou sem alimentos. A biodisponibilidade absoluta é elevada (80% a 100%) para a dose de 10 mg, sua ligação às proteínas plasmáticas é alta (92% a 95%), sendo a albumina sérica o principal componente de ligação.

É metabolizada sob ação da CYP3A4, CYP2J2 e por mecanismos independentes do citocromo P-450. Com base em investigações *in vitro*, a rivaroxabana é um substrato de proteínas transportadoras como a glicoproteína-P (P-gp). Da dose administrada, aproximadamente 2/3 sofre degradação metabólica, sendo metade eliminada por via renal e a outra metade eliminada por via fecal. O 1/3 final da dose administrada sofre excreção renal direta como substância ativa inalterada na urina, principalmente por secreção renal ativa.

A rivaroxabana possui baixa taxa de depuração sistêmica (aproximadamente 10 L/h). Após a administração intravenosa de uma dose de 1 mg, a meia-vida de eliminação é cerca de 4,5 horas. Após a administração oral de uma dose de 10 mg, a eliminação torna-se limitada pela taxa de absorção, com meia-vida terminal média de 7 a 11 horas.

O seu uso é contraindicado na gravidez, devido ao risco de danos graves ao feto e à mãe, baseados em estudos com animais.

Idraparinux

É um anticoagulante da família dos oligossacarídeos sintéticos que inibe seletivamente o Fator Xa da coagulação.

4.5. Inibidores da trombina

Bivalirudina

É um inibidor específico e reversível da trombina (DTI – *direct thrombin inhibitor*), congênere sintético do fármaco natural hirudina, encontrado na saliva da sanguessuga (*Hirudo medicinalis*), usado em pacientes submetidos à angioplastia coronariana transluminal percutânea ou procedimento coronariano percutâneo, ou procedimento coronariano percutâneo com trombocitopenia ou trombose induzida pela heparina (o tratamento deve ser iniciado logo antes do procedimento). Um inibidor da GPIIb/IIIa pode ser administrado concomitantemente durante o procedimento.

Dabigatrana

É um anticoagulante inibidor da trombina, com ação curta (um dia), disponível comercialmente como etexilato de dabigatrana, pequena molécula pró-droga sem atividade farmacológica.

Após administração oral, o etexilato de dabigatrana é rapidamente absorvido e convertido em dabigatrana no plasma e no fígado por meio de hidrólise catalisada por esterase. A dabigatrana é um inibidor da trombina, potente, competitivo, reversível e é a principal substância ativa no plasma. A dabigatrana também inibe a trombina livre, trombina ligada à fibrina e a agregação de plaquetas induzida por trombina.

É considerada uma alternativa para várias indicações clínicas e como alternativa para a varfarina como anticoagulação oral, e tem resultados comparáveis em eficácia. Porém, da mesma forma que a apixabana, não existe teste específico para o controle da anticoagulação.

A biodisponibilidade absoluta da dabigatrana após administração oral é de aproximadamente 6,5% e a presença de alimentos não altera a biodisponibilidade, porém retarda o tempo até o pico de concentração plasmática em 2 horas. Tem baixa ligação às proteínas plasmáticas (34% a 35%).

A dabigatrana sofre conjugação, formando acilglicuronídeos farmacologicamente ativos. É eliminada principalmente na forma inalterada na urina. A meia-vida terminal é entre 12 e 17 horas.

Desirudina

É anticoagulante sintético, recombinante da hirudina, isopolipeptídeo natural da sanguessuga (*Hirudo medicinalis*). É inibidor da trombina tanto na forma livre como na unida ao coágulo. Atua inibindo a agregação plaquetária e a formação de fibrinogênio, e não tem ação fibrinolítica. É usada na pós-cirurgia de tromboembolismo venoso e como profilático por via subcutânea.

Lepirudina

Como a desirudina, é um anticoagulante sintético, recombinante da hirudina, isopolipeptídeo natural da sanguessuga (*Hirudo medicinalis*). É inibidora específica da atividade trombogênica da trombina (uma molécula de lepirudina complexa-se com uma molécula de trombina). Produz aumento do tempo de tromboplastina parcialmente ativada, é independente da antitrombina III e não inibe o Fator 4 plaquetário. É usada por via intravenosa e tem distribuição exclusiva aos líquidos extracelulares. A excreção é 48% renal, com meia-vida de eliminação de 1,3 hora. É removível por hemodiálise. Pode causar reações anafiláticas graves e óbito.

Melagatrana

É um anticoagulante com atividade antitrombina (inibidor da trombina), administrado por via oral e usado na prevenção e redução de trombos. Extensos estudos e uso da melagatrana demonstraram que não provoca dano hepático e que seu uso é seguro, embora com a pró-droga ximelagatrana esses efeitos foram observados provavelmente por mecanismo imunogênico.

Ximelagatrana

A ximelagatrana é exemplo do risco de efeitos adversos inesperados com novos medicamentos. Pró-droga da melagatrana, foi o primeiro inibidor da trombina lançado para uso clínico e administrado por via oral. Teve seu uso descontinuado em 2007, logo após o lançamento, devido a efeitos adversos graves.

Testada largamente na fase III de pesquisa, com uso por prazo curto (até 12 dias), não foi detectado nenhum potencial de hepatotoxicidade. Contudo, com uso por longo prazo (mais de um mês), foi observado aumento de enzimas hepáticas. Sintomas como febre e erupções cutâneas indicaram hipersensibilidade, tipo reação imunológica. Foi identificado posteriormente alto risco de dano hepático grave.

4.6. Enzimas fibrinolíticas

Alfadrotrecogina

É uma forma recombinante da proteína C ativada humana, que exerce efeito antitrombótico pela inibição dos Fatores Va e VIIIa, e provavelmente tem ação pró-fibrinolítica indireta, por impedir a ação do inibidor do ativador de plasminogênio-1 (PAI-1) e limitar a geração do inibidor da fibrinólise trombina-ativável (TAFI).

A alfadrotrecogina (ativada) é uma protease com a mesma sequência de aminoácidos da proteína C ativada endógena. É uma glicoproteína com peso molecular de aproximadamente 55 kilodáltons, constituída por uma cadeia leve e uma cadeia pesada, ligadas por uma ponte de dissulfeto. Ambas possuem os mesmos sítios de glicosilação, embora existam diferenças nas estruturas de glicosilação.

Uma linhagem de células humanas, contendo o DNA complementar do zimogênio da proteína C humana inativa, secreta essa proteína no meio de fermentação. A fermentação é realizada em um meio nutriente contendo sulfato de geneticina, sendo que esse antibiótico não é detectável no produto final. A proteína C humana é ativada enzimaticamente pela clivagem com trombina e, subsequentemente, purificada.

Usada por via intravenosa, após o início da infusão contínua, mais de 90% da concentração plasmática no estado de equilíbrio é atingida em até 2 horas. A meia-vida curta de 13 minutos determina o rápido aumento inicial da concentração plasmática de proteína C ativada para o estado de equilíbrio. Essas concentrações são proporcionais à velocidade de infusão, num intervalo que varia de 12 mcg/kg/h até 48 mcg/kg/h.

A alfadrotrecogina (ativada) e a proteína C ativada endógena são inativadas, no plasma, por inibidores endógenos de proteases, mas o mecanismo de depuração plasmática ainda é desconhecido.

Deve ser suspensa 2 horas antes da realização de procedimentos cirúrgicos invasivos ou que tenham risco de sangramento, sendo reiniciada após 12 horas do procedimento.

Alfimeprase

É uma enzima fibrinolítica usada no tratamento de oclusão arterial periférica e oclusão de cateter.

Alteplase

A alteplase é um trombolítico que ativa o sistema fibrinolítico endógeno produzindo a plasmina, enzima que degrada a fibrina do coágulo assim como o fibrinogênio e outras proteínas, como os Fatores V e VIII. A alteplase quebra a ligação peptídica diretamente; liga-se mais seletivamente ao complexo fibrina-plasminogênio do coágulo do que no plasminogênio livre circulante.

Usada por via intravenosa, tem efeito máximo alcançado entre 20 minutos e 2 horas. A duração do efeito hiperfibrinolítico termina após poucas horas da suspensão da administração. O tempo de trombina usualmente retorna ao normal após 4 horas e o tempo de protrombina pode, raramente, ser prolongado para 12 a 24 horas após a suspensão da terapia. Sua biotransformação é hepática e a excreção é renal, sendo 80% da dose excretados na urina em 18 horas.

Em casos de doses excessivas ou reações adversas como hemorragias graves, recomenda-se a infusão de plasma recentemente congelado ou de sangue total fresco. Se necessário, administrar antifibrinolíticos sintéticos.

Amediplase

É trombolítico, ativador de plasminogênio, usado para infarto agudo do miocárdio.

Anistreplase

Trombolítico que ativa o sistema fibrinolítico endógeno pela clivagem da ligação arginina 560 - valina 561 no plasminogênio para produzir a plasmina, enzima que degrada a fibrina do coágulo, assim como o fibrinogênio e outras proteínas plasmáticas como Fatores V e VIII. Devido à ativação programada e à degradação retardada da anistreplase, o efeito fibrinolítico perdura por tempo prolongado, com dose única.

O tratamento trombolítico deve ser iniciado o mais precocemente possível após os sintomas clínicos do infarto agudo do miocárdio.

Administrada por via intravenosa, tem efeito máximo em 45 minutos e duração de efeito de 6 horas, embora a determinação do tempo de lise do coágulo de euglobulina mostre que a duração da trombólise pode persistir por mais de dois dias.

A anistreplase é um complexo formado por estreptoquinase e plasminogênio lisado humano com o grupo anisoil acoplado ao centro catalítico da porção do plasminogênio. A acilação do complexo torna-o, temporariamente, inativo e resistente à degradação pelos inibidores endógenos (alfa-2--antiplasmina), sem diminuir a sua capacidade de ligação à fibrina. Após a administração intravenosa, a anistreplase sofre a desacilação e subsequente ativação do complexo estreptoquinase-lisoplasminogênio.

Betanasaruplase

É fibrinolítico, com uso em casos de isquemia aguda.

Desmoteplase

É ativador de plasminogênio, com atividade anticoagulante por ativar a formação de plasmina, que age sobre a fibrina (uso em tromboses).

Estreptoquinase

É trombolítico que ativa o sistema fibrinolítico endógeno induzindo a clivagem da ligação arginina 560 – valina 561 no plasminogênio para produzir a plasmina, enzima que degrada a fibrina do coágulo assim como o fibrinogênio e outras proteínas plasmáticas como Fatores V e VIII. A estreptoquinase promove a conversão do plasminogênio a plasmina de modo indireto: combina-se com o plasminogênio para formar o complexo estreptoquinase-plasminogênio, o qual é convertido em estreptoquinase-plasmina; esses complexos ativadores, melhor do que a estreptoquinase isolada, convertem o plasminogênio residual em plasmina. A duração do efeito hiperfibrinolítico termina após poucas horas da suspensão da administração, o tempo de protrombina usualmente retorna ao normal após 4 horas e pode, raramente, ser prolongado para 12 a 24 horas após a suspensão da terapia.

Usada por via intravenosa e intra-arterial, tem meia-vida do complexo ativador (estreptoquinase-plasminogênio ou estreptoquinase-plasmina) de 23 minutos, após dose intravenosa de 1 milhão e 500 mil UI, durante o período de 1 hora; o efeito máximo é alcançado entre 20 minutos a duas horas (reperfusão miocárdica). Na trombose da artéria coronariana, a recanalização pode ocorrer em menos de 1 hora; todavia, o tratamento deve continuar com a recanalização a fim de garantir a lise completa de todo material trombótico.

Reteplase

É um trombolítico produzido por recombinação do DNA em *E. coli* e purificado por separação cromatográfica. Catalisa a clivagem de plasminogênio endógeno para gerar plasmina que degrada a matriz (rede) de fibrina causando trombólise.

Administrada por via intravenosa, tem efeito máximo atingido em 2 horas e duração de efeito (diminuição de fibrinogênio) em cerca de 48 horas. Tem excreção biliar e renal com meia-vida de eliminação entre 13 e 16 minutos.

Tenecteplase

Trombolítico, o tenecteplase é um ativador recombinante do plasminogênio específico para fibrina, derivado do ativador do plasminogênio tecidual (t-PA) humano, por meio de modificações em três posições da estrutura da proteína. Liga-se à fibrina e seletivamente converte o plasminogênio ligado ao trombo para plasmina, a qual degrada a matriz de fibrina do trombo. Apresenta maior especificidade à fibrina e maior resistência à inativação por seu inibidor endógeno (PAI-1) do que o t-PA humano.

Dados de patência provenientes de estudos angiográficos de fase I e II sugerem que o tenecteplase, administrado em um único *bolus* intravenoso, possui um efeito dose dependente de dissolução de coágulos da artéria relacionada ao infarto em pacientes que sofreram infarto agudo do miocárdio.

O tenecteplase é administrado por via intravenosa e retirado da circulação por meio de ligação específica a receptores hepáticos, seguido por catabolismo em pequenos peptídeos. Contudo, a porcentagem de ligação aos receptores hepáticos é menor que no t-PA humano, resultando numa meia-vida prolongada.

Tem alta distribuição no fígado, após uma única injeção intravenosa em *bolus* de tenecteplase em pacientes com infarto agudo do miocárdio. Os antígenos de tenecteplase apresentam eliminação plasmática bifásica. A depuração do tenecteplase não é dose-dependente e sua meia-vida terminal é de 129 minutos.

Uroquinase

Trombolítica, a uroquinase ativa o sistema fibrinolítico endógeno induzindo a clivagem da ligação arginina 560 – valina 561 no plasminogênio para produzir a plasmina, enzima que degrada a fibrina do coágulo, assim como o fibrinogênio e outras proteínas plasmáticas como os Fatores V e VIII. A uroquinase quebra a ligação peptídica diretamente.

Administrada por via intravenosa e intra-arterial, tem duração de efeito hiperfibrinolítico terminal poucas horas após a suspensão da administração. A reperfusão miocárdica ocorre 20 minutos a 2 horas após a terapia intravenosa. É excretada pelas vias renal e biliar, com meia-vida de eliminação de 20 minutos.

A administração de uroquinase deve ser contínua até que a artéria seja totalmente desobstruída, usualmente 15 a 30 minutos após o início da desobstrução, podendo ser administrada por períodos de até 2 horas.

4.7. Outros anticoagulantes

Ácido polianidromanurônico

O sulfato ácido polianidromanurônico tem estrutura química similar à da heparina, com ação anticoagulante e hipocolesterolemiante.

Apolato de sódio

Trombolítico heparinoide sintético, usado como anticoagulante no tratamento tópico de hematomas e tromboses superficiais.

Hirudina

É um anticoagulante isolado da secreção bucal do anelídeo *Hirudo medicinalis* (sanguessuga), obtido por tecnologia recombinante. A sanguessuga é usada para retirar sangue de áreas congestionadas, com aplicação em cirurgias plásticas. Tem uso oral e tópico.

Mucopolissacarídeo (heparinoide de uso tópico)

É um anticoagulante com estrutura similar à heparina, com propriedades farmacológicas específicas para a terapêutica percutânea na remoção de hematomas. É obtido por extração do trato respiratório de bovinos e esterificado semissinteticamente para polissulfato de mucopolissacarídeo. Age sobre a tromboplastina e trombina inibindo ou retardando a formação de trombos e o crescimento destes. Também ativa a plasmina e plasminogênio estimulando a fibrinólise, bloqueia as enzimas proteolíticas, inibe a hialuronidase e ativa o fluxo sanguíneo local e a corrente linfática.

Após aplicação cutânea, é absorvido pela epiderme, derme e tecido subcutâneo, atingindo a corrente sanguínea em quantidades mínimas. É excretado pela urina e fezes, parte inalterado e parte despolimerizado, formando moléculas de cadeias menores.

Rutosídeo

É um flavonoide obtido da castanha da Índia (*Aesculus hippocastanum*) que melhora a capacidade do fluxo sanguíneo por meio de ações hemodinâmicas e antitrombóticas. Com isso, a exsudação de plasma para o interstício é diminuída.

Tripsina

É uma enzima proteolítica usada topicamente para lise de coágulo e debridamento do tecido necrótico para tratamento de feridas e hematomas. É secretada pelo pâncreas em forma inativa denominada tripsinogênio, que, ao atingir o duodeno, se transforma em tripsina ativa devido a enteroquinase presente no suco intestinal. Não há evidência científica convincente que tenha ação terapêutica quando administrada por via oral.

5. FÁRMACOS ESTIMULANTES DA HEMATOPOIESE

Ácido folínico

É um antianêmico, estimulante da hematopoiese. O ácido folínico (leucovorina) é o ácido fólico na forma reduzida, e a forma mais usada é o folinato de cálcio. É usado como antídoto dos efeitos tóxicos do metotrexato e trimetoprima, entre outros, na anemia megaloblástica e no câncer metastático colorretal, associado com fluoruracila.

Como antídoto dos antagonistas do ácido fólico, é convertido em outra forma reduzida, o tetraidrofolato, sem necessitar da ação da enzima diidrofolato redutase, como o ácido fólico. O ácido folínico não é afetado pela inibição dessa enzima, exercida pelos antagonistas do ácido fólico. Isso permite continuidade das sínteses de purina, timidina, DNA, RNA e de proteínas. Pode limitar a ação do metotrexato nas células normais, competindo pelos mesmos mecanismos de transporte celular. A administração adequada e a tempo protege as células medulares ósseas e gastrintestinais do efeito do metotrexato, mas praticamente não exerce nenhum efeito protetor na nefrotoxicidade causada por ele.

Pode ser administrado pelas vias oral, intramuscular ou intravenosa. Tem boa absorção gastrintestinal com biodisponibilidade em aproximadamente 97% para uma dose de 25 mg, 75% para uma dose de 50 mg, e 37% para uma dose de 100 mg. Atravessa a barreira hematoencefálica de forma moderada e concentra-se no fígado. O tempo para o início de efeito está entre 20 e 30 minutos (oral), entre 10 e 20 minutos (via i.m.) e menos do que 5 minutos (via i.v.). Sua biotransformação é hepática e na mucosa intestinal, originando o metabólito ativo 5-metiltetraidrofolato. A velocidade da biotransformação é maior pela via oral (90%), sendo 72% pela via intramuscular e 66% pela via intravenosa. Sua excreção é renal (80% a 90%) e biliar (5% a 8%), com meia-vida de eliminação de 6,2 horas e duração de efeito entre 3 e 6 horas, por qualquer via.

Ácido metanoarsônico

É estimulante da hematopoiese, também encontrado na forma de monometilarsonato dissódico. A forma ácida (ácido metanoarsônico) é usada na anemia, leucemia e psoríase. O sal dissódico é usado como herbicida.

Alfadarbepoetina

É a forma sintética da eritropoietina humana, um hormônio glicoproteico endógeno, principal regulador da eritropoiese mediante interação específica com o receptor de eritropoietina nas células progenitoras dos eritrócitos na medula óssea. Tanto em pacientes com insuficiência renal crônica como nos que estão em tratamento oncológico, a deficiência de eritropoietina e a resposta diminuída das células progenitoras eritroides à eritropoietina endógena contribuem de maneira significativa para a anemia.

A alfadarbepoetina tem cinco cadeias de hidratos de carbono ligadas aos átomos de nitrogênio, enquanto o hormônio endógeno (eritropoietina) e as eritropoietinas humanas recombinantes (r-HuEPO) têm três. Os radicais de açúcar adicionais têm uma estrutura molecular indistinta da que se encontra no hormônio endógeno. Tem maior atividade *in vivo* que as eritropoietinas humanas recombinantes devido ao aumento no número de carbonos e uma meia-vida mais longa.

Estimula a formação de células sanguíneas (eritropoiese) no tratamento de anemias, a fim de elevar ou manter o nível eritrocitário reduzindo a necessidade de transfusões de sangue. Estimula a divisão e diferenciação de células progenitoras eritroides comprometidas; estimula a liberação de reticulócitos de medula óssea na corrente sanguínea, onde estes amadurecem e se tornam eritrócitos. Isso causa um aumento na contagem de reticulócitos, hematócritos e hemoglobina.

É usada pelas vias subcutânea ou intravenosa, com meia-vida de eliminação de aproximadamente 21 horas quando administrada por via intravenosa. A biodisponibilidade com a administração subcutânea é de 37%. Após administração mensal de alfadarbepoetina, em doses subcutâneas que variavam entre 0,6 e 2,1 µg/kg, a meia-vida de eliminação foi de 73 horas. A depuração renal é mínima (até 2% da depuração total) e não afeta a meia-vida sérica.

O aumento dos níveis de hemoglobina pode ser notado em duas a seis semanas após o início do tratamento.

Alfaepoetina (eritropoietina recombinante humana)

É uma glicoproteína produzida pela tecnologia do DNA recombinante, com ação estimulante da hematopoiese. Contém 165 aminoácidos na mesma sequência da eritropoietina endógena humana, tendo assim a mesma atividade biológica.

A eritropoietina é a epoetina natural no organismo que regula a produção de glóbulos vermelhos. Após o isolamento do gene desta foi possível, por meio de técnicas de DNA recombinante, produzir epoetinas sintéticas como a alfaepoetina, a betaepoetina, a deltaepoetina e a darbopoetina.

A atividade biológica da alfaepoetina, a mesma da eritropoietina humana, é a indução da eritropoiese por estímulo da divisão e da diferenciação das células eritroides precursoras medulares ósseas; induz também a liberação de reticulócitos da medula óssea para a circulação sanguínea, onde são transformadas em eritrócitos. Como fator estimulante da mitose e hormônio de diferenciação, a formação de eritrócitos se dá a partir dos precursores do compartimento de células estaminais.

É administrada pelas vias intravenosa e subcutânea. A biodisponibilidade por via subcutânea é muito mais baixa que por via intravenosa, aproximadamente 20%. O pico de concentração dá-se em 15 minutos, por via intravenosa (dose única) e entre 5 e 24 horas em dose única subcutânea, mantendo-se por 12 a 16 horas. A meia-vida de eliminação é em torno de 4 a 5 horas quando a administração é intravenosa, já a meia-vida da via subcutânea é difícil avaliar, sendo estimada em cerca de 24 horas.

O início do efeito quanto ao aumento de reticulócitos (efeito inicial) dá-se entre 7 e 10 dias e, em relação ao aumento das células vermelhas, do hematócrito e da hemoglobina, dá-se entre duas a seis semanas. O efeito máximo (aumento do hematócrito) é atingido em dois meses com administrações de 100 a 150 U/kg, três vezes por semana. A duração do efeito (começo da diminuição do hematócrito) é de cerca de duas semanas após a suspensão da administração.

Estudos em animais mostraram toxicidade reprodutiva. Não há estudos em mulheres grávidas, portanto a alfaepoetina só deve ser usada na gestação se os benefícios compensarem os riscos.

Ancestim

É um fator de crescimento das células hematopoiéticas e aumenta o número de células-tronco sanguíneas.

Filgrastim

É um fator estimulante de granulócitos (neutrófilos), usado na neutropenia congênita e idiopática ou causada por transplante de medula óssea, quimioterapia, na prevenção de doenças oportunistas nas infecções por HIV. Pode provocar dor óssea e aumento de neutrófilos.

O filgrastim é uma proteína sintética com 175 aminoácidos, produzida por processo de DNA recombinante em *Escherichia coli* (inserção na bactéria do fator estimulante celular de granulócito humano). Sua estrutura química assemelha-se à glicoproteína hormonal do fator de crescimento. Atua nas células precursoras com a capacidade de formar apenas uma célula diferenciada, o granulócito neutrófilo; portanto, é um estimulante celular de linhagem-específica.

Promove a proliferação e a maturação de granulócitos neutrófilos, aumenta sua migração, age sinergicamente com a interleucina-3 em outras linhagens, incluindo megacariócitos e plaquetas; promove também a ativação e crescimento de pré-células B. São cinco os fatores de crescimento hematopoiético, dos quais um deles é o filgrastim (FEC-G); os outros quatro são estimulante de colônia de granulócito-macrófago (FEC-GM; sargramostim), estimulante de colônia de macrófago (FEC-M), interleucina-3 e eritropoietina. Essas glicoproteínas são produzidas em linfócitos e monócitos e estimulam células precursoras hematopoiéticas para formarem colônias maduras das células sanguíneas.

Administrada pela via subcutânea, pode ser detectada no plasma 5 minutos após a injeção. O início do efeito (diminuição dos neutrófilos circulantes) é quase imediato; após 4 horas, inicia-se o aumento, atingindo um pico inicial em 24 horas. Pela via subcutânea, a concentração sanguínea máxima é atingida entre 2 a 8 horas; a meia-vida de eliminação é de aproximadamente 3,5 horas. Pode também ser utilizada pela via intravenosa.

Lenograstim

Fator estimulante de colônia de granulócitos, o lenograstim é uma glicoproteína natural de células ovarianas de hamster chinês, usada no transplante de medula óssea e neutropenia devido à quimioterapia. Pode causar dor óssea e infecção. Promove a proliferação, diferenciação, maturação e liberação dos neutrófilos do tecido hematopoiético, prolonga sua função e aumenta a capacidade fagocítica e citotóxica e a produção de alfainterferona.

Seu uso é associado com interleucina-3 para induzir formação de megacariócitos e associado com fator estimulante de colônia de granulócito e macrófago, para estimular as respectivas colônias.

Administrado por via subcutânea, atinge a concentração sérica máxima em 6 horas. Sua biodisponibilidade é de 30%, com biotransformação intracelular, originando metabólitos peptídicos; 1% da dose encontra-se na urina na forma inalterada. A meia-vida de eliminação está entre 2 e 8 horas (via s.c.), na neutropenia associada a câncer.

Mecobalamina

Pertence ao grupo das cobalaminas e facilita o desenvolvimento dos glóbulos vermelhos, assim como as funções neurológicas e a síntese de ácidos nucleicos. É usada no tratamento da anemia megaloblástica, por via oral.

Molgramostim

É um estimulante hematopoiético antineutropênico, com mecanismo de ação semelhante ao filgrastim, usado por via parenteral na neutropenia por antineoplásicos após transplantes, entre outros usos.

Molgramostim é um regulador multilinhagem das glicoproteínas, que intervém tanto na regulação da hematopoiese quanto na ativação das células mieloides maduras. Estimula *in vitro* a proliferação e a diferenciação das células precursoras hematopoiéticas, o que resulta na produção de granulócitos, monócitos/macrófagos e linfócitos T.

Pode acentuar a expressão dos antígenos de histocompatibilidade principal de classe II sobre os monócitos humanos e pode aumentar a produção de anticorpos. Além disso, apresenta efeitos notáveis sobre a atividade funcional dos neutrófilos maduros, incluindo fagocitose aumentada de bactérias, citotoxicidade aumentada em direção às células malignas e ativação dos neutrófilos para um metabolismo oxidativo aumentado.

Após a administração subcutânea e intravenosa, as concentrações máximas sorológicas aumentam para as duas vias de administração, mas é maior para a administração intravenosa se comparada com via subcutânea. Para a manutenção, concentrações foram maiores para a via subcutânea.

Estudos concluíram que a excreção não se dá pela via renal e a meia-vida após administração intravenosa é de 0,24 até 1,18 hora, e o pico da meia-vida após administração subcutânea é de 3,16 horas.

Não é recomendado durante a gestação devido ao potencial de risco para o feto (incluído pelo *Food and Drug Administration* – FDA – no grupo de risco categoria D).

Oprelvecina (Interleucina-11 humana recombinante)

Recombinante da interleucina-11 humana, é usado clinicamente para prevenir trombocitopenia e para reduzir a necessidade de transfusão de plaquetas, ambas devido à quimioterapia.

A oprelvecina é um fator de crescimento trombopoiético que estimula diretamente a proliferação de células-tronco hematopoiéticas e células progenitoras megacariocíticas. Induz o amadurecimento megacariocítico, resultando no aumento da produção de plaquetas.

A IL-11 é membro da família dos fatores de crescimento humano que inclui os hormônios de crescimento, fator estimulante de colônia granulocítica (G-CSF) e outros fatores de crescimento. A oprelvecina é produzida em *Escherichia coli* por métodos de DNA recombinante, tem uma massa molecular de aproximadamente 19.000 dáltons, não é glicosilada, tem 177 aminoácidos em sua extensão e difere dos 178 aminoácidos da IL-11 nativa somente quanto à falta de resíduo prolina aminoterminal.

Essa alteração não resultou em diferenças mensuráveis na bioatividade seja *in vitro* ou *in vivo*. É disponível para administração subcutânea como um pó liofilizado estéril. Atinge concentração máxima entre 1 e 6 horas e tem excreção renal com meia-vida de eliminação entre 5 e 8 horas.

Pegfilgrastim

É um conjugado de filgrastim com polietilenoglicol (PEG), usado para reduzir a duração da neutropenia e a incidência da neutropenia febril em doentes tratados com quimioterapia citotóxica para doença maligna (com exceção da leucemia mieloide crônica e de síndromes mielodisplásicas).

Pegfilgrastim é uma forma de filgrastim de longa duração devido à reduzida depuração renal. Foi demonstrado que ambos apresentam o mesmo mecanismo de ação, causando acentuado aumento na contagem de neutrófilos no sangue periférico dentro de 24 horas, com aumentos menores nos monócitos e/ou linfócitos. Da mesma forma que o filgrastim, os neutrófilos produzidos em resposta ao pegfilgrastim apresentam função normal ou aumentada conforme demonstrado em testes sobre a função quimiotática e fagocitária.

Pegfilgrastim pertence ao grupo farmacoterapêutico das citocinas. O fator estimulante de colônias de granulócitos humanos (G-CSF) é uma glicoproteína, que regula a produção e liberação de neutrófilos a partir da medula óssea. Pegfilgrastim é um conjugado de G-CSF recombinante humano (r-metHuG-CSF) com uma única molécula de polietilenoglicol (PEG) de 20kDa.

Assim como outros fatores de crescimento hematopoiético, o G-CSF apresentou propriedades estimulantes *in vitro* sobre as células endoteliais. O G-CSF pode proporcionar o crescimento de células mieloides, incluindo células malignas, *in vitro*, e efeitos semelhantes podem ser observados em algumas células não mieloides *in vitro*.

Após administração subcutânea de dose única de pegfilgrastim, a concentração plasmática máxima ocorre dentro de 16 a 120 horas e é mantida durante o período de neutropenia após quimioterapia mielossupressora.

O pegfilgrastim parece ser eliminado principalmente pela depuração mediada pelos neutrófilos que se tornam saturados com doses mais elevadas. A eliminação não é linear com relação à dose, e a depuração plasmática diminui com o aumento da dose. Consistentemente com o mecanismo autorregulador de depuração, a concentração plasmática do pegfilgrastim diminui rapidamente no início da recuperação dos neutrófilos.

Os efeitos indesejáveis mais frequentemente observados durante o tratamento foram dor óssea, dor no local da injeção, cefaleia, bem como dores gerais e artralgia, mialgia, dor torácica e dor lombar.

Plerixafor

É usado como auxiliar no transplante de medula óssea, em geral associado ao filgrastim, após transplante de células-tronco em pacientes com linfoma não Hodgkin (tumor originado de célula linfoide) ou mieloma múltiplo (câncer maligno originário de células da medula óssea).

Administrado por via oral, potencializa a mobilização de células estaminais hematopoiéticas para o sangue periférico, promove colheita e subsequente transplante autólogo em doentes com linfoma ou mieloma múltiplo em que a mobilização de células seja difícil.

Romiplostim

Incrementa o nível de plaquetas no tratamento da púrpura trombocitopênica idiopática (PTI). Romiplostim é uma proteína de fusão Fc-peptídeo (pepticorpo) que sinaliza e ativa as vias de transcrição intracelular através do receptor da trombopoietina (TPO) – também conhecido por cMpl – para aumentar a produção de plaquetas. A molécula do pepticorpo é constituída pelo domínio Fc de uma imunoglobulina IgG1 humana, com cada subunidade de cadeia simples covalentemente ligada pelo terminal C a uma cadeia peptídica que contém dois domínios de ligação do receptor da TPO.

A meia-vida pode variar entre 1 e 34 dias (mediana de 3,5 dias). Não deve ser usado por mulheres grávidas, devido ao potencial de risco ao feto baseado em estudos com animais, pelo mesmo motivo não deve ser usado durante a amamentação.

Sargramostim

Antineutropênico, no transplante de medula óssea e neutropenia estimula a proliferação de granulócitos e macrófagos. O sargramostim é uma glicoproteína sintética contendo 127 aminoácidos, produzida por técnica de DNA recombinante, glicosilada e quimicamente relacionada à citocina. Atua nas células hematopoiéticas, com atividade semelhante a dos hormônios endógenos, ligando-se a receptores específicos e estimulando a proliferação (expansão clonal) e a diferenciação. É fator estimulante de colônia (estimula a formação e maturação ou ativação funcional) de granulócitos, monócitos, macrófagos, eosinófilos e neutrófilos.

Administrado pelas vias intravenosa e subcutânea, pode ser detectado no soro 5 minutos após administração subcutânea e sua concentração máxima é atingida em 2 horas. O início do efeito (diminuição de neutrófilos, eosinófilos e monócitos circulantes) dá-se em 30 minutos, retornando aos valores basais ou maiores em 2 horas e após três a sete dias pode novamente aumentar os leucócitos.

A meia-vida de eliminação é aproximadamente de 2 horas (infusão intravenosa de 2 horas) e 3 horas (via subcutânea).

6. SUBSTITUTOS DO SANGUE

Albumina

É um expansor de volume plasmático, obtido por fracionamento do plasma livre de anticorpos dos grupos sanguíneos (A, B, O) usado em situações como hipovolemia, queimaduras, hipoproteinemia e hiperbilirrubinemia neonatal. Outras formas de albumina são usadas como suplemento nutricional.

Tem a função biológica de regular o volume plasmático por meio da pressão coloidosmótica, além de ser uma forma de armazenamento de proteínas e aminoácidos. É aceptor para ácidos graxos no metabolismo lipídico e tem função importante no transporte de substâncias (hormônios, nutrientes, medicamentos, toxinas etc.), metabólitos intermediários e troca de substâncias teciduais. A albumina radioativa é usada como agente diagnóstico.

O início do efeito (expansor de volume) é de 15 minutos (albumina a 20% ou 25%) em pacientes bem hidratados. A duração do efeito depende do volume sanguíneo inicial; se o volume inicial for reduzido, a expansão resiste por várias horas; se for normal, a duração da expansão é curta. A meia-vida de eliminação está entre 15 e 20 dias.

Dextranas

São usadas como expansores de volume plasmático. As dextranas são polímeros da glicose classificados de acordo com o peso molecular (PM) em dextranas 1, 40, 60, 70, 75, 110. As dextranas com peso molecular abaixo de 50.000 dáltons são indicadas em distúrbios da microcirculação, previnem a tromboembolia e melhoram a perfusão periférica. Em geral, sofrem excreção renal na forma inalterada, ao redor de 50% em 24 horas. As dextranas com peso molecular acima de 50.000 dáltons são indicadas para aumento do volume e sua eliminação depende de degradação enzimática. Também previnem a tromboembolia e melhoram a perfusão periférica.

Pelas suas características químicas, causam diminuição progressiva da capacidade de transporte de oxigênio, diluição dos fatores de coagulação e das proteínas plasmáticas, podendo ocasionar sobrecarga circulatória.

Recomenda-se a monitoração periódica da pressão venosa central (durante a infusão), tempo de sangramento e fatores da coagulação. O efeito anticoagulante da heparina é aumentado. Há interferência na determinação da glicose, bilirrubina e proteínas plasmáticas e urinárias.

Hetamido

O hetamido (*hetastarch*) é um composto que contém mais de 90% de amilopectina e produz aumento do volume plasmático devido a sua propriedade coloidal, semelhante à albumina. Administrado por infusão venosa, o início do efeito é observado em cerca de 30 minutos. A duração do efeito está entre 24 e 36 horas. As moléculas maiores (50.000 dáltons) são biotransformadas no sangue, por amilases, e são excretadas pela bile, já as moléculas menores são excretadas pela urina, na forma inalterada.

Hidroxietilamido (pentamido)

O pentamido (*pentastarch*) é um coloide expansor de volume plasmático, com uso como repositor de volume intravascular no choque hipovolêmico. É adjuvante na leucoforese, a fim de aumentar tanto a coleta quanto o rendimento de leucócitos quando se utilizam técnicas por centrifugação.

A solução a 6% exerce pressão osmótica similar à da albumina humana. A dose e a velocidade de infusão dependem das condições do paciente. É incompatível com vários medicamentos, inclusive antibióticos.

A duração do efeito está entre 24 e 36 horas. É excretado na urina na forma inalterada (moléculas de PM menor que 50.000) em 24 horas; as moléculas menores sofrem biotransformação e são excretadas lentamente.

O uso é por tempo restrito; o risco/benefício deve ser avaliado em situações clínicas como insuficiência cardíaca congestiva, hipofibrinogenemia, trombocitopenia, insuficiência renal.

Poligelina

É um polímero preparado com polipeptídeos derivados da gelatina desnaturada, usado como substituto do plasma em estados de choque devido a hemorragias, queimaduras, traumas ou perda de água e eletrólitos, em soluções a 3,5%, associado aos eletrólitos, de acordo com as necessidades do paciente.

Após administração intravenosa, tem duração da ação de 4 a 6 horas (dose única), meia-vida de 3 a 8 horas, com aumento (até 16 horas) em pacientes com função renal reduzida.

Succinilgelatina

É substituto coloidal do volume plasmático (expansor plasmático) usado para substituição parcial do sangue por via intravenosa.

A exemplo de outros expansores, tem indicação na profilaxia e no tratamento de hipovolemia absoluta e relativa (por exemplo, choque seguido por hemorragia ou trauma, por perdas sanguíneas perioperatórias, queimaduras, sepsis), na profilaxia da hipotensão (por exemplo associada à anestesia epidural) e na circulação extracorpórea.

7. BIBLIOGRAFIA

ADAMS, R.L.; BIRD, R.J. Review article: coagulation cascade and therapeutics update: relevance to nephrology. Part 1: Overview of coagulation, thrombophilias and history of anticoagulants. *Nephrology*, v. 14, n. 5, p. 462-70, 2009.

ARAÚJO, A.C.O; DOMINGUES, R.B.; BELLEN, B. Determinação do INR: comparação entre método convencional e dispositivo portátil. *J. Vasc. Bras.*, v. 13, n. 2, p. 88-93, 2014.

BARON, T.H.; KAMATH, P.S.; McBANE, R.D. Current Concepts: Management of Antithrombotic Therapy in Patients Undergoing Invasive Procedures. *N. Engl. J. Med.*, v. 368, p. 2113-24, 2013.

BIGGS, R. *et al.* The Mode of Action of Antibodies which Destroy Factor VIII. II. Aantibodies which give complex concentration graphs. British J. Hematology, v. 23, n. 2, p. 137-55, 1972.

CHEN, J.Y.; SCERBO, M.; KRAMER, G. A review of blood substitutes: examining the history, clinical trial results, and ethics of hemoglobin-based oxygen carriers. *Clinics* (Sao Paulo). 64(8):803-13, 2009.

DAVIE, E.W.; RATNOFF, O.D. Waterfall sequence for intrinsic blood clotting. *Science*, v. 145, p. 1310-2, 1964.

DAVIE, E.W. A Brief Historical Review of the Waterfall/Cascade of Blood Coagulation. *J. Biol. Chem.*, v. 278, p. 50819-32, 2003.

HOLBROOK, A. *et al.* Evidence-Based Management of Anticoagulant Therapy – Antithrombotic Therapy and Prevention of Thrombosis, 9th ed: American College of Chest Physicians Evidence-Based Clinical Practice Guidelines. *Chest*, v. 141, Suppl. 2, p. e152S-e184S, 2012.

HUNT, B.J.; LEVI, M. Engineering Reversal Finding an Antidote for Direct Oral Anticoagulants. Editorial. *N. Engl. J. Med.*, v. 375, p. 1185-6, 2016.

KEISU M1, ANDERSSON TB. Drug-induced liver injury in humans: the case of ximelagatran. *Handb Exp Pharmacol.*, v. 196, p. 407-18, 2010.

LAURENCE L. *et al.* Goodman & Gilman – As bases Farmacológicas da terapêutica. ARTMED, 2012.

LEEBEEK, F.W.G.; EIKENBOOM, J.C.J. Von Willebrand's Disease. *N. Engl. J. Med.*, v. 375, p. 2067-80, 2016.

McFARLANE, R.G. An enzyme cascade in the blood clotting mechanism, and its function as a biochemical amplifier. *Nature*, v. 202, p. 498-9, 1964.

MARCOURAKIS, T.; SERTIÉ, J.A.A.; CARVALHO, M.F.; ZANINI, A.C.; OGA, S. Noções básicas de farmacologia. In. LOPES, A.C. *Tratado de Clínica Médica*. 3 ed., Rio de Janeiro: Roca, 2016.

MIESCHER, P.A.; JAFF, E.R.; LUSCHER, E.F. Disorders of hemostasis. New York: Grune & Straton, 1971.

NILSON, I.M. *Haemorrhagic and thrombolic diseases*. London: John Wiley, 1974.

POHLE, F.J.; TAYLOR, F.H. The coagulation defect in hemophilia. The effect in hemophilia of intramuscular administration of a globulin substance derived from normal human plasma. *J. Clin. Invest.*, v. 16, n. 5, p. 741-7, 1937.

VERRASTRO, T.; LORENZI, T.F.; WENDEL NETO, S. *Hematologia e Hemoterapia; fundamentos de morfologia, fisiologia, patologia e clínica*. São Paulo: Atheneu, 2005.

VERSTRATE, M. *Homeostatic drugs: a critical appraisal*. The Hague Martinus Nighoff, 1977.

WILLIAMS, W. *Hematology*. New York: McGraw-Hill, 1972.

WINTROBE, M.M. Clinical hematology 7a. ed., Philadelphia: Lea & Febiger, 1974.

ZANINI, A.C.; LIMONGI, J.P. Farmacologia da coagulação sanguínea. In. CORBETT, C.E., *Elementos de Farmacodinâmica*. 4 ed., Artes Médicas, 1973.

ZANINI, A.C.; MARCOURAKIS, T. *Farmacologia*. In. LOPES, A.C. (Org.). Tratado de Clínica Médica. 3 ed. São Paulo: Roca, 2016 v.1, p.1285-1340.

ZANINI, A.C.; WADT, M.; SPINA, D.; CARVALHO, M.F.; OGA, S. Guia Zanini-Oga de Medicamentos, Livro eletrônico, 2017.

8.4.

Pele e Anexos

Maria Valéria Robles Velasco
José Antonio de Oliveira Batistuzzo

Sumário

Colaborador nas edições anteriores: Waltênio Vasconcelos.

1. INTRODUÇÃO

A pele é um importante órgão que se caracteriza por seu contato direto com o meio ambiente, por sua extensa superfície, por defender o organismo contra agentes externos, agindo como uma barreira semipermeável e por ter a função de manutenção do equilíbrio homeostático do organismo.

Em diversas circunstâncias, a pele pode sofrer alterações causadas por:

1. Agentes físicos externos (frio, calor, ausência de umidade, irradiação solar etc.) e traumatismos que são as causas mais comuns.
2. Grande número de doenças com manifestações diretas sobre a pele e os anexos, como por exemplo, as micoses, o câncer da pele etc.
3. Doenças que, por mecanismo indireto, provocam alterações na pele (icterícia nas hepatites, petéquias nos distúrbios plaquetários etc.). Nesse caso, diz-se que a pele se comporta como um "órgão de choque".

Historicamente, as enfermidades da pele foram as primeiras a despertar tentativas de cura. Usavam-se aplicações tópicas de ervas e seus extratos, aplicações de gordura animal e até mesmo o fogo, dentre outras terapias.

Com o tempo, desenvolveram-se fórmulas medicamentosas mais elaboradas de uso tópico e com finalidades mais amplas. Inúmeros compostos, isolados ou em associação, são na atualidade adaptados para o uso tópico e o emprego dessas formulações atingiu ampla diversidade (filtros solares, despigmentantes cutâneos, queratolíticos, antisseborreicos, desodorantes, repelentes de insetos, antitranspirantes etc.).

Com o melhor conhecimento da etiopatogenia de doenças da pele, algumas rotinas foram se modificando. Até a década de 1980, por exemplo, os filtros solares raramente eram utilizados. A partir do estabelecimento da relação de causa e efeito entre o câncer de pele e a radiação ultravioleta e maior acessibilidade a esse tipo de produto, o uso de fotoprotetores passou a ser quase uma rotina, considerando as características da pele e a predisposição genética, além dos fatores extrínsecos de exposição.

A Cosmetologia teve grande avanço, conseguindo desenvolver formulações cada vez mais promissoras para tratar e/ou deixar a pele em estado saudável e rejuvenescida.

Muitos medicamentos são administrados por via sistêmica para doenças de pele como, por exemplo, nas hipocromias, psoríase e acne. A terapêutica tópica pode ser utilizada paralelamente à terapêutica sistêmica. Nos casos de doenças da pele mais simples, a via tópica é, em geral, suficiente, enquanto nas dermatoses mais graves a concomitância com a terapia sistêmica é quase habitual (Tabela 8.4.1).

Tabela 8.4.1. Critérios de classificação das afecções da pele

Critério	Tipos
Causa	Agentes físicos, agentes químicos, alérgicas, carenciais, hormonais, metabólicas, psicossomáticas, névicas.
Localização	Glândulas sebáceas, glândulas sudoríparas, mesenquimatoses, mucosas, onicoses, oníquias, semimucosas, tricoses.
Agente etiológico	Bacilar, dermatomicose, dermatovirose, dermatozoonose, farmacodermia, gonodermatoses, hematodermias, leishmaniose, sarcoidose, tumorais, vasculares.
Forma e cor	Bolhosas, eczematoides, eczematoses, eritêmato-escamosas, eritematosas, nodosas, papulosas, purpúricas, pustulosas.

2. PRINCÍPIOS DA TERAPÊUTICA TÓPICA

O veículo do medicamento, o modo de aplicação e a duração do tratamento são especialmente importantes na terapia tópica.

Como em outras especialidades médicas, o tratamento dermatológico depende do conhecimento da patologia na qual se fundamenta, com atenção para características próprias da pele. Considera-se, além da etiologia e da fase da doença, os sintomas, o local, a gravidade e as condições momentâneas da afecção.

De modo geral, observa-se que na fase aguda da doença o diagnóstico costuma ser mais fácil e as lesões geralmente se apresentam úmidas, requerendo tratamento líquido (banhos e compressas) que permita a evaporação. Na fase de regressão, ou quando a doença se cronifica (fase crônica), o diagnóstico costuma ser mais difícil, as lesões apresentam-se mais secas e respondem melhor na terapêutica com medicamentos oclusivos, na forma de pomada, emulsão água em óleo e emplastro, ou com curativos oclusivos.

A penetração dos medicamentos nas diversas camadas da pele e das mucosas depende da sua integridade, do veículo (ou excipiente), modo de aplicação, oclusão, massagem etc. A pele íntegra é de difícil penetração, mas esta pode ser facilitada, por exemplo, pela fricção do produto. Já as mucosas são mais facilmente penetráveis. As patologias que lesam a pele podem aumentar a penetração dos medicamentos, pois a função barreira fica alterada.

A absorção percutânea de medicamentos aplicados sobre a pele ou anexos é geralmente reduzida, mas pode ser intensificada com o uso de algumas substâncias presentes nas formulações, ou nos casos de aplicação sobre grandes extensões da pele, quando então se torna sempre necessário considerar a potencial toxicidade dos fármacos ou princípios ativos empregados.

A penetração é mínima para os pós e as tinturas, maior para as loções, compressas úmidas, soluções e emulsões, sendo maior ainda para as pomadas lipofílicas e máxima para os curativos oclusivos.

A quantidade de medicamento utilizada deve ser apenas a necessária para cobrir a lesão com uma camada fina, evitando-se desperdício e tendo-se o cuidado de remover os resíduos com água e sabonete, antes de cada nova aplicação.

O tempo e a frequência da aplicação do medicamento influenciam consideravelmente na evolução da lesão. Uma medicação tópica aplicada numa área exposta ao meio ambiente permanece no local por pouco tempo. O oposto ocorre quando se usa um curativo vedante durante 12 horas por dia. Assim, conforme o caso, pode-se recomendar maior ou menor frequência na aplicação do medicamento.

Vários aspectos do local da lesão devem ser considerados. Por exemplo, as dobras de flexão dos membros são mais alcalinas, e as camadas superficiais da pele são mais ácidas que as profundas. Áreas de sudorese abundante, como as axilas, palma das mãos e plantas dos pés, são locais onde os pós, banhos ou soluções aquosas têm sua maior indicação, devendo ser evitados os preparados vedantes, como as pastas ou pomadas lipofílicas. Regiões delicadas, como a pálpebra, auréola mamária, genitais, pele infantil e mucosas requerem medicamentos não irritantes, com especial cuidado de preparo da formulação quanto ao valor de pH e a osmolaridade da solução.

Observam-se também variações individuais no tipo de pele, sendo mais comum o esteatósico ou seborreico. Nos xerodérmicos (pele seca), que constituem a minoria, devem ser utilizadas as formulações com maior oleosidade (óleos, manteigas, ceras etc.), que conferem maior emoliência, e maior umectância (glicerina, propilenoglicol e polietilenoglicol), que facilita a retenção de água na superfície da pele.

3. CLASSIFICAÇÃO E CONCEITOS

Os medicamentos que atuam na pele e nos anexos são, geralmente, classificados em medicamentos para uso tópico e medicamentos para uso sistêmico. Considerou-se conveniente o critério de ação predominante, envolvendo aspectos de ordem clínica, farmacológica e farmacêutica em relação a pele e mucosas, sendo subclassificados em sete grupos principais:

1. Interferência na sensação ou comunicação da pele com o ambiente: refrescante, acidificante, alcalinizante, impermeabilizante (oclusivo) e demulcente.
2. Interferência nas secreções da pele e anexos: com a secreção aquosa - ressecante, desodorante, antiperspirante ou antitranspirante, hidratante e umectante; com a secreção sebácea - antisseborreico e emoliente.
3. Remoção parcial da pele e mucosas ou de impurezas: tensoativo, solvente orgânico, debridante químico, queratolítico, queratoplástico, cáustico, abrasivo e antisséptico.
4. Interferência na aparência da pele e anexos: mimetizante, fotoprotetor, melanizante e despigmentante.
5. Interferência em propriedades histofisiológicas da pele e anexos: adstringente, rubefaciente (hiperemiante, revulsivante) e cicatrizante.
6. Terapêutica sintomática: anestésico, antipruriginoso, antialérgico e anti-inflamatório (antiflogístico).
7. Terapêutica específica: parasiticida, antimicótico, anti-infeccioso, antineoplásico etc.

A forma farmacêutica está relacionada à composição do produto, por exemplo, quando incorpora um componente de ação específica para a patologia específica pode estar associado a outro de ação apenas sintomática. O conceito de formulação refere-se à forma física: sólida, semissólida e líquida (Tabela 8.4.2). Envolve o refinamento da formulação e o conceito do uso medicamentoso do princípio ativo nas formas: solução, emulsão, suspensão, gel, pasta, pó, comprimido etc.

Deve-se considerar que os ingredientes do veículo ou excipiente podem interferir na ação do princípio ativo quando aplicado na pele e qualquer modificação pode potencializar ou dificultar o efeito desejado.

Tabela 8.4.2. Principais formulações utilizadas no preparo de medicamentos

Formulação	Composição	Exemplos
Líquida	Veículo aquoso, hidroalcoólico ou oleoso.	Solução, loção aquosa, aerossol, tintura, óleo e linimento.
Líquida viscosa	Veículo aquoso, hidroalcoólico ou oleoso.	Loção emulsiva, sérum, xampu e sabonete líquido.
Semissólida (consistência pastosa ou cremosa)	Substâncias lipofílicas (manteigas, ceras e óleos) e/ou hidrofílicas (glicerina, propilenoglicol e polietilenoglicol).	Pomada, pasta, gel, cerato, *stick*, emplastro.
Sólida (deixam resíduos)	Componentes sólidos.	Atadura gessada, sabonete e *syndet* (sólidos), pó, compressa seca, bastão e "*patch*".

Os ingredientes associados, que compõem a formulação farmacêutica, devem sempre facilitar a ação medicamentosa dos princípios ativos. Além disso, o veículo (ou excipiente) empregado na preparação não deve ser irritante nem causar sensibilização na pele.

Outras qualidades desejáveis das formulações são:

1. Estabilidade durante o prazo de validade.
2. Compatibilidade com os demais componentes da formulação e com o material de acondicionamento.
3. Ser lavável de forma facilitada.
4. Não manchar as roupas.

Além disso, devem apresentar boas características organolépticas (aspecto, cor, odor e sabor), composição simples (poucos componentes) e não retardar a liberação do princípio ativo, a não ser que seja projetado para tal fim, como ocorre nas formulações de liberação controlada, sustentada e prolongada do componente ativo.

Podem, também, ocorrer incompatibilidades na formulação que devem ser pesquisadas caso a caso.

4. INGREDIENTES QUE INTERFEREM NA SENSAÇÃO OU NA COMUNICAÇÃO DA PELE COM O AMBIENTE

Os principais grupos de produtos que interferem com a sensação ou com a comunicação da pele com o ambiente são: refrescantes, acidificantes, alcalinizantes, impermeabilizantes (ou oclusivos) e demulcentes.

4.1. Refrescantes

São medicamentos ou substâncias capazes de diminuir a temperatura do local onde são aplicados. São apresentados frequentemente na forma de loção, emulsão ou pasta. São preparados com excipientes que evaporam facilmente da superfície da pele, como a água ou solventes voláteis (álcool, acetona e éter), que retiram o calor do local dando a sensação de frescor. A ação refrescante pode ser aumentada com a associação de mentol (0,25% a 1,0%) ou cânfora (0,1% a 1,0%).

4.2. Acidificantes

Em certas agressões cutâneas, como as produzidas por substâncias alcalinas (soda cáustica, amoniacais), procura-se neutralizar o pH do local afetado. Isso é feito com banhos e compressas úmidas contendo ingredientes como o ácido acético diluído, vinagre ou mesmo o ácido clorídrico em solução diluída.

4.3. Alcalinizantes

Quando as agressões cutâneas são produzidas por substâncias ácidas, o tratamento baseia-se, também, na neutralização do pH no local com o emprego de substâncias alcalinas. São empregados o bicarbonato de sódio diluído em água, hidróxido de magnésio, leite e sabonetes.

4.4. Impermeabilizantes (oclusivos)

Impedem a entrada ou a saída de fluidos, resultando em uma barreira mecânica de proteção para a pele. Os mais utilizados são as películas mecânicas (filmes plásticos) ou químicas como o colódio e a solução transparente de piroxilina (em éter ou álcool) que, ao secarem, se transformam em película ou filme consistente. Esse efeito protetor é útil, por exemplo, nas fissuras da pele, evitando o aparecimento de futuras complicações. Além disso, a pele irritada ou inflamada fica protegida contra o atrito do tecido da roupa e do material empregado sobre a lesão. A bandagem oclusiva, como o esparadrapo e o emplastro, pode incluir substâncias ativas como antissépticos e corticoides.

Também, podem ser utilizadas as emulsões com "efeito barreira" com silicones específicos (2,0% a 10,0%), como dimeticona, dimeticona + dimeticonol, feniltrimeticona, que aplicados sobre a pele formam uma película protetora que repele a água, substâncias irritantes hidrossolúveis e tensoativos presentes nas formulações. Embora essa película proteja a pele por várias horas, sua efetividade vai diminuindo conforme ocorra a lavagem com tensoativos e uso de solventes orgânicos. O seu uso é indicado para o tratamento preventivo das dermatites de contato, produzidas ou agravadas por substâncias possíveis de serem repelidas pelos silicones, e para a prevenção de escaras e dermatite amoniacal.

4.5. Demulcentes

Apresentam em sua composição a glicerina, o propilenoglicol e os polietilenoglicóis. São empregados no alívio das irritações das membranas mucosas, da pele e das erosões cutâneas em geral. São usados como banhos, compressas, pomadas, pastas, emulsões, suspensões, soluções aquosas e oleosas, que são empregados em curativos abertos e fechados. Nestes últimos, deve-se usar material poroso para permitir a exsudação das secreções.

5. INTERFERÊNCIA NAS SECREÇÕES DA PELE

Diversas substâncias são utilizadas para interferir nas secreções da pele, conforme o tipo de secreção (Tabela 8.4.3).

Tabela 8.4.3. Classificação dos compostos que interferem nas secreções da pele

Tipo de secreção	Substâncias
Aquosa	Desidratantes, umectantes ou hidratantes, desodorantes, antiperspirantes ou antitranspirantes.
Oleosa	Antisseborreicas e emolientes.

5.1. Secreção aquosa

5.1.1. Desidratantes

A desidratação da pele deve ser evitada porque é um dos fatores que predispõem ao envelhecimento precoce, aliado a outros fatores endógenos e exógenos. Agentes físicos como o calor, o vento e o frio são os desidratantes mais comuns. As soluções hipotônicas (água de banho ou piscinas), tensoativos, solventes de gordura e o formol também são desidratantes da pele.

5.1.2. Umectantes e hidratantes

Umectante envolve o conceito de "retenção" da água no estrato córneo (ação superficial), retardando a evaporação de água. É a primeira percepção de "hidratação" pelo paciente ao aplicar o produto. Essa percepção é obtida com o emprego de glicóis como glicerina, propilenoglicol, polietilenoglicol e sorbitol. As proteínas, peptídeos e aminoácidos também retêm água na superfície da pele. O *Aloe vera* contém mucilagem com característica higroscópica e retém água.

A hidratação envolve ação profunda na pele e vários mecanismos são considerados: uso de substâncias hidratantes (ureia, alantoína, ácido hialurônico, lactato de amônio, glicolato de sódio, ácido 2-pirrolidona-5-carboxílico (PCA), sulfato de condroitina); recuperação do efeito barreira (pantenol); oclusão (substâncias lipofílicas); formação de filme visando retardar a perda de água transepidermal, com uso de silicones (dimeticona, dimeticona + dimeticonol, feniltrimeticona) e polímeros como álcool polivinílico, poliuretano e carbômeros.

5.1.3. Desodorantes

Desodorantes são preparações que diminuem o mau odor da sudorese. Geralmente envolvem substâncias com ação bacteriostática ou bactericida, que retardam temporariamente ou impedem a ação das bactérias da flora saprófita da pele sobre o suor apócrino, rico em nutrientes e água. O resultado dessa ação impede a formação de substâncias voláteis com odor desagradável. Empregam-se antissépticos como triclosana, cloreto de benzalcônio, cloreto de cetilpiridínio, fenolsulfonato de sódio, óleos essenciais como cravo, alecrim e pinho e antimicrobianos como tirotricina, eritromicina, neomicina e bacitracina.

5.1.4. Antiperspirantes ou antitranspirantes

Têm a capacidade de diminuir ou suprimir a perspiração e a transpiração. Dentre as diversas propostas de mecanismo de atuação, temos a ação adstringente e desnaturante da proteína da epiderme, ocasionando a oclusão física temporária do ducto sudoríparo.

As substâncias mais comuns envolvem derivados catiônicos (alumínio, zinco, zircônio) sob a forma de sais como cloretos e sulfatos, fenossulfatos e cloridratos. Podem se apresentar isolados ou sob a forma de complexos de ação mais duradoura e menos irritante.

Os mais conhecidos são os sais de alumínio, como:

1. Cloreto de alumínio – usado em soluções alcoólicas no tratamento das hiperidroses, (5,0% a 20,0%). Deve ser aplicado na pele seca ao deitar-se e ser removido no banho, pela manhã.
2. Cloridrato de alumínio (cloridróxido de alumínio) – usado em soluções aquosas ou hidroalcoólicas para hiperidroses (5,0% a 20,0%). É altamente eficaz e tem grau de irritação cutânea menor que o cloreto de alumínio.
3. Sulfato de alumínio – empregado em formulações para hiperidrose palmar e plantar (1,0% a 10,0%). É mais irritante que os outros compostos de alumínio e não deve ser usado por períodos prolongados.

Outras substâncias usadas como antiperspirantes são:

1. Formaldeído – apresenta-se como solução aquosa de aldeído fórmico a 37%. Tem ação antisséptica, antiperspirante e desodorizante (1,0% a 5,0%). Aplicado na pele precipita as proteínas e forma uma camada de queratina com ação oclusiva, diminuindo, assim, a produção de suor.
2. Glutaraldeído – como o formaldeído, tem ação antiperspirante e é indicado na hiperidrose palmar e plantar (2,0% a 10,0%). Tem a desvantagem de amarelar a pele e, ocasionalmente, promover reações alérgicas.
3. Metenamina – composto usado na forma de mandelato, em soluções a 5,0%, que atua pela liberação de formol após sua hidrólise, que ocorre no suor ácido.
4. Glicopirrolato – é um antimuscarínico com estrutura de sal de amônio quaternário, que atua bloqueando os receptores de acetilcolina (0,5% a 2,0%).

5.2. Secreção sebácea

5.2.1. Antisseborreicos

Os antisseborreicos são usados no tratamento de afecções da pele que se caracterizam pelo aparecimento da caspa, seborreia e dermatite seborreica.

São exemplos de antisseborreicos o ácido salicílico (1,0 a 2,0%), a resorcina (2,0 a 5,0%) e o enxofre (2,0% a 10,0%). Os corticosteroides têm eventual uso na forma de loções, associados ou não ao ácido salicílico, em veículo alcoólico. Também são empregados: cetoconazol (1,0 a 2,0%), ciclopirox olamina (1,0%), piritionato de zinco (1,0 a 2,0%), piroctona olamina (0,5 a 1,0%) e sulfeto de selênio (1,0 a 2,5%).

5.2.2. Emolientes

Têm a função de amolecer a pele, lubrificando-a e deixando-a flexível. O mecanismo de ação é explicado pela formação de um filme ou película oclusiva pela porção lipofílica, que causa maciez na pele e, também, retarda a evaporação da água e causa hidratação secundária.

São emolientes os óleos vegetais (oliva, algodão, uva, abacate, amêndoas doces, rosa mosqueta, germe de trigo etc.), gorduras animais de lã de carneiro (lanolina, que pode ser sensibilizante e seus derivados de menor potencial alergênico), hidrocarbonetos (parafinas, óleo mineral, petrolato ou vaselina) e outros, como gorduras vegetais (manteiga de karité, cacau, cupuaçu), ceras (abelha, babaçu, carnaúba), ácidos graxos, álcoois graxos e fosfolipídios.

6. REMOÇÃO PARCIAL DA PELE OU DE SUAS IMPUREZAS

6.1. Tensoativos

Atuam na pele íntegra ou lesada removendo impurezas, restos celulares e metabólitos e facilitam o processo de limpeza. Os tensoativos agem diminuindo a tensão superficial da água e aumentando a emulsificação das gorduras e óleos. Podem ser aniônicos, catiônicos, não iônicos ou anfóteros. Os sabonetes em barra ou em líquido são os produtos mais empregados na limpeza das lesões e na higiene corporal.

Os tensoativos podem ser empregados como matérias-primas em inúmeras formulações, como emulsões e géis (aniônico e não iônico), xampu (aniônico e anfótero) e condicionador (catiônico). Seu uso associado à temperatura elevada da água e por muito tempo, como no banho, remove a proteção natural do manto hidrolipídico da pele e promove seu ressecamento.

6.2. Solventes orgânicos

O álcool, o éter e a acetona são bastante utilizados na remoção de secreção excessiva de *sebum* cutâneo. Podem ainda ser usados em associação entre si, como álcool-éter (Licor de Hoffmann) ou acetona-éter, ou ainda com a água. Por serem produtos inflamáveis, deve-se ter muito cuidado com seu uso na proximidade de fogo.

6.3. Mucolíticos

São agentes que auxiliam na liquefação do muco ou do pus, utilizados para o tratamento de bronquites e afecções respiratórias. A acetilcisteína exerce sua atividade por meio de um grupo sulfidrila livre, agindo diretamente sobre as mucoproteínas, quebrando as ligações dissulfeto e reduzindo a viscosidade do muco.

A acetilcisteína também é usada como mucolítico tópico em colírios (5,0% a 15,0%) na síndrome do olho seco, associada à deficiência de secreção lacrimal ou produção anormal de muco, na conjuntivite primaveril e para inibir a formação de colagenase que ocorre nas queimaduras químicas, impedindo sua ação sobre o estroma corneano.

6.4. Debridantes químicos

Removem tecidos desvitalizados ou necrosados, e impurezas de lesões exsudativas ou purulentas.

Os debridantes químicos são geralmente enzimas, sendo as mais utilizadas a papaína, a tripsina e seus derivados (colagenases, peptidases, fibrinolisina bovina e desoxirribonuclease). São relativamente inócuos aos tecidos normais. Devem ser aplicados nos curativos após a limpeza adequada da lesão. Podem contribuir para diminuir a frequência da realização do debridamento cirúrgico, facilitando o processo de cicatrização e diminuindo o período de recuperação.

6.5. Queratolíticos e queratoplásticos

São substâncias que removem o excesso de queratina nas hiperqueratoses da pele e anexos. Têm também ação fungicida, com indicação em certas micoses superficiais.

A denominação queratolítico ou queratoplástico está relacionada com a intensidade do efeito desejado. Se este for o de apenas amolecer a queratina trata-se de um agente queratoplástico; se o efeito causado for o de "destruição" da queratina trata-se de um agente queratolítico.

O ácido salicílico tem ação queratoplástica até a concentração de 2,0% e queratolítica acima desse valor, podendo ser usado em hiperqueratoses (até 10,0%) e em verrugas e calosidades (até 20,0%). Também, possui ação bacteriostática e fungicida de 1,0% a 5,0%.

Os queratolíticos são utilizados, principalmente, como agentes descamativos e para auxiliar a penetração de outras substâncias da pele (promotor de permeação cutânea), como por exemplo, os corticosteroides.

Os mais utilizados são os ácidos salicílico, glicólico, mandélico e retinoico; e substâncias como fenol, gluconolactona, resorcina e podofilina (condiloma acuminato).

6.6. Cáusticos/*peeling* químico

Destroem a queratina e, também, massas de tecidos localizadas, como as verrugas e o molusco contagioso. Agem coagulando e precipitando as proteínas, destruindo o tecido. São exemplos: ácido tricloroacético concentrado, ácido nítrico fumegante, ácido glicólico (30,0% a 70,0%), ácido láctico (20,0% a 85,0%), ácido pirúvico (70,0%) e hidróxido de potássio (15,0%). Também podem ser usadas substâncias como a antralina (1,0% a 2,0%), 5-fluoruracila (1,0 a 5,0%), nitrato de prata (5,0 a 10,0%), podofilina (5,0 a 30,0%) e fenol.

O fenol na fórmula de Baker-Gordon (fenol 88,0% 3 ml; água purificada 2 ml; óleo de cróton III gotas; sabão líquido VIII gotas) é usado para *peeling* profundo em peles envelhecidas e promove o rejuvenescimento. O óleo de cróton tem ação irritante e vesicante e é usado para aumentar a capacidade do fenol em coagular a queratina da pele. O sabão líquido é utilizado para emulsificar as gorduras da pele, facilitando a penetração do fenol. Sua aplicação exige acompanhamento rigoroso do médico pelas diversas ações que o fenol causa.

6.7. Abrasivos/*peeling* físico

Envolve ações suaves, visando à remoção de impurezas e células mortas da superfície da pele, que podem ser realizadas por esferas de polietileno e partículas de semente de damasco. É importante a escolha do tamanho e forma das partículas para evitar agressão à pele.

Também envolvem agentes mecânicos mais rígidos, como lixas de cristal e microagulhamento, que são usados para abrasão, raspagem ou desbastamento da epiderme, podendo estar associados à aplicação de substâncias ativas.

6.8. Antissépticos e antiexsudativos

Várias formulações têm sido utilizadas como antissépticos e antiexsudativos em processos dermatológicos, como:

1. Água boricada (ácido bórico 2,0% a 3,0%) – tratamento de dermatites exsudativas e oftalmites, por sua ação antisséptica, calmante e levemente adstringente.
2. Água D'Alibour (sulfato de cobre 1,0%; sulfato de zinco 3,5%; álcool canforado 1,0% e tintura de açafrão 1,0% em água destilada) – antisséptico local no tratamento do impetigo, piodermites e ferimentos, diluída a 10,0% em água, para banhos ou compressas.
3. Água oxigenada 10 volumes – para aplicação tópica, com auxílio de algodão ou gaze, para lesões com secreções ou presença de sangue.
4. Álcool etílico a 70% – antisséptico para pele, materiais e superfícies. Deve-se evitar o seu uso em lesões abertas.
5. Cloreto de benzalcônio – composto de amônio quaternário (tensoativo catiônico) com amplo espectro de ação, ativo contra bactérias Gram-positivas e Gram-negativas, modificando a permeabilidade da membrana celular. É usado como antisséptico nas concentrações de 0,01% a 0,1%. Também, é usado para esterilização de instrumentos e limpeza da pele e mucosas.
6. Clorexidina – antisséptico potente usado a 0,05% para limpeza de ferimentos e a 0,5% como antisséptico pré-operatório. A clorexidina é absorvida pela parede celular da bactéria, causando extravasamento dos componentes intracelulares.
7. Iodopovidona (PVPI) – empregada a 10,0% em solução aquosa para assepsia pré- e pós-cirúrgica, curativos, micoses superficiais, candidíase e infecções bacterianas, incorporada em sabonetes líquidos para antissepsia de mãos, couro cabeludo, pele, superfícies, materiais cirúrgicos e em afecções cutâneas, como acne, queimaduras, escoriações, furúnculos etc.
8. Líquido de Bürow (acetato de alumínio 5%) – tem ação antisséptica e adstringente e é usado diluído com água entre 1/10 e 1/40, sob a forma de compressas, no tratamento de dermatites agudas, processos exsudativos cutâneos e alívio de queimaduras.
9. Líquido de Dakin (hipoclorito de cálcio 2,0%, carbonato de cálcio 1,0% e bicarbonato de sódio 0,8% em água destilada) – antisséptico local para limpeza de feridas e úlceras. A solução deve conter 0,5 % de cloro ativo e ter pH neutro.
10. Permanganato de potássio – é usado em dermatites exsudativas pela ação antisséptica, adstringente, secativa e bactericida. As soluções devem ser preparadas no momento do uso, nas concentrações de 1/10.000

a 1/40.000, dissolvendo o conteúdo de um envelope ou comprimido de 100 mg em 1 a 4 litros de água quente, para usar em compressas ou banhos. Deve-se evitar a prescrição de permanganato de potássio na forma de comprimidos pelo risco do uso inadequado por via oral e consequente toxicidade.

11. Solução de Tierch (ácido bórico 1,2%; ácido salicílico 0,2%; mentol 0,2% e álcool 5,0% em água destilada) – é usada em compressas no tratamento de eczemas agudos.
12. Sulfadiazina de prata – é utilizada na forma de emulsão a 1,0% para prevenção e tratamento de lesões infectadas em queimaduras, escaras, úlceras, piodermites e herpes-zóster. Pode ser associada ao nitrato de cério a 0,4% (dessensibilizante) que potencializa a propriedade antibacteriana da sulfadiazina de prata e favorece a cicatrização.

7. INTERFERÊNCIA NA APARÊNCIA DA PELE

7.1. Mimetizantes

Disfarçam ou mascaram os defeitos da pele modificando seu aspecto. São usados tanto nas discromias, hipotrofias e atrofias como também, na pele normal. A tatuagem é um tipo de mimetização realizada com a introdução de pigmentos na derme por meio de agulhas. Deve-se cuidar para as possíveis reações adversas dos pigmentos das tintas empregadas, como dermatites.

Outros produtos podem ser usados para camuflar problemas da pele (marcas de acne e vitiligo), como maquiagens em tons de pele adequadas ao indivíduo e de outras cores para neutralizar manifestações de eritema pós-*peeling*.

7.2. Fotoprotetores

Os fotoprotetores contêm filtros solares que impedem ou atenuam a ação dos raios ultravioleta, interferindo no processo de pigmentação da pele e atenuando o eritema. O bronzeamento (ou pigmentação natural) é um recurso da própria pele para se proteger dos raios solares.

A radiação ultravioleta A (UVA/315 a 400 nm) é responsável pelo aparecimento da pigmentação da pele ("bronzeado") e não produz eritema (queimadura). Penetra até a derme e provoca a degradação do colágeno e da elastina, relacionada ao envelhecimento cutâneo. A radiação ultravioleta B (UVB/280 a 315 nm) é eritematógena e responsável pelo aparecimento de queimaduras solares. Agrava os efeitos provocados pela radiação UVA e provoca modificações estruturais profundas nas células da derme, podendo predispor ao câncer de pele.

Os filtros solares são classificados em duas categorias: filtros físicos e filtros químicos.

Os filtros físicos são substâncias opacas que refletem a luz e impedem que a radiação ultravioleta penetre a pele. São usados principalmente o óxido de zinco e o dióxido de titânio, disponíveis também na forma micronizada para uma melhor aceitação cosmética, isoladamente ou em associação com filtros químicos.

Os filtros químicos são substâncias capazes de absorver a radiação ultravioleta, impedindo ou retardando os danos causados pelos seus efeitos na pele. A absorção da energia provoca alteração da configuração dos elétrons do filtro solar, por ressonância dos grupos aromáticos. Quando os elétrons voltam à configuração original, a energia absorvida é liberada na forma de radiação visível e calor. Podem ser de dois tipos:

1. Filtros UV-A: indicados na prevenção do envelhecimento cutâneo, evitando a degradação das fibras de colágeno e de elastina, uma vez que cerca de 50% da radiação UV-A atinge as células germinativas (epiderme) e 35% a derme, acelerando esse fenômeno.
2. Filtros UV-B: evitam os efeitos eritematógenos da luz solar que causam sensação de ardor e irritação. Juntamente com os filtros UVA, retardam os efeitos do envelhecimento cutâneo e protegem a pele de forma global.

A associação de filtros UV-A + UV-B é conhecida como de amplo espectro, conferindo os benefícios de ambos os filtros. Devem ser associados em proporções adequadas de forma a proporcionar o Fator de Proteção Solar (FPS) e o Fator de Proteção UVA (FPUVA) necessários para cada tipo de pele. Devem ser reaplicados em períodos de tempo adequados a fim de obter a eficácia desejada. A Tabela 8.4.4 mostra exemplos de filtros solares e a respectiva faixa de absorção UV.

Tabela 8.4.4. Exemplos de filtros solares e respectiva faixa de absorção UV

Filtro solar	Intervalo de absorção
Ácido fenilbenzimidazol sulfônico	UV-B
Ensulizol + sulizobenzona (benzofenona-4)	UV-A e UV-B
Avobenzona, butilmetoxidibenzoil metano	UV-A
Di-hidroxibenzofenona, benzofenona-1	UV-A
Dióxido de titânio	Filtro físico
Dióxido de titânio micronizado (transparente)	Filtro físico
Isopropildibenzoilmetano	UV-A
Metilbenzilideno cânfora	UV-B
Metoxicinamato de isoamila	UV-B
Metoxicinamato de octila	UV-B
Octildimetil PABA	UV-B
Octocrileno	UV-A e UV-B
Oxibenzona, benzofenona-3	UV-A e UV-B
Óxido de zinco	Filtro físico
Óxido de zinco micronizado (transparente)	Filtro físico
PABA, ácido p-aminobenzoico	UV-B
Salicilato de homomentila, homosalato	UV-B
Salicilato de octila, salicilato de etil hexila	UV-B

7.3. Melanizantes e camufladores

7.3.1. Melanizantes

São substâncias que estimulam a produção de melanina na pele. São utilizadas para uniformizar a coloração da pele nos casos de discromias, como no vitiligo e nevos discrômicos. Seu uso estimula a pigmentação da pele com a oxidação da melanina presente e estimula os melanócitos a produzir mais melanina, quando exposta à radiação ultravioleta A (290 a 380 nm) provinda tanto da luz solar quanto da luz ultravioleta artificial (lâmpada UV comum ou Luz de Wood). Outro fenômeno observado com o emprego dos melanizantes é o espessamento da camada córnea (queratinização), com consequente maior área de distribuição da melanina levando ao escurecimento (bronzeamento) da pele.

Os princípios ativos melanizantes mais conhecidos são as furocumarinas, cujos principais representantes são os psoralenos (trioxaleno, 4,5,8-trimetilpsoraleno e metoxisaleno, 8-metoxipsoraleno) e a essência de bergamota (*Citrus bergamia*).

A ação dos psoralenos no vitiligo depende da presença de melanócitos funcionais nas áreas vitiliginosas. Os prováveis mecanismos de ação envolvem: aumento de atividade da tirosinase (enzima relacionada à produção da melanina em várias etapas); aumento da síntese de melanossomos; hipertrofia dos melanócitos e maior ramificação dos dendritos; aumento do número de melanócitos funcionais e, possivelmente, ativação dos melanócitos dormentes. Essas mesmas razões são usadas para explicar a ineficácia dessas drogas quando o vitiligo envolve área extensa e está associado à destruição de melanócitos.

Também, são utilizadas furocumarinas obtidas de frutos ou seiva de plantas como *Brosimum gaudichaudii* (conhecida em Goiás como "mama-cadela") e a quelina, um furocromo encontrado nos frutos e sementes de *Ammi visnaga*, que forma um complexo molecular de coloração escura com o DNA das células da pele, porém possui baixa taxa de fotoligação. Com a irradiação subsequente (365 nm), forma-se um composto fotoconjugado. A quelina é menos fototóxica que os psoralenos, podendo ser utilizada com mais segurança.

Por via tópica podem ser usados os psoralenos, associados com exposição à luz UVA ou solar. Muitos estudos têm sido desenvolvidos com o uso do tacrolimo e da pseudocatalase no vitiligo, com base na etiologia autoimune dessa doença.

Outros exemplos envolvem a tirosina e seus derivados que funcionam como substrato para formação da melanina estimulando os melanócitos. Para essa ação, necessita-se a exposição ao sol.

7.3.2. Camufladores

São utilizadas substâncias como a di-hidroxiacetona (DHA), como camufladora da pigmentação da pele, que provoca gradualmente o desenvolvimento de uma coloração "amarelada" na pele por sua reação com a queratina do extrato córneo, e não por ação no mecanismo de produção da melanina. Não necessita da luz para ocorrer a reação e deve-se cuidar de proteger as mãos durante a aplicação, para evitar manchas.

A eritrulose é outro exemplo e aplicada sobre a pele reage com os grupos amina primários e secundários das proteínas da epiderme, produzindo a melanoidina, substância que confere coloração marrom, característica da pele bronzeada.

7.4. Despigmentantes

7.4.1. Hipercromias melanodérmicas

Os despigmentantes clareiam a pele interferindo na produção de melanina. Têm efeito contrário ao dos melanizantes. São indicados no tratamento das pigmentações desfigurantes como o melasma e outras pigmentações residuais (ou sequelas hiperpigmentadas) com danos estéticos, especialmente naquelas localizadas na face e em áreas expostas.

As formulações clareadoras devem ser usadas à noite, nas regiões hiperpigmentadas. Durante o dia, é importante para o sucesso do tratamento, o uso de fotoprotetores (UV-A + UV-B) não apenas nas manchas, como também em toda região adjacente. Após o tratamento, os pacientes deverão continuar com o uso de fotoprotetores (UV-A + UV-B), para evitar recidivas.

Hidroquinona e derivados

A hidroquinona interfere principalmente na produção de melanina nova, inibindo a atividade da tirosinase e impedindo a transformação da tirosina nos vários intermediários da síntese da eumelanina e feomelanina. Em segundo lugar, mais lentamente, provoca mudanças estruturais nas membranas das organelas dos melanócitos, acelerando a degradação dos melanossomos.

O efeito clareador da hidroquinona aparece, geralmente, após um mês de uso e o tratamento não deve ultrapassar três meses. A despigmentação obtida é reversível, bastando para isso a interrupção do tratamento. Por essa razão, deve-se fazer o uso de fotoprotetores adequados ao tipo de pele durante e após o término do tratamento.

A hidroquinona é usada nas formas de emulsão, gel e solução, nas concentrações de 2,0% a 4,0%. Para pessoas que não apresentarem resultados satisfatórios com o seu uso isolado, pode-se associar promotores de permeação cutânea como o ácido retinoico a 0,05% ou o ácido glicólico de 4,0% a 6,0%.

Ocasionalmente, pode provocar irritação da pele, com eritema ou até erupções, e hipopigmentação a distância ("confete"), recomendando-se a interrupção do tratamento. Não deve ser usada próxima aos olhos, lesões cutâneas, queimaduras solares e em crianças com menos de 12 anos. A hidroquinona é citotóxica e não deve ser utilizada repetidamente.

O arbutin (hidroquinona beta-d-glucopiranosídeo) é um derivado da hidroquinona, também com ação inibidora sobre a tirosinase, porém com menor citotoxicidade, o que o torna uma alternativa segura para o tratamento das hipercromias. É usado nas concentrações de 1,0% a 3,0% (isoladamente) ou de 0,5% a 1,0% (associado a outros agentes despigmentantes com mecanismo de ação diferente), nas formas de emulsão, solução e gel. Não deve ser associado com ácido glicólico na mesma formulação, pela baixa estabilidade (devido ao pH) e consequente perda de atividade.

Vitamina C e derivados

Sua ação despigmentante vem da capacidade de retardar a formação de melanina, por inibição da tirosinase, perceptível em concentração superior a 10,0%. Como a vitamina C é facilmente oxidável, sua manipulação exige cuidados na escolha dos ingredientes da formulação e o prazo de validade tem que ser bem estabelecido. Existem compostos derivados da vitamina C, com maior proteção contra a oxidação, como o fosfato de ascorbil magnésio, ácido ascórbico 2-glicosado e o palmitato de ascorbila, também empregados nas formulações.

Ácido azelaico e azeloglicina

O ácido azelaico (10 a 20%) tem ação inibidora da tirosinase e outras oxirredutases, diminuindo a síntese de melanina, sendo por isso empregado para atenuar manchas no cloasma e em outras hipercromias. É irritante para a pele, podendo ser substituído por seu derivado azeloglicina (5% a 10%), menos irritante. Também atua como inibidor competitivo da conversão da testosterona em 5-alfa testosterona, diminuindo, portanto, o efeito desse hormônio na exacerbação da acne.

Ácido fítico

É obtido do farelo de arroz, aveia ou gérmen de trigo. Tem ação inibidora sobre a tirosinase e por isso é usado como despigmentante em manchas hipercrômicas (0,5% a 2,0%), eventualmente associado ao ácido glicólico. Tem, também, ação anti-inflamatória, antioxidante e hidratante. O ácido fítico é bem tolerado por pacientes com pele sensível ou eritematosa.

Ácido kójico

É obtido a partir da fermentação do arroz e utilizado para o tratamento de hiperpigmentações (1,0% a 3,0%). Tem efeito inibidor sobre a tirosinase, por quelação dos íons cobre, e consequente diminuição da síntese de melanina. Além disso, induz a redução da eumelanina em células hiperpigmentadas. Não provoca irritação e também não é citotóxico.

Ácido tranexâmico

O ácido tranexâmico é um agente antifibrinolítico eficaz no tratamento de episódios hemorrágicos. Tem ação inibidora da síntese de melanina, por redução da atividade da tirosinase e, possivelmente, pela interferência com a interação dos melanócitos e queratinócitos por meio da inibição do sistema plasmina-plasminogênio. Tem a capacidade de quelar o ferro existente na hemossiderina, sendo indicado, também, nas hipercromias não melanodérmicas, como no clareamento de olheiras. É usado na concentração de 3%, puro ou associado com a nicotinamida, que proporciona um clareamento mais uniforme da hiperpigmentação.

7.4.2. Hipercromias não melanodérmicas

As hipercromias não melanodérmicas são aquelas em que há deposição de outros pigmentos na pele, como a hemossiderina. Ocorrem por extravasamento do sangue dos vasos capilares da pele, como nos traumas e nas vasculites purpúricas, com destruição das hemácias e subsequente deposição da hemossiderina formada. Essa deposição pode estimular a síntese de melanina, escurecendo mais ainda a pele, como nas olheiras.

Nas hipercromias por depósito de hemossiderina são utilizados quelantes de ferro para remoção do pigmento, na forma de emulsão ou loção, como o ácido tranexâmico a 3,0%, o ácido tioglicólico a 2,5% para hiperpigmentações periorbitais, ou 10,0% a 20,0% nas hiperpigmentações de membros inferiores desencadeadas por insuficiência venosa e na dermatite ocre de estase, e a deferoxamina a 2,5%.

8. INTERFERÊNCIA EM PROPRIEDADES HISTOFISIOLÓGICAS DA PELE

8.1. Adstringentes

Os adstringentes precipitam as proteínas no local de aplicação, atuando na superfície e não penetrando nas camadas da pele. Por inibirem as secreções, os adstringentes são usados como antiperspirantes, como ocorre com os sais de alumínio (cloreto, cloridrato, sulfato), ácido tânico e extratos de plantas como *Hamamelis virginiana, Calendula officinalis* e *Stryphnodendron barbadetimam*. É tradicional e antigo o uso de plantas adstringentes no tratamento de lesões abertas em animais.

O sulfato de alumínio é usado ainda em solução aquosa a 20,0% para picadas de insetos e queimaduras produzidas por organismos marinhos como as "águas vivas", com a finalidade de precipitar as proteínas contidas no veneno e diminuir, assim, sua toxicidade local.

8.2. Rubefacientes, hiperemiantes, revulsivantes

Estimulam a circulação sanguínea por ação irritante no local onde são aplicados, causando eritema. O estímulo da circulação favorece o processo de cicatrização e o crescimento dos anexos da pele (cabelos e pelos). Seu uso deve ser cuidadoso, principalmente na pele delicada das crianças e nas mucosas.

Os rubefacientes mais utilizados no tratamento das alopecias são:

1. Ácido acético glacial – tem ação antisséptica e antipruriginosa a 1%, e ação revulsivante e rubefaciente (1,0% a 5,0%), daí o seu uso em alopecias.
2. Hidrato de cloral – tem ação tópica rubefaciente, revulsivante e antisséptica. É usado no tratamento da alopecia areata em loções (hidrato de cloral 2,0% a 6,0%, ácido acético glacial 4,0%, licor de Hoffmann q.s.p.).
3. Tintura de alecrim – é obtida dos capítulos florais, folhas e pequenos galhos com folhas e flores de *Rosmarinus officinalis*. Contém acetato de bornila, borneol e linalol, com ação moderadamente irritante e é usada em loções capilares para alopecias nas concentrações de 10,0% a 20,0%.
4. Tintura de cantáridas – é obtida por extração de insetos coleópteros secos (*Cantharis vesicatoria*) e seu princípio ativo, a cantaridina, tem ação revulsivante e

vesicante. É usada em loções capilares para alopecias, nas concentrações de 5,0% a 15,0%.

5. Tintura de cápsicum e capsaicina - são obtidas por extração de frutos maduros e secos de *Capsicum* sp. (Solanaceae), como a páprica, *Cayenne pepper* e pimentão. Seu principal alcaloide, a capsaicina, tem ação revulsivante e rubefaciente. A tintura de cápsicum é empregada nas alopecias nas concentrações de 5,0% a 10,0% e a capsaicina, nas concentrações de 0,001% a 0,003%.
6. Tintura de quina - é obtida a partir da casca de *Cinchona officinalis* e seu principal alcaloide, a quinina, tem ação tópica adstringente e rubefaciente. É usada em loções para alopecias nas concentrações de 10,0% a 15,0%.

Os rubefacientes também são utilizados no tratamento das dores locais, sendo os principais:

1. Cânfora - tem ação rubefaciente, antipruriginosa, antisséptica e analgésica suave. É empregada nas concentrações de 0,1% a 3,0% em linimentos, pomadas balsâmicas e pastas para entorses, articulações inflamadas e outras condições inflamatórias e reumáticas. Também, é usada na forma de água canforada, que contém 0,2% de cânfora e de álcool canforado, que contém 10% de cânfora.
2. Beladona - os extratos são obtidos das raízes de *Atropa belladonna* e contêm hiosciamina, isômero da atropina, com as mesmas ações. A tintura de beladona é empregada como revulsivante em linimentos e emplastros para alívio de dores musculares, contusões, entorses, manifestações artríticas e reumáticas, nas concentrações de 3,0% a 5,0%.
3. Mentol - o mentol é obtido por síntese ou extraído de várias espécies de menta e usado em inúmeras formulações medicamentosas. Aplicado sobre a pele promove dilatação dos vasos sanguíneos causando sensação de refrescância seguida de analgesia, razão pela qual é usado em formulações para dor localizada. Também usado como promotor de permeação cutânea em formulações.
4. Nicotinato de metila - é usado topicamente por sua ação rubefaciente, para o alívio da dor muscular no reumatismo, lumbago e fibrosites nas concentrações de 0,05% a 0,1%. Também é associado a outras substâncias em formulações como promotor de permeação cutânea.
5. Salicilato de metila - é obtido por síntese ou das folhas de *Gaultheria procumbens* e da casca de *Betula lenta*. Têm ação analgésica, anti-inflamatória e rubefaciente, úteis no tratamento de traumatismos musculares e das articulações. É usado na forma de emulsão, loção e linimento (3,0% a 25,0%).
6. Tintura de arnica - é obtida dos capítulos florais de *Arnica montana* e tem ação adstringente, anti-inflamatória, antisséptica, descongestionante e estimulante celular. É usada tradicionalmente no tratamento de traumatismos musculares.

8.3. Cicatrizantes

São substâncias que auxiliam na regeneração tecidual estimulando o tecido de granulação. Alguns antibióticos tópicos são utilizados para impedir o crescimento bacteriano e favorecer o processo de cicatrização. Debridantes químicos como as colagenases e a papaína são utilizados para remover os tecidos necrosados e, assim, facilitar o processo de cicatrização.

Os cicatrizantes podem ser utilizados em formas farmacêuticas diversas, como emulsão, pomada, loção, solução, aerossol, *spray* e pó. Os principais cicatrizantes são:

1. Acetato de clostebol - é um esteroide anabolizante (4-clortestosterona) com ação tópica cicatrizante e epitelizante (0,5% a 1%). Seu uso é indicado em associação com a neomicina no tratamento de diversas dermatoses erosivas da pele, como úlceras varicosas, escaras, queimaduras, fissuras, dermatite amoniacal, lesões infectadas etc.
2. Alantoína (2,5 dioxi-4-imidazolinidil ureia) - é obtida por síntese ou extraída das raízes e rizomas do confrei, *Symphytum officinale*. Tem ação estimulante da proliferação celular e favorece a cicatrização de feridas.
3. D-pantenol - é obtido por redução do ácido pantotênico e usado no tratamento de diversas afecções da pele, como queimaduras, úlceras e ferimentos. Tem ação cicatrizante e estimulante do metabolismo epitelial (0,5% a 2,0%).
4. Sucralfato - é um composto formado pelo octossulfato de sacarose e hidróxido de polialumínio, utilizado como antiulceroso oral. Quando aplicado em queimaduras e ferimentos (2,0% a 10,0%), forma uma barreira física com o meio ambiente e se liga aos fatores de crescimento dos fibroblastos, impedindo sua degradação e, desse modo, favorecendo o processo de cicatrização. O sucralfato, também, previne a liberação de citocinas (especificamente a interleucina-2 e a gamainterferona) nas células danificadas, prevenindo, assim, a inflamação e proporcionando um efeito calmante. Tem, também, ação antibacteriana.
5. Loção oleosa com ácidos graxos essenciais (AGE), triglicerídeos dos ácidos cáprico e caprílico (TCM - triglicérides de cadeia média) e vitaminas A e E - auxilia o processo de cicatrização de lesões; úlceras por pressão, venosas, arteriais e diabéticas; lesões decorrentes de queimaduras; tratamento de lesões crônicas ou agudas com ou sem infecção, e no tratamento de eczemas e radiodermites.
6. Antibacterianos - os antibacterianos de uso preferencial são: neomicina, bacitracina, gramicidina, polimixina B, metronidazol e sulfadiazina de prata. Não são absorvidos pela pele e provocam pouca irritação no local de aplicação.

9. TERAPÊUTICA SINTOMÁTICA

9.1. Anestésicos locais

Utilizados nas formas de emulsão, gel, solução ou preparações injetáveis para infiltração local, têm amplo uso no tratamento sintomático da dor por picadas dolorosas de insetos ou animais. São, também, importantes auxiliares nas pequenas cirurgias, nos tratamentos locais ou nas biópsias de pele e mucosas.

Os mais utilizados são a benzocaína, lidocaína, prilocaína e tetracaína. A associação de lidocaína base 2,5% e prilocaína base 2,5% forma uma mistura eutética (EMLA – *eutectic mixture of local anaesthetics*), usada na forma de emulsão para curativos oclusivos, produzindo anestesia local da pele antes de procedimentos que requeiram punções com agulhas e tratamentos cirúrgicos de lesões localizadas.

9.2. Antipruriginosos

A aplicação de leite, amido, linimentos, hidroterapia, anti-inflamatórios ou anti-histamínicos é habitualmente utilizada para amenizar ou suprimir prurido, coceira ou comichões. O alívio do prurido é especialmente importante em crianças, na prevenção de escoriações pelo ato de coçar e que podem dar origem a infecções secundárias.

Diversas formulações magistrais podem ser usadas como antipruriginosos, como a pasta d'água, indicada em irritações cutâneas, queimaduras solares, assaduras etc.; a pasta de Lassar, em dermatoses pruriginosas e como antisséptico, secativo e cicatrizante no tratamento de lesões e úlceras; o gliceróleo de amido e o linimento óleo-calcáreo, nas dermatoses pruriginosas e queimaduras.

9.3. Anti-histamínicos

Usados topicamente, ou administrados por via oral, são muito utilizados nas manifestações cutâneas dos estados de hipersensibilidade. Também são empregados os corticosteroides, devendo-se estar atento aos efeitos adversos que podem causar.

9.4. Anti-inflamatórios

Os anti-inflamatórios ou antiflogísticos têm ampla indicação e uso nas afecções da pele e mucosas, pois amenizam ou suprimem os sintomas decorrentes dos processos inflamatórios cutâneos. São muito utilizados os corticoides, salicilatos, heparinoides, benzidamina, diclofenaco, piroxicam etc. Deve-se, contudo, ter cuidado no uso de tais agentes, em especial os corticoides, pois mascaram o aspecto habitual das lesões, podendo levar à falsa impressão de cura.

Os anti-inflamatórios aliviam a dor e o prurido local e são frequentemente indicados na terapêutica específica, por exemplo, anti-infecciosa.

Diversos princípios ativos ou extratos vegetais também são utilizados como anti-inflamatórios ou anti-irritantes cutâneos, particularmente em produtos cosméticos ou ainda em associação com substâncias irritantes para a pele. Os mais utilizados são: ácido glicirrízico (0,1% a 2,0%); alfa bisabolol (0,1% a 1,0%); azuleno (0,01% a 0,03%); extratos de calêndula (2,0% a 6,0%), camomila (2,0% a 4,0%), *Saccharomyces cerevisiae* (1,0% a 2,0%); óleos de borage (2,0% a 10,0%), calêndula (1,0% a 5,0%), prímula (2,0% a 5,0%); e óxido de zinco (2,0% a 10,0%).

Os corticoides podem ser formulados nos mais diversos veículos, de acordo com as necessidades dos pacientes, como, por exemplo, emulsão, pomada, loção capilar e unguento. A pomada lipófila e a emulsão água em óleo A/O são mais eficazes no tratamento de dermatoses liquenificadas, hiperqueratósicas, enquanto a emulsão óleo em água (O/A) é mais eficaz nas dermatoses úmidas, agudas e subagudas. O fato de a potência dos corticosteroides variar com a concentração permite obter formulações para o tratamento das diversas fases das dermatoses.

Os corticosteroides muito potentes são utilizados durante um curto período, no tratamento de dermatoses mais resistentes, como psoríase, líquen plano, lúpus eritematoso discoide, eczemas e outras dermatites que não respondem de forma satisfatória aos esteroides menos potentes. As formulações tópicas potentes são indicadas em tratamentos de curta e média duração, devendo-se evitar o seu uso em regiões com pele mais fina (face e dobras) para evitar a absorção sistêmica. As formulações menos potentes são indicadas em tratamentos prolongados ou de manutenção. A Tabela 8.4.5 mostra a classificação dos corticoides quanto à potência e respectivas concentrações usuais.

Tabela 8.4.5. Classificação dos corticoides quanto à potência e respectivas concentrações usuais

Corticoides	Concentração usual (%)
Muito potentes	
Acetonido de fluocinolona	0,2
Halcinonida	0,1
Propionato de clobetasol	0,05
Potentes	
Acetonido de fluocinolona	0,025
Acetonido de triancinolona	0,1 - 0,5
Betametasona (dipropionato)	0,05
Betametasona (valerato)	0,1
Desonida	0,05 - 0,1
Halcinonida	0,025
Moderadamente potentes	
Acetato de dexametasona	0,1
Acetato de hidrocortisona	1,0 - 2,5
Acetonido de fluocinolona	0,01
Dexametasona (base)	0,1
Hidrocortisona (base)	1,0 - 2,5
Betametasona (valerato)	0,01 - 0,025
Pouco potentes	
Acetato de hidrocortisona	0,1 - 1,0
Hidrocortisona (base)	0,1 - 1,0

10. TERAPÊUTICA ESPECÍFICA

A terapêutica específica das afecções da pele depende da causa da lesão, envolvendo diversos grupos de fármacos como os parasiticidas, os antifúngicos, os hormônios etc. O estudo da farmacologia de cada um desses grupos é desenvolvido, neste livro, nos capítulos correspondentes e algumas patologias mais comuns, neste capítulo.

10.1. Acne e rosácea

Para o tratamento da acne deve-se levar em conta a gravidade do quadro clínico, a intolerância a certos medicamentos, a idade e o sexo do paciente. Na acne leve ou moderada (formas predominantes na puberdade) são utilizadas formulações tópicas com antissépticos, adstringentes, esfoliantes, queratolíticos, antisseborreicos, antibióticos e retinoides, entre outros princípios ativos.

Na acne severa ou conglobata, com acentuada reação inflamatória, o tratamento pode ser complementado com administração sistêmica de antibióticos, antiandrógenos ou retinoides.

A atividade das glândulas sebáceas é influenciada pelos hormônios androgênicos (testosterona e seu metabólito di-hidrotestosterona). Esses hormônios produzem aumento da secreção sebácea, induzindo a hiperqueratinização e a formação de comedões, que facilitam a infecção por bactérias microaerófilas, como *Propionibacterium acnes*, e a inflamação.

Os antiandrógenos inibem a ação desses hormônios e diminuem a atividade secretora das glândulas sebáceas. São utilizados no tratamento de mulheres com manifestações de androgenização (síndrome SAHA - seborreia, alopecia, hirsutismo e acne), sobretudo na síndrome do ovário policístico ou que apresentam acne severa depois dos 25 anos de idade.

A isotretinoína é um derivado sintético da vitamina A que atua em todas as etapas da etiopatogenia da acne. Tem efeito supressor do sebo, antiqueratinizante e anti-inflamatório e, também, interfere na proliferação do *Propionibacterium acnes*. É indicada para o tratamento de formas severas de acne nodular ou em pacientes com acne moderada, mas que não respondem ao tratamento convencional. O seu uso é associado à alta teratogenicidade e com reações adversas severas, com quadros de depressão e síndrome de hipervitaminose A.

Na acne rosácea, o tratamento se dirige ao controle dos sintomas. Em casos leves ou moderados se utiliza a terapia tópica e, nos casos severos ou na rosácea ocular, se recomenda o emprego de antibióticos sistêmicos, como as tetraciclinas e a eritromicina. A proliferação de ácaros *Demodex folliculorum* pode estar associada a alterações tissulares, especialmente na forma papulopustulosa.

As principais substâncias utilizadas por via tópica são:

10.1.1. Antiandrógenos

Ácido azelaico e azeloglicina

O ácido azelaico e seu derivado, a azeloglicina, são inibidores competitivos da conversão da testosterona em 5-alfa testosterona, diminuindo, portanto, o efeito desse hormônio na exacerbação da acne. O ácido azelaico é usado nas concentrações de 10,0% a 20,0% e a azeloglina, de 5,0% a 10,0%.

Espironolactona

A espironolactona é um diurético antagonista da aldosterona, usado em formulações tópicas por sua ação antiandrogênica, no tratamento da acne vulgar feminina, alopecia seborreica feminina e hirsutismo. É usada em loções hidroalcoólicas nas concentrações de 1,0% a 2,0%, isoladamente ou em associação com outros princípios ativos.

10.1.2. Antibacterianos

Clindamicina

É um antibacteriano derivado da lincomicina, com maior potência e ação bacteriostática ou bactericida dependendo da concentração. É ativa principalmente contra microrganismos Gram-positivos como estafilococos, estreptococos, *Bacillus anthracis* e *Corynebacterium diphtheriae.* Outro microrganismo sensível é o *Propionibacterium acnes*, encontrado nas zonas sebáceas da pele, razão pela qual é utilizada no tratamento da acne graus II e III e da rosácea, nas concentrações de 1,0% a 2,0%, em géis e loções alcoólicas. Promove uma acentuada redução no número de pápulas e de pústulas, mesmo quando usada isoladamente, durante um período de três a quatro meses.

Dapsona

É uma sulfona sintética usada em inúmeras moléstias infecciosas, como a hanseníase. Seu emprego em dermatologia deve-se a sua ação antibacteriana e anti-inflamatória. É usada no tratamento da acne rosácea em géis nas concentrações de 2,5% a 5,0%.

Eritromicina

É um antibacteriano com amplo espectro de ação, bacteriostático ou bactericida, dependendo da concentração. Seu uso no tratamento da acne decorre da ação contra o *Propionibacterium acnes*. É usada nas concentrações de 1,0% a 3,0% na forma de emulsão, gel e loção alcoólica para o tratamento da acne graus II e III e rosácea.

Metronidazol

É um antiparasitário efetivo em infestações por protozoários como *Entamoeba histolytica, Giardia lamblia* e *Trichomonas vaginalis*. Tem também ação antibacteriana, particularmente contra bactérias anaeróbicas, sendo por isso usado no tratamento da acne rosácea, na forma de emulsão, gel e loção, onde há predominância do *Propionibacterium acnes*, nas concentrações de 0,5% a 2,0%.

Sulfacetamida sódica

É uma sulfa com efeito bacteriostático contra grande variedade de microrganismos Gram-positivos, como estafilococos, estreptococos e clostrídios, e Gram-negativos como as enterobactérias, hemófilos e neissérias. Seu uso tópico é indicado para o tratamento da acne e dermatite seborreica, nas concentrações de 5,0% a 10,0%, na forma de loção cremosa ou xampu.

10.1.3. Antiparasitários

Permetrina

É um piretroide sintético com ação parasiticida, usado no tratamento da acne rosácea com infestação pelo *Demodex folliculorum*. É utilizada sob a forma de emulsão, gel e loção, nas concentrações de 1,0% a 5,0%.

10.1.4. Antisseborreicos

Enxofre precipitado

Tem ação antisséptica, antisseborreica e queratolítica. É usado em formulações clássicas para a acne, rosácea e dermatite seborreica, nas concentrações de 2,0% a 10,0%, preferencialmente na forma de emulsão não iônica ou em gel de carbômero, pelo fato de ser insolúvel.

10.1.5. Queratolíticos

Os principais queratolíticos usados no tratamento da acne, para acelerar o "*turnover*" da epiderme e prevenir a formação de comedões são: ácido glicólico (2,0% a 10,0%), ácido mandélico (2,0% a 10,0%), ácido retinoico (0,01% a 0,1%), ácido salicílico (2,0% a 5,0%), adapaleno (0,1%), gluconolactona (2,0% a 10,0%) e resorcina (2,0% a 5,0%).

10.1.6. Outros princípios ativos

Peróxido de benzoíla

Possui ação bactericida, por liberar oxigênio gradualmente, principalmente contra bactérias anaeróbias ou microaerofílicas. Supõe-se que atue, também, reduzindo as enzimas bacterianas do tipo lipase, responsáveis pela formação de ácidos graxos livres, que causam irritação. Tem, também, ação queratolítica e antisseborreica. É usado principalmente na forma de gel (2,0% a 10,0%) no tratamento da acne. Pode ocorrer descamação após uma ou duas semanas de uso e, eventualmente, dermatite de contato. Não deve ser associado ao ácido retinoico, uma vez que o oxigênio liberado reage com as duplas ligações dos retinoides, inativando-os. O uso dessas duas substâncias pode ser feito de forma alternada, como, por exemplo, emulsão com ácido retinoico à noite e gel com peróxido de benzoíla pela manhã.

10.2. Alopecias

O emprego de agentes terapêuticos deve ser guiado pela etiopatogenia da alopecia. A do tipo androgênica é determinada pelo impacto hormonal em pessoas geneticamente predispostas. A testosterona inibe o crescimento do cabelo no couro cabeludo e estimula o crescimento de pelos no rosto e no corpo.

No tratamento oral da alopecia são utilizados antiandrógenos, como a finasterida e a dutasterida, que são inibidores da 5-alfa-redutase, enzima responsável pela conversão de testosterona em di-hidrotestosterona na próstata, fígado e na pele. Também, são utilizados suplementos nutricionais como vitaminas, particularmente a biotina, aminoácidos sulfurados como cisteína e cistina, e minerais como o silício.

Vários estudos têm sido feitos com extratos vegetais como o da *Sabal serrulata*, também conhecida como *Serenoa repens* ou Saw Palmetto, usados no tratamento da hipertrofia prostática benigna, também pelo seu efeito inibidor sobre a 5-alfa-redutase.

O tratamento tópico é feito com diversos princípios ativos, tais como revulsivantes, corticoides tópicos, antiandrógenos (espironolactona 1,0% a 2,0%, finasterida 0,05% a 1,0%), e outros princípios ativos como:

Minoxidil

É um agente anti-hipertensivo oral que atua promovendo vasodilatação periférica. Apresenta como efeito secundário incidência elevada de hipertricose. Usado topicamente (1,0% a 5,0%), estimula a microcirculação em torno do folículo piloso e tem atividade mitogênica, promovendo o crescimento capilar. Como o pico de atividade do minoxidil mantém-se por cerca de 1 hora, recomenda-se fazer várias aplicações ao dia, com a finalidade de melhorar a resposta terapêutica.

17-alfa estradiol

É um isômero do estrógeno 17-beta estradiol que, ao contrário deste, apresenta baixa afinidade com os receptores de estrógenos. Antagoniza o efeito inibitório da testosterona e da di-hidrotestosterona sobre os folículos capilares, por inibição da testosterona 5-alfa redutase, e aumenta a conversão da testosterona em estradiol, por indução da aromatase. É usado nas concentrações de 0,02% a 0,1%.

Difenciprona

Tem ação sensibilizante cutânea e induz reação de hipersensibilidade tardia. Deve-se evitar o contato com outras áreas da pele, que não a afetada (usar luvas para fazer a aplicação). Os pacientes devem ter acompanhamento, pois há relatos na literatura de urticária generalizada no início do tratamento. Inicialmente, é feita a sensibilização com difenciprona a 2,0%. Após essa fase, aplicar semanalmente em concentrações progressivas a partir de 0,01% até alcançar a menor concentração para produzir o mínimo de eritema e prurido.

10.3. Dermatite atópica

A dermatite atópica é uma enfermidade com um componente hereditário, caracterizada por hiper-reatividade imune e cujos sintomas principais são descamação, prurido e erupção cutânea. O paciente tem a pele seca e é conveniente aplicar emulsões emolientes que contenham ureia ou ácido láctico depois do banho diário.

No tratamento das lesões exsudativas, podem ser utilizados produtos hidratantes e calmantes e, em lesões secas e descamativas, pode-se empregar formulações antipruriginosas e/ou corticoides tópicos. Os corticoides sistêmicos em ciclos curtos são úteis em casos agudos e graves.

Os anti-histamínicos antagonistas H_1 são empregados para controlar o prurido, porém estão contraindicados por via tópica devido ao seu efeito fotossensibilizante. Em casos refratários podem ser administrados psicofármacos como a doxepina (antagonista H_1 e H_2), ou antagonistas de receptores H_2 como a cimetidina. O emprego de suplementos de óleos essenciais por via oral, como o óleo de borage e o óleo de prímula, ajuda melhorar a pele seca.

Alguns princípios ativos podem ser utilizados por via tópica:

Cafeína

A cafeína tem ação antiproliferativa, sendo por isso usada no tratamento da dermatite atópica em emulsões de 10,0% a

30,0%, isoladamente ou em associação com a hidrocortisona, onde pode aumentar o seu efeito.

Doxepina

Antidepressivo tricíclico, usado por via tópica para alívio do prurido em pacientes com dermatite atópica, na forma de emulsão a 5,0%, de duas a quatro aplicações diárias por até sete dias.

Pimecrolimo e tacrolimo

São imunomoduladores usados por via tópica em algumas patologias como dermatite atópica, psoríase e vitiligo. O pimecrolimo é usado na concentração de 1,0% e o tacrolimo, entre 0,03% e 0,1% na forma de emulsão ou pomada.

10.4. Eczemas

Diversos princípios ativos são utilizados no tratamento de eczemas, como os corticoides tópicos, queratolíticos e hidratantes. Também são usados fluidos de silicones filmógenos que formam barreira na pele, para o eczema de contato, a cafeína por sua ação antiproliferativa, o alcatrão de hulha, (coaltar), o alcatrão vegetal (óleo de cade) e o ictiol, obtido do xisto betuminoso, que contêm compostos fenólicos redutores.

10.5. Micoses

Os antifúngicos são tratados no capítulo 7.2. Antimicrobianos. Os principais utilizados por via tópica são:

10.5.1. Azólicos

Os derivados azólicos (cetoconazol, clotrimazol, econazol, isoconazol, miconazol e tioconazol) são inibidores da síntese do ergosterol fúngico e interferem na permeabilidade da membrana desses organismos. São utilizados no tratamento de micoses superficiais por dermatófitos e leveduras, na forma de emulsão, loção cremosa, pomada e talco.

10.5.2. Poliênicos

A nistatina é um antibiótico poliênico com ação fungistática e fungicida, principalmente contra *Candida albicans*. Não é absorvida por via oral a não ser em doses extremamente altas, sendo usada mais frequentemente por via tópica na forma de emulsão, pomada e solução, na concentração de 100.000 UI/g ou ml. Sua ação ocorre pela ligação com os esteróis das membranas celulares dos fungos.

10.5.3. Terbinafina

Pertence ao grupo das alilaminas, classe de antifúngicos com amplo espectro de ação contra dermatófitos, leveduras e fungos dimórficos. Atua como inibidor da biossíntese do ergosterol da membrana celular dos fungos. É usada na forma de emulsão ou loção hidroalcoólica a 1,0% para infecções fúngicas da pele, onicomicoses, candidíase, ptiríase versicolor.

10.5.4. Ciclopirox olamina

É um antifúngico de amplo espectro, ativo contra dermatófitos, leveduras e também bactérias. Atua na membrana celular dos fungos inibindo a síntese de proteínas, diferentemente dos imidazólicos, que atuam no metabolismo do ergosterol. Alguns estudos têm demonstrado uma penetração maior na lâmina ungueal do que outros antifúngicos, possibilitando melhores resultados nas onicomicoses. É usado na forma de emulsão e solução a 1,0%, e em verniz ungueal a 8,0% para o tratamento de onicomicoses.

10.5.5. Sulfeto de selênio

Tem ação antifúngica, antisséptica e antisseborreica. É usado nas concentrações de 1,0% a 2,5% em xampus para o tratamento da caspa, seborreia do couro cabeludo e da ptiríase versicolor. Não deve ser aplicado em áreas inflamadas ou exsudativas da pele e deve-se evitar o contato com os olhos. O uso contínuo do sulfeto de selênio durante meses pode determinar uma discreta alopecia e mesmo exacerbar a seborreia. Não deve ser usado quando houver inflamação ou prurido no couro cabeludo. Para o tratamento da ptiríase versicolor, o xampu deve ser aplicado uma vez ao dia, 15 minutos antes do banho, durante 20 dias. Após o tratamento recomenda-se fazer exposição ao sol, para igualar a tonalidade da pele.

10.5.6. Outras formulações

Muitas formulações antigas ainda são utilizadas para o tratamento das micoses superficiais. Os principais exemplos são:

Ácido benzoico

O ácido benzoico é um componente do benjoim e do bálsamo do Peru. Tem ação antibacteriana e antifúngica e é usado em talcos, pomadas e loções antimicóticas nas concentrações de 2% a 10%. Um exemplo é a solução a 3,0%, com iodo metaloide a 1,0% e iodeto de potássio a 0,3% em Licor de Hoffmann, usada no tratamento de onicomicoses, micoses das mãos e dos pés, tinhas causadas por *Trichophyton*, *Epidermophyton* e *Microsporum*.

Pomada de Whitfield

Formulada com a associação de ácido salicílico a 3,0% e ácido benzoico a 6,0% em pomada, é usada no tratamento de dermatofitoses plantares crônicas, com hiperqueratose.

Hipossulfito de sódio

É usado na forma de solução aquosa a 40,0% com água de colônia a 5,0%, no tratamento da ptiríase versicolor. Deve ser aplicada uma vez ao dia, após o banho, seguida do uso de uma solução acidificante de ácido tartárico a 5,0% em água destilada, durante 20 dias. A reação entre o hipossulfito de sódio e o ácido tartárico libera enxofre nascente, que tem ação antifúngica. Após o tratamento, recomenda-se fazer exposição ao sol, para igualar a tonalidade da pele.

Violeta de genciana

É um corante com ação tópica antisséptica, particularmente efetiva contra leveduras como *Candida albicans*, usada em soluções aquosas nas concentrações de 0,5% a 2,0%. Deve ser usada em períodos curtos, de três a quatro dias, pois produz irritação local e dificulta a regeneração tissular, provavelmente por interferir na formação de colágeno.

10.6. Parasitoses

Os antiparasitários são tratados no capítulo 7.1. Antiparasitários. Os principais utilizados por via tópica são:

10.6.1. Enxofre precipitado

Tem ação escabicida, antisséptica, antisseborreica e queratolítica. Sua atividade antisséptica é devida à oxidação que o enxofre sofre na pele, transformando-se em ácido pentatiônico. É usado no tratamento da escabiose, na forma de pasta d'água com enxofre, principalmente quando ocorre infecção secundária. Como é menos irritante que outros agentes escabicidas, seu uso é particularmente indicado em crianças e gestantes. O enxofre precipitado é empregado a 5,0% em lactentes, a 10,0% em crianças e a 20,0% em adultos.

10.6.2. Benzoato de benzila

É um líquido oleoso, aromático, com ação acaricida, usado no tratamento da escabiose e pediculose, em loções a 25,0% para uso em adultos e a 10,0% para uso em crianças. É irritante e deve ser evitado o contato com as mucosas. Também, é encontrado no bálsamo do Peru, que contém em torno de 50,0% de benzoato de benzila em sua composição. É menos irritante, no entanto, que o benzoato de benzila puro, daí a sua indicação para uso em crianças ou pessoas com pele muito sensível.

10.6.3. Deltametrina

É um piretroide derivado do ácido crisantêmico, com acentuada ação escabicida e pediculicida, tanto para parasitas adultos como para larvas e ovos. Tem a vantagem de ser menos irritante e menos tóxico que o lindano e outros agentes. É usada na forma de loção e xampu a 0,02%.

10.6.4. Permetrina

É um piretroide sintético com ação parasiticida, usado no tratamento da escabiose e pediculose. A permetrina é utilizada na forma de emulsão, gel, loção ou xampu, nas concentrações de 1,0% a 5,0%. Não deve ser empregada em crianças até 2 anos, durante a gravidez ou amamentação. O contato com os olhos e as mucosas deve ser evitado. Se for aplicada em escoriações leves, sua concentração deverá ser reduzida para 0,1%.

10.6.5. Ivermectina

É um antiparasitário usado por via oral e também por via tópica, no tratamento da escabiose e da pediculose, em loções a 0,5% a 1%. Também é empregada em solução a 1,0% em propilenoglicol para remoção de larvas na miíase.

10.7. Psoríase

É uma doença cutânea inflamatória crônica, com um componente genético significativo, caracterizada por placas espessas, eritematosas e descamativas na pele, com exacerbações e remissões recorrentes. Essa reação inflamatória envolve produção aumentada de linfócitos T e sua ativação, que resultam na proliferação de queratinócitos.

Várias medidas não farmacológicas são importantes na psoríase, como a hidratação da pele e a exposição diária ao sol. O tratamento farmacológico pode envolver fármacos para uso sistêmico e/ou para uso tópico.

10.7.1. Terapia sistêmica

Acitretina

É um derivado do ácido retinoico, metabólito ativo do etretinato, usado para normalizar a proliferação e a diferenciação celular dos queratinócitos, usualmente associado ao calcipotriol ou à fototerapia. Seu mecanismo de ação ainda é desconhecido. Como existem diferenças na absorção e na velocidade de metabolização da acitretina, as doses devem ser ajustadas individualmente, usualmente entre 25 a 50 mg uma vez ao dia.

Como outros retinoides, a acitretina é teratogênica e seu uso é contraindicado durante a gestação. O seu uso em mulheres férteis deve ser cuidadoso e devem-se garantir medidas de contracepção eficazes durante o tratamento e por mais três anos após a suspensão.

Ciclosporina

É um imunossupressor poderoso, inibidor da calcineurina, com ação efetiva para indução de remissão e para o tratamento de manutenção da psoríase em placas, moderada à grave. A dose usual é de 2,5 mg/kg ao dia dividida em duas doses. É extensivamente metabolizada no fígado e excretada nas fezes, pela bile. Os principais efeitos adversos são nefrotoxicidade, hipertensão arterial e distúrbios eletrolíticos, entre outros.

Metotrexato

É um agente antifolato que reduz a síntese de DNA e RNA e, consequentemente, inibe a divisão celular. Este efeito citotóxico ocorre, principalmente, nas células em que ocorre proliferação rápida. O seu uso é indicado em doses de 2,5 a 25 mg por semana.

Alguns efeitos adversos como estomatite, alopecia, alterações digestivas e depressão medular com citopenia são decorrentes da falta de folato e podem ser prevenidos ou tratados com ácido fólico. Deve ser administrado com 1 a 2 mg/dia de ácido fólico para prevenir os efeitos gastrintestinais ou a depressão medular.

Não é nefrotóxico, mas se houver insuficiência renal o acúmulo pode acarretar dano hepático ou cerebral, de origem tóxica. A excreção de metotrexato pode ser intensificada pela hidratação adequada e pela alcalinização da urina. Pode ocorrer pneumonite por hipersensibilidade. Recomenda-se monitorização periódica por meio de provas bioquímicas e hematológicas basais. Seu uso é contraindicado na gravidez (ação teratogênica e prejuízo no desenvolvimento fetal) e lactação.

Psoralenos (metoxisaleno e trisoraleno)

São utilizados como fotossensibilizantes para o tratamento associado à radiação ultravioleta A (método PUVA). A sensibilidade da pele à radiação aparece 1 hora após a administração oral, alcança o máximo após 2 horas e desaparece ao término de 8 horas. Por essa razão, dá-se preferência ao tratamento noturno, com fontes de UVA, evitando-se assim o risco de queimaduras solares com exposições incorretas à luz do sol.

A posologia é de 10 a 20 mg de metoxisaleno ou 5 a 10 mg de trisoraleno 2 horas antes da exposição à luz ultravioleta A (320-400 nm). As exposições devem ser progressivas, começando nos primeiros dias com 1 a 2 min (1 a 2 J/cm^2) até o máximo de 30 min (15 a 20 J/cm^2), ao final de 14 dias (duração do tratamento). No caso de não se dispor de fontes artificiais de ultravioleta A, poderá ser usada a luz solar, desde que sejam observadas as exposições progressivas e se proteja a pele com fotoprotetor (UVA + UVB) após a exposição.

Ocasionalmente, os psoralenos podem provocar irritação gástrica e náuseas, e às vezes vertigens e excitação nervosa. Mais raramente podem provocar disfunções hepáticas. O uso prolongado pode provocar alterações actínicas da pele, câncer e catarata. Não devem ser administrados em crianças menores de 12 anos e em pacientes com doenças fotossensitivas, como as porfirias e o lúpus eritematoso. Não se devem administrar outras drogas fotossensibilizantes concomitantemente.

10.7.2. Agentes biológicos

Também são conhecidos como "modificadores da resposta biológica". Têm ação imunossupressora e interferem na ativação dos linfócitos T envolvidos na proliferação aumentada de queratinócitos. Seu uso deve ser considerado quando os demais agentes sistêmicos tenham sido insuficientes para o controle da doença ou quando estejam contraindicados. O uso de anticorpos monoclonais humanizados reduz o risco de imunogenicidade. O custo desses produtos, porém, limita o seu uso como agente de primeira escolha. São eles:

1. Adalimumabe – anticorpo monoclonal anti-TNF-alfa (fator de necrose tumoral), que proporciona rápido controle da psoríase.
2. Alefacepte – proteína de fusão dimérica, imunossupressora, que se liga ao CD2 nas células T inibindo a ativação e proliferação de células T na pele, além de reduzir os linfócitos totais circulantes.
3. Efalizumabe – anticorpo monoclonal humanizado recombinante, imunossupressor, que afeta a ativação, adesão e migração dos linfócitos T.
4. Etanercepte – proteína de fusão dimérica humanizada que se liga competitivamente ao TNF-alfa, interferindo com a sua interação com os receptores ligados às células.
5. Infliximabe – anticorpo monoclonal quimérico anti-TNF-alfa.

10.7.3. Terapia tópica

Diversos princípios ativos podem ser utilizados no tratamento tópico da psoríase:

Corticoides

São usados por sua ação anti-inflamatória, imunossupressora e antiproliferativa. O ácido salicílico é usado, frequentemente, em associação aos corticoides por sua ação queratolítica, com a finalidade de aumentar a penetração destes e sua eficácia.

Antralina

É um agente queratolítico, derivado sintético do antraceno, que atua diminuindo a oxigenação celular e reduzindo o índice de proliferação das células atingidas. A antralina liga-se aos nucleotídeos inibindo a síntese de ácidos nucleicos e, consequentemente, a mitose e a síntese de proteínas. Essas ações são potencializadas pela radiação UV-B.

É empregada nas concentrações de 0,1% a 2,0% no tratamento da psoríase, principalmente quando houver acúmulo excessivo de escamas, isoladamente ou em associação com exposições à luz ultravioleta (método de Ingram).

Cafeína

A cafeína tem ação antiproliferativa sobre os queratinócitos, sendo por isso usada no tratamento da psoríase em emulsões (10,0% a 30,0%), isoladamente ou em associação com a hidrocortisona (a cafeína potencializa o efeito da hidrocortisona).

Calcipotriol

É um análogo sintético da vitamina D que se liga aos receptores de vitamina D na pele, inibindo a proliferação e estimulando a diferenciação dos queratinócitos. Também, inibe a atividade dos linfócitos T. É usado em emulsões a 0,005% e a associação com nicotinamida a 4,0% aumenta a eficácia do calcipotriol.

Coaltar

É obtido a partir do alcatrão de hulha e contém diversas substâncias como o benzeno, naftaleno, fenóis, piridina e quinolina. Tem ação antipruriginosa e queratoplástica e é usado na forma de emulsão e pomada no tratamento da psoríase, nas concentrações de 1,0% a 5,0%. Da mesma forma que a antralina, pode ser utilizado com exposição à luz ultravioleta (método de Goeckerman).

Liquor Carbonis Detergens, LCD

É um preparado feito à base de extratos padronizados de coaltar em tintura de quilaia. Tem ação redutora e antipruriginosa e é usado no tratamento da psoríase, particularmente do couro cabeludo, em xampus e loções nas concentrações de 5,0% a 20,0%.

Metoxisaleno

Também pode ser usado por via tópica na forma de emulsão ou loção (0,1% a 1,0%), associado à exposição ao ultravioleta A ou B de banda estreita.

Óleo de cade (alcatrão vegetal)

É obtido por trituração e destilação de ramos e galhos de *Juniperus oxycedrus* e contém guaiacol, etilguaiacol, creosol e cadineno. Tem ação antisséptica, antipruriginosa, anti-inflamatória e antisseborreica. É usado para o tratamento da psoríase na forma de emulsão e pomada nas concentrações de 5,0% a 10,0%.

Tacrolimo

É um imunomodulador usado por via tópica em algumas patologias como dermatite atópica, psoríase e vitiligo. É usado na concentração de 0,1% a 0,5% na forma de emulsão e pomada. A eficácia do tacrolimo no tratamento da psoríase pode ser aumentada associando um gel com ácido salicílico a 6,0%, aplicado duas vezes ao dia.

11. BIBLIOGRAFIA

ABDALLA, S.; DADALTI, P. Uso da sulfadiazina de prata associada ao nitrato de cério em úlceras venosas: relato de dois casos. *An. Bras. Dermatol.*, v. 78, n. 2, p. 227-233, 2003.

AKSAKAL, A.B. *et al.* A comparative study of metronidazole 1% cream versus azelaic acid 20% cream in the treatment of acne. *Gazi Medical Journal*, v. 8, p. 144-7, 1997.

LÓPEZ, R.A. *et al.* Formulación de glicopirrolato tópico en hiperhidrosis. *Farm. Hosp.*, v. 32, n. 6, p. 358-63, 2008.

ASAWANONDA, P.; AMORNPINYOKEIT, N.; NIMNUAN C. Topical 8-methoxypsoralen enhances the therapeutic results of targeted narrowband ultraviolet B phototherapy for plaque-type psoriasis. *J. Eur. Acad. Derm. Vener.*, v. 22, n. 1, p. 50-5, 2008.

BANATI, A.; CHOWDHURY, S.R.; MAZUMDER, S. Topical use of Sucralfate Cream in second and third degree burns. *Burns*, v. 27, n. 5, p. 465-9, 2001.

BLUME-PEYTAVI, U. *et al.* A randomized, single-blind trial of 5% minoxidil foam once daily versus 2% minoxidil solution twice daily in the treatment of androgenetic alopecia in women. *J. Am. Acad. Dermatol.*, v. 65, n. 6, p. 1126-34, 2011.

CARROLL, C.L. *et al.* Topical Tacrolimus Ointment Combined With 6% Salicylic Acid Gel for Plaque Psoriasis Treatment. *Arch. Dermatol.*, v. 141, n. 1, p. 43-46, 2005.

COSTA. A. *et al.* Peeling de gel de ácido tioglicólico 10%: opção segura e eficiente na pigmentação infraorbicular constitucional. *Surg. Cosmet. Dermatol.*, v. 2, n. 1, p. 29-33, 2010.

COSTAGLIOLA, M.; AGROSI, M. Second-degree burns: a comparative, multicenter, randomized trial of hyaluronic acid plus silver sulfadiazine vs. silver sulfadiazine alone. *Curr. Med. Res. Opin.*, v. 21, n. 8, p. 1235-40, 2005.

COTELLESSA, C. *et al.* The use of topical diphenylcyclopropenone for the treatment of extensive alopecia areata. *J. Am. Acad. Dermatol.*, v. 44, n. 1, p. 73-6, 2001.

DAHL, M.V. *et al.* Topical Metronidazole Maintains Remissions of Rosacea. *Arch. Dermatol.*, v. 134, n. 6, p. 679-683, 1998.

DECLAIR, V. Tratamento de Úlceras Crônicas de Difícil Cicatrização com Ácido Linoleico. *J. Bras. Med.*, v. 82, n. 6, p. 36-41, 2002.

DEEKS, L.S. *et al.* Topical ivermectin 0.5% lotion for treatment of head lice. *Ann. Pharmacother.*, v. 47, n. 9, p. 1161-1167, 2013.

DOURMISHEV, A.L.; DOURMISHEV, L.A.; SCHWARTZ, R.A. Ivermectin: pharmacology and application in dermatology. *Int. J. Derm.*, v. 44, n. 12, p. 981-8, 2005.

DRAELOS, Z.D.; GREEN. B.A.; EDISON, B.L. An evaluation of a polyhydroxy acid skin care regimen in combination with azelaic acid 15% gel in rosacea patients. *J. Cosmet. Dermatol.*, v. 5, n. 1, p.23-9, 2006.

DRAELOS, Z.D. *et al.* Two randomized studies demonstrate the efficacy and safety of dapsone gel, 5% for the treatment of acne vulgaris. *J. Am. Acad. Dermatol.*, v. 56, n. 3, p. 439.e1-10, 2007.

EL-ZAWAHRY, B.M. *et al.* Five-year experience in the treatment of alopecia areata with DPC. *J. Eur. Acad. Dermatol. Venereol.*, v. 24, n. 3, p. 264-9, 2010.

EUN, H.C. *et al.* Efficacy, safety, and tolerability of dutasteride 0,5 mg once daily in male patients with male pattern hair loss: A randomized, double-blind, placebo-controlled, phase III study. *J. Am. Acad. Dermatol.*, v. 63, n. 2, p. 252-8, 2010.

FORSTINGER, C.; KITTLER, H.; BINDER, M. Treatment of rosacea-like demodicidosis with oral ivermectin and topical permethrin cream. *J. Am. Acad. Dermatol.*, v. 41, n. 5 Pt 1, p. 775-7, 1999.

FORTON, F. *et al.* Demodex folliculorum and topical treatment: acaricidal action evaluated by standardized skin surface biopsy. *Br. J. Dermatol.*, v. 138, n. 3, p. 461-6, 1998.

GOLDMAN, N.; NETO, B.; GOLDMAN, K. Tratamento das Hiperpigmentações de Membros Inferiores Desencadeadas por Insuficiência Venosa Através do Ácido Tioglicólico. *Rev. Soc. Bras. Med. Est.*, v. 14, p. 16-20, 2003.

GRACIA, C.G. An open study comparing topical silver sulfadiazine and topical silver sulfadiazine-cerium nitrate in the treatment of moderate and severe burns. *Burns*, v. 27, n. 1, p. 67-74, 2001.

HAJHEYDARI, Z. *et al.* Comparing the therapeutic effects of finasteride gel and tablet in treatment of the androgenetic alopecia. *Indian J. Dermatol. Venereol. Leprol.*, v. 75, n. 1, p. 47-51, 2009.

HOFER, A.; KERL, H.; WOLF, P. Long-term results in the treatment of vitiligo with oral khellin plus UVA. *Eur. J. Dermatol.*, v. 11, n. 3, p. 225-9, 2001.

KAPLAN, R.J. *et al.* Topical use of caffeine with hydrocortisone in the treatment of atopic dermatitis. *Arch. Dermatol.*, v. 114, n. 1, p. 60-2, 1978.

KAWASHIMA, M. *et al.* Adapalene gel 0.1% is effective and safe for Japanese patients with acne vulgaris: A randomized, multicenter, investigator-blinded, controlled study. *J. Dermatol. Sci.*, v. 49, n. 3, p. 241-8, 2008.

KOÇAK, M. *et al.* Permethrin 5% cream versus metronidazole 0.75% gel for the treatment of papulopustular rosacea. A randomized double-blind placebo-controlled study. *Dermatology*, v. 205, n. 3, p. 265-70, 2002.

LEE, H. *et al.* Reduction in facial hyperpigmentation after treatment with a combination of topical niacinamide and tranexamic acid: a randomized, double-blind, vehicle-controlled trial. *Skin Res. Technol.*, v. 20, n. 2, p. 208-12, 2014.

LOOKINGBILL, D.P. *et al.* Treatment of acne with a combination clindamycin/benzoyl peroxide gel compared with clindamycin gel, benzoyl peroxide gel and vehicle gel; combined result of two double-blind investigations. *J. Am. Acad. Dermatol.*, v. 37, n. 4, p. 590-5, 1997.

MARTINS, J.E.C.; PASCHOAL, L.H.C. *Dermatologia Terapêutica*. 4. ed. Rio de Janeiro: DiLivros, 2006. 304p.

MEKRUT-BARROWS, C. Softening the Pain of Cancer-Related Wounds. *Ostomy Wound Manag.*, v. 52, n. 9, p. 12-13, 2006.

MENTER, A. *et al.* Guidelines of care for the management of psoriasis and psoriatic arthritis: Section 5. Guidelines of care for the treatment of psoriasis with phototherapy and photochemotherapy. *J. Am. Acad. Dermatol.*, v. 62, n. 1, p. 114-35, 2010.

MURUGUSUNDRAM, S. *Serenoa repens*: Does It have Any Role in the Management of Androgenetic Alopecia? *J. Cutan. Aesthet. Surg.*, v. 2, n. 1, p. 31-2, 2009.

OLANO, D.G. *et al.* Tacrolimus como tratamiento de la dermatitis atópica: estudio piloto observacional en la práctica clínica. *Alergol. Inmunol. Clin.*, v. 18, p. 269-73, 2003.

OLSEN, E.A. *et al.* The importance of dual 5-alpha-reductase inhibition in the treatment of male pattern hair loss: results of a randomized placebo-controlled study of dutasteride versus finasteride. *J. Am. Acad. Dermatol.*, v. 55, n. 6, p. 1014-23, 2006.

ORTONNE, J.P. *et al.* 0.3% Tacrolimus gel and 0.5% Tacrolimus cream show efficacy in mild to moderate plaque psoriasis: Results of a randomized, open-label, observer-blinded study. *Acta. Derm. Venereol.*, v. 86, n. 1, p. 29-33, 2006.

PARISER, D.M. *et al.* Topical 0.5% Ivermectin Lotion for Treatment of Head Lice. *N. Engl. J. Med.*, v. 367, p. 1687-93, 2012.

RANGEL, L.V. *et al.* Terapia Tópica com Pimecrolimus em Lesão Cutânea Refratária de Lúpus Eritematoso Sistêmico. *Rev. Bras. Reumatol.*, v. 46, n. 3, p. 230-3, 2006.

REINHAREZ, D. Pigmentation following sclerosis. *Phlebol.*, v. 36, n. 4, p. 337-44, 1983.

RING, J. *et al.* Control of atopic eczema with pimecrolimus cream 1% under daily practice conditions: results of a > 2000 patient study. *J. Eur. Acad. Dermatol. Venereol.*, v. 22, n. 2, p. 195-203, 2008.

SAMPAIO, S.A.P.; RIVITI, E.A. *Dermatologia*. 3. ed. São Paulo: Artes Médicas, 2007. 1600p.

SCHALLREUTER, K.U. *et al.* Rapid initiation of repigmentation in vitiligo with Dead Sea climatotherapy in combination with pseudocatalase (PC-KUS). *Int. J. Dermatol.*, v. 41, n. 8, p. 482-7, 2002.

SCHEINFELD, N. The use of topical tacrolimus and pimecrolimus to treat psoriasis: A review. *Dermatol. Online J.*, v. 10, n. 1, p. 3, 2004.

SHAW, J.C.; WHITE, L.E. Long-term safety of spironolactone in acne: results of an 8-year followup study. *J. Cutan. Med. Surg.*, v. 6, n. 6, p. 541-5, 2002.

SHUSTER, S. *et al.* Treatment and prophylaxis of seborrheic dermatitis of the scalp with antipityrosporal 1% ciclopirox shampoo. *Arch. Dermatol.*, v. 141, n. 1, p. 47-52, 2005.

SIADAT, A.H. *et al.* Topical nicotinamide in combination with calcipotriol for the treatment of mild to moderate psoriasis: A double-blind, randomized, comparative study. *Adv. Biomed. Res.*, v. 2, n. 1, p. 90, 2013.

SITTART, J.A.S.; PIRES, M.C. *Dermatologia para o Clínico.* São Paulo: Lemos Editorial, 1998, p 442.

SOTIRIADIS, D. *et al.* Topical immunotherapy with diphenylcyclopropenone in the treatment of chronic extensive alopecia areata. *Clin. Exp. Derm.*, v. 32, n. 1, p. 48-51, 2007.

SOUZA, D.C.M. *et al.* Comparação entre ácido tioglicólico 2.5%, hidroquinona 2%, haloxyl 2% e peeling de ácido glicólico 10% no tratamento da hiperpigmentação periorbital. *Surg. Cosmet. Dermatol.*, v. 5, n. 1, p. 46-51, 2013.

SOUZA, D.M. *et al.* Periorbital hyperchromia. *Surg. Cosmet. Dermatol.*, v. 3, n. 3, p. 233-9, 2011.

STEINER, D. *et al.* Estudo de avaliação da eficácia do ácido tranexâmico tópico e injetável no tratamento do melasma. *Surg. Cosm. Dermatol.*, v. 1, n. 4, p. 174-7, 2009.

TANGHETTI, E.A. Tacrolimus ointment 0.1% produces repigmentation in patients with vitiligo: results of a prospective patient series. *Cutis*, v. 71, n. 2, p .158-62, 2003.

THIBOUTOT, D. *et al.* An aqueous gel fixed combination of clindamycin phosphate 1.2% and benzoyl peroxide 2.5% for the once-daily treatment of moderate to severe acne vulgaris: assessment of efficacy and safety in 2813 patients. *J. Am. Acad. Dermatol.*, v. 59, n. 5, p. 792-800, 2008.

TSAKAYANNIS, D. *et al.* Sucralfate and chronic venous stasis ulcers. *Lancet*, v. 343, p. 424-5, 1994.

TULLII, R.; IZZO, M. El papel del ácido tioglicólico en las pigmentaciones férricas. *Rev. Panam. Flebol. Linfol.*, v. 41, p. 57-63, 2001.

TUMINO, G. *et al.* Topical treatment of chronic venous ulcers with sucralfate: a placebo controlled randomized study. *Int. J. Mol. Med.*, v. 22, n. 1, p. 17-23, 2008.

VALI, A. *et al.* Evaluation of the efficacy of topical caffeine in the treatment of psoriasis vulgaris. *J. Dermatolog. Treat.*, v. 16, n. 4, p. 234-7, 2005.

VARGAS, N.; FALABELLA, R.; VICTORIA, J. Vitíligo bilateral: tratamiento con tacrolimus 0.1% y kelina 3%. *Rev. Asoc. Colomb. Dermatol. Cir. Dermatol.*, v. 15, n. 3, p. 224-6, 2007.

VASCONCELOS, B.N. *et al.* Estudo comparativo de hemifaces entre 2 peelings de fenol (fórmulas de Baker-Gordon e de Hetter), para a correção de rítides faciais. *Surg. Cosmet. Dermatol.*, v. 5, n. 1, p. 40-4, 2013.

VELASCO, M.V.R. *et al.* Rejuvenescimento da pele por *peeling* químico: enfoque no peeling de fenol. *An. Bras. Dermatol.*, v. 79, n. 1, p. 91-9, 2004.

VICTORIA, J.; TRUJILLO, R. Topical Ivermectin: A New Successful Treatment for Scabies. *Ped. Dermatol.*, v. 18, n. 1, p. 63-5, 2001.

VICTORIA, J.; TRUJILLO, R.; BARRETO, M. Myiasis: a successful treatment with topical ivermectin. *Int. J. Dermatol.*, v. 38, n. 2, p. 142-4, 1999.

VISSERS, W.H. *et al.* Topical treatment of mild to moderate plaque psoriasis with 0.3% tacrolimus gel and 0.5% tacrolimus cream: the effect on SUM score, epidermal proliferation, keratinization, T-cell subsets and HLA-DR expression. *Br. J. Dermatol.*, v. 158, n. 4, p. 705-12, 2008.

8.5.

Bases da Terapêutica Ocular

Newton Kara José Junior
Marcony Rodrigues Santhiago
Beatriz de Abreu Fiuza Gomes

Sumário

1. INTRODUÇÃO

O globo ocular apresenta características próprias que limitam a penetração e/ou a ação de drogas utilizadas pela via sistêmica, exigindo, assim, estratégia terapêutica específica.

A administração pela via sistêmica de fármacos, em geral, não consegue atingir concentrações terapêuticas no interior do olho, pois a penetração nos tecidos intraoculares depende das barreiras hemato-oculares (hematoaquosa e hematorretiniana), que são zonas de aderência celulares ("junções fortes") em que somente moléculas pequenas atravessam. Contudo, na vigência de inflamação intraocular, ocorre a quebra da barreira hematoaquosa, permitindo a passagem de moléculas grandes, presentes na circulação, que não entrariam no olho em condições normais. Assim, nestes casos, medicações sistêmicas poderiam também ser indicadas.

Os compartimentos oculares apresentam barreiras biológicas seletivas:

- Lágrima: remoção mecânica.
- Córnea: solubilidade diferente em cada camada (hidrofílica/lipofílica).
- Corpo vítreo: afinidade por substâncias hidrofílicas.
- Retina: barreiras endoteliais e epiteliais.

Solubilidade nas camadas da córnea:

- Epitélio ⇒ lipossolúvel;
- Estroma ⇒ hidrossolúvel;
- Endotélio ⇒ lipossolúvel.

Assim, para penetrar na córnea intacta, o fármaco por via tópica tem que mudar de forma e apresentar solubilidade em água e em lipídios, ou seja, solubilidade bifásica, que é o equilíbrio entre fase ionizada (hidrossolúvel) e não ionizada (lipossolúvel).

Portanto, as características do fármaco e a escolha da via de administração devem ser direcionadas pelo local de ação desejado.

Neste capítulo serão abordadas as opções terapêuticas mais comuns em oftalmologia.

2. PARTICULARIDADES DA FARMACOLOGIA OCULAR

2.1. Vias de administração

2.1.1. Via tópica

Colírios são fáceis de serem instilados, não interferem na acuidade visual e raramente causam reações dérmicas. Sua desvantagem é o curto tempo de contato com a córnea, pois, após um minuto da instilação, cerca de 90% do fármaco é eliminado do globo ocular, principalmente pelas vias lacrimais. Um artifício para aumentar o tempo de ação do colírio, especialmente nos casos de terapia para glaucoma, é a pressão manual sobre o ponto lacrimal e a oclusão palpebral por aproximadamente 1 minuto, o que inclusive reduz a absorção sistêmica da droga, prevenindo efeitos colaterais (Figura 8.5.1).

Uma gota de colírio, em geral, é a dosagem certa do volume suportado pelo saco conjuntival (espaço virtual entre a porção interna da pálpebra inferior e a parede externa do globo ocular), sendo suficiente para fazer efeito. Gotas adicionais imediatamente subsequentes escorrerão pela pálpebra. Nos preparados comerciais, o volume líquido por gota já está na medida certa para caber no saco conjuntival inferior (cerca de 20 microlitros) (Figura 8.5.2).

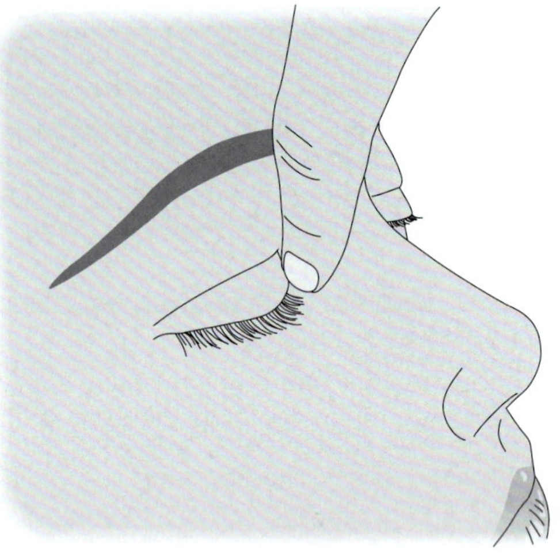

Figura 8.5.1. Pressão sobre o ponto lacrimal.

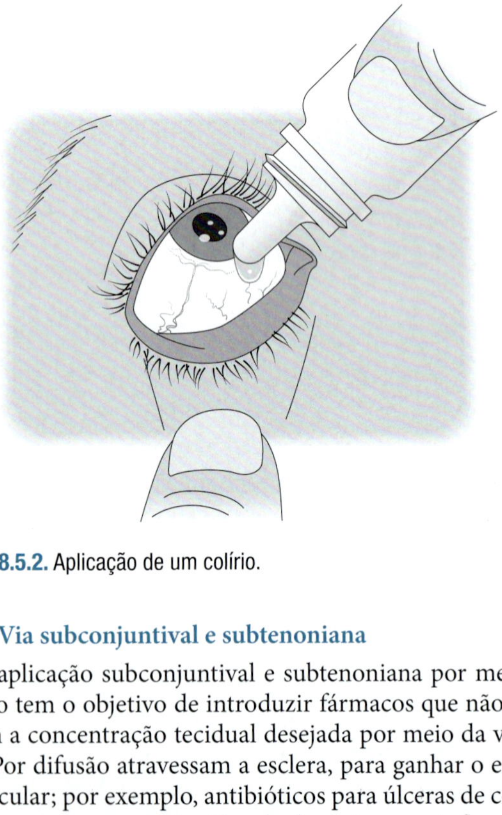

Figura 8.5.2. Aplicação de um colírio.

2.1.2. Via subconjuntival e subtenoniana

A aplicação subconjuntival e subtenoniana por meio de injeção tem o objetivo de introduzir fármacos que não atingiriam a concentração tecidual desejada por meio da via tópica. Por difusão atravessam a esclera, para ganhar o espaço intraocular; por exemplo, antibióticos para úlceras de córnea infeciosas graves e corticoides de depósito para inflamações intraoculares.

2.1.3. Via intraocular

Em casos de infecções intraoculares graves, antibióticos podem ser injetados diretamente na câmara anterior ocular ou na cavidade vítrea. Além disso, a administração de medicamentos (antiangiogênicos e corticoides) diretamente na cavidade vítrea por meio de injeções é utilizada no tratamento de doenças vitreorretinianas.

2.1.4. Via sistêmica

Medicamentos administrados por via oral ou intravenosa precisam atingir concentrações muito altas no sangue para conseguir nível terapêutico intraocular, com o risco de produzir efeitos colaterais sistêmicos. Porém, na vigência de inflamação intraocular, ocorre a quebra da barreira hemato-ocular, permitindo a passagem de moléculas grandes, que não entrariam no olho em condições normais. Assim, doses toleráveis de fármacos sistêmicos atingiriam o espaço intraocular em concentrações terapêuticas. São exemplos os antibióticos e corticoides indicados em casos de endoftalmite.

A órbita e as pálpebras, devido à intensa vascularização, podem ser normalmente tratadas com medicação sistêmica, como na celulite pré-septal. Doenças do nervo óptico, retina, úvea e conjuntiva também podem ser tratadas pela via sistêmica. Os fármacos sistêmicos que apresentam a melhor penetração intraocular são os de alta solubilidade em lipídios e pequeno peso molecular.

2.2. Farmacocinética

O contato do colírio com o olho estimula o lacrimejamento reflexo, que dura cerca de 5 minutos. A mistura droga-lágrima é removida da superfície ocular a uma taxa de aproximadamente 16% por minuto, ou seja, leva cerca de 6 minutos para remoção completa. Assim, para se otimizar o efeito terapêutico do colírio, uma segunda gota do mesmo ou de outro colírio não deve ser administrada em menos de 5 minutos. Esse cuidado é especialmente útil em casos de glaucoma, em que muitas vezes são prescritos múltiplos colírios diários.

Pomadas têm ação mais duradoura que colírios. A remoção, devido à grande viscosidade, se dá em cerca de 4 horas, o que lhes confere a vantagem de poder reduzir a frequência de administração em relação aos colírios. Por outro lado, também devido à maior viscosidade, tendem a turvar a visão. Assim, pomadas são utilizadas, em geral, ao deitar (Figura 8.5.3).

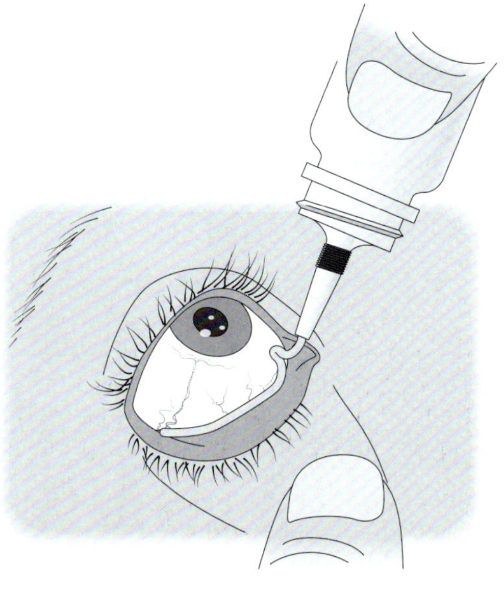

Figura 8.5.3. Aplicação de uma pomada.

2.3. Conservantes

São substâncias químicas misturadas ao princípio ativo dos colírios para evitar contaminação, principalmente durante o armazenamento. Quando há necessidade de instilação muito frequente do colírio (de hora em hora), principalmente em casos de olho seco severo, em que o tratamento será prolongado, é indicada a utilização de colírios sem conservantes.

São exemplos de conservantes: clorobutanol, cloreto de benzalcônio, sulfato de polimixina B, clorexidina.

3. PRINCIPAIS CLASSES TERAPÊUTICAS

3.1. Lubrificantes oculares

A síndrome do olho seco (ceratoconjuntivite sicca) é uma doença crônica, multifatorial, que culmina na deficiência de lubrificação da superfície ocular. Não tem cura e exige controle prolongado. Pode estar associada a doenças sistêmicas autoimunes, alterações palpebrais e uso de medicações orais. O objetivo do tratamento é aliviar os sintomas, por meio de reposição e preservação do filme lacrimal.

A principal linha de tratamento farmacológico consiste em aumentar o volume fluido na superfície ocular por meio de colírios e/ou pomadas lubrificantes. A utilização de soro fisiológico ou de água mineral é contraindicada por motivo de contaminação e de alteração de pH, podendo aumentar a irritação ocular. Os colírios lubrificantes são compostos estéreis, hipotônicos e com eletrólitos, que simulam a lágrima natural. Em casos graves, é necessária a instilação frequente de colírios (eventualmente de hora em hora) e aplicação de pomada ao deitar.

São exemplos de componentes em colírios lubrificantes: álcool polivinílico, carboximetilcelulose sódica, duasorb, hipromelose. Exemplo em pomada lubrificante é o ácido poliacrílico.

Terapêuticas adicionais envolvem: medidas ambientais, tratamento clínico de alterações oculares concomitantes, reposição do componente mucoso e lipídico da lágrima, colírios de ciclosporina, além de procedimentos cirúrgicos.

Caso, além da lubrificação, seja necessária regeneração do epitélio corneano, por exemplo, após traumatismos oculares mecânicos, é indicada a utilização de pomadas epitelizantes, com acetato de retinol.

3.2. Hipotensores oculares (antiglaucomatosos)

Glaucoma é o aumento da pressão intraocular (PIO) que causa lesão no nervo óptico. O humor aquoso é o líquido produzido pelo corpo ciliar que preenche a cavidade anterior do olho. A pressão intraocular pode se elevar devido ao excesso de produção ou à diminuição da remoção do humor aquoso. O tratamento do tipo mais frequente do glaucoma (crônico simples ou de ângulo aberto) é predominantemente clínico, com colírios que levam à redução da produção e/ou ao aumento da drenagem do humor aquoso. O objetivo do tratamento é reduzir a PIO para níveis que não causem progressão das alterações do nervo óptico.

Principais colírios hipotensores

Parassimpaticomimético (pilocarpina) – causa constrição do músculo esfíncter da pupila (miose) e contração do músculo ciliar (relaxamento da acomodação visual), facilitando o fluxo de saída do humor aquoso. Eventualmente, observam-se efeitos colaterais como náusea, vômito, bradicardia, diminuição da visão em jovens pela miopia induzida, cefaleia e dor periocular.

Bloqueadores β-adrenérgicos (timolol, betaxolol) – o timolol diminui a produção do humor aquoso por meio do bloqueio de receptores β1 e β2. Os possíveis efeitos colaterais são asma, devido à ação nos receptores β2 e diminuição da frequência cardíaca e da pressão arterial sistêmica, por ação nos receptores β1. Assim, devem ser contraindicados em portadores de DPOC (doença pulmonar obstrutiva crônica) e ICC (insuficiência cardíaca congestiva). O betaxolol age predominantemente nos receptores β1 e é relativamente cardiosseletivo.

Agonista α2-adrenérgico (brimonidina) – tem ação tanto na diminuição da produção como no aumento do escoamento do humor aquoso. Possíveis efeitos colaterais são miose, fadiga e boca seca.

Inibidores da anidrase carbônica – uma das enzimas envolvidas no processo ativo de formação do humor aquoso é a anidrase carbônica. Sua inibição por medicamentos como a acetazolamida (via oral), dorzolamida e brinzolamida (tópicas) pode reduzir em até 50% a secreção. Efeitos sistêmicos desses medicamentos, principalmente quando utilizados por via oral, são a inibição das enzimas renais e eritrocitárias, podendo causar acidose sistêmica. Outras reações adversas são fadiga, perda de peso, depressão, parestesia, alteração no paladar e irritação gástrica.

Os análogos da prostaglandina (bimatoprosta, latanoprosta, travoprosta, tafluprosta) agem no aumento da drenagem do humor aquoso. Possíveis efeitos colaterais são mudança na coloração da íris, aumento dos cílios, hiperemia ocular e escurecimento da pele das pálpebras.

3.3. Antialérgicos

A alergia ocular ocorre em pessoas previamente sensibilizadas, expostas à alérgenos, em geral, inespecíficos, que se ligam à IgE dos mastócitos, liberando a cascata de mediadores alérgicos, entre eles, a histamina, que causam os sintomas.

A primeira linha de tratamento ocular é com colírios antialérgicos: a) estabilizadores da membrana dos mastócitos como cromoglicato dissódico, que tem ação adicional na quimiotaxia do eosinófilo, e a olopatadina com ação adicional anti-histamínica; b) anti-histamínicos como levocabastina, epinastina e alcaftadina.

Nos casos de alergia intensa será necessário adicionar colírios de corticoides e/ou imunossupressores, além de terapêutica sistêmica, por exemplo, com terfenadina.

A terapia tópica com corticoides, especialmente em estado crônico, envolve riscos oculares, como aumento da pressão intraocular e formação de catarata. Assim, colírios de corticoides devem ser utilizados, quando necessários, em baixa dosagem (por exemplo, fluormetolona) e somente durante as crises. Caso os sintomas regressem com a parada do corticoide, é indicado substituí-los progressivamente por agentes imunossupressores tópicos, como os colírios de ciclosporina e tacrolimo.

3.4. Anti-inflamatórios

A inflamação é uma resposta protetora que ocorre como uma tentativa de livrar o organismo de agentes causadores de lesão celular (toxinas ou microrganismos). Tanto a inflamação quanto o processo de cura podem, no entanto, ser danosos. Devido à complexa diferenciação das estruturas oculares, a inflamação pode ser particularmente prejudicial para a visão, sendo, em alguns casos, mais perigosa do que a própria agressão inicial. Assim, o controle da reação inflamatória é importante tanto para melhora dos sintomas de irritação ocular (alergia ou olho seco graves), como para modular a cicatrização tecidual após traumatismos, cirurgias ou infecções.

- Anti-inflamatórios não hormonais: são indicados em casos de inflamação ocular leve. Apresentam baixa potência anti-inflamatória, porém os efeitos colaterais são raros – diclofenaco de sódio, flurbiprofeno, trometamina, nepafenaco.
- Anti-inflamatórios esteroides são utilizados para controlar a resposta inflamatória ocular associada à agressão infecciosa, traumática (incluídas cirurgias) e reação autoimune. Apresentam perigosos efeitos colaterais principalmente quando utilizados sem indicação e acompanhamento adequados, como glaucoma, catarata e agravamento de infecções herpéticas e fúngicas. São exemplos a fluormetolona, hidrocortisona, loteprednol, prednisolona, metilprednisolona, dexametasona, betametasona. O tratamento com colírios de corticoide, em geral, não deve ser interrompido subitamente, sob risco de ocasionar efeito rebote. A suspensão da terapia deve ser feita por meio de lenta regressão da frequência de instilação do colírio (Tabela 8.5.1).

Tabela 8.5.1. Potência relativa dos corticoides

Preparação	Equivalente sistêmico (mg)	Potência anti-inflamatória
Hidrocortisona	20	1,0
Cortisona	25	0,8
Prednisolona	5	4,0
Prednisona	5	4,0
Metilprednisolona	4	5,0
Triancinolona	4	5,0
Dexametasona	0,75	26,0
Betametasona	0,6	33,0

3.5. Imunossupressores

São indicados em casos de inflamação refratária aos corticoides, por exemplo, no penfigoide cicatricial.

3.6. Antimicrobianos

Os colírios com antibióticos são utilizados no tratamento de infecções oculares superficiais (conjuntivite, ceratite e ulceras de córnea) e da endoftalmite infecciosa, além da profilaxia infecciosa pós-cirúrgica. A indicação específica dependerá do quadro clínico, das evidências de sensibilidade do microrganismo à droga e da resposta terapêutica.

Os principais antibióticos utilizados são:

- Aminoglicosídeos-gentamicina, neomicina, tobramicina;
- Quinolonas de segunda geração – ciprofloxacino;
- Quinolonas de quarta geração – moxifloxacino, gatifloxacino, besifloxacino.

Em casos de endoftalmite (infecção intraocular) ou de úlcera corneana grave, pode ser manipulado colírio de alta concentração (*fortificado*) de vancomicina, amicacina ou de ampicilina.

O nitrato de prata é utilizado na prevenção da oftalmia gonocócica neonatal.

A pomada de tetraciclina é indicada na conjuntivite por *Chlamydia trachomatis* (tracoma).

3.6.1. Antibioticoterapia profilática

A antibioticoterapia profilática é indicada após cirurgia intraocular e após traumas (defesas oculares comprometidas), para evitar endoftalmite. Considerando que não existe um agente antimicrobiano efetivo na profilaxia de infecções por todos os microrganismos, o antibiótico deve ser escolhido pela ação contra os agentes infecciosos mais comuns. A administração precoce não aumenta a eficácia da profilaxia por gerar cepas resistentes, elevando os custos e os efeitos adversos dos antibióticos. A administração tardia, por sua vez, torna inócuo o uso dessas drogas com finalidade profilática.

3.7. Antivirais

O aciclovir ou a trifluridina são antivirais usados na forma de pomadas oftálmicas e indicados nas infecções por herpes simples e herpes-zóster.

O foscarnete ou o ganciclovir são antivirais usados por via oral nas retinites por citomegalovírus em casos de AIDS.

3.8. Antifúngicos

O epitélio corneano constitui uma barreira para a penetração estromal dos colírios antimicóticos usados no tratamento das ceratites fúngicas, assim, recomenda-se realizar debridamento epitelial.

Anfotericina B, colírio manipulado, é indicada em infecções por leveduras (por exemplo, *Candida albicans*).

Pimaricina (também conhecida como natamicina), colírio manipulado, é indicada em infecções por fungos filamentosos (por exemplo, *Fusarium* sp.).

3.9. Antiprotozoários

Devido à rica vascularização das estruturas que o compõem, o trato uveal (íris, corpo ciliar e coroide) é frequentemente acometido por doenças sistêmicas, particularmente as autoimunes.

A principal afecção da úvea é a uveíte, que significa inflamação do trato uveal.

A toxoplasmose é a infecção mais frequente da úvea, sendo tratada com sulfadiazina em associação com pirimetamina, ácido folínico e corticoides sistêmicos. Se houver inflamação ocular no segmento anterior, recomenda-se acrescentar colírio de corticoide e colírio midriático.

Colírios manipulados com neomicina, isetionato de propamidina e biguanida são utilizados nas ceratites por *Acanthamoeba*.

4. BLOQUEADORES DO FATOR DE CRESCIMENTO DO ENDOTÉLIO VASCULAR

A degeneração macular relacionada à idade (DMRI), exsudativa, é causada pelo crescimento vascular anômalo nos capilares da coroide, que fica atrás da retina. Acredita-se que seja resultado de desequilíbrio no fator de crescimento do endotélio vascular (VEGF), que estimula o crescimento de novos vasos sanguíneos. A perda visual é causada pelo extravasamento de sangue e soro sob a retina. Eventualmente o acúmulo persistente de líquido sub-retiniano resulta na perda de fotorreceptores e, assim, na perda permanente da visão. Porém o comprometimento visual pode ser amenizado ou revertido caso o líquido seja removido antes de lesar as células da retina.

Agentes bloqueadores do fator de crescimento do endotélio vascular (anti-VEGF) – uso intravítreo, para estimular absorção do fluido sub-retiniano: bevacizumabe, ranibizumabe e aflibercepte.

5. COLÍRIOS PARA DIAGNÓSTICO E PROCEDIMENTOS

5.1. Parassimpatolíticos

A atropina, a tropicamida e o ciclopentolato são utilizados na forma de colírios, como dilatadores da pupila (midriáticos) e como inibidores do músculo ciliar (cicloplégicos). A midríase ocorre por bloqueio do músculo esfíncter da íris. São usados para exames de fundo de olho (pelo efeito de midríase), exames de refração (pelo efeito de paralisação da acomodação – cicloplegia), para prevenir aderências da íris ao cristalino nas uveítes (pelo efeito de midríase) e para reduzir a dor nas iridociclites (pelo efeito de cicloplegia).

5.2. Simpatomiméticos

A fenilefrina provoca midríase sem interferir com a acomodação (sem produzir cicloplegia). A dilatação da pupila ocorre por estímulo do músculo dilatador da pupila. É utilizada na forma de colírios no exame de fundo de olho e também para prevenir a formação de sinéquias posteriores entre o cristalino e a íris durante episódios de uveíte.

5.3. Anestésicos tópicos

Na forma de colírios, são indicados para suprimir a dor de origem corneana ou dos envoltórios externos do olho. Só devem ser usados, pelo médico, para exame ocular ou procedimentos cirúrgicos. Os principais colírios disponíveis no mercado contêm proparacaína ou tetracaína.

5.4. Corantes

Os corantes, em forma de colírios ou bastões de papel, são indicados para avaliação da superfície ocular, permitindo: 1) detecção de descontinuidade do epitélio corneano; 2) detecção de células desvitalizadas para diagnóstico de olho seco; 3) avaliação da qualidade do filme lacrimal.

Os principais corantes usados clinicamente em Oftalmologia são: fluoresceína sódica, rosa bengala e lissamina verde.

Os bastonetes de papel de filtro apresentam vantagem em relação à formulação de colírio, uma vez que minimizam os riscos de contaminação.

6. SUPLEMENTOS NUTRICIONAIS

A deficiência nutricional de vitamina A causa uma doença progressiva caracterizada por ressecamento ocular, cegueira noturna e pode levar à perfuração da córnea. A reposição de vitamina A está indicada para o tratamento de xeroftalmia por deficiência de vitamina A.

Uma composição de vitamina C, vitamina E, zinco, cobre, oligoelementos, zeaxantina, luteína, ácido eicosapentaenoico (EPA) e ácido docosahexaenoico (DHA) é uma terapia nutricional comprovada, utilizada no tratamento e na prevenção da degeneração macular relacionada à idade.

A suplementação com ácidos graxos, especialmente ômega 3, mostrou ser eficaz no tratamento do olho seco em vários ensaios clínicos.

7. IATROGENIA MEDICAMENTOSA

Uma das principais iatrogenias oculares é consequência da inadvertida instilação de colírio de corticoide em pacientes com infecções corneanas por herpes ou fungos. A infecção progride e pode comprometer seriamente a córnea. Assim, nunca deve ser utilizado colírio de corticoide sem o adequado exame oftalmológico.

O uso crônico de corticoides, colírio ou por via oral, pode acarretar aumento da PIO (glaucoma) e acelerar a formação de catarata.

O uso prolongado de pilocarpina pode ocluir o ponto lacrimal, causando lacrimejamento. Em jovens, esse colírio pode produzir espasmo do músculo ciliar, causando dor ocular.

Alguns colírios podem estar associados a alterações sistêmicas:

- Epinefrina: arritmia cardíaca, hipertensão.
- Ciclopentolato: confusão mental, ataxia, alteração da personalidade.
- Cloranfenicol: anemia aplástica.

Alguns medicamentos sistêmicos podem estar associados a efeitos adversos oculares:

- Usuários de amiodarona podem queixar-se de halos em volta das luzes.
- Uso crônico de antimaláricos (cloroquina, hidroxicloroquina) pode produzir alterações graves na retina. Assim, usuários da medicação devem realizar exame de fundo de olho e teste de visão de cores semestralmente.
- Barbitúricos podem cursar com alteração na visão de cores.
- Topiramato pode causar glaucoma de ângulo fechado.
- Esteroides sistêmicos estão associados ao desenvolvimento de catarata subcapsular posterior e podem provocar aumento da pressão intraocular e glaucoma secundário.

8. BIBLIOGRAFIA

ABIB, F.C. *Terapêutica Farmacológica em Oftalmologia*. Rio de Janeiro: Cultura Médica, 2003.

LIMA FILHO, A.A.S.; BATISTUZZO, J.A.O. *Formulações Magistrais em Oftalmologia*. Rio de Janeiro: Cultura Médica, 2011.

GOMES, B.A.F.; SANTHIAGO, M.R.; JORGE, P.A.; KARA-JOSÉ, N.; MORAES, H.V.; KARA-JUNIOR, N. Corneal Involvement in Systemic Inflammatory Diseases. *Eye & Contact Lens*, v. 41, p. 141-4, 2015.

KARA-JUNIOR, N.; SANTHIAGO, M.R.; ALMEIDA, H.G.; RAIZA, A.C. Safety of warfarin therapy during cataract surgery under topical anesthesia. *Arq Bras Oftalmologia*, v. 78, p. 154-7, 2015.

GOMES, B.A.F.; MORAES, H.V.; KARA-JUNIOR, N.; DE AZEVEDO, M.N.; FONYAT, F.B.; SANTHIAGO, M.R. Intraocular pressure in chronic users of low-dose oral corticosteroids for connective tissue disease. *Canadian Journal of Ophthalmology*, v. 49, p. 363-6, 2014.

ESPINDOLA, R.F.; CASTRO, E.F.; SANTHIAGO, M.R.; KARA-JUNIOR, N. A clinical comparison between DisCoVisc and 2% hydroxypropylmethylcellulose in phacoemulsification: a fellow eye study. *Clinics* (USP), v. 67, n. 9, p. 1059-62, 2012.

8.6.

Sistema Endócrino

Cíntia Cercato
Patrícia Sales

Colaboradores nas Partes
Diabetes – Cintia Cercato, Alexandre Barbosa Câmara de Souza
Tireoide – Patrícia Sales
Paratireoide e Calcitonina – Larissa Pereira Marcon
Esteroides e Medula Suprarrenal – Mariani Batista
Hipófise – Tassiane Alvarenga
Hipotálamo – Lara Porto
Hormônios Gastrintestinais – Augusto Santomauro

Sumário

Colaboradores nas edições anteriores: Eugênio Chiorboli e Sérgio Bricarello.

1. FARMACOLOGIA ENDOCRINOLÓGICA

A endocrinologia é a área da medicina responsável pelo estudo e pelo adequado entendimento do funcionamento das glândulas e dos hormônios. As glândulas são órgãos cuja função principal no organismo é a secreção de hormônios. Os hormônios, por sua vez, são moléculas produzidas por um tipo de célula ou de tecido, que serão secretadas para dentro da corrente sanguínea e, dessa forma, alcançarão células e tecidos distantes, onde determinarão as suas principais ações. Assim, toda substância produzida em um órgão, que terá ação em células distantes, pode ser chamada de hormônio. Por esse motivo, moléculas como a própria vitamina D, que é produzida na pele e modificada no fígado e depois nos rins e tem ação em praticamente todas as células do organismo humano, é hoje considerada um hormônio.

As principais glândulas do corpo são o pâncreas, a tireoide, as paratireoides, a hipófise, o hipotálamo, as adrenais e as gônadas (testículos e ovários). Apesar de o trato gastrintestinal não ser considerado uma glândula, mas sim um conjunto de órgãos do sistema digestivo, sabe-se que nele são produzidos diversos hormônios, com ação a distância no sistema nervoso central e no tecido adiposo, por exemplo. É o mesmo caso da pele, que não é uma glândula, mas que produz a vitamina D. Portanto, muitos hormônios são produzidos em tecidos dos mais diversos tipos em nosso organismo, não necessariamente apenas em glândulas.

Praticamente todos os hormônios em nosso organismo são autorregulados por um mecanismo de *feedback* negativo, onde o hormônio principal inibe a produção do seu hormônio estimulante. Dessa forma, cria-se um ambiente adequado, com os hormônios sempre presentes dentro da sua concentração normal e fisiológica, com um ambiente homeostático perfeito. No entanto, em situações patológicas de doença, esse equilíbrio pode se desfazer, de forma que surgem então as doenças endócrinas, como o *diabetes mellitus*, o hipo- ou hipertireoidismo, hipo- ou hiperparatireoidismo, hipopituitarismo, infertilidade, hipogonadismo, doenças adrenais, dentre tantas outras doenças hormonais que devem ser adequadamente diagnosticadas e tratadas pelo médico endocrinologista.

O entendimento adequado dos hormônios nos facilita não apenas o entendimento melhor dessas doenças, mas também da melhor forma de diagnosticá-las, de tratá-las, de acompanhá-las e de preveni-las. Este capítulo visa oferecer uma visão geral sobre os principais hormônios e suas aplicações práticas na área da endocrinologia.

2. TRATAMENTO FARMACOLÓGICO DO *DIABETES MELLITUS*

2.1. Introdução

O *diabetes mellitus* (DM) caracteriza-se pela hiperglicemia consequente a um espectro de distúrbios metabólicos, resultante de diversos mecanismos fisiopatológicos. É fundamental conhecer esses mecanismos para entender como os fármacos atuarão no controle glicêmico do paciente diabético.

No caso do DM-1 e do LADA (diabetes autoimune latente do adulto), a hiperglicemia é secundária à insulinopenia, decorrente da autoimunidade contra as células betapancreáticas, havendo, portanto, necessidade do uso de insulina para tratamento desses pacientes.

Por outro lado, no DM-2 diversos mecanismos fisiopatológicos se associam para o desenvolvimento da doença. A compreensão desses mecanismos possibilitou para esse grupo de pacientes que por décadas haviam sido tratados com apenas duas classes de medicações (sulfonilureias e biguanidas), além da insulina, uma gama muito maior de medicações. Os principais mecanismos estudados são:

- Resistência insulínica hepática e muscular;
- Aumento da lipólise dos adipócitos, secundária à resistência insulínica local, que contribui para aumento da resistência hepática e redução da atividade de células beta;
- Falência de células beta, tanto pelo estresse celular causado pela hiperinsulinemia compensatória, como também pela lipotoxicidade;
- Resposta prejudicada à hiperglicemia das células "L" e "K" intestinais, reduzindo a produção de hormônios incretínicos - GIP (*gastric inhibitory polypeptide*) e GLP-1 (*glucagon-like peptide*-1), respectivamente;
- Aumento da atividade das células alfapancreáticas (aumentando os níveis plasmáticos de glucagon e consequentemente da glicemia);
- Aumento da reabsorção tubular de glicose no túbulo contorcido proximal pelo SGLT2 (*sodium/glucose co-transporter 2*), contribuindo para aumento da glicose plasmática.

2.2. Insulinas

A descoberta da insulina (Figura 8.6.1), feita por Fredrick G. Banting em 1921, é um dos feitos mais relevantes da medicina em todos os tempos. Inicialmente era extraída de animais (porco e boi), mas atualmente são produzidas a partir de DNA recombinante.

Como a via final comum de qualquer mecanismo fisiopatológico da diabetes é a redução na ação da insulina, por insulinopenia (DM-1, LADA ou DM-2 avançado) ou por resistência insulínica (maior parte dos DM-2), seu uso é uma opção para tratamento em qualquer fase da doença, sendo a única opção nos pacientes com insulinopenia ou naqueles internados por complicações agudas do DM ou clínicas.

2.2.1. Mecanismo de ação

A ligação da insulina no receptor altera a subunidade alfa, que permite a ligação do ATP na subunidade beta no domínio intracelular, que ativa a tirosina quinase dessa subunidade, levando à sua fosforilação e iniciando uma reação de fosforilação em cadeia de várias outras proteínas, começando pelo substrato do receptor de insulina (IRS 1 e 2) e propagando o sinal da insulina através da fosforilação de outras substâncias intracelulares.

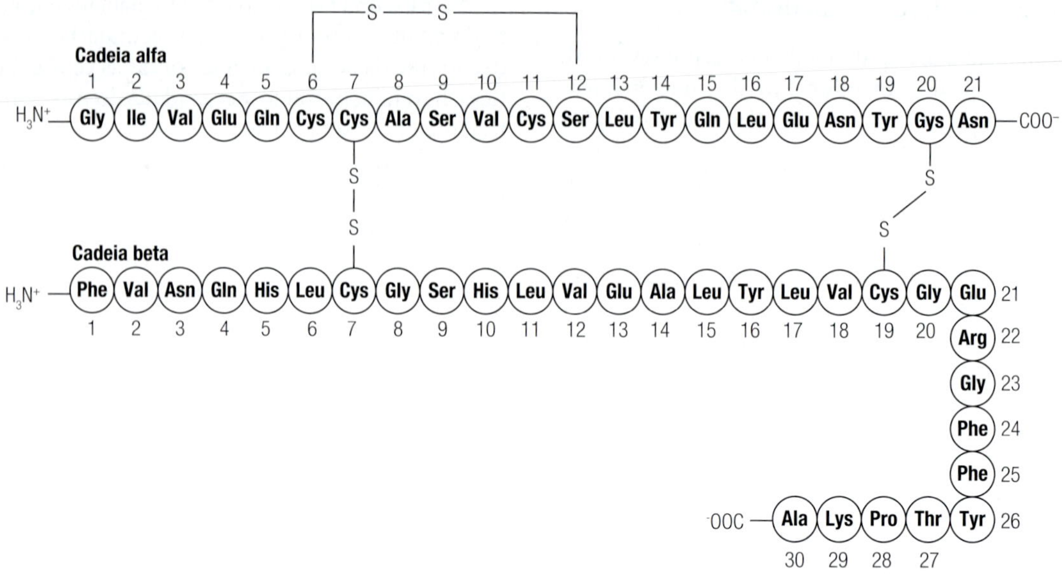

Figura 8.6.1. Molécula da insulina.

Dentre os sinais intracelulares regulados pela insulina estão:

- A translocação do receptor de glicose 4 (GLUT-4), no músculo e gordura, aumentando a captação da glicose;
- O aumento da atividade do glicogênio sintase, estimulando a síntese de glicogênio e reduzindo a degradação de glicose;
- A inibição da lipólise, diminuindo o aporte de ácidos graxos para o fígado e consequentemente a cetogênese.

2.2.2. Farmacodinâmica e farmacocinética

Nos pacientes insulinopênicos, o esquema de tratamento deve mimetizar a fisiologia, com uso de insulinas de ação prolongada (basal), visando controlar o débito hepático de glicose no período de jejum, e insulinas rápidas ou ultrarrápidas (prandiais), para controle dos incrementos pós-prandiais. Existem também várias preparações com pré-misturas, com alguma insulina basal e algum tipo de prandial; nesse caso, terão propriedades intermediárias entre cada tipo de insulina utilizada.

A maior parte das formulações tem concentração de 100 UI/mL, mas concentrações até 500 UI/mL também são disponíveis. A administração para maioria dos pacientes é subcutânea (SC), e a absorção irá depender do tipo de insulina, mas pode haver variação de 25% num mesmo indivíduo e 50% entre indivíduos. A maior parte da degradação da insulina SC é feita pelo rim (60%) e o restante pelo fígado, por isso em situações de insuficiência renal deve haver ajustes de doses conforme critério clínico.

Outras características farmacológicas vão depender da insulina utilizada. A farmacocinética dessas insulinas é apresentada na Tabela 8.6.1.

Tabela 8.6.1. Tempo de ação das insulinas

Insulina	Início da ação	Pico (horas)	Duração do efeito terapêutico (horas)
Ultrarrápida			
Glulisina	2,5 a 5 min	0,5 a 1	4
Lispro	15 min	1	3 a 5
Asparte	15 min	1 a 3	3 a 5
Rápida			
Regular	1 hora	2 a 4	5 a 8
Intermediária			
NPH	1 a 2 horas	4 a 10	10 a 18
Longa duração			
Detemir	3 a 4 horas	6 a 8	20 – 24
Glargina	1,5 horas	-	24
Degludeca	20 a 40 min	-	> 42

Insulinas rápidas (prandial ou bolus)

- Insulina regular: única insulina sem modificação nos hexâmetros, sendo semelhante à insulina endógena humana. É a única que é possível a aplicação além da via SC, a via intravenosa e intramuscular.
- Insulina asparte: é análoga à insulina humana, resulta da troca de uma prolina por ácido aspártico na posição B28, mudando a carga e resultando numa insulina mais rápida que a regular.
- Insulina lispro: também é análoga à insulina humana, com inversão da prolina da posição B28 pela lisina da posição B29, resultando numa insulina mais rápida.
- Insulina glulisina: troca da asparagina por lisina na posição B3 e da lisina por ácido glutâmico na posição B29. É o único análogo sem zinco.

- Insulina inalável: após ter sido retirada do mercado, essa apresentação foi modificada e relançada em 2014. Está contraindicada em pacientes com pneumopatias. Tem biodisponibilidade de 30%. O início de ação é de até 5 minutos, com pico plasmático em 15 minutos e de ação em 1 hora. A duração é em torno de 3 horas.

Insulinas basais

- NPH: insulina humana adicionada de protamina e zinco com objetivo de prolongar ação e estabilização dos hexâmetros. É a única das insulinas basais que pode ser misturada na mesma seringa das insulinas rápidas.
- Detemir: insulina análoga à humana, resulta da adição por acetilação na posição B29, de uma cadeia de ácido mirístico à lisina.
- Glargina: insulina análoga à humana, resulta da troca na posição A21 de asparagina por glicina e da adição de arginina na posição B31 e B32, além de ser formulada em um solvente ácido, que altera o ponto isoelétrico, fazendo a medicação precipitar após injeção, sendo lentamente redissolvida e absorvida. Existem duas apresentações disponíveis, de 100 UI/mL e 300 UI/mL, esta última tem tempo de ação maior (chega ultrapassar 24 horas) e maior estabilidade (caneta com duração de 42 dias, em vez de 28 dias).
- Degludeca: também é um análogo, que difere da insulina humana pela retirada da treonina da posição 30 da cadeia beta e adicionado na posição 29 um ácido glutâmico ligado a um ácido graxo. Na formulação, o fenol estabiliza os di-hexâmeros, mas no subcutâneo o fenol difunde e formam-se poli-hexâmeros que se ligam ao zinco, conferindo a propriedade de liberação gradual. Tem início de ação entre 20 e 40 minutos, não tem pico e a duração é de 42 horas.

2.2.3. Efeitos colaterais

O efeito colateral mais importante é a hipoglicemia, mas é bastante variável entre os pacientes, pois depende do esquema e da intensidade do tratamento, e também do tempo de diabetes, uma vez que à medida que se reduz a massa de células beta, também ocorre menor capacidade de liberação de contrarreguladores. Pacientes com maior tempo de diabetes, tratados com esquemas mais intensivos de insulinoterapia, podem ter aumento do risco cardiovascular, à medida que o tratamento leve à hipoglicemia. Outro efeito comum é o ganho de peso, que pode ser diretamente pelo efeito anabólico do hormônio, mas também por excesso de consumo de calorias em resposta à hipoglicemia.

Atualmente as reações locais estão cada vez mais raras, pois as insulinas são purificadas e menos alergênicas e causando menos lipoatrofia. No entanto, efeitos lipo-hipertróficos ainda podem ser observados em pacientes que não fazem rodízio adequado dos locais de aplicação. Já se atribuiu à insulina exógena o aumento no risco de alguns cânceres, entretanto, estudos randomizados não confirmaram essa associação.

2.3. Biguanidas

As biguanidas, classe derivada da erva *Galega officinalis*, começaram a ser usadas clinicamente a partir de 1957 e são os antidiabéticos orais mais prescritos para o controle da diabetes. Atualmente, somente a metformina (Figura 8.6.2) é utilizada na prática clínica. Outras biguanidas (fenformina e buformina) foram retiradas do mercado por alto risco de acidose láctica.

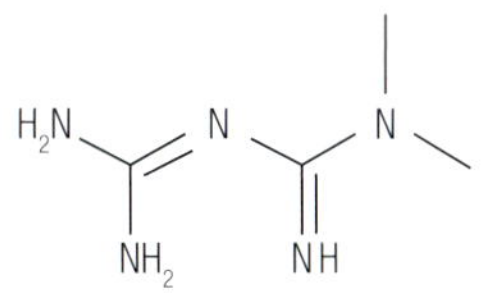

Figura 8.6.2. Estrutura química da metformina.

2.3.1. Mecanismo de ação

A metformina entra nas células via transportador 1 de cátion orgânico (hOCT1) exercendo múltiplas ações, dependente e independente da insulina, principalmente em células intestinais, hepáticas e musculares:

- No fígado, a metformina inibe a enzima mitocondrial glicerol-3-fosfato desidrogenase, com ativação da AMP quinase (AMPK), resultando na redução da relação ATP/AMP, com melhora na sinalização intracelular de insulina e reduzindo a ação de glucagon, estimulando oxidação de ácidos graxos, captação de glicose e metabolismo não oxidativo;
- Nas células intestinais, há interrupção do complexo 1 da cadeia mitocondrial, levando à utilização da via anaeróbia com produção de lactato. Essa via tem menor eficiência energética e consequentemente é necessária a maior utilização de glicose. O lactato pode ser convertido de volta em glicose no fígado, no entanto, essa conversão acaba dissipando energia, que contribui para neutralidade no peso. Por essa via também que é explicado o risco aumentado de acidose lática;
- Redução da reabsorção de ácidos biliares, havendo aumento na disponibilidade dos ácidos biliares no íleo, ativando a proteína G acoplada ao receptor de ácidos biliares tipo 1 (TGR5) das células L enteroendócrinas, levando a aumento de GLP-1, que poderia também contribuir para neutralidade na perda de peso;
- No músculo, a metformina melhora a absorção de glicose, aumentando a sensibilidade insulínica e a translocação do GLUT 4.

2.3.2. Farmacocinética

A biodisponibilidade oral da metformina é de 40% a 60% e a meia-vida, de 4 a 9 horas, sendo eliminada inalterada via secreção tubular, por isso deve ser corrigida conforme função renal (Tabela 8.6.2).

2.3.3. Farmacodinâmica

A metformina é a medicação de primeira linha para tratamento de DM-2, pela eficácia, associada a baixo risco de hipoglicemia, neutralidade no peso, além do baixo custo. Não há contraindicação quanto a suas combinações com insulina ou outros antidiabéticos.

2.3.4. Contraindicações e efeitos colaterais

Os principais efeitos adversos e limitantes do uso da metformina são os sintomas gastrintestinais, como diarreia, náuseas, dor e desconforto abdominal, que podem ocorrer em 5% a 15% dos pacientes. Geralmente, os efeitos são transitórios e podem melhorar com redução temporária de dose, administração com refeições ou uso de formulações de longa duração. A metformina pode reduzir a absorção da vitamina B_{12}, havendo relatos de anemia pela deficiência vitamínica.

A metformina é contraindicada para pacientes com doença renal crônica avançada (*clearance* de creatinina menor que 30 mg/minuto/1,73 m^2), doença hepática avançada ou qualquer condição que predisponha a hipóxia ou redução da perfusão tecidual; no entanto, com ajuste cuidadoso das doses, é possível o uso em pacientes com doenças cardiopulmonares (incluindo insuficiência cardíaca moderada e doença pulmonar obstrutiva crônica).

2.4. Sulfonilureias e meglitinidas (glinidas)

As sulfonilureias foram os primeiros antidiabéticos orais usados na prática clínica, introduzidos em 1950, a partir da observação que pacientes que receberam sulfonamidas para tratamento de febre tifoide e pneumonia apresentavam hipoglicemias. As meglitinidas, introduzidas no fim da década de 1990, têm estrutura derivada do ácido benzoico, desenvolvida a partir da retirada do grupamento sulfonil da molécula da glibenclamida (Figura 8.6.3).

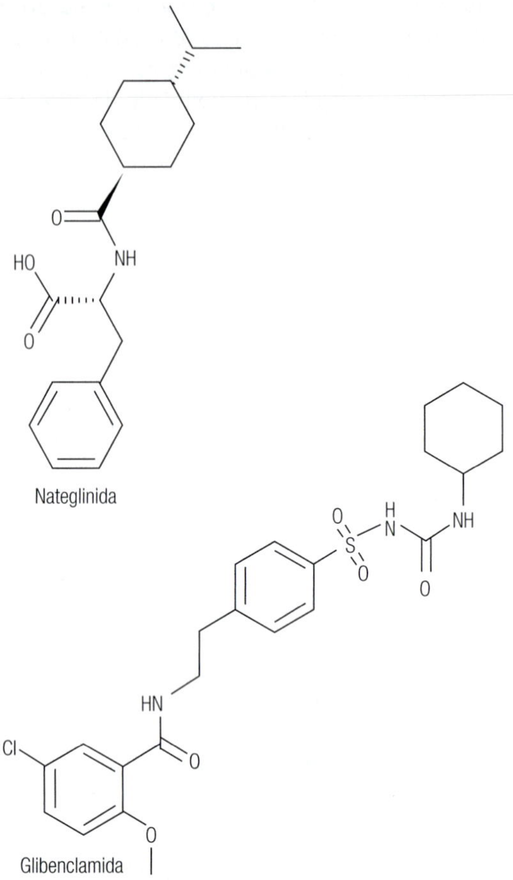

Figura 8.6.3. Estrutura química da nateglinida e da glibenclamida.

As sulfonilureias são classificadas em primeira geração (tolbutamida e clorpropamida) e segunda geração, mais potentes (glibenclamida [gliburida], gliclazida, glipizida e glimepirida).

2.4.1. Mecanismo de ação

As sulfonilureias e as glinidas são secretagogos de insulina, o que fazem por promover o influxo de cálcio causado pelo fechamento dos canais de KATP (*ATP-sensitive potassium channel*) Kir 6.2 (*inward rectifying potassium channel*) das células betapancreáticas, a partir da ligação no sítio sulfonil (das sulfonilureias) ou benzamido (das glinidas) no SUR1 (*sulfonylurea receptor*).

Alguns secretagogos também têm ação sobre o SUR2B (presentes em músculo cardíaco e tecido adiposo), como a glimepirida, meglitinidas e principalmente a glibenclamida, sendo que esta última, *in vitro*, leva a um prejuízo no pré-condicionamento cardíaco.

2.4.2. Farmacocinética

As sulfonilureias têm alta biodisponibilidade e o pico de concentração plasmática ocorre dentro de 1,5 a 4 horas, com 90% de ligação a proteínas plasmáticas. São metabolizadas no fígado e podem gerar metabólitos ativos (glimepirida, glibenclamida e clorpropamida) ou inativos (tolbutamida, glipizida e gliclazida), que são eliminados pela urina e bile, assim como parte da droga não metabolizada.

A duração de ação é bastante variável entre as diversas medicações: algumas de curta ação – tolbutamida (6-10h), glipizida (6-16 h) e gliclazida (18-20h); ação intermediária – gliclazida MR (18-24 h), glimepirida (12 a 24 horas) e glibenclamida (12-24 horas); e de longa ação – clorpropamida (25-50 h).

Por outro lado, as glinidas têm menor tempo para ação, já começam a agir de 5 a 10 minutos, com pico de ação mais curto (uma hora), e menor duração – 1,5 a 5 horas (repaglinida e nateglinida, respectivamente). Elas também se ligam a proteínas plasmáticas e são metabolizadas pelo fígado, no citocromo P-450 (CYP3A4), produzindo metabólitos inativos que são eliminados pela bile (repaglinida) ou urina (nateglinida).

A gliclazida e a glipizida podem ser usadas para pacientes dialíticos. Os ajustes dessas drogas para função renal são descritos na Tabela 8.6.2.

2.4.3. Farmacodinâmica

As sulfonilureias têm impacto semelhante à metformina no controle glicêmico, com redução da glicemia de jejum de 20 a 40 mg/dL e hemoglobina glicada (HbA1C) de 1% a 2%. No entanto, os efeitos da sulfonilureia se reduzem conforme a reserva de células betapancreáticas, por isso pacientes com DM-2 avançada já em uso de insulinoterapia podem não se beneficiar do uso de secretagogos.

Pelo curto tempo de ação, as glinidas devem ser tomadas antes das refeições, melhorando especialmente a glicemia pós-prandial. Têm impacto na HbA1C de 1% a 1,5%. Não é recomendado associar as meglitinidas com sulfonilureias, pois o mecanismo de ação é semelhante e, provavelmente, não será acrescentado quase nenhum efeito hipoglicemiante.

2.4.4. Contraindicações e efeitos colaterais

Hipoglicemia tem incidência de 20% a 40%, sendo 1% a 7% graves (necessita de ajuda de terceiros). Em grupos de risco com maior risco de hipoglicemia como idosos, hepatopatas ou com alterações na função renal, devem ser prescritas com cautela.

Quanto ao ganho de peso, este decorre do efeito anabólico da insulina. Pode haver aumento de 1 a 4 kg, em geral no início do tratamento, com estabilização seis meses após o uso da droga. As sulfonilureias de primeira geração devem ser evitadas em pacientes com insuficiência renal crônica estágio 3 e 4.

2.5. Tiazolidinedionas (glitazonas)

As tiazolidinedionas começaram a ser usadas clinicamente em 1997. A maior parte dos fármacos dessa classe teve seu uso descontinuado por hepatotoxicidade (troglitazona) e possível aumento do risco cardiovascular (rosiglitazona). A única medicação usada atualmente dessa classe é a pioglitazona (Figura 8.6.4).

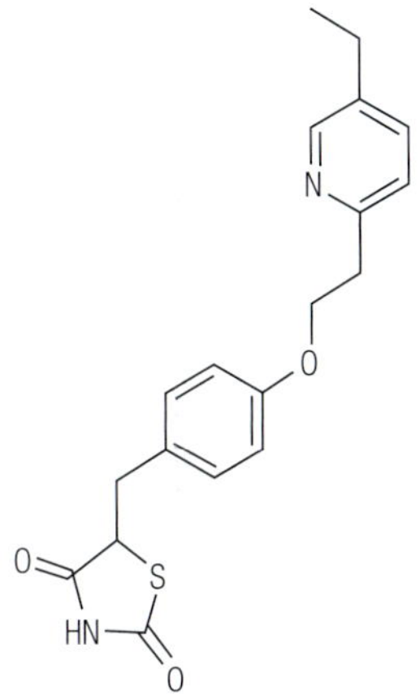

Figura 8.6.4. Estrutura química da pioglitazona.

2.5.1. Mecanismo de ação

As glitazonas são agonistas do ativador do receptor nuclear gama do peroxissomo (PPAR-γ), com isso alteram a expressão gênica, e, por ter alta expressão no tecido adiposo, promovem adipogênese e aumentam a captação de glicose tecidual, melhorando a sensibilidade insulínica. Também reduzem depósitos ectópicos de gordura no músculo e no fígado, melhorando inclusive a esteatose hepática. A pioglitazona também tem uma pequena ação na ativação do PPAR-α e por essa razão também tem modesto impacto em reduzir triglicérides e aumentar HDL.

Está sendo desenvolvida a classe Glitazar, com ação dual sobre o PPAR α e γ.

2.5.2. Farmacocinética

A administração da pioglitazona é feita por via oral, com pico plasmático de 1 a 2 horas, é metabolizada pelo CYP2C8 e CYP3A4, seus metabólitos são pouco ativos e são eliminados pela bile. A correção para função renal está descrita na Tabela 8.6.2.

2.5.3. Farmacodinâmica

Em doses máximas (Tabela 8.6.2), a pioglitazona pode reduzir de 0,7% a 1,6% em monoterapia ou em associação.

2.5.4. Contraindicações e efeitos colaterais

O efeito colateral mais importante é o ganho de peso; aumento médio de 2 kg de gordura subcutânea para cada 1% de queda de HbA1C. Retenção hídrica também pode ocorrer em 4% a 6% dos pacientes, resultante do aumento de reabsorção de sódio, por elevação da expressão de canais de sódio nos túbulos renais; possivelmente por esse mecanismo, a pioglitazona pode aumentar o risco de internação por insuficiência cardíaca, sendo contraindicada em pacientes com insuficiência cardíaca sistólica. Outro efeito colateral importante é a redução da massa óssea e aumento do risco de fratura, pois ocorre ação no PPAR-γ em osso, estimulando a diferenciação de células-tronco mesenquimais em adipócitos em vez de osteoblastos. Ela tem baixo risco de hipoglicemia (< 2%), quando em monoterapia, pois não estimula a secreção de insulina.

2.6. Inibidores da alfa-glicosidase

A acarbose (Figura 8.6.5) foi o primeiro inibidor de alfa-glicosidase e é o único disponível no Brasil (em outros países são disponíveis também miglitol e voglibose). Os inibidores da alfa-glicosidase foram introduzidos no início da década de 1990 e são usados principalmente em países asiáticos, cuja dieta é rica em carboidratos complexos.

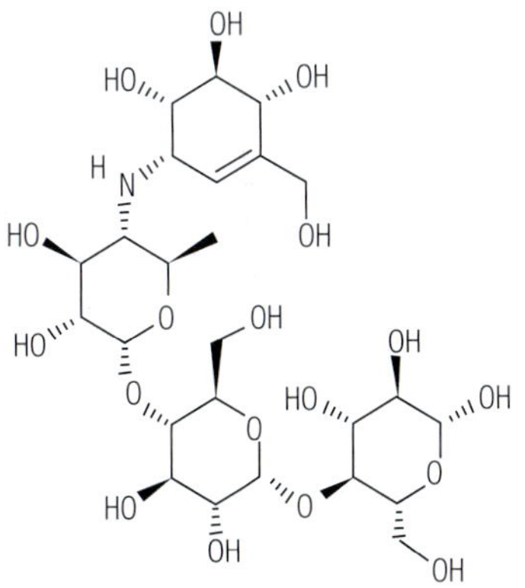

Figura 8.6.5. Estrutura química da acarbose.

2.6.1. Mecanismo de ação

A acarbose é um oligossacarídeo complexo, que inibe por competição as enzimas alfa-glicosidase da borda em escova dos enterócitos das vilosidades intestinais, reduzindo a ação sobre o amido, dextrina e dissacarídeos, que, desse modo, não serão clivados em monossacarídeos, diminuindo a velocidade de sua absorção com consequente redução da glicemia pós-prandial.

2.6.2. Farmacocinética

Menos de 2% da acarbose são absorvidos, sendo eliminados pela urina em 24 horas. A maior parte é degradada pela amilase e por bactérias do intestino delgado.

2.6.3. Farmacodinâmica

Reduz principalmente a glicemia pós-prandial, dependendo da quantidade de carboidratos complexos ingeridos na dieta, e reduz a HbA1C até 0,5% a 1,1%. Também pode ser usada em pré-diabetes, reduzindo risco de desenvolvimento de DM-2, hipertensão e complicações macrovasculares.

2.6.4. Contraindicações e efeitos colaterais

A principal limitação da acarbose são os efeitos gastrintestinais (diarreia, flatulência e desconforto abdominal), relacionados à passagem de carboidratos não digeridos ao cólon, na qual vão ser metabolizados pela flora local, com produção de gás metano. Hipoglicemia é incomum, mas, caso ocorrer, não deve ser tratada com sacarose e sim com glicose. Tem influência neutra e até negativa no peso, com perda de 0,8 a 1,4 kg. Apesar da pequena quantidade absorvida, é contraindicada em pacientes com disfunção renal grave.

2.7. Agonistas de GLP-1

Os agonistas de GLP-1, classe derivada do peptídeo originalmente isolado na saliva do monstro de Gila, foram introduzidos no mercado em 2005 com a exenatida. Desde então, vários outros agonistas, como a liraglutida (Figura 8.6.6), foram desenvolvidos a partir da modificação da molécula e estão entre os fármacos de primeira linha, uma vez que, além da melhora glicêmica, favorecem a redução do peso e têm comprovada redução na mortalidade.

2.7.1. Mecanismo de ação

São miméticos do hormônio GLP-1 – ativam o seu receptor em vários órgãos, sendo as principais ações:

- Pâncreas – potencializam a secreção de insulina em resposta à alimentação, aumentam a síntese de pró-insulina e reduzem a secreção de glucagon;
- Fígado – aumentam estoques de glicogênio e extração hepática de insulina;
- Cérebro – aumentam a saciedade, auxiliando no controle de peso;
- Estômago – reduzem o esvaziamento gástrico, atuando nos mecanismos da saciação, também contribuindo para perda de peso;
- Tecido adiposo – aumentam a termogênese, a lipólise e, com isso, o gasto energético;
- Músculo – aumentam a captação de glicose.

Além das ações glicêmicas, há redução da pressão arterial – no rim aumentam a eliminação de sódio (inibe a bomba Na+/H+ no túbulo proximal) e na artéria aumentam a vasodilatação.

2.7.2. Farmacocinética

Os agonistas de GLP-1 são administrados por injeção subcutânea e absorvidos rapidamente; a posologia varia desde duas vezes por dia (exenatida), diários (liraglutida e lixisenatida) a uma vez por semana (exenatida semanal, semaglutida [liraglutida semanal], albiglutida e dulaglutida).

A via de eliminação depende do tipo do fármaco; exenatida e lixisenatida são excretadas por via renal, a meia-vida varia de 3 a 5 horas e 2 a 4 horas, respectivamente. Liraglutida, albiglutida e dulaglutida são eliminadas por peptidases (séricas da liraglutida e renais nas duas últimas), a primeira tem a meia-vida de 11,6 a 13 horas e até cinco dias no caso de albiglutida e dulaglutida. A correção para função renal é descrita na Tabela 8.6.2.

2.7.3. Farmacodinâmica

Os agonistas de GLP-1 reduzem de 1% a 1,5% de HbA1c e 70 mg/dL da glicemia pós-prandial. Além disso, a redução de peso corporal de pelo menos 5% é comum após uso por seis meses.

2.7.4. Contraindicações e efeitos colaterais

Em geral, são bem tolerados, podem ocorrer inicialmente sintomas gastrintestinais, como náuseas, relacionados à redução do esvaziamento gástrico. Reações nos locais de aplicação podem ocorrer e são mais comuns nas formulações semanais. O surgimento de anticorpos também é comum, mas não influencia o controle glicêmico. As maiores preocupações são com as possíveis associações com pancreatite e câncer de pâncreas. Além disso, a hiperplasia de células C da tireoide, observadas em animais com uso de liraglutida, não foi observada no uso clínico.

Uma vez que a metabolização da maior parte envolve filtração glomerular ou proteólise renal, são contraindicados em insuficiência renal grave.

2.8. Gliptinas (inibidores de DPP-4)

Os inibidores da dipeptidilpeptidase-4 (DPP-4) são usados clinicamente desde 2007. Apesar de inibirem, alguns mimetizam a molécula do DPP-4 (peptideomiméticos), como a vildagliptina e a saxagliptina, mas a maior parte são "não peptideomiméticos", e não têm homologia com a molécula de DPP-4 (sitagliptina [Figura 8.6.7], alogliptina, linagliptina, omarigliptina e trelagliptina).

2.8.1. Mecanismo de ação

Agem como inibidores competitivos reversíveis da DPP-4, causando-lhe uma redução de até 99% de sua ação. A DPP-4 é uma enzima ubíqua expressa na superfície de várias células e tem função de degradar, por meio da clivagem

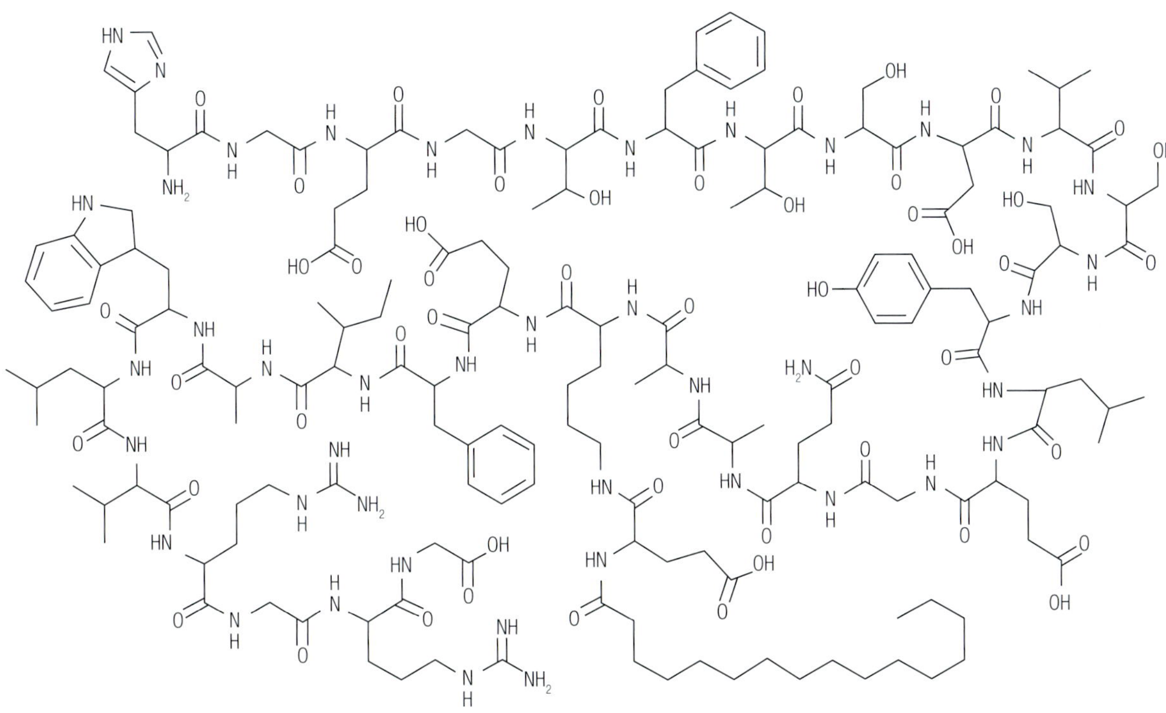

His-Ala-Glu-Gly-Thr-Phe-Thr-Ser-Asp-Val-Ser-Ser-Tyr-Leu-Glu-Gly-Ala-Ala-N6-[N-(1-oxohexadecyl)-Glu]-Lys-Glu-Phe-Ile-Ala-trp-Leu-Val-Arg-Gly-Arg-Gly-OH

Figura 8.6.6. Estrutura química da liraglutida.

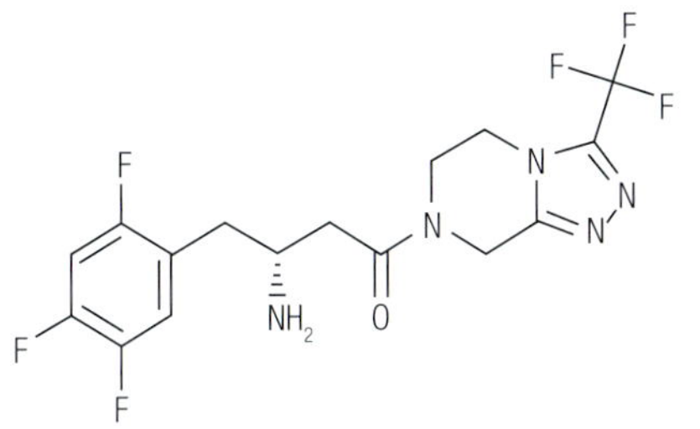

Figura 8.6.7. Estrutura química da sitagliptina.

de aminoácidos dos grupamentos N-terminais, vários peptídeos endógenos, entre eles o GLP-1 e polipeptídeo inibidor gástrico (GIP) que fisiologicamente só durariam cerca de 5 (GLP-1) a 7 minutos (GIP). Com a inibição do DPP-4, as concentrações plasmáticas de GIP e GLP-1 aumentam duas a três vezes. Esse efeito é menor que o alcançado pelo uso do análogo de GLP-1, que resulta em concentrações plasmáticas maiores que 10 vezes; ainda assim, melhoram a ação incretínica (que é reduzida em pacientes diabéticos), aumentando a secreção de insulina e reduzindo a liberação de glucagon em resposta ao aporte nutricional. No entanto, não retardam o esvaziamento gástrico nem aumentam saciedade e, por isso, têm impacto neutro na perda de peso.

2.8.2. Farmacocinética

Exceto a saxagliptina, que é metabolizada pelo CYP3A4 e CYP3A5 e forma um metabólito ativo, não há metabolização de nenhum dos outros inibidores da DPP-4. Eles são transportados sem necessidade de ligação com proteínas séricas e quase todos são eliminados pela urina e por isso necessitam de ajustes para a função renal (Tabela 8.6.2), exceto a linagliptina, que é eliminada pelas fezes.

2.8.3. Farmacodinâmica

Os inibidores de DPP-4 têm impacto na redução de HbA1C de 0,7% a 1%, redução de 50 mg/dL na glicemia pós-prandial e de 20 a 30 mg/dL na glicemia de jejum. Apesar do melhor controle glicêmico, há risco baixo de hipoglicemia, pois o mecanismo de aumento da liberação de insulina é glicose-dependente.

A meia-vida das medicações é bastante variável, podendo ser curta, de até 3 horas (vildagliptina e saxagliptina), intermediária, de 12 (sitagliptina e linagliptina) a 21 horas (alogliptina) ou longa, chegando a 54 a 63 horas (omarigliptina e trelagliptina, respectivamente).

2.8.4. Contraindicações e efeitos colaterais

Os inibidores de DPP-4 geralmente são bem tolerados. Apesar do potencial de interferir em diversos sistemas, uma vez que a DPP-4 também metaboliza outros substratos além das incretinas, como bradicininas, encefalinas, neuropeptídeo Y, IGF-1 (*insulin growth factor-1*), MCP-1 (*monocyte chemoattractant protein-1*) e várias outras proteínas e peptídeos, não foram observados efeitos importantes relacionados com esse mecanismo, embora estejam associados com aumento de risco de infecções de vias aéreas superiores. Alguns estudos mostraram aumento de pancreatite, mas sem alterar o risco de câncer de pâncreas.

Tabela 8.6.2. Classes de antidiabéticos, posologia e ajustes para função renal

Classe	Fármaco	Dose máxima	Posologia	Ajustes (mg/dia) para função renal (ml/min/1,73 m^2)				Efeitos colaterais
		(mg/dia)	(Nº de vezes/dia)	60 - 45	45 - 30	< 30	Diálise	
Biguanidas	Metformina	2.550	3	2.000 - 1.500	1.000	CI*	CI*	Gastrintestinais, acidose lática (raro).
	Metformina XR	2.000	1 a 3					
Sulfonilureias	Glibenclamida	20	1 a 3	CI*	CI*	CI*	CI*	Ganho de peso, hipoglicemia.
	Gliclazida	240	3	SA*	SA*	CI*	CI*	
	Gliclazida MR	120	1	SA*	SA*	CI*	CI*	
	Glipizida	20	1 a 3	SA*	SA*	CI*	SA*	
	Glimepirida	8	1 a 2	1	1	CI*	CI*	
Meglitinidas	Nateglinida	540	3	SA*	SA*	SA*	CI*	Ganho de peso, hipoglicemia.
	Repaglinida	16	3	SA*	SA*	CI*	CI*	
Tiazolidinedionas	Pioglitazona	30	1	SA*	SA*	CI*	CI*	Ganho de peso, fraturas, edema e insuficiência cardíaca.
Inibidores de alfa-glicosidase	Acarbose	600	3	SA*	SA*	CI*	CI*	Efeitos gastrintestinais.
Agonistas de GLP-1	Exenatida	10 mcg	2	SA*	SA*	CI*	CI*	Efeitos gastrintestinais.
	Liraglutida	1,8	1	SA*	SA*	SA*	CI*	
	Lixisenatida	20 mcg	1	SA*	SA*	CI*	CI*	
	Albiglutida	50 mcg	Semanal	SA*	SA*	SA*	CI*	
	Dulaglutida	1,5	Semanal	SA*	SA*	SA*	CI*	
Inibidores de DPP-4	Sitagliptina	100	1	SA*	50	25	25	Aumento do risco de pancreatite.
	Vildagliptina	100	2	SA*	50	50	CI*	
	Saxagliptina	5	1	SA*	2,5	2,5	2,5	
	Linagliptina	5	1	SA*	SA*	SA*	SA*	
	Alogliptina	25	1	SA*	12,5	6,25	6,25	
Glifozinas	Canaglifozina	300	1	100	100	CI*	CI*	Infecções urogenitais, fraturas, risco de cetoacidose.
	Dapaglifozina	10	1	10	CI*	CI*	CI*	
	Empaglifozina	25	1	25	CI*	CI*	CI*	

CI*: contraindicado ou não recomendado; SA*: sem ajustes

Também pode haver reações cutâneas, mas raramente graves, associadas a essas medicações. Outro efeito relatado é a mialgia e artralgia, que melhoram após descontinuação do fármaco.

Outro ponto importante é em relação ao efeito cardiovascular. De forma geral, essas medicações não são associadas a aumento do risco de desfechos cardiovasculares adversos, no entanto, foi observado aumento de hospitalização por insuficiência cardíaca com uso da saxagliptina e também com a alogliptina, nos pacientes que tinham previamente insuficiência cardíaca. Por isso, não é recomendado o uso dessas duas últimas em pacientes com insuficiência cardíaca.

2.9. Glifozinas

Os inibidores de SGLT-2 foram introduzidos em 2013 e são derivados da florizina, extraída da casca da macieira, e têm mecanismo de ação único, levando à melhora do controle glicêmico por aumento da glicosúria.

2.9.1. Mecanismo de ação

Essas medicações inibem os SGLT-2, cotransportadores de sódio e glicose. Os do tipo 2 têm baixa afinidade e alta capacidade para transporte de glicose e são responsáveis por reabsorver mais de 90% da glicose filtrada pelos rins, no segmento S1 do túbulo contorcido proximal. Conseguem reduzir o limiar de reabsorção renal, aumentando a excreção de glicose. No entanto, esse mecanismo é autolimitado, pelo aumento da produção de glucagon em resposta à glicosúria, embora seja uma resposta "não compensatória", havendo déficit calórico, inclusive podendo haver perda associada de peso. A redução na reabsorção de sódio também pode levar à redução nos níveis de pressão arterial.

2.9.2. Farmacocinética

São rapidamente absorvidos por via oral e têm meia-vida longa, de aproximadamente 13 horas; por isso, a administração é necessária somente uma vez por dia (canaglifozina, dapaglifozina e empaglifozina [Figura 8.6.8]). São metabolizados por glicuronidação hepática, formando metabólitos inativos. Têm poucas interações medicamentosas e pequena excreção renal.

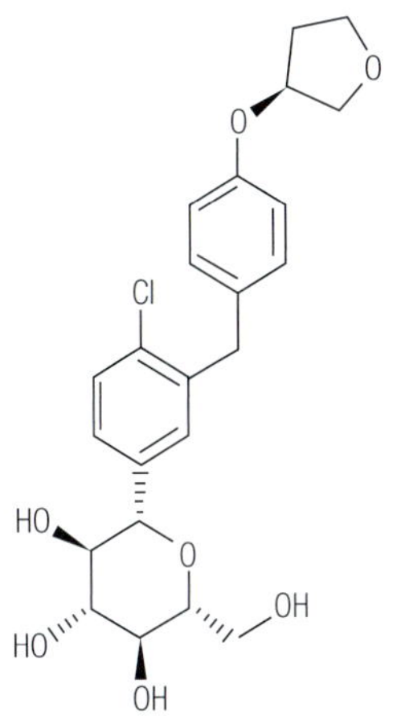

Figura 8.6.8. Estrutura química da empaglifozina.

2.9.3. Farmacodinâmica

Por ter um mecanismo independente de estímulo de insulina, podem ser usados em qualquer fase do DM-2. Sua potência de ação varia positivamente em indivíduos com melhor função renal e pior controle glicêmico. Têm impacto leve a moderado na HbA1c, com redução média de 0,6% a 1,2%, no entanto com redução também no peso (2 a 4 kg) e com melhor controle pressórico (3 a 5 mmHg).

Foi demonstrado também que a empaglifozina reduz a mortalidade, especialmente a relacionada à doença cardiovascular. Uma possível hipótese para esse achado é que essa melhora seja mediada pelo aumento dos corpos cetônicos (devido à redução da insulinemia com aumento de glucagon), os quais são os substratos energéticos com melhor aproveitamento no miocárdio, com isso afetando os desfechos clínicos. Esse mecanismo, entretanto, é pouco esclarecido. A posologia e os ajustes para função renal são mostrados na Tabela 8.6.2.

2.9.4. Contraindicações e efeitos colaterais

Os inibidores de SGLT-2 têm baixo risco de causar hipoglicemia, pois seu mecanismo é dependente da glicosúria gerada pela hiperglicemia. Apesar disso, deve haver cautela na prescrição para idosos, uma vez que o aumento da diurese osmótica e a queda na pressão arterial podem levar à hipotensão ortostática e à desidratação. Os efeitos colaterais mais importantes são as infecções do trato geniturinário pelo aumento da glicose na urina; há maior proliferação de bactérias, mas geralmente as infecções são benignas.

Outros efeitos colaterais menos frequentes são o aumento no LDL, no entanto, há elevação do HDL. A canaglifozina foi associada com aumento de fraturas e quedas. Outro efeito adverso foi o aumento da cetoacidose, pela redução da glicose independente da insulinemia. Uma vez que a insulina tem papel metabólico fundamental na redução da produção de cetoácidos, são contraindicados em DM-1, DM-2 descompensado e sem uso de insulina associado, e nos casos de perioperatórios. No início do tratamento também pode haver redução da função glomerular, mas em geral leve e transitória.

3. HORMÔNIOS DA TIREOIDE E ANTITIREOIDIANOS

3.1. Introdução

A palavra tireoide vem da aglutinação de dois termos gregos, o *thyreós* (escudo) e *oidés* (forma de), tendo em vista o formato da glândula, que se assemelha a um escudo, repousando anteriormente à traqueia. Sua descoberta foi feita em 1656 pelo anatomista inglês Thomas Wharton, que na época achava que a função da glândula seria apenas estética, para modelar o formato do pescoço.

Foi no século XIX que se percebeu que o aumento difuso do volume tireoidiano, conhecido como bócio, apresentava melhora quando tratado com substâncias ricas em iodo. Os gregos tratavam-no com cinzas de esponjas do mar (ricas em iodo). Em 1820, Coident instituiu a terapêutica do bócio com iodo e, entre 1850 e 1870, Chatin publicou numerosos trabalhos que provavam conclusivamente que o bócio estava relacionado com a deficiência de iodo.

Em 1882, Horsley demonstrou que a tireoide era uma glândula endócrina e relacionou o seu mau funcionamento ao surgimento do cretinismo e do mixedema. Em 1891, Murray mostrou que extratos glicerídicos de tireoide curavam o mixedema e que as melhoras podiam ser obtidas também com tireoide dessecada de animais.

Em 1895, Baumann detectou a presença de um composto iodado na tireoide e, em 1915, o cientista Edward Kendall, da Mayo Clinic, isolou pela primeira vez a tiroxina em sua forma cristalina, a partir de extratos de tireoide de um porco. Em 1926, os britânicos Barger & Harrington sintetizaram pela primeira vez a tiroxina e, em 1952 Gross & Pitt-Rivers demonstraram e sintetizaram o hormônio tri-iodotironina (T3). Foi, portanto, no século XX que os hormônios tireoidianos passaram a ser mais bem estudados e entendidos, e que foram sendo evidenciadas suas ações e sua importância em diversas células e tecidos do corpo. Como consequência, o diagnóstico e tratamento das diversas tireoidopatias (hipotireoidismo, hipertireoidismo, nódulos de tireoide, câncer de tireoide, tireoidites) foram sendo aprimorados e aperfeiçoados, até chegarmos ao entendimento da fisiopatologia dos hormônios tireoidianos e ao arsenal terapêutico para tireoidopatias que temos disponíveis nos dias de hoje.

3.2. Noções básicas

3.2.1. Síntese e secreção

A tireoide produz e secreta na circulação três tipos de hormônios: tiroxina (T4), tri-iodotironina (T3) e a calcitonina. Os dois primeiros hormônios são produzidos pelas células foliculares da tireoide (que são as células mais abundantes), e a calcitonina é produzida pelas chamadas células parafoliculares, também denominadas células C. A calcitonina, muito importante para o metabolismo do cálcio no organismo, será abordada no item 4.2.

Para a síntese do T3 e T4, ocorre uma cascata de eventos: a captação do iodo do sangue pelas células foliculares, a oxidação deste iodo dentro da célula folicular, a organificação deste iodo (ligação do iodo aos resíduos de tirosina da molécula de tireoglobulina), o acoplamento dos resíduos de tirosina visando à formação do T3 e T4, a metabolização dessas moléculas por enzimas proteolíticas dentro das células foliculares e, por fim, a secreção dos hormônios prontos para a corrente sanguínea. A Figura 8.6.9 ilustra cada evento dessa cascata.

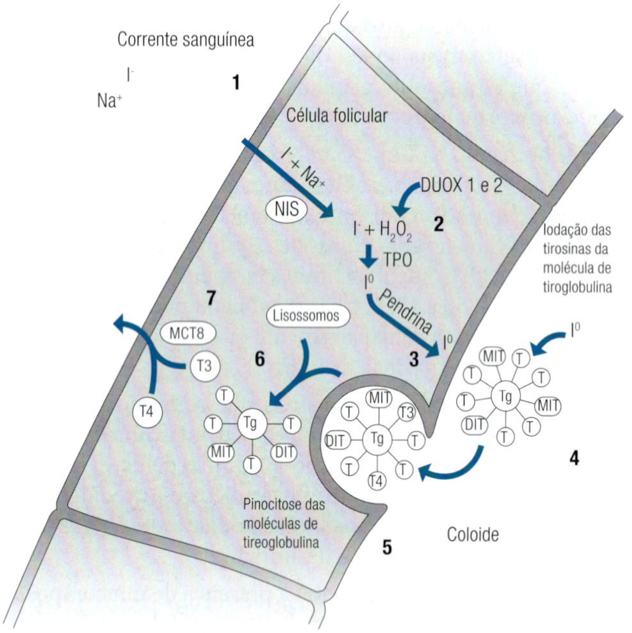

1. Captação de iodo pela célula folicular, via cotransportador de $Na^+ + I^-$ (NIS)
2. Oxidação do iodeto pela TPO, na presença de H_2O_2 (formada pelas DUOX 1 e 2)
3. Transporte do iodo oxidado para o coloide através da pendrina
4. Iodação das tirosinas da molécula de tireoglobulina dentro do material coloide
5. Pinocitose das moléculas de tireoglobulina iodadas para dentro da célula folicular
6. Fusão das vesículas de pinocitose com os lisossomos ricos em enzimas proteolíticas que irão digerir estas moléculas e liberar o T3 e o T4
7. Transporte de T3 e T4 para a corrente sanguínea, via transporte MCT8

Figura 8.6.9. Biossíntese dos hormônios tireoidianos.

Acúmulo de iodo na glândula

A glândula tireoide é ricamente vascularizada, e as células foliculares tireoidianas possuem cotransportadores Na^+/I^- (NIS, ou sódio/iodo *symporters*), que são transportadores da membrana basal das células foliculares (membrana que fica em contato com a circulação sanguínea), capazes de promover o transporte ativo do iodeto, presente na circulação sistêmica, contra um gradiente de concentração. O transporte ativo é feito de forma que o iodo passa a ficar de 20 a 40 vezes mais concentrado no interior das células foliculares tireoidianas do que no plasma. A energia fornecida para esse transporte ativo de iodo vem da ação das bombas Na^+/K^+-ATPase.

A recomendação atual é que um indivíduo adulto consuma no mínimo 150 µg de iodo ao dia, sendo que essa recomendação aumenta para 200 µg no caso de gestantes. Desse montante de iodo consumido, cerca de 75 µg são diariamente captados ativamente pelas células foliculares para a secreção dos hormônios tireoidianos. Essa captação é estimulada pelo hormônio TSH (*thyroid-stimulating hormone*). Em situações de falta de iodo, o estímulo para a captação de iodo pode estar aumentado, e, nas situações de excesso de iodo, pode-se haver um bloqueio nesta captação.

Oxidação e organificação do iodo

Uma vez dentro da célula folicular, o iodeto (I^-) vai ser oxidado por ação da enzima tireoperoxidase ou TPO (enzima mais importante para a síntese dos hormônios tireoidianos), na presença do peróxido de hidrogênio (H_2O_2), que é o agente oxidante, formado pelas enzimas dual oxidase 1 e 2 (DUOX 1 e DUOX 2). Sendo assim, o iodeto perde a sua carga negativa e fica com carga neutra (iodo livre), pronto para poder se ligar aos resíduos de tirosina da molécula de tireoglobulina.

Os folículos tireoidianos consistem em uma camada de células foliculares que circundam um centro líquido, que fica preenchido por material coloide. A tireoglobulina é uma grande glicoproteína, com peso molecular de aproximadamente 330 kD, produzida pelas células foliculares da tireoide e secretada para dentro desse material coloide. Cada molécula de tireoglobulina possui cerca de 115 resíduos de tirosina. Uma vez oxidado, o iodo da célula folicular passa para dentro do material coloide (transporte feito por algumas proteínas da membrana apical das células foliculares, como a pendrina), aonde vai se ligar aos resíduos de tirosina da molécula de tireoglobulina, processo chamado de iodação, ou organificação do iodo, que ocorre em cerca de 1/5 dos resíduos de tirosina da molécula de tireoglobulina.

Acoplamento das MIT e DIT e síntese dos hormônios tireoidianos

Quando a tirosina é iodada na posição 3 do anel benzênico, ela passa a ser chamada de monoiodotirosina (MIT). Posteriormente, ocorre a iodação da posição 5 do anel e ela passa a ser chamada de di-iodotirosina (DIT). Quando duas moléculas de DIT se unem, por uma reação de acoplamento oxidativo com eliminação de uma molécula de alanina, forma-se o hormônio tetraiodotironina (T4) ou tiroxina. Quando o acoplamento ocorre entre uma molécula de MIT com uma molécula de DIT, forma-se o hormônio tri-iodotironina (T3).

A enzima TPO também é a responsável por promover essas reações de acoplamento, e esse processo é estimulado pelo hormônio TSH, podendo ser inibido por alguns fármacos antitireoidianos.

Secreção dos hormônios tireoidianos

Uma vez iodadas, as moléculas de tireoglobulina do material coloide passam a ser fagocitadas pelas células foliculares e voltam para dentro do citoplasma folicular, dentro de vesículas próprias. Essas vesículas, por sua vez, se ligam com lisossomas, onde ficam enzimas proteolíticas, que serão responsáveis pela hidrólise dessas moléculas, promovendo a liberação do T3 e do T4, que serão por fim secretados pela membrana basal dessas células para a corrente sanguínea, via transportadores como o MCT8 (*monocarboxylate transporter 8*).

Essa exocitose dos hormônios tireoidianos ocorre conforme a necessidade do organismo, que é sinalizada via estímulo pelo TSH. As moléculas de MIT e DIT que não sofreram acoplamento vão ser deiodinadas no citoplasma das células foliculares, de forma que as moléculas de iodo voltam a ser transportadas para o coloide para serem reutilizadas.

A relação entre T4 e T3 no interior da tireoglobulina é de aproximadamente 15:1, de modo que a maior parte do hormônio liberado para a corrente sanguínea consiste em T4, e a maior parte do T3 sérico provém do metabolismo periférico do T4 para T3 pelas enzimas deiodinases plasmáticas.

A tireoide é uma glândula única no que se refere à sua grande capacidade de armazenamento intraglandular de hormônio pré-formado. Uma glândula média de 20 g armazena cerca de 5.000 μg de T4 no seu interior, sendo que uma média de apenas 85 μg de T4 é excretada diariamente para a corrente sanguínea. Temos um reservatório extratireoidiano de aproximadamente 800 μg de T4, o que promove um nível sérico de cerca de 6 a 12 μg/dl de T4 total na corrente sanguínea. Com relação ao T3, cerca de 30 μg são liberados diariamente na corrente sanguínea. Temos um reservatório extratireoidiano de aproximadamente 54 μg de T3, e, como seu volume de distribuição é bem maior que o do T4 (por ter uma menor afinidade às proteínas transportadoras), tem-se um nível sérico de T3 total de aproximadamente 90-190 ng/dl (concentração cerca de 50 a 100 vezes menor que a de T4 total).

3.2.2. Regulação da função tireoidiana

Como outras glândulas endócrinas, a tireoide apresenta uma regulação hipotálamo-hipofisária com contrarregulação negativa efetuada pelos hormônios T3 e T4, conforme ilustrado na Figura 8.6.10.

O hipotálamo produz e secreta o hormônio TRH (*thyrotropin-releasing hormone*) na circulação porta-hipofisária. Esse hormônio ativa a adeno-hipófise a produzir e secretar na corrente sanguínea o TSH, que, por sua vez, se ligará aos receptores de TSH (TSH-r) nas células foliculares da tireoide.

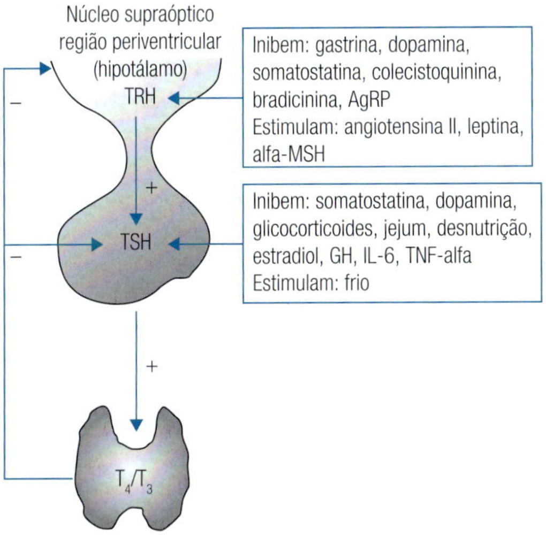

Figura 8.6.10. Regulação central da função tireoidiana.

Além de promover uma ação trófica mitogênica sobre a tireoide e uma maior vascularização tireoidiana, o TSH ativa praticamente todas as etapas da síntese dos hormônios tireoidianos: aumenta a captação de iodo pelas células foliculares via aumento na atividade da NIS, aumenta a oxidação do iodo via ativação da TPO, da DUOX 1 e 2, aumenta o transporte do iodo para o coloide via ativação da pendrina, aumenta a organificação do iodo e o acoplamento das moléculas de MIT e DIT via maior ativação da TPO, aumenta a síntese e liberação de hormônios tireoidianos para a corrente sanguínea, além de ativar a maior conversão periférica de T4 para T3, via ativação das deiodinases periféricas.

Por sua vez, o T4 e o T3, principalmente o último, exercem ação de *feedback* negativo sobre o hipotálamo e sobre a hipófise, inibindo a produção de TRH e de TSH. Na hipófise, a presença da deiodinase tipo 2 converte o T4 a T3 localmente, otimizando essa via de retroalimentação negativa.

Outros hormônios, de maneira menos intensa e menos importante, também podem ativar ou inibir a secreção hipotalâmica de TRH e hipofisária de TSH. Inibem: somatostatina, gastrina, dopamina, colecistoquinina, bradicinina, neuropeptídeo AgRP (*agouti-related protein*), glicocorticoides, GH (*growth hormone*), estradiol; ativam: leptina, alfa MSH (*alpha-melanocyte stimulating hormone*), angiotensina 2. No entanto, sem dúvidas, o principal estímulo regulador dessa secreção será a retroalimentação negativa exercida pelos níveis séricos de T3.

Além disso, dentro da própria glândula tireoidiana existe um mecanismo de autorregulação. Na chegada de grandes quantidades de iodo, ocorre uma inibição transitória da ação da NIS e da TPO, de forma a bloquear temporariamente a síntese de hormônios tireoidianos, efeito conhecido como Wolff Chaikoff. Esse efeito é muito utilizado terapeuticamente quando se faz uso de doses altas de lugol para o auxílio do tratamento da crise tireotóxica (sempre associado ao tratamento com tionamidas, uma vez que se sabe que, depois de alguns dias de excesso de iodo, ocorre um escape, e a glândula volta a produzir os hormônios tireoidianos normalmente).

3.3. Hormônios tireoidianos

3.3.1. Absorção e metabolismo

O iodo, principal matéria-prima para formação dos hormônios tireoidianos, é introduzido no organismo principalmente por meio da alimentação, mas pode estar presente também na composição de alguns medicamentos, podendo ainda ser absorvido pelo organismo através dos pulmões e da pele. A absorção é pequena no estômago, sendo o jejuno e o íleo os principais sítios de absorção.

Uma vez absorvido, o iodo se distribui por todo o organismo, sendo a maior parte captada pela tireoide (outros tecidos como glândulas salivares, glândulas mamárias, mucosa gástrica e plexo coroide também são ricos em cotransportadores NIS e também captam bem o iodo), e o restante não utilizado vai ser em grande parte eliminado pelos rins.

Na tireoide, o iodo passa por todas as etapas descritas anteriormente, até se tornar o principal constituinte dos hormônios tireoidianos. O iodo compõe 65% do peso molecular do hormônio T4. Uma vez na circulação, os hormônios tireoidianos T3 e T4 se ligam fortemente a proteínas transportadoras, uma vez que são hormônios hidrofóbicos, e essa ligação facilita a sua melhor distribuição no meio vascular.

A principal proteína ligadora dos hormônios tireoidianos é a TBG (*thyroxine binding globulin*), que migra eletroforeticamente entre α_1 e α_2. Em condições fisiológicas, essa proteína transporta cerca de 60% do T4 e um percentual um pouco menor do T3. A segunda principal proteína transportadora é a transtirretina, ou pré-albumina (TBPA – *thyroxine binding pre-albumin*), que transporta cerca de 30% do T4, e um percentual também um pouco menor do T3. A albumina, por sua vez, transporta aproximadamente 10% do T4 (e também um percentual um pouco menor do T3). Dessa forma, aproximadamente 99,96% do T4 fica na sua forma ligada a proteínas transportadoras, e apenas 0,04% fica na fração livre (que é a fração ativa). No caso do T3, como a afinidade às proteínas transportadoras é um pouco menor, tem-se que 99,6% ficam na sua fração ligada, e 0,4% fica na sua fração livre e ativa. Sendo assim, têm-se níveis séricos de T4 livre que normalmente oscilam entre 0,7 e 1,8 ng/dl, e níveis séricos de T3 livre que variam de 0,2 a 0,52 ng/dl.

As frações livres do T3 e do T4 ficam em equilíbrio dinâmico com as frações ligadas às proteínas transportadoras. Parte dos hormônios será transportada para dentro das células, onde se ligarão aos receptores nucleares de hormônios tireoidianos, promovendo assim suas ações sobre o metabolismo como um todo. A outra parte será aos poucos metabolizada e degradada principalmente pelo fígado, onde acontecem os processos de conjugação, desaminação e desiodação.

A conjugação se dá com os ácidos glicurônico e sulfúrico (o primeiro com o T4 e o segundo com o T3), podendo ser observado também no rim e em outros tecidos. Esses conjugados hidrossolúveis podem ser metabolizados no intestino pela glicuronidase bacteriana e cerca de 35% dos hormônios liberados são reabsorvidos, formando um ciclo êntero-hepático de hormônios tireoidianos. O restante é eliminado do corpo pela bile ou pela urina.

A desaminação consiste na oxidação da cadeia lateral do T3 e T4 com uma descarboxilação e, em seguida, uma transaminação. Esse processo é realizado pelas enzimas mitocondriais e dá como resultado os análogos pirúvicos e acéticos, de atividade biológica menor que os hormônios principais.

Desiodação consiste na separação do iodo da molécula e ocorre no fígado, rins, cérebro e músculos por ação da desalogenase tiroxínica, enzima mitocondrial.

A degradação metabólica do T3 é cerca de 20 vezes mais rápida que a do T4, provavelmente pela menor afinidade do T3 às proteínas transportadoras. Dessa forma, tem-se que a meia-vida do T3 é de aproximadamente 18 horas, enquanto a meia-vida do T4 é de cerca de 6 a 7 dias. O ritmo de metabolização dos hormônios não é fixo e pode variar com o nível de TSH, com a atividade metabólica geral, com o ritmo de concentrações musculares, febre e frio.

3.3.2. Mecanismo de ação

Uma vez na circulação, as frações livres dos hormônios tireoidianos penetram nas células uma parte por difusão passiva, e grande parte por transporte ativo por proteínas transportadoras como o MCT8, MCT10 e OATP1C1 (*organic anion transporting polypeptide*).

Dentro das células, grande parte do T4 será convertida a T3 por desiodinação pelas enzimas desiodinase tipo 1 e tipo 2. O T3 penetra então no núcleo da célula, onde se liga ao DNA, em receptores específicos para os hormônios tireoidianos (TR). O TR, por sua vez, se liga ao receptor retinoide X (RXR), formando heterodímeros, que agem em sequências de DNA específicas denominadas elementos de resposta aos hormônios tireoidianos (TRE).

Tanto o T3 quanto o T4 podem se ligar aos TR, no entanto a afinidade do T3 é 10 a 15 vezes maior que a afinidade do T4.

Existem dois genes codificadores de receptores de hormônios tireoidianos, os genes alfa e beta. Conforme os diferentes *splicings* alternativos que podem ocorrer diante dos produtos da transcrição desses genes, formam-se diferentes tipos de receptores, como TR alfa 1, TR beta 1, TR beta 2, TR beta 3. A densidade de receptores e os tipos diferentes de receptores predominantes em cada tecido do corpo explicam as variações observadas nos efeitos dos hormônios tireoidianos em cada órgão. Tecidos como cérebro, coração, tecido adiposo marrom, fígado e rins são ricos em TR alfa. Hipotálamo e hipófise são ricos em TR beta, que parece ser o tipo de receptor mais associado ao *feedback* negativo que o T3 exerce inibindo essas glândulas.

Os efeitos metabólicos dos hormônios tireoidianos parecem ser, em sua maior parte, mediados pela formação aumentada de RNA e proteínas específicas via ligação desses hormônios nos receptores nucleares. Dessa forma, promovem ação importantíssima sobre o sistema nervoso central (podendo levar a quadro de retardo mental irreversível e cretinismo em caso de hipotireoidismo congênito, por exemplo), sobre o crescimento (sendo o hipotireoidismo uma das causas de baixa estatura de causa endócrina), sobre o metabolismo de carboidratos, proteínas, lipídios e vitaminas, sobre o consumo de oxigênio e a produção de calor (termogênese). Exercem ação importante sobre a taxa metabólica basal e peso corporal, além de modularem ações nos sistemas cardiovascular, musculoesquelético, digestivo, respiratório, hematopoético, reprodutivo, renal, dentre vários outros sistemas corporais, sendo inclusive capazes de modificar as taxas de secreção e de degradação de vários outros hormônios como as catecolaminas, cortisol, estrógenos, andrógenos, insulina e glucagon.

3.3.3. Uso clínico

O uso de hormônios tireoidianos atualmente está indicado no tratamento do hipotireoidismo (desde alguns casos de hipotireoidismo subclínico até casos graves como coma mixedematoso), como adjuvante no tratamento supressivo de carcinomas diferenciados de tireoide, em alguns casos como terapêutica adjuvante na doença de Graves (associado ao bloqueio hormonal com tionamidas) e em alguns casos no tratamento supressivo de nódulos ou bócio multinodular atóxico (não consensual). O uso de T3 e T4 não é atualmente recomendado para tratamento de obesidade ou com finalidade de emagrecimento.

Para o tratamento das condições anteriormente expostas, utilizavam-se extratos *de tireoide purificados,* obtidos de tireoide de ovinos, bovinos e porcinos. Após a retirada do tecido conjuntivo e gorduroso, as glândulas eram desidratadas, pulverizadas e preparadas em comprimidos. Seu componente principal é a tireoglobulina, que apresenta em sua molécula a tiroxina natural racêmica, a tri-iodotironina e outros compostos iodados. Sua atividade era medida de acordo com o conteúdo em iodo.

Atualmente, a levotiroxina sintética é a preparação de escolha para essa finalidade. Possui uma absorção eficaz no duodeno e íleo, sendo esta absorção prejudicada pela presença de alimentos, drogas, e por alterações da flora intestinal. A biodisponibilidade oral das preparações atualmente disponíveis de levotiroxina é de aproximadamente 80%, *versus* 95% no caso do T3 sintético. No entanto, enquanto a meia-vida da levotiroxina é de quase 7 dias, permitindo uma administração única diária, o T3 sintético tem meia-vida mais curta (menor que 24 horas), o que torna sua reposição mais difícil, com mais doses diárias, custo mais elevado, e maior dificuldade na monitorização da sua reposição. Portanto, a reposição rotineira de T3 não é recomendada, devendo ser prescrita apenas em situações especiais de deficiência de deiodinase, quando há dificuldade na conversão sérica do T4 a T3. Além disso, o T3 atualmente não está disponível em apresentações comerciais no mercado brasileiro, precisando ser importado ou manipulado, o que dificulta ainda mais o seu uso na prática clínica.

Atualmente, existem disponíveis no mercado brasileiro vários produtos comerciais de levotiroxina, com apresentações de 12,5 a 300 mcg. Recomenda-se que o paciente utilize sempre a mesma marca de levotiroxina, visando evitar mudanças de absorção que podem acontecer quando se troca de uma marca para outra, podendo acarretar em descontrole hormonal.

A dose de levotiroxina prescrita para o tratamento do hipotireoidismo varia muito com a idade, sendo maior nos recém-nascidos (10-15 mcg/kg/dia), reduzindo progressivamente até uma média de 1,7 mcg/kg/dia no adulto e 1-1,5 mcg/kg/dia no idoso, conforme detalhado na Tabela 8.6.3. O tratamento deve ser feito sempre com administração de dose única de levotiroxina pela manhã, em jejum, com idealmente 30 a 60 minutos de distância do café da manhã e de outros medicamentos. Em pacientes jovens, o tratamento pode ser iniciado com a dose plena de hormônio, mas, em pacientes idosos ou cardiopatas, recomenda-se iniciar com dose menor (25 µg/dia, por exemplo), com aumento lento e gradual da dose a cada uma a duas semanas. São necessárias pelo menos seis a oito semanas de uso contínuo de determinada dose de levotiroxina para se atingir um nível sérico estável do hormônio, sendo por isso recomendado que um novo TSH seja solicitado para ajuste de dose após esse período de tratamento.

Tabela 8.6.3. Dose de levotiroxina recomendada para o tratamento de hipotireoidismo conforme a idade do paciente

Idade	Dose de LT4
Neonato	10 a 15 µg/kg/dia
1 a 6 meses	7 a 10 µg/kg/dia
7 a 11 meses	6 a 8 µg/kg/dia
1 a 5 anos	4 a 6 µg/kg/dia
6 a 12 anos	3 a 5 µg/kg/dia
13 a 20 anos	2 a 3 µg/kg/dia
Adultos	1,6 a 1,8 µg/kg/dia
Idosos	1 a 1,5 µg/kg/dia

Quando administrados em excesso ou se administrados inadvertidamente em pacientes sem indicação de uso, os hormônios tireoidianos podem acarretar quadros de tireotoxicose, com quadro clínico de aumento da irritabilidade, taquicardia, tremores, nervosismo, arritmia, *angina pectoris,* diarreia, insônia, perda de massa óssea, osteoporose e fraturas.

3.4. Antitireoidianos

As drogas antitireoidianas podem ser classificadas segundo seu modo de ação principal em: (a) *inibidores da captação de iodo,* (b) *inibidores da síntese de tiroxina,* (c) *inibidores da secreção hormonal,* (d) *destruidores do tecido tireoidiano* e (e) *outras substâncias.*

3.4.1. Inibidores da captação de iodo

Alguns ânions monovalentes como o perclorato, o pertecnetato e o tiocianato são capazes de inibir a captação de iodo pela tireoide via competição com o iodo pelo transportador NIS. No entanto, o efeito terapêutico, que depende da diminuição do fluxo de iodo na tireoide, apresenta desvantagens sérias, como a impossibilidade do uso de iodo na vigência de indicação cirúrgica e a possibilidade de gastralgias intensas. Além disso, a eficácia imprevisível e o risco de toxicidades graves como anemia aplásica com o uso do perclorato tornaram o uso dessas substâncias muito obsoleto, de forma que atualmente praticamente não são mais indicados na prática médica.

3.4.2. Inibidores da síntese de tiroxina

Os agentes inibidores da síntese de hormônios tireoidianos são classificados segundo sua estrutura química em: tionamidas, compostos amino-heterocíclicos e fenóis.

As tionamidas (Tabela 8.6.4) são as drogas antitireoidianas clássicas, as mais efetivas, mais seguras, e mais amplamente utilizadas para o tratamento do hipertireoidismo. São representadas pelos fármacos, metimazol, propiltiouracil e carbimazol (este último não disponível no Brasil).

Apesar de não bloquearem a captação de iodo pela glândula nem a liberação de hormônios pré-formados, as tionamidas são capazes de inibir a organificação do iodo nos resíduos de tirosina e de inibir o acoplamento das moléculas de MIT e DIT. Adicionalmente, o propiltiouracil tem tam-

Tabela 8.6.4. Principais tionamidas

Tionamida	Primeira escolha	Posologia	Tomadas diárias	Hepatotoxicidade
Propiltiouracil	Primeiro trimestre da gestação; tempestade tireoidiana; efeito colateral com metimazol.	100 – 300 mg/dia	2 – 3 x dia	Hepatocelular (aumento de transaminases).
Metimazol	Em todas as demais situações.	10 – 30 mg/dia (casos leves) 40 – 60 mg/dia (casos graves)	1 x dia	Canalicular (aumento de bilirrubinas e fosfatase alcalina).

bém a capacidade de bloquear a ação da deiodinase tipo 1, inibindo a conversão do T4 em T3. Por fim, as tionamidas possuem propriedades imunomodulatórias, reduzindo a expressão de antígenos tireoidianos e, portanto, inibindo a autoimunidade contra a glândula, sendo, por isso, especialmente úteis no tratamento do hipertireoidismo de causa autoimune (doença de Graves).

Tanto o propiltiouracil (PTU) quanto o metimazol (MMZ) atingem nível sérico máximo aproximadamente 60 minutos após sua ingestão. O metimazol tem posologia melhor (1 tomada diária *versus* duas a três tomadas diárias do PTU), melhor resposta terapêutica, melhor tolerabilidade, menor hepatotoxicidade e menos efeitos colaterais do que o PTU. Portanto, é geralmente o fármaco de escolha, exceto em casos de primeiro trimestre da gestação (quando o PTU mostrou menor teratogenicidade), na tempestade tireoidiana (quando o efeito adicional do PTU sobre a inibição da deiodinase terá grande importância), ou quando o paciente tiver apresentado algum efeito colateral com MMZ que não contraindique o uso do PTU. Fora essas situações, o uso do MMZ será sempre preferível ao uso do PTU.

Ambos cruzam a barreira placentária e inibem a função tireoidiana fetal, portanto, devem ser usadas na menor dose possível para obter um controle clínico do hipertireoidismo da gestante, mas com atenção redobrada sobre a função tireoidiana fetal. São também excretadas pelo leite materno, podendo influenciar, dessa forma, a função tireoidiana do recém-nascido. No entanto, seu uso não contraindica a amamentação.

Reações adversas secundárias ao uso dessas substâncias são descritas, desde reações simples como alergias ou erupção cutânea, até reações mais graves como vasculites, artrites, reações lúpus-*like*, hepatotoxicidade e até agranulocitose (que é a reação mais grave e mais temida). Esta última atinge cerca de 0,5% dos casos; nessas condições, o uso da tionamida deve ser imediatamente suspenso e outro tipo de tratamento deve ser indicado para o paciente (iodo radioativo ou tratamento cirúrgico).

Os *compostos amino-heterocíclicos* não são usados na terapêutica antitireoidiana, porém seus efeitos podem surgir durante a administração para outras doenças. O ácido para-aminossalicílico (PAS), usado como agente antituberculoso, é bociogênico em ratos, e em seres humanos diminui a captação de iodo, tendo aparecido na literatura especializada descrições de bócio, com ou sem hipotireoidismo. A tolbutamida e a carbutamida, sulfonilureias hipoglicemiantes, diminuem a captação de I^{131} no homem, porém não são bociogênicas. Dessa mesma família, são as sulfonamidas, que não mostram capacidade bociogênica em seres humanos, a não ser associadas a grandes doses suplementares de iodo.

Outras categorias de antitireoidianos que inibem as ligações orgânicas do iodo são os compostos relacionados ao resorcinol, ácido salicílico e salicilamida. Estes últimos não são considerados bociogênicos, porém demonstraram inibições da ligação do T4 ao TBPA (tiroxina-ligada a pré-albumina).

3.4.3. Inibidores da secreção hormonal (iodetos)

Recomenda-se atualmente uma ingestão diária de aproximadamente 150 µg de iodo para a população adulta, e de 200 µg de iodo ao dia para gestantes. Sabe-se que a carência de iodo na alimentação pode levar ao bócio e ao hipotireoidismo, mas a ingestão excessiva de iodo também pode afetar negativamente a função da glândula tireoide. Doses excessivas de iodo podem inibir a ação da TPO no acoplamento das MIT e DIT, além de inibir temporariamente a secreção de hormônios tireoidianos pré-formados pela glândula tireoide para a corrente sanguínea. O conhecimento desse fato fez com que doses altas de iodo passassem a ser um arsenal terapêutico útil para tratamento de casos específicos de crise tireotóxica ou de preparo pré-operatório para tireoidectomia.

Absorção e destino

Uma vez absorvido pelo trato gastrintestinal, o iodo fica circulante na corrente sanguínea como iodo inorgânico. Este iodo inorgânico será captado pelos receptores NIS tireoidianos e, em menor quantidade, por outros tecidos extratireoidianos. O maior *pool* de iodo do organismo se dá dentro da tireoide (800 mg de iodo).

Há pelo menos dois locais de remoção do iodo no organismo a partir do espaço extracelular: (1) expiração e pele; (2) tireoide e rins. A remoção via tireoide é do tipo conservadora, uma vez que o iodo pode ser reaproveitado para nova síntese de hormônios. Desde que a função renal se apresente normal, deve-se considerar sua participação na homeostase da tireoide como quase nula. Quando a função renal se apresenta comprometida, por nefrose ou por outros estados de alterações proteicas, há perda de T3, T4 e tirosinas pela urina associadas às proteínas transportadoras. A perda pelas fezes só ocorre quando a absorção intestinal se apresenta comprometida, como nos estados de diarreia crônica.

Uso clínico

Quando utilizado em doses farmacológicas (> 6 mg/dia), o iodo passa a ter uma ação inibitória sobre a proteólise da molécula de tireoglobulina, de forma que inibe a secreção de moléculas de T3 e T4 para o plasma. Além disso, inibe a ação da TPO na organificação do iodo. Dessa forma, apesar de aumentar o *pool* de iodo intraglandular, o uso de doses altas de iodo pode bloquear agudamente a liberação de T3 e T4 pela glândula, pelo menos durante dois a sete dias, quando esse efeito passa e a glândula volta a funcionar normalmente. Esse efeito é denominado efeito Wolff Chaikoff.

Dessa forma, soluções com alta concentração de iodo como lugol ou iodeto de potássio são classicamente utilizadas no tratamento agudo da crise tireotóxica, mostrando uma evidente melhora clínica a curto prazo. No entanto, esse tratamento deve ser sempre feito pelo menos após uma hora da ingestão da primeira dose de tionamida, visando evitar que ocorra uma exacerbação da tireotoxicose depois de uma semana, quando a glândula irá escapar desse efeito inibitório.

Além disso, o uso de doses farmacológicas de iodo é capaz de reduzir o tamanho, a consistência e a vascularização da glândula, de forma que essa substância é muitas vezes utilizada clinicamente no preparo pré-operatório de tireoidectomias, facilitando o procedimento cirúrgico, reduzindo o tempo operatório e o risco de sangramentos.

O uso do iodeto como substância antitireoidiana traz o risco de exacerbação da crise tireotóxica após os primeiros dois a sete dias de uso (por isso a importância de sempre se utilizar tionamidas pelo menos 1 hora antes da prescrição do iodeto), além de possíveis reações adversas ao iodo (pouco frequentes), como erupção acneiforme, alergias, ulceração de mucosas, conjuntivite, rinite, gosto metálico na boca, aumento de volume de glândulas salivares e distúrbios hemorrágicos. Além disso, por aumentar muito o estoque intraglandular de iodo, o uso de soluções ricas em iodo atrapalha o uso posterior de tratamento do hipertireoidismo com iodo radioativo (tratamento que precisa ser postergado por várias semanas nesses casos), de forma que seu uso deve ser evitado quando houver esse planejamento terapêutico para o paciente.

3.4.4. Destruidores do tecido tireoidiano

O iodo radioativo I^{131} é um isótopo muito utilizado na medicina nuclear, pelo seu alto potencial de emitir radiação beta (radiação com um potencial ionizante moderado, portanto com uma boa capacidade de ionizar e destruir de maneira controlada os tecidos em volta, sem causar tanto dano nos tecidos um pouco mais distantes). Dessa forma, o I^{131} é muito utilizado com função terapêutica no hipertireoidismo, quando se almeja obter uma ação destrutiva do iodo sobre o tecido tireoidiano hiperfuncionante, e também nos casos de carcinoma diferenciado de tireoide, quando se almeja destruir todo e qualquer tipo de célula de origem tireoidiana que ainda tenha permanecido no organismo, mesmo depois da tireoidectomia total.

O I^{131} tem uma meia-vida no organismo de oito dias. Após sua administração oral, ocorre uma tireoidite actínica já nas primeiras semanas, com necrose celular, quebra da arquitetura folicular, edema e infiltração leucocitária no tecido tireoidiano. A infiltração aguda é seguida de fibrose e infiltração linfocitária. Essas modificações estruturais são responsáveis pela resposta favorável da administração do iodo radioativo. Outros aspectos importantes são as alterações na organização (química) e nos núcleos das células foliculares.

As vantagens do uso do I^{131} para o tratamento do hipertireoidismo são sua administração fácil, eficácia (apenas 10% a 20% de recidiva), boa tolerabilidade pelos pacientes e baixo custo. Como desvantagens, tem-se a evolução da maioria dos pacientes para hipotireoidismo (que, no entanto, é uma doença de muito menor morbidade e mortalidade, e tratamento muito mais fácil que o hipertireoidismo). Como efeitos colaterais, alguns pacientes podem apresentar um pouco de dor e edema cervical após duas a quatro semanas (pico da tireoidite actínica), edema e inflamação de glândulas salivares e lacrimais, além de ocorrer aumento no risco de desenvolvimento ou de agravamento da oftalmopatia de Graves, risco de hipogonadismo hipergonadotrófico (geralmente transitório, com melhora depois de alguns meses), e de haver um risco teórico, até o momento ainda não totalmente comprovado, de formação de novos tumores primários, como de estômago, rins e mamas. O tratamento com iodo radioativo está contraindicado em gestantes, lactantes, mulheres que desejam engravidar nos próximos seis meses e em crianças menores que 5 anos. Crianças maiores devem ter seu uso muito restrito, com prescrição apenas em casos selecionados.

3.4.5. Outras substâncias

Substâncias que interferem com as catecolaminas, depletando os tecidos de seu conteúdo (guanetidina e reserpina) ou bloqueando as catecolaminas nos receptores celulares (betabloqueadores) têm sido usadas com muita frequência para amenizar a sintomatologia da tireotoxicose, com bons resultados, auxiliando o bloqueio hormonal proporcionado pelos antireoidianos. Como muitos dos sintomas da tireotoxicose simulam os efeitos associados à estimulação simpática, o uso de betabloqueadores como o propranolol promove uma valiosa ação na melhora da sintomatologia clínica desses pacientes, em especial daqueles com quadro de tireoidites sem hipertireoidismo, no qual as drogas antitireoidianas como as tionamidas não possuem efeito.

4. PARATIREOIDE E CALCITONINA

4.1. Introdução

Os conhecimentos atuais sobre a homeostase do cálcio estão intimamente relacionados com os conhecimentos adquiridos sobre a glândula paratireoide. Até a demonstração de Vassale & Generali, em 1896, de que tetania e outras manifestações eram consequências da retirada das paratireoides e não da tireoide, esses sinais eram tidos como consequência da intoxicação; as paratireoides teriam as funções "removedoras de tóxicos do organismo". Somente em 1924, porém, os trabalhos de Greenwal mostraram dois fatores que documentavam a importância metabólica da retirada das paratireoides: diminuição do cálcio plasmático e diminuição do fósforo urinário.

Nos anos que se seguiram a 1930, a natureza endócrina das glândulas paratireoides, a obtenção de extratos com atividade biológica, a classificação de suas alterações (Albright *et al.* 1948), assim como as íntimas relações entre as alterações do cálcio e a produção do *paratormônio* por essas glândulas foram conceituadas.

Apesar de os primeiros extratos de paratireoide terem sido preparados por Collip na década de 1920, somente as preparações de Auerbach (1959) se mostraram efetivamente ativas. O primeiro polipeptídeo (76 aminoácidos) foi isolado por Rasmunsen & Craig e se mostrou bastante ativo. Em 1968, Potts & Auerbach isolaram por filtração em gel de Sephadex, um peptídeo biologicamente ativo constituído por 84 aminoácidos, de origem porcina e bovina. Em 1972, Brewer *et al.* isolaram o paratormônio humano, que apresenta modificações em alguns aminoácidos em relação aos conhecidos.

A descoberta de outro hormônio que interfere no metabolismo deve-se aos trabalhos de Copp (1961) que mostraram a influência hipocalcemiante de extratos de tireoide. Inicialmente chamado de tirocalcitonina (para relacionar com sua produção pela glândula tireoide), é hoje conhecida com o nome de *calcitonina*. A calcitonina é produzida pelas células "C", células claras ou parafoliculares da glândula tireoide. Conhecidas desde 1876, foram intensivamente estudadas por Nonides (1932) e têm sua origem no corpo ultimobraquial, estrutura derivada do último par de bolsas faríngeas.

A vitamina D se encontra estreitamente relacionada com a história do raquitismo, primeiro descrito em 1645 por Whilster em Oxford. Darbey é considerado o introdutor do óleo de fígado de bacalhau na prática clínica para tratamento do raquitismo. No período compreendido entre 1929 e 1932, dois grupos de pesquisadores, Bourdillon e Askew, isolaram a vitamina D. Harrison *et al.*, em 1958, sugeriram que a vitamina D e seus metabólitos eram fatores biológicos indispensáveis à ação do paratormônio, particularmente no osso.

4.2. Homeostase do cálcio, fósforo e magnésio

O conhecimento do metabolismo do cálcio, fósforo e magnésio é indispensável para o entendimento da ação do paratormônio, calcitonina e vitamina D, além de outros hormônios envolvidos com a homeostase do cálcio e do osso no nosso organismo.

O corpo humano possui aproximadamente 1.000 g de cálcio na idade adulta. Deste total, 99% encontram-se nos ossos e dentes, formando cristais de hidroxiapatita $[Ca_{10}(PO4)_6(OH)_2]$. O restante do cálcio encontra-se no líquido extracelular, distribuído da seguinte forma: cálcio livre ou iônico (50%), que é a forma ativa; cálcio ligado às proteínas plasmáticas (40%); cálcio em forma de complexos solúveis com citrato e fosfato (10%). A albumina é a principal proteína plasmática de ligação e essa interação é dependente do pH sanguíneo. Quando há queda do pH (acidose), a ligação se torna mais fraca, aumentando a fração de cálcio livre. Já nos casos de alcalose, ocorre redução do cálcio livre.

O cálcio é um elemento importante para diversas funções orgânicas, incluindo atuação como segundo mensageiro intracelular e como cofator de diversas enzimas, participação na cascata de coagulação, contratilidade muscular e excitabilidade neuronal. Assim, diversos mecanismos atuam para manter a concentração plasmática de cálcio total entre 8,5 e 10,5 mg/dL e cálcio ionizado entre 4,65 e 5,25 mg/dL. Os principais locais de regulação do cálcio são:

a. Intestino – para uma dieta com ingestão normal de cálcio (em torno de 1.000 mg/dia), 200 mg serão absorvidos no intestino. Essa absorção ocorre tanto de forma passiva, por uma via paracelular, independentemente de hormônios, quanto de forma ativa, que é regulada pelo calcitriol (forma ativa da vitamina D). Gravidez, lactação e crescimento promovem uma maior absorção intestinal de cálcio;

b. Rins – cerca de 10 g de cálcio são filtrados diariamente nos rins e quase a totalidade é reabsorvida, resultando em uma excreção urinária de cálcio entre 100 e 300 mg/dia (2-4 mg/kg/dia). A maior parte do cálcio é reabsorvida no túbulo contorcido proximal (65%) de forma passiva, dependente da absorção concomitante de sódio. Outros 20% são absorvidos de forma mista, tanto passiva quanto ativa, no ramo espesso da alça de Henle. O restante é reabsorvido no túbulo contorcido distal (15%), onde o processo é regulado pelo paratormônio (PTH);

c. Ossos – aproximadamente 500 mg de cálcio entram e saem dos ossos, em um equilíbrio dinâmico, para manter a calcemia. Esse processo é regulado por diversos hormônios, incluindo o PTH, calcitriol e calcitonina.

O fósforo também desempenha inúmeras funções no organismo, como formação do material genético e membranas celulares, regulação do balanço energético (na forma de ATP) e fosforilação de enzimas. Um indivíduo adulto possui 600 g de fósforo no organismo. A maior parte (85%) encontra-se nos cristais de hidroxiapatita dos ossos. O fósforo que não está no osso distribui-se nos tecidos moles como fosfoproteínas, fosfolipídios e ácidos nucleicos. Somente uma pequena parcela fica no líquido extracelular, principalmente na forma de fosfato inorgânico (HPO_4^{2-} e $H_2PO_4^-$). Esse fosfato inorgânico (Pi) da circulação é a forma dosada de fósforo. Os valores séricos normais em um adulto variam de 2,5 a 4,5 mg/dL.

Uma dieta habitual contém aproximadamente 1.000 mg de fósforo. O intestino absorve 70% do total ingerido de forma passiva principalmente, porém o calcitriol é capaz de estimular a absorção intestinal de fósforo. Do total filtrado nos rins, 90% são reabsorvidos, principalmente no túbulo contorcido proximal. A reabsorção é regulada pelo PTH e pelo fator de crescimento do fibroblasto 23 (FGF-23), hormônios que aumentam a excreção do fósforo ao internalizar os cotransportadores de Na e P. A fosfatúria normal de um adulto é aproximadamente 800 mg/dia.

O magnésio (Mg) tem papel importante na regulação dos níveis séricos de cálcio, pois também é capaz de se ligar nos sensores de cálcio (CaSR) e atuar como calcimimético. Além disso, quando os níveis de magnésio estão baixos, a secreção e a ação do PTH ficam prejudicadas. Outras ações do magnésio incluem a participação como cofator de enzimas, estabilização de macromoléculas e regulação do tônus vascular.

Um indivíduo adulto possui aproximadamente 25 g de Mg, estando 66% nos ossos, 33% no intracelular e 1% no líquido extracelular. No intestino, 35% a 40% do total ingerido são absorvidos de forma passiva, relacionada à quantidade ingerida. Ao contrário do que ocorre com o cálcio e o fósforo, o calcitriol não estimula a absorção intestinal de magnésio. Nos rins, 95% da carga filtrada de magnésio também são reabsorvidos, a maior parte de forma passiva e em conjunto com outros íons. Os valores séricos normais de magnésio variam entre 1,5 e 2,5 mg/dL.

4.3. Fisiologia óssea

O osso é um tecido dinâmico, que está em processo constante de formação e reabsorção, sendo formado por células e uma matriz. Esta matriz óssea apresenta duas porções distintas: uma orgânica e outra inorgânica. A fase orgânica é responsável pela elasticidade do tecido, sendo constituída principalmente por fibras de colágeno do tipo 1. Os cristais de hidroxiapatita representam a parte inorgânica da matriz e conferem resistência ao osso.

Com relação ao componente celular, são três tipos celulares principais:

a. Osteoclastos – células grandes, multinucleadas, derivadas de precursores hematopoiéticos, são responsáveis pela reabsorção óssea;
b. Osteoblastos – derivados de células progenitoras mesenquimais, são responsáveis pela formação óssea, com secreção de matriz proteica;
c. Osteócitos – são osteoblastos que ficaram presos dentro da matriz mineralizada. Detectam os estímulos mecânicos e coordenam o processo de remodelação óssea.

O processo de remodelação é contínuo e acoplado. Os osteoclastos degradam o osso num período de duas a quatro semanas. A seguir, o processo é interrompido e os osteoblastos passam a produzir matriz óssea, que será mineralizada posteriormente. Essa fase de formação é mais demorada, levando até seis meses.

A ativação dos osteoclastos é dependente de uma interação entre osteoblastos e osteoclastos. Quando há estímulo para reabsorção óssea, os osteoblastos começam a expressar RANKL (receptor ativador do ligante do fator nuclear kappa-β) sobre a superfície celular. O RANKL se liga ao RANK, uma proteína de superfície dos precursores dos osteoclastos, o que promove a ativação dessas células e o início da reabsorção. Os osteoblastos também podem produzir osteoprotegerina (OPG), que se liga ao RANK e impede a ativação dos osteoclastos e, consequentemente, a reabsorção óssea. PTH e calcitriol estimulam a produção de RANKL e inibem a produção de OPG, enquanto o estrógeno tem efeito contrário.

4.4. Paratormônio (PTH)

O paratormônio (PTH) (Figura 8.6.11) é um hormônio polipeptídico produzido pelas glândulas paratireoides em resposta à hipocalcemia. A forma final do PTH, também conhecida como PTH intacto (PTH 1-84), contém 84 aminoácidos e peso molecular de 8.500 Da. Somente a fração aminoterminal (1-34) é ativa metabolicamente, sendo que os primeiros quatro aminoácidos são essenciais para a ligação ao receptor.

A produção e a secreção do PTH são contínuas, porém uma parte fica armazenada em grânulos de secreção juntamente com proteases. Estas clivam o PTH em fragmentos carboxiterminais, que são inativos. Após liberação, ele é rapidamente metabolizado no fígado e nos rins. Há também produção de moléculas sem os aminoácidos iniciais (PTH 7-84) e, portanto, inativas. Assim, na circulação, o PTH é encontrado em diversas formas, incluindo: fragmentos aminoterminais (10%), que são biologicamente ativos e possuem meia-vida de 4 a 20 minutos; fragmentos carboxiterminais (80% da forma circulante), inativos, porém com meia-vida mais longa; PTH intacto (10%), ativo e com meia-vida de 2 minutos.

Em função dessa grande heterogeneidade de moléculas, a dosagem laboratorial do PTH é complexa. Os ensaios de primeira geração utilizavam técnicas competitivas com anticorpos principalmente contra fragmentos carboxiterminais, que são inativos. Os ensaios de segunda geração utilizam dois anticorpos (técnica em sanduíche), um contra a fração aminoterminal e outro contra a porção carboxiterminal. Assim, teoricamente somente a molécula de PTH intacta (ativa) seria detectada. Posteriormente, observou-se que o PTH 7-84 também era detectado nos ensaios de segunda geração. Na insuficiência renal crônica e em alguns casos de hiperparatireoidismo primário, a circulação das formas truncadas 7-84 aumenta muito. Assim, foram criados os ensaios de terceira geração, com anticorpos desenvolvidos contra os quatro primeiros aminoácidos. Na prática, entretanto, os ensaios de terceira geração não se mostram superiores aos de segunda para a maioria dos pacientes, não justificando a mudança da metodologia laboratorial. Os ensaios de terceira geração ficariam reservados, então, para casos selecionados de pacientes com insuficiência renal crônica.

O principal estímulo para secreção do PTH é a redução dos níveis de cálcio circulante, que é detectada pelos receptores sensores de cálcio (CaSR). Além da hipocalcemia, catecolaminas (efeito β-adrenérgico) e hiperfosfatemia também estimulam a liberação de PTH. Já o calcitriol e a hipomagnesemia grave inibem a produção e a secreção do PTH.

O PTH tem seus efeitos mediados pela ligação a um receptor acoplado à proteína G (PTH1R), presente principalmente nos osteoblastos e em células renais do túbulo contorcido proximal e distal. A ligação ao receptor ativa tanto a adenilatociclase, que produz AMP cíclico, a principal via de sinalização do PTH, quanto a fosfolipase C. Nos rins, ele estimula a reabsorção de cálcio no túbulo contorcido distal, inibe a reabsorção de fosfato no túbulo contorcido proximal (efeito fosfatúrico) e induz a produção de calcitriol, por ativação da enzima 1-alfa-hidroxilase. No intestino, promove reabsorção de cálcio e fósforo de forma indireta ao estimular a formação de calcitriol. Nos ossos, apresenta efeito duplo antagônico, tanto inibindo quanto estimulando a formação óssea. Quando utilizado em doses intermitentes e em qualquer nível, o PTH promove a formação óssea, estimulando a proliferação e a diferenciação dos osteoblastos. Quando persistentemente elevado, como nos casos de hiperparatireoidismo, predomina o efeito catabólico, principalmente em osso cortical. Esse efeito é decorrente da produção de RANKL pelos osteoblastos, que irá se ligar ao receptor RANK dos oste-

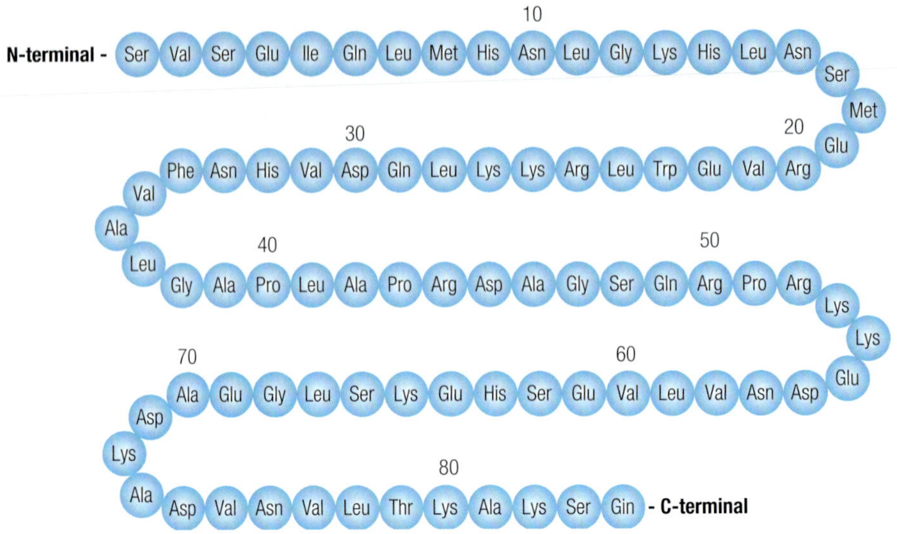

Figura 8.6.11. Estrutura do PTH humano.

oclastos, estimulando a reabsorção óssea, além da inibição de osteoprotegerina.

O receptor PTH1R também pode ser ativado pelo peptídeo relacionado ao PTH (PTHrP), hormônio que tem grande homologia com o paratormônio na porção aminoterminal. O PTHrP é importante para a regulação da calcemia fetal, crescimento de condrócitos, desenvolvimento da glândula mamária, erupção dos dentes e relaxamento da musculatura lisa. Seu efeito mais relevante, contudo, é a indução de hipercalcemia por mecanismos semelhantes ao PTH, por tumores que secretam esse peptídeo.

4.4.1. Receptores sensores de cálcio (CaSR)

Os receptores sensores de cálcio (CaSR) são receptores acoplados à proteína G. Estão localizados em diversas células, incluindo as paratireoides, células C da tireoide e células do ramo espesso da alça de Henle. A principal função é sinalizar sobre os níveis de cálcio no organismo. Quando o cálcio plasmático aumenta, o CaSR é ativado, inibindo a secreção de PTH. Quando os níveis de cálcio caem, o sensor fica inativado e o PTH é liberado. Outros cátions, como magnésio, estrôncio e bário, também podem se ligar ao CaSR.

4.5. Vitamina D

Apesar de ser denominada vitamina, a vitamina D tem características de hormônio, incluindo: síntese na pele sem depender da ingestão alimentar, transporte e ação à distância, além da ligação e ativação de receptores específicos nos tecidos-alvos. Assim, atualmente ela é classificada como um hormônio esteroide.

A síntese de vitamina D (Figura 8.6.12) nos animais inicia-se na pele a partir do 7-de-hidrocolesterol (7-DHC), um precursor tanto do colesterol quanto da vitamina D, que é produzido pelos queratinócitos. Os fótons UVB penetram na epiderme e são absorvidos pela dupla ligação em C5 e C7 do 7-de-hidrocolesterol, o que fragmenta o anel entre C9 e C10, gerando um composto intermediário, a pré-vitamina D3. Essa reação ocorre em algumas horas. Esse metabólito intermediário passa por um processo de isomerização, que é dependente de temperatura, sendo convertido em vitamina D3 ou colecalciferol. A formação de vitamina D3 ocorre em três dias aproximadamente. A melanina compete com os fótons UVB, reduzindo a síntese de vitamina D3. Além disso, a pré-vitamina D3 pode ser convertida em dois isômeros inativos, o lumisterol e o taquisterol, o que impede a produção excessiva de vitamina D com exposição solar prolongada.

Nas plantas, o precursor utilizado é o ergosterol, que é convertido em pré-vitamina D2 e, por último, em vitamina D2 ou ergocalciferol. O ergocalciferol e o colecalciferol são semelhantes, com exceção de uma dupla ligação entre C22 e C23 e presença de um radical metila no C29 do ergocalciferol. Os dois compostos são conhecidos como vitamina D e passam pelas mesmas etapas de ativação. O colecalciferol, entretanto, é mais potente em produzir 25-hidroxivitamina D e tem maior biodisponibilidade.

A vitamina D formada é inativa e necessita de duas reações enzimáticas para ativação. No fígado, ocorre a primeira etapa que consiste na hidroxilação do C25, formando a 25-hidroxivitamina D [25(OH)D]. Essa reação é mediada por enzimas do citocromo P-450, por um processo dependente da quantidade de substrato e sem regulação hormonal. A 25(OH)D também não possui atividade biológica e tem meia-vida de 15 a 20 dias.

Tanto a vitamina D quanto a 25(OH)D circulam ligadas à DBP, proteína de ligação à vitamina D e são lipossolúveis. Por essa característica, podem se depositar no tecido adiposo.

Após a produção, a 25(OH)D é transportada até os rins, onde sofre uma segunda hidroxilação, formando a 1,25-di-hidroxivitamina D [1,25$(OH)_2$D], também conhecida como

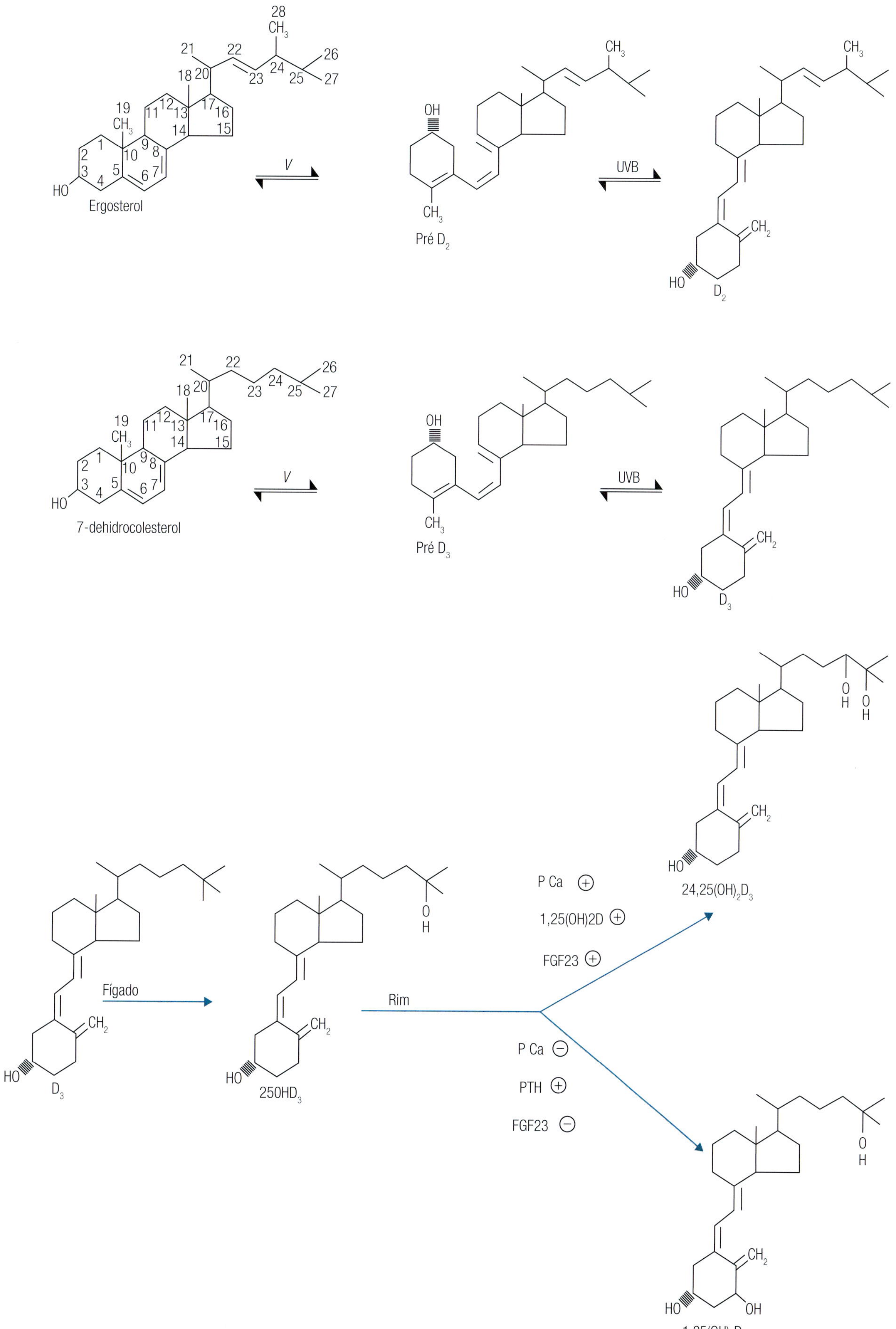

Figura 8.6.12. Esquema da produção de vitamina D.

calcitriol. Essa reação é dependente de uma enzima mitocondrial, a 1-alfa-hidroxilase, presente predominantemente nas células do túbulo contorcido proximal. Além dos rins, a 1-alfa-hidroxilase pode ser encontrada em diversos outros tecidos, como mama, células betapancreáticas, macrófagos, pele, intestino, garantindo a produção local de $1,25(OH)_2D$. A atividade da 1-alfa-hidroxilase renal é estimulada pelo PTH e inibida por fosfato, FGF-23 e pelo próprio calcitriol. Nos outros tecidos, a enzima é regulada por citocinas e fatores locais. A meia-vida plasmática do calcitriol é de 4 a 6 horas.

Tanto a 25(OH)D quanto a $1,25(OH)_2D$ podem ser hidroxiladas na posição 24, formando compostos inativos. Essa reação é mediada pela 24-hidroxilase, enzima que é ativada pelo próprio calcitriol.

O calcitriol é um composto ativo que se liga a um receptor nuclear, o VDR (*vitamin D receptor*), para exercer suas ações. O VDR é expresso em quase todas as células, com exceção de hemácias e células musculares estriadas. No intestino, o calcitriol aumenta a absorção de cálcio e fósforo. Nas paratireoides, ele inibe a produção de PTH, além de regular a proliferação celular. Nos rins, forma uma alça de *feedback* negativo, inibindo a produção de mais calcitriol. Além disso, promove aumento indireto da reabsorção de cálcio ao estimular a síntese de proteínas relacionadas ao transporte de cálcio. Nos ossos, o calcitriol estimula a mineralização ao fornecer mais substrato mineral que será incorporado na matriz óssea. Assim como o PTH, tem capacidade de estimular tanto a reabsorção (principalmente por produção de RANKL), quanto a formação óssea (estimula osteoblastos). Efeitos não relacionados ao metabolismo de cálcio e fósforo também foram descritos, como aumento da força muscular, estímulo à produção de insulina e regulação do sistema imune e do ciclo celular.

Para avaliação dos níveis de vitamina D, recomenda-se a dosagem da 25(OH)D e não da $1,25(OH)_2D$, uma vez que a 25-hidroxivitamina D possui valores séricos e meia-vida maiores que o calcitriol. Além disso, na deficiência de vitamina D ocorre aumento de PTH e da atividade da 1-alfa-hidroxilase, mantendo os níveis de calcitriol. Ainda não há consenso sobre qual o valor da normalidade da vitamina D. O nível considerado normal é aquele que mantém o PTH normal, sendo que alguns consideram ideal manter a vitamina D acima de 20 ng/mL e outros acima de 30 ng/mL. Valores abaixo de 10 ng/mL estão relacionados com desenvolvimento de raquitismo e osteomalácia.

4.6. Outros hormônios

4.6.1. Fator de crescimento do fibroblasto 23 (FGF-23)

O fator de crescimento do fibroblasto 23 (FGF-23) é um hormônio produzido pelos osteócitos e, em menor grau, pelos osteoblastos. O FGF-23 age em múltiplos receptores da família FGF, principalmente FGFR1c, FGFR3c e FGFR4, porém o mecanismo exato de sinalização ainda é desconhecido. Para a ligação aos receptores, o FGF-23 depende de um cofator chamado αKlotho (αKL). O αKL é uma proteína com um domínio transmembrana, um grande domínio extracelular e um pequeno domínio intracelular, que é encontrada nas células do túbulo contorcido distal e no plexo coroide do sistema nervoso central. Existe uma fração solúvel de αKlotho, que também parece regular a homeostase do cálcio. O αKL é essencial para ação do FGF-23.

As duas principais ações do FGF-23/αKlotho são a redução da absorção renal de fósforo e da formação de calcitriol. Assim como o PTH, o FGF-23 é um hormônio fosfatúrico. Sua ligação ao receptor no túbulo contorcido distal exerce um efeito parácrino no túbulo contorcido proximal, promovendo a internalização e a degradação dos transportadores Na-Pi, responsáveis pela reabsorção de fósforo nesse segmento. Também consegue os mesmos transportadores no intestino, reduzindo a absorção de fósforo nesse local. Os efeitos na regulação da vitamina D incluem a inibição da enzima 1-alfa-hidroxilase e o estímulo da 24-hidroxilase, levando à redução dos níveis de calcitriol.

A produção de FGF-23 é estimulada pelo calcitriol (que então exerceria um *feedback* negativo na sua formação), além de hiperfosfatemia e PTH. A degradação do FGF-23 é estimulada por proteínas produzidas pelos genes PHEX e DMP1 nos osteócitos.

O nível sérico de FGF-23 em indivíduos normais é aproximadamente 29 pg/mL. A meia-vida estimada é entre 20 e 50 minutos.

4.6.2. Calcitonina

A calcitonina é um hormônio peptídico de 32 aminoácidos com peso molecular de 3.600 Da. É produzida nas células C (ou células parafoliculares) da tireoide em resposta ao aumento agudo da calcemia, detectado pelos CaSR. A vida média da calcitonina é de 4 a 12 minutos.

A calcitonina pertence a uma família de peptídeos que incluem a amilina, adrenomodulina e peptídeos relacionados com o gene da calcitonina (CGRP – *calcitonin gene related peptide*). Nenhuma dessas outras substâncias parece ter efeito na regulação da calcemia, atuando como reguladores de apetite (amilina) e vasodilatadores (CGRP e adrenomodulina).

A ação da calcitonina é mediada por um receptor acoplado à proteína G, presente nos rins, sistema nervoso central e osteoclastos. Os efeitos principais do hormônio são redução da absorção tubular renal de cálcio e bloqueio da ação dos osteoclastos. O real papel da calcitonina, entretanto, no metabolismo ósseo ainda é indefinido. Pacientes com níveis anormais de calcitonina não apresentam alteração na densidade mineral óssea.

O principal estímulo para secreção de calcitonina é o aumento da calcemia. Outros secretagogos incluem glicocorticoides, CGRP, glucagon, enteroglucagon, gastrina, pentagastrina e agentes β-adrenérgicos. Parece que esses hormônios gastrintestinais teriam papel na regulação da hipercalcemia pós-prandial. A somatostatina inibe a calcitonina.

4.7. Medicamentos para osteoporose e outros usos clínicos

4.7.1. Sais de cálcio

A ingestão adequada de cálcio é essencial para a prevenção e o tratamento da osteoporose. As necessidades fisiológicas de cálcio variam de acordo com gênero, idade e condições associadas, sendo maiores na puberdade, gestação e na pós-menopausa. O ideal é que a ingestão adequada seja atingida pela dieta, principalmente com alimentos lácteos. Outros alimentos, como vegetais de folhas escuras, peixes (sardinha) e frutos do mar, também são fontes de cálcio. A presença de fibras, fitatos, oxalato e gorduras diminui a biodisponibilidade do cálcio. Caso a ingestão ainda fique abaixo do recomendado, faz-se a suplementação com sais de cálcio. Os principais sais utilizados são:

a. Carbonato de cálcio – fornece 40% de cálcio elementar, porém depende da acidez gástrica para absorção, devendo ser utilizado nas refeições;
b. Citrato de cálcio – fornece 21% de cálcio elementar. Como não depende da acidez gástrica para ser absorvido, é o mais utilizado nos casos de acloridria ou uso de inibidores da bomba de prótons ou antagonistas H_2.

O principal efeito colateral do uso de sais de cálcio por via oral é a constipação e os sintomas dispépticos.

Para os casos de hipocalcemia aguda e/ou sintomática grave, a reposição de cálcio deve ser feita por via intravenosa e de forma lenta para evitar arritmias. O gluconato de cálcio é o mais utilizado (9% de cálcio elementar) nesses casos.

Outros sais de cálcio disponíveis incluem: fosfato (39% de cálcio elementar), cloreto (27% de cálcio elementar), lactato (13% de cálcio elementar), glucobionato (6,5% de cálcio elementar), lactobionato e lactogliconato de cálcio.

4.7.2. Vitamina D

Ao contrário do cálcio, a vitamina D não é encontrada em quantidades suficientes nos alimentos naturais e sua principal fonte é a exposição solar. Nos indivíduos com baixa exposição solar ou naqueles com deficiência, a reposição está indicada. Esta pode ser feita com ergocalciferol (D2, de origem vegetal) ou colecalciferol (D3, de origem animal), em doses diárias ou semanais. O colecalciferol é o composto mais disponível atualmente no Brasil. As duas apresentações têm eficácia semelhante quando utilizadas na forma diária, porém o colecalciferol é superior quando se utiliza dose única semanal.

O uso do calcitriol não está indicado para a reposição de rotina da vitamina D, ficando reservado para aqueles que não conseguem converter a 25(OH)D em $1,25(OH)_2D$, por exemplo, na insuficiência renal e no hipoparatireoidismo. A meia-vida do calcitriol é de 4 a 6 horas e, portanto, sua dose deve ser dividida ao longo do dia. O uso do calcitriol gera maior risco de hipercalciúria e hipercalcemia, que devem ser monitoradas.

Na insuficiência renal crônica, outras opções de uso de vitamina D incluem o alfacalcidol e os análogos de vitamina D. O alfacalcidol (ou 1-alfa-hidroxicolecalciferol) consiste em uma vitamina D que irá sofrer uma rápida hidroxilação hepática e irá se transformar em calcitriol. Já os análogos de vitamina D são moléculas sintéticas que se ligam diretamente ao receptor de vitamina D. Por serem mais seletivas que o calcitriol, produzem menos efeitos colaterais. O paracalcitol é a única medicação disponível no Brasil.

4.7.3. Bisfosfonatos

Os bisfosfonatos (Figura 8.6.13) são os medicamentos mais utilizados para a prevenção e o tratamento da osteoporose no momento, apresentando efeito antirreabsortivo ósseo.

A estrutura dos bisfosfonatos é semelhante ao pirofosfato inorgânico, sendo formados por uma estrutura comum (P-C-P) com dois radicais R1 e R2. O R1 determina a afinidade pela matriz óssea, enquanto o R2 determina a potência de ação.

Quanto à classificação, eles podem ser divididos em:

a. Aminobisfosfonatos – alendronato, risedronato, ibandronato, ácido zoledrônico, pamidronato, neridronato;
b. Não aminobisfosfonatos: etidronato, clodronato, tiludronato.

Todos são internalizados pelos osteoclastos, reduzindo sua atividade, porém o mecanismo de ação é diferente entre as classes. Os aminobisfosfonatos inibem a enzima farnesil pirofosfato sintase (FPPS), que é responsável pela integridade do citoesqueleto dos osteoclastos e de sua funcionalidade. A inibição da FPPS leva à apoptose dessas células. A potência de inibição dessa enzima é determinada pelo R2. A ordem crescente de potência dos bisfosfonatos é: pamidronato, alendronato, ibandronato, risedronato, ácido zoledrônico.

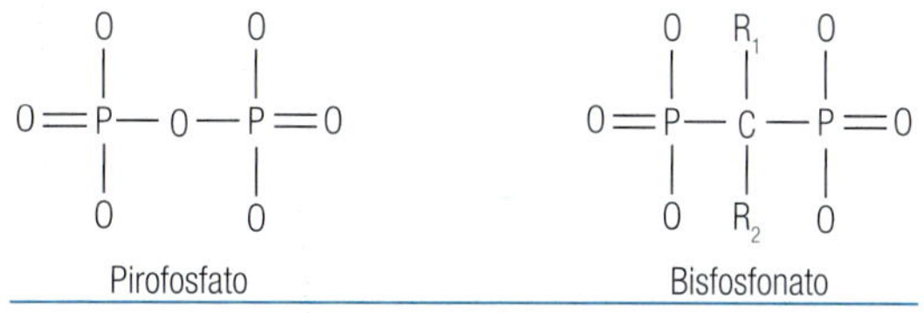

Bisfosfonato	R_1	R_2
Etidronato	-OH	$-CH_3$
Clodronato	-Cl	-Cl
Tiludronato	-H	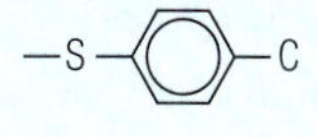
Alendronato	-OH	$-(CH_2)_3-NH_2$
Risedronato	-OH	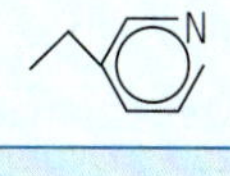
Ibandronato	-OH	$-CH_2-CH_2N(CH_3)(CH_2)_4CH_3$
Pamidronato	-OH	$-CH_2-CH_2-NH_2$
Zoledronato	-OH	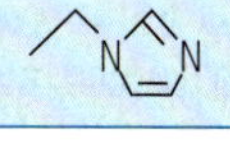

Figura 8.6.13. Estrutura dos bisfosfonatos

Já os não aminobisfosfonatos são metabolizados no interior dos osteoclastos em análogos citotóxicos do ATP, também induzindo apoptose das células.

A absorção intestinal dos bisfosfonatos é muito baixa (menor que 1%), sendo ainda mais prejudicada na presença de alimentos ou de cálcio. Por esse motivo, eles devem sempre ser utilizados em jejum. Após administração, 50% da medicação se depositam no esqueleto e o restante é eliminado inalterado na urina. A ligação com o osso depende do grau de remodelação óssea, da função renal e da estrutura do bisfosfonato. A afinidade pelo osso é determinada pelo radical R1. A classificação por ordem crescente de afinidade ao osso é: risedronato, ibandronato, alendronato, pamidronato, ácido zoledrônico.

A capacidade de ligação ao osso também determina que esses fármacos apresentem efeitos antirreabsortivos duradouros, mesmo após a suspensão do tratamento.

Os principais efeitos colaterais incluem sintomas gastrintestinais (esofagite, úlceras gastroesofágicas), sintomas gripais e fibrilação atrial (principalmente após administração venosa), dores musculoesqueléticas e hipocalcemia. Necrose de mandíbula é um efeito colateral grave descrito com uso dos bisfosfonatos, porém raro. Ocorre mais comumente após procedimentos dentários e em pacientes oncológicos, que utilizam altas doses das medicações. Além disso, os bisfosfonatos também estão associados ao desenvolvimento de fraturas atípicas no fêmur com o uso contínuo prolongado, por mais de dez anos. Por esse motivo, recomenda-se avaliar a suspensão da medicação após cinco a dez anos de uso (*drug holiday*).

As principais contraindicações para uso dos bisfosfonatos incluem insuficiência renal, gravidez/lactação e hipocalcemia.

Além do uso na prevenção e no tratamento da osteoporose, os bisfosfonatos também são utilizados no tratamento da hipercalcemia, na doença de Paget, na osteogênese imperfeita e como agentes nos exames de cintilografia óssea.

4.7.4. Ranelato de estrôncio

O ranelato de estrôncio consiste em dois cátions bivalentes ligados a um ácido ranélico. Tem ação antirreabsortiva, ao bloquear os osteoclastos, e de formação óssea, ao estimular os osteoblastos, porém o mecanismo exato de ação não é totalmente conhecido. Está aprovado para o tratamento da osteoporose na pós-menopausa e em homens.

É pouco absorvido no trato gastrintestinal (menos que 3%), sendo que a alimentação reduz ainda mais essa taxa. A meia-vida é de 60 horas e a eliminação é renal e gastrintestinal, sem metabolização.

As principais contraindicações incluem insuficiência renal, hipertensão mal controlada, tromboembolismo e doença aterosclerótica estabelecida. Já os efeitos colaterais são aumento do risco de tromboembolismo, infarto, dermatite e cefaleia.

4.7.5. PTH

O PTH tem importância clínica tanto no diagnóstico quanto no tratamento de algumas doenças. A dosagem laboratorial é essencial para determinar, por exemplo, as causas de hiper- e hipocalcemia e se elas estão relacionadas diretamente a uma alteração das paratireoides.

Para fins terapêuticos, atualmente estão disponíveis dois tipos de PTH recombinantes: o rhPTH 1-84 e o rhPTH 1-34 (ou teriparatida). Destes, somente a teriparatida é liberada no Brasil.

O PTH tem efeito duplo sobre o osso, apresentando efeito tanto anabólico quanto catabólico. A teriparatida é considerada uma droga anabólica sobre o osso. Diversos mecanismos explicam esse efeito, tais como: estímulo da diferenciação e maturação dos osteoblastos; inibição da apoptose dos osteoblastos; indução da produção local de IGF-1 e outros fatores de crescimento; redução da síntese de esclerostina (molécula que bloqueia a formação de osteoblastos). Após estímulo inicial dos osteoblastos, há produção de RANKL, que induz a formação de osteoclastos e, consequentemente, a reabsorção óssea. O que se observa, então, é um aumento da formação óssea, que atinge um pico com seis a nove meses de uso, período considerado de janela anabólica. Após seis meses, tem-se o início da reabsorção, com pico aos 12 meses. Após 18 a 24 meses de uso, não há mais ganho de massa óssea.

A teriparatida é administrada na forma de injeções subcutâneas diárias por até 24 meses. Após aplicação, atinge concentração sérica máxima em 30 minutos. Tem meia-vida de 1 hora. Não há relatos de interação medicamentosa ou necessidade de ajustes na insuficiência hepática ou renal.

Atualmente, a teriparatida é aprovada para tratamento da osteoporose na pós-menopausa e em homens, principalmente nos casos com maior risco de fraturas, além de osteoporose induzida por glicocorticoides. Há perspectiva também de uso no tratamento da osteogênese imperfeita, porém ainda não liberado formalmente.

Os principais efeitos adversos incluem cãibras, vertigem, hipotensão e aumento do ácido úrico. Além disso, apresenta efeitos semelhantes ao PTH na homeostasia mineral, causando hipercalcemia, hipercalciúria e hipofosfatemia. Pelo efeito anabólico, essa droga deve ser evitada em qualquer condição que aumente o risco de osteossarcoma, como doença de Paget, crianças e adultos jovens, história de irradiação óssea e fosfatase alcalina aumentada.

O rhPTH 1-84 é aprovado nos Estados Unidos para tratamento de hipoparatireoidismo, porém não está disponível no Brasil.

4.7.6. Denosumabe

O denosumabe é um anticorpo monoclonal humano contra o RANKL. Ao bloquear a interação RANKL com o receptor RANK, ele impede a ativação dos osteoclastos e, consequentemente, a reabsorção óssea. É aprovado para o tratamento de osteoporose na pós-menopausa e em homens, além do tratamento da perda óssea relacionada ao bloqueio hormonal no câncer de mama e próstata. Há também relatos de uso para tratamento de hipercalcemia induzida por tumores, principalmente em casos refratários.

É utilizado por via subcutânea, atingindo concentração sérica máxima dez dias após aplicação e deve ser reaplicado a cada seis meses. A via de metabolização ainda não é totalmente esclarecida. Parece ser mediada por internalização do anticorpo e degradação no sistema reticuloendotelial. Assim, como não depende de excreção renal, torna-se uma alternativa para uso em pacientes com insuficiência renal, que têm contraindicação ao uso dos bisfosfonatos.

Os principais efeitos colaterais incluem reações no local da aplicação, como eczema e celulite, dores osteomusculares e hipocalcemia. Como o sistema RANK/RANKL é também um componente do sistema imune, regulando inibidores de células tumorais e a função de linfócitos T, uma das maiores preocupações com o uso do denosumabe seria o aumento do risco de neoplasias e infecções. Até o momento, entretanto, não há confirmação de aumento significativo dessas condições.

4.7.7. Calcitonina

A calcitonina é um importante marcador de alguns tumores, incluindo o carcinoma medular de tireoide e outros tumores neuroendócrinos. Nesses casos, a dosagem sérica serve tanto para diagnóstico quanto para acompanhamento desses tumores.

Para uso terapêutico, a calcitonina sintética de salmão é a mais utilizada porque apresenta maior afinidade ao receptor (40 vezes maior) e menor *clearance*. É capaz de bloquear a ação dos osteoclastos e também reduzir a dor óssea secundária a fraturas, mecanismo relacionado à liberação de endorfinas. O efeito analgésico é observado já na primeira semana de uso. Também reduz a calcemia.

Está disponível para uso injetável, tanto por via subcutânea quanto intramuscular, e por via intranasal. Seu uso está frequentemente associado a efeitos colaterais, como náuseas, vômitos, *flushing*, rinite e reações de hipersensibilidade. O uso intranasal tem menos reação e maior potencial em reduzir a dor óssea, sendo o preferível. Também induz formação de anticorpos, reduzindo a sua eficácia com o tempo de uso. Além disso, atualmente existe uma preocupação com a indução de neoplasias.

Seu uso é liberado para tratamento de osteoporose, hipercalcemia e na doença de Paget. Como existem medicações mais seguras e mais eficazes para essas condições, o uso da calcitonina atualmente é restrito a casos selecionados e por um período inferior a seis meses.

4.7.8. Cinacalcete

O cinacalcete é uma medicação que promove uma ativação do CaSR, tornando-o mais sensível ao cálcio extracelular. Esse efeito reduz a secreção de PTH pelas paratireoides. É considerado um calcimimético. Está indicado para o tratamento do hiperparatireoidismo secundário. Deve ser utilizado junto com as refeições. Tem metabolização hepática e ampla ligação com proteínas plasmáticas. Os principais efeitos adversos são sintomas gastrintestinais, hipotensão e convulsões.

5. HORMÔNIOS ESTEROIDES

5.1. Introdução

Os esteroides constituem um grande grupo de substâncias que derivam da estrutura ciclopentanoperidrofenantreno, composta por três anéis de seis carbonos (cicloexanos) e um único anel de cinco carbonos (ciclopentano). São classificados entre os lípides, em razão de suas conexões metabólicas e algumas propriedades em comum, como a solubilidade. Esses hormônios incluem moléculas compostas por 18 a 21 carbonos (C), como os glicocorticoides, mineralocorticoides e progestágenos com 21 carbonos (esteroides C21), os andrógenos, com 19 carbonos (esteroides C19) e os estrógenos, com 18 carbonos (esteroides C18). O colesterol é a fonte precursora para síntese dos esteroides hormonais. Esses hormônios são eficazes em concentrações muito baixas, de forma que a sua produção consome, relativamente, pouco colesterol.

A descrição anatômica das glândulas suprarrenais foi feita por Bartholomeo Eustacius, em 1563. Entretanto, suas funções permaneceram indefinidas por quase três séculos, até que, em 1855, Thomas Addison descreveu as características clínicas da insuficiência adrenal primária em 11 casos, onde a necropsia evidenciava destruição das suprarrenais.

O estabelecimento, em 1930, da estrutura do colesterol, um esteroide alcoólico, permitiu a descoberta e o isolamento de inúmeros compostos produzidos pelas glândulas endócrinas e seus metabólitos urinários. No período entre 1937 a 1952, os bioquímicos Kendall e Reichstein isolaram e caracterizaram estruturalmente os hormônios adrenocorticais. Entre 1943 a 1946, foram sintetizadas a cortisona e a hidrocortisona. Em 1950, Hench, Kendall e Reichstein compartilharam o prêmio Nobel em medicina por descrever os efeitos anti-inflamatórios da cortisona em pacientes com artrite reumatoide. Nesse período, houve um grande investimento de recursos da indústria farmacêutica na síntese química desses esteroides com atividade anti-inflamatória. Entre 1952 a 1954, foi purificada e isolada a aldosterona, substância que demonstrou exercer intensa atividade na retenção de sódio e água, com pouca ação anti-inflamatória.

A primeira demonstração experimental da atividade hormonal do testículo é atribuída a Berthold, que, em 1849, demonstrou que o transplante dessa gônada para galos castrados levava ao desenvolvimento de características sexuais secundárias. Em 1935, Laqueur e um grupo de cientistas holandeses isolaram, caracterizaram e sintetizaram o hormônio sexual masculino, a testosterona, contribuindo para o entendimento das suas propriedades anabólicas.

Em 1923, Allen & Doisy demonstraram a atividade estrogênica em animais de laboratório e desenvolveram o primeiro bioensaio para detecção de estrogênio. A excreção de estrogênio na urina durante a gestação foi descrita por Zondek em 1928, o que permitiu a cristalização de um princípio ativo por Butenandt e Doisy, em 1929.

As investigações iniciais já indicavam que o ovário secretava duas substâncias distintas. A atividade progestacional foi suspeitada em 1903, quando Beard postulou que o corpo lúteo desempenhava papel fundamental na manutenção da gestação. Em 1934, quatro grupos de pesquisa independentes relataram a purificação bem-sucedida da progesterona.

5.2. Noções básicas

5.2.1. Estereoquímica

Todos os hormônios esteroides são derivados da estrutura ciclopentanoperidrofenantreno, que se constitui de três anéis cicloexano e um anel ciclopentano. Os quatro anéis esteroides são identificados pelas letras A, B, C, D e os átomos de carbono numerados de acordo com o sistema recomendado pela Comissão de Nomenclatura em Química Fisiológica, em 1960 (Figura 8.6.14).

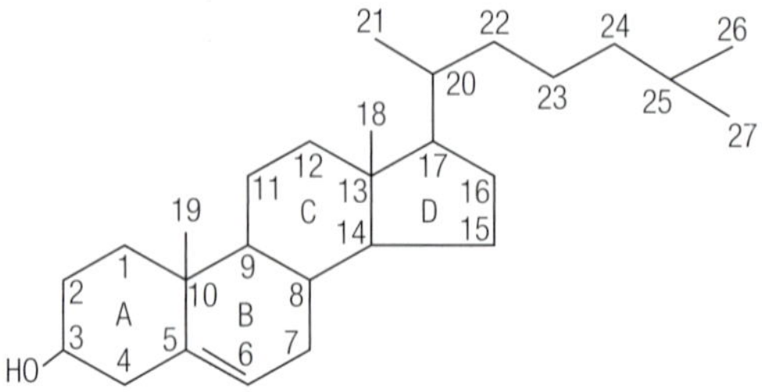

Figura 8.6.14. Esquema de numeração para os átomos de carbono no colesterol e em outros esteroides.

A fusão dos anéis possibilita grande variedade de formas isoméricas dos esteroides. A isomeria geométrica ou cis-trans é um tipo de isomeria onde os ligantes iguais podem estar do mesmo lado do plano espacial, sendo isômeros cis ou beta (β), ou em lados opostos do plano, sendo, portanto, isômeros trans ou alfa (α). Essa diferença na localização espacial de seus átomos faz com que compostos cis possuam propriedades diferentes dos isômeros trans.

Na maioria dos esteroides, as junções entre os anéis B-C e C-D são trans ou α. Entretanto, o anel A pode ser trans ou cis em relação ao anel B, e essa possibilidade origina dois grupos gerais de esteroides (Figura 8.6.15). Os grupos que se projetam em lados opostos do plano geral (trans), por convenção, são designados substituintes α e os que se localizam do mesmo lado (posição cis) são designados substituintes β. Se designações α e β são aplicadas ao hidrogênio ligado ao C5, o sistema em que a junção dos anéis A e B tem uma conformação trans apresenta esse hidrogênio em orientação α (compostos 5α). Se os anéis A e B estão fundidos em uma conformação cis, o hidrogênio do C5 está em uma orientação β. Nos hormônios esteroides em que há um hidrogênio na posição C5, esse átomo tem orientação α. Já os sais biliares, também derivados do colesterol, apresentam um hidrogênio com orientação β em C5.

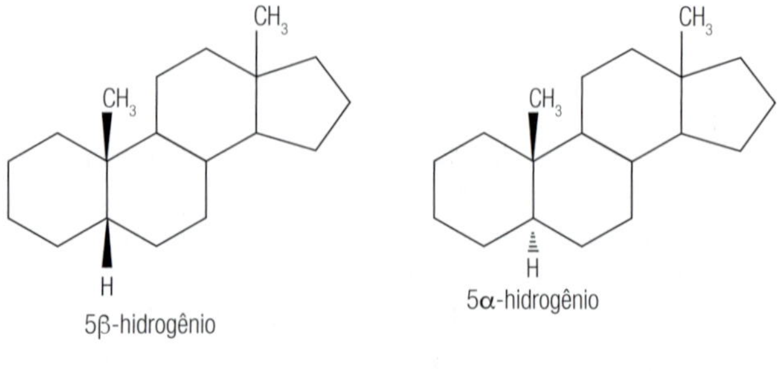

Figura 8.6.15. Estruturas esteroides em fusão cis (5β-hidrogênio) e trans (5α-hidrogênio).

A molécula esteroide possui diversos pontos de estereoisomerismo, e discretas variações em sua estrutura resultam em efeitos amplamente diferentes. Assim, os carbonos 3, 11, 17 e 20 são os locais onde podem ser observadas essas modificações. A cadeia lateral em C17, que caracteriza os corticosteroides, é, por convenção, sempre orientada na posição β.

O colesterol é o substrato para a síntese de todos os hormônios esteroides e sua molécula contém um núcleo ciclopentanoperidrofenantreno, uma cadeia ramificada com 8 carbonos no C17 e dois grupos metila (CH3) nos carbonos angulares: o grupo metila C19, que está ligado ao C10 e o grupo metila C18, ligado ao C13. Esses grupos metila do colesterol encontram-se sempre orientados em posição β. No total, a molécula de colesterol possui 27 carbonos.

Além dos hormônios esteroides, o colesterol é o substrato para síntese de duas outras moléculas importantes: os sais biliares e a vitamina D. As hidroxilações por mono-oxigenases do citocromo P-450, que utilizam NADPH e O_2, desempenham um papel importante na síntese dos esteroides e sais biliares. Sem levar em consideração os detalhes de reações específicas envolvidas nas formações dos esteroides derivados da molécula do colesterol, pode-se dizer:

a. No hepatócito, a quebra da cadeia lateral do composto C27, entre C24 e C25, origina os ácidos biliares, com 24 átomos de carbono.
b. A cisão da cadeia lateral do colesterol entre C20 e C22 forma a pregnenolona (C21), composto intermediário essencial para síntese de progesterona, glico e mineralocorticoides.
c. A hidroxilação da progesterona e a clivagem de sua cadeia lateral em C17 formam os compostos da série C19, os androgênios.
d. Os estrogênios (C18) são sintetizados a partir dos compostos C19 pela perda de um grupo metila angular no carbono C10 e formação de um anel A aromático.
e. A vitamina D, importante no controle do metabolismo do cálcio e do fósforo, é formada a partir de um precursor do colesterol, pela ação de fótons UVB.

5.2.2. Biossíntese dos esteroides

Esteroidogênese

Os hormônios esteroides são produzidos em tecidos constituídos por células especializadas, encontradas em diversos órgãos (testículos, ovários e adrenais), que se distinguem por serem células acidófilas, poliédricas ou arredondadas, com núcleo central e citoplasma que geralmente apresenta inclusões lipídicas, geralmente polímeros de colesterol. Apresentam um retículo endoplasmático liso muito proeminente, com as enzimas necessárias para sintetizar colesterol a partir de acetato e outros substratos, formando uma rede de túbulos intercomunicantes em todo citoplasma, com mitocôndrias grandes e numerosas, geralmente esféricas ou ligeiramente alongadas, que contêm cristas tubulares em lugar das cristas em forma de prateleiras, comumente encontradas nas mitocôndrias de outras células. Além de produzir energia para as funções celulares, essa organela tem não só as enzimas necessárias para clivar a cadeia lateral do colesterol e produzir pregnenolona, mas também para participar de reações subsequentes que resultam na produção de outros esteroides.

O colesterol, transportado na corrente sanguínea pelas lipoproteínas de baixa densidade (LDL-c), é captado por meio de receptores específicos presentes nas células especializadas para esteroidogênese (receptores BE) e estocado em vacúolos citoplasmáticos. Posteriormente, esses vacúolos se acoplam aos lisossomos, sofrendo hidrólise, de forma que o colesterol do LDL-c é desesterificado para ficar em sua forma livre e transportado pela proteína regulatória aguda esteroidogênica (StAR) da membrana mitocondrial externa para a interna. A StAR é, portanto, a enzima limitante para a regulação aguda da esteroidogênese, constituindo a primeira etapa da síntese dos hormônios esteroides. Apesar de a maior parte do colesterol utilizado na esteroidogênese ser originado a partir da captação da LDL nos receptores BE, esta não é sua única fonte. Pacientes com níveis circulantes indetectáveis de LDL (abetalipoproteinemia), ausência de receptores BE (hipercolesterolemia familiar) ou deficiência da StAR conseguem manter algum nível de esteroidogênese. O colesterol pode ser sintetizado localmente, a partir de acetato, pelo estímulo da enzima β-hidroximetilglutaril CoA-redutase (HMGCoA-redutase) e, além disso, evidências recentes mostram que esses tecidos podem utilizar a fração do colesterol ligada a lipoproteínas de alta densidade (HDL-c), captado a partir de um receptor específico (SR-B1).

A esteroidogênese exige uma regulação coordenada entre captação, transporte e utilização do colesterol em várias etapas enzimáticas, e as reações de hidroxilação desempenham um papel muito importante nesse processo. As enzimas da classe do citocromo P-450 catalisam reações irreversíveis de hidroxilação ou de clivagem carbono-carbono e são divididas em tipo 1 e tipo 2. Enzimas hidroxiesteroides desidrogenases (HSD) também participam da esteroidogênese, catalisando reações reversíveis de oxidação e redução. Além das enzimas, a síntese de esteroides também necessita de cofatores. A nomenclatura dessas enzimas foi alterada a partir de conhecimentos da sua biologia molecular (Tabela 8.6.5).

As enzimas do citocromo P-450 tipo 1 estão localizadas na mitocôndria e incluem a colesterol desmolase (P450scc), as isoenzimas 11 β-hidroxilase (P450c11β) e aldosterona sintetase (P450c11as). Essas enzimas catalisam reações de hidroxilação que exigem a ativação do oxigênio (O_2), encontram-se ancoradas a membranas e contêm um heme como grupo prostético. O O_2 é ativado por meio de sua ligação ao átomo de ferro no grupo heme. Essas reações utilizam como cofatores a ferridoxina e a ferridoxina redutase, que, por sua vez, utilizam a nicotinamida adenina dinucleotídeo fosfato (NADPH) como doador de elétrons. As enzimas P450 tipo 2 estão localizadas no retículo endoplasmático e recebem elétrons do NADPH utilizando, como cofatores, uma flavoproteína P450 oxidorredutase (POR) e o citocromo B5, que facilita a interação da POR com a 17,20 hidroxilase (P450c17), favorecendo sua conversão na isoforma 17,20-liase. São elas: 17-hidroxilase (P450c17), 17,20-liase (P450c17) e 21-hidroxilase (P450c21). A posição no esteroide onde a molécula de oxigênio é introduzida é determinada pela enzima hidroxilante. As enzimas do grupo hidroxiesteroide desidrogenase são: 3β-HSD, 17β-HSD, 5 α-redutase e 11β-HSD 1 e 2.

Tabela 8.6.5. Nomenclatura das enzimas envolvidas na esteroidogênese

Designação atual	Gene	Designação prévia
P450scc	CYP11A1	Colesterol desmolase
3β-HSD	HSD3B2	3β-hidroxiesteroide desidrogenase
P450c17	CYP17	17 α-hidroxilase/17,20 liase
P450c21	CYP21A2	21 α-hidroxilase
P450c11	CYP11B1	11 β-hidroxilase
P450c11as	CYP11B2	Aldosterona sintetase

Depois que o colesterol livre é transportado para a membrana interna das mitocôndrias, via ação da enzima StAR, a próxima etapa da esteroidogênese é sua clivagem pela enzima P450scc, por intermédio de três reações: 20α-hidroxilação, 22-hidroxilação e clivagem da cadeia lateral, retirando os carbonos 22 a 27, dando origem à molécula de pregnenolona, com apenas 21 carbonos. A pregnenolona pode seguir duas vias: sofrer desidrogenação na posição 3β pela enzima 3β-HSD, formando a progesterona, ou ser hidroxilada na posição C17, pela enzima microssômica 17α-hidroxilase, formando 17-hidroxipregnenolona (Figura 8.6.16).

Essa sequência inicial de reações da esteroidogênese ocorre em todos os tecidos produtores de esteroides, estimulados por hormônios específicos. Os principais locais de síntese dessas classes de hormônios são o corpo lúteo, para os progestágenos; os testículos, para os androgênios; os ovários, para os estrogênios; e o córtex adrenal, para os glicocorticoides, androgênios e mineralocorticoides.

Esteroidogênese suprarrenal

Os trabalhos pioneiros de Hechter e Pincus (1954) mostraram que pregnenolona e progesterona poderiam ser precursores dos corticosteroides no tecido adrenal. Desde então, vários estudos elucidaram e detalharam as sequências de reações da esteroidogênese.

No citoplasma dos tecidos adrenais, a pregnenolona é convertida em progesterona pela enzima 3β-HSD, por uma reação que, além de desidrogenação do carbono 3 (tira um hidrogênio e faz uma ligação dupla do carbono 3 com o oxigênio), causa uma isomerização da dupla cadeia do carbono 5, que agora vai para o carbono 4. Assim sendo, os hormônios da esteroidogênese que não sofreram modificação pela 3β-HSD apresentam ligação dupla no carbono 5 (delta 5), e os hormônios que já passaram por essa ação enzimática têm a ligação dupla no carbono 4 (delta 4). Dessa maneira, a esteroidogênese adrenal origina dois grupos de hormônios: delta 5 (pregnenolona, 17-OH-pregnenolona, desidroepiandrosterona) e delta 4 (todos os demais).

Tanto a pregnenolona quanto a progesterona podem ser hidroxiladas na posição 17 por meio da atividade enzimática da P450c17, dando origem à 17-OH-pregnenolona e 17-OH-progesterona. A 17-OH-progesterona também pode ser sintetizada a partir da 17-OH-pregnenolona pela ação da 3β-HSD. A 17 hidroxilação é um pré-requisito essencial para síntese de glicocorticoides, e a zona glomerulosa da adrenal não expressa essa enzima. Além disso, a P450c17 também possui atividade 17,20 liase, cuja ação leva à produção dos androgênios adrenais (Figura 8.6.16).

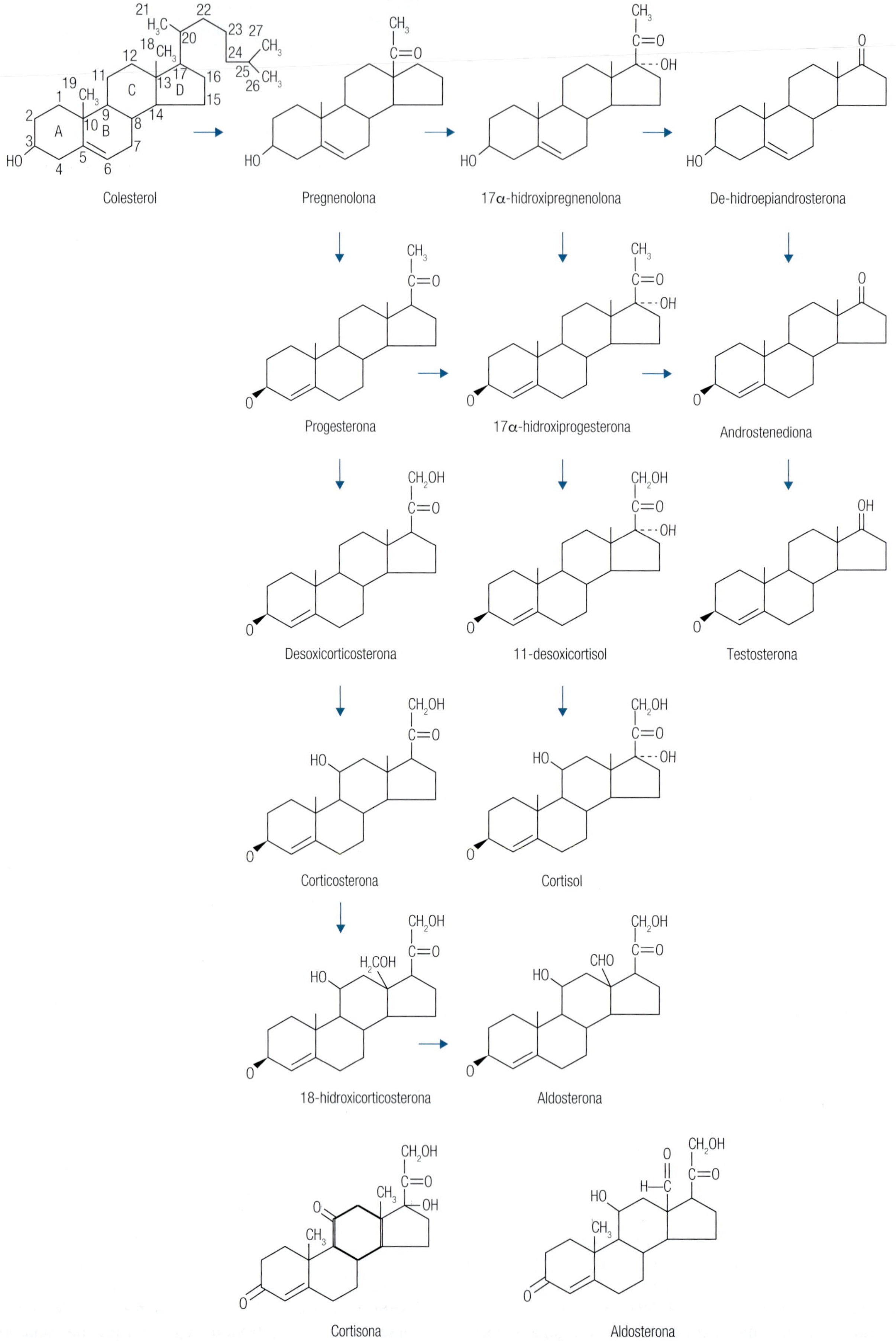

Figura 8.6.16. Esteroidogênese adrenal (adaptado de Sales, P.; Halpern, A.; Cercato, C. O Essencial em Endocrinologia. São Paulo: Roca, 2016).

Camada glomerulosa da adrenal

A síntese de aldosterona ocorre apenas na zona glomerulosa, uma vez que essa camada não expressa a enzima 17-hidroxilase (P450c17). Toda a pregnenolona presente na camada glomerulosa torna-se progesterona e segue uma sequência de modificações até gerar a molécula de aldosterona.

A progesterona sofre hidroxilação no carbono 21 pela P450c21, formando a desoxicorticosterona. As reações que levam à formação de desoxicorticosterona a partir de pregnenolona ocorrem no retículo endoplasmático. A enzima aldosterona sintase (P450c11as), presente na zona glomerulosa, tem a capacidade de converter a desoxicorticosterona em corticosterona e a corticosterona em aldosterona.

A conversão de corticosterona em aldosterona ocorre através do composto intermediário 18OH-corticosterona, produzido a partir da 18 hidroxilação. Assim, a P450c11as realiza a 11β-hidroxilação, 18-hidroxilação e 18-metiloxidação para produzir a estrutura C11-18 hemiacetil, característica da aldosterona.

Camada fasciculada da adrenal

A camada fasciculada expressa a enzima 17-hidroxilase (P450c17), de forma que a pregnenolona é modificada por essa enzima, originando o composto 17-OH-pregnenolona. A 17-OH-pregnenolona pode seguir dois caminhos: ser convertida em um composto delta 4 (Δ4) pela 3β-HSD (17-OH-progesterona) ou sofrer ação da enzima 17,20-liase, formando a molécula de desidroepiandrosterona (DHEA). A atividade 17,20-liase da enzima 17-hidroxilase (P450c17) ocorre apenas na zona reticular. Assim sendo, toda a 17-OH-pregnenolona formada sofrerá ação da 3β-HSD, resultando em 17-OH-progesterona.

Na zona fasciculada, a 17-OH-progesterona passa por uma reação de 21-hidroxilação pela enzima P450c21 para produzir o 11-desoxicortisol. O 11-desoxicortisol é, então, transportado para a membrana interna da mitocôndria, onde sofre 11-hidroxilação pela enzima 11β-hidroxilase (P450c11), dando origem ao cortisol. A produção de cortisol não ocorre na zona glomerulosa ou reticular pela ausência das enzimas P450c17 e P450c11, respectivamente.

O cortisol pode ser transformado perifericamente em um composto inativo, a cortisona, pela enzima 11βHSD tipo 2 (presente no néfron distal, onde protege os receptores de aldosterona da ativação pela ligação do cortisol), e a cortisona, por sua vez, também pode ser ativada novamente para cortisol pela ação da enzima 11βHSD tipo 1, presente principalmente no fígado e no néfron proximal.

Camada reticulada da adrenal

A zona reticulada apresenta, caracteristicamente, a presença do cofator citocromo B5, permitindo que a enzima 17-hidroxilase (P450c17) tenha uma atividade 17,20 liase, promovendo a remoção da cadeia lateral C20-21 da 17-OH-pregnenolona e 17-OH-progesterona, com formação do androgênio desidroepiandrosterona (DHEA).

A enzima 3-beta-hidroxiesteroide desidrogenase tipo 2 (3βHSD2) modifica a DHEA, levando à formação do composto Δ4 denominado androstenediona, que, por sua vez, pode ser convertido pela 17βHSD3 em testosterona. Apesar de na camada reticular também poder haver conversão da 17-OH-progesterona em androstenediona diretamente pela ação da 17,20-liase, no ser humano a 17-OH-progesterona não é um substrato eficiente para essa enzima, tornando essa via de produção de androgênios pouco relevante. Portanto, na adrenal, predomina a produção de testosterona vinda da androstenediona, que, por sua vez, depende da conversão de DHEA pela 3βHSD2. Cerca de 99% da DHEA são sulfatados na zona reticulada pela enzima DHEA sulfotransferase, originando o composto sulfato de desidroepiandrosterona (SDHEA). Os esteroides sulfatados não são substratos para as enzimas de degradação, possibilitando meia-vida mais longa. A quantidade de testosterona produzida pelas adrenais em condições fisiológicas é pequena e a androstenediona e DHEA são andrógenos pouco potentes.

Esteroidogênese testicular

Os hormônios sexuais masculinos são denominados, genericamente, androgênios. São esteroides constituídos por 19 átomos de carbono (C19), produzidos principalmente pelos testículos, glândulas adrenais e, em menor quantidade, pelos ovários. Dentre estes hormônios podem ser citadas a desidrotestosterona, desidroepiandrosterona, androstenediona, androsterona, e o mais importante deles, a testosterona. No homem, os testículos são responsáveis pela produção de 95% da testosterona, o restante dela (5%) tem origem adrenal.

As células de Leydig, ou células intersticiais, têm como função principal a secreção de testosterona. A síntese dos hormônios esteroides por essas células é regulada pelo hormônio luteinizante (LH). Inúmeros estudos mostraram que a via principal de formação de testosterona (Figura 8.6.17) nas células de Leydig é a via da pregnenolona, 17-OH-pregnenolona, DHEA, androstenediona e testosterona. Dessa forma, cinco processos enzimáticos estão envolvidos na conversão do colesterol em testosterona nas células de Leydig: clivagem da cadeia lateral (P450scc), 3β-HSD, 17 α-hidroxilase/17,20 liase (P450c17), 17βHSD3. A via da progesterona, com formação de androstenediona e testosterona, é menos importante na esteroidogênese testicular.

Assim como em outros tecidos especializados, a conversão de colesterol em pregnenolona é a reação limitante para esteroidogênese testicular. A velocidade dessa produção não é determinada pela atividade da enzima de clivagem da cadeia lateral (P450scc), etapa limitante da síntese, mas sim pela quantidade de colesterol transferido para a membrana mitocondrial interna pela proteína regulatória aguda esteroidogênica (StAR). Nos testículos, os receptores de hCG/LH, estimulados pelos hormônios glicoproteicos correspondentes, aumentam a capacidade da StAR de transferir o colesterol para o interior da mitocôndria.

O colesterol inicia a primeira etapa da síntese de esteroides, catalisada pela P450scc, formando a pregnenolona. A pregnenolona pode ser convertida em progesterona pela 3βHSD2 (Δ5 → Δ4 isomerase) ou sofrer ação da 17α-hidroxilase (P450c17), originando a 17-OH-pregnenolona (composto Δ5). A P450c17 testicular também apresenta atividade

17,20 liase, favorecida pela presença abundante de substratos Δ5 e de agentes redutores, como o citocromo B5, nas células de Leydig humanas. Dessa forma, o principal mecanismo de produção de androgênios testiculares é mediante clivagem da ligação no carbono C17,20 da 17-OH-pregnenolona, catalisada pela 17,20 liase (P450c17), formando DHEA, em vez da conversão de 17-OH-progesterona em androstenediona. A molécula de DHEA pode originar testosterona pela ação da enzima 3βHSD2, formando a androstenediona, seguida da ação da 17βHSD3, ou através do metabólito intermediário, androstenediol (Figura 8.6.17). A 17-OH-progesterona também pode ser convertida em androstenediona pela ação da 17,20-liase e, posteriormente, em testosterona. Mas, nos testículos, assim como na adrenal, essa via de produção de testosterona é menos importante.

A testosterona é o principal androgênio circulante no homem, porém ela ainda sofre conversão em outros dois metabólitos ativos: 17β-estradiol e 5α-di-hidrotestosterona (5α-DHT). Apenas a testosterona e a di-hidrotestosterona (DHT) têm atividade androgênica significativa, embora a androstenediona seja convertida em testosterona nos tecidos periféricos.

A enzima 5α redutase é uma proteína microssômica dependente de NADPH, que promove a redução da ligação dupla entre os carbonos C4-C5 da testosterona, dando origem a 5α-DHT. Essa reação acontece nos testículos, mas a maior parte desse metabólito provém da conversão periférica da testosterona nos tecidos-alvo de androgênios. Em homens normais, a proporção de testosterona e DHT plasmáticas é cerca de 10 a 15:1. A DHT apresenta um efeito androgênico amplificado em relação à testosterona, e esse efeito provavelmente está relacionado à maior afinidade na ligação da DHT com o receptor de androgênio, apresentando também uma taxa de dissociação mais lenta do complexo de DHT-receptor.

Existem duas isoenzimas 5α-redutase no organismo, e ambas convertem testosterona a DHT:

- 5α-redutase tipo 1 (5α-R1): amplamente distribuída, mas encontrada em maior concentração na pele e no fígado.
- 5α-redutase tipo 2 (5α-R2): apesar de estar presente também no fígado e couro cabeludo, está primariamente distribuída nas estruturas dos tecidos reprodutivos masculinos.

Alternativamente, a testosterona e a androstenediona também podem ser aromatizadas em estrogênios nos testículos e, principalmente, nos tecidos periféricos. A conversão de androgênios em estrogênios é catalisada pela enzima CYP19 aromatase. O tecido adiposo é o sítio mais importante de produção de estrogênios em homens normais, e a taxa global de aromatização aumenta com a obesidade e o avanço da idade. Aumentos na concentração de LH no soro também parecem aumentar a secreção de estrogênios pelos testículos.

Esteroidogênese ovariana

Os esteroides ovarianos biologicamente ativos são o estradiol e a progesterona. Os ovários secretam pregnenolona, progesterona, 17-OH-progesterona, desidroepiandrosterona (DHEA), androstenediona, testosterona, estrona e estradiol. O estradiol é o principal produto esteroide sintetizado pelo folículo pré-ovulatório, durante a primeira metade do ciclo menstrual, enquanto o corpo lúteo secreta tanto estradiol quanto progesterona, durante a segunda metade do ciclo. A síntese androgênica ovariana pode ocorrer no estroma, tendo mais relevância após a menopausa e em situações patológicas, e nos folículos, de forma variável conforme a fase do ciclo menstrual, aumentando na fase lútea. A aromatase, enzima do citocromo P-450, é fundamental para a produção ovariana de estrogênios.

As gonadotrofinas agem em seus receptores ovarianos promovendo a síntese de enzimas que catalisam as diversas fases da biossíntese esteroide. Os estrogênios ovarianos podem advir de duas vias: a que segue a síntese de pregnenolona e 17-OH-pregnenolona ou a via da progesterona e 17-OH-progesterona. Os compostos 17-OH da pregnenolona e progesterona são os precursores imediatos dos compostos com 19 átomos de carbono, androstenediona e testosterona (androgênios). Ambos são rapidamente transformados, res-

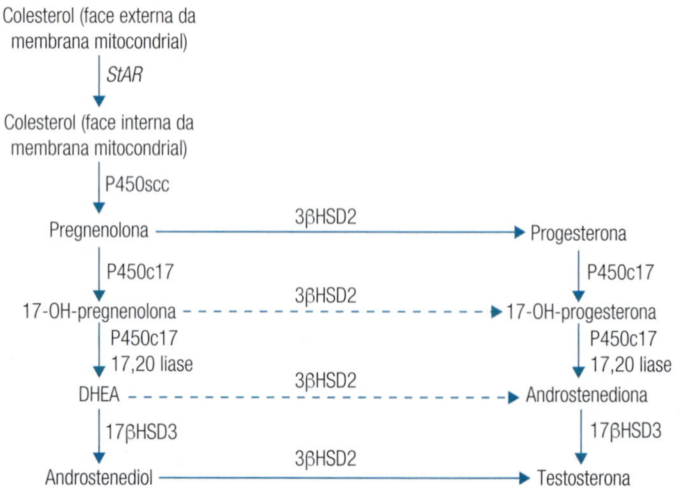

Figura 8.6.17. Biossíntese da testosterona no testículo. A via da pregnenolona é a mais importante no homem.

pectivamente, nos compostos com 18 átomos de carbono, estrona e estradiol (esteroides fenólicos).

A produção dos esteroides ovarianos biologicamente ativos está sob controle do hormônio luteinizante (LH) e folículo estimulante (FSH), de um modo específico para cada tipo celular. O LH estimula a teca a captar o colesterol e iniciar a esteroidogênese, por aumento da atividade da StAR, enzima reguladora primária da produção de androstenediona. As células da teca não expressam a enzima 21 hidroxilase, portanto não sintetizam cortisol e aldosterona, de forma que toda a sua esteroidogênese é desviada para a síntese de andrógenos. Uma parte da androstenediona é transformada em testosterona pela 17β-hidroxiesteroide desidrogenase (17β-HSD). As células da granulosa são estimuladas pelo FSH, cuja ação promove a síntese da enzima aromatase, de forma que recebem os andrógenos vindos da teca e os convertem em estrógenos (estradiol e estrona) (Figura 8.6.18).

Todos os estrogênios de ocorrência natural são esteroides com 18 átomos de carbono, sintetizados a partir dos androgênios pela perda do grupo metila angular na posição C19 e formação de um anel A aromático, catalisada pela aromatase. A estrona deriva da androstenediona, enquanto o estradiol é formado a partir da testosterona. O principal e mais potente estrogênio secretado pelo ovário é o estradiol. A estrona é secretada pelo ovário e também resulta da conversão periférica de androstenediona em estrona. A estrona, estrogenicamente fraca, é convertida em estradiol. O estradiol é o estrogênio mais abundante na urina, sendo produzido por meio do metabolismo da estrona e do estradiol em tecidos periféricos.

Os estrogênios são conjugados no fígado e excretados na urina sob forma de sulfato e glicuronatos. Essas formas hidrossolúveis se apresentam levemente ácidas e ionizadas, o que limita sua penetração celular e favorece a excreção renal, não havendo praticamente reabsorção tubular.

Os principais progestágenos são esteroides com 21 átomos de carbono, e incluem a pregnenolona, progesterona e 17-OH-progesterona. A pregnenolona é precursora de todos os hormônios esteroides. A progesterona, principal produto secretório do corpo lúteo, é fundamental para a implantação do óvulo fertilizado, manutenção da gestação e decidualização do endométrio. A 17-OH-progesterona, também secretada pelo corpo lúteo, possui pouca ou nenhuma atividade biológica.

5.2.3. Regulação da função hormonal dos esteroides

Inter-relações hipófise-suprarrenal

O hormônio liberador de corticotrofina (CRH), produzido pelo hipotálamo, regula a secreção de pró-opiomelanocortina (POMC) pelos corticotrofos da hipófise anterior. Após formada, a POMC é clivada, dando origem a hormônios peptídicos menores: ACTH, hormônios melanócito-estimulantes (MSH-alfa, beta e gama) e betaendorfina. Os mesmos neurônios hipotalâmicos que secretam POMC secretam hormônio antidiurético (ADH), que, por sua vez, também estimula a secreção de POMC. O ACTH é o principal hormônio produzido pela clivagem da POMC, e sua liberação é estimulada por desmopressina (DDAVP), citocinas inflamatórias, estresses psicológicos e físicos, como traumas, infecções, hipoglicemia, hipotensão e cirurgias.

O ACTH atua na glândula adrenal, estimulando a liberação de cortisol, androgênios e, em menor grau, de aldosterona. O cortisol, por sua vez, reduz a síntese e liberação de ACTH por retroalimentação negativa quando se liga aos receptores de glicocorticoides presentes no hipotálamo e na adeno-hipófise. Dessa forma, a corticoterapia exógena prolongada leva à supressão do eixo hipotálamo-hipófise-adrenal por tempo variável, de acordo com dose, potência, meia-vida, duração de administração, idade e variações individuais de sensibilidade aos glicocorticoides.

O ACTH exerce efeitos agudos e crônicos sobre a esteroidogênese. Agudamente, o ACTH estimula a esteroidogênese via ativação da enzima StAR. Após 24 a 36 horas de exposição ao ACTH, ocorre um estímulo para a síntese de receptores de lipoproteínas, ativação da síntese e atividade das enzimas do grupo citocromo P-450 e seus cofatores, aumento na expressão do RNA mensageiro de seu próprio receptor. Dessa forma, o ACTH é um importante fator trófico das zonas fasciculada e reticulada do córtex adrenal, induzindo sua hiperplasia e hipertrofia, e sua ausência leva à hipoplasia dessas zonas em quatro semanas.

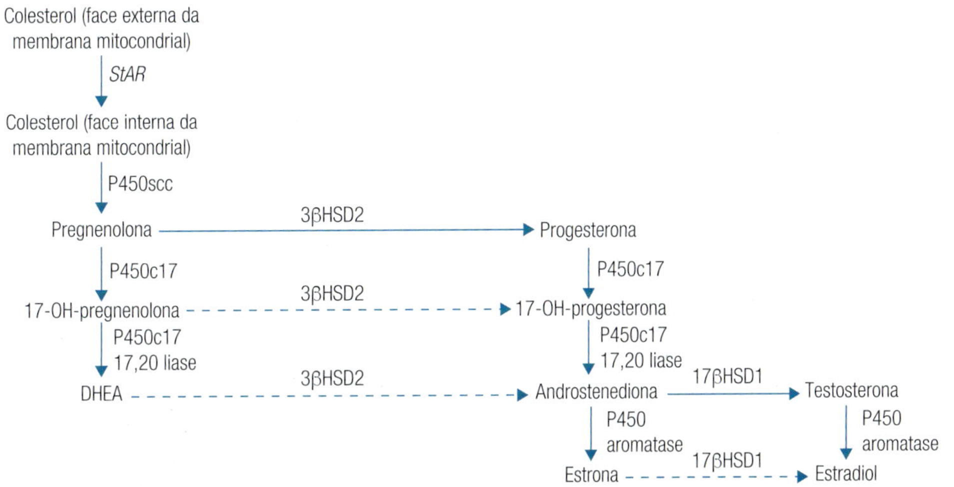

Figura 8.6.18. Biossíntese de estrogênios.

A secreção pulsátil do ACTH e cortisol obedece a um ritmo circadiano endógeno, caracterizado por concentrações basais de ACTH e cortisol maiores pela manhã (6 h às 9 h), com queda progressiva ao longo do dia e nadir noturno (23 h às 3 h). Esse ritmo é dependente do ciclo dia-noite, do padrão sono-vigília e dos hábitos alimentares, sendo alterado por trabalho noturno e mudança de fuso horário.

Na zona fasciculada da adrenal, o ACTH é o principal estimulador da síntese e secreção do cortisol. A aldosterona é sintetizada na zona glomerulosa sob estímulo principal do aumento dos níveis de angiotensina II (ATII) e de potássio. O efeito do ACTH sobre a secreção de aldosterona é discreto, levando a um aumento de 10% a 20% nos seus valores basais. O estímulo agudo do ACTH induz a secreção de aldosterona, pelo aumento dos seus precursores, no entanto, cronicamente, o ACTH reduz a secreção de aldosterona, por mecanismos ainda não completamente esclarecidos.

A secreção de andrógenos adrenais pela camada reticulada é estimulada pelo ACTH, aumentando a secreção de DHEA e androstenediona, que apresentam ritmo circadiano semelhante ao do cortisol. Entretanto, a síntese adrenal desses andrógenos parece ter outros fatores estimulatórios, ainda desconhecidos. Isso é corroborado pela ausência de supressão de DHEA após uso de corticosteroides, redução da secreção de DHEA com o envelhecimento e elevação androgênica durante a adrenarca, todas com manutenção da concentração basal do cortisol.

5.2.4. Controle da secreção dos hormônios gonadais

Os testículos, assim como os ovários, têm pelo menos duas importantes funções: a produção de gametas e a síntese de hormônios esteroides sexuais. A função reprodutiva depende da integridade do eixo hipotálamo-hipófise-gonadal, constituído pelos neurônios hipotalâmicos secretores do hormônio liberador de gonadotrofinas (GnRH), os gonadotrofos hipofisários secretores das gonadotrofinas FSH (hormônio folículo estimulante) e LH (hormônio luteinizante), e as gônadas (ovários e testículos).

As aquisições da maturidade sexual e função reprodutiva em humanos dependem do desenvolvimento do eixo hipotálamo-hipófise-gonadal, o qual compreende cinco estágios: período fetal, primeira infância ou período pós-natal, infância, período pré-puberal e puberdade. No período fetal, a diferenciação sexual e o desenvolvimento das gônadas independem das gonadotrofinas. No feto masculino, o crescimento e a diferenciação das células de Leydig, bem como a produção de esteroides sexuais testiculares, são estimulados pela gonadotrofina coriônica humana (hCG) proveniente da placenta. Assim, no feto o hCG induz a produção de testosterona, que, por sua vez, leva à diferenciação da genitália externa masculina. Por outro lado, o ovário fetal parece não apresentar receptores para gonadotrofinas, permanecendo inativo até o início da puberdade.

Na primeira infância as gonadotrofinas apresentam um curto período de elevação nos primeiros meses após o nascimento (por volta dos quatro meses nos meninos e 12 meses nas meninas), diminuindo em seguida e permanecendo suprimidas durante toda a infância até a puberdade. Na puberdade ocorre a reativação do eixo hipotálamo-hipófise-gonadal, determinado pelo aumento da secreção pulsátil do GnRH, que resulta em aumento nas secreções de FSH e LH, estimulando a síntese de esteroides sexuais pelas gônadas, com consequente aparecimento das características sexuais secundárias, aumento da velocidade de crescimento (estirão puberal) e maturação das células germinativas (gametogênese). Esse processo envolve estímulos mediados pelo sistema nervoso central.

Tanto a amplitude quanto a frequência dos pulsos do GnRH determinam os padrões fisiológicos de secreção de FSH e LH, fundamentais para a esteroidogênese e gametogênese normais. A secreção de GnRH é influenciada por neurotransmissores e fatores neurais, mas também está sujeita ao controle de retroalimentação negativa exercido por esteroides e peptídeos gonadais. Dessa forma, a pulsatilidade do GnRH resulta em secreção coordenada e também pulsátil de FSH e/ou LH. Frequências de pulso mais baixas favorecem a secreção de LH, enquanto frequências mais rápidas a reduzem. Os padrões de secreção de FSH e LH refletem a complexa interação entre os componentes do eixo hipotálamo-hipófise-gonadal.

5.2.5. Regulação hormonal da função gonadal

A função primordial das gonadotrofinas hipofisárias é regular a biossíntese de esteroides sexuais (esteroidogênese) e iniciar e manter o desenvolvimento das células germinativas (gametogênese). Para tal, FSH e LH agem de maneira complementar em diferentes células gonadais. A regulação do ciclo menstrual envolve mecanismos complexos de sinalização entre os componentes do eixo hipotálamo-hipófise-gonadal, através da secreção regulada de hormônios esteroides e peptídicos. Os mecanismos envolvidos nessa regulação ainda não estão completamente elucidados e outros fatores, além do LH e FSH, parecem participar da regulação da esteroidogênese e foliculogênese ovariana.

Regulação do ciclo menstrual

O ciclo menstrual inicia-se pela fase folicular, caracterizada pelo desenvolvimento do folículo dominante, responsável pela produção de estradiol e consequente elevação progressiva da secreção das gonadotrofinas, culminando com o pico de secreção de LH no meio do ciclo e ovulação. Após a ovulação, esse folículo se transforma no corpo lúteo, que secreta grandes quantidades de progesterona.

No início da fase folicular, a secreção de FSH predomina sobre a de LH, favorecendo a maturação e o crescimento folicular e a produção de estrógenos. No ovário, apenas as células da granulosa apresentam receptores para o FSH, que induz a expressão da aromatase e de receptores para LH nestas células, ambos necessários para a síntese de estradiol. No meio da fase folicular, a frequência de pulsos de LH aumenta, resultando em elevação do nível sérico de LH e consequente aumento na secreção de estradiol. Além disso, o FSH estimula a produção de inibina (predominante inibina B) pelos folículos em estágios iniciais de desenvolvimento, que age sinergicamente com os níveis elevados de estradiol secretados no meio do ciclo, reduzindo a secreção de FSH (retroalimentação negativa da inibina B e estradiol sobre o FSH, na fase folicular).

No meio do ciclo, os níveis crescentes de estradiol favorecem maior liberação de LH, levando ao pico de LH. Concomitantemente, os níveis de progesterona começam a aumentar e amplificam a secreção de LH, que permanece elevado durante 36 a 48 horas, período no qual ocorre a ovulação. A partir daí, os níveis de estradiol diminuem e a luteinização do folículo resulta em produção crescente de progesterona, sob regulação do LH. A progesterona, por sua vez, tem papel crítico na regulação da pulsatilidade do GnRH, reduzindo sua frequência. O corpo lúteo também secreta inibina (predominantemente inibina A) que causa maior redução na secreção de FSH, evitando o desenvolvimento de novos folículos. Na ausência de fertilização, com a regressão do corpo lúteo e diminuição da produção de esteroides gonadais e inibina A, a secreção de FSH aumenta novamente e recomeça então o crescimento de um novo folículo dominante para o ciclo subsequente. A queda da progesterona, no final da fase lútea, modifica a estrutura do endométrio causando a menstruação.

A representação esquemática simplificada das ações integradas do FSH e do LH na regulação da esteroidogênese ovariana está apresentada na Figura 8.6.19.

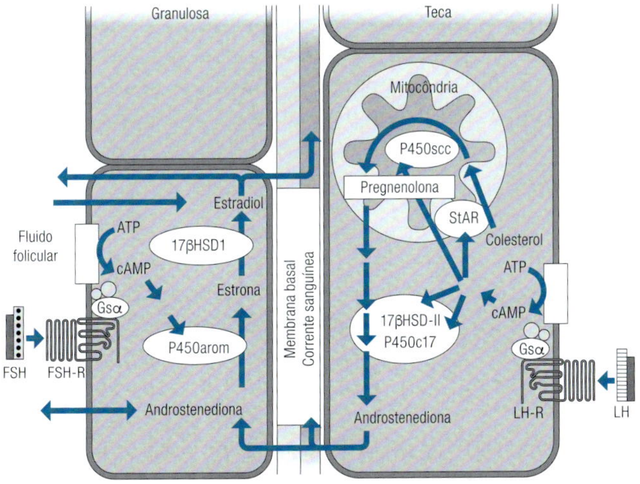

Figura 8.6.19. Representação esquemática das principais ações do FSH e do LH na regulação da esteroidogênese gonadal, durante a fase folicular do ciclo menstrual. O FSH estimula a expressão da aromatase e da 17βHSD, o que favorece a produção de estradiol a partir da androstenediona proveniente da teca. Na teca, o LH estimula a expressão da StAR, P450scc, 3βHSD e P450c17, resultando na produção de quantidades crescentes de androstenediona. Adaptada de BULUN, S.; ADASHI, E. The physiology and pathology of the female reproductive axis. In: Williams Textbook of Endocrinology, 2011.

Regulação da função testicular

Nos testículos, os receptores para o FSH estão presentes apenas nas células de Sertoli e o FSH estimula a proliferação dessas células. O FSH e a testosterona têm papel na iniciação da espermatogênese durante a puberdade, e ambos têm ações similares, porém independentes, que são essenciais para a espermatogênese quantitativamente normal em adultos. O FSH parece atuar na transformação de espermátides em espermatozoides (espermiogênese), na presença de testosterona. Defeitos primários na espermatogênese resultam em elevação do FSH. Apesar de o FSH ser necessário para a espermatogênese quantitativamente e qualitativamente normal em seres humanos, seu papel na regulação da esteroidogênese testicular e espermatogênese ainda não está completamente esclarecido.

Nos testículos, os receptores para LH situam-se exclusivamente nas células de Leydig. Após a puberdade, semelhante ao que ocorre nas células da teca, o LH age estimulando a transcrição de genes envolvidos nas vias esteroidogênicas das células de Leydig, culminando com a produção de testosterona. A reação limitante da síntese de testosterona é o transporte de colesterol à membrana interna da mitocôndria. O LH aumenta agudamente a expressão do gene da StAR, proteína responsável por esse transporte.

A testosterona é o principal andrógeno secretado pelo testículo, embora pequena quantidade de di-hidrotestosterona (DHT) também seja produzida a partir da testosterona, pela ação da enzima 5α-redutase. Andrógenos fracos, tais como androstenediona e desidroepiandrosterona (DHEA), também são produzidos em menor quantidade. Além disso, os testículos contribuem com aproximadamente 25% da produção diária total de estradiol, por meio da ação local da aromatase.

5.3. Corticosteroides

5.3.1. Glicocorticoides

Historicamente, as ações dos corticosteroides foram descritas como glicocorticoides (que afetam o metabolismo dos carboidratos) e mineralocorticoides (que refletem sua atividade na regulação do equilíbrio eletrolítico). Nos seres humanos, o cortisol ou hidrocortisona é o principal glicocorticoide natural, e a aldosterona, o principal mineralocorticoide.

Os glicocorticoides (CG) apresentam extensas propriedades metabólicas, principalmente a anti-inflamatória, com ampla atuação em todo o organismo, participando da regulação fisiológica e da adaptação às situações de estresse. O cortisol é produzido na zona fasciculada do córtex adrenal, sob estímulo do ACTH, obedecendo a um ritmo circadiano e liberado de forma pulsátil para a corrente sanguínea.

Efeitos farmacológicos

O mecanismo de ação fundamental dos glicocorticoides é a transcrição gênica. A fração livre do cortisol atravessa a membrana celular por difusão passiva, onde interage com um receptor específico, que pertence à superfamília dos receptores nucleares e está presente em níveis significativos no citoplasma das células-alvo.

O complexo glicocorticoide-receptor sofre transformação estrutural, translocando para o núcleo celular, onde interage com regiões promotoras específicas do DNA, denominadas elementos responsivos aos glicocorticoides, ativando ou reprimindo a transcrição de genes relacionados às diversas funções celulares do cortisol. Através de um mecanismo genômico chamado transativação, o complexo induz a síntese de proteínas anti-inflamatórias, como a lipocortina-1 e IκB, e proteínas que atuam no metabolismo sistêmico, como aquelas que promovem gliconeogênese. O complexo glicocorticoide-receptor também reprime a síntese de citocinas pró-inflamatórias como o fator de necrose tumoral α (TNF-α), interleucina 6 (IL-6), interleucina 2 (IL-2) e prostaglandinas, por meio de sua interação proteína-proteína com fatores de transcrição (proteína ativadora 1 e fator nuclear kappa-beta). Dessa forma, os efeitos anti-inflamatório e imunossupressor dos glicocorticoides são, de maneira geral, decorrentes do mecanismo de transrepressão, enquanto a maior parte dos efeitos adversos é relacionada aos mecanismos de transativação.

A resposta fisiológica e a sensibilidade aos glicocorticoides variam amplamente entre as espécies, indivíduos, tecidos e tipos celulares. Por ser um derivado lipídico com baixa solubilidade plasmática, o cortisol é transportado no sangue predominantemente ligado, de modo reversível, às proteínas reguladoras: globulina transportadora do cortisol (CBG; transcortina) e albumina. Apenas sua fração que não está ligada é ativa e pode entrar nas células. Esse hormônio é metabolizado pelo fígado e sua eliminação, na forma inativa, ocorre por via renal, com uma mínima fração excretada em sua forma livre (representa aproximadamente 1% da taxa de secreção total do cortisol).

Metabolismo geral

Os glicocorticoides estimulam a produção de glicose pelo fígado a partir dos aminoácidos e glicerol, aumentam a gliconeogênese hepática e reduzem a captação e utilização periférica da glicose, resultando em uma tendência à hiperglicemia. Exercem uma facilitação permissiva da resposta lipolítica de outros agentes, como as catecolaminas e o hormônio do crescimento, resultando em aumento dos ácidos graxos livres na circulação, que podem se depositar nos tecidos, causando alterações como a esteatose hepática. Apesar de ativar a lipólise, seu uso crônico estimula a adipogênese visceral, bem como a síntese de lipoproteínas de muito baixa densidade (VLDL) e de baixa densidade (LDL), com subsequente aumento dos níveis de triglicerídeos. Em doses suprafisiológicas, causam também inibição da síntese proteica e aumento da degradação de proteínas, particularmente no músculo, o que, em conjunto com a lipólise, fornece aminoácidos e glicerol favorecendo a gliconeogênese.

Os glicocorticoides tendem a produzir balanço de cálcio negativo, por inibirem a absorção intestinal de cálcio e aumentarem sua eliminação renal. Além disso, os glicocorticoides inibem a função osteoblástica e diminuem a produção de prostaglandina E2 no osso, cujo efeito principal é estimular a síntese de proteínas colágenas e não colágenas. Esses efeitos parecem ser responsáveis pela osteopenia e osteoporose que caracterizam o excesso de glicocorticoides. Em crianças, os glicocorticoides suprimem o crescimento esquelético linear, provavelmente como resultado dos efeitos catabólicos no tecido conjuntivo, músculo e osso, bem como pela inibição dos efeitos do fator de crescimento semelhante à insulina tipo 1 (IGF-1) na placa epifisária.

Dentre as ações dos glicocorticoides no sistema endócrino, destacam-se a inibição da pulsatilidade de GnRH, bem como a supressão do eixo tireotrófico, provavelmente por ação direta sobre a secreção do hormônio tireoestimulante (TSH). Além disso, inibem a atividade da enzima 5' desiodase, que catalisa a conversão de tiroxina em tri-iodotironina ativa. Os glicocorticoides inibem a secreção adrenal de androstenediona e desidroepiandrosterona. O ganho de peso relacionado ao uso de doses suprafisiológicas dos glicocorticoides decorre da presença de edema e também da hiperfagia, devido à ação do corticoide nos núcleos hipotalâmicos relacionados com o controle da fome e saciedade.

Água e eletrólitos

Os glicocorticoides intervêm na distribuição da água em seus diversos compartimentos, exercem ação sobre a filtração glomerular, equilíbrio eletrolítico e impedem a passagem da água ao compartimento intracelular, aumentando-a no extracelular.

Nos rins, dependendo da atividade da enzima microssômica 11β-hidroxiesteroide desidrogenase tipo 2 (11βHSD2), o cortisol pode agir sobre o receptor mineralocorticoide no néfron distal, causando retenção de sódio e perda de potássio. Em outros locais do néfron, os glicocorticoides aumentam a taxa de filtração glomerular, o transporte epitelial de sódio no túbulo proximal e o *clearance* de água livre. Esse último efeito envolve o antagonismo da ação da vasopressina, que estimula a reabsorção de água pelos rins. Pacientes com deficiência de glicocorticoide apresentam hiponatremia dilucional justificada, em parte, pela menor excreção de água livre devido à atividade aumentada da vasopressina.

Ação anti-inflamatória

Os efeitos biológicos dos glicocorticoides e seus análogos sintéticos constituem as bases da terapêutica de inúmeras doenças de origens inflamatórias ou autoimunes. Esse foi o mecanismo utilizado por Henchi & Kendal ao demonstrarem, em 1949, seu efeito benéfico na artrite reumatoide. A descoberta de que doses farmacológicas de cortisol poderiam suprimir as respostas imunológicas levou ao desenvolvimento de uma série de glicocorticoides farmacológicos altamente potentes, para tratamento de diversas enfermidades.

Os glicocorticoides são os mais potentes anti-inflamatórios do organismo, atuando em vários níveis, mas seu mecanismo de ação ainda não foi completamente elucidado. Nos componentes celulares, são afetados predominantemente os linfócitos T, principalmente os T CD4, ocorrendo uma inibição das respostas imunológicas Th1 e Th2. A ação dos glicocorticoides sobre os linfócitos B e, consequentemente, sobre a síntese de anticorpos é menor, exceto em situações em que há um nível plasmático muito elevado, como na pulsoterapia.

A redução aguda dos linfócitos T deve-se à redistribuição dessas células do compartimento intravascular para o baço, linfonodos e medula óssea, redução de sua proliferação e apoptose. A contagem de neutrófilos aumenta devido à diminuição da marginação endotelial, maior saída de neutrófilos da medula para a corrente sanguínea e diminuição de sua migração dos vasos para os tecidos. Contudo, não existe um aumento no número total de neutrófilos. Em contrapartida, eosinófilos e macrófagos apresentam rápida queda tanto em número, quanto em atividade citotóxica. A ação dos GC sobre linfócitos e macrófagos é maior que sobre os neutrófilos.

Durante o processo inflamatório, a agressão celular é seguida pela lise dos lisossomos, com a liberação de substâncias tóxicas que causam vasodilatação, aumento de permeabilidade capilar e infiltração celular proximal. O cortisol interrompe essa cadeia de eventos mantendo a estabilidade dos lisossomos e evitando a liberação de enzimas que agravam e prolongam a resposta anti-inflamatória, como histamina e ativadores do plasminogênio.

Os glicocorticoides também inibem a produção de interleucina-1 (IL-1), a partir dos monócitos e macrófagos, bem como da interleucina 2 (IL-2) e interferon-gama (IFN-gama), derivados das células T ativadas. A redução da síntese de citocinas pelos linfócitos é mediada pela inibição da ação do fator nuclear kappa-beta (NF-κB), que desempenha papel crucial na indução da transcrição de genes para citocinas. Os glicocorticoides ativam a anexina I, que é um poderoso inibidor da fosfolipase de membrana A2. A fosfolipase A2 interage com os fosfolipídios da membrana plasmática, dando origem ao ácido araquidônico com consequente ativação das vias da lipoxigenase e da cicloxigenase (COX), que conduzem a síntese das prostaglandinas e leucotrienos.

Análogos dos corticosteroides

A descrição da eficácia anti-inflamatória dos glicocorticoides foi simultânea à observação de seus efeitos adversos. Desde então, uma série de compostos sintéticos foram desenvolvidos com intuito de aumentar suas propriedades terapêuticas, limitando efeitos adversos. Essas modificações químicas na molécula do cortisol (hidrocortisona), um hormônio endógeno, produziram análogos sintéticos com maior separação entre as atividades glicocorticoide e mineralocorticoide, de forma que vários glicocorticoides sintéticos apresentam efeitos mínimos sobre os eletrólitos, mesmo em doses mais elevadas. Entretanto, nenhum desses derivados tem os efeitos anti-inflamatórios efetivamente separados dos efeitos metabólicos ou de supressão do eixo hipotálamo-hipofisário. A Figura 8.6.20 apresenta a estrutura da hidrocortisona e algumas modificações em seus principais derivados.

A conversão do grupo C11-hidroxil para C11-ceto inativa o esteroide, transformando o cortisol em cortisona. Os corticosteroides prednisona e prednisolona (derivados respectivamente da cortisona e cortisol) são análogos que diferem de seus compostos de origem pela presença de uma dupla ligação adicional na posição 1,2 do anel A. Essa modificação resulta em um aumento de quatro vezes na potência glicocorticoide, sem alteração importante sobre o efeito mineralocorticoide, e também em compostos que são metabolizados mais lentamente do que a hidrocortisona. A prednisona é o "equivalente em cortisona" da prednisolona, e tanto a cortisona quanto a prednisona são inativas até serem ativadas pela enzima 11βHSD1 para cortisol e prednisolona, respectivamente. A metilação na posição 6 no anel B (6α-metil) transforma a prednisolona em metilprednisolona, com aumento da atividade glicocorticoide, porém apresentando ação mineralocorticoide um tanto menor que o composto de origem.

A fluoração do cortisol na posição 9α do anel B permitiu aumento da potência tanto glicocorticoide quanto mineralocorticoide, possivelmente relacionada ao efeito de retirada de elétrons no grupo 11β-hidroxila vizinho. A fludrocortisona (9α-fluorocortisol) é um mineralocorticoide sintético com potência 125 vezes maior do que o cortisol no receptor mineralocorticoide e 10 vezes maior no receptor glicocorticoide.

Essa 9α fluoração do cortisol, combinada com a adição de uma dupla ligação entre os C1 e C2 do anel A e de um grupo 16α-metil no anel D, praticamente neutraliza a atividade mineralocorticoide, resultando em um glicocorticoide 25 vezes mais potente que o cortisol, a dexametasona. A betametasona é obtida a partir da adição de um grupo 16β-metil nesta mesma estrutura, resultando em um glicocorticoide amplamente utilizado em soluções nasais e aerossóis respiratórios.

Outras substituições convertem os glicocorticoides em moléculas mais lipofílicas, aumentando as relações entre potência tópica e sistêmica. Exemplos dessas modificações são a introdução de um acetonido entre os grupos hidroxila em C16 e C17, esterificação do grupo hidroxila com valerato em C17, esterificação dos grupos hidroxila com propionato em C17 e C21 e substituição do grupo hidroxila em C21 com cloro. Outras abordagens para obter uma atividade glicocorticoide local e, ao mesmo tempo, minimizar os efeitos sistêmicos envolvem a formação de análogos, que são rapidamente inativados após absorção ou análogos inativos, que são seletivamente ativados por esterases específicas em seu local de ação (p. ex., vias respiratórias). Recentemente muitas pesquisas têm sido realizadas no intuito de desenvolver agonistas seletivos dos receptores de glicocorticoides (SEGRAs). Os corticoides exercem seus efeitos anti-inflamatórios mediante regulação negativa dos genes que promovem a resposta inflamatória, enquanto muitos efeitos adversos deletérios são causados pela ativação de outros genes. O objetivo do agonista seletivo é dissociar os efeitos transrepressores (anti-inflamatórios) dos glicocorticoides de seus efeitos transativadores. Até o momento, os resultados alcançados são modestos, mas essa pode ser a solução para melhorar a tolerância desses fármacos, com aplicação clínica tão diversa.

O mecanismo de ação dos análogos dos corticosteroides é semelhante aos dos compostos naturais, e suas diferenças de potência e ação biológica são resultado do aumento na afinidade do análogo de esteroides aos seus receptores no citoplasma, aumento da eficácia do complexo esteroide-receptor em sua ação nuclear, alterações na absorção, permeabilidade da membrana, ligação proteica, taxa de transformação metabólica, taxa de excreção ou permeabilidade da membrana.

O cortisol tem meia-vida plasmática de 90 minutos, embora seus efeitos biológicos tenham latência de 2 a 9 horas. A meia-vida dos compostos sintéticos é variável, chegando a 200 minutos com a dexametasona. Portanto, os análogos dos corticosteroides inibem a liberação do fator hipotalâmico de liberação de ACTH e do próprio ACTH hipofisário, de maneira similar ao cortisol, por um processo dependente tanto da dose como da duração do tratamento. Em decorrência disso, a suspensão abrupta da terapia com glicocorticoides pode resultar em insuficiência adrenal. A dexametasona pode ser usada para avaliar a função do eixo hipotálamo-hipofisário na suspeita de hipercortisolismo endógeno, com um teste de supressão. A administração de uma dose relativamente baixa de dexametasona à noite deve suprimir a secreção de ACTH,

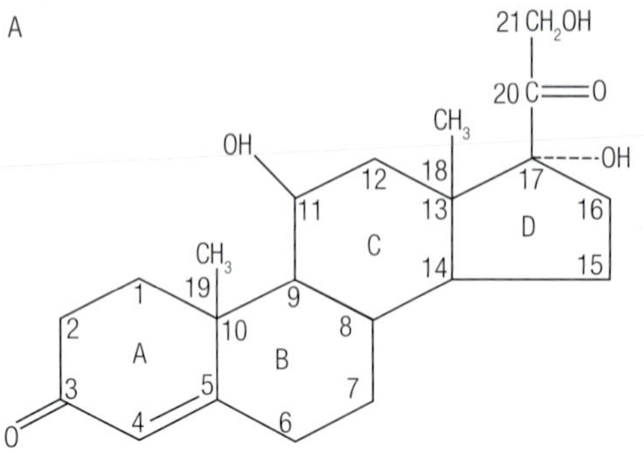

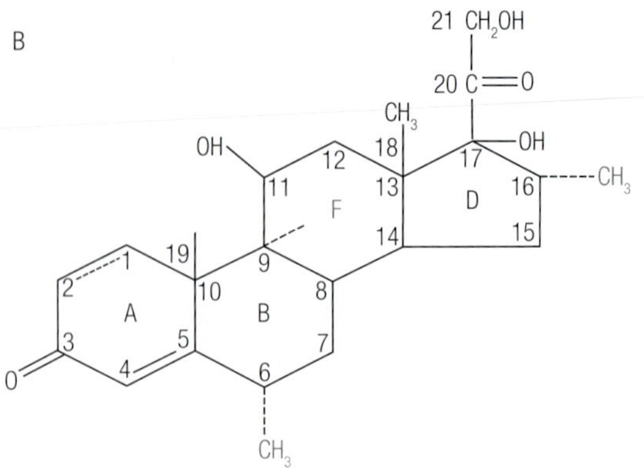

Figura 8.6.20. Estrutura da hidrocortisona e modificações sofridas por seus principais derivados. As linhas pontilhadas e letras claras indicam modificações que aumentam ou suprimem suas atividades.

resultando em uma redução na produção de cortisol, dosado no plasma cerca de 9 horas após a ingestão do fármaco. A ausência de supressão do cortisol indica hipersecreção de ACTH ou de glicocorticoides (síndrome de Cushing).

A inativação biológica dos glicocorticoides inicia-se pela redução da dupla ligação C4-C5, e ocorre principalmente no fígado. Os glicocorticoides endógenos são transportados no plasma ligados à CBG e albumina. Em contraste com o cortisol que apresenta grande afinidade pela CBG (77% circula ligado a essa proteína), seus análogos sintéticos têm baixa afinidade para essa proteína de ligação e circulam na forma livre (30%,) ou ligada à albumina (70%).

5.3.2. Mineralocorticoides

Os mineralocorticoides constituem os principais reguladores do equilíbrio hidroeletrolítico. Seu principal representante é a aldosterona, esteroide produzido exclusivamente pela camada glomerulosa do córtex adrenal, pois é a única que expressa enzima aldosterona sintase (P450c11as). Exerce sua atividade principalmente nas células tubulares renais e o principal estímulo para sua secreção é o aumento dos níveis de angiotensina II (ATII) e do potássio. O ACTH também pode influenciar essa síntese (10% a 20%), estimulando as etapas iniciais da esteroidogênese, mas não é seu regulador principal. Outros hormônios com ação mineralocorticoide, como desoxicorticosterona e corticosterona, desempenham um papel menor no equilíbrio hidroeletrolítico em condições fisiológicas, quando se compara com a atividade de aldosterona.

Mecanismo de ação

Assim como os glicocorticoides, a aldosterona age em receptores nucleares específicos, conhecidos como receptores de mineralocorticoides (MR), ativando a transcrição de grupos distintos de genes em tecidos-alvo. O MR é expresso de forma mais restrita que o receptor glicocorticoide, estando presente nos tecidos epiteliais envolvidos no transporte de eletrólitos (túbulos renais, cólon, glândulas salivares e glândulas sudoríparas) e em tecidos não epiteliais (hipocampo, coração, endotélio e tecido adiposo). Os receptores de mineralocorticoides e de glicocorticoides têm elevada homologia, de forma que outros compostos como desoxicorticosterona, corticosterona e cortisol, sobretudo quando em altas concentrações, podem se ligar ao MR com alta afinidade. Como a concentração plasmática de cortisol é muito maior do que a da aldosterona, existem mecanismos fisiológicos capazes de reduzir essa ligação, evitando que o cortisol exerça ação mineralocorticoide em condições normais. A enzima 11βHSD2 catalisa a conversão do cortisol em seu metabólito inativo, cortisona, com pouca afinidade pelo receptor. Portanto, a enzima 11βHSD2 impede a ocupação do MR pelo cortisol nas células-alvo da aldosterona. Além disso, outros mecanismos, como a maior ligação do cortisol às proteínas plasmáticas (principalmente CBG) e dissociação lenta da aldosterona de seus receptores, garantem a seletividade das ações da aldosterona.

Os mineralocorticoides atuam sobre as células principais dos túbulos distais e ductos coletores dos rins intensificando a reabsorção de Na^+ a partir do líquido tubular e aumentando a excreção urinária de K^+. Os efeitos sobre a secreção de H^+ são exercidos, em grande parte, nas células intercaladas. Dentre os efeitos extrarrenais dos mineralocorticoides, destacam-se a ação inotrópica positiva no coração, indução de fibrose cardíaca e regulação do tônus simpático no SNC.

O controle de secreção da aldosterona na zona glomerulosa é regulado pelo sistema renina-angiotensina-aldosterona (SRAA) e pela concentração do íon potássio. A síntese de renina é controlada pela pressão arterial renal, percebida por barorreceptores do aparelho justaglomerular. A redução do fluxo sanguíneo renal, seja por hemorragia, estenose da artéria renal, desidratação e restrição salina, aumenta a síntese da renina pelas células justaglomerulares. A redução do volume circulante estimula não apenas barorreceptores renais, mas também barorreceptores de alta pressão no seio carotídeo e arco aórtico, com sinalização para o sistema nervoso central, resultando em aumento da atividade simpática no aparelho justaglomerular, aumentando a secreção da aldosterona, que resulta em absorção renal de sódio e aumento da pressão sanguínea. Da mesma forma, fatores que aumentam a pressão arterial, como maior ingestão de sal, vasoconstrição periférica e posição supina, diminuem a produção da renina. Com menor produção de renina, há menor produção de angiotensina I, que resulta na diminuição dos níveis de angiotensina II, com redução na síntese e secreção da aldosterona.

A renina age sobre seu substrato plasmático, o angiotensinogênio, que é secretado pelo rim e hidrolisado em angiotensina I. Este é um decapeptídeo biologicamente inativo que é transformado em angiotensina II pela enzima conversora da angiotensina (ECA), presente no pulmão, células endoteliais, epiteliais e neuronais dos rins, cérebro, glândulas adrenais e ovários. A angiotensina II age por meio de receptores de membrana ligados à proteína G, estimulando a síntese e liberação de aldosterona pela camada glomerular da adrenal. Outras ações da angiotensina II são a vasoconstrição e crescimento celular.

Apesar da importância do sistema renina-angiotensina, há outros fatores que influenciam a secreção de aldosterona como ACTH e os níveis de potássio. O ACTH tem uma ação limitada sobre a síntese de aldosterona, uma vez que estimula apenas as enzimas iniciais da esteroidogênese. Isso explica o equilíbrio eletrolítico relativamente normal em indivíduos com insuficiência adrenal devido à doença hipofisária, apesar da deficiência na produção de glicocorticoides. A concentração extracelular de potássio também exerce uma retroalimentação negativa sobre a secreção de aldosterona, por meio de mecanismos ainda não completamente esclarecidos. O aumento dos níveis de potássio estimula a síntese de aldosterona, que, por sua vez, diminui a reabsorção de potássio, permitindo sua perda urinária. Níveis aumentados de potássio favorecem a despolarização da membrana plasmática, o que ativa canais de cálcio voltagem-dependente, permitindo o influxo de cálcio extracelular. Esse aumento do cálcio no citosol ativa quinases dependentes de cálcio e calmodulina, que fosforilam fatores que estimulam a síntese da enzima aldosterona sintetase (P450c11as), aumentando a conversão da corticosterona em aldosterona.

Aproximadamente 150 μg de aldosterona são secretados por dia, com variações dependentes da dieta de sódio. Cerca de 30% a 50% da aldosterona circulam livre no sangue, e 50% a 70% apresentam ligação com a albumina, ou está fracamente ligada à CBG. Apresenta meia-vida mais curta (15 minutos a 20 minutos) que a do cortisol (70 minutos a 90 minutos). Sua metabolização ocorre no fígado, onde é rapidamente inativada em tetraidroaldosterona e 10% da aldosterona produzida diariamente é excretada na urina.

Efeitos metabólicos

Os papéis principais da aldosterona são a regulação da pressão arterial e homeostase eletrolítica. No entanto, os mineralocorticoides apresentam outras ações, provavelmente genômicas, ou seja, mediadas pela ativação do MR citoplasmático, que não incluem alteração no balanço de sódio e potássio. Esses efeitos incluem ações sobre o sistema cardiovascular, SNC, tecido adiposo, secreção e ação da insulina. As ações metabólicas mediadas pela aldosterona incluem o aumento na expressão de vários genes do colágeno; genes controladores de fatores de crescimento tecidual, como o fator transformador de crescimento β1 (TGF-β) e do inibidor do ativador do plasminogênio-1 (PAI-1) e genes mediadores da inflamação. A ativação dessas vias resulta em microangiopatia e fibrose em diversos tecidos, como o coração, o sistema vascular e os rins.

A aldosterona induz hipertensão arterial, em parte pelos efeitos diretos sobre o sistema cardiovascular, modulando o tônus vascular, aumentando a sensibilidade às catecolaminas ou ainda estimulando a expressão de receptores para a angiotensina II. A amplificação das ações da angiotensina II mediadas pela aldosterona induz a fibrose cardíaca por mecanismos que envolvem a síntese de colágeno, proliferação de fibroblastos e inflamação perivascular, bem como a hipertrofia cardíaca, pela proliferação de cardiomiócitos.

No SNC, os receptores mineralocorticoides não apresentam atividade da 11βHSD2, com exceção do hipotálamo anterior, adeno-hipófise, hipocampo e tronco cerebral. Assim sendo, no cérebro o MR pode se ligar tanto a mineralocorticoide como a glicocorticoide, e a maior parte dos efeitos dos corticosteroides no SNC é mediada pelo MR. A ativação de MR das regiões circunventriculares leva ao aumento do tônus simpático para rins, coração e musculatura lisa vascular, contribuindo para hipertensão arterial. No hipocampo, a aldosterona favorece ações comportamentais de adaptação ao estresse.

O tecido adiposo tem sido implicado na ativação do SRAA, uma vez que adipócitos viscerais humanos secretam citocinas capazes de aumentar a produção de angiotensina II e aldosterona. A aldosterona, por sua vez, parece ser capaz de regular a diferenciação de adipócitos, levando à hipertrofia deste tecido. Esse estado pró-inflamatório, gerado pela produção de citocinas nos adipócitos, reduz a sensibilidade à insulina e perpetua a ativação do SRAA. A hipocalemia, resultante do excesso de aldosterona, diminui a secreção de insulina pela célula betapancreática. Dessa forma, a aldosterona está implicada na resistência insulínica, com consequente intolerância oral a carboidratos ou *diabetes mellitus*.

5.3.3. Uso clínico dos corticosteroides

As principais indicações terapêuticas dos glicocorticoides são a terapia de substituição, quando a produção endógena se apresenta ausente ou diminuída (insuficiência adrenal), e as inúmeras afecções que envolvem processos alérgicos, inflamatórios e autoimunes, agudos ou crônicos, em diversos órgãos e tecidos (Tabela 8.6.6).

O valor do uso terapêutico dos corticosteroides é evidente no primeiro caso, quando a sua função é meramente fisiológica e há menor probabilidade de aparecimento de reações adversas. O uso dos corticosteroides nas demais condições é, em grande parte, empírico e implica a necessidade de doses suprafisiológicas, com surgimento de efeitos colaterais indesejáveis.

Atualmente, dispõe-se de um vasto conjunto de preparações de esteroides para uso por via oral, parenteral, intra-articular e numerosas vias tópicas (aerossóis, para o interior do trato respiratório; solução, nos olhos ou nariz; cremes ou pomadas sobre a pele). A administração tópica reduz os efeitos tóxicos sistêmicos, a não ser que sejam empregadas grandes quantidades. Alguns desses agentes utilizados na prática clínica, bem como suas potências glicocorticoides e mineralocorticoides, estão resumidos na Tabela 8.6.7.

Tabela 8.6.6. Principais usos clínicos dos glicocorticoides nas diversas especialidades

Cardiologia	Cardite reumática, miocardites.
Dermatologia	Psoríase, pênfigo, líquen plano, pioderma gangrenoso, dermatite atópica, urticária severa.
Endocrinologia	Terapia de reposição (insuficiência adrenal, hiperplasia adrenal congênita), crise tireotóxica, hipoglicemia, hiperaldosteronismo remediável por glicocorticoide, oftalmopatia de Graves.
Gastroenterologia	Doença inflamatória intestinal, hepatite autoimune.
Hematologia	Anemia hemolítica autoimune, anemia aplásica, púrpura trombocitopênica idiopática.
Imunologia	Rinite, urticária severa, dermatite atópica, anafilaxia, prevenção de doença do enxerto *versus* hospedeiro após transplante de órgãos ou medula óssea.
Infectologia	Meningites bacteriana e tuberculosa, choque séptico.
Nefrologia	Glomerulonefrites, síndrome nefrótica.
Neurologia	Esclerose múltipla, miastenia *gravis*, edema cerebral.
Oncologia	Linfomas, leucemias (em combinação com agentes citotóxicos).
Otorrino/Oftalmologia	Sinusite, uveíte, conjuntivite.
Pneumologia	Asma, bronquite, DPOC, sarcoidose.
Reumatologia	Artrite reumatoide, lúpus eritematoso sistêmico, esclerodermia, vasculites, arterite temporal, polimialgia reumática.

Tabela 8.6.7. Características farmacológicas dos glicocorticoides sintéticos

Esteroide	Potência GC[a]	Potência MC[b]	Supressão eixo HHA[c]	Meia-vida plasmática[d]	Meia-vida biológica[e]
Hidrocortisona	1	1	1	90	8-12
Cortisona	0,8	0,8	1	30	8-12
Prednisona	4	0,2	4	60	12-36
Prednisolona	5	0,2	4	180	12-36
Metilprednisolona	5	0		180	12-36
Triancinolona	5	0	4	300	12-36
Betametasona	25	0		100-300	24-72
Dexametasona	25	0	17	100-300	24-72

[a] Glicocorticoide (GC), [b] Mineralocorticoide (MC), [c] Hipotálamo-hipófise-adrenal, [d] em minutos, [e] em horas.

Os corticosteroides podem ser usados em dose única, ou por um curto período de tempo (até 1 semana), mesmo em doses elevadas, sem afetar o eixo hipotálamo-hipófise-adrenal, ou ser deletério, desde que não haja contraindicações específicas. Nas terapias com glicocorticoides que vão além desse período, os efeitos colaterais vão se relacionar a dose e tempo de uso.

Para qualquer indicação terapêutica, tendo em vista a gravidade dos efeitos colaterais potenciais, a decisão quanto à instituição da terapia com glicocorticoides exige sempre uma cuidadosa análise dos riscos e benefícios para cada caso. Deve-se buscar a menor dose que seja suficiente para obter benefício terapêutico, com reavaliações periódicas quanto à doença que motivou o tratamento, bem como seus efeitos adversos.

Patologias autoimunes ou inflamatórias com maior gravidade ou potencialmente fatais exigem tratamento inicial com doses muito elevadas de glicocorticoide, visando a um controle rápido da doença como, por exemplo, as vasculites severas, nefrite, encefalite por lúpus eritematoso sistêmico ou esclerose múltipla. Nesses casos, os corticoides são utilizados na forma de pulsoterapia, ou seja, em doses elevadas em curto período (geralmente três dias). Após obtenção do controle inicial em uma doença potencialmente letal, a dose pode ser reduzida, mediante acompanhamento cuidadoso.

O tempo de duração da terapêutica é causa da maioria das complicações do uso dos corticosteroides, principalmente após o uso sistêmico prolongado em doses elevadas. Nessas situações, há supressão do eixo hipotálamo-hipófise-adrenal (HHA) e, em caso de retirada abrupta da medicação, o organismo pode não conseguir sintetizar cortisol endógeno em quantidade mínima necessária para a vida, gerando um quadro de insuficiência adrenal potencialmente fatal. É muito importante, nestas condições, que a diminuição da dose do corticoide seja feita de forma progressiva. Indivíduos idosos, muito enfermos ou que utilizam o corticoide em dose noturna, com supressão dos picos noturnos de hormônio adrenocorticotrófico (ACTH), são mais propensos à inibição do eixo HHA.

Estudos demonstram que doses moderadas de prednisona (20 mg/dia) utilizadas por tempo superior a três semanas já são capazes de suprimir o eixo. Dependendo da dose e do tempo de tratamento, o eixo HHA pode permanecer suprimido por períodos que variam de seis a doze meses, até recuperação completa da produção endógena de corticoide. Nesses casos, o desmame do corticoide deve ser realizado de forma lenta e gradual, conforme a dose e o tempo de utilização, para evitar tanto a recorrência da atividade da doença de base para a qual seu uso foi indicado, quanto uma possível insuficiência adrenal resultante da supressão do eixo HHA.

Por fim, o principal uso clínico dos mineralocorticoides ocorre na terapia de reposição, em pacientes com insuficiência adrenal. A concentração de aldosterona necessária para o controle do balanço salino é cerca de 100 a 1.000 vezes menor que a concentração de cortisol necessária para o controle do metabolismo dos carboidratos. A fludrocortisona (9α-fluorocortisol), principal mineralocorticoide sintético, apresenta atividade aumentada no receptor glicocorticoide (dez vezes em relação ao cortisol), porém atividade ainda maior no mineralocorticoide (125 vezes em relação ao cortisol). Quando utilizada na terapia de reposição de mineralocorticoides em doses diárias fisiológicas (50 a 200 μg), não apresenta nenhum efeito glicocorticoide relevante.

5.4. Hormônios gonadais

5.4.1. Estrogênios

Os estrogênios de ocorrência natural na espécie humana são o 17-β-estradiol, a estrona e o estriol. Constituem esteroides C18 caracterizados pela presença de um anel aromático A, um grupo hidroxil fenólico em C3 e um grupo hidroxil (estradiol) ou uma cetona (estrona) no C-17 (Figura 8.6.21). Os precursores imediatos para síntese dos estrógenos são os androgênios (androstenediona e testosterona), por ação da enzima aromatase. O ovário constitui o principal local de formação de estrogênios no sexo feminino, porém pequenas

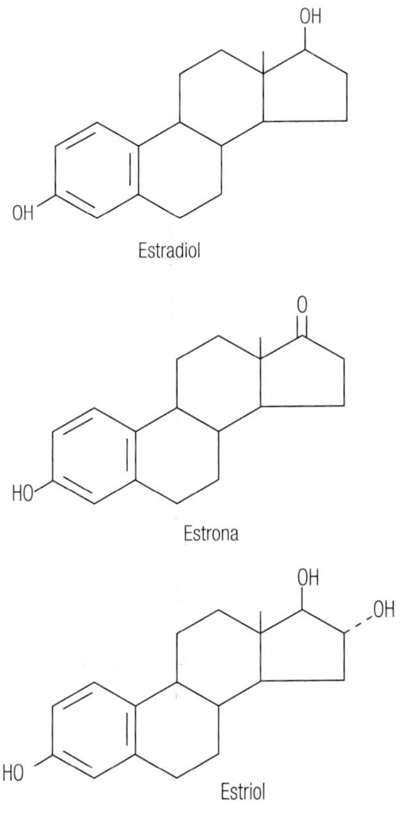

Figura 8.6.21. Estrogênios naturais.

quantidades são produzidas pelo córtex da adrenal e, durante a gravidez, pela placenta. O estradiol é o mais potente e o principal estrógeno secretado pelo ovário, já a estrona e o estriol são compostos fracamente estrogênicos, que devem ser convertidos a estradiol para atingir ação estrogênica plena.

Os estrogênios naturais, assim como os sintéticos, são bem absorvidos por via oral. Após absorção pelo trato gastrintestinal, os estrogênios naturais sofrem rápida metabolização hepática, enquanto os sintéticos são degradados mais lentamente. Os estrogênios circulam ligados às proteínas plasmáticas: 60% ligados à globulina ligadora de hormônio sexual (SHBG), 20% ligados à albumina e 20%, na forma livre. São degradados e inativados pelo fígado e excretados pelos rins como glicuronatos e sulfatos.

Mecanismo de ação dos estrogênios

Assim como outros hormônios esteroides, os estrogênios exercem seus efeitos mediante sua interação com receptores nucleares nos tecidos-alvo. São descritas duas isoformas de receptores de estrogênio, chamados ERα e ERβ, que regulam a transcrição de diversos genes conforme sua distribuição tecidual:

- ERα: expresso nos ovários, útero, vagina, glândulas mamárias, hipotálamo, vasos sanguíneos, ossos.
- ERβ: próstata, ovários, intestino, pulmões, encéfalo, ossos, vasos sanguíneos e leucócitos.

Os receptores de estrogênios (ERs) são fatores de transcrição dependentes de estrogênio. Após atravessar a membrana plasmática por difusão passiva, o hormônio liga-se a um ER no núcleo formando um complexo que, por sua vez, liga-se ao DNA aumentando ou diminuindo a transcrição de genes. O complexo ER/DNA recruta coativadores e outras proteínas para a região promotora do gene, que vão agir como agonistas ou antagonistas do ER, conhecidos como moduladores de receptores de estrógenos.

Além desses receptores nucleares descritos, estudos indicam que alguns receptores de estrogênio se localizam na membrana plasmática. Esses ER de membrana ativam algumas proteínas, particularmente aquelas relacionadas com respostas vasculares rápidas.

Os estrógenos atuam fisiologicamente regulando a secreção de gonadotrofinas e promovendo o desenvolvimento das características sexuais secundárias nas mulheres, o crescimento uterino, o espessamento da mucosa vaginal, o afilamento do muco cervical e o crescimento mamário.

Os estrógenos também apresentam efeitos metabólicos sobre outros tecidos, menos relacionados com órgãos reprodutivos. Eles contribuem para o estirão do crescimento da puberdade e estimulam o fechamento epifisário em ambos os sexos, cessando o crescimento estrutural. Favorecem a formação óssea por promover a sobrevivência dos osteoblastos e apoptose dos osteoclastos. Aumentam a síntese hepática das proteínas fixadoras dos hormônios esteroides e tireoidianos. Elevam a síntese de receptores da lipoproteína de baixa densidade (LDL) e aumentam as concentrações plasmáticas de lipoproteínas de alta densidade (HDL), contribuindo para o risco relativamente baixo de doenças ateromatosas em mulheres na pré-menopausa, comparadas com homens da mesma idade. Entretanto, os estrógenos aumentam a coagulação sanguínea e o risco de tromboembolia, de forma dose-dependente. Apresentam ainda certo grau de efeito mineralocorticoide (retenção de sal e água) em mulheres normais, responsável pelo ganho de peso imediatamente antes da menstruação.

Compostos estrogênicos

Os estrogênios de aplicação terapêutica são viáveis em preparações oral, transdérmica, intramuscular, implantável e tópica, apresentados de forma isolada ou associados a progestágenos. Essas preparações incluem estrógenos naturais e sintéticos, assim classificados:

a. 17-beta-estradiol: é o principal e mais potente estrógeno produzido pelo corpo humano. A dose habitual por via oral é de 0,5 a 2 mg, uma vez ao dia. Sua forma tópica é considerada a mais fisiológica, pois não apresenta pico, mantendo nível sérico estável e não sofre metabolismo de primeira passagem hepática, podendo ser administrado em doses menores do que a via oral. Não causa aumento de triglicérides e pressão arterial e apresenta menor risco de eventos tromboembólicos. Disponível em adesivo que causa liberação hormonal de 25 a 50 μg de estradiol por dia, de acordo com a apresentação comercial escolhida. Também existe a forma de implante subcutâneo, que libera o equivalente a 25 μg de estradiol por dia, ou em forma de gel para uso transdérmico, com 0,5 a 2 mg/mL.
b. Valerato de estradiol: estrogênio natural, utilizado muito comumente na terapia de reposição hormonal na pós-menopausa, na dose de 0,5 a 2 mg ao dia por via oral. Recentemente passou a ser usado em anticoncepcionais, substituindo o etinilestradiol como fonte de estrogênio, nas doses de 1,5 a 3 mg ao dia.
c. Estrogênios equinos conjugados (EEC): são estrogênios naturais, obtidos a partir de urina de égua prenhe, inexistentes em seres humanos, utilizados na terapia de reposição hormonal em mulheres na pós-menopausa, por via oral, em doses que variam de 0,3 a 1,25 mg/dia. A dose habitual é de 0,625 mg/dia.
d. Etinilestradiol: preparação sintética estrogênica de alta potência, fortemente associado ao risco de eventos tromboembólicos e hipertensão arterial. Não é recomendado para terapia de reposição hormonal em mulheres pós-menopausa, atualmente reservado apenas para uso contraceptivo. Os contraceptivos têm doses de etinilestradiol que variam entre 15 e 35 μg. Doses menores que 15 μg não suprimem as gonadotrofinas de maneira suficiente para impedir o crescimento folicular e a ovulação.
e. Cipionato de estradiol: utilizado na forma de injeção intramuscular profunda mensal, em combinação com progestágeno, na dose de 5 mg a cada 28 a 30 dias, visando ao efeito contraceptivo.
f. Estriol: estrogênio natural dez vezes menos potente que o estradiol, utilizado algumas vezes em mulheres no climatério e na pós-menopausa. Pode ser utilizado, por via oral, para distúrbios do trofismo e da dinâmica urogenital, na dose de 1 ou 2 mg/dia. Nessa dosagem o estriol não estimula o endométrio, não havendo necessidade de adicionar progestagênio ao tratamento. Para a mesma situação, a forma mais utilizada é o creme vaginal com estriol (1 mg/g), diariamente, durante duas semanas, e depois duas a três vezes por semana.
g. Promestrieno: utilizado por via vaginal, na forma de creme ou óvulo, para tratamento dos sintomas de atrofia urogenital pós-menopausa.

Uso clínico dos estrogênios

Os estrogênios são de importância vital no desenvolvimento feminino, sendo que muitos dos seus usos terapêuticos são baseados em efeitos farmacológicos reconhecidos como mecanismo fisiológico normal ou mecanismo de substituição por produção deficiente ou ausente.

O uso terapêutico dos estrogênios está indicado nas doenças em que a falta desses esteroides teria um papel patogênico, tais como terapia de reposição hormonal na menopausa, contracepção, atrofia urogenital senil, hipogonadismo feminino de origem ovariana ou hipotálamo-hipofisária.

As considerações farmacológicas quanto ao tempo de uso, doses e os fármacos específicos usados diferem conforme essas finalidades. Nas últimas duas décadas, as doses de estrogênios empregadas terapeuticamente diminuíram muito e foram desenvolvidos novos fármacos, levando a uma menor incidência e gravidade dos efeitos adversos descritos em estudos mais antigos.

5.4.2. Moduladores seletivos dos receptores de estrogênio e antiestrogênios

O esclarecimento, relativamente recente, dos mecanismos moleculares de ação do estrogênio representou um grande avanço na sua farmacologia, permitindo a concepção racional de fármacos com padrões seletivos de atividade estrogênica. Fármacos seletivos, que podem atuar como agonistas de estrógenos em alguns tecidos, mas antagonistas em outros, estão sendo desenvolvidos.

Os moduladores seletivos dos receptores de estrogênio (SERMs) têm como objetivo farmacológico produzir ações estrogênicas benéficas em alguns tecidos (p. ex., ossos e fígado), mas sem efeitos em outros (mamas e SNC), onde as ações estrogênicas podem ser deletérias durante o tratamento hormonal na pós-menopausa. Os SERMs comercialmente disponíveis no Brasil são tamoxifeno e raloxifeno. Sua indicação principal não é o tratamento dos sintomas do climatério, uma vez que não melhoram os sintomas vasomotores do hipoestrogenismo cerebral.

O raloxifeno apresenta efeito antiestrogênico na mama e no útero, com efeitos estrogênicos em ossos, metabolismo de lipídios e coagulação sanguínea. Indicado para prevenção e tratamento da osteoporose pós-menopausa, também reduz a incidência de câncer de mama com presença de receptor para estrógeno. Apresenta ação protetora sobre o endométrio, ao contrário do tamoxifeno e está associado a aumento de eventos tromboembólicos.

O tamoxifeno apresenta ação antiestrogênica no tecido mamário, porém ações estrogênicas sobre o endométrio, lipídios plasmáticos e ossos. O tamoxifeno exerce suprarregulação sobre o fator transformador de crescimento β1 (TGF-β), uma citocina que parece retardar a progressão da malignidade e que também atua no controle do balanço entre osteoblastos (produção da matriz óssea) e osteoclastos (reabsorção óssea). Tem sido associado a maior risco de câncer endometrial. É utilizado para o tratamento do câncer de mama com expressão positiva de receptor para estrogênio.

Os antiestrogênios diferenciam-se dos SERMs por serem antagonistas dos receptores estrogênicos em todos os receptores de estrógeno. O clomifeno inibe a ligação do estrógeno ao hipotálamo e hipófise, impedindo a modulação normal da retroalimentação negativa feita pelo estrogênio, fazendo com que o hipotálamo libere maiores quantidades de GnRH por pulso, com consequente aumento na amplitude dos pulsos de LH e FSH, sem alterar sua frequência. Isso resulta em estimulação acentuada e aumento dos ovários, além de secreção aumentada de estrógenos. O principal efeito de suas ações antiestrogênicas é a indução da ovulação, bem como da espermatogênese masculina, pelo mesmo mecanismo. Administrado por via oral, é indicado no tratamento da infertilidade por anovulação em mulheres e também para casos selecionados de infertilidade masculina.

O fulvestranto liga-se aos receptores ERα e ERβ com alta afinidade, comparável à do estradiol, mas reprime as vias de transativação. Esse fármaco também aumenta significativamente a degradação proteolítica intracelular do ERα, com aparente proteção ao ERβ. Essa redução na quantidade do ERα pode explicar sua eficácia no tratamento do câncer de mama em mulheres com progressão da doença após o tamoxifeno.

5.4.3. Progestagênios

A progesterona é o único progestágeno natural, produzido pelo corpo lúteo (formado pelo folículo após a liberação do óvulo), pela placenta durante a gestação e, em pequenas quantidades, pelas adrenais e testículos. Os progestagênios são esteroides que podem ser naturais ou sintéticos. Os progestagênios sintéticos exercem atividades biológicas similares às da progesterona e, ao longo do tempo, já foram chamados de progestinas, agentes progestacionais, progestógenos, progestágenos, gestágenos ou gestogênicos. A progesterona é precursora dos corticosteroides, androgênios e estrogênios em diversos tecidos produtores de esteroides.

Estimuladas pelo hormônio luteinizante (LH), as células do folículo rompido com a ovulação proliferam-se e desenvolvem-se formando o corpo lúteo, responsável pela secreção de progesterona na segunda metade do ciclo menstrual. A progesterona prepara o endométrio para a nidação do embrião. Após a implantação, o trofoblasto secreta gonadotrofina coriônica humana (hCG), que apresenta grande homologia com o LH, ligando-se aos seus receptores no corpo lúteo para manter a produção de progesterona. Caso não ocorra a implantação de um embrião, a secreção de progesterona para, desencadeando a menstruação. Se a implantação ocorre, a progesterona do corpo lúteo exerce retroalimentação negativa no hipotálamo e na hipófise, evitando uma nova ovulação. Com a evolução da gravidez, a placenta passa a produzir estrogênio e progesterona em grandes quantidades, até o momento do parto, e o corpo lúteo deixa de ser essencial à continuidade da gestação.

A progesterona também induz a decidualização do endométrio, inibe as contrações uterinas pela redução da excitabilidade das células do miométrio e de sua sensibilidade à ocitocina, aumenta a viscosidade do muco cervical, promove o desenvolvimento lateral (alveolar) das glândulas mamárias e causa elevação da temperatura corporal em cerca de 0,5°C por ocasião da ovulação, até o final do ciclo. Também diminui o número de receptores de estrogênio no endométrio e aumenta a conversão do 17β-estradiol em estrogênios menos ativos. A administração em grandes doses pode levar à retenção de água e sal.

Síntese, mecanismo de ação e metabolismo

A biossíntese da progesterona segue as mesmas vias em todos os tecidos produtores de esteroides, como passo intermediário ou como produto final, isto é, a partir do colesterol, com intervenção dos mesmos sistemas enzimáticos já descritos. No corpo lúteo há grandes depósitos de colesterol, conferindo sua coloração amarela, provenientes das lipoproteínas circulantes e da síntese local, com objetivo de sustentar a produção de quantidades extremamente elevadas de progesterona. As células luteínicas são intensamente vascularizadas e apresentam grande concentração de receptores para o LH que, juntamente com a StAR, regula a produção de grandes quantidades de progesterona. A razão pela qual o corpo lúteo, que produz também estrogênios, predomina intensamente sua produção de progesterona em detrimento de demais hormônios esteroides ainda não foi completamente elucidada. Uma das interpretações para essa ocorrência é a falta de 17α-hidroxilase (P450c17) celular do corpo lúteo, o que impede a introdução da hidroxila no C-17 e, com esse fato, a sequência da biossíntese dos demais esteroides.

Existem duas isoformas do receptor de progesterona (PR), PR-A e PR-B, codificadas por um único gene. A concentração de cada uma dessas isoformas varia nos tecidos reprodutores de acordo com o tipo de tecido e os níveis hormonais. O PR está presente no núcleo em um estado monomérico inativo, mas, quando se liga à progesterona, o receptor é fosforilado formando dímeros (homo e heterodímeros), que, por sua vez, se ligam aos elementos de resposta à progesterona (PREs), localizados nos genes-alvo. As atividades biológicas do PR-A e PR-B são distintas e dependem do gene alvo em questão. Na maioria das células, o PR-B é responsável pelas atividades estimulatórias da progesterona enquanto o PR-A inibe fortemente essa ação do PR-B.

Após administração oral ou parenteral, a progesterona natural é rapidamente absorvida no intestino e cai na circulação, onde é transportada pelas proteínas plasmáticas, principalmente a transcortina e a albumina. A progesterona não se liga à globulina ligadora de esteroides sexuais (SHBG) e cerca de 2% circula na forma livre. Sua meia-vida é de aproximadamente 5 minutos, sendo metabolizada rapidamente no fígado a metabólitos hidroxilados e seus subprodutos, pregnenolona e pregnanodiol, são conjugados ao ácido glicurônico e eliminados na urina. A medida do metabólito pregnanodiol na urina e no plasma é usada como um índice aproximado da produção endógena de progesterona.

Ações da progesterona e principais análogos

O principal efeito desse esteroide se observa no trato reprodutor feminino e no SNC. Suas ações sobre o sistema reprodutor foram anteriormente descritas. No SNC, a progesterona atua sobre o hipotálamo, aumentando o ponto de termorregulação, com elevação da temperatura corporal durante o período ovulatório, permanecendo até o final do ciclo. Pode provocar alterações do comportamento e do humor. A queda brusca da progesterona desencadeia a menstruação, lactação, parto e depressão psíquica pós-parto. Em doses elevadas apresenta ação anestésica, provocando um acentuado relaxamento muscular.

Nos últimos anos foram criados vários compostos progestágenos, com intuito de desenvolver um fármaco ideal que apresentasse os benefícios da progesterona natural sem os efeitos androgênicos indesejáveis das medicações mais antigas, como acne, retenção hídrica e queda do HDL. Existem diversos progestágenos disponíveis e eles podem ser subdivididos quanto à sua origem ou em gerações.

Os progestágenos de primeira geração, disponíveis desde a década de 1960, são derivados da testosterona e da progesterona (Figura 8.6.22). Os derivados da testosterona são chamados de estranos e representados pela noretisterona, noretindrona, acetato de noretindrona, noretinodrel, linestrenol e etinodiol. Os principais derivados da progesterona são o acetato de medroxiprogesterona, acetato de megestrol e acetato de ciproterona. Os progestágenos de segunda geração, derivados da 19-nortestosterona (gonanos), são representados pelo norgestrel e levonorgestrel. A partir do levonorgestrel originaram-se os progestágenos de terceira geração: desogestrel, norgestimato e gestodeno. Há ainda uma quarta geração, exemplificados pelo dienogeste, nestorone, acetato de nomegestrol, trimegestona e drospirenona, sem efeito androgênico. A drospirenona difere dos demais progestágenos por ser a única com estrutura molecular semelhante à da espironolactona.

De acordo com sua estrutura química, os progestágenos podem ter atividade antiestrogênica (*down-regulation* de receptores estrogênicos); androgênica; antiandrogênica (inibição da 5α-redutase); ou antimineralocorticoide (diminuição da retenção de água e sal). Essas funções se baseiam na capacidade dos progestágenos de se acoplarem a receptores de outros esteroides.

A atividade e a potência dos compostos progestágenos são definidas pelos seus efeitos endometriais e aqueles estruturalmente relacionados à testosterona são considerados mais potentes. Os progestágenos podem ser utilizados em esquemas cíclicos, por 10 a 12 dias ao mês, geralmente em doses maiores, ou em esquemas contínuos, com doses diárias, em doses menores. As formas disponíveis são as que seguem:

a. Progesterona natural micronizada: é a única forma de progesterona natural. A dose habitual varia entre 100 e 200 mg/dia, por via oral ou vaginal.
b. Acetato de medroxiprogesterona (AMP): é uma formulação de baixo custo, com algum efeito corticoide, causando retenção hídrica, edema e ganho de peso. A dose varia entre 5 e 10 mg por via oral ao dia ou 150 mg em dose injetável intramuscular trimestral.
c. Noretindrona ou noretisterona: é um derivado da testosterona, portanto com efeitos androgênicos. A dose habitual é de 0,5 a 1 mg por via oral ou em adesivo com doses que variam de 140 e 170 µg ao dia.
d. Nomegestrol: é um progestágeno com mínima atividade androgênica e sem efeito corticoide. A dose usual é de 5 mg/dia por via oral para reposição hormonal na menopausa e 2,5 mg/dia nos contraceptivos orais.
e. Didrogesterona: é utilizada para reposição hormonal para pós-menopausa, na dose de 10 mg/dia por via oral.

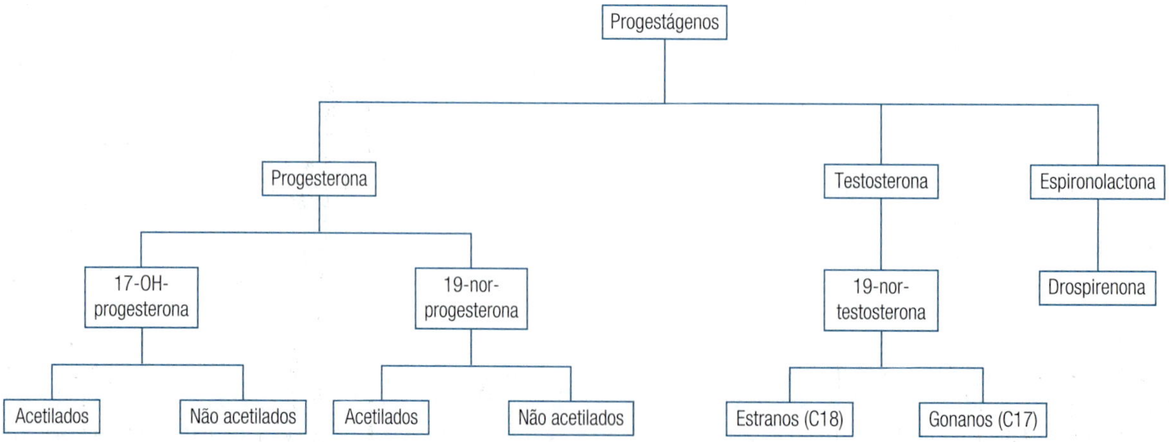

Figura 8.6.22. Classificação dos progestágenos sintéticos conforme estrutura de origem.

f. Trimegestona: é um derivado da 19-norprogesterona, com alta afinidade pelos receptores endometriais e sem afinidade por receptores glicocorticoides, mineralocorticoides ou androgênicos. É utilizada por via oral para reposição hormonal na dose de 0,5 mg/dia.

g. Levonorgestrel: tem excelente biodisponibilidade oral. É utilizado em contracepção de emergência (supressão da ovulação) e em contraceptivos orais, combinado com o etinilestradiol. Tem efeito androgênico, podendo causar acne, oleosidade da pele e cabelo, calvície, retenção hídrica e ganho de peso. A dose habitual é de 100 a 150 µg ao dia. Também está disponível na forma de implante contraceptivo subdérmico e dispositivos intrauterinos.

h. Gestodeno: é utilizado em anticoncepcionais orais, nas doses de 60 a 75 mcg. Não apresenta quase nenhuma atividade androgênica.

i. Desogestrel: é utilizado em anticoncepcionais de forma combinada (150 mcg) com etinilestradiol ou isolada (75 mcg), com pouca atividade androgênica.

j. Drospirenona: é um progestágeno sintético com ação antiandrogênica e antimineralocorticoide. Só perde em potência antiandrogênica para a ciproterona. A dose usual é de 3 mg.

k. Ciproterona: é o progestágeno com maior ação antiandrogênica, utilizado em anticoncepcionais para o tratamento da síndrome dos ovários policísticos. Devido ao efeito antiandrogênico, pode ser utilizada em doses elevadas para o tratamento do hiperandrogenismo. Nos anticoncepcionais é utilizada em doses de 2 mg e para tratamento de quadros androgênicos, em doses de 50 a 100 mg.

l. Clormadinona: é um progestágeno sintético, derivado da 17-OH-progesterona, com atividade antiandrogênica moderada, menor que a da ciproterona e a da drospirenona, sem efeito nos receptores mineralocorticoides, e discreta ação nos receptores glicocorticoides, usado em alguns anticoncepcionais.

m. Norelgestromina: é utilizada em combinação com o etinilestradiol em contraceptivos, na forma de adesivo semanal.

n. Dienogeste: é um progestágeno sintético, sem atividade androgênica, glicocorticoide ou mineralocorticoide, utilizado no tratamento da endometriose e em contraceptivos orais.

Uso clínico

A progesterona e seus análogos sintéticos antagonizam os efeitos proliferativos do estrogênio sobre o endométrio, limitando o crescimento endometrial e exercem retroalimentação negativa no hipotálamo e na hipófise, diminuindo a liberação de LH, evitando a ovulação. Essas duas funções constituem o fundamento básico para o uso clínico dos progestágenos.

Os progestágenos são utilizados, isoladamente ou em associações com estrógenos, na composição de produtos com atividade anticoncepcional, no tratamento da dismenorreia e hemorragias uterinas disfuncionais e na terapia de reposição hormonal após a menopausa.

5.4.4. Androgênios

A testosterona é o principal andrógeno natural, sintetizado em grandes quantidades pelas células de Leydig, no compartimento intersticial dos testículos, e, em quantidades pequenas, pelos ovários e córtex adrenal. A testosterona desempenha um papel crítico no sistema reprodutor masculino, desde o desenvolvimento fetal até a vida adulta. Sua produção efetiva se inicia com a puberdade e é responsável pela determinação e regulação dos caracteres sexuais secundários, função sexual e desenvolvimento das células germinativas no homem. Apresenta efeitos sobre crescimento linear, alteração no timbre vocal, mudança no tom da voz, comportamento psicossocial e cognitivo. Também atua no metabolismo dos lipídios, proteínas e carboidratos, com efeitos adicionais sobre músculo, gordura, osso, hematopoese e coagulação.

A androstenediona e a desidroepiandrosterona são esteroides intermediários para a síntese de testosterona, com efeitos androgênicos fracos, que podem ser convertidos em testosterona nos tecidos periféricos.

Síntese e metabolismo

No primeiro trimestre da vida intrauterina, os testículos fetais começam a secretar testosterona, estimulados pela gonadotrofina coriônica humana (hCG) placentária. A produção de testosterona diminui no segundo trimestre, aumentando ao nascimento, provavelmente pelo estímulo do hormônio luteinizante fetal sobre as células de Leydig. A concentração de testosterona cai após o nascimento, aumentando aos dois a três meses de vida, seguida de queda aos seis meses, permanecendo em níveis muito baixos (< 50 ng/dL) até a puberdade. No início da vida adulta, os níveis séricos de testosterona situam-se entre 500-700 ng/dL nos homens e 30-50 ng/dL nas mulheres. Com o envelhecimento, as concentrações séricas de testosterona reduzem gradativamente, bem como seu pico matutino.

A síntese de testosterona nas células de Leydig a partir do colesterol é estimulada pela secreção do hormônio luteinizante (LH) pela hipófise. A secreção pulsátil do hormônio de liberação de gonadotrofinas (GnRH) estimula a secreção do LH em pulsos, que ocorrem a cada 2 horas, com maior amplitude no período da manhã. Dessa forma, a secreção de testosterona também apresenta ritmo pulsátil, diurno e circadiano, com maiores concentrações plasmáticas pela manhã (8 horas) e menores à tarde e à noite. A testosterona, por sua vez, exerce uma retroalimentação negativa sobre a hipófise, inibindo a secreção de LH. Nas mulheres, a secreção de testosterona pelo corpo lúteo também é estimulada pelo LH, assim como a de progesterona. Entretanto, o estradiol e a progesterona, e não a testosterona, são os principais inibidores da secreção de LH. A secreção de androgênios pelas suprarrenais é estimulada pelo ACTH, em ambos os sexos.

O LH liga-se a receptores específicos acoplados à proteína G nas células de Leydig e ativa a via da adenosina monofosfato cíclica (AMPc), com posterior ativação da enzima de clivagem de cadeia lateral (P450scc). Assim como em outras células onde ocorre esteroidogênese, a taxa de biossíntese da testosterona é regulada pela entrada de colesterol para a membrana mitocondrial externa, regulada pela StAR.

Existem duas vias biossintéticas pelas quais a pregnenolona, obtida a partir da clivagem da cadeia lateral do colesterol, pode ser convertida em testosterona. No testículo, a via que passa pela pregnenolona, 17-OH-pregnenolona, DHEA e androstenediol, com compostos Δ-5, predomina sobre a via que envolve a transformação de pregnenolona em progesterona.

Praticamente toda a testosterona circulante encontra-se ligada a duas proteínas plasmáticas. A globulina ligadora de hormônios sexuais (SHBG) liga-se com alta afinidade a cerca de 40% da testosterona circulante, e essa fração ligada não está disponível para exercer seus efeitos biológicos. A albumina liga-se com baixa afinidade a quase 60% da testosterona, de forma que cerca de 2% permanecem na forma livre. Por essa razão, alguns ensaios de testosterona consideram tanto a testosterona ligada fracamente à albumina quanto sua fração livre como testosterona "biodisponível".

A meia-vida de eliminação da testosterona livre é curta (10 a 20 minutos). Ela é metabolizada predominantemente pelo fígado, por glicuronidação ou sulfatação, em androsterona e etiocolanolona, biologicamente inativas. Esses conjugados são hidrossolúveis e eliminados na urina. Os andrógenos sintéticos são metabolizados mais lentamente, e alguns podem ser eliminados de forma inalterada na urina.

Mecanismo de ação

A testosterona e a di-hidrotestosterona atuam por meio de um único receptor de androgênio, membro da superfamília de receptores nucleares. Esses dois hormônios, em suas formas livres, chegam ao citoplasma por difusão e ligam-se ao domínio de ligação do ligante. O receptor de androgênio sofre dimerização e transloca-se para o núcleo, onde se liga, através dos domínios de ligação do DNA, aos elementos de resposta aos androgênios presentes em determinados genes. O complexo ligante-receptor recruta coativadores e correpressores tecido-específicos, que determinam a especificidade e a seletividade teciduais da ação hormonal.

A testosterona é metabolizada em dois outros esteroides ativos, a di-hidrotestosterona (DHT) e o estradiol, e isso justifica os seus variados efeitos sobre os tecidos. A enzima 5α-redutase catalisa a conversão de testosterona em DHT. A DHT se liga aos receptores de androgênio com duas vezes mais afinidade que a testosterona. O complexo receptor andrógeno-DHT apresenta maior termoestabilidade e dissociação mais lenta que o complexo receptor-testosterona, conferindo maior potência à DHT em alguns tecidos sensíveis, como a próstata. No entanto, a razão pela qual a 5α-redução é necessária para mediar efeitos andrógenos em alguns tecidos e em outros ainda não está esclarecida.

O complexo enzimático aromatase, difusamente presente e com maior concentração no fígado e no tecido adiposo, é responsável pela conversão de testosterona em estradiol. No tecido ósseo, alguns efeitos da testosterona são mediados pela sua conversão em estradiol, apesar de também expressar receptores de androgênio.

Alguns efeitos androgênicos parecem ser mediados por receptores não genômicos sobre a membrana celular. Os andrógenos promovem a retenção de nitrogênio e estimulam a síntese proteica muscular e, consequentemente, aumentam a massa muscular. Pesquisas recentes sugerem que os andrógenos aumentam a massa muscular esquelética mediante a promoção da diferenciação de células-tronco mesenquimais em linhagem miogênica e inibem sua diferenciação adipogênica. A testosterona também inibe a diferenciação de pré-adipócitos em adipócitos.

Controle hormonal da espermatogênese

A espermatogênese normal depende de interações complexas entre as células germinativas, as células de Sertoli e de Leydig e as gonadotrofinas hipofisárias.

Durante o desenvolvimento puberal, o aumento das concentrações de FSH sensibiliza as células de Leydig à estimulação pelo LH, que, por sua vez, leva à produção de testosterona. Uma elevada concentração intratesticular de testosterona é essencial para o início e manutenção da espermatogênese. O hormônio folículo-estimulante (FSH) atua sobre as células de Sertoli estimulando a secreção de proteínas, fatores de crescimento e a formação da barreira hematotesticular. Uma vez estabelecida a espermatogênese no testículo adulto, as células de Sertoli se tornam menos responsivas ao FSH.

O papel preciso do FSH na regulação da espermatogênese humana não está totalmente compreendido. Homens adultos com hipogonadismo hipogonadotrófico espontâneo ou induzido e que tiveram desenvolvimento puberal normal são capazes de reiniciar a espermatogênese após a administração de LH ou hCG isoladamente. Assim, em adultos, a adição de FSH não é essencial para reiniciar ou manter a espermatogênese, mas o FSH aumenta a resposta espermatogênica ao LH ou hCG. Em contrapartida, nos homens nos quais a deficiência de gonadotrofinas ocorreu na fase pré-puberal, a administração de LH ou hCG isoladamente é, em geral, insuficiente para iniciar a espermatogênese, sendo necessária a adição de FSH. Portanto, o FSH parece ser necessário para programar a maquinaria espermatogênica na época da puberdade para iniciar a espermatogênese. Uma vez ocorrida essa programação e iniciada a espermatogênese, o LH isoladamente pode manter e reiniciar a espermatogênese.

Uso terapêutico dos androgênios

As ações farmacológicas dos androgênios são consequência de suas ações fisiológicas. A reposição de testosterona está indicada para homens com hipogonadismo congênito ou adquirido e para os casos sintomáticos de deficiência androgênica do envelhecimento masculino.

Os objetivos do tratamento são a indução e manutenção das características sexuais secundárias, melhora dos aspectos sexuais, somáticos e psíquicos. Diferentes formas de reposição de testosterona estão disponíveis:

a. Testosterona injetável: é a forma mais antiga de reposição, feita por via intramuscular profunda, disponível em forma de ésteres de curta duração (cipionato de testosterona 200 mg ou uma associação de propionato de testosterona 30 mg, fenilpropionato de testosterona 60 mg, isocaproato de testosterona 60 mg e decanoato de testosterona 100 mg) ou de longa duração (undecilato de testosterona 1.000 mg). Os ésteres de curta duração devem ser aplicados a cada duas ou três semanas e o undecilato, a cada 12 semanas. No entanto, não mimetizam o ritmo fisiológico de secreção de testosterona, pois propicia pico sérico elevado de testosterona nos dias seguintes à aplicação.

b. Testosterona transdérmica: está disponível na forma de adesivos cutâneos, gel cutâneo e gel axilar. Os adesivos cutâneos, em apresentações de 5 mg e de 10 mg, atingem concentrações séricas fisiológicas de testosterona, estradiol e DHT em 4 a 12 horas após aplicação. O gel de testosterona a 1% é de fácil aplicação e raramente provoca irritação cutânea. Está disponibilizado em sachês de 2,5 ou 5 g, correspondendo a 25 ou 50 mg de testosterona; ou apresentação em frascos dosadores que liberam 25 mg ou 50 mg de testosterona, permitindo flexibilizar a dose, que varia de 50 mg a 100 mg ao dia (deve-se orientar a lavagem das mãos após a aplicação). O adesivo transdérmico e o gel mimetizam o ritmo fisiológico de secreção de testosterona. Aplicam-se um a dois adesivos de 5 mg ao dia na pele limpa, seca e depilada (ainda não disponível no Brasil).

c. Implantes de testosterona: são implantes de quatro a seis filamentos que contêm 200 mg de testosterona cristalina, aplicados por meio de uma pequena incisão na pele, que permitem a liberação gradual de testosterona para a circulação por três a seis meses. Para a retirada, deve-se realizar nova incisão cirúrgica. A extrusão espontânea, fibrose e infecção local são complicações possíveis (não disponível no Brasil).

d. Testosterona bucal: trata-se de um adesivo gengival de testosterona que deve ser colocado acima do dente incisivo e trocado duas vezes ao dia. Libera testosterona à medida que se dissolve, 30 mg por adesivo. Mimetiza o ritmo circadiano e proporciona níveis fisiológicos de testosterona (não disponível no Brasil).

e. Testosterona oral: a testosterona administrada por via oral apresenta metabolismo de primeira passagem hepática e consequentemente meia-vida curta, precisando ser administrada em três a quatro tomadas ao dia, para manter o nível sérico. Além disso, as formas 17-α-alquiladas de testosterona por via oral podem causar dano hepático. Por isso, essas formas de reposição não são habitualmente recomendadas.

O undecanoato de testosterona não apresenta riscos de hepatotoxicidade em doses fisiológicas (40 a 160 mg/dia), deve ser administrado três a quatro vezes ao dia, por ter efeito de primeira passagem hepática.

A metiltestosterona é uma forma 17-α-alquilada, e por isso pode causar hepatotoxicidade mesmo nas doses fisiológicas.

A oxandrolona também é 17-α-alquilada, portanto potencialmente hepatotóxica. É utilizada irregularmente com objetivo de aumentar a massa muscular. Como é derivada da DHT, não é aromatizada e não causa ginecomastia. Outras formas de testosterona 17-α-alquiladas não recomendadas são a fluoximesterona, oximetolona e estanozolol (Figura 8.6.23).

Os riscos e efeitos colaterais relacionados à reposição hormonal androgênica incluem policitemia, hiperplasia prostática benigna, crescimento de neoplasias prostáticas previamente presentes, acne, seborreia, calvície, agressividade, ginecomastia e câncer de mama, redução do volume testicular. Dislipidemia aterogênica, hipertensão arterial sistêmica e aumento de risco cardiovascular estão associados ao uso de doses suprafisiológicas.

São contraindicações absolutas para a terapia de reposição com testosterona: presença de câncer de próstata ou de mama, hematócrito elevado (> 55%), antígeno prostático específico (PSA) aumentado, insuficiência cardíaca congestiva grau 3 ou 4, síndrome da apneia obstrutiva do sono grave e alergia.

5.4.5. Antiandrogênios

Tanto os estrógenos quanto os progestágenos têm atividade antiandrogênica: os estrógenos principalmente por inibir a secreção de gonadotrofinas, e os progestágenos por competir pelos receptores de andrógenos nos órgãos-alvo.

Acetato de ciproterona

O acetato de ciproterona, um derivado da progesterona com pouca atividade progestacional, foi o primeiro antiandrogênio disponível para uso terapêutico. A ciproterona compete com testosterona e DHT pelo receptor androgênico, reduz atividade da 5-alfa-redutase e aumenta depuração da testosterona. Além do efeito antiandrogênico, seu efeito progestogênico inibe a secreção hipotalâmica de GnRH, com consequente inibição na síntese e secreção de gonadotrofinas. As principais indicações para o uso do acetato de ciproterona são: como droga adjuvante no tratamento do câncer de próstata, tratamento da puberdade precoce em meninos, tratamento de manifestações hiperandrogênicas em mulheres, desvios sexuais e/ou hipersexualidade em homens. As doses usuais variam entre 50 a 100 mg por dia. É utilizada em doses menores associada ao etinilestradiol como contraceptivo hormonal. Seus efeitos colaterais mais comuns são retenção hídrica, enxaqueca, depressão e perda de libido.

Espironolactona

A espironolactona é um antagonista da aldosterona utilizado rotineiramente em casos de cirrose, hipertensão arterial e insuficiência cardíaca congestiva. Seus efeitos antiandrogênicos incluem a competição pelo receptor androgênico, inibição da síntese das enzimas P450c17 e 5α-redutase e aumento da aromatização periférica de testosterona em estradiol. Sua ação sobre a P450c17 leva à diminuição dos níveis plasmáticos de testosterona tanto a curto como a longo prazo. Como efeitos colaterais, pode causar irregularidade menstrual, irritação gástrica, hipotensão, hiperpotassemia. A dose usual varia de 50 a 200 mg/dia, por via oral.

Flutamida

A flutamida é um antiandrógeno não esteroidal que age exclusivamente como bloqueador dos receptores androgênicos. Causa aumento de gonadotrofinas, de testosterona e de estradiol, por perda da retroalimentação negativa nos receptores androgênicos hipotálamo-hipofisários. Seu uso é desaconselhável pelo risco de hepatotoxicidade com hepatite fulminante.

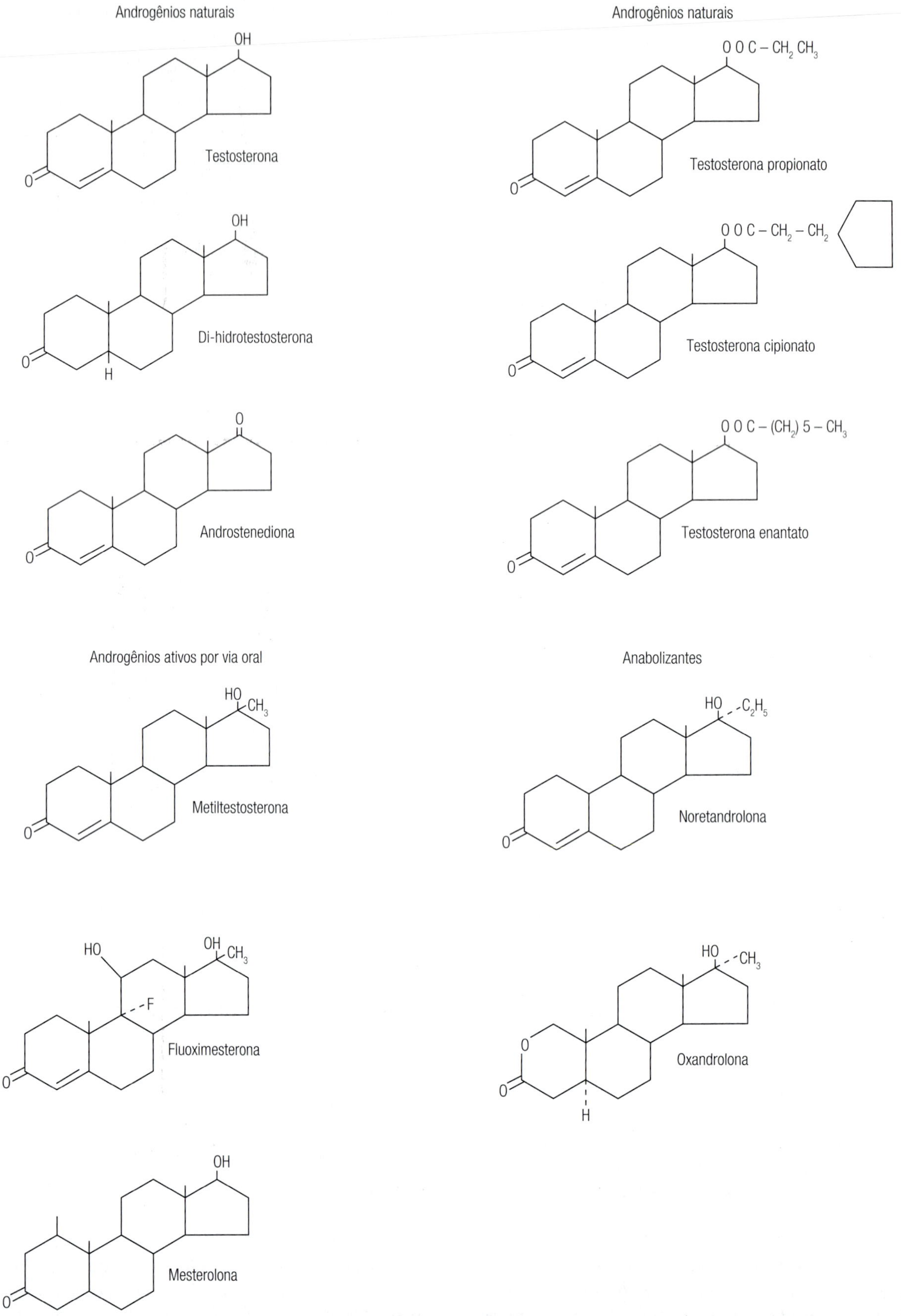

Figura 8.6.23. Androgênios naturais e sintéticos.

Finasterida

A finasterida age exclusivamente pela inibição competitiva da 5α-redutase, que converte a testosterona em DHT. Esse fármaco apresenta afinidade maior que a testosterona para receptores de andrógenos na próstata. É utilizada para tratamento da hiperplasia prostática benigna e hirsutismo em mulheres. A dose habitual varia de 1 a 5 mg por via oral, uma vez ao dia. Os efeitos colaterais mais comuns são queda de libido, depressão, mastodinia.

Todas as drogas antiandrogênicas podem causar ambiguidade genital em fetos masculinos, por isso devem sempre ser associadas a método contraceptivo seguro nas mulheres em idade fértil.

5.5. Esteroides anabolizantes

Os esteroides androgênicos anabolizantes incluem um grande grupo de substâncias com efeitos semelhantes à testosterona. Inicialmente isolados em 1935, esses compostos foram modificados muitas vezes desde então para maximizar os seus efeitos anabolizantes e minimizar os efeitos androgênicos (Tabela 8.6.8).

Os análogos sintéticos dos hormônios esteroides são utilizados na prática esportiva há mais de 50 anos. A atividade anabólica androgênica de cada esteroide pode variar consideravelmente. Essas drogas podem atuar por sua ligação a receptores de androgênios e de glicocorticoides, por exercerem efeitos centrais e periféricos em neurotransmissores e por interagirem com o fator de crescimento semelhante à insulina tipo 1 (IGF-1), ou suas proteínas de ligação na circulação ou nos músculos.

Os efeitos positivos dos esteroides sobre a composição corporal incluem aumento de massa magra, diminuição da gordura corporal total e diminuição da porcentagem de gordura corporal localizada em mulheres. Esses efeitos sobre a lipólise e massa muscular esquelética são potencializados pela restrição calórica e atividade física.

Embora os esteroides anabolizantes, quando administrados em combinação com o treinamento e a ingestão elevada de proteínas, aumentem a massa muscular e o peso corporal, há poucas evidências de que promovam o aumento da força muscular além dos efeitos do treinamento ou melhorem o desempenho esportivo.

A detecção desses compostos constitui um desafio contínuo para as autoridades responsáveis. Um androgênio diferente da testosterona pode ser detectado por cromatografia gasosa e espectroscopia de massa se o atleta ainda estiver fazendo uso dele por ocasião do exame. A própria testosterona exógena pode ser detectada por um de dois métodos. Um deles é a razão entre o glicuronídeo de testosterona e seu epímero endógeno, o glicuronídeo de epitestosterona (T/E), na urina. A administração de testosterona exógena suprime a secreção tanto da testosterona quanto da epitestosterona e as substitui com testosterona apenas, de modo que a razão T/E torna-se maior do que o normal. Essa técnica é limitada pela heterozigosidade da enzima UDP-glicuronosil transferase, que converte a testosterona em glicuronato de testosterona. Outro problema é que algumas substâncias em uso, bem como seus metabólitos, são endógenas, o que dificulta provar que a substância foi administrada ilegalmente. Como os esteroides anabolizantes produzem efeitos a longo prazo e, habitualmente, são usados durante o treinamento, não durante as competições, é necessário realizar os testes também fora das provas.

O efeito anabólico da testosterona é dose-dependente, e aumentos significativos do tamanho e força muscular ocorrem apenas com doses suprafisiológicas.

Vários estudos sugerem que o uso com finalidades não terapêuticas dessas substâncias, a longo prazo, provoca morbidade significativa. Seus efeitos colaterais são numerosos e incluem diversos órgãos e tecidos. Entre eles estão acne, atrofia testicular, infertilidade masculina, ginecomastia, tumores hepáticos e renais, hipertensão arterial, aumento do risco cardiovascular, alterações menstruais e graus variados de virilização nas mulheres. Nos adolescentes ocorre maturação esquelética prematura, com parada irreversível do crescimento. Os efeitos dos esteroides anabolizantes sobre o SNC incluem produção da sensação de bem-estar físico, ansiedade, irritabilidade, psicose e aumento de agressividade. É comum haver sintomas de abstinência e depressão após interrupção abrupta do uso dessas substâncias.

Tabela 8.6.8. Esteroides androgênicos anabolizantes

Ésteres 17β de testosterona	Cipionato, enantato, heptilato, propionato, undecanoato, bucilato.
Derivados 17α alquil de testosterona	Metiltestosterona, fluoximesterona, oxandrolona, estanozolol, 19-nortestosterona (nandrolona), 17β-ésteres de 19-nortestosterona (decanoato, fenpropionato), 19-norandrostenediona, 19-norandrostenediol, tetra-hidrogestrinona.

Outros hormônios utilizados como anabolizantes são: GH, IGF-1, insulina e eritropoietina.

5.6. Inibidores da síntese esteroide

O hipercortisolismo endógeno ou síndrome de Cushing, com sua consequente morbidade e mortalidade, pode ser causado por adenomas hipofisários ou ectópicos produtores de ACTH, por tumores adrenocorticais secretores de cortisol ou por hiperplasia adrenal bilateral. Embora a cirurgia seja o tratamento de escolha, ela nem sempre é efetiva, podendo ser necessária uma terapia adjuvante com inibidores da esteroidogênese. Alguns fármacos podem inibir a síntese dos esteroides, interferindo com as reações enzimáticas específicas da via biossintética ou danificando as organelas celulares. Nesse contexto, o cetoconazol, a metirapona, o etomidato e o mitotano podem ser clinicamente úteis. Todos esses agentes estão associados ao risco de insuficiência adrenal aguda, devendo ser usados sob monitorização cuidadosa.

Cetoconazol

O cetoconazol é um agente antifúngico que, em doses superiores àquelas empregadas na terapia antifúngica, atua como inibidor da esteroidogênese suprarrenal e gonadal, pela inibição da atividade da CYP17 (17α-hidroxilase). Em doses ainda mais elevadas, o cetoconazol também inibe a CYP11A1, bloqueando efetivamente a esteroidogênese. As doses variam de 600 a 1.200 mg/dia, em duas a três tomadas. Os efeitos colaterais consistem em disfunção hepática, desde elevações assintomáticas de transaminases até lesão hepática grave.

Metirapona

A metirapona impede a β-hidroxilação em C11 pela inibição da P450c11, que converte o 11-desoxicortisol em cortisol. Em virtude dessa inibição, a biossíntese do cortisol encontra-se acentuadamente afetada, e ocorre um grande aumento dos níveis de precursores esteroides (por exemplo, 11-desoxicortisol), que não exercem efeito de retroalimentação negativa no hipotálamo e hipófise, aumentando os níveis de ACTH no sangue. Portanto, a metirapona pode ser usada para avaliar a produção de ACTH e também para tratar pacientes com síndrome de Cushing, resultante de neoplasias suprarrenais ou de tumores com produção ectópica de ACTH. A supressão máxima da esteroidogênese exige doses elevadas (4 g/dia), podendo ser utilizada em doses menores quando combinada com outros agentes inibidores da esteroidogênese. Os efeitos colaterais incluem hirsutismo, em decorrência da síntese aumentada de androgênios suprarrenais proximalmente ao bloqueio enzimático, bem como hipertensão, devido aos níveis elevados de 11-desoxicortisol (mineralocorticoide). Outros efeitos colaterais incluem náuseas, cefaleia, sedação e exantema.

Etomidato

O etomidato é um agente anestésico e sedativo que inibe a secreção de cortisol em doses sub-hipnóticas, por meio da inibição da atividade da CYP11B1. Administrado por via intravenosa, pode ser uma opção de tratamento nos casos de emergência, com necessidade de rápido controle. Deve ser utilizado em infusão contínua após dose de ataque, sob monitorização intensiva.

Mitotano

O mitotano (o,p'-DDD) é um agente adrenocorticolítico utilizado no tratamento do carcinoma adrenocortical inoperável. Sua ação citolítica deve-se à sua conversão metabólica em cloreto de acila reativo pelas CYP mitocondriais suprarrenais e reatividade subsequente com proteínas celulares, ocorrendo tanto nas células suprarrenais cancerígenas, quanto no tecido saudável. O início de sua ação leva de semanas a meses e os principais efeitos tóxicos consistem em distúrbios GI e ataxia. Está associado com insuficiência adrenal permanente, que deve ser devidamente tratada com reposição de glicocorticoide e mineralocorticoide.

Aminoglutetimida

A aminoglutetimida inibe principalmente a CYP11A1, enzima que catalisa a etapa inicial e limitadora de velocidade na biossíntese de todos os esteroides. Além disso, também inibe a CYP11B1 e a CYP19 (aromatase). Como consequência, a produção de todas as classes de hormônios esteroides fica comprometida.

Trilostano

O trilostano inibe competitivamente a 3βHSD2 (3-beta-hidroxiesteroide desidrogenase tipo 2), interferindo na síntese dos hormônios suprarrenais e gonadais. Pode ser utilizado na síndrome de Cushing e no hiperaldosteronismo primário, porém é mais efetivo em cães do que nos seres humanos, portanto, com aplicação em medicina veterinária.

6. MEDULA SUPRARRENAL E CATECOLAMINAS

6.1. Biossíntese das catecolaminas

As células cromafins da medula adrenal são equivalentes estruturais e funcionais de neurônios pós-ganglionares do sistema nervoso simpático. Elas sintetizam e secretam muito mais epinefrina do que norepinefrina, que atingem a circulação sistêmica e atuam em diferentes tecidos-alvo.

O passo limitante na biossíntese de catecolaminas é a conversão da tirosina em di-hidroxifenilalanina (L-DOPA), pela enzima citosólica tirosina hidroxilase (TH). A L-DOPA é descarboxilada originando a dopamina. A dopamina formada nos neurônios e nas células cromafins é translocada do citoplasma para vesículas de estoque, onde é convertida em norepinefrina pela dopamina β-hidroxilase. Esta enzima é expressa apenas nos tecidos que sintetizam norepinefrina e epinefrina. Nas células cromafins da medula adrenal, a norepinefrina é metabolizada pela enzima citosólica exclusiva da medula adrenal, feniletanolamina-N-metiltransferase (PNMT), formando a epinefrina. O cortisol estimula a atividade da PNMT, processo favorecido pela irrigação da medula adrenal, pois os vasos do plexo subcapsular do córtex se ramificam em uma rede de capilares, expondo a medula adrenal a elevadas concentrações de glicocorticoides.

Uma vez sintetizadas, as catecolaminas são armazenadas em vesículas distintas nas células cromafins, e liberadas em resposta a diferentes estímulos. Na medula adrenal o processo de exocitose das vesículas é estimulado pela liberação de acetilcolina dos nervos esplâncnicos. Esse processo é mediado pela própria liberação e pela ocupação de receptores α2-pré-sinápticos pelas catecolaminas.

O metabolismo das catecolaminas é realizado por enzimas de localização intracelular. Cerca de 90% da catecolamina liberada pelos nervos simpáticos são removidos pela recaptação neuronal, 5% pela captação não neuronal, e apenas 5% atingem a circulação sistêmica. Por outro lado, 90% da epinefrina liberada para circulação pela adrenal são metabolizados no fígado. Esse processo de metabolização das catecolaminas circulantes lhes confere meia-vida de cerca de 2 minutos.

As catecolaminas circulantes são metabolizadas principalmente no fígado pelas enzimas catecolamina-O-metiltransferase (COMT) e monoaminoxidase. A O-metilação e a desaminação oxidativa podem ocorrer em qualquer ordem. Pela ação da COMT, a epinefrina é convertida em metanefrina, e a norepinefrina, em normetanefrina (Figura 8.6.24).

Pela ação da monoaminoxidase, esses compostos são convertidos em ácido vanilmandélico (VMA). Pela ação da monoaminoxidase sobre a epinefrina e norepinefrina, há formação de ácido di-hidroximandélico, que pela O-metilação realizada pela COMT leva à formação de VMA. A determinação das concentrações de metanefrinas no plasma ou na urina reflete a produção de catecolaminas pela medula adrenal e pelo sistema simpático. As metanefrinas resultantes da metabolização das catecolaminas são biologicamente inativas.

6.2. Mecanismo de ação

As catecolaminas podem se ligar a vários tipos de receptores adrenérgicos denominados alfa e beta. São conhecidos dois tipos de receptores α: α1 e α2; e três tipos de receptores beta: β1, β2 e β3. Os receptores α1-adrenérgicos têm localização pós-sináptica, enquanto o subtipo α2 está presente nos neurônios simpáticos pré-sinápticos. Assim, os receptores α1 promovem a vasoconstrição e o aumento de pressão arterial (efeito agonista), enquanto os receptores α2-adrenérgicos, quando ocupados pela norepinefrina, inibem sua liberação pelos nervos simpáticos.

Os receptores β1-adrenérgicos estão presentes principalmente no coração e promovem aumento da frequência cardíaca (cronotropismo) e maior contratilidade miocárdica (inotropismo), além de liberação de renina. Os receptores β2-adrenérgicos, presentes principalmente na musculatura esquelética, promovem vasodilatação, broncodilatação, glicogenólise e liberação de norepinefrina.

A epinefrina é o hormônio responsável pela resposta aguda ao estresse, colocando o organismo em estado de alerta. Esses efeitos incluem dilatação da pupila, piloereção, sudorese, dilatação brônquica, taquicardia, inibição da musculatura lisa do trato gastrintestinal e contração dos esfíncteres intestinal e vesical.

Os efeitos metabólicos da epinefrina resultam em maior produção de substrato energético, com aumento na produção de glicose, pelo estímulo à glicogenólise e a gliconeogênese; inibição da secreção de insulina e aumento da secreção de glucagon. No tecido adiposo, a epinefrina estimula a lipólise mediada pela lipase hormonossensível, que converte os triglicerídeos em ácidos graxos livres e glicerol.

No sistema cardiovascular, os efeitos das catecolaminas são determinados pela ativação de diferentes receptores. A epinefrina atua preferencialmente nos receptores α2-adrenérgicos, presentes na musculatura dos vasos, causando vasodilatação. Por outro lado, a norepinefrina atua principalmente sobre os receptores α1-adrenérgicos, induzindo vasoconstrição. Esse efeito de vasoconstrição, associado aos efeitos cronotrópicos e inotrópicos da norepinefrina nos receptores beta-adrenérgicos do coração, é responsável pela regulação simpatoneural e cardiovascular, incluindo a manutenção da pressão arterial.

6.3. Uso clínico

Existem inúmeros fármacos que agem em receptores adrenérgicos, como agonistas ou antagonistas. A atividade geral desses fármacos é ditada por sua afinidade, eficácia e seletividade nos diferentes tipos de receptores. Pesquisas têm sido realizadas para o desenvolvimento de fármacos com propriedades direcionadas para indicações clínicas específicas.

De modo geral, os agonistas de receptores β-adrenérgicos são úteis como relaxantes da musculatura lisa (especialmente nas vias aéreas), enquanto os antagonistas β-adrenérgicos (β-bloqueadores) são usados principalmente em função de seus efeitos cronotrópico e inotrópico negativos. Os antagonistas de receptores α-adrenérgicos são usados principalmente como vasodilatadores, e também para o tratamento da hiperplasia prostática benigna.

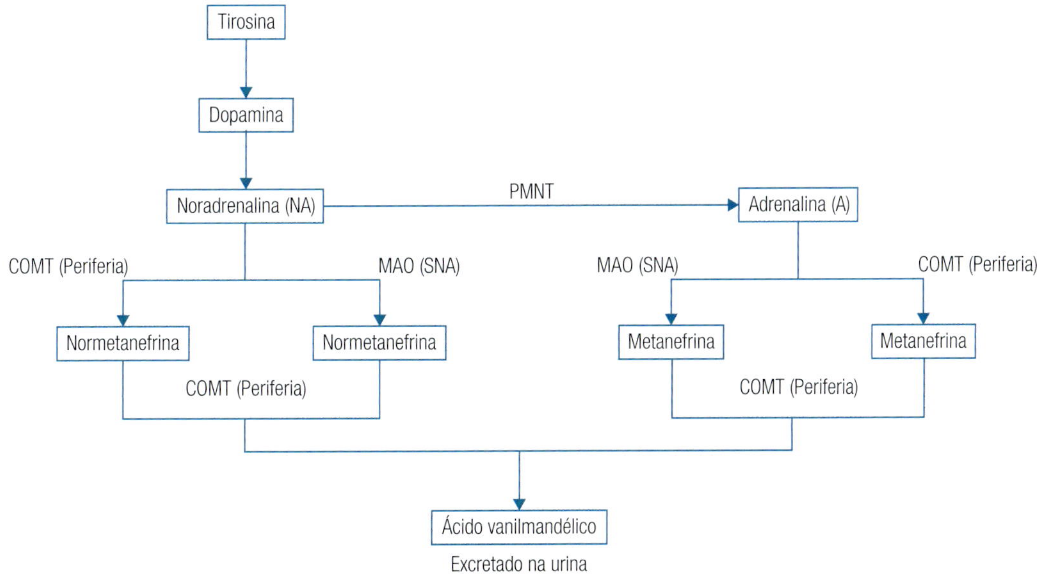

Figura 8.6.24. Biossíntese e metabolismo das catecolaminas. Adaptada de Sales, P.; Halpern, A.; Cercato, C. O Essencial em Endocrinologia. São Paulo: Roca, 2016.

7. HORMÔNIOS HIPOFISÁRIOS

7.1. Noções básicas

Em adultos normais, a glândula hipófise pesa cerca de 0,6 g e mede aproximadamente 12 x 9 x 6 mm nos diâmetros transversal, anteroposterior e vertical, respectivamente. Essa glândula fundamental para o funcionamento do organismo está localizada na base do cérebro, no interior da sela túrcica, e sua parte posterior se liga ao hipotálamo pelo infundíbulo, também chamado de haste hipotálamo-hipofisária. Encontra-se próxima ao quiasma óptico (que fica na sua parte superior), sendo envolvida pelo osso esfenoidal inferiormente e coberta pelo diafragma selar na sua porção superior. Lateralmente, têm-se os seios cavernosos, que são atravessados pelo terceiro nervo craniano (oculomotor), quarto nervo (troclear), ramos oftálmico e maxilar do quinto nervo (V1 e V2 do trigêmeo), sexto nervo (abducente) e pelas artérias carótidas internas (Figura 8.6.25).

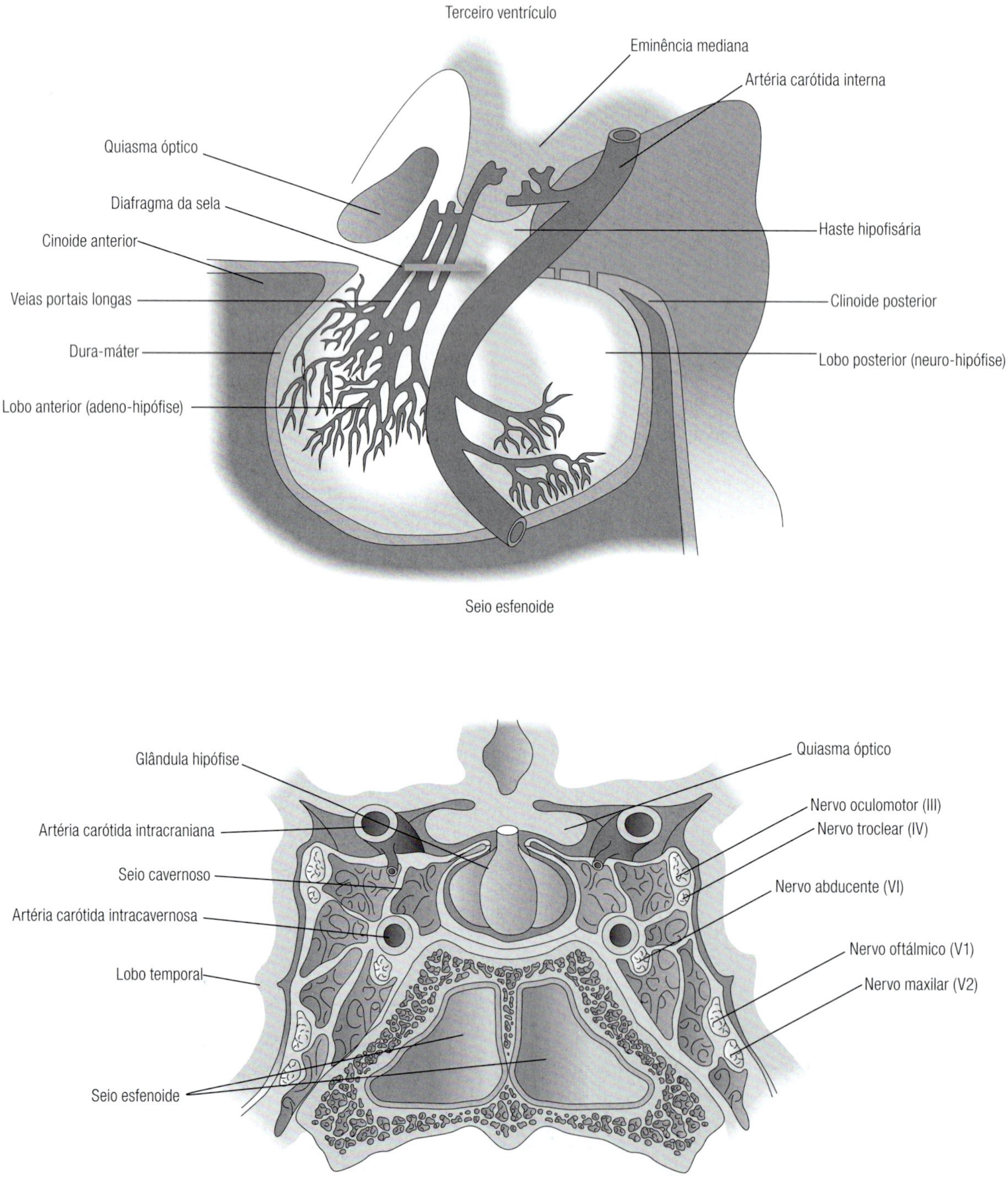

Figura 8.6.25. Anatomia da região hipotálamo-hipofisária (In: SALES, P.; HALPERN, A.; CERCATO, C. O Essencial em Endocrinologia. São Paulo: Roca, 05/2016, com autorização dos autores).

A hipófise anterior (ou adeno-hipófise) é constituída de cinco tipos celulares fenotipicamente distintos: corticotrofos, tireotrofos, gonadotrofos, somatotrofos e lactotrofos. Essas células são responsáveis pela síntese e secreção respectivamente do hormônio adrenocorticotrófico (ACTH), hormônio tireotrófico (TSH), gonadotrofinas (hormônio luteinizante ou LH e hormônio folículo estimulante ou FSH), hormônio do crescimento (GH) e prolactina.

A hipófise posterior (ou neuro-hipófise) é um tecido neural composto somente de axônios distais dos neurônios magnocelulares localizados nos núcleos supraóptico e paraventricular do hipotálamo. Esses axônios contêm pacotes de hormônios armazenados para posterior liberação. Os hormônios armazenados na neuro-hipófise são a vasopressina (ADH) e a ocitocina. Dessa forma, a neuro-hipófise é apenas o depósito desses hormônios, que uma vez sintetizados por células hipotalâmicas são transportados pelo trato hipotálamo-neuro-hipofisário, acoplados a uma proteína denominada neurofisina e são então armazenados na neuro-hipófise. A vasopressina e a ocitocina são secretadas na circulação geral através do sistema porta hipofisário em resposta a estímulos específicos.

7.2. Hormônios da neuro-hipófise

7.2.1. Ocitocina

O principal estímulo para a liberação de ocitocina é a sucção mamária. A ocitocina é liberada em picos e possui uma meia-vida curta de três a cinco minutos. Sabe-se que o estrógeno estimula sua liberação, e a redução da progesterona pode estimular sua síntese.

Os papéis clássicos da ocitocina são o de permitir a contração do miométrio uterino, importante durante o parto, e o de ativar a musculatura lisa na mama, promovendo a ejeção do leite durante a amamentação. Foram vistos também efeitos no sistema nervoso central que promovem o comportamento maternal.

Em condições normais de lactação, a sucção mamária ativa receptores da glândula, inervados por uma via aferente ipso lateral no funículo lateral da medula e o estímulo alcança, por via subtalâmica, as conexões sinápticas com o núcleo paraventricular. Estabelece-se o reflexo neuroendócrino de ocitocina que, por via sanguínea, chega às células mioepiteliais da mama, provocando sua contração e consequentemente ejeção láctea.

Em roedores machos, foi visto certo estímulo à indução de excitação e ereção peniana, bem como aumento no transporte de esperma, porém o papel desse hormônio nos homens precisa ainda ser melhor elucidado.

A ocitocina sintética é empregada sob a forma de *spray* nasal após o parto nos casos de atonia uterina ou sangramento, na estimulação do esvaziamento mamário e profilaxia do ingurgitamento ou da mastite puerperal.

Pela sua atividade direta sobre o miométrio, provocando a contração, a ocitocina tem aplicação clínica na estimulação do útero, favorecendo o trabalho de parto. A administração intravenosa desse hormônio deve ser feita com cuidado, pois doses excessivas provocam a contração tônica do útero, com paralisação do trabalho do parto e sofrimento fetal.

7.2.2. Vasopressina (hormônio antidiurético - ADH)

A manutenção constante da osmolaridade dos fluidos corporais é feita através da ingestão de água e diurese. A perda de água acarreta aumento da tonicidade do plasma, que estimula o centro da sede (aumentando a ingestão de água) e a liberação de ADH (com consequente maior reabsorção de água pelos túbulos renais). Esses dois mecanismos levariam à diluição e normalização da osmolaridade plasmática, por sua vez normalizando o mecanismo da sede e a produção de ADH, conforme ilustrado na Figura 8.6.26.

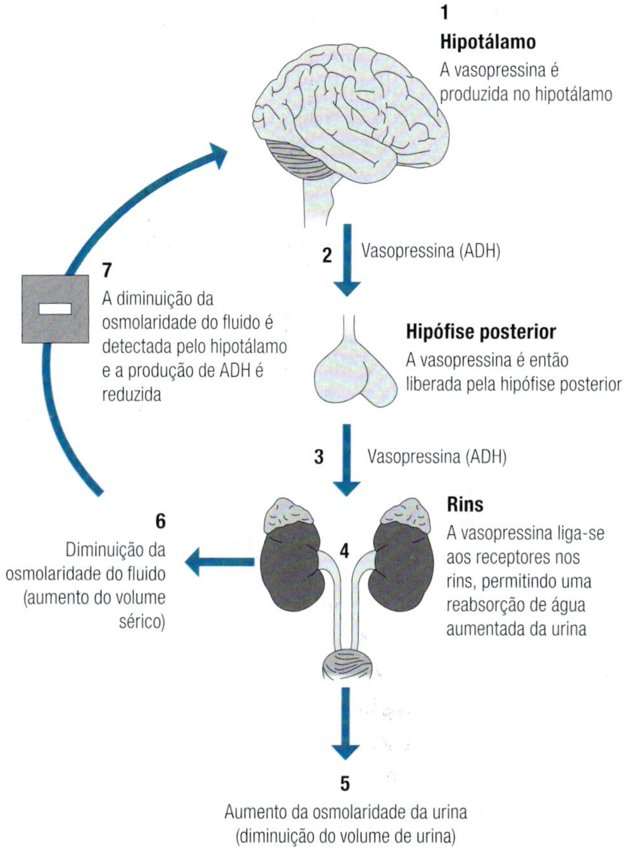

Figura 8.6.26. ADH e a regulação da osmolaridade plasmática.

O ADH é um nonapeptídeo produzido pelos núcleos supraóptico e paraventricular do hipotálamo, na forma de pró-ADH, que é empacotado em grânulos e transportado via haste hipofisária para a neuro-hipófise, onde ocorre a clivagem do pró-ADH em ADH, neurofisinas 2 e glicopeptídeo C terminal. São as neurofisinas que dão o brilho espontâneo da neuro-hipófise na ressonância magnética em T1.

Quando liberado na circulação, o ADH se liga aos seus receptores acoplados à proteína G, que são de três tipos:

- Receptor V1: presente na musculatura lisa vascular, estimula a vasoconstrição e a agregação plaquetária.
- Receptor V2: presente nos túbulos coletores renais, estimula a reabsorção de água pelas aquoporinas, e no endotélio vascular estimula a síntese do fator de von Willebrand.
- Receptor V3 ou V1b: presente na hipófise anterior nos corticotrofos, estimula a secreção de ACTH.

Ao se ligar aos receptores V2 dos túbulos coletores renais, ocorre estímulo para inserção de aquoporinas nos túbulos coletores. Pelas aquoporinas, ocorre reabsorção passiva da água dos túbulos para a medula renal, dependendo do grau da hiperosmolaridade dessa, por um mecanismo de contracorrente.

Há vários estímulos para a secreção de ADH. O mais importante é a osmolaridade sérica, percebida pelos osmorreceptores do hipotálamo anterior. Em um indivíduo saudável, o ADH deve estar totalmente suprimido quando a osmolaridade sérica é de aproximadamente 280 mOsm/kg. A partir de osmolaridade sérica de 282 a 285 mOsm/kg, ocorre uma secreção de ADH crescente e linear, conforme esse valor se eleva, até chegar a um nível máximo de secreção de ADH, quando a osmolaridade sérica é de cerca de 295 mOsm/kg. A partir de então, a secreção de ADH atinge um platô máximo e não aumenta mais, e o mecanismo da sede passa a ser o mais importante para o controle da osmolaridade sérica. A Figura 8.6.27 ilustra essa situação.

O segundo mecanismo de estímulo da secreção de ADH é a pressão arterial e o volume sanguíneo, percebidos pelos barorreceptores do arco aórtico e do seio carotídeo. No entanto, o efeito que a hipotensão e a desidratação exercem sobre a secreção de ADH é muito menor do que o efeito da hiperosmolaridade.

Na deficiência de ADH, o rim não tem condições de concentrar a urina e instala-se uma condição clínica denominada diabetes insípido. O diabetes insípido é clinicamente caracterizado pela excreção de volume urinário excessivo através de uma urina diluída, provocando uma perda de água livre pelo organismo, que, se não for compensada pelo aumento da ingesta ou oferta hídrica, pode levar a um quadro de desidratação hipernatrêmica.

O diabetes insípido pode ser de origem central (por deficiência na secreção de ADH) ou nefrogênica (por redução da sensibilidade dos receptores renais V2 ao ADH) ou, mais raramente, pela degradação do ADH por uma vasopressinase produzida pela placenta (diabetes insípido gestacional).

O diabetes insípido neurogênico ou central é o tipo mais comum, responsável por 80% a 85% dos casos. Qualquer lesão na região hipotálamo-hipofisária que leve à destruição dos neurônios produtores de vasopressina ou que impeça o transporte desse hormônio por meio da haste hipofisária pode causar diabetes insípido central.

Os principais sintomas do diabetes insípido são a poliúria e a polidipsia, com preferência a bebidas geladas, pois estas costumam matar a sede agudamente, que se manifesta durante o dia e à noite. Ou seja, ao contrário do que acontece na polidipsia primária, no diabetes insípido o paciente acorda também de madrugada para urinar e beber água. Se o acesso à água for interrompido, por inconsciência, anestesia ou imobilidade, o mecanismo compensatório de ingestão hídrica é perdido e ocorre a elevação da osmolaridade plasmática com hipernatremia, podendo surgir sintomas neurológicos, como irritabilidade, confusão mental, ataxia, hipertermia e coma.

É necessário sempre excluir o diabetes insípido de outras causas de poliúria, como diabetes melito descompensado, hipercalcemia, hipopotassemia, uso de substâncias osmóticas, hiper-hidratação e polidipsia primária. A polidipsia primária é um dos principais diagnósticos diferencias de diabetes insípido, sendo as causas mais comuns a esquizofrenia, psicose maníaco-depressiva e neuroses. Geralmente, os pacientes referem poliúria episódica que não ocorre no período da noite e grandes volumes urinários.

Pacientes com hipopotassemia, hipercalcemia, doenças renais ou em uso de lítio, demeclociclina, anfotericina B ou metoxiflurano direcionam o diagnóstico para diabetes insípido do tipo nefrogênico.

O tratamento do diabetes insípido envolve:

- Hidratação adequada, idealmente por via oral.
- Nos casos mais graves de encefalopatia hipertônica com redução do nível de consciência e necessidade de hidratação endovenosa, a escolha do líquido a ser administrado depende de três fatores: a intensidade do eventual colapso circulatório, a velocidade com que a hipernatremia se instalou e a magnitude da hipernatremia.

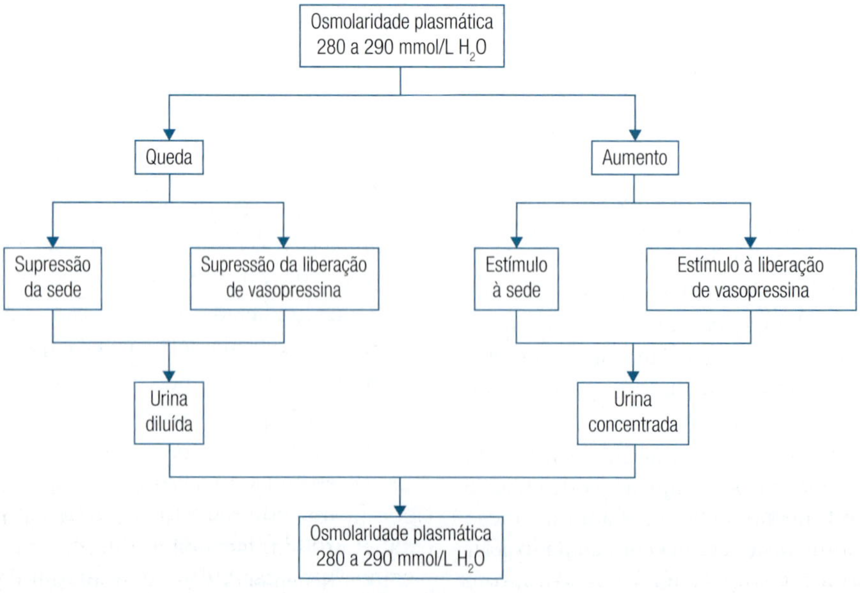

Figura 8.6.27. Mecanismos fisiológicos de regulação do volume corporal total.

Nos casos de diabetes insípido central, o tratamento deve ser realizado com DDAVP, um análogo de vasopressina com efeito mínimo na pressão arterial, maior atividade antidiurética e meia-vida prolongada de 6 a 24 horas, que está disponível em diferentes formas e potências (comprimidos, solução nasal e ampolas).

Nos casos de diabetes insípido nefrogênico, sempre que possível, tratar o fator desencadeante, como a suspensão do lítio ou de outras substâncias, corrigir a hipopotassemia, a hipercalcemia e as doenças renais. DDAVP tem pouca resposta nesses casos, sendo indicado apenas em formas parciais, e nestes casos só há resposta com uso de altas doses.

7.3. Hormônios da adeno-hipófise

7.3.1. Noções básicas

De modo geral, a regulação da secreção hormonal da hipófise anterior tem três níveis de controle. No primeiro nível, os hormônios hipotalâmicos cruzam o sistema portal e caem diretamente nas suas células-alvo hipofisárias, onde atuam estimulando ou inibindo a secreção hormonal. No nível 2, existem citocinas e fatores de crescimento intra-hipofisários que regulam a função celular trófica local por meio de ação parácrina (quando substâncias produzidas por uma célula agem sobre as células vizinhas) e autócrina (quando substâncias produzidas por uma célula agem dentro dessa mesma célula). Por fim, no terceiro nível, os hormônios periféricos exercem uma inibição por *feedback* negativo sobre a síntese dos hormônios que estimularam sua produção. A Figura 8.6.28 ilustra essa situação.

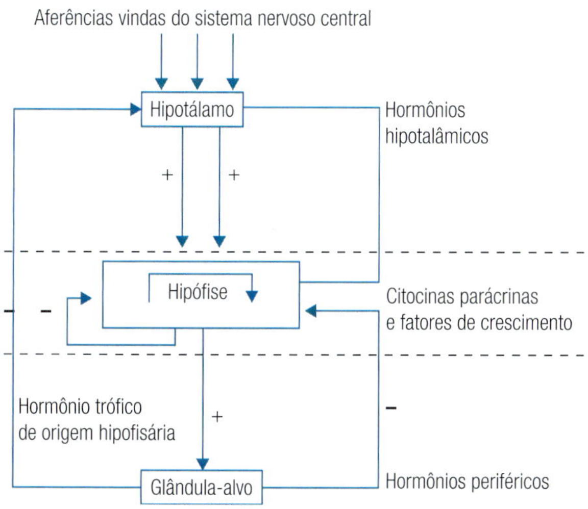

Figura 8.6.28. Modelo da regulação da secreção hormonal da hipófise anterior (adaptada de Ray e Melmed, 1997).

Os hormônios da adeno-hipófise são essenciais para a regulação do crescimento e do desenvolvimento, para a reprodução, para as respostas ao estresse e no metabolismo intermediário, e podem ser divididos em três grupos, com base nas suas características estruturais.

Os hormônios somatotróficos, que consistem no GH e na prolactina, possuem 191 e 198 aminoácidos, respectivamente, e ocorrem como proteínas monoméricas.

Os hormônios glicoproteicos, que consistem no hormônio luteinizante (LH), no hormônio folículo-estimulante (FSH) e no hormônio tireoestimulante (TSH), são proteínas heterodiméricas, com carboidratos fixados em certos resíduos.

O hormônio adrenocorticotrófico ou corticotrofina (ACTH) pertence a uma classe distinta, visto que é processado por proteólise a partir de uma proteína precursora maior.

7.3.2. Hormônio adrenocorticotrófico (ACTH)

O hormônio adrenocorticotrófico ou corticotrofina (ACTH) é produzido pelos corticotrofos localizados na região central da hipófise, que correspondem a 20% das células da adeno-hipófise, e são as primeiras células locais a se diferenciarem na embriogênese.

Os neurônios do núcleo paraventricular do hipotálamo sintetizam e secretam o hormônio de liberação da corticotropina (CRH). Após ser transportado pelo sistema porta hipotalâmico-hipofisário, o CRH liga-se a receptores de superfície celular localizados nos corticotrofos da adeno-hipófise. A ligação do CRH estimula a síntese e a liberação do hormônio adrenocorticotrófico (ACTH) pelos corticotrofos. O ACTH é sintetizado como parte da pró-opiomelanocortina (POMC), um polipeptídeo precursor que é clivado em múltiplas moléculas efetoras. Além do ACTH, a clivagem da POMC produz o hormônio melanócito-estimulante (MSH), as endorfinas endógenas, a beta e gama-lipotrofina e um peptídeo N-terminal. O MSH possui efeitos sobre a pigmentação da pele, comportamento alimentar e peso corporal. Devido a semelhanças estruturais entre o ACTH e o MSH, o ACTH em altas concentrações pode ligar-se aos receptores de MSH e ativá-los.

O ACTH se liga ao seu receptor acoplado à proteína G estimulatória presente principalmente nas células do córtex adrenal, onde estimula as camadas fasciculada e reticulada a secretarem cortisol e androgênios principalmente, além de causar proliferação celular da camada fasciculada das adrenais. Em menor intensidade, o ACTH também pode causar um pequeno estímulo sobre a secreção de aldosterona pela camada glomerulosa das adrenais. O ACTH e o cortisol são secretados conforme ritmo circadiano, com pico pela manhã e declínio ao longo do dia (Figura 8.6.29).

O principal hormônio inibidor da síntese e liberação tanto do CRH hipotalâmico quanto do ACTH hipofisário é o próprio cortisol, através de uma via de *feedback* negativo. A produção de ACTH é estimulada na hipoglicemia induzida por insulina, nas cirurgias, no frio e em situações de patologia psiquiátrica como na depressão endógena. O ACTH responde a diversos estímulos, como estresse emocional, metabolismo e interleucinas.

Existem doenças relacionadas à falta ou ao excesso do cortisol. A síndrome de Cushing (SC) é um estado clínico resultante do excesso de cortisol circulante no organismo. Pode ser decorrente da ingestão de algum tipo de glicocorticoide (SC exógena) ou da secreção excessiva, crônica e inapropriada de cortisol pelo próprio organismo (SC endógena), seja por tumor hipofisário ou adrenal. Já a insuficiência adrenal é uma síndrome clínica decorrente da perda parcial ou completa da capacidade de secreção de esteroides adrenocorticais (como o cortisol) pela glândula adrenal, seja por

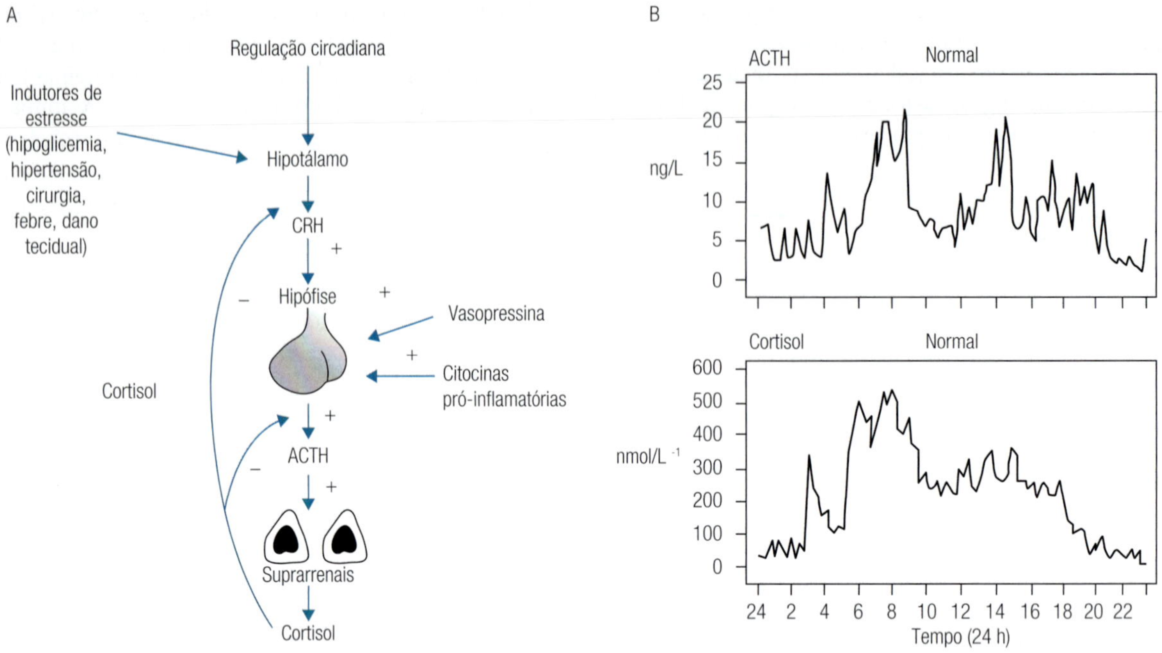

Figura 8.6.29. A. Eixo hipotálamo-hipófise-adrenal. O ACTH é secretado pela hipófise anterior por dois secretagogos principais CRH e vasopressina. Outros fatores também participam, incluindo as citocinas. B. O ritmo circadiano de ACTH e cortisol. A secreção de ACTH e cortisol é maior no início da manhã e reduz com um nadir à meia-noite (In: SALES, P.; HALPERN, A.; CERCATO, C. O Essencial em Endocrinologia. São Paulo: Roca, 05/2016, com autorização dos autores).

doenças da própria glândula adrenal, ou patologias hipotálamo-hipofisárias que impedem a secreção de ACTH, como pelo uso crônico de glicocorticoide exógeno inibindo o eixo hipotálamo-hipofisário-adrenal.

7.3.3. Tireotrofina (hormônio tireoestimulante)

A tireotrofina ou hormônio tireoestimulante (TSH) é sintetizada pelos tireotrofos (que correspondem a 5% das células da adeno-hipófise), por estímulo do hormônio liberador da tireotrofina (TRH), produzido pelos núcleos medial e paraventricular do hipotálamo. O funcionamento da tireoide é controlado pela ação do TSH. A partir da 11ª a 12ª semana de idade gestacional, a tireoide fetal já é capaz de sintetizar e secretar hormônios tireoidianos por estímulo do TSH fetal. Tanto o TSH quanto o hormônio tireoidiano fetal são necessários para o desenvolvimento intrauterino normal do sistema nervoso central e do esqueleto do bebê.

O TSH é uma proteína de 28 kDA constituída de duas subunidades. A subunidade alfa é a mesma que compõe as moléculas de LH, FSH e gonadotrofina coriônica humana (hCG). A subunidade beta é específica do TSH. O TSH tem meia-vida de 30 minutos. Também tem secreção pulsátil, com picos máximos entre as 21:00 e 5:00 e mínimos entre 16:00 e 19:00. Tanto o TRH quanto o TSH atuam em receptores acoplados à proteína G.

O TSH se liga ao seu receptor acoplado á proteína G nas células foliculares da tireoide, e dessa interação resulta a ativação do sistema enzimático adenilciclase e consequente aumento da geração intracelular de AMPc, estimulando a glândula a produzir e secretar tiroxina (T4) e tri-iodotironina (T3). O TSH é fundamental para a captação, oxidação e organificação do iodo, síntese de tireoglobulina, acoplamento das iodotirosinas formando os hormônios tireoidianos finais, além da proteólise da tireoglobulina e liberação de T3 e T4 pela glândula tireoide. Perifericamente, o T4 é convertido em T3 pela 5' deiodinase tipo 1.

A regulação da secreção de hormônio tireoidiano pelo TSH é controlada por retroalimentação negativa exercida pelos próprios hormônios tireoidianos, conforme ilustrado na Figura 8.6.30. O T3 e o T4 circulantes agem na hipófise inibindo a secreção adicional de TSH; se os níveis de T3 e T4 caírem, a secreção de TSH aumenta. São o T3 e T4 livres, mas não as porções ligadas a proteínas, que regulam a síntese hipofisária de TSH. Na circulação, a forma do hormônio em maior quantidade é o T4, devido à sua menor velocidade de depuração metabólica em comparação ao T3.

O TSH é inibido por T3, somatostatina, GH, dopamina, desnutrição, anorexia, altas temperaturas, infecção, inflamação (interleucina IL-6, IL-1 e fator de necrose tumoral alfa – TNF-alfa) e hipercortisolismo crônico (síndrome de Cushing, uso crônico de corticoide). A insuficiência adrenal causa elevação aguda de TSH.

A tireotrofina é utilizada atualmente na prática clínica em testes de avaliação da função tireotrópica, quando há suspeita de hipotireoidismo secundário, em pacientes com pan-hipopituitarismo, ou também em testes diagnósticos visando avaliar casos de recidiva de câncer diferenciado de tireoide (quando se deseja dosar a tireoglobulina como um marcador tumoral de carcinoma diferenciado de tireoide em pacientes tireoidectomizados, com estímulo do TSH). Nestes casos, utiliza-se o TSH recombinante humano.

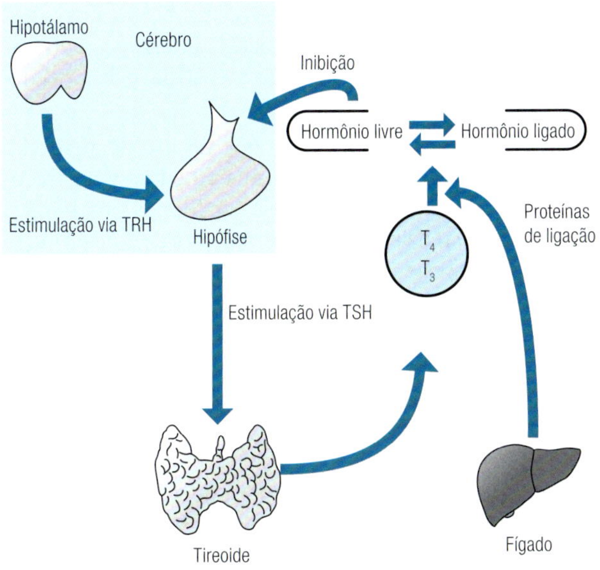

Figura 8.6.30. Eixo tireotrófico.

7.3.4. Somatotrofina (hormônio de crescimento ou GH)

O hormônio do crescimento (GH) é secretado pelos somatotrofos, que são as células mais numerosas da adeno-hipófise (50% das células totais), após estímulo pelo hormônio liberador de hormônio de crescimento (GHRH) de origem hipotalâmica. O GHRH é um hormônio produzido pelo núcleo arqueado do hipotálamo, que age se ligando ao receptor de GHRH (que é um receptor acoplado à proteína G estimulatória) nos somatotrofos.

O GH tem meia-vida de 20 minutos e sua secreção é pulsátil (com uma média de 8 a 12 pulsos ao dia), com picos maiores à noite e de madrugada e pulsos menores e mais espaçados durante o dia. Os pulsos também aumentam durante a puberdade e reduzem após terceira década de vida e com o envelhecimento. Um adulto produz cerca de 600 mcg por dia de GH, enquanto um jovem produz cerca de 900 mcg por dia desse hormônio.

Uma vez produzido, o GH se liga a receptores hepáticos e, após ativação desses receptores, o GH estimula o fígado a produzir somatomedinas, também conhecidas como fatores de crescimento semelhantes à insulina (IGF, sendo o mais importante deles o IGF-1) e as proteínas ligadoras desses fatores de crescimento (IGFBP), que são proteínas que permitem o transporte dos IGF no sangue e prolongam a sua meia-vida. A principal IGFBP é a IGFBP-3. Os IGF vão mediar a maior parte dos efeitos sistêmicos do GH, sendo 80% da produção de IGF-1 de origem hepática.

O IGF-1 age promovendo o crescimento e regulando o metabolismo de carboidratos, proteínas, lipídios e o metabolismo mineral ósseo. O GH também regula o metabolismo dos carboidratos, lipídios e minerais. Em excesso, o GH provoca resistência insulínica (efeito pós-receptor), levando ao aumento da produção hepática de glicose e à menor oxidação e captação da glicose pelos tecidos periféricos.

O GH é de importância fundamental na regulação do crescimento, ocorrendo acentuadas deformidades físicas em condições de falta (nanismo hipofisário) ou excesso (acromegalia) desse hormônio.

A somatostatina é uma proteína produzida em várias partes do corpo, inclusive no núcleo paraventricular do hipotálamo. Após sua produção hipotalâmica, ela entra na circulação porta hipofisária e chega à hipófise. Várias células hipofisárias têm receptores de somatostatina (SSTR1 até SSTR5). Os somatotrofos são ricos principalmente em SSTR2, e em segundo lugar em SSTR5. Ao se ligar ao seu receptor, a somatostatina ativa a proteína G inibitória e com isso inibe a secreção, proliferação e crescimento das células somatotróficas. Dessa forma, os análogos da somatostatina são úteis no tratamento das situações de hiperprodução de GH (gigantismo e acromegalia).

7.3.5. Gonadotrofinas (FSH e LH)

Entre as células da adeno-hipófise, os gonadotrofos são singulares, uma vez que secretam dois hormônios glicoproteicos: o LH (hormônio luteinizante) e o FSH (hormônio folículo-estimulante), designados como gonadotrofinas. Tanto o LH quanto o FSH são heterodímeros compostos de subunidades α e β.

Os gonadotrofos, que correspondem a 10% das células adeno-hipofisárias, são estimulados pelo GnRH, produzido pelo núcleo arqueado do hipotálamo de forma pulsátil. Caso o GnRH seja produzido de forma tônica não pulsátil, as gonadotrofinas não são produzidas nem secretadas. Pulsos de GnRH a cada 1 hora estimulam a produção principalmente de LH, e pulsos a cada 3 a 4 horas favorecem principalmente a produção de FSH.

O GnRH age em receptores acoplados a proteína G. Na infância, os pulsos de GnRH ocorrem até 6 a 12 meses de idade (período chamado minipuberdade). Depois dos 12 meses de idade, a pulsatilidade do GnRH cai e só volta a aparecer na puberdade, quando ocorre reativação do eixo gonadotrófico.

O LH e FSH (principalmente este último) têm sua produção inibida pela inibina, que é um hormônio produzido pelas gônadas. A inibina é produzida principalmente pelos folículos ovarianos e pelas células de Sertoli, e por isso sua dosagem é um marcador da integridade das funções ovariana e testicular.

A produção de LH e FSH é estimulada também pela ativina, que é um hormônio produzido na própria hipófise (a ativina A e a ativina B). A ativina estimula principalmente a produção do FSH.

Os esteroides sexuais terão ação de *feedback* negativo sobre o GnRH. O estradiol é o único esteroide sexual que pode causar tanto *feedback* negativo quando positivo na hipófise e hipotálamo, dependendo da sua concentração. Inicialmente, seu aumento lento e progressivo que ocorre na fase folicular do ciclo menstrual causa *feedback* negativo. No entanto, a exposição mais prolongada a valores altos de estrógenos cursa com aumento do LH (mecanismo importante para o pico de LH que ocorre no meio do ciclo ovulatório).

As gonadotrofinas se ligam a receptores acoplados à proteína G presentes nas gônadas. O LH vai estimular principalmente as células de Leydig a produzirem testosterona e os folículos ovarianos a produzirem estrógeno e progesterona, também induzindo a ovulação. O FSH vai estimular principalmente o crescimento testicular (por atuar nas células de Sertoli, que irão compor a maior parte do volume dos testículos), a espermatogênese e a geração de folículos ovulatórios.

A Figura 8.6.31 ilustra como se dá o mecanismo de produção, ação e inibição das gonadotrofinas.

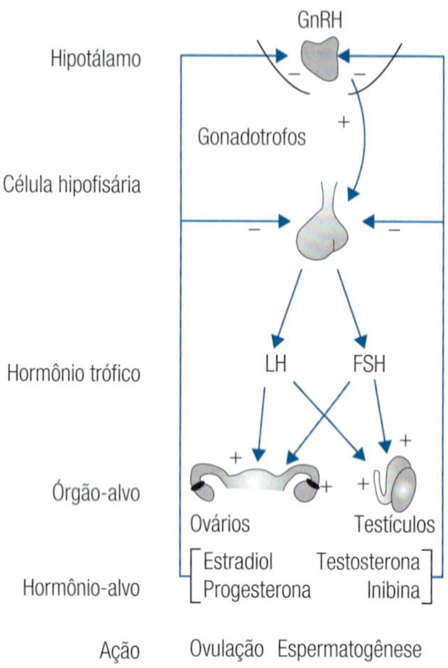

Figura 8.6.31. Eixo gonadotrófico (adaptada de MELMED, S. Mechanisms for pituitary tumorigenesis. The plastic pituitary. J. Clin. Investigation, v. 112, p. 1603-18, 2003).

7.3.6. Inibidores das gonadotrofinas

Nas últimas décadas, um grande número de análogos estruturais do GnRH tem sido sintetizado, incluindo agonistas e antagonistas.

Os agonistas de GnRH têm uma maior afinidade para os receptores do que o GnRH nativo e produzem um aumento imediato na secreção de FSH e LH. Este é seguido de uma inibição da secreção de gonadotrofinas, causada pelo efeito de *down regulation* dos receptores. São utilizados em situações em que se deseja um hipoestrogenismo, como, por exemplo, no tratamento da endometriose. A administração isolada de análogos de GnRH (aGnRH) não pode prolongar-se além dos seis meses, dado que com a exposição prolongada aparecem os efeitos deletérios do hipoestrogenismo, como a diminuição da massa óssea, fogachos, labilidade emocional, insônia, perda da libido e secura vaginal, que tipicamente ocorrem durante o tratamento.

O danazol é uma molécula com ação supressiva do eixo hipotálamo-hipófise-gonadal, capaz de inibir os pulsos de LH e FSH e com isso inibir o crescimento da mucosa endometrial. Apresenta meia-vida de 4 a 5 horas, exigindo administrações frequentes. Suas principais indicações são na terapêutica da endometriose pélvica e das mastopatias fibrocísticas. Os sintomas do tipo dismenorreia, dispareunia e dor pélvica crônica melhoram em índices de até 75% nas mulheres com endometriose tratadas com danazol, e o controle laparoscópico demonstra regressão em cerca de 60% dos casos. Em geral, após quatro a oito semanas da interrupção do tratamento, ocorre o retorno da função menstrual e da fertilidade, com ciclos ovulatórios.

Outra aplicação clínica importante do uso de aGnRH é o tratamento clínico de primeira linha da puberdade precoce central. A alta afinidade e a meia-vida longa dos aGnRH resultam em dessensibilização dos receptores e *down-regulation* destes. Esses efeitos resultam em supressão do eixo hipotálamo-hipófise-gonadal, com consequente inibição da secreção de LH e FSH, bem como dos esteroides sexuais. Clinicamente, ocorre regressão ou estabilização dos caracteres sexuais secundários, queda da velocidade de crescimento para valores pré-púberes (< 6 cm/ano) e redução da velocidade de maturação esquelética.

Mais recentemente, foram desenvolvidos análogos GnRH com atividade antagonista, com a vantagem de produzir uma imediata diminuição dos níveis circulantes de gonadotrofinas com ausência do pico inicial, como ocorre com os agonistas.

7.3.7. Prolactina

A prolactina (PRL) é secretada não apenas pelos lactotrofos hipofisários, mas também, em menor quantidade, por outras células do organismo, como sistema nervoso central (SNC), placenta, útero, glândulas mamárias e sistema imunológico. A secreção tem um componente pulsátil com variações durante o dia e um componente circadiano com maior secreção durante o sono REM (*rapid eye movement*).

A síntese e/ou liberação de prolactina é estimulada por diversos fatores, chamados fatores de liberação de prolactina (PRF), entre eles: serotonina, norepinefrina, epinefrina, hormônio liberador de tireotrofina (TRH), estrógenos, ocitocina, peptídeo vasoativo intestinal (VIP), hipoglicemia, corticoides e outros. Os estímulos mecânicos, como sucção mamária, cirurgia torácica e herpes-zóster torácico, causam aumento de serotonina e, como consequência, também da prolactina. No entanto, a principal via regulatória da secreção da prolactina será sua inibição pelos fatores de inibição da prolactina (PIF), dentre os quais o mais importante é a dopamina, que é o principal agente regulatório da secreção de prolactina, exercendo um tônus inibitório basal, conforme ilustrado na Figura 8.6.32.

A PRL apresenta-se em três principais formas moleculares: a forma monomérica (mPRL) com 23 kDA, que representa 85% a 90% da prolactina; a forma dimérica, com 50 kDA, que corresponde a 5% a 10% da prolactina (conhecida como *big* prolactina – bPRL); e a forma polimérica com 150 a 170 kDA, que representa aproximadamente 5% da prolactina (conhecida como *big big* PRL – bbPRL). As principais causas de hiperprolactinemia são:

Fisiológicas

Gestação, amamentação, estresse, exercício físico, refeição, estímulo mamário, estímulo de parede torácica, período neonatal e macroprolactinemia.

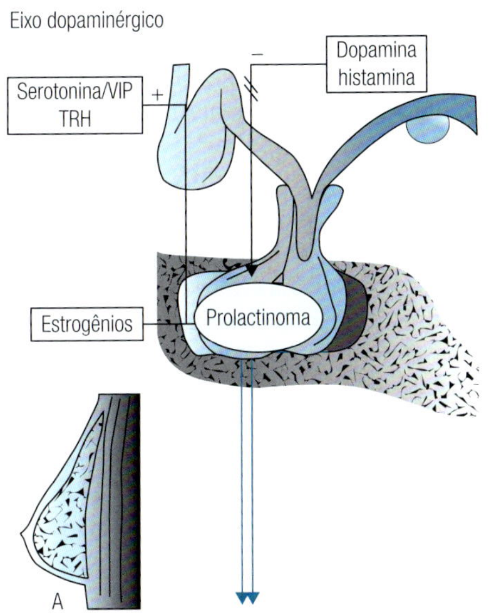

Figura 8.6.32. Regulação do eixo lactotrófico: a secreção de prolactina é estimulada por serotonina, VIP, TRH, estrogênio e outros, e inibida principalmente pela dopamina (In: SALES, P.; HALPERN, A.; CERCATO, C. O Essencial em Endocrinologia. São Paulo: Roca, 05/2016, com autorização dos autores).

Farmacológicas

Estrogênios, antipsicóticos, antidepressivos, anti-histamínicos, cocaína, anfetaminas, benzodiazepínicos, metoclopramida, domperidona, ranitidina, haloperidol, clorpromazina, reserpina, metildopa, inibidores de protease, verapamil, opioides, heroína e outras medicações.

Patológicas

- Endocrinopatias: 40% dos hipotireoidismos primários têm prolactina elevada, devido ao efeito do TRH funcionando como fator liberador de prolactina; 30% dos pacientes com síndrome do ovário policístico (SOP) apresentam hiperprolactinemia; doença de Addison (insuficiência adrenal primária), pois o ACTH estimula a prolactina.
- Doenças não endocrinológicas: insuficiência renal crônica (IRC) e insuficiência hepática; lúpus eritematoso sistêmico (LES); anorexia nervosa; epilepsia (pós-crise convulsiva).
- Doenças hipotalâmicas e de haste hipofisária: tumores (meningiomas, craniofaringiomas, germinomas); doenças infecciosas como a tuberculose; doenças inflamatórias (granulomatose de Wegener, sarcoidose); traumatismo craniano (TCE) ou secção de haste.
- Doenças hipofisárias: prolactinomas (tumor hipofisário mais comum); tumores ou metástases com compressão de haste hipotálamo-hipofisária; sela vazia, hipofisite e aneurisma.

Clinicamente, a hiperprolactinemia é caracterizada por um quadro de hipogonadismo hipogonadotrófico, pois ocorre redução da secreção de GnRH com diminuição da pulsatilidade de hormônio luteinizante (LH) e hormônio folículo-estimulante (FSH) e inibição da esteroidogênese gonadal, com queda do estrogênio nas mulheres e da testosterona nos homens. Como consequência, ocorre irregularidade menstrual (oligomenorreia, amenorreia, ciclos anovulatórios), redução de libido, impotência e oligospermia em homens, infertilidade, galactorreia (presente em 30% a 80% das mulheres, mais rara nos homens) e ginecomastia. Pode haver osteoporose de coluna lombar pelo hipogonadismo. Em caso de macroadenomas hipofisários, pode haver sintomas compressivos com alterações visuais, cefaleia e hipopituitarismo.

Diante de um quadro de hiperprolactinemia, fazem parte do algoritmo diagnóstico:

1. Confirmar a hiperprolactinemia (repetir a dosagem de PRL).
2. Excluir a causa medicamentosa.
3. Excluir a gravidez em mulheres em idade fértil.
4. Excluir outras causas secundárias: dosar hormônio tireoestimulante (TSH, hipotireoidismo), avaliar a função renal (insuficiência renal) e hepática (insuficiência hepática).
5. Se houver hiperprolactinemia sem quadro clínico compatível, excluir macroprolactinemia. Solicitar pesquisa de macroprolactina com precipitação com polietilenoglicol (PEG) ou com cromatografia em gel.
6. Se forem excluídas todas as causas anteriores, solicitar ressonância magnética (RM) de hipófise.
7. Deve-se investigar as consequências da hiperprolactinemia: dosar LH, FSH, testosterona ou estrógeno; solicitar densitometria mineral óssea (DMO) se houver hipogonadismo.
8. Se houver macroadenoma hipofisário, testar outros eixos hormonais hipofisários e avaliar a campimetria visual.

O tratamento medicamentoso dos prolactinomas é realizado com agonistas dopaminérgicos (cabergolina e bromocriptina). Essas drogas se ligam aos receptores de dopamina do subtipo 2 (D2), inibindo a secreção dos lactotrofos e causando a redução do tamanho do tumor. Os efeitos adversos mais comuns dos agonistas dopaminérgicos são náuseas, vômitos, tontura, hipotensão postural, síncope, cefaleia e congestão nasal. A insuficiência valvar tricúspide, mitral e aórtica foi evidenciada até o momento apenas em estudos com pacientes em uso de doses altas de agonistas dopaminérgicos para tratamento de doença de Parkinson.

8. HORMÔNIOS HIPOTALÂMICOS (HIPOFISIOTRÓPICOS)

8.1. Noções básicas

O hipotálamo é uma pequena estrutura altamente complexa responsável pela integração de diversas funções que visam à manutenção da homeostase do organismo animal. A partir de estímulos provenientes de diferentes áreas do sistema nervoso central (SNC), o hipotálamo desempenha papel primordial no controle do sistema endócrino, além de regular outras importantes funções, tais como o balanço energético, a homeostase hidrossalina, a temperatura corporal e a modulação do sistema nervoso autônomo.

O controle endócrino exercido pelo hipotálamo sobre a glândula hipofisária será o escopo dessa seção. Localizado abaixo do tálamo e acima da hipófise, o hipotálamo comunica-se com esta última por meio da haste hipofisária. A hipófise, por sua vez, divide-se em dois lobos, o lobo anterior ou adeno-hipófise (constitui aproximadamente 80% da glândula) e o lobo posterior ou neuro-hipófise.

Parte dos neurônios hipotalâmicos secreta os hormônios denominados hipofisiotrópicos que, via sistema porta-hipotálamo-hipofisário (plexo capilar que circunda a haste hipofisária), regulam a síntese e secreção dos hormônios da hipófise anterior. No que concerne à neuro-hipófise, não há produção hormonal, somente o depósito de ocitocina e vasopressina, neuropeptídeos sintetizados de forma seletiva nos núcleos supraóptico e paraventricular do hipotálamo, conduzidos por meio da porção neural da haste hipofisária.

8.2. Hormônios hipofisiotrópicos e receptores de membrana acoplados à proteína G

Os hormônios hipofisiotrópicos são, na sua quase totalidade, peptídeos cuja principal função é regular a secreção hipofisária (Tabela 8.6.9). Inicialmente conhecidos como fatores liberadores (*releasing factors*), na atualidade são mais comumente denominados hormônios liberadores (*releasing hormones*).

Tabela 8.6.9. Hormônios hipofisiotrópicos

TRH	Hormônio Liberador de Tireotrofina (*Thyrotropin-Releasing Hormone*)
CRH	Hormônio Liberador de Corticotrofina (*Corticotropin-Releasing Hormone*)
GHRH	Hormônio Liberador de Hormônio de Crescimento (*Growth Hormone-Releasing Hormone*)
SST	Somatostatina
GnRH	Hormônio Liberador de Gonadotrofinas (*Gonadotropin-Releasing Hormone*)
PIFs	Fatores Inibidores de Prolactina (*Prolactin-Inhibiting Factors*)
PRFs	Fatores Liberadores de Prolactina (*Prolactin-Releasing Factors*)

Podem ser utilizados em investigações clínicas e testes diagnósticos, além do uso terapêutico em diversas patologias. Análogos da somatostatina, da dopamina e do GnRH encontram-se disponíveis para uso corrente na prática clínica, sendo essenciais no tratamento de algumas desordens neuroendócrinas.

Os hormônios hipofisiotrópicos atuam por meio de receptores de membrana acoplados à proteína G (GPCRs – G *protein-coupled receptors*), os quais constituem a maior e mais versátil superfamília entre os receptores de superfície celular (Figura 8.6.33). Esses receptores possuem uma região transmembrana com sete domínios e são acoplados a uma proteína G, a qual desencadeia o processo de transdução de sinais intracelulares, quando ativada.

As proteínas G são compostos heterotriméricos, formados por três polipeptídeos distintos: as subunidades α, β e γ. A partir da estrutura e sequência da subunidade α, são classificadas em quatro famílias: $G\alpha_s$, $G\alpha_i$, $G\alpha_q$, e $G\alpha_{12}$.

Após a ativação do GPCR, cada subunidade Gα estimula e integra uma via de sinalização distinta. A $G\alpha_s$ (estimulatória) ativa a adenilato-ciclase levando à formação de AMPc, a $G\alpha_i$ (inibitória) inibe a adenilato-ciclase, $G\alpha_q$ está envolvida na ativação da fosfolipase C e a $G\alpha_{12}$ possui mecanismo de ação ainda não completamente esclarecido.

Diferentes GPCRs interagem com diferentes tipos de ligantes (incluindo hormônios, neurotransmissores, aminas biogênicas, fótons de luz, entre outros) e constituem um importante alvo terapêutico para várias doenças. Os hormônios hipofisiotrópicos atuam por meio da ativação dessas estruturas, sendo necessário abordá-las quando se trata de farmacologia neste campo do conhecimento.

8.2.1. Hormônio liberador de tireotrofina (TRH)

O TRH é uma substância extremamente simples, um tripeptídeo na forma de amida (Figura 8.6.34). Atua sobre a hipófise anterior promovendo a secreção de TSH. O mecanismo molecular responsável pela atividade desse peptídeo hipotalâmico consiste na ligação com seu GPCR, produzindo a ativação do sistema de segundo mensageiro da fosfolipase C no interior do tireotrofo, culminando na liberação de TSH.

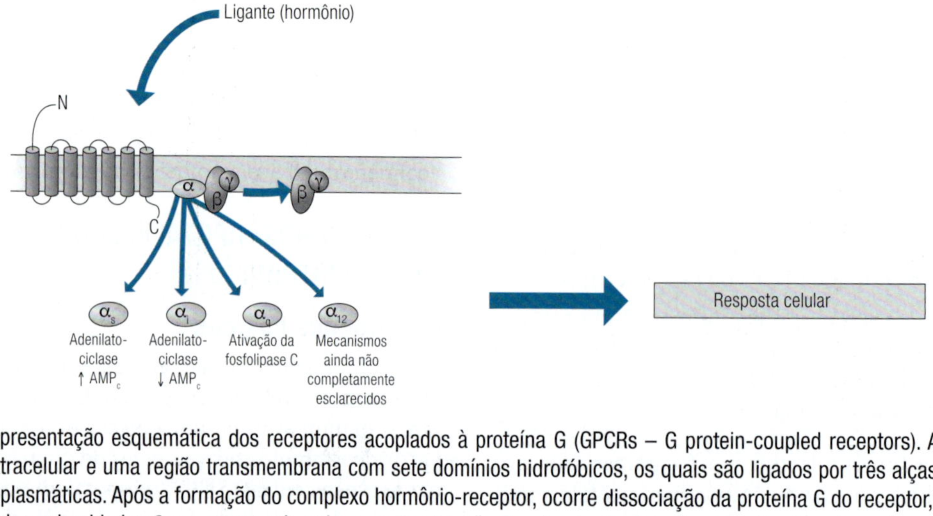

Figura 8.6.33. Representação esquemática dos receptores acoplados à proteína G (GPCRs – G protein-coupled receptors). Apresentam uma região amino-terminal extracelular e uma região transmembrana com sete domínios hidrofóbicos, os quais são ligados por três alças extracitoplasmáticas e três alças intracitoplasmáticas. Após a formação do complexo hormônio-receptor, ocorre dissociação da proteína G do receptor, seguida da dissociação da subunidade α das subunidades β e γ, ocorrendo subsequente ativação de vias de sinalização específicas, a depender do tipo de subunidade α envolvida no processo.

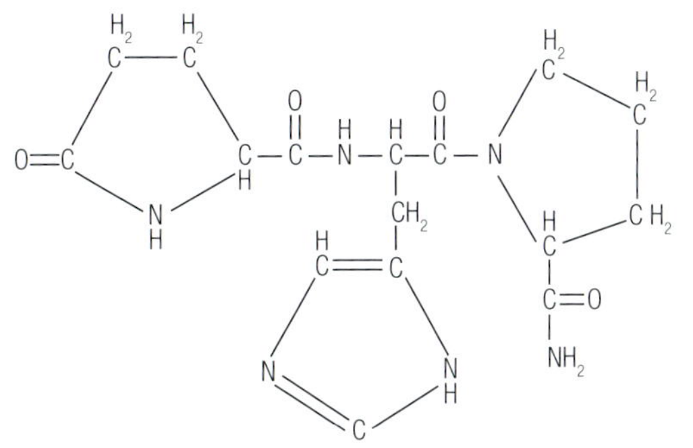

Figura 8.6.34. Ácido piroglutâmico, histidina, prolinamida (TRH).

Também é um potente liberador de prolactina, capaz de estimular a secreção desse hormônio, porém, com diferente mecanismo hipotalâmico de controle. Sabe-se que indivíduos com hipotireoidismo primário podem desenvolver hiperprolactinemia em virtude da resposta dos lactotrofos ao excesso de TRH. Em portadores de acromegalia e de doença de Cushing, o TRH pode aumentar a liberação de GH e de ACTH, respectivamente.

As funções biológicas do TRH, contudo, vão além do controle hipofisário. Esse hormônio encontra-se difusamente distribuído no SNC e parece participar na regulação da função autonômica, da excitação, do ritmo circadiano, do humor, da percepção da dor, da atividade de apreensão e da função motora espinal.

No passado, o TRH já foi importante na avaliação laboratorial de hipertireoidismo e da reserva hipofisária de TSH (empregado na diferenciação entre causas hipotalâmicas e hipofisárias de deficiência de TSH). Contudo, após a introdução dos ensaios ultrassensíveis para o TSH na prática clínica, a sua utilização com esses fins tornou-se pouco frequente.

A aplicação terapêutica do TRH é bastante limitada e restrita à pesquisa científica. Em virtude da evidência de resposta embotada do TSH ao TRH em indivíduos deprimidos, já foram realizados estudos utilizando o TRH para tratamento de depressão, todavia, os resultados foram inconsistentes.

8.2.2. Hormônio liberador de corticotrofina (CRH)

O CRH é um peptídeo com 41 aminoácidos, cuja atividade biológica encontra-se na região aminoterminal. Desempenha papel fundamental na regulação da resposta fisiológica ao estresse e pertence à família dos peptídeos relacionados ao CRH, juntamente com a urocortina, urocortina II, urocortina III, sauvagina e urotensina I (sendo que os dois últimos não se encontram presentes em mamíferos, somente em anfíbios e peixes).

Esses peptídeos possuem em comum a afinidade pelos receptores de CRH (CRH-R), que são de dois tipos (CRH-R1 e CRH-R2), cuja presença pode ser encontrada no sistema nervoso central e em tecidos periféricos. Trata-se de receptores acoplados à proteína Gαs, os quais atuam via estimulação da adenilato-ciclase.

A ativação do eixo hipotálamo-hipófise-adrenal (HHA) é mediada exclusivamente pelo CRH-R1 expresso no corticotrofo. Uma vez ativado no corticotrofo, este GPCR promove a transcrição do gene da pró-opiomelanocortina (POMC), o precursor imediato do ACTH e da beta-endorfina. Entre os hormônios hipofisiotrópicos, o CRH é o único que possui uma proteína ligadora específica. Cerca de 90% do CRH circulante está ligado a essa proteína de alta afinidade. Acredita-se que ela também atue modulando as suas ações celulares.

A administração exógena de CRH ocasiona a liberação de ACTH, seguida da secreção de cortisol e de outros esteroides adrenais. Esse hormônio é utilizado em testes diagnósticos, sendo importante na investigação da doença de Cushing ACTH-dependente. Não existe aprovação para o uso terapêutico do CRH, embora estudos empregando antagonistas do CRH-R1 já tenham sido conduzidos com o objetivo de tratar ansiedade e depressão, uma vez que a hiperatividade do eixo HHA é comum nessas condições.

8.2.3. Hormônio liberador de hormônio de crescimento (GHRH)

O GHRH é um polipeptídeo e existe no hipotálamo sob duas formas moleculares principais: GHRH (1-44)-NH2 e GHRH (1-40)-OH. Possui receptor de membrana acoplado à proteína $G\alpha_s$, cuja ativação estimula tanto a liberação de GH pré-formado, quanto a transcrição de mRNA, promovendo nova síntese de GH. Funciona, ainda, como fator de crescimento para os somatotrofos.

A sua secreção ocorre de forma pulsátil e influencia na regulação do sono. Não existe aplicabilidade para o seu uso terapêutico, embora venha sendo estudado no tratamento de desordens do sono associadas à idade. Constitui uma boa opção para a realização de testes diagnósticos com o objetivo de avaliar a reserva hipofisária de GH, em especial quando utilizado em associação com a arginina. Contudo, não é amplamente disponibilizado na rotina laboratorial de muitos países, inclusive no Brasil.

8.2.4. Somatostatina (SST)

A SST também é um polipeptídeo que existe sob duas formas moleculares principais: uma contendo 14 aminoácidos (SST-14) e outra com 28 aminoácidos (SST-28), ambas provenientes da clivagem independente de um pró-hormônio comum. No SNC (incluindo o hipotálamo) predomina a SST-14, já no trato gastrintestinal predomina a SST-28.

Existem cinco subtipos de receptores para SST (SSTR1 a SSTR5), todos são receptores de membrana acoplados à proteína $G\alpha_i$ e possuem grande afinidade pela SST-14, embora a SST-28 possua grande afinidade pelo SSTR5. Os cinco subtipos estão expressos na hipófise, porém, os receptores SSTR2 e SSTR5 existem em maior quantidade nas células somatotróficas. Esses dois subtipos também são os mais importantes nas ilhotas pancreáticas.

As principais ações da somatostatina são inibitórias. Em se tratando dos hormônios hipofisários, bloqueia a secreção do GH e do TSH. Sob certas condições, também pode inibir a secreção de prolactina e ACTH. Desempenha, ainda, ação inibitória sobre a secreção hormonal de vários tumores neuroendócrinos, tais como insulinoma, glucagonoma, VIPomas, gastrinomas e tumores carcinoides.

No trato gastrintestinal, inibe a secreção de gastrina, secretina, motilina, GLP-1, insulina e glucagon. Inibe também o suco gástrico, a secreção pancreática exócrina, a contração da vesícula biliar, o esvaziamento gástrico e o fluxo sanguíneo gastrintestinal. Possui ação estimulatória na absorção intestinal de água e eletrólitos, o que a torna útil no tratamento de algumas formas de diarreia secretória.

São várias as aplicações clínicas postuladas para os análogos da SST. Atualmente existem três fármacos disponíveis: octreotida, lanreotida (preferivelmente as formulações de longa ação para ambas as medicações) e pasireotida. Os dois primeiros atuam sobre o SSTR2 e SSTR5, já o último funciona como um ligante universal, possuindo maior afinidade pelo SSTR5, seguido do SSTR2, SSTR3 e SSTR1.

Na endocrinologia, podem ser usados no tratamento da acromegalia, dos adenomas hipofisários produtores de TSH e como alternativa terapêutica em alguns tipos de tumores neuroendócrinos (tumores carcinoides, glucagonoma e insulinoma). Em patologias do trato gastrintestinal, possuem aplicabilidade no tratamento de fístulas pancreáticas, varizes esofágicas e alguns tipos de diarreia secretória.

Em medicina nuclear, análogos de SST marcados com radiotraçadores são utilizados na realização de exames de imagem, os quais podem ser úteis na avaliação de várias patologias, especialmente na identificação de tumores neuroendócrinos. A octreotida marcada com Índio^{111} (OctreoScan) é aprovada para uso no Brasil e em vários outros países.

Ainda utilizando radionuclídeos, nos últimos anos foi desenvolvida uma nova modalidade terapêutica para os tumores neuroendócrinos. Trata-se do uso de octreotida quelada com uma variedade de radioisótopos emissores de radiação γ ou β. Consiste em um tipo de terapia-alvo, pois o análogo da SST radiomarcado se liga ao receptor da célula tumoral, promovendo uma dose de radioterapia local com ação antineoplásica.

8.2.5. Hormônio liberador de gonadotrofinas (GnRH)

O GnRH é um decapeptídeo (Figura 8.6.35) que controla a função do eixo reprodutivo em homens e mulheres. Da mesma forma que para o TRH, o aminoácido terminal é um resíduo do ácido piroglutâmico e a carboxila terminal apresenta uma substituição formando um radical amida.

Os neurônios hipotalâmicos produtores de GnRH são pequenos e possuem células difusamente localizadas no hipotálamo, de modo que não se encontram concentrados em núcleos específicos. Esse hormônio possui receptor de membrana acoplado, primariamente, à proteína $G\alpha_q$, cuja ativação atua na via da fosfolipase C. Contudo, existem evidências de que também pode se acoplar às proteínas $G\alpha_s$ e $G\alpha_i$. A quantidade de receptores para o GnRH é variável e se correlaciona com a capacidade secretória dos gonadotrofos.

A estimulação hipofisária pelo GnRH possui natureza pulsátil, a qual determina o padrão de secreção de FSH e de LH, em especial deste último. O aumento na frequência e na amplitude de pulso do GnRH precede o pico de gonadotrofinas que ocorre no meio do ciclo menstrual e desencadeia a ovulação. Entretanto, a despeito da secreção de LH, a secreção de FSH nem sempre é pulsátil, existindo apenas concordância parcial entre os pulsos de LH e FSH.

A exposição dos gonadotrofos aos pulsos de GnRH promove aumento no número de receptores por meio de um mecanismo cálcio-dependente, efeito conhecido como *upregulation* ou *self-priming*. Em contrapartida, na vigência de um regime de estimulação hipofisária contínua pelo GnRH, o número de receptores nos gonadotrofos cai de forma expressiva, fenômeno denominado de *downregulation*. Quando há um declínio na estimulação da hipófise pelo GnRH, como, por exemplo, na lactação e na desnutrição, também ocorre a modulação negativa do número de receptores.

O bloqueio dos efeitos do GnRH pode ser realizado por meio de agentes agonistas ou antagonistas. Mais comuns na prática clínica são os análogos de GnRH de longa ação, os quais são empregados no tratamento da puberdade precoce de origem central, no tratamento do câncer de mama e em outras formas de câncer dependentes de esteroides gonadais. A exposição contínua da hipófise ao análogo do GnRH promove *downregulation* dos receptores, promovendo o desligamento do eixo reprodutivo.

Análogos de GnRH também podem ser prescritos com fins estimulatórios, quando administrados sob a forma de pulsos no tratamento da infertilidade. No âmbito laboratorial, o GnRH pode ser utilizado em testes diagnósticos para avaliação de puberdade precoce e no estudo do eixo gonadotrófico.

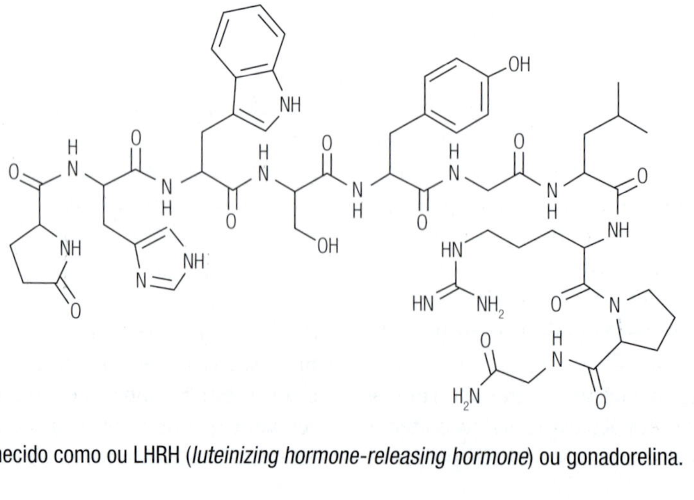

Figura 8.6.35. GnRH, também conhecido como ou LHRH (*luteinizing hormone-releasing hormone*) ou gonadorelina.

8.2.6. Fatores inibidores de prolactina (PIFs) e fatores liberadores de prolactina (PRFs)

A regulação da secreção de prolactina ocorre, fundamentalmente, por meio da inibição tônica exercida pelo hipotálamo sobre a glândula hipofisária. Esse controle é realizado por meio da dopamina, proveniente dos neurônios tuberoinfundibulares dopaminérgicos, a qual se liga aos receptores D2 existentes na membrana dos lactotrofos, cuja estrutura é acoplada à proteína $G\alpha_i$.

A ligação da dopamina ao receptor específico D2 promove múltiplos efeitos que se traduzem não apenas na inibição da secreção de prolactina, mas também no bloqueio da transcrição do gene da prolactina e da proliferação das células lactotróficas. Além da inibição da adenilato-ciclase com redução dos níveis de AMPc intracelulares, existem outros mecanismos moleculares envolvidos, os quais consistem no aumento dos canais de K^+ voltagem-dependente, na redução dos canais de Ca^{++} voltagem-dependente e na diminuição da fosforilação de fatores de transcrição.

Existem, ainda, outras substâncias hipotalâmicas capazes de inibir secreção de prolactina. Acredita-se que o GABA, a somatostatina e a calcitonina atuem nesse sentido. Embora o controle inibitório da dopamina sobre a secreção de prolactina seja preponderante, pode ocorrer elevação da prolactina através da inibição de PIFs ou da liberação de PRFs. O TRH, a ocitocina e o VIP são reconhecidos como os principais PRFs.

O uso clínico de agonistas dopaminérgicos é a principal ferramenta no tratamento dos prolactinomas. O primeiro a ser utilizado com essa finalidade foi a bromocriptina. Posteriormente, surgiu a cabergolina, a qual possui maior afinidade pelo receptor D2 e perfil de ação mais prolongado, promovendo resultados mais eficazes. Essas drogas, em especial a cabergolina, também podem ser utilizadas no tratamento de outros tipos de tumores hipofisários.

Recentemente, o *Food and Drug Administration* (FDA) aprovou o uso da bromocriptina no tratamento de adultos portadores de diabetes tipo 2. Essa medicação exerce seus efeitos por meio da modulação do controle hipotalâmico sobre o metabolismo e, em última instância, aumento da sensibilidade à insulina.

Agonistas dopaminérgicos também são empregados no tratamento de patologias não endócrinas, tais como doença de Parkinson, síndrome das pernas inquietas e algumas desordens psiquiátricas.

9. HORMÔNIOS GASTRINTESTINAIS

9.1. Noções básicas

A maioria dos hormônios gastrintestinais (HG) são polipeptídeos, produzidos em células enteroendócrinas da mucosa do estômago, pâncreas e do intestino delgado. Participam da estimulação, inibição e regulação das atividades motoras e secretoras de diversos órgãos, que incluem o estômago, o intestino delgado, o fígado, as vias biliares e o pâncreas. Com o avanço dos estudos, mostrou-se que alguns desses hormônios (como a ghrelina, GLP-1, colecistoquinina, neuropeptídeo Y, entre outros) também têm atuação fora do sistema gastrintestinal, destacando-se seus papéis como neuromoduladores e neurotransmissores no sistema nervoso central e periférico, fazendo parte da regulação dos estímulos de fome e saciedade.

O conceito do sistema gastrintestinal como órgão endócrino não é tão novo. Os progressos da química permitiram o isolamento, e o desenvolvimento do radioimunoensaio acarretou a descoberta de métodos sensíveis e específicos para a medida e a determinação desses hormônios. A secretina foi o primeiro a ser reconhecido, em 1902, por Bayliss & Starling. Foi isolada tanto da mucosa duodenal como da jejunal, onde se localiza no citoplasma das células endócrinas. As células do estômago e do intestino delgado que secretam HG não formam uma glândula endócrina propriamente dita, mas estão espalhadas por todo trato digestivo. Elas exercem funções autócrinas e parácrinas que integram as ações de todo sistema gastrintestinal.

O esforço científico na elucidação das ações fisiológicas dos HG foi intensificado nos últimos anos devido ao reconhecimento da sua atuação no controle do apetite, tornando-se um potencial alvo terapêutico no combate à pandemia da obesidade. Mesmo assim, vários efeitos fisiológicos ainda são pouco entendidos e estão sendo investigados ativamente. Por outro lado, já foram identificadas situações de produção excessiva desses peptídeos relacionados com tumores endócrinos que se desenvolvem das células enteroendócrinas do trato gastrintestinal e do pâncreas.

Já existem mais de uma dúzia de HG descritos, que, de acordo com sua estrutura química, podem ser didaticamente classificados em:

- Família da gastrina-colecistoquinina – representada pela gastrina e colecistoquinina (CCK).
- Família da secretina – representada pela secretina, polipeptídeo intestinal vasoativo (VIP), peptídeo semelhante ao glucagon 1 (GLP-1), polipeptídeo inibitório gástrico (GIP).
- Família da somatostatina.
- Família do hormônio do crescimento – representada pela ghrelina.
- Outros – oxintomodulina, obestatina, polipeptídeo pancreático, peptídeo YY, neuropeptídeo Y.

As principais ações metabólicas, o mecanismo de regulação e possíveis usos clínicos serão descritos a seguir para os principais HG.

9.2. Gastrina

A gastrina foi isolada e caracterizada em 1964, na mucosa antral de porcinos, sendo um dos primeiros hormônios gastrintestinais descobertos. Atualmente, sabe-se que é produzida predominantemente nas células G da mucosa do antro gástrico e no duodeno proximal, sendo também evidenciada em grânulos do citoplasma das células delta das ilhotas pancreáticas, e em outros tecidos como cérebro, glândula suprarrenal, trato respiratório e órgãos reprodutivos, apesar de o seu papel biológico nesses tecidos ser incerto. Vale a pena ressaltar que as ilhotas do pâncreas fetal produzem grande quantidade de gastrina, sugerindo um possível papel no desenvolvimento do pâncreas endócrino, entretanto estudos com camundongos *knockout* para gastrina não apresentaram nenhuma anormalidade na morfologia pancreática.

A gastrina é o mais potente estimulador conhecido da secreção ácida do estômago. Estimula também a secreção de pepsina e do "fator intrínseco". Ela é produto de um gene único localizado no cromossomo 17. O hormônio ativo é gerado a partir de um precursor conhecido como preprogastrina, que contém 101 aminoácidos. Esta molécula é processada em progastrina e gastrina, a qual pode ser encontrada em algumas formas biologicamente ativas, diferindo o número total de aminoácidos: G-34 e G-17 com 34 e 17 aminoácidos, respectivamente. Formas menores (G-6) ou maiores (G-71) podem existir. O tamanho da molécula da gastrina circulante impacta na meia-vida e no tempo de ligação com o receptor.

Apesar de menos potente que a secretina, estimula também a secreção de água e bicarbonato pelo pâncreas, fígado e glândulas de Brunner. Estimula a liberação de secretina pela mucosa do intestino delgado, seja por um mecanismo hormonal direto, seja por estímulo da secreção ácida que acarreta a liberação de secretina. Embora a gastrina apresente um papel importante na regulação da secreção gástrica no homem e outros mamíferos, a importância fisiológica das outras diversas atividades da gastrina, demonstráveis em doses farmacológicas, ainda não foi totalmente esclarecida.

A liberação da gastrina da mucosa antral para a circulação é promovida pela estimulação vagal ou pela acetilcolina em contato com a mucosa gástrica; a alimentação é um dos principais estímulos para a gastrina, especialmente após ingestão proteica. A distensão do antro gástrico estimula a liberação da gastrina por reflexos colinérgicos, especialmente reflexos curtos na própria parede do estômago. A liberação da gastrina é inibida pelo ácido clorídrico, sugerindo um mecanismo de *feedback* negativo entre gastrina e o ácido clorídrico na célula produtora de gastrina.

A gastrina pode ser expressa ectopicamente em células não endócrinas, como em tumores. Nesse caso, por não ter a maquinaria enzimática citoplasmática para processamento da preprogastrina, esses tecidos acabam liberando moléculas não processadas e maiores de gastrina, que podem ter efeito promotor de crescimento tumoral. Na síndrome de Zollinger-Ellison existe grande produção de gastrina por células tumorais (são os tumores conhecidos como "gastrinomas"), com níveis sanguíneos altos que podem passar de 1.000 pg/mL, podendo estar localizados no estômago, duodeno e até mesmo nas ilhotas pancreáticas. Na doença ulcerosa péptica, os níveis de gastrina parecem estar nos limites da normalidade, em jejum. Entretanto, após a alimentação, os níveis de gastrina são maiores nos indivíduos com úlcera do que no grupo dos normais. A gastrina parece estar envolvida na doença por meio de uma hipersecreção de ácido, que frequentemente acompanha a úlcera duodenal. Outras situações que acompanham níveis elevados de gastrina, isto é, hipergastrinemia, são o uso de inibidores da secreção ácida gástrica, como omeprazol e ranitidina ou a presença de gastrite atrófica crônica, onde o pH básico do estômago é o principal estimulador para a secreção de gastrina.

O uso clínico do análogo farmacológico de gastrina, conhecido como pentagastrina, tem o intuito de estimular a liberação de histamina e ácido gástrico nos testes diagnósticos do nível de acidez do trato gastrintestinal. Esse teste pode ser usado no preparo pré-operatório de doença do refluxo gastroesofágico para avaliar a extensão da vagotomia cirúrgica. Outro uso clínico da pentagastrina é provocar a secreção de neuropeptídeos, como calcitonina e VIP durante a avaliação de tumores neuroendócrinos secretores desses peptídeos.

Antagonistas dos receptores de gastrina teriam o papel teórico de bloquear a secreção ácida gástrica induzida por gastrina, mas principalmente poderiam bloquear os efeitos tróficos provocados pela sua liberação por células tumorais.

9.3. Colecistoquinina/pancreozimina (CCK-PZ)

A colecistoquinina (também conhecida como pancreozimina) é o principal hormônio responsável pela contração da vesícula biliar e a secreção enzimática do pâncreas. É produzido nas células endócrinas da mucosa do intestino delgado, principalmente no duodeno e jejuno proximal. Também pode ser localizada no sistema nervoso central onde provavelmente atua como neurotransmissor. Além das suas duas funções clássicas, anteriormente descritas, sabe-se que também atua aumentando a resposta de água e bicarbonato do pâncreas à secretina, retardando o esvaziamento gástrico, potencializando a secreção de insulina, regulando a ingestão de alimentos e a mobilidade intestinal.

A CCK-PZ é produzida por um único gene e diferentes formas moleculares são resultado de processamento pós-translacional. Existem peptídeos de 4 a 83 aminoácidos, sendo que a forma molecular predominante é a CCK-58, com 58 aminoácidos. Apresenta semelhança molecular com a gastrina, por isso são classificadas dentro da mesma família de hormônios gastrintestinais. Isso permite que cada um desses hormônios tenha uma ação, porém de intensidade mais fraca, sobre o receptor do outro (a gastrina atua fracamente no receptor de CCK-PZ e vice-versa).

Como a maioria dos hormônios gastrintestinais, CCK-PZ é secretada em resposta à alimentação, principalmente alimentos ricos em gordura e proteína. O principal inibidor da sua secreção é a própria secreção enzimática pancreática, criando uma alça de *feedback*. Após sua liberação no intestino, atua estimulando a contração da vesícula biliar e relaxando o esfíncter de Oddi, o que facilita a secreção da bile no intestino. Também estimula a secreção pancreática exócrina, atuando diretamente em receptores nos ácinos pancreáticos ou via ação sobre o nervo vago, provocando um estímulo colinérgico para liberação das enzimas pancreáticas. No pâncreas endócrino tem um efeito fraco sobre a liberação de insulina.

Uma das ações mais estudadas atualmente da CCK-PZ é sua ação sobre o controle do apetite. Inicialmente, atua retardando o esvaziamento gástrico, promovendo diminuição da ingestão de alimentos durante uma refeição, isto é, induzindo saciação. Somando essa ação sobre o estômago com as ações sobre a vesícula biliar e o pâncreas, pode-se dizer que a CCK-PZ é um hormônio-chave na regulação da ingestão e digestão dos alimentos. Porém, sua ação não se restringe ao trato gastrintestinal; através de fibras nervosas vagais aferentes, manda sinais para o sistema nervoso central, mais especificamente para o hipotálamo, onde tem papel sobre o centro da saciedade, ajudando no controle da relação fome-saciedade.

Outros efeitos menos estudados incluem: relaxamento do esfíncter esofagiano inferior, proliferação tumoral e promove percepção da dor em modelos de dor inflamatória e neuropática.

O uso clínico da CCK-PZ envolve uma série de testes diagnósticos, como radiografias dinâmicas da vesícula biliar, mensuração da secreção exócrina pancreática, estímulo para secreção de bile e suco pancreático para coleta de citologia e até manometria do esfíncter de Oddi. Pode também ser usada para reproduzir cólica biliar durante a investigação de síndrome dispéptica. O uso terapêutico, contudo, é limitado; em pacientes recebendo nutrição parenteral pode ser usada para estimular contração da vesícula biliar, evitando estase biliar que favoreceria maior formação de cálculos biliares. Devido a sua ação sobre o apetite, já foi usada no tratamento de pacientes obesos, porém os resultados não foram promissores.

9.4. Secretina

A secretina foi uma das primeiras substâncias descritas no início do século 20 com função de hormônio. É conhecida como o mais potente estimulador da secreção de água e bicarbonato, praticamente cinco vezes mais potente que a gastrina e a CCK-PZ na estimulação da secreção de bicarbonato pelo pâncreas do cão. Isso permite a neutralização do quimo ácido proveniente do estômago. Ela também inibe a contração da musculatura lisa no estômago, intestinos delgado e grosso e do esfíncter esofágico inferior, a cárdia.

A secretina é formada por 27 aminoácidos e faz parte da família da secretina/VIP/glucagon. É produzida principalmente na mucosa do intestino delgado proximal, porém já foram relatados outros sítios de secreção no sistema nervoso central, como hipotálamo, cerebelo e córtex. Pela sua semelhança estrutural com o glucagon, a secretina pode promover lipólise e aumentar o débito cardíaco por aumento da frequência cardíaca e do volume de ejeção. Em concentrações fisiológicas, diminui o peristaltismo, inibe secreção ácida gástrica e a liberação de gastrina. Em concentrações farmacológicas, também aumenta o fluxo biliar, a pressão no esfíncter esofagiano inferior e a liberação de insulina após a ingestão de glicose.

Seu principal estímulo para liberação é o pH ácido no intestino, promovendo a liberação de água e bicarbonato pelo pâncreas, sendo que o próprio bicarbonato inibe a secreção de secretina, completando a alça de retroalimentação. Assim como a CCK, pode ter um efeito anorexígeno central, pela sinalização no centro regulador do apetite no hipotálamo, via nervo vago. Apesar de esse efeito de saciedade ser mais fraco do que de outros hormônios gastrintestinais, sua sinalização via nervo vago demonstra a importância dessa via neural na regulação de sinais do trato gastrintestinal com o sistema nervoso central.

O uso clínico mais comum da secretina é no diagnóstico de tumores produtores de gastrina, por meio do teste de estimulação da secretina, que é um método seguro, efetivo e confiável para determinar a presença desses tumores. Também pode ser administrada para avaliação da função do pâncreas exócrino. Em paciente com insuficiência pancreática devida a doenças como a pancreatite crônica, não se verifica aumento da secreção de bicarbonato acima de 90 mEq após administração de secretina. Também no campo da medicina diagnóstica, pode ser usado em exame de colangiopancreatografia retrógada para facilitar a canalização dos ductos pancreáticos, pois sua administração leva à dilatação desses ductos. Por esse mesmo princípio, é usado para complementar exame de colangiorressonância pancreática.

9.5. Polipeptídeo intestinal vasoativo (VIP)

O polipeptídeo intestinal vasoativo (VIP) é um neuropeptídeo que atua como neuromodulador e neurotransmissor. É um potente vasodilatador, regula a atividade da musculatura lisa e o fluxo sanguíneo do trato gastrintestinal.

O VIP é formado por 28 aminoácidos e é codificado por um gene contido no cromossomo 6. É um peptídeo bem conservado entre as espécies de mamíferos. Sua secreção é feita por neurônios do sistema nervoso entérico/periférico e ele se liga a receptores acoplados à proteína G da família da secretina/VIP/glucagon.

Sabe-se que é secretado por neurônios e tem uma ação neuroendócrina, atuando em diversos órgãos do trato gastrintestinal, como: mucosa gástrica e intestinal, estimulando a secreção epitelial e a absorção de nutrientes; ducto biliar, promovendo o fluxo e secreção de bicarbonato; esfíncter esofagiano e colônico, provocando relaxamento da musculatura lisa. Atua também fora do trato gastrintestinal, valendo a pena citar seu papel como importante vasodilatador, suas ações anti-inflamatórias e imunomodulatórias, e a regulação da circulação pulmonar. Dentro da patologia, é relatado que sua liberação exagerada pode promover o crescimento de alguns adenocarcinomas, assim como a ausência da inervação produtora de VIP está relacionada com distúrbios dos esfíncteres intestinais, como acalasia e doença de Hirschsprung, acometendo o esôfago e o cólon, respectivamente.

Em casos de diarreia crônica ou de grande volume, a dosagem sérica de VIP pode ser útil para o diagnóstico de tumores produtores de VIP ("VIPomas"), que geralmente cursam com valores muito elevados desse neuro-hormônio.

O uso terapêutico de VIP ou de seus análogos ainda está em estudo. Já existem relatos de uso em hipertensão pulmonar, sarcoidose e doenças autoimunes. Uma grande limitação no seu uso farmacológico está na via de administração, pois, sendo um neuropeptídeo, necessita da via parenteral ou nasal.

9.6. Peptídeo semelhante ao glucagon 1 (GLP-1)

O peptídeo semelhante ao glucagon 1, do inglês *glucagon-like peptide 1* (GLP-1), é composto por 29 aminoácidos e é secretado pelas células enteroendócrinas L do íleo distal e cólon em resposta à ingestão de alimentos, principalmente carboidratos. Atua como um importante regulador da homeostase da glicose por estimular a secreção e a síntese de insulina glicose-dependente e por também ter um papel na preservação da massa de células betapancreáticas. Esse papel na homeostase glicêmica é ilustrativo do efeito incretínico: a ingestão de glicose por via oral tem um efeito estimulatório maior sobre a secreção de insulina do que a administração intravenosa de glicose. Esse efeito incretínico é mediado por uma série de peptídeos gastrintestinais, sendo o GLP-1 um dos principais representantes desses hormônios.

O GLP-1 é produzido na forma de proglucagon e sofre um processamento enzimático nas células L intestinais diferente do que ocorre nas células alfapancreáticas que produzem o glucagon também a partir da molécula de proglucagon. O GLP-1 apresenta uma meia-vida curta de aproximadamente 90 segundos e é degradado na sua porção N-terminal por uma enzima conhecida como dipeptidil peptidase 4 (DPP-4).

Esse hormônio com ação incretínica promove suas ações ligando-se num receptor acoplado à proteína G, que pode ser encontrado em diversos tecidos do corpo além das células betapancreáticas, como estômago, coração, pulmão, pele, células do sistema imune e hipotálamo. Além da sua principal ação sobre o controle glicêmico, também atua no trato gastrintestinal retardando o esvaziamento gástrico e no hipotálamo, atravessando a barreira hematoencefálica, reduzindo a fome e a ingestão de comida. Sua ação no pâncreas ocorre também nas células alfa, inibindo a liberação inapropriada de glucagon no período pós-prandial. Em modelos animais, o GLP-1 estimula a proliferação, diferenciação e até mesmo regeneração de células betapancreáticas, prevenindo o aparecimento e controlando o diabetes. Apesar desse efeito promissor em retardar a falência de células beta, que ocorre frequentemente no diabetes tipo 2, os achados em modelos animais não foram replicados em humanos.

Em pacientes com *diabetes mellitus* tipo 2, há uma resposta diminuída do GLP-1 sobre a secreção de insulina, provavelmente relacionada com uma redução na secreção pós-prandial de GLP-1 pelo intestino. Dessa forma, permite-se o uso terapêutico do GLP-1 no tratamento do diabetes tipo 2, o qual ocorre pela utilização ou de agonistas subcutâneos resistentes à degradação pela enzima DPP-4 ou agentes orais que inibem a enzima DPP-4, permitindo um maior tempo de ação da própria molécula endógena.

Devido às suas ações no esvaziamento gástrico e no controle do apetite, o uso terapêutico do GLP-1 e de seus agonistas está associado com perda de peso e é uma importante opção no tratamento de pacientes obesos, principalmente aqueles com alterações nos níveis glicêmicos.

9.6.1. Agonistas dos receptores de GLP-1

Os agonistas sintéticos dos receptores de GLP-1 são resistentes à degradação pela enzima DDP-4 e, consequentemente, têm uma meia-vida maior, permitindo mimetizar concentrações séricas farmacológicas de GLP-1. Sua ação principal está relacionada com estimular a secreção e síntese de insulina glicose-dependente pelas células betapancreáticas. Eles geralmente não provocam hipoglicemia, exceto se associado com outras terapias que provocam hipoglicemia como o uso de sulfonilureias e insulina. São fármacos de uso parenteral, via subcutânea, e os principais representantes da classe são: exenatida e lixisenatida (derivadas da molécula de exendin-4, que tem 53% de homologia com o GLP-1 humano), liraglutida (derivado do GLP-1 humano, com 98% de homologia) e dulaglutida.

Esses medicamentos apresentam importante eficácia no controle glicêmico, comprovada em diversas meta-análises, com média de redução de hemoglobina glicada em comparação com o placebo, que varia entre 1,0% e 1,5%. Já foi estudada em monoterapia, terapia combinada com outros hipoglicemiantes orais e até mesmo em associação com insulinoterapia. Recentemente, foram mostrados efeitos benéficos do ponto de vista cardiovascular com o uso de liraglutida, que se mostrou eficaz na redução de eventos como infarto agudo do miocárdio e acidente vascular encefálico, assim como na redução da mortalidade por doença cardiovascular num grupo de pacientes de alto risco cardiovascular.

Com relação ao efeito sobre o controle do apetite e retardo no esvaziamento gástrico, pode-se dizer que essas medicações promovem uma perda de peso clinicamente significante, em média entre 1,5 e 3,5 kg, dependente da dose, como no caso do uso de liraglutida, cuja dose de 3,0 mg/dia foi capaz de reduzir aproximadamente 7,0 kg em comparação com o placebo. Por conta dessa ação, a liraglutida é uma droga também aprovada para uso em pacientes com sobrepeso ou obesidade, mesmo na ausência de diabetes ou pré-diabetes.

O uso de agonistas de receptor de GLP-1 ainda é incerto em pacientes com *diabetes mellitus* tipo 1, que, apesar de também terem uma desregulação na ação das incretinas, não se sabe o real impacto da sua ação sobre a fisiopatologia e progressão da doença. Dessa forma, não é indicado o uso dessas medicações em pacientes com diabetes imunomediado até o presente momento.

Os principais efeitos colaterais com o uso de agonistas de GLP-1 são de origem gastrintestinal, como náuseas, vômitos e diarreia, ocorrendo numa frequência entre 10% e 50% dos pacientes. Há relatos de pancreatite aguda e câncer de pâncreas, mas faltam dados para confirmar uma relação causal com o tratamento. Em modelos animais, houve aumento no risco de carcinoma medular de tireoide ou hiperplasia de células C da tireoide, efeito que não foi confirmado em humanos. Outros efeitos adversos que valem ser lembrados são a reação dermatológica no local de aplicação e o risco de imunogenicidade (formação de anticorpos contra a medicação), principalmente com os medicamentos derivados do exendin-4.

9.6.2. Inibidores de DPP-4

Os inibidores da enzima DPP-4, que degrada o GLP-1 endógeno, são outra opção de terapia para o *diabetes mellitus* tipo 2 baseada no efeito incretínico do GLP-1. As concentrações séricas de GLP-1 alcançam níveis fisiológicos com o uso dessa classe de medicação, e não níveis farmacológicos como acontece com o uso de agonistas de GLP-1. Por esse motivo, provavelmente, que ocorre a principal diferença entre essas duas classes de medicações que têm como alvo final melhorar a ação do GLP-1 no organismo: os inibidores de DDP-4 não promovem impacto sobre o controle do apetite e retardo no esvaziamento gástrico, logo, têm efeito neutro no peso, ao contrário dos agonistas de GLP-1. Outra diferença está no fato de que a inibição da DPP-4 permite também um aumento na meia-vida do GIP, outro peptídeo intestinal com potencial efeito incretínico.

Com relação ao controle glicêmico, são consideradas medicações de eficácia intermediária, levando a uma redução média de 0,5% a 1,0% da hemoglobina glicada em comparação com placebo. Assim como os agonistas de GLP-1, podem ser usadas em monoterapia ou em combinação com outros hipoglicemiantes orais ou com insulina basal. São administradas por via oral e os principais representantes dessa classe são: sitagliptina, vildagliptina, saxagliptina, linagliptina e alogliptina.

Uma série de estudos avaliou os desfechos cardiovasculares com o uso dessas medicações e mostrou um efeito neutro (nem aumentou nem diminuiu) na taxa de eventos ou mortalidade cardiovascular em pacientes de alto risco para esse desfecho. Em alguns estudos, houve aumento da taxa de hospitalização por insuficiência cardíaca, efeito que não foi comprovado em todos os medicamentos dessa classe.

Com relação aos efeitos colaterais relatados, pode-se dizer que são medicamentos muito bem tolerados, com poucos efeitos adversos, sendo que os principais foram: cefaleia, infecção de vias aéreas superiores e nasofaringite. Assim como os agonistas de GLP-1, não provocam hipoglicemia em monoterapia, apenas em combinação com outros hipoglicemiantes. O risco de pancreatite e câncer de pâncreas também não apresentou comprovada relação causal. Por fim, vale a pena ressaltar que são medicações que em sua maioria precisam de ajuste de dose em indivíduos com doença renal crônica.

A Tabela 8.6.10 mostra as principais diferenças entre agonistas de receptores de GLP-1 e inibidores da DPP-4.

Tabela 8.6.10. Ações contrastantes entre agonistas do receptor de GLP-1 e inibidores da DPP-4

	Agonistas do receptor de GLP-1	Inibidores de DPP-4
Via de administração	Parenteral – subcutâneo	Oral
Concentrações de GLP-1	Farmacológicas	Fisiológicas
Mecanismo de ação incretínico	GLP-1	GLP-1 e GIP
Aumento da secreção de insulina glicose-dependente	Sim	Sim
Redução da secreção de glucagon	Sim	Sim
Retardo no esvaziamento gástrico	Sim	Não
Perda de peso	Sim	Não
Proliferação de células beta (modelos experimentais)	Sim	Sim
Náusea e vômito	Sim	Não
Potencial de imunogenicidade	Sim	Não

9.7. Polipeptídeo inibitório gástrico (GIP)

O polipeptídeo inibitório gástrico (GIP), também conhecido como peptídeo insulinotrópico glicose-dependente, é sintetizado pelas células K da mucosa do duodeno e jejuno. Possui 42 aminoácidos e liga-se a receptores acoplados à proteína G.

Assim como o GLP-1, também tem ação incretínica. Porém, em concentrações farmacológicas, pode ter outras ações como: diminuição da secreção ácida gástrica, retardo no esvaziamento gástrico e diminuição do peristaltismo, efeitos estes muito semelhantes aos da secretina. Em condições fisiológicas, é estimulado pela mudança de osmolaridade provocada pela presença de glicose no duodeno no período pós-prandial, e atua sobre as células betapancreáticas promovendo a secreção de insulina de maneira glicose-dependente. Apesar de sua concentração ser dez vezes maior do que a de GLP-1 após uma refeição, sua eficácia em liberar insulina de maneira glicose-dependente é menor do que a do GLP-1. Também é metabolizado rapidamente após sua liberação na circulação pela enzima DPP-4, com meia-vida de aproximadamente 7 minutos.

Em contraste com o GLP-1, o GIP não tem efeito no sistema nervoso central sobre o controle do apetite e não tem efeito sobre a redução da secreção de glucagon na célula alfa-pancreática. Porém, no tecido adiposo, pode promover lipogênese pela ativação da lipase lipoproteica nos capilares dos adipócitos, permitindo o acúmulo de triglicérides nas células adiposas.

Em pacientes com *diabetes mellitus* tipo 2, a resposta ao GIP está diminuída, mesmo que não ocorra uma diminuição tão importante na sua secreção como ocorre com o GLP-1. Parece haver certa resistência aos receptores de GIP no *diabetes mellitus.*

O uso clínico do GIP em pacientes com diabetes tipo 2 não mostrou a mesma eficácia do uso de terapias baseadas em GLP-1 no controle glicêmico, tampouco no controle do peso, logo não existem medicações disponíveis baseadas nesse hormônio gastrintestinal. O uso teórico de antagonistas de GIP poderia ter um papel na diminuição da lipogênese e seria uma ferramenta no controle da obesidade, porém mais estudos são necessários. A Tabela 8.6.11 mostra as principais diferenças nas ações de GLP-1 e GIP.

Tabela 8.6.11. Ações de GLP-1 e GIP em diversos tecidos

	GLP-1	GIP
Síntese	Células L – íleo distal e cólon proximal	Células K – duodeno e jejuno
Pâncreas		
Secreção de insulina glicose-dependente	Sim	Sim
Redução da secreção de glucagon	Sim	Não
Proliferação de células beta (modelos experimentais)	Sim	Sim
Trato Gastrintestinal		
Retardo no esvaziamento gástrico	Sim	Não
Inibição da secreção ácida gástrica	Sim	Sim
Sistema Nervoso Central		
Inibição da fome e ingestão de alimentos	Sim	Não
Perda de peso	Sim	Não
Tecido Adiposo		
Ações lipogênicas	Não	Sim
Estoque de triglicerídeos	Não	Sim

9.8. Somatostatina

A somatostatina foi descrita inicialmente como um inibidor da liberação de hormônio do crescimento, mas sabe-se que ela participa na inibição de uma variedade de processos gastrintestinais. Ela é produzida por células parácrinas conhecidas como células delta ou D, dispostas por todo o trato gastrintestinal, inclusive nas ilhotas pancreáticas, e sua principal função é inibir a secreção endócrina gastrintestinal.

O hormônio biologicamente ativo pode ser encontrado em duas formas moleculares, uma com 14 e outra com 28 aminoácidos. É um peptídeo cíclico, muito bem conservado entre as espécies de mamíferos. Liga-se a receptores acoplados com proteína G inibitória.

Apresenta vários estímulos para sua secreção, como a ingestão de alimentos, a secreção ácida gástrica e até mesmo a liberação de insulina e glucagon pelo pâncreas. Suas ações são primariamente inibitórias, regulando a liberação de outros hormônios gastrintestinais, diminuindo o peristaltismo e a contração da vesícula biliar. Também pode ser sintetizada e apresenta receptores no sistema nervoso central, tendo um papel importante no controle da secreção dos hormônios da adeno-hipófise.

Existem tumores produtores de somatostatina (conhecidos como "somatostatinomas"), que promovem níveis séricos muito elevados desse hormônio. O quadro clínico cursa com a tríade de hiperglicemia, diarreia secundária à má absorção e colecistopatia calculosa, resultante da inibição da secreção pancreática de insulina e enzimas digestivas, assim como a diminuição da contração da vesícula biliar, respectivamente.

O uso clínico de somatostatina seria prejudicado pela sua curta meia-vida plasmática, logo os análogos sintéticos do receptor de somatostatina apresentam uma resistência à degradação e maior meia-vida do que o hormônio endógeno. São fármacos de uso parenteral e estão disponíveis na formulação de liberação rápida (uso subcutâneo, duas a três vezes por dia) ou de liberação lenta (uso intramuscular, uma vez por mês). Os principais são: octreotida e octreotida LAR (liberação lenta), lanreotida e pasireotida. São usadas na prática clínica no tratamento principalmente de tumores gastrintestinais funcionantes, isto é, produtores de grande quantidade de hormônios gastrintestinais, como gastrinomas, VIPomas, insulinomas, glucagonomas e tumores carcinoides. Pelo mesmo princípio, são usados para o tratamento de tumores hipofisários funcionantes como nos casos de acromegalia e doença de Cushing.

O uso dos análogos de somatostatina também pode ser necessário em outras condições clínicas, como: hipertensão portal, fístula pancreática ou entérica, síndrome do intestino curto, sangramento gastrintestinal, retinopatia diabética e nas mais diversas causas de diarreias secretórias, como associada ao HIV, induzida por radiação, relacionada com diabetes ou efeito colateral de quimioterapia.

Também pode ser usada na medicina diagnóstica, como radiomarcador em estudos cintilográficos para tumores neuroendócrinos, visto que a maioria desses tumores expressa receptores para somatostatina.

9.9. Ghrelina

A ghrelina (ou grelina) é um polipeptídeo de 28 aminoácidos, que é um ligante natural do receptor secretagogo do hormônio de crescimento (GH). É um hormônio produzido no estômago, principalmente nos períodos de jejum e balanço energético negativo (como desnutrição e anorexia) e atua aumentando a fome e a ingestão de alimentos, dessa forma promovendo o ganho de peso. Sua secreção é inibida no período pós-prandial ou durante estados de hiperglicemia. Essas ações mostram que esse hormônio tem um papel neuro-hormonal chave na regulação da fome-apetite e, consequentemente, na homeostase energética.

A ghrelina é mais abundante no fundo gástrico, onde é produzida em glândulas oxínticas. Para exercer sua atividade biológica, é necessária uma ligação com uma cadeia de ácidos graxos na posição três do resíduo de serina. Seus receptores encontram-se densamente no hipotálamo, principalmente no centro da fome, regulando a fome e o momento de início das refeições (aumenta o número de refeições, mas não o tamanho destas) por meio da interação com neuropeptídeo Y e proteína Agouti. Em comparação com os outros hormônios gastrintestinais, é o único que induz fome quando administrado perifericamente. No trato gastrintestinal, promove contração gástrica e estimula o esvaziamento gástrico.

Em indivíduos magros, os níveis de ghrelina são paradoxalmente maiores do que em obesos, reforçando que, nos obesos, há um desbalanço da homeostase energética, mas não necessariamente um aumento da fome. Quadros de anorexia ou rápida perda de peso cursam com valores séricos bem elevados de ghrelina. Nos obesos, há um atraso na diminuição dos níveis de ghrelina no período pós-prandial, o que pode contribuir para diminuição da saciação desses indivíduos.

A administração intravenosa de ghrelina também pode promover a liberação de GH, mas fisiologicamente sua ação sobre a secreção de GH provavelmente está relacionada com a estimulação hipotalâmica do hormônio liberador de GH (GHRH). Outros efeitos menos descritos da ghrelina incluem ações anti-inflamatórias e sobre a formação de massa óssea.

Cirurgias bariátricas, que são comumente usadas para tratamento de obesidade mórbida, podem promover uma exclusão do fundo gástrico do trato alimentar, levando a uma diminuição da secreção de ghrelina, que é um dos mecanismos que explica a diminuição da fome e o balanço energético negativo após o procedimento.

Os antagonistas dos receptores de ghrelina poderiam provocar uma diminuição da fome e teriam impacto no tratamento da obesidade, mas ainda não há nenhum disponível no mercado. Inversamente, os agonistas de ghrelina poderiam ter um papel importante no tratamento de condições como anorexia e caquexia.

9.10. Outros hormônios gastrintestinais

A oxintomodulina também é produzida pelas células L do íleo distal, as mesmas produtoras de GLP-1, estimulada pela ingestão de alimentos. Composto por 37 aminoácidos, atua promovendo saciedade e redução da ingestão no período pós-prandial. Sua ação anorexígena e de perda de peso ocorre em parte pela inibição da ghrelina, em parte pelo aumento do gasto energético. Também possui efeito incretínico, mas muito mais fraco do que o do GLP-1, logo as pesquisas atuais com análogos desse hormônio estão mais voltadas para obesidade e perda de peso do que para o tratamento do diabetes.

A obestatina é um peptídeo de 23 aminoácidos que também é codificado pelo gene da ghrelina. Suas primeiras ações descritas pareciam opostas aos efeitos da ghrelina na ingestão de alimentos: inibir a fome, diminuir o peristaltismo e diminuir o ganho de peso. Atualmente, já se conhecem outros efeitos dela sobre os mais diversos tecidos. No pâncreas teria um impacto na sobrevivência das células beta. Pode ser produzida no tecido adiposo, onde tem papel de regular o crescimento e diferenciação dos adipócitos. Por fim, já foi descrito em alguns tumores, como de ovário, onde teria uma ação parácrina no crescimento tumoral.

A família dos polipeptídeos pancreáticos é composta pelo polipeptídeo pancreático (PP), peptídeo YY (PYY), neuropeptídeo Y (NPY). Todos são compostos por 36 aminoácidos e são encontrados no trato gastrintestinal e no sistema nervoso central. O PP é encontrado no estômago e pâncreas, PYY nas células enteroendócrinas do íleo, cólon e sistema nervoso entérico, enquanto o NPY é encontrado principalmente no sistema nervoso central, portanto apresentando diferentes ações biológicas.

O PP tem uma série de ações inibitórias locais, regulando a secreção pancreática exócrina e gastrintestinal, a contração da vesícula biliar e a motilidade do intestino. Pode ter influência na ingestão de alimentos e metabolismo energético, pois regula a expressão de ghrelina.

O PYY é produzido pela chegada de alimentos parcialmente digeridos no íleo, principalmente gorduras, e atua inibindo a secreção ácida gástrica por estímulo vagal, o esvaziamento gástrico, o peristaltismo, com intuito de retardar a chegada de alimentos no intestino. Também promove sinais anorexígenos para o sistema nervoso central, induz lipólise e melhora controle glicêmico por aumentar a sensibilidade à ação de insulina.

O NPY é um dos peptídeos mais abundantes no sistema nervoso central e é um potente estimulador da fome e ingestão de alimentos. Seus níveis aumentam expressivamente em condições de privação de comida, o que leva a um estímulo da fome para reestabelecer a homeostase energética. Perifericamente, regula a função da musculatura lisa vascular e gastrintestinal. Também está relacionado com ações pró-inflamatórias, regulando a migração e adesão de leucócitos.

10. BIBLIOGRAFIA

Diabetes

ABE, M.; OKADA, K.; SOMA, M. Antidiabetic agents in patients with chronic kidney disease and end-stage renal disease on dialysis: metabolism and clinical practice. *Curr. Drug Metab.*, v. 12, n. 1, p. 57-69, 2011.

AGRAWAL, R. The first approved agent in the Glitazar's Class: Saroglitazar. *Curr. Drug Targets*, v. 15, n. 2, p. 151-5, 2014.

BAILEY, C.J. The Current Drug Treatment Landscape for Diabetes and Perspectives for the Future. *Clin. Pharmacol. Ther.*, v. 98, n. 2, p. 170-84, 2015.

BRUNTON, L.L.; CHABNER, B.A.; KNOLLMANN, B.C. *As Bases Farmacológicas da Terapêutica de Goodman & Gilman*. 12. ed. 2012.

CHIASSON, J.L. *et al.* Acarbose for prevention of type 2 diabetes mellitus: the STOP-NIDDM randomised trial. *Lancet*, v. 359, n. 9323, p. 2072-7, 2002.

DE JAGER, J. *et al.* Long term treatment with metformin in patients with type 2 diabetes and risk of vitamin B-12 deficiency: randomised placebo controlled trial. *BMJ*, v. 340, p. c2181, 2010.

DEFRONZO, R.A. From the triumvirate to the ominous octet: a new paradigm for the treatment of type 2 diabetes mellitus. *Diabetes*, v. 58, n. 4, p. 773-95, 2009.

DONNER, T. Insulin – Pharmacology, Therapeutic Regimens and Principles of Intensive Insulin Therapy. In: DE GROOT, L.J. *et al.* (Ed.). Endotext. South Dartmouth (MA): MDText.com, Inc., 2015.

DORMANDY, J.A. *et al.* Secondary prevention of macrovascular events in patients with type 2 diabetes in the PROactive Study (PROspective pioglitAzone Clinical Trial In macroVascular Events): a randomised controlled trial. *Lancet*, v. 366, n. 9493, p. 1279-89, 2005.

FERRANNINI, E.; MARK, M.; MAYOUX, E. CV Protection in the EMPA-REG OUTCOME Trial: A "Thrifty Substrate" Hypothesis. *Diabetes Care*, v. 39, n. 7, p. 1108-14, 2016.

GERSTEIN, H.C. *et al.* Basal insulin and cardiovascular and other outcomes in dysglycemia. *N. Engl. J. Med.*, v. 367, n. 4, p. 319-28, 2012.

GERSTEIN, H.C. *et al.* Effects of intensive glucose lowering in type 2 diabetes. *N. Engl. J. Med.*, v. 358, n. 24, p. 2545-59, 2008.

GREEN, J.B. *et al.* Effect of Sitagliptin on Cardiovascular Outcomes in Type 2 Diabetes. *N. Engl. J. Med.*, v. 373, n. 3, p. 232-42, 2015.

HE, Z.X. *et al.* Overview of clinically approved oral antidiabetic agents for the treatment of type 2 diabetes mellitus. *Clin. Exp. Pharmacol. Physiol.*, v. 42, n. 2, p. 125-38, 2015.

IOANNIDIS, I. Diabetes treatment in patients with renal disease: Is the landscape clear enough? *World J. Diabetes*, v. 5, n. 5, p. 651-8, 2014.

JOSSE, R.G. *et al.* Acarbose in the treatment of elderly patients with type 2 diabetes. *Diabetes Res. Clin. Pract.*, v. 59, n. 1, p. 37-42, 2003.

LEE, Y.S.; JUN, H.S. Anti-diabetic actions of glucagon-like peptide-1 on pancreatic beta-cells. *Metabolism*, v. 63, n. 1, p. 9-19, 2014.

LEWIS, J.D. *et al.* Risk of bladder cancer among diabetic patients treated with pioglitazone: interim report of a longitudinal cohort study. *Diabetes Care*, v. 34, n. 4, p. 916-22, 2011.

MARSO, S.P. *et al.* Liraglutide and Cardiovascular Outcomes in Type 2 Diabetes. *N. Engl. J. Med.*, v. 375, n. 4, p. 311-22, 2016.

MATHIEU, C. *et al.* Efficacy and safety of insulin degludec in a flexible dosing regimen vs insulin glargine in patients with type 1 diabetes (BEGIN: Flex T1): a 26-week randomized, treat-to-target trial with a 26-week extension. *J. Clin. Endocrinol. Metab.*, v. 98, n. 3, p. 1154-62, 2013.

MEDIAVILLA BRAVO, J.J. Contributions of SGLT-2 and new drugs under investigation. *Semergen*, v. 40, s. 2, p. 34-40, 2014.

MELMED, S. et al. Williams Textbook of Endocrinology. 12 ed. Philadelphia: Saunders, 2011.

MIEHLE, K.; STUMVOLL, M.; FASSHAUER, M. Lipodystrophy. Mechanisms, clinical presentation, therapy. *Internist (Berl)*, v. 52, n. 4, p. 362, 364-6, 368-70, 2011.

NAUCK, M.A. *et al.* Normalization of fasting hyperglycaemia by exogenous glucagon-like peptide 1 (7-36 amide) in type 2 (non-insulin-dependent) diabetic patients. *Diabetologia*, v. 36, n. 8, p. 741-4, 1993.

NISSEN, S.E.; WOLSKI, K. Effect of rosiglitazone on the risk of myocardial infarction and death from cardiovascular causes. *N. Engl. J. Med.*, v. 356, n. 24, p. 2457-71, 2007.

PATEL, A. *et al.* Intensive blood glucose control and vascular outcomes in patients with type 2 diabetes. *N. Engl. J. Med.*, v. 358, n. 24, p. 2560-72, 2008.

PI-SUNYER, X. *et al.* A Randomized, Controlled Trial of 3.0 mg of Liraglutide in Weight Management. *N. Engl. J. Med.*, v. 373, n. 1, p. 11-22, 2015.

RHEE, C.M. *et al.* The relationship between thyroid function and estimated glomerular filtration rate in patients with chronic kidney disease. *Nephrol. Dial. Transplant.*, v. 30, n. 2, p. 282-7, 2015.

SANYAL, A.J. *et al.* Pioglitazone, vitamin E, or placebo for nonalcoholic steatohepatitis. *N. Engl. J. Med.*, v. 362, n. 18, p. 1675-85, 2010.

SCHEEN, A.J. Pharmacodynamics, efficacy and safety of sodium-glucose co-transporter type 2 (SGLT2) inhibitors for the treatment of type 2 diabetes mellitus. *Drugs*, v. 75, n. 1, p. 33-59, 2015.

SCHEEN, A.J. SGLT2 Inhibitors: Benefit/Risk Balance. *Curr. Diab. Rep.*, v. 16, n. 10, p. 92, 2016.

SCIRICA, B.M. *et al.* Saxagliptin and cardiovascular outcomes in patients with type 2 diabetes mellitus. *N. Engl. J. Med.*, v. 369, n. 14, p. 1317-26, 2013.

SHULMAN, G. I. Ectopic fat in insulin resistance, dyslipidemia, and cardiometabolic disease. *N. Engl. J. Med.*, v. 371, n. 12, p. 1131-41, 2014.

SMITH, M.T. Mechanisms of troglitazone hepatotoxicity. *Chem. Res. Toxicol.*, v. 16, n. 6, p. 679-87, 2003.

TAHRANI, A.A.; BARNETT, A.H.; BAILEY, C.J. Pharmacology and therapeutic implications of current drugs for type 2 diabetes mellitus. *Nat. Rev. Endocrinol.*, v. 12, p. 566-92, 2016.

THE EFFECT of intensive treatment of diabetes on the development and progression of long-term complications in insulin-dependent diabetes mellitus. The Diabetes Control and Complications Trial Research Group. *N. Engl. J. Med.*, v. 329, n. 14, p. 977-86, 1993.

TOYOSHIMA, M.T. *et al.* New digital tool to facilitate subcutaneous insulin therapy orders: an inpatient insulin dose calculator. *Diabetol. Metab. Syndr.*, v. 7, p. 114, 2015.

VAN DE LAAR, F.A. *et al.* Alpha-glucosidase inhibitors for patients with type 2 diabetes: results from a Cochrane systematic review and meta-analysis. *Diabetes Care*, v. 28, n. 1, p. 154-63, 2005.

VILAR, L. Endocrinologia Clínica. In: (Ed.). 5ª. Rio de Janeiro: Guanabara Koogan, 2013. cap. 633-60, p.27.

WADDEN, T.A. *et al.* Weight maintenance and additional weight loss with liraglutide after low-calorie-diet-induced weight loss: the SCALE Maintenance randomized study. *Int. J. Obes. (Lond)*, v. 37, n. 11, p. 1443-51, 2013.

WAJCHENBERG, B.L. Beta-cell failure in diabetes and preservation by clinical treatment. *Endocr. Rev.*, v. 28, n. 2, p. 187-218, 2007.

WALLIA, A.; MOLITCH, M.E. Insulin therapy for type 2 diabetes mellitus. *JAMA*, v. 311, n. 22, p. 2315-25, 2014.

WATTS, N.B. *et al.* Effects of Canagliflozin on Fracture Risk in Patients With Type 2 Diabetes Mellitus. *J. Clin. Endocrinol. Metab.*, v. 101, n. 1, p. 157-66, 2016.

WHITE, W.B. *et al.* Alogliptin after acute coronary syndrome in patients with type 2 diabetes. *N. Engl. J. Med.*, v. 369, n. 14, p. 1327-35, 2013.

WINKLER, K. *et al.* Pioglitazone reduces atherogenic dense LDL particles in nondiabetic patients with arterial hypertension: a double-blind, placebo-controlled study. *Diabetes Care*, v. 26, n. 9, p. 2588-94, 2003.

XU, F. *et al.* Pioglitazone affects the OPG/RANKL/RANK system and increase osteoclastogenesis. *Mol. Med. Rep.*, v. 14, n. 3, p. 2289-96, 2016.

YEH, H.C. *et al.* Comparative effectiveness and safety of methods of insulin delivery and glucose monitoring for diabetes mellitus: a systematic review and meta-analysis. *Ann. Intern. Med.*, v. 157, n. 5, p. 336-47, 2012.

ZINMAN, B. *et al.* Empagliflozin, Cardiovascular Outcomes, and Mortality in Type 2 Diabetes. *N. Engl. J. Med.*, v. 373, n. 22, p. 2117-28, 2015.

Hormônios Hipofisários e Hipotalâmicos

ANDERSEN, M. The robustness of diagnostic tests for GH deficiency in adults. *Growth Horm. IGF Res.*, v. 25, n. 3, p. 108-14, 2015.

AYALA, A.R. Antagonistas do Hormônio Liberador da Corticotrofina: Atualização e Perspectivas. *Arq. Bras. Endocrinol. Metab.*, v. 46, n. 6, p. 619-25, 2002.

BALDELLI, R. *et al.* Somatostatin analogs therapy in gastroenteropancreatic neuroendocrine tumors:current aspects and new perspectives. *Front. Endocrinol. (Lausanne)*, v. 5, p. 1-10, 2014.

BEN-SHLOMO, A.; MELMED, S. Pituitary somatostatin receptor signaling. *Trends Endocrinol. Metab.*, v. 21, n. 3, p. 123-33, 2010.

CUEVAS, D.; FLESERIU, M. Pasireotide: a novel treatment for patients with acromegaly. *Drug Des. Devel. Ther.*, v. 10, p. 227-39, 2016.

ELIAS, L.L.K.; ANTUNES-RODRIGUES, J.; CASTRO, M. Fisiologia e avaliação laboratorial. In: SAAD, M.J.A.; MACIEL, R.M.B; MENDONÇA, B.B. *Endocrinologia*. 1. ed. São Paulo: Atheneu, 2007. p. 3-29.

FRAGOSO M.C.B.V. Manifestações endócrinas das mutações da proteína Gs alfa e do imprinting do gene GNAS1. *Arq. Bras. Endocrinol. Metab.*, v. 46, p. 372-80, 2002.

FREEMAN, M.E. *et al.* Prolactin: structure, function, and regulation of secretion. *Physiol. Rev.*, v. 80, n. 4, p.1523-631, 2000.

GARY, K.A. *et al.* The thyrotropin-releasing hormone (TRH) hypothesis of homeostatic regulation: implications for TRH-based therapeutics. *J. Pharmacol. Exp. Ther.*, v. 305, n. 2, p. 410-6, 2003.

GAZIANO, J.M. *et al.* Randomized Clinical Trial of Quick-Release Bromocriptine Among Patients With Type 2 Diabetes on Overall Safety and Cardiovascular Outcomes. *Diabetes Care*, v. 33, n. 7, p. 1503-8, 2010.

LOPEZ-VICCHI, F. *et al.* Dopaminergic drugs in type 2 diabetes and glucose homeostasis. *Pharmacol. Res.*, v. 109, p. 74-80, 2016.

LOW, M.J. Neuroendocrinology. In: MELMED, S. *et al.* Williams Textbook of Endocrinology. 13 ed. Elsevier, 2016. p.110-158.

MELMED, S. *et al.* Endocrine Society. Diagnosis and treatment of hyperprolactinemia: an Endocrine Society clinical practice guideline. *J. Clin. Endocrinol. Metab.*, v. 96, n. 2, p. 273-88, 2011.

MELMED, S.K. Anterior Pituitary and posterior Pituitary. In: MELMED, S.K. *et al.* Williams Textbook of Endocrinology. 12 ed. Philadelphia: Saunders, 2011.

MIYANO, K. *et al.* History of the G protein-coupled receptor (GPCR) assays from traditional to a state-of-the-art biosensor assay. *J. Pharmacol. Sci.*, v. 126, n. 4, p. 302-9, 2014.

MOLINA, P.E. Princípios gerais da fisiologia endócrina. In: MOLINA, P.E. Fisiologia Endócrina. 4 ed. McGraw Hill Education & Artmed, 2014. p. 1-24.

PERRETT R.M.; McARDLE, C.A. Molecular mechanisms of gonadotropin-releasing hormone signaling: integrating cyclic nucleotides into the network. *Front Endocrinol (Lausanne)*, v.4, p.1-15, 2013.

SALES, P.; SILVA, M.C.; MARCON, L.P. Neuroendocrinologia. In. SALES, P. CERCATO, C. HALPERN, A. *O Essencial em Endocrinologia*. São Paulo: Roca, 2016, p. 264-362.

SALGADO, L.R. Hipófise: Glândula Fundamental em Endocrinologia. São Paulo: Atheneu; 2013.

SEYMOUR, P.A.; SCHMIDT, A.W.; SCHULZ, D.W. The pharmacology of CP-154,526, a non-peptide antagonist of the CRH1 receptor: a review. *CNS Drug Rev.*, v. 9, n. 1, p. 57-96, 2003.

STRIEPENS, N. *et al.* Prosocial effects of oxytocin and clinical evidence for its therapeutic potential. *Front Neuroendocrinol.*, v. 32, n. 4, p. 426-50, 2011.

VERCELLINI, P. *et al.* Endometriosis: current therapies and new pharmacological developments. *Drugs*, v. 69, p. 649-75, 2009.

VILAR, L.; NAVES, L.A.; GADELHA, M. Armadilhas no diagnóstico da hiperprolactinemia. *Arq. Bras. Endocrinol. Metab.*, v. 47, n. 4, p. 347-57, 2003.

VILAR. L. Endocrinologia clínica. 5. ed. Rio de Janeiro: Guanabara Koogan, 2013. Avaliação diagnóstica da hiperprolactinemia e tratamento dos prolactinomas.

Hormônios da Tireoide e Drogas Antitireoidianas

CONSENSOS EM TIREOIDE. Departamento de Tireoide da Sociedade Brasileira de Endocrinologia e Metabologia: In.: www.tireoide.org.br/galerias/19/. Acesso em: 24 de outubro de 2016.

GREENSPAN, F.S.; Dong, B.J. Tireoide e Fármacos Antitireoidianos. In: KATZUNG, B.G. *Farmacologia Básica e Clínica*. 10 ed. São Paulo: McGraw Hill, 2007. p. 523-35.

RANG H.P.; DALE M.M.; RITTER, J.M.; MOORE, P.K. Farmacologia. 4. ed. Rio de Janeiro: Guanabara Koogan, 2003. p. 557-71.

SALES, P.; MARCON, L.P. Tireoide. In. SALES, P. CERCATO, C. HALPERN, A. *O Essencial em Endocrinologia*. São Paulo: Roca, 2016, p. 365-448.

SALVATORE, D. *et al.* Thyroid Physiology and Diagnostic Evaluation of Patients with Thyroid Disorders. In. MELMED, S. *et al. Williams Textbook of Endocrinology*. 12 ed. Philadelphia: Saunders, 2011. p. 327-61.

Paratireoide

BRINGHURST, F.R.; DEMAY, M.B.; KRONENBERG, H.M. Hormones and Disorders of Mineral Metabolism. In. MELMED, S. *et al.* Williams Textbook of Endocrinology. Philadelphia: Saunders, 2011.

D'SOUZA-LI, L. The calcium-sensing receptor and relatade diseases. *Arq. Bras. Endocrinol. Metab.*, v. 50, n. 4, p. 628, 2006.

DE CASTRO, L.C.G. O sistema endocrinológico vitamina D. *Arq. Bras. Endocrinol. Metab.*, v. 55, n. 8, p. 566, 2011.

DI PALMA, J. Basic pharmacology in medicine. New York: McGraw-Hill, 1976. p. 292-303.

DUCAN'S disease of metabolism. V. 2. Endocrinology. Ed. BONDY, P.H.; ROSENBERG, L.E. Philadelphia: Saunders, 1974, p. 1225-1430.

FITZPATRICK, L.A. Estrogen therapy for postmenopausal osteoporosis. *Arq. Bras. Endocrinol. Metab.*, v. 50, n. 4, p. 705, 2006.

HEANEY, R.P. Calcium intake and disease prevention. *Arq. Bras. Endocrinol. Metab.*, v. 50, n. 4, p. 685, 2006.

MAEDA, S.S.; SILVA, D.M.W. Guia prático em osteometabolismo. São Paulo: Segmento Farma, 2014.

MARTIN, A.; DAVID, V.; QUARLES, L.D. Regulation and function of the FGF23/KLOTHO endocrine pathways. *Physiol. Rev.*, v. 92, n. 1, p. 131, 2012.

POTTS JR, J.F.; DEFTOS, W.J. Parathyroid hormone, calcitocin, vitamina D, bone and bone mineral metabolism. In:

RASMUSSEN, H. The parathyroids. In. MELMED, S. *et al.* Williams Textbook of Endocrinology. Philadelphia: Saunders, 1968.

ROSE, C.J. Primer on the metabolic bone diseases and disorders of mineral metabolism. Iowa: Wiley-Blackwell, 2013.

VIEIRA, J.G.H. *et al.* Valores de paratormônio obtidos com ensaios imunométricos dependem da especificidade do anticorpo amino terminal empregado. *Arq. Bras. Endocrinol. Metab.*, v. 48, n. 4, 2004.

Esteroides e Medula Suprarrenal

CZOCK, D. *et al.* Pharmacokinetics and pharmacodynamics of systemically administered glucocorticoids. *Clin. Pharmacokine.*, v. 44, p. 61-98, 2005.

ERICKSON, G. Morphology and physiology of the ovary. In: ARNOLD, A. *et al.* (Ed). Endotext.com. MDText.com, Inc, 2012.

HATTANGADY, N.G. *et al.* Acute and chronic regulation of aldosterone production. *Mol. Cell. Endocrinol.*, v. 350, n. 2, p. 151-62, 2012.

LALLI, E. Adrenal cortex ontogenesis. *Best Pract. Res. Clin. Endocrinol. Metab.*, v. 24, n. 6, 853-64, 2010.

MARZOLLA, V. *et al.* The role of the mineralocorticoid receptor in adipocyte biology and fat metabolism. *Mol. Cell. Endocrinol.*, v. 350, n. 2, p. 281-8, 2012.

MELMED, S.K. *et al.* In. MELMED, S. *et al.* Williams Textbook of Endocrinology. 12 ed. Philadelphia: Elsevier/Saunders, 2011.

MILLER, W.L.; AUCHUS, R.J. The molecular biology, biochemistry, and physiology of human steroidogenesis and its disorders. *Endocr. Rev.*, v. 32, n. 1, p. 81-151, 2011.

PAPADIMITRIOU, A.; PRIFTIS, K.N. Regulation of the hypothalamic-pituitary-adrenal axis. *Neuroimmunomodulation.*, v. 16, n. 5, p. 265-71, 2009.

RAINEY, W.E.; NAKAMURA, Y. Regulation of the adrenal androgen biosynthesis. *J. Steroid Biochem. Mol. Biol.*, v. 108, n. 3-5, p. 281-6, 2008.

SAIRAM, M.R.; KRISHNAMURTHY, H. The role of follicle-stimulating hormone in spermatogenesis: lessons from knockout animal models. *Arch. Med. Res.*, v. 32, p. 601-608, 2001.

SALES, P.; HALPERN, A.; CERCATO, C.. O Essencial em Endocrinologia. São Paulo: Roca, 2016.

SIMPSON, E.R.; WATERMAN, M.R. Regulation of the synthesis of steroidogenic enzymes in adrenal cortical cells by ACTH. *Annu. Rev. Physiol.*, v. 50, p. 427-40, 1988.

SMITH, C.L.; O'MALLEY, B.W. Coregulator function: A key to understanding tissue specificity of selective receptor modulators. *Endoc. Rev.*, v. 25, p. 45-71, 2004.

SONG, L.H. *et al.* New glucocorticoids on the horizon: repress, don't activate. *Rheumatol.*, v. 32, n. 7, p. 1199-207, 2005.

STOCCO, D.M.; CLARK, B.J. Regulation of the acute production of steroids in steroidogenic cells. *Endocr. Rev.*, v. 17, n. 3, p. 221-44, 1996

THEMMEN, A.P.N.; HUHTANIEMI, I. Mutations of gonadotropins and gonadotropin receptors: elucidating the physiology and pathophysiology of pituitary-gonadal function. *Endoc. Rev.*, v. 21, n. 5, p. 551-83, 2000.

WHITE, P.C. Disorders of aldosterone biosynthesis and action. *N. Engl. J. Med.*, v. 331, n. 4, p. 250-8, 1994.

YUGANDHAR, V.G.; CLARK, M.A. Angiotensin III: A physiological relevant peptide of the renin angiotensin system. *Peptides*, v. 46, p. 26-32, 2013.

Hormônios Gastrintestinais

AFROZE, S. *et al.* The physiological roles of secretin and its receptor. *Ann. Transl. Med.*, v. 1, p. 29, 2013.

ANDERSON, B. *et al.* The impact of laparoscopic sleeve gastrectomy on plasma ghrelin levels: a systematic review. *Obes. Surg.*, v. 23, p. 1476, 2013.

BROGLIO, F. *et al.* Brain-gut communication: cortistatin, somatostatin and ghrelin. *Trends Endocrinol. Metab.*, v. 18, p. 246, 2007.

CALANNA, S. *et al.* Secretion of glucagon-like peptide-1 in patients with type 2 diabetes mellitus: systematic review and meta-analyses of clinical studies. *Diabetologia*, v. 56, p. 965, 2013.

CHENG, C.Y.; CHU, J.Y.; CHOW, B.K. Central and peripheral administration of secretin inhibits food intake in mice through the activation of the melanocortin system. *Neuropsychopharmacology*, v. 36, p. 459, 2011.

DEMUTH, H.U.; McINTOSH, C.H.; PEDERSON, R.A. Type 2 diabetes-therapy with dipeptidyl peptidase IV inhibitors. *Biochim. Biophys. Acta*, v. 1751, p. 33, 2005.

GREEN, J.B. *et al.* Effect of Sitagliptin on Cardiovascular Outcomes in Type 2 Diabetes. *N. Engl. J. Med.*, v. 373, p. 232, 2015.

HOLDCROFT, A. Hormones and the gut. *Br. J. Anaesth.*, v. 85, p. 58-68, 2000.

HOSODA, H.; KOJIMA, M.; KANGAWA, K. Ghrelin and the regulation of food intake and energy balance. *Mol. Interv.*, v. 2, p. 494, 2002.

KARRA, E.; BATTERHAM, R.L. The role of gut hormones in the regulation of body weight and energy homeostasis. *Mol. Cell. Endocrinol.*, v. 316, p. 120, 2010.

KORBONITS, M. *et al.* Ghrelin--a hormone with multiple functions. *Front. Neuroendocrinol.*, v. 25, p. 27, 2004.

LEE, Y.S.; JUN, H.S. Anti-diabetic actions of glucagon-like peptide-1 on pancreatic beta-cells. *Metabolism*, v. 63, p. 9, 2014.

LOH, K.; HERZOG, H.; SHI, Y.C. Regulation of energy homeostasis by the NPY system. *Trends Endocrinol. Metab.*, v. 26, p. 125, 2015.

MARSO, S.P. *et al.* Liraglutide and Cardiovascular Outcomes in Type 2 Diabetes. *N. Engl. J. Med.*, v. 375, p. 311, 2016.

MEEK, C.L. *et al.* The effect of bariatric surgery on gastrointestinal and pancreatic peptide hormones. *Peptides*, v. 77, p. 28, 2016.

NGUYEN, A.D.; HERZOG, H.; SAINSBURY, A. Neuropeptide Y And Peptide YY: Important Regulators Of Energy Metabolism. *Curr. Opin. Endocrinol. Diabetes Obes.*, v. 18, p. 56, 2011.

ORLANDO, L.A.; LENARD, L.; ORLANDO, R.C. Chronic hypergastrinemia: causes and consequences. *Dig. Dis. Sci.*, v. 52, p. 2482, 2007.

PAYNE, N.A.; GERBER, J.G. Differential effects of somatostatin and prostaglandins on gastric histamine release to pentagastrin. *J. Pharmacol. Exp. Ther.*, v. 263, p. 520, 1992.

PFEFFER, M.A. *et al.* Lixisenatide in Patients with Type 2 Diabetes and Acute Coronary Syndrome. *N. Engl. J. Med.*, v. 373, p. 2247, 2015.

REUBI, J.C.; SCHONBRUNN, A. Illuminating somatostatin analog action at neuroendocrine tumor receptors. *Trends Pharmacol. Sci.*, v. 34, p. 676, 2013.

SAYEGH, A.I. The role of cholecystokinin receptors in the short-term control of food intake. *Prog. Mol. Biol. Transl. Sci.*, v. 114, p. 277, 2013.

SCIRICA, B.M. *et al.* Saxagliptin and cardiovascular outcomes in patients with type 2 diabetes mellitus. *N. Engl. J. Med.*, v. 369, p. 1317, 2013.

SMITH, J.P.; SOLOMON, T.E. Cholecystokinin and pancreatic cancer: the chicken or the egg? *Am. J. Physiol. Gastrointest. Liver Physiol.*, v. 306, p. G91, 2014.

STRADER, A.D.; WOODS, S.C. Gastrointestinal Hormones and Food Intake. *Gastroenterology*, v. 128, p. 175, 2005.

THOMSEN, R.W. *et al.* Incretin-based therapy and risk of acute pancreatitis: a nationwide population-based case-control study. *Diabetes Care*, v. 38, p. 1089, 2015.

TOUMPANAKIS, C.; CAPLIN, M.E. Update on the role of somatostatin analogs for the treatment of patients with gastroenteropancreatic neuroendocrine tumors. *Semin. Oncol.*, v. 40, p. 56, 2013.

VELLA, A.; DRUCKER, D.J. Gastrointestinal Hormones and Gut Endocrine Tumors, Chapter 39, pp 1697-707. In. MELMED, S. *et al.* Williams Textbook of Endocrinology. 12 ed. Philadelphia: Elsevier/Saunders, 2011.

VILSBØLL, T. *et al.* Effects of glucagon-like peptide-1 receptor agonists on weight loss: systematic review and meta-analyses of randomised controlled trials. *BMJ*, v. 344, p. d7771, 2012.

WHITE, W.B. *et al.* Alogliptin after acute coronary syndrome in patients with type 2 diabetes. *N. Engl. J. Med.*, v. 369, p. 1327, 2013.

WREN, A.M.; BLOOM, S.R. Gut Hormones and Appetite Control. *Gastroenterology*, v. 132, p. 2116-30, 2007.

8.7.

Aparelho Reprodutor Feminino

Cristiane Lima Roa
Edson Santos Ferreira Filho
Marco Antônio Nadal

Sumário

Colaboradores nas edições anteriores: Domingos Delascio e Pedro Paulo R. Monteleone.

1. FÁRMACOS QUE ATUAM NO ÚTERO

1.1. Introdução

O útero é o órgão do aparelho genital feminino onde o feto se desenvolve. Situa-se sobre a vagina, entre a bexiga e o reto. Divide-se em colo uterino ou cérvice, istmo uterino e corpo uterino. O corpo uterino é composto por três camadas: serosa ou perimétrio (constituído pelo peritônio visceral e se expande para formar os ligamentos largos), miométrio (formado por fibras musculares lisas) e endométrio (camada mais interna constituída por estroma de tecido conjuntivo frouxo, glândulas e vasos sanguíneos).

O miométrio é responsável pelas contrações uterinas e sofre influência de fatores hormonais na gravidez para essa função.

O trabalho de parto prematuro (TPP) e a prematuridade ocasionam graves consequências negativas em saúde pública. Recém-nascidos com menos de 34 semanas apresentam comumente distúrbios neurológicos, infecciosos e respiratórios. Aproximadamente 75% dos prematuros são decorrentes de trabalho de parto precoce espontâneo. Com isso, a obstetrícia moderna tem uma constante preocupação em utilizar medicações para cessar o TPP, ou pelo menos retardar o nascimento, a tempo de se utilizar a terapia com corticoides que acelera o amadurecimento pulmonar, reduzindo a morbidade e mortalidade neonatal.

Outra questão abordada neste capítulo é a utilização da ocitocina como condutor e indutor das contrações uterinas durante o parto. Seu uso implica abreviação do trabalho de parto prolongado, bem como prevenção de atonia e hemorragia uterina.

1.2. Conceito de classificação

O conceito de trabalho de parto prematuro se dá quando há contrações uterinas regulares a cada 5 minutos, dilatação cervical maior ou igual a 1 cm, esvaecimento cervical e progressão das alterações cervicais e idade gestacional entre 22 e 36 semanas. A inibição do TPP é contraindicada em caso de rotura prematura de membranas ovulares, infecção grave materna, diabetes insulino dependente instável, placenta prévia sangrante, descolamento placentário, anemia falciforme, malformação fetal, morte fetal, cardiopatias, sofrimento fetal, tireotoxicose.

Nos dias atuais, utiliza-se a terapia medicamentosa com beta-agonistas (terbutalina) ou o antagonista da ocitocina (atosibana).

Quanto ao estímulo das concentrações uterinas, o que se utiliza hoje é a ocitocina. Ocitócico é toda substância que provoca contração da musculatura uterina. Neste sentido o termo é usado, conhecido e difundido largamente. Mas, para Hawkins é agente ocitócico aquele que acelera o processo do parto. No sentido de uma droga que reproduz ou acentua as contrações fisiológicas uterinas que ocorre na fase de dilatação, sem efeitos colaterais, somente a ocitocina e seus derivados, e possivelmente as prostaglandinas, poderiam ser assim propriamente chamadas. Outros estimulantes uterinos, apesar de capazes de causar contração do miométrio humano, falham em produzir as regulares e coordenadas contrações.

1.3. Ocitocina

Descrição

A ocitocina é um hormônio nonapeptídeo produzido pelos neurônios dos núcleos paraventricular e supraóptico. Esses neurônios têm seus axônios na região posterior da glândula hipófise e, por exocitose, a ocitocina é liberada neste local para a corrente sanguínea. Produzida inicialmente como um pré-peptídeo, ela é modificada durante o seu transporte no axônio, transformando-se no nonapeptídeo.

A ocitocina possui várias ações, desde centrais até periféricas em funções fisiológicas e patológicas. Parto, lactação, comportamento materno e social, ejaculação e disfunção erétil são exemplos.

Os primeiros estudos começaram em 1895 com Oliver e Schaffer, pela observação de extratos de animais. Sir Henry Dale descreveu a ação em miométrio de gatas, contraindo-os com extratos de glândulas hipofisárias humanas. Em 1953, a ocitocina foi então sequenciada e, em 1954, sintetizada por Du Vigneaud. A partir de 1955, Boissonas e colaboradores sintetizaram a ocitocina em larga escala, sendo então utilizada na obstetrícia de forma rotineira.

Esse nonapeptídeo tem um peso molecular de 1007, e seu ponto isoelétrico situa-se no pH 7,7. É uma substância proteica, portanto, facilmente degradada por ácidos e bases.

Absorção e destino

A ocitocina tem absorção irregular por via sublingual. As primeiras investigações sobre o mecanismo de inativação da ocitocina foram realizadas por von Fekete, em 1930. A enzima responsável seria a então chamada pictocinase e depois oxitocinase. A taxa de oxitocinase sérica aumenta até atingir o pico no início do trabalho de parto, para, nessa ocasião, cair vertical e repentinamente. O mecanismo de ação da oxitocinase foi descrito em 1957, por Tuppu & Nesvadba, como atuando na ligação entre a cistina e a tirosina, quebrando-a. Devido ao fato de essa enzima agir na ligação da cistina, é denominada cistinaminopeptidase.

Por meio da imunoeletroforese do soro de grávidas normais, foram estabelecidas três frações de enzimas inativadoras da ocitocina: leucinaminopeptidase e duas cistinaminopeptidases (CAP e CAP2); estas últimas são próprias da gravidez e capazes de inativar tanto a ocitocina quanto a vasopressina.

Substâncias não específicas, inativadoras da ocitocina, têm sido demonstradas em extratos de eritrócitos, ovário, pâncreas, fígado e útero de animais não grávidos, inclusive homens e mulheres. Pouco conhecido é o mecanismo de eliminação na urina.

Mecanismo de ação

Que a ocitocina age na estimulação uterina é fato há muito conhecido e, apesar dos muitos estudos a respeito, seu mecanismo de ação ainda não está totalmente desvendado.

Em 1958, Stewart e Slezak mostraram não haver diferença entre a ocitocina natural e a ocitocina sintética, quanto ao seu uso.

O nonapeptídeo se liga aos receptores de ocitocina da célula miometrial e estimula a entrada de cálcio extracelular e a liberação do cálcio de estoques intracelulares como no retículo sarcoplasmático no citoplasma, além de ativar a proteína quinase tipo C. O lançamento do cálcio dos estoques intracelulares, que ativa a calmodulina cálcio-dependente e a quinase de cadeia leve de miosina, é considerado o caminho para a estimulação uterina pela ocitocina.

A quinase de cadeia leve de miosina provoca a formação das pontes de actina e miosina fosforilada, levando à contração da célula muscular lisa, e a fosfatase de cadeia leve de miosina, a desfosforilação, causando o relaxamento.

A onda contrátil uterina se origina próximo às tubas uterinas e espalha-se por todo o corpo uterino a uma velocidade de 2 cm/seg, despolarizando o útero todo em 15 segundos em direção ao colo uterino.

Young e Zhang, em 2004, mostraram que o início de cada contração é deflagrado por um evento bioelétrico tecidual.

Administração

A ocitocina provoca resposta ocitócica quando administrada pelas seguintes vias: intramuscular, intravenosa, sublingual, intranasal ou retal. Os resultados que mais se aproximam da resposta fisiológica são obtidos pela infusão intravenosa da ocitocina.

Em 1957, Hellman *et al.* acumularam os resultados do estudo de 5.656 pacientes em 10 hospitais, dando ocitocina por infusão intravenosa. A mortalidade perinatal foi de 2%, não havendo mortalidade materna e um caso de ruptura uterina.

A via intravenosa através de gotejamento lento tem cinco razões principais para a sua eleição: dose semelhante à fisiológica, estímulo das fibras sem reações colaterais sistêmicas, controle da concentração ideal, interrupção a qualquer momento e obtenção de contrações uterinas.

O uso de ocitocina pela via intramuscular na indução ou condução do trabalho de parto foi praticamente abandonado, pois mesmo doses pequenas e intermitentes podem acarretar facilmente hipertonia, com consequências materno-fetais graves. A ruptura uterina associada à ocitocina intramuscular, levando a hemorragia, infecção, peritonite e insuficiência renal aguda, é quadro comum de mortalidade materna em países onde o fármaco ainda é administrado por essa via. Alguns autores preconizam a utilização de ocitocina intramuscular no período pós-parto (quarto período) na prevenção de hemorragias. As hemorragias pós-parto ocorrem em cerca de 15% dos partos vaginais (10) e representa uma importante causa de morbidade e mortalidade materna.

A ocitocina por via sublingual tem a desvantagem da absorção imprevisível, estimando-se que apenas cerca de um por cento da dose de ocitocina é absorvido. A variação individual pode ser grande e os efeitos de doses excessivas não podem ser corrigidos a tempo. A via intranasal é reservada ao auxílio da ejeção láctea.

A resposta uterina à ocitocina cresce a partir da 20ª a 30ª semana e aumenta rapidamente ao termo.

Existem vários esquemas de infusão de ocitocina intravenosa. Utiliza-se usualmente a dose de 2 a 5 UI em 500 ml ou 1.000 ml. Quanto ao soluto diluente, pode ser solução de Ringer, glicose a 5% ou 10%, ou soro fisiológico. Em alguns países encontra-se ampola de 1 ml contendo 10 UI de ocitocina.

Deve-se sempre levar em conta que a ocitocina possui uma grande semelhança em sua estrutura peptídica com a arginina vasopressina, possuindo assim um efeito antidiurético. Quando infundida em quantidade superior a 20 mU/minuto ou mais, pode levar a uma diminuição da depuração renal, e, se infundida em grande quantidade de líquidos, pode levar a uma intoxicação hídrica.

Uso clínico

O uso clínico da ocitocina no aparelho genital feminino se faz quando há necessidade de promover a contração uterina. Pode ser utilizada para:

- Indução do trabalho de parto – quando houver a necessidade de interrupção da gestação, para salvaguardar os interesses fetais e maternos.
- Distocia funcional hipotônica primária – o tratamento dessa eventualidade é iniciado pela amniotomia; algumas horas após, se não se desencadearem contrações, administra-se a ocitocina.
- Distocia funcional hipertônica (incoordenação motora uterina – tríplice gradiente descendente, sem obstáculo). Muitos autores advogam o uso da ocitocina na hipertonia uterina (incoordenação contratural), acreditando no seu poder coordenador.
- Atonia pós-parto – muito embora a ocitocina possa ser empregada na hemorragia atônica, não é tão importante nesta patologia, visto que os derivados do ergot têm eficácia muito maior.
- Estímulo da ejeção láctea – atualmente está difundido o uso da via nasal para a administração da ocitocina (*spray* nasal) como coadjuvante da lactação, utilizada cerca de 5 minutos antes das mamadas. As vias oral, intramuscular e intravenosa tentadas inicialmente foram abandonadas.

Contraindicações

As contraindicações ao uso da ocitocina se dão por causas obstétricas e não farmacológicas.

São contraindicações absolutas para o uso da ocitocina: cicatrizes uterinas advindas de miomectomias múltiplas e cesarianas anteriores, desproporção feto-pélvica, vício pélvico, situação transversa, sofrimento fetal.

São contraindicações relativas: presença de cicatriz uterina proveniente de cesariana anterior, multiparidade, apresentação pélvica, gravidez múltipla, prematuridade.

1.4. Derivados do ergot

Absorção e destino

Os alcaloides do esporão do centeio parecem ser degradados e inativados pelo fígado, porém pouco se sabe da absorção, destino e eliminação destes.

Ações farmacológicas

As ações farmacológicas dos alcaloides do esporão do centeio são variadas e complexas; algumas ações podem ser, inclusive, antagonistas recíprocas. Todos aumentam pronunciadamente a atividade motora do útero e a ação depende muito da dose administrada. A resposta uterina depende da maturidade do órgão e da idade da gestação. O útero gravídico é muito sensível a doses pequenas, administradas ao termo ou logo após o parto, e essa forma desencadeia resposta uterina pronunciada e sem efeitos colaterais.

Todas as substâncias derivadas do esporão do centeio apresentam o mesmo efeito sobre o útero, variando grandemente entre si na potência de ação. Uma simples injeção intravenosa de 0,1 a 0,5 mg de ergometrina determina contrações uterinas de baixa amplitude, porém, frequente aumento da pressão intra-amniótica, e, em determinadas ocasiões, uma contração tônica do miométrio. Os efeitos são rápidos, ocorrendo dentro de 1 a 2 minutos, e persistem por uma hora.

A sensibilidade uterina à ergometrina aumenta com a evolução da gravidez, sendo que no início do trabalho de parto pequenas doses levam a contrações incoordenadas e irregulares, com relaxamento precário do útero.

A di-hidroergotamina, em doses pequenas, estimula a contração uterina ao termo ou no parto. A droga promove elevação da pressão intra-amniótica e produz hipotonia uterina, o que é desastroso para o feto.

Usos

Os alcaloides derivados do esporão do centeio foram largamente utilizados em obstetrícia, em particular no pós-parto imediato e puerpério. O uso desses derivados no pós-parto imediato e no puerpério, após a expulsão da placenta, era rotineiro nas salas de parto. Eram utilizados por via intramuscular ou intravenosa. O uso de tais drogas auxilia o miotamponamento, favorecendo o trombotamponamento, evitando perdas sanguíneas maiores.

1.5. Fármacos usados para bloquear o parto prematuro

1.5.1. Terbutalina

As células do miométrio são unidas entre si por junções chamadas nexo (*gap junctions*), importantes nas contrações uterinas. O miométrio possui receptores α e β adrenérgicos responsáveis pela contração e relaxamento uterino. Os receptores uterinos β são na maioria β2 e agonistas específicos, e promovem uma ação depressora potente no miométrio. Na gestação ocorre a predominância de β2 receptores, com isso a estimulação dos nervos adrenérgicos ocasiona um relaxamento uterino, que não acontece no útero da mulher não grávida. É importante ressaltar que a inibição da contração uterina por β agonistas ocorre quer as contrações sejam espontâneas ou não.

A terbutalina é um fármaco do grupo dos agonistas dos receptores adrenérgicos β2 que medeiam o aumento do AMPc (monofosfato cíclico de adenosina), o qual ativa a proteína cinase A (PKA) que provoca desfosforilação, levando ao relaxamento muscular. Assim, ela provoca o relaxamento uterino, inibindo o trabalho de parto prematuro. Ingermarron conseguiu inibição da atividade miométrica durante a fase de dilatação e até durante o período expulsivo.

Existem efeitos adversos com o uso de β2 adrenérgicos na inibição do trabalho de parto prematuro. Taquicardia materna é o mais comum, mas casos de edema pulmonar são descritos por Angel *et al.* em 1998 e por Elliot *et al.* em 2004.

O *Canadian Preterm Labor Investigators Group*, em 1992, comprovou o sucesso na inibição do trabalho de parto prematuro por pelo menos 48 horas.

Em 2011 a FDA (*Food and Drugs Administration*), agência reguladora de medicamentos nos Estados Unidos, publicou em sua página na internet um comunicado para a não utilização da terbutalina na prevenção do trabalho de parto prematuro além de 48 a 72 horas, devido aos efeitos adversos importantes no uso continuado. Contraindica também sua utilização por via oral para os mesmos fins.

O modo de utilização deverá ser sempre intravenoso, com a paciente em repouso, em vigilância contínua; 2,5 mg (5 ampolas) diluídas em 500 ml de soro glicosado a 5%, iniciando em 30 ml/hora, podendo ser aumentado a cada 20 min, até cessarem as contrações, em dose máxima de 240 ml/hora. Deve-se manter a dose que atingiu a inibição por 24 horas.

1.5.2. Atosibana

A atosibana é um nonapeptídeo sintético análogo competitivo da ocitocina humana nos receptores. É um inibidor do inositol trifosfato mediado pela ocitocina. Essa inibição diminui o cálcio no citoplasma, podendo ser tanto o cálcio intracelular proveniente do retículo sarcoplasmático como o cálcio extracelular, que entra através dos canais iônicos regulados por voltagem. A atosibana também atua na supressão da liberação de PGE e PGF da decídua, modulada pela ocitocina. Foi sintetizada por um grupo sueco e descrita na literatura em 1985.

Múltiplos estudos demonstram uma menor incidência de efeitos adversos da atosibana, quando comparada a outras drogas utilizadas para inibição do trabalho de parto prematuro, e também com maiores taxas de efetividade na inibição.

Entre seus efeitos adversos, os mais comuns foram náuseas, tontura e cefaleia.

A utilização da atosibana é feita por via intravenosa e realizada em etapas: uma dose em *bolus* inicial de 6,75 mg/0,9 ml de solução injetável, imediatamente seguida por uma perfusão contínua de dose elevada (perfusão de carga, 300 mcg/minuto) de atosibana 37,5 mg/5 ml (concentrado para solução para perfusão durante três horas), seguida por uma dose mais baixa, 37,5 mg/5 ml (concentrado para solução para perfusão subsequente), 100 mcg/minuto até 45 horas. A duração do tratamento não deve ultrapassar 48 horas. A dose total administrada durante um ciclo terapêutico completo com atosibana não deve, de preferência, exceder 330,75 mg de atosibana.

2. ASPECTOS FARMACOLÓGICOS DA CONTRACEPÇÃO HORMONAL

2.1. Conceito

Contracepção é o uso de métodos e técnicas com a finalidade de impedir que o relacionamento sexual resulte em gravidez. É um recurso de planejamento familiar para a constituição de prole desejada e programada, de forma consciente.

2.2. Histórico

A história da anticoncepção se inicia na pré-história, quando o homem associou a gravidez à ejaculação intravaginal, porém pouco se conhece dessa época. A história do controle da fertilidade na Antiguidade é limitada, pois a maioria dos autores não fazia distinção entre métodos abortivos e métodos contraceptivos. Foi a partir do século XIX, na transição demográfica, que se modificou o pensamento sobre a contracepção, até então fortemente limitado por motivações religiosas e políticas. Nesse contexto, sobressai o discurso do inglês Thomas Malthus (1766-1834) para a continência sexual e um casamento em idade mais tardia como marco das ideias de controle de natalidade. Inspirados nele, os neomalthusianos passaram a defender a anticoncepção como forma de diminuir o crescimento populacional. Um dos mais famosos deste grupo foi o americano Charles Knowlton (1800-1850), que defendia a irrigação vaginal como meio contraceptivo.

Foi também no século XIX que cresceu o movimento feminista, em que consta a pauta de "controle do corpo", para poder utilizar métodos contraceptivos e realizar abortamentos. Em 1823, o inglês Sir Astley Cooper (1768-1841) iniciou e experimentou técnicas de vasectomia em animais. Em 1834, o também inglês James Blundell (1790-1877) fez a primeira descrição completa da laqueadura tubária.

Paralelamente, em 1825, o estoniano Karl Ernst von Baer (1792-1876) descreveu o óvulo. Em 1875, o alemão Oscar Hertwig (1849-1922) descobriu que a fecundação consiste na união dos núcleos do espermatozoide e do óvulo. Somente em 1895 o austríaco Emil Knauer demonstrou, em coelhas, que os ovários controlam a menstruação por via sanguínea.

Foi em 1839 que o americano Charles Goodyear (1800-1860) obteve a vulcanização da borracha, o que proporcionou o aprimoramento e a diminuição dos custos dos métodos de barreira. Em 1880, o alemão Wilhelm Mensinga (1836-1910) criou o diafragma. No mesmo ano, o inglês Walter Rendell foi o primeiro a comercializar espermicidas (na época, à base de manteiga de cacau e sulfato de quinino).

Já os métodos hormonais foram se consolidando no início do século XX. Foi em 1905 que o inglês Ernest Henry Starling (1866-1927) introduziu o conceito de hormônios, e que o holandês Theodoor Hendrik van de Velde (1873-1937) demonstrou que a mulher ovula apenas uma vez por ciclo. Em 1928, o alemão Adolf Butenandt (1903-1995) identificou a progesterona e, em 1934, isolou-a. Em 1929, Butenandt e o americano Edward Doisy (1893-1986) isolaram independentemente a estrona. Em 1941, o químico americano Russell Marker (1902-1995) descobriu como sintetizar a progesterona. Em 1951 e 1952, a enfermeira americana Margaret Sanger (1879-1966) arranjou fundos para a pesquisa do americano Gregory Pincus (1903-1967) sobre contracepção hormonal. Em 1952, o também americano John Rock (1890-1984) foi convidado a investigar o uso clínico da progesterona para prevenir a ovulação. Em 1955, a equipe anunciou o uso clínico bem-sucedido de progestágenos para prevenir a ovulação. Enovid®, a marca da primeira pílula, foi aprovada pelo FDA e colocada no mercado em 1957 como regulador menstrual. Em 1960, esse produto obteve aprovação do FDA para uso contraceptivo.

Em 1909, o polonês Richard Richter desenhou o primeiro DIU, que não foi bem aceito pelo risco infeccioso. Em 1930, o alemão Ernst Gräfenberg (1881-1957) modificou esse dispositivo utilizando um fio metálico enrolado e, em 1934, o japonês Tenrei Ota fez algo semelhante; estes deram início à inserção do DIU no universo da anticoncepção.

2.3. Métodos atualmente disponíveis

Atualmente, há uma grande e crescente variedade de métodos efetivos para o controle da fertilidade. Ainda que nenhum deles seja isento de riscos ou eventos adversos, é consenso que a contracepção implica menos riscos que a gravidez. Os métodos anticoncepcionais podem ser classificados de várias maneiras. Reconhecem-se dois grupos principais: reversíveis e definitivos. Os métodos reversíveis são: comportamentais, de barreira, dispositivos intrauterinos (DIUs), hormonais e os de emergência. Os métodos definitivos são os cirúrgicos: esterilização cirúrgica feminina e masculina.

A escolha do método contraceptivo deve levar em consideração sua eficácia, segurança e, sobretudo, a opção da paciente. A tarefa do médico é identificar as características clínicas do indivíduo e aconselhar sobre métodos contraceptivos disponíveis, taxas de falha e complicações possíveis. A eficácia dos métodos contraceptivos, em geral, é mensurada pelo índice de Pearl (nº falhas/100 mulheres x ano); a Tabela 8.7.1 evidencia o índice de Pearl dos principais métodos disponíveis.

Já a segurança do método deve considerar os riscos e benefícios de cada um nos diversos sistemas orgânicos. Para isso, recomenda-se a utilização dos critérios de elegibilidade. A Organização Mundial da Saúde (OMS) montou um grupo de trabalho que classificou essas condições em quatro categorias (Tabela 8.7.2).

Do ponto de vista farmacológico, serão abordadas as pílulas (combinadas e de progestagênio), o anel vaginal, o adesivo transdérmico, os injetáveis (mensal e trimestral), o implante subcutâneo, a contracepção de emergência e o sistema intrauterino liberador de levonorgestrel. Todas essas formulações se referem a diferentes regimes e vias de administração de esteroides sexuais (seja apenas progesterona ou estrogênio + progesterona).

3. CONTRACEPÇÃO HORMONAL

Os contraceptivos hormonais podem ser classificados como combinados ou somente progestínicos. Os contraceptivos orais combinados (COCs) contêm um estrogênio e um progestagênio. O etinilestradiol (EE) (Figura 8.7.1) é o principal estrogênio contido nos COCs; os estrogênios naturais como o estradiol (E_2) e o valerato de estradiol (E_2V) também estão disponíveis. Além das formulações de administração oral, há também o anel vaginal, o adesivo transdérmico e os injetáveis mensais. Já as formulações somente com progesterona englobam pílulas orais, os injetáveis trimestrais, o implante subcutâneo que libera etonogestrel (ETG) e o dispositivo (ou sistema) intrauterino que libera levonorgestrel (LNG).

Tabela 8.7.1. Percentual de falha de diferentes anticoncepcionais, considerando o uso correto (perfeito), uso habitual e adesão ao método (continuidade do uso) durante um ano de uso do método (Manual de anticoncepção da Febrasgo, 2009)

Anticoncepcionais	Uso		
	Perfeito ou correto	Habitual ou comum	Continuidade (%)
Muito efetivos			
Implante	0,05	0,05	78
Vasectomia	0,1	0,15	100
DIU de LNG	0,2	0,2	81
Esterilização feminina	0,5	0,5	100
DIU de cobre	0,6	0,8	78
Efetivos			
Lactação e amenorreia	0,9	2	–
Injetáveis mensais	0,3	3	56
Pílulas combinadas	0,3	3	68
Pílulas de progestagênios	0,3	3	68
Anel vaginal	0,3	3	68
Adesivo	0,3	3	68
Moderadamente efetivos			
Condom masculino	2	16	53
Abstinência períodos férteis	2 a 5	–	51
Diafragma com espermicida	6	16	–
Poucos efetivos			
Coito interrompido	4	27	42
Espermicida isolado	18	29	

Tabela 8.7.2. Critérios médicos de elegibilidade da OMS para uso de métodos anticoncepcionais

Categoria 1	O método pode ser utilizado sem qualquer restrição.
Categoria 2	O uso do método pode apresentar algum risco, habitualmente menor do que os benefícios decorrentes de seu uso.
Categoria 3	O uso do método pode estar associado a um risco, habitualmente considerado superior aos benefícios decorrentes de seu uso. O método não é o mais apropriado para aquela pessoa, podendo ser usado, contudo, no caso de não haver outra opção disponível, ou em que a pessoa não aceita qualquer outra alternativa, mas desde que seja bem alertada desse fato e que se submeta a uma vigilância médica muito rigorosa. São as antigas contraindicações relativas para o uso do contraceptivo.
Categoria 4	O uso do método em apreço determina um risco à saúde, inaceitável. O método está contraindicado. São as contraindicações absolutas.

As ações hipotalâmicas dos esteroides têm importante papel no mecanismo de ação dos contraceptivos orais. A progesterona diminui a frequência de pulsos do hormônio liberador de gonadotrofina (GnRH), comprometendo a frequência adequada de pulsos de hormônio luteinizante (LH) necessária para a ovulação. Os estrogênios também suprimem a liberação de hormônio folículo-estimulante (FSH) a partir da hipófise durante a fase folicular do ciclo menstrual. Assim, os mecanismos pelos quais os contraceptivos hormonais evitam a gestação podem ser resumidos em: 1) anovulação; 2) aumento da viscosidade do muco cervical; 3) torna o endométrio pouco receptivo à implantação do embrião; 4) redução da motilidade ciliar tubária. As diferentes formulações apresentam predominância de um ou outro mecanismo. Todos esses mecanismos podem ser identificados em formulações apenas com progestágeno; o componente estrogênico tem papel sinérgico nestas ações e também foi incluído nas formulações contraceptivas para auxiliar no controle do sangramento irregular.

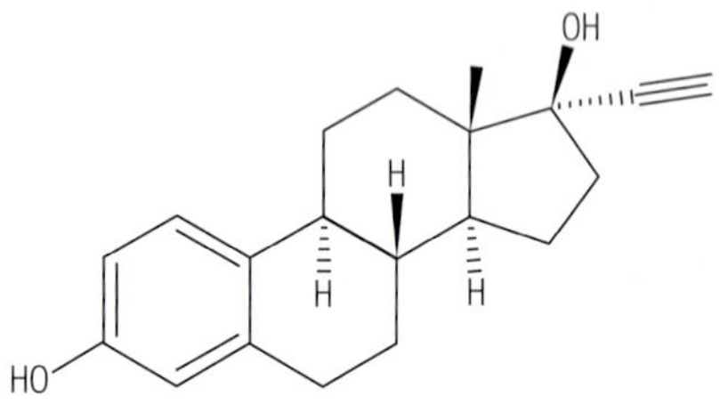

Figura 8.7.1. Estrutura química do etinilestradiol (EE), estrogênio mais comumente utilizado na formulação dos COCs.

3.1. O componente estrogênico

Mecanismo de ação

O estrogênio age através de sua interação com os receptores ERα e ERβ; estes apresentam distribuição em proporções variadas no organismo humano. O efeito do estrogênio depende de múltiplos fatores. Deve-se levar em consideração, por exemplo, a potência relativa do tipo de estrogênio. Essa potência depende da afinidade da molécula pelos receptores de estrogênio (ER) e da quantidade de hormônio livre disponível para cruzar a membrana plasmática das células – o que, por sua vez, depende da produção hepática de SHBG (globulina ligadora de hormônios sexuais) e albumina. Ainda, o efeito estrogênico depende da resposta (agonista ou antagonista) que a molécula exerce no receptor dentro da célula-alvo.

Os dois tipos de ER foram identificados em homens e mulheres e apresentam distribuições teciduais diversas. Ambos são expressos em útero, mama, osso, sistema nervoso central, sistema cardiovascular, rim e trato urinário. No fígado, predomina ERα e, no trato gastrintestinal, ERβ. A complexidade dessa distribuição se torna relevante, por exemplo, no desenvolvimento de moduladores seletivos de receptor de estrogênio (SERMs), que podem ter propriedades agonistas ou antagonistas em cada receptor e em cada sítio de ação. As especificidades moleculares dessa relação ainda estão sendo elucidadas.

A ação clássica do estrogênio se dá com receptores intracelulares, que são compreendidos como fatores de transcrição estrogênio-dependentes (Figura 8.7.2).

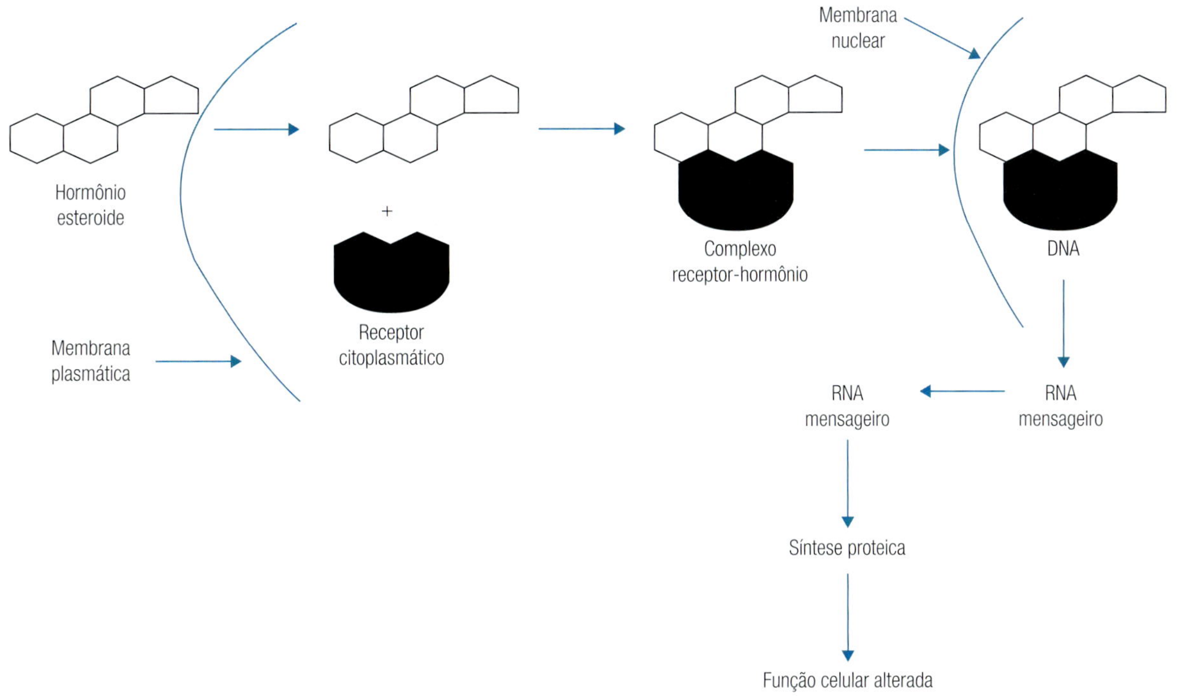

Figura 8.7.2. Os esteroides atravessam as membranas plasmática e nuclear por difusão para chegar ao núcleo celular onde atuam. A transcrição gênica inicia a síntese de novas proteínas (Ruggiero e Likis).

As interações entre o estrogênio e seus receptores são extremamente complexas. Até o momento, está descrito que os ER são fatores de transcrição ativados por ligação, que aumentam ou diminuem a transcrição de genes-alvo. Por exemplo, o ERα é um fator de transcrição nuclear que controla a expressão de genes responsivos ao estrogênio; encontra-se inativo na forma monomérica. Tal como outros membros da superfamília do receptor de esteroides, incluindo os receptores de androgênio, progesterona, glicocorticoide e mineralocorticoide, a responsividade do ERα aos seus ligandos, tais como o 17β-estradiol (E_2), é regulada por proteínas de choque térmico (HSP).

Na ausência de ligandos estrogênicos, o ERα monomérico se encontra agregado em um complexo de proteína chaperona e HSP90, que o mantém em um estado competente, porém inativo, de ligação e impede que se acople a elementos de resposta estrogênica. O ERα não ligado é uma proteína de curta duração com uma meia-vida de 4 a 5 horas e é constantemente degradado. A degradação é mediada por via da ubiquitina-proteassoma. Ao se ligar ao estrogênio, o ERα se dissocia da HSP90, sofre dimerização, liga-se aos elementos de resposta estrogênica e induz a transcrição dos seus genes-alvo através de coativadores de recrutamento. A HSP90 é essencial para a interação entre o hormônio e o ERα, a formação de dímeros e a ligação aos elementos de resposta estrogênica.

Os coativadores de recrutamento podem ter atividade de histona acetilase; a acetilação das histonas altera ainda mais a estrutura da cromatina na região do promotor dos genes-alvo e permite que as proteínas constituam o aparelho geral de transcrição. Esse é o mecanismo pelo qual o estrogênio desempenha suas "ações genômicas". É interessante acrescentar que há evidências de ER localizados na membrana plasmática das células, atuando por mecanismos "não genômicos"; canais iônicos, proteínas G, tirosina cinase e receptores de fatores de crescimento são modulados por esses receptores próximos à membrana celular, levando à ativação de cascatas de sinalização como MAPK (proteína cinase ativada por mitógeno), fosfatidilinositol 3-OH-cinase (PI3K), PKA e proteína cinase C (PKC).

Absorção, metabolismo e excreção

Dada a natureza lipofílica dos estrogênios, a absorção geralmente é boa com a preparação apropriada. A administração oral é comum; pelo metabolismo de primeira passagem hepática, algumas formulações de estrogênio podem ter baixa biodisponibilidade. Por esse motivo, o EE é mais frequente nas formulações orais, pois a substituição etinila na posição C_{17} dribla a primeira passagem hepática; além disso, tal modificação é responsável pela maior potência do EE. Ele também é utilizado em outras vias, como o anel vaginal de EE e ETG e o adesivo transdérmico contendo EE e norelgestromina. Já o E_2 está disponível nos injetáveis mensais como valerato de estradiol + enantato de noretisterona e cipionato de estradiol + acetato de medroxiprogesterona (AMP). Esses compostos podem ser absorvidos durante várias semanas após sua administração intramuscular.

O E_2, o EE e outros estrogênios ligam-se extensamente às proteínas plasmáticas: o E_2, principalmente à SHBG; o EE, predominantemente à albumina. O E_2 é convertido pela 17β-hidroxiesteroide desidrogenase em estrona (E_1), que sofre 16α-hidroxilação e 17-cetoredução a estriol (E_3), principal metabólito urinário. Sulfatos e conjugados glicuronídeos são também excretados na urina.

Os estrogênios também sofrem uma recirculação êntero-hepática: 1) no fígado, são conjugados a sulfatos e gliconatos; 2) secreção biliar destes conjugados; 3) hidrólise no intestino, seguido de reabsorção. Já o EE é depurado muito mais lentamente do que o E_2, devido à redução do metabolismo hepático. A via primária de biotransformação envolve a 2-hidroxilação e subsequente formação de 2-metil e 3-metil-éteres. O mestranol é o 3-metil-éter do EE e está presente em COCs; ao ser absorvido, sofre desmetilação hepática a EE, seu metabólito ativo.

Efeitos metabólicos

Cerca de metade das usuárias de contraceptivos hormonais interrompe o método no primeiro ano de uso devido a efeitos colaterais ou preocupações sobre efeitos adversos à saúde. Como se demonstrou associação entre contraceptivos orais e eventos cardiovasculares e tromboembolismo venoso (TEV), novas formulações vêm sendo desenvolvidas enfatizando uma diminuição da dose de EE e progestina, bem como o uso de novas moléculas com perfis mais seguros.

O componente estrogênico dos contraceptivos hormonais, quando administrado oralmente, tende a aumentar a produção de lipoproteína de muito baixa densidade (VLDL) e lipoproteína de alta densidade (HDL), ao mesmo tempo que diminui os níveis de lipoproteína de baixa densidade (LDL). Já o 17β-estradiol aumenta o nível de HDL sem elevar o nível de VLDL. Tais oscilações também se relacionam ao tipo de progestagênio utilizado.

Embora nenhum dos parâmetros hemostáticos ou proteicos modificados por EE e contraceptivos orais tenha sido estabelecido como marcador definitivo de trombose, a ocorrência de TEV em usuárias de métodos combinados de contracepção hormonal levou a um maior escrutínio dos efeitos hemostáticos e metabólicos dos diversos hormônios utilizados nos anticoncepcionais orais atualmente disponíveis e experimentais.

Entre os estrogênios, o EE tem um forte impacto nas proteínas do fígado, quer seja administrado oral ou parenteralmente. Portanto, em contraceptivos orais combinados, o EE parece ser responsável pelas ligeiras alterações no equilíbrio entre pró-coagulação (aumento dos fatores de coagulação II, VII, IX, X e XII) e fibrinólise (redução das proteínas C, S e antitrombina). A Figura 8.7.3 representa o efeito estrogênico sobre o fígado, em termos de coagulação.

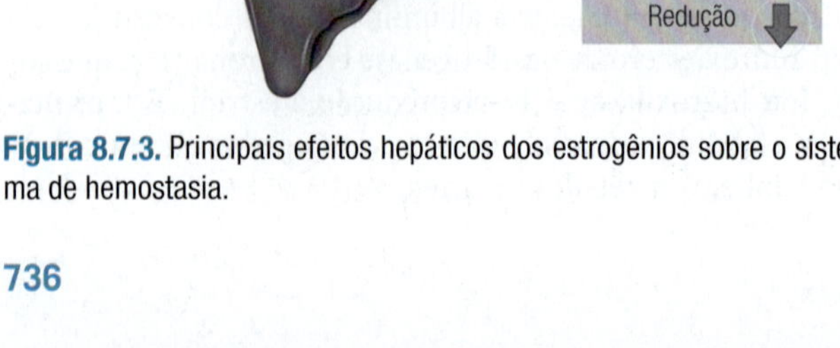

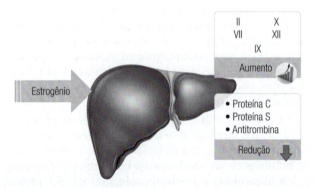

Figura 8.7.3. Principais efeitos hepáticos dos estrogênios sobre o sistema de hemostasia.

Além disso, o estrogênio pode ser responsável pela redução dos níveis de proteína 1 inibidora do ativador de plasminogênio (PAI-1); assim, os estrogênios estimulam as vias de coagulação e de fibrinólise. Estudos evidenciaram aumento do risco relativo em 3,5 com o uso de contraceptivos orais, mas ainda com uma frequência baixa na população geral. Até o momento não existem evidências que suportem o rastreio para trombofilias antes da prescrição de qualquer tipo de contraceptivo em paciente sem fatores de risco.

Se houver pesquisa de trombofilias antes da prescrição de anticoncepcionais, esta deve ser restrita a indicações precisas: um ou mais parentes de primeiro grau com TEV e/ou história pessoal de aborto de repetição. O antecedente pessoal de TEV já configura contraindicação a métodos com estrogênio; a pesquisa de trombofilias só serviria para classificar como categoria 3 ou 4, conforme o Centro de Controle e Prevenção de Doenças (em inglês: *Centers for Disease Control and Prevention* – CDC) dos Estados Unidos.

Ainda no fígado, o estrogênio pode induzir um aumento na síntese de angiotensinogênio; no entanto, paralelamente, possui efeito vasodilatador por aumento da produção de óxido nítrico. Os estudos são controversos em relação à associação entre estrogênio e hipertensão arterial sistêmica.

3.2. O componente progestagênico

Compostos com atividades biológicas similares às da progesterona já foram, de forma variada, denominados na literatura como progestinas, agentes progestacionais, progestogênicos, progestágenos, gestagênicos ou gestágenos. Os progestágenos podem ser classificados em derivados da 17-α-hidróxi-progesterona (pregnanos) e da 19-nortestosterona (estranos e gonanos):

- pregnanos – medroxiprogesterona, megestrol, clormadinona e ciproterona;
- estranos – noretisterona (ou noretindrona), linestrenol, etinodiol e noretinodrel;
- gonanos – norgestrel, levonorgestrel, desogestrel, etonogestrel, gestodeno, norgestimato e dienogeste.

Além desses, também é uma progestina com relevância clínica a drospirenona, derivada da espironolactona. As progestinas inicialmente utilizadas clinicamente foram os derivados da 19-nortestosterona; no entanto, devido a seus efeitos colaterais (sobretudo, relacionados a seu efeito androgênico), novos compostos foram desenvolvidos, como os pregnanos e a drospirenona. A Figura 8.7.4 mostra a estrutura química de alguns progestagênios.

Basicamente, todas as progestinas têm um efeito em comum, o efeito progestagênico; no entanto, há grandes diferenças entre elas em relação aos outros efeitos biológicos. Tais efeitos são subsequentes à afinidade de tais substâncias a diferentes receptores e devem ser considerados na decisão terapêutica (Tabela 8.7.3).

Mecanismo de ação

Um único gene codifica as duas isoformas do receptor de progesterona (PR-A e PR-B); os primeiros 164 aminoácidos aminoterminais do PR-B estão ausentes no PR-A.

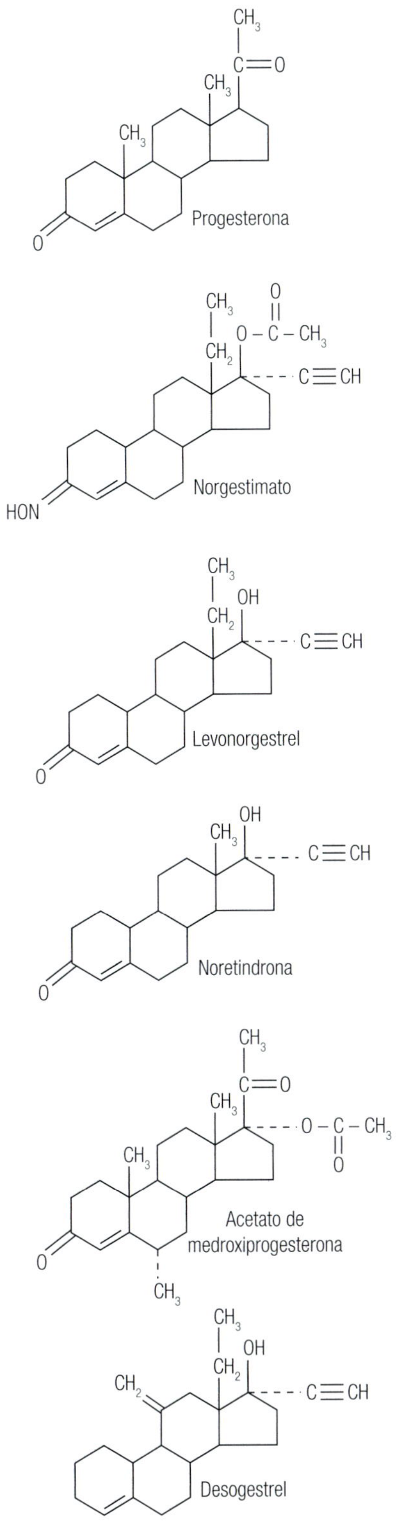

Figura 8.7.4. Estrutura química de algumas progestinas.

Biologicamente, parece que o PR-B exerce a maior parte das funções biológicas da progesterona, intermediando sua ação agonista. No entanto, quando estimulado pelo PR-A, pode atuar antagonizando os efeitos progestagênicos.

Na ausência do ligando, o PR se mantém em um estado monomérico inativo, ligado a proteínas de choque térmico (HSP90, HSP70 e p59); quando da ligação da progesterona, ocorre dissociação das HSP, e os receptores são fosforilados

Tabela 8.7.3. Atividade biológica de progestágenos sobre diferentes receptores (Schindler *et al.*).

	Progestagênico	Antigonadotrófico	Antiestrogênico	Estrogênico	Androgênico	Antiandrogênico	Glicocorticoide	Antimineralocorticoide
Progesterona	+	+	+	-	-	±	+	+
Didrogesterona	+	-	+	-	-	±	-	±
Medrogestona	+	+	+	-	-	±	-	-
Pregnanos								
Clormadinona	+	+	+	-	-	+	+	-
Ciproterona	+	+	+	-	-	++	+	-
Megestrol	+	+	+	-	±	+	+	-
Medroxiprogesterona	+	+	+	-	±	-	+	-
Nomegestrol	+	+	+	-	-	±	-	-
Promegestona	+	+	+	-	-	-	-	-
Trimegestona	+	+	+	-	-	±	-	±
Derivado da espironolactona								
Drospirenona	+	+	+	-	-	+	-	+
Estranos								
Noretisterona	+	+	+	+	+	-	-	-
Linestrenol	+	+	+	+	+	-	-	-
Noretinodrel	±	+	±	+	±	-	-	-
Gonanos								
Levonorgestrel	+	+	+	-	+	-	-	-
Norgestimato	+	+	+	-	+	-	-	-
3-ceto-desogestrel (etonogestrel)	+	+	+	-	+	-	-	-
Gestodeno	+	+	+	-	+	-	+	+
Dienogeste	+	+	±	±	-	+	-	-

e formam dímeros, que se ligam aos elementos de resposta à progesterona localizados nos genes-alvo. A ativação transcricional pelo PR recruta coativadores que, por sua vez, favorecem a interação com proteínas adicionais, algumas com atividade de histona acetilase, o que promove remodelação da cromatina e aumenta o acesso ao promotor-alvo. Assim, o receptor nuclear para progesterona funciona como um fator de transcrição ativado por ligando, regulando diretamente a expressão gênica. Esse tipo de sinalização é referido como a via "genômica". No entanto, a progesterona também estimula efeitos fisiológicos rápidos que são independentes da transcrição. Esta via, denominada "não genômica", é mediada pelos mPRs (receptores de progesterona de membrana). Esses mPRs pertencem a uma classe maior de receptores de membrana chamados PAQRs (progestina e receptores adipoQ). Os mPRs são diretamente acoplados às proteínas G e ativam sua subunidade inibitória sensível à pertussis (G_i), para regular negativamente a atividade da adenilato ciclase. Os mPRα têm sido implicados na regulação progestínica da função uterina em seres humanos e na secreção de GnRH em roedores.

Absorção, metabolismo e excreção

A progesterona sofre rápido metabolismo de primeira passagem; já o AMP e o acetato de megestrol possuem metabolismo hepático reduzido. Os esteroides 19-nor têm boa atividade oral porque o substituinte etinila em C_{17} alentece significativamente o metabolismo hepático. No plasma, a progesterona se liga predominantemente à albumina e à globulina ligadora de corticosteroide (CBG) e liga-se fracamente à SHBG. Já os compostos 19-nor (noretindrona, norgestrel e desogestrel) ligam-se à SHBG e à albumina. Os ésteres (ex.: AMP) se ligam predominantemente à albumina. A progesterona tem rápida eliminação (meia-vida de 5 minutos); já as progestinas sintéticas têm meia-vida mais longa (noretindrona: 7h, gestodeno: 12h, norgestrel: 16h, AMP: 24h). O metabolismo das progestinas sintéticas é predominantemente hepático, com excreção urinária.

3.3. Contracepção hormonal combinada

3.3.1. Contraceptivos orais combinados

As pílulas podem ser classificadas como monofásicas (mesmas doses de estrogênio e progestagênio), bifásicas (duas doses diferentes de estrogênios e progestagênios) ou trifásicas (variações triplas nas doses dos hormônios). Geralmente, são fornecidas em embalagens para 21 dias, para uso diário, ao que se segue um período de 7 dias sem administração (ou em uso de placebo, em algumas apresentações com 28 pílulas).

O EE é mais comumente utilizado nas preparações orais, uma vez que a substituição etinila na posição C_{17} inibe o metabolismo hepático de primeira passagem. Muitas tentativas foram feitas durante um período considerável de tempo para substituir o EE por E_2 nos COCs; contudo, o controle de sangramento foi insatisfatório, particularmente em regimes monofásicos e bifásicos. Para melhorar o controle de sangramento, foram desenvolvidos contraceptivos novos. Num deles, o valerato de estradiol (E_2V) foi combinado com dienogeste (DNG) num regime de quatro fases consistindo em doses de *step-down* de E_2V e doses de *step-up* de DNG. O E_2V/DNG é administrado num ciclo de 28 comprimidos: E_2V 3 mg nos dias 1 e 2, E_2V 2 mg/DNG 2 mg nos dias 3 a 7, E_2V 2 mg/DNG 3 mg nos dias 8 a 24 e E_2V 1 mg nos dias 25 e 26 e placebo nos dias 27 e 28. Deve-se ter em conta que 1 mg de E_2V contém 0,76 mg de E_2. O DNG é uma progestina que exerce um efeito potente sobre o endométrio, e o regime quadrifásico resulta num bom controle do ciclo. Além disso, a dominância de estrogênio nos primeiros dias do ciclo garante a proliferação endometrial e a sensibilidade ao efeito da progesterona no meio do ciclo, enquanto o DNG fornece estabilidade ao estroma endometrial no final do ciclo.

As pílulas podem ser também classificadas conforme a dosagem de etinilestradiol em alta ou baixa dose. Atualmente se dispõem de pílulas com 50 mcg, 35 mcg, 30 mcg, 20 mcg e 15 mcg de etinilestradiol. As pílulas que contêm doses abaixo de 50 mcg de etinilestradiol são classificadas como de baixa dose. As formulações de 20 mcg e 15 mcg podem ser chamadas de "ultrabaixa dose".

A Tabela 8.7.4 mostra exemplos de contraceptivos orais combinados disponíveis no mercado brasileiro.

Tabela 8.7.4. Pílulas monofásicas utilizadas no Brasil

Componente estrogênico		Componente progestagênico	
Nome	Dose (mcg)	Nome	Dose (mcg)
Etinilestradiol	35	Ciproterona	2000
Etinilestradiol	20	Desogestrel	150
Etinilestradiol	30	Desogestrel	150
Etinilestradiol	20	Drospirenona	3000
Etinilestradiol	30	Drospirenona	3000
Etinilestradiol	15	Gestodeno	60
Etinilestradiol	20	Gestodeno	75
Etinilestradiol	30	Gestodeno	75
Etinilestradiol	20	Levonorgestrel	100
Etinilestradiol	30	Levonorgestrel	150
Etinilestradiol	50	Levonorgestrel	250

Efeitos colaterais

Os efeitos adversos dos primeiros contraceptivos recaíam em várias categorias: hipertensão, infarto agudo do miocárdio, acidente vascular encefálico, TEV, neoplasias malignas, além de efeitos endócrinos e metabólicos. Muitos desses efeitos eram dependentes da dose, motivando o desenvolvimento das preparações atuais. O consenso atual é o de que, em mulheres sem fatores de risco predisponentes, as preparações de baixa dose acarretam risco mínimo à saúde, além de exercer muitos efeitos benéficos. A identificação dos fatores de risco se dá, sobretudo, mediante anamnese e exame físico e ginecológico cuidadosos; não é necessário aguardar exames complementares para a prescrição de um contraceptivo em paciente sem fatores de risco. Afastar gravidez é imprescindível antes do início de qualquer método contraceptivo hormonal.

Preocupações comuns com o uso dos métodos contraceptivos incluem riscos de tromboembolismo e câncer de mama. Em uma metanálise da Cochrane Library de 2014, com 26 estudos entre 1965 e 2009, foi encontrado que o uso de contraceptivos orais combinados aumentou o risco de trombose venosa profunda (TVP) cerca de quatro vezes, variando conforme dose de estrogênio e tipo de progestágeno. Todas as preparações foram associadas a um aumento de mais de duas vezes do risco de TVP em comparação com o não uso.

Quanto ao risco de câncer de mama, há casuísticas que evidenciam um aumento de risco de mortalidade por câncer de mama em usuárias de COC, porém outras identificaram até mesmo uma redução do risco relativo de surgimento de câncer de mama, como em mulheres japonesas na perimenopausa em uso de contracepção oral combinada. A evidência atual não sugere aumento do risco de câncer de mama devido ao uso de contraceptivos orais combinados em mulheres com antecedentes familiares de neoplasia mamária ou portadoras de genes de suscetibilidade ao câncer de mama. Nelas, a redução do risco de câncer de ovário parece bem mais importante do que o possível aumento de risco de câncer de mama.

Outra questão polêmica é a associação entre lúpus eritematoso sistêmico e COCs. Estudos ligando a exposição hormonal exógena e o risco de lúpus possuem resultados conflitantes. Esse risco é particularmente elevado nas mulheres que recentemente iniciaram o uso de contraceptivos, com doses mais elevadas de estrogênio, sugerindo um efeito agudo em um pequeno subgrupo de mulheres suscetíveis.

Critérios de elegibilidade

A OMS publicou em 2015 a quinta edição dos Critérios Médicos de Elegibilidade para Uso de Métodos Contraceptivos. Na categoria 1, não há restrição ao uso do método contraceptivo. Na categoria 2, as vantagens de usar o método superam os riscos (teóricos ou comprovados). Na categoria 3, os riscos (teóricos ou comprovados) geralmente superam as vantagens de usar o método. Na categoria 4, é inadmissível o uso daquele método para aquele risco à saúde (Tabela 8.7.5).

Tabela 8.7.5. Resumo dos critérios de elegibilidade da OMS para uso de COCs

Idade	
< 40 anos de idade	1
≥ 40 anos de idade	2
Amamentação	
< 6 semanas pós-parto	4
≥ 6 semanas e < 6 meses pós-parto	3
≥ 6 meses pós-parto	2
Pós-parto (não amamentando)	
< 21 dias	
com outros fatores de risco para TEV	4
sem outros fatores de risco para TEV	3
≥ 21 e ≤ 42 dias	
com outros fatores de risco para TEV	3
sem outros fatores de risco para TEV	2
> 42 dias	1
Pós-aborto	1
Antecedente de gestação ectópica	1
Tabagismo	
Idade < 35 anos	2
Idade > 35 anos	
< 15 cigarros/dia	3
≥ 15 cigarros/dia	4
Obesidade	2
Múltiplos fatores de risco para doença cardiovascular (idade avançada, tabagismo, *diabetes mellitus*, hipertensão arterial, dislipidemias conhecidas...)	3 / 4
Hipertensão arterial	
Adequadamente controlada	3
PAS 140-159 e/ou PAD 90-99 mmHg	3
PAS ≥ 160 e/ou PAD ≥ 100 mmHg	4
Associada à doença vascular	4
TVP/TEP	
História pessoal de TVP/TEP	4
TVP/TEP agudos	4
TVP/TEP em uso de anticoagulante	4
História familiar de TVP/TEP	2
Cirurgia grande com imobilização prolongada	4
Trombofilia conhecida	4
Coronariopatia atual ou prévia	4
AVC atual ou prévio	4
Dislipidemias sem outros fatores de risco cardiovascular	2
Doença valvar cardíaca	
Não complicada	2
Complicada	4
Lúpus eritematoso sistêmico	
Com positividade para anticorpos antifosfolípides	4
Trombocitopenia grave	2
Em tratamento imunossupressor	2
Nenhuma das condições acima	2
Cefaleia	
Não enxaquecosa	1
Enxaqueca	
sem aura	
< 35 anos de idade	2
≥ 35 anos de idade	3
com aura	4
Epilepsia	1
Depressão	1
Endometriose	1
Tumores ovarianos benignos	1
Dismenorreia grave	1
Doença mamária	
Massa não diagnosticada	2
Doença mamária benigna	1
História familiar de câncer de mama	1
Câncer de mama	
• atual	4
• pregresso e sem evidência de doença há pelo menos 5 anos	3
Câncer de endométrio	1
Câncer de ovário	1
Miomatose uterina	1
Doença inflamatória pélvica aguda	1
Doenças sexualmente transmissíveis	1
HIV	1
AIDS	1
Diabetes mellitus	
Antecedente de diabetes gestacional	1
Sem doença vascular	2
Com lesão de órgãos-alvo ou > 20 anos de doença	3 / 4
Colecistopatia	
Sintomática	
• tratada cirurgicamente	2
• tratada clinicamente	3
• atual	3
Assintomática	2
Cirrose	
Leve (compensada)	1
Grave ou descompensada	4
Tumores hepáticos	
Benignos	
• hiperplasia nodular focal	2
• adenoma hepatocelular	4
Malignos	4

Uma vez iniciado o tratamento e obedecendo aos critérios supracitados, as usuárias de COC devem ser vistas após os primeiros três meses de uso e, subsequentemente, a cada seis a doze meses, com controle de pressão arterial e peso. As pacientes devem ser alertadas para os sinais e sintomas dos efeitos adversos maiores, basicamente para TVP e tromboembolismo pulmonar (TEP). Em cada consulta, deve-se reforçar a adesão da paciente ao tratamento. O uso de COCs de baixa dosagem está associado a baixo risco relativo e absoluto de doença cardiovascular em mulheres saudáveis. Mesmo quando os potenciais riscos à saúde decorrentes do seu uso são contemplados, o resultado final é benéfico para essas mulheres, especialmente devido à alta eficácia em evitar a gravidez e à redução de risco de câncer de ovário.

Interações medicamentosas

As principais orientações quanto ao uso concomitante de outras medicações são focadas na terapia anticonvulsivante e nos antimicrobianos. O uso de fenitoína, carbamazepina, barbitúricos, primidona, topiramato e oxcarbazepina é incluído na categoria 3 pela OMS, assim como o uso de lamotrigina. O que se discute é que os primeiros podem reduzir a eficácia dos contraceptivos orais (por meio de indução do metabolismo hepático, por aumento da expressão de enzimas do citocromo P-450) e que esta última teria sua eficácia diminuída (aumento do metabolismo da lamotrigina induzida pelos contraceptivos orais combinados). Há estudos que evidenciam redução dos níveis de valproato na vigência de COC.

Quanto aos antimicrobianos, não costuma haver restrição de uso por conta da anticoncepção, excetuando-se dois tuberculostáticos, a rifampicina e a rifabutina. Embora a interação da rifampicina ou da rifabutina com COCs não seja prejudicial para as mulheres, é provável que reduza a eficácia do anticoncepcional. O uso de outros contraceptivos deve ser incentivado para as mulheres que são usuárias de longo prazo de qualquer um desses medicamentos. Se for escolhido um COC, deve ser utilizada uma preparação contendo pelo menos 30 mcg de EE.

3.3.2. Anel vaginal

Os esforços para o desenvolvimento dos anéis vaginais contraceptivos foram iniciados há mais de 40 anos com base em dois princípios: a capacidade do epitélio vaginal de absorver esteroides e a capacidade dos elastômeros de liberar hormônios em uma taxa quase constante. O suprimento vascular da vagina consiste em uma rede complexa de artérias e veias que favorece a absorção de esteroides e outras moléculas através do epitélio vaginal para a circulação sistêmica, tornando-o uma via de administração extremamente eficiente. É uma via bastante atrativa quando se considera a possibilidade de evitar o metabolismo hepático de primeira passagem e aumentar a biodisponibilidade hormonal, o que torna plausível o uso de doses menores com o mesmo efeito farmacodinâmico. Ainda, após o aumento súbito de esteroides inicial, a liberação de hormônios é praticamente constante, o que contrasta com a grande flutuação dos contraceptivos orais. Numerosos modelos de anéis vaginais contraceptivos foram estudados, mas apenas dois chegaram ao mercado: NuvaRing®, um anel combinado que libera ETG e EE, e Progering®, um anel liberador de progesterona para uso em mulheres lactantes.

O anel combinado (ETG e EE) é constituído de polietileno-acetato de vinila, flexível, macio, transparente, de 54 mm de diâmetro e 4 mm de espessura (menor que o diafragma). Cada anel, que pode ser facilmente inserido pela própria mulher na vagina, deve ser utilizado em apenas um ciclo: três semanas com anel, uma semana sem anel. A Figura 8.7.5 mostra a flexibilidade do anel.

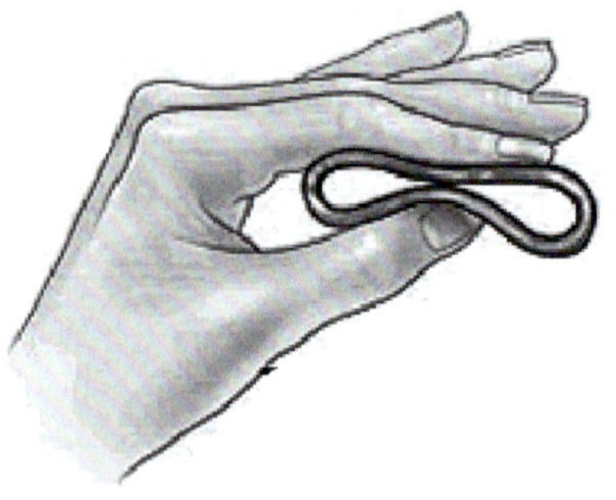

Figura 8.7.5. O anel vaginal contraceptivo combinado (Roumen, 2008).

Feito do copolímero evatano, no qual 2,7 mg de EE e 11,7 mg de ETG são dispersos equitativamente, o anel libera diariamente 120 mcg de ETG (metabólito ativo do desogestrel) e 15 mcg de EE. Seu principal mecanismo de ação é a inibição da ovulação. A exposição sistêmica ao ETG é semelhante à de uma pílula contendo EE 30 mcg + desogestrel 150 mcg e, ao estrogênio, é cerca de 2,1 vezes inferior. Por sua composição, os mesmos critérios de elegibilidade dos COCs podem ser aplicados.

Quando comparado com contraceptivos orais, não foi encontrado aumento na incidência de eventos tromboembólicos ou hipertensão entre usuárias desse tipo de anel. Tampouco foram observadas modificações no perfil lipídico ou mudança de peso corporal. Também não se observou mudança em relação ao metabolismo dos carboidratos ou a densidade mineral óssea.

As principais vantagens dos anéis vaginais combinados são a sua eficácia (semelhante ou ligeiramente melhor do que a pílula), facilidade de uso sem a necessidade de lembrar diariamente, a capacidade da usuária para controlar a iniciação e descontinuação e o bom controle do ciclo.

As principais desvantagens estão relacionadas com o modo de administração, pois podem causar corrimento vaginal e queixas locais; a expulsão do anel é incomum. Pode ser sentido durante o coito, e a inserção vaginal pode ser desagradável para algumas mulheres. Todavia, já há evidências sólidas de que os anéis vaginais são seguros, eficazes e altamente aceitáveis para as mulheres, ampliando as escolhas de anticoncepção hormonal.

3.3.3. Adesivo transdérmico

Adesivo contraceptivo transdérmico desenvolvido pelo Instituto de Pesquisa Farmacêutica R.W. Johnson e comercializado desde novembro de 2001, é um sistema de 20 cm^2 com três camadas, compreendendo uma camada externa de proteção, uma camada medicada e um revestimento de liberação que é removido antes da aplicação do sistema transdérmico. São liberados dois componentes ativos do sistema transdérmico: norelgestromina (antes conhecida como 17-desacetil-norgestimato, principal metabólito ativo do norgestimato) e EE. Quando aplicado na pele, o adesivo fornece 150 mcg/dia de norelgestromina e 20 mcg/dia de EE para a circulação sistêmica. Um adesivo é aplicado uma vez por semana por três semanas consecutivas, seguido por uma semana livre. A troca deve ser no mesmo dia de cada semana. Durante o período de sete dias de uso, ele fornece níveis constantes e contínuos de hormônios e evita os picos e vales vistos com contraceptivos orais. O *patch* é mais tolerante aos erros de dosagem do que um contraceptivo oral. Mesmo se a data da troca for esquecida por até dois dias durante as semanas 2 e 3 de um ciclo de quatro semanas, a eficácia clínica é mantida e a associação de método contraceptivo não é necessária. A administração transdérmica de norelgestromina e EE evita a degradação enzimática no trato gastrintestinal e o possível metabolismo de primeira passagem no fígado que ocorre com a administração oral. A norelgestromina é o principal metabólito ativo do norgestimato; o norgestrel é um metabólito ativo secundário que agrega pouca atividade farmacológica. Enquanto a maioria dos esteroides sexuais, incluindo norgestrel, se liga a SHBG, a norelgestromina não o faz; as alterações nos níveis de SHBG durante o tratamento (i.e., níveis aumentados de SHBG causados por EE), portanto, não afetam a distribuição sérica de norelgestromina.

Com relação aos locais de aplicação, a absorção de norelgestromina e EE é aproximadamente 20% menor e não estritamente bioequivalente quando o *patch* é usado no abdome em comparação com nádega, braço ou tronco; contudo, a aplicação de adesivo abdominal é terapeuticamente equivalente aos outros três locais, porque os níveis séricos médios permanecem dentro dos intervalos de referência e promovem efetiva supressão da ovulação. Assim, obtêm-se níveis terapêuticos de norelgestromina e EE se aplicado no abdome, nádega, braço ou tronco (excluindo seios). O fabricante recomenda que o adesivo seja colocado sobre pele limpa e seca, podendo ser aplicado no abdome inferior, na parte externa do braço ou na parte superior das nádegas.

A taxa de incidência estimada de gravidez indesejada foi 0,34 por 100 mulheres-ano, um índice muito baixo. Em termos de eficácia contraceptiva, falha global e do método, os índices de Pearl para o contraceptivo transdérmico são comparáveis com os de formulações orais. No entanto, o adesivo pode ser menos eficaz em mulheres com um peso corporal igual ou superior a 90 kg. Para pacientes com peso corporal superior a este, recomenda-se a escolha de outra via.

Com exceção das reações no local de aplicação, que são exclusivas do adesivo, o transdérmico é bem tolerado e tem um perfil de eventos adversos semelhante ao das pílulas. É possível que o uso do adesivo curse com um sutil aumento no risco tromboembólico; porém, em termos absolutos, essa diferença se mostra muito pequena para justificar a preferência de um ao outro, em especial, se a paciente tem dificuldades para adesão a métodos diários (como a contracepção oral). Por sua composição, os mesmos critérios de elegibilidade dos COCs são aplicados.

3.3.4. Injetáveis mensais

A anticoncepção hormonal combinada e injetável é especialmente recomendada para pacientes com dificuldade de aderir à tomada diária de anticoncepcional via oral ou que apresentam problemas de absorção entérica (p. ex.: doença inflamatória intestinal). As seguintes combinações estão disponíveis:

- Enantato de estradiol 10 mg + algestona acetofenida 150 mg.
- Valerato de estradiol 5 mg + enantato de noretisterona 50 mg.
- Cipionato de estradiol 5 mg + acetato de medroxiprogesterona 25 mg.

Os mecanismos de ação e os critérios de elegibilidade são semelhantes às pílulas combinadas.

3.4. Contracepção progestagênica

3.4.1. Pílulas contendo somente progestinas

As pílulas só de progestágeno (POPs) contêm apenas uma progestina e nenhum estrogênio. Aproximadamente 9 em cada 100 mulheres engravidam no primeiro ano de uso típico. As POPs são reversíveis e podem ser usadas por mulheres de todas as idades. Se as POPs forem iniciadas dentro dos primeiros cinco dias desde o início do sangramento menstrual, não é necessária proteção contraceptiva adicional. Se iniciadas mais de cinco dias desde o início da menstruação, recomenda-se proteção contraceptiva adicional para os próximos dois dias.

Ao contrário dos combinados, as POPs inibem a ovulação em cerca de metade dos ciclos, embora as taxas variem amplamente. Os níveis máximos de esteroides no soro são atingidos cerca de 2 horas após a administração, seguidos por distribuição rápida e eliminação, de modo que, 24 horas após a administração, os níveis séricos de esteroides estão próximos do basal. Portanto, é importante tomar POPs aproximadamente na mesma hora a cada dia. Estima-se que 48 horas de uso de POP são necessárias para se obterem os efeitos anticoncepcionais no muco cervical. Se for necessária proteção contraceptiva adicional ao mudar de outro método contraceptivo para POPs, sugere-se continuar o método anterior por dois dias após o início de POPs. Não foi encontrada nenhuma evidência direta sobre os efeitos de iniciar POP em diferentes épocas do ciclo.

No que se refere à atividade progestogênica, conhecer a farmacocinética é de particular importância. Dependendo da via de administração, oral ou parenteral (vaginal, intramuscular, transdérmica), as progestinas podem manifestar efeitos diferentes que são devidos a diferenças no metabolismo. Após administração oral, as progestinas sintéticas são, em geral, rapidamente absorvidas e atingem uma concentração sérica máxima dentro de 2 a 5 horas, têm uma meia-vida mais longa do que a progesterona e apresentam níveis plasmáticos estáveis no uso em longo prazo. Muitas delas são metabolizadas no fígado e são excretadas com a urina.

As principais progestinas (POPs) comercializadas como contraceptivos contêm as seguintes quantidades de progestágenos: desogestrel 75 mcg, linestrenol 500 mcg, noretisterona 350 mcg.

O linestrenol é uma pró-droga que é convertida *in vivo* em noretisterona. A conversão é rápida e quase total. O composto é metabolizado por 3β-hidroxilação e desidrogenação.

A noretisterona, também denominada noretindrona, é frequentemente utilizada como acetato de noretisterona. Ambos os compostos são rapidamente absorvidos a partir do trato gastrintestinal. A biodisponibilidade é de cerca de 64%; 36% se ligam a SHBG, 61% a albumina sérica e 3% permanecem livres na circulação. O metabólito principal é a 5-α-di-hidronoretisterona.

O desogestrel é um pró-fármaco e sua atividade é essencialmente baseada na transformação em 3-ceto-desogestrel (etonogestrel), seu principal metabólito. Embora a biodisponibilidade seja de 76%, a concentração plasmática máxima após a absorção é atingida em 1,15 hora; 32% estão ligados a SHBG, 66% a albumina e 2% permanecem livres.

Efeitos colaterais

As principais preocupações com relação ao uso de progestinas e potenciais efeitos deletérios são: alterações ponderais, risco cardiovascular e metabólico, risco de neoplasia maligna da mama e risco tromboembólico.

A pergunta "essa pílula engorda?" é feita com bastante frequência nos consultórios e ambulatórios de Ginecologia. Há raros estudos de boa qualidade na literatura que investigaram a associação das POPs e o ganho de peso corporal; em geral, parece não existir essa associação e, caso haja, ela não parece ser clinicamente relevante.

Nos contraceptivos combinados, em geral, o componente estrogênico provoca um aumento da HDL e dos triglicerídeos e uma diminuição da LDL. A progestina pode aumentar o LDL e diminuir o HDL, dependendo da sua dosagem e androgenicidade. As progestinas de dose muito baixa podem ter um efeito mínimo ou nulo. Há estudos que relatam uma diminuição dos triglicerídeos e do colesterol, um aumento da LDL e um aumento transitório da HDL com o uso de pílulas contendo somente progestagênio. Progestinas mais androgênicas podem ter um efeito adverso maior sobre colesterol total e HDL. Ainda assim, os valores costumam permanecer na faixa de normalidade, se já eram normais previamente à introdução do contraceptivo.

O papel das POPs na modificação do risco de câncer de mama é desconhecido. A maioria dos estudos indica que não há risco significativo de câncer de mama com o uso de progesterona, embora o número de estudos e o tamanho das amostras dentro dos estudos sejam pequenos. No entanto, um grande estudo francês com 73.664 mulheres após os 40 anos de idade, porém antes da menopausa, observou um aumento significativo no risco associado com o uso de progestagênios por mais de 4,5 anos (RR [risco relativo] 1,44; IC95% [intervalo de confiança de 95%] 1,03-2,00). O uso prolongado de progestagênios após a idade de 40 anos pode estar associado a um risco aumentado de câncer de mama e o tema precisa ser investigado. Os vários tipos de progestina, os modos de administração, a frequência de uso e as variações geográficas tornam desafiador o esclarecimento dessa associação.

Em estudos observacionais recentes na população geral, o uso de POPs não foi associado com risco aumentado de TEV quando comparado com não usuárias de contraceptivos hormonais. Entre as mulheres com hipertensão que usam POPs, as probabilidades de TEV não foram significativamente elevadas em comparação com as não usuárias sem hipertensão. Nenhum estudo encontrou uma probabilidade significativamente maior de TEV entre fumantes usando POPs. Um estudo examinou mulheres com antecedentes pessoais ou familiares de TEV ou trombofilia hereditária e não encontrou associação entre o uso de POPs e TEV. Entre mulheres lúpicas, o uso de POPs não aumentou o risco tromboembólico.

Critérios de elegibilidade

A Tabela 8.7.6 relaciona as principais contraindicações às POPs (OMS 2015).

Tabela 8.7.6. Resumo dos critérios de elegibilidade da OMS para uso de POPs

Categoria 3	Categoria 4
Câncer de mama pregresso sem evidência de doença nos últimos cinco anos.	Câncer de mama atual
Tromboembolismo venoso agudo.	
Lúpus eritematoso sistêmico com positividade para anticorpos antifosfolípides.	
Cirrose hepática grave.	
Adenoma hepatocelular e hepatocarcinoma.	
Uso de determinados anticonvulsivantes (fenitoína, carbamazepina, barbitúricos, primidona, topiramato, oxcarbazepina).	
Uso de rifampicina ou rifabutina.	

3.4.2. Injetáveis trimestrais

O acetato de medroxiprogesterona de depósito (AMPD) é uma suspensão aquosa de 17-acetoxi 6-metil progestina administrada por injeção intramuscular para contracepção em longo prazo. Esta formulação injetável altamente eficaz de AMP tem uma duração prolongada de ação, uma vez que a progestina é liberada lentamente a partir do músculo. O AMP é detectado no soro dentro de 30 minutos após uma injeção de 150 mg. O AMP não tem afinidade de ligação com SHBG; no soro, 88% estão ligados à albumina.

As concentrações séricas do AMP variam entre as mulheres, mas geralmente atingem o patamar de cerca de 1,0 ng/mL durante cerca de três meses, após o que há um declínio gradual. Em algumas mulheres, o AMP pode ser detectado no soro durante nove meses após uma única injeção de 150 mg. O AMP circulante inicialmente inibe o pico de LH, mas os níveis de LH e de FSH permanecem no intervalo para a fase lútea de um ciclo pré-tratamento. Uma vez que a ovulação é inibida, os níveis séricos de progesterona permanecem baixos (< 0,4 ng/mL) durante vários meses após uma injeção de AMPD. Quando os níveis de AMP caem abaixo de 0,1 ng/mL, a ovulação é retomada. Assim, o retorno à fertilidade é retardado por vários meses.

Após uma injeção de AMPD, os níveis séricos de estradiol estão inicialmente na faixa de fase folicular (média de aproximadamente 50 pg/nL). Os níveis séricos de estradiol começam a aumentar cerca de quatro meses após uma única injeção quando os níveis de AMP descem abaixo de 0,5 ng/mL. Para mulheres que usaram AMPD por vários anos, os níveis séricos de estradiol variam entre 10 e 92 pg/mL, com níveis médios de cerca de 40 pg/mL. Apesar desses baixos níveis de estradiol, fogachos são um evento raro e o epitélio vaginal permanece úmido e enrugado. As mulheres que usam AMPD durante vários anos não observam uma mudança no tamanho das mamas. O AMPD faz com que o endométrio se torne atrófico, com pequenas glândulas endometriais retas e estroma decidualizado. O muco cervical permanece grosso e viscoso. AMPD é uma forma muito eficaz de contracepção por causa de seus múltiplos mecanismos de ação e liberação lenta na circulação.

O AMPD tem sido usado para contracepção por 30 milhões de mulheres em mais de 90 países. Administrado na dose de 150 mg a cada três meses, a eficácia contraceptiva é de mais de 99%. A taxa de falha de uso anual associada ao AMPD é de 0,3%. A eficácia contraceptiva do AMPD não parece ser afetada pelo peso da paciente ou pelo uso de medicações concomitantes. A época ótima para iniciar a contracepção com o AMPD é dentro de cinco dias do aparecimento da menstruação. Após uma injeção de 150 mg de AMPD, a ovulação não retorna por pelo menos 14 semanas. Embora a supressão da ovulação possa persistir raramente por até 18 meses, não afeta permanentemente a fertilidade.

Uma das preocupações relacionadas ao uso do AMPD é o seu potencial tromboembólico. Apesar de ser um progestágeno, há pelo menos duas casuísticas evidenciando um aumento significante no risco de TEV (OR [*odds ratio*] 2,2-3,0) com o uso de AMPD na população geral e, ainda mais, em pacientes com mutação do Fator V de Leiden. Esse aumento de risco tromboembólico estaria, pelo menos em parte, relacionado à maior expressão de receptor de trombina ativado por protease (PAR-1), resultando numa expressão potencializada de fator tecidual induzida por trombina e em maior atividade pró-coagulante de superfície; tais efeitos estariam relacionados à interação do AMPD com o receptor de glicocorticoide.

Questiona-se também a influência do AMPD sobre humor e emoções. Dados limitados indicam não haver efeito adverso do AMPD na piora da depressão, embora, em alguns estudos, as mulheres tenham se queixado de mudanças de humor. Ainda, a administração de AMPD no período pós-parto imediato não parece predispor as mulheres à depressão pós-parto.

Outra preocupação é a potencial perda de massa óssea induzida pelo hipoestrogenismo relativo. De fato, a maioria dos estudos sugere que o AMPD está associado a um risco aumentado de fraturas; revisão da Cochrane publicada em 2015 corroborou tais achados, com um *odds ratio* que chega a 2,25, com risco maior em mulheres com mais de 50 anos e em uso por mais de quatro anos. Ainda assim, muitos autores advogam em favor desse método, inclusive para adolescentes, por sua alta eficácia, grande adesão ao método, efeitos colaterais toleráveis e alterações menstruais sem gravidade.

Critérios de elegibilidade

As principais contraindicações ao AMPD estão resumidas na Tabela 8.7.7.

Tabela 8.7.7. Resumo dos critérios de elegibilidade da OMS para uso de injetáveis trimestrais

Categoria 3	Categoria 4
Câncer de mama pregresso sem evidência de doença nos últimos cinco anos.	Câncer de mama atual
< 6 semanas pós-parto.	
Múltiplos fatores de risco para doença cardiovascular.	
Hipertensão arterial sistêmica não controlada (PAS ≥ 160 e/ou PAD ≥ 100 mmHg).	
Nefropatia, neuropatia, retinopatia ou *diabetes mellitus* com mais de 20 anos de duração.	
Vasculopatias.	
Tromboembolismo venoso agudo.	
História atual ou pregressa de IAM ou AVC.	
Lúpus eritematoso sistêmico com positividade para anticorpos antifosfolípides ou plaquetopenia grave.	
Sangramento vaginal de origem não determinada.	
Adenoma hepatocelular ou hepatocarcinoma.	
Cirrose grave.	

3.4.3. Implante subcutâneo

Os implantes contraceptivos fornecem anticoncepção reversível de ação prolongada e altamente eficaz. Atualmente, o único implante subdérmico disponível para mulheres nos Estados Unidos e no Brasil é o implante de ETG de haste única, Implanon®, que chegou ao Brasil em 2001 e foi aprovado pelo FDA apenas em 2006. É um método contraceptivo que consiste em um dispositivo que libera aproximadamente 30 mcg por dia de ETG, o metabólito biologicamente ativo do desogestrel, no final da sua duração prevista de utilização de três anos.

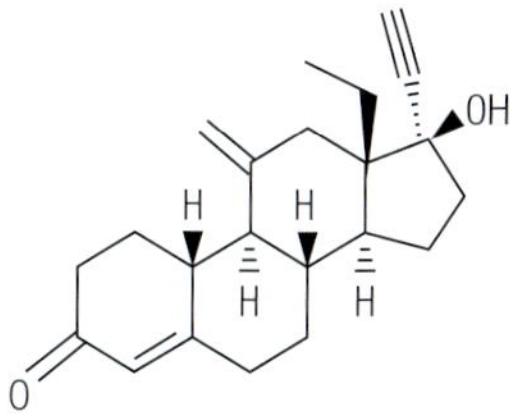

Figura 8.7.6. Estrutura química do etonogestrel.

A taxa de liberação é de 60 a 70 mcg/dia na 5ª-6ª semana pós-inserção, diminui para 35-45 mcg/dia no final do primeiro ano; para 30-40 mcg/dia no final do segundo ano e para 25-30 mcg/dia no final do terceiro ano.

Proporciona proteção contraceptiva por três anos. Foi desenvolvido com o objetivo específico de inibir a ovulação, para proporcionar uma ótima eficácia contraceptiva. Após a inserção de Implanon®, as concentrações séricas de ETG aumentam rapidamente e atingem níveis suficientes para a inibição da ovulação em oito horas. A eficácia contraceptiva é ótima e pode ser explicada pelo seu principal mecanismo de ação, ou seja, inibe efetivamente a ovulação (a supressão da ovulação por si só explica 99% da eficácia contraceptiva), em combinação com o fato de que o método é independente da adesão da usuária. Ademais, mudanças no muco cervical fazem com que seja tão eficaz em impedir a penetração do esperma no muco cervical como inibindo a ovulação. A ausência de ovulação com o implante sugere que o ETG apresenta *feedback* negativo no eixo hipotálamo-hipófise, resultando na ausência de picos adequados de LH. Isso resulta numa situação de inibição da ovulação com síntese endógena normal de E_2. O efeito endócrino da progesterona sobre o endométrio pode ser a causa da alta incidência de amenorreia (cerca de 20%). Após sua remoção, os níveis de ETG caem para valores inferiores ao limite de detecção do ensaio (20 pg/mL) dentro de uma semana; consequentemente, o retorno da ovulação é rápido.

Antes da inserção, deve-se orientar sobre os efeitos colaterais mais comuns: amenorreia, sangramento infrequente e sangramento frequente são, nesta ordem, as alterações mais comuns do padrão menstrual. Os efeitos secundários não menstruais compreendem sensibilidade mamária, acne, dor de cabeça e tonturas; distúrbios de humor depressivos, dor pélvica e perda de libido podem ser mencionados.

Não foi identificado aumento do risco tromboembólico em usuárias de implante contraceptivo subcutâneo. Atualmente, o implante subcutâneo está liberado para uso em pacientes com antecedente tromboembólico, sendo contraindicado apenas na vigência de TEV agudo.

As principais contraindicações do implante subcutâneo de ETG, conforme critérios de elegibilidade da OMS (2015), são: TEV agudo, lúpus eritematoso sistêmico com positividade para anticorpos antifosfolípides, sangramento vaginal inexplicado (suspeita de malignidade), neoplasia maligna da mama (atual ou mesmo que não haja atividade de doença nos últimos cinco anos), cirrose hepática grave, adenoma hepatocelular ou neoplasia hepática maligna.

Embora não esteja descrita mudança de categoria do implante conforme uso de medicações, existem relatos na literatura de gestação em pacientes em uso correto do implante subcutâneo de ETG que estavam em uso de antirretrovirais e anticonvulsivantes.

3.5. Contracepção de emergência

Contracepção de emergência é um método de anticoncepção usado para prevenir a gravidez após uma relação sexual desprotegida. É conhecido por vários outros nomes, como método pós-coito ou "pílula do dia seguinte". Estes métodos são eficazes se usados dentro de um curto período de tempo após a exposição sexual. Como o nome significa, destina-se apenas a situações de emergência contraceptiva e não para uso rotineiro ou repetido. É eficaz apenas nos primeiros dias após a relação sexual antes que o óvulo seja liberado do ovário e antes que o espermatozoide fertilize o óvulo. Pílulas anticoncepcionais de emergência não podem interromper uma gravidez estabelecida ou prejudicar um embrião em desenvolvimento, portanto, não pode causar aborto. Previne cerca de 85% das gestações e não substitui a contracepção regular. É indicada para relações sexuais imprevistas, exposição desprotegida (agressão sexual, estupro, coerção sexual), acidentes contraceptivos com métodos naturais e regulares, erro de cálculo do período seguro, falha no coito interrompido, ruptura ou deslizamento do preservativo, inserção tardia de espermicida, pílula esquecida por dois dias consecutivos ou intervalo livre de pílula de nove ou mais dias entre os pacotes, mais de 12 horas de atraso na tomada de POP, atraso do injetável trimestral por duas semanas, atraso do injetável mensal combinado por três dias e DIU expulsos ou deslocados. Uma vez que o uso do método contraceptivo de emergência é breve, os riscos parecem ser pequenos. Por esse motivo, não há contraindicação formal ao seu uso; mesmo pacientes com contraindicação a métodos hormonais podem fazer uso da contracepção de emergência, considerando que o risco de uma gravidez não desejada é maior do que a exposição pontual ao contraceptivo. E, embora esse método não seja indicado para uma mulher com uma gravidez conhecida ou suspeita, não há nenhum dano conhecido à mulher, ao curso de sua gravidez, ou ao feto se a contracepção de emergência for usada acidentalmente.

Os dois regimes tradicionalmente conhecidos de contracepção de emergência envolvem contracepção combinada (método de Yuzpe) ou LNG isoladamente. O método de progestina isolada usa LNG numa dose de 1,5 mg, em duas doses de 750 mcg com 12 horas de intervalo ou em dose única (tipicamente até 72 horas após a relação sexual, podendo ser até 120 horas). Já o regime combinado ou Yuzpe, publicado em 1977 e 1982 pelo canadense Abraham Albert Yuzpe, utiliza 200 mcg de EE combinado com 2,0 mg de dl-norgestrel, fracionados em duas doses administradas com 12 horas de intervalo, sendo menos eficaz e menos tolerado em relação ao LNG isolado.

Deve-se ter cautela na orientação da contracepção de emergência, pois é um método com eficácia menor que os demais. Deve ser aconselhada a busca por um método de alta eficácia logo após o aconselhamento sobre a contracepção de emergência. Além disso, a eficácia pode ser comprometida por alguns fatores: obesidade e uso de medicações, por exemplo. Estudo francês publicado em 2015 mostrou que a taxa de gravidez estimada aumentou significativamente de 1,4% em mulheres com peso entre 65-75 kg para 6,4% e 5,7% em mulheres com 75-85 kg e > 85 kg, respectivamente. Ainda, fortes indutores da CYP3A4 podem reduzir a sua eficácia; são exemplos: efavirenz, rifampicina, fenitoína, fenobarbital, carbamazepina, nevirapina, oxcarbazepina, primidona e rifabutina.

Menos conhecido para essa finalidade, mas mais eficaz que os regimes habitualmente difundidos, é o uso do DIU de cobre para contracepção de emergência. Estudo publicado em 2016 mostrou que, nos Estados Unidos, apenas 11% das clínicas de atenção primária, 63% das clínicas de planejamento familiar e 24% das clínicas de ginecologia conheciam o uso do DIU de cobre como contracepção de emergência, mesmo que ele seja 99,9% eficaz na prevenção da gravidez quando inserido até cinco dias após o sexo desprotegido, tornando-o o método mais eficaz de contracepção pós-coito.

3.6. Sistema intrauterino liberador de levonorgestrel

O sistema intrauterino liberador de levonorgestrel (SIU-LNG) é uma matriz de silicone (polidimetilsiloxano) em forma de "T" de 32 mm com um cilindro de administração de fármaco enrolado em torno da sua haste. O cilindro é uma mistura de polidimetilsiloxano e LNG (52 mg) que permite uma liberação constante de LNG através de uma membrana de superfície reguladora. Após a inserção, são liberados inicialmente 20 mcg/dia de LNG e, após um período de cinco anos, a taxa de liberação cai para 11 mcg/dia (Figura 8.7.7).

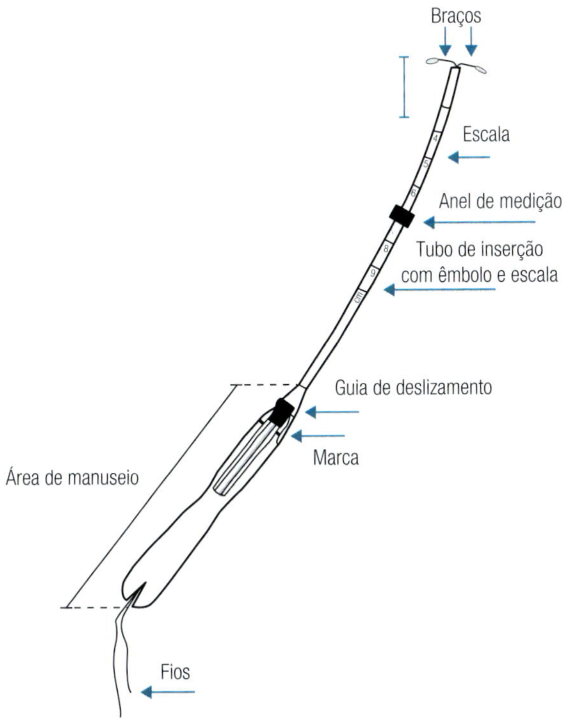

Figura 8.7.7. Representação esquemática do dispositivo de inserção do SIU-LNG (Rose *et al.*).

O mecanismo de ação do SIU-LNG como contraceptivo é único; é, portanto, importante compreendê-lo para sua adequada utilização. A principal ação contraceptiva parece ser local e não sistêmica, o que é consistente com os níveis teciduais. O SIU-LNG atua no endométrio liberando localmente LNG, uma progestina derivada da 19-nortestosterona (gonano), com alta potência progestacional. A administração local resulta na supressão muito eficaz da proliferação endometrial, responsável por uma histologia endometrial inativa com epitélio fino e estroma decidualizado. Essas ações criam um ambiente extremamente inóspito para o esperma, sendo inadequado para sua sobrevivência e, portanto, para a fertilização. O afinamento do endométrio parece ser o principal componente da ação contraceptiva do SIU-LNG. Apesar da atrofia da glândula endometrial e da decidualização do estroma, a glicodelina A permanece presente em mulheres usuárias desse sistema. A glicodelina A inibe a interação entre espermatozoides e óvulos e, portanto, bloqueia a fertilização, atuando como uma barreira contraceptiva adicional para prevenir a fertilização de oócitos maduros. Além das ações no endométrio, o SIU-LNG atua sobre o colo do útero, tornando o muco cervical espesso, o que impede o transporte de espermatozoides e a fertilização subsequente. Finalmente, a estrutura de polidimetilsiloxano induz uma reação inflamatória local que também pode ser espermatotóxica. A ovulação é suprimida em apenas 25% a 50% das usuárias. Uma vez que a esteroidogênese ovariana não é consistentemente afetada, os níveis circulantes de estradiol permanecem dentro do intervalo de mulheres em idade reprodutiva, tanto para as usuárias que continuam ciclando como para aquelas em amenorreia.

O SIU-LNG está indicado para mulheres sem evidência de cervicite ativa que estão em relações estáveis, idealmente, monogâmicas. A cavidade uterina deve ser normal e medir 6-9 cm de comprimento (histerometria). Nuliparidade não é contraindicação. A taxa de insucesso medida pelo índice de Pearl é de 0,14 gravidezes/100 mulheres-ano; a taxa de gravidez ectópica é de 0,02 por 100 mulheres-ano.

A Tabela 8.7.8 relaciona os efeitos colaterais mais comuns com o uso do SIU-LNG.

Tabela 8.7.8. Frequência (%) de efeitos colaterais subjetivos relatados após três e 60 meses de uso de DIU de cobre ou SIU-LNG (Andersson *et al.*)

	03 meses			60 meses		
	DIU de cobre	**SIU-LNG**	**p**	**DIU de cobre**	**SIU-LNG**	**p**
Nenhum problema	64,5	49,8	< 0,001	74,1	84,9	< 0,001
Dor nas costas	1,9	3,1	< 0,001	0,3	1,0	NS
Dor abdominal baixa	1,8	10,5	NS	2,7	2,0	NS
Cefaleia	0,8	2,8	< 0,001	1,0	1,6	NS
Náuseas	0,2	2,4	< 0,001	0	0,3	NS
Depressão	0,4	2,5	< 0,001	0,3	0,6	NS
Desordens menstruais	22,2	32,1	< 0,001	18,8	6,3	< 0,001
Acne	0,4	3,5	< 0,001	0,3	1,8	NS
Mastalgia	0,2	3,1	< 0,001	0,7	1,0	NS
Outros	6,1	8,7	< 0,05	4,8	3,6	NS

NS: não significativo estatisticamente.

Em 2013, um grupo belga identificou que o padrão de dor ou sangramento durante a inserção do SIU-LNG e seis semanas após não é alterado pelo mau posicionamento do dispositivo. Recomenda-se um exame de ultrassonografia para confirmar a colocação correta do SIU-LNG em todas as pacientes cerca de seis semanas após a inserção.

Estudo brasileiro, da Universidade Estadual de Campinas (Unicamp), publicado em 2013, demonstrou que a dor não está relacionada à paridade da paciente ou ao antecedente de parto cesáreo, tampouco estava relacionada com a dificuldade de inserção ou com a causa dessa dificuldade. Visando avaliar se a dor percebida pela paciente durante a inserção do SIU-LNG depende do ciclo menstrual, pesquisadores holandeses desenvolveram um ensaio controlado randomizado de não inferioridade, estratificado, com dois braços: "durante a menstruação" (dias 1 a 7 da menstruação) ou "fora da menstruação" (qualquer dia do ciclo após a menstruação sem a presença de perda de sangue vaginal), incluindo 60 nulíparas e 60 multíparas. Neste estudo, publicado em 2017, eles identificaram que não houve diferença entre os grupos quanto a dor, facilidade de inserção, satisfação, padrão de sangramento e mediana de escapes e dias de sangramento para o uso do SIU-LNG três meses após a inserção. Assim, esse dispositivo pode ser inserido em qualquer momento, desde que haja segurança da ausência de gestação.

Além da dor, o SIU-LNG envolve os riscos de: perfuração, expulsão, infecção pélvica, redução da densidade mineral óssea, eventos cardiovasculares e tromboembólicos e neoplasia maligna de mama. A incidência de perfurações uterinas é de 0,06. O risco de expulsão é de 1 em cada 20 mulheres e é mais comum nos primeiros três meses após a inserção; não há relação com o tamanho da cavidade endometrial e o risco de expulsão. Já o risco de desenvolver doença inflamatória pélvica é inferior a 1 em 100 em mulheres com baixo risco de infecções sexualmente transmissíveis.

A maioria das mulheres que usam o SIU-LNG tem ciclos ovulatórios e não há nenhum mecanismo que sugira um efeito deletério na saúde óssea.

Com relação a eventos cardiovasculares, estudo egípcio publicado em 2013 demonstra que o SIU-LNG não atenua os efeitos benéficos do E2 na vasodilatação dependente do endotélio. Com relação ao risco tromboembólico, há evidências que o SIU-LNG diminui a resistência à proteína C ativada, o que sugere que ele não tem efeito protrombótico. Quanto ao risco de câncer de mama, ainda não há definição clara na literatura.

4. MÉTODOS CONTRACEPTIVOS REVERSÍVEIS DE LONGA DURAÇÃO

Os contraceptivos orais combinados e os preservativos, métodos reversíveis mais comuns, são dependentes da usuária e têm taxas de continuação relativamente baixas e taxas altas de falha com uso típico. Para todas as mulheres em risco de gravidez indesejada, o aconselhamento sobre todas as opções contraceptivas deve ser fornecido, com ênfase no uso de implantes e DIUs. Métodos reversíveis de longa duração (LARC – do inglês, *long acting reversible contraception*) requerem um único ato de motivação para o uso em longo prazo, eliminando dependência do usuário e aderência da efetividade do método. Esses métodos superiores possuem a maior taxa de continuação entre os métodos, que é um dos fatores mais importantes do sucesso em contracepção.

DIU e implantes são considerados contracepção reversível de longa duração; muitos autores também incluem o injetável trimestral (AMPD) na lista dos LARC. Esses métodos são altamente eficazes porque não dependem da regularidade de uso. São apropriados para a maioria das mulheres, incluindo adolescentes e mulheres nulíparas. Todas as mulheres devem ser aconselhadas sobre a gama completa e a eficácia das opções de contraceptivos para os quais elas são medicamente elegíveis para que possam identificar o método ideal.

A Figura 8.7.8 mostra a eficácia dos principais métodos contraceptivos disponíveis.

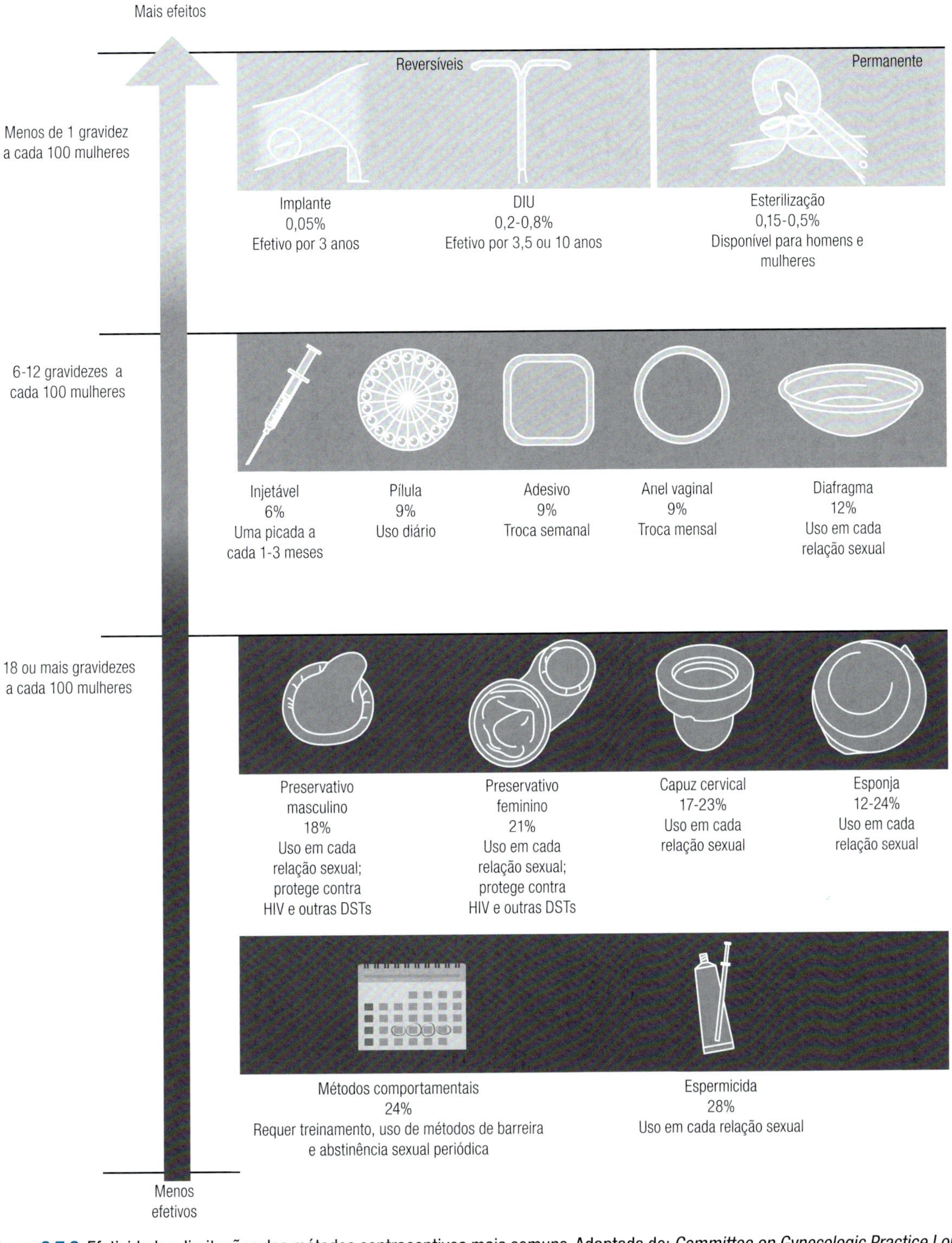

Figura 8.7.8. Efetividade e limitações dos métodos contraceptivos mais comuns. Adaptada de: *Committee on Gynecologic Practice Long-Acting Reversible Contraception Working Group.*

5. BIBLIOGRAFIA

ABRAMS, L.S. *et al.* Pharmacokinetic overview of Ortho Evra/Evra. *Fertil. Steril.*, v. 77, s. 2, p. S3-12, 2002.

ALEH, S.S.; AL-RAMAHI, M.Q.; AL KAZALEH, F.A. Atosiban and nifedipine in the suppression of pre-term labour: a comparative study. *J. Obstet. Gynaecol.*, v. 33, n. 1, p. 43-5, 2013.

ANDERSSON, K.; ODLIND, V.; RYBO, G. Levonorgestrel-releasing and copper-releasing (Nova T) IUDs during five years of use: a randomized comparative trial. *Contraception* v. 49, p. 56-72, 1994.

ARIE, W.M.Y. *et al.* História da anticoncepção. São Paulo: Leitura Médica, 2009.

ARROWSMITH, S.; WRAY, S. Oxytocin: its Mechanism of Action and Receptor Signalling in the Myometrium. *J. Neuroendocrinology*, v. 26, p. 356-69, 2014.

BACKMAN, T. *et al.* Use of the levonorgestrel-releasing intrauterine system and breast cancer. *Obstet. Gynecol.*, v. 106, n. 4, p. 813-7, 2005.

BAKRY, S. *et al.* Depot-medroxyprogesterone acetate: an update. *Arch. Gynecol. Obstet.*, v. 278, n. 1, p. 1-12, 2008.

BERGENDAL, A. *et al.* Association of venous thromboembolism with hormonal contraception and thrombophilic genotypes. *Obstet. Gynecol.*, v. 124, n. 3, p. 600-9, 2014.

BERNIER, M.O. *et al.* Combined oral contraceptive use and the risk of systemic lupus erythematosus. *Arthritis Rheum.*, v. 61, n. 4, p. 476-81, 2009.

BITTAR, R.E.; PAGANOTI, C.F. Prevenção da prematuridade in Protocolos Assistenciais da Clínica Obstétrica FMUSP, 5ª edição, 2015.

BLACK, A. *et al.* In behalf of Contraception Consensus Working Group. Canadian Contraception Consensus. *J. Obstet. Gynaecol. Can.*, v. 38, n. 3, p. 279-300, 2016.

BOUQUIER, J. *et al.* A life-threatening ectopic pregnancy with etonogestrel implant. *Contraception*, v. 85, n. 2, p. 215-7, 2012.

BRACHE, V.; FAUNDES, A. Contraceptive vaginal rings: a review. *Contraception*, v. 82, n. 5, p. 418-27, 2010.

BRUNTON, L.L.; LAZO, J.S.; PARKER, K.L. *Goodman & Gilman: As bases farmacológicas da terapêutica.* 11.ed. São Paulo: Artmed; 2010.

BURKMAN, R.T. Transdermal hormonal contraception: benefits and risks. *Am. J. Obstet. Gynecol.*, v. 197, n. 2, p. 134, 2007.

CAMPOS, J.R.; MELO, V.H. Acetato de Medroxiprogesterona de Depósito como Anticoncepcional Injetável em Adolescentes. *Rev. Bras. Gin. Obst.*, v. 23, n. 3, p. 181-6, 2001.

CASTRO, T.V. *et al.* Effect of intracervical anesthesia on pain associated with the insertion of the levonorgestrel-releasing intrauterine system in women without previous vaginal delivery: a RCT. *Hum. Reprod.*, v. 29, n. 11, p. 2439-45, 2014.

CHOR, J. *et al.* Ibuprofen prophylaxis for levonorgestrel-releasing intrauterine system insertion: a randomized controlled trial. *Contraception*, v. 85, n. 6, p. 558-62, 2012.

COMMITTEE on Gynecologic Practice Long-Acting Reversible Contraception Working Group. Committee Opinion No. 642: Increasing Access to Contraceptive Implants and Intrauterine Devices to Reduce Unintended Pregnancy. *Obstet. Gynecol.*, v. 126, n. 4, e. 44-8, 2015.

CROXATTO, H.B. Mechanisms that explain the contraceptive action of progestin implants for women. *Contraception*, v. 65, n. 1, p. 21-7, 2002.

CROXATTO, H.B.; MÄKÄRÄINEN, L. The pharmacodynamics and efficacy of Implanon. An overview of the data. *Contraception*, v. 58, s. 6, p. 91S-97S, 1998.

CURTIS, K.M. *et al.* U.S. Selected Practice Recommendations for Contraceptive Use, 2016. *MMWR Recomm. Rep.*, v. 65, n. 4, p. 1-66, 2016.

DHAMAD, A.E. *et al.* Systematic Proteomic Identification of the Heat Shock Proteins (Hsp) that Interact with Estrogen Receptor Alpha (ERα) and Biochemical Characterization of the ERα-Hsp70 Interaction. *PLoS ONE*, v. 11, n. 8, e. 0160312.

DU VIGNEAUD, V.; RESSLER, C.; TRIPPETT, S. The sequence of amino acids in oxytocin, with a proposal for the structure of oxytocin. *J. Biol. Chem.*, v. 205, p. 949-57, 1953.

ELLIOTT, J.P. *et al.* The occurence of adverse events in women receiving continuous subcutaneous terbutaline theraphy. *Am. J. Obstet. Gynecol.*, v. 191, p. 1277, 2004.

FABRE, A. *et al.* Oral progestagens before menopause and breast cancer risk. *Br. J. Cancer*, v. 96, n. 5, p. 841-4, 2007.

FDA DRUG Safety Communication: New warnings against use of terbutaline to treat preterm labor. Disponível em: < http://www.fda.gov/Drugs/DrugSafety/ucm243539.htm>. Acesso em: 20 jan. 2017.

FINOTTI, M. Manual de anticoncepção. São Paulo: Federação Brasileira das Associações de Ginecologia e Obstetrícia (Febrasgo), 2015.

FREUND, R.; KELSBERG, G.; SAFRANEK, S. Clinical Inquiry: do oral contraceptives put women with a family history of breast cancer at increased risk? *J. Fam. Pract.*, v. 63, n. 9, p. 540-9, 2014.

GAFFIELD, M.E.; CULWELL, K.R.; LEE, C.R. The use of hormonal contraception among women taking anticonvulsant therapy. *Contraception*, v. 83, n. 1, 16-29, 2011.

GEMZELL-DANIELSSON, K.; BERGER, C.; LALITKUMAR, P.G.L. Emergency contraception – mechanisms of action. *Contraception*, v. 87, n. 3, p. 300-8, 2013.

GEZGINC, K. *et al.* Contraceptive efficacy and side effects of Implanon. *Eur. J. Contracept. Reprod. Health Care*, v. 12, n. 4, p. 362-5, 2007.

GUAZZELLI, C.A. *et al.* Evaluation of lipid profile in adolescents during long-term use of combined oral hormonal contraceptives. *Contraception*, v. 71, n. 2, p. 118-21. 2005.

HERKERT, O. *et al.* Sex steroids used in hormonal treatment increase vascular procoagulant activity by inducing thrombin receptor (PAR-1) expression: role of the glucocorticoid receptor. *Circulation*, v. 104, n. 23, p. 2826-31, 2001.

HOFFMAN, B.L. *et al.* Ginecologia de Williams. 2. ed. Porto Alegre: AMGH, 2014.

JICK, S.S. *et al.* The risk of unintended pregnancies in users of the contraceptive patch compared to users of oral contraceptives in the UK General Practice Research Database. *Contraception*, v. 80, n. 2, p. 142-51, 2009.

KAPP, N. *et al.* Effect of body weight and BMI on the efficacy of levonorgestrel emergency contraception. *Contraception*, v. 91, n. 2, p. 97-104, 2015.

KARIM, S.M. *et al.* Oral contraceptives, abortion and breast cancer risk: a case control study in Saudi Arabia. *Asian Pac. J. Cancer Prev.*, v.16, n. 9, p. 3957-60, 2015.

KIM, K.H.; MORIARTY, K.; BENDER, J.R. Vascular cell signaling by membrane estrogen receptors. *Steroids*, v. 73, n. 9-10, p. 864-9, 2008.

LANZA, L.L. *et al.* Use of depot medroxyprogesterone acetate contraception and incidence of bone fracture. *Obstet. Gynecol.*, v. 121, n. 3, p. 593-600, 2013.

LE MOIGNE, E. *et al.* Risk of recurrent venous thromboembolism on progestin-only contraception: a cohort study. *Haematologica*, v. 101, n. 1, e. 12-4, 2016.

LETICEE, N. *et al.* Contraceptive failure of etonogestrel implant in patients treated with antiretrovirals including efavirenz. *Contraception*, p. 85, n. 4, p. 425-7, 2012.

LIDEGAARD, O. *et al.* Venous thrombosis in users of non-oral hormonal contraception: follow-up study, Denmark 2001-10. *BMJ*, v. 344, e. 2990, 2012.

LOPEZ, L.M. *et al.* Interventions for pain with intrauterine device insertion. *Cochrane Database Syst. Rev.*, v. 7, CD007373, 2015.

LOPEZ, L.M. *et al.* Steroidal contraceptives and bone fractures in women: evidence from observational studies. *Cochrane Database Syst Rev*, v. 7, CD009849, 2015.

MANSOUR, D. The benefits and risks of using a levonorgestrel-releasing intrauterine system for contraception. *Contraception*, v. 85, n. 3, p. 224-34, 2012.

MANSOUR, M.; LOUIS-SYLVESTRE, C.; PANIEL, B.J. Ectopic pregnancy with etonogestrel contraceptive implant (Implanon): first case. *J. Gynecol. Obstet. Biol. Reprod.* (Paris), v. 34, n. 6, p. 608-9, 2005.

MIKKELSEN, M.S.; HØJGAARD, A.; BOR, P. Extrauterine pregnancy with gestagen-releasing intrauterine device in situ. *Ugeskr. Laeger*, v. 172, n. 17, p. 1304-5, 2010.

MITTAL, S. Emergency contraception – potential for women's health. *Indian J. Med. Res.*, v. 140, s.45-52, 2014.

MORNAR, S. *et al.* Pharmacokinetics of the etonogestrel contraceptive implant in obese women. *Am. J. Obstet. Gynecol.*, v. 207, n. 2, p. 110, e1-6, 2012.

MORRELL, K.M. *et al.* Etonogestrel levels in normal-weight, overweight and obese women after 1 year or more of contraceptive implant use. *Contraception*, v. 90, n. 3, p. 292-3, 2014.

MORRELL, K.M. *et al.* Relationship between etonogestrel level and BMI in women using the contraceptive implant for more than 1 year. *Contraception*, v. 93, n. 3, p. 263-5, 2016.

MOUSSATCHE, P.; LYONS, T.J. Non-genomic progesterone signalling and its non-canonical receptor. *Biochem. Soc. Trans.*, v. 40, n. 1, p. 200-4, 2012.

MUNTEANU, O. *et al.* Is antibiotic prophylaxis mandatory after the insertion of levonorgestrel-releasing intrauterine systemin order to decrease the risk of pelvic inflammatory disease? *J. Med. Life*, v. 6, n. 4, 459-61, 2013.

NELSON, A.L. Transdermal contraception methods: today's patches and new options on the horizon. *Expert. Opin. Pharmacother.*, v. 16, n. 6, p. 863-73, 2015.

NOÉ, G. *et al.* Contraceptive efficacy of emergency contraception with levonorgestrel given before or after ovulation. *Contraception*, v. 81, n. 5, p. 414-20, 2010.

OLOWU, O.; KARUNARATNE, J.; ODEJINMI, F. Ectopic pregnancy with Implanon® as a method of contraception in a woman with a previous ectopic pregnancy - case report. *Eur. J. Contracept. Reprod. Health Care*, v. 16, n. 3, p. 229-31, 2011.

PETRI, M. *et al.* Combined oral contraceptives in women with systemic lupus erythematosus. *N. Engl. J. Med.*, v. 353, n. 24, p. 2550-8, 2013.

POLI, M.E.H. *et al.* Manual de Anticoncepção da FEBRASGO. *Femina*, v. 37, n. 9, 2009.

PRENDVILLE, W.; ELBOURNE, D.; CHALMERS, I. The effects of routine oxytocic administration in the management of the third stage of labour: an overview of the evidence from controlled trials. *Br. J. Obstet. Gynaecol.*, v. 95, n. 1, p. 3-16, 1988.

ROSE. S.; CHAUDHARI, A.; PETERSON, C.M. Mirena® (Levonorgestrel intrauterine system): a successful novel drug delivery option in contraception. *Adv. Drug. Deliv. Rev.*, v. 61, n. 10, p. 808-12, 2009.

ROUMEN, F.J. Review of the combined contraceptive vaginal ring, NuvaRing. *Ther. Clin. Risk. Manag.*, v. 4, n. 2, p. 441-51, 2008.

RUGGIERO, R.J.; LIKIS, F.E. Estrogen: physiology, pharmacology, and formulations for replacement therapy. *Journal of Midwifery & Women's Health*, v. 47, n. 3, p. 130-8, 2002.

SAMSON, M. *et al.* Progestin and breast cancer risk: a systematic review. *Breast Cancer Res. Treat.*, v. 155, n. 1, p. 3-12, 2016.

SAMSON, M.E. *et al.* Types of oral contraceptives and breast cancer survival among women enrolled in Medicaid: A competing-risk model. *Maturitas*, v. 95, p. 42-9, 2017.

SANTOS, A.R. *et al.* Pain at insertion of the levonorgestrel-releasing intrauterine system in nulligravida and parous women with and without cesarean section. *Contraception*, v. 88, n. 1, p. 164-8, 2013.

SANU, O.; LAMONT, R.F. Critical appraisal and clinical utility of atosiban in the management of preterm labor. *Ther. Clin. Risk Manag.*, v. 6, p. 191-9, 2010.

SCHINDLBECK, C.; JANNI, W.; FRIESE, K. Failure of Implanon contraception in a patient taking carbamazepin for epilepsy. *Arch. Gynecol. Obstet.*, v. 273, n. 4, p. 255-6, 2006.

SCHINDLER, A.E. *et al.* Classification and pharmacology of progestins. *Maturitas*, v. 61, n. 1-2, p. 171-80, 2008.

SCHUBERT, F.D.; BISHOP, E.S.; GOLD, M. Access to the copper IUD as post-coital contraception: results from a mystery caller study. *Contraception*, v. 94, n. 5, p. 561-6, 2016.

SELIM, M.F.; HUSSEIN, A.F. Endothelial function in women using levonorgestrel-releasing intrauterine system (LNG-IUS). *Contraception*, v. 87, n. 4, p. 396-403, 2013.

SICAT, B.L. Ortho Evra, a new contraceptive patch. *Pharmacotherapy*, v. 23, n. 4, p. 472-80, 2003.

SIMONCINI, T. *et al.* Novel non-transcriptional mechanisms for estrogen receptor signaling in the cardiovascular system. Interaction of estrogen receptor alpha with phosphatidylinositol 3-OH kinase. *Steroids*, v. 67, n. 12, p. 935-9, 2002.

SITRUK-WARE, R.; NATH, A. Metabolic effects of contraceptive steroids. *Rev. Endocr. Metab. Disord.*, v. 12, p. 63-75, 2011.

SOINI, T. *et al.* Levonorgestrel-releasing intrauterine system and the risk of breast cancer: A nationwide cohort study. *Acta. Oncol.*, v. 55, n. 2, p. 188-92, 2016.

TEPPER, N.K. *et al.* Progestin-only contraception and thromboembolism: A systematic review. *Contraception*, v. 94, n. 6, p. 678-700, 2016.

THOMAS, P. Characteristics of membrane progestin receptor alpha (mPRalpha) and progesterone membrane receptor component 1 and their roles in mediating rapid progestin actions. *Front. Neuroendocrinol.*, v. 29, n. 2, p. 292-312, 2008.

VAN DER HEIJDEN, P. *et al.* Timing of insertion of levonorgestrel-releasing intrauterine system: a randomised controlled trial. *BJOG*, v. 124, n. 2, p. 299-305, 2017.

VAN HYLCKAMA, V.A.; HELMERHORST, F.M.; ROSENDAAL, F.R. The risk of deep venous thrombosis associated with injectable depot-medroxyprogesterone acetate contraceptives or a levonorgestrel intrauterine device. *Arterioscler. Thromb. Vasc. Biol.*, v. 30, n. 11, p. 2.297-300, 2010.

VAN SCHOUBROECK, D. *et al.* Pain and bleeding pattern related to levonorgestrel intrauterine system (LNG-IUS) insertion. *Eur. J. Obstet. Gynecol. Reprod. Biol.*, v. 171, n. 1, p. 154-6, 2013.

VAN VLIET, H.A. *et al.* The effect of the levonorgestrel-releasing intrauterine system on the resistance to activated protein C (APC). *Thromb. Haemost.*, v. 101, n. 4, p. 691-5, 2009.

VESTERGAARD, P.; REJNMARK, L.; MOSEKILDE, L. The effects of depot medroxyprogesterone acetate and intrauterine device use on fracture risk in Danish women. *Contraception*, v. 78, n. 6, p. 459-64, 2008.

VICKERY, Z. *et al.* Weight change at 12 months in users of three progestin-only contraceptive methods. *Contraception*, v. 88, n. 4, p. 503-8, 2013.

VIEIRA, C.S. *et al.* Effect of antiretroviral therapy including lopinavir/ritonavir or efavirenz on etonogestrel-releasing implant pharmacokinetics in HIV-positive women. *J. Acquir. Immune. Defic. Syndr.*, v. 66, n. 4, p. 378-85, 2014.

WORLD Health Organization. Medical eligibility criteria for contraceptive use. 5th ed., 2015.

XU, H. *et al.* Contraceptive failure rates of etonogestrel subdermal implants in overweight and obese women. *Obstet. Gynecol.*, v. 120, n. 1, p. 21-6, 2012.

YOUNG, B.K.; ZHANG, P. Functional separation of deep cytoplasmic calcium from subsplasmalemmal space calcium in cultured human uterine smooth muscle cells. *Cell Calcium*, v. 36, n. 1, p. 11, 2004.

8.8.

Alergia e Imunologia Clínica

Fábio Fernandes Morato Castro
Priscilla Rios Cordeiro Macedo
Júlio Croce (*in memoriam*)[1]

Sumário

[1] Dedicamos este capítulo ao nosso grande e saudoso mestre profissional e de vida, Prof. Dr. Júlio Croce. Ele foi o primeiro e único autor deste capítulo durante muitos anos. O Prof. Júlio, sem dúvida alguma, foi um dos principais alergologistas do Brasil e do mundo, sempre preocupado com o desenvolvimento de nossa especialidade, com contribuição científica expressiva, formando muitos alunos por toda a América Latina.

1. INTRODUÇÃO

A imunologia teve início com a observação de que indivíduos que contraíam moléstias infecciosas graves, e se curavam, ficavam livres destas para o resto da vida. Contudo, em 1796, o médico britânico Edward Jenner introduziu o conceito de vacinação ao administrar o vírus da varíola bovina, um orthopoxvirus da família *Poxviridae*, e induzir imunidade protetora cruzada contra orthopoxviroses relacionadas, incluindo o vírus da varíola. Posteriormente, o germe não virulento – o da vaccínia – substituiu o vírus da varíola bovina, levando à erradicação global dessa importante doença em 1979. Assim, o primeiro ramo da imunologia a se desenvolver foi o da proteção ou imunidade adquirida.

No final do século XVIII, observou-se que animais que haviam se curado da difteria experimental apresentavam, no soro, uma substância específica capaz de neutralizar a toxina do *Corynebacterium diphtheriae*. Daí surgiu a noção de que imunidade adquirida, após infecção pelos agentes da difteria, resultava do aparecimento, no soro, de substâncias formadas pelo hospedeiro, contra o organismo invasor, que foram denominadas anticorpos. Por sua vez, o elemento agressor capaz de induzir a reação foi denominado antígeno.

Ainda no final do século XVIII, Metchnikoff (1883) demonstrou que também a função da fagocitose por determinadas células tinha importância na imunidade, surgindo assim a teoria celular desta. Posteriormente, surgiram observações de que nem sempre a produção de anticorpos resultava em proteção ao organismo. Foi o que sucedeu com Portier & Richet, em 1902, que verificaram a morte de um cão após inoculação de toxinas de actínia em intervalo de duas semanas e que se chamou anafilaxia. Essas observações abriram a porta para o estudo da outra parte da imunologia e que passou a ser denominada de hipersensibilidade.

No ano seguinte, Arthus descreveu o quadro de reações inflamatórias locais, inclusive com ulcerações, devido a injeções repetidas de substâncias aparentemente inócuas e que passou a ser denominada de Reação de Arthus. Em 1906, von Pirquet introduziu o termo alergia com a finalidade de indicar um estado de reatividade alterada e induzida especificamente. Na concepção original do autor, alergia compreendia não só o excesso da reatividade (hiperergia) como também a diminuição (hipoergia) ou ausência desta (anergia). Posteriormente, procurou-se fazer uma uniformização dessa nomenclatura e hoje o termo alergia é somente utilizado quando há excesso de reatividade, isto é, hiperergia, que, por sua vez, é sinônimo de hipersensibilidade.

Em 1963, Gell e Coombs propuseram uma classificação dos mecanismos de hipersensibilidade, reconhecendo quatro tipos (I, II, III e IV). Contudo, a classificação proposta por eles não conseguia explicar todos os mecanismos de hipersensibilidade da resposta imune. Em 2002, Pichler propôs uma nova classificação dos mecanismos de hipersensibilidade, subclassificando o tipo IV em outros quatro subtipos (IVa, IVb, IVc e IVd). Atualmente, a seguinte classificação de hipersensibilidade é proposta:

- Tipo I (ou anafilática) – ocorre após 30 segundos a 1 hora e é caracterizada pela produção de anticorpos da classe IgE contra antígenos proteicos. Tais anticorpos se ligam aos receptores FcεRI (*high-affinity receptor for the Fc region of immunoglobulin E*) dos mastócitos e/ou basófilos presentes em sua superfície. Quando o complexo IgE–FcεRI liga-se ao antígeno específico, induz a desgranulação dessas células, que contêm grânulos citoplasmáticos ricos em substâncias vasodilatadoras e broncoconstritoras. Inicialmente são liberadas as substâncias pré-formadas (histamina, triptase e heparina, principais) e imediatamente após, substâncias recém-formadas oriundas do metabolismo do ácido araquidônico (leucotrienos, prostaglandinas e citocinas – TNFα [fator de necrose tumoral-alfa] e IL4 [interleucina 4], principais). Outras substâncias podem desgranular diretamente os mastócitos sem a participação da IgE, como opiáceos, contrastes radiológicos, vancomicina e componentes da via alternativa do complemento (C3a e C5a). Dentre as doenças classificadas nesse grupo, têm-se asma, rinite alérgica, conjuntivite, urticária e anafilaxia.
- Tipo II (ou citotóxica) – esse tipo de reação é mediado por IgG ou IgM produzidos contra antígenos presentes na superfície de células ou tecidos, podendo desencadear reações de citotoxicidade por ação direta de macrófagos, neutrófilos e eosinófilos, que se unem à porção Fc dos receptores dos anticorpos; ou por ativação da via clássica do complemento e consequente lise celular. Exemplos de doenças classificadas nesse grupo são: anemia hemolítica autoimune, reações de incompatibilidade sanguínea, doença enxerto-versus-hospedeiro.
- Tipo III (ou por imunocomplexos) – esse tipo também é mediado por IgG e IgM, mas por ação indireta destes pela formação de imunocomplexos que, ao não serem depurados pelos macrófagos e outras células do sistema retículo-endotelial, precipitam na membrana basal de vasos, ativando o complemento e outras células com atividades inflamatórias. A doença do soro e o lúpus eritematoso sistêmico são exemplos desse tipo de hipersensibilidade.
- Tipo IV (ou tardia) – é mediada por células, nas quais os linfócitos T específicos são a principal célula efetora. Esse tipo de reação é caracterizado por uma fase de sensibilização (via aferente), que, após contato com o antígeno, origina clones de LTh1 (*lymphocytes T-helper*) específicos (essa fase dura em média 10 dias), e numa segunda exposição induz a resposta inflamatória. A depender do tipo de célula efetora e citocinas que regem a reação, são subclassificadas em quatro tipos:
  - IVa – mediada por resposta Th1 (INFγ – interferon gama) do tipo tardia, como, por exemplo, o teste tuberculínico (PPD).
  - IVb – mediada por resposta Th2 (IL4, IL5) com predomínio celular de eosinófilos.
  - IVc – reação de citotoxicidade celular mediada por células T (CD4 e CD8), por exemplo, necroepidermólise bolhosa, Stevens-Johnson.

- IVd – reação regulada por células T induzindo uma resposta inflamatória rica em neutrófilos (IL8), por exemplo, pustulose exantemática generalizada aguda (PEGA).

Apesar de ser subdividida em quatro tipos, as reações do tipo IV ocorrem com frequência de forma concomitante, porém com predomínio de um subtipo.

O avanço no conhecimento do sistema imunológico tem auxiliado no entendimento de diversas doenças, bem como na descoberta de tratamentos visando ao controle e à cura destas. Diversas substâncias são capazes de influenciar as reações imunológicas, estimulando-as ou suprimindo-as, além de serem capazes de controlar os efeitos produzidos por esse tipo de reação.

Neste capítulo, procuramos destacar as principais medicações envolvidas na prática clínica e, por fim, serão mencionadas as novas abordagens terapêuticas no tratamento das doenças alérgicas e do câncer.

2. FÁRMACOS UTILIZADOS NO CONTROLE DAS DOENÇAS ALÉRGICAS

2.1. Anti-histamínicos

A histamina é um dos principais mediadores das reações alérgicas. Ela pertence à classe das aminas biogênicas e é sintetizada a partir do aminoácido histidina, sob ação da L-histidina descarboxilase (HDC), a qual contém piridoxal fosfato (vitamina B6). Ela foi primeiramente sintetizada em 1907 por Adolf Windaus (1876-1959) durante seus estudos químicos de derivados imidazólicos. A descoberta de sua ação biológica no ser humano data de 1910 por Dale e Laidlaw, sendo posteriormente identificada como mediadora das reações anafiláticas em 1932.

A histamina é sintetizada e liberada por diferentes células, sendo as principais os basófilos, mastócitos, plaquetas, linfócitos, células enterocromafínicas e neurônios histaminérgicos, sendo estocada em grânulos citoplasmáticos pré-formados. Quando antígenos se ligam à IgE específica, ocorre a liberação da histamina dos grânulos pré-formados, sendo, então, liberada na corrente sanguínea e transportada para todo o corpo. Receptores de histamina estão distribuídos em vários tecidos e, ao se ligarem à molécula de histamina, provocam diversas ações.

Dentre os principais efeitos da histamina, têm-se: (1) mediador inflamatório, (2) estímulo da secreção de ácido gástrico, e (3) transmissão de aminas, tanto no sistema nervoso periférico quanto no central.

Os efeitos da histamina são mediados por sua ligação em quatro subtipos de receptores: H1, H2, H3 e H4. Tais receptores pertencem à família dos receptores acoplados à proteína G (GPCRs – *G protein-coupled receptors*) e estão distribuídos em diferentes proporções nos tecidos. Avanços na biologia molecular permitiram uma melhor compreensão do seu funcionamento. Observou-se que os GPCRs são constituídos por um equilíbrio dinâmico entre a sua forma inativa (R) e sua forma ativa (R*), em seu estado de repouso; contudo, ligações de substâncias agonistas (histamina), agonistas inversos e antagonistas neutros (anti-histamínicos) podem deslocar tal equilíbrio (Figura 8.8.1).

Tais receptores podem se apresentar sob duas formas: a clássica, na qual depende da ligação de um agonista (histamina) para ativar as vias de sinalização dos sinais de transdução; e a espontânea (ou constitucional), que independe da ligação com um agente agonista, mas que pode sofrer influência dos anti-histamínicos. O reconhecimento dessas duas formas dos receptores levou à reclassificação dos anti-histamínicos, antes reconhecidos como antagonistas da histamina, em duas novas classificações: agonistas inversos (isto é, substâncias capazes de reduzir a atividade constitucional dos GPCRs) ou antagonistas neutros (quando ligantes não alteram a atividade basal do receptor, porém interferem com a ligação de seus agonistas).

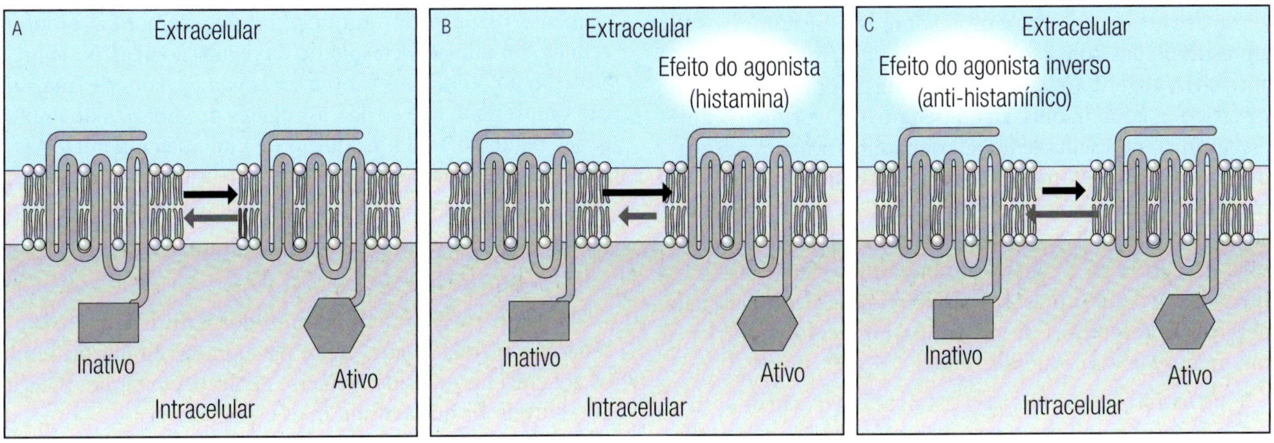

Figura 8.8.1. Modelo simplificado "dois estados" do receptor H1 de histamina. No quadro A, o estado inativo do receptor H1 de histamina está em equilíbrio com o estado ativo. No quadro B, um agonista com afinidade preferencial para o estado ativo estabiliza o receptor nessa conformação, deslocando o equilíbrio para essa forma do receptor. No quadro C, um agonista inverso (anti-histamínico), que tem afinidade preferencial pelo estado inativo, estabiliza a conformação do receptor nesse estado, deslocando o equilíbrio para o estado inativo. Todos os anti-histamínicos H1 funcionam como agonistas inversos. A linha cinza indica o receptor acoplado à proteína G (adaptada de Leurs e Simons).

A expressão dos receptores muda de acordo com o estágio de diferenciação celular e influências do microambiente. Dependendo do tipo de receptor de histamina predominante, ela pode ter ação pró-inflamatória ou anti-inflamatória. Através do receptor H1, a histamina possui uma atividade pró-inflamatória e está envolvida no desenvolvimento das respostas imunes alérgicas, incluindo a maturação de células dendríticas e a modulação do equilíbrio de uma resposta Th1 para uma resposta Th2. A histamina pode induzir, também, um aumento na proliferação de células Th1 e na produção de INFγ e o bloqueio das respostas humorais. Além disso, pode induzir a liberação de citocinas pró-inflamatórias e enzimas lisossomais de macrófagos, que possuem a capacidade de influenciar a atividade de basófilos, eosinófilos e fibroblastos.

2.1.1. Classificação dos anti-histamínicos

O primeiro anti-histamínico oral foi produzido em 1939, com ação sobre os receptores H1, sendo utilizado no tratamento e na profilaxia de rinite sazonal e hipersensibilidade a picadas de insetos. Outros fármacos com efeito semelhante foram sintetizados, dando origem aos anti-histamínicos de primeira geração. Tais fármacos apresentam como características comuns o controle de doenças alérgicas e, devido a sua capacidade de ultrapassar a barreira hemato-encefálica, podem causar sonolência (sendo utilizados como medicação *off-label* para distúrbios do sono).

Os anti-histamínicos de primeira geração são classificados de acordo com sua composição química em: alquilaminas, etanolamina, etilenodiaminas, fenotiazinas ou piperazinas.

Além dos efeitos adversos sobre o sistema nervoso central, os antagonistas de H1 apresentam outros efeitos colaterais indesejáveis tais como: interação com os receptores muscarínicos (causando como efeitos colaterais boca seca e retenção urinária), com os receptores de serotonina (levando ao aumento de apetite e ganho de peso) e com receptores alfa-adrenérgicos (provocando tontura, hipotensão postural e intervalo QT prolongado, com consequente aumento do risco de arritmias ventriculares).

Na década de 1980, pesquisas sobre anti-histamínicos foram estimuladas com o objetivo de criar fármacos com melhor seletividade para os receptores histamínicos no tecido periférico e com menos efeito sedativo. O primeiro anti-histamínico não sedante foi a terfenadina (uma pró-droga), contudo, por sofrer metabolismo hepático pelo CYP-450, apresentava interação com outros fármacos que utilizavam a mesma via metabólica, podendo causar efeitos adversos. Em 1998, descobriu-se o metabólito ativo da terfenadina (a fexofenadina), o qual apresentava seletividade melhorada para subtipos de receptores de histamina no tecido periférico e com menos efeitos colaterais.

Outros anti-histamínicos H1 mais seletivos são os derivados da piperidina ou piperazina e, juntamente com a fexofenadina, formam um grupo de anti-histamínicos de segunda geração. Estes são caracterizados por menor afinidade aos receptores muscarínicos, adrenérgicos ou serotoninérgicos e, consequentemente, possuem menos efeitos colaterais em comparação com os anti-histamínicos de primeira geração.

2.1.2. Farmacocinética e farmacodinâmica

Apesar de os anti-histamínicos terem eficácia clínica semelhante, diferem quanto aos aspectos farmacocinéticos e farmacodinâmicos. Tais características devem ser consideradas nos extremos de idade, gestantes, uso de outras medicações (interação medicamentosa) e em portadores de doenças crônicas (doenças renais e hepáticas).

Eles apresentam, em sua maioria, uma boa absorção oral, com níveis plasmáticos efetivos dentro de 1 a 3 horas após sua administração e meia-vida de 6 a 24 horas, sendo mais longa para os anti-histamínicos de segunda geração. Quando administrados por via tópica (intranasal ou oftálmica), os anti-histamínicos apresentam um início de ação mais rápido, quando comparados com os de uso oral, porém requerem administração várias vezes ao dia.

Em alguns casos, podem apresentar interação com alimentos e/ou medicamentos. Por exemplo, os anti-histamínicos de primeira geração, bem como a loratadina e a desloratadina, podem interagir com drogas que apresentem metabolização hepática via CYP-450, resultando no aumento de seus efeitos colaterais. Já a fexofenadina, por se comportar como substrato para a glicoproteína P (gP), e os peptídeos transportadores de ânions orgânicos (OATP – *organic anion-transporting polypeptide*), presentes nas membranas celulares das células intestinais, podem ter sua absorção prejudicada por alimentos como, por exemplo, o suco de *grapefruit* e o suco de laranja. A fexofenadina tem sua excreção via intestinal, enquanto a cetirizina e a levocetirizina são eliminadas na urina.

2.1.3. Atividade antialérgica e anti-inflamatória

A atividade antialérgica dos anti-histamínicos está relacionada com o efeito inibitório direto de tal medicação nos canais de cálcio, impedindo o influxo deste nos mastócitos e basófilos, e consequente inibição dos grânulos citoplasmáticos contendo os mediadores químicos farmacologicamente ativos (histamina, leucotrienos etc.).

Sua ação anti-inflamatória está relacionada com a inibição da expressão de moléculas de adesão celular e consequente redução da quimiotaxia dos eosinófilos e outras células. Tal inibição é resultado da regulação negativa sobre a ativação do NFκB (*nuclear factor kappa B*), fator de transcrição onipresente que se liga às regiões promotoras de muitos genes reguladores da produção de citocinas inflamatórias e moléculas de adesão. Tais efeitos anti-inflamatórios dependem da potência anti-histamínica e de sua dose.

2.1.4. Efeitos adversos

O efeito adverso mais comum dos anti-histamínicos é a sedação e o consequente efeito na cognição e reflexos, sendo os anti-histamínicos de primeira geração, por serem mais lipossolúveis, os que causam mais esse efeito.

Outros efeitos adversos são arritmias ventriculares (devendo ser usados com cautela nos portadores de intervalo QT longo, miocardiopatias e coronariopatias). Em casos raros, tanto os anti-histamínicos de primeira como de segunda geração podem causar efeitos adversos, cujos mecanismos não são completamente entendidos: erupção medicamentosa fixa, fotossensibilidade, urticária, febre, elevação das enzimas hepáticas, hepatite e agranulocitose.

2.1.5. Anti-histamínicos na prática clínica

Os anti-histamínicos são os medicamentos mais prescritos na prática da alergologia e também na dermatologia e pediatria. Dentre suas indicações clínicas destacam-se: rinoconjuntivite alérgica, urticária, tosse crônica, dermatite atópica e outras doenças pruriginosas.

Rinoconjuntivite alérgica

A mais útil aplicação dos anti-histamínicos reside no tratamento sintomático das rinites alérgicas. De modo geral, todos os anti-histamínicos apresentam mais ou menos a mesma eficiência, dependendo a escolha somente dos efeitos indesejáveis, como a sonolência. Contudo, devido aos efeitos adversos que os anti-histamínicos podem causar, dá-se preferência aos de segunda geração. Todavia, a terfenadina não possui efeito depressor sobre o sistema nervoso central e é recomendada nos casos de indivíduos que necessitam manter-se em atividade. Vale ressaltar ainda que eles agem reduzindo os sintomas de espirros, coriza e prurido nasal, exercendo menor efeito sobre a obstrução, quando comparados ao uso de corticoides tópicos, conseguindo-se uma melhora desse efeito com a adição de descongestionante sistêmico (como a efedrina, pseudoefedrina ou fenilpropanolamina). Descongestionantes tópicos devem ser utilizados por tempo curto devido ao seu efeito rebote, à chance de intoxicações, principalmente em crianças, e à possibilidade do desencadeamento de rinite medicamentosa.

Urticária

O tratamento sintomático da urticária também pode ser obtido com o uso de anti-histamínicos. Assim como na rinite alérgica, pelos mesmos motivos anteriormente apresentados, dá-se preferência aos de segunda geração.

Asma

Na asma alérgica, por exemplo, esses fármacos têm sido recomendados por alguns, porém desaconselhados pela maioria. A asma brônquica é uma síndrome complexa, em que os efeitos da histamina constituem apenas uma parte; além do mais, os anti-histamínicos costumam favorecer a produção de secreção brônquica mais espessa, dificultando sua eliminação.

Dermatite atópica

O uso de anti-histamínicos em pacientes com dermatite atópica visa ao controle do prurido (sintoma cardinal dessa condição) e que compromete a qualidade de vida. O prurido, nessa alergia, tem causas multifatoriais, sendo a histamina apenas um dos mediadores. Dessa maneira, a eficácia dos anti-histamínicos é questionada. Atualmente, segundo o consenso brasileiro de dermatologia, os anti-histamínicos de primeira geração são mais indicados como primeira opção devido ao seu efeito sedativo.

Situações especiais

Os anti-histamínicos de primeira geração devem ser indicados com cautela nos pacientes idosos pelo risco de interação medicamentosa e em lactentes e pré-escolares devido ao seu efeito sedativo, interferindo na cognição.

Em gestantes, estão liberados como categoria B pelo *Food and Drug Administration* (FDA) a dexclorfeniramina, dimenidrinato e ciproeptadina (AH de primeira geração), devendo, porém, ser evitados no terceiro trimestre pelo risco de convulsões neonatais; e a loratadina e cetirizina (AH de segunda geração).

2.2. Corticosteroides

Os corticosteroides são medicamentos amplamente utilizados na prática médica em doenças alérgicas, autoimunes e inflamatórias. Seu mecanismo de ação resulta da ativação intracelular dos receptores citoplasmáticos de glicocorticoides (GR). Estes são encontrados em seu estado inativo ligado a duas proteínas de choque térmico (champeronas) e, quando ocorre a ligação de uma molécula de corticosteroide, sofre uma mudança conformacional que permite a dissociação do GR das champeronas e sua translocação para o núcleo da célula.

O complexo GR-corticoide liga-se a regiões promotoras no núcleo de genes, estimulando ou inibindo a transcrição destes como, por exemplo, a ativação dos fatores de transcrição NF-κB (fator nuclear kappa B) e AP-1 (Proteína de Ativação 1), induzindo a inibição da expressão de moléculas e citocinas pró-inflamatórias. Os corticoides agem tanto na fase precoce da resposta inflamatória quanto na fase tardia (principalmente). Nesta última, os corticoides inibem o recrutamento e o fluxo de células inflamatórias e reduzem a produção de leucotrienos, prostaglandinas, interleucinas (IL-1, IL-4, IL-5, IL-6, IL-8), INFγ, TNFα e proteína catiônica eosinofílica.

Além do efeito anti-inflamatório, os corticosteroides têm outras ações que contribuem para o efeito terapêutico, como inibição da formação de histamina nos pulmões, redução do número de basófilos e eosinófilos no sangue, redução do número de mastócitos e aumento da sensibilidade dos receptores beta-adrenérgicos às catecolaminas.

Os corticoides diferem entre si quanto sua potência (avaliada por sua afinidade ao receptor de glicocorticoide) e por sua biodisponibilidade (avaliada pela velocidade e quantidade de uma medicação que alcança a circulação).

A biodisponibilidade do corticoide sofre efeito do metabolismo hepático. Ao ser absorvido no trato intestinal, o composto molecular do corticoide é direcionado para a circulação hepática. Quanto maior a quantidade de cadeias lipofílicas apresentar o corticoide, maior será a absorção no trato intestinal e nos hepatócitos, onde sofrerá processo de metabolização conhecido como efeito hepático de primeira passagem, reduzindo assim a quantidade da medicação que alcança a circulação sistêmica e, consequentemente, sua biodisponibilidade com menor efeito adverso.

Os primeiros corticoides datam da década de 1950, sendo o primeiro corticoide inalatório criado em 1972. A possibilidade do uso de um corticosteroide de ação local sobre a mucosa brônquica, evitando os efeitos colaterais próprios da via sistêmica, surgiu com o aparecimento do dipropionato de beclometasona, proposto para uso por inalação. Atualmente, diversos tipos de corticoides estão disponíveis no mercado, tanto para uso inalatório como para uso nasal, minimizando os efeitos sistêmicos.

2.3. Aminas simpatomiméticas

São substâncias derivadas da epinefrina que agem estimulando os receptores adrenérgicos β2 da musculatura lisa dos brônquios. Algumas delas têm ação quase específica sobre os receptores β2 adrenérgicos do músculo liso dos brônquios, enquanto outras agem tanto nos receptores β2 do músculo liso quanto do cardíaco, induzindo taquicardia. Essas substâncias agem aumentando a atividade da adenilciclase, transformando moléculas de ATP (adenosina trifosfato) em AMPc (adenosina monofosfato cíclica), por mecanismo não bem conhecido, determinando efeito broncodilatador. Contudo, sabe-se que tal efeito envolve a participação de proteínas A cinase e aumento do fluxo intracelular de cálcio. Além da ação broncodilatadora, essas substâncias inibem a liberação de histamina induzida pelo antígeno e ainda combatem a excessiva atividade vagal de toda a árvore brônquica.

Todas as aminas simpatomiméticas produzem efeitos broncodilatadores mais ou menos semelhantes; a escolha entre elas é feita com base em outros efeitos, em especial a duração da broncodilatação e os efeitos indesejáveis, como a taquicardia. Variações moleculares entre elas influenciam a duração do efeito. Quanto maior a suscetibilidade à degradação pelas enzimas catecol-O-metil-transferase (COMT) e monoaminoxidase, menor será sua duração. Outro fator que também interfere na sua duração é a presença de cadeias laterais lipofílicas longas, presentes no formoterol e salmeterol, aumentando sua capacidade de se ligar aos receptores adrenérgicos presentes nas membranas celulares.

O salbutamol é fármaco de ação mais prolongada do que os anteriores e de ação quase específica sobre os receptores beta-2 adrenérgicos. Não produz taquicardia nem elevação da pressão arterial. Não é inativado pela COMT nem por enzimas sulfatase, motivo pelo qual tem ação mais prolongada e é eficaz por via oral. Costuma produzir tremor das mãos quando utilizada em doses elevadas por via oral.

A terbutalina é muito semelhante ao salbutamol em seus efeitos farmacológicos. Sua ação é prolongada e pode ser usada por inalação ou por via oral.

O fenoterol apresenta propriedades farmacológicas semelhantes aos dois anteriores, sendo que seu efeito broncodilatador é mais duradouro.

Seu uso crônico como monoterapia pode induzir um *down-regulation* de seus receptores, resultando na necessidade de doses cada vez maiores para alcançar o efeito desejável.

2.3.1. Estimulantes beta-adrenérgicos inespecíficos

A adrenalina é eficiente como broncodilatadora, porém sua ação é a mais curta dentre as aminas simpatomiméticas. Além disso, é a que produz efeitos cardíacos indesejáveis em maior intensidade por estimular também os receptores β1 adrenérgicos.

Quando administrada por via intravenosa, pode induzir apneia. Sua absorção por via intramuscular é rápida, ocorrendo mais lentamente quando por via subcutânea, motivo pelo qual é indicada a via intramuscular nos casos de anafilaxia. Quando administrada por via oral, ela é rapidamente metabolizada pelo fígado, motivo pelo qual não é indicada essa via. Nesses casos, dá-se preferência à efedrina que, apesar de ser menos eficiente que a adrenalina, apresenta efeito mais duradouro e mais eficiente que a adrenalina quando administrada por via oral.

Em casos graves de asma brônquica, a adrenalina pode produzir um efeito paradoxal, acentuando o broncoespasmo. Atribui-se esse efeito à sua ação sobre receptores α-adrenérgicos dos brônquios, uma vez que os receptores β2 acham-se bloqueados.

2.4. Drogas parassimpatolíticas

Na fisiopatologia da asma brônquica, o espasmo do brônquio é, em parte, consequente à ação das substâncias farmacológicas liberadas pela interação antígeno-anticorpo e, em parte, pela estimulação do vago. Os anticolinérgicos são fármacos que atuam bloqueando a ligação da acetilcolina aos receptores muscarínicos. Tais receptores são encontrados em nervos periféricos colinérgicos pós-ganglionares no músculo liso (intestinal, brônquios, tecido muscular cardíaco), em glândulas secretoras (salivares e sudoríparas), corpo ciliar do olho e no sistema nervoso central (SNC). Devido a sua ação no músculo liso brônquico, promovendo broncodilatação, esses fármacos podem ser utilizados no tratamento da crise asmática não responsiva a β2-agonistas (brometo de ipratrópio) e no tratamento de pacientes portadores de doença pulmonar obstrutiva crônica – DPOC (tiotrópio, ipratrópio).

Esses fármacos são habitualmente administrados por via inalatória na forma de nebulização ou por dispositivo inalatório pressurizado. A dose recomendada por dispositivo pressurizado é de dois jatos (*puffs*) quatro vezes por dia, porém doses maiores podem ser necessárias, podendo alcançar até 4 a 8 *puffs* a dose. Quando utilizado de forma nebulizada, existe uma perda importante da medicação, podendo ser tão baixa como 50 a 125 µg, sendo, por esse motivo, indicado em doses maiores de até 500 µg (2,5 mL da solução). A presença de obstrução das vias aéreas pode dificultar o seu efeito, sendo às vezes necessárias doses maiores. Ao contrário dos β2-agonistas, o brometo de ipratrópio e o tiotrópio não apresentam o fenômeno de taquifilaxia, assim, sua eficácia não é atenuada ao longo de anos de uso regular, podendo ser utilizado como tratamento monoterápico nos pacientes portadores de DPOC.

Nos pacientes portadores de DPOC, o tiotrópio apresenta uma vantagem teórica sobre o brometo de ipratrópio, por atuar de forma mais prolongada sob os receptores muscarínicos. Pode ser encontrado na forma de cápsula ou spray. A forma em cápsula é administrada via dispositivo inalador de cápsula (*HandiHaler*), na dose de 18 µg/dia. A preparação *spray*, 2,5 µg/jato é administrada na forma de dispositivo inalatório, na dose de 2 jatos/dia (5 µg total).

Dentre os efeitos colaterais encontram-se taquicardia, boca seca, rubor cutâneo, turvação visual e alterações de humor.

2.5. Cromoglicato dissódico

Trata-se de eficiente fármaco utilizado na prevenção da crise de asma brônquica e não apresenta nenhuma propriedade broncodilatadora. Seus efeitos protetores são mais evidentes nas crianças (rinite alérgica) e nos portadores de asma extrínseca em geral.

As primeiras observações indicavam que essa droga tinha a propriedade de inibir as reações alérgicas, e seu mecanismo seria por impedir a degranulação dos mastócitos e basófilos, evitando, assim, a liberação de mediadores (histamina, leucotrienos) responsáveis pelo processo inflamatório.

Inicialmente utilizada na prevenção de crises de broncoespasmo (não tendo efeito sobre a crise asmática), os cromoglicatos eram uma opção para a prevenção da crise. Contudo, após a descoberta dos antileucotrienos e sua eficácia superior em relação as cromonas, atualmente, seu uso encontra-se no tratamento de rinite alérgica na forma de spray nasal em menores de 4 anos ou na forma de colírio em portadores de conjuntivite alérgica.

3. DROGAS IMUNOSSUPRESSORAS

O uso de fármacos imunossupressores tem mudado o curso clínico de milhares de pacientes que são submetidos a transplante ou são portadores de doenças autoimunes. Sua ação consiste no bloqueio de transdução das respostas de células T ao bloquear a síntese de IL-2 ou a proliferação celular induzida por essa citocina.

A ativação das células T depende de uma combinação de sinais que se inicia no reconhecimento do antígeno ligado ao complexo principal de histocompatibilidade (MHC – *major histocompatibility complex*) das células apresentadoras de antígeno (APCs – *antigen presenting cell*) pelos receptores das células T (TCR – *T cell receptor*). Após essa interação, diferentes vias são acionadas para a síntese de IL-2, uma das citocinas responsáveis pela proliferação celular das células T. Os imunossupressores agem nessas diferentes vias.

Com base no seu principal local de ação, os imunossupressores podem ser classificados como inibidores da transcrição (ciclosporina A, tacrolimo – FK506), inibidores de crescimento de fator de transdução de sinal (rapamicina, leflunomida), inibidores da síntese de nucleotídeos (azatioprina, micofenolato de mofetila, mizoribina, brequinar sódico), e inibidores de diferenciação.

O primeiro imunossupressor foi o corticoide, descoberto em 1949 por Hench *et al.*, seguido pela ciclosporina A (CsA) em 1976, sirolimo (rapamicina) em 1977, tacrolimo em 1987 e ácido micofenólico (MPA), em 1991. Posteriormente, outros imunossupressores vêm sendo descobertos. Atualmente, os mais utilizados são:

3.1. Ciclosporina A e tacrolimo

A ciclosporina (CsA) é um peptídeo fúngico originado do *Tolypocladium inflatum* Gams, que se liga com alta afinidade a uma proteína celular chamada ciclofilina. O complexo CsA-ciclofilina se liga e inibe a atividade enzimática da fosfatase calcineurina/treonina ativada por cálcio, inibindo, assim, a transcrição do gene promotor da IL-2 e outras citocinas. A produção reduzida de IL-2 atua diretamente na proliferação de linfócitos T e consequente redução da resposta imune celular. Ela é metabolizada no fígado, via CYP-450, podendo sofrer interação com outras drogas metabolizadas por essa mesma via. A ciclosporina é apresentada em cápsulas (de 10 mg, 25 mg, 50 mg e 100 mg), solução oral de 100 mg/ml e solução injetável (50 mg/ml, devendo ser diluída em solução glicosada a 5%).

O tacrolimo é um macrolídeo lactona derivado do *Streptomyces tsukubaensis*. Ele se liga a imunofilina FKBP12 (FK506 *binding protein*) inibindo a atividade da proteína cálcio fosfatase dependente do complexo calmodulina-calcineurina, inibindo o sinal de transdução de linfócitos T, ao bloquear a síntese de IL-2 e TNFα. Suas formas de apresentação são cápsulas (0,5 mg, 1 mg e 5 mg), injetável (5 mg/ml) e tópica (0,03% e 0,1%).

A ciclosporina A e o tacrolimo atuam principalmente nas células T-*helper* (Th), apresentando ação inibitória nas células T supressoras e células T citotóxicas. Além disso, exercem também efeito nas respostas das células B dependentes das células T. O tacrolimo atua interferindo na liberação de histamina e serotonina nos mastócitos e basófilos mediada por IgE. Devido a seu efeito vasoconstrictor renal, apresentam ação nefrotóxica, devendo ser utilizados com cuidado e avaliação frequente dos seus níveis séricos.

3.2. Sirolimo (rapamicina)

Como o tacrolimo, a rapamicina se liga à imunofilina FKBP, contudo, em vez de inibir a via da calcineurina, age ligando-se e inibindo uma enzima celular chamada alvo mamífero do complexo rapamicina 1 (mTORC1 – *mammalian target of rapamycin complex 1*). Esta proteína é necessária para transcrição de proteínas que promovem a sobrevivência e proliferação celular. Assim, pela inibição da mTORC1, a rapamicina bloqueia a proliferação de células T induzida pela IL-2. A rapamicina também é capaz de inibir a função de células dendríticas e de células B, alterando também a produção de anticorpos.

Suas formas de apresentação são em solução oral 1 mg/ml e na forma de comprimidos com 0,1 mg, 1 mg e 2 mg. Sua dose diária é de 3 mg/m^2 para pacientes com o peso corporal inferior a 40 kg e 6 mg/m^2 para os que pesam igual ou mais de 40 kg.

3.3. Micofenolato de mofetila

O micofenolato de mofetila é um pró-fármaco. Sua metabolização resulta na formação do ácido micofenólico que atua bloqueando a síntese de novos nucleotídeos de guaninas. Ele atua de forma seletiva nos linfócitos, apresentando, portanto, poucos efeitos colaterais. O ácido micofenólico inibe reversivelmente a desidrogenase inosina monofosfato (IMP) reduzindo a proliferação de células T e B e, consequentemente, diminuindo a produção de anticorpos. Além disso, é capaz de induzir a apoptose de células T e inibir a expressão de moléculas de adesão e, portanto, o recrutamento de leucócitos.

Sua metabolização dá-se por via hepática, com meia-vida de 16 a 18 horas. Sua apresentação é na forma de comprimidos de 500 mg, com dose diária variando entre 1,5 a 3 g, divididas em duas tomadas. Dentre os efeitos adversos mais comuns estão os sintomas gastrintestinais e leucopenia.

3.4. Metotrexato

É um análogo do ácido fólico capaz de inibir de forma competitiva e irreversível a enzima diidrofolato redutase, impedindo a conversão do diidrofolato para tetraidrofolato, cofator necessário à transferência de átomos de carbono, essenciais para a síntese do DNA e do RNA. Por seu mecanismo de ação envolver a depleção de folato, é indicada a reposição de ácido fólico (5 mg/dia). Sua excreção é predominantemente renal. Suas formas de apresentação são em comprimidos de 2,5 mg, 5 mg, 7 mg, 10 mg e 15 mg; e injetável (25 mg/ml).

3.5. 6-Mercaptopurina

Trata-se de uma hipoxantina semelhante a uma base púrica, e sua ação antimetabólita se processa pela inibição de síntese do DNA. Age essencialmente sobre os linfócitos T através da membrana celular, alterando, portanto, as reações do tipo celular ou tardio. Sua ação é fugaz e deve ser administrada duas ou três vezes ao dia. Suas formas de apresentação são injetável (20 mg/ml) e oral na forma de comprimido (50 mg).

3.6. Azatioprina

A azatioprina é um derivado imidazólico da tioguanina. Seu metabólito ativo é a 6-tioguanina, um análogo de purina, com semelhanças estruturais com a guanina e a adenina. Sua incorporação ao DNA das células (T e B) promove bloqueio do ciclo celular, suprimindo assim tanto as funções das células T, quanto de células B. Ela vem demonstrando, também, efeito inibitório sob a sinalização intracelular via CD28 nas superfícies de células T e moléculas B7 (proteína periférica de membrana) nas APC (células apresentadoras de antígeno).

A azatioprina está disponível em comprimidos de 50 mg e pode ser administrada em dose única diária ou fracionada em duas doses por dia.

4. CÂNCER E IMUNOTERAPIA

As primeiras tentativas de estimular uma resposta imune contra tumores foram realizadas de forma inespecífica. Nos últimos dois séculos experimentos visando estimular o sistema imune a controlar o câncer vêm sendo realizados. Os primeiros relatos datam do final do século XVII, quando médicos parisienses injetaram coleção purulenta na perna de pacientes portadores de câncer de mama avançado e notaram que o câncer melhorou com a piora da infecção local. No século XIX, pesquisadores alemães permitiram que seus pacientes portadores de câncer de mama e linfoma desenvolvessem erisipela, reportando uma melhora clínica do tumor nesses pacientes. Em 1893, um cirurgião americano, Willian Coley, observou que pacientes portadores de sarcoma, ao serem tratados com extratos de toxinas solúveis de *Streptococcus* e *Serratia* (toxina de Colley), desenvolveram erisipela e apresentaram uma melhora clínica do tumor.

Ao longo de mais de 200 anos, avanços no conhecimento do sistema imune, da genética e da imunologia do câncer têm permitido o desenvolvimento de técnicas que visam estimular o sistema imunológico a reconhecer e combater a proliferação dos tumores. Apenas na década de 1950, após estudos experimentais envolvendo camundongos, foi demonstrado que o sistema imune é capaz de induzir respostas protetoras contra o tumor. Nesse estudo, demonstrou-se que camundongos com tumor induzido por carcinógeno químico após ser ressecado e, posteriormente, transplantado para um camundongo singênico e reimplantado no portador do tumor original, observou-se crescimento tumoral apenas no camundongo singênico. Por sua vez, o tumor reimplantado no camundongo hospedeiro original não cresceu, indicando que este havia se tornado imune ao seu tumor. Observou-se, ainda, que, quando células T eram transferidas do camundongo portador do tumor para o camundongo singênico que havia desenvolvido o tumor, evoluía com erradicação deste. Tal experimento evidenciou que os tumores induzem respostas imunológicas, sendo mais eficaz a resposta mediada por células T (resposta adquirida).

A existência de resposta antitumoral específica evidencia a presença de anticorpos específicos contra antígenos específicos e capazes de desencadear uma resposta imune. Tais antígenos podem ser produtos de oncogenes e genes supressores de tumor mutados; proteínas celulares não mutadas, porém anormalmente expressas; produtos de vírus oncogênicos; antígenos oncofetais (expressos em altos níveis apenas por células tumorais e em fetos); antígenos glicolipídicos e glicoproteicos alterados; ou moléculas de diferenciação de tecidos (específica para o tecido).

O sistema imune desenvolve tanto mecanismos da imunidade inata (via células *natural killer* – NK e macrófagos), quanto da imunidade adquirida (via LT CD8+ e LT CD4+ auxiliares). As células NK são capazes de destruir diversos tipos de tumores, incluindo aqueles que apresentam baixa expressão de moléculas MHC classe I e expressam ligantes para receptores ativadores de células NK. Tal capacidade "tumoricida" é aumentada por diversas citocinas IL-2, IL-gama, IL-15 e IL-12. Os macrófagos são capazes de inibir o crescimento e desenvolvimento tumoral, a depender do seu estado de ativação. Quando no estágio M1 são capazes de destruir as células tumorais mediante liberação de enzimas lisossômicas, espécies reativas de oxigênio e óxido nítrico, além de produzir a citocina TNF que age induzindo trombose em vasos sanguíneos do tumor. Porém, quando no estágio M2, contribuem para proliferação tumoral ao secretar fatores de crescimento endotelial vascular (VEGF), fator de transformação do crescimento-β (TGFβ), e outros fatores indutores de angiogênese tumoral.

A resposta imune adquirida é mediada pelas células T. Seu principal mecanismo de destruição tumoral é mediado por células T CD8+ (CTL - *cytolytic T lymphocyte*) a partir do reconhecimento de peptídeos derivados de antígenos tumorais e apresentados via moléculas MHC I ou via células apresentadoras de antígenos (APC). As células T CD4+ também exercem papel na resposta antitumoral, fornecendo citocinas para o desenvolvimento das CTL, porém seu mecanismo ainda não está claro.

Apesar dos mecanismos de defesa contra tumores, estes produzem mecanismos de evasão das respostas imunes que podem ser intrínsecos às células tumorais ou mediados por outras células. Os mecanismos intrínsecos envolvem: a perda da expressão de antígenos que induzem a resposta imunológica, o mascaramento antigênico (via moléculas de glicocálice), ao não induzir respostas via células T (por não expressar moléculas coestimuladoras ou moléculas MHC II), por expressar moléculas que inibem a resposta das células T (ex.: CTLA-4 ou PD-L1 - *programmed death-ligand 1*) ou por secretar citocinas que suprimem as respostas imunes antitumorais (ex.: TGFβ).

Dentre os mecanismos extrínsecos às células tumorais, tem-se a ação dos macrófagos M2 ao promover mudanças no microambiente tecidual, mediante a produção de VEGF e TGFβ, e estimular a ação das células supressoras mieloides (MDSC). A produção de VEGF e TGFβ estimula o crescimento tumoral e a supressão das respostas das células T, reduzindo, assim, a imunidade antitumoral e o consequente crescimento tumoral. As MDSC promovem mudança do microambiente ao induzir indiretamente o desenvolvimento de células T reguladoras (Tregs) e a diferenciação de células T auxiliares em células TH2.

O conhecimento da resposta imune contra o tumor bem como seus mecanismos de evasão vêm auxiliando na descoberta de tratamentos antitumorais. Abordagens genéticas têm sido utilizadas para estimular a resposta imunológica contra o câncer (imunoterapia do câncer), visando potencializar a resposta imunológica aos tumores (forma ativa), ou administrar anticorpos ou células T específicos contra as células cancerígenas (forma passiva), visando facilitar o reconhecimento dos antígenos tumorais pelas APC e potencializar a resposta imune.

Estudos envolvendo a transferência gênica de peptídeos tumorais via vetores virais ou bacterianos, associados ou não a coestimulação de citocinas, aumentam o estímulo às APC e consequente estímulo aos linfócitos T, induzindo assim uma resposta imune contra as células cancerígenas. Assim, a transferência gênica tem-se revelado como abordagem promissora no tratamento contra o câncer, bem como o uso de anticorpos monoclonais visando ao bloqueio de moléculas que atuam inibindo a ativação de CTL e LT CD4+ auxiliares.

Dentre os vetores virais, destaque pode ser dado ao vírus da varicela. Este vem sofrendo inúmeras modificações genéticas que, devido a suas características de alta estabilidade térmica, capacidade de estimular fortemente o sistema imune e celular, facilidade de propagação e de não induzir a ativação de oncogenes (por não se inserir no genoma da célula infectada), fazem dele um excelente vetor. Os vírus utilizados na confecção das vacinas vêm sofrendo constantes modificações, aumentando seu perfil de segurança e mantendo sua capacidade de induzir a resposta imune humoral.

Outras abordagens imunoterápicas não específicas têm sido utilizadas com eficácia no tratamento contra o câncer desde 1935, quando Holmgren utilizou o Bacilo de Calmette-Guérin (BCG) em pacientes portadores de neoplasias, porém com resultados frustros. Desde então, novas pesquisas vêm sendo desenvolvidas com o uso do BCG na imunoterapia contra o câncer, sendo, atualmente, o tratamento mais eficaz no controle do câncer de bexiga e melanoma, com um aumento da sobrevida em cinco anos de 45% e 27%, respectivamente, quando comparado com tratamentos convencionais. Seu mecanismo de ação ainda permanece desconhecido, mas sua capacidade de estimular a imunidade pode ser explicada dos seguintes modos: (I) apresenta efeito anamnéstico (ativador da memória celular); (II) induz a uma reação inflamatória local não específica na área do nódulo tumoral, o que permite aumentar o número de linfócitos e macrófagos; (III) os antígenos do BCG podem apresentar reações cruzadas com antígenos tumorais, aumentando a antigenicidade do tumor; (IV) poderia também aumentar o mecanismo citotóxico dos anticorpos humorais.

Avanços no conhecimento da resposta imune tumoral levarão ao surgimento de novas abordagens terapêuticas que auxiliarão os oncologistas, juntamente com os tratamentos convencionais, o controle e/ou a cura, minimizando os efeitos adversos dos quimioterápicos.

5. ADJUVANTES

Adjuvantes são substâncias que potencializam as reações imunológicas quando adicionadas ao antígeno. Eles atuam potencializando a resposta inflamatória contra determinado antígeno, resultando na atração, ativação e maturação das células apresentadoras de antígenos (APC) e consequente estímulo de linfócitos T ou B. Atribui-se o estímulo imunológico por essas substâncias aos seguintes fatores: (a) liberação lenta e prolongada do antígeno; (b) aumento da fagocitose do antígeno, devido a sua forma em particular, (c) incremento da reação celular. Seu uso não se limita apenas no preparo de vacinas, mas também na imunoterapia contra o câncer com o objetivo de melhorar a resposta imune antitumoral. Os adjuvantes antitumorais podem ser microbiológicos (BCG, *Corynebacterium parvum*), químicos (adjuvante completo e incompleto de Freund, dinitrofenol etc.), citocinas (GM-CSF - *granulocyte-macrophage colony-stimulating factor*, IL-2, IL-12 etc.), celular (células dendríticas) e outros.

5.1. Adjuvante de Freund

Freund verificou que o óleo mineral, misturado com um agente emulsificante, era excelente adjuvante e produzia elevados títulos de anticorpos circulantes. A esse composto denominou-se "adjuvante incompleto de Freund". Posteriormente, o mesmo autor verificou que a adição de bacilos de Calmette-Guérin mortos poderia causar intensa reação do tipo tardio, denominando-se, então, "adjuvante completo de Freund".

Apesar de se tratar de excelente adjuvante, sua aplicação no homem é muito limitada devido às reações intensas que ocorrem nos locais da injeção. Contudo, tem sido substância muito útil para a indução de reações imunológicas em animais.

5.2. Adjuvantes sob a forma de partículas

As substâncias reduzidas a pequenas partículas constituem melhores adjuvantes em comparação com a fase solúvel. O alúmen é muito utilizado; os antígenos proteicos, combinando-se com o alúmen, formam precipitados que retêm o antígeno absorvido. Normalmente é utilizado por via intramuscular ou subcutânea.

6. FUTURO

Novos medicamentos e classes terapêuticas vêm sendo desenvolvidos para o controle das doenças alérgicas ou imunológicas, podendo-se ressaltar os imunobiológicos. Anticorpos monoclonais são desenvolvidos especificamente contra outros anticorpos, citocinas ou receptores. Alguns já são amplamente utilizados em prática clínica como, por exemplo, o omalizumabe, anticorpo anti-IgE com indicações para asma grave e urticária crônica. Existem outros também em uso para doenças autoimunes ou autoinflamatórias e muitos em fase de desenvolvimento ou em protocolos clínicos.

7. BIBLIOGRAFIA

BELMONT, H.M. Pharmacology and side effects of azathioprine when used in rheumatic diseases. Última revisão em julho 2016. In: www.uptodate.com acessado em 28/08/2016.

CHONG NETO, H.J. *et al.* Corticosteroides intranasais. *Rev. Bras. Alerg. Imunopatol.*, v. 33, n. 2, p. 51-57, 2010.

CRIADO, P.R. *et al.* Histamina, receptores de histamina e anti-histamínicos: novos conceitos. *An. Bras. Dermatol.*, v. 85, n. 2, p. 195-210, 2010.

DAVIS, I.D. *et al.* An overview of cancer immunotherapy. *Immunology and Cell Biology*, v. 78, p. 179-95, 2000.

DERENDORF, H.; MELTZER, E.O. Molecular and clinical pharmacology of intranasal corticosteroids: clinical and therapeutic implications. *Allergy*, v. 63, p. 1292-300, 2008.

DWEIK, R.A. Role of anticholinergic therapy in COPD. Última revisão em julho 2016. In: www.uptodate.com acessado em 28/08/2016.

FERNANDEZ-RAMOS, A. *et al.* The effect of immunosuppressive molecules on T-cell metabolic reprogramming. *Biochimie*, v. 127, p. 23-36, 2016.

FREUDENBERGER, K. *et al.* Recent advances in therapeutic drug monitoring of immunosuppressive drug. *Trends in Analytical Chemistry*, v. 79, p. 257-268, 2016.

HARDINGER, K.; BRENNAN, D.C. Mammalian (mechanistic) target of rapamycin (mTOR) inhibitors in renal transplantation. Última revisão em julho 2016. In: www.uptodate.com acessado em 28/08/2016.

JONES, A,W. Perspectives in Drug Development and Clinical Pharmacology: The Discovery of Histamine H1 and H2 Antagonists. *Clinical Pharmacology in Drug Development*, v. 5, n. 1, p. 5-12, 2016,

KEM, J.P. The use of chromones (cromoglycates) in the treatment of asthma. Última revisão em julho 2016. In: www.uptodate.com acessado em 28/08/2016.

LaCASCE, A.S. Therapeutic use and toxicity of high-dose methotrexate. Última revisão em julho 2016. In: www.uptodate.com acessado em 28/08/2016.

MAGEE, C.C. Pharmacology and side effects of cyclosporine and tacrolimus. Última revisão em julho 2016. In: www.uptodate.com acessado em 28/08/2016.

PASTORINO, A.C. Eficácia e segurança dos anti-histamínicos. *Rev. Bras. Alerg. Imunopatol.*, v. 33, n. 3, p. 88-92, 2010.

SEO, P. Mycophenolate mofetil: Pharmacology and adverse effects when used in the treatment of rheumatic diseases. Última revisão em julho 2016. In: www.uptodate.com acessado em 28/08/2016.

SIMONS, F.E.R. Advances in H1-Antihistamines. *N. Engl. J. Med.*, v. 351, n. 21, p. 2203-17, 2004.

SU, M.; GOLDMAN, M. Anticholinergic poisoning. Última revisão em julho 2016. In: www.uptodate.com acessado em 28/08/2016.

VERARDI, P.H.; TITONG, A.; HAGEN, C. J. *Human Vaccines & Immunotherapeutics*, v. 8, n. 7, p. 961-70; 2012.

8.9.

Medicamentos Usados em Intoxicações

Darciléa Alves do Amaral

Sumário

Colaborador nas edições anteriores: Alberto Furtado Rahde.

"O conhecimento é o antídoto do medo."
Ralph Emerson, 1803-1882.

1. INTRODUÇÃO

O tratamento de pessoas intoxicadas pode parecer uma tarefa árdua ou causar preocupação quando se certifica que há registro de milhões de substâncias, naturais ou sintéticas, grande parte delas envolvida na composição de produtos comerciais (CAS, 2016). Enquanto a síntese de substâncias químicas sempre cresce nos países desenvolvidos, apesar das limitações econômicas impostas em períodos de crise mundial, muito pouco é oferecido à assistência à saúde, no sentido de facilitar o acesso a medicamentos e outros recursos necessários ao tratamento de intoxicações, principalmente nos países em desenvolvimento.

O conhecimento no campo da Toxicologia Clínica tem aumentado muito nas últimas décadas, o que faz crescer o grau de confiança em tratamentos considerados controversos, mas, por outro lado, traz dúvidas sobre a efetividade de métodos clássicos cuja indicação parecia inquestionável. À medida que os estudos avançam, alguns medicamentos entram e outros saem do pequeno arsenal terapêutico; aos muitos dos que permanecem, novos esquemas de tratamento são recomendados.

Para centenas de substâncias tóxicas presentes nos principais produtos que causam intoxicações, pode-se contar com o benefício de poucas dezenas de medicamentos usados no tratamento de suporte e como antídotos específicos. A efetividade desses medicamentos somente poderá ser assegurada quando administrados à luz dos conhecimentos farmacocinéticos e farmacodinâmicos do binômio agente-antídoto. É também importante notar que, mesmo quando há forte evidência de efetividade de um antídoto, se ele não estiver disponível no local de atendimento em dose suficiente e no tempo necessário, não será efetivo. Além disso, se por qualquer motivo o tratamento de suporte ao doente não puder ser realizado como recomendado, não haverá redução das taxas de letalidade, complicações e sequelas, e poderá elevá-las.

A abordagem do paciente intoxicado exige das equipes de saúde o conhecimento de um conjunto de medidas complexas, que vão desde a coleta de dados sobre os possíveis agentes tóxicos até a prevenção de novas ocorrências. Incidentes no ambiente doméstico, no trabalho e em locais públicos podem envolver um ou mais agentes em diversas circunstâncias, quer por exposição aguda ou crônica. Vários fatores, entre eles os de origem ética, jurídica e moral, contribuem para a ocorrência de dúvida e insegurança nos profissionais que prestam atendimento ao paciente intoxicado.

Outro fator importante e frequente é o desconhecimento da toxicidade das substâncias e das propostas de tratamento, o que, em muitas ocasiões, são causas de temor e resistência quanto à adoção de determinadas condutas terapêuticas. A melhor forma de lidar com a incerteza e a insegurança é procurar o devido conhecimento, porém, o fato é que, diante da maioria dos casos de intoxicação e envenenamento, geralmente não há tempo suficiente para estudos e pesquisas com o rigor que as situações exigem. Sendo assim, o melhor a ser feito nessas situações é buscar a ajuda de especialistas.

Os centros especializados em informação e assistência toxicológica são instituições autorizadas a orientar as equipes de saúde na escolha da melhor conduta terapêutica, além de informar sobre os detalhes das indicações e uso racional de antídotos. Alguns desses centros dispõem de bancos de antídotos que permitem ceder por empréstimo quantidades suficientes desses medicamentos para tratamento individual, em muitas situações de urgência.

Finalmente, é importante lembrar que fármacos utilizados no tratamento emergencial de doenças comuns têm a sua utilidade nas intoxicações e envenenamentos, porém, em certos casos graves, há necessidade de doses muito maiores desses medicamentos para que se tornem antídotos eficientes. Um exemplo é a atropina que, no tratamento de intoxicados por inseticidas inibidores de colinesterases (organofosforados e carbamatos), pode ser necessária em doses até 100 vezes maiores que as habitualmente administradas em outras emergências clínicas.

Este capítulo oferece elementos para o estudo das principais aplicações da farmacologia às necessidades da clínica toxicológica, no sentido de contribuir como reforço ao *uso racional de medicamentos como antídotos*. Em princípio, o texto foi desenvolvido para estudantes, mas poderá atender aos anseios de diversos profissionais da saúde, devido à ênfase que oferece nos enfrentamentos inerentes à assistência aos doentes, conhecimento útil também para desencadear ações de prevenção à saúde de pessoas expostas às substâncias químicas.

2. O DIAGNÓSTICO DE INTOXICAÇÃO

Para compreender o uso de medicamentos para tratamento de pessoas intoxicadas, é preciso conhecer o processo de avaliação da saúde e os passos seguidos até ser estabelecido o diagnóstico, assim como familiarizar-se com algumas dificuldades encontradas durante as diversas etapas. Para obter o diagnóstico, o médico parte de uma *suspeita*, reúne os dados coletados na *observação clínica* e, seguindo determinadas etapas metodológicas, formula *hipóteses de adoecimento*; depois de realizar estudos dirigidos considerando os dados que possui, se houver necessidade, busca a *avaliação complementar*. Em seguida, testa as suas hipóteses, afasta as reprovadas e *escolhe* o diagnóstico mais provável (diagnóstico presuntivo). Definitivamente, o médico só estabelece o diagnóstico quando a hipótese mais provável for comprovada (diagnóstico definitivo).

Fazem parte da observação clínica a *anamnese* e o *exame físico*; a avaliação complementar inclui informações laboratoriais (gerais e específicas) e consultas a especialistas. A anamnese ou história clínica é uma entrevista objetiva e estruturada que o médico realiza para coletar informações sobre o doente e suas relações com o seu ambiente físico e social. Nessa entrevista, o profissional ouve os relatos sobre as condições de saúde atuais e pregressas, tratamentos realizados ou em curso, antecedentes familiares, hábitos e condições de vida etc. Com relação à exposição a substâncias químicas, as principais informações que interessam são as seguintes:

1. Agentes: tipo de produto, nome comercial, dados da embalagem, composição química, aspecto físico como cor, odor, sabor, textura etc.

2. Exposição aos agentes: dose, frequência, tempo e duração, via de introdução no organismo – enteral/parenteral (oral, ocular, respiratória, dérmica, retal, vaginal, uretral, intramuscular (IM), intravenosa (IV), intra-arterial etc.).
3. Motivos que levaram à exposição (acidental, autoadministração, violência etc.).
4. Sintomas imediatamente após a exposição.
5. Providências durante o socorro (redução da exposição, alívio dos sintomas, reanimação).
6. Situação de saúde individual e da família (antecedentes clínicos e psiquiátricos).
7. História farmacológica (individual e de familiares próximos).
8. Atividade profissional, de lazer, hábitos e passatempos (individuais e familiares).

Quando se trata de exposições crônicas, é possível fazer esse interrogatório com tranquilidade e tempo suficientes, por meio de mais de uma entrevista; nas exposições agudas, a tranquilidade deve permanecer, mas a principal atitude é uma constante "batalha" travada contra o tempo. A entrevista inicial é mais concisa e concomitante com as medidas de socorro ao doente (ver item *abordagem inicial da pessoa supostamente intoxicada*). Passada a urgência do problema, com o doente estabilizado, o médico e sua equipe dedicam-se aos detalhes do exame físico:

1. Aferição de sinais vitais a curtos períodos, se possível, monitorar continuamente.
2. Observação de alterações em hálito, secreções/excreções, cor/umidade/lesões de pele/mucosas.
3. Ausculta torácica – ritmo/intensidade de batimentos cardíacos e estertores pulmonares.
4. Exame do abdome – atenção a massas palpáveis, reações à dor e ruídos hidroaéreos.
5. Observação da postura – passividade, movimentação, tônus/contração muscular e reflexos.
6. Avaliação do estado mental e nível de consciência (ansiedade, agitação, confusão, delírio, alucinação ou sonolência, letargia e coma).
7. Aspecto das pupilas – diâmetro, simetria e reatividade ao estímulo luminoso.

O diagnóstico é mais fácil quando há atenção à observação de sinais característicos de síndromes tóxicas comuns, como: hipersecreção, fasciculação e miose (colinérgica); delírio, alucinação e midríase (adrenérgica ou anticolinérgica); sonolência, letargia, hipotonia e perda de reflexos (sedativo-hipnótica). Pessoas em estado de coma de origem tóxica frequentemente apresentam dissociação de sinais, por exemplo, pupilas isocóricas com reflexo fotomotor intacto e ausência de resposta motora com hipoventilação e/ou hipoperfusão. Raramente o paciente intoxicado apresenta déficits neurológicos, assim, se ele se encontra em estado prolongado de coma, com pupilas fixas e posturas de descorticação ou descerebração, deve ser feita avaliação neurológica complementar para identificar lesão estrutural de origem traumática.

Algumas observações permitem obter boa avaliação do estado de saúde da pessoa exposta e da necessidade de intervir terapeuticamente, por exemplo:

1. Os sinais e sintomas podem aparecer precoce ou tardiamente, no caso de exposição a doses excessivas.
2. As características do produto formulado podem alterar o início de aparecimento de manifestações tóxicas (p. ex., formas de liberação lenta).
3. Em ocorrências intencionais, a motivação para a exposição tóxica deve ser valorizada, pois as doses são maiores que nos casos acidentais (intenção suicida, homicida ou autoadministração de substâncias psicoativas, a fim de obter prazer com o estado alterado de consciência).
4. Fatores que modificam a absorção, como vômito ou diarreia precoces; duração variável dos efeitos pela existência de ciclo êntero-hepático (fenobarbital); grandes volumes de distribuição (haloperidol); mecanismos de ação do agente (metanol) etc.
5. Algumas substâncias (p. ex., anticolinérgicos) provocam atraso no esvaziamento gástrico e redução variável do peristaltismo intestinal (íleo hipo/adinâmico), podendo produzir efeitos prolongados.
6. Ingestão de solventes derivados de petróleo (hidrocarbonetos) ou herbicidas do grupo dos bipiridilos (Paraquat) apresenta consequências tardias respiratórias.
7. Lesões hepáticas induzidas por substâncias podem demorar a se manifestar, às vezes dias ou até meses para aparecer sinais, sintomas e alterações laboratoriais (p. ex. paracetamol, metanol).
8. Tanto a intoxicação quanto o envenenamento podem ter excepcional e desproporcionada gravidade, em situações cujo estado anterior do paciente é precário ou existem condições fisiológicas alteradas temporariamente (anemia fisiológica, gestação) ou patologias prévias (desnutrição, doença renal ou hepática, comprometimento respiratório ou cardíaco).
9. Associação de várias substâncias como na ingestão de sedativos-hipnóticos, outros depressores do sistema nervoso central (SNC) e bebidas alcoólicas, com a consequente potenciação de efeitos tóxicos.

3. OBJETIVOS DO TRATAMENTO E ESCOLHA DOS MÉTODOS DISPONÍVEIS

"O tratamento da pessoa intoxicada requer a compreensão integrada de muitos aspectos das ciências médicas e uma visão ampla do cuidado" (Dart *et al.*, 2004). O objetivo essencial é preservar a vida com qualidade, evitando complicações e sequelas bem como novas exposições. São objetivos do tratamento:

1. Fornecer suporte à vida (recuperação, manutenção e controle das funções vitais).
2. Reduzir a exposição (controle da fonte e do ambiente).
3. Reduzir a absorção do agente tóxico (descontaminação).

4. Neutralizar o agente e seus efeitos (administração de antídotos).
5. Promover a eliminação natural ou artificial do agente (remoção extracorpórea).

Como em toda intervenção terapêutica, é necessário que o processo de escolha do método seja pautado por critérios que envolvam conhecimento científico atualizado, cuidadosa avaliação da relação risco/benefício individual e a certeza de sua aplicação por equipe técnica qualificada, depois de obtido o consentimento esclarecido do paciente ou de pessoa por ele responsável. A opção pela ordem cronológica dos procedimentos dependerá da forma, duração e frequência da exposição ao agente, da presença ou ausência de sintomas, bem como do tempo e das condições de saúde em que a pessoa se apresenta.

Nas intoxicações agudas, é muito frequente a execução concomitante de várias intervenções, o que não se observa em geral nas intoxicações crônicas. É importante considerar que tanto exposições agudas quanto crônicas modificam as condições fisiológicas como respostas adaptativas do organismo, o que pode interferir nas várias etapas do raciocínio clínico, na opção pelo tipo de tratamento e no desfecho do caso.

4. ABORDAGEM INICIAL DA PESSOA SUPOSTAMENTE INTOXICADA

A maioria das pessoas expostas de forma aguda às substâncias químicas aciona o socorro antes de apresentar sintomas e pode ser tratada no próprio local da exposição. A avaliação por meio da abordagem ABCDE – *Airway, Breathing, Circulation, Disability, Exposition* – permite iniciar o suporte à vida: avaliação e desobstrução de vias aéreas, ventilação pulmonar, estabilização hemodinâmica e controle da temperatura corporal.

Antes de estabelecer o contato físico com a pessoa exposta, o profissional deve utilizar equipamento de proteção individual (EPI). Caso o local esteja contaminado, retirar a pessoa para depois iniciar a descontaminação – lavar a pele e as mucosas com água corrente, assim como cavidade oral, nariz e olhos. Para não agravar as lesões causadas por agentes cáusticos e corrosivos, a limpeza e a retirada das vestes devem ser feitas com manobras delicadas. Não devem ser oferecidos alimentos ou bebidas à pessoa exposta, mesmo na ausência de sintomas, e os medicamentos devem ser administrados por prescrição médica.

Em qualquer situação, será sempre prudente que haja contatos das equipes de assistência à saúde com um centro de informações toxicológicas para obter orientação sobre a toxicidade do agente e orientação quanto às medidas específicas a serem adotadas. Enquanto for aguardado o transporte para algum serviço de emergência, o paciente deverá ser mantido em local seguro, confortável e protegido contra oscilações bruscas de temperatura ambiente. Antes da equipe de socorro deixar o local da ocorrência, deverá ser feita a coleta de materiais suspeitos (embalagens de produtos, restos de vômito, cartas, bilhetes e outros objetos), que puderem ser úteis para caracterizar a exposição (Figura 8.9.1).

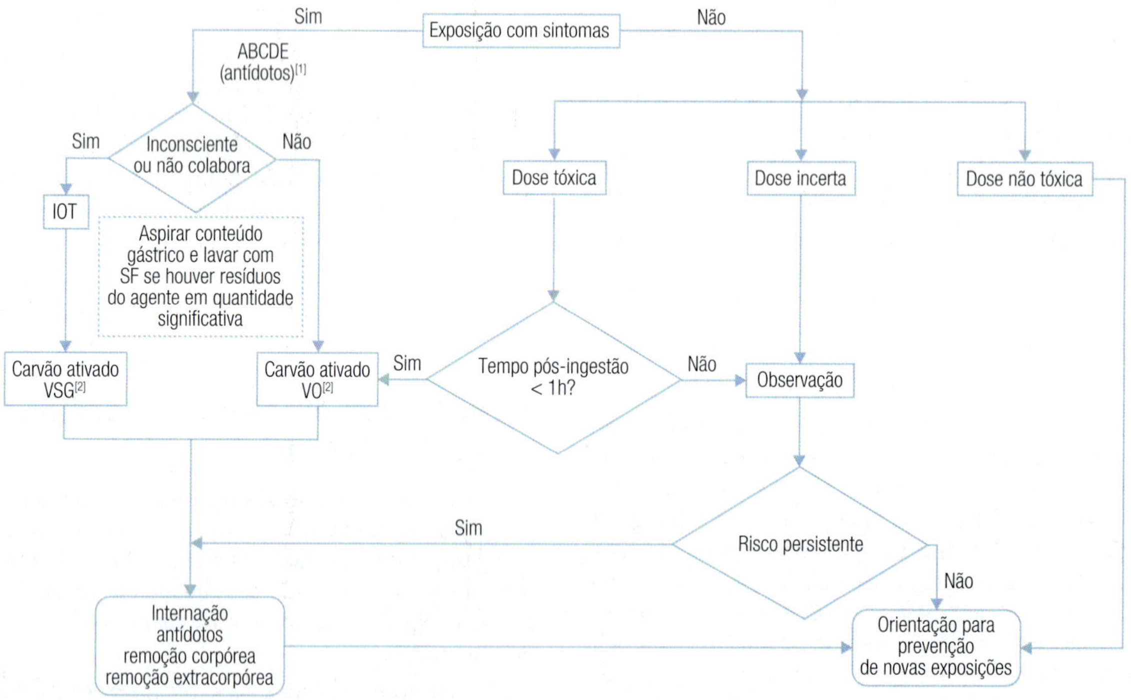

[1] Situações especiais e.g. O_2 a 100% (CO), atropina (organofosforados), naloxona (opioides), kit cianeto, azul de metileno (metemoglobina).
[2] Observar indicações/contraindicações (V. texto) IOT: intubação orotraqueal; SF: solução fisiológica; VO: via oral; VSG: via sonda gástrica.

Figura 8.9.1. Algoritmo para abordagem clínica da pessoa exposta a substâncias químicas.

5. MEDICAMENTOS USADOS COMO ANTÍDOTOS

O termo antídoto origina-se da palavra grega *antidoton*, que significa algo "dado contra", ou seja, como contramedida: [*anti-* (contra) + *dotós* (dado), de *didonai* (dar)]. Usa-se esse termo, genericamente, para denominar toda e qualquer substância capaz de impedir a ação de outra ou opor-se aos seus efeitos no organismo. Os medicamentos mais importantes, suas principais indicações e mecanismos de ação são listados na Tabela 8.9.1.

Tabela 8.9.1. Medicamentos usados nas intoxicações, principais indicações e mecanismos de ação

Medicamentos	Principais indicações	Mecanismos de ação	Observações
Acetilcisteína	Paracetamol, paraquat.	Aumenta a síntese de glutationa e também possui forte ação antioxidante.	Taquicardia, hipotensão e frequente reação anafilática com a infusão IV muito rápida.
Ácido dimercaptosuccínico (DMSA/Succímer)	Arsênio, chumbo e mercúrio.	Forma complexos solúveis com os metais, competindo com os grupos sulfidrilas de enzimas e proteínas teciduais.	É mais eficiente, mais fácil de administrar e oferece menos riscos de efeitos adversos que o dimercaprol e o edetato cálcico, mas não está disponível no Brasil.
Anticorpo antidigoxina	Digitálicos (intoxicação grave).	Ligação antígeno-anticorpo.	Não disponível no Brasil para emergência. Reverte os bloqueios de condução AV, disritmias ventriculares e a hipercalemia.
Atropina	Carbamatos, organofosforados, outros anticolinesterásicos.	Compete com a acetilcolina por receptores muscarínicos de órgãos efetores e algumas sinapses do SNC.	Pacientes graves toleram doses de atropina até 100 vezes as habitualmente indicadas.
Azul de metileno	Metemoglobinemia.	Redução da MetHb a Hb, via NADPH-metemoglobina redutase.	MetHb e hemólise em dose alta ou infusão rápida, necrose tecidual se extravasar no local de aplicação. Contraindicado para pessoas deficientes de G6PD.
Biperideno	Neurolépticos, bromoprida, metoclopramida.	Age como anticolinérgico.	Agitação, delírio, hipertermia, rubor e taquicardia, quando em doses altas.
Bromocriptina	Síndrome neuroléptica maligna.	Agonista dopaminérgico.	Associado ou não ao tratamento com dantroleno.
Carvão ativado	Bloqueadores de canal de cálcio, carbamazepina, colchicina, fenobarbital, paracetamol, teofilina, substâncias de liberação lenta.	Adsorção de substâncias.	Exposição a quantidade desconhecida ou comprovadamente tóxica de substâncias efetivamente bem adsorvidas pelo carvão. Usado como método de descontaminação, diálise gastrintestinal e hemoperfusão.
Ciproeptadina	Síndrome serotoninérgica.	Antagonista serotoninérgico.	Embora não haja forte evidência, oferece mais segurança que a clorpromazina na síndrome aguda.
Dantroleno	Síndrome neuroléptica maligna e hipertermia maligna.	Reduz o cálcio intracelular por inibição da sua liberação pelo retículo endoplasmático.	O tratamento farmacológico deve ocorrer em conjunto com as medidas de suporte necessárias para aumentar a sobrevida.
Deferoxamina	Sais de ferro.	Forma complexo estável com o íon férrico, que é eliminado pela urina.	Taquicardia, hipotensão e frequente reação anafilática com a infusão IV muito rápida.
Dimercaprol	Mercúrio inorgânico, arsênio, ouro e chumbo (em encefalopatia, associado com edetato cálcico). Outros possíveis agentes: antimônio, cromo e níquel.	Forma complexos solúveis com os metais, competindo com os grupos sulfidrilas de enzimas e proteínas teciduais.	Deve ser usado com cautela devido aos vários efeitos adversos: cefaleia, dor intensa no local da aplicação, hipertensão, nefrotoxicidade, parestesia e tremores.
Edetato cálcico dissódico	Chumbo, cádmio.	Troca o cálcio pelo chumbo, formando composto muito estável eliminado pelos rins.	Nefrotóxico, teratogênico, pode depletar zinco, causar febre, mialgia, cefaleia, glicosúria, hipotensão e aumento do TP.
Etanol	Metanol e etilenoglicol.	Compete com o metanol pela desidrogenase, impedindo a metabolização do agente.	Os efeitos indesejáveis são frequentes: náusea, dor epigástrica, vômitos, agitação psicomotora, sensação de embriaguez. Deve ser administrado preferencialmente IV, mas pode ser usado como solução oral, caso haja aceitação, na ausência de vômitos.
Fentolamina	Adrenérgicos (ação curta), inibidores da MAO e clonidina.		Em hipertensão resistente ao tratamento habitual.
Fisostigmina	Anticolinérgicos.	Inibe a colinesterase, reduzindo a hidrólise da acetilcolina na fenda sináptica, mas estimula também receptores nicotínicos.	Rápida reversão do delírio, curta duração do efeito, por isso há necessidade de doses repetidas. Deve ser evitada quando houver riscos de convulsão e efeitos cardiotóxicos.
Fitomenadiona (Vitamina K)	Anticoagulantes cumarínicos.	Precursor na síntese dos fatores de coagulação (II, VII, IX e X).	IV ou VO; evitar injeções IM pelo risco de sangramento.
Flumazenil	Benzodiazepínicos, imidazopiridinas, outros que atuam nos receptores BZD.	Inibição competitiva do complexo GABA-BZD.	Hipotensão e taquicardia em infusão rápida. Síndrome de abstinência em dependentes.

Medicamentos	Principais indicações	Mecanismos de ação	Observações
Fomepizol	Metanol e etilenoglicol.	Inibe a enzima desidrogenase e reduz a oxidação do metanol a formaldeído e ácido fórmico.	Não está disponível no Brasil.
Glucagon	Bloqueadores de canal de cálcio, betabloqueadores, antidepressivos tricíclicos.	Aumento do AMPc no coração, age em receptores específicos produzindo efeitos cronotrópico e inotrópico positivos.	Infusão contínua, devido à curta duração. Hiperglicemia, hipocalcemia, hipocalemia.
Gluconato de cálcio	Ácido fluorídrico, bloqueadores de canal de cálcio (eficácia duvidosa).	Aporte de cálcio tópico e sistêmico para neutralização do agente.	Usado em aplicação tópica e pelas vias subcutânea, intravenosa e intra-arterial.
Hidroxicobalamina	Cianeto.	Ligação competitiva com o íon cianeto.	Os medicamentos disponíveis não contêm a concentração necessária ao uso do antídoto.
Naloxona	Opiáceos e opioides.	Desloca o agonista opioide dos receptores.	Síndrome de abstinência em dependentes.
Nitrito de amila	Cianeto.	Indução de metemoglobina.	Geralmente causa hipotensão e cefaleia.
Nitrito de sódio	Cianeto.	Indução de metemoglobina.	Hipotensão grave com a infusão rápida.
Octreotida	Sulfonilureias.	Análogo mais eficiente que a somatostatina, inibe secreção de insulina, hiperpolarizando as células betapancreáticas.	Administrar após a correção inicial da glicemia com glicose IV. Descontinuar depois de pelo menos 12 horas de glicemia estável.
Penicilamina	Cobre, mercúrio, chumbo.	Não conhecido.	Menos nefrotóxico que o dimercaprol e o edetato cálcico.
Piridoxina (Vitamina B6)	Isoniazida e outras hidrazinas.	Cofator essencial para a síntese do GABA.	Reverte as crises convulsivas em poucos minutos após a administração.
Polietilenoglicol	Substâncias de liberação lenta: drogas encapsuladas, ferro, lítio.	Facilita eliminação intestinal dos agentes.	Uso combinado com soluções eletrolíticas para irrigação intestinal.
Pralidoxima	Organofosforados (inseticidas anticolinesterásicos).	Forma complexo estável com AchE fosforilada, de modo a liberar o seu centro ativo.	A infusão IV rápida pode causar taquicardia, laringoespasmo e bloqueio neuromuscular.
Tiossulfato de sódio	Cianeto.	Aumento da oferta de grupos sulfidrila (-SH).	Hipotensão com a infusão muito rápida.

Didaticamente, eles podem ser agrupados de acordo com o modo de ação conhecido, considerando as diferentes etapas toxicocinéticas e toxicodinâmicas das interações que os agentes estabelecem com o organismo, como proposto a seguir:

1. Interferem na absorção do agente, reduzindo a sua biodisponibilidade (p. ex., carvão ativado, colestiramina, amido).
2. Interferem na distribuição do agente, formando com ele complexos inertes, reduzindo a concentração nos sítios de ação e facilitando a excreção - processo de quelação (p. ex., deferoxamina, edetato cálcico, pralidoxima, anticorpos antidigoxina, azul da Prússia).
3. Interferem na fase de biotransformação do agente, impedindo ou diminuindo a bioativação, ou seja, a formação de subprodutos mais tóxicos que o composto original, facilitando a eliminação deste (p. ex., etanol, fomepizol).
4. Aceleram a detoxificação do agente ou de seus subprodutos (p. ex., acetilcisteína, azul de metileno, tiossulfato de sódio).
5. Competem com o agente tóxico pelos sítios receptores essenciais (p. ex., oxigênio, naloxona, fitomenadiona, flumazenil).
6. Ocupam os receptores, interferindo na mediação dos efeitos no organismo (p. ex., atropina).
7. Contornam (*by-pass*) ou compensam os efeitos do agente (p. ex., oxigênio, glucagon).
8. Antagonizam efeitos já evidentes (benzodiazepínicos, fenobarbital, dantroleno).
9. Funcionam como recursos de suporte para melhora da condição clínica e superação do problema de saúde (p. ex., acetilcisteína como antioxidante, analgésicos, ansiolíticos, aporte de fatores de coagulação, hemoterapia, nutrientes).

A maioria das intoxicações agudas evolui muito bem com o tratamento de suporte adequado, porém, em determinados casos, é fundamental o uso de antídotos para "salvar a vida". Geralmente, esses medicamentos são administrados depois de serem realizadas as medidas iniciais de recuperação e controle das funções vitais e, às vezes, após a descontaminação, todavia, existem situações especiais nas quais é imprescindível a aplicação imediata do antídoto, simultaneamente ao tratamento de suporte, antes que ocorram complicações graves, sequelas ou óbito. Exemplos:

1. Intoxicação por monóxido de carbono - O_2 a 100%.
2. Intoxicação por cianeto - nitrito + tiossulfato de sódio + hidroxicobalamina (kit).
3. Intoxicação grave por opioides - naloxona.
4. Síndrome colinérgica (muscarínica) grave - atropina.
5. Metemoglobinemia sintomática - azul de metileno.

Algumas poucas dezenas de medicamentos específicos e não específicos compõem o tradicional arsenal terapêutico para as intoxicações; mesmo assim, existem grandes entraves ao acesso a vários desses medicamentos. Dentre os principais antídotos, poucos são de eficácia e segurança comprovadas e as suas indicações são geralmente propostas segundo consensos estabelecidos entre os especialistas.

Nos países em desenvolvimento, onde são observadas intoxicações mais graves, em geral não há consensos estabelecidos para a maioria dos medicamentos utilizados e percebe-se muita dificuldade para que os profissionais da saúde consigam acompanhar a evolução do conhecimento científico sobre o tema. No Brasil, os problemas de acesso aos antídotos geralmente estão relacionados aos seguintes fatores:

1. Escassez de trabalhos que mostrem evidência para indicação.
2. Ausência de estudos regionais e nacionais sobre as demandas.
3. Pouco conhecimento dos profissionais sobre as indicações e métodos de administração.
4. Ausência de planejamento dos serviços para aquisição e manutenção de estoques adequados.
5. Alto custo de certos medicamentos utilizados exclusivamente como antídotos (uso restrito).
6. Excesso de exigências burocráticas para a importação tanto de produtos industrializados como de matéria-prima.
7. Nenhum interesse de laboratórios de manipulação na preparação de produtos de uso restrito.

Considerando tais aspectos, é necessário que médicos, enfermeiros, farmacêuticos e gestores de serviços de saúde trabalhem conjuntamente para conhecer e divulgar as necessidades locais e regionais da população, com base nos dados epidemiológicos referentes a intoxicações e envenenamentos. É importante ressaltar que a maioria dos centros de informação toxicológica do Brasil dispõe de dados suficientes sobre as necessidades regionais de antídotos e durante muito tempo tem empreendido esforços junto ao Ministério da Saúde, no sentido de desenvolver políticas públicas para a atenção às pessoas intoxicadas que contemplem diretrizes para a assistência, padronização de estoques e distribuição efetiva de antídotos essenciais.

6. MEDICAMENTOS USADOS NO TRATAMENTO DE SUPORTE

O suporte às funções orgânicas é o tratamento mais importante para o paciente intoxicado. Mesmo nos casos para os quais haja evidência científica ou consenso de especialistas que fundamentem a escolha de antídotos ou procedimentos dialíticos, se o tratamento de suporte não for iniciado rapidamente e mantido durante toda a evolução clínica, o desfecho poderá ser desfavorável, com complicações, sequelas ou óbito. Para compreender as indicações dos principais medicamentos utilizados no tratamento de suporte, é importante conhecer as manifestações clínicas mais comumente observadas nas intoxicações.

Dor, ansiedade e agitação

A ingestão de agentes cáusticos ou corrosivos (ácidos e bases fortes) bem como o contato com a pele e as mucosas causa dor intensa. Os medicamentos indicados nesses casos são os analgésicos opioides, por serem mais potentes que os analgésicos comuns. Outros analgésicos associados a benzodiazepínicos de curta duração (p. ex., midazolam) são alternativas aos opioides, pois diminuem a ansiedade e promovem relaxamento muscular. Se o doente estiver alcoolizado, os fenotiazínicos serão preferidos para a analgesia com sedação, evitando-se os agentes com mecanismo de ação semelhante.

Alterações da temperatura corpórea

Tanto a hipertermia como a hipotermia são ocorrências pouco frequentes, mas preocupam pelas complicações e alta letalidade. Um estado de hipertermia é considerado quando a temperatura corpórea for maior que 40°C e hipotermia quando menor que 35°C, aferida com termômetro retal. Temperaturas de 32°C a 35°C são relacionadas à hipotermia leve, de 28°C a 32°C à moderada e abaixo de 28°C à grave. Na hipotermia moderada começam a surgir disritmias cardíacas que são mais severas na hipotermia grave. Os principais agentes que causam hipertermia são os neurolépticos (fenotiazinas e butirofenonas), substâncias de abuso como anfetamina, cocaína, dextrometorfano e os diversos componentes do "êxtase"; outros adrenérgicos, anticolinérgicos e serotoninérgicos; salicilatos e hormônios tiroidianos. A hipotermia pode ser observada com agentes sedativo-hipnóticos (incluindo álcool), opioides, fenotiazinas, hipoglicemiantes orais e monóxido de carbono.

Nos estados de hipertermia, são utilizadas preferencialmente aplicações externas de água ou solução fisiológica frias. Os pacientes geralmente apresentam desidratação, com comprometimento da perfusão da pele e consequente inabilidade para liberação de calor. Nesses casos, é feita a hidratação IV com solução salina isotônica ou Ringer lactato e medicamentos antipiréticos são excepcionalmente usados. Vários métodos podem ser necessários no controle da hipotermia: aquecimento externo na hipotermia leve, interno na moderada e medidas mais invasivas nos casos graves.

Hipotensão e choque

O tratamento da hipotensão é feito por meios que buscam corrigir as principais causas: depleção de fluidos e eletrólitos, hipoxemia, hipoglicemia, hipotermia e dor intensa. A administração de oxigênio, glicose hipertônica associada à tiamina (vitamina B1), infusão de cristaloides (solução salina isotônica), controle da temperatura corporal e manutenção do paciente na posição de Trendelemburg (elevação das pernas com rebaixamento do tronco e da cabeça) melhoram a respiração, o retorno venoso e a perfusão dos tecidos, prevenindo o choque e a isquemia de órgãos nobres.

A administração de aminas vasoativas pode ser necessária aos doentes que não respondem à expansão de volume, pacientes muito graves, e quando o transporte até o hospital for demorado. Dopamina e norepinefrina são as mais indicadas, sendo preferida a primeira pela facilidade de uso; em casos de agentes que produzem bloqueio de alfa-receptores, a norepinefrina deve ser adicionada em doses iniciais baixas, com aumento gradativo, de acordo com a resposta terapêutica obtida.

A intoxicação aguda por inseticidas inibidores de colinesterases (organofosforados e carbamatos) é uma apresentação clínica frequente e grave, na qual ocorre hipotensão por hiperestimulação parassimpática. No início desse quadro, a hipotensão é decorrente de intensa desidratação, por aumento de secreções e perda excessiva de líquido e eletrólitos. Sendo assim, os doentes não precisam ser tratados com medicamentos vasopressores se forem vigorosamente hidratados e *atropinizados*.

Atropinização é um termo específico da linguagem médica que significa administrar doses muito altas de atropina (1-4 mg a adultos e 0,01mg/kg a crianças), por via IV (sem diluição), a cada 5 ou 10 minutos, até serem obtidos sinais de intoxicação atropínica, ou seja, ausência de secreção brônquica e frequência cardíaca de 100 a 120 batimentos por minuto. Em casos graves (adultos em tentativa de suicídio), são necessários 12,5 a 25 mg de atropina nas primeiras horas (50 a 100 ampolas de 0,25 mg/ml).

Acidose metabólica

Vários agentes podem causar acidose metabólica com ou sem *anion gap* e/ou *osmolal gap* elevado: ácidos fortes, ácido valproico, álcoois (etanol, etilenoglicol, isopropanol e metanol), cocaína, cianetos, fosfina, ibuprofeno, isoniazida, paracetamol, sais de ferro, salicilatos e teofilina. Além de acidose metabólica, os ácidos oxálico e fluorídrico causam hipocalcemia grave, sendo necessária a administração imediata do antídoto gluconato de cálcio por via IV. O tratamento inicial da acidose metabólica é feito com infusão IV de solução salina isotônica e suporte ventilatório, em seguida, com bicarbonato de sódio, antes que o pH sanguíneo atinja 7,10 para garantir a proteção de sistemas enzimáticos.

Insuficiência renal

A insuficiência renal é uma complicação frequente em intoxicações graves. A principal causa é a necrose tubular aguda, que ocorre por hipoperfusão renal secundária à hipovolemia ou devido a lesões diretas pelo agente tóxico e indiretas por depósitos de hemoglobina (hemólise) e mioglobina (rabdomiólise). A prevenção da lesão renal é a melhor solução para o paciente, devendo ser instituídos precocemente alguns tratamentos em intoxicações potencialmente graves:

a. Reposição de fluidos e eletrólitos nas intoxicações por inibidores de colinesterases para prevenir a hipovolemia.
b. Uso precoce de antídotos na intoxicação por cianetos (kit para cianetos), na intoxicação por metais (quelação para arsênio, ferro e mercúrio) e isoniazida (piridoxina - vitamina B6).
c. Controle da agitação, hipertermia e convulsões (p. ex., cocaína, teofilina e estricnina), evitando a rabdomiólise.
d. Detecção precoce da etiologia como na lesão obstrutiva por oxalatos (ácido oxálico e etilenoglicol).

Convulsão

Nas intoxicações agudas, não raramente ocorrem convulsões - ataques epilépticos tônico-clônicos generalizados. Dependendo da toxicidade do agente e da dose, a convulsão pode ser isolada, recorrente ou contínua, podendo durar até 30 minutos, sem a recuperação da consciência. Nesse caso, configura-se o estado epiléptico (*status epilepticus*), emergência clínica que ameaça a vida, por isso, precisa ser tratada e controlada o mais rapidamente possível. As convulsões de origem tóxica devem ser tratadas, corrigindo-se todas as causas metabólicas - hipoxemia, hipoglicemia, hipertermia, distúrbios eletrolíticos, acidobásicos, e verificando-se a necessidade de antídotos específicos (p. ex., O_2 a 100%, kit cianeto, naloxona, piridoxina).

Uma proposta clássica para o tratamento das crises epilépticas agudas consiste no uso inicial de benzodiazepínicos (diazepam, lorazepam e midazolam) e manutenção com fenobarbital. Para o controle no estado epiléptico, indicam-se barbitúricos de curta duração (tiopental) ou, como alternativa, o propofol, desde que seja feita intubação traqueal e ventilação pulmonar.

O midazolam combina características ideais para o controle da maioria das convulsões tóxicas, desde o atendimento pré-hospitalar: hidrossolubilidade, formulação com mais estabilidade, melhor tolerância no local de aplicação, início rápido de ação e duração curta do efeito farmacológico, podendo ser administrado pelas vias IM, IV ou IN, caso o acesso venoso seja difícil. A fenitoína não é indicada para o tratamento de convulsões causadas por substâncias tóxicas, pois é pouco efetiva e contraindicada em várias intoxicações (p. ex., antidepressivos tricíclicos, carbamazepina, isoniazida, teofilina), bem como na síndrome de abstinência alcoólica.

Estado de coma

O estado de coma é emergência frequente, pois os principais agentes que causam intoxicação aguda são depressores do SNC, mas o manejo é principalmente baseado na causa específica. O tratamento inicial de suporte e o uso precoce de certos antídotos permitem evitar alguns estados de coma (p. ex., oxigênio, glicose, naloxona, atropina, flumazenil, octreotida etc.). Quando esse estado é prolongado, pode ser o resultado de complicações como hipoxemia e edema cerebral consequentes a estados epilépticos. O suporte geral ao paciente em coma (nutrição adequada, fisioterapia, prevenção e tratamento de infecções) é de suma importância para a garantia da qualidade de vida após a recuperação da consciência.

6.1. Medicamentos usados para descontaminação gastrintestinal

A descontaminação gastrintestinal é um conjunto de métodos aplicados de forma isolada ou combinada para reduzir a absorção de substâncias pelo organismo. Medicamentos antigos como tartarato de antimônio, sulfato de cobre, sulfato de zinco, apomorfina, mostarda em pó e solução hipertônica de cloreto de sódio não são mais indicados. O xarope de ipeca, um produto manipulado com mistura de alcaloides das plantas *Cephaelis acuminata* e *Cephaelis ipecacuanha* (emetina e cefalina), ainda tem seus defensores, mas em casos excepcionais. Vários outros métodos de descontaminação gastrintestinal foram revisados nos últimos anos: lavagem gástrica, carvão ativado (dose única ou múltipla), catárticos salinos (sulfato de magnésio) e irrigação intestinal completa (polietilenoglicol em solução eletrolítica). Esses estudos permitiram concluir o seguinte:

1. Indução de vômitos com ipeca, lavagem gástrica, administração de carvão ativado e catárticos são usados com menos frequência em ambiente hospitalar.
2. Irrigação gastrintestinal completa é recomendada em casos de ingestão de formas farmacêuticas de liberação lenta e corpos estranhos liberadores de substâncias de abuso (*mulas* ou *body packers*), na ausência de sintomas.
3. Recomendações atuais para uso de carvão ativado são limitadas, sendo esse antídoto mais eficiente até uma hora depois da ingestão do agente tóxico.

Apesar de haver avanços no tratamento de suporte, descontaminação e antídotos, um número significativo de adultos e crianças necessita de intervenções capazes de aumentar a eliminação de agentes tóxicos absorvidos, contribuindo para melhorar o desfecho das intoxicações. Essas intervenções podem ser classificadas como de eliminação corpórea e extracorpórea.

6.2. Medicamentos usados para eliminação corpórea de agentes tóxicos

A eliminação corpórea de agentes tóxicos é realizada por meio de métodos que promovem a aceleração de processos fisiológicos dentro do organismo, sendo mais comuns a *diálise gastrintestinal*, a *administração de resinas* e a *eliminação renal*. Essas intervenções em geral não oferecem resultados comparáveis às extracorpóreas, mas podem ser instituídas rapidamente na maioria dos serviços.

Administração de carvão ativado em doses múltiplas

O procedimento denominado diálise gastrintestinal consiste em oferecer doses múltiplas de carvão ativado de modo contínuo por meio de um tubo orogástrico. Esse método funciona por dois mecanismos: interrupção da circulação êntero-hepática de agentes secretados na bile e redução da concentração luminal, possibilitando a difusão passiva através dos capilares ao lúmen. Assim, a mucosa intestinal funciona como uma membrana dialítica, daí o termo utilizado.

As partículas de carvão são oferecidas em maior número por mais tempo, permitindo a adsorção de substâncias que permanecem longo período no trato digestivo, p. ex., medicamentos de liberação lenta, cápsulas entéricas, baterias, drogas encapsuladas, grande quantidade de comprimidos que formam massas endurecidas (bezoares), que se assemelham a produtos de liberação lenta. Esse método parece ser mais efetivo para substâncias com pequeno volume de distribuição, taxa reduzida de ligação proteica, meia-vida de eliminação prolongada, baixo *clearance* intrínseco e estado não ionizado ao pH fisiológico.

Administração de resinas

O *poliestirenossulfonato de sódio* é uma resina de troca catiônica usada no tratamento de hipercalemia, podendo também se ligar a outros cátions (lítio, ferro e tálio), mas seus benefícios ainda carecem de comprovação. A *colestiramina* é uma resina que promove a eliminação de digoxina, digitoxina, alguns anti-inflamatórios e varfarina; mesmo sendo muito menos eficaz que os anticorpos específicos, tem sido utilizada nos locais onde esse antídoto não está disponível.

Medicamentos usados para aumentar a excreção renal

A infusão IV de grandes volumes de cristaloides, com ou sem diuréticos (furosemida ou manitol), foi utilizada durante muito tempo para estimular a excreção de substâncias ácidas e básicas, na vigência de função renal preservada (diurese forçada), mas isso já não é indicado atualmente. A diurese com manipulação do pH urinário (acidificação e alcalinização) também foi bastante utilizada, mas, nesse caso, com um propósito mais específico – inibir a reabsorção de ácidos fracos pelos túbulos renais (p. ex., fenobarbital, ácido acetilsalicílico, ácido 2,4-diclorofenoxiacético, conhecido como 2,4-D) e de bases fracas (p. ex., amantadina, anfetamina, quinidina e fenciclidina).

A acidificação urinária era feita com infusões IV de cloreto de amônio ou ácido ascórbico para obtenção de urina ácida ($pH < 7$), e a alcalinização com soluções de bicarbonato de sódio em quantidades suficientes para obter diurese alcalina ($pH > 7,5$). A efetividade de ambas jamais foi comprovada e há registro de complicações como sobrecarga de fluidos, desequilíbrio eletrolítico e acidobásico, edema pulmonar e cerebral.

Atualmente, somente a alcalinização urinária é indicada, em duas situações: intoxicação moderada ou grave por *salicilatos* (sem critérios para hemodiálise) e intoxicação pelo *herbicida 2,4-D*. A clássica alcalinização urinária como tratamento na intoxicação aguda por *fenobarbital* não é mais aceita, sendo preferida a diálise gastrintestinal; o mesmo é válido para a intoxicação por *clorpropamida*.

6.3. Métodos de eliminação extracorpórea de agentes tóxicos

A eliminação extracorpórea de substâncias tóxicas envolve processos não fisiológicos, geralmente por meio de circuitos externos. Pode ser mais eficiente que a eliminação corpórea, mas os métodos são mais invasivos, de alto custo e necessitam de centros especializados, equipamentos sofisticados e pessoal qualificado. A aplicação desses métodos demanda grande conhecimento sobre propriedades da molécula do agente, sua distribuição no organismo, vias e taxas de depuração.

A remoção extracorpórea atualmente é considerada apenas como recurso para "salvar vidas", em situações especiais – intoxicações graves para os quais 1) não existem antídotos efetivos; 2) as medidas de suporte não têm bons resultados; 3) os processos de depuração natural estão comprometidos (falência hepática e/ou renal) e quando a eliminação do agente puder ser aumentada em 30% ou mais (de Pont, 2007). Os principais métodos são: hemodiálise, hemofiltração, hemoperfusão com carvão ativado, diálise peritoneal, terapia renal substitutiva contínua, exsanguineotransfusão e plasmaférese.

A hemodiálise intermitente proporciona os melhores resultados com a mais baixa incidência de complicações, devendo ser preferida para a maioria dos casos.

As principais complicações da remoção extracorpórea estão relacionadas a hipotensão, distúrbios hidroeletrolíticos e metabólicos, leucopenia, trombocitopenia, hemorragia e embolia gasosa; problemas com a colocação de cateter, punção arterial e sangramento. Como não há evidência para a maior parte das indicações e as complicações não são suficientemente estudadas, aconselha-se consultar um centro de informação toxicológica a fim de obter informações sobre indicações, escolha do método e riscos envolvidos.

7. CONSIDERAÇÕES FINAIS

Este capítulo foi introduzido com uma citação simples, genérica e compreensível, que chama atenção à natural sensação de medo daquilo que não se conhece bem. Em Toxicologia, há muita produção científica, mas pouco é oferecido de modo sistemático e prático. Na extensa literatura acessível a poucos cliques no *mouse* de um computador ou a alguns ícones de um *smartphone,* nem sempre se encontra o melhor para oferecer a uma pessoa que busca socorro. O que ela necessita e espera, em momento de fragilidade e diante de iminente estado de comprometimento grave da saúde, é muito particular. Geralmente, o doente encontra o que realmente buscava - alívio para o seu sofrimento; outras vezes, encontra algo diferente - buscava a morte, mas foi salva! Entretanto, quem oferece o socorro pode sentir-se impotente, pois deseja fazer mais pelo seu paciente. Um gestor pode desejar mais conhecimento para obter rapidamente o melhor recurso terapêutico, com o menor custo financeiro e menos desgaste emocional. Enfim, diversas histórias, na rotina dos serviços de saúde, podem ser contadas com desfechos diferentes.

Depois de passado o "susto" de ambas as partes, a pessoa "curada" ou em melhor estado de saúde deixa de ser paciente (de médicos, enfermeiros, farmacêuticos, psicólogos e outros) e, uma vez ativa, é considerada apta a retornar ao mesmo ambiente físico e social, embora nem sempre isso seja conveniente. O momento da alta hospitalar é bastante propício para diferentes encaminhamentos de acordo com as necessidades - afastamento temporário ou definitivo do trabalho, seguimento ambulatorial, tratamentos psicológicos ou psiquiátricos, consultas médicas de rotina etc. Contudo, independente da situação, é útil que seja programada outra etapa da atenção à pessoa intoxicada - a prevenção de novas ocorrências por exposição acidental ou intencional, em ambiente ocupacional, privado ou público.

É também de extrema importância que sejam conhecidas as ações de vigilância à saúde das pessoas, considerando que grande parte da população está sob o risco de adoecer por exposições tóxicas, em diversos ambientes, porém há poucos conhecimentos a esse respeito. Novas informações são necessárias, pois as dúvidas dos estudantes e profissionais não podem ser solucionadas facilmente por meio de consultas à literatura disponível.

A vigilância à saúde de pessoas expostas a substâncias químicas é tema relativamente novo em nosso país e, como tal, demanda a construção de conhecimentos que envolvem diferentes realidades de pessoas comuns, de profissionais experientes e especialistas em diversas áreas, bem como de gestores e autoridades constituídas, em todos os níveis - local, estadual e nacional.

8. BIBLIOGRAFIA

ALBERTSON, T.E. *et al.* Gastrointestinal decontamination in the acutely poisoned patient. *International Journal of Emergency Medicine*, v. 4, n. 65, 2011.

BOYLE, J.S.; BECHTEL, L.K.; HOLSTEGE, C.P. Management of the critically poisoned patient. *Scandinavian Journal of Trauma, Resuscitation and Emergency Medicine*, v. 17, n. 29, 2009.

BUCKLEY, N.A. *et al.* Who gets antidotes? Choosing the chosen few. *Br. J. Clin. Pharmacol.*, v. 81, p. 402-7, 2016.

CAS, Chemical Abstracts Service. Content at a glance. Disponível em: <http://www.cas.org/content/at-a-glance>. Acesso em: 30 out. 2016.

CHEN, H.Y.; ALBERTSON, T.E.; OLSON, K.R. Treatment of drug-induced seizures. *Br. J. Clin. Pharmacol.*, v. 81, n. 3, p. 412-9, 2015.

DART, R.C. *et al.* Medical Toxicology, 3. ed., Philadelphia: Lippincott, Williams & Wilkins, 2004. 1914 p.

ERICKSON, T.B.; THOMPSON, T.M.; LU, J.J. The approach to the patient with an unknown overdose. *Emerg. Med. Clin. North. Am.*, v. 25, n. 2, p. 249-81, 2007.

GALVÃO, T.F. *et al.* Antídotos e medicamentos utilizados para tratar intoxicações no Brasil: necessidades, disponibilidade e oportunidades. Rio de Janeiro, *Cad. Saúde Pública*, v. 29, p. S167-77, 2013.

ISBISTER, G.K.; BUCKLEY, N.A. Therapeutics in clinical toxicology: in the absence of strong evidence how do we choose between antidotes, supportive care and masterful inactivity. *Br. J. Clin. Pharmacol.*, v. 81, n. 3, p. 408-11, 2016.

GHANNOUM, M.; GOSSELIN, S. Enhanced Poison Elimination in Critical Care. *Advances in Chronic Kidney Disease*, v. 20, n. 1, p. 94-101, 2013.

MINISTÉRIO DA SAÚDE. Secretaria de Ciência, Tecnologia e Insumos Estratégicos. Departamento de Assistência Farmacêutica e Insumos Estratégicos. RENAME: Relação nacional de medicamentos essenciais. 9. ed. rev. e atual. Brasília, 2014. 229 p. Disponível em: <http://portalsaude.saude.gov.br/images/pdf/2015/julho/30/Rename-2014-v2.pdf.> Acesso em: 26 out. 2016.

OGA, S.; CAMARGO, M.M.A.; BATISTUZZO, J.A.O. Fundamentos de toxicologia, 4. ed. São Paulo: Atheneu, 2014, 704 p.

PROUDFOOT, A.T.; KRENZELOK, E.P.; VALE, J.A. Position paper on urine alkalinization. *J. Toxicol. Clin. Toxicol.*, v. 42, n. 1, p. 1-26, 2004.

Parte 9

Desenvolvimento e Utilização de Medicamentos

9.1.

Ensaios Farmacológicos

Seizi Oga
Carlos Alberto Tagliati

Sumário

Colaboradores nas edições anteriores: Seizi Oga e Takako Saito.

1. INTRODUÇÃO

Os ensaios farmacológicos são realizados em laboratórios de pesquisa, principalmente, para o desenvolvimento de novos fármacos. Para realizar esses ensaios farmacológicos, os pesquisadores dispõem de numerosos modelos experimentais, alguns dos quais utilizando animais inteiros, sadios ou sob patologia experimental, enquanto outros usam órgãos isolados, tecidos ou microrganismos.

Mediante triagens gerais de compostos provenientes de síntese ou de fontes naturais, esses ensaios são importantes meios para encontrar novas substâncias terapeuticamente úteis.

Por meio de métodos específicos, é possível também investigar os mecanismos de ação de diferentes agentes químicos, assim como determinar as propriedades nocivas de fármacos, medicamentos e outras substâncias, tais como aditivos alimentares, inseticidas, cosméticos e produtos saneantes e avaliar o seu grau de segurança.

Portanto, este capítulo reveste-se de especial importância dentro da Farmacologia pela sua aplicabilidade tanto em pesquisas básicas quanto nos trabalhos de rotina do controle da qualidade de medicamentos.

2. ENSAIOS FARMACOLÓGICOS

2.1. Conceito

O termo ensaios farmacológicos tem sentido bastante amplo, significando qualquer ensaio em que se utilizam efeitos farmacológicos em seres vivos ou em materiais deles provenientes, enquanto o termo ensaios biológicos é usado comumente para designar a medida da quantidade de uma dada substância em termos de sua atividade biológica. Os ensaios farmacológicos fundamentam-se na apreciação de resultados das experiências realizadas em seres vivos, com o objetivo de: a) verificar a natureza das atividades que os fármacos exercem; b) quantificar o efeito desses fármacos (Figura 9.1.1).

Assim, tanto os ensaios farmacológicos quanto os ensaios biológicos são processos em que se usam métodos próprios, aplicados em seres vivos ou materiais biológicos, para o estudo de substâncias químicas, fármacos ou medicamentos.

2.2. Tipos de respostas biológicas

Nos ensaios farmacológicos, as substâncias podem determinar dois tipos principais de respostas biológicas: a) respostas do tipo tudo ou nada; b) respostas graduadas.

As respostas do tipo tudo ou nada são caracterizadas apenas pela presença ou ausência de um efeito ou de determinado parâmetro conhecido, como, por exemplo, morte ou convulsão. Não é possível caracterizar uma graduação do efeito. Para poder medir o efeito, busca-se o percentual de respostas positivas ou negativas em grupo homogêneo de animais.

Nas respostas graduadas ocorre variação da intensidade do efeito em um mesmo animal ou preparação biológica, sendo mensuráveis por meio de técnicas apropriadas. Por exemplo, a resposta graduada pode variar em função da contração de órgão isolado sob ação de agonista ou variação da pressão arterial em cão pela aplicação de adrenérgicos.

Os ensaios que analisam as respostas do tipo tudo ou nada constituem *ensaios quantais,* enquanto os que analisam as respostas graduadas são denominados *ensaios quantitativos.*

Às vezes, nos ensaios de uma mistura de substâncias como é o caso de extratos vegetais, o pesquisador não visa quantificar a potência, tampouco a concentração dos componentes, mas apenas quer constatar a presença de determinada substância. Mormente, usam-se antagonistas específicos para melhor identificar ou mesmo para anular os efeitos interferentes de certas substâncias. Esse tipo de ensaio chama-se *ensaio qualitativo.*

2.3. Ensaios quantais

Os ensaios quantais são utilizados para determinação de respostas do tipo tudo ou nada.

A resposta quantal pode ser mensurada em termos de expectativa de resposta farmacológica, e mesmo comparável a resposta graduada quando a população toda é considerada como unidade. Essa relação pode ser mais bem explicada em termos de uma distribuição de probabilidade. Para uma dada dose de um fármaco, os membros integrantes de uma população, por exemplo, de 1.000 ratos, reagem diferentemente. Alguns ratos são altamente sensíveis, enquanto outros são muito resistentes. Se as diferentes respostas forem distribuídas

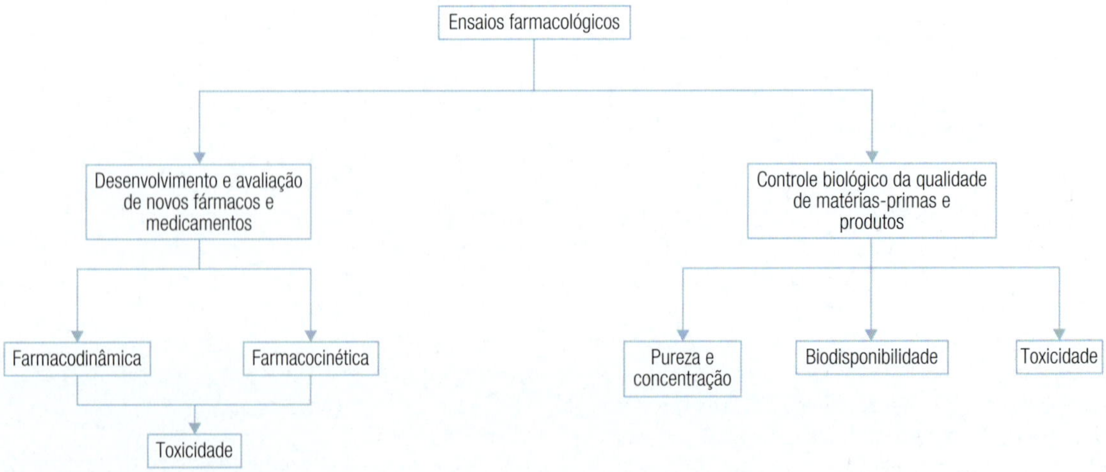

Figura 9.1.1. Aplicação dos ensaios farmacológicos.

normalmente dentro da população (isto é, maioria dos ratos nem extremamente sensíveis nem resistentes), obtém-se a conhecida curva de distribuição em configuração de sino.

Entretanto, a maioria das curvas de distribuição de respostas biológicas não se apresenta perfeitamente normal; a tendência é de encontrar maior número de resistentes do que o de sensíveis. A transformação da dose em valor logarítmico pode normalizar a distribuição, isto é, corrigir a distribuição desequilibrada à distribuição normal (Figura 9.1.2). Após essa transformação, se há probabilidade, obtém-se uma curva dose-resposta sigmoide. A fim de facilitar a análise da curva, pode se transformar a função hiperbólica do log dose/resposta para função de uma reta. A curva sigmoide é convertida a uma reta, substituindo os valores percentuais de resposta acumulada por unidade denominada probito (unidade de probabilidade) introduzida por Bliss, em 1933 (Tabela 9.1.1). A reta de regressão é calculada correlacionando os probitos (correspondentes aos valores %) e log das doses.

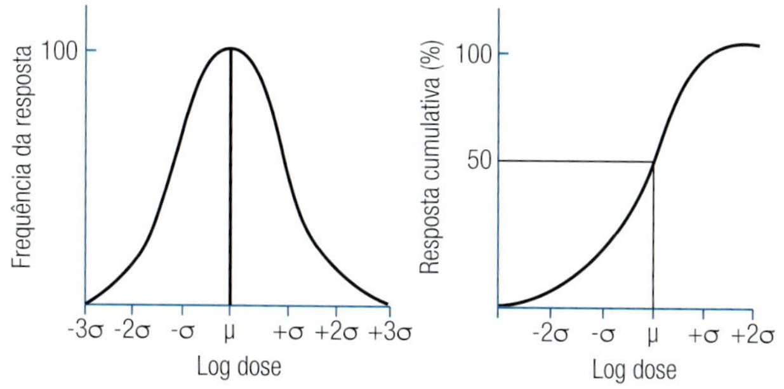

Figura 9.1.2. Curva obtida relacionando a dose e a frequência da resposta.

Tabela 9.1.1. Probitos correspondentes aos valores percentuais

%	0	1	2	3	4	5	6	7	8	9
0		2,67	2,95	3,12	3,25	3,36	3,45	3,52	3,59	3,65
10	3,72	3,77	3,82	3,87	3,92	3,96	4,01	4,05	4,08	4,12
20	4,16	4,19	4,23	4,26	4,29	4,33	4,36	4,39	4,42	4,45
30	4,48	4,50	4,53	4,56	4,59	4,61	4,64	4,67	4,69	4,72
40	4,75	4,77	4,80	4,82	4,85	4,87	4,90	4,92	4,95	4,97
50	5,00	5,03	5,05	5,08	5,10	5,13	5,15	5,18	5,20	5,23
60	5,25	5,28	5,31	5,33	5,36	5,39	5,41	5,44	5,47	5,50
70	5,52	5,55	5,58	5,61	5,64	5,67	5,71	5,74	5,77	5,81
80	5,84	5,88	5,92	5,95	5,99	6,04	6,08	6,13	6,18	6,23
90	6,28	6,34	6,41	6,48	6,55	6,64	6,75	6,88	7,05	7,33

No método proposto por Bliss, o valor de y (probito) é expresso como segue:

$$y = \{(x - \mu)/\sigma\} + 5$$

onde x representa a log dose, μ a dose (em log) que produz efeito em 50% dos animais de uma população e o σ o desvio-padrão do log de distribuição normal. Trata-se de uma equação do primeiro grau, em que x (log dose) e y (probito) mantêm relação linear: $y = a + bx$ (b = coeficiente angular = $1/\sigma$; $a = 5 - \mu/\sigma$).

Assim, quando y é igual a 5 : $(x-\mu) / \sigma = 0$.

Neste caso, x é igual a μ, isto é, o x que provoca o efeito em 50% dos animais é igual ao próprio μ. Portanto, a dose correspondente a probito 5 é aquela que produz efeito em 50% dos animais de uma população.

A inclinação dada por b ou $1/\sigma$ é definida como número de aumento em unidade probito correspondente ao aumento de uma unidade em log Dose.

Dose Eficaz 50% (DE50)

A Dose Eficaz 50% ou DE50, na forma mais simples, é a dose de um fármaco que causa determinado efeito em 50% dos animais de um lote. Pode-se definir de forma mais precisa como sendo a dose de um fármaco, calculada estatisticamente, que pode induzir determinado efeito em 50% dos animais de uma população.

A resposta quantal e sua probabilidade acumulada relacionam-se à dose numa função hiperbólica (sigmoide). A probabilidade acumulativa de resposta é diretamente relacionada ao desvio-padrão do conjunto de log Dose.

Dentre vários métodos que permitem calcular a DE50, o método de Miller e Tainter, pela sua simplicidade, é um dos mais usados. Esse método permite calcular o valor de DE50 graficamente, mediante o uso de papel especial (com escala log em abscissa e probito em ordenada) ou por meio de cálculos matemáticos.

Como exemplo, pode-se tomar um fármaco hipotético (A) para o cálculo de sua DE50 relativa a seu principal efeito, em ratos. Formam-se vários grupos de 10 animais, aos quais administram-se sucessivamente doses decrescentes de substância A, conforme o esquema abaixo (Tabela 9.1.2).

Tabela 9.1.2. Efeito farmacológico do fármaco A administrado por via oral em ratos

Grupo	Dose (mg/kg)	Número de ratos que apresentaram efeito	Efeito (%)	Valor corrigido (a)	Probito
1	506	10	100	97,5	6,96
2	337	6	60	60,0	5,25
3	225	4	40	40,0	4,75
4	150	0	0	2,5	3,04
5	100	0	0	–	–

As doses sucessivas mantêm entre si uma razão constante de 1,5; (a) vide texto.

Neste caso em particular, desde que nenhum dos animais do grupo 4 exibiu efeito, o grupo 5 pode ser descartado, antes de efetuar o cálculo, o valor percentual do grupo 1 e do último pode ser corrigido, de acordo com a fórmula abaixo:

$$100\,(0{,}25/n) \text{ para 0\% de efeito}$$
$$100\,(n - 0{,}25)/n \text{ para 100\% de efeito}$$

Confrontando-se as unidades de probito (ordenadas) e os valores logaritmos da Dose (abscissa), obtém-se uma reta (Figura 9.1.3). A DE50 nada mais é que a dose que causa efeito em 50% dos animais, ou seja, dose correspondente a probito 5, que pode ser lida diretamente no gráfico ou extrapolando-a, por meio de cálculo matemático.

Para calcular matematicamente a dose (DE50) correspondente a probito 5, determinam-se preliminarmente os parâmetros b e a da reta de regressão, usando as expressões:

$$b = \frac{\sum xy - \frac{\sum x \cdot \sum y}{n}}{\sum x^2 - \frac{(\sum x)^2}{n}}, \quad a = \bar{y} - b\bar{x}$$

Tabela 9.1.3. Relação Log Dose e Probito

x (LogDose)	y (Probito)	xy	x^2
2,7042	6,96	18,82	7,313
2,5276	5,25	13,70	6,389
2,3522	4,75	11,17	5,553
2,1761	3,04	6,92	4,735
$\sum x = 9{,}7601$ $\bar{x} = 2{,}44$	$\sum y = 20$ $\bar{y} = 5$	$\sum xy = 50{,}31$ (n =4)	$\sum x^2 = 23{,}97$

Efetuando-se o cálculo, têm-se: b = 9,4375, a = -18,0275.

O valor de x correspondente a y igual a 5, portanto, será:

$$x = \frac{5 + 18{,}0275}{9{,}4375} = 2{,}44$$

sendo o x um valor logarítmico, o seu antilog será a DE50.

Antilog 2,44 = 276 mg/kg

O desvio-padrão, DP, pode ser calculado pela expressão:

$$\frac{2s}{\sqrt{2N}}$$

em que, 2s representa o aumento da dose necessário para que provoque aumento da resposta em 2 probitos e obtém-se subtraindo a dose correspondente a 16% (probito 4) da dose correspondente a 84% (probito 6). N representa o número total de animais envolvidos no ensaio. Tem-se, pois:

$$DP = \frac{351 - 216}{\sqrt{2 \times 40}} = 15{,}1 \text{ mg/kg}$$

O valor de DE50 e seu desvio-padrão podem ser representados:

DE50 = 276 ± 15,1 mg/kg

Dose letal 50% (DL50)

Raciocínio semelhante ao do cálculo da DE50 pode ser aplicado no cálculo da DL50. Apenas, neste caso, o efeito medido é a morte, tendo-se, então, a Dose Letal 50% ou DL50.

2.4. Ensaios quantitativos

Uma das características dos ensaios quantitativos é a correlação linear existente entre os logaritmos das doses (dentro de certos limites) e os efeitos correspondentes, conforme a relação:

Efeito = k . log Dose (k = constante de proporcionalidade).

Os ensaios quantitativos são usados para medir as concentrações de substâncias farmacologicamente ativas em preparações farmacêuticas ou em extratos de tecidos, em substituição aos métodos físico-químicos convencionais. Como características principais, esses ensaios:

a. Apresentam sensibilidade elevada;
b. Permitem a quantificação de componentes numa mistura de substâncias quimicamente semelhantes e de potências diferentes;
c. São, via de regra, mais trabalhosos que os ensaios físico-químicos;
d. Apresentam pouca precisão, em virtude da variação de respostas.

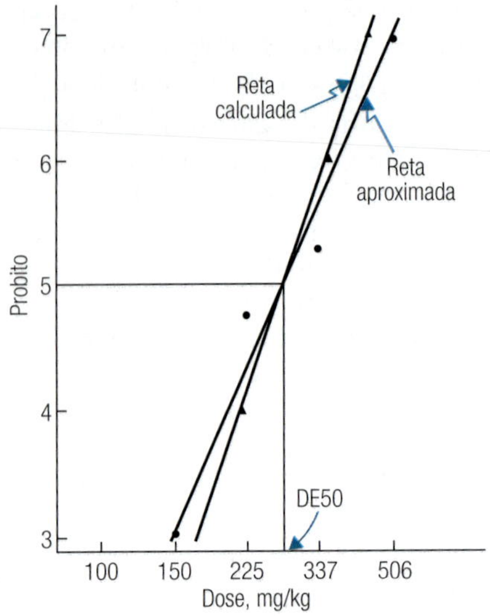

Figura 9.1.3. Cálculo da DE50 pelo método gráfico.

Os erros experimentais a que estão sujeitos os ensaios biológicos são devidos à variabilidade inerente ao sistema biológico no tocante à responsividade aos agentes farmacológicos e erros de técnicas experimentais. Existem dois meios de reduzir os erros experimentais: (i) mediante aperfeiçoamento de técnicas de observação e medida; (ii) aumentando o número de observações, com repetições das experiências.

Os erros de médias são inversamente proporcionais à raiz quadrada do número de observações. Assim, o erro de um experimento de quatro observações é 1/2 do erro decorrente de uma observação. Aumentando o número de observações para 100, o erro se reduz a 1/10. As experiências repetidas num mesmo animal ou em animais do mesmo grupo, em condições aparentemente idênticas, resultam dados na sua maioria diferentes. Por isso, em ensaios biológicos, resultado numérico isolado tem pequeno significado. É preciso estabelecer-se a média dos dados obtidos em vários ensaios e, na comparação de duas ou mais médias, submetê-las às avaliações estatísticas.

Nas repetições de ensaios, todas as condições experimentais como a espécie animal, seu peso, idade, sexo, vias de administração etc., devem ser padronizadas, de forma mais homogênea possível. Até mesmo a hora da realização dos experimentos pode influir em determinados resultados, por causa do ciclo circadiano. Enfim, todos os ensaios devem ser precedidos de um planejamento rigoroso para reduzir ao mínimo a influência de fatores que possam alterar os efeitos.

Uso da curva dose-resposta na comparação de potência

A potência relativa de duas amostras de uma substância pode ser determinada relacionando as quantidades necessárias de cada amostra para produzir um dado efeito biológico. Análise mais precisa pode ser efetuada mediante comparação baseada nas retas de regressão dose-resposta. As duas retas de regressão obtidas são paralelas, desde que as amostras sejam de uma mesma substância.

A distância horizontal entre as duas retas é o logaritmo da potência relativa (M) que pode ser calculado estatisticamente (Figura 9.1.4).

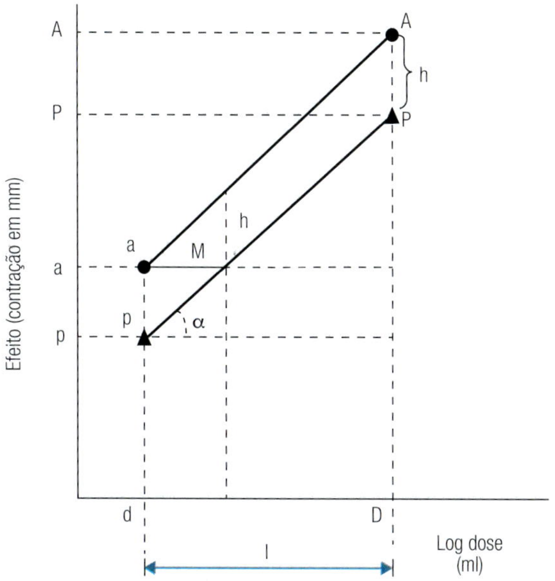

Figura 9.1.4. Relação Dose/Efeito das soluções de um fármaco, em concentrações diferentes.

A dedução da fórmula que permite calcular a potência relativa (M) é feita como segue:

$$\text{tg}\,\alpha = \frac{h}{M} \quad \text{ou} \quad M = \frac{h}{\text{tg}\,\alpha} \qquad (1)$$

$$h = \frac{(A-P)+(a-p)}{2}$$

$$\text{tg}\,\alpha = \frac{A-a+P-p}{2I}$$

$$\text{onde} \quad I = \log D - \log d$$

$$\text{ou} \quad I = \log \frac{D}{d}$$

Substituindo os valores de h e tgα na expressão (1), tem-se:

$$M = \frac{(A-P)+(a-p)}{(A-a)+(P-p)} \bullet I$$

O cálculo da quantidade da amostra (ou solução teste), que daria a mesma resposta da solução de padrão, depende do cuidado com que a curva log dose-resposta é traçada. Usando-se duas doses de solução da amostra bem como duas doses de padrão, portanto perfazendo quatro pontos, obtêm-se duas retas paralelas. Esse ensaio, denominado ensaio de 4 pontos, parte do princípio de que a resposta a uma dose de uma solução da amostra é igual àquela produzida por uma dose de solução padrão, e as quantidades da substância adicionada à preparação são as mesmas. Se, por exemplo, 0,2 ml da amostra produz exatamente o mesmo efeito de 0,1 ml de padrão, a solução da amostra é duas vezes menos concentrada do que a solução padrão.

Esse método pode ser aplicado em diversos modelos farmacológicos, desde que os efeitos induzidos pela substância sejam mensuráveis. Tratando-se de órgão isolado do tipo íleo, duodeno ou útero, inicia-se o ensaio testando a sua sensibilidade frente à substância em estudo. Se as respostas obtidas (contração no caso) são pequenas com 0,1 ml da solução, deve-se testar 0,2 ml e 0,4 ml, sucessivamente, aumentando a dose em progressão geométrica, uma vez que a resposta guarda uma relação linear com o log dose. É importante, nessa fase, encontrar doses das soluções de amostra e de padrão que promovam respostas maiores que 25% e menores que 75% da resposta máxima do órgão.

Escolhem-se duas doses (d e D) tanto da solução amostra quanto da solução padrão, e cada dose é testada quatro vezes. Tendo-se em vista a variabilidade de sensibilidade do tecido no decorrer do experimento e também a variabilidade de resposta a uma dose, dependente da magnitude da resposta imediatamente anterior, é prudente testar doses numa sequência que assegure a distribuição desses eventos.

Na avaliação, por exemplo, de histamina numa solução (amostra), contra a solução de histamina padrão de concentração conhecida (50 μg/ml), utilizando-se íleo isolado de cobaia, procede-se da seguinte maneira: escolhem-se 16 contrações representativas induzidas por dose menor e maior das soluções teste e padrão, tirando-se daí as quatro médias: a e A que representam as contrações (em mm) induzidas, respectivamente, pelas doses menor e maior da amostra e p e P as contrações induzidas, respectivamente, pelas doses menor e maior do padrão (Figura 9.1.4), onde M é a potência relativa entre amostra e o padrão, em valor logarítmico e I é o log da relação entre doses D/d. Portanto, o antilog M representa a relação da potência Amostra/Padrão.

Supondo-se que doses de 0,2 ml e 0,4 ml da solução de histamina, cuja concentração quer determinar, produzem contrações médias de 35 mm e 75 mm, respectivamente, enquanto doses de 0,2 ml e 0,4 ml de solução de histamina padrão produzem contrações médias de 31 e 69 mm, respectivamente, usando-se volumes iguais d e D das soluções amostra e padrão para facilitar o cálculo, têm-se:

$$M = \frac{75-69+35-31}{75-35+69-31} \bullet 0{,}301$$

M = 0,0386 e Antilog M = 1,09.

Portanto, a potência Relativa Amostra/Padrão é 1,09.

Se a concentração de padrão (C_p) é de 50 μg/ml, a concentração da amostra (C_a) será:

$$C_a = C_p \times \text{Potência relativa}$$
$$C_a = 50 \times 1{,}09 = 54{,}9\ \mu g/ml$$

2.5. Ensaios de novos fármacos

Novos fármacos devem ser sempre pesquisados em animais de laboratório antes de serem testados na espécie humana. Costuma-se caracterizar duas fases bem distintas na pesquisa de qualquer medicamento novo, que são os ensaios farmacológicos pré-clínicos e os ensaios farmacológicos clínicos.

Os ensaios farmacológicos pré-clínicos visam fundamentalmente selecionar substâncias potencialmente úteis e rejeitar aquelas potencialmente tóxicas ou perigosas.

Em 1978, o Ministério da Saúde estabeleceu, por meio da resolução Normativa número 1/78 da Câmara Técnica de Medicamentos do Conselho Nacional de Saúde, Normas e Sistemática de ensaios de novos fármacos. Segundo essa Resolução Normativa, a experimentação pré-clínica de uma substância nova compreende as seguintes etapas: farmacodinâmica, farmacocinética e toxicidade.

2.5.1. Farmacodinâmica

O estudo farmacodinâmico de uma nova substância é efetuado, em geral, procurando-se inicialmente o efeito terapêutico previsto.

O grande avanço tecnológico e científico, ocorrido nas últimas décadas, permite a utilização de múltiplos modelos experimentais de pesquisa, para detecção e quantificação dos efeitos farmacológicos e toxicológicos de diferentes fármacos. É importante, nessa fase, a escolha de animais mais apropriados, levando-se em consideração a variabilidade das respostas a um agente terapêutico conforme a espécie, a idade, o sexo etc. Recomenda-se, pois, a realização do ensaio em mais de uma espécie e sempre com uma espécie não roedora. Deve-se estabelecer a relação entre a dose e o efeito, assim como observar a intensidade do efeito conforme a via utilizada.

As experiências *in vivo*, além de mostrar sinais e sintomas mais frequentes, permitem determinar, quantitativamente, parâmetros farmacológicos mais específicos. Citam-se como exemplo as medidas da variação de pressão arterial em cães, ratos e coelhos, do grau de inflamação da pata de ratos, a temperatura corporal em coelhos, da atividade motora espontânea em camundongos etc.

Geralmente na fase inicial de ensaios farmacológicos, usa-se pequeno número de ratos ou camundongos, aos quais diferentes doses do composto em estudo são administradas. Os animais são colocados em observação durante algumas horas ou dias. Observação cuidadosa de animais nessa fase pode conduzir a descoberta de atividades inesperadas e importantes.

Há, muitas vezes, necessidade de produzir em animais estado patológico semelhante ao do homem para neles testarem os fármacos. Embora não haja total segurança de que o efeito obtido em animais seja realmente reprodutivo no homem, os dados experimentais pré-clínicos dão boa orientação na procura de agentes úteis.

Normalmente, centenas de compostos são testados antes de encontrar um fármaco potencialmente ativo.

Nessa fase de triagem ou seleção, realizam-se ensaios não só para o efeito terapêutico visado, mas também para outros efeitos. Tratando-se de uma substância pouco solúvel em água, é frequente o uso de compostos orgânicos como solvente; nesses casos, a interferência de solventes nos efeitos dos fármacos deve ser também estudada.

Após triagem inicial e constatada a presença de propriedades farmacológicas interessantes de um fármaco, principalmente sob o ponto de vista terapêutico, ele será submetido agora a um ensaio quantitativo de potência e toxicidade. É também interessante estabelecer uma comparação da potência do novo agente com a de fármaco já conhecido tomado como referência.

Outros itens envolvidos na fase farmacodinâmica são elucidação no provável mecanismo de ação do fármaco, observação de efeitos secundários, taquifilaxia, tolerância e interações com outras substâncias.

A caracterização do efeito principal é frequentemente feita por meio de ensaio quantitativo ou quantal com a determinação de Dose Eficaz 50% (DE50).

Alguns ensaios são realizados utilizando órgãos isolados ou preparações de tecidos que servem para demonstrar atividade de fármacos sobre funções mais específicas. Os órgãos mais utilizados para esse tipo de ensaio são o íleo de cobaia, o duodeno de rato, o duto deferente de cobaia, o estômago de rato, o coração de coelho, entre outros. Cada órgão possui propriedades peculiares. O íleo de cobaia, por exemplo, é particularmente sensível a autacoides, servindo de modelo para ensaios biológicos dessas substâncias.

2.5.2. Farmacocinética

O estudo do destino de um fármaco no organismo constitui importante fase de ensaios farmacológicos. Método específico do tipo autorradiografia, usando elementos marcados com radioisótopos, permite verificar a distribuição do fármaco no organismo, mas o acompanhamento do seu nível sanguíneo é fundamental para o estudo da cinética. A partir dos dados relativos à variação da concentração plasmática de fármacos em função do tempo, calculam-se matematicamente os parâmetros farmacocinéticos. Os parâmetros mais utilizados para orientação clínica são meia-vida plasmática ($t_{1/2}$), o volume de distribuição aparente (Vd), a depuração corpórea total (Cl) e a área sob a curva (ASC). O $t_{1/2}$ e o Cl indicam intensidade de eliminação do fármaco principalmente por biotransformação e excreção, o Vd mostra a quantidade de distribuição do fármaco pelo organismo que depende fundamentalmente do grau de fixação às proteínas plasmáticas e a ASC dá ideia da permanência do fármaco no organismo e, portanto, da duração do seu efeito terapêutico.

A distribuição compartimental do fármaco, o mecanismo de biotransformação, a detecção de seus metabólitos, assim como suas principais vias de excreção são objetos de investigação nessa fase do ensaio.

2.6. Toxicidade

O objetivo de testes toxicológicos em animais é, basicamente, avaliar a relação entre o benefício e o risco de cada fármaco. Os testes de toxicidade, portanto, sucedem as triagens farmacológicas gerais e são feitos somente com fármacos que mostram efeitos farmacológicos úteis.

Em 1937, na Europa houve intoxicação e morte de centenas de pacientes por dietilenoglicol, solvente utilizado na preparação de sulfanilamida. Registrou-se também, entre 1959 e 1961, a ocorrência de numerosos casos de deformações congênitas em crianças cujas mães haviam tomado talidomida no início da sua gravidez. Diante desses graves acidentes, as instituições governamentais em diversos países decidiram exigir maior rigor nos controles biológicos de fármacos e medicamentos quanto a seus efeitos colaterais e tóxicos.

No Brasil a Resolução número 1/78 (D.O. 17/10/78) estabelece cinco tipos de ensaios de toxicidade: aguda, subaguda, crônica, teratogenia e embriotoxicidade e estudos especiais.

2.6.1. Toxicidade aguda

A toxicidade aguda de uma substância é definida como efeitos colaterais que ocorrem dentro de curto espaço de tempo após sua administração. Geralmente é expressa em Dose Letal 50% (DL50), índice que representa a probabilidade estatística de uma dose de um fármaco causar efeito letal em 50% dos animais de uma população. Deve-se, ao designar o valor DL50 de um fármaco, sempre indicar a espécie animal e a via de administração utilizada.

A determinação de DL50 é feita utilizando no mínimo três espécies animais, sendo uma não roedora. Cada grupo de animais recebe uma dose única da substância e é colocado em observação por um período de até 24 horas. Testa-se, sempre que possível, uma via de administração diferente daquela recomendada para a substância em seu uso terapêutico. A observação cuidadosa dos animais, após tratamento, quanto a sinais e sintomas pode fornecer importantes subsídios para as etapas subsequentes do ensaio (Tabela 9.1.4).

No teste de toxicidade aguda, a substância (amostra) é administrada geralmente por via oral em solução ou em suspensão. O veículo ou solvente de escolha é a água; numa suspensão aquosa pode ser adicionado metilcelulose a 0,5% ou eventualmente pequena quantidade de Tween-80 ou outro tensoativo para melhor homogeneização.

O fármaco ideal deveria produzir efeito desejado – efeito terapêutico útil – no sistema biológico sem induzir qualquer efeito colateral e muito menos letal. A maioria das drogas, entretanto, produz muitos efeitos e a dose que promove efeitos nocivos é variável conforme a natureza da substância. Portanto, nenhum composto pode ser considerado totalmente inócuo ou seguro. Diante desse fato, a relação risco/benefício de um fármaco deve ser avaliada com muito critério, antes de ser introduzido como agente terapêutico.

A segurança de um fármaco ou medicamento depende do distanciamento entre as doses que produzem um efeito desejado e as doses que induzem efeitos adversos. Desde que os efeitos terapêuticos assim como os efeitos tóxicos de um fármaco possam ser caracterizados pelos ensaios quantais, podem-se usar curvas dose-resposta quantais para calcular o seu grau de segurança. Índice Terapêutico (IT) é a relação entre DL50/DE50. Entretanto, levando-se em consideração o objetivo da farmacoterapia que consiste em alcançar um efeito terapêutico em todos os indivíduos sem o risco de produzir efeito perigoso em nenhum, a medida da segurança de um fármaco baseada em doses correspondentes à menor toxicidade e ao maior nível terapêutico, do tipo DL5/DE95, é mais realística e consistente do que a relação DL50/DE50.

A expressão alternativa que traduz melhor a segurança de um fármaco é a designada *Margem de Segurança* (MS) e pode ser calculada da seguinte maneira:

$$M.S. = \frac{DL5 - DE95}{DE95} \times 100$$

Esta expressão tem dimensão percentual e representa o valor percentual que deve ser acrescentado à DE95 (tomado como 100) para atingir a DL5.

A Margem de Segurança possui a vantagem de interpretar fielmente a variação das inclinações das curvas de eficácia e letalidade, mesmo que os pontos médios (de inflexão) das curvas mantenham-se constantes, pois, neste caso, o Índice Terapêutico não se alteraria.

Tabela 9.1.4. Intoxicação aguda e as alterações orgânicas

Observações	Sinais	Órgãos que podem ser afetados
Respiração	Dispneia, apneia, cianose, taquipneia, secreção nasal	SNC, centro respiratório, paralisia da musculatura intercostal, inibição colinérgica, edema pulmonar, acúmulo de secreção na via aérea, insuficiência cardiopulmonar, hemorragia
Atividade motora	Aumento: hipercinesia, convulsões clônicas ou tônicas, fasciculação, tremor; Diminuição: sonolência, perda de reflexo, anestesia, catalepsia, ataxia, prostração	SNC, sistema somatomotor, centro de sono, sistemas sensorial, neuromuscular, autonômico
Reflexos	Córnea	SNC, sistemas sensorial, neuromuscular, autonômico
Sinais oculares	Lacrimejamento, miose, midríase, exoftalmia, ptose, cromodacriorreia, opacidade corneana	Autonômico, irritação, hemorragia, infecção
Sinais cardiovasculares	Arritmia, bradicardia ou taquicardia, vasodilatação ou vasoconstrição	Autonômico, insuficiência cardiopulmonar, SNC, infarto
Salivação	Umedecimento dos pelos em volta da boca	Autonômico
Piloereção	Pelos ásperos e irregulares	Autonômico
Gastrintestinais	Vômito, diarreia, constipação	SNC, sensorial, autonômico (não é observado em ratos)
Diurese	Rinorreia, micção involuntária	Lesal renal, autonômico, sensorial
Pele	Edema, eritema	Irritação, insuficiência renal, sensibilização, inflamação

Conforme mostra a Figura 9.1.5, o Índice Terapêutico do fármaco A é igual ao do fármaco B, ao passo que a Margem de Segurança do fármaco A é maior do que a do fármaco B.

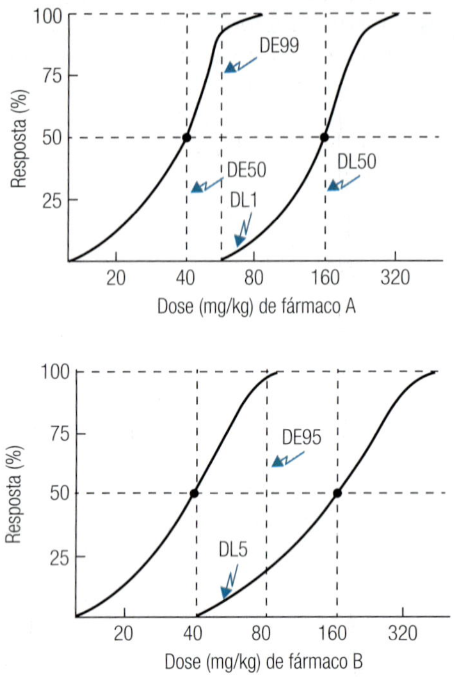

Figura 9.1.5. Curvas dose-resposta quantais para efeito e toxicidade dos fármacos A e B.

2.6.2. Toxicidade subaguda

A toxicidade subaguda de uma substância é definida como efeitos colaterais que ocorrem após exposição repetida e regular a esse agente por um período aproximado de 12 a 24 semanas. Recomenda-se no estudo da toxicidade subaguda o uso de pelo menos duas espécies animais, sendo uma não roedora e pelo menos três doses diferentes. Além da observação dos animais, quanto à sintomatologia e à letalidade apresentadas, no decorrer do período experimental, são exigidos outros exames complementares, tais como comportamental, hematológico, oftalmológico, neurológico, eletrocardiográfico, anátomo-histopatológico, da variabilidade de peso corporal, consumo de alimentação, funções hepáticas, funções renais, nível de eletrólitos e nível plasmático do fármaco em estudo. Diferente de estudos agudos, o principal objetivo do estudo subagudo não é a mortalidade, mas determinação, sobretudo de parâmetros não letais de intoxicação.

Dependendo da gravidade e da extensão do distúrbio das funções biológicas normais, o animal pode sobreviver à resposta tóxica, mas danos irreversíveis podem ocorrer. Esses efeitos adversos não letais são tão indesejáveis quanto a letalidade e, a rigor, devem ser levados em consideração na avaliação de risco oferecido pelas substâncias. Os efeitos não letais podem ser reversíveis ou não, dependendo do órgão e sistema envolvidos, da toxicidade intrínseca da substância, do tempo de exposição, da quantidade total da droga no organismo num dado momento, da idade e estado geral do animal. Evidentemente, a reversibilidade é maior em órgãos que rapidamente se regeneram, como o fígado.

2.6.3. Toxicidade crônica

Os ensaios de toxicidade crônica são realizados no período não inferior a seis meses, utilizando pelo menos duas espécies animais, sendo uma não roedora. Usam-se pelo menos três doses diferentes, em administrações repetidas. Esses ensaios permitem obter muitas observações correlatas que não são detectadas em ensaios de curta duração. Por exemplo, os efeitos sobre o consumo de ração e o ganho de peso corporal são avaliados, a par da realização de exames complementares já descritos para os ensaios de toxicidade subaguda. Alguns animais são sacrificados periodicamente para exames gerais e histológicos.

2.6.4. Teratogenia e embriotoxicidade

Os testes para a verificação de atividade teratogênica de drogas tornaram-se uma rotina no estudo toxicológico somente após o incidente ocorrido com a talidomida em 1961. Esse fármaco, após sua comercialização como sedativo, causou a má-formação em centenas de bebês, sendo a mais comum a má-formação de membros. O fato despertou a necessidade de examinar com cuidado eventuais efeitos causados por xenobióticos em fetos, não só quanto à malformação, mas também quanto à embriotoxicidade de modo geral.

Esses testes, assim como estudos da toxicidade crônica, exigem período relativamente longo de execução e podem ser conduzidos concomitantemente com os estudos iniciais da fase clínica. O ensaio é válido particularmente para fármacos que devem ser usados por tempo prolongado.

Recomenda-se o uso de pelos menos três espécies animais, sendo uma não roedora.

2.6.5. Estudos especiais

Incluem-se entre os chamados estudos especiais, as investigações de fármacos quanto às suas propriedades de causar alterações na fecundidade e capacidade reprodutiva, carcinogenicidade, mutagenicidade, irritações locais e sensibilização. Tratando-se de um medicamento, deve-se efetuar também a avaliação da toxicidade de seus excipientes, assim como testar a interação mútua entre as substâncias e a compatibilidade das substâncias com excipiente ou o solvente.

3. MÉTODOS ALTERNATIVOS AO USO DE ANIMAIS

3.1. Utilização de animais em menor escala

Com a publicação do livro intitulado *Principles of Humane Experimental Technique* pelos pesquisadores William Russel e Rex Burch, em 1959, iniciou-se o movimento de proteção aos animais usados em experimentação e representou um marco na discussão sobre a utilização de animais para a avaliação da toxicidade de substâncias.

A partir desse movimento, surge o princípio dos 3Rs (*Reduction, Refinement* e *Replacement*) para o uso de animais: a) *redução*, que reflete a obtenção de nível equiparável de informação com o uso de menos animais; b) *refinamento*, que promove o alívio ou a minimização da dor, sofrimento ou estresse do animal; c) *substituição*, que estabelece um determinado objetivo sem o uso de animais vertebrados vivos. De fato, métodos alternativos podem ser definidos como quaisquer métodos que possam ser usados para substituir, reduzir ou refinar o uso de animais de experimentação em pesquisas biomédicas, em ensaios fármaco-toxicológicos e no ensino.

Em 1969, foi constatada a primeira ação favorável ao princípio dos 3Rs com a criação, no Reino Unido, do *Fund for the Replacement of Animals in Medical Experiments* (FRAME), órgão para promover com a comunidade científica o conceito e o desenvolvimento de métodos alternativos.

Nos anos posteriores, o avanço da ciência evidenciou as diferenças metabólicas e de respostas que controlam a homeostasia tecidual entre animais e humanos. A necessidade de modelos *in vitro* apropriados tornou-se evidente, e iniciou-se uma nova fase de abordagem toxicológica. Nas décadas seguintes, os pesquisadores e defensores do bem-estar animal se uniram em torno de um objetivo comum, encontrar alternativas cientificamente validadas para os testes feitos em animais.

Paralelamente a isso, o setor de cosméticos era alvo de constantes campanhas contra o uso de animais para testar seus produtos e, com isso, a partir de 1986 as indústrias cosméticas reduziram significativamente os testes utilizando animais vivos.

O catalisador desse processo foi o reconhecimento pela Comunidade Europeia da necessidade de avançar na erradicação dos animais no setor de cosméticos. Em 1993, esse movimento ganhou força com a criação do *European Centre for the Validation of Alternative Methods* (ECVAM). Seu objetivo inicial era que o uso de animais vivos fosse totalmente proibido em 1998, o que não ocorreu.

Muitas foram as discussões a respeito e foi estabelecido um novo prazo, 11 de março de 2013. O banimento ocorreu de fato, mas, os métodos *in vitro* não substituem os *in vivo*. Fica ainda a limitação para avaliação de todos os produtos.

Esse processo vem sendo discutido também no Brasil, principalmente pelo Conselho Nacional de Controle de Experimentação Animal (CONEA), pela Rede Nacional de Métodos Alternativos ao uso de animais (RENAMA) e pelo Centro Brasileiro de Validação de Métodos Alternativos (BraCVAM). Somado a isso, em 2014, a agência reguladora de vigilância sanitária do Brasil (Anvisa) passou a aceitar 17 métodos alternativos para cosméticos, medicamentos e produtos de limpeza. O objetivo era de ampliar essa resolução para outros produtos como agrotóxicos e fitoterápicos.

Parte dos argumentos levantados por setores da sociedade é baseada no fato de que métodos alternativos são capazes de substituir a utilização desses animais em pesquisa, prática considerada obsoleta. Entretanto, a ideia não é abolir completamente o uso de animais em pesquisa, já que isso colocaria em risco o avanço do conhecimento biológico, testes e desenvolvimento de novos medicamentos, vacinas e métodos cirúrgicos.

O interesse por métodos alternativos cresceu e avança diariamente dentro também da comunidade científica, visando reduzir o número de animais utilizados em experimentação e aperfeiçoar os procedimentos de toxicologia para torná-los menos dolorosos ou estressantes para os animais em testes, ou substituir os testes em animais pelos testes *in vitro*, *ex vivo* ou em sistema *in silico*.

Nos últimos anos, vem ocorrendo grande avanço nos estudos sobre os métodos substitutivos com a criação de agências governamentais responsáveis pela regulamentação e reconhecimento de testes *in vitro*.

3.2. Testes *in vitro*

Em 2007, o *National Research Council* (NRC) publicou o relatório "*Toxicity Testing in the 21st Century: A Vision and a Strategy*" para desenvolver um programa de longo prazo para testes de toxicidade, bem como para traçar um plano estratégico para realizá-los. Essa abordagem para testes de toxicidade visava menos estudos em animais e um foco maior em métodos *in vitro* para a avaliação de riscos que os produtos químicos podem oferecer aos sistemas biológicos.

Os testes *in vitro* oferecem diversas vantagens, como condições controladas de teste, alto nível de padronização, redução da variabilidade entre experimentos, ausência de efeitos sistêmicos, menor custo dos testes, necessidade de pequena quantidade de material, produção da quantidade de resíduos tóxicos, utilização de células e tecidos humanos, bem como células transgênicas que transportam genes humanos e, além disso, a redução de testes em animais.

Entretanto, as limitações dos testes *in vitro* são bastante questionadas. Como testar as interações entre tecidos e órgãos? Os efeitos sistêmicos poderão ser avaliados? E como avaliar a farmacocinética? Como testar os efeitos crônicos? E ainda existem as limitações técnicas como de solubilidade e de reações com plásticos.

Os métodos atualmente em uso para essa finalidade são de microrganismos, cultura de células e tecidos, testes de toxicidade utilizando embriões de galinha, peixe e anfíbios (OGA *et al.*), modelos matemáticos e *in silico*, por meio de simulações computacionais.

3.3. Métodos *in silico*

Como alternativos, os métodos *in silico* vêm desempenhando importante papel. Por definição, a expressão *in silico* significa "realizado utilizando uma simulação computacional" e foi criado no final da década de 1980, durante o *Workshop Cellular Automatic: Theory and Applications* ocorrido em Los Alamos, Novo México.

4. AGÊNCIAS REGULATÓRIAS

Entre as agências regulatórias mais recentes, têm-se, por exemplo, além do ECVAM, o *Interagency Coordinating Center for the Validation of Alternative Methods* (ICCVAM) dos Estados Unidos da América (1997), o *Japanese Centre for the Validation of Alternative Methods* (JaCVAM) do governo japonês (2005) e o Centro Brasileiro de Validação de Métodos Alternativos (BraCVAM) do Brasil (2011).

A União Europeia, desde 2004, rejeita a prática de utilizar cobaias em linhas de desenvolvimento de artigos direcionados ao mercado da beleza. No período de 2008 e 2009, o ECVAM continuou suas atividades relacionadas ao desenvolvimento, à validação e à otimização de métodos alternativos. Tem demonstrado também grande atuação na regulamentação de métodos alternativos.

5. BIBLIOGRAFIA

ARAÚJO, G.L. *et al.* Alternative methods in toxicity testing: the current approach. *Braz. J. Pharm. Sci.*, v. 50, n. 1, p. 55-62, 2014.

BALLS, M. Replacement of animal procedures: alternatives in research, education and testing. *Lab. Animals*, v. 28, p. 193-211, 1994.

BOWMAN, W.C.; RAND, M.J.; WEST, G.B. *Textbook of Pharmacology*. Oxford: Academic Press, 1972-79, 3v.

BROWN, V.J. Reaching for Chemical Safety. *Environmental Health Perspectives*, v. 111 n. 14, 2003.

CAZARIN, K.C.C.; CORRÊA, C.L.; ZAMBRONE, F.A.D. Redução, refinamento e substituição do uso de animais em estudos toxicológicos: uma abordagem atual. *Braz. J. Pharm. Sci.*, v. 40, n. 3, 2004.

COMMITTEE ON TOXICITY TESTING AND ASSESSMENT OF ENVIRONMENTAL AGENTS - Staff: KREWSKI, D. *et al.* J Toxicol Environ Health B Crit Rev, v. 13, n. 0), p. 51-138, 2010.

GOLDBERG, A.; MCCULLEY, J.P. Alternative methods in toxicology. 1st Ed., New York: Mary Ann Liesbert; 1987.

HARTUNG T. From alternative methods to a new toxicology. *Eur J Pharm Biopharm*, v. 77, p. 338-49, 2011.

HAYES, A.W.; KRUGER, C.L. *Principles and methods of toxicology*. New York: Raven Press, 1982.

KANDÁROVÁ, H.; LETASIOVÁ, S. Alternative methods in toxicology: re-validated and validated methods. *Interdiscip Toxicol.*, v. 4, n. 3, p. 107-13, 2011.

MILLER, L.C.; TAINTER, M.L. Estimation of the ED50 and its error by means of log-Probit Graphic Paper. *Proc. Soc. Kep. Biol. Med.*, v. 57, p. 261-4, 1944.

MORALES, M.M. Métodos alternativos à utilização de animais em pesquisa científica: mito ou realidade? *Ciência e Cultura*, v. 60, p. 30-5, 2008.

OGA, S., CAMARGO, M.M.A., BATISTUZZO, J.A.O. *Fundamentos de Toxicologia*. 4 ed. São Paulo: Atheneu, 2014, 685p.

OTA (Office of Technology Assessment). "Alternatives to animal use in research, testing and education". Washington DC, 1986 Ota Publ. Nº OTA-BA-273.

PHARMACOLOGICAL experiments on intact preparations. Eds. Staff of the Dept. Pharmacology. Univ. Edinburg and L.J. Mc Leode, London: Livingstone, 1970.

ROGIERS, V. Recent developments in the way forward for alternative methods: Formation of national consensus platforms in Europe. *Toxicol. Appl. Pharmacol.*, v. 207, p. 408-13, 2005.

RUSSEL, W.M.S.; BURCH, R.L. The principles of humane experimental technique. London: Methuen, 1959.

SINGER, P. Animal liberation. 2. ed. New York: New York Review, 1990.

SPIELMANN, H. Animal use in the safety evaluation of chemicals: harmonization and emerging needs. *ILAR Journal*, v. 43, p. S11-7, 2002.

ZUANG, V. *et al.* ECVAM. Technical Report on the Status of Alternative Methods for Cosmetics Testing. Disponível em: <https://eurl-ecvam.jrc.ec.europa.eu/eurl-ecvam-status-reports/files/ecvam-report-2008-2009>. Acesso em: 26 nov. 2016.

9.2.

Pesquisa Clínica de Medicamentos

Raquel Chueiri de Souza
Greyce Lousana
Antonio Carlos Zanini

Sumário

Colaboradores nas edições anteriores: Luiz Miguel Zangari Conti, Lilian Ciola-Sanchez, Luiz Gonçalves Paulo e Eduardo Carvalho Neto.

1. INTRODUÇÃO

Claude Bernard, há mais de um século, com seus estudos de fisiologia comparada, lançava as bases da medicina experimental, que representaram a evolução sobre as imprecisões das impressões subjetivas ("*magister dixit*") e sobre os conceitos anticientíficos, nos quais as decisões passaram a ser tomadas a partir de evidências criteriosamente analisadas.

Já vai longe o tempo em que o empirismo predominava na terapêutica humana. Fumigações, ventosas, escarificações, angiras, purgações, vomitivos, sudoríferos, sucções etc., que eram muito valorizados na arte de curar daquela época, pertencem todos a um passado não muito distante. São exemplos desse empirismo: a) o benzoar, formação calculosa encontrada em diversos animais, era considerado um antídoto universal; b) a urina acalmava as dores do ventre, era um excelente emético e possuía ação ocitócica; c) o fumo foi considerado como auxiliar da digestão e antiasmático. São exemplos reais e cômicos nos dias atuais.

O desenvolvimento de técnicas necessárias à resolução de dúvidas com que se defronta o homem na decisão da escolha de tratamentos com medicamentos já encontra solução na disponibilidade de conhecimentos específicos. Essa capacidade quase ilimitada de produzir e aplicar conhecimentos é garantida por meio do método científico, cuja utilização sistemática e generalizada tem feito com que a transformação permanente e intencional seja, talvez, uma das características mais destacadas da época atual.

A possibilidade de desenvolver pesquisas direcionadas à obtenção do conhecimento desejado deu ao ser humano um poder de proporções desconhecidas, mas colocou igualmente, sobre seus ombros, responsabilidades de natureza ética sem precedentes na sua história. Tornou-se prioridade absoluta a preocupação constante em assegurar que o desenvolvimento científico e tecnológico se dê em benefício do ser humano, e que a forma de obtenção dos conhecimentos não se transforme em constrangimentos, sequelas ou abusos sobre os sujeitos da pesquisa, qualquer que seja a desculpa ou argumentação usada.

Vários países e organismos internacionais têm se preocupado com a questão da observância de princípios éticos no desenvolvimento das pesquisas, havendo um destaque especial para aquelas realizadas em seres humanos.

Essas preocupações éticas, não há como negar, são exacerbadas pela entrada em jogo de um fator adicional muito importante, o financeiro.

Enquanto os experimentos de fisiologia, patologia ou mesmo de farmacologia básica são quase que exclusivamente acadêmicos, portanto sem interesses econômicos imediatos, a não ser a competição por verbas públicas, o mesmo não ocorre em terapêutica medicamentosa. A quase totalidade das pesquisas com novos medicamentos é de iniciativa da indústria farmacêutica, portanto com enormes interesses econômicos envolvidos.

Além disso, boa parte das pesquisas financiadas pela indústria farmacêutica é realizada, por convênios, em ambiente acadêmico o que aumenta a competição por verbas, acirrando as rivalidades e acentuando as divergências político-ideológicas. Há de se ressaltar que, de modo geral, não há interesse político de governantes em financiar pesquisas comparativas entre medicamentos, prevalecendo a ideia de utilizar todos os recursos disponíveis no atendimento à saúde. A descoberta de novos medicamentos e a comparação entre fármacos de indicação semelhante são, em geral, fruto dos investimentos da indústria farmacêutica. Não fosse por esta, o desenvolvimento da sociedade nessa área nas últimas décadas teria sido mínimo.

No entanto, com os amplos debates em torno desse tema e com o surgimento da Declaração de Helsinki, um código de ética aprovado na capital da Finlândia em 1964 e pela 18ª assembleia de médicos, periodicamente revisado, não se admite mais a existência do empirismo sem o emprego de metodologia científica na obtenção de informações confiáveis em terapêutica.

Atualmente, deve ser visto como prática antiética a utilização de terapêuticas sem a devida confirmação experimental.

Como consequência das dificuldades diagnósticas, das restrições éticas da investigação no homem, de divergências entre investigadores da evolução científica e, baseados na história da própria introdução e retirada de numerosos medicamentos, é muito difícil atingir uma verdade absoluta sobre benefícios e riscos de um medicamento. Por isso, mesmo com todo rigor científico dos estudos e relatos, Carvalho Neto alertou, há tempos, que, em farmacologia clínica, "a segurança de nunca afirmar é o que se espera obter do leitor".

2. CONCEITOS

O objetivo da farmacologia clínica é o estudo de fármacos quando administrados ao ser humano, podendo ter quatro aspectos distintos:

1. Estudos de biodisponibilidade – como o fármaco se comporta no organismo humano em termos de absorção, distribuição e eliminação, isto é, qual sua disponibilidade quando introduzido no organismo.
2. Estudos sobre mecanismo de ação – qual é a interação do fármaco com o organismo, como ele age e modifica os sistemas orgânicos.
3. Estudos clínico-terapêuticos – qual o valor do uso de fármacos no tratamento de doenças.
4. Estudos de farmacovigilância – quais os eventos que surgem a curto, médio e longo prazos com o uso rotineiro de medicamentos.

Os ensaios clínicos, quer sejam estudos de biodisponibilidade, sobre mecanismo de ação ou ensaios terapêuticos e mesmo os dados de farmacovigilância, são a base para decisões racionais em terapêutica. Assim, é fundamental que todo clínico esteja capacitado a avaliar criticamente os resultados e as conclusões desses trabalhos. Nessa análise, é fundamental que o clínico tenha em mente que os resultados de ensaios clínicos são estudos populacionais e que, na sua clínica, trata indivíduos e não populações.

Este capítulo não pretende ensinar a realização de ensaios clínicos, matéria extremamente complexa, mas visa principalmente orientar quem lê ensaios clínico-terapêuticos que representam uma ferramenta fundamental da terapêutica medicamentosa.

3. ENSAIOS CLÍNICOS

Todo medicamento é testado em diversas espécies animais, para determinação de sua eficácia, segurança e toxicidade, por meio dos ensaios pré-clínicos, antes do início das pesquisas no homem. Embora esses testes em animais tenham restrição quanto ao valor preditivo para o ser humano, eles proporcionam uma série de informações que servem de base para a pesquisa no ser humano. Estudos amplos e criteriosos em animais, *in vivo*, e os estudos *in vitro* permitem uma avaliação inicial quanto à dose eficaz, à dose tóxica e à dose letal, algo que jamais poderia ser estudado num ser humano.

O termo "farmacologia clínica" é frequentemente empregado, por diversos autores, para designar apenas qual o resultado clínico da terapêutica usada, mediante ensaios clínico-terapêuticos. Ensaio clínico é uma experiência científica, ou seja, é um procedimento pelo qual se decide examinar uma hipótese por meio de uma sequência lógica de raciocínio.

Todavia, há numerosos fatores inespecíficos que influenciam os ensaios clínicos e toda a sua execução. É hoje amplamente sabido e compreendido que, com a administração de um medicamento a um paciente, ao lado de efeitos dependentes de suas propriedades intrínsecas, outros fenômenos podem ocorrer. O modo como o terapeuta prescreve, a apresentação farmacotécnica, o nome do medicamento e o número de administrações diárias podem agir psicologicamente sobre o paciente no sentido positivo ou negativo. A inter-relação médico-paciente, por si só, é capaz de desviar, num ou noutro sentido, os resultados que comumente seriam esperados.

No decurso de um ensaio clínico, esses e outros fatores pesam de modo mais ou menos importante. Ao iniciar uma pesquisa, o médico investigador encontra-se na situação de alguém que vai utilizar seus conhecimentos, sua experiência, sua vivência clínica, no sentido de pesquisar a excelência ou não de uma nova droga. É próprio e natural ao ensaio que o investigador se sinta como alguém que vai provar algo de novo, que vai contribuir para a evolução da ciência médica.

O investigador está esperando, pelo menos inconscientemente, que o medicamento se constitua em algo vantajoso, isto é, mais eficaz e/ou mais bem tolerado que outros já disponíveis. Assim, podemos considerar, pelo menos na maioria absoluta dos casos, que a "intenção" do investigador é a de provar que a substância nova "é melhor".

Ninguém se aventura em nenhum tipo de busca partindo do princípio de que não vai encontrar nada. É da natureza do homem entregar-se a tarefas que ele conta como positivas, boas, diferentes, gratificantes e que a tendência natural dos desvios é sempre no sentido de concluir que o "novo" é melhor do que o "velho".

Em alguns casos, alguns investigadores partem da premissa contrária, tentando provar que algo aceito no meio acadêmico está errado. Ou seja, um desvio do lado negativo.

Em ambos os casos, o pesquisador pode induzir desvios na interpretação dos resultados.

Por outro lado, o paciente que é submetido a um ensaio clínico geralmente está em condições diferentes daquelas encontradas na rotina diária de atendimento médico. Além disso, uma série de medidas, diferentemente da rotina diária do hospital ou do ambulatório, são tomadas no sentido de que o paciente siga à risca as ordens dadas no estudo. É muito comum que os pacientes sintam-se e manifestem-se como alguém "mais importante", alguém diferenciado, pois pertencem ao grupo de pesquisa. Essa situação é, na maioria das vezes, positiva e, quando não o é, serve para exclusão do paciente, ao certificar-se o ensaiador de sua menor colaboração. Em alguns ensaios, procura-se até medir o grau de cooperação do paciente.

Toda a metodologia que se utiliza nos ensaios clínicos visa fundamentalmente a corrigir as influências subjetivas do médico e as do paciente e a evitar que fatores estranhos ao experimento modifiquem os resultados.

3.1. Delimitação dos objetivos

Ao se planejar qualquer pesquisa, é preciso ter em mente o objetivo que se quer alcançar.

Objetivo é a definição clara da hipótese de trabalho. Testamos a hipótese nula, no sentido em que, supondo que ela seja verdadeira, procuramos chegar a uma conclusão que nos leve a sua rejeição.

Quando um investigador procura responder a muitas perguntas num mesmo ensaio, este fica extremamente complexo e difícil. Mesmo num ensaio bem elaborado e executado, pode ser difícil a interpretação dos dados. Um ensaio clínico que avalie múltiplos fatores de risco e múltiplas formas de tratamento pode concluir que não existem diferenças entre os dois tratamentos, apenas porque um grupo de pacientes apresenta maior número de fatores de risco do que o outro.

Trabalhos bem conduzidos têm uma hipótese única e claramente definida. Ensaios que tentam comprovar vários aspectos ao mesmo tempo dificilmente chegarão a resultados válidos.

3.2. Justificativa da pesquisa

A justificativa deve explicitar a relevância e o porquê tal pesquisa deve ser realizada. É importante esclarecer as razões que levaram o pesquisador a conduzir seu projeto. Em linhas gerais, o pesquisador deve pensar nas contribuições que sua pesquisa trará, nos problemas que poderão ser solucionados com a sua pesquisa.

Vale ressaltar que independente das justificativas, o pesquisador deve ter sempre como foco a segurança dos potenciais participantes da pesquisa.

3.3. Ética e responsabilidade

3.3.1. Princípios básicos da ética em pesquisa

Toda e qualquer investigação deve estar adequada a princípios científicos que a justifiquem, com possibilidades concretas de responder às incertezas e que assegure aos indivíduos envolvidos os benefícios resultantes do projeto, sempre tendo em mente que seus direitos serão preservados, utilizando-se os quatro referenciais básicos da bioética: autonomia, não maleficência, beneficência e justiça.

Deve-se considerar sempre que qualquer médico, ao prescrever um medicamento, sabe que a medicina é imprecisa:

1. Cada medicamento exerce no organismo humano, além do efeito esperado, outros não necessários ou indesejáveis.
2. Cada medicamento, diante disso, comporta-se diferentemente em cada indivíduo e em cada doença.
3. Cada paciente tem uma evolução própria que depende também da sua situação naquele momento, ante o médico e ante o tratamento. Se isso acontece com medicamentos bem conhecidos, os riscos de efeitos inesperados são maiores com novos medicamentos. Por isso, em qualquer pesquisa, os primeiros cuidados no planejamento visam à responsabilidade do pesquisador e à ética.

No decorrer da pesquisa, para que ela produza resultados confiáveis, também devem ser respeitadas as "Boas Práticas Clínicas" ou "*Good Clinical Practice*" (GCP) que são baseadas em padrões internacionais. As GCPs são procedimentos internacionais de qualidade na preparação, no desenvolvimento e na documentação da pesquisa para assegurar que os dados do ensaio clínico sejam verdadeiros e os direitos dos pacientes estejam sendo preservados. Houve unificação e padronização desses procedimentos em conferência envolvendo a União Europeia, Japão e os Estados Unidos na "*International Conference on Harmonization*". Essa conferência ocorre periodicamente com o intuito de atualizar e discutir os conceitos gerados. Desde que as GCPs surgiram, tornaram-se uma regra na condução de ensaios clínicos em todo mundo, inclusive no Brasil. Nelas, estão explicitadas, por exemplo, como preencher uma ficha clínica, como registrar a medicação utilizada num ensaio clínico, como fazer visitas de monitorização às instituições que estão participando da pesquisa e assim por diante.

No Brasil, a responsabilidade pela condução do ensaio clínico com medicamentos é do médico que atua como pesquisador principal. Para que uma pesquisa se inicie, ela deve respeitar todas as normas e procedimentos contidos nas normativas do Sistema CEP/CONEP, tais como a Resolução 466/12 e a Resolução 251/97 CONPE/CNS/MS. Nessas resoluções estão descritas, por exemplo, todo o processo de aprovação de uma pesquisa que pretende testar um medicamento em seres humanos.

O cumprimento dessas Resoluções envolve a formação dos Comitês de Ética em Pesquisa (CEP) nas instituições em que se realizam os ensaios clínicos. O CEP é constituído por um grupo multi e transdisciplinar não inferior a sete membros, sendo um deles membro da sociedade, representando os usuários da instituição. É dever do CEP revisar todos os protocolos e materiais relacionados aos ensaios clínicos (p. ex., Termo de Consentimento Livre e Esclarecido, brochura do investigador com os dados do produto sob investigação etc.), acompanhar a pesquisa por meio de relatórios periódicos feitos pelo pesquisador principal e ser informado sobre os eventos adversos graves ou não que ocorram em qualquer local onde o produto sob investigação esteja sendo utilizado. Dessa forma, pretende-se garantir os direitos, a segurança e o bem-estar dos participantes da pesquisa.

Todos os CEPs devem ser registrados pela Comissão Nacional de Ética em Pesquisa (CONEP), comissão atrelada ao Conselho Nacional de Saúde, órgão que pertence ao Ministério da Saúde. O fluxo para a tramitação de um projeto envolvendo seres humanos que serão submetidos a um teste clínico se dá via Plataforma Brasil, um sistema informatizado que permite a transmissão dos projetos de forma eletrônica. Em um primeiro momento, o projeto é avaliado pelo CEP e na sequência, ele poderá ou não ser enviado para a CONEP para uma nova análise e emissão de um parecer final. Em outras situações, apenas com a aprovação do CEP o projeto poderá ser iniciado. Tais regras são colocadas pelo conjunto de resoluções que compreendem esse Sistema.

Além da avaliação ética, os ensaios clínicos com medicamentos que são conduzidos com o propósito de subsidiar seu registro devem ser avaliados pela agência reguladora de medicamentos.

3.3.2. Termo de consentimento livre e esclarecido

Para que um indivíduo participe de ensaio clínico é necessário que receba explicação completa e pormenorizada sobre a natureza da pesquisa, seus objetivos, métodos, benefícios previstos, potenciais riscos e o incômodo que possa acarretar, escrita em linguagem acessível e formulada em um termo de consentimento.

Geralmente, antes de iniciar qualquer procedimento do estudo, é o investigador que faz essa explicação e, no próprio documento, são colhidas as assinaturas do participante de pesquisa e/ou seu representante legal e do pesquisador principal.

Esse consentimento livre e esclarecido é essencial. Nele também consta a liberdade de se recusar a participar ou de retirar seu consentimento, em qualquer fase da pesquisa, sem penalização alguma e sem prejuízo ao seu cuidado médico. O termo de consentimento é considerado um dos documentos mais importantes do ensaio clínico.

Nos ensaios clínicos que envolvem crianças ou indivíduos considerados incapazes, há a necessidade da assinatura de seu representante legal. No caso de voluntários analfabetos, além do consentimento oral e da sua impressão dactiloscópica, é necessária a assinatura de uma testemunha.

No Brasil, o Termo de Consentimento Livre e Esclarecido deve obedecer aos seguintes requisitos:

- Ser elaborado pelo pesquisador responsável, expressando o cumprimento de cada uma das exigências desta Resolução.
- Ser aprovado pelo Comitê de Ética em Pesquisa que referenda a investigação.
- Ser assinado ou identificado por impressão dactiloscópica, por todos e cada um dos pacientes da pesquisa ou por seus representantes legais.
- Ser elaborado em duas vias, sendo uma retida pelo paciente ou por seu representante legal e uma arquivada pelo pesquisador.

3.3.3. Monitoramento

É aceito atualmente que as pesquisas com medicamentos sejam monitoradas por pessoal ligado ao patrocinador (por exemplo, pessoal qualificado da empresa patrocinadora da pesquisa), também chamados de monitores de pesquisa clínica. Esses monitores garantem toda a qualidade da pesquisa que está sob a responsabilidade do médico pesquisador, auxiliando-o da melhor forma possível durante sua condução, baseando-se nas GCPs para que não ocorra fraude ou erros graves no decorrer e no final da pesquisa. Além disso, durante essas visitas também serão revistos se os direitos dos pacientes estão sendo preservados e se tal instituição está realmente qualificada para a realização da pesquisa.

3.3.4. Reações adversas graves

Durante a fase de pesquisa clínica, antes da comprovação de eficiência do medicamento, a ocorrência de qualquer reação grave deve ser comunicada à agência reguladora de medicamentos e a todos os envolvidos em pesquisas com o mesmo medicamento.

Neste caso, por exemplo, morte por falência hepática, toda a pesquisa deve ser paralisada até que seja bem esclarecida a relação causal entre o medicamento e a reação adversa.

Após estabelecida a relação causal e comprovada a segurança do medicamento, as pesquisas podem ser reiniciadas.

3.3.5 Publicação dos resultados

Quaisquer resultados de pesquisas com medicamentos, sejam eles positivos ou negativos, devem ser publicados. A ausência de publicações com resultados negativos gera distorção da verdade científica.

A responsabilidade da publicação é exclusiva do pesquisador principal, pouco importando a influência da indústria farmacêutica. Como as pesquisas são precedidas de aprovação de protocolo por comitês de ética, a ausência da publicação deve ser comunicada aos órgãos responsáveis. A atitude deve ser considerada antiética até que as causas da omissão de resultados sejam esclarecidas.

Revisões que reúnem pesquisas semelhantes como a metanálise e a revisão sistemática também podem sofrer influência externa. Por exemplo, fundações de pesquisa privadas, isto é, que são pagas para realizar essas revisões, podem induzir a erros de conduta médica quando não publicam todos os resultados de suas pesquisas. Quando ocorre influência tendenciosa na publicação, a "medicina baseada em evidências" foge da realidade.

3.4. Protocolo de pesquisa e ficha clínica

Toda pesquisa deve ser cuidadosamente planejada antes de ser iniciada e a descrição de todos os dados e procedimentos da pesquisa deve ser reunida em um documento, denominado de protocolo.

Define-se o protocolo de uma pesquisa como:

> "Documento escrito que cita tudo que o investigador deve considerar durante a realização da pesquisa e na avaliação dos resultados. Deve ser escrito de forma clara, concisa e precisa. Nele estão descritos itens tais como: desenho (planejamento) do ensaio clínico, critérios de inclusão e exclusão dos pacientes, procedimentos gerais, detalhes farmacológicos do fármaco em pesquisa, estatística do estudo e como proceder em caso de eventos adversos."

Deve haver também harmonização dos procedimentos de observação clínica e coleta de dados do paciente, reunidas em documentos padronizados, um para cada paciente, denominados de ficha clínica. Essa ficha clínica deverá conter informações coletadas do prontuário do paciente e que sejam importantes para a análise estatística dos resultados do ensaio clínico.

Para cada pesquisa são necessárias tantas fichas clínicas quantos pacientes forem observados.

Habitualmente não se admite como cientificamente correto mudar a observação ou introduzir novos esquemas de posologia no decorrer da pesquisa. Todavia, em caso de alteração do protocolo ou da ficha clínica após o início do ensaio clínico, poderá ser formulado um adendo ao protocolo, o qual deverá ser aprovado por todas as partes envolvidas na pesquisa, tais como o patrocinador, investigadores, instituições, seus Comitês de Ética e agências regulatórias envolvidas que aprovaram o protocolo anteriormente.

4. MÉTODOS E CASUÍSTICA

4.1. Amostragem e casuística

A amostra é o grande fator diferencial entre a farmacologia básica e a farmacologia clínica:

- Nas experiências de laboratório, o pesquisador escolhe o animal que quer trabalhar, raça, espécie, peso – e onde ele vai ficar –, tudo satisfazendo condições ideais de observação.
- Na clínica, "quem manda" é o paciente, ou seja, o pesquisador tem que adaptar seu planejamento às condições dos pacientes que sofrem de uma determinada afecção, sua incidência, onde podem ser encontrados e, no caso de doentes ambulatoriais, quais as dificuldades para o acompanhamento.

Em muitos casos, antes de decidir-se pelo planejamento definitivo, é necessário desenvolver um ensaio piloto, testando o planejamento contra as dificuldades que poderão ser encontradas nas condições reais da pesquisa.

O diagnóstico é, em princípio, o primeiro problema com o qual se depara o investigador, pois todo e qualquer procedimento em medicina deve ter como base o diagnóstico. Em ensaios clínicos, este tem que ser estabelecido em bases sólidas e verdadeiras. Para tanto, a fim de suprimir as dúvidas e permitir comparações, conclusões e deduções, é importante que, antes do início do ensaio, se conceitue plenamente como será feito o diagnóstico, que se estabeleçam critérios para seu reconhecimento e sejam estabelecidas normas para determinações de sua gravidade.

Na definição da amostra, devem ser também cuidadosamente definidos quais os pacientes a serem incluídos ou excluídos da pesquisa, pois os resultados podem ser profundamente alterados nesta fase do planejamento. Por exemplo, a exclusão de pacientes de maior risco e a inclusão de casos benignos de uma afecção aumenta a probabilidade de resultados positivos para o medicamento em teste. Assim, fixada a finalidade do ensaio, deve-se estabelecer, com antecedência, para manter a amostragem a mais homogênea possível, que características permitirão a inclusão do paciente na pesquisa e quais as que determinarão sua exclusão prévia. A esse conjunto de definições denominam-se critérios de inclusão e exclusão.

Os critérios de inclusão devem ser bem definidos para evitar distorções do resultado final, devendo, portanto, ser obedecidos à risca. Consideram-se aqui os fatores de peso, idade, raça, grau de gravidade, doença, tempo de doença, número de crises anteriores etc. Leva-se em conta também a maior ou menor cooperação do paciente, a fim de assegurar ao investigador, dentro das possibilidades, que ele cumpra suas prescrições ou, simplesmente, que retorne para observação.

Entre os critérios de exclusão, existem os clássicos, como pacientes grávidas ou que desejam engravidar, lactentes, pacientes com dependência de drogas, crianças ou pacientes com outros quadros clínicos que, por si só, ou pelo tratamento extra requerido, possam influenciar a resposta à substância em estudo. Excluem-se, como regra, pacientes com hepatopatias, cardiopatias, nefropatias e os que apresentem outra doença capaz de ser agravada pela droga em observação.

Nas inclusões e exclusões, devem ser levantadas todas as possibilidades de interferência no tratamento e considerar o afastamento de tudo que possa tornar heterogênea a amostragem dos elementos incluídos na pesquisa.

Ao se definir a casuística, pode-se optar por diversas alternativas, por exemplo:

1. Incluir certo número de pacientes que apresentem uma mesma condição (ou doença).
2. Incluir pacientes que apresentem uma mesma condição (ou doença) até que esses pacientes apresentem um determinado resultado.
3. Considerando uma mesma condição (ou doença), incluir pacientes que possam ser observados durante um determinado período de tempo.

4.2. Formação dos grupos

Para que a avaliação dos benefícios e riscos de um medicamento possa ser considerada cientificamente válida, exige-se a comparação do grupo tratado com grupo controle. Embora a observação simples de pacientes possa ser extremamente elucidativa, considera-se sempre necessário comparar tratamentos ou comparar o grupo tratado com um grupo placebo. Em suma, admite-se que todo ensaio de farmacologia clínica é sempre uma comparação.

Geralmente se compara o tratamento em estudo com outro reconhecidamente eficaz (droga padrão) ou sabida e farmacologicamente ineficaz (grupo placebo), que são os chamados estudos comparativos. Pode-se ainda ter estudos comparativos entre um grupo tratado e outro que não recebe nenhum tratamento nem mesmo placebo, ou ainda em um único grupo comparar situações diferentes (pré e pós-tratamento, por exemplo).

Sendo fundamentalmente uma comparação de grupos ou de situações dentro de um grupo, a primeira preocupação ao se analisar um ensaio clínico é como foram formados os grupos, isto é, como foram feitas a inclusão e a exclusão dos pacientes e como esses pacientes foram alocados nos diferentes grupos.

Para a formação de grupos comparáveis, existem vários métodos, porém, o mais simples, mais usado e bastante fiel consiste na amostragem aleatória. É o que chamamos de amostra randomizada ou obtida ao azar. Com a randomização, permite-se que cada paciente tenha a mesma oportunidade de receber um ou outro medicamento, isto é, vir a pertencer a um ou a outro grupo. Para a formação desses grupos, faz-se previamente um sorteio, ou lança-se mão de uma tabela de números aleatórios ou equiprováveis. A randomização deve ser feita imediatamente antes do início do tratamento, pois uma vez incluído o paciente no ensaio, seus dados deverão fazer parte da análise final.

Mesmo que a alocação tenha sido aleatória e que não se tenha identificado vícios de amostragem, é conveniente que se verifique, no início das observações, a existência de diferenças estatisticamente significantes entre os grupos.

4.3. Tipos de comparações

Após verificar a conveniente formação dos grupos, deve-se voltar a atenção para o esquema do estudo, ou o tipo de comparação feita entre os grupos. Basicamente, são dois os tipos de comparação:

- Comparação entre pacientes (*between patients*), em que os diferentes tratamentos são ministrados a diferentes grupos de pacientes (Tabela 9.2.1):

Tabela 9.2.1. Comparação entre pacientes

Droga A	Droga B
Grupo A de pacientes com a droga A	Grupo B de pacientes com a droga B

- Comparação interpacientes (*within patients*), também chamada comparação ou estudo cruzado (*cross over*). Nesse tipo de comparação, os mesmos pacientes recebem sucessivamente os dois (ou mais) tipos de tratamento (Tabela 9.2.2):

Tabela 9.2.2. Comparação interpacientes

Grupo de pacientes	Período 1	Período 2
A	Droga A	Droga B
B	Droga B	Droga A

No estudo cruzado, normalmente o grupo é randomicamente dividido, sendo que uma parte inicia o estudo recebendo o medicamento em estudo e a outra parte inicia recebendo o medicamento padrão (ou placebo). Em determinado tempo, é feito o cruzamento (muitas vezes após um período intermediário sem medicação, denominado de "lavagem", com ou sem placebo). Esse tipo de comparação, embora inicialmente muito atrativo, apresenta uma série de inconvenientes e deve ser analisado com muito mais cuidado do que as comparações entre pacientes, pois estão mais sujeitas a vícios ou enganos de interpretação.

4.4. Mascaramento

A palavra placebo (do latim *placere*) significa literalmente "eu vou lhe agradar". Originalmente um placebo era a preparação de uma substância inativa usada para agradar em vez de beneficiar quimicamente o paciente. É possível aceitar o fato de que tudo que agrada o paciente é benéfico para ele.

A regulamentação brasileira sobre a utilização de placebos na pesquisa clínica é muito clara e restringe sua utilização para os casos em que não existam tratamentos medicamentosos comprovados. Embora alguns pesquisadores brasileiros pretendam justificar o uso de placebo para a comprovação da eficácia de novos fármacos, o que, do ponto de vista científico, não é errado, do ponto de vista moral não se justifica, já que não faz sentido privar alguém de um tratamento que normalmente ele receberia caso não estivesse participando de um projeto de pesquisa.

O efeito placebo é fenômeno extremamente importante em pesquisa clínica. Por isso, em muitas circunstâncias, o paciente não deve saber se o produto recebido é o medicamento experimental ou a formulação comparativa (medicamento padrão ou placebo).

As influências subjetivas a que está sujeito o observador também são importantes, por isso é bom, que em determinadas circunstâncias, ele não saiba qual o produto que está sendo administrado. Para que isso seja possível, desenvolveram-se várias técnicas de mascaramento:

- Quando o investigador sabe qual a droga utilizada, mas o paciente não, estamos diante de uma técnica de mascaramento único (unicamente cego ou "*single blind*").
- Quando nenhum dos dois sabe qual o produto administrado, a técnica é denominada de duplo mascaramento (estudo duplo-cego ou "*double blind*").
- Quando nenhum dos dois sabe qual o produto administrado, mas uma terceira pessoa sabe (geralmente quem aplica o medicamento), tem-se a técnica chamada de observador cego.
- Estudos abertos são aqueles nos quais não são usadas técnicas de mascaramento.

Deve-se chamar a atenção para a exagerada importância que ultimamente tem sido dada a essas técnicas de mascaramento. Em determinadas circunstâncias, é verdade, elas são muito importantes, ou até mesmo indispensáveis, mas em muitas ocasiões elas podem perfeitamente ser dispensadas. Há ocasiões inclusive em que não é possível usá-las.

Mais importante que as técnicas de mascaramentos é o planejamento global do ensaio. Ensaios duplo-cegos mal elaborados são inúteis, enquanto ensaios abertos bem planejados podem ser muito mais simples e conclusivos. Como regra geral, quanto mais evidentes forem as ações farmacológicas do medicamento estudado e quanto mais objetivos forem os métodos de mensuração dos resultados, menor importância terão as técnicas de mascaramento.

4.5. Avaliação dos efeitos

Depois de verificada a adequação das comparações, deve-se analisar quais foram os critérios adotados para avaliar os resultados e quais as técnicas de mensuração utilizadas, tanto em relação à análise da eficácia como da tolerabilidade. Podem ser utilizados critérios clínicos ou laboratoriais; critérios objetivos ou subjetivos. O importante é que os critérios sejam bem definidos antes do início das observações e que não sejam modificados durante o transcorrer do ensaio. Evidente que quanto mais objetivos os critérios de avaliação de resultados, mais simples será o planejamento do ensaio.

4.5.1. Coleta e tabulação de dados

Uma vez definido como se formarão os grupos, como serão as comparações e quais os métodos de avaliação dos resultados e suas respectivas técnicas de mensuração, deve-se verificar como, quando e onde os dados serão coletados e tabulados. Infelizmente, em um grande número de publicações, essa informação é negligenciada, mas ela é importante quando forem analisar criticamente a validade e a aplicabilidade das conclusões para a situação específica do tratamento de um indivíduo na clínica rotineira.

4.5.2. Análise dos dados

Dados populacionais dos grupos

A primeira preocupação ao se analisar os resultados e o significado de um ensaio clínico é o fato de se estar sempre diante de um estudo populacional. Assim, o primeiro passo é caracterizar o grupo estudado, da mesma maneira como fazemos na clínica, onde nossa primeira tarefa é identificar o paciente e tirar sua história. Vale a pena lembrar que na estatística descritiva deve-se atentar para as medidas de tendência central (média, moda, mediana) que procuram um "símbolo" para o grupo, e para as medidas de dispersão, que procuram informar o quanto na realidade os indivíduos diferem desse "símbolo".

Tamanho do grupo

O tamanho do grupo tem importância muito grande na validade das conclusões e nas comparações estatísticas. Além dessa importância, quem analisa um ensaio clínico deve estar atento a um outro dado que muitas vezes não vem claramente especificado em uma boa parte de publicações: trata-se do tamanho do(s) grupo(s) no início e no fim do tratamento, em outras palavras, quantos pacientes foram selecionados para o tratamento, mas não o receberam e ainda quantos iniciaram e não terminaram o tratamento.

Nos casos de interrupção de tratamento, é importante saber quantos o fizeram por razões explícitas (recusa em continuar o estudo, eventos adversos, deterioração do quadro clínico, ineficácia do tratamento etc.) e quantos simplesmente não voltaram para os devidos controles.

Comparações estatísticas

De maneira geral, o clínico é avesso à estatística ou aos estatísticos. No entanto, para avaliar um ensaio clínico, não é necessário saber aplicar testes estatísticos, mas sim saber interpretá-los, o que é mais uma questão de lógica do que um problema matemático. Com isso em mente, é oportuno comentar duas situações muito comuns na análise de ensaios clínicos: (i) igualdades e diferenças e (ii) o significado da significância.

Igualdades e diferenças – Muito comum ao se analisar a eficácia de um novo tratamento é concluir-se que "não foram encontradas diferenças estatisticamente significantes". Essa conclusão não quer dizer obrigatoriamente que os dois tratamentos são iguais ou equivalentes. Provar igualdades é muito mais do que não se encontrar diferenças.

Significado da significância – "Diferença estatisticamente significante" quer dizer que a diferença encontrada é real e não devida ao acaso ou a variações ocasionais. *Significância estatística* não pode ser confundida com *relevância clínica.* As diferenças, estatisticamente significantes ou não, devem ser apresentadas como conclusões e independem da opinião própria do(s) autor(es), enquanto a relevância clínica apresentada como comentário depende do ponto de vista e da opinião particular de quem escreve e de quem lê.

5. ESTUDOS DE BIODISPONIBILIDADE

Sempre que um medicamento é administrado ao ser vivo ele vai ser, em maior ou menor grau, absorvido e consequentemente distribuído pelo organismo e depois será dele eliminado. Essa disponibilidade depende das variações individuais e das variações no tempo num mesmo indivíduo, do fármaco em si (do princípio ativo), da via de administração e da forma farmacêutica como é apresentado. Como forma farmacêutica, entendemos não só o tipo de apresentação (comprimidos, drágeas, ampolas etc.), mas também a fórmula completa, incluindo os excipientes e os métodos de fabricação. É bom lembrar que, às vezes, uma simples modificação de um excipiente ou mesmo a pressão de compressão de um comprimido pode interferir, e muito, na biodisponibilidade de um produto.

Assim, na prática clínica, quando se considera a análise crítica de um medicamento, os primeiros estudos a serem considerados são os de biodisponibilidade. Para que esses estudos tenham validade, deverão ser feitos com a mesma forma farmacêutica que será usada de rotina na prática clínica.

Os estudos de biodisponibilidade necessários para avaliação criteriosa podem variar muito de acordo com o medicamento considerado e/ou com a finalidade do seu uso. Deve-se aplicar muito mais exigência quando se analisa, por exemplo, um cardiotônico ou antiasmático de uso sistêmico ou crônico do que quando está se avaliando um antimicótico de uso esporádico. De maneira geral, são fundamentais os seguintes dados: (a) níveis séricos; (b) distribuição; (c) excreção.

5.1. Níveis séricos

Os níveis séricos dão boa orientação a respeito da absorção do fármaco. Nesses estudos de níveis séricos, deve-se atentar não só para as medidas de tendência central (nível sérico médio, por exemplo), mas também para as medidas de dispersão (desvio-padrão, por exemplo). Um desvio-padrão muito grande informa que a variação entre indivíduos é grande e isso deve levar o clínico a considerar a possibilidade de, no tratamento individual, um determinado paciente (ou alguns pacientes) apresentar níveis séricos muito distantes (para cima ou para baixo) daquele previsto pela média dos níveis séricos observados.

Dependendo do tipo de medicamento utilizado ou da doença a ser tratada, os níveis séricos representam um dado muito importante, exigindo, às vezes, o monitoramento dos níveis séricos individuais. Como exemplos dessa circunstância, podem ser mencionados o uso de digoxina para o tratamento de insuficiência cardíaca congestiva; o uso de aminofilina no tratamento da asma ou ainda o uso do carbonato de lítio para o tratamento de psicoses.

Nos casos de tratamentos tópicos também devem ser analisados os resultados de níveis séricos, não tanto por uma questão de eficácia, mas por segurança, já que frequentemente pode ocorrer absorção suficiente para provocar efeitos sistêmicos indesejáveis. Por exemplo, alguns medicamentos usados topicamente para estimular o crescimento capilar, por serem vasodilatadores, se absorvidos por via transdérmica, podem provocar efeitos indesejáveis, tais como taquicardia.

5.2. Distribuição

Uma vez absorvidas, as substâncias são distribuídas pelo organismo pela corrente sanguínea. Nessa distribuição, encontram algumas barreiras, sendo as mais conhecidas e as mais importantes do ponto de vista prático a hemo-liquórica e a placentária. Alguns medicamentos podem apresentar maior ou menor capacidade de penetração ou afinidade por um ou outro tecido. Assim, ao analisar o uso racional de fármacos, deve haver a preocupação em caracterizar também a sua distribuição. Isso pode ser feito com a dosagem da substância em questão nos vários humores (liquor, líquido amniótico), nas secreções (saliva, leite, lágrima etc.) e nos tecidos.

Esses estudos de distribuição tecidual de medicamentos requerem metodologias mais complicadas do que os estudos para determinação dos níveis séricos, frequentemente utilizando-se o rastreamento com marcadores radiativos e devendo ser feitos apenas de acordo com a real necessidade do caso considerado.

Algumas vezes, como no uso sistêmico de antibióticos, a análise das concentrações teciduais e a capacidade de atravessar a barreira hemo-liquórica são muito importantes para a previsão da eficácia do tratamento. Em outros casos, como no uso de medicamentos por gestantes ou lactantes, tais estudos são importantes na análise da segurança do tratamento.

5.3. Excreção

Depois de absorvidos e distribuídos, os fármacos, na sua maior parte, são eliminados, quer sejam inalterados ou metabolizados. Raramente ocorre o acúmulo do medicamento no organismo.

As principais vias de eliminação são o sistema renal e o aparelho digestivo, principalmente por via biliar. Outras vias de eliminação, tais como o aparelho respiratório (principalmente para substâncias voláteis) ou com o suor, podem eventualmente ser consideradas.

O estudo da biodisponibilidade deve incluir informação de como o medicamento é eliminado do organismo. Para essa análise, são importantes os dados de níveis urinários e a dosagem nas fezes, tanto do fármaco original como de seus metabólitos.

É também importante lembrar que o metabolismo e, de maneira geral, a biodisponibilidade de um fármaco podem ser muito diferentes nos extremos etários como nas crianças e nos idosos.

Indivíduos com anormalidades hepáticas ou renais trazem uma preocupação maior nesses tipos de análises, pois não são tão raros como se poderia supor. Com efeito, a porcentagem da população idosa na comunidade tende a ser progressivamente maior e, nesta faixa etária, é especialmente frequente a disfunção renal.

6. MECANISMO DE AÇÃO

Os conhecimentos sobre o mecanismo de ação dos medicamentos e como estes interagem com o organismo são importantes tanto para avaliação da eficácia quanto para a análise da segurança do uso de medicamentos. Embora se deva evitar a prescrição concomitante de vários medicamentos, isso nem sempre é possível; nos idosos, em especial, a polimedicação é quase uma constante.

Os estudos de mecanismo de ação e interações medicamentosas costumam ser de elaboração mais complicada e de interpretação mais problemática do que os estudos de biodisponibilidade ou do que os ensaios clínicos. Além disso, comparados com os estudos do mecanismo de ação dos medicamentos, os estudos de farmacologia básica e de bioquímica costumam ser mais importantes do que os estudos em seres humanos.

Muitos dos medicamentos com largo uso clínico não têm ainda seu mecanismo de ação esclarecido. Deve-se sempre ter em mente que evidências clínicas de eventos adversos ou de eficácia, bem documentadas, têm maior valor prático do que elaboradas teorias de mecanismos de ação. Por isso, pode-se afirmar que, para a definição de uso racional de medicamentos, o conhecimento do mecanismo de ação é menos importante do que os estudos de biodisponibilidade ou os ensaios clínicos, embora sem nunca negar a importância do seu conhecimento.

7. AVALIAÇÃO TERAPÊUTICA DE MEDICAMENTOS – FASES

Os ensaios com novos medicamentos costumam seguir uma rotina de conhecimento progressivo da nova substância de modo a garantir máxima segurança. Assim, em termos práticos, costuma-se dividir os ensaios clínicos em fases, de I a IV, sem que isso signifique que a fase seguinte começa exatamente ao terminar a fase anterior ou que não se volte a fases anteriores para buscar outros dados; mesmo que seja uma volta para fases bem anteriores, às vezes voltando até as fases de estudos em animais, embora o estudo já esteja em fases "numericamente mais avançadas".

A fase I busca informações iniciais muito cuidadosas em indivíduos sadios, no sentido de determinar a tolerabilidade clínica e biológica. Tenta-se estabelecer a tolerância aguda por diversas vias de administração e a relação dose/níveis sanguíneos/tolerabilidade. São iniciados os estudos de farmacocinética e farmacodinâmica, importando fundamentalmente o grau de absorção, níveis sanguíneos, distribuição no organismo, metabolização e excreção. O paciente permanece sob observação rigorosa, minuciosa e ininterrupta.

A fase I desenvolve-se em número limitado de indivíduos (20 a 100 voluntários) e sob a responsabilidade do farmacologista clínico suficientemente experimentado, dentro de rigorosos padrões éticos de pesquisa, tendo à sua disposição equipamentos que permitam o acompanhamento clínico, laboratorial e instrumental. Há necessidade de perfeito conhecimento da farmacologia e da toxicidade da droga em animais.

Na fase II, iniciam-se as pesquisas em pacientes, tendo como base os dados obtidos na fase anterior. O número de ensaios é limitado e deve haver um sistema de controle que possibilite a cada investigador saber o que se passa concomitantemente com outros ensaios em andamento. Dessa forma, procura-se envolver um pequeno número de investigadores (5 a 10). Os ensaios podem ser não controlados ou, em alguns casos, controlados, cegos ou abertos, mas sempre em pequeno número de pacientes (100 a 300) de acordo com a afecção estudada.

Buscam-se dados que permitam generalizar conceitos e informações. Determina-se a atividade farmacológica, por meio da comparação da substância em estudo com o placebo, e o valor terapêutico, pela comparação com substâncias clássicas consideradas farmacologicamente ativas. As pesquisas dessa fase levam, com relativa segurança, ao conhecimento das possibilidades terapêuticas e do grau provável de efeitos tóxicos ou secundários.

Após essas duas primeiras fases, o fármaco será ou não liberado para a utilização em estudos mais amplos, necessários à confirmação de indícios ou fatos já detectados.

Os dados obtidos nas fases I e II podem requerer estudos adicionais em animais, mesmo antes de seu término, e a suplementação com os estudos da fase III. Tais dados devem satisfazer a conhecimentos necessários para determinar a duração esperada da administração no ser humano, o grupo etário e o estado físico das pessoas a que se destina como, por exemplo, crianças, mulheres na pré-menopausa, grávidas etc. Esses informes muitas vezes não estão disponíveis previamente.

A fase III, que corresponde aos ensaios clínicos propriamente ditos, tem por finalidade determinar a eficácia e o esquema posológico ótimo no diagnóstico, tratamento ou profilaxia de grupos de indivíduos portadores de uma doença ou condição clínica. Essa fase já abrange um grande número de pacientes (1.000 a 5.000, variando com a incidência da doença). Os fatos acumulados nas fases anteriores, incluídos aqueles obtidos em animais, são utilizados no planejamento. Os estudos são realizados por grupos clínicos separados, seguindo um mesmo plano, dentro das variações possíveis, conforme o caso.

Na fase III, é indispensável o uso de grupo-controle, bem como a obediência às normas que permitam o tratamento estatístico dos dados obtidos. Um ensaio de fase III ideal deve ser randomizado, controlado, duplo-cego, cruzado, multicêntrico, multifatorial e multivariável. Isso não significa que um estudo aberto não seja válido ou que uma comparação em grupos diferentes careça de crédito.

Vale frisar que não há uma demarcação nítida entre as fases, pois o processo de estudo de um medicamento é contínuo. A passagem de uma fase para outra não depende do número de observações ou de casos, mas, seguramente, da significância e do significado das observações feitas. Como exemplo de concomitância de fases, pode-se citar a inclusão de pacientes em vez da inclusão de voluntários sadios, na primeira fase. O importante é ter em mente que, na fase I, pretende-se determinar qualitativamente a segurança, o potencial útil de atividade e a ação farmacológica. Na segunda, estabelece-se o esquema posológico médio e, na terceira fase, determina-se a atividade definitivamente.

Nas duas fases iniciais, obtêm-se informações de inestimável valor, porém, não se pode ainda predizer os resultados para uso médico generalizado. Na fase III, fixam-se, em termos reais, a segurança e a efetividade para uso clínico, além de se detectarem as manifestações adversas que são menos comuns ou as reações de idiossincrasia.

Costuma-se acrescentar a essas três fases clássicas uma quarta fase, fase IV. Após a publicação dos resultados dos ensaios clínicos das fases anteriores em revistas médicas especializadas, é possível registrar esse novo medicamento no país de origem e dessa forma aprová-lo para uso clínico. Esse medicamento já começa a ser comercializado e é possível realizar um ensaio clínico de fase IV. Nesta fase, visa-se mais o enfoque na aceitação do medicamento pela classe médica, bem como sua promoção e divulgação. Os ensaios devem ser multicêntricos e o número de pacientes envolvidos é ilimitado, devendo envolver um grande número de pacientes e de médicos de regiões diferentes. A eficácia e a tolerabilidade geral do produto continuam a ser avaliadas, assim como a indicação pela qual se obteve aprovação para uso clínico no país. O número de ensaios nessa fase tem crescido, uma vez que, para dar início a eles, não se necessita da aprovação de órgão nacional de ética em pesquisa, mas sim, apenas, da aprovação dos Comitês de Ética em Pesquisa das instituições em que a pesquisa é realizada.

A fase IV tem por escopo estudar os efeitos da nova substância em condições estritamente práticas. Essas pesquisas de campo são denominadas de ensaios pré-indutórios ou estudos de introdução clínica. Visa-se, com isso, a obtenção de uma opinião média, em curto prazo, além de possibilitar a participação ativa, no julgamento do fármaco, de um número razoável de médicos. As pesquisas da fase IV, isoladas, não têm valor, mas, como complemento às anteriores, são necessárias.

O número aproximado de pacientes incluídos em cada fase da pesquisa para a maioria dos novos medicamentos está expresso na Tabela 9.2.3.

Tabela 9.2.3. Fases da pesquisa (o número de voluntários varia com a incidência da doença)

Fases	Seres humanos	Nº de voluntários	Objetivos
Fase I	Voluntários sãos	20 - 100	Farmacocinética Farmacodinâmica Tolerância Tolerabilidade
Fase II	Pacientes	100 - 300	Atividade farmacológica Toxicidade
Fase III	Pacientes	1.000 - 5.000	Eficácia Segurança
Fase IV	Pacientes	Ilimitado	Aceitação Eficácia Tolerabilidade

8. BIBLIOGRAFIA

BAUER, P. Multiple primary treatment comparisons based on closed testes. *Drug Information J.*, v. 7, p. 643-50, 1993.

CARVALHO, M.F.; ZANINI, A.C.; CAMACHO, J.L.P; BARONE, A.A. Monitoramento de reações adversas do interferon alfa no tratamento ambulatorial da hepatite C crônica. *Rev. Bras. Ciênc. Farm.*, v. 37, n. 1, p. 27-38, 2001.

FLETCHER, R.H.; FLETCHER, S.W.; WAGNER, E.H. Epidemiologia clínica: elementos essenciais. Porto Alegre: Artes Médicas, 1996. 281p.

HIMES, D.C.; GOLDZIEHER. J.W. Clinical investigation: a guide to its evaluation *AM. J. Obstet. Gynecol.*, v. 105, p. 450-87, 1969.

LASAGNA, L. Research regulation, and development of new pharmaceuticals: past, present and future. Part II. *Am. J. Med. Sci.*, v. 263, p. 66-78, 1972.

LESERMAN, J.; KOCH, G. Review of self-report depression and anxiety measures. *Drug Information*, v. 27, p. 537-48, 1993.

LIMA, D.R. Manual de Farmacologia Clínica, Terapêutica e Toxicológica. 1. Ed. Rio de Janeiro: Guanabara Koogan, 1995.

MINISTÉRIO DA SAÚDE, Resolução CNS nº 196/96, de 10 de Outubro de 1996, sobre pesquisa envolvendo seres humanos.

MINISTÉRIO DA SAÚDE, Resolução CNS nº 251/97, de 07 de Agosto de 1997, sobre pesquisa envolvendo seres humanos para a área temática de pesquisa com novos fármacos, medicamentos, vacinas e testes diagnósticos.

MINISTÉRIO DA SAÚDE, Portaria CNS nº 911/98, de 12 de Novembro de 1998, sobre a relação de documentos necessários à instrução de pedidos de autorização para realização de Pesquisa Clínica com Fármacos, Medicamentos, vacinas e testes diagnósticos novos.

MARTIN, H.S. The use of statistics in medicine. *Br. Med. J.*, v. 5, n. 1, p. 23-37, 1957.

PAGANO, B.H.J. Sistematização da pesquisa clínica. *O Hospital*, v. 78, p. 233-44, 1970.

PLUTCHIK, R.; PLATMAN, S.R. Three alternatives to the double blinde. *Arch. Cen. Psychiatry*, v. 20, p. 428-32, 1969.

RICKLES, K. Placebo therapy. *Int. Pharmacopsychiatry*, v. 3, p. 196-202, 1969.

SHAPIRO, A.K. The placebo effects in the history of medical treatment: implications for psychiatry. *Am. J. Psychiatry*, v. 116, p. 298-303, 1959.

WEATHERALL, M. Change and choice in the discovery of drugs. *Proc. Rev. Soc. Med.*, v, 65, p. 329-34, 1972.

WORLD MEDICAL ASSOCIATION. Declaration of Helsinki – Recommendations guiding physicians in biomedical research involving human subjects. In: WHO Drug Information, 6:186-188, 1992. Adopted by the 18Th World Medical Assembly, Helsinki, Finland 1964. Amended by the 29th World Medical Assembly, Tokyo, 1975, 35th World Medical Assembly, Venice, 1983, 41st World Medical Assembly, Hong Kong, 1989, 48 th World Medical Assembly, South Africa, 1996 and 52 nd World Medical Assembly, Scotland, 2000.

WORLD HEALTH ORGANIZATION. Proposed WHO Guidelines for Good Clinical Practice (GCP) for trials on pharmaceutical products. WHO Drug Information 6:170-86, 1992.

9.3.

Gestão do Uso de Medicamentos

Luis Augusto Morais de Vasconcellos
Mauricio Diament
Antonio Carlos Zanini

Sumário

Colaboradores nas edições anteriores: Antonio Carlos Zanini, Lilian Ciola-Sanchez, Luiz Gonçalves Paulo.

1. INTRODUÇÃO

Na área de medicamentos - em farmácia, enfermagem, medicina, odontologia, nutrologia e outras - a missão dos profissionais de saúde é cuidar que o paciente receba o medicamento adequado e o utilize corretamente.

Mas são tão numerosas as variáveis trazidas pelo progresso da ciência, propiciando o aumento da disponibilidade de fármacos eficazes, e são tantos os interesses econômicos da indústria farmacêutica, que se torna cada vez mais difícil assegurar que o paciente receba tratamento eficiente, seguro e mais adequado ao seu caso.

Evoluímos de um pequeno arsenal de medicamentos, na antiguidade, para um emaranhado de diagnósticos e tratamentos, onde não basta atender ao paciente, mas é preciso gestão do atendimento e uso dos medicamentos. É preciso gerenciar disponibilidade, qualidade, validade dos produtos, acesso, dispensação e uso. Grande parte desses cuidados repousa no trabalho do farmacêutico, mas todos os envolvidos precisam ter base em farmacologia e conhecimentos de outras matérias como medicina e farmacocinética, psicologia, sociologia e administração.

A assistência farmacêutica, cuja prática no início do século XX cabia praticamente dentro de uma farmácia, passou a necessitar, cada vez mais, de novos instrumentos e métodos de análise e de trabalho, com o desenvolvimento de diversas áreas de trabalho. Além da orientação na prescrição, é necessária a informação concisa, precisa e clara sobre os medicamentos escolhidos, sobre o cuidado com os efeitos adversos e cuidar da garantia de que o paciente vai obter e usar corretamente o medicamento.

De modo geral, a *farmácia clínica* é considerada como a especialidade que cuida principalmente da assistência direta ao paciente pelo farmacêutico, caso a caso, com conhecimentos que auxiliem a equipe médica nas decisões de prescrição (escolha do medicamento e da posologia) e monitorização da resposta terapêutica (eficiência e efeitos adversos). A farmácia clínica cuida também de assegurar a correta informação e administração do medicamento ao paciente. A *farmácia clínica (ambulatorial ou hospitalar)* envolve conhecimentos de gerenciamento da assistência médica e farmacêutica.

Os aspectos administrativos relacionados aos produtos farmacêuticos, incluindo estimativas de consumo, compras, estocagem, distribuição e dispensação, são incluídos na especialidade de *gerenciamento farmacêutico*. Embora boa parte das funções tenha apenas caráter administrativo, o conhecimento técnico sobre medicamentos é fundamental para garantir o controle da origem e a qualidade dos produtos, a estocagem em condições adequadas, a conferência dos dados da prescrição e a orientação complementar na prescrição.

Face às limitações econômicas de aquisição e disponibilidade de medicamentos para a medicina socializada, o gerenciamento farmacêutico adquire aspectos especiais quando praticado em instituições públicas, com estudos complexos e decisões difíceis quando se trata da hierarquização na prestação de serviços e priorização na compra de medicamentos.

Funções de controle são inerentes à assistência ao paciente:

(i) a *farmacovigilância* cuida da detecção dos efeitos adversos e avaliação contínua de risco/benefício de produtos já licenciados e comercializados;

(ii) os *estudos de revisão de utilização de medicamentos (drug utilization review)* avaliam retrospectivamente ou em tempo real a realidade do que acontece em cada sociedade ou grupo quanto a escolha, prescrição e uso dos medicamentos.

A *farmacoepidemiologia* é um ramo da farmacologia (ou também da epidemiologia) que auxilia tanto a farmacovigilância quanto os estudos de utilização de medicamentos, pois pesquisa efeitos que se tornam evidentes quando um medicamento é consumido por grandes massas populacionais. São exemplos dessa aplicação da farmacoepidemiologia a detecção de reações adversas com baixa incidência e as avaliações comparativas de benefício, risco e custo. Por orientar a decisão de administradores de saúde na área de medicamentos e por ser baseada em dados numéricos, a farmacoepidemiologia é chamada a "ciência dos indicadores".

Esses estudos mostraram que há ainda divergência entre técnicos, motivada por diferente entendimento profissional ou, pior, influenciada por interesses ou barreiras técnicas e econômicas próprias de cada país. A ideia de se alcançar uma "verdade absoluta", ou consenso universal em uma lista de medicamentos necessários ao homem, é fantasiosa.

A prescrição e o uso de medicamentos podem ser influenciados por fatores não científicos, como, por exemplo, a propaganda direcionada por interesses econômicos e procedimentos não éticos, como a dicotomia entre médicos e farmácias.

A farmacoepidemiologia e a farmacoeconomia começaram a receber maior atenção em ciência a partir da década de 1970, quando os países escandinavos organizaram uma assistência social, com controle computadorizado do histórico médico e identificação pessoal, criando condições para seguimento individual, em toda sua população, de doenças e terapias. Conhecem-se os medicamentos consumidos, acompanham-se a evolução terapêutica, os retornos, as doenças intercorrentes e as reações adversas no paciente.

No Brasil, as primeiras pesquisas sobre a influência da economia na disponibilidade de medicamentos datam de 1974, quando Zanini analisou a influência do controle de preços na disponibilidade dos medicamentos essenciais. O mesmo autor, de 1981 a 1985, iniciou a harmonização de informação sobre medicamentos em seu país com a implantação da normatização de nomenclatura do Ministério da Saúde, utilizando nomes genéricos, conforme orientação da Organização Mundial da Saúde (OMS).

Finalmente ainda existem decisões quanto aos medicamentos que parecem não ter base científica, como, por exemplo, a dose do fármaco em cada produto e que demonstram a dificuldade em ministrar o tratamento "absolutamente correto" ao paciente. Por exemplo, utilizam-se geralmente múltiplos de "10" ou de "5", nas doses dos fármacos comercializados. Por que razão os comprimidos têm 100 mg em vez de 97,3 mg? E por que 5 mg, em vez de 5,14 mg? Além disso, na produção industrial, existe uma margem de erro de dose que é adicionada à perda de atividade do princípio ativo durante o tempo que decorre entre a manufatura e o consumo. Somam-se ainda diferenças individuais de peso corpóreo, quantidade relativa de lípides, características genéticas de absorção, metabolismo, excreção e a variação da resposta farmacodinâmica que geralmente não são levadas em conta na prescrição. Mesmo tentando estimar com rigor a dose a ser utilizada pelo paciente, frequentemente ocorre "erro de dosagem".

Todos esses dados mostram que o uso de medicamentos está relacionado a outras áreas da medicina e da socioeconomia. A farmacologia ajuda a entender essas interfaces, servindo como ponte de ligação entre as diversas áreas do setor saúde.

2. ORGANIZAÇÃO DO ATENDIMENTO À SAÚDE

A procura do atendimento à saúde, os serviços e os produtos recebidos dependem de vários fatores que começam quando um indivíduo identifica necessidade de tratamento de sua saúde. Após um primeiro atendimento, conforme a necessidade de diagnóstico e tratamento especializado, o paciente pode evoluir para complexo sistema de decisões (Figura 9.3.1).

O atendimento recebido pelo paciente vai depender, portanto, não apenas do país em que vive, mas especialmente da pequena comunidade que o cerca, seus hábitos e costumes, bem como seu poder aquisitivo e o tipo de atendimento à saúde oferecido.

Por exemplo, existe limitação geográfica do acesso a recursos humanos atualizados e equipamentos adequados, a que se somam as limitações econômicas e políticas. Pode-se estimar, no Brasil, que menos de 5% da população vai alcançar boa qualidade de atendimento. O serviço prestado é variável conforme as condições às quais o paciente tem acesso: serviços públicos de saúde, medicina de grupo, ou tratamento particular.

A fim de sanar falhas de atendimento à saúde e obter melhor aproveitamento dos recursos, os administradores desenvolveram uma hierarquização da assistência, por meio de níveis de atenção: nível primário, secundário, terciário e quaternário de assistência à saúde.

2.1. Hierarquização na prestação de serviços

Em média, no período de um mês, de cada mil pessoas, cerca de 600 a 700 apresentam pequenas alterações de saúde, que são resolvidas sem precisar receber assistência médica; cerca de 250 requerem assistência médica ambulatorial, mas apenas dez precisam de internação em hospital geral ou instituição especializada.

Para obter-se o máximo rendimento na relação entre benefício e custo, o atendimento à saúde costuma ser classificado segundo a complexidade da doença e dos meios necessários para sua respectiva prevenção, diagnóstico e tratamento. Apesar das dificuldades conceituais, existe consenso em distribuir esse atendimento em quatro níveis: assistência médica primária, secundária, terciária e quaternária.

A **assistência primária** de saúde destina-se ao tratamento de certas doenças crônicas, bem como alguns problemas simples de emergência, além do controle da população sadia, da proteção e da promoção da saúde. Os serviços complementares de diagnósticos (laboratório, radiografia etc.) estão geralmente ausentes e o número de medicamentos necessários é relativamente pequeno.

A **assistência secundária** é entendida como aquela realizada em instituição possuindo os recursos diagnósticos dos

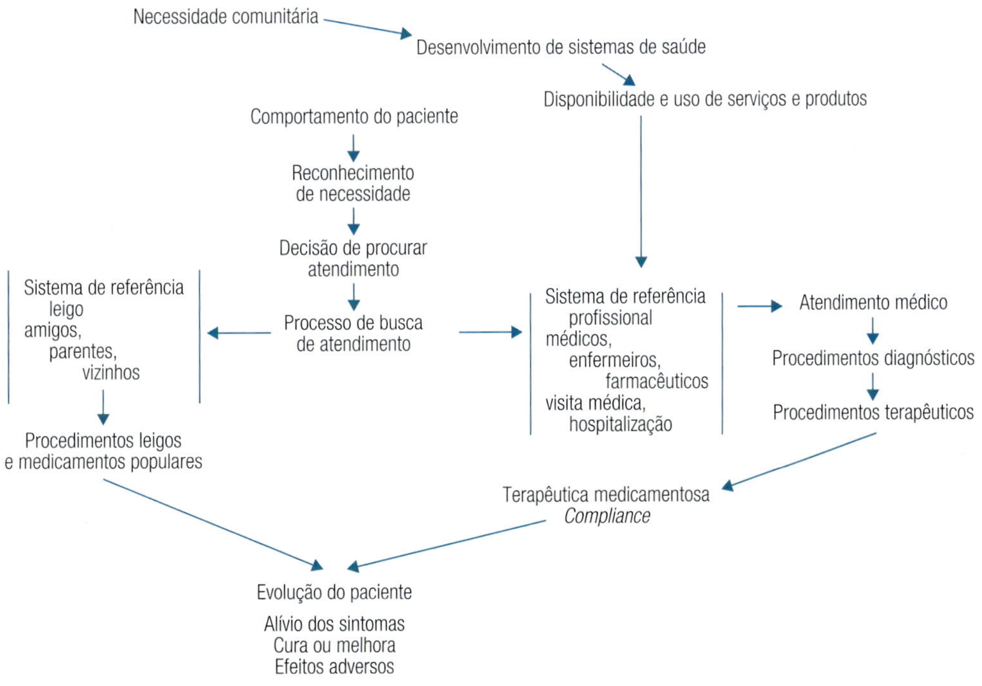

Figura 9.3.1. Posição relativa da terapêutica medicamentosa face ao conjunto de influências de parte do paciente e do atendimento médico.

serviços de laboratório, radiologia e eletrocardiografia e possuindo leitos que propiciem hospitalização nas chamadas áreas básicas da medicina – clínica médica geral, cirurgia geral, obstetrícia e pediatria. Nesse tipo de atendimento é de grande importância o médico generalista, que possui conhecimentos suficientes para resolver 80% a 90% dos problemas de saúde que se apresentam na comunidade.

O terceiro nível, a **assistência terciária**, é caracterizado por problemas de saúde mais complexos e que exigem equipamentos sofisticados, além de recursos humanos preparados para prestar assistência especializada. Exigem-se ambulatórios e hospitais equipados com tecnologia apropriada para o fornecimento de cuidados mais complexos, o que caracteriza, em geral, os hospitais de ensino e hospitais particulares de primeira linha.

A **assistência quaternária** se caracteriza pela existência de hospitais que investem em alta tecnologia para realização de tratamentos como cirurgia cardiovascular, neurocirurgia ou transplante de órgãos.

Com essa hierarquização, busca-se evitar desperdícios de recursos humanos, equipamentos e produtos, pois todos estão sendo aproveitados em relação ótima entre disponibilidade e uso. Por exemplo, especialistas, equipamentos, medicamentos etc. necessários para uma cirurgia cardíaca ficariam parados em hospitais de assistência secundária, gerando custos; mas os gastos diminuem, por serem frequentes, em hospitais para atendimento em nível de assistência quaternária.

2.2. Limitações na obtenção de medicamentos

A utilização de medicamentos depende da disponibilidade e das condições para sua obtenção. As condições individuais que influenciam a obtenção do produto dependem do preço, do poder aquisitivo do paciente, ou da eficiência dos programas assistenciais, com diferenças entre países.

Deve-se também destacar que há variação de medicamentos licenciados em cada país; existe um grande número de fármacos utilizados em medicina, mas há diferenças na disponibilidade desses medicamentos entre países.

Em um mesmo país, o arsenal medicamentoso disponível pode não ser acessível a toda população, mesmo em programas considerados eficientes: por exemplo, a distribuição dos medicamentos essenciais de acordo com a hierarquia do atendimento (dando preferência aos atendimentos primário e secundário) restringe o universo de medicamentos disponíveis.

A ideia de que a comunidade poderia repartir os custos de tratamento individuais, com amplo acesso aos medicamentos, surgiu no final do século XIX. Todavia, a expansão do número de medicamentos e a recessão econômica forçaram países, grupos e instituições a selecionar e restringir a sua disponibilidade do tratamento médico. Na busca para reduzir os gastos, países desenvolvidos e em desenvolvimento implementaram várias estratégias para diminuir as despesas da assistência em saúde, trazendo a participação da comunidade no controle das despesas.

Como consequência das restrições econômicas, a sociedade começou a influenciar o "*locus*" do poder, ou o nível de direção associado para a obtenção e a disponibilidade de serviços de aquisição de produtos aos pacientes.

Qualquer que seja o modelo adotado, a cultura do país, os hábitos e as condições socioeconômicas interferem na disponibilidade de serviços. Mas, quanto à organização, a sociedade moderna tem três principais tipos de disponibilidade de medicamentos:

a. **fornecimento gratuito** de todos os medicamentos que o paciente necessita. Neste caso, porém, há frequentes limitações de governo ou planos de saúde limitando os medicamentos que podem ser dispensados gratuitamente.

b. **controle da terceira parte**, onde o paciente partilha o custeio, pagando parte do valor total do medicamento. Existem diversos sistemas de reembolso parcial com percentagem diferenciada segundo o grau de importância terapêutica atribuído a cada produto receitado. Por exemplo, um determinado antibiótico pode ter 90% de reembolso, enquanto um ansiolítico pode ter apenas 20% do custo pago pelo sistema social.

c. **decisão individual**, aquele onde a compra do produto depende somente da decisão e do poder econômico individual. O paciente paga o preço integral do produto.

3. DISPONIBILIDADE

3.1. Modelos gerais de disponibilidade

O "*perfil de uso de um medicamento*" e os "*sistemas regulatórios de disponibilidade e uso de medicamentos*" seguiram padrões similares através dos séculos, em diversas modificações, sofrendo mudanças simultâneas e semelhantes. O enfoque principal sempre foi a busca de fármacos eficazes.

Contudo, desde os primórdios da humanidade, cada civilização vem utilizando e elegendo sua "droga social" (ou recreacional), tal como o álcool, mescalina, ou plantas com propriedades alucinógenas. No passado, a posse de qualquer dessas drogas e o conhecimento de suas aplicações e efeitos eram frequentemente mantidos em segredo, especialmente pelos líderes religiosos.

No século XIX, começaram a ser definidas pelas sociedades as "drogas ilegais", como o ópio na China. Um século depois, entre 1961 e 1971, as Convenções de Narcóticos e Psicotrópicos forneceram melhores especificações sobre quais drogas deveriam ser consideradas como "ilegais".

Somente no século XX as sociedades realmente desenvolveram modelos regulatórios gerais, especialmente depois do episódio da talidomida na década de 1960. Com receio do uso inadequado de drogas, a maioria das nações criou agências para permitir, banir e/ou regularizar o uso de drogas, as chamadas "agências reguladoras". Exigências mais fortes começaram a ser feitas para a aprovação de drogas com a condição de que especialistas fossem responsáveis para indicar seu uso. Foi quando os "medicamentos sob prescrição médica" se tornaram uma classe. Como consequência natural, aqueles produtos que permaneceram disponíveis livremente para a compra formaram a classe de "medicamentos de comércio livre" (sem prescrição).

Embora os países possam divergir em sua opinião sobre cada droga isoladamente, foram adotados três grupos gerais de "*modelo regulatório de disponibilidade*" de medicamentos, como seguem:

a. produtos sob prescrição médica – todos aqueles que somente podem ser obtidos após a autorização de um profissional de saúde habilitado;

b. produtos de comércio livre (sem prescrição médica) – inclui a automedicação, com produtos selecionados por técnicos. Inclui também outros produtos não bem estudados, tais como plantas medicinais tradicionais e produtos populares.

c. drogas e produtos ilegais – definidos em cada civilização, em determinadas épocas, tais como o álcool, drogas alucinógenas, heroína etc.;

Além dos produtos submetidos às agências regulatórias, existem ainda outros grupos de drogas aceitos pela sociedade:

d. drogas sociais (recreacionais) – aquelas escolhidas para uso socialmente, tais como o tabaco, algumas drogas alucinógenas, estimulantes (folhas de coca), álcool;

e. drogas sagradas/religiosas – utilizadas em cultos, rituais ou cerimônias místicas, tais como alguns alucinógenos, vinho sagrado, ganja;

f. drogas para controle mental – utilizada na lavagem cerebral, controle de conduta etc.;

g. drogas venenosas/letais – utilizadas em sentenças de morte ou na guerra química.

3.2. Políticas regionais

A disponibilidade e uso de medicamentos é influenciada por políticas regionais e depende também de fatores não farmacológicos. Diferentes países, mesmo os considerados com excelente nível cultural, disponibilizam elencos de produtos diferentes.

A saúde é definida pela OMS/ONU como "*o estado de completo bem-estar físico, mental e social*". Mas essa "saúde" é instintivamente buscada por todos, envolve componentes subjetivos. Cada país tem suas próprias variações do conceito de saúde, consequente a tradições, hábitos e necessidades.

Por exemplo, ainda é surpreendente o número de adeptos e defensores de alucinógenos ou estimulantes proibidos na maioria dos países. Paradoxalmente, para aqueles que estão habituados a drogas alucinógenas ou estimulantes, o "*estado de completo bem-estar físico, mental e social*" só é alcançado mediante o uso de substâncias condenadas por outros grupos. O uso do álcool, por exemplo, é proibido em alguns países de cultura islâmica.

Este exemplo serve para esclarecer, mais amplamente, a existência de diferenças entre os conceitos de "necessidade", ou seja, quais medicamentos são considerados essenciais em cada país. Além disso, outros fatores, inexplicados pela ciência, contribuem para essa falta de consenso, sem esquecer que o tempo revela mudanças de comportamento social que alteram leis e normas.

Procurando melhorar a qualidade de vida, e com o intuito de adaptar os desejos individuais ao grupo social, as leis e as normas são feitas de acordo com: (i) o nível tecnológico de assistência médica e os produtos disponíveis; (ii) conveniências nacionais e governamentais; (iii) lideranças e (iv) costumes regionais.

A classificação dos medicamentos em "venda sob prescrição médica" ou "venda livre" também depende de muitos fatores, tais como educação, meio ambiente, ansiedade social, limites legais, recursos médicos, condições econômicas etc.:

- a disponibilidade dos medicamentos sem necessidade de prescrição faz decrescer o número de consultas médicas;
- a escolha do "medicamento sem prescrição" é também influenciada por peculiaridades culturais e sociais da sociedade que busca encontrar sua melhor qualidade de vida.

Outras características culturais e geopolíticas também podem influenciar a disponibilidade do medicamento, por meio de fatores como: (1) extensão territorial e localização do país no globo terrestre, (2) desenvolvimento tecnológico (define países importadores ou exportadores de fármacos); (3) modelo político: (4) poder econômico e modo de obtenção de produtos; (5) população participante do controle social de despesas para o atendimento à saúde (como nos países escandinavos) e (6) importância da indústria farmacêutica no contexto socioeconômico do país.

Por exemplo, a Suíça, país exportador de medicamentos, tinha modelo especial de disponibilidade diferente do modelo dos países escandinavos (países com medicina totalmente socialista e importadora da maioria dos medicamentos). Esse modelo mudou quando esses países aderiram ao Mercado Comum Europeu.

O modelo de disponibilidade pode também variar com o tempo, exemplo do Japão, que de país importador passou a ser exportador de medicamentos. O tamanho do país e sua localização são também fatores permanentes que podem limitar o desenvolvimento tecnológico industrial.

3.3. Programas de medicamentos essenciais

A escolha, a padronização, o gerenciamento farmacêutico e o programa de pesquisa e educação sobre medicamentos essenciais representam a única solução técnica, administrativa e econômica que possibilita, na prática, a assistência farmacêutica socializada a toda a população de países em desenvolvimento.

Muitos países não têm recursos econômicos para ter acesso aos medicamentos conhecidos como efetivos e seguros, tampouco têm estrutura administrativa capaz de gerenciá-los. Foi observado, desde a década de 1960, que o grande aumento do número de produtos farmacêuticos comercializados não vinha coincidindo com uma proporcional melhoria da saúde. Começou a ficar claro que com um elenco relativamente pequeno de medicamentos, da ordem de 300 a 500 produtos, poder-se-ia tratar satisfatoriamente 90% a 95% dos pacientes.

O aproveitamento adequado de maior variedade de medicamentos depende de especialização médica e de recursos complementares nem sempre disponíveis nos países em desenvolvimento.

A Organização Mundial da Saúde (OMS), reunindo iniciativas isoladas de países membros, iniciou em 1976 a coordenação de um "Programa de Medicamentos Essenciais", cujo objetivo principal foi definido como sendo: "estender o acesso à maioria dos medicamentos utilizados por populações cujas necessidades básicas de saúde não podem ser satisfeitas pelo sistema de fornecimento existente".

Cada país tem condições particulares de obtenção e produção de medicamentos, tem também condições particulares no que se refere a morbidade, hábitos, fatores genéticos, demográficos e ambientais. Assim, não é possível a um organismo internacional (como a OMS) unificar o programa. Deve, isso sim, prover orientações e propor modelos.

Foi essa a posição da primeira reunião de peritos em medicamentos essenciais; em 1977, foi publicado o primeiro relatório propondo modelos de gerenciamento, pesquisa e foi elaborada uma "lista modelo de medicamentos essenciais". A partir dessas diretrizes, os países-membros deveriam elaborar sua própria lista de produtos e gerenciar o programa de acordo com suas conveniências.

Observe-se que essa "lista de produtos essenciais" representa apenas o passo inicial de um conjunto de medidas e objetivos a serem atingidos pelos programas governamentais, e que são os seguintes:

a. Fazer com que cada medicamento essencial selecionado esteja disponível nos locais de atendimento à saúde e possa chegar facilmente ao paciente;
b. Disciplinar a aquisição dos produtos;
c. Estimular e garantir a disponibilidade dos medicamentos de comprovada eficácia, razoável segurança para a prevenção e tratamento das doenças mais frequentes;
d. Conferir uma maior rentabilidade e um melhor aproveitamento dos recursos governamentais destinados à assistência farmacêutica: (i) compatibilizar a oferta de medicamentos à posologia prevalente, (ii) aumentar a concorrência entre fornecedores para esses medicamentos, (iii) orientar prioridades na produção interna de matérias-primas farmacêuticas;
e. Facilitar e aprimorar a tarefa do médico na terapêutica com a difusão do conhecimento e o estímulo do emprego da nomenclatura genérica dos fármacos;
f. Facilitar a execução de atividades prioritárias de controle de qualidade de produtos e de vigilância farmacêutica em geral.

3.4. Política de formulários

Os formulários são listas padronizadas de medicamentos selecionados por uma equipe técnica para uso em hospitais, ou centros de atendimento à saúde, visando à redução de custos.

Os "*formulários*" diferem dos "*medicamentos essenciais*" porque representam uma restrição de disponibilidade de medicamentos para apenas um hospital ou poucas instituições, enquanto os medicamentos essenciais são bem mais amplos, pretendem atingir todo o país, visando aumentar o acesso da população ao tratamento.

Reduzir a disponibilidade de medicamentos é uma tarefa difícil, porque interfere com a conduta médica e, limitando as opções existentes no país, ocorre aumento de riscos para o paciente. Muitos hospitais, em diversos países, trabalham com formulários, fazendo restrições adicionais ao uso de produtos mais caros. Por exemplo, a economia obtida pela restrição de acesso à terapêutica oncológica pode aumentar a disponibilidade de recursos para outros tratamentos, mas certamente tem implicações éticas difíceis de serem apuradas.

A política de reembolso parcial das despesas, com diferentes porcentagens de subsídio, de acordo com a "importância dos medicamentos", como é utilizada na Europa, pode ser considerada uma variação da política de formulários.

Alguns autores criticam a política de formulários. Eles propõem, como uma alternativa considerada mais efetiva de controle da relação custo/benefício, o aprimoramento da instrução médica e da auditoria técnico-administrativa. No paciente internado, o medicamento deve representar ao redor de 4% dos custos globais, valor relativamente baixo em relação aos prejuízos eventuais causados pela restrição da sua disponibilidade. Outros procedimentos de alto custo na área de diagnóstico, no material médico e nos tratamentos cirúrgicos, cujo controle é frequentemente relegado a plano secundário, têm custo relativamente maior que a farmácia. Qualquer que seja a conduta adotada, deve-se sempre ter em mente a importância da avaliação do uso de medicamentos.

4. INFORMAÇÃO

A informação sobre medicamentos é direcionada para dois tipos peculiares de interessados: (i) a equipe de saúde (médicos, farmacêuticos, enfermeiras, nutricionistas, assistentes sociais, dentistas) e (ii) consumidores.

A informação dirigida para a equipe de saúde é habitualmente feita com o emprego de terminologia própria do meio científico, portanto se constitui em informação técnica. Existem pequenas variações de conteúdo que são adequadas a determinado grupo profissional da saúde. Por exemplo, algumas informações abordam aspectos relativos ao uso do medicamento e são dirigidas para o médico, e outras abordam os aspectos legais e são dirigidas especificamente para o farmacêutico.

A informação dirigida para o consumidor deve ser feita em linguagem de fácil compreensão, dando ênfase à utilização adequada, às interações e aos efeitos adversos.

Na década de 1980, o Ministério da Saúde do Brasil, com o auxílio de diversos grupos de trabalho, regulamentou pela primeira vez a bula dos medicamentos com ordenação do conteúdo e contendo frases padrões de alerta ao consumidor (Zanini, 1984). Dentre as frases a serem sempre incluídas destacam-se duas que são mantidas inalteradas:

- Para produtos novos, chamando a atenção para o risco da ocorrência de efeitos adversos que não foram detectados na fase pré-clínica (o Brasil foi o primeiro país a tornar obrigatória essa advertência);
- Para manter medicamentos fora do alcance de crianças.

A orientação pela bula foi revisada em 2009, obrigando que parte do texto seja dirigida ao consumidor, escrita em linguagem de fácil compreensão. Posteriormente, foram feitas outras modificações e recomendações.

Atualmente, a prescrição e a orientação médica, mesmo quando feitas de maneira cuidadosa, não são suficientes para o paciente. Surgem dúvidas que obrigam que as instruções sejam repetidas e, eventualmente, complementadas. Mesmo com a disponibilidade de livros com informações sobre os medicamentos, esses se desatualizam rapidamente. O volume e a constante modificação da base de dados científicos sobre os medicamentos são tão grandes que tornam muito difícil para o profissional estar sempre atualizado.

Em muitos países, estão se desenvolvendo centros de informação ao consumidor, geralmente ligados a escolas de farmácia, indústria ou governo e que, por telefone ou correspondência, complementam a informação recebida em consultório. Começaram também a ser desenvolvidos programas em informática para tentar esclarecer as dúvidas sobre medicamentos diretamente de terminais de computadores ou em tempo real. Nesse meio "*on line*", as informações sobre os medicamentos são atualizadas na medida do possível, porém mais rapidamente do que seriam se fossem utilizados os meios convencionais de edição em livros, revistas etc.

As partes envolvidas na informação e profissionais de saúde apresentam diversos aspectos:

- O governo, ao permitir o uso de determinados medicamentos, tem a obrigação de rever a veracidade dos dados recebidos da indústria, sua compreensão por profissionais e consumidores.
- O médico, ao prescrever um medicamento, deve sempre procurar se atualizar, consultando a literatura científica e outros meios de informação, sem se limitar à bula. Deve orientar o paciente e fazer seguimento da resposta do paciente aos medicamentos prescritos.
- A indústria responde legalmente pela veracidade das informações que deu ao governo e pelo que consta nas bulas e responde, civil e criminalmente, pela omissão de informação.
- O paciente (ou seu responsável) tem o direito e o dever de decidir se deve ou não tomar uma medicação e, para isso, deve ser bem informado.

Os aspectos legais que envolvem a informação sobre medicamentos ganharam maior importância devido à ocorrência de ações de consumidores contra indústrias farmacêuticas, gerando indenizações bilionárias. Como as indústrias se veem obrigadas a comunicar todo risco possível no uso do medicamento, mesmo na ausência de indiscutível correlação causa-efeito, as bulas atuais tornaram-se muito extensas.

5. ADESÃO AO TRATAMENTO

O termo "*adesão*" (*adesão ao tratamento* ou, em inglês, *compliance*) é utilizado para definir o nível de aceitação, cooperação e cumprimento das instruções por parte do paciente em relação ao tratamento médico prescrito. Assim, a "*adesão*" é ótima quando o paciente entendeu tudo que o médico lhe explicou sobre a terapia medicamentosa, dispôs-se a cumprir rigorosamente o tratamento prescrito e teve condições de obter o medicamento.

A tradução do termo inglês *compliance* para a língua portuguesa é difícil, existindo várias tentativas de sinônimos, porém nenhum até agora é considerado satisfatório. Os termos mais utilizados têm sido "observância", "complacência", "aderência" ou, talvez o mais utilizado, "adesão" do paciente.

Mesmo quando o diagnóstico e a prescrição são corretos, sua eficiência depende de que seja administrado e absorvido e que sejam respeitados os horários entre as administrações. Isto é, a eficiência do medicamento depende da "adesão" ao tratamento.

O bom atendimento à saúde influi decisivamente na utilização de medicamentos. A obediência e a aceitação do tratamento dependem da atenção do médico para com o paciente e da sua orientação, bem como da sua aceitação do tratamento pelo paciente e da disponibilidade e da possibilidade de obtenção do medicamento.

Por exemplo, para o tratamento de doentes mentais, as drogas antipsicóticas de depósito, como a flufenazina, que deve ser administrada por injeção uma vez por semana, proporcionam melhores resultados do que a ingestão diária de comprimidos.

As instruções da bula, a aparência do produto e a via de administração recomendada constituem um segundo obstáculo para que a prescrição seja cumprida; a seguir, as dificuldades econômicas em adquirir a medicação para uso durante todo o período de tratamento, o armazenamento do produto em casa, o correto entendimento das instruções, assim como a eventual interferência de amigos.

Em estudo feito na Inglaterra com pacientes de boa escolaridade e instrução, que receberam determinado medicamento, observou-se que mais de 10% não seguiram a recomendação médica. Nos Estados Unidos, segundo Rucker (1987), estima-se que entre 6% e 20% das prescrições de ambulatório não são aviadas em farmácias.

O índice de falhas de *compliance* tende a aumentar quanto maior o número de produtos prescritos e mais longa for a duração do tratamento recomendado. Todavia, medicamentos de uso crônico (antidiabéticos, anovulatórios, antiepilépticos) seguem rotinas de administração nas quais a obediência do paciente chega quase à perfeição.

6. HARMONIZAÇÃO DE NOMENCLATURA E CLASSIFICAÇÃO

Há relativo consenso mundial no que concerne à importância da metodologia necessária para uma boa assistência farmacêutica, especialmente no que diz respeito à utilização de nomes genéricos dos fármacos, indispensável para a uniformização da nomenclatura dos medicamentos.

Os estudos sobre a utilização de medicamentos, como em qualquer outra pesquisa científica, dependem da uniformidade das informações. Os componentes fundamentais dessa uniformidade de métodos e terminologia residem na padronização de grupos de pacientes com seus respectivos diagnósticos, produtos utilizados e indicadores de saúde.

A denominação uniforme de fármacos pelo nome genérico foi iniciada na década de 1950 pela OMS, divulgando periodicamente listas com a nomenclatura em inglês (*International Non Proprietary Names* - INN), latim, francês (*Dénominations Communes Françaises* - DCF), espanhol e russo. Os países que utilizam outras línguas de expressão procuram adaptar os termos locais para os termos mais próximos possíveis existentes na nomenclatura sugerida pela OMS. No Brasil, em 1983, Korolkovas e Bittencourt, na Comissão de Farmacopeia, e Zanini, no Ministério da Saúde, elaboraram a primeira lista de nomes genéricos em português, publicada formalmente com o nome de Denominações Comuns Brasileiras (DCB).

A disponibilidade de produtos, diagnósticos e indicações varia com o progresso da medicina e, portanto, os parâmetros indicadores fundamentalmente ligados à morbidade e ao atendimento clínico são relativamente independentes dos produtos em uso atual. Assim, a unificação de uma classificação hierarquizada de medicamentos foi o primeiro instrumento desenvolvido e utilizado pelos pesquisadores interessados em avaliar o uso de medicamentos.

Para medicamentos, a principal classificação é o modelo adotado pela OMS, a Classificação Anatômica-Terapêutica-Química (*ATC - Anatomic Therapeutic Chemical*). Essa classificação está ordenada pela primeira letra da classe (anatomia) em inglês. O governo brasileiro mantém classificação semelhante, mantendo a primeira letra correspondendo ao nome em inglês.

No Brasil, em 1981, o Ministério da Saúde iniciou a harmonização de classes com base na ATC, mas tendo como elemento principal a terapêutica, que é de melhor auxílio em clínica do que a classificação anatômica. Essa classificação, sempre otimizada com base em seu uso em hospitais e clínicas, é utilizada no Guia Zanini-Oga de Medicamentos, pois facilita a busca de produtos e estudos de utilização de medicamentos. A primeira letra corresponde ao nome da classe terapêutica em português.

Nos Estados Unidos é comum ser utilizada a *Veteran Administration Drug Class*.

No que diz respeito a doenças, segue-se em geral a nomenclatura internacional para identificação das doenças (Código Internacional de Doenças, CID), adotada por vários países e cuja divulgação é feita pela OMS. Outras classificações, mais fáceis de manejar do que o CID, vêm sendo propostas. É possível que seja ampliado o seu uso com o emprego simultâneo de mais de um tipo de classificação de doenças, mas a tendência é o uso sistemático da CID em todas as organizações e instituições de assistência à saúde.

7. CONTROLE DE QUALIDADE DE PRODUTOS

O controle de qualidade, que coexiste entre o governo, indústrias e grupos de consumidores, tem por finalidade assegurar que o medicamento se apresente em condições adequadas para que produza respostas terapêuticas desejadas.

No caso de fármacos e medicamentos, melhor seria falar de garantia de qualidade. É uma denominação moderna e mais adequada para conotar o sentido de segurança, imprescindível na produção de medicamentos e de alimentos.

As empresas farmacêuticas idôneas não esperam pelo controle governamental para assegurar a qualidade de seus produtos. A grande maioria dispõe de técnicos de alto gabarito na produção e no controle da qualidade, bem como programas de treinamento específicos e gerais que levam a normas e procedimentos rígidos, sem improvisações e na maioria procurando evitar, prevenir e controlar qualquer erro.

Cabe ao controle de qualidade verificar: (a) se o princípio ativo responde às especificações exigidas; (b) se o produto final apresenta características de se manter biologicamente ativo dentro do prazo de validade estabelecido; (c) que esteja isento de substâncias ou organismos concomitantes; (d) que esteja armazenado e acondicionado de forma apropriada, ao resguardo de alterações ambientais; (e) que não induza ao mau uso; (f) que todos os funcionários, técnicos ou não, recebam treinamento apropriado; (g) que uma adequada documentação seja produzida, referente a cada lote de produção.

Tais verificações visam, em última análise, a pureza, identidade, uniformidade, potência, estabilidade, biodisponibilidade e apresentação.

7.1. Principais etapas do controle da qualidade

7.1.1. Matéria-prima

O controle da matéria-prima (princípios ativos, excipientes e material de embalagem) inicia-se no recebimento do material, com a conferência de fornecedor, lote etc. É, em seguida, feita amostragem (geralmente pelas normas estabelecidas no "*military standards*" americano). Inclui-se, nesta primeira etapa, não só a análise dos princípios ativos como também dos excipientes e material de embalagem.

A seguir, o insumo fica em "quarentena", aguardando resultado da análise e liberação pelo controle de qualidade.

O controle de qualidade do material de embalagem inclui, entre outros cuidados, a verificação da qualidade dos vidros, principalmente de ampolas e frascos, para soluções de uso parenteral, quanto a resistência, alcalinidade, espessura das paredes etc.

7.1.2. Controle em processo

Durante a fabricação é de boa prática que se produza um tipo de medicamento a cada vez. Isso evita erros e a chamada "contaminação cruzada" (mistura por contaminação ambiental).

O controle em processo implica a verificação dos documentos de cada insumo, do que se quer produzir, do equipamento a ser utilizado, sua limpeza (documentada) e alguns testes rápidos como umidade, pesos médios, viscosidade, dureza, densidade etc., que possam auxiliar o controle imediato de produção.

7.1.3. Produto a granel

Antes do envasamento e da embalagem final, o produto a granel deve ser analisado química e biologicamente quanto a seu teor, homogeneidade, presença de microrganismos e quanto a suas especificações finais (tempo de desintegração, friabilidade, cor etc.).

Após a liberação do produto a granel, são feitos o envasamento e o acondicionamento final. Nesta última etapa, antes da liberação, devem ser conferidos os documentos relativos a cada lote e a identificação do produto final pela cor, consistência, odor etc., sempre no produto e não na embalagem.

7.1.4. Produtos acabados

O que se verifica na prática é que quanto maiores os controles e exigências, menor é o custo de produção. É enganoso pensar que, se eliminado o controle, evitam-se despesas. Em curto e médio prazo, um controle rígido traz redução de custos, assegura saúde, vidas, qualidade de produto e melhoria da imagem da empresa.

Na realidade, a garantia de qualidade é um estado de espírito que deve ser impregnado na cultura das indústrias farmacêuticas, por meio de treinamento racional, intenso e contínuo, em todos os níveis.

8. PRESCRIÇÃO MÉDICA

Receita médica ou prescrição é o meio pelo qual o médico transmite instruções escritas ao paciente ou ao seu responsável para a obtenção do produto, sua administração, cuidados e outras instruções que julgar conveniente, inclusive sobre alimentação.

A prescrição tem que ser vista como fundamental para a orientação do paciente. Não é mera ordem de "compra" ou "retirada" do medicamento, embora também possa ter essa utilidade.

Existem vários modos de prescrever e muitos tipos de receituário médico, mas poucas dúvidas quanto ao seu objetivo fundamental: a prescrição é a base do tratamento clínico, geralmente a consequência mais importante de todo o trabalho médico de exame e de diagnóstico. Precisa ser bem explicada ao paciente, ter redação clara, e sempre ficar em mãos do paciente (nunca deve ficar retida em postos de saúde ou farmácias).

Na última década, vem crescendo o uso da prescrição eletrônica. Em vários países, o médico faz a prescrição em mídia; além de estar sempre disponível ao paciente, gera dados que permitem ser recuperada na farmácia para o aviamento da receita. O mais interessante nesse modelo é que a digitalização do processo o torna menos propenso a falhas e confusões.

9. AUTOMEDICAÇÃO

Automedicação é a forma de terapêutica na qual o paciente decide, por si mesmo, se deve fazer tratamento medicamentoso e qual o produto que vai utilizar.

Existem vários tipos de automedicação, conforme os fatores influenciam a decisão do paciente:

(i) Na ***automedicação orientada*** o médico ensina ao paciente o reconhecimento de sinais e sintomas, qual a medicação conveniente e como deve ser administrada (pode ser feita também por intermédio de campanhas públicas), e quais os efeitos adversos para os quais deve estar mais atento. É muito importante em casos de afecções reincidentes e de pequena gravidade, evita sobrecarga de atendimento dos sistemas de saúde e otimiza a qualidade de vida do paciente;

(ii) Na ***automedicação cultural*** o conhecimento de sintomas/remédio é transmitido por meio da cultura popular, de geração a geração, incluindo hábitos e produtos tradicionais – nem sempre efetivos – como, por exemplo, o uso de tubérculos de plantas como anticoncepcionais. O uso de plantas medicinais, chás etc. faz parte dessa automedicação cultural.

(iii) Na ***automedicação instintiva*** são deflagrados reflexos ou instintos naturais, como, por exemplo, a geofagia (hábito de comer terra) observada em crianças que vivem em regiões muito pobres e são carentes de minerais;

(iv) A ***automedicação induzida*** é perigosa, pois é aquela na qual o paciente é induzido a consumir um medicamento como, por exemplo, o consumo de suplementos, de plantas medicinais ou de produtos de venda livre por meio de propagandas pelas redes sociais ou campanhas publicitárias em televisão.

Não pode ser considerada como automedicação a indução ao uso de medicação por balconistas de farmácia. Neste caso, um indivíduo sem conhecimento suficiente de medicina está, na verdade, fazendo rápida anamnese, diagnóstico, decidindo a terapêutica e prescrevendo um produto no qual tem lucro.

Essa prática é, em geral, ilegal, porém falta inspeção e poder para reprimi-la em muitos países. Em alguns casos, pode-se admitir certo interesse de governos em deixar que prospere, a fim de acobertar falhas graves no sistema de atendimento à saúde (o paciente só busca o médico em casos que lhe causem maior angústia).

A posição das agências reguladoras tem variado quanto ao elenco de medicamentos permitidos para a automedicação: embora seja óbvio que nenhuma automedicação supere uma orientação médica correta, a realidade mostra que esse atendimento não está suficiente. Segundo HAYES (1981), é estimado que a redução de 2% de automedicação nos Estados Unidos acarretaria a necessidade de instalação de 90.000 a 150.000 postos de saúde adicionais. Ademais, a espera do atendimento é desagradável, onerosa e influi negativamente na qualidade de vida.

A tendência atual, apoiada pela OMS, é ampliar a automedicação orientada, mantendo os produtos tradicionais e plantas medicinais, permitindo o uso de medicação sintomática com elevada margem de segurança, com o exemplo dos analgésicos antitérmicos.

10. NARCÓTICOS E PSICOTRÓPICOS

O controle do uso de narcóticos e psicotrópicos tem por objetivo assegurar que essas substâncias sejam utilizadas exclusivamente com propósitos médicos ou científicos, por meio de:

- ***Definição de necessidade*** pela sociedade, tal como os medicamentos "narcóticos e psicotrópicos legais", úteis e indispensáveis em medicina apesar do risco de dependência;
- ***Garantia de disponibilidade*** (controle de produção e suprimento) aos pacientes que deles necessitem;
- ***Controle quantitaivo de produção e distribuição*** que identifique rapidamente indústrias e instalações de comércio que, paralelamente à produção e comércio legal, estejam também ligados ao seu tráfico e uso por dependentes;
- ***Controle de consumo***, que é feito de dois modos: (i) para medicamentos de alto risco de dependência (opioides, anfetamínicos), por meio do controle qualitativo e quantitativo de farmácias, dos prescritores e dos consumidores. (ii) para medicamentos de menor risco (sedativos, antipsicóticos, anticonvulsivos) a dispensação feita pelo farmacêutico.
- ***Prevenção do abuso***, por meio de mecanismos e condições para identificar o uso indevido em terapêutica, o desvio para uso não médico.

O controle de consumo de todos os medicamentos com risco de dependência por papéis ou mesmo digitalização, prática comum nos países em desenvolvimento, é inútil. Gera uma montanha de papéis que nunca são revistos ou grande quantidade de dados que a agência reguladora não consegue processar.

Há décadas houve consenso entre os países da necessidade de cooperação internacional para aumentar a eficácia do controle de narcóticos. Assim, em 1961, na convenção de Viena, foi feito o primeiro acordo conhecido como "*Single Convention on Narcotic Drugs*" (ligeiramente modificado em anos seguintes).

A dependência aos psicotrópicos só ficou bem caracterizada durante a década de 1960, pois foi só a partir dessa época que estes começaram a ser amplamente utilizados. Pelas suas características especiais, foi organizada em Nova Iorque a Convenção sobre Substâncias Psicotrópicas ("*Convention on Psychotropic Substances*") em 1971.

As convenções internacionais têm em comum o seguinte:

a. tratam de substâncias, e não de produtos;
b. direcionam o controle principalmente para o fator quantitativo no comércio internacional, produção e comércio atacadista;
c. o controle quantitativo na dispensação é limitado a poucas substâncias de alto risco de dependência;
d. a dispensação ao paciente da maioria dos narcóticos e psicotrópicos, com menor risco, é de responsabilidade do farmacêutico;
e. os termos do acordo são permanentes, porém a listagem de substâncias controladas não é incluída, pois é objeto de revisão periódica;
f. sugerem níveis mínimos de controle para os produtos que contenham as substâncias relacionadas, sendo que cada país exerce controle maior se assim o desejar;
g. anualmente é revisto o nível de controle das substâncias. Os representantes de países reúnem-se e decidem, por voto, qual o nível de controle sugerido para produtos que contenham as substâncias consideradas narcóticas ou psicotrópicas. As listas resultantes são, então, distribuídas a todos os países do mundo.

A inspeção de narcóticos e psicotrópicos é difícil, trabalhosa, perigosa e deve ser concentrada nos pontos principais de produção (indústria) e distribuição (operadores logísticos). É uma fiscalização perigosa, com risco de vida dos inspetores que evitam fazê-la em alguns locais, especialmente quando não conseguem apoio policial.

A filosofia e o objetivo desses acordos internacionais são pouco conhecidos em países em desenvolvimento. A inspeção, em vez de ser direcionada aos traficantes (produção e comércio ilegal), foge do trabalho perigoso e, para ter repercussão política, é dirigida a cidadãos honestos, elos mais fracos da cadeia, os profissionais de saúde e os pacientes.

Com isso, por exemplo, ao mesmo tempo que aumenta o comércio ilegal de medicamentos que causam dependência, vem se tornando notória a falta de medicamentos indispensáveis a tratamentos, por exemplo, a morfina em pacientes terminais.

11. GERENCIAMENTO FARMACÊUTICO

O gerenciamento farmacêutico é o principal fator determinante da disponibilidade de medicamentos, devendo atender a pelo menos os seguintes objetivos: (a) atendimento ao paciente; (b) economia; (c) eficiência; (d) cooperação com a equipe de saúde.

A farmácia tem a responsabilidade do atendimento individual ao paciente, cuidando do fornecimento do material e complementando informações sobre o uso adequado, efeitos adversos e interações medicamentosas ou alimentares. Deve, ainda, estabelecer contato com o médico, ou outro profissional da saúde, que prescreveu a medicação, sempre que existam dúvidas.

Por outro lado, a farmácia deve cuidar das estimativas gerais de demanda, consumo, custos, tendências e interfaces com outros setores. Na medicina baseada no controle social de custos, a farmácia deve analisar também os aspectos gerais de macroeconomia. Em suma, a farmácia é responsável pelo planejamento, coordenação e controle da aquisição, dispensação e saída de medicamentos e outros produtos relacionados.

Operacionalmente, o gerenciamento utiliza alguns indicadores:

(i) ***consumo médio***, calculado por meio da quantidade de medicamento dispensada em um dia, uma semana, um mês ou um ano.

(ii) ***estoque mínimo*** de cada item para gerar sua reposição.

(iii) ***estoque máximo***, isto é, a quantidade armazenada de medicamento que não provoca a perda do recurso investido.

(iv) ***estoque zero***, ou seja, o número de dias em que cada item esteve em falta.

(v) ***reposição***, que é a frequência e a quantidade de medicamentos a ser comprada para normalização dos estoques.

Qualquer que seja o número de itens gerenciados, convém sempre aplicar técnicas administrativas. Por exemplo, a Classificação ABC determina o valor da utilização do medicamento, levando em conta tanto seu consumo quanto seu preço. Desse modo, pode-se avaliar quais medicamentos influenciam mais no orçamento financeiro e determinar aqueles que devem receber maior atenção no controle de estoque e na compra. Itens com grande consumo, ou que requeiram altos investimentos financeiros, fazem parte da categoria A, e devem ter controle mais rigoroso. As categorias B e C representam os itens cujo consumo e valores não são tão representativos individualmente.

Nas instituições particulares, o gerenciamento é subordinado à obtenção de lucros. Isso obriga grande rigor nas estimativas de demanda e consumo e à auditoria frequente com a finalidade de proteger contra a corrupção, os desvios financeiros e os desvios de mercadorias. Nos regimes de democracia, o lucro é indispensável para estímulo ao trabalho e sobrevivência dos estabelecimentos.

A concorrência entre instituições particulares é vital para o melhor rendimento, para a melhor qualidade e a diminuição de preços de produtos e atendimento à saúde.

Nas instituições públicas, a existência de uma política paternalista de manutenção de empregos e de salários interfere na qualidade do atendimento. Dentre as desvantagens desse gerenciamento, pode-se citar: (i) sobressai o problema da inércia do sistema, com latência apreciável entre as decisões e suas respectivas implantações; (ii) existe uma tendência ao relaxamento do controle nos níveis de produção, compra, distribuição, estoque e dispensação; (iii) devido à deficiência ou acomodação política da auditoria, criam-se condições favoráveis ao aparecimento da corrupção.

Os estudos de utilização de medicamentos e as macroauditorias do consumo, auxiliados pela informática, são o principal meio de otimizar o fornecimento de medicamentos.

No gerenciamento farmacêutico, convém lembrar casos especiais: (i) certos medicamentos, em nível terciário ou quaternário de assistência à saúde, exigem, para sua aplicação, a presença de médicos especializados, de nada adiantando estarem disponíveis em locais onde não há quem saiba aplicá-los; (ii) os medicamentos órfãos, pelo alto custo de sua produção em pequena quantidade e pelo risco de perda de estoque, tendem a ficar exclusivamente nas áreas de atividade governamental.

12. ESTUDOS DE UTILIZAÇÃO DE MEDICAMENTOS

São muitos e diversos os objetivos a serem atingidos pela avaliação da utilização de medicamentos. Há décadas vem crescendo o número de produtos disponíveis e tornando-se mais difícil a escolha da melhor prescrição. Na política de formulários e de medicamentos essenciais, é necessário restringir o elenco de produtos fazendo comparações de benefícios e riscos dos produtos conhecidos como "equivalentes terapêuticos". Em qualquer comparação entre medicamentos, o objetivo principal e lógico é o resultado do tratamento, mensurado pela evolução dos pacientes imediata e a médio e longo prazo.

12.1. Pesquisa clínica

Após o registro e lançamento de qualquer medicamento, a pesquisa clínica é o método mais preciso para o controle de sua eficiência e segurança. Os estudos, de modo geral, seguem metodologia e técnica que são descritas no capítulo anterior, que trata da pesquisa e desenvolvimento dos novos fármacos.

Nas últimas décadas, a medicina tem procurado somar o resultado de estudos semelhantes, por metodologia de revisões sistemáticas e metanálises conforme descrito a seguir. Com base nessa metodologia de pesquisa, procuraram-se estabelecer parâmetros de orientação do uso de medicamentos por meio de tecnologia de "Medicina Baseada em Evidências", mas existem restrições à sua necessidade em muitos casos e quanto à sua real validade e correição de resultados.

12.1.1. Revisão sistemática

Revisões sistemáticas são estudos desenvolvidos para responder a questões clínicas específicas mediante análise conjunta dos resultados obtidos em pesquisas com metodologias semelhantes. No caso de estudo de tratamentos medicamentosos, as metodologias devem incluir pacientes com critérios de diagnóstico semelhantes.

Pode-se considerar que a revisão sistemática é um "*estudo de estudos*", no qual são utilizados métodos apropriados para identificar, selecionar, somar e avaliar criticamente os dados obtidos. Segundo Mulrow, profissionais de saúde, pesquisadores e outros responsáveis por políticas de saúde são frequentemente inundados com quantidades de informação nem sempre manejáveis, o que torna a revisão sistemática uma maneira eficiente de integrar a informação existente, gerando dados que auxiliem a tomada de decisões. A orientação da "tomada de decisões" é utilizada para critérios de conduta para a Medicina Baseada em Evidências.

A maneira estatística de como os dados obtidos na Revisão Sistemática serão tratados irá definir se essa revisão pode ser considerada metanálise. Isso ocorre quando os resultados são harmonizados sob a forma de resultado único (ou total). Assim sendo, a metanálise tem melhor confiabilidade quanto aos resultados do que revisão sistemática sem rigorosa semelhança da metodologia.

Na tentativa de evitar vieses durante a realização de revisões sistemáticas, existe um princípio de exaustão na busca dos estudos analisados, seleção justificada dos estudos por critérios de inclusão e exclusão explícitos e ainda a avaliação da qualidade metodológica.

A construção de um trabalho de revisão sistemática pode ser dividida em várias fases.

Primeira fase: construção de protocolo – Define o processo para a condução da revisão sistemática. Consiste na elaboração do protocolo, o qual garante que a revisão seja desenvolvida com o mesmo rigor que deve ser seguido por qualquer pesquisa séria.

Segunda fase: definição da pergunta - Uma boa revisão sistemática é baseada na formulação adequada da pergunta. A definição da pergunta, feita antes do início da revisão, é a atividade mais importante na elaboração da revisão sistemática e proporciona a direção para a execução das outras atividades relativas ao processo. Essa fase inclui a definição dos participantes, intervenções a serem avaliadas e os resultados a serem mensurados. Caso os pesquisadores optem por uma pergunta vaga, a revisão por consequência terá resultados com qualidade ruim e questionável. Aspecto importante na formulação da pergunta é a existência de pesquisas sobre o tópico a ser investigado. O valor da revisão sistemática tende a ser limitado pelo número de estudos incluídos.

Terceira fase: busca dos estudos - A procura dos estudos na literatura é uma fase chave no processo de condução da revisão sistemática. A estratégia utilizada deve ser ampla e incluir material publicado e não publicado. Na literatura, não existe método padrão para a identificação do material não publicado. Essa busca pode incluir dissertações, teses e resultados de conferências e/ou reuniões científicas. A busca de estudos realizada de forma ampla, sistematizada, com o mínimo de viés, consiste em um dos aspectos que diferencia a revisão tradicional da revisão sistemática.

Quarta fase: seleção dos estudos - Devem ser incluídos na revisão apenas estudos guiados pelos critérios determinados previamente no protocolo, os quais devem ser definidos anteriormente à realização da busca dos estudos na literatura, pois isso assegura que os critérios não sejam consequência dos resultados dos estudos que o revisor encontrou. Uma forma de tentar assegurar a qualidade dessa fase do processo de condução da revisão sistemática é a checagem de todos os estudos selecionados por mais de um revisor.

Quinta fase: avaliação crítica dos estudos - Consiste na fase em que todos os estudos selecionados são avaliados com rigor metodológico, com o propósito de averiguar se os métodos e resultados das pesquisas são suficientemente válidos para serem considerados.

Sexta fase: coleta de dados - Os dados utilizados na revisão sistemática são oriundos de cada estudo individual selecionado. A coleta dos dados varia de acordo com cada revisão sistemática e está relacionada com a pergunta determinada no início do processo. A checagem dos dados coletados por outro profissional, além do revisor, é uma maneira de minimizar a chance da introdução do viés.

Sétima fase: síntese dos dados - Sintetiza os dados resultantes de cada estudo para fornecer estimativa da eficácia da intervenção investigada. Quando os dados dos estudos selecionados são sintetizados, mas não estatisticamente combinados, a revisão pode ser denominada de revisão sistemática qualitativa. Uma revisão sistemática quantitativa ou metanálise é uma revisão que usa métodos estatísticos para combinar os resultados de dois ou mais estudos.

12.1.2. Metanálise

A metanálise é técnica que combina os resultados de diversos estudos voltados a um conjunto de hipóteses específicas e vem sendo amplamente utilizada em estudos médicos, especialmente em revisões sistemáticas de ensaios clínicos aleatórios.

Métodos estatísticos são empregados para combinar e resumir os resultados de vários estudos quando se pretende fazer uma metanálise. Esse procedimento é utilizado na abordagem quantitativa quando os estudos apresentam a mesma questão de investigação, usam a mesma população, administram a intervenção de maneira semelhante, mensuram os resultados da mesma forma e empregam a mesma metodologia na sua elaboração (delineamento de pesquisa). Quando os estudos diferem em um ou mais desses aspectos, a revisão não pode ser considerada como metanálise.

Huque, em 1988, definiu a metanálise como uma *análise estatística que combina ou integra os resultados de diversos ensaios clínicos independentes, considerados "combináveis" pelo especialista.*

Para a realização de metanálises são necessários no mínimo dois estudos que respondam a uma mesma pergunta, utilizem pelo menos um desfecho em comum e tenham desenhos de estudo semelhantes. Embora a metanálise seja ferramenta analítica aceita em diversas áreas do conhecimento, constante em muitos artigos publicados nos mais conceituados periódicos, embora seja útil para a prática de medicina baseada em evidências objetivas, sua ausência não invalida a eficiência e o benefício de produtos que não foram avaliados dessa forma.

Voltarelli, inclusive, discute a descrença de pesquisadores médicos em metanálises, mencionando uma frase de H. J. Eysenck, da Universidade de Londres: "*Se um tratamento médico tem um efeito tão oculto ou obscuro que necessite de metanálise para ser estabelecido, eu não estaria feliz que fosse utilizado em mim. Seria melhor que o tratamento fosse aprimorado...*".

Uma crítica de extrema importância recai sobre o viés de seleção de estudos, consequente ao fato de estudos com resultados favoráveis a uma intervenção possuírem maiores chances de serem publicados e incluídos na metanálise. Por isso, numerosos pesquisadores acreditam que esse tipo de estudo pode levar a conclusões inadequadas e, portanto, perigosas como fonte principal para a tomada de decisões.

12.1.3. Medicina Baseada em Evidências

O termo Medicina Baseada em Evidências (MBE) foi primeiramente utilizado na década de 1980, na Escola de Medicina da Universidade McMaster, por Gordon Guyatt, Canadá, para denominar estratégia de aprendizado clínico. Pode ser definida como o uso consciente, explícito e criterioso das melhores evidências científicas disponíveis na literatura médica para tomar decisões em relação ao manejo dos pacientes. Pode-se considerá-la também o processo sistemático de selecionar, analisar e aplicar resultados válidos de publicações científicas como base para decisões clínicas.

O que se considera como "evidências" são estudos clínicos publicados em diferentes periódicos ou bancos de dados eletrônicos, sob forma de artigos originais, resumos estruturados de artigos originais, revisões sistemáticas, *Health Technology Assessments* (avaliações de tecnologia em saúde) e diretrizes (*Guidelines*). Apesar de os conceitos clínico-epidemiológicos já serem conhecidos há bastante tempo, foi nas duas últimas décadas que grupos de especialistas no tema de MBE vêm desenvolvendo uma série de métodos, cursos, publicações, bancos de dados eletrônicos e "*websites*" que permitem, cada vez mais, a aplicação dessas ideias na prática clínica diária. Tal esforço se traduz por uma prática da medicina mais eficaz e efetiva e, consequentemente, mais científica, o que resulta em melhores proventos para pacientes, médicos e profissionais de saúde.

Essas pesquisas são, em geral, contratadas por interesse de empresas e são pagas. Nenhuma indústria, muito menos governo, paga para realizar estudo com produtos antigos e com patente vencida. A Fundação Cochrane, principal coordenadora de revisões sistemáticas e metanálises, é uma empresa privada, ligada à editora John Wiley & Sons, e cuja sobrevivência depende da receita obtida com contratos de pesquisa. A ausência de revisões sistemáticas ou metanálise não deve ser interpretada como ineficácia ou "falta de comprovação de eficácia" de um fármaco. Pode significar, simplesmente, que ninguém se interessou em pagar a pesquisa.

MBE não é um método que apresente respostas fáceis e automatizadas do tipo "livro de receitas"; ao contrário, requer abordagem que necessariamente integre avaliação crítica de evidências clínico-epidemiológicas, experiência clínica e preferências do paciente para a tomada de decisão. Revisões sistemáticas e metanálises auxiliam a MBE, mas as recomendações para tomada de decisões vão muito além de revisões.

É comum que se pense erroneamente que a MBE possa ser utilizada por fontes pagadoras de serviços médicos, com fins gerenciais, visando cortar custos em saúde e limitar a autonomia do médico. Dessa forma, é necessário esclarecer que a prática da MBE, por meio de aplicação do resultado de métodos de pesquisa denominados análises econômicas (a exemplo de estudos de custo-efetividade), identifica e aplica as intervenções mais eficientes, visando maximizar a qualidade e quantidade de vida no atendimento individualizado de pacientes.

A utilização das melhores evidências científicas disponíveis pode não garantir o acerto em todos os casos, mas, indubitavelmente, diminui de forma importante a margem de erro. É fundamental, ainda, que se tenha em mente que não há respostas para tudo, devendo reconhecer-se que, dentro desse paradigma, se está lidando diariamente com a incerteza, a qual fornece, justamente, o estímulo à pesquisa e a geração de novos conhecimentos médicos.

12.2. Farmacoeconomia

Farmacoeconomia, *lato sensu*, é a aplicação da economia ao estudo dos medicamentos (Zanini *et al.*, 2006). Pode também ser definida como a "aplicação da teoria econômica à farmacoterapia" ou "avaliação econômica do medicamento" (Castillo, 1995).

Abrange aspectos diversos, que dependem do objetivo dos estudos (Zanini *et al.*, 2006).

- se o objetivo é o ***interesse social***, a farmacoeconomia visa à otimização do uso de recursos financeiros sem que ocorra prejuízo na qualidade do tratamento com fármacos;
- se o objetivo é a ***política nacional de medicamentos***, a farmacoeconomia deve estudar as estratégias e procedimentos dos governos quanto aos interesses internos do país (disponibilidade de medicamento, autonomia, gestão de saúde e influências sobre a qualidade do atendimento à saúde), bem como a avaliação das decisões e procedimentos de países exportadores.
- se o objetivo é o ***investimento financeiro*** (que reflete o interesse dos donos e dos acionistas das indústrias farmacêuticas), a farmacoeconomia é ferramenta auxiliar para aumentar o retorno dos investimentos, ou seja, o aumento do lucro.

Deve-se ainda considerar aspectos ***"micro"*** e "***macro"*** da farmacoeconomia:

- a "***microfarmacoeconomia***" estuda aspectos econômicos e resultados obtidos como uso de um medicamento em circunstâncias diversas, ou compara poucos fármacos utilizados isoladamente ou inseridos em protocolos de tratamento (focalizando doenças ou sintomas);
- a "**macrofarmacoeconomia**" analisa aspectos epidemiológicos, por meio de pesquisas ou de "decisões por consenso" de grupo de especialistas que avaliam o risco/benefício/custo de equivalentes terapêuticos.

Interesse social, investimentos financeiros e política são áreas interativas, sendo difícil estudar custos de medicamentos atendo-se apenas a uma dessas áreas.

Indicadores da evolução do paciente após cada tratamento e indicadores epidemiológicos de saúde representam importante instrumento metodológico que refletem a situação de uma região ou país, são eles: (i) expectativa média de vida ao nascimento, (ii) autoavaliação do estado de saúde, (iii) dias/leito por doença, (iv) dias de trabalho perdidos, (v) mortalidade infantil, (vi) bebês prematuros, (vii) vacinação, (viii) saúde da dentição, expressa em termos de dentes perdidos e doenças da gengiva, (ix) má nutrição, expressa pela relação altura/peso, (x) deficiência de peso durante gravidez etc.

12.2.1. Efetividade

Efetividade de um fármaco é a medida de quanto ele realmente exerce o efeito esperado para o paciente, em relação à indicação analisada (benefício clínico).

Esse é o objetivo principal de qualquer tratamento medicamentoso, é a razão da existência do medicamento. Todavia, os resultados devem ser quantificados, isto é, expressos em unidades não monetárias, dados métricos ou paramétricos, ou seja, em termos de melhoria da saúde ou unidades naturais (anos de vida ganhos, vidas salvas, curas clínicas, dias livres de sintomas ou dor, custo/hora do tempo da enfermagem, custo/milímetro de mercúrio alterado da pressão arterial).

12.2.2. Qualidade de vida

A qualidade de vida dos pacientes começou a ser usada como indicador no final da década de 1980, pois alguns medicamentos, como os anti-inflamatórios, não alteram a expectativa de vida ou evolução da doença, mas trazem grande mudança na qualidade de vida dos idosos, pois proporcionam maior mobilidade. Embora muitas vezes os benefícios obtidos não sejam mensuráveis monetariamente, pode-se tentar quantificá-los de alguma forma, para que a comunidade possa melhor decidir sobre os investimentos em saúde.

Foi criado um indicador de qualidade de vida resultante da multiplicação dos "anos de vida (ou expectativa de anos de vida)" pelo "número indicador de qualidade de vida", cujo máximo é "1" (um). A unidade resultante é denominada "QALY" (*quality adjusted life years*), que representa "*anos de vida saudáveis*" ou "*anos de vida ajustados por qualidade*". Dessa forma, obtém-se uma unidade que agrega quantidade e qualidade de vida em um valor comum (Figura 9.3.2):

- tratamento que oferece 1 ano de vida saudável ao paciente está produzindo 1 QALY;
- tratamento que oferece 2 anos de vida com saúde regular (índice de saúde = 0,5) também está produzindo 1 QALY.

Por exemplo:

- quantificar tratamentos para o câncer e seus respectivos índices de qualidade de vida relacionada à saúde para os anos de vida que foram salvos;
- para a artrite reumatoide é a qualidade de vida relacionada à saúde que o paciente passou a ter com a redução da dor e melhoria da mobilidade:

Para cada paciente, se for apresentado o gráfico, a decisão é exclusivamente subjetiva, pois resultados clínicos e humanísticos são objetos importantes da avaliação. O critério econômico não pretende exercer um poder definitivo.

12.2.3. Benefício (em farmacoeconomia)

O termo "***benefício***", em economia, tem sempre conotação financeira, o que gera às vezes alguma confusão para os profissionais de saúde.

Portanto, em economia, ***benefícios*** são consequências do uso de medicamentos mensuráveis financeiramente, por exemplo, (a) bons resultados na saúde que permitem manter ou aumentar a produtividade individual e coletiva humanas ou (b) condutas terapêuticas que reduzem a necessidade da utilização de recursos mais elaborados e mais dispendiosos.

Em saúde, ou até mesmo em linguagem popular, "*benefícios de um medicamento*" são os efeitos dos medicamentos sobre condições físicas e psíquicas do paciente, por exemplo, (a) melhoria da qualidade de vida ou (b) redução da morbidade e mortalidade.

A confusão da terminologia persiste nos "***danos***"

- em economia, dano significa "perda de dinheiro", ou seja, valores financeiros perdidos quando a opção escolhida se mostra mais dispendiosa do que a opção rejeitada;
- em saúde, danos por medicamentos são reações adversas.

12.2.4. Avaliação farmacoeconômica

A avaliação farmacoeconômica, ou a pesquisa em farmacoeconomia, objetiva identificar, medir e comparar os **custos** (recursos consumidos com produtos farmacêuticos, serviços e outros gastos diretos e indiretos de um tratamento) e **consequências** (econômicas, clínicas e humanísticas) provenientes de sua utilização.

É uma pesquisa que ajuda a selecionar as opções mais eficientes (com boa relação custo/efeito) e pode ajudar na distribuição dos recursos sanitários de forma mais justa e equilibrada (Figura 9.3.3).

A análise farmacoeconômica engloba os ***custos totais*** de um tratamento, dos quais o custo de aquisição é apenas um dos fatores considerados no estudo. São também considerados os conceitos clínicos de ***eficácia***, ***segurança*** e ***qualidade*** dos fármacos estudados.

Assim, é um instrumento que ajuda a selecionar as opções mais eficientes (com boa relação custo/efeito) e pode ajudar na distribuição dos recursos sanitários de uma forma mais justa e equilibrada. Contribui para o uso racional do medicamento ao incorporar o custo aos quesitos de segurança, eficácia e qualidade das diferentes terapias medicamentosas, e a busca pela melhor relação entre custos e resultados.

Embora empregando a palavra "fármaco" em sua nomenclatura, apresenta ferramentas que podem ser utilizadas igualmente na avaliação de medicamentos, programas de saúde e mesmo de sistemas administrativos, desde que observadas as devidas características de cada setor.

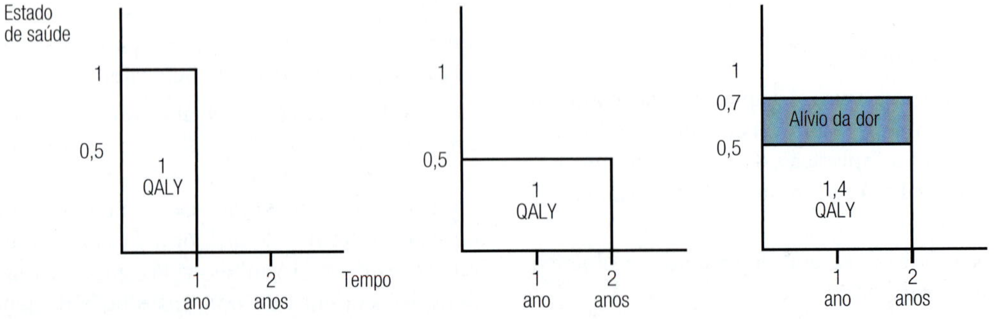

Figura 9.3.2. Anos de vida ajustados por qualidade (QALY) e a relação com o tratamento.

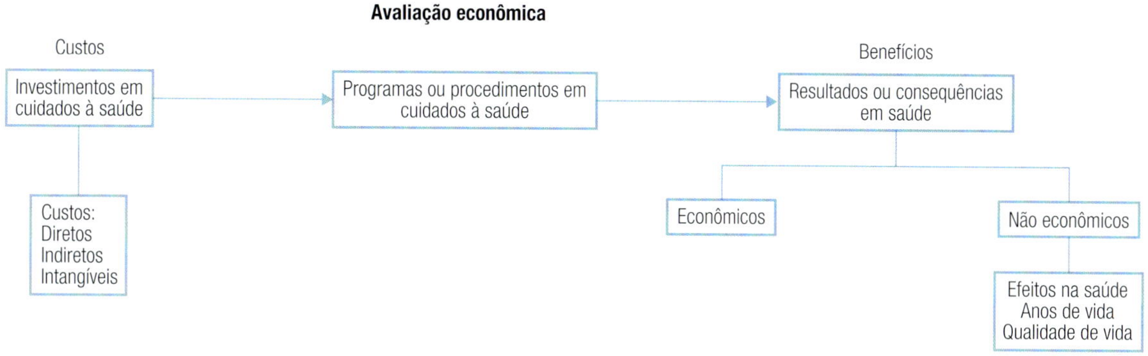

Figura 9.3.3. Esquema de avaliação farmacoeconômica.

Portanto, qualquer estudo que vise à "otimização de recursos", inclusive atividades de gestão, estudos de utilização, incentivo à produção e até mesmo a política de genéricos, pode transformar-se em avaliação econômica de medicamentos, pois, sob o ponto de vista social, a farmacoeconomia tem por objetivo ***reduzir custos sem implicar na perda de qualidade do tratamento***. Procura-se encontrar resposta para questões como:

- Qual a melhor opção terapêutica para determinada doença, sob o binômio qualidade-custo?
- De que forma a qualidade de vida do paciente será afetada por uma opção terapêutica?
- Qual será o custo de prolongar a vida de um paciente por meio de determinado tratamento? Tal custo é justificável sob aspectos clínicos e de qualidade de vida, quando esses parâmetros são comparados a outras alternativas terapêuticas?
- Quais medicamentos compõem as melhores alternativas para a elaboração de um formulário de uma região, instituição ou programa de saúde?
- Para uma indústria farmacêutica, um novo medicamento em fase de pesquisa será viável, sob o binômio qualidade-custo, para justificar a continuidade de seu desenvolvimento?

A Figura 9.3.3 mostra o que está envolvido em uma avaliação econômica. Os **custos** representam os investimentos financeiros em saúde. Eles podem ser **diretos** (facilmente identificáveis e atribuíveis às ações assistenciais pessoais, materiais, medicamentos, exames etc.), **indiretos** (não se relacionam de forma imediata com a assistência ao paciente, com absenteísmo, administração central, energia elétrica etc.) e **intangíveis** (são subjetivos e difíceis de mensurar - dor, sofrimento).

Os **benefícios**, por sua vez, podem ser **econômicos** (economia ou benefícios econômicos) e **não econômicos** (por exemplo, efeitos na saúde, anos de vida salvos, qualidade de vida).

12.2.5 Técnicas de pesquisa e avaliação

Os dados para as análises farmacoeconômicas são encontrados em ensaios clínicos controlados (estudos randomizados), estudos observacionais, modelos econômicos (fontes primárias); e estudos retrospectivos (opinião de especialistas clínicos, avaliações de uso de medicamentos, que são consideradas fontes secundárias). Na elaboração do plano de pesquisa, deve-se considerar diversos fatores, conforme expresso na Figura 9.3.4.

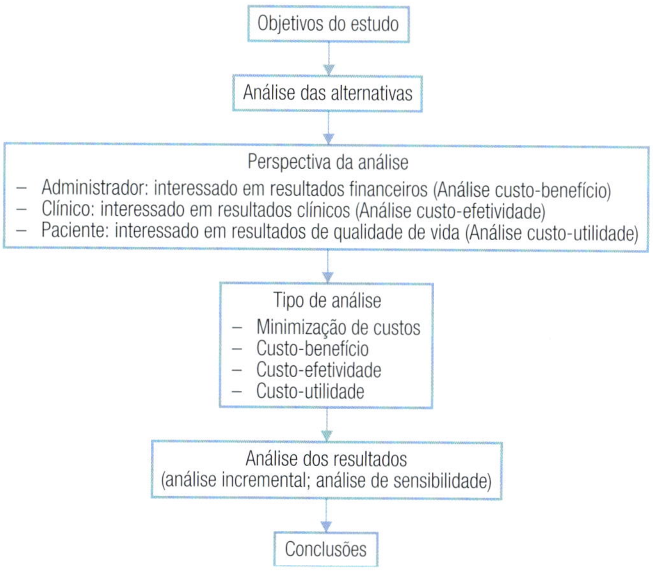

Figura 9.3.4. Etapas da avaliação farmacoeconômica (Fonte: adaptação de Villar, 1995).

Para realizar a avaliação farmacoeconômica, pode-se utilizar diversas metodologias, desde a simples análise de **minimização de custo**, isto é, a escolha da melhor de duas alternativas que tenham efeitos idênticos, até as análises mais complexas de **custo-benefício**, **custo-efetividade** e **custo-utilidade** (Tabela 9.3.1)

Tabela 9.3.1. Tipos de análise farmacoeconômica

Tipo de análise	Medida dos custos	Medida dos resultados
Minimização de custos	$ Unidade monetária	= Efeitos equivalentes
Custo-benefício	$ Unidade monetária	$ Unidade monetária
Custo-efetividade	$ Unidade monetária	o Unidades clínicas habituais
Custo-utilidade	$ Unidade monetária	◇ Quantidade e qualidade de vida (anos de vida saudáveis)

A ***análise de minimização de custo*** é utilizada quando o resultado de duas ou mais intervenções são iguais em suas consequências clínicas, servindo para comparar somente os *inputs* ou custos de cada alternativa. É a forma mais simples de análise, pois considera somente os custos (geralmente só os diretos), uma vez que os resultados são iguais. Essa maneira de abordar é justificada quando as alternativas de programas ou terapias comparadas produzem resultados clínicos equivalentes, como em tomadas de decisões de guias farmacoterapêuticos.

Quando os resultados das intervenções não são os mesmos, não é possível proceder a análise de minimização de custos. Um exemplo da análise de minimização de custos é a análise dos custos da administração de um mesmo medicamento por diferentes vias de administração.

A ***análise custo-benefício*** faz a relação entre os custos associados ao tratamento e os benefícios financeiros gerados por ele. Todos os custos (investimentos) e benefícios (consequências) das alternativas são mensurados em termos monetários. Exemplos: (i) a relação entre os custos de um tratamento e a economia de recursos proveniente da diminuição do tempo de internação dos pacientes; (ii) os custos de um programa de vacinação e os recursos produzidos pela diminuição do número de faltas ao trabalho ou do número de internações hospitalares; (iii) os custos de um programa de tratamento precoce de doenças diante de tratamento tardio ou de suas complicações etc.

O problema com esse tipo de análise é a dificuldade de atribuir valores monetários aos resultados e não permitir comparar simultaneamente produtos com mais de uma indicação. Os benefícios intangíveis, como a expressão subjetiva da sensação de saúde de cada paciente e o valor da vida humana, são obviamente muito difíceis de serem expressos em termos monetários. Por isso, tal análise tem sido muitas vezes criticada e tem baixa aceitação por profissionais de saúde.

A ***análise custo-efetividade*** preocupa-se com a relação entre os custos de um tratamento e sua efetividade para o paciente, em relação à indicação analisada (benefícios clínicos). Os resultados são expressos em unidades não monetárias, ou seja, em termos de melhoria da saúde ou unidades naturais (anos de vida ganhos, vidas salvas, curas clínicas, dias livres de sintomas ou dor, custo/hora do tempo da enfermagem, custo/milímetro de mercúrio alterado da pressão arterial).

Por exemplo:

- relação entre os custos de tratamento com diferentes anti-hipertensivos e os respectivos graus de efetividade em diminuir a pressão arterial dos pacientes;
- custos de diferentes tratamentos quimioterápicos para o câncer e seus respectivos graus de efetividade em salvar vidas ou em prolongar os anos de vida dos pacientes.

Para poder aplicar técnicas da epidemiologia à farmacoeconomia –, isto é, para o trabalho em farmacoepidemiologia – foram harmonizados conceitos teóricos para desenvolver "ferramentas" de comparação com características diferentes, como, por exemplo, comparação dos riscos/benefícios/custos dos anti-hipertensivos metildopa e captopril. Para isso, fixa-se o **objetivo** da avaliação, que pode ser uma doença, sintoma, síndrome ou mesmo efeito e utiliza-se uma **dose média** aproximada usada no tratamento diário de pacientes, podendo-se comparar dois produtos ou os produtos dentro de uma classe terapêutica.

A ***análise custo-utilidade***, por meio de pesquisas prévias sobre qualidade de vida e preferências da população, leva em consideração a relação entre os custos de um tratamento e sua efetividade para a indicação estudada, incluídos ou não riscos de reações adversas.

Esses estudos devem sempre satisfazer à condição mínima e indispensável da certeza quanto à qualidade dos produtos bem como quanto à correta indicação e posologia na qual os produtos estão sendo comparados. Diferenças da posologia podem conduzir a conclusões incorretas quanto à eficácia e a efeitos adversos.

Em muitos países, o licenciamento de novos medicamentos está vinculado ao seu custo, estimado por meio de estudos de farmacoeconomia.

Para fins de decisão em gestão de saúde, a decisão é feita de modo empírico, sem isolar os efeitos do produto dos demais efeitos dos procedimentos médicos, pois o efeito placebo é muito frequente na terapia medicamentosa. Por exemplo, produtos populares e tradicionais, ou produtos homeopáticos, mesmo sem avaliação científica de risco-benefício, disponíveis para automedicação podem substituir o uso abusivo de outra medicação ativa, diminuindo os custos do atendimento médico.

Observa-se, finalmente, que os estudos de utilização de medicamentos dependem de fatores socioeconômicos, como o sistema social ou privatizado de atendimento, das condições de habitação e de nutrição. Também influenciam os resultados fatores culturais como, por exemplo, o ensino médico e hábitos de prescrição, automedicação e controle da dispensação e disponibilidade.

12.2.6 Dose diária definida

A fim de superar o problema de comparar vários produtos com indicações semelhantes, doses diferentes e formas farmacêuticas diversas e com a mesma equivalência terapêutica, passou-se a utilizar a Dose Diária Definida, ou DDD.

A DDD é a posologia média diária de um medicamento, proposta por especialistas, baseada na indicação, via de administração e uso habitual mais frequente do medicamento.

Em outras palavras, ajudando a compreender esse conceito, pode-se dizer que a DDD de determinado medicamento, como unidade técnica de medida, é a média da dose de manutenção diária recomendada na indicação mais usual de um tratamento.

13. SISTEMAS DE CONTROLE DE LICENCIAMENTO E USO

É normal que a permissão de uso de cada medicamento, em cada país, seja submetida a estudo e permissão de seu uso por uma agência reguladora de medicamentos, visando à proteção da sociedade. É o chamado *licenciamento* do produto. As funções dessa agência dependem muito do tamanho do país e condições econômicas dos recursos humanos que conseguem manter no órgão.

Quando em uso, existem várias formas de controle de qualidade, desde sua produção até a dispensação ao paciente.

A exigência de efetividade faz parte da própria segurança, pois o uso de medicamento ineficaz é inútil. Ao se considerar a eficácia, é indispensável a definição da indicação terapêutica e da posologia a ser utilizada.

A introdução de avaliação de custos para o licenciamento de novos fármacos se deu a partir da década de 1970, de tal modo que se diferenciaram dois modelos políticos diferentes:

- Nos países que defendem liberdade de comércio, novos produtos são introduzidos com base em segurança e eficácia.
- Em outros, além de segurança e eficácia, são estudados os custos ("cláusula de necessidade").

Países importadores alegam não haver necessidade de aumentar os custos do atendimento à saúde, sem necessidade, com produtos mais caros. É o caso dos países escandinavos, que foram pioneiros na avaliação de custos, mas que mudaram de posição quando passaram a integrar o Mercado Comum Europeu.

Essa divergência ocorre porque a pesquisa e o desenvolvimento têm repercussões econômicas e sociais que podem superar os custos maiores do atendimento à saúde, mas isso envolve avaliação própria de cada nação. Para países desenvolvidos que investem de forma maciça em química fina, e por consequência são exportadores de fármacos, o domínio da tecnologia representa aumento de empregos. Por outro lado, para países importadores, novos medicamentos representam evasão de divisas.

13.1. Conceitos

Sistemas de controle de medicamentos são o conjunto de leis, decretos, normas e regulamentos elaborados por dirigentes que, em cada país ou região, consideram qualidade do produto e observância de legislação vigente para obtenção, importação ou exportação, produção, distribuição, disponibilidade, promoção, comércio, dispensação e uso de medicamentos.

Para fins didáticos, sistemas de controle são divididos conforme seu objetivo principal:

(i) ***Modelo industrial*** do controle da qualidade de produtos, que inclui rotinas de procedimentos também utilizados pelos sistemas governamentais de controle.

(ii) ***Modelo governamental*** adotado por todos os governos que obtiveram bom resultado na área de medicamentos (agências reguladoras).

(iii) ***Controle da obtenção do medicamento pelo paciente*** (prescrição médica e automedicação).

(iv) ***Controles de narcóticos e psicotrópicos***.

O princípio básico de qualquer controle é relativamente simples: ***o "controlador" tem que ser independente do "controlado"***. Assim, o governo controla a iniciativa privada:

- Se o governo, órgão controlador, possuir uma indústria, esse controle deixa ser independente, podendo sofrer desvios.
- Indústrias da iniciativa privada não podem ditar normas ao governo.

Para assegurar maior eficácia de funcionamento, os sistemas de controle devem dar prioridade, na sua rotina, a educação e medidas preventivas. Em muitos casos, torna-se necessário o emprego de punições contra empresas ou contra pessoas, mas não é esse o objetivo principal dos controles.

As definições e os conceitos nas áreas de controle de medicamentos têm ainda importância legal, pois a justiça comum, civil e criminal, toma decisões com base em textos técnicos.

13.2. Controles governamentais: agências reguladoras

13.2.1. Organização

Os sistemas de controle governamental são organizados segundo três atribuições distintas (i) **poder homologador**, (ii) **poder policial** e (iii) **poder judiciário** – todos eles, por sua vez, também submetidos a controle externo por meio de sistemas organizados de auditoria.

Os sistemas nacionais de controle de medicamentos têm função e organização semelhantes às de outras agências, tais como o controle de computadores ou aviões. Paradoxalmente, mesmo sendo os produtos extremamente diferentes, as atribuições e a organização dos poderes são incrivelmente semelhantes.

Compete ao ***poder homologador*** definir quais os produtos que convêm ao país. Por exemplo, a decisão de um país em importar certo tipo de computador ou avião monomotor a jato que compete com a indústria nacional é em tudo comparável à decisão, por exemplo, de permitir o comércio de um novo anti-inflamatório que pode tornar inútil uma recém-instalada fábrica de outro produto. O poder homologador também regulamenta os atos de obtenção, industrialização, comércio e uso dos produtos. Como a regulamentação é feita por meio de normas técnicas, alguns chamam o poder homologador de *poder normatizador* ou *poder normalizador*.

O ***poder policial***, que em saúde é apenas conhecido como inspeção (ou fiscalização), representa o conjunto de medidas de força e de punição que procura assegurar o cumprimento das decisões do poder homologador. Compete ainda ao poder policial ações de investigação ou averiguação "*in loco*" da qualidade e condições de funcionamento de uma empresa ou seus produtos, de profissionais e do comércio.

O ***poder judiciário*** é aquele que julga os relatórios e descrições feitas pelo poder policial, respeitada sempre a defesa do acusado.

Dificilmente alguma sociedade ou país consegue atingir a "perfeição", pois, além da utilidade do fármaco, essa agência tem que submeter a barreiras ou facilidades que dependem de orientação econômica e política de cada país.

Agência reguladora é o órgão de governo que tem as funções de normalização (poder homologador), inspeção (poder policial) e judiciário (julgamento em primeira instância). A grande maioria dos países possui esse organismo de controle ligado ao governo. Várias dessas agências iniciaram sua organização desde o século XIX e, embora com nomes diferentes, todas exercem praticamente a mesma função.

O tamanho da agência reguladora depende da localização geográfica, tamanho, população, política e socioeconomia do país. Por exemplo, Luxemburgo tem poucos elementos na sua agência, enquanto os Estados Unidos necessitam de cerca de sete mil funcionários.

O nome da agência reguladora também varia de país a país, mas as funções são bastante similares. Dentre as agências reguladoras mais conhecidas e consideradas como modelo de organização, podem ser citadas o FDA (*Food and Drug Administration*), nos Estados Unidos e o CSM (*Committee on Safety of Medicines*), na Inglaterra.

No Brasil, o controle de medicamentos existe desde o tempo em que era colônia de Portugal. A agência reguladora, estruturada, existe desde o fim do século XIX, sendo modificada e recebendo vários nomes, como Serviço Nacional de Fiscalização de Medicina e Farmácia e Secretaria Nacional de Vigilância Sanitária. Em 1998, criada por Medida Provisória posteriormente convertida em lei, passou a ser a Agência Nacional de Vigilância Sanitária (Anvisa).

13.2.2. Leis e normas (poder homologador)

Atribuições e instrumentos legais

A permissão para utilização de medicamentos no país se faz após seu licenciamento (ou registro) na Agência reguladora.

A ***norma*** é uma regulamentação geral que se aplica a vários produtos ou procedimentos. Descreve características gerais de procedimentos, empresas, produtos, componentes de produtos, indicações, posologia, rotulagem etc.

As decisões do poder homologador dão origem a modificações socioeconômicas, hábitos de prescrição, estoques de matéria-prima e produtos etc. No caso da concessão de licenças para novos fármacos (ou novas indicações), as indústrias têm obrigação legal de entregar todas as informações disponíveis aos órgãos de controle, respondendo criminalmente por informações falsas e/ou omissas. Após a permissão de uso, o governo é responsável por manter ou descontinuar seu uso.

Salvo dolo nos procedimentos:

- antes da aprovação de um novo medicamento, compete à indústria comprovar sua eficácia e segurança.
- após a aprovação, cabe ao governo comprovar a falta de segurança.

A instabilidade de critérios da agência reguladora, por mudanças de governo, representa risco industrial, pois a modificação de normas pode pôr a perder anos de investimentos em pesquisa e instalações industriais. Um dos fatores determinantes do colonialismo técnico dos países em desenvolvimento é justamente essa imprevisibilidade de critério de governo. Essa instabilidade e insegurança jurídica desestimulam a pesquisa e o desenvolvimento de medicamentos.

Indicações e posologia

Indicações e estabelecimento da posologia são parceiros indispensáveis para caracterizar o benefício/risco de qualquer medicamento. Não basta a indicação: se a dose for insuficiente ou o tempo de uso for inferior ao necessário, não ocorre o efeito benéfico esperado. Por outro lado, quanto maior a dose e quanto mais longo seu uso, maior será o risco de efeitos adversos.

Assim, os ensaios clínicos iniciais de qualquer fármaco são, em geral, restritos a poucas indicações, nas quais vários esquemas posológicos são testados até encontrar-se o de melhor relação benefício/risco. Quando a documentação básica é submetida à agência reguladora, o parecer é dado em função apenas da indicação e posologia para a qual o produto foi testado.

Na prática, os medicamentos são aprovados para poucas indicações, ampliando-se seu uso e ocorrendo modificações da posologia à medida que aumenta a experiência clínica.

Reações adversas

A identificação de reações adversas, na fase que precede a autorização de uso do fármaco, é feita mediante cuidadosa experimentação clínica, com questionário sobre sinais e sintomas de cada paciente e intenso monitoramento laboratorial.

Na fase pré-clínica o número de pacientes observados é pequeno. Após o lançamento quando cem mil ou mais pessoas utilizam o fármaco, podem ser identificadas reações adversas de baixa incidência.

Boas práticas de fabricação

Para a produção de medicamentos de boa qualidade, é necessário um conjunto de normas que regularizem os procedimentos, equipamentos e espaço físico adequado para tal. Esse conjunto de normas é chamado de "Boas Práticas de Fabricação – BPF", ou ainda o termo em inglês mais comumente utilizado no dia a dia "GMP – *Good Manufacturing Practices*".

Embora hoje as Boas Práticas de Fabricação não sejam universais, existe grande tendência de que um dia sejam harmonizadas, com o intuito de facilitar a inspeção independente do país que a unidade produtora se encontre, além do comércio entre países.

13.2.3. Inspeção (poder policial)

A inspeção representa o poder policial na saúde, poder que permite verificar e fazer cumprir as decisões técnicas tomadas pelo homologador. Todavia, segundo a OMS, os inspetores são "*os olhos e os ouvidos*" da agência reguladora. O controle laboratorial é parte da inspeção.

A inspeção de uma agência reguladora de medicamentos é um procedimento pelo qual elementos do governo fazem a verificação *in loco* de instalações e funcionamento de indústrias e comércio, complementada com análises técnicas (laboratoriais, grafológicas etc.) de material coletado durante a visita. Existem, evidentemente, limitações de recursos humanos e financeiros, mas esses problemas são superáveis por meio do planejamento tático, operacional e econômico da inspeção.

No planejamento operacional e econômico, estão os princípios básicos da inspeção. Em indústrias, a frequência da inspeção deve ser inversamente proporcional a relatórios pregressos, estimando-se que uma indústria em boas condições possa ser inspecionada apenas uma vez a cada dois anos.

É estimado que a inspeção deva se concentrar nas atividades industriais, consumindo cerca de 90% dos recursos orçamentários da agência. Uma inspeção adequada de qualquer indústria de medicamentos (averiguação de suprimento de água, higiene de instalações e de pessoal, amostragem para análises de matéria-prima, conferência de documentos de compra com volume e origem de estoque existente etc.) dura em média duas semanas.

A inspeção caracteriza-se também pelo caráter educativo e pela progressão de exigências adaptadas ao país. Respeitadas as condições técnicas mínimas, ela deve ser coerente com os recursos e formação cultural, sob o risco de matar, precoce e indevidamente, o desenvolvimento tecnológico.

O resultado da inspeção deve ser registrado por meio de *relatório de inspeção*, no qual são apontadas falhas, sugestões e eventuais infrações às normas vigentes. Compõem o relatório os resultados de análises solicitadas pelo inspetor.

O relatório resultante de qualquer inspeção deve ser feito pelo menos em duas cópias, ficando uma em poder do estabelecimento inspecionado. A outra cópia, que fica em poder da agência reguladora, é utilizada para análise: se houver irregularidades, é estabelecido prazo para tais modificações e, quando for necessário, aberto processo para julgamento e penalização da pessoa ou do estabelecimento.

A coleta de amostras no comércio é considerada de pequeno valor quanto à qualidade dos medicamentos, pois não aponta as causas de defeitos, que geralmente ocorrem durante a produção. O produto coletado no comércio ou em hospitais corre os riscos de deterioração durante o transporte ou estocagem, sendo esta a principal razão pela qual esse tipo de inspeção de produtos deve ser mantido.

O inspetor nunca pode ter poderes para atribuir penas, pois, estando em contato direto com o interessado, criam-se condições ótimas para processos de coação ou tentativas de corrupção provocadas pelo elemento ou estabelecimento inspecionado.

Apenas em situações excepcionais, de alto risco para a população, deve o inspetor ter poderes para determinar a suspensão provisória das atividades da indústria ou estabelecimento, o que deve ser acompanhado de urgente análise e julgamento do relatório de inspeção pela agência reguladora.

Observe-se, finalmente, que a fiscalização não deve se ater ao poder policial, mas é também importante meio de instrução e informação ao fiscalizado. O bom fiscal sanitário exerce também a função de educador.

13.3. Auditorias

A auditoria é o processo que garante a qualidade administrativa e funcional dos órgãos governamentais ou privados. É princípio da democracia que, se o povo fosse perfeito, não precisaria de governo. E como todo governo é formado a partir do povo, que nunca é perfeito, também vai ter falhas. Os inspetores (fiscais) podem apresentar falhas, ou abusarem do poder que lhes é confiado. Mesmo que seja em pequena porcentagem, isso pode ocorrer. Por isso, a auditoria da fiscalização é parte indispensável do sistema de fiscalização.

Além disso, as indústrias dependem do lucro para sobreviver e, sempre que possível, evoluir. Não é raro que, por meio do "*lobby*", as indústrias contratem pessoas (lobistas) que podem interferir nos sistemas de registro e fiscalização.

Por tudo isso, os órgãos controladores precisam também ser controlados. As auditorias habituais de administração e finanças têm rotinas bem estabelecidas, sendo em geral fáceis. A auditoria técnica, embora mais difícil, no caso dos medicamentos, implica trabalho interno e, pela transparência das decisões, pode ter o auxílio da comunidade científica.

13.4. Judiciário

O julgamento de infrações das normas de leis de controle de medicamentos, na maioria dos países, é feito por técnicos da agência reguladora. O poder judiciário estabelecido (justiça comum) funciona sempre como grau de recurso dos julgamentos e decisões efetuados pela agência reguladora. A justiça auxilia a agência reguladora, pois em muitas situações existem dúvidas na interpretação de normas e leis, que são esclarecidas no judiciário.

14. NOVOS MEDICAMENTOS

A descoberta, a permissão de uso e o acesso a novos medicamentos, nas próximas décadas, trazem a esperança de tratamentos cada vez mais eficientes, mas com aspectos preocupantes quanto ao elevado custo que possam ter.

Em apenas um século, a partir da década de 1930 a medicina mudou: havia poucos medicamentos, mas o número de fármacos disponíveis foi aumentando muito. Na década de 1970, já começou a ocorrer a restrição de acesso da população às novas terapias – foi quando começaram as listas de formulários e medicamentos essenciais.

No século XXI, surgiram medicamentos específicos para doenças mais raras, ou destinados a faixas especiais de pacientes, portanto com mercado restrito, como, por exemplo, drogas biológicas, como inibidores de TNF. Para serem comercializados, dentro das normas vigentes no século passado, tiveram que arcar com o mesmo tipo de ensaios toxicológicos e clínicos, porém o mercado específico (por doenças ou pacientes especiais) obrigou as indústrias a vendê-los por alto preço.

Sob o ponto de vista das doenças, a tendência é a precisão cada vez maior do uso de fármacos específicos, aumentando muito o arsenal terapêutico. Provavelmente deve ocorrer diminuição de exigências para esse tipo de terapia, com menor exigência de ensaios clínicos, aumentando o número de medicamentos tradicionalmente conhecidos como "órfãos". A tendência futura é a maior adaptação dos fármacos ao genoma de pacientes, por exemplo, no câncer, aumentando ainda mais os custos do tratamento e a dificuldade de disponibilidade e acesso.

Algumas áreas como a geriatria podem trazer medicamentos de amplo uso pela população, especialmente com fármacos que aumentem a longevidade e retardem o aparecimento de doenças típicas da idade, como prevenção da trombose e da osteoartrose.

Uma das áreas de maior interesse é o estudo de medicamentos ativos no sistema nervoso central; especialmente no campo do comportamento e alterações psíquicas talvez possam trazer novidades espetaculares. Com o avanço da fisiopatologia de doenças, como a esquizofrenia e o Alzheimer, e o melhor conhecimento de mediadores químicos, provavelmente logo vão surgir fármacos mais efetivos.

Na área de investigação pré-clínica, a tendência é o aperfeiçoamento de técnicas *in vitro*, com menor uso de animais e de pesquisas *in anima nobile*. Modificações dos conceitos de controle de medicamentos também são esperadas nos próximos anos, visando à diminuição de custos e ao aprimoramento das ações.

Outra área aberta à investigação é o uso de substâncias psicodélicas como alternativa para o tratamento de transtornos mentais e sofrimentos psíquicos, tais como depressão, transtorno de estresse pós-traumático (TEPT), dependência química, autismo, estados terminais e outras afecções. O uso de psicodélicos é parte importante das práticas rituais, curativas e políticas de diversas culturas desde tempos remotos. A partir da síntese da dietilamida do ácido lisérgico (LSD), essa classe de substâncias entrou na ciência biomédica ocidental ocupando posição de destaque em estudos em psiquiatria, psicologia e ciências do comportamento, principalmente nas décadas de 1950 e 1960.

Na década de 1970, a política de guerra às drogas iniciada nos Estados Unidos da América tornou praticamente impossível a continuação dos estudos com essas substâncias, que passaram a figurar como proscritas inclusive para pesquisas científicas. Apesar de alguns estudos terem sido realizados até a década de 1990, somente há cerca de dez anos passou-se a observar o reinício da pesquisa científica com psicodélicos, período referido como "Renascença Psicodélica". Os psicodélicos – comumente divididos em três categorias: clássicos, dissociativos e anticolinérgicos – vêm sendo estudados à luz dos achados e dos novos métodos da ciência biomédica e da neurociência, sendo imprescindível o intercâmbio destas com outras áreas do conhecimento humano, tais como a antropologia, a etnobotânica, a etnofarmacologia e a sociologia.

A *ayahuasca*, beberagem tipicamente amazônica, é resultante da decocção de duas ou mais espécies vegetais, mormente *Banisteriopsis caapi* e *Psychotria viridis*, e cuja substância psicoativa principal é a N,N-dimetiltriptamina (DMT). É exemplo que tem atraído a atenção de pesquisadores brasileiros e estrangeiros pelo seu potencial em tratar ou prevenir algumas condições médicas e psicológicas, como a depressão, a dependência química e o transtorno de estresse pós-traumático, bem como por sua capacidade de incentivar o intercâmbio entre saberes tradicionais dos povos originários e culturas ditas populares com os saberes biomédicos ocidentais.

Ainda são necessários mais estudos pré-clínicos e, principalmente, ensaios clínicos duplo-cegos e randomizados com amostras significativas para que essa classe de fármacos tenha seus mecanismos de ação desvendados, seus riscos conhecidos e sua validade terapêutica definitivamente reconhecida. Os resultados até agora atingidos indicam que boas surpresas virão desse universo psicodélico no sentido de conhecermos mais sobre a mente humana, amenizarmos o sofrimento e facilitarmos o tratamento dos pacientes.

15. FARMACOVIGILÂNCIA

O uso de medicamentos em larga escala, em milhões de pacientes, apenas ocorre depois de autorizada sua comercialização pela agência regulatória e sempre traz informações mais precisas sobre os efeitos adversos.

As pesquisas que antecedem o lançamento comercial de qualquer medicamento apenas orientam sobre o aparecimento de efeitos adversos; o paciente é cuidadosamente acompanhado por exames laboratoriais e observações de sintomas. Nessa fase, porém, o número de pacientes é limitado, em geral inferior a 10 mil pacientes, até mesmo nas doenças mais comuns. Depois do lançamento, porém, alcança milhares de pacientes, às vezes milhões, tornando possível identificar reações adversas de baixa incidência.

Como rotina, os consumidores, as agências regulatórias e as indústrias têm interesse em monitorar o aparecimento de efeitos adversos. Esse monitoramento de produto em uso na rotina médica é denominado de farmacovigilância. A notificação de suspeita de reação adversa pode ser feita pelo próprio paciente, médico ou farmacêutico ou pode ser enviada diretamente à indústria, que se responsabiliza em gerar relatórios para apresentar a agência reguladora competente.

Conforme a gravidade da reação, é feita advertência à classe médica (como na síndrome de Reye para o ácido acetilsalicílico) ou pode ocorrer a retirada do produto do mercado (como a talidomida, em 1962). Podem ser feitos estudos epidemiológicos prospectivos, chamando a atenção das equipes de saúde para o aparecimento de determinado efeito colateral (por exemplo, suspeita de agranulocitose com dipirona, cujos estudos não confirmam a sua presença).

A avaliação epidemiológica retrospectiva pode ser feita em comunidades ou em países com excelente sistema de registro médico. A identificação de efeitos adversos raros, apenas observados quando grande massa populacional passa a utilizar o medicamento, vem sendo a mais notável contribuição da farmacoepidemiologia.

O modo de encarar o efeito colateral varia conforme o grupo de pacientes em que ocorre ou conforme o seu impacto. Por exemplo, o risco de teratogenia com a talidomida foi considerado "inadmissível", porém essa medicação tem uso insubstituível em certas formas de hanseníase.

Salientam-se, ainda, as dificuldades nos estudos de teratogenia, pois há diferenças entre espécies animais, nas quais são realizados tais estudos, e o homem. A talidomida, por exemplo, não causa efeito teratogênico em ratos. Além disso, existe uma esperada incidência de malformações fetais em mães normais. É estimado que, sem traumas ou tratamentos medicamentosos, a malformação ocorra em cerca de 2% dos fetos humanos.

Sendo antiética qualquer experimentação de efeitos teratogênicos em seres humanos, adota-se habitualmente para novos produtos a recomendação de se evitar medicamentos durante a gravidez.

Informações disponíveis sobre teratogenicidade em humanos são obtidas de maneira fortuita e ao acaso.

16. BIBLIOGRAFIA

AMOROSO, T. The Psychopharmacology of ±3,4 Methylenedioxymethamphetamine and its Role in the Treatment of Posttraumatic Stress Disorder. *J. Psychoactive Drugs*, v. 47, n. 5, p. 337-44, 2015.

ANAND, O. *et al.* Dissolution Testing for Generic Drugs: An FDA Perspective. *AAPS J.*, v. 13, n. 3, p. 328-37, 2011.

BARBOSA, P.C. *et al.* Psychological and neuropsychological assessment of regular hoasca users. *Compr. Psychiatry*, v. 71, p. 95-105, 2016.

BASILE, A.C.; ZANINI, A.C. DCLP – Denominações Comuns em Língua Portuguesa: estudo para a Organização Mundial da Saúde. Edição em CD-ROM, Ed. Ipex, São Roque, versão 5,0, 2000.

BRASIL. Resolução nº 466, de 12 de dezembro de 2012. Aprova as diretrizes e normas regulamentadoras de pesquisas envolvendo seres humanos. Órgão emissor: CNS – Conselho Nacional de Saúde. DOU – Diário Oficial da União nº 112, Brasília, DF 13 de junho de 2013. Seção 1, pág. 59-62.

BRASIL. Resolução RDC nº 17, de 16 de abril de 2010. Dispõe sobre as boas práticas de fabricação de medicamentos. Órgão emissor: Anvisa – Agência Nacional de Vigilância Sanitária. DOU – Diário Oficial da União nº 73, Brasília, DF 19 abril de 2010. Seção 1, p. 94.

BRASIL. Resolução RDC nº 98, de 1 de agosto de 2016. Dispõe sobre os critérios e procedimentos para o enquadramento de medicamentos como isentos de prescrição e o reenquadramento como medicamentos sob prescrição, e dá outras providências. Órgão emissor: Anvisa – Agência Nacional de Vigilância Sanitária. DOU – Diário Oficial da União nº 148, Brasília, DF 3 de agosto de 2016. Seção 1, p. 32.

CANADA. Adverse Reaction and Medical Device Problem Reporting. Health Canada. Portal online, 2017 (agência reguladora Canadense).

CARHART-HARRIS, R.L. *et al.* Psilocybin with psychological support for treatment-resistant depression: an open-label feasibility study. *Lancet Psychiatry*, v. 3, n. 7, p. 619-27, 2016.

CASTILLO, J.A.S. Farmacoeconomía y evaluación económica de medicamentos. Introducción. In: SACRISTÁN, J.A.; BADÍA, X. & ROVIRA, J. *Farmacoeconomía: Evaluación Econômica de Medicamentos*. Madrid-Espanha: Editores Medicos, S.A. Cap. 1, p. 19. 301pp. 1995.

COPAS, J. SHI, J.Q. Meta-analysis, funnel plots and sensitivity analysis. *Biostat*, 2000. p. 247-62.

CORDEIRO, A.M. *et al.* Revisão sistemática: uma revisão narrativa. *Rev. Col. Bras. Cir.*, v. 34, n. 6, p. 428-31, 2007.

DANFORTH, A.L. *et al.* MDMA-assisted therapy: A new treatment model for social anxiety in autistic adults. Prog *Neuropsychopharmacol. Biol. Psychiatry*, v. 64, p. 237-49, 2016.

DOMÍNGUEZ-CLAVÉ, E. *et al.* Ayahuasca: Pharmacology, neuroscience and therapeutic potential. *Brain. Res. Bull*, v. 126, Pt. 1, p. 89-101, 2016.

DOS SANTOS, R.G. *et al.* Antidepressive and anxiolytic effects of ayahuasca: a systematic literature review of animal and human studies. *Rev. Bras. Psiquiatr.*, v. 38, n. 1, p. 65-72, 2016;

DOS SANTOS, R.G. *et al.* Antidepressive, anxiolytic, and antiaddictive effects of ayahuasca, psilocybin and lysergic acid diethylamide (LSD): a systematic review of clinical trials published in the last 25 years. *Ther. Adv. Psychopharmacol.*, v. 6, n. 3, p. 193-213, 2016.

EMAFO, P.O.; ZANINI, A.C. Information dissemination, In Prescription, Delivery and Utilization of Psychoactive Substances, World Health Organization. Cap. 9, p. 79-87. 1988.

FOLLADOR, W. Alguns aspectos da variação de preços de medicamentos no Brasil entre os anos de 1980 e 2001. (Tese de Doutorado) Faculdade de Ciências Farmacêuticas da Universidade de São Paulo, 2001

GALVÃO, C.M.; SAWADA, N.O.; TREVIZAN, M.A. Revisão sistemática: recurso que proporciona a incorporação das evidências na prática de enfermagem. *Rev. Latino Americana de Enfermagem*, v. 12, n. 3, p. 549-56, 2004.

GOMES, B.R. O Uso Ritual da Ayahuasca na Atenção à População em Situação de Rua. EDUFBA, 2016.

GOULARTE-FARHAT, F. C. Estudo preliminar para tese de doutorado na Faculdade de Ciências Farmacêuticas da Universidade de São Paulo, 2000.

GROB, C.S. *et al.* Pilot study of psilocybin treatment for anxiety in patients with advanced-stage cancer. *Arch. Gen. Psychiatry,* v. 68, n. 1, p. 71-8, 2011.

GUIMARÃES, O.B.H.P.; AVEZUM, A. Medicina Baseada em Evidências. Grupo Editorial Moreira Jr. p. 120-6, 2005.

HEINK, A.; KATSIKAS, S.; LANGE-ALTMAN, T. Examination of the Phenomenology of the Ibogaine Treatment Experience: Role of Altered States of Consciousness and Psychedelic Experiences. *J. Psychoactive Drugs*, p. 1-8, Published online 07 Mar 2017.

HUQUE, M.F. Experiences with meta-analysis in NDA submissions. *Proceedings of the Biopharmaceutical Section of the American Statistical Association*, v. 2, p. 28-33, 1988.

LABATE, B.C.; CAVNAR, C. The Therapeutic Use of Ayahuasca. Springer; 2013.

LANDMAM, J.A. A outra face da medicina – Um estudo das ideologias médicas. Rio de Janeiro: Ed. Salamandram, 1984, 346 p.

LIU, Q. *et al.* Common Deficiencies with Bioequivalence Submissions in Abbreviated New Drug Applications Assessed by FDA. *AAPS Journal*, v. 14, n. 1, 19-22, 2012.

MARCOURAKIS, T; ZANINI, A.C. Módulo de Farmacologia. In: Tratado de Clínica Médica, editor Lopes, A.C. e coeditor Amato Neto, V., Editora Roca, São Paulo, 2. Ed., 314 p., 2009.

MARTINEZ, E.Z. Metanálise de ensaios clínicos controlados aleatorizados: aspectos quantitativos. *Medicina, Ribeirão Preto*, v. 40, n. 2, p. 223-35, 2007.

MEHL, B. & SANTELL, J. Projecting future drug expenditures – 2000. Am. J. Syst Pharm., v.57, p.129-138, 2000.

MINISTÉRIO DA SAÚDE do Brasil, Secretaria Nacional de Vigilância Sanitária. Portaria SNVS N. 8/81. DOU de 16/01/1981 (Zanini, A.C.) – Institui lista de nomes genéricos de fármacos e obriga inclusão em documentos e em rótulos e bulas de medicamentos no Brasil.

MINISTÉRIO DA SAÚDE, Ministério da Previdência e Assistência Social, e Ministério da Indústria e Comércio do Brasil – Portaria 1/ MS/MIC/MPAS, Dou de 12/09/1983, institui as DCB Denominações Comuns Brasileiras.

MITHOEFER, M.C.; GROB, C.S.; BREWERTON, T.D. Novel psychopharmacological therapies for psychiatric disorders: psilocybin and MDMA. *Lancet Psychiatry*, v. 3, n. 5, p. 481-8, 2016.

MULROW, C.D. Systematic reviews: rationale for systematic reviews. *BMJ*, v. 309, p. 597-9, 1994.

NICHOLS, D.E. Psychedelics. *Pharmacol. Rev.*, v. 68, n. 2, p. 264-355, 2016.

NUNES, A.A. *et al.* Effects of Ayahuasca and its Alkaloids on Drug Dependence: A Systematic Literature Review of Quantitative Studies in Animals and Humans. *J. Psychoactive Drugs*, v. 48, n. 3, p. 195-205, 2016.

OSÓRIO, F.L. *et al.* Antidepressant effects of a single dose of ayahuasca in patients with recurrent depression: a preliminary report. *Rev. Bras. Psiquiatr.*, v. 37, n. 1, p. 13-20, 2015.

PASSIANOTO, M.M.; VILA, R.R.I.S.M.; STORPITS, S.; FRANCO JUNIOR, A. Estudo de utilização de antimicrobianos no Hospital Universitário da Universidade de São Paulo empregando doses diárias definidas. *Rev. Med.* HU-USP, v.8, n.1, p.5-12, 1998.

RODRIGUES, C.L. Metanálise: Um guia Prático. Trabalho de conclusão de graduação da Universidade Federal do Rio Grande do Sul. Instituto de Matemática. 2010.

RIBEIRO, E. Análise retrospectiva da utilização do instrumento "impresso especial de solicitação de albumina" como forma de intervenção educativa em hospital quaternário. Tese de doutorado na Faculdade de Ciências Farmacêuticas da Universidade de São Paulo, 2000.

ROBINSON, R. Economic Evaluation and Health Care. What does it means? *BMJ*; v. 307, p. 670-3, 1993.

SANCHES, R.F. *et al.* Antidepressant Effects of a Single Dose of Ayahuasca in Patients with Recurrent Depression: A SPECT Study. *J. Clin. Psychopharmacol.*, v. 36, n. 1, p. 77-81, 2016.

SCHULTES, R.E. Hallucinogenic plants: their earliest botanical descriptions. *J. Psychedelic. Drugs*, v. 11, p. 13-24, 1979.

SESSA, B. The Psychedelic Renaissance, Reassessing the Role of Psychedelic Drugs in 21st Century Psychiatry and Society. London: Muswell Hill Press; 2012.

SMITH, M.C.; FISHER, J.A. A computerized bibliography of research on medication use studies (MUST). *Drug Information Journal*, v. 25, p. 115-22, 1991.

TÓFOLI, L.F.; DE ARAUJO, D.B. Treating Addiction: Perspectives from EEG and Imaging Studies on Psychedelics. *Int. Rev. Neurobiol.*, v. 129, p. 157-85, 2016.

UNITED NATIONS. Convention on Psychotropic Substances, 1971.

UNITED NATIONS. Single Convention on Narcotic Drugs, 1961.

VOLTARELLI, J.C. Editorial: anistia a ensaios clínicos. *Medicina, Ribeirão Preto*, v. 31, p. 1-2, 1998.

WORLD HEALTH ORGANIZATION - WHO. *Drug Information*, v. 30, n 1, 2016.

WORLD HEALTH ORGANIZATION - WHO. Guideline for the WHO review of dependence-producing psychoactive substances for international control. WHO, 2000.

WORLD HEALTH ORGANIZATION - WHO. International Classification of Diseases - ICD version 2016.

WORLD HEALTH ORGANIZATION. The world drug situation. WHO, Geneva, 1988.

YAZAR-KLOSINSKI, B.B.; MITHOEFER, M.C. Potential Psychiatric Uses for MDMA. *Clin. Pharmacol. Ther.*, v. 101, n. 2, p. 194-196, 2017.

YORK UNIVERSITY. Systematic Reviews: CRD's guidance for undertaking reviews in Health Care. Centre for reviews and Dissemination, 2009.

ZANINI, A.C. Exercícios do absurdo: política brasileira de medicamentos. Editorial, O Estado de São Paulo de 05/02/1987, p. 32.

ZANINI, A.C.; CIOLA, L.; XAVIER, J. Aplicações do Computador na macro-auditoria de medicamentos. *Rev. Bras. Informática*, v. 3, p. 30-34, 1987.

ZANINI, A.C.; PAULO, L.G. Compliance - Sobre o encontro paciente-médico. São Roque: Editora Ipex, 1997.

ZANINI, A.C.; WADT. Farmacoeconomia. In: Tratado de Clínica Médica, editor Lopes, A.C. e coeditor Amato Neto, V., Editora Roca, São Paulo, 1. ed, capítulo 38, v. 1, p. 370-8, 2006. 3. ed. 2016.

ZANINI, A.C.; WADT, M.; SPINA, D.; CARVALHO, M.F.; OGA, S. Guia Zanini-Oga de Medicamentos, Livro eletrônico, 2017.

ZDROJEWICZ, Z.; KUSZCZAK, B.; OLSZAK, N. Ibogaine - Structure, influence on human body, clinical relevance. *Pol. Merkur. Lekarski*, v. 41, n. 241, p. 50-5, 2016.

9.4.

Farmacogenômica

Rosario Dominguez Crespo Hirata
Thiago Dominguez Crespo Hirata
Mario Hiroyuki Hirata

Sumário

1. INTRODUÇÃO

A farmacogenômica e a farmacoepigenômica estudam o papel da variabilidade estrutural e funcional do genoma na resposta a fármacos, incluindo aspectos de biodisponibilidade, segurança, tolerabilidade e eficácia.

A farmacogenética se refere a diferenças genéticas em vias metabólicas que afetam a resposta individual a fármacos, em termos de efeito terapêutico e de efeitos adversos. A farmacogenômica se refere à variabilidade genética de forma ampla e sua relação com a resposta farmacológica e tem aplicação na descoberta de novos alvos terapêuticos. Já a farmacoepigenômica se refere ao estudo de fatores epigenéticos que modificam a expressão de genes e sua relação com a resposta farmacológica.

A farmacogenômica auxilia na predição da resposta farmacológica com a finalidade de maximizar a eficácia e minimizar os eventos adversos, condicionando melhor cuidado aos pacientes tratados. Dessa forma, contribui para a identificação de pacientes em risco de falha terapêutica ou reações adversas a medicamentos e direciona a terapia personalizada.

Atualmente, a relação entre a variabilidade genômica do indivíduo e a resposta a várias classes de fármacos pode ser determinada. Entretanto, sua aplicação, na prática clínica, é ainda limitada, seja por desconhecimento ou por resistência na aplicação. Em algumas especialidades essa ferramenta é muito útil principalmente em casos em que existe risco significativo ao paciente e, sem dúvida, depende da cobertura de testes genéticos pelos serviços de assistência a saúde, público e privado.

Neste capítulo, são apresentados conceitos de farmacogenética, farmacogenômica e farmacoepigenômica e as suas aplicações na cardiologia, oncologia e doenças infecciosas, destacando, como exemplos, a farmacoterapia por anticoagulantes, antiagregantes plaquetários, betabloqueadores, anti-hipertensivos, hipolipemiantes, antirretrovirais e os quimioterápicos clássicos.

2. ASPECTOS HISTÓRICOS DA FARMACOGENÉTICA

A farmacogenética estuda a variabilidade da sequência nucleotídica de um ou mais genes que possa estar associada à resposta farmacológica no tratamento de uma doença. A farmacogenômica estuda o conjunto de variantes da sequência do DNA total que estão relacionadas com a variabilidade da resposta farmacológica.

As variantes (polimorfismos) genéticas podem afetar genes envolvidos na farmacocinética (absorção, distribuição, metabolismo e eliminação) ou na farmacodinâmica (modificação do alvo farmacológico ou alteração da rota biológica metabólica) de um dado fármaco.

Historicamente um dos primeiros relatos da variabilidade interindividual associada a evento adverso foi feito por Pitágoras. Em 510 a.C., ele registrou que algumas pessoas apresentavam anemia hemolítica fatal após ingestão de feijão fava. Após centenas de anos, esse evento adverso foi relacionado com um defeito no gene da glicose-6-fosfato desidrogenase (G6PDH), que também predispõe à hemólise pelo uso de primaquina (antimalárico) e rasburicase (tratamento da gota).

Um dos pioneiros na demonstração da relação entre características individuais e variabilidade genética foi Wilhelm Johannsen, que, em 1909, criou os termos **fenótipo** e **genótipo** e também introduziu o termo **gene**.

Em 1902, Archibald Garrod sugeriu que fatores genéticos direcionam as transformações químicas em humanos e tem variabilidade individual. Estudos posteriores demonstraram que diferenças na atividade de enzimas hepáticas que metabolizam fármacos são influenciadas pela etnia, sugerindo a contribuição da variabilidade do componente genético.

Após meio século, Arno Motulsky (1957) descreveu a relação entre reações adversas a medicamentos e a variabilidade genética. Em 1959, Friedrich Vogel criou o termo **farmacogenética**, com base nos estudos de Elliot Vesell e George Page, que mostraram diferenças na farmacocinética da antipirina entre gêmeos monozigotos e dizigotos. Werner Kalow, em 1962, demonstrou que formas anormais de colinesterase plasmática resultam em reações adversas graves com o uso de succinilcolina.

Polimorfismos na enzima do citocromo P-450 (CYP2D6) foram primeiramente observados na década de 1970 em voluntários sadios que desenvolveram efeitos adversos ao agente anti-hipertensivo debrisoquina. O gene da CYP2D6 foi o primeiro gene humano clonado e caracterizado em 1987.

A relevância clínica desses achados farmacogenéticos foi constatada num estudo familiar que indicou que diferenças no metabolismo e efeito colateral (neurite periférica) da isoniazida eram herdadas de forma autossômica recessiva. Depois de algumas décadas, demonstrou-se que o polimorfismo no gene da N-acetiltransferase 2 (NAT2) alterava a acetilação da isoniazida.

A potencialidade do uso clínico da farmacogenética foi demonstrada em vários estudos, na década de 1990, entre eles a deficiência da tiopurina metiltransferase (TPMT) e a toxicidade no sistema hematopoiético pelo uso de mercaptopurina e azatioprina.

Os indivíduos portadores de polimorfismos em genes envolvidos no metabolismo de fármacos podem apresentar resposta exacerbada ou falha terapêutica, associadas ou não a reações adversas. A modificação da atividade enzimática pelo polimorfismo genético pode resultar em falha na ativação de pró-fármacos, falha na biotransformação de um fármaco ativo que se acumula no organismo, ou metabolismo alternativo com geração de metabólitos com efeitos deletérios.

O conhecimento de polimorfismos em genes de enzimas de biotransformação de fármacos contribui para a avaliação da necessidade de ajuste de dose ou substituição de medicamentos para melhorar a eficácia, minimizar reações adversas e interações medicamentosas e aumentar a adesão à farmacoterapia.

Genes envolvidos na biotransformação de fármacos, como as CYP, são classificados como genes farmacocinéticos. Polimorfismos de genes alvo ou componentes da via pela qual um fármaco tem seu efeito são considerados genes farmacodinâmicos. Também há genes que estão envolvidos na fisiopatologia de uma doença específica e podem modificar o efeito de um dado fármaco.

3. CONTRIBUIÇÃO DA FARMACOGENÔMICA

Pode-se dividir o avanço científico em antes do sequenciamento genoma humano e após o genoma humano. Todas as áreas da ciência foram beneficiadas, e na área da saúde houve mudança de muitos paradigmas, assim como o desenvolvimento de novas tecnologias para suprir o avanço induzido pela era genômica. Na área da farmacologia houve benefícios incalculáveis, e um dos destaques foi a redução do tempo na descoberta de novos fármacos, em função da aplicação de ferramentas da genômica estrutural e funcional. Nesse contexto, os testes farmacogenéticos são uma estratégia essencial para seleção de novos fármacos, em estudos pré-clínicos e clínicos, que tenham maior eficácia e segurança, e a menor variabilidade possível na resposta individual.

As tecnologias aplicadas no sequenciamento do genoma total reduziram o custo e o tempo para obtenção de resultados fidedignos e culminaram com a aplicação do conhecimento de sequências genômicas, em estudos de associação de genes candidatos de doenças, caracterizando melhor as monogênicas e as poligênicas. Na área da farmacogenética, essas descobertas facilitaram o entendimento da eficácia e toxicidade de medicamentos, com base na associação estatística entre o fenótipo e a variabilidade genotípica. Os estudos de associação do genoma total introduziram a estratégia da farmacogenômica.

As descobertas dos estudos de associação de genoma total (GWAS, *genome wide association study*) têm sido validadas e ajudam na elucidação de mecanismos genômicos que influenciam a resposta a medicamentos. Em vários estudos foi demonstrado que a variabilidade genética se relaciona fortemente de acordo com a ancestralidade, o que pode dificultar a interpretação dos estudos farmacogenéticos de uma determinada população comparada com outra. O polimorfismo do gene *CYP2C9* é um exemplo claro que mostra influência da variabilidade genotípica na resposta ao uso da varfarina.

Na área da Cardiologia, o consórcio *Cohorts for Heart and Aging Research in Genomic Epidemiology* (CHARGE) analisou variantes em 30 genes candidatos e relatou que os genes *ADRB1*, *AGT* e *ACE* foram associados com hipertensão. Neste consórcio, também foi avaliada a influência de variantes genéticas na resposta de medicamentos anti-hipertensivos, em 21.267 pacientes, mas não foi encontrada associação significativa entre os polimorfismos estudados e a resposta terapêutica das principais classes de anti-hipertensivos. Estudaram-se cerca de 2 milhões de SNP (do inglês, *single nucleotide polymorphisms*) do genoma total e foram avaliados com os bancos de dados da fase II do projeto HAPMAP (mapa dos haplótipos humanos).

Investigadores de vários países formaram uma rede de pesquisa em farmacogenômica denominada *The Pharmacogenomics Knowledge Database* (PharmGKB) para disponibilizar informações científicas sobre o impacto de variantes genéticas na resposta terapêutica para clínicos e pesquisadores. Nos bancos de dados dessa rede estão disponíveis os medicamentos, vias metabólicas e alvos e variantes que impactam na resposta farmacológica. Também estão disponíveis diretrizes terapêuticas elaboradas pelo *Clinical Pharmacogenetics Implementation Consortium* (CPIC).

Na Tabela 9.4.1 são descritos os níveis e graus de evidências, assim como as anotações clínicas dos dados farmacogenéticos disponíveis na página da PharmGKB (www.pharmgkb.org). As anotações são aprovadas pelas agências *US Food and Drug Administration* (FDA), *European Medicines Agency* (EMA), *Pharmaceuticals and Medical Devices Agency, Japan* (PMDA) e *Health Canada /Santé Canada* (HCSC).

Tabela 9.4.1. Níveis de evidência e anotações clínicas de dados farmacogenéticos

Nível de evidência	Grau de evidência	Anotação clínica para a combinação variante-fármaco
Alta	1A	Variante descrita em diretriz do CPIC ou com implantação clínica conhecida e utilizada em sistemas de saúde.
	1B	Variante com evidência de associação predominante, que foi replicada em várias coortes, e preferencialmente tem uma reação adversa forte.
Moderada	2A	Variante de farmacogene conhecido e definido pela PharmGKB como muito importante e com efeito funcional conhecido.
	2B	Variante com associação que foi replicada em várias coortes, mas não confirmada em alguns estudos, e/ ou com reação adversa leve.
Baixa	3	Variante com associação única (ainda não replicada) ou avaliada em vários estudos, mas sem evidência de associação clara.
Preliminar	4	Anotação baseada em relato de caso, estudo com resultado pouco significativo, ou estudo *in vitro* com evidência molecular ou funcional.

CPIC: *Clinical Pharmacogenetics Implementation Consortium*. Fonte: www.pharmGKB.org.

4. FARMACOGENÔMICA CARDIOVASCULAR

4.1. Anticoagulantes orais

Os anticoagulantes orais, como a varfarina, são utilizados no tratamento e na prevenção de doenças tromboembólicas e de complicações associadas à fibrilação atrial (FA), substituição de válvula cardíaca e infarto do miocárdio (IM).

A varfarina é um antagonista da vitamina K com ação anticoagulante pela inibição da subunidade C1 da vitamina K epoxirredutase (VKORC1), a qual reduz a vitamina K para a forma epóxido. A vitamina K reduzida é essencial para a gama-carboxilação pós-traducional de fatores de coagulação dependentes de vitamina K, como o fator II (protrombina), VII, IX e X. A varfarina é inativada pela CYP2C9 hepática. A varfarina tem alta eficácia, entretanto, o seu monitoramento é difícil devido à estreita janela terapêutica e à alta variabilidade interindividual de resposta, em função de fatores genéticos e não genéticos (peso, dieta, consumo de álcool, estado da doença, uso concomitante de outros medicamentos etc.).

Polimorfismos nos genes *VKORC1* e *CYP2C9*, entre outros, têm sido relacionados com a variabilidade na dose de varfarina requerida para alcançar valores de razão normalizada internacional (INR) estável e prevenir riscos de hemorragia ou evento tromboembólico.

Os polimorfismos de nucleotídeo único (SNPs) localizados na região promotora do *VKORC1* -1639G>A (rs99232318) e -1173C>T (rs9934438) foram associados com menor expressão gênica, sensibilidade aumentada à varfarina e menor dose requerida para alcançar anticoagulação estável. Resultados de estudos de associação de genes candidatos e de genoma total (do inglês, *genome wide association study*, GWAS) mostraram que SNPs de *VKORC1* e *CYP2C9* são os principais marcadores farmacogenéticos de resposta a varfarina e de risco de hemorragia por aumento da anticoagulação.

Polimorfismos não funcionais do *CYP2C9*, como os alelos *CYP2C9*2* (p.Arg144Cys; rs1799853) e *CYP2C9*3* (p.Ile359Leu; rs1057920), resultam em metabolismo diminuído da varfarina, expondo os pacientes a altas concentrações por longo tempo e aumentando o risco de sangramento. Esses polimorfismos também são associados com maior tempo para atingir a dose estável e maior risco de ter INR acima da faixa (INR > 3,2). Outros alelos, como *CYP2C9* *5, *6, *8 e *11, também foram associados com atividade metabólica reduzida. Estudos clínicos também evidenciaram a associação entre a variante Val433Met (rs2108622) do gene que codifica a vitamina K1 oxidase (*CYP4F2*) e atividade CYP4F2 reduzida, maiores concentrações de vitamina K hepática e necessidade de maior dose de varfarina.

Outros cumarínicos, como o acenocumarol e a femprocumona, são utilizados nos países europeus. Embora ambos sejam também metabolizados pela CYP2C9, a femprocumona sofre menos influência porque é metabolizada principalmente pela CYP3A4. Os efeitos de polimorfismos e mutações do *VKORC1* são similares aos da varfarina.

Os inibidores de fator Xa (p. ex., apixabana e rivaroxabana) ou de trombina (dabigatrana) são novas classes de anticoagulantes utilizadas no tratamento de pacientes com doença arterial coronariana (DAC) estável. Esses fármacos, que pareciam ter a vantagem de ser usados em doses fixas, trouxeram a preocupação da variação da coagulabilidade do sangue durante o dia e da falta de controle de níveis de coagulação, com risco de ocorrência de hemorragias.

O etexilato de dabigatrana é um pró-fármaco que é ativado pela carboxilesterase 1 (CES1). Polimorfismos no *CES1* afetam o metabolismo deste anticoagulante, sendo que a variante *CES1* rs4148738 foi associada com concentrações plasmáticas maiores, mas não modificou o risco de hemorragia. Por outro lado, o SNP *CES1* rs2244613 foi relacionado com concentrações plasmáticas mínimas e menor risco de hemorragia.

4.2. Inibidores de agregação plaquetária

Os inibidores de agregação plaquetária (antiplaquetários) são utilizados para a prevenção de doenças aterotrombóticas e redução do risco cardiovascular. A terapia antiplaquetária dupla – clopidogrel e aspirina – tem papel importante na prevenção primária e principalmente secundária de eventos vasculares isquêmicos, como IM e acidente vascular encefálico (AVE), e morte por doença cardiovascular (DCV). Algumas pessoas experimentam eventos tromboembólicos oclusivos apesar de manter regime apropriado de tratamento. Essa falha na resposta a antiplaquetários expõe os pacientes ao maior risco cardiovascular. O uso concomitante de anti-inflamatórios não esteroides (AINEs), como ibuprofeno e naproxeno, é um fator adicional de risco de eventos isquêmicos, como o IM e AVE.

A resposta a antiplaquetários é influenciada por fatores genéticos e não genéticos, como adesão ao tratamento, absorção e metabolismo dos fármacos, diferenças na preparação farmacêutica, interações medicamentosas, alta taxa de renovação das plaquetas, fatores ambientais/estilo de vida, modificações do alvo terapêutico e outros.

A aspirina (ácido acetilsalicílico, AAS) diminui a reatividade plaquetária pela acetilação irreversível da enzima ciclo-xigenase-1 (COX-1) que catalisa a síntese do tromboxano A2 (TXA2), um prostanoide com atividade pró-agregante potente. A aspirina é indicada para a prevenção primária e secundária de aterotrombose das artérias coronárias e cerebrais, e outras doenças relacionadas. A eficácia da aspirina no contexto da prevenção secundária de pacientes com DAC é reconhecida, entretanto, a resposta terapêutica com base nos testes de agregação plaquetária é variável e muitos pacientes têm eventos cardiovasculares na vigência da terapia com aspirina.

Polimorfismos no gene da COX-1 (*PTGS1*) c.-842A>G (rs10306114) e c.50C>T (rs3842787) foram associados com baixa resposta à aspirina, avaliada pela concentração plasmática de tromboxano B2 (TXB2) e teste de reatividade plaquetária, em pacientes com DCV. No entanto, outros estudos não encontraram associação dessas variantes com a atividade plaquetária residual ao tratamento com aspirina ou com eventos clínicos incluindo o IM não fatal ou morte cardíaca. O polimorfismo *PTGS1* rs1330334 (-1676A>G) também foi associado a menor resposta à aspirina, em pacientes com DCV, em diferentes populações.

O receptor plaquetário de adenosina difosfato (ADP) denominado P2RY é importante na ativação e agregação de plaquetas. O polimorfismo *P2RY12* rs9859538 foi associado com alta reatividade plaquetária residual, definida por agregação máxima induzida por AAS e ADP, em pacientes com DAC e história de IM tratados com aspirina. O P2RY1 é outro receptor de ADP responsável pela ativação inicial das plaquetas. Foi observado que, em caucasianos com história de IM, os portadores do alelo T *P2RY1* 893C>T (rs1065776) tinham quase três vezes o risco de menor resposta à aspirina que os portadores do genótipo CC. O SNP *P2RY1* 1622 A>G foi associado com maior agregação plaquetária mesmo com uso da aspirina, mas não foi observada relação com risco de eventos adversos cardíacos principais (MACE, *major adverse cardiovascular events*) que inclui morte, IM ou angina instável, AVE ou isquemia transitória, em pacientes com DAC estável. Variantes no gene *ITGB3* que codifica a integrina plaquetária β_3 (glicoproteína IIIa, GPIIIa) foram relacionadas com a resposta à aspirina. O polimorfismo PLA1/A2 (rs5918, c.176T>C, Leu59Pro) do *ITGB3* modula a função plaquetária e foi associado com menor sensibilidade à aspirina, mas somente em indivíduos sadios.

O clopidogrel é um derivado de tienopiridina que inibe a agregação plaquetária por ligação irreversível ao receptor de ADP plaquetário (P2RY12) e bloqueio da ativação da glicoproteína IIb/IIa (GPIIb/IIIa, integrina αIIbβ3), a qual faz ligação cruzada com fibrinogênio para a adesão plaquetária. A dupla terapia com clopidogrel e aspirina é o padrão atual do cuidado na prevenção e manejo da síndrome coronariana aguda (SCA), especialmente em pacientes com intervenção coronária percutânea (ICP), entretanto alguns pacientes permanecem em risco de morte, IM e trombose por *stent*.

Os mecanismos de resposta ao clopidogrel são relacionados com a biodisponibilidade do fármaco, a funcionalidade das plaquetas e condições clínicas concomitantes, incluindo a adesão ao tratamento. O clopidogrel é administrado como pró-fármaco, sua absorção intestinal é limitada pelo transportador de efluxo, o *ATP-binding cassette* B1 (ABCB1), também conhecido por glicoproteína P ou MDR1. Aproximadamente 85% do clopidogrel são metabolizados em uma forma inativa de ácido carboxílico por esterases hepáticas, principalmente a CES1. O clopidogrel remanescente é metabolizado no fígado pelas CYP450 hepáticas em processo de duas etapas: (i) CYP2C19, CYP2B6 e CYP1A2 e (ii) CYP3A4/5, CYP2B6, CYP2C9 e CYP2C19, para gerar o metabólito ativo, o qual é subsequentemente clivado pela paraoxonase 1 (PON-1).

Polimorfismos nos genes *ABCB1* (absorção intestinal), *CYP2C19* (ativação do clopidogrel) e no *P2RY12* (alvo terapêutico) estão envolvidos nos mecanismos primários de resposta ao clopidogrel. Polimorfismos em genes das CYP3A4/5 e de outras enzimas de biotransformação, e proteínas envolvidas na agregação plaquetária, também contribuem para a variabilidade de resposta ao clopidogrel. É importante ressaltar que a resposta ao clopidogrel também depende da interação com outros medicamentos que são metabolizados pela mesma via, como os inibidores da bomba de prótons, especialmente o omeprazol, o qual tem alta afinidade pela CYP2C19.

O alelo não funcional *2 do *CYP2C19* (c.681G>A, rs4244285) resulta na forma inativa da enzima (perda de função) e, portanto, diminui a transformação do pró-fármaco em metabólito ativo do clopidogrel. Portadores do alelo *CYP2C19*2* têm menor atividade antiplaquetária e risco aumentado de MACE durante a terapia com clopidogrel, em diferentes populações. Outros alelos não funcionais, como *CYP2C19*3* (c.636G>A, rs4986893), *CYP2C19*4* (rs28399504) e *CYP2C19*5* (rs56337013), também foram associados a menor resposta ao clopidogrel. Por outro lado, o alelo *CYP2C19*17* (g.4195C>T, rs12248560) resulta em atividade enzimática aumentada (ganho de função). Os portadores do alelo *17, denominados metabolizadores ultrarrápidos, produzem mais metabólito ativo e tem inibição plaquetária acentuada. Esse alelo foi associado com maior efeito antiagregante do clopidogrel e maior proteção contra eventos isquêmicos, porém com risco aumentado de sangramento.

O ABCB1 é um transportador de membrana que promove o efluxo do clopidogrel no intestino. Três polimorfismos do *ABCB1* 1236C>T (rs1128503), 2677G>T (rs2032582), e principalmente o 3435C>T (rs1045642) foram relacionados com menor resposta ao clopidogrel. Indivíduos portadores do haplótipo T-T-T (um alelo T de cada SNP) têm concentração reduzida de clopidogrel, após administração oral. Portadores de duas cópias do haplótipo *ABCB1* T-T-T tratados com clopidogrel têm risco aumentado de morte cardiovascular, IM, ou AVE comparado a indivíduos sem esse haplótipo.

A enzima PON-1 é importante no último passo de metabolismo do clopidogrel em seu metabólito ativo. O polimorfismo *PON1* Q192R foi associado com maior risco de trombose por *stent*, em pacientes com DAC submetidos à intervenção coronária percutânea (ICP) e tratados com clopidogrel. Os portadores do genótipo QQ tiveram menor atividade plasmática de PON-1, menor concentração de metabólito ativo do clopidogrel e menor inibição da agregação plaquetária.

O $P2RY_{12}$ e seu efetor integrina plaquetária β3 (GPIIIa) são alvos diretos do metabólito ativo do clopidogrel. Vários estudos avaliaram o papel de polimorfismos nos genes que codificam essas proteínas, em desfechos clínicos em pacientes com DAC que foram tratados com clopidogrel. Mutações e polimorfismos no *P2RY12* foram relacionados com a variabilidade na resposta ao clopidogrel. A variante 52G>T (rs6809699) foi relacionada com menor resposta ao clopidogrel, em mono e dupla terapia antiagregante. A variante *P2RY12* rs6785930 (34C>T) também foi associada com maior risco de AVE e revascularização carótida.

A glicoproteína Ia (GPIa) é uma subunidade de GPIa/IIa, um receptor de colágeno nas plaquetas. O SNP do gene *GP1A* 807C>T (rs1126643) foi associado com agregação e reatividade plaquetárias residuais aumentadas, em mono e dupla terapia antiagregante, aumentando o risco trombótico.

GPIIIa (subunidade do GPIIb/IIIa), receptor plaquetário para fibrinogênio, é codificada pelo gene *ITGB3*. O polimorfismo *ITGB3* rs5918 (PLA1/A2) foi associado com menor resposta plaquetária ao clopidogrel e maior suscetibilidade à aterosclerose precoce.

O receptor do fator 2 da coagulação (F2R), também denominado receptor 1 ativado por protease (PAR-1), é um dos receptores de plaquetas para trombina. O polimorfismo *F2R* rs168753 (c.89-15A>T) foi relacionado com maior agregação plaquetária, em pacientes tratados com clopidogrel.

Os antiplaquetários ticlopidina, prasugrel e ticagrelor não requerem bioativação extensa pela enzima CYP2C19 e, portanto, podem ser prescritos para metabolizadores CYP2C19-lentos sem redução na eficácia. Além disso, portadores desse alelo tratados com prasugrel ou ticagrelor não apresentam aumento de risco de morte cardiovascular, IAM, AVE ou trombose por *stent*.

O prasugrel é rapidamente absorvido e hidrolisado durante a absorção intestinal por CES2 e CES1 para o metabólito tiolactona, que, por sua vez, é metabolizado em seu metabólito ativo em uma única etapa, principalmente pelas CYP3A4 e CYP2B6 e em menor medida pela CYP2C9 e CYP2C19. Portadores de alelos não funcionais de *CYP2C19* respondem melhor ao prasugrel que ao clopidogrel. Variantes em outras enzimas (CYP2C9, CYP2B6, CYP3A5 e CYP1A2) e no transportador de efluxo ABCB1 não influenciam na farmacocinética e farmacodinâmica do prasugrel em pacientes com SCA ou MACE. O ticagrelor é um inibidor reversível do P2RY12, metabolizado pela CYP3A4 em um metabólito equipotente que contribui com 30% a 40% da atividade antiagregante. A CYP2C19 não está envolvida no metabolismo do ticagrelor.

4.3. Betabloqueadores

Os betabloqueadores são antagonistas competitivos dos receptores beta-adrenérgicos e bloqueiam os efeitos do sistema simpático, em nível cardíaco e sistêmico, diminuindo a frequência cardíaca e a resistência vascular periférica.

A resposta aos betabloqueadores é influenciada por polimorfismos em genes alvo, tais como receptores alfa- e beta-adrenérgicos (ADRB1 - *adrenoreceptor beta* 1, ADRB2 - *adrenoreceptor beta* 2, e ADRA2C - *adrenoreceptor alfa* 2C); moléculas da via de sinalização (quinases reguladoras de receptores beta-adrenérgicos, GRKs - *G-protein receptor kinases*); e enzimas de biotransformação, como a CYP2D6.

Polimorfismos *ADRB1* rs1801252 (Ser49Gly, c.145A>G) e rs1801253 (Arg389Gly, c.1165C>G) foram associados com menor redução de frequência cardíaca e pressão arterial, menor efeito sobre a fração de ejeção do ventrículo esquerdo (FEVE) e maior taxa de mortalidade cardiovascular em pacientes tratados com os betabloqueadores carvedilol e metoprolol. Por outro lado, o genótipo homozigoto Arg389 (funcional) foi relacionado com menor taxa de mortalidade e hospitalização, em pacientes com insuficiência cardíaca tratados com bucindolol no estudo *Beta-blocker Evaluation in Survival Trial* (BEST), mas não com metoprolol CR/XL, no estudo *metoprolol CR/XL randomized intervention trial in congestive heart failure* (MERIT-HF).

Os polimorfismos rs104213 (Gly16Arg, c.46G>A), rs1042714 (Gln27Glu, c.79G>C) e rs1800888 (Thr164Ile, c.491C>T) do *ADRB2* afetam as propriedades funcionais do receptor. As variantes Arg16Gly e Gln27Glu foram associadas com maior mortalidade global, em pacientes tratados com betabloqueadores. O alelo Glu27 foi também relacionado com maior FEVE, após o tratamento betabloqueador. A variante *ADRB2* Thr164Ile foi associada com menor sobrevida de pacientes com insuficiência cardíaca em pacientes tratados com betabloqueadores.

Polimorfismos funcionais no *ADRA2C* podem modular a resposta a betabloqueadores. Pacientes com insuficiência cardíaca portadores do genótipo *ADRA2C* Del322–325 tiveram pior desfecho relacionado com a doença e não se beneficiaram com o tratamento com bucindolol comparado com os portadores do genótipo Ins322-325Ins. Esses indivíduos têm melhor função do ventrículo esquerdo quando fazem uso de metoprolol.

A GRK5 é uma quinase que regula a ação de ADRB, pela modulação da dessensibilização, interiorização e sinalização dos receptores. O polimorfismo *GRK5* Gln41Leu foi associado com melhores resultados na insuficiência cardíaca. Os portadores do genótipo Gln41Gln responderam melhor ao tratamento com betabloqueadores quando se avaliou a morte como desfecho clínico.

Vários betabloqueadores (propranolol, timolol, metoprolol) e também a propafenona (antiarrítmico) com propriedade betabloqueadora são metabolizados predominantemente pela CYP2D6 hepática. O gene *CYP2D6* é altamente polimórfico com variantes frequentes que causam perda ou diminuição da função (*CYP2D6*3*, *4, *5 e *6), as quais resultam em metabolismo lento (ML) de medicamentos. Com menor frequência ocorrem múltiplas cópias do gene funcional (alelo *CYP2D6*1*), o que resulta em maior atividade enzimática e metabolismo ultrarrápido (MUR) de medicamentos.

O polimorfismo do *CYP2D6* afeta profundamente as concentrações de betabloqueadores, principalmente a do metoprolol. ML têm concentração de metoprolol aumentada que causa redução acentuada da frequência cardíaca e pressão arterial, e maior risco de bradicardia. Por outro lado, os MUR têm concentração de metoprolol baixa que pode resultar em baixa eficácia e/ou falha terapêutica. Devido à influência do polimorfismo do *CYP2D6* na variabilidade da resposta a betabloqueadores, é importante considerar o ajuste da dose em pacientes vulneráveis a complicações, como os portadores de insuficiência cardíaca.

4.4. Anti-hipertensivos

A hipertensão arterial sistêmica (HAS) é um importante problema de saúde pública devido a sua alta prevalência e forte associação com a morbidade cardiovascular. É um fator de risco para doença cardiovascular, insuficiência cardíaca e doença renal crônica. Fatores genéticos e não genéticos contribuem para a variabilidade na resposta a medicamentos anti-hipertensivos e seu conhecimento é de relevância no cuidado de pacientes hipertensos e na prevenção do risco cardiovascular associado à HAS. A seguir, são apresentados resultados de estudos farmacogenéticos que avaliaram a resposta aos principais anti-hipertensivos utilizados na prática clínica.

Os diuréticos são uma classe heterogênea de medicamentos que aumentam a excreção de sódio (natriuréticos) e diminuem o volume extracelular, o que resulta na redução do débito cardíaco e da resistência vascular periférica. Os diuréticos tiazídicos são considerados a primeira linha de tratamento da HAS, principalmente porque são eficazes, relativamente seguros e bem tolerados. A hidroclorotiazida (HCTZ) é um diurético que inibe a ação do cotransportador de NaCl sensível a tiazídicos (SLC12A3 - *solute carrier family 12 member 3*), nos túbulos contornados distais do néfron.

A aducina-alfa (ADD1) é uma proteína do citoesqueleto associada com a reabsorção tubular de sódio pela ATPase sódio/potássio. O SNP funcional *ADD1* rs4961 (Gly460Trp, c.1378G>T) afeta a reabsorção de sódio no túbulo proximal. O alelo 460Trp foi associado com menor redução de PA em resposta aos diuréticos tiazídicos.

A ubiquitina ligase NEDD4-2 regula a expressão de canais de sódio (ENaC, NHE3, NKCC2 e NCC), nas células epiteliais dos túbulos distais, que são responsáveis pela reabsorção do sódio nos rins. O SNP funcional *NEDD4L* rs4149601 (c.24G>A) diminui a supressão do ENaC, o que aumenta a retenção de sódio pelos rins. O SNP rs4149601 foi associado com menor resposta de PA a diuréticos tiazídicos, em vários estudos clínicos.

Os inibidores da ECA (iECA) bloqueiam a conversão de angiotensina I para angiotensina II, na circulação sanguínea e nos tecidos, reduzindo a ação da angiotensina II nos vasos sanguíneos. Por isso os iECA têm sido indicados no tratamento da HAS e nas complicações cardiovasculares. Polimorfismos no gene da ECA (*ACE*) e outros genes envolvidos no sistema renina-angiotensina-aldosterona (SRAA) são relacionados com a variabilidade na resposta farmacológica.

O polimorfismo *ACE indel* rs4646994 foi associado com menor resposta aos iECA. No estudo Rotterdam, de base populacional, o genótipo DD foi relacionado com maior risco de mortalidade cardiovascular em 10 anos, em hipertensos que faziam uso de iECA.

O angiotensinogênio (AGT) é um dos componentes principais da via do SRAA. Os polimorfismos *AGT* rs699 (Met235Thr), rs5051 (-6A>G) e rs7079 foram relacionados com maior resposta da PA ao enalapril, imidapril e benazepril. Em uma coorte do estudo Rotterdam, o alelo Thr235 foi associado com maior risco de IM e AVE em usuários de iECA. Polimorfismos do receptor 1 da angiotensina (*AGTR1*) s275651 e rs5182, em combinação com o rs12050217 do gene do receptor de bradicinina tipo I (*BDKRB1*), foram associados com menor benefício da terapia com perindopril.

Bloqueadores do receptor de angiotensina (BRA) se ligam principalmente a AGTR1 e têm importante papel no tratamento da hipertensão e outras condições cardiovasculares.

Polimorfismos no *AGTR1*, incluindo o rs5186 (1166A>C), foram estudados em pacientes hipertensos tratados com BRA. O Alelo C foi associado com menor redução da PA à candesartana, em pacientes canadenses com insuficiência cardíaca em uso de iECA.

O gene *GRK4* codifica uma quinase reguladora de receptores beta-adrenérgicos. Polimorfismos *GRK4* rs2960306 (Arg65Leu), rs1024323 (Ala142Val) e rs1801058e (Ala486Val) foram associados à HAS, em japoneses. O alelo 142Val foi associado com maior redução na PA sistólica, em resposta aos BRA, enquanto o alelo 486Val foi relacionado com menor probabilidade de alcançar a meta terapêutica.

Os polimorfismos funcionais dos genes alvo de betabloqueadores, como *ADRB1* Ser49Gly e Arg389Gly, estão associados com redução mais pronunciada da PA, em pacientes tratados com metoprolol. Em pacientes hipertensos tratados com atenolol, o haplótipo *ADRB1* Gly49/Gly389 foi associado com o pior desfecho clínico, especificamente a mortalidade cardiovascular. Em mulheres portadoras de polimorfismos funcionais de *ADRB1* e *ADRB2* e haplótipos do *GNB3* rs11064426 (3882A>C), rs2301339 (5249G>A) e rs5443 (825C>T) apresentaram maior diminuição da PA sistólica, em resposta ao atenolol.

O efeito dos SNPs do *GRK4* rs2960306 (Arg65Leu), rs1024323 (Ala142Val) e rs1801058e (Ala486Val) sobre a resposta ao atenolol foi analisado no estudo *Pharmacogenomic Evaluation of Antihypertensive Responses* (PEAR) e em desfechos adversos cardiovasculares de longa duração no estudo *International Verapamil-Trandolapril Study* (INVEST). Os haplótipos com maior número de cópias dos alelos 65Leu/142Val foram associados com menor redução da PA, em resposta à monoterapia com atenolol em comparação com verapamil (bloqueador de canal de cálcio), em caucasianos e afro-americanos.

A ação anti-hipertensiva dos bloqueadores de canal de cálcio (BCC) decorre da redução da resistência vascular periférica por inibição do canal de cálcio e diminuição da sua concentração nas células musculares lisas vasculares.

O polimorfismo rs2357928 (A>G), no gene da subunidade 2 do canal de cálcio dependente de voltagem (*CACNB2*), foi associado com maior risco de desfecho cardiovascular adverso em pacientes tratados com verapamil, mas não para os tratados com atenolol.

O haplótipo *ADRB1* Gly49/Gly389 foi associado com pior desfecho de mortalidade cardiovascular, em pacientes tratados com BCCs em comparação com os tratados com atenolol.

Variantes em outros genes, como *PLCD3,* também foram relacionadas com variabilidade na resposta da PA a BCCs utilizados em combinação com betabloqueadores. Em estudos clínicos, o escore genético formado pelas variantes *SIGLEC12* rs16982743 (Gln29Ter, c.85C>T), *A1BG* rs893184 (His52Arg) e *F5* rs4525 (His865Arg) foi associado com maior risco de evento adverso cardiovascular, em pacientes tratados com BCCs, em comparação com o tratamento com betabloqueadores.

4.5. Estatinas

Os inibidores da síntese de colesterol (estatinas) bloqueiam competitivamente a 3-hidroxi-3-metilglutaril-coenzima A redutase (HMGCR), enzima limitante da síntese de novo do colesterol no fígado. As estatinas são hipolipemiantes eficazes, bem tolerados e seguros, mas alguns pacientes não respondem ao tratamento e outros experimentam eventos adversos, como a miopatia.

A variabilidade na resposta às estatinas é atribuída a fatores genéticos e não genéticos (p. ex., estilo de vida, interações medicamentosas, intolerância ou falta de adesão à farmacoterapia). Polimorfismos em enzimas de biotransformação, transportadores de membrana e outros genes têm sido associados à variabilidade na resposta a estatinas.

O SNP *CYP3A4*1B* (-290A>G) foi relacionado com menor eficácia à atorvastatina, enquanto as variantes *CYP3A4*1G* e *CYP3A4*3* (Met445Thr) foram associadas com maior redução de LDL colesterol, em resposta à atorvastatina e sinvastatina. Polimorfismos não funcionais do *CYP3A5* (não expressor) foram associados com menor resposta à lovastatina. Hirata *et al.* têm observado que os portadores do haplótipo *CYP3A5*3A,* uma combinação dos alelos *1D e *3C, apresentam eficácia de atorvastatina reduzida em comparação com não portadores.

Os transportadores de efluxo ABCB1 e ABCG2 (*breast cancer resistance protein*, BCRP) influenciam a biodisponibilidade das estatinas. Os polimorfismos *ABCB1* c.3435C>T e c.2677G>T/A foram associados com menor redução de colesterol total e LDL colesterol em resposta à atorvastatina e pravastatina. A variante c.3435C>T também foi associada com maior risco de IM, em pacientes com DAC tratados com atorvastatina e acompanhados por um ano. O SNP *ABCG2* c.421C>A (rs2231142; p.Gln141Lys) foi relacionado com menor redução de LDL colesterol em resposta à rosuvastatina. O SNP rs4149056 do gene *SCLO1B1*, que codifica o transportador de influxo OATP1B1 (OATP – *organic anion-transporting polypeptide*), foi associado com menor resposta de LDL colesterol ao tratamento com estatinas, em vários estudos clínicos.

Variantes do gene *HMGCR* foram objeto de vários estudos. Portadores de haplótipos H2 e H7 do *HMGCR* experimentaram 5% a 20% menor redução de LDL colesterol após tratamento com sinvastatina. As variantes *HMGCR* rs17244841 (SNP12) e rs17238540 (SNP29) foram associadas com menor redução de LDL colesterol em resposta à pravastatina e atorvastatina. Três variantes (rs1724481, rs10474433 e rs17671591) foram associadas com a resposta a várias estatinas.

Variantes no gene *LDLR*, que codifica o receptor de LDL, também foram relacionadas com menor resposta de LDL colesterol ao tratamento a estatinas (fluvastatina, sinvastatina, pravastatina e rosuvastatina), e com maior risco de evento cardiovascular.

Polimorfismos funcionais (com ganho de função) do gene da convertase de pró-proteína tipo 9 (*PCSK9 - proprotein convertase subtilisin/kexin type 9*), que degrada os receptores de LDL, foram relacionados com menor resposta a estatinas, enquanto variantes não funcionais (perda de função) foram relacionadas com resposta aumentada a estatinas, o que foi a base do desenvolvimento dos inibidores de PCSK9.

Polimorfismos em outros genes como *APOE, LPA, CETP, SCARB1, CYP7A1, NPC1L1* e *KIF6* foram relacionados com menor resposta a diferentes estatinas e/ou maior risco de evento cardiovascular. O polimorfismo *APOE* é considerado por alguns pesquisadores como um marcador robusto de resposta na redução de LDL-colesterol por estatinas.

Variantes do *SLCO1B1* foram associadas com maior resposta a estatinas e principalmente miopatia induzida por altas doses de sinvastatina e atorvastatina. Polimorfismos do *ABCB1* também foram relacionados com maior predisposição à mialgia, em pacientes tratados com estatinas.

5. FARMACOGENÔMICA DE ANTIDEPRESSIVOS

Doença mental é o termo genérico utilizado para se referir a uma variedade de doenças mentais e comportamentos dos indivíduos. A depressão é uma doença mental prevalente e cosmopolita. Segundo a Organização Mundial da Saúde (WHO), cerca de 350 milhões de pessoas têm depressão.

A depressão afeta os indivíduos independentemente de idade, etnia e gênero, e os sintomas podem aparecer na idade jovem e prevalecer pelo resto da vida. É uma doença debilitante que afeta os indivíduos na idade de formação e produtiva com sérias repercussões sociais e com impacto na produtividade. Os principais impactos sociais estão relacionados com atividades do dia a dia, incluindo déficit no relacionamento e nos casos mais graves, levando os depressivos graves ao ato de suicídio.

O tratamento da depressão é um desafio, pois em vários casos a terapia farmacológica recomendada não é efetiva. Os fármacos indicados para o tratamento das principais doenças depressivas incluem antidepressivos tricíclicos (TCA), inibidores de recaptação seletiva de serotonina (SSRI), inibidores de recaptação de norepinefrina-serotonina, inibidores da monoamina oxidase e, recentemente, fármacos que têm como alvo os receptores de nicotina.

Os fármacos que são mais comumente prescritos são os TCA e os SSRI. Estão disponíveis, no mercado, muitos fármacos tricíclicos, SSRI e inibidores de recaptação de norepinefrina. Entre essas classes, os fármacos mais prescritos são amitriptilina, clomipramina, desipramina, doxepina, imipramina, nortriptilina e trimipramina.

Várias reações adversas a medicamentos (RAM) têm sido associadas com o uso de fármacos antidepressivos e têm sido causa de baixa adesão à terapia e alto índice de desistência. Os principais sintomas de RAM ocorrem devido à ligação a multirreceptores e também aos metabólitos colinérgicos, α-adrenérgicos, serotonina, histamina e receptores muscarínicos. De forma geral, as principais RAM são de natureza anticolinérgica como visão nublada, constipação, tontura, retenção urinária e xerostomia. Os efeitos das aminas terciárias e secundárias (do produto de metabolismo) incluem delírio, febre e podem também atingir o sistema nervoso central (SNC) causando demência. Outras RAM relacionadas com o sistema cardiovascular envolvem a arritmia, bloqueio cardíaco, hipotensão ortostática e taquicardia. Outros sintomas podem ser dor de cabeça e sedação.

5.1. Antidepressivos tricíclicos

Vários genes envolvidos na absorção, distribuição, metabolismo e excreção de TCA têm demonstrado efeito farmacogenético, como: *CYP2D6, CYP2C19, ABCB1, BDNF, FKBP5, GRIK4, HTR1B, HTR2A, PPM1A, SLC6A4, SLC39A14, TGFBR3.*

A diretriz do CPIC para os TCA predominantemente enfatiza o estudo de polimorfismos dos genes *CYP2D6* e *CYP2C19* que estão relacionados com o metabolismo de aminas secundárias e terciárias responsável pelas RAM já citadas, formando os metabólitos hidroxil que são menos ativos. Essa diretriz descreve, como modelos de TCA, a amitriptilina e a nortriptilina e recomenda para portadores de diferentes fenótipos de CYP2D6.

Para os portadores de genótipos *CYP2D6 *1/*1xN* ou **1/*2xN* (N: número variável de cópias do gene) que são MUR com escore de atividade >2,0, não se deve prescrever TCA por haver risco de baixa eficácia terapêutica. Para os portadores de genótipos *CYP2D6* *1/*1, *1/*2, *2/*2, *1/*41, *1/*4, *2/*5 ou *10/*10 que são metabolizadores rápidos (MR) (escore de atividade de 1,0 a 2,0), deve ser utilizada a dose padrão de TCA. Para os portadores de genótipos *CYP2D6* *4/*10, *5/*41 que são metabolizadores intermediários (MI) com escore de atividade de até 0,5, deve ser considerada redução da dose em 25% e estabelecer monitoramento terapêutico do fármaco. Para os portadores de genótipos *CYP2D6* *4/*4, *4/*5, *4/*6 ou *5/*5 que são ML com escore de atividade 0, deve-se evitar a prescrição de TCA pelo alto risco de RAM.

A diretriz também recomenda a análise do *CYP2C19* para indivíduos com prescrição de amitriptilina. Para os MUR (genótipos *CYP2C19* *17/*17 ou *1/*17), deve ser considerada alternativa terapêutica, pois existe alto risco de falha terapêutica. Para os MR (genótipo *1/*1) e MI (genótipos *1/*2 ou *1/*3) pode ser utilizada a dose padrão. Para os ML (genótipos *2/*2 ou *2/*3 e *3/*3) é recomendado reduzir a dose em 50% e instituir o monitoramento terapêutico do fármaco.

É importante salientar que, em estudos mais amplos, a associação desses farmacogenes com dados clínicos ainda não foi consolidada e que, apesar da recomendação do CPIC, a análise desses farmacogenes ainda é considerada opcional.

5.2. Inibidores seletivos de recaptação de serotonina

Os SSRI atuam inibindo a captação da serotonina, mas não interferem na captação da norepinefrina e atividade da dopamina. Os SSRI mais prescritos são: citalopram, escitalopram, fluvoxamina, fluoxetina, paroxetina e sertralina.

Os efeitos colaterais mais comuns estão relacionados com o SNC, gastrintestinal e disfunção sexual, sendo a frequência dos sintomas variável para cada fármaco. O tremor, ansiedade, alucinação, distúrbios no sono são os efeitos mais comuns, e em alguns casos ocorrem efeitos dermatológicos como pruridos e urticária.

Citalopram, escitalopram e sertralina são metabolizados via CYP2C19, resultando em metabólitos de SSRI com menor atividade. Fluoxetina e paroxetina são metabolizadas principalmente via CYP2D6, e os metabólitos têm atividade SSRI. O metabolismo da fluoxetina é mais complexo devido também a ser substrato da CYP2C19, produzindo enantiômeros da norfluoxetina com atividade farmacológica.

Para os MUR de CYP2C9 não é recomendado o uso de citalopram, escitalopram e sertralina, pois tem grande probabilidade de apresentarem baixa eficácia terapêutica. Os MR e MI podem iniciar o tratamento como recomendado e, para os ML, é recomendado reduzir a dose para 50% com titulação, mas com risco de RAM.

Para MUR de CYP2D6 não é recomendado o uso de paroxetina e fluoxetina, pois a eficácia é baixa. Os MR e MI podem seguir o tratamento como recomendado. Para os ML deve ser prescrito um tratamento alternativo, pois podem ter alto risco de RAM.

6. FARMACOGENÔMICA DE ANTINEOPLÁSICOS

Os agentes antineoplásicos são os principais quimioterápicos que se beneficiam do conhecimento da farmacogenômica. Os antineoplásicos são geralmente tóxicos, têm intervalo terapêutico limitado, variabilidade interindividual de resposta, e as doses devem ser ajustadas para dar maior chance de cura. A farmacogenômica fornece o diagnóstico molecular para orientar a individualização da terapia, reduzir a toxicidade e aumentar a eficácia da quimioterapia.

Algumas classes de antineoplásicos com relevância farmacogenômica são os antimetabólitos, como os análogos de pirimidinas, purinas e de ácido fólico, inibidores de topoisomerase, agentes hormonais e outros.

6.1. Antimetabólitos

Um grupo de antimetabólitos são os análogos de pirimidina, como as fluoropirimidinas 5-fluoruracila (5-FU), capecitabina e tegafur. Esta classe de quimioterápicos é indicada na terapia de tumores sólidos, como o câncer colorretal, de mama e de pâncreas.

A 5-FU é um pró-fármaco convertido a 5-fluoro-2-desoxiuridina monofosfato (5-FdUMP), que é inibidor de timidilato sintase (TS), enzima necessária para a síntese de novo de pirimidina.

A 5-FU é convertida em diidrofluoruracila, no fígado, pela diidropirimidina deidrogenase (DPD). A diidrofluoruracila é convertida, posteriormente, em outros metabólitos, como β-ureidopropionato e α-fluoro β-alanina, que são excretados pela urina. Capecitabina e tegafur são pró-fármacos de 5-FU e, após conversão no fármaco ativo, são metabolizados de forma similar.

Indivíduos com baixa atividade de DPD não podem metabolizar eficientemente a 5-FU e acumulam quantidades excessivas de metabólitos ativos, que levam a RAM graves, como alterações hematopoiéticas, neurológicas e gastrintestinais, que podem ser fatais. Estudos de metanálise relataram que até 40% dos pacientes em tratamento com 5-FU desenvolvem toxicidade com risco de vida. As RAM mais comuns são leucopenia e trombocitopenia, e manifestações gastrintestinais como mucosite, diarreia, náusea e vômito. As RAM menos frequentes são as relacionadas ao sistema cardiovascular como isquemia miocárdica, trombose atrial, cardiomiopatia e arritmias malignas.

A DPD é responsável pelo metabolismo de mais de 80% de 5-FU, portanto polimorfismos do gene codificador *DPYD* têm influência direta na eficácia terapêutica e na manifestação de RAM. As variantes com perda de função do *DPYD* incluem os alelos *2A, *13, e rs67376798 e ocorrem em até 5% da população. Os portadores desses alelos têm maior risco de superexposição e toxicidade da 5-FU. Os homozigotos são considerados de alto risco de toxicidade, e os heterozigotos são de risco intermediário a desenvolverem RAM.

Diretrizes para prescrição de 5-FU e seus pró-fármacos estão disponíveis pelo CPIC e pelo grupo de trabalho de farmacogenética holandês (DPWG – *Dutch Pharmacogenetics Working Group*). Ambas as diretrizes recomendam uso de fármacos alternativos a 5-FU para os portadores de alelos *DPYD* inativos homozigotos. Para os pacientes heterozigotos portadores de um alelo inativo, o CPIC sugere 50% da dose recomendada de 5-FU como dose inicial. A DPWG recomenda utilização de antineoplásicos alternativos, ou a redução de 50% da dose recomendada para portadores de um alelo inativo, e pode-se aumentar a dose à medida que o paciente responda e que não apresente RAM.

Alguns pacientes desenvolvem toxicidade na ausência de alelos *DPYD* inativos, o que sugere que essa manifestação é devido a causas ambientais. O FDA recomenda no rótulo desse medicamento o estudo farmacogenético, no entanto, o valor preditivo e a sensibilidade de predição de toxicidade são de aproximadamente 50% e 31%, respectivamente. Os portadores das variantes *DPYD**13* e rs67376798 apresentam valores preditivos maiores de 62%.

Outro grupo de antimetabólitos são os análogos do ácido fólico, como o metotrexato, que é utilizado no tratamento do câncer e de doenças inflamatórias, como a artrite reumatoide. O metotrexato inibe várias enzimas implicadas no metabolismo do folato (p. ex., diidrofolato redutase, DHFR), que são essenciais para a síntese de nucleotídeos e aminoácidos.

A enzima 5,10-metilenotetrahidrofolato redutase (MTHFR) está envolvida no metabolismo de folato e na homeostase de homocisteína. A deficiência de MTHFR está implicada em alterações neurológicas e doença cardiovascular. Um polimorfismo comum no gene *MTHFR*, 677C>T, está associado com a diminuição da atividade de MTHFR e concentrações alteradas de folato. Indivíduos portadores do genótipo CT (40%) ou TT (10%) apresentam risco aumentado de efeitos tóxicos do metotrexato, em comparação com os portadores do genótipo CC. É sugerido que os portadores do alelo 677T têm concentrações mais baixas de folato, o que pode predispor a maior suscetibilidade aos efeitos antifolato do metotrexato. Isso porque a suplementação com ácido fólico pode diminuir os efeitos tóxicos do antimetabólito em pacientes com baixa atividade de MTHFR.

A análise do polimorfismo *MTHFR* 677C>T pode ser importante para pacientes em uso de metotrexato, porque as doses são frequentemente escalonadas para alcançar a resposta terapêutica.

Polimorfismos em outros genes envolvidos com a biodisponibilidade e/ou metabolismo do ácido fólico, como o carreador de folato reduzido (RFC1 – *replication factor C subunit 1*), enzimas (DHFR, timidilato sintase e outras) e transportadores de membrana (MRP4 – *multidrug resistance protein 4*), também foram implicados com a variabilidade na resposta ao metotrexato.

6.2. Inibidores de topoisomerase

A topoisomerase é uma enzima essencial para o término da replicação do DNA. Dessa forma, os inibidores de topoisomerase, como o irinotecano, são importantes agentes quimioterápicos utilizados no tratamento de tumores sólidos como o câncer de cólon e de pulmão.

O irinotecano é um pró-fármaco que é convertido pela carboxilesterase hepática ao metabólito ativo SN-38 que inibe a topoisomerase I. O SN-38 é metabolizado pela UDP-glicuronil transferase hepática 1A1 (UGT1A1) e eliminado na bile e urina na forma de glicuronídeo.

A variabilidade de expressão de UGT1A1 influencia na taxa de conjugação do metabólito ativo SN-38, que, em altas concentrações, tem efeitos tóxicos de leucopenia e diarreia. A organização do *locus* do gene *UGT1A1* é complexa e envolve, pelos menos, 12 éxons 1 alternativos e éxons 2 a 5 comuns.

A variabilidade do número de repetições TA na região promotora do *UGT1A1*, no local de ligação para o fator de transcrição IID, está associada com diferenças na expressão do gene. A presença de 7 (alelo *28), em vez de 6 repetições TA, no promotor do *UGT1A1*, reduz a expressão gênica e, consequentemente, a atividade enzimática. Dessa forma, os portadores do *UGT1A1*28* têm menor taxa de glicuronidação SN-38, glicuronidação que se acumula e aumenta o risco de leucopenia e diarreia durante a terapia com irinotecano.

Polimorfismos em outros genes, tais como o da carboxilesterase e transportadores de membrana (MRP1), podem também afetar a farmacocinética e a resposta ao irinotecano.

6.3. Antagonistas hormonais

Outra classe de antineoplásicos são os antagonistas hormonais, como o antiestrógeno tamoxifeno. O tamoxifeno é um modulador seletivo do receptor de estrógenos (RE) utilizado no tratamento e na prevenção de câncer de mama, particularmente os positivos para RE.

O tamoxifeno é convertido nos seus metabólitos N-desmetiltamoxifeno, 4-hidroxitamoxifeno, e principalmente endoxifeno, por ação das enzimas CYP2D6 e CYP3A4. Metabolizadores lentos de CYP2D6 têm menor resposta e maior predisposição às RAM causadas pelo tamoxifeno. Além disso, inibidores potentes da CYP2D6 têm maior efeito na concentração plasmática de endoxifeno, particularmente os antidepressivos, como a paroxetina. Dessa forma, o conhecimento da farmacogenética do tamoxifeno e das potenciais interações medicamentosas é importante para auxiliar os clínicos a orientar a terapia de pacientes com câncer de mama.

7. FARMACOGENÔMICA DE ANTILEUCÊMICOS

Os fármacos antileucêmicos são quimioterápicos utilizados no tratamento de leucemias, as quais compreendem uma grande variedade de neoplasias hematológicas que afetam vários tipos celulares das linhagens mieloide e linfoide. Os antileucêmicos têm se mostrado eficazes e seguros, entretanto, alguns indivíduos apresentam falha terapêutica decorrente de fatores genéticos e não genéticos e outros apresentam RAM graves. Os aspectos farmacogenéticos dos antileucêmicos incluem os inibidores de tirosina quinase, análogos de purinas (antimetabólitos) e anticorpos monoclonais utilizados no tratamento das leucemias mais prevalentes.

7.1. Inibidores de tirosina quinase

Na leucemia mieloide crônica (LMC) e leucemia linfoide aguda (LLA) ocorrem alterações no DNA, principalmente no cromossomo Philadelphia, que resultam de translocação entre os cromossomos 9 e 21. Essa translocação dá origem ao gene de fusão *BCR-ABL* com atividade tirosina quinase. O conhecimento desse fenômeno molecular possibilitou o desenvolvimento de fármacos inibidores de tirosina quinase (TKI) direcionados contra a proteína de fusão BCR/ABL, como o imatinibe.

Os TKI, como mesilato de imatinibe, dasatinibe e nilotinibe, são utilizados no tratamento de LMC e LLA. O acompanhamento da terapia é feito pelo monitoramento da concentração plasmática dos transcritos de BCR/ABL.

Vários estudos investigaram o papel da variabilidade de genes envolvidos na farmacocinética e farmacodinâmica de TKI. Transportadores de membrana parecem influenciar de forma significativa a biodisponibilidade de TKI, especialmente a do imatinibe, em níveis celular e sistêmico. Em particular, os membros das famílias ABC e de carreadores de solutos (SLC) são responsáveis por diferenças na farmacocinética do fármaco.

Para os TKI mais recentes, tais como nilotinibe e dasatinibe, a afinidade de substrato desses fármacos para transportadores é variável, mas inferior à do imatinibe. Nesse cenário, a investigação de variantes genéticas como possíveis marcadores preditivos levou a alguns resultados discordantes. Com a exceção parcial do imatinibe, essas discrepâncias parecem limitar a aplicação de biomarcadores descobertos nos cenários clínicos. A fim de superar essas questões, mais estudos prospectivos são necessários para confirmar esses achados.

Também foi observado que os indivíduos portadores do alelo *UGT1A1*28* (baixa atividade enzimática) tratados com nilotinibe têm alto risco de hiperbilirrubinemia porque a UGT1A1 também metaboliza a bilirrubina.

7.2. Análogos de purinas

As tiopurinas (mercaptopurina, tioguanina e azatioprina) são análogos de purinas amplamente utilizados como agentes antiproliferativos no tratamento da LLA e como imunossupressores no tratamento de doenças inflamatórias intestinais.

A mercaptopurina, análogo da hipoxantina, é ativada intracelularmente a tioinosina monofosfato (6-TIMP) pela hipoxantina fosforribosil transferase e é adicionalmente convertida em nucleotídeos de tioguanina (TGN) por um processo de vários passos que envolvem a inosina monofosfato deidrogenase e guanosina monofosfato sintase.

A enzima tiopurina metiltransferase (TPMT) metaboliza a mercaptopurina no metabólito inativo metil-6-mercaptopurina, que deixa o substrato disponível para conversão em TGN ativos. O gene da TPMT é altamente polimórfico e as variantes com perda de função *TPMT* (*2, *3A e *3C) são responsáveis por 80% a 95% de atividade intermediária ou baixa.

Os portadores de alelos com perda de função acumulam maiores concentrações celulares de TGN ativos, resultando em maior risco de mielossupressão e neutropenia, RAM potencialmente fatais.

A mielossupressão é um evento adverso grave e potencialmente fatal, o que significa que as estratégias para reduzir a mielossupressão induzida por mercaptopurina podem ter um grande impacto em pacientes individuais.

Indivíduos portadores de dois alelos *TPMT* não funcionais têm mielossupressão grave com risco de vida quando tratados com mercaptopurina em doses padrão e requerem redução drástica da dose ou uso de terapia alternativa. Os indivíduos heterozigotos têm mielossupressão moderada a grave e também requerem doses iniciais moderadamente reduzidas.

Há evidências substanciais de estudos pré-clínicos e análises retrospectivas indicando que alelos *TPMT* não funcionais estão associados à toxicidade de mercaptopurina e que a redução da dose de mercaptopurina em pacientes em risco melhora a tolerabilidade. Além disso, existe uma relação clara entre alelos *TPMT* não funcionais e concentrações celulares de tioguanina ativa. Dessa forma, a prescrição da dose de mercaptopurina guiada por genotipagem de TPMT para prevenir uma RAM grave e relativamente comum tem grande utilidade clínica principalmente para o tratamento da LLA.

7.3. Anticorpos monoclonais

Na ultima década, foram desenvolvidos biofármacos muito específicos para alvos proteicos, como os anticorpos monoclonais (mAb), que bloqueiam a atividade biológica. Isso estabelece a atividade terapêutica pelo impedimento da proliferação celular exacerbada como ocorre em doenças hematológicas como as leucemias.

O rituximabe é um mAb utilizado no tratamento da LMC. O rituximabe é dirigido contra o CD20, um antígeno transmembrana expresso em linfócitos pré-beta e B maduros, que está envolvido na ativação da proliferação e controle da entrada do cálcio nessas células. Estudos *in vitro* mostram que o rituximabe induz apoptose quando incubado com as células beta, no entanto, o mecanismo exato ainda não é conhecido. O CD20 é expresso em 90% em linfoma de células beta e na leucemia linfocítica crônica. Foi muito utilizado para o tratamento dessas doenças com características linfoproliferativas, incluindo linfoma folicular, linfoma difuso folicular, e frequentemente nas células betas NHL (*non-Hodgkin's lymphoma*), linfoma difuso por células beta e leucemia linfoide crônica (LLC).

Foi observado que pacientes portadores de polimorfismos no gene *FCGR3A* apresentavam baixa afinidade ao receptor FCGR3A/CD16, descrito em células *natural killer* e monócitos, que se liga à porção FC da IgG que resulta na ativação do anticorpo célula dependente. O portador do alelo 158F (fenilalanina) do polimorfismo *FCGR3A* V158F tem menor afinidade que o com alelo 158V (valina), portanto os portadores do genótipo 158F precisam de 50% mais anticorpo em relação ao genótipo 158V, mostrando a importância da análise farmacogenética antes do tratamento com esse anticorpo monoclonal.

A remoção (depuração) plasmática de rituximabe em idosos do sexo masculino apresenta maior velocidade que em mulheres de idade semelhante. O peso corporal influencia na remoção plasmática, sendo quanto maior o peso, maior a velocidade de remoção do anticorpo.

8. FARMACOGENÔMICA DE TERAPIA ANTIRRETROVIRAL

Cerca de 30 fármacos antirretrovirais estão disponíveis para o tratamento de infecção por HIV. Os antirretrovirais são classificados em: inibidores nucleosídicos de transcriptase reversa (NRTI), inibidores não nucleosídicos de transcriptase reversa (NNRTI), e inibidores de protease.

Considerando que aproximadamente 37 milhões de pessoas estão infectadas pelo HIV e mais de um milhão tem a doença ativa (AIDS), a análise farmacogenética deve ser considerada para reduzir o impacto desse grave problema de saúde pública global.

A terapia antirretroviral combinada (cART) mostrou ser bastante efetiva, no entanto, apresenta algumas desvantagens, principalmente a necessidade de adesão por longo tempo, o que leva à maior exposição aos efeitos colaterais e pode resultar em RAM grave.

8.1. Inibidores nucleosídicos de transcriptase reversa

O abacavir é um NRTI utilizado com sucesso no tratamento da infecção por HIV, por cerca de 20 anos. Por ser um fármaco de uso contínuo, muitos efeitos indesejáveis foram descritos por diversos autores e, em alguns casos, as RAM podem ser fatais. Os sintomas mais comuns são febre, erupções cutâneas, fadiga, tosse, dispneia e dores abdominais. Cerca de 8% apresentaram hipersensibilidade ao abacavir, nas primeiras seis semanas de terapia.

A hipersensibilidade ao abacavir é imune mediada e direcionada pelo complexo de antígenos de histocompatibilidade da classe 1 (MHC-1 – *major histocompatibility complex*). A interação do abacavir com moléculas MHC-1 resulta na apresentação e ativação de MHC-1, principalmente o codificado pelo alelo *HLA-B*5701* (*HLA – human leukocyte antigen*), às células do sistema imune (células T CD8+), e resulta na secreção de mediadores inflamatórios (TNF-α – *tumor necrosis factor alpha* e IFN-γ – *interferon gama*) que induzem a reação de hipersensibilidade do tipo retardada.

O gene *HLA-B* é um dos mais polimórficos, sendo descritos mais de 1.500 alelos. Entretanto, a variante *HLA-B*5701* está relacionada com alto risco de hipersensibilidade imunológica ao abacavir. A associação entre o alelo *HLA-B*5701* e a hipersensibilidade ao abacavir tem valor preditivo negativo próximo de 100% e valor preditivo positivo de aproximadamente 50%, isto é, pacientes sem o alelo de risco não têm hipersensibilidade ao abacavir, mas metade dos portadores do alelo desenvolve hipersensibilidade.

O alelo *HLA-B*5701* tem frequência de aproximadamente 5% em europeus, 1% em asiáticos e menos que 1% em africanos. Apesar de esse alelo ter baixa frequência, na população geral, a estratificação de pacientes para o tratamento do abacavir por análise farmacogenética pode evitar a hipersensibilidade e parece ser custo-efetiva. O CPIC publicou uma diretriz que recomenda não prescrever abacavir para portadores do genótipo *HLA-B*5701* e utilizar uma terapia alternativa.

Os NRTI, como abacavir, didanosina e principalmente o tenofovir (TDF – *tenofovir disoproxil fumarate*), também tem efeito nefrotóxico. O uso crônico de TDF pode causar lesão nos glomérulos e nos túbulos proximais renais, que pode levar a insuficiência renal aguda, síndrome de Fanconi, aumento da creatinina plasmática e hipofosfatemia.

O TDF atravessa a membrana basolateral das células tubulares principalmente por transportadores OAT1 e OAT3 (OAT – *organic anion transporter*). A eliminação extracelular é um processo ativo que depende de transportadores MRP2 e MRP4 (*multidrug resistance protein*), codificados pelos genes *ABCC2* e *ABCC4*. O mecanismo de nefrotoxicidade do TDF é relacionado a um efluxo ativo comprometido através das células dos túbulos renais proximais pelo transportador MRP2, provavelmente mediado pelo polimorfismo *ABCC2* 1249G>A.

A resposta a outros NRTI, como lamivudina e zidovudina (azidotimidina, AZT), também foi relacionada com polimorfismos em genes de transportadores de membrana, como MDR1 (glicoproteína P), MRP2 e MRP4.

8.2. Inibidores não nucleosídicos de transcriptase reversa

Os NNRTI, como nevirapina e efavirenz, são também muito prescritos para o tratamento de pacientes com HIV. Ambos são bem tolerados e efetivos, mas o uso desses antirretrovirais pode causar hepatotoxicidade, erupções cutâneas, lipodistrofia e sintomas neurológicos, nas primeiras semanas da terapia. Os sintomas tardios são também sobre o SNC, como ansiedade, confusão mental, irritabilidade, pesadelos e até suicídio.

A reação de hipersensibilidade à nevirapina é similar a do abacavir e é frequente em mulheres jovens CD4+ (> 250 células/μL) e homens CD4+ (> 400 células/μL). Esses elementos são sugestivos da predisposição genética de hipersensibilidade imunológica ao efavirenz.

Polimorfismos nos genes de MHC-1 (alelo *HLA-B*3505*) e MHC-2 (alelo *HLA-DRB1*01*) foram relacionados com maior risco de hipersensibilidade cutânea à nevirapina.

Polimorfismos em genes de enzimas de biotransformação e de transportadores de membrana estão envolvidos na biodisponibilidade de NNRTI. Portadores de variantes *CYP2B6*6* (c.516G>T) e *CYP2B6*18* (c.983T>C) apresentam menor atividade enzimática (metabolizador lento), maior concentração plasmática de antirretrovirais e RAM graves principalmente sobre o SNC. Polimorfismos nos genes *CYP2A6*, *CYP3A5* e *ABCB1* (codificador MDR1) também podem influenciar o nível de exposição e a resposta à terapia com NNRTI, mas em menor nível que as duas variantes do *CYP2B6*.

A diretriz da CIPC sugere análise de polimorfismo *CYP2B6* c.516G>T para identificar indivíduos com maior suscetibilidade às RAM neurológicas, hepáticas e cutâneas do efavirenz, antes de iniciar a terapia antirretroviral. A dose usual prescrita de efavirenz é de 600 mg/dia e a diminuição para 200 mg/dia para pacientes com genótipo TT seria prudente para evitar RAM graves.

8.3. Inibidores de protease viral

Os inibidores de protease viral são metabolizados principalmente pela CYP3A4, a qual é inibida por esta classe de antirretrovirais, e são substratos de transportadores de efluxo.

O atazanavir é um inibidor de protease muito prescrito por ser bem tolerado, no uso por longo prazo. Entretanto, tem atividade inibitória sobre a UGT1A1 que conjuga a bilirrubina com ácido glicurônico, no fígado, para excreção via sistema biliar. A inibição da UGT1A1 causa icterícia em alguns pacientes tratados com atazanavir, principalmente os portadores do alelo *UGT1A1*28*, que reduz a atividade enzimática como comentado anteriormente.

A biodisponibilidade do atazanavir também é parcialmente dependente do transportador de efluxo MDR1, codificado pelo gene *ABCB1*. Portadores do alelo *ABCB1* 3435C em homozigose apresentam icterícia mais grave. Esses achados são sugestivos de que a análise farmacogenética (*UGT1A1*28* e *ABCB1* 3435C>T) pode auxiliar na identificação dos indivíduos suscetíveis e evitar RAM graves.

A terapia antirretroviral também pode causar alterações metabólicas como dislipidemia, resistência insulínica, diabetes e lipodistrofia, que são fatores de risco para doença cardiovascular.

A expressão do gene *TNFA* tem importante papel patogênico na distribuição anormal da gordura visceral. O polimorfismo *TNFA* 238G>A foi associado com lipodistrofia em indivíduos com infecção pelo HIV.

Polimorfismos dos genes *APOA5* (1131T>C e 64G>C), *APOC3* (482C>T, 455C>T, 3238C>G), *ABCA1* (2962A>G) e *APOE* (alelos E2 e E3) foram associados com risco aumentado de dislipidemia, em pacientes tratados com antirretrovirais.

9. FARMACOEPIGENÔMICA

Os estudos farmacogenômicos têm mostrado que as variantes genéticas explicam parcialmente a variabilidade da resposta farmacológica. Há importante contribuição de fatores não genéticos (estilo de vida, dieta, comorbidades, interações medicamentosas e outros). Estudos mais recentes apontam para a contribuição potencial da epigenômica.

A resposta farmacológica pode também ser modulada por fatores epigenéticos que modulam a expressão de genes envolvidos no metabolismo e distribuição (ADME – absorção, distribuição, metabolismo e excreção) de fármacos e de genes de alvos farmacológicos. Essas alterações têm potencial aplicação na descoberta de novos fármacos e biomarcadores de resposta terapêutica.

Os mecanismos epigenômicos que regulam a expressão de genes são: (i) metilação e hidroximetilação do DNA genômico; (ii) modificação de proteínas histonas; (iii) efeitos regulatórios de RNA não codificadores (ncRNA); (iv) remodelamento de nucleossomas.

A metilação do DNA ocorre nos sítios CpG (ilhas CpG) principalmente localizados na região promotora dos genes. A hipometilação possibilita o acesso de fatores de transcrição aos sítios de ligação na região promotora dos genes, enquanto a hipermetilação dificulta o acesso desses fatores e reprime a expressão gênica. Alterações no padrão de metilação do DNA de genes ADME e outros genes têm sido associados com a variabilidade na resposta farmacológica.

As modificações pós-transcricionais de proteínas histonas incluem acetilação, metilação e fosforilação. Essas modificações afetam a interação de histonas com o DNA, alterando a acessibilidade à região promotora de genes e, dessa forma, regulam a expressão gênica.

Os ncRNA estão envolvidos na regulação pós-transcricional da expressão de mRNA alvos e têm papel importante durante o desenvolvimento, e a resposta ao estresse e a estímulos ambientais. Os ncRNA são classificados em três grupos: microRNAs (miRNA, miR), siRNA e lncRNA. Os miRNA regulam genes de um *locus* diferente (genes alvo) ao nível pós-transcricional, por ligação à região 3' não traduzida (3'UTR) do mRNA alvo e inibição da transcrição. Os siRNA silenciam o *locus* do qual eles são derivados. Os lncRNA têm várias funções, sua transcrição pode alterar a expressão de genes próximos e também têm papel regulatório essencial.

9.1. Farmacogenes regulados por metilação de DNA

Há evidências de que os genes ADME estão sob controle de metilação de DNA, acetilação de histonas e interação de miRNA. Esses mecanismos têm papel-chave durante o desenvolvimento fetal. O padrão de metilação na região promotora dos genes da família CYP450, principalmente *CYP1A2*, *CYP2C9*, *CYP2C19*, *CYP2D6* e *CYP3A4*, se correlaciona inversamente com a expressão de mRNA. A taxa de metilação de DNA das ilhas CpG explica aproximadamente 30% da variabilidade de expressão gênica.

A hipermetilação de ilhas CpG na região promotora de *CYP1A2* e *CYP3A4* bloqueia a interação com fatores de transcrição nucleares, reprimindo a expressão de mRNA que pode ter implicação importante na variabilidade da resposta a medicamentos.

Quimioterápicos podem causar alterações epigenéticas que induzem a expressão de transportadores de efluxo como o ABCB1 contribuindo para a aquisição de resistência a medicamentos. O fenótipo de resistência, comum no câncer, está relacionado com hipometilação em genes de transportadores de efluxo, como *ABCB1* (MDR1), *ABCC1* (MRP1), *ABCC2* (MRP2) e *ABCG2* (BCRP). Para superar o fenótipo de resistência, estão sendo desenvolvidos fármacos que interferem no controle epigenético da expressão gênica, denominados epifármacos.

A hipermetilação do *ABCB1* em leucócitos do sangue periférico foi inversamente relacionada com a expressão de mRNA do gene e com a reatividade plaquetária em pacientes com AVE em uso de clopidogrel. Foi sugerida a importância da hipometilação do *ABCB1* na resposta diminuída ao clopidogrel.

A hipermetilação do *ABCA1*, envolvido no transporte reverso do colesterol, foi associada com DAC e envelhecimento. A terapia com aspirina induz redução dos níveis de metilação do *ABCA1* independentemente do envelhecimento e do *status* de DAC dos pacientes, sugerindo que esse é um mecanismo molecular envolvido na fisiopatologia da DAC e apontando em direção a novas estratégias terapêuticas.

9.2. Farmacogenes regulados por modificação de histona

A modificação de histonas também pode ser modulada por medicamentos. As estatinas, além da atividade inibitória da HMGCR, têm importantes efeitos anti-inflamatórios modulados por mecanismos epigenéticos. O tratamento de células endoteliais de placas ateroscleróticas de artérias humanas com estatinas por 24 h reduziu a secreção de interleucina 8 (IL-8) e proteína quimiotática de monócitos 1 (MCP-1) induzida por LDL oxidada (oxLDL). As estatinas reduziram as modificações de histonas nas células expostas à oxLDL e restauraram parcialmente a atividade global de histonas desacetilases (HDAC), o que é sugestivo de seu efeito benéfico na DCV por sua participação na modificação de histonas em genes de proteínas inflamatórias.

9.3. Farmacogenes regulados por microRNA

A regulação gênica por miRNA também ocorre nos genes ADME e genes de alvos terapêuticos e pode contribuir para a variabilidade na resposta a medicamentos. Além disso, os farmacogenes regulados por microRNA podem ser utilizados como biomarcadores de progressão da doença ou de monitoramento terapêutico.

A CYP3A4 é responsável pelo metabolismo de cerca de 50% dos fármacos prescritos. A expressão de mRNA dos genes *CYP3A4* e *CYP1B1* é negativamente modulada pelo miR-27b. Já o miR-378 regula a expressão do *CYP2E1*.

A expressão do *ABCB1* é regulada pelo miR-451, enquanto miR-326 e miR-519c inibem a expressão de *ABCC1* e *ABCG2*, respectivamente.

A terapia combinada de aspirina com clopidogrel também diminui as concentrações de vários miRNA circulantes (miR-126 e miR-150) e os de origem plaquetária (miR-24, miR-197, miR-191, e miR-223), de forma concomitante com a inibição da reatividade plaquetária.

O miR-223 é o miRNA mais abundante nas plaquetas e regula o receptor plaquetário de ADP (P2RY12), que é o alvo da terapia antiagregante. A concentração plasmática de miR-223 foi diretamente relacionada com a resposta ao clopidogrel e inversamente associada com a manifestação de MACE em pacientes com DAC. A concentração plaquetária e plasmática de miR-223 foi considerada um fator de predição de resposta à terapia antiplaquetária.

As estatinas modulam a atividade de miR-221 e miR-222 em células progenitoras endoteliais em pacientes com DAC. Estes miRNAs diminuem a angiogênese e a redução de sua atividade pode ser um mecanismo pleiotrópico das estatinas que beneficia pacientes com doenças isquêmicas.

Estudo recente relatou que as estatinas influenciam no perfil de miRNA circulantes que estão envolvidos no processo de hemostasia, apoptose e função endotelial, e regulação da via de Rho GTPase (*Ras Homologous guanosine triphosphatase*) em lesões ateroscleróticas de pacientes com angina instável.

10. CONSIDERAÇÕES FINAIS

Os estudos farmacogenômicos realizados até o momento apresentaram evidências de efeitos de polimorfismos na resposta a várias classes de fármacos. Entretanto, a implantação dos testes farmacogenéticos na prática clínica tem sido relativamente lenta, apesar do progresso científico substancial na compreensão dos mecanismos e aplicações da farmacogenômica.

Um fator que retarda a adoção de dados genéticos para orientar a farmacoterapia é a dificuldade de traduzir resultados de testes genéticos em ações clínicas com base em evidências atualmente disponíveis. Isso porque alguns resultados são ainda inconclusivos, provavelmente porque cada gene e/ou variante tem um efeito pequeno ou tem baixa frequência nas populações estudadas. Outro aspecto é que a variabilidade da resposta farmacológica também é influenciada por fatores não genéticos, como estilo de vida, dieta, comorbidades, interações medicamentosas, adesão à terapia, intolerância aos medicamentos, entre outros. Esses fatores também podem modificar a resposta farmacológica por mecanismos epigenéticos (metilação de DNA, modificações de histonas e regulação por miRNA).

Os estudos com resultados mais consistentes serviram de base para as agências regulatórias, como o FDA americano, recomendarem a inclusão de informações farmacogenéticas na bula de medicamentos. Os testes farmacogenéticos, portanto, representam uma oportunidade para direcionar a terapia farmacológica e prevenir reações adversas graves, as quais são causas frequentes de hospitalização.

Organizações como a PharmGKB e o CPIC avaliam sistematicamente evidências emergentes de ligações farmacogenômicas e publicam recomendações de prescrição baseadas em evidências para informar a prática clínica. Essas organizações disponibilizam bases de dados *on-line* que facilitam a interpretação dos resultados de testes genéticos e fornecem recomendações de prescrição para pares de genes específicos.

As evidências dos estudos farmacogenômicos têm sido utilizadas para estabelecer novas diretrizes de tratamento farmacológico em várias especialidades clínicas. Essas diretrizes auxiliam na implantação do conhecimento da farmacogenômica para a medicina de precisão. Aproximadamente 30 diretrizes do CPIC indicam os benefícios irrefutáveis do uso de biomarcadores farmacogenéticos para a melhoria de aspectos de eficácia, segurança e farmacoeconomia da terapia medicamentosa, assim como a melhoria da qualidade de vida dos pacientes tratados. O uso de protocolos terapêuticos direcionados por farmacogenômica oferece a oportunidade de ampliar o alcance da terapia personalizada e de aumentar a confiança dos profissionais da saúde no acompanhamento para população assistida.

11. BIBLIOGRAFIA

ACETI, A. *et al.* Pharmacogenetics as a tool to tailor antiretroviral therapy: A review. *World J. Virol.*, v. 4, p. 198-208, 2015.

AHLES, A.; ENGELHARDT, S. Polymorphic variants of adrenoceptors: pharmacology, physiology, and role in disease. *Pharmacol. Rev.*, v. 66, p. 598-637, 2014.

ALESSANDRINI, M. *et al.* Pharmacogenomics and Global Precision Medicine in the Context of Adverse Drug Reactions: Top 10 Opportunities and Challenges for the Next Decade. *OMICS*, v. 20, p. 593-603, 2016.

ALVING, A.S. *et al.* Enzymatic deficiency in primaquine-sensitive erythrocytes. *Science*, v. 124, p. 484-5, 1956.

AMSTUTZ, U.; FROEHLICH, T.K.; LARGIADÈR, C.R. Dihydropyrimidine dehydrogenase gene as a major predictor of severe 5-fluorouracil toxicity. *Pharmacogenomics*, v. 12, p. 1321-36, 2011.

ARWOOD, M.J.; CAVALLARI, L.H.; DUARTE, J.D. Pharmacogenomics of hypertension and heart disease. *Curr. Hypertens. Rep.*, v. 17, p. 586, 2015.

ASENSI, V.; COLLAZOS, J.; VALLE-GARAY, E. Can antiretroviral therapy be tailored to each human immunodeficiency virus-infected individual? Role of pharmacogenomics. *World J. Virol.*, v. 4, p. 169-77, 2015.

BIS, J.C. *et al.* Drug-Gene Interactions of Antihypertensive Medications and Risk of Incident Cardiovascular Disease: A Pharmacogenomics Study from the CHARGE Consortium. *PLoS One*, v. 10, e. 0140496, 2015.

BLUM, M. *et al.* Molecular mechanism of slow acetylation of drugs and carcinogens in humans. *Proc. Natl. Acad. Sci. USA*, v. 88, p. 5237-41, 1991.

CARR, D.F.; ALFIREVIC, A.; PIRMOHAMED, M. Pharmacogenomics: Current State-of-the-Art. *Genes (Basel)*, v. 5, p. 430-43, 2014.

CAUDLE, K.E. *et al.* Evidence and resources to implement pharmacogenetic knowledge for precision medicine. *Am. J. Health Syst. Pharm.*, v. 73, p. 1977-85, 2016.

CAUDLE, K.E. *et al.* Clinical pharmacogenetics implementation consortium guidelines for dihydropyrimidine dehydrogenase genotype and fluoropyrimidine dosing. *Clin. Pharmacol. Ther.*, v. 94, p. 640-5, 2013.

CERDA, A. *et al.* Influence of SCARB1 polymorphisms on serum lipids of hypercholesterolemic individuals treated with atorvastatin. *Clin. Chim. Acta.*, v. 411, p. 631-7, 2010.

COOPER-DeHOFF, R.M.; JOHNSON, J.A. Hypertension pharmacogenomics: in search of personalized treatment approaches. *Nat. Rev. Nephrol.*, v. 12, p. 110-22, 2016.

De DENUS, S. *et al.* Effects of AGTR1 A1166C gene polymorphism in patients with heart failure treated with candesartan. *Ann. Pharmacother.*, v. 42, p. 925-32, 2008.

DERVIEUX T.; MESHKIN, B.; NER,I B. Pharmacogenetic testing: proofs of principle and pharmacoeconomic implications. *Mutation Res.*, v. 573, p. 180-94, 2005.

DHORO, M. *et al.* CYP2B6*6, CYP2B6*18, body weight and sex are predictors of efavirenz pharmacokinetics and treatment response: Population pharmacokinetic modeling in an HIV/AIDS and TB cohort in Zimbabwe. *BMC Pharmacol. Toxicol.*, v. 16, p. 4, 2015.

DJE N'GUESSAN, P. *et al.* Statins control oxidized LDL-mediated histone modifications and gene expression in cultured human endothelial cells. *Arterioscler. Thromb. Vasc. Biol.*, v. 29, p. 380-6, 2009.

EVANS, D.A.; MANLEY, K.A.; MCKUSIK, K.V. Genetic control of isoniazid metabolism in man. *Br. Med. J.*, v. 2, p. 485-91, 1960.

EVANS, W.E.; RELLING, M.V. Moving towards individualized medicine with pharmacogenomics. *Nature*, v. 29, p. 464-8, 2004.

FLOYD, C.N.; FERRO, A. Mechanisms of aspirin resistance. *Pharmacol. Ther.*, v. 141, p. 69-78, 2014.

FONTANA, V.; LUIZON, M.R.; SANDRIM, V.C. An update on the pharmacogenetics of treating hypertension. *J. Hum. Hypertens.*, v. 29, p. 283-91, 2015.

GAMMAL, R.S. *et al.* Clinical Pharmacogenetics Implementation Consortium. Clinical Pharmacogenetics Implementation Consortium (CPIC) Guideline for UGT1A1 and Atazanavir Prescribing. *Clin. Pharmacol. Ther.*, v. 99, p. 363-9, 2016.

HICKS, J.K. *et al.* Clinical Pharmacogenetics Implementation Consortium. Clinical Pharmacogenetics Implementation Consortium (CPIC) guideline for CYP2D6 and CYP2C19 genotypes and dosing of selective serotonin reuptake inhibitors. *Clin. Pharmacol. Ther.*, v. 98, p. 127-34, 2015.

HICKS, J.K. *et al.* Clinical Pharmacogenetics Implementation Consortium. Clinical Pharmacogenetics Implementation Consortium guideline for CYP2D6 and CYP2C19 genotypes and dosing of tricyclic antidepressants. *Clin. Pharmacol. Ther.*, v. 93, p. 402-8, 2013.

HIRATA, R.D.; Hirata, M.H. Genome-wide and candidate genes approach for pharmacogenomics of atorvastatin. *Clin. Lipidol.*, v. 4, p. 419-23, 2009.

HOWLAND, R.H. A benefit-risk assessment of agomelatine in the treatment of major depression. *Drug Saf.*, v. 34, p. 709-31, 2011.

INGELMAN-SUNDBERG, M.; CASCORBI, I. Pharmacogenomic or -epigenomic biomarkers in drug treatment - two sides of the same medal? *Clin. Pharmacol. Ther.*, v. 99, p. 478-80, 2016.

IVANOV, M.; BARRAGAN, I.; INGELMAN-SUNDBERG, M. Epigenetic mechanisms of importance for drug treatment. *Trends Pharmacol. Sci.*, v. 35, n. 8, p. 384-96, 2014.

JOHNSON, J.A. *et al.* Clinical Pharmacogenetics Implementation Consortium. Clinical Pharmacogenetics Implementation Consortium Guidelines for CYP2C9 and VKORC1 genotypes and warfarin dosing. *Clin. Pharmacol. Ther.*, v. 90, p. 625-9, 2011.

KOVACS, K.; OBROSKY, S.; GEORGE, C. The course of major depressive disorder from childhood to young adulthoold: Recovery and recurrence in a longitudinal observational study. *J. Affect. Disord.*, v. 203, p. 374-381, 2016.

LEDFORD, H. Depression drug disappoints. *Nature*, v. 479, p. 278, 2011.

LEE, M.T.; KLEIN, T.E. Pharmacogenetics of warfarin: challenges and opportunities. *J. Hum. Genet.*, v. 58, p. 334-8, 2013.

LI, J. *et al.* Effects of statin on circulating microRNAome and predicted function regulatory network in patients with unstable angina. *BMC Med. Genomics*, v. 8, p. 12, 2015.

LIANG, Z. *et al.* Involvement of miR-326 in chemotherapy resistance of breast cancer through modulating expression of multidrug resistance-associated protein 1. *Biochem. Pharmacol.*, v. 79, p. 817-24, 2010.

LUPOLI, S *et al.* Pharmacogenomics considerations in the control of hypertension. *Pharmacogenomics*, v. 16, p. 1951-64, 2015.

MALET-MARTINO, M.; MARTINO, R. Clinical studies of three oral prodrugs of 5-fluorouracil (capecitabine, UFT, S-1): A review. *Oncologist.*, v. 7, p. 288-323, 2002.

MARTIN, M. *et al.* Clinical Pharmacogenetics Implementation Consortium. Clinical Pharmacogenetics Implementation Consortium Guidelines for HLA-B Genotype and Abacavir Dosing: 2014 update. *Clin. Pharmacol. Ther.*, v. 95, p. 499-500, 2014.

MARTÍNEZ-QUINTANA, E.; TUGORES, A. Clopidogrel: A multifaceted affair. *J. Clin. Pharmacol.*, v. 55, p. 1-9, 2015.

MILLER, D.B.; O'CALLAGHAN, J.P. Personalized medicine in major depressive disorder-opportunities and pitfall. *Metabolism*, v. 62, suppl 1, p. S34-9, 2013.

MOHRI, T. *et al.* Human CYP2E1 is regulated by miR-378. *Biochem. Pharmacol.*, v. 79, p. 1045-52, 2010,

MOREL, A. *et al.* Clinical relevance of different dihydropyrimidine dehydrogenase gene single nucleotide polymorphisms on 5-fluorouracil tolerance. *Mol. Cancer. Ther.*, v. 5, p. 2895-904, 2006.

MOTULSKY, A.G. Drug reactions enzymes, and biochemical genetics. *J. Am. Med. Assoc.*, v. 165, 835-7. 1957.

NEMAURA, T.; NHACHI, C.; MASIMIREMBWA, C. Impact of gender, weight and CYP2B6 genotype on efavirenz exposure in patients on HIV/AIDS and TB treatment: Implications for individualising therapy. *Afr. J. Pharm. Pharmacol.*, v. 6, p. 2188-93, 2012.

PAN, Y.Z.; GAO, W.; YU, A.M. MicroRNAs regulate CYP3A4 expression via direct and indirect targeting. *Drug Metab. Dispos.*, v. 37, p. 2112-7, 2009.

Patel J, Abd T, Blumenthal RS, Nasir K, Superko HR. Genetics and personalized medicine--a role in statin therapy ? *Curr Atheroscler Rep*. 2014;16:384.

PATEL, J. *et al.* Genetic and immunologic susceptibility to statin-related myopathy. Atherosclerosis, v. 240, p. 260-71, 2015.

PINHO, J.R.; SITNIK, R.; MANGUEIRA, C.L. Personalized medicine and the clinical laboratory. *Einstein (São Paulo)*, v. 12, p. 366-73, 2014.

PIRMOHAMED, M. *et al.* Oral anticoagulation: a critique of recent advances and controversies. *Trends Pharmacol. Sci.*, v. 36, p. 153-163, 2015.

POLILLO, M. *et al.* Pharmacogenetics of BCR/ABL inhibitors in chronic myeloid leukemia. *Int. J. Mol. Sci.*, v. 16, p. 22811-29, 2015.

POSTMUS, I. *et al.* Pharmacogenetic meta-analysis of genome-wide association studies of LDL cholesterol response to statins. *Nat. Commun.*, v. 5, p. 5068, 2014,

REINER, Z. Resistance and intolerance to statins. *Nutr. Metab. Cardiovasc. Dis.*, v. 24, p. 1057-66, 2014.

RELLING, M.V. *et al.* Clinical Pharmacogenetics Implementation Consortium. Clinical pharmacogenetics implementation consortium guidelines for thiopurine methyltransferase genotype and thiopurine dosing: 2013 update. *Clin. Pharmacol. Ther.*, v. 93, p. 324-5, 2013.

RELLING, M.V.; EVANS, W.E. Pharmacogenomics in the clinic. *Nature*, v. 526, p. 343-50, 2015.

RODEN, D.M. Cardiovascular pharmacogenomics: current status and future directions. *J. Hum. Genet.*, v. 61, p. 79-85, 2016.

ROSS, S.; NEJAT, S.; PARÉ, G. Use of genetic data to guide therapy in arterial disease. *J. Thromb. Haemost.*, v. 13, suppl 1, p. S281-9, 2015.

SALAZAR, L.A. *et al.* Lipid-lowering response of the HMG-CoA reductase inhibitor fluvastatin is influenced by polymorphisms in the low-density lipoprotein receptor gene in Brazilian patients with primary hypercholesterolemia. *J. Clin. Lab. Anal.*, v. 14, p. 125-31, 2000.

SANADA, H. *et al.* Common variants of the G protein-coupled receptor type 4 are associated with human essential hypertension and predict the blood pressure response to angiotensin receptor blockade. *Pharmacogenomics J.*, v. 16, p. 3-9, 2016.

SATOH, M. *et al.* Cellular and molecular mechanisms of statins: an update on pleiotropic effects. *Clin. Sci. (Lond).* v. 129, p. 93-105, 2015.

SCHIANO, C. *et al.* Epigenetic-related therapeutic challenges in cardiovascular disease. *Trends Pharmacol. Sci.*, v. 36, p. 226-35, 2015.

SCHUCK, R.N. *et al.* Clinical and regulatory considerations in pharmacogenetic testing. *Am. J. Health Syst. Pharm.*, v. 73, p. 1999-2006, 2016.

SCHWAB, M. *et al.* German 5-FU Toxicity Study Group. Role of genetic and nongenetic factors for fluorouracil treatment related severe toxicity: A prospective clinical trial by the German 5-FU Toxicity Study Group. *J. Clin. Oncol.*, v. 26, p. 2131-8, 2008.

SHAHABI, P.; DUBÉ, M.P. Cardiovascular pharmacogenomics; state of current knowledge and implementation in practice. *Int. J. Cardiol.*, v. 184, p. 772-95, 2015.

SHI, R. *et al.* The Emerging Role of miR-223 in Platelet Reactivity: Implications in Antiplatelet Therapy. *Biomed. Res. Int.*, v. 2015, id. 981841.

SOUSA-PINTO, B. *et al.* Pharmacogenetics of abacavir hypersensitivity: A systematic review and meta-analysis of the association with HLA-B*57:01. *J. Allergy Clin. Immunol.*, v. 136, p. 1092-4, 2015.

STITHAM, J. *et al.* Cardiovascular pharmacogenetics of anti-thrombotic agents and non-steroidal anti-inflammatory drugs. *Curr. Mol. Med.*, v. 14, p. 909-31, 2014.

SWART, M. *et al.* An expanded analysis of pharmacogenetics determinants of efavirenz response that includes 3'-UTR single nucleotide polymorphisms among Black South African HIV/AIDS patients. *Front. Genet.*, v. 6, p. 356, 2016.

THORN, C.F. *et al.* PharmGKB summary: Fluoropyrimidine pathways. *Pharmacogenet. Genomics.*, v. 21, p. 237-42, 2011.

TO, K.K. *et al.* Regulation of ABCG2 expression at the 3′ untranslated region of its mRNA through modulation of transcript stability and protein translation by a putative microRNA in the S1 colon cancer cell line. *Mol. Cell Biol.*, v. 28, p. 5147-61, 2008.

TSUCHIYA, Y. *et al.* MicroRNA regulates the expression of human cytochrome P450 1B1. *Cancer Res.*, v. 66, p. 9090-8, 2006.

TURNER, R.M.; PIRMOHAMED, M. Cardiovascular pharmacogenomics: expectations and practical benefits. *Clin. Pharmacol. Ther.*, v. 95, p. 281-93, 2014.

VERSCHUREN, J.J. *et al.* A systematic review on pharmacogenetics in cardiovascular disease: is it ready for clinical application? *Eur. Heart J.*, v. 33, p. 165-75, 2012.

VESELL, E.S.; PAGE, J.G. Genetic control of drug levels in man: antipyrine. *Science*, v. 161, p. 72-3, 1968.

VIRANI, S.A. *et al.* Canadian Cardiovascular Society Guidelines for evaluation and management of cardiovascular complications of cancer therapy. *Can. J. Cardiol.*, v. 32, p. 831-41, 2016.

VOGEL, F. Moderne problem der humangenetik. *Ergeb. Inn. Med. U. Kinderheik*, v. 12, p. 2-125, 1959.

VOORA, D.; GINSBURG, G.S. Clinical application of cardiovascular pharmacogenetics. *J. Am. Coll. Cardiol.*, v. 60, p. 9-20, 2012.

WEEKE ,P.; RODEN, D.M. Applied pharmacogenomics in cardiovascular medicine. *Annu. Rev. Med.*, v. 65, p. 81-94, 2014.

WHIRL-CARRILLO, M. *et al.* Pharmacogenomics knowledge for personalized medicine. *Clin. Pharmacol. Ther.*, v. 92, p. 414-7, 2012.

WILKE, R.A. *et al.* The Clinical Pharmacogenomics Implementation Consortium: CPIC guideline for SLCO1B1 and simvastatin-induced myopathy. *Clin. Pharmacol. Ther.*, v. 92, p. 112-17, 2012.

WILLEIT, P. *et al.* Circulating microRNAs as novel biomarkers for platelet activation. *Circ. Res.*, v. 112, p. 595-600, 2013.

WILLRICH, M.A. *et al.* CYP3A53A allele is associated with reduced lowering-lipid response to atorvastatin in individuals with hypercholesterolemia. *Clin. Chim. Acta*, v. 398, p. 15-20, 2008.

WOHL, D.A. *et al.* Current concepts in the diagnosis and management of metabolic complications of HIV infection and its therapy. *Clin. Infect. Dis.*, v. 43, p. 645-53, 2006.

YANG, J. *et al.* ABCB1 hypomethylation is associated with decreased antiplatelet effects of clopidogrel in Chinese ischemic stroke patients. *Pharmazie*, v. 70, p. 97-102, 2015.

YASMINA, A. *et al.* Pharmacogenomics of oral antiplatelet drugs. *Pharmacogenomics*, v. 15, p. 509-28, 2014.

ZHANG, Y.Y. *et al.* Decreased circulating microRNA-223 level predicts high on-treatment platelet reactivity in patients with troponin-negative non-ST elevation acute coronary syndrome. *J. Thromb. Thrombolysis*, v. 38, p. 65-72, 2014.

Índice Remissivo

A

B

C

D

E

F

G

I

J

K

L

M

N

O

Q

R

T

U

X

Z

IMPRESSÃO:

PALLOTTI
GRÁFICA

Santa Maria - RS | Fone: (55) 3220.4500
www.graficapallotti.com.br